CB082973

CONCEITOS E HABILIDADES FUNDAMENTAIS NO ATENDIMENTO DE ENFERMAGEM

Tradução:

Margarita Ana Rubin Unicovsky
Enfermeira. Mestre em Educação pela Universidade Federal do Rio Grande do Sul (UFRGS).
Professora da Escola de Enfermagem da UFRGS.
Vice-diretora da Escola de Auxiliares de Enfermagem do Hospital de Clínicas de Porto Alegre (HCPA).

Michelle Eifler Machado

Maiza Ritomy Ide

Paulo Henrique Machado

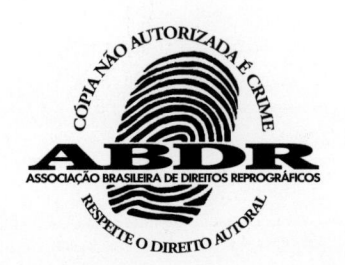

T583c Timby, Barbara Kuhn.
　　　　　Conceitos e habilidades fundamentais no atendimento de enfermagem / Barbara Kuhn Timby ; [tradução: Margarita Ana Rubin Unicovsky ... et al.] ; revisão técnica: Maria Augusta M. Soares, Valéria Giordani Araújo, Gilnei Luiz da Silva. – 10. ed. – Porto Alegre : Artmed, 2014.
　　　　　xxiii, 926 p. : il. ; 28 cm.

　　　　　ISBN 978-85-8271-063-0

　　　　　1. Enfermagem. I. Título.

　　　　　　　　　　　　　　　　　　　　　　　　　CDU 616-083

Catalogação na publicação: Suelen Spíndola Bilhar – CRB 10/2269

Barbara Kuhn Timby, RN, BC, BSN, MA

Professor Emeritus
Glen Oaks Community College
Centreville, Michigan

CONCEITOS E HABILIDADES FUNDAMENTAIS NO ATENDIMENTO DE ENFERMAGEM

EDIÇÃO **10**

Revisão técnica desta edição:
Maria Augusta M. Soares
Mestre em Enfermagem pela Universidade Federal do Rio Grande do Sul (UFRGS).
Enfermeira e Coordenadora da Comissão Multiprofissional de Ensino-serviço e Pesquisa (COMESP) do Hospital de Pronto Socorro de Porto Alegre (HPS).

Valéria Giordani Araújo
Professora aposentada da Escola de Enfermagem Universidade Federal do Rio Grande do Sul (UFRGS).
Mestre em Educação pela Pontifícia Universidade Católica do Rio Grande do Sul (PUCRS).

Gilnei Luiz da Silva
Mestrando em Gestão da Tecnologia e Inovação em Saúde pelo Instituto Sírio Libanês de Ensino e Pesquisa (IEP-HSL)
Especialista em Terapia Intensiva pelo Instituto de Ensino e Pesquisa do Hospital Moinhos de Vento (HMV)
Enfermeiro do Hospital de Pronto Socorro de Porto Alegre (HPS).

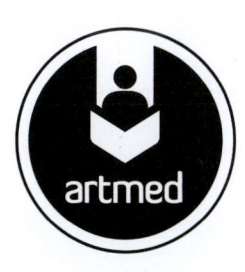

artmed

2014

Obra originalmente publicada sob o título
Fundamental Nursing Skills and Concepts, 10th Edition
ISBN 978-1-60831-787-5

Copyright © 2013 Wolters Kluwer Health | Lippincott Williams & Wilkins.
Published by arrangement with Lippincott Williams & Wilkins/Wolters Kluwer Health Inc. USA

Lippincott Williams & Wilkins/Wolters Kluwer Health did not participate in the translation of this title.

Gerente editorial – Biociências: *Letícia Bispo de Lima*

Colaboraram nesta edição:

Editora: *Dieimi Deitos*

Assistente editorial: *Adriana Lehmann Haubert*

Capa: *Maurício Pamplona*

Leitura final: *Maísa Lopes dos Santos*

Editoração: *Techbooks*

Nota

Assim como a medicina, a enfermagem é uma ciência em constante evolução. À medida que novas pesquisas e a própria experiência clínica ampliam o nosso conhecimento, são necessárias modificações na terapêutica, onde também se insere o uso de medicamentos. Os autores desta obra consultaram as fontes consideradas confiáveis, em um esforço para oferecer informações completas e, geralmente, de acordo com os padrões aceitos à época da publicação. Entretanto, tendo em vista a possibilidade de falha humana ou de alterações nas ciências médicas, os leitores devem confirmar essas informações com outras fontes. Por exemplo, e em particular, os leitores são aconselhados a conferir a bula completa de qualquer medicamento que pretendam administrar, para se certificar de que a informação contida neste livro está correta e de que não houve alteração na dose recomendada nem nas precauções e contraindicações para o seu uso. Essa recomendação é particularmente importante em relação a medicamentos introduzidos recentemente no mercado farmacêutico ou raramente utilizados.

Reservados todos os direitos de publicação, em língua portuguesa, à
ARTMED EDITORA LTDA., uma empresa do GRUPO A EDUCAÇÃO S.A.
Av. Jerônimo de Ornelas, 670 – Santana
90040-340 – Porto Alegre – RS
Fone: (51) 3027-7000   Fax: (51) 3027-7070

É proibida a duplicação ou reprodução deste volume, no todo ou em parte, sob quaisquer
formas ou por quaisquer meios (eletrônico, mecânico, gravação, fotocópia, distribuição na Web
e outros), sem permissão expressa da Editora.

Unidade São Paulo
Av. Embaixador Macedo Soares, 10.735 – Pavilhão 5 – Cond. Espace Center
Vila Anastácio – 05095-035 – São Paulo – SP
Fone: (11) 3665-1100   Fax: (11) 3667-1333

SAC 0800 703-3444 – www.grupoa.com.br

IMPRESSO NO BRASIL
PRINTED IN BRAZIL

Esta edição de **Conceitos e habilidades fundamentais no atendimento de enfermagem** é dedicada a todos os estudantes que se juntarão às fileiras de enfermeiros para atender às necessidades de assistência à saúde do país durante esta época de escassez de profissionais na área de enfermagem.

Barbara Kuhn Timby

Este calçado de Conceitos e habilidades fundamentais no atendimento de enfermagem é dedicado a todos os estudantes que se juntarão às fileiras de enfermeiros para atender às necessidades de existência da saúde do país durante esta época de escassez de profissionais na área de enfermagem.

Bertha Kohn Thier

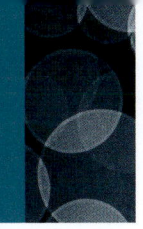

Colaboradores e Revisores

Colaboradora

Susan G. Dudek, RN, CDN, BS
Nursing Instructor, Dietetic Technology Program
Erie Community College
Williamsville, New York

Revisoras

Becky Shuttlesworth, RN, BSN
Skills Lab Coordinator
San Jacinto College South
Houston, Texas

Collene Thaxton, RN, MSN
Associate Professor of Nursing
Mount Wachusett Community College
Gardner, Massachusetts

Connie Hyde, RN, BSN
Practical Nursing Instructor
Louisiana Technical College – Lafayette Campus
Lafayette, Louisiana

Cynthia Hotaling, RN, MSN
Associate Professor
Owens Community College
Findlay, Ohio

Deborah Shaw, RN, BSN
Instructor, Vocational Nursing
Schreiner University
Kerrville, Texas

Elizabeth DeMarsh-Smith, RN, BA
Curriculum Chairperson
Robert T. White LPN School
Canton, Ohio

Marion Goodman, BSN
Coordinator of Vocational Nursing
Lone Star College – CyFair
Cypress, Texas

Michelle Bennet, RN
Nursing Instructor
Nunez Community College
Chalmette, Louisiana

Muriel Zraunig, RN, MSN
Practical Nursing Program Director
McCann Technical School
North Adams, Massachusetts

Olma Weaver, RN
Vocational Nursing Instructor
Coastal Bend College – Beeville
Beeville, Texas

Pat Clowers, MSN
Director of Nursing and Allied Health
East Mississippi Community College
Mayhew, Mississippi

Pattie Sunderhaus, RN, MSN, EdD
Director of Faculty Development
Brown Mackie College
Cincinnati, Ohio

Peggy Penn
San Jacinto College – Central Campus
Pasadena, Texas

Rebecca Romagna, RN, MSN
Practical Nursing Instructor
Greater Altoona Career & Technology Center
Altoona, Pennsylvania

Tammy McKinney, MSN, FNP-C, RNC
Associate Professor of Nursing
Danville Community College
Danville, Virginia

Theresa Fontaine
Practical Nursing Instructor
Arkansas Tech University – Ozark Campus
Ozark, Arkansas

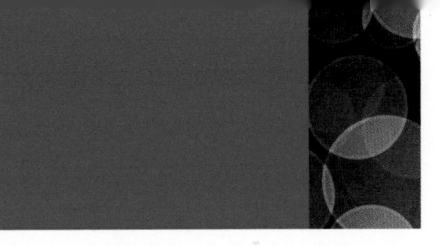

Agradecimentos

Tenho plena certeza de que este livro facilitará o aprendizado e ajudará a colocar no mercado de trabalho profissionais competentes, seguros e capazes de oferecer cuidados com qualidade para diferentes tipos de pacientes, em uma grande variedade de instituições. Gostaria de expressar meus agradecimentos à equipe da Lippincott Williams & Wilkins, mencionada a seguir, pela ajuda na preparação deste livro e pelo apoio na revisão, pelas novas ideias e pela organização do conteúdo:

- Elizabeth Nieginski, Editora Executiva
- Annette Ferran, Gerente Editorial

Barbara Kuhn Timby

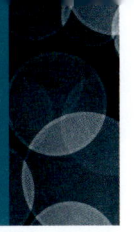

Prefácio

Esta obra foi elaborada com o objetivo de auxiliar a todos que estão iniciando seus estudos de enfermagem a absorver os fundamentos teóricos básicos e a desenvolver habilidades clínicas. Além disso, o conteúdo do livro poderá servir de referência imediata para reciclagem das habilidades para enfermeiros atuando no mercado de trabalho ou para aqueles que voltaram a trabalhar depois de um período ausentes.

BASES FILOSÓFICAS

Vários conceitos filosóficos serviram de base para a elaboração desta obra:

- A experiência humana é um composto de características fisiológicas, sociais e espirituais que afetam a saúde e a cura.
- A preocupação com as pessoas é a essência da enfermagem e se estende a todos os pacientes.
- Cada paciente é exclusivo, e os enfermeiros devem adaptar o atendimento às necessidades individuais de cada pessoa, sem comprometer a segurança ou a obtenção dos resultados desejados.
- A formação de uma rede de apoio que inclua provedores de assistência ao paciente, à família e aos amigos serve de incentivo à recuperação e à promoção da saúde. Portanto, é imprescindível incluir pessoas importantes para o paciente em programas de orientação, discussões formais e fornecimento de serviços.
- Enfermeiros e estudantes devem se responsabilizar por suas ações e decisões clínicas, ou seja, devem estar a par da legislação aplicável à prática de enfermagem.

No mundo atual, com as mudanças constantes no ambiente de assistência à saúde, os enfermeiros se deparam com muitos desafios e oportunidades. Esta 10ª edição foi concebida para auxiliar os enfermeiros a enfrentar esses desafios e aproveitar as oportunidades em crescimento.

NOVIDADES DESTA EDIÇÃO

- **Inclusão de Aspectos Gerontológicos, Farmacológicos e Nutricionais.** As informações com foco em aspectos gerontológicos, farmacológicos e nutricionais são integradas aos textos dos capítulos que forem mais aplicáveis, sua localização sendo identificada por ícones exclusivos e recorrentes.
- **Diagnósticos e terminologia mais recentes da NANDA.** Os diagnósticos e definições da NANDA apresentados nas seções Implicações na Enfermagem e que acompanham os Planos de Cuidados de Enfermagem ao longo do texto foram atualizados de acordo com a última publicação da NANDA-I, *Diagnósticos de enfermagem 2012-2014*.
- **Novo Conteúdo.** A revisão e a atualização do conteúdo refletem as práticas médicas e de enfermagem mais recentes. Além disso, o conteúdo de várias habilidades e seções é totalmente novo. A seguir, apresentamos alguns exemplos:
    - O **Capítulo 1**, *"Fundamentos de Enfermagem"*, reflete todas as alterações feitas na 3ª edição (2010) do Nursing: A Social Policy Statement, no qual a American Nurses Association (ANA) apresenta uma definição moderna de enfermagem. Este capítulo introduz o termo prática com base em evidências e ressalta sua importância na enfermagem. Tomando como base os dados fornecidos pelo US Bureau of Labor Statistics, este capítulo reforça o aumento previsto na demanda por enfermeiros em uma grande variedade de instituições de assistência à saúde. Levando-se em consideração o fato de que os enfermeiros licenciados e os enfermeiros registrados trabalham com profissionais não licenciados, o Capítulo 1 amplia os critérios para delegação adequada.* As estatísticas mais recentes sobre matrículas e número de enfermeiros licenciados em vários programas de enfermagem revelam uma escassez permanente de enfermeiros, assim como uma tendência de demanda por níveis mais elevados de educação em enfermagem, de certificações em especialidades e de reciclagem educacional. O conteúdo deste capítulo reitera a crise na área de assistência à saúde e como os esforços para ampliar o Nurse Reinvestment Act ou para criar uma legislação federal semelhante poderiam de certa forma atenuar a escassez de profissionais de enfermagem nos Estados Unidos.
    - O **Capítulo 4**, *"Saúde e Doença"*, apresenta informações sobre o programa Healthy People 2020, a meta mais atualizada do esforço nacional de promoção da saúde, cuja meta principal é atingir a equidade entre todos os cidadãos norte-americanos. Este capítulo inclui também uma discussão sobre as modificações mais recentes no programa Medicare.
    - O **Capítulo 6**, *"Cultura e Etnia"*, apresenta informações demográficas atualizadas sobre os vários grupos étnicos que formam a população dos Estados Unidos, com base em dados do censo de 2010, e avalia como essas modificações poderiam afetar as atividades de enfermagem. Além disso, este capítulo mostra os avanços tecnológicos na comunicação com pacientes surdos, com pacientes que não falam o idioma inglês ou com pacientes que falam inglês como segundo idioma.
    - O **Capítulo 7**, *"A Relação Enfermeiro-Paciente"*, amplia a discussão sobre técnicas especiais para comunicação com pacientes surdos, com pacientes com problemas de comunicação verbal e com portadores da doença de Alzheimer.
    - O **Capítulo 8**, *"Ensino do Paciente"*, inclui nova cobertura de benefícios relacionados à educação dos pacientes, tanto para os pacientes como para os enfermeiros, e *insights* no conceito de "saúde e educação".
    - O **Capítulo 9**, *"Registro e Relato"*, apresenta uma atualização dos critérios para manutenção de arquivos da *Joint Commission*, anteriormente conhecida por Joint Commission on Accreditation of Healthcare Organizations (JCAHO).
    - O **Capítulo 10**, *"Assepsia"*, apresenta comentários a respeito das últimas orientações sobre como lavar e esfregar as mãos com produtos à base de álcool, sobre os agentes utilizados na assepsia cirúrgica e o uso de dispositivos de proteção.
    - O **Capítulo 12**, *"Sinais Vitais"*, inclui novas seções sobre termometria da artéria temporal e Orientações de Enfermagem que incluem detalhes sobre o uso de termômetros para esta aplicação específica.

---

* N. de R. T. A descrição dos níveis de educação de enfermagem são referentes aos programas americanos. No Brasil, atualmente, os níveis educacionais são: universitário (enfermeiro), nível médio (técnico de enfermagem), nível fundamental (auxiliar de enfermagem). Existe ainda os cuidadores e os agentes de saúde que não são reconhecidos como profissionais de enfermagem, embora exerçam cuidados domiciliares e de saúde coletiva.

- O **Capítulo 13**, *"Exame Físico"*, comenta as orientações mais recentes sobre autoexame dos seios e seu impacto na educação de pacientes.
- O **Capítulo 15**, *"Nutrição"*, foi totalmente atualizado para refletir as mudanças recentes recomendadas pela American Dietary Association, incluindo a nova orientação nutricional *MyPlate*, que substituiu a orientação *"MyPyramid"*.
- O **Capítulo 16**, *"Equilíbrio Hidreletrolítico"*, acrescenta informações sobre as terapêuticas com oxigênio e perfluorocabonos.
- O **Capítulo 18**, *"Conforto, Repouso e Sono"*, apresenta um quadro novo descrevendo os componentes da fototerapia.
- O **Capítulo 19**, *"Segurança"*, inclui uma tabela descrevendo os objetivos mais recentes da *National Patient Safety Goals*.
- O **Capítulo 22**, *"Controle de Infecções"*, apresenta uma nova orientação sobre a *"etiqueta da tosse"*, com a ilustração. Este capítulo comenta também as recomendações mais recentes da norma *Standard Precautions*, as novas práticas para aplicação de injeções com segurança e as práticas de controle de infecções em punções lombares.
- O **Capítulo 23**, *"Mecânica Corporal, Posicionamento e Movimento"*, explica as políticas mais recentes propostas no Congresso Norte-Americano para proteção de enfermeiros e pacientes.
- O **Capítulo 32**, *"Medicamentos Orais"*, inclui comentários sobre a nova tecnologia dos sistemas de controle da administração de medicamentos por códigos de barra.
- O **Capítulo 37**, *"Ressuscitação"*, reflete as diretrizes da *American Heart Association's* (AHA's) International Cardiopulmonary Resuscitation (CPR) and Emergency Cardiovascular Care (ECC) Guidelines de 2010 para aplicação de técnicas de suporte básico à vida.
- O **Capítulo 38**, *"Cuidados no Final da Vida"*, inclui aspectos multiculturais sobre os cuidados de enfermagem aplicáveis aos pacientes à beira da morte e às respectivas famílias.
- **Projeto Gráfico.** Apresenta ilustrações que auxiliarão o leitor a se familiarizar com os equipamentos, técnicas e práticas usados atualmente nos ambientes de assistência à saúde.

CARACTERÍSTICAS E FERRAMENTAS EDUCACIONAIS

Esta nova edição mantém as características que a consagraram:

- **Conteúdo.** Com base em informações recebidas do mercado, a Seção I faz uma apresentação dos capítulos relacionados aos "Conceitos Básicos de Enfermagem". A Seção II, "Habilidades Básicas de Enfermagem" inicia com o Capítulo 10, "Assepsia", para ressaltar a importância da higiene das mãos e de outras práticas assépticas nos cuidados de enfermagem.
- **Palavras-chave.** A parte inicial de cada capítulo apresenta uma lista de termos importantes que aparecem em negrito dentro do texto junto com a definição ou próximo dela. Termos técnicos adicionais aparecem em itálico ao longo de todo o texto.
- **Objetivos de Aprendizado.** Esses objetivos são direcionados aos estudantes e aparecem no início de cada capítulo, servindo de orientação para a busca de informações específicas. Nesta edição esses objetivos são numerados para permitir a compatibilização entre os recursos dos estudantes e dos professores.
- **Foco no Processo de Enfermagem.** O foco no Processo de Enfermagem continua sendo o ponto forte do livro. O Capítulo 2 apresenta os conceitos e os paradigmas do processo de enfermagem. A premissa básica é de que a familiarização com esses componentes desde o início reforça a utilização nas Habilidades e nos modelos de Planos de Cuidados de Enfermagem em todo o texto. As habilidades de cada capítulo são vistas com os Diagnósticos de Enfermagem Aplicáveis aos problemas que os beneficiários dessas habilidades possam ter.
- **Planos de Cuidados de Enfermagem.** O diagnóstico contém três partes para o diagnóstico real e duas partes para o diagnóstico potencial. O formato de colunas duplas apresenta a lista de intervenções de um lado e as justificativas correspondentes do outro. A etapa de avaliação é reforçada por evidências indicando os resultados esperados.
- **Habilidades.** As habilidades continuam sendo agrupadas no final de cada capítulo, para facilitar o acesso e evitar interrupções na narrativa, além de permitir a colocação de tabelas e quadros onde anteriormente pareciam estar fora do contexto. Além disso, cada ilustração dentro das habilidades passou por uma revisão rigorosa, assegurando-se que estão em conformidade com as *Standard Precautions* e com as orientações sobre controle de infecções do Centers for Disease Control and Prevention.
- **Orientações de Enfermagem.** Esses miniprocedimentos apresentam orientações para execução de vários tipos de cuidados de enfermagem ou sugestões sobre o gerenciamento de problemas relacionados aos cuidados de pacientes.
- **Ensinando o Paciente e a Família.** Esses quadros com numeração especial encontrados em todos os capítulos ressaltam os pontos educacionais essenciais que facilitam a comunicação entre enfermeiros, pacientes e seus familiares.
- **Exercícios de Pensamento Crítico.** Nesta edição foram adicionadas mais perguntas de pensamento crítico no final de cada capítulo, facilitando o entendimento do assunto, com situações clínicas ou questões retóricas.
- **Perguntas no Estilo do NCLEX-PN.** Nesta edição foram incluídas perguntas adicionais para auxiliar os estudantes na aplicação dos conhecimentos adquiridos.
- **Exercícios no Final de Cada Unidade.** Esses grupos de atividades desafiadoras no final de cada unidade consolidam as informações apresentadas nos capítulos precedentes e ajudam os alunos a rever e a dominar os conteúdos mais importantes. Os problemas variam de casos simples a casos complexos, com seções especiais para ajudar os leitores a aplicar os conhecimentos adquiridos e a se preparar para o NCLEX-PN. As respostas poderão ser encontradas no *site thePoint*.
- **Glossário.** O glossário encontra-se no final do livro e serve como referência rápida para palavras-chave utilizadas em todo o livro.
- **Referências.** Uma ampla lista de referências e de sugestões de leitura, incluindo recomendações gerais, assim como citações específicas, serve como guia para a literatura mais recente sobre os tópicos discutidos no livro.
- **Conteúdo Detalhado.** Localizado no início do livro, faz um panorama do conteúdo de cada unidade e capítulo.

USO COMO INTRODUÇÃO À ENFERMAGEM MÉDICA E CIRÚRGICA

Esta obra pode ser adotada como referência única para estudantes de enfermagem: conteúdo e aspectos gráficos foram coordenados para facilitar a compreensão e proporcionar uma abordagem consistente de aprendizado.

RECURSOS PARA ESTUDANTES

Ferramentas valiosas de aprendizado para estudantes podem ser encontradas no *site thePoint* (em inglês).

- As animações de **Conceitos em Ação** e os vídeos **Ver e Aprender** apresentam conceitos importantes relacionados a vários tópicos explorados no texto.
- As perguntas de revisão que correspondem a cada capítulo do livro ajudam os estudantes a rever conceitos e práticas importantes para o NCLEX.
- O glossário espanhol-inglês apresenta uma lista de termos encontrados com frequência na prática de enfermagem.
- Artigos de Revistas Especializadas sobre tópicos relevantes colocam os estudantes a par das pesquisas e informações mais recentes disponíveis na literatura.
- Estudos de Casos ajudam os estudantes a aplicar as lições sobre conceitos e habilidades em enfermagem em cenários orientados para os pacientes.
- Chaves de Respostas para os quadros "Pare, Pense e Responda", Perguntas de Revisão, Exercícios de Pensamento Crítico e Exercícios no Final das Unidades permitem que os estudantes verifiquem se compreenderam o conteúdo.

RECURSOS PARA INSTRUTORES

Os recursos (em inglês) destinados aos estudantes apresentados estão disponíveis para os professores no *site thePoint*. Além disso, eles têm acesso às seguintes ferramentas de ensino:

- Cada capítulo do livro apresenta uma coletânea extensa de recursos:
  - **Questionários e Respostas Antes da Leitura** são avaliações rápidas com base no conhecimento que permitem aos professores avaliar o nível de leitura e de compreensão dos estudantes.
  - **Apresentações em PowerPoint** facilitam a integração do conteúdo do livro com a experiência em salas de aula.
  - **Notas de Leitura Orientada** ajudam os professores a percorrer os capítulos do livro, objetivo por objetivo, fornecendo os números das transparências correspondentes em PowerPoint.
  - **Tópicos para Discussão (e sugestão de respostas)**, organizados também de acordo com o objetivo do aprendizado, incluem atividades em grupo, escritas, clínicas e dados obtidos na Internet.
  - O **Banco de Imagens** apresenta fotografias e ilustrações do livro que poderão ser usadas de acordo com as necessidades do professor, incluindo PowerPoint.
  - O **Gerador de Testes** permite que os professores organizem novos testes exclusivos a partir de um banco de dados contendo mais 900 perguntas.

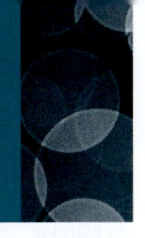

Sumário

UNIDADE 1

Investigando a Enfermagem Contemporânea   1

1   Fundamentos de Enfermagem   2
Origens da enfermagem   2
A reforma de Nightingale   3
- A Guerra da Criméia   3
- As contribuições de Nightingale   3

A enfermagem nos Estados Unidos   4
- Escolas de enfermagem norte-americanas   4
- Expansão dos horizontes da prática   4

Enfermagem contemporânea   5
- Combinando a arte da enfermagem com a ciência   5
- Integrando a teoria de enfermagem   5
- Definindo a enfermagem   6

A evolução educacional da enfermagem   6
- Enfermagem prática/vocacional   6
- Enfermagem registrada   9

Tendências futuras   11
- Responsabilidades governamentais   11
- Estratégias proativas   11

Habilidades peculiares à enfermagem   15
- Habilidades para o levantamento de dados   15
- Habilidades para o cuidado   15
- Habilidades para o aconselhamento   15
- Habilidades para a promoção do conforto   15

2   Processo de Enfermagem   17
Definição de processo de enfermagem   17
Características do processo de enfermagem   17
Etapas do processo de enfermagem   18
- Investigação   18
- Diagnóstico   21
- Planejamento   23
- Implementação   25
- Avaliação   26

Utilização do processo de enfermagem   26
Mapeamento de conceitos   26

Exercícios finais da Unidade 1 – Capítulos 1 e 2   29

UNIDADE 2

Integrando Conceitos Básicos   33

3   Leis e Ética   34
Leis   34
- Lei constitucional   34
- Leis estatutárias   34
- Leis administrativas   35
- Lei comum   37
- Leis criminais   37
- Leis civis   37

Responsabilidade profissional   40
- Seguro de responsabilidade   41
- Redução de responsabilidade   41
- Litígios por imperícia   42

Ética   42
- Códigos de ética   42
- Dilemas éticos   42
- Teorias éticas   42
- Princípios éticos   44
- Valores e tomada de decisão ética   46
- Comitês de ética   46
- Questões éticas comuns   46

4   Saúde e Doença   50
Saúde   50
- Saúde – um recurso limitado   50
- Saúde – um direito   51
- Saúde – uma responsabilidade pessoal   51

Bem-estar   51
- Holismo   51
- Hierarquia das necessidades humanas   51

Doença   52
- Morbidade e mortalidade   52
- Doenças agudas, crônicas e terminais   52
- Doenças primárias e secundárias   53
- Remissão e exacerbação   53
- Doenças hereditárias, congênitas e idiopáticas   53

Sistema de cuidados com a saúde   53
- Cuidado primário, secundário e terciário   53
- Cuidado prolongado   53
- Serviços de cuidados com a saúde   54
- Acesso ao cuidado   54
- Financiamento dos cuidados com a saúde   54
- Resultados do reembolso estruturado   56

Metas nacionais de saúde 56
Equipe de enfermagem 56
  Enfermagem funcional 57
  Método de caso 57
  Enfermagem por equipe 58
  Primary Nursing 58
  Enfermagem no *Managed Care* 58
Continuidade dos cuidados com a saúde 58

5 Homeostase, Adaptação e Estresse 60
Homeostase 60
  Holismo 60
  Adaptação 61
Estresse 64
  Resposta fisiológica ao estresse 65
  Resposta psicológica ao estresse 66
  Doenças relacionadas ao estresse 67
Implicações para a enfermagem 67
  Avaliação dos estressores 68
  Prevenção dos estressores 68
  Técnicas para redução do estresse 68
  Técnicas de controle do estresse 69

6 Cultura e Etnia 72
Conceitos relacionados à cultura 72
  Cultura 72
  Raça 73
  Minorias 73
  Etnia 73
Fatores que impactam na percepção dos indivíduos 73
  Estereótipo 73
  Generalização 73
  Etnocentrismo 74
Cultura e subculturas nos Estados Unidos 74
Enfermagem transcultural 75
  Investigação cultural 75
Enfermagem culturalmente sensível 84

Exercícios finais da Unidade 2 – Capítulos 3, 4, 5 e 6   86

UNIDADE 3
Promovendo a Comunicação 93

7 A Relação Enfermeiro-Paciente 94
Papéis da enfermagem na relação enfermeiro-paciente 94
  O enfermeiro como cuidador 94
  O enfermeiro como educador 95
  O enfermeiro como colaborador 95
  O enfermeiro como gestor 96
A relação enfermeiro-paciente terapêutica 96
  Princípios fundamentais 96
  Fases da relação enfermeiro-paciente 96
  Barreiras para o relacionamento terapêutico 97
Comunicação 97
  Comunicação verbal 97
  Comunicação não verbal 100
  Comunicação com grupos especiais 103

8 Ensino do Paciente 105
A importância do ensino do paciente 105
Consequências e âmbito do ensino dos pacientes 106
Avaliando o aprendiz 106
  Estilos de aprendizagem 106
  Níveis etários e de desenvolvimento 107
  Capacidade de aprender 108
  Motivação 109
  Prontidão para o aprendizado 109
  Necessidades de aprendizado 110
Ensino formal e informal 110

9 Registro e Relato 114
Prontuários 114
  Uso dos prontuários 115
  Acesso do paciente aos registros 117
  Tipos de registro do paciente 117
Métodos de registro 117
  Registro narrativo 117
  Registro SOAP 117
  Registro por foco 119
  Registro PIA 119
  Registro por exceção 119
  Registro computadorizado 119
Protegendo as informações de saúde 121
  Padrões de privacidade 121
  Aplicações no local de trabalho 121
  Segurança dos dados 122
Documentando as informações 122
  Uso de abreviaturas 122
  Indicação de horário na documentação 123
Comunicação para continuidade e colaboração 124
  Formas escritas de comunicação 124
  Comunicação interpessoal 126

Exercícios finais da Unidade 3 – Capítulos 7, 8, e 9   131

UNIDADE 4

Realizando Cuidados Básicos do Paciente 139

10 Assepsia 140

Microrganismos 140
- Tipos de microrganismos 140
- Sobrevivência dos microrganismos 142

Ciclo do processo infeccioso 142
- Agentes infecciosos 142
- Reservatório 143
- Via de saída 143
- Modo de transmissão 144
- Porta de entrada 144
- Hospedeiro suscetível 144

Assepsia 145
- Assepsia médica 145
- Usando agentes antimicrobianos 145
- Assepsia cirúrgica 150

Implicações para a enfermagem 154

11 Admissão, Alta, Transferência e Encaminhamentos 168

O processo de admissão 168
- Autorização médica 169
- O departamento de admissão 169
- Atividades de enfermagem na admissão 169
- Plano inicial de cuidados de enfermagem 171
- Responsabilidades médicas na admissão 171
- Reações comuns à admissão 171

O processo de alta 174
- Planejamento da alta hospitalar 174
- Obtendo autorização para a alta médica 175
- Providenciando orientações para a alta 175
- Notificando o setor de faturamento 176
- Dando alta a um paciente 176
- Redigindo um sumário de alta 177
- Limpeza terminal 177

Transferência de pacientes 177
- Atividades de transferência 177
- Instituições para cuidados prolongados 178

O processo de encaminhamento 180
- Considerações sobre os encaminhamentos 180
- Cuidado domiciliar 181

12 Sinais Vitais 187

Temperatura corporal 188
- Medição da temperatura 188
- Temperatura corporal normal 188
- Locais de verificação 191
- Termômetros 192
- Temperatura corporal elevada 196
- Temperatura corporal abaixo do normal 198

Pulso 198
- Frequência do pulso 198
- Ritmo do pulso 200
- Volume do pulso 200
- Locais de verificação 201

Aparelho Doppler de ultrassonografia 202

Respiração 202
- Frequência respiratória 202
- Padrões respiratórios e características de anormalidade 203

Pressão sanguínea 203
- Fatores que afetam a pressão sanguínea 203
- Verificação da pressão 204
- Locais de verificação 204
- Equipamentos para verificação da pressão sanguínea 205
- Verificando a pressão sanguínea 206
- Técnicas alternativas de verificação 208
- Medidas anormais de pressão sanguínea 208

Documentando os sinais vitais 209

Implicações para a enfermagem 209

13 Exame Físico 227

Visão geral sobre o exame físico 227
- Propósitos 227
- Técnicas 228
- Equipamentos 229
- Ambiente 229

Realizando um exame físico 229
- Coletando dados gerais 229
- Cobertura e posicionamento do paciente 230
- Selecionando um método para coleta de dados 231
- Examinando o paciente 231

Coleta de dados 231
- Cabeça e pescoço 231
- Tórax e coluna vertebral 236
- Extremidades 241

Abdome 242
- Genitália 244
- Ânus e reto 244

Implicações para a enfermagem 245

14 Exames e Testes Especiais 249

Exames e testes 249
- Responsabilidades gerais da enfermagem 250
- Exames diagnósticos comuns 254
- Testes laboratoriais 258

Implicações para a enfermagem 263

Exercícios finais da Unidade 4 – Capítulos 10, 11, 12, 13 e 14 273

UNIDADE 5

Auxiliando as Necessidades Básicas   283

15 Nutrição   284
- **Aspectos gerais da nutrição**   285
  - Necessidades nutricionais humanas   285
  - Estratégias nutricionais   289
- **Padrões e práticas nutricionais**   291
  - Influências sobre os hábitos nutricionais   291
  - Vegetarianismo   291
- **Avaliação do estado nutricional**   291
  - Dados subjetivos   292
  - Dados Objetivos   292
- **Controle dos problemas que interferem na nutrição**   295
  - Obesidade   295
  - Emagrecimento extremo   296
  - Anorexia   296
  - Náusea   296
  - Vômitos   297
  - Gases estomacais   297
- **Controle nutricional do paciente**   298
  - Dietas hospitalares comuns   298
  - Refeições em bandeja   299
  - Assistência para alimentação   299

16 Equilíbrio Hidreletrolítico   305
- **Fluidos corporais**   305
  - Água   305
  - Compartimentos de líquidos   306
  - Eletrólitos   306
  - Sangue   307
  - Mecanismos de distribuição de líquidos e eletrólitos   307
  - Regulação de líquidos   308
- **Avaliação do volume de líquidos**   308
  - Ingestão de líquidos   309
  - Eliminação de Líquidos   311
- **Desequilíbrios de líquidos comuns**   311
  - Hipovolemia   311
  - Hipervolemia   312
  - Terceiro espaço   313
- **Administração intravenosa de líquidos**   313
  - Tipos de soluções   314
  - Técnicas de infusão   318
  - Venopunção   318
  - Manutenção e monitoração da infusão   319
  - Interrupção da infusão intravenosa   322
  - Inserção de dispositivo de acesso venoso intermitente   322
- **Administração de sangue**   322
  - Coleta e armazenamento do sangue   322
  - Segurança do sangue   323
  - Compatibilidade sanguínea   323
  - Transfusão de sangue   323
- **Nutrição parenteral**   324
  - Nutrição parenteral periférica   325
  - Nutrição parenteral total   325
  - Emulsões lipídicas   325
- **Implicações para a enfermagem**   326

17 Higiene   345
- **O sistema tegumentar**   345
  - Pele   346
  - Mucosas   346
  - Pelos   346
  - Unhas   347
  - Dentes   347
- **Práticas de higiene**   347
  - Banho   348
  - Barbear   350
  - Higiene oral   352
  - Cuidado com os cabelos   354
  - Cuidado com as unhas   355
- **Aparelhos visuais e auditivos**   355
  - Óculos de grau   355
  - Lentes de contato   355
  - Olhos artificiais   356
  - Aparelhos auditivos   357
  - Aparelhos auditivos com infravermelho   358
- **Implicações para a enfermagem**   359

18 Conforto, Repouso e Sono   374
- **O ambiente do paciente**   374
  - Quartos dos pacientes   374
  - Mobília do quarto   375
- **Sono e repouso**   377
  - Funções do sono   377
  - Fases do sono   378
  - Ciclos do sono   378
  - Necessidades de sono   378
  - Fatores que afetam o sono   379
- **Avaliação do sono**   382
  - Questionários   382
  - Diário do sono   382
  - Polissonografia noturna   382
  - Teste de latência múltipla do sono   383
- **Distúrbios do sono**   383
  - Insônia   383
  - Hipersonia   383
  - Distúrbios no ciclo sono-vigília   384
  - Parassonias   385
- **Implicações para a enfermagem**   385
  - Relaxamento progressivo   385
  - Massagem nas costas   385

19 Segurança 399

Fatores de segurança relacionados à idade 400
- Lactentes e pré-escolares 400
- Escolares e adolescentes 400
- Adultos 400

Riscos ambientais 400
- Sensibilidade ao látex 400
- Queimaduras 402
- Asfixia 404
- Choque elétrico 405
- Quedas 407

Restrições 408
- Legislação 409
- Padrões de acreditação 409
- Restrições alternativas 410
- Uso de restrições 410

Implicações para a enfermagem 410

20 Manejo da Dor 417

Dor 417
- O processo da dor 418
- Teorias da dor 419
- Tipos de dor 419

Padrões para avaliação da dor 421

Dados para investigação da dor 422

Ferramentas de avaliação da intensidade da dor 422

Manejo da dor 423
- Viés de tratamento 423
- Técnicas de manejo da dor 423
- Tratamento farmacológico 423
- Abordagens cirúrgicas 426
- Intervenções não farmacológicas e não cirúrgicas 427

Implicações para a enfermagem 429
- Dependência 429
- Placebo 430

21 Oxigenação 438

Anatomia e fisiologia da respiração 438

Avaliando a oxigenação 439
- Exame físico 440
- Gasometria arterial 440
- Oximetria de pulso 440

Promovendo a oxigenação 442
- Posicionamento 442
- Técnicas respiratórias 442

Oxigenoterapia 444
- Fontes de oxigênio 444
- Equipamentos usados na administração de oxigênio 445
- Dispositivos comuns de fornecimento de oxigênio 446
- Outros recursos para administrar oxigênio 451
- Riscos da oxigenoterapia 452

Técnicas relacionadas à oxigenoterapia 453
- Drenagem de tórax em selo d'água 453
- Terapia com oxigênio hiperbárico 453

Implicações para a enfermagem 454

22 Controle de Infecções 467

Infecção 467

Precauções no controle de infecções 468
- Precauções padrão 469
- Novas recomendações de precaução padrão 469
- Precauções baseadas na transmissão 471

Medidas para o controle de infecções 473
- Equipamentos de proteção individual 474
- Descarte de resíduos biodegradáveis 476
- Remoção de artigos reutilizáveis 476
- Entrega de amostras laboratoriais 476
- Transporte de pacientes 477

Implicações psicológicas 477
- Promoção de interação social 477
- Combate à privação sensorial 477

Implicações para a enfermagem 477

Exercícios finais da Unidade 5 – Capítulos 15, 16, 17, 18, 19, 20, 21 e 22 483

UNIDADE 6

Auxiliando o Paciente Inativo 493

23 Mecânica Corporal, Posicionamento e Movimento 494

Manutenção de uma boa postura 495
- Em pé 495
- Sentado 496
- Deitado 496

Mecânica corporal 496

Ergonomia 497

Posicionamento do paciente 498
- Posições comuns 498
- Recursos de posicionamento 500
- Mudar de decúbito e movimentar pacientes 501

Dispositivos de proteção 503
- Grades laterais 503
- Coberturas de colchão 503
- Armações 504
- Leitos especiais 504

Transferência do paciente 506
- Barra de transferência 506
- Cinta de transferência 506
- Prancha de transferência 506

Implicações para a enfermagem 508

24 Exercício Terapêutico 519
Avaliação do condicionamento cardiorrespiratório 519
- Composição corporal 519
- Sinais vitais 520
- Testes de condicionamento cardiorrespiratório 520
- Teste de caminhada de 1.600 metros 521
- Prescrições de exercício 521
- Equivalente metabólico 522

Tipos de exercício 522
- Exercícios de condicionamento cardiorrespiratório 522
- Exercício terapêutico 523

Implicações para a enfermagem 525

25 Imobilização Mecânica 537
Propósitos da imobilização mecânica 537
Dispositivos de imobilização mecânica 538
- Talas 538
- Tipoias 540
- Aparelhos ortopédicos 540
- Gessos 541
- Tração 543
- Fixadores externos 544

Implicações para a enfermagem 546

26 Auxiliares da Deambulação 560
Preparo para a deambulação 561
- Exercícios isométricos 561
- Fortalecimento do braço 561
- Sentar-se na beira do leito e balançar os pés 561
- Usando uma mesa ortostática 562

Recursos de assistência 562
Auxiliares da deambulação 563
- Bengalas 563
- Andadores 564
- Muletas 565
- Marcha com muletas 565

Membros protéticos 566
- Próteses temporárias 566
- Componentes das próteses permanentes 566
- Cuidado do paciente 568
- Deambulação com próteses de membro inferior 568

Implicações para a enfermagem 568

Exercícios finais da Unidade 6 – Capítulos 23, 24, 25 e 26 580

UNIDADE 7

O Paciente Cirúrgico 587

27 Cuidado Perioperatório 588
Período pré-operatório 589
- Cirurgia no paciente internado 589
- Cirurgia no paciente ambulatorial 589
- Consentimento informado 590
- Doação de sangue pré-operatória 591
- Cuidado pré-operatório imediato 592

Período transoperatório 598
- Sala de prepro 598
- Sala de cirurgia 598
- Sala de espera da ala cirúrgica 599

Período pós-operatório 599
- Cuidado pós-operatório imediato 599
- Cuidado pós-operatório continuado 600

Implicações para a enfermagem 603

28 Cuidado de Feridas 610
Feridas 610
Processo de cicatrização das feridas 610
- Inflamação 611
- Proliferação 611
- Remodelagem 611

Cicatrização das feridas 612
Complicações da cicatrização de feridas 613

Cuidado das feridas 614
- Curativos 614
- Drenos 615
- Suturas e grampos 616
- Ataduras e faixas 616
- Desbridamento 617
- Aplicações de calor e frio 620

Úlceras de pressão 622
- Estágios das úlceras de pressão 622
- Prevenção das úlceras de pressão 624

Implicações para a enfermagem 625

29 Sondagem Gastrintestinal 635
Sondagem 635
Tipos de sondas 636
- Sondas orogástricas 636
- Sondas nasogástricas 636
- Sondas nasoenterais 637
- Sondas transabdominais 638

Manejo das sondas nasogástricas 639
- Inserção 639
- Uso e manutenção 640
- Retirada 641

Manejo das sondas nasoenterais 642
   Inserção 642
   Verificação do posicionamento da sonda 642
Manejo das sondas transabdominais 643
Alimentação por sonda 643
   Benefícios e riscos 643
   Considerações sobre as fórmulas 644
   Cronogramas de horário da alimentação por sonda 645
   Avaliação do paciente 646
   Manejo de enfermagem 647

Descompressão intestinal 649
   Inserção da sonda 649
   Remoção 649
Implicações para a enfermagem 650

Exercícios finais da Unidade 7 –
Capítulos 27, 28 e 29   667

UNIDADE 8

Promovendo a Eliminação   673

30 Eliminação Urinária   674
Visão geral da eliminação urinária 674
Características da urina 674
Fatores que afetam a eliminação urinária 675
   Coleta de amostras de urina 675
   Características da urina anormal 676
Padrões anormais de eliminação urinária 676
   Anúria 676
   Oligúria 677
   Poliúria 677
   Noctúria 677
   Disúria 677
   Incontinência 677
Auxílio aos pacientes na eliminação urinária 677
   Cadeira sanitária 677
   Urinol 678
   Usando uma comadre 678
Controlando a incontinência 678
Cateterização 680
   Tipos de cateteres 680
   Inserção de um cateter 682
   Conectando um sistema fechado de drenagem 682
   Cuidados com o cateter 683
   Irrigação de um cateter 683
   Remoção de um cateter 684

Desvios urinários 684
Implicações para a enfermagem 685

31 Eliminação Intestinal   705
Evacuação 705
Avaliação da eliminação intestinal 706
   Padrões de eliminação 706
   Características das fezes 706
Alterações comuns na eliminação intestinal 707
   Constipação 707
   Impactação fecal 708
   Flatulência 708
   Diarreia 708
   Incontinência fecal 709
Medidas de promoção da eliminação fecal 709
   Inserindo um supositório retal 709
   Aplicando um enema 710
Cuidados com uma ostomia 711
   Promoção de cuidados periestomais 712
   Aplicação de dispositivo para ostomias 712
   Drenagem de ileostomia continente 713
   Irrigando uma colostomia 713
Implicações para a enfermagem 714

Exercícios finais da Unidade 8 –
Capítulos 30 e 31   729

UNIDADE 9

Administração de Medicamentos   735

32 Medicamentos Orais   736
Prescrição de medicamentos 736
   Componentes da prescrição de medicamentos 736
   Instruções verbais e telefônicas 738
   Registro documental da administração de um medicamento 739

Métodos de fornecimento de medicamentos 739
   Estocagem de medicamentos 739
   Responsabilidade pelos narcóticos 739
Administração de medicamentos 739
   Aplicando os cinco certos 739
   Calculando as dosagens 741

Administrando medicamentos orais 741
Administrando medicamentos orais por sonda enteral 743
Documentação 743
Erros de medicação 744

Implicações para a enfermagem 744

33 Medicamentos Tópicos e Inalatórios 751

Via tópica 751
Aplicações cutâneas 751
Aplicações oftálmicas 753
Aplicações otológicas 754
Aplicações nasais 754
Aplicações sublinguais e bucais 755
Aplicações vaginais 755
Aplicações retais 755

Via inalatória 755

Implicações para a enfermagem 757

34 Medicamentos Parenterais 762

Materiais para administração parenteral 762
Seringas 763
Agulhas 763
Equipamento para injeção modificado com dispositivo de segurança 763

Preparo dos medicamentos 764
Ampolas 764
Frascos 764
Cartuchos pré-cheios 765
Combinando medicamentos em uma mesma seringa 765

Vias para injeção 766
Injeções intradérmicas 766
Injeções subcutâneas 767
Injeções intramusculares 770

Reduzindo o desconforto da injeção 773

Implicações para a enfermagem 773

35 Medicamentos Intravenosos 783

Administração de medicamento intravenoso 784
Administração contínua 784
Administração intermitente 784

Cateteres venosos centrais 787
Cateteres percutâneos não tunelizados 788
Cateteres tunelizados 788
Cateteres implantáveis 789
Administração de medicamentos usando um cateter venoso central 789

Implicações para a enfermagem 790

Exercícios finais da Unidade 9 – Capítulos 32, 33, 34 e 35 801

UNIDADE 10

Intervindo em Situações de Emergência 809

36 Manejo das Vias Aéreas 810

As vias aéreas 811

Manutenção das vias aéreas naturais 811
Umidificando as secreções 811
Mobilizando as secreções 812
Aspirando as secreções 813

Manutenção das vias aéreas artificiais 814
Cânula oral ou de Guedel 814
Traqueostomia 814

Implicações para a enfermagem 816

37 Ressuscitação 825

Obstrução das vias aéreas 825
Identificando sinais de obstrução das vias aéreas 826
Desobstruindo uma via aérea 826

Ciclo de sobrevivência 827
Reconhecimento rápido e acesso aos serviços de emergência 828
Ressuscitação cardiopulmonar imediata 828
Desfibrilação precoce 830
Suporte avançado à vida 832

Restabelecimento 832

Interrompendo a ressuscitação 832

Implicações para a enfermagem 832

Exercícios finais da Unidade 10 – Capítulos 36 e 37 835

UNIDADE 11

Cuidando de Doentes Terminais 841

38 Cuidados no Final da Vida 842

Doença terminal e cuidado 842
- Estágios do morrer 843
- Promovendo a aceitação 843
- Realizando os cuidados terminais 846
- Envolvimento familiar 847
- Aproximação da morte 847
- Confirmação da morte 849
- Realizando os cuidados pós-morte 849

Luto 851
- Luto patológico 851
- Resolução do luto 851

Implicações para a enfermagem 851

Exercícios finais da Unidade 11 – Capítulo 38 856

Referências 861

Apêndice A Resumo dos Capítulos 873

Apêndice B Abreviações e Acrônimos Usados com Frequência 887

Glossário de Termos Principais 889

Índice 905

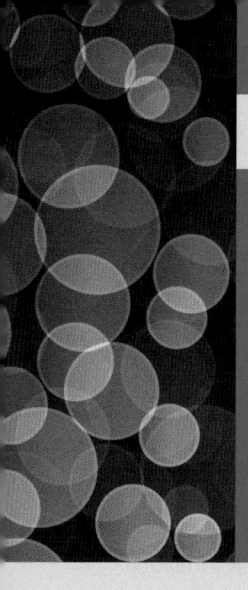

UNIDADE 1

Investigando a Enfermagem Contemporânea

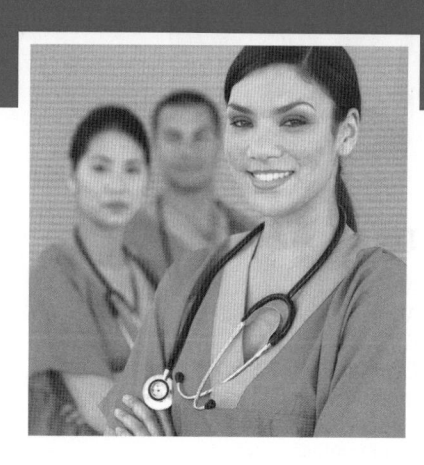

1   Fundamentos de Enfermagem   2

2   Processo de Enfermagem   17

1 Fundamentos de Enfermagem

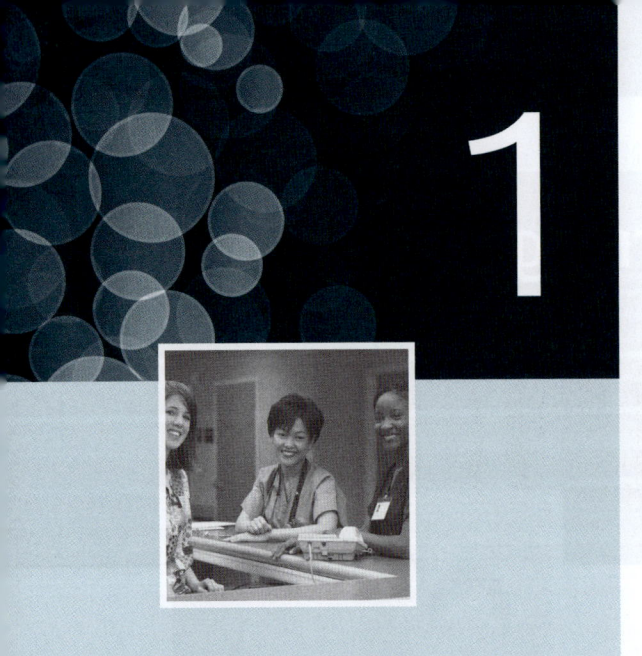

OBJETIVOS DO ENSINO

Ao término deste capítulo o leitor deverá ser capaz de:

1. Descrever um evento histórico que contribuiu para o enfraquecimento da enfermagem na Inglaterra até o aparecimento de Florence Nightingale.
2. Identificar quatro reformas de responsabilidade de Florence Nightingale.
3. Descrever, no mínimo, cinco maneiras pelas quais as primeiras escolas de treinamento norte-americanas diferenciavam-se daquelas sob a direção de Florence Nightingale.
4. Listar três situações em que as enfermeiras utilizavam suas habilidades no início da história da enfermagem nos Estados Unidos.
5. Explicar como a arte, a ciência e a teoria da enfermagem foram incorporadas à prática da enfermagem contemporânea.
6. Discutir a evolução das definições de enfermagem.
7. Listar quatro tipos de programas educacionais que preparam os estudantes para os níveis iniciais da prática de enfermagem.
8. Identificar pelo menos cinco fatores que influenciam a escolha pessoal de um programa educacional de enfermagem.
9. Apontar três razões que apoiem a necessidade de educação continuada em enfermagem.
10. Listar exemplos de tendências atuais que afetam a enfermagem e o cuidado com a saúde.
11. Discutir as deficiências dos enfermeiros e dos métodos de redução de crises.
12. Descrever quatro habilidades utilizadas por todos os enfermeiros na prática clínica.

TERMOS PRINCIPAIS

Arte
Atividades da vida diária
Capitation
Ciência
Diversidade multicultural
Empatia
Escutar ativamente
Garantia de qualidade
Habilidades de enfermagem
Habilidades para a promoção do conforto
Habilidades para o aconselhamento
Habilidades para o cuidado
Habilidades para o levantamento de dados
Planejamento para a alta
Prática avançada
Prática baseada em evidências
Práticas de *managed care*
Primary care
Protocolos clínicos
Simpatia
Teoria
Teoria de enfermagem
Treinamento cruzado

Este capítulo traça um histórico do desenvolvimento da enfermagem desde seu início desorganizado até as sofisticadas práticas atuais. Os enfermeiros do século XXI têm uma dívida de gratidão com seus colegas pioneiros, que serviram a seus pacientes nos campos de batalhas, nas favelas urbanas, na enseada de Boston, onde havia um "hospital infantil" flutuante, e a cavalo, na fronteira Apalache. Ironicamente, a enfermagem está retornando ao seu modelo original, de prática comunitária.

ORIGENS DA ENFERMAGEM

A enfermagem é uma das mais jovens profissões existentes, ainda que seja uma das mais antigas artes. Ela emergiu das regras familiares de educação e cuidado. As primeiras responsabilidades incluíam a assistência à mulher durante o parto, a amamentação dos recém-nascidos saudáveis e a ajuda aos doentes, idosos e desamparados, dentro de suas próprias casas e nas comunidades vizinhas. Seu princípio era mais a prestação de cuidados do que o ato de curar.

Durante a Idade Média, na Europa, grupos religiosos assumiram muitos dos papéis da enfermagem. Freiras, padres e missionários combinaram seus esforços num compromisso de cuidar dos doentes na busca da salvação de suas almas. Apesar de seu zelo, eles eram sobrecarregados de trabalho e subjugados devido ao pequeno grupo que compunham, especialmente durante os períodos em que as pragas e a peste espalhavam-se com rapidez entre as comunidades. Consequentemente, alguns conventos e monastérios se colocaram ao lado dos penitentes e menos favorecidos na tarefa de partilhar o encargo de prestar cuidados.

Na Inglaterra, o caráter e a qualidade dos cuidados de enfermagem sofreram grandes mudanças quando grupos religiosos foram exilados na Europa Ocidental, durante a cisão entre o Rei Henrique VIII e a Igreja Católica. A

QUADRO 1.1 Regras do emprego para atendentes de enfermagem – 1789

- Não jogar sujeira, trapos ou ossos pelas janelas.
- As enfermeiras devem trocar pontualmente roupas de cama dos pacientes, uma vez a cada duas semanas; suas camisas uma vez a cada quatro dias, suas ceroulas e meias, uma vez por semana ou mais seguido, se necessário.
- Todas as enfermeiras que desobedecerem às ordens, embriagarem-se, negligenciarem os pacientes, ou discutirem com os homens serão imediatamente despedidas.

Goodnow, M. *Outlines of nursing history*. 5.ed. Filadélfia, PA: W.B. Saunders, 1933, pp 57-58.

administração dos hospitais paroquiais e os pacientes que neles se encontravam passou a ser dever do Estado. Os hospitais passaram a ser instituições para os pobres e, mais especificamente, locais para as vítimas da peste. O governo inglês recrutava os trabalhadores dessas instituições entre criminosos, viúvos e órfãos, que pagariam pela escassa comida e abrigo por meio de serviços prestados à Coroa, correndo o risco de ser acometido por alguma doença. Um exemplo das exigências para esse emprego está no Quadro 1.1. Em sua maioria, esses atendentes de enfermagem eram pessoas ignorantes, nada educadas e apáticas às necessidades de suas atribuições. Sem supervisão, eles raramente atingiam o mínimo dos requisitos que faziam parte da descrição de seu trabalho. Infecções, úlceras por pressão e desnutrição eram um testemunho de sua negligência.

A REFORMA DE NIGHTINGALE

No meio dessas condições deploráveis de cuidado com os doentes, surge Florence Nightingale, uma inglesa nascida em família abastada, que anunciou ter sido chamada por Deus para tornar-se enfermeira. Apesar dos protestos de sua família, trabalhou com diaconisas enfermeiras, uma ordem protestante de mulheres que cuidava dos doentes na cidade de Kaiserwerth, Alemanha. Após ter sido convenientemente preparada durante seu estágio de aprendiz, Nightingale iniciou a fase seguinte de sua carreira.

A Guerra da Criméia

Enquanto Nightingale oferecia cuidados de enfermagem aos residentes da Institution for the Care of Sick Gentlewomen in Distressed Circumstances, a Inglaterra viu-se aliada a Turquia, França e Sardenha na defesa da Criméia, uma península situada na costa norte do Mar Negro (1854-1856). Os soldados britânicos sofreram terrivelmente, sendo suas circunstâncias trazidas a público pela correspondência advinda das frentes de batalha. Relatos do grande número de mortos e sequelados entre as baixas da guerra estarreceram os ingleses. Como consequência, o governo tornou-se objeto de crítica nacional.

Foi então que Florence Nightingale propôs um plano estratégico a Sidney Herbert, Secretário de Guerra da Inglaterra e um velho amigo da família. Ela propôs que os soldados ingleses feridos e doentes em Scutari, um acampamento militar na Turquia, estariam melhores se cuidados por uma equipe de mulheres, treinadas por ela nas habilidades de enfermagem (Fig. 1.1). Com a aprovação de Herbert, Nightingale selecionou mulheres cuja reputação estaria acima de qualquer suspeita. Intuitivamente,

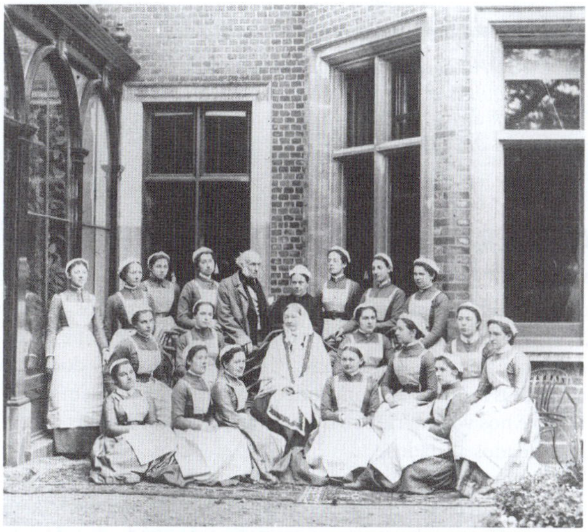

FIGURA 1.1 Florence Nightingale (centro); seu cunhado, Sir Harry Verney, e Miss Crossland, enfermeira encarregada da Escola de Treinamento Nightingale no Hospital Saint Thomas, com uma turma de estudantes de enfermagem. (Cortesia do *Florence Nightingale Museum Trust*, Londres, Inglaterra.)

ela percebeu que somente pessoas dedicadas e idealistas seriam capazes de aceitar a disciplina e o trabalho árduo necessários à tarefa que as aguardava.

Para a equipe médica inglesa, em Scutari, a chegada desse grupo de mulheres soava como incapaz de oferecer atendimento adequado. Inveja e rivalidade levaram estes médicos a negar qualquer ajuda de Nightingale e suas 38 voluntárias. Quando ficou muito claro que a taxa diária de mortalidade, em uma média de 60%, não diminuiria, a equipe médica deu permissão às enfermeiras de Nightingale para trabalhar. Sob sua supervisão, o grupo de mulheres limpou a sujeira, eliminou os vermes e melhorou as condições de ventilação, nutrição e saneamento. Elas contribuíram para o controle das infecções e das gangrenas e reduziram a taxa de mortalidade para 1%.

Os soldados e seus familiares ficaram gratos e a Inglaterra a idolatrava. Para demonstrar seu apreço, foram criados vários fundos de donativos para manter o grande trabalho desenvolvido por ela. Nightingale usou o dinheiro arrecadado para iniciar a primeira escola de treinamento para enfermeiras, no Hospital St. Thomas, na Inglaterra. Essa escola tornou-se modelo para outras escolas na Europa e nos Estados Unidos.

As contribuições de Nightingale

Nightingale mudou a imagem da enfermagem, de negativa para positiva. A ela credita-se:

- O treinamento de pessoas para o trabalho futuro
- A seleção de pessoas que apresentavam potenciais características para serem enfermeiras
- A implementação de condições sanitárias para os doentes e feridos
- A significante redução da taxa de mortalidade dos soldados britânicos
- O estabelecimento de salas de aula para ensino formal e clínico
- A luta para garantir que a educação de enfermagem tivesse vida longa

> **Pare, Pense e Responda – Quadro 1.1**
> O que Florence Nightingale fez para convencer os ingleses e os outros participantes dessa história de que a educação formal das pessoas que prestavam cuidados aos doentes e feridos era essencial?

A ENFERMAGEM NOS ESTADOS UNIDOS

A Guerra Civil ocorreu aproximadamente na mesma época que a reforma de Nightingale. Assim como a Inglaterra, os Estados Unidos viram-se envolvidos em uma guerra sem equipe de enfermeiras treinada e organizada para cuidar de seus doentes e feridos. Os militares tinham que confiar nos soldados sem treinamento e nos voluntários civis, comumente mães, esposas e irmãs dos soldados alistados.

O governo da União designou Dorothea Lynde Dix, uma assistente social que já havia comprovado sua competência anteriormente ao reformular as condições de saúde dos doentes mentais, para selecionar e organizar voluntárias para cuidar das tropas. Em 1862, Dix seguiu o conselho de Nightingale e estabeleceu alguns critérios de seleção. As candidatas deveriam:

- Ter entre 35 e 50 anos de idade
- Possuir aparência conservadora e simples
- Ser educadas
- Trabalhar com seriedade e sensatez, ser asseadas, organizadas e dinâmicas

As candidatas também deveriam encaminhar duas cartas de recomendação que atestassem seu caráter moral, sua integridade e sua capacidade para cuidar de pessoas doentes. Uma vez selecionada, a enfermeira voluntária deveria se vestir com simplicidade, com roupas nas cores cinza, marrom ou preta, além de concordar em permanecer no trabalho durante um mínimo de seis meses (Donahue, 1985).

Escolas de enfermagem norte-americanas

Após a Guerra Civil, as escolas de treinamento de enfermeiras começaram a se estabelecer nos Estados Unidos. Infelizmente, contudo, os moldes das escolas norte-americanas desviaram-se substancialmente daqueles que atendiam aos paradigmas de Nightingale (Tab. 1.1). Enquanto as escolas de Nightingale tinham como prioridade uma educação formal planejada e consistente, o treinamento das enfermeiras norte-americanas era mais um estágio sem fundamentação teórica sólida. Com o passar do tempo, os currículos e os conteúdos das escolas de treinamento tornaram-se mais organizados e uniformes. O período de treinamento foi prolongado de seis meses para três anos. As enfermeiras formadas, então, recebiam um diploma, certificando a conclusão de seu treinamento com sucesso.

Expansão dos horizontes da prática

Com o diploma em mãos, as enfermeiras norte-americanas ingressaram no século XX destacando-se no cuidado dos doentes e das pessoas com outros problemas de saúde, não mais apenas em hospitais (Fig. 1.2). Algumas enfermeiras passaram a atuar nas comunidades, onde moravam e trabalhavam, junto aos imigrantes com menos recursos financeiros. Outras ofereciam trabalhos de assistência a partos, especialmente na zona rural dos Montes Apalache. O sucesso de seus esforços no atendimento à saúde pública, na administração de cuidados nos pré-natais e na obstetrícia, no ensino de cuidados infantis e na imunização de crianças, encontra-se bem documentado.

Tal como outras gerações de enfermeiras fizeram no passado, as novas enfermeiras continuaram a atuar como voluntárias durante as guerras. Elas ofereceram seus serviços para combater a febre amarela, o tifo, a malária e as disenterias durante a Guerra Hispano-Americana. Elas reforçaram o grupo de enfermeiras nos hospitais militares, durante a Primeira e a Segunda Guerras Mundiais (Fig. 1.3). Trabalharam junto aos médicos no Mobile Army Service Hospitals (MASH) durante a Guerra da Coréia, obtendo conhecimentos sobre cuidados de pacientes vítimas de trauma que, mais tarde, auxiliariam a reduzir a mortalidade dos soldados americanos no Vietnã. Mais recentemente, as enfermeiras atenderam ao chamado de ajuda durante os conflitos no Iraque e no Afeganistão. Onde quer que haja uma necessidade, seja no momento em que for, as enfermeiras têm colocado suas próprias vidas em risco nas linhas de frente.

TABELA 1.1 Diferenças entre as escolas de Nightingale e as escolas de treinamento norte-americanas

ESCOLAS DE NIGHTINGALE	ESCOLAS DE TREINAMENTO NORTE-AMERICANAS
• As escolas de treinamento eram filiadas a poucos e selecionados hospitais.	• Todo o hospital, rural ou urbano, poderia ter uma escola de treinamento.
• Os hospitais-escola confiavam em um corpo de funcionários para oferecer atendimento ao paciente.	• Os estudantes eram os funcionários do hospital.
• Os custos com educação provinham do aluno ou do Fundo da Corporação Nightingale.	• Os estudantes trabalhavam sem pagamento, em retribuição ao treinamento que, com frequência, consistia na execução de tarefas de manutenção.
• O treinamento das enfermeiras não trazia qualquer vantagem aos hospitais.	• Os hospitais obtinham lucro, eliminando a necessidade de pagar os funcionários.
• Os horários das aulas eram planejados separadamente da experiência prática.	• Não existiam aulas formais; o treinamento era um produto do trabalho.
• O conteúdo do currículo era uniforme.	• O conteúdo do currículo não era planejado e variava conforme os casos dos pacientes em atendimento.
• Uma enfermeira anteriormente treinada oferecia instrução formal com foco nos cuidados de enfermagem.	• A instrução era normalmente informal, junto ao leito do paciente, e a partir da perspectiva do médico.
• A quantidade de horas em clínica era limitada durante o treinamento.	• Esperava-se que os estudantes trabalhassem 12 horas por dia e morassem nas proximidades do hospital ou dentro do mesmo, no caso de serem requisitados inesperadamente.
• Ao final do período de treinamento, as formandas passavam a ser empregadas pagas ou eram contratadas para treinar outras estudantes.	• Ao término do treinamento, os estudantes eram dispensados do hospital-escola e novos estudantes assumiam seus lugares. A maioria dos formandos procurava emprego em instituições particulares.

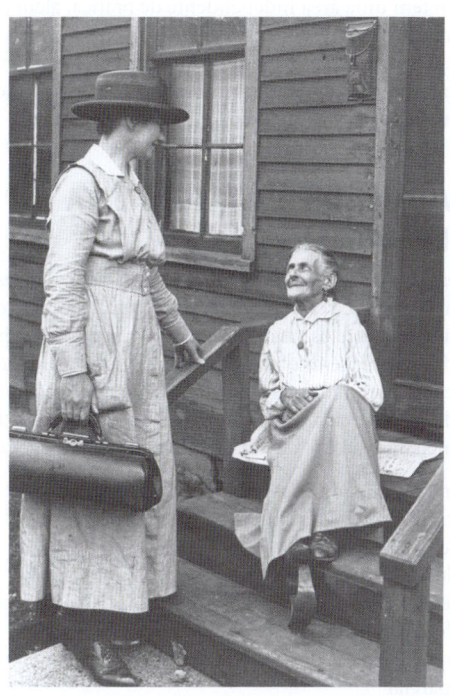

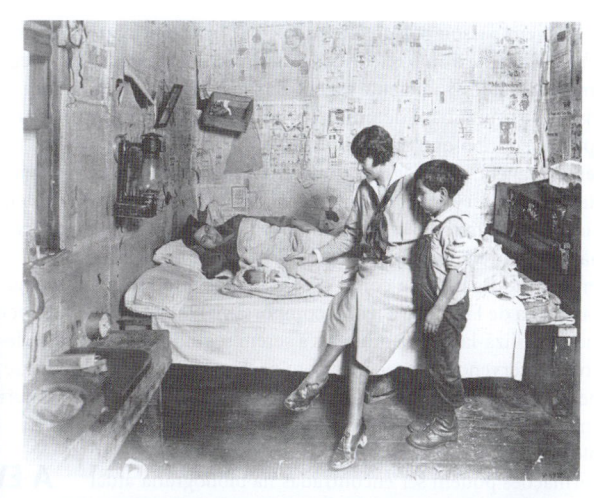

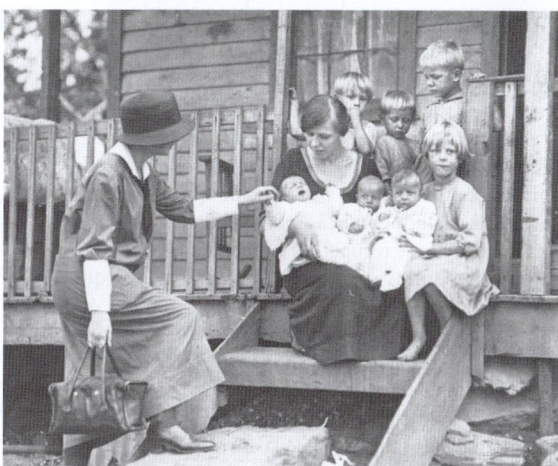

FIGURA 1.2 Enfermeiras de saúde comunitária por volta do final de 1800 e início de 1900. (Cortesia da Visiting Nurse Association, Inc., Detroit, MI.)

ENFERMAGEM CONTEMPORÂNEA
Combinando a arte da enfermagem com a ciência

No início, o treinamento das enfermeiras consistia no aprendizado da **arte** (habilidade de fazer alguma coisa com talento) da enfermagem. Estudantes aprenderam essa arte observando e copiando as técnicas empregadas por outros enfermeiros, mais experientes. Dessa forma, as habilidades de enfermagem passavam de mentor a estudantes, informalmente.

A prática contemporânea da enfermagem, no entanto, teve o acréscimo de outra dimensão: a **ciência**. A palavra "ciência" tem origem no Latim, *scio*, e significa "saber". Uma **ciência** (conjunto de conhecimentos peculiar sobre determinado assunto) desenvolve-se a partir da observação e do estudo da relação de um fenômeno com outro. Por intermédio do desenvolvimento de um corpo singular de conhecimentos científicos, atualmente é possível prever quais as mais adequadas intervenções de enfermagem para o alcance dos resultados desejados – um processo referenciado como **prática baseada em evidências**.

Integrando a teoria de enfermagem

A palavra **teoria** (opinião, crença ou perspectiva) tem origem em uma palavra grega que significa "visão". Por exemplo, um cientista pode estudar a relação entre a luz solar e as plantas e chegar à teoria da fotossíntese, a qual explica o processo pelo qual as plantas crescem. Os que acreditam ser a visão do teórico verdadeira podem, assim, aplicar essa teoria a sua própria prática.

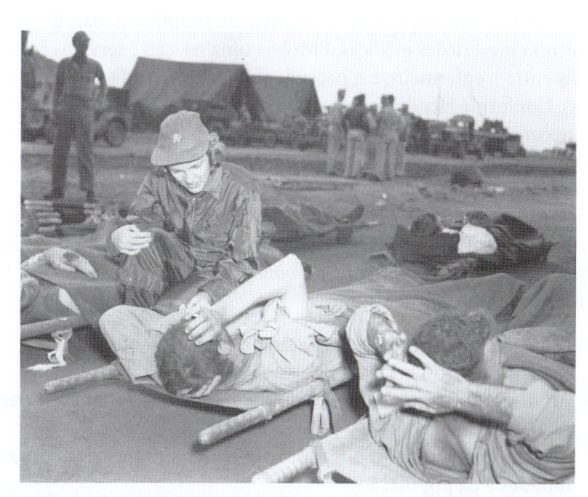

FIGURA 1.3 Uma enfermeira militar conforta um soldado durante a Segunda Guerra Mundial. (Cortesia do National Archives, Washington, DC.)

A enfermagem passou por uma revisão científica semelhante. Florence Nightingale e outros teóricos examinaram as relações entre o homem, a saúde, o ambiente e a enfermagem. O resultado dessa análise constitui a base de uma **teoria de enfermagem** – ideias propostas sobre o que está envolvido dentro do processo chamado enfermagem. Os programas de enfermagem têm adotado uma teoria para servir de modelo conceitual ou referencial à sua filosofia, ao seu currículo e, mais importante, às abordagens da enfermagem em relação aos pacientes. Um exemplo similar pode ser encontrado na forma como os psicólogos adotaram a teoria psicanalítica de Freud ou a teoria comportamental de Skinner, passando a utilizá-las como modelos a serem seguidos para o diagnóstico e a intervenção terapêutica com pacientes.

A Tabela 1.2 resume algumas teorias de enfermagem e discute a forma como cada uma vem sendo aplicada à prática. Estas teorias são somente uma amostra representativa das várias que existem. Outras informações podem ser encontradas na bibliografia atual sobre enfermagem e nos cursos acadêmicos sobre o assunto.

Definindo a enfermagem

Em uma tentativa de esclarecer ao público e aos próprios enfermeiros o que exatamente compreende a enfermagem, várias definições de trabalho tem sido propostas. A Florence Nightingale é creditada a mais recente definição moderna do que é enfermagem: "reestabelecer a melhor condição possível dos indivíduos, para que naturalmente eles se recuperem e mantenham a saúde".

Foram oferecidas outras definições por enfermeiras que passaram a ser reconhecidas como autoridades no assunto e, em consequência, representantes qualificadas da profissão. Uma dessas autoridades é Virginia Henderson (1897-1996). Sua definição, adotada pelo International Council of Nurses, ampliou a descrição de enfermagem, para incluir nela a promoção da saúde e não somente o cuidado na doença. Em 1966, ela afirmou:

> "A função única do enfermeiro é auxiliar o indivíduo, doente ou são, a desempenhar aquelas atividades que contribuem para a saúde ou sua recuperação (ou para uma morte em paz), a fim de que ele possa realizá-las sem auxílio, caso possua força, desejo ou conhecimento necessários. E fazer isso de modo a auxiliá-lo a obter a independência tão rapidamente quanto possível."

Henderson propôs que a enfermagem significava mais do que executar prescrições médicas. Envolvia uma relação e serviços especiais entre o enfermeiro e o paciente (bem como com seus familiares). Conforme Henderson, o enfermeiro age como um procurador temporário, satisfazendo às necessidades de saúde do paciente com conhecimento e habilidades que nem ele ou sua família são capazes de oferecer.

A definição mais recente de enfermagem é a da American Nurses Association (ANA). No relatório publicado com o título *Enfermagem: Uma Declaração de Política Social* (3ª edição, 2010), a enfermagem é definida como:

- Proteção, promoção e otimização da saúde e habilidades
- Prevenção de doenças e ferimentos
- Alívio do sofrimento através do diagnóstico e tratamento das reações humanas
- Empenho no cuidado dos indivíduos, das famílias, das comunidades e da população

A ANA (2010) atesta que outros seis aspectos caracterizam a enfermagem: (1) provisão de relações de cuidado que favoreçam a saúde e a cura; (2) atenção à amplitude de experiências e respostas humanas à saúde e à doença, dentro do ambiente físico e social; (3) integração entre os dados objetivos e o conhecimento adquirido, obtidos por meio da apreciação das experiências subjetivas dos pacientes ou grupos atendidos; (4) aplicação do conhecimento científico no processo de diagnóstico e tratamento, através do pensamento e do julgamento críticos; (5) avanço do conhecimento profissional da enfermagem, através do questionamento acadêmico; e (6) influência sobre as políticas públicas e sociais de promoção da justiça social.

Com base nas declarações da ANA, fica claro que a enfermagem tem uma área independente de prática, além das funções dependentes e interdependentes envolvendo a prática médica. Pode-se esperar que, à medida que o papel do enfermeiro continue a mudar, ocorrerão outras tantas revisões na definição de enfermagem, assim como, no âmbito de sua prática.

A EVOLUÇÃO EDUCACIONAL DA ENFERMAGEM*

Existem duas opções educacionais básicas para aqueles interessados em seguir uma carreira em enfermagem: a prática (ou vocacional) ou um dentre os vários programas que preparam para o exercício da enfermagem reconhecida como profissão *registrada*. Cada um desses caminhos oferece o conhecimento e as habilidades associados a determinado nível da prática. Alguns dos fatores que influenciam a escolha de um programa de enfermagem incluem:

- As metas que uma pessoa tem para sua carreira
- A localização geográfica das escolas
- Os custos envolvidos
- A duração dos programas
- A reputação e o sucesso dos graduados de outras épocas
- A flexibildade dos horários do curso
- A oportunidade de matrícula para estudos em tempo integral ou parcial
- A facilidade de ingressar em níveis posteriores de educação

Enfermagem prática/vocacional

Durante a Segunda Guerra Mundial, muitas enfermeiras registradas alistaram-se para o serviço militar. Como consequência, ocorreu uma falta muito grande de enfermeiras treinadas em hospitais civis, clínicas, escolas e outras instituições de tratamento de doentes. Para preencher essa lacuna o mais rápido possível, foram desenvolvidos programas mais curtos em prática de enfermagem em todo o país, com o objetivo de ensinar as habilidades essenciais de enfermagem. Nesses programas, a meta era preparar os formandos para o cuidado das necessidades de saúde de bebês, crianças e adultos em estado de saúde regular, portadores de doenças crônicas ou em convalescença, de modo que as enfermeiras registradas pudessem ser utilizadas de maneira mais efetiva no cuidado com os pacientes com doenças agudas.

Após a guerra, muitas enfermeiras registradas optaram por empregos de um turno só ou desistiram da carreira para se tornarem donas de casa em tempo integral, dando continuidade à carência de enfermeiros práticos. Ficou claro, portanto, que o papel que as enfermeiras práticas estavam desempenhando no aten-

---

* N. de R. T. A descrição dos níveis de educação de enfermagem são referentes aos programas americanos. No Brasil, atualmente, os níveis educacionais são: universitário (enfermeiro), nível médio (técnico de enfermagem), nível fundamental (auxiliar de enfermagem). Existe ainda os cuidadores e os agentes de saúde que não são reconhecidos como profissionais de enfermagem, embora exerçam cuidados domiciliares e de saúde coletiva.

TABELA 1.2 Teorias de enfermagem e suas aplicações

TEÓRICO	TEORIA	EXPLICAÇÃO
Florence Nightingale 1820-1910	**Teoria ambiental**	
	Homem	Indivíduo cujas defesas naturais são influenciadas por um ambiente saudável ou não saudável.
	Saúde	Estado em que o ambiente é excelente para que os processos naturais do corpo alcancem processos reparadores.
	Ambiente	Todas as condições externas capazes de prevenir, suprimir ou contribuir para a doença ou a morte.
	Enfermagem	Colocar o paciente na melhor condição para que a natureza aja.
	Sinopse da teoria	Condições externas como ventilação, luz, odor e asseio, são capazes de prevenir, suprimir ou contribuir para a doença ou a morte.
	Aplicação à prática de enfermagem	As enfermeiras modificam aspectos não saudáveis do ambiente a fim de colocar o paciente na melhor condição para que a natureza faça a sua parte.
Virginia Henderson 1897-1996	**Teoria das necessidades básicas**	
	Homem	Indivíduo tem necessidades humanas, com significado e valor singular a cada pessoa.
	Saúde	Capacidade para satisfazer, de forma independente, as necessidades humanas, compostas de 14 elementos básicos físicos, psicológicos e sociais.
	Ambiente	O cenário em que um indivíduo aprende padrões singulares de vida.
	Enfermagem	Assistência temporária a um indivíduo que carece da força, do desejo e do conhecimento necessários para satisfazer uma ou mais das 14 necessidades básicas.
	Sinopse da teoria	Os indivíduos possuem necessidades básicas que são componentes da saúde. A importância e o valor destas necessidades são únicos a cada pessoa.
	Aplicação à prática de enfermagem	As enfermeiras auxiliam na realização daquelas atividades que o paciente desempenharia se tivesse a força, o desejo e o conhecimento.
Dorothea Orem 1914-2007	**Teoria do autocuidado**	
	Homem	Indivíduo que utiliza o autocuidado para manter a vida e a saúde, recuperar-se da doença ou da lesão ou conseguir enfrentar seus efeitos.
	Saúde	Resultado das práticas aprendidas pelos indivíduos, para manter sua vida e seu bem-estar.
	Ambiente	Elementos externos com os quais o homem interage em sua luta para manter a vida e o bem-estar.
	Enfermagem	Serviço humano que auxilia os indivíduos a maximizarem progressivamente seu potencial para o autocuidado.
	Sinopse da teoria	Os indivíduos aprendem os comportamentos que desempenham, de modo a manter sua vida, sua saúde e seu bem-estar.
	Aplicação à prática de enfermagem	As enfermeiras auxiliam os pacientes em seu autocuidado para melhorar ou manter a saúde.
Irmã Callista Roy 1939-	**Teoria da adaptação**	
	Homem	Ser social, mental, espiritual e físico, afetado por estímulos do ambiente interno e externo.
	Saúde	Capacidade de um indivíduo para adaptar-se a mudanças no ambiente.
	Ambiente	Forças internas e externas em um estado contínuo de mudança.
	Enfermagem	Arte humanitária e ciência em expansão que manipula e modifica os estímulos para promover e facilitar a capacidade adaptativa do homem.
	Sinopse da teoria	O homem é um ser biopsicossocial. Uma mudança em um dos componentes resulta em mudanças adaptativas nos demais.
	Aplicação à prática de enfermagem	As enfermeiras avaliam os fatores biológicos, psicológicos e sociais que interferem na saúde; alteram os estímulos causadores da inadaptação; e avaliam a eficácia da ação implementada.

dimento à saúde não seria temporário. Consequentemente, os líderes nos programas de enfermagem prática se organizaram para formar a National Association for Practical Nurse Education and Service (NAPNES), Inc. Esse grupo trabalhou para padronizar a educação em enfermagem prática e facilitar o licenciamento de seus formandos. Por volta de 1945, oito estados americanos haviam aprovado os programas em enfermagem prática (Mitchell & Grippando, 1993). Conforme o Bureau of Labor Statistics (2007), o número atual de instituições com esta certificação chega a 1.500 escolas. Centros profissionais, escolas vocacionais, hospitais, agências independentes e faculdades comunitárias costumam oferecer programas em enfermagem prática. A experiência clínica é adquirida em hospitais comunitários locais, clínicas e instituições para cuidados de saúde. A duração média de um programa em enfermagem prática é de 12 a 18 meses, após o qual os formandos estão qualificados para realizar o exame para licenciamento. Pelo

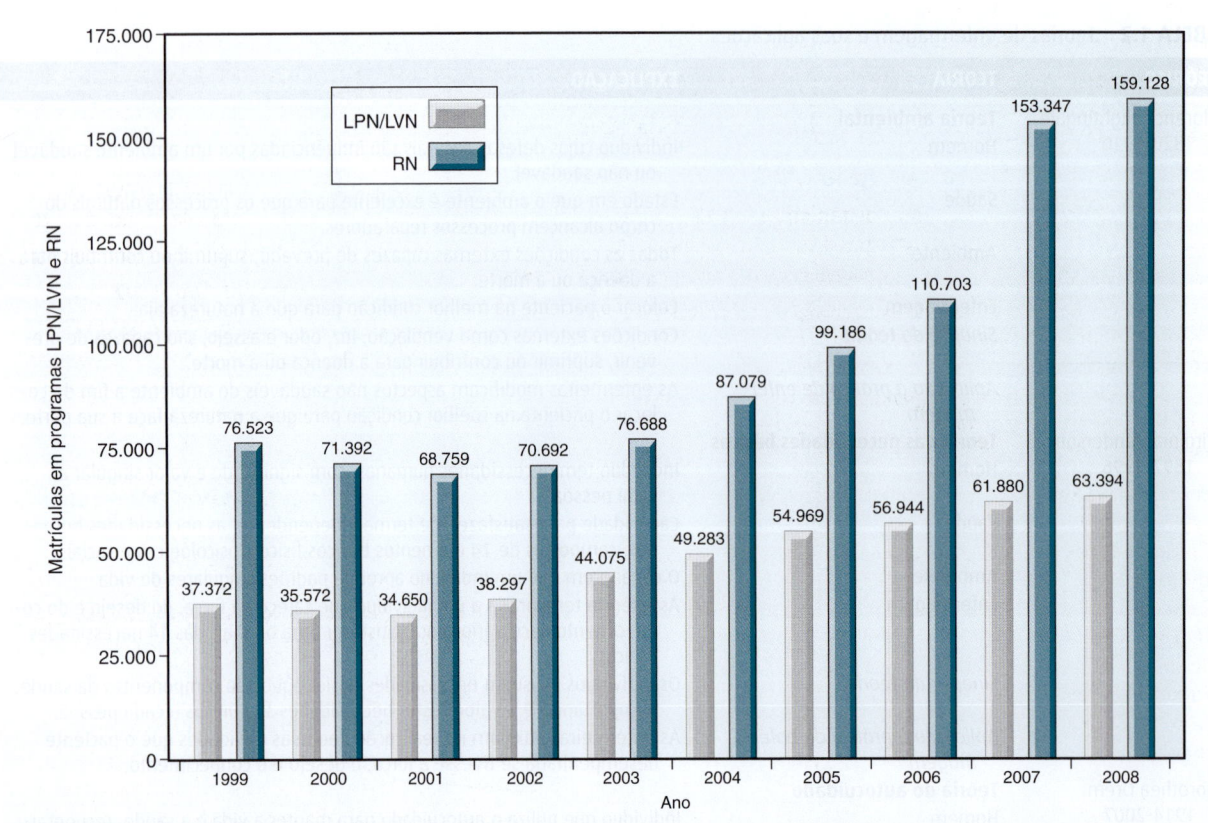

FIGURA 1.4 Tendências de matrículas em LPN/LVN, entre 1999-2008. Os números têm por base a quantidade de candidatos norte-americanos que fizeram o NCLEX pela primeira vez nos respectivos anos, como foi divulgado pelo Nacional Council of State Boards of Nursing.

fato de esse ser o programa de preparação à enfermagem de menor duração, é considerado por muitos o mais econômico.

Após um discreto declínio em 2001, as inscrições em escolas de enfermagem têm crescido anualmente (Fig. 1.4). Em 2008, um total de 63.394 formandos norte-americanos passaram no Exame de Enfermagem Prática do National Council Licensure (NCLEX-PN) em sua primeira tentativa (National Council of State Boards of Nursing, 2009). A estabilidade no trabalho para enfermeiros práticos (LPNs) é amparada pelas previsões do Bureau of Labor Statistics (2007), que estima que as oportunidades de trabalho para estes profissionais cheguem à projeção de 854 mil vagas até 2016 – o que representa um aumento de 14% dos postos de trabalho. Contudo, hospitais não serão os principais empregadores. Enfermeiros práticos licenciados estarão mais propensos a atingir esta segurança atuando em clínicas, consultórios médicos, no cuidado domiciliar, em hospitais-dia, em residenciais que ofereçam cuidados à saúde, institutos correcionais e agências governamentais (Larson, 2008).

Os enfermeiros práticos licenciados compreendem um elo vital entre o grupo de enfermeiros registrados e as equipes de cuidadores, que não têm habilitação para tal atividade (UAP). Eles exercem suas atividades sobre a supervisão de um enfermeiro registrado, médico ou dentista, mas podem expandir seu papel atuando como supervisores das UAPs, em certas situações como, por exemplo, necessidade de cuidados prolongados (National Council of State Boards of Nursing, 2005). Os enfermeiros práticos (LPN) ou vocacionais (LVN) oferecem seus cuidados a pacientes com necessidades usuais de saúde, cujos resultados esperados são previsíveis. A abrangência da atuação desta categoria está descrita na regulamentação profissional do Estado no qual o enfermeiro está licenciado. Cada Estado interpreta os limites da prática profissional de formas diferentes. Por exemplo, num determinado Estado um LPN pode monitorar e administrar soluções intravenosas, interromper infusões e fazer curativos, porém o mesmo pode não valer para outra região. Os LPNs também podem delegar tarefas para as UAPs, que podem ou não ter uma certificação estadual. Portanto, os LPNs precisam ter conhecimento dos limites de atuação de seus assistentes, bem como quais são os resultados esperados para suas ações (veja orientações sobre o delegar em "Enfermagem Registrada"). Devido a disparidades geográficas na atuação dos LPNs, nos programas educacionais e nas regulações regionais, o National Council of State Boards of Nursing está em busca de estratégias que promovam maior consistência neste cenário (Practical Nurse Scope of Practice White Paper, 2005). Outras informações sobre premissas acerca do exercício da enfermagem por enfermeiros práticos/vocacionais podem ser obtidas no *website* da National Federation of Licensed Practical Nurses.

Oportunidades para obtenção de certificados pós-licenciamento nas áreas de farmacologia e cuidados prolongados estão disponíveis no National Association for Pratical Nurse Education and Services. Alcançá-los por meio da realização de um teste demonstra conhecimento além dos padrões mínimos. Para proporcionar mobilidade profissional, muitas escolas de enfermagem prática têm desenvolvido "acordos de matrícula", facilitando a inscrição de seus formandos em outra escola que ofereça uma via à enfermagem registrada, mediante programas de graus associados ou de bacharelado.

Enfermagem registrada

Enfermeiros registrados (RNs) atuam sob comando de médicos ou dentistas, em vários estabelecimentos de saúde, desde a prevenção até cuidados a doenças agudas. Eles gerenciam ou executam diretamente os cuidados a pacientes estáveis, mas que possuem necessidades de saúde complexas, ou instáveis, cujas reações são imprevisíveis. Além de organizar os cuidados aos pacientes, os RNs orientam estas pessoas e o público em geral sobre várias condições de saúde, além de oferecerem apoio emocional aos doentes e seus familiares (Bureau of Labor Statistics, 2007). Os RNs delegam os cuidados aos pacientes para os LPNs e UAPs quando apropriado.

Independente de quem recebe as atribuições do RN, ou se um LPN dá alguma incumbência a uma UAP, o ato de delegar uma atividade deve atender a seis preceitos:

- **Tarefa correta:** combinar as necessidades do paciente com as habilidades do cuidador
- **Circunstância correta:** garantir que se trate de uma situação apropriada
- **Pessoa correta:** conhecer as competências ímpares do cuidador
- **Orientação correta (comunicação):** fornecer informações suficientes
- **Supervisão correta:** manter-se disponível para auxiliar
- **Acompanhamento correto:** certificar-se que a tarefa foi executada e que os resultados foram alcançados, além de analisar se outras intervenções são necessárias (National Council of State Boards of Nursing, 2005)

Existem três opções para que um estudante se torne um enfermeiro registrado: participar de programa de obtenção de diploma com base hospitalar, frequentar curso que ofereça um grau associado em enfermagem ou um bacharelado – todas elas atendendo às exigências de realização do exame nacional para licenciamento (NCLEX-RN). Uma pessoa com licença de RN pode trabalhar diretamente junto ao leito do paciente ou supervisionar outros profissionais no controle dos cuidados com grupos de pacientes.

A Tabela 1.3 descreve como os programas educacionais preparam seus alunos para assumir tarefas distintas, mas coordenando responsabilidades. Quando contratam novos profissionais, no entanto, os empregadores não sabem diferenciar esses programas educacionais, argumentando que "um enfermeiro é um enfermeiro".

Programas de obtenção de diploma com base hospitalar

Os programas com diplomação costumavam ser a via tradicional para os enfermeiros até a metade do século XX. Seu declínio ficou mais óbvio nos anos 1970, e seus membros continuam diminuindo em relação a outros programas educacionais básicos de enfermagem (Fig. 1.5). Tal declínio é, em parte, resultante de dois fatores: primeiro, há um movimento para aumentar o profissionalismo na enfermagem, estimulando a formação a partir de faculdades e universidades; e, segundo, pelo fato de os hospitais não mais possuírem recursos financeiros para subsidiar as escolas de enfermagem.

TABELA 1.3 Níveis de responsabilidade no processo de enfermagem[a]

	ENFERMEIRO PRÁTICO/VOCACIONAL	ENFERMEIRO COM GRAU ASSOCIADO	ENFERMEIRO COM BACHARELADO
Investigação	Coleta de dados entrevistando, observando e realizando um exame físico básico em pessoas com problemas simples de saúde, de resultados previsíveis	Coleta de dados de pessoas com problemas de saúde e com resultados imprevisíveis, de suas famílias, de seus registros médicos e de outros membros da equipe de saúde	Identifica as informações a partir dos indivíduos ou dos grupos, para oferecer uma base de dados de enfermagem apropriada
Diagnóstico	Contribui para o desenvolvimento de diagnósticos de enfermagem, mediante relato de dados anormais levantados	Utiliza uma lista de classificação para escrever um diagnóstico de enfermagem, incluindo o problema, sua etiologia e os sinais e sintomas Identifica, com o médico, os problemas que exigem colaboração	Realiza testes clínicos de diagnósticos de enfermagem aprovados Propõe novas categorias de diagnósticos a serem analisados e aprovados
Planejamento	Auxilia no estabelecimento de metas realistas e mensuráveis Sugere ações de enfermagem capazes de prevenir, reduzir ou eliminar problemas de saúde com resultados previsíveis Auxilia na elaboração de um plano escrito de cuidados	Estabelece metas realistas e mensuráveis Desenvolve um plano de cuidados individualizado, por escrito, com instruções específicas de enfermagem que refletem os padrões da prática da enfermagem	Elabora padrões escritos para a prática de enfermagem Planeja os cuidados de indivíduos ou de grupos sadios ou doentes, em instituições organizadas de saúde ou na comunidade
Implementação	Realiza cuidados básicos de enfermagem sob a coordenação de um enfermeiro registrado	Identifica prioridades Orienta outras pessoas na execução das prescrições de enfermagem	Aplica a teoria de enfermagem aos métodos utilizados para a solução de problemas reais ou potenciais de saúde, individuais ou de grupos
Avaliação	Partilha observações sobre o progresso do paciente no alcance das metas estabelecidas Contribui para a revisão do plano de cuidados	Avalia os resultados dos cuidados de enfermagem rotineiramente Faz revisões no plano de cuidados	Realiza pesquisa sobre as atividades de enfermagem que podem ser aperfeiçoadas com estudos em maior profundidade

[a] Observe que o profissional mais graduado pode assumir as responsabilidades dos anteriores.

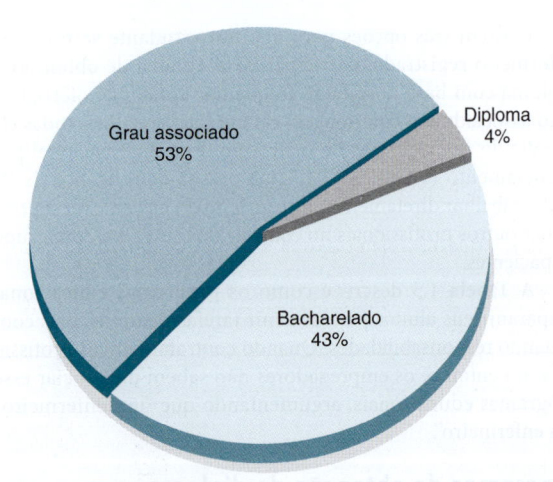

FIGURA 1.5 Distribuição dos programas básicos de RN, por tipo de programa em 2008 (Fonte: National League for Nursing, 2010 em Data Review Academic Year 2007 to 2008: Baccalaureate, Associate Degree, and Diploma Programs. Disponível em: http://www.nln.org/research/slides/ndr_0708.pdf).

Os enfermeiros diplomados eram, e ainda são, bem treinados. Devido a sua imensa experiência clínica (comparada à dos estudantes originários de outros tipos de programas), esses profissionais costumam ser entendidos como mais autoconfiantes, com habilidade de socialização e com maior facilidade naquelas exigências inerentes ao papel de um enfermeiro graduado.

Um programa com diplomação de base hospitalar costuma ter a duração de três anos. Muitos hospitais-escola colaboram com as faculdades mais próximas, oferecendo cursos básicos nas áreas de ciências e humanas, sendo que os graduados podem transferir esses créditos caso decidam, posteriormente, prosseguir seus estudos como um bacharelado ou um programa de grau associado.

Programas de graus associados

Durante a Segunda Guerra Mundial, quando enfermeiras qualificadas foram usadas como reforço militar, as escolas de base hospitalar aceleraram a formação de alguns alunos em cursos de enfermagem registrada por meio do Cadet Nurse Corps. Após o término da guerra, Mildred Montag, aluna do curso de doutorado em enfermagem, começou a questionar se havia real necessidade de estudantes de programas de enfermagem registrada passarem três anos adquirindo uma educação básica. Ela acreditava que a formação do enfermeiro poderia ser reduzida para dois anos, sendo o estudante, então, recolocado em uma escola vocacional ou em uma faculdade júnior ou comunitária. O formando advindo desse tipo de programa adquiriria um grau associado em enfermagem e seria considerado enfermeiro-técnico, não ocupando cargos de chefia.

Esse tipo de preparação de enfermeiros tem se mostrado extremamente popular, sendo que atualmente detém o índice de matrícula mais alto entre todos os programas de enfermagem registrada. Apesar de seu currículo condensado, os graduados em programas de grau associado vêm demonstrando um elevado nível de competência na realização dos exames nacionais para a obtenção de registro em enfermagem (NCLEX-RN).

Programas de bacharelado

Embora os programas de enfermagem nas universidades tenham sido criados no começo do século XX, até recentemente não atraíam grande número de estudantes. Talvez sua popularidade venha aumentando devido às propostas da ANA e da National League for Nursing de estabelecer a formação de bacharel como o mínimo exigido à prática da enfermagem. O prazo final para o atendimento a essa exigência, estabelecida em 1985, foi postergado por três razões:

- A data da implementação coincidiu com uma escassez nacional de enfermeiros.
- Houve uma grande oposição por parte dos enfermeiros sem essa titulação, os quais se sentiram ameaçados com a possibilidade de seus cargos serem colocados em risco.
- Os empregadores passaram a temer que o pagamento de salários mais altos a profissionais com formação mais qualificada elevaria seus orçamentos para além dos limites financeiros.

Consequentemente, a adoção de um nível unificado de ingresso à prática da enfermagem encontra-se ainda em um limbo.

Ainda que esse programa preparatório seja o mais longo e caro, os profissionais bacharelados possuem maior flexibilidade em candidatar-se a cargos, seja como parte da equipe assistencial, seja como ocupantes de cargos administrativos. Com muita frequência, um enfermeiro advindo de um bacharelado é preferido em áreas como saúde pública e assistência domiciliar, na qual existem elevado grau de independência no processo decisório.

Hoje, muitos enfermeiros sem bacharelado estão retornando à escola para atender às exigências de obtenção de um grau de bacharel. Têm ocorrido dificuldades para muitos deles devido a problemas de transferência de créditos já obtidos em cursos anteriores, quando obtiveram seu diploma ou frequentaram programas de graus associados. Para facilitar a inscrição, alguns programas universitários estão lhes oferecendo uma oportunidade de obtenção de créditos por meio de bons resultados em exames. Além disso, muitas faculdades estão oferecendo programas a distância ou via satélite para atender àqueles que não podem frequentar escolas em horário integral ou que não têm a possibilidade de percorrer longas distâncias. Apesar do renovado interesse na educação em enfermagem, aproximadamente 99 mil (26%) profissionais qualificados para admissão foram reprovados entre 2007 e 2008 (National League for Nursing, 2008; Fig. 1.6). A permanência em lista de espera ou a reprovação dos candidatos têm ocorrido porque (1) pouquíssimas faculdades de enfermagem têm condições de ofertar os cursos requeridos; (2) há uma escassez de estabelecimentos clínicos; (3) falta espaço; e (4) a competição é intensa nos processos seletivos.

Programas de pós-graduação em enfermagem

Os programas de pós-graduação em enfermagem estão disponíveis em nível de mestrado e de doutorado. Enfermeiros com grau de mestre ocupam cargos de especialistas clínicos, enfermeiros assistenciais, administradores e professores. Infelizmente, são poucos os profissionais que avançam a este nível, de forma a preencher as vagas abertas em decorrência da aposentadoria de outros enfermeiros (sendo que 75% deles estarão aptos a se aposentar até 2019) (Health Resources and Services Administration, 2005). Os doutores podem realizar pesquisa, assessorar, administrar e orientar enfermeiros que buscam a graduação e a pós-graduação. Embora uma pós-graduação em enfermagem seja preferida, alguns deles buscam esses graus em outros áreas, como administração, liderança e educação, dando novo impulso à carreira de enfermeiro.

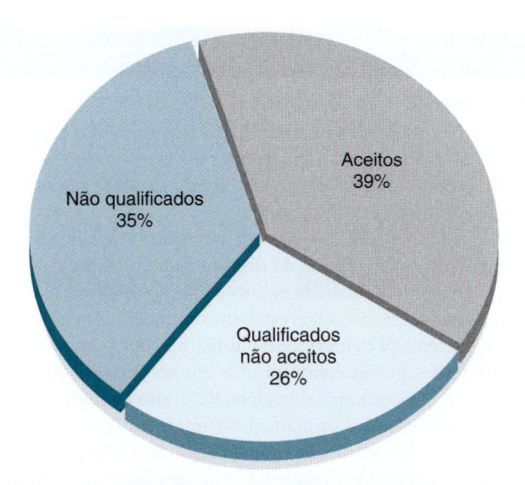

FIGURA 1.6 Distribuição dos candidatos à inscrição em programas de RN, por tipo de programa, em 2007 a 2008 (Fonte: National League for Nursing, 2010 Nursing Data Review Academic Year 2007 to 2008: Baccalaureate, Associate Degree, and Diploma Programs. Disponível em: http://www.nln.org/research/slides/ndr_0708.pdf).

Educação continuada

A educação continuada na enfermagem é definida como qualquer experiência planejada de aprendizagem que se dê após um programa básico de enfermagem. Credita-se à Florence Nightingale a afirmação de que "permanecer o mesmo é retroceder". O princípio de que aprender é um processo de toda a vida ainda é aplicável. O Quadro 1.2 enumera razões pelas quais os enfermeiros, em especial, buscam oportunidades de educação continuada. Atualmente, muitos Estados estão exigindo que eles comprovem a participação em programas de educação continuada para renovar suas licenças de enfermagem.

TENDÊNCIAS FUTURAS

Duas correntes maiores dominam a enfermagem hoje. A primeira compreende métodos para eliminação da escassez de enfermeiros. A segunda envolve estratégias para atender ao crescimento da população idosa com problemas crônicos de saúde.

Órgãos oficiais de assistência à saúde esperam que a inscrição em programas de enfermagem e de educação continuada irá contribuir para a redução da deficiência atual e futura de enfermeiros. Estima-se que este déficit de profissionais atinja o montante de 1 milhão de enfermeiros até 2020 (Health Resources and Services Administration, 2005). Além dos índices de aposentadoria que excedem o número de novos enfermeiros e a questão da idade, que restringe a quantidade de estudantes, alguns outros fatores contribuem para a escassez destes profissionais:

- O aumento da população idosa que necessita de cuidados à saúde
- Os salários insatisfatórios dos enfermeiros após longo tempo de carreira
- Número de aposentadorias de enfermeiros excede o de seus substitutos
- A insatisfação no trabalho, como resultado do estresse e da inflexibilidade quanto ao rigor do trabalho de cuidado à saúde
- A sobrecarga de trabalho e pacientes cada vez mais doentes
- A propaganda negativa sobre a prática de horas extras obrigatórias
- A redução das equipes de enfermagem devido à diminuição das receitas e às políticas administrativas da área da saúde
- O estereótipo criado em torno da profissão de enfermeiro, como sendo uma ocupação feminina

Responsabilidades governamentais

Em 2009, o governo federal esforçou-se para debater a carência de enfermeiros por intermédio do Ato de Recuperação e Reinvestimento Norte-Americano. Essa proposta autorizaria:

1. Empréstimos para financiamento de programas e bolsas de estudo para estudantes de enfermagem
2. Verbas para o serviço público divulgar a campanha incentivando mais pessoas a ingressarem em programas de enfermagem
3. Programas de plano de carreira, para facilitar a progressão a níveis mais altos na prática de enfermagem
4. Concessão de certificados para estabelecimentos que apresentem crescimento na retenção de profissionais e melhorias na segurança dos pacientes
5. Reconhecimento à incorporação da gerontologia no currículo dos programas de enfermagem
6. Programas de financiamento de empréstimos para estudantes de enfermagem que concordarem em ensinar os próximos estudantes (American Association of Colleges of Nursing, 2009)

Estratégias proativas

Em vez de ficarem esperando resultados sobre o déficit de profissionais e as ramificações do Ato de Financiamento para Enfermeiros, muitos deles estão respondendo proativamente às tendências que afetam seu papel no cuidado à saúde (Quadro 1.3). Os enfermeiros estão se relacionando com as mudanças próprias do século XXI da seguinte forma:

- Trocando jornadas de trabalho parciais por ocupações em turno integral.
- Adiando a aposentadoria.
- Procurando obter formação em nível de pós-graduação.
- Treinando para assumir seus papéis em **práticas avançadas** (enfermeiro assistencial, enfermeira obstétrica), para assegurar um cuidado com a saúde tendo por base a relação custo-efetividade, nas áreas em que os médicos de atenção primária são insuficientes.
- Tornando-se um profissional submetido a **treinamento cruzado** (i.e., apto a assumir funções que não são da enfermagem,

---

QUADRO 1.2 Razões para a educação continuada

- Nenhum programa básico oferece todos os conhecimentos e habilidades necessárias para uma carreira ao longo da vida.
- Os atuais avanços tecnológicos tornam obsoletos os métodos das práticas anteriores.
- O ato de assumir a responsabilidade do autoaprendizado demonstra comprometimento pessoal.
- Para garantir a confiança das pessoas, os enfermeiros precisam evidenciar competência atualizada.
- A prática em concordância com padrões atuais de enfermagem ajuda a garantir a segurança legal dos cuidados.
- A renovação da licença estadual costuma estar associada a evidências de educação continuada.

> **QUADRO 1.3** Tendências no cuidado à saúde e na enfermagem
>
> **Cuidado à saúde**
> - As populações mais desprovidas de atenção à saúde incluem idosos, minorias étnicas e pobres, que demoram a procurar tratamento precoce, pois não têm recursos financeiros para tal.
> - O número de não segurados aumentou de 37 milhões, em 1995, para 41,2 milhões, em 2002. Este cenário excedeu os 50 milhões de pessoas em 2009.
> - Os benefícios dos planos de saúde têm sido modificados e reduzidos.
> - Doenças crônicas constituem o maior problema de saúde.
> - A prevenção de lesões e doenças, assim como a promoção da saúde, são prioridades.
> - A medicina tende a focalizar-se em altas tecnologias, com melhora de resultados para poucos indivíduos.
> - Os hospitais estão reduzindo seu tamanho e contratando profissionais não licenciados para realizar procedimentos que são de domínio exclusivo de enfermeiros licenciados, para conter custos.
> - Existem poucos médicos de atenção primária nas áreas rurais.
> - Mudanças nas formas de reembolso têm gerado alterações nos processos de tomada de decisão dos hospitais, enfermeiros e médicos em relação às seguradoras.
> - Os custos do cuidado à saúde continuam a crescer apesar da prática do *managed care* (estratégias de contenção de custos usadas para planejar e coordenar o cuidado a um cliente, para evitar a procura tardia ou desnecessária de serviços, bem como o uso abusivo de recursos dispendiosos).
> - *Capitation* é uma estratégia de controle de custos em saúde, mediante pagamento de um valor fixo por membro, que encoraja os cuidadores a limitar o uso de exames e serviços e a incrementar a prevenção.
> - Hospitais, profissionais e seguradoras de saúde estão sendo solicitados a medir, monitorar e controlar a qualidade do cuidado.
>
> **Enfermagem**
> - O número de graduados e matriculados em programas educacionais de LPV/LVN e RN estão atualmente decrescendo.
> - Mais enfermeiros licenciados estão obtendo, cada vez mais cedo, graus de mestrado e de doutorado.
> - Ainda há déficit de enfermeiros em várias áreas de cuidado com a saúde como consequência da diminuição das inscrições, aposentadoria, atritos e medidas de contenção de despesas.
> - As contratações em hospitais estão diminuindo.
> - A razão paciente por enfermeiro nas instituições é mais alta.
> - Mais pacientes graves encontram-se em instituições que anteriormente não atendiam a esta clientela, como estabelecimentos de saúde para cuidados prolongados e intermediários.
> - As oportunidades de trabalho têm crescido nos serviços de atendimento a pacientes ambulatoriais, em atendimento domiciliar, hospital-dia, saúde comunitária e agências de saúde mental.

dependendo do número ou do grau de acuidade dos pacientes, na demanda diária). Por exemplo, enfermeiros podem ser treinados para fornecer tratamento respiratório e realizar eletrocardiogramas, tarefas que trabalhadores da área da saúde, não enfermeiros, previamente realizavam.
- Aprendendo mais sobre **diversidade multicultural** (características únicas de grupos étnicos) e como isso afeta as crenças e valores em relação à saúde, as preferências alimentares, a língua, a comunicação, os papéis e os relacionamentos.
- Apoiando os esforços do legislativo em relação ao seguro nacional de saúde e outras reformas vinculadas aos cuidados à saúde, que envolvem enfermeiros no *primary care* (o primeiro cuidador de saúde a atender uma pessoa com necessidades de saúde).
- Promovendo o bem-estar, por intermédio do cuidado domiciliar e dos programas comunitários.
- Ajudando os pacientes com doenças crônicas a aprender técnicas para viver com mais saúde e, consequentemente, viver por mais tempo.
- Encaminhando os pacientes com problemas de saúde para tratamento precoce, uma prática que requer o mínimo de recursos e, portanto, reduz despesas.
- Coordenando serviços de enfermagem, por meio de estabelecimentos de cuidado à saúde – isto é, **planejando a alta** (gerenciando as necessidades dessa transição e garantindo sua continuidade).
- Atendendo idosos que são assistidos com uma série de serviços de enfermagem, como avaliações físicas durante longos períodos de doença, na educação para saúde e na administração de medicamentos, em residenciais, menos custosos que clínicas geriátricas tradicionais.
- Desenvolvendo e implementando **protocolos clínicos**, padronizando planos multidisciplinares para diagnósticos ou procedimentos específicos, que identifiquem aspectos do cuidado a ser realizado durante um determinado período de permanência (Fig. 1.7).
- Participando da **garantia de qualidade** (processo em que são identificados e avaliados os resultados).
- Concentrando conhecimentos e habilidades para atender às necessidades de saúde dos idosos norte-americanos, que serão cerca de 70 milhões em 2030, de acordo com o National Center for Chronic Disease Prevention and Health Promotion (2005).

Considerações gerontológicas

- Atualmente, 30% ou mais dos idosos institucionalizados em clínicas geriátricas retornam ao ambiente comunitário, gerando um aumento da necessidade na assistência domiciliar (Miller, 2009).

Além de estratégias que estão sendo desenvolvidas pelos próprios enfermeiros, há sugestões de reforma emergindo nos locais de trabalho, os quais, acredita-se, possam atrair e promover

Registro: (81.51)
Prazo para alta: 6 dias
Médico:

PROTOCOLO DE RECUPERAÇÃO PARA ARTROPLASTIA TOTAL DE QUADRIL — QUADRO DE ACOMPANHAMENTO

(Os protocolos de recuperação não representam um padrão de cuidados. São orientações a serem analisadas, que podem ser modificadas conforme a necessidade individual do paciente.)

	DIA DA SEMANA: DATA: Pré-admissão	DIA DA SEMANA: DATA: DIA 1 (OU DIA)	DIA DA SEMANA: DATA: DIA 2 – 1°PO	DIA DA SEMANA: DATA: DIA 3 – 2°PO	DIA DA SEMANA: DATA: DIA 4 – 3°PO	DIA DA SEMANA: DATA: DIA 5 – 4°PO	DIA DA SEMANA: DATA: DIA 6 – 5°PO
Estudos diagnósticos	Autotransfusão: S N Exames laboratoriais pré-operatórios, ECG, RX	Raio X de articulação: S N	Hemograma: S N TP/KTTP: S N	Hemograma: S N			Laudo com interpretação do Raio X Analgésicos
Tratamentos		– Dieta leve – Foley – Dieta por sonda: S N – Sonda aberta em frasco: S N – Dreno: S N – Sondagem de alívio	– Dieta por sonda: S N – Sonda aberta em frasco: S N – Dreno: S N – Sondagem de alívio (auto-sondagem): S N – Foley (considerar CD): S N	– Dieta por sonda: S N – Sonda aberta em frasco: S N – Sondagem de alívio (auto-sondagem): S N – Dreno CD: S N – Foley CD 0700: S N	– Sonda aberta em frasco: S N – Sondagem de alívio – Considerar a retirada do acesso venoso: S N	↑	
Terapia parenteral (1x/dia a menos que especificado)	Orientação pré-operatória: S N Check-list de segurança transoperatória	Protocolo para prótese total de quadril prescrito pelo médico (Orientações ao paciente e resultados esperados) (Avaliação e tratamento) S N	– Treinamento para andar 10-20min ___: S N – Precauções tomadas quanto ao quadril: S N – Reorientações sobre precauções com o quadril: S N	– Treinamento para andar 20-25min, conforme tolerância ___: S N – Exercícios respiratórios x 10 repetições, com auxílio mínimo: S N – Compreende precauções com prótese total de quadril: S N – Sentar-se com auxílio: S N – Levantar da poltrona com auxílio: S N – Participação do paciente, conforme tolerância, para vestir-se e banhar-se, com auxílio de dispositivo: S N	– Treinamento para andar 25-40min, conforme tolerância ___: S N – Sentar-se e levantar-se da poltrona, com auxílio mínimo: S N – Exercício 10-15 repetições: S N – Começar a subir escadas: S N – Treinamento para entrar na banheira e sentar no vaso sanitário sozinho: S N	– Treinamento para andar 40-50min, conforme tolerância ___: S N – Sentar-se e levantar-se da poltrona: S N – Deitar e sair da cama, de forma independente: S N – Exercícios 15-20 repetições: S N – Subir escadas: S N – Revisar/aperfeiçoar orientações sobre segurança em casa e como simplificar tarefas, antes da alta: S N	– Treinamento para andar 50-60min, conforme tolerância ___: S N – Subir escadas de forma independente: S N – Exercitar-se, de forma independente 15-20 repetições: S N – Orientações para alta
Consultas multidisciplinares	Outras consultas médicas				Considerar acompanhamento domiciliar		
Medicamentos	Conforme orientação médica	Antibióticos Analgésicos	Antibióticos Analgésicos	Antibióticos: S N Analgésicos (push): S N	Analgésicos (PO): S N	Analgésicos (PO): S N	
Nutrição	NPO após a meia-noite	Líquidos claros (SND)	Líquidos claros (SND)	SND Funcionamento gastrintestinal: S N	SND	SND	SND

FIGURA 1.7 Exemplo de protocolo de recuperação no *managed care*. (Cortesia do *Elkhart General Hospital*, Elkhart, IN.) *(continua)*

	DATA: Pré-admissão	DIA DA SEMANA: DATA: DIA 1 (OU DIA)	DIA DA SEMANA: DATA: DIA 2 – 1ºPO	DIA DA SEMANA: DATA: DIA 3 – 2ºPO	DIA DA SEMANA: DATA: DIA 4 – 3ºPO	DIA DA SEMANA: DATA: DIA 5 – 4ºPO	DIA DA SEMANA: DATA: DIA 6 – 5ºPO
Atividade	Orientação pré-operatória	– Cama reta em ângulo de 90°– – Manter abdução: S N – Flexão dorsiplantar em ângulo de 90°: S N – Pés da cama: S N – Se cirurgia cedo da manhã – elevar cadeira: S N	– Cadeira: S N – Flexão dorsiplantar em ângulo de 45°: S N – Pés da cama: S N	– Cadeira/de pé no quarto/ante-sala, conforme tolerância: S N – Flexão dorsiplantar em ângulo de 45°: S N – Pés da cama: S N	– Cadeira / de pé no quarto/antessala: S N – Flexão dorsiplantar em ângulo de 45°: S N – Pés da cama: S N	– Cadeira/de pé no quarto/antessala, de forma independente: S N – Flexão dorsiplantar em ângulo de 45°: S N – Pés da cama: S N	– Cadeira/de pé no quarto/antessala, de forma independente: S N – Flexão dorsiplantar em ângulo de 45°: S N – Pés da cama: S N
Orientação	– Vídeo educacional – Controle da dor – Jantar leve/supositório	– Reforçar orientação pré-operatória: S N – Precauções com quadril: S N – Escala da dor (0-10): S N	Continuar reforço	Continuar reforço: – Meias de compressão: S N – Treinamento para andar / transferências: S N – Precauções quadril: S N	Continuar reforço	– Coumadin (usado em casa): S N – Continuar reforço	Orientações para alta Consultas de acompanhamento
Planejamento da alta	Paciente deve trazer orientações pré-operatórias com ele	SS – encontro com a família – Desenvolver plano inicial: S N	SS – Monitorar evolução	– Avaliar potencial para reabilitação x ECF: S N	– Avaliar potencial para reabilitação x institucionalização : S N – Identificar dispositivos necessários (para casa); S N – Esclarecer plano com paciente/família: S N	– Avaliar potencial para reabilitação x institucionalização: S N – Encomendar dispositivos – Esclarecer o plano com paciente e familiares: S N – Coordenar alta para casa (atendimento domiciliar/dispositivos necessários): S N	Cuidados domiciliares ou institucionalização Ligação telefônica para acompanhamento domiciliar, para concluir envolvimento: S N
Resultados esperados para o paciente	Paciente declara sua responsabilidade/envolvimento na recuperação: S N	Paciente compreende razões do tratamento: S N	– Paciente participa ativamente do cuidado: S N – Paciente verbaliza compreensão dos cuidados: S N	– Verbalizar precauções com o quadril: S N	Verbaliza/demonstra: – Precauções com o quadril: S N – Planos de alta: S N – Alta para reabilitação: S N	– Paciente/família demonstra independência com atividades do cotidiano: S N Alta para – Instituição: S N – Reabilitação: S N – Casa: S N	– Paciente/família compreende as orientações para alta e está confiante na capacidade para cuidar de si mesmo: S N – Alta para casa: S N

Assinaturas: _____

MR – _____

Página 2

Revisado em 01/03/94

FIGURA 1.7 *(continuação)*

a permanência de mais enfermeiros. Algumas delas incluem: (1) elaboração de escalas de trabalho não tradicionais, com horários mais flexíveis; (2) oferta de creches nos locais de trabalho; (3) apoio à criação de cursos de reciclagem para enfermeiros inativos; (4) abandono das políticas de cumprimento de horas extras obrigatórias; e (6) melhora da política salarial (Oncology Nursing Society, 2007).

HABILIDADES PECULIARES À ENFERMAGEM

Apesar do local onde são aplicadas ou da forma como são conduzidas, as **habilidades de enfermagem** (atividades peculiares à prática de enfermagem) diferem de acordo com o preparo educacional, mas todos os enfermeiros compartilham da mesma perspectiva filosófica. Mantendo as tradições de Florence Nightingale, a prática de enfermagem contemporânea ainda inclui habilidades para o levantamento de dados, para o cuidado, para o aconselhamento e para o conforto.

Habilidades para o levantamento de dados

Antes de o enfermeiro poder determinar os cuidados de que a pessoa necessita, devem ser apontadas as necessidades e os problemas do paciente. Isso requer o uso de **habilidades para o levantamento de dados** (atos que envolvem a coleta de dados), que incluem entrevista, observação e exame do paciente e, em certos casos, da família do paciente – termo amplamente utilizado em referência às pessoas com as quais o paciente mora ou está intimamente relacionado. Embora o paciente e seus familiares constituam a fonte primária de informações, o enfermeiro ainda faz uso do registro médico do paciente e da conversa com outros profissionais da saúde para obter outros fatos. As habilidades para o levantamento de dados são abordadas com mais detalhe na Unidade IV.

Habilidades para o cuidado

As **habilidades para o cuidado**, intervenções de enfermagem que recuperam ou mantêm a saúde de um indivíduo, podem envolver ações tão simples como o auxílio nas **atividades da vida diária** (ADLs), que são atitudes comumente realizadas pelas pessoas. Exemplos incluem tomar banho, arrumar-se, vestir-se, comer e atividades de toalete. Cada vez mais, no entanto, amplia-se o papel do enfermeiro, de modo a incluir os cuidados de segurança dos pacientes que requerem o uso de equipamentos invasivos ou altamente técnicos. Este livro apresenta aos profissionais iniciantes na carreira os conceitos e as habilidades necessárias para oferecer cuidados com pacientes cujos problemas tenham resultados facilmente previsíveis. Uma vez consolidados esses fundamentos, os estudantes podem fazer acréscimos à sua base inicial de conhecimentos.

Tradicionalmente, os enfermeiros são – e sempre foram – provedores de todo o cuidado físico com as pessoas incapazes de sozinhas atenderem às próprias necessidades de saúde. Cuidar, todavia, ainda envolve a preocupação e o apego que resultam da íntima relação entre dois seres humanos. Apesar da relação próxima envolvida nos cuidados, o que o enfermeiro deseja é que os pacientes se tornem autoconfiantes. Aquele profissional que assume cuidados demasiados com os pacientes, tal como a mãe que ainda ata os cadarços dos sapatos do filho, costuma retardar a situação de independência deste.

Habilidades para o aconselhamento

Conselheiro é aquele indivíduo que escuta as necessidades de um paciente, responde com informação fundamentada em sua área de conhecimento e facilita o resultado que o paciente deseja. Os enfermeiros implementam **habilidades para o aconselhamento**, comunicando-se com os pacientes, ouvindo ativamente quando da troca de informações, oferecendo ensino de saúde pertinente e demonstrando apoio emocional nas suas relações com eles.

Para entender a situação sob a perspectiva do paciente, o enfermeiro pode utilizar técnicas de comunicação terapêutica para encorajar sua expressão verbal (ver Cap. 7). A interação terapêutica é facilitada pelo uso da **escuta ativa** (demonstração de atenção total ao que está sendo dito, ouvindo o conteúdo que está sendo comunicado, bem como a mensagem não falada). Dar aos pacientes a oportunidade de serem ouvidos ajuda-os a organizarem os pensamentos e a avaliarem de maneira mais realista a situação em que se encontram.

Uma vez estando clara a perspectiva do paciente, o enfermeiro oferece informações de saúde pertinentes sem oferecer aconselhamento específico. Reservando-se de suas opiniões pessoais, os enfermeiros promovem o direito que cada pessoa possui de tomar suas próprias decisões e fazer suas próprias escolhas em assuntos que afetam a saúde e o cuidado na doença. O papel do enfermeiro é partilhar informações sobre potenciais alternativas, dar aos pacientes a liberdade de escolha e apoiar a decisão tomada.

Enquanto oferece cuidados, o enfermeiro encontra várias oportunidades para ensinar aos pacientes a forma de promover processos de cura, bem-estar, prevenir doenças e realizar as atividades cotidianas da melhor forma possível. As pessoas sabem muito mais sobre saúde e cuidados com a saúde atualmente do que no passado e esperam que os enfermeiros partilhem com elas informações exatas.

Como os pacientes nem sempre comunicam seus sentimentos a desconhecidos, os enfermeiros devem fazer uso da **empatia**, uma consciência intuitiva daquilo que o paciente está vivenciando. O enfermeiro faz uso da empatia para perceber o estado emocional do paciente e sua necessidade de apoio. Essa habilidade é diferente da **simpatia**, que é um sentimento tão emocionalmente perturbado quanto o paciente. A empatia auxilia o enfermeiro a tornar-se afetivo no atendimento às necessidades do paciente, enquanto permanece em estado de compaixão, ainda que distanciada.

Habilidades para a promoção do conforto

A presença de Florence Nightingale e a luz de sua lamparina comunicavam conforto aos soldados britânicos amedrontados no século XIX. Como uma das consequências dessa herança, os atuais enfermeiros compreendem que a doença costuma causar sentimentos de insegurança, capazes de ameaçar a capacidade do paciente ou de seus familiares de enfrentar a situação. Eles podem se sentir muito vulneráveis. É nesse momento que o enfermeiro utiliza as **habilidades para a promoção do conforto**, que são intervenções que promovem estabilidade e segurança durante uma crise relacionada à saúde (Fig. 1.8). Ele se torna um guia, um companheiro e um intérprete do paciente. Essa relação de apoio costuma evocar confiança e reduzir o medo e a preocupação.

Vê-se que, como resultado dos esforços de uma mulher, nasceu a enfermagem moderna. Desde então, ela tem passado por processos de amadurecimento e desenvolvimento. As habilidades desempenhadas por Nightingale, em uma escala muito grande, são repetidas em nossos dias durante toda relação enfermeiro-paciente, de forma única.

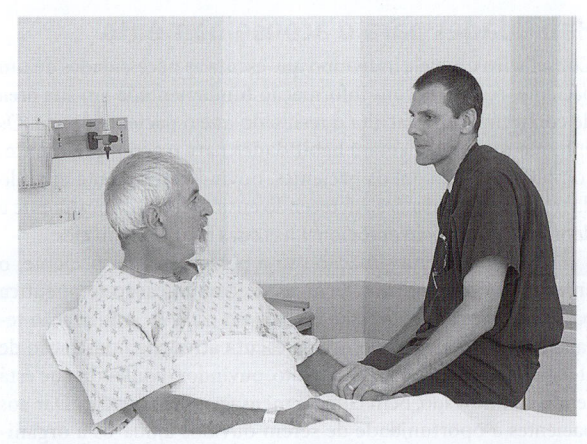

FIGURA 1.8 Este enfermeiro oferece apoio emocional e conforto. (Foto de B.Proud.)

> ▶ *Pare, Pense e Responda – Quadro 1.2*
> *Identifique qual das seguintes ações de enfermagem é uma habilidade para a investigação, para o cuidado, para o aconselhamento e para o conforto: (a) o enfermeiro discute com a família a recuperação do paciente submetido à cirurgia; (b) o enfermeiro fornece orientações avançadas que irão permitir ao cliente decidir acerca de sua morte e do período adjacente a ela; (c) o enfermeiro pergunta ao paciente sobre seus problemas de saúde; (d) o enfermeiro providencia medicamento para um paciente com dor.*

EXERCÍCIOS DE PENSAMENTO CRÍTICO

1. Descrever algumas prováveis consequências da escassez de profissionais da enfermagem, caso não haja resolução ou redução deste problema.
2. Existem quatro categorias principais de questões no NCLEX-PN: Ambiente para Atendimento Seguro e Eficaz, Manutenção e Promoção da Saúde, Integridade Psicossocial e Integridade Fisiológica. Com base em suas experiências durante o oferecimento de cuidados para o bem-estar ou à doença, identifique as habilidades de enfermagem que possam exemplificar cada uma das quatro categorias do NCLEX-PN (desde que sejam diferentes daquelas apresentadas no Quadro 1.2 – Pare, Pense e Responda).
3. Como a escassez de enfermeiros pode, positiva e negativamente, afetar os LPNs?
4. Se Florence Nightingale estivesse viva hoje, qual seria a visão dela sobre a atual educação e prática da enfermagem?

QUESTÕES DE REVISÃO – ESTILO DO NCLEX

1. Antes de delegar, para um UAP, a tarefa de avaliar o nível de glicemia no sangue de um paciente, o que um LPN deve fazer?
   1. Revisar antigos resultados de exames do paciente, para verificar tendências.
   2. Verificar a prescrição de antidiabéticos para o paciente.
   3. Determinar se o UAP é qualificado para realizar o teste de glicemia.
   4. Avaliar o que o paciente sabe sobre o controle dos níveis glicêmicos no sangue.
2. Após receber uma atribuição do RN que comanda a equipe, qual paciente o LPN deve atender primeiro?
   1. Paciente A, que receberá alta pela manhã.
   2. Paciente B, que retornou de um procedimento cirúrgico há cerca de uma hora.
   3. Paciente C, que recentemente recebeu medicação para dor.
   4. Paciente D, que não urinou nas últimas 4 horas.
3. Qual destas informações é a mais importante para o LPN que registra a avaliação de um paciente no pós-operatório?
   1. A idade do paciente.
   2. A profissão do paciente.
   3. O que e quando o paciente comeu pela última vez.
   4. Os valores da última aferição da pressão arterial do paciente.
4. Qual é a ação mais importante a ser tomada pelo LPN, após ter delegado a um UAP a tarefa de verificar a pressão sanguínea de um paciente?
   1. Verificar os resultados obtidos.
   2. Aferir novamente a pressão sanguínea do paciente.
   3. Orientar o paciente sobre como controlar sua pressão arterial.
   4. Investigar a história familiar do paciente para doenças cardíacas.
5. Quando um RN atribui um levantamento de dados a um LPN, qual das opções melhor caracteriza o paciente que poderia ser atendido por ele?
   1. Paciente A, que sofre com dor no peito, sem alívio.
   2. Paciente B, cuja perna fraturada está fixa em uma tração.
   3. Paciente C, que está se recuperando após uma apendicectomia.
   4. Paciente D, cuja contagem de células brancas no sangue apresenta-se elevada.

2
Processo de Enfermagem

OBJETIVOS DO ENSINO

Ao término deste capítulo o leitor deverá ser capaz de:

1. Definir processo de enfermagem.
2. Descrever sete características do processo de enfermagem.
3. Listar as cinco etapas do processo de enfermagem.
4. Identificar quatro fontes para o levantamento de dados.
5. Diferenciar levantamento de dados, investigação focalizada e avaliação funcional.
6. Diferenciar diagnóstico de enfermagem de problema colaborativo.
7. Listar as três partes de um diagnóstico de enfermagem.
8. Descrever a justificativa para o estabelecimento de prioridades.
9. Discutir as circunstâncias apropriadas para o estabelecimento de metas a curto e longo prazo.
10. Identificar quatro maneiras de documentar um plano de cuidados.
11. Descrever as informações documentadas num plano de cuidados.
12. Discutir três resultados que tenham origem na avaliação.
13. Descrever o processo de mapeamento de conceitos como uma estratégia de aprendizado alternativa à vivência prática de estudantes da àrea clínica.

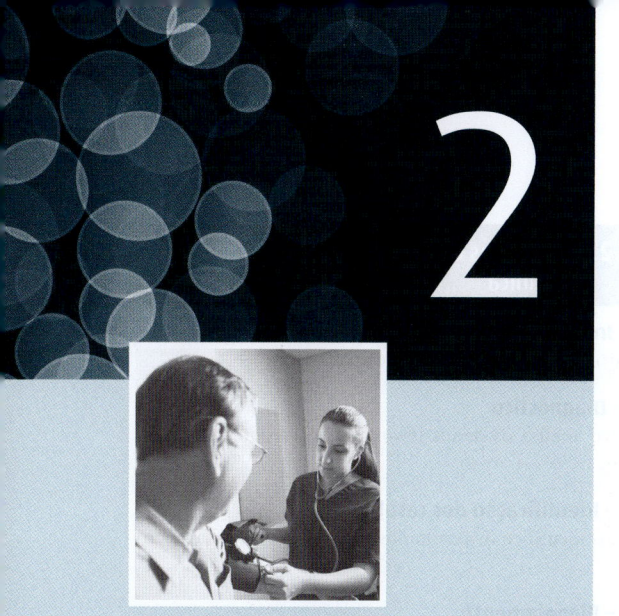

TERMOS PRINCIPAIS

Avaliação
Avaliação funcional
Dados objetivos
Dados subjetivos
Diagnóstico
Diagnósticos de bem-estar
Diagnósticos de enfermagem
Diagnósticos de risco
Diagnósticos de síndrome
Diagnósticos possíveis
Diagnósticos reais
Implementação
Investigação
Investigação focalizada
Levantamento de dados
Mapeamento de conceitos
Meta
Metas a curto prazo
Metas a longo prazo
Padrões de cuidado
Pensamento crítico
Planejamento
Prescrições de enfermagem
Problemas colaborativos
Processo de enfermagem
Sinais
Sintomas

No passado, a prática de enfermagem envolvia ações em sua maioria fundamentadas no senso comum e em exemplos estabelecidos pelos enfermeiros mais velhos e experientes. O atendimento atual dos pacientes tende a ser limitado de acordo com prescrições médicas. Embora os enfermeiros de hoje continuem a trabalhar de maneira interdependente com médicos e outros profissionais da saúde, eles agora planejam e implementam os cuidados com o paciente de forma mais independente. Em termos mais decisivos, os enfermeiros têm a responsabilidade pelo paciente e comprometem-se a oferecer cuidados adequados que reflitam padrões atualmente aceitos na prática da enfermagem.

DEFINIÇÃO DE PROCESSO DE ENFERMAGEM

Processo é um conjunto de ações que levam a determinado resultado. O **processo de enfermagem** é uma sequência organizada de etapas para solução de problemas, utilizada pelos enfermeiros para identificar e controlar os problemas de saúde dos pacientes (Fig. 2.1). Trata-se do padrão aceito para a prática clínica estabelecido pela American Nurses Association (ANA) (Quadro 2.1).

O processo de enfermagem é um modelo para o cuidado de enfermagem em todos os tipos de cuidado à saúde estabelecidos. Quando a prática de enfermagem segue o processo de enfermagem, os pacientes recebem cuidados de qualidade em um mínimo de tempo, com o máximo de eficiência.

CARACTERÍSTICAS DO PROCESSO DE ENFERMAGEM

O processo de enfermagem possui sete características distintas:

- *Encontra-se no âmbito legal da enfermagem.* As definições de enfermagem, na maior parte dos atos estaduais que regulam sua prática, descrevem essa profissão em termos de um papel mais independente na solução de problemas, que envolve o diagnóstico e o tratamento das reações humanas a problemas reais ou potenciais de saúde.

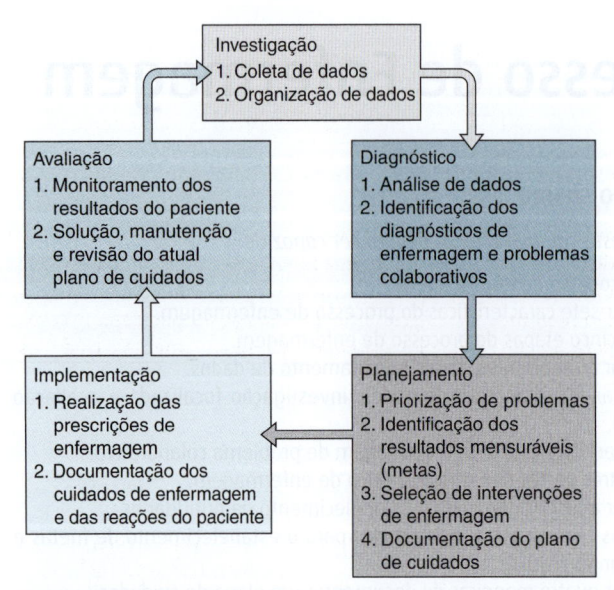

FIGURA 2.1 As etapas do processo de enfermagem.

[Diagrama: Investigação (1. Coleta de dados, 2. Organização de dados) → Diagnóstico (1. Análise de dados, 2. Identificação dos diagnósticos de enfermagem e problemas colaborativos) → Planejamento (1. Priorização de problemas, 2. Identificação dos resultados mensuráveis (metas), 3. Seleção de intervenções de enfermagem, 4. Documentação do plano de cuidados) → Implementação (1. Realização das prescrições de enfermagem, 2. Documentação dos cuidados de enfermagem e das reações do paciente) → Avaliação (1. Monitoramento dos resultados do paciente, 2. Solução, manutenção e revisão do atual plano de cuidados) → Investigação]

> **QUADRO 2.1** Padrões de prática da enfermagem clínica
>
> **Padrão I – Investigação**
> O enfermeiro coleta os dados de saúde do cliente.
>
> **Padrão II – Diagnóstico**
> O enfermeiro analisa os dados levantados para determinar os diagnósticos.
>
> **Padrão III – Identificação dos resultados**
> O enfermeiro identifica os resultados esperados e peculiares ao paciente.
>
> **Padrão IV – Planejamento**
> O enfermeiro elabora um plano de cuidados, que prescreve as intervenções para obter os resultados esperados.
>
> **Padrão V – Implementação**
> O enfermeiro implementa as intervenções identificadas no plano de cuidados.
>
> **Padrão VI – Avaliação**
> O enfermeiro avalia o progresso do paciente direcionado à obtenção dos resultados.
>
> Reimpresso com a permissão da American Nurses Association (1998). *Standards of clinical nursing practice*. (2nd ed.). Washington, DC: American Nurses Association.

- *Baseia-se no conhecimento.* A capacidade de identificar e de solucionar problemas dos pacientes requer **pensamento crítico**, que é um processo de razões objetivas ou análise de fatos para encontrar uma conclusão válida. O pensamento crítico capacita os enfermeiros a determinarem quais são os problemas que necessitam de colaboração com o médico e os que recaem no âmbito independente de atuação da enfermagem. O pensamento crítico auxilia os enfermeiros a selecionar intervenções adequadas de enfermagem, baseadas em evidências, para a obtenção dos resultados previstos.
- *É planejado.* As etapas do processo de enfermagem são organizadas e sistemáticas. Uma etapa conduz à seguinte de forma ordenada.
- *É centrado no paciente.* O processo de enfermagem facilita a formulação de um plano de cuidados compreensivo e único para cada paciente. Os pacientes esperam que, sempre que possível, sejam participantes ativos de seu cuidado.
- *É voltado a metas.* Este processo envolve esforços conjuntos entre paciente e equipe de enfermagem, para a obtenção dos resultados desejados.
- *Tem prioridades.* O processo de enfermagem oferece uma estratégia focalizada para a solução daqueles problemas que representam as maiores ameaças à saúde.
- *É dinâmico.* Pelo fato do estado de saúde de qualquer paciente estar constantemente mudando, o processo de enfermagem age como um *loop* contínuo. A avaliação, última etapa do processo, envolve a coleta de dados, reiniciando-o.

ETAPAS DO PROCESSO DE ENFERMAGEM

As etapas do processo de enfermagem, que serão discutidas detalhadamente neste capítulo, são as seguintes:

1. Investigação
2. Diagnóstico
3. Planejamento
4. Implementação
5. Avaliação

Os enfermeiros práticos licenciados (LPNs) e os enfermeiros registrados (RNs) têm responsabilidades diferentes relacionadas ao processo de enfermagem. Por exemplo, os RNs podem delegar algumas partes da investigação inicial a um LPN, mas continuará sendo responsável, de forma a garantir que a coleta de dados seja completa. Após realizar o levantamento de dados, o RN desenvolve o plano inicial de cuidados. Diferenças existem em vários locais para saber se o LPN faz alterações no plano de cuidados de forma independente ou em colaboração com o RN (National Council of State Boards of Nursing, 2005, Pratical Nurse Score of Practice White Paper). Além disso, consulte a Tabela 1.3.

Investigação

A **investigação**, etapa inicial do processo de enfermagem, é a coleta sistemática de informações ou dados. Ela inicia com o primeiro contato do enfermeiro com o paciente e continua tanto tempo quanto existirem necessidades de cuidado com a saúde. Durante a investigação, o enfermeiro coleta informações para determinar quais são os locais de funcionamento anormal, os fatores de risco que contribuem para os problemas de saúde e os pontos fortes do paciente (Alfaro-LeFevre, 2009).

Tipos de dados

Os dados podem ser objetivos ou subjetivos (Quadro 2.2). Os **dados objetivos** são fatos observáveis e mensuráveis, como os **sinais** de uma doença. Um exemplo seria a verificação da pressão sanguínea do paciente. Os **dados subjetivos** compreendem as informações sobre aquilo que apenas o paciente sente e pode descrever, como a dor. São os chamados **sintomas**.

Conceitos e Habilidades Fundamentais no Atendimento de Enfermagem

QUADRO 2.2 Exemplos de dados objetivos e subjetivos

DADOS OBJETIVOS	DADOS SUBJETIVOS
Peso	Dor
Temperatura	Náusea
Cor da pele	Depressão
Hemograma completo	Fadiga
Vômito	Ansiedade
Sangramento	Solidão

▶ **Pare, Pense e Responda – Quadro 2.1**

Quais das situações seguintes representam dados objetivos?
1. Um paciente com dor grau 8, numa escala de 0 a 10, sendo 10 a maior dor que ele já vivenciou.
2. Um paciente tem uma cicatriz incisional no quadrante superior direito do abdome.
3. Um paciente verbaliza que dorme muito bem e sente-se descansado.
4. Um paciente apresenta pressão sanguínea de 165/86 mmHg.
5. Um paciente apresenta frequência cardíaca irregular.

Fontes de dados

A principal fonte de informações é o paciente. As fontes secundárias incluem sua família, relatórios, resultados de testes, informações em registros médicos atuais e passados, e as discussões com outros profissionais de saúde.

Tipos de investigação

Há três tipos de investigação: levantamento de dados, investigação focalizada e avaliação funcional (Tab. 2.1).

Levantamento de dados

O **levantamento de dados** compreende as informações iniciais sobre a saúde física, emocional, social e espiritual do paciente, sendo os mesmos abrangentes e compreensíveis. O enfermeiro os obtém durante a entrevista de admissão e o exame físico (ver Cap. 13). Os estabelcimentos de saúde costumam utilizar um formulário já impresso, ou disponível em meio eletrônico, como guia (Fig. 2.2). As informações obtidas durante o levantamento de dados funcionam como uma referência para a comparação de todos os dados futuros e constituem evidência a partir da qual são identificados os primeiros problemas do paciente. A comparação entre a investigação que está em andamento e os dados coletados inicialmente ajudam a determinar se a saúde de um paciente está melhorando, piorando ou permanecendo inalterada.

Investigação focalizada

Uma **investigação focalizada** oferece mais detalhes sobre problemas específicos e expande a base de dados levantados inicialmente. Por exemplo, se durante a entrevista inicial o enfermeiro é informado pelo paciente que ocorre constipação com maior frequência do que o padrão, podem ser feitas mais perguntas a respeito. O enfermeiro obtém dados acerca dos hábitos alimentares do paciente, seu grau de atividade, sua ingesta hídrica, o uso de medicamentos, a frequência das eliminações intestinais, e sobre as características das fezes. Ele pode pedir ao paciente que colete uma amostra de fezes para exame.

Investigações focalizadas geralmente são repetidas com frequência ou seguindo uma programação, para determinar as tendências na condição do paciente e as respostas às intervenções terapêuticas. Exemplos incluem a investigação cirúrgica de um pós-operatório (ver Cap. 27), monitorando o grau de dor apresentado pelo paciente antes e após a administração de medicamentos, e a verificação do estado neurológico de um paciente com trauma encefálico.

TABELA 2.1 Comparação entre levantamento de dados, investigação focalizada e avaliação funcional

LEVANTAMENTO DE DADOS	INVESTIGAÇÃO FOCALIZADA	AVALIAÇÃO FUNCIONAL
Obtido na admissão	Compilado ao longo dos cuidados subsequentes	Concluído dentro dos primeiros 14 dias de internação
Consiste na aplicação de questões pre-determinadas e sistematizadas, num exame céfalo-podálico	Consiste na aplicação de questões não estruturadas e na coleta de achados físicos	Pode usar várias ferramentas de avaliação, dentre os quais o conjunto padronizado de dados mínimos
Realizado uma vez	Repetido a cada turno ou mais frequentemente	Repetida pelo menos a cada 12 meses ou imediatamente após uma mudança significativa no estado físico ou mental; revisto a cada 3 meses
Sugere possíveis problemas	Descarta ou confirma problemas	Identifica fatores físicos, psicológicos e sociais que afetam o autocuidado
Os achados são documentados em um formulário para levantamento de dados na admissão	Os achados são documentados em um *check list* ou em anotações sobre a evolução do paciente	Os achados são documentados em várias ferramentas de avaliação, um dos quais o padronizamos
O tempo necessário; pode levar uma hora ou mais	Concluído em um breve período de tempo (cerca de 15 minutos)	Trabalho intensivo; pode envolver uma equipe multidisciplinar, sendo concluída por um RN
Oferece um volume amplo e completo de dados acumulados	Limitado na quantidade de dados coletados	Avaliação abrangente dos pontos fortes presentes e o potencial para declínio evitável
Oferece amplitude para futuras comparações	Acrescenta profundidade à base de dados inicial	Fornece dados comparativos
Reflete a condição do paciente ao ingressar no serviços à saúde	Proporciona tendências comparativas para a avaliação da resposta do paciente ao tratamento	Os dados também podem ser utilizados como indicador de qualidade de uma instituição

Community Health Center of Branch County

REGISTRO DE DADOS NA ADMISSÃO

RESPIRAÇÃO

☐ PROBLEMA

☐ POTENCIAL PARA ENCAMINHAMENTO

HISTÓRIA DE: ☐ DOR NO PEITO ☐ PNEUMONIA ☐ BRONQUITE ☐ ASMA ☐ ENFISEMA

RESPIRAÇÃO CURTA: ☐ SIM ☐ NÃO ☐ COM ESFORÇO ☐ SEM ESFORÇO

TOSSE: ☐ SIM ☐ NÃO ☐ PRODUTIVA ☐ NÃO-PRODUTIVA ☐ COR DO CATARRO

SONS RESPIRATÓRIOS (DESCREVER)

FREQUÊNCIA | RITMO | QUALIDADE: ☐ COM TIRAGEM ☐ SUPERFICIAL | COR DA PELE: ☐ ROSADA ☐ PÁLIDA ☐ CIANÓTICA

MUSCULATURA ACESSÓRIA

COMENTÁRIOS

CIRCULAÇÃO

☐ PROBLEMA

☐ POTENCIAL PARA ENCAMINHAMENTO

HISTÓRIA DE: ☐ TROMBOS ☐ EDEMA ☐ ECG ANORMAL ☐ ENTORPECIMENTO ☐ FORMIGAMENTO ☐ CIRCULAÇÃO DEFICIENTE ☐ FADIGA ☐ HIPERTENSÃO

FREQUÊNCIA APICAL | FREQUÊNCIA APICAL: ☐ REGULAR ☐ IRREGULAR | RITMO

DISTENSÃO DE VEIAS DO PESCOÇO: ☐ PRESENTE ☐ AUSENTE | LEITO UNGUEAL: ☐ ROSADO ☐ PÁLIDO ☐ CIANÓTICO

EDEMA PEDIAL: ☐ PRESENTE ☐ AUSENTE

PULSO PEDIOSO: ESQUERDO ☐ PRESENTE ☐ FRACO ☐ AUSENTE; DIREITO ☐ PRESENTE ☐ FRACO ☐ AUSENTE

COMENTÁRIOS

NUTRICIONAL / METABÓLICO

☐ PROBLEMA

☐ POTENCIAL PARA ENCAMINHAMENTO

HISTÓRIA DE: ☐ DIABETES ☐ HIPOGLICEMIA ☐ PROBLEMAS DE TIREOIDE

ESTADO NUTRICIONAL: ☐ BEM NUTRIDO ☐ EMAGRECIDO ☐ OBESO

REFEIÇÕES DIÁRIAS | DIETA EM CASA | PREFERÊNCIA ALIMENTAR | ÚLTIMA REFEIÇÃO: ☐ ANTES DO ALMOÇO ☐ APÓS O ALMOÇO | MUDANÇAS DE PESO RECENTES

DISTÚRBIOS NUTRICIONAIS: ☐ VÔMITO ☐ NÁUSEA ☐ ANOREXIA ☐ PROBLEMAS DE MASTIGAÇÃO ☐ OUTROS (DESCREVER)

ICTERÍCIA PRESENTE: ☐ SIM ☐ NÃO | HIGIENE DENTAL (DESCREVER) | DENTES: ☐ PRÓPRIOS ☐ DENTADURA | CONDIÇÃO DA LÍNGUA: ☐ SECA ☐ ÚMIDA ☐ COM PLACAS ☐ INCHADA | MUCOSA ORAL: ☐ SECA ☐ ÚMIDA | COR

COMENTÁRIOS

ELIMINAÇÃO

☐ PROBLEMA

☐ POTENCIAL PARA ENCAMINHAMENTO

HÁBITOS INTESTINAIS: FEZES POR DIA ______ | COR | ☐ MACIAS ☐ DIARREIA | ☐ CONSTIPADO ☐ USO DE LAXANTES | ÚLTIMO MOVIMENTO INTESTINAL

BEXIGA: ☐ DISÚRIA ☐ URGÊNCIA ☐ NICTÚRIA ☐ CÁLCULOS ☐ FREQUÊNCIA ☐ HEMATÚRIA ☐ PROBLEMAS DE PRÓSTATA | RUÍDOS INTESTINAIS: ☐ PRESENTES ☐ AUSENTES | OSTOMIAS OU SONDAS (DESCREVER)

ABDOME: ☐ SENSÍVEL ☐ FLÁCIDO ☐ FIRME ☐ DISTENDIDO ☐ NÃO DISTENDIDO | APARELHO URINÁRIO (DESCREVER)

COMENTÁRIOS

COGNITIVO / PERCEPTIVO

☐ PROBLEMA

☐ POTENCIAL PARA ENCAMINHAMENTO

HISTÓRIA DE: ☐ CONVULSÕES ☐ FREQUENTES ☐ INFREQUENTES; ☐ DORES DE CABEÇA ☐ FREQUENTES ☐ INFREQUENTES

LIMITAÇÃO OU RESTRIÇÃO RELACIONADA À: ☐ AUDIÇÃO – PREJUDICADA ☐ SIM ☐ NÃO; ☐ VISÃO – PREJUDICADA ☐ SIM ☐ NÃO

NÍVEL DE CONSCIÊNCIA: ☐ ALERTA ☐ LETÁRGICO ☐ CONFUSO ☐ INQUIETO ☐ RESPONDE À DOR ☐ NÃO RESPONSIVO

ORIENTADO QUANTO A: ☐ TEMPO ☐ ESPAÇO ☐ PESSOA | EMOÇÃO: ☐ CALMO ☐ RETRAÍDO ☐ APREENSIVO ☐ OUTRO (DESCREVER)

COMPORTAMENTO: ☐ COOPERATIVO ☐ NÃO COOPERATIVO | PUPILAS: ☐ ISOCÓRICAS ☐ FOTORREAGENTES ☐ OUTRO (DESCREVER)

COMUNICAÇÃO: ☐ FALA A LÍNGUA LOCAL ☐ CONSEGUE LER ☐ CONSEGUE ESCREVER ☐ COMUNICA-SE ADEQUADAMENTE

CONSCIÊNCIA: ☐ SEM PROBLEMAS DE MEMÓRIA ☐ COM PROBLEMAS DE MEMÓRIA

DESCONFORTO/DOR: ☐ SIM ☐ NÃO | ONDE | TIPO | CONTROLE DA DOR | RISCO POTENCIAL PARA QUEDAS: ☐ SIM ☐ NÃO

COMENTÁRIOS

FIGURA 2.2 Uma das muitas páginas de um formulário de levantamento de dados na admissão. (Cortesia do Community Health Center of Branch County, Coldwater, MI.)

QUADRO 2.3	Avaliação funcional aplicada ao banho

5: Incapaz de realizá-lo, de qualquer forma
4: Capaz de cooperar, mas não realizá-lo
3: Capaz de lavar as próprias mãos, o rosto e o tórax, desde que assistido; necessita ajuda para finalizar o banho
2: Capaz de lavar o rosto, o tórax, os braços e as coxas; necessita ajuda para finalizar o banho
1: Banha-se sozinho, mas requer o uso de dispositivos auxiliares (p. ex., esponja com cabo longo)
0: Banha-se sozinho, de forma independente

QUADRO 2.4	Organização dos dados

Achados na investigação
Fadiga; abdome distendido; fezes duras e secas, liberadas com dificuldade; febre; tosse fraca; saliva espessa

Grupos de sintomas associados
Fadiga, febre
Tosse fraca, saliva espessa
Abdome distendido, fezes duras e secas, liberadas com dificuldade

Avaliação funcional

A **avaliação funcional** é uma investigação abrangente das forças e fraquezas físicas de um paciente, em áreas como (1) o desempenho das atividades da vida diária (ver Quadro 2.3 para verificar um exemplo relacionado ao banho), (2) as habilidades cognitivas, e (3) o funcionamento social. Os resultados da avaliação funcional ajudam a formular um plano individualizado de cuidados, identificando intervenções específicas que permitam ao paciente atingir o máximo de funcionamento possível, de forma a lhe garantir uma melhor qualidade de vida. Atualmente, a realização da avaliação funcional está sendo exigida pela Joint Commission de forma geral, em todas as instituições de saúde.

Considerações gerontológicas

Desde 1987, todos os residenciais de enfermagem financiados pelo Medicare e pelo Medicaid devem preencher o Instrumento de Avaliação de Residentes (RAI), para documentar a avaliação funcional dos pacientes. Este instrumento inclui um formulário conhecido como Conjunto de Informações Mínimas (MDS) para Avaliação e Triagem de Residentes. Quando utilizado numa base cíclica, a avaliação funcional indica alterações – tanto melhoras quanto deteriorações – vivenciadas pelos pacientes ao longo de seu envelhecimento.

Organização dos dados

A interpretação dos dados é facilitada quando as informações são organizadas. Isso envolve o agrupamento das informações relacionadas. Por exemplo, analise a seguinte lista de palavras: maçã, rodas, pomar, pedais, árvore e barras de direção. Em uma primeira análise, parecem um amontoado de termos. Se, no entanto, for solicitado o agrupamento dos termos que tenham certa relação, a maior parte das pessoas agruparia corretamente "maçã", "árvore" e "pomar", e "rodas", "pedais" e "barras de direção".

Os enfermeiros organizam os dados levantados da mesma forma. Utilizando conhecimentos e experiências anteriores, eles agrupam os dados relacionados (Quadro 2.4). Organizando-os em pequenos grupos, as informações são analisadas com mais facilidade, assumindo maior significado do que quando cada fato é analisado separadamente ou quando o grupo é examinado como um todo.

▶ **Pare, Pense e Responda – Quadro 2.2**
Organize os seguintes dados em dois grupos relacionados: tosse, pele ressecada, micção infrequente, febre, congestão nasal, sede.

Diagnóstico

O **diagnóstico**, segunda etapa no processo de enfermagem, envolve a identificação de problemas relacionados à saúde. Trata-se de uma etapa que resulta da análise e interpretação dos dados coletados, de forma a determinar a normalidade ou não dos achados.

Diagnósticos de enfermagem

Os enfermeiros analisam os dados para identificar um ou mais diagnósticos de enfermagem. O **diagnóstico de enfermagem** é um problema de saúde que pode ser evitado, minimizado, solucionado ou ressaltado por medidas independentes de enfermagem. Eles são de responsabilidade exclusiva dos enfermeiros. Os diagnósticos de enfermagem são classificados em cinco grupos: reais, de risco, possíveis, de síndrome e de bem-estar (Tab. 2.2).

TABELA 2.2 Categorias dos diagnósticos de enfermagem

TIPO	EXPLICAÇÃO E EXEMPLO
Diagnóstico real	Um problema que exista realmente. *Mobilidade Física Prejudicada relacionada a dor, evidenciada por movimentos de amplitude limitados e relutância ao movimento.*
Diagnóstico de risco	Um problema que o paciente está em risco de desenvolver. *Risco de Volume de Líquidos Deficiente relacionado a vômitos persistentes.*
Diagnóstico possível	Um problema que pode estar presente, mas requer coleta de mais dados para ser descartado ou confirmar sua existência. *Possível Conflito no Papel de Pai/Mãe relacionado à iminência de divórcio.*
Diagnóstico de síndrome	Conjunto associado de problemas previstos para acontecer devido a determinado evento ou situação (Carpenito-Moyet, 2009). *Síndrome do Trauma de Estupro e Síndrome do Desuso.*
Diagnóstico de bem-estar	Um problema relacionado à saúde, com o qual uma pessoa saudável obtém assistência de enfermagem para mantê-la assim ou incrementar seu nível de saúde. *Potencial para Melhoria da Amamentação.*

QUADRO 2.5 Partes de um diagnóstico de enfermagem

1. Padrão de Sono Perturbado = problema
2. Relacionado à ingestão excessiva de café = etiologia
3. Evidenciado por dificuldade em adormecer, sentindo-se cansado durante o dia e irritado com os outros = sinais e sintomas

A lista da NANDA

A ANA designou a North American Nursing Diagnosis Association International (NANDA-I; antigamente conhecida apenas como North American Nursing Diagnosis Association) como a organização autorizada a elaborar e aprovar diagnósticos de enfermagem. A NANDA é o órgão competente para submeter propostas de sugestão de diagnóstico que recaem no domínio independente da prática da enfermagem. Essa associação revisa as propostas quanto a sua adequação. Enquanto a pesquisa está em andamento, a NANDA incorpora seus achados em uma lista publicada para uso clínico. A lista mais recente, que é revisada a cada dois anos, pode ser encontrada na contracapa final deste livro.

Embora os verbetes da lista da NANDA possam mudar, a maior parte das autoridades acredita os enfermeiros devam utilizar a linguagem dos diagnósticos aprovados sempre que possível. Quando o problema de um paciente não se enquadra em nenhuma das categorias aprovadas pela NANDA, o enfermeiro pode utilizar sua própria terminologia para enunciar um diagnóstico de enfermagem.

Enunciado de um diagnóstico

Um diagnóstico de enfermagem efetivo contém três partes:

1. Título ou problema relacionado à saúde, identificado na lista da NANDA
2. Etiologia (o que o causa)
3. Sinais e sintomas

A designação de um diagnóstico de enfermagem está ligada com sua etiologia pelo termo "relacionado a", e os sinais e sintomas são identificados com a expressão "manifestado por" (ou "evidenciado por") (Quadro 2.5).

Diferentes tipos de diagnósticos também diferem na forma como iniciam sua escrita. **Diagnósticos de risco** são iniciados pelo termo "Risco de", como em Risco de Integridade da Pele Prejudicada relacionado à inatividade. A palavra "possível" é empregada antes da parte do problema, em um enunciado de diagnóstico, para indicar incerteza – por exemplo, Possível Disfunção Sexual relacionada à ansiedade. Diagnósticos de bem-estar são acompanhados da expressão "Potencial para Melhora".

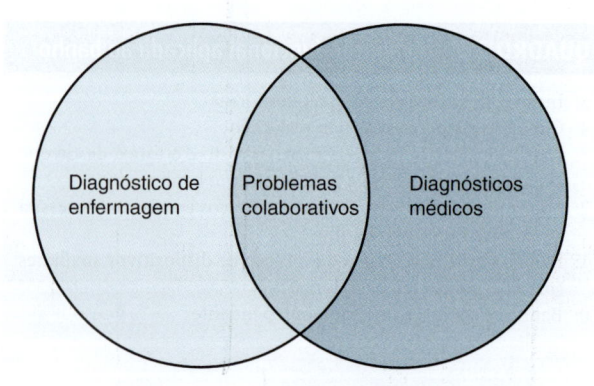

Os diagnósticos de enfermagem de risco e possíveis riscos não incluem a terceira parte do diagnóstico. Nos diagnósticos de risco, os sinais ou sintomas ainda não se manifestaram; nos diagnósticos possíveis, os dados ainda estão incompletos. No entanto, esses fatores que colocam o paciente em risco ou fazem o enfermeiro suspeitar que um diagnóstico é possível, são identificados na documentação sobre o levantamento de dados. Diagnósticos de síndrome e de bem-estar são formados por apenas uma parte; eles não são ligados a uma etiologia ou a sinais e sintomas.

Problemas colaborativos

Problemas colaborativos são complicações fisiológicas cujo tratamento requer tanto intervenções prescritas por médicos quanto por enfermeiros. Eles representam um domínio interdependente da prática de enfermagem (Fig. 2.3). O enfermeiro é especificamente responsável:

- Pela correlação dos diagnósticos médicos ou das medidas de tratamento médico com o risco de complicações singulares.
- Pela documentação das complicações potenciais que ofereçam risco para os pacientes.
- Pela realização de investigação pertinente para detectar complicações.
- Pelo relato de tendências que sugiram o desenvolvimento de complicações.

FIGURA 2.3 Estes dois círculos que se sobrepõem ilustram que o enfermeiro trata dos diagnósticos de enfermagem independentemente. Os médicos, outros profissionais de saúde e os enfermeiros trabalham juntos nos problemas colaborativos.

TABELA 2.3 Correlação de problemas colaborativos

DIAGNÓSTICO MÉDICO OU TRATAMENTO MÉDICO	CONSEQUÊNCIA POSSÍVEL	PROBLEMA COLABORATIVO
Infarto do miocárdio (ataque cardíaco)	Ritmo cardíaco anormal	CP: Arritmias
Insuficiência cardíaca	Líquido nos pulmões	CP: Edema pulmonar
Queimaduras graves	Linfa movimenta-se para o interior do tecido, diminuindo o volume de sangue	CP: Choque hipovolêmico
HIV positivo (infectado pelo vírus da Aids)	Redução das células sanguíneas que combatem à infecção	CP: Imunodeficiência
Descompressão gástrica (aspiração da secreção gástrica)	Remoção do ácido e dos eletrólitos	CP: Alcalose CP: Desequilíbrio eletrolítico
Cateterização cardíaca (inserção de cateter no coração)	Sangramento arterial	CP: Hemorragia

- Pelo controle do problema emergente com as medidas prescritas pelo médico e pelo enfermeiro.
- Pela avaliação dos resultados.

Os problemas colaborativos são identificados no plano de cuidados do paciente com a abreviatura CP, que significa "Complicação Potencial" (Tab. 2.3). Pelo fato de um problema colaborativo exigir que o enfermeiro utilize processos diagnósticos, algumas lideranças em enfermagem estão propondo que o termo "diagnóstico colaborativo" seja usado alternativamente (Alfaro-LeFevre, 2009).

> ▶ **Pare, Pense e Responda – Quadro 2.3**
> Quais dos seguintes diagnósticos de enfermagem estão escritos corretamente, com base nos dados e informações deste capítulo?
> *Dado: A paciente come somente pequenas quantidades da comida servida. Ela perdeu cerca de 7 kg nas últimas três semanas e atualmente pesa 59 kg, o que corresponde a mais de 10% abaixo do peso ideal em relação à sua altura. Ela vem apresentando vômitos crônicos após alimentar-se nessas três semanas e está fisicamente debilitada.*
> 1. Risco de Nutrição Desequilibrada: Menos do que as Necessidades Corporais relacionado a vômitos.
> 2. Nutrição Desequilibrada: Menos do que as Necessidades Corporais relacionada à ingestão inadequada de alimentos, secundária a vômitos, evidenciada pela ingesta calórica inferior às necessidades diárias, recente perda de peso (7 kg) e atual debilidade.
> 3. Perda de Peso relacionada a vômitos, evidenciada pela redução da ingesta alimentar.
> 4. Possível Desnutrição devido ao inadequado consumo de nutrientes.

Planejamento

A terceira etapa do processo de enfermagem é o **planejamento**, ou o processo de priorização dos diagnósticos de enfermagem e dos problemas colaborativos, identificando as metas ou resultados mensuráveis, selecionando intervenções adequadas e documentando o plano de cuidados. Sempre que possível, o enfermeiro deverá consultar o paciente enquanto desenvolve e revisa seu plano.

Estabelecendo prioridades

Nem todos os problemas do paciente podem ser resolvidos a curto prazo. Por isso, é importante determinar quais problemas requerem atenção mais imediata. Isso pode ser feito por meio do estabelecimento de prioridades. A priorização envolve a classificação dos problemas desde o mais importante até o menos significativo.

Existe mais de uma forma de determinar prioridades. Um método usado com frequência pelos enfermeiros é a classificação dos diagnósticos de enfermagem conforme a Hierarquia das Necessidades Humanas de Maslow (ver Cap. 4). Os problemas que interferem nas necessidades fisiológicas têm prioridade sobre os que afetam outros níveis de necessidades (Quadro 2.4). A classificação pode se modificar à medida que os problemas forem resolvidos ou que novos problemas ocorram.

Estabelecendo metas

Uma **meta** (resultado esperado ou desejado) auxilia a equipe de enfermagem a saber se o cuidado de enfermagem está sendo apropriado para o controle dos diagnósticos de enfermagem

TABELA 2.4 Priorização dos diagnósticos de enfermagem

NECESSIDADE HUMANA	EXEMPLOS DE DIAGNÓSTICOS DE ENFERMAGEM
Fisiológica	Nutrição desequilibrada: menos do que as necessidades corporais
	Padrão respiratório ineficaz
	Dor
	Deglutição prejudicada
	Retenção urinária
Segurança e proteção	Risco de lesão
	Comunicação verbal prejudicada
	Processos de pensamento perturbados
	Ansiedade
	Medo
Amor e sociabilização	Isolamento social
	Interação social prejudicada
	Processos familiares interrompidos
	Conflito no papel de pai/mãe
Estima e autoestima	Distúrbio na imagem corporal
	Sentimento de impotência
	Tensão do papel de cuidador
	Amamentação ineficaz
Autorrealização	Atraso no crescimento e no desenvolvimento
	Sofrimento espiritual

e problemas colaborativos do paciente. Assim, uma determinada meta acompanha cada um deles. Embora os termos "meta" e "resultado" às vezes sejam utilizados de maneira intercambiável, os resultados costumam ser mais específicos (Quadro 2.6). O que importa é que um ou outro contenha os critérios ou evidências objetivas para verificar se o paciente tem melhorado. Dependendo da instituição de saúde, os enfermeiros podem identificar metas a curto e longo prazo, ou ambas.

Metas a curto prazo

Os enfermeiros usam as **metas a curto prazo** (cujos resultados podem ser alcançados em alguns dias a uma semana) com maior frequência em situações de atendimento a pacientes graves, porque a permanência hospitalar não costuma ultrapassar uma semana. As metas a curto prazo apresentam as seguintes características (Quadro 2.7):

- *São elaboradas a partir do problema descrito no diagnóstico*
- *Estão centradas no paciente*, isto é, refletem o que ele, e não o enfermeiro, planeja obter
- *São mensuráveis*, identificam critérios específicos que oferecem evidências de ter sido alcançada a meta
- *São realistas*, para evitar a fixação de metas inatingíveis, algo que pode ser autodestrutivo e frustrante
- *São acompanhadas por uma data limite* para sua realização, um período previsto para que sejam atingidas. Identificando essa data-alvo, constrói-se uma linha de tempo para a avaliação no processo de enfermagem.

Metas a longo prazo

Os enfermeiros geralmente identificam as **metas a longo prazo** (resultados desejados que podem levar semanas ou meses para serem alcançados) para os pacientes com problemas crônicos de saúde que requerem cuidados prolongados em uma instituição de saúde, ou que recebem os serviços de saúde comunitária ou

> **QUADRO 2.6** Metas *versus* resultados
>
> **Meta**
> O paciente estará bem hidratado por volta de 23 de agosto.
>
> **Resultado**
> O paciente terá hidratação adequada conforme evidenciado por uma ingestão oral entre 2.000 e 3.000 mL/24 horas, e uma eliminação urinária de cerca de 500 mL da quantidade ingerida, em 23 de agosto.

de um serviço de atendimento domiciliar. Um exemplo de meta a longo prazo para paciente de acidente vascular cerebral (AVC) é o retorno, total ou parcial, da função de um membro paralisado. Essa meta provavelmente não será alcançada pelo paciente no momento da alta hospitalar. No entanto, se ele conseguir atingir as metas a curto prazo ainda no hospital, estará mais predisposto a alcançar as metas a longo prazo durante o cuidado domiciliar ou outro serviço comunitário.

Metas para problemas colaborativos

As metas para os problemas colaborativos são escritas mais pela enfermagem do que pela perspectiva do paciente. Elas estão focalizadas no que o enfermeiro irá monitorar, relatar, registrar ou fazer para promover uma precoce detecção ou tratamento (Alfaro-LeFevre, 2009).

A forma como deve ser escrita uma meta de enfermagem é "o enfermeiro irá controlar e minimizar (identificando a complicação) por intermédio do(a) (inserir a evidência obtida com a investigação, comunicação e atividades do tratamento)" ou "(identificar a complicação) será controlada e minimizada por (evidência)". Por exemplo, se o enfermeiro identifica um sangramento gastrintestinal como uma CP, ele poderá sentenciar uma meta: "O enfermeiro deverá examinar a presença de vômitos ou fezes com sangue e relatar achados positivos nos exames, alterações nos sinais vitais e diminuição de hematócrito ou hemoglobina ao médico", ou "O sangramento gastrintestinal será controlado e minimizado, evidenciado por testes negativos para presença de sangue, contagem de hemácias superior a 2,5 milhões/dL e sinais vitais dentro dos padrões normais".

> **QUADRO 2.7** Componentes das metas a curto prazo
>
> **Enunciado de um diagnóstico de enfermagem**
> Constipação relacionada à redução da ingestão de líquidos, à falta de fibras alimentares na dieta e à falta de exercício, manifestado pela ausência de movimento intestinal normal nos últimos três dias, cólicas abdominais e esforço ao defecar.
>
> **Meta a curto prazo**
> O paciente _____ — *centrada no paciente*
> terá um movimento intestinal _____ — *identifica critérios mensuráveis que refletem a parte do problema no enunciado do diagnóstico*
> em 2 dias (especificar data) _____ — *identifica uma data limite para a obtenção em um prazo realista de tempo*

Selecionando as intervenções de enfermagem

O planejamento de medidas que o paciente e o enfermeiro usarão para alcançar as metas identificadas envolve o pensamento crítico. As intervenções de enfermagem são voltadas à eliminação das etiologias. O enfermeiro seleciona estratégias, apoiadas pelo conhecimento baseado em evidências de que determinadas ações de enfermagem produzem certos efeitos desejados. Quaisquer intervenções planejadas precisam ser seguras, estar dentro do âmbito da lei relativa à prática da enfermagem e ser compatíveis com as prescrições médicas.

As primeiras intervenções de enfermagem costumam limitar-se às medidas selecionadas que possuam potencial para a obtenção de sucesso. Os enfermeiros devem manter algumas intervenções reservadas, no caso do paciente não conseguir alcançar a meta.

Documentando o plano de cuidados

O plano de cuidados pode ser manuscrito (Fig. 2.4), padronizado em impressos, feito em computador, fundamentado nos padrões de cuidado da instituição ou em protocolos clínicos. Independentemente do método utilizado, a Joint Commission on Accreditation of Health Organizations (JCAHO) exige que o registro médico de cada paciente ofereça evidências para as intervenções de enfermagem planejadas que visam à satisfação das necessidades do paciente (Carpenito-Moyet, 2009).

As **prescrições de enfermagem**, que compreendem orientações para os cuidados que serão prestados a um paciente, identificam quando, onde, como e o que será necessário para a realização das intervenções de enfermagem. Elas oferecem orientações específicas, de modo que todos os membros da equipe de saúde compreendam exatamente o que fazer pelo paciente (Quadro 2.8). Essas prescrições são, ainda, assinadas para que se conheça o responsável.

Os planos de cuidado padronizados são formulários impressos. Tanto os computadorizados quanto os padronizados oferecem sugestões gerais para o controle dos cuidados de enfermagem oferecidos a pacientes com um determinado problema. Cabe ao enfermeiro transformar as intervenções de enfermagem generalizadas em específicas e eliminar o que for inadequado ou desnecessário.

Aqueles padrões de cuidado ou protocolos clínicos (Cap. 1) específicos de cada instituição isentam o enfermeiro de escrever planos que demandam muito tempo. Os **padrões de cuidado** são políticas que indicam quais atividades serão implementadas para garantir a qualidade do cuidado. Essas duas ferramentas auxiliam os enfermeiros a usar seu tempo de forma mais efetiva e a realizar um cuidado consistente do paciente.

> **QUADRO 2.8** Prescrições de enfermagem
>
> **Prescrição de enfermagem**
> Estimular a ingestão de líquidos
>
> **Fraqueza**
> Carece de especificidade
> Pode ser interpretada de várias formas
> Pode resultar em tratamento inadequado ou insuficiente
>
> **Melhora**
> Oferecer 100 mL de líquidos orais de hora em hora, quando acordado

Nome: Sra. Rita Willard	Idade: 68 anos	Data de Admissão: 10/11

Diagnóstico na admissão: AVC com diminuição de força no lado esquerdo

Diagnóstico de enfermagem: mobilidade física prejudicada, alto risco para lesão, baixa autoestima situacional.

Metas a longo prazo: mobilidade independente pelo uso de andador ou bengala, registro de segurança pessoal, autoconsideração positiva

DATA	PROBLEMA	META	DATA LIMITE	PRESCRIÇÕES DE ENFERMAGEM
11/10	Nº 1 Mobilidade física prejudicada, relacionada à diminuição de força do lado esquerdo, manifestada por redução da força muscular no braço e na perna esquerdos, desaceleração da marcha, pé arrastado.	Levantar e ir da cama à cadeira de rodas ou ao lavatório.	11/24	1) Movimentar passivamente 3x/d braço e perna esquerdos. 2) Promover fisioterapia 2x/d para prática em barras paralelas. 3) Aplicar aparelho na perna esquerda quando em pé. 4) Auxiliar equilíbrio sobre perna direita à cabeceira antes e após a fisioterapia diariamente. Enfermeira C. Meyer
11/10	Nº 2 Alto risco de lesão relacionado a déficit motor.	Transferir-se da cama para a cadeira de rodas sem lesão.	12/1	1) Manter elevadas as laterais da cama e o trapézio sobre a cama. 2) Usar sapato com base não derrapante no pé direito (aparelho perna esquerda) antes de transferir-se. 3) Verificar se não tonteia por 5 min antes de tentar ficar em pé. 4) Trancar rodas da cadeira antes de transferência. 5) Buscar ajuda de outro auxiliar. 6) Bloquear o pé esquerdo para evitar escorregar antes do andar. 7) Colocar sinal luminoso no lado direito ao alcance da mão em todos os momentos. Enfermeira C. Meyer
12/2	Nº 3 Baixa autoestima situacional relacionada à dependência de outros, manifestada por declaração, "preciso de tanta ajuda quanto um bebê; também me sinto sem utilidade. Como é embaraçoso ser tão dependente".	Identificar um ou mais exemplos de melhora da mobilidade e do autocuidado.	12/18	1) Permitir expressar sentimentos sem discordar ou interromper. 2) Reforçar conceito de que o lado direito do corpo não foi afetado. 3) Ajudar a estabelecer e a alcançar uma meta realista diariamente. Enfermeira S. Moore

FIGURA 2.4 Exemplo de um plano de cuidados de enfermagem.

Comunicando o plano de cuidados

Os pacientes necessitam de cuidados consistentes e contínuos para alcançar as metas. Consequentemente, o enfermeiro partilha o plano de cuidados com os membros da equipe de enfermagem, o paciente e seus familiares. Em algumas instituições, o paciente coassina o plano de cuidados.

O plano de cuidados é parte permanente do registro médico do paciente. Ele pode ser colocado em seu prontuário, mantido em separado ao lado do seu leito ou guardado temporariamente em uma pasta no posto de enfermagem, permitindo acesso fácil. Sempre que localizado, cada enfermeiro designado para cuidar do paciente consulta-o diariamente, caso seja necessário, revisando-o conforme as alterações da condição do paciente.

Implementação

A **implementação**, quarta etapa do processo de enfermagem, envolve a execução do plano de cuidados. A enfermagem implementa as prescrições médicas, assim como as do enfermeiro, que se complementam mutuamente. A implementação do plano envolve o paciente e um ou mais membros da equipe de cuidados com a saúde. Basicamente, há um amplo círculo de provedores de cuidados, com papéis distintos, que podem ser chamados a parti-

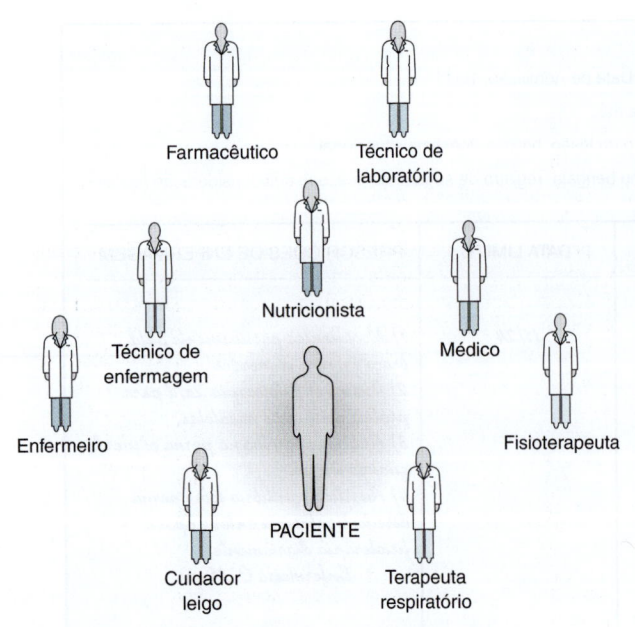

FIGURA 2.5 Membros da equipe de cuidados à saúde.

cipar, direta ou indiretamente, da execução do plano de cuidados de um paciente (Fig. 2.5).

O registro médico é a evidência legal de que o plano de cuidados consiste em mais do que uma via registrada no papel. As informações do prontuário deverão demonstrar uma correlação entre o plano e os cuidados prestados. Em outras palavras, os registros do enfermeiro (ver Cap. 9) são um espelho do plano escrito. Os membros da equipe de enfermagem são responsáveis não só pela execução das prescrições de enfermagem, mas também pela realização das prescrições médicas.

Além de identificar que as intervenções de enfermagem foram realizadas, o registro também descreve a quantidade e a qualidade das reações do paciente. Citar as palavras dele ajuda a identificar o que está ocorrendo a partir de seu ponto de vista, garantindo a impossibilidade de pressupostos incorretos. Em suma, a documentação apropriada mantém abertas as linhas de comunicação entre os membros da equipe de cuidados, garante a continuidade da evolução do paciente, atende aos padrões de credenciamento e facilita o reembolso por parte do governo ou das companhias de seguro privadas.

Avaliação

A **avaliação**, quinto e último passo no processo de enfermagem, é a forma de determinar se, e quão bem, uma meta foi alcançada. Embora considerada a última etapa, refere-se, na verdade, a algo que está em andamento. Pela análise da reação do paciente, a avaliação auxilia a determinar a eficácia do plano de cuidados de enfermagem (Tab. 2.5).

Antes da revisão do plano de cuidados, é importante discutir a demora ou a falta de progresso do paciente. Assim, enfermeiro e paciente podem especular sobre aquelas atividades que precisam ser interrompidas, acrescentadas ou modificadas. Outros membros da equipe de saúde, familiarizados com determinado paciente ou com problemas semelhantes aos dele, também podem oferecer sua experiência. A avaliação do progresso de um paciente pode ser o assunto de uma reunião da equipe de enfermagem. Algumas unidades até mesmo convidam o paciente e sua família para participar.

UTILIZAÇÃO DO PROCESSO DE ENFERMAGEM

O uso do processo de enfermagem costuma ser aceito como padrão para a prática de enfermagem assistencial. Os atos práticos do enfermeiro mantêm a sua responsabilidade pela demonstração de todos os passos do processo de enfermagem quando cuidar de seus pacientes. Fazer menos do que isso implica negligência. Discussões mais detalhadas sobre o processo de enfermagem podem ser encontradas em textos especializados e em algumas leituras sugeridas ao final deste livro. As Orientações de Enfermagem 2.1 reiteram as etapas do processo de enfermagem.

MAPEAMENTO DE CONCEITOS

O **mapeamento de conceitos**, também conhecido como mapeamento de cuidados, é um método de organização de informações em gráficos ou figuras. Esta estratégia promove a aprendizagem, tendo o aluno que coletar os dados a partir dos registros médicos do paciente ou de estudos de caso documentados, selecionar

TABELA 2.5 Resultados a partir de uma avaliação

ANÁLISE	JUSTIFICATIVA	AÇÃO
O paciente alcançou as metas	O plano foi eficiente e implementado de forma consistente	Interromper as prescrições de enfermagem
O paciente fez algum progresso	O cuidado foi inconsistente A data limite foi muito ambiciosa A resposta do paciente ficou aquém do esperado	Verificar se as prescrições são claras e específicas Manter os cuidados conforme o plano; reajustar a data limite Revisar o plano, acrescentando outras intervenções de enfermagem ou aumentar a frequência
O paciente não apresentou progresso	O diagnóstico inicial foi impreciso Novos problemas ocorreram A data limite foi não realista As intervenções de enfermagem foram ineficazes	Revisar a lista de problemas; escrever novas metas e prescrições de enfermagem Acrescentar novos problemas, metas e prescrições de enfermagem Revisar a data esperada para obtenção da meta Acrescentar novas prescrições de enfermagem; interromper as medidas ineficazes; reajustar a data limite

ORIENTAÇÕES DE ENFERMAGEM 2.1

Utilizando o processo de enfermagem

- Colete informações sobre o paciente. A coleta de dados é a base para a identificação dos problemas.
- Organize os dados. Sua organização simplifica o processo de análise.
- Analise os dados, buscando o que é normal e o que é anormal. Anormalidades proporcionam indícios dos problemas do paciente.
- Identifique diagnósticos de enfermagem reais, potenciais, possíveis, de síndrome e de bem-estar, além de problemas colaborativos. A identificação do problema orienta o enfermeiro na seleção dos métodos para a manutenção ou recuperação da saúde do paciente.
- Priorize a lista de problemas. Ao estabelecer prioridades tem-se como alvo aqueles problemas que requerem atenção imediata.
- Estabeleça metas com critérios específicos para avaliar se os problemas foram evitados, reduzidos ou solucionados. As metas preveem os resultados esperados a partir dos cuidados de enfermagem.
- Selecione uma quantidade limitada de intervenções apropriadas de enfermagem. Os enfermeiros utilizam o conhecimento baseado em evidências para determinar as medidas mais eficientes para a obtenção das metas de cuidado.
- Dê orientações específicas para os cuidados de enfermagem. Elas promovem consistência e continuidade entre os provedores de cuidados.
- Documente o plano de cuidados, utilizando qualquer formato escrito aceitável. Um plano escrito oferece uma referência para ser seguida pela equipe de enfermagem.
- Discuta o plano com os membros da equipe de enfermagem, o paciente e a família. Partilhá-lo verbalmente garante que todos estejam informados sobre a meta e voltados para ela.
- Coloque o plano em ação. O trabalho promove a obtenção da meta.
- Observe as reações do paciente. A avaliação dos resultados é a base para a determinação da eficácia do plano de cuidados.
- Registre todas as atividades de enfermagem e as respostas do paciente. A documentação demonstra que o cuidado planejado foi implementado e oferece informações sobre a evolução do paciente.
- Compare as respostas do paciente com os critérios da meta. Se o cuidado planejado for adequado, será possível ter alguma noção do progresso na direção das metas alcançadas.
- Discuta o progresso, ou sua ausência, com o paciente, sua família e outros membros da equipe de enfermagem. Agregando todos no plano de cuidados pode-se promover discussões para melhores alternativas ao revisá-lo.
- Mude o plano naquelas áreas que não estiverem adequadas. O plano de cuidados de enfermagem muda de acordo com as necessidades do paciente.
- Continue a implementar e a avaliar o plano de cuidados revisado. O processo de enfermagem é uma sequência contínua de ações que se repetem até que as metas tenham sido atingidas.

informações importantes e organizar conceitos relacionados em um breve relatório, de uma ou duas páginas. Dentre as várias formas de realizar o mapeamento de conceitos inclui-se o diagrama de aranha, onde há um tema central, como o diagnóstico médico do paciente, e estrutura-se uma hierarquia geral para específica, ou um fluxograma (Fig. 2.6). Tendo mais conhecimento, os estudantes desenham linhas ou setas para ligar ou correlacionar as informações dentro do mapa. A organização dos dados, por sua vez, facilita a identificação dos diagnósticos de enfermagem, o estabelecimento de metas e dos resultados esperados, e a avaliação dos resultados obtidos com a assistência prestada.

Aqueles que usam o mapeamento de conceitos relatam que a técnica:

- Permite aos alunos integrarem o conhecimento previamente adquirido com as informações recém obtidas.

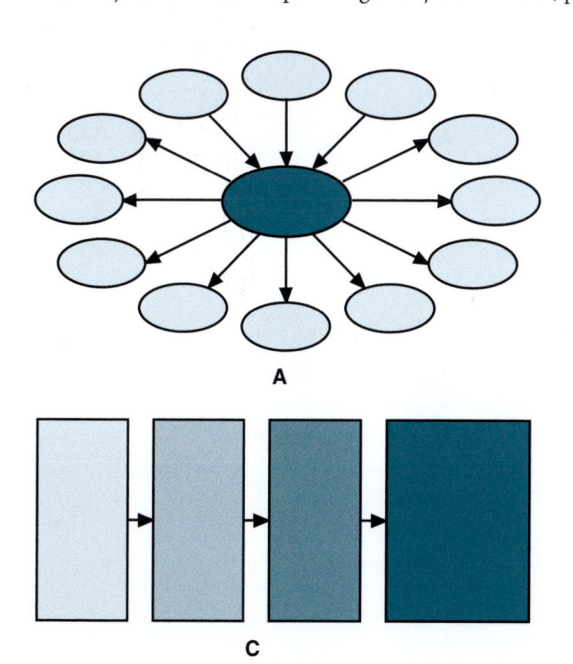

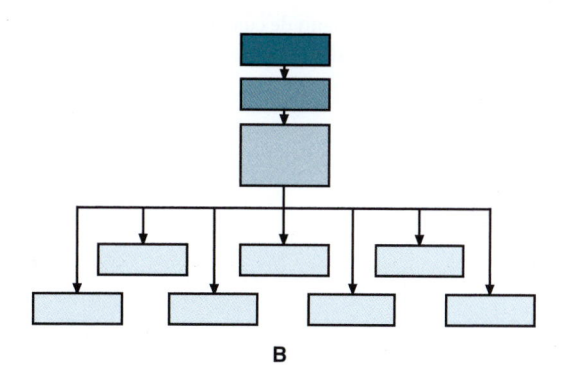

FIGURA 2.6 Três formatos usados no mapeamento de conceitos. **A.** Diagrama de aranha. **B.** Arranjo hierárquico. **C.** Fluxograma linear.

- Permite que os alunos organizem e visualizem as relações entre a sua aprendizagem acadêmica atual e as novas e únicas informações do paciente.
- Aprimora o pensamento crítico e o raciocínio clínico.
- Aumenta a retenção do conhecimento.
- Correlaciona o conhecimento teórico com a prática de enfermagem.
- Ajuda os alunos a reconhecerem as informações que eles devem rever ou aprender para promover a segurança e o apropriado atendimento ao paciente.
- Promove uma melhor gestão do tempo para os alunos iniciantes, senão estará voltado à composição de requisitos para os planos de cuidados de enfermagem em vez do uso do processo de enfermagem em si.

EXERCÍCIOS DE PENSAMENTO CRÍTICO

1. Se um paciente inconsciente for trazido à unidade de enfermagem, como pode o enfermeiro obter algum dado a seu respeito?
2. São três os diagnósticos de enfermagem do plano de cuidados de um paciente: Padrão Respiratório Ineficaz, Isolamento Social e Ansiedade. Qual o de maior prioridade? Por quê?
3. Um enfermeiro, ao revisar o plano de cuidados de seu paciente, identifica que ele não teve progresso no alcance das metas planejadas para certa data. Quais são as medidas apropriadas neste momento?
4. Um enfermeiro planeja uma dieta de 1.800 calorias para um paciente obeso com diagnóstico de Nutrição desequilibrada: mais que as necessidades corporais, mas o paciente se recusa a seguir a dieta. Quais são as medidas apropriadas nesta situação?

QUESTÕES DE REVISÃO – ESTILO DO NCLEX

1. Ao gerenciar o cuidado de um paciente, quais das seguintes ações de enfermagem são as mais apropriadas para serem realizadas primeiro?
   1. Desenvolvimento de um plano de cuidados.
   2. Determinação das necessidades do paciente.
   3. Avaliação física do paciente.
   4. Colaboração nas metas para o cuidado.
2. De acordo com a maior parte dos atos práticos de enfermagem, se o enfermeiro responsável permite que um técnico de enfermagem admita um paciente novo, qual deverá ser a primeira ação dele?
   1. Criar um plano inicial de enfermagem.
   2. Obter informações básicas sobre o paciente.
   3. Desenvolver uma lista de diagnósticos de enfermagem para o paciente.
   4. Relatar os dados relativos à avaliação física do paciente.
3. Em um grupo de discussão, os membros da equipe discutem os diagnósticos de enfermagem. Da lista a seguir, qual seria o mais prioritário?
   1. Desobstrução ineficaz das vias aéreas
   2. Enfrentamento ineficaz
   3. Atividades de recreação deficientes
   4. Processo familiar interrompido
4. A técnica de enfermagem observa que um dos resultados esperados quanto ao banho de forma independente não foi alcançado até a data prevista. Qual das ações abaixo é a mais adequada de ser tomada neste momento?
   1. Induzir o paciente a se esforçar mais para se banhar de forma independente.
   2. Limitar o banho até que o paciente possa tomar banho de forma independente.
   3. Sugerir que a equipe reduza sua assistência ao banho.
   4. Rever as intervenções ou a data limite para a concretização da meta.
5. Quando coletar dados de enfermagem de um paciente recém-admitido, qual das seguintes opções indica uma fonte apropriada para consulta de informações adicionais?
   1. Os visitantes do paciente
   2. A família do paciente
   3. O orientador religioso do paciente
   4. O empregador do paciente

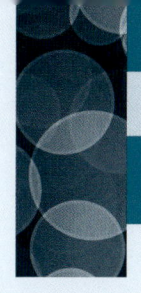

UNIDADE 1
Exercícios finais da Unidade 1 – Capítulos 1 e 2

Seção I: Revisando o que você aprendeu

Atividade A: *Preencha as lacunas, escolhendo a palavra correta dentre as opções indicadas nos parênteses.*

1. Uma _____ desenvolve-se a partir da observação e do estudo da relação entre um fenômeno e outro. (ciência, habilidade, teoria)

2. O(A) _____ de enfermagem é um princípio de saúde que pode ser prevenido, reduzido, resolvido ou melhorado por meio de ações de enfermagem independentes. (investigação, diagnóstico, avaliação)

3. _____ definiu a enfermagem como "deixar os indivíduos na melhor condição natural possível para restabelecer ou preservar a saúde". (Henderson, Herbert, Nightingale)

4. Dados _____ são fatos observáveis e mensuráveis, que fazem referência a sinais de uma doença. (históricos, objetivos, subjetivos)

Atividade B: *Assinale V (Verdadeiro) ou F (Falso) para cada uma das frases abaixo. Corrija as sentenças falsas.*

1. V____ F____ O mapeamento de conceito é um método de organização de informações em forma gráfica ou ilustrada.

2. V____ F____ Enfermeiros com mestrado realizam pesquisas e assessoram, chefiam e instruem enfermeiros em fase de graduação.

3. V____ F____ O cuidador de saúde principal guia-se pelo plano de cuidados, analisa-o para adequação, se necessário, revisa-o em consonância às mudanças nas condições do paciente.

4. V____ F____ Os enfermeiros frequentemente utilizam a Hierarquia das Necessidades Humanas de Maslow para determinar prioridades quando cuidam dos pacientes.

Atividade C: *Escreva o termo correto para cada uma das seguintes descrições.*

1. Processo de identificação e avaliação de resultados _____.

2. Resultado esperado ou desejado que ajuda a equipe de enfermagem a saber se a assistência prestada tem sido apropriada para controlar os diagnósticos de enfermagem do paciente e seus problemas colaborativos _____.

3. Padrão para a prática assistencial da enfermagem _____.

4. Atendimento prestado pelo primeiro membro da equipe de cuidados à saúde a avaliar uma pessoa com necessidade de saúde _____.

Atividade D: *Faça a correspondência entre as habilidades de enfermagem da coluna A com sua respectiva descrição, na coluna B.*

Coluna A

1. _____ Habilidades para investigação
2. _____ Habilidades para o cuidado
3. _____ Habilidades para o aconselhamento
4. _____ Habilidades para o conforto

Coluna B

A. Auxílio nas atividades da vida diária.
B. Oferta de orientações pertinentes à saúde.
C. Realização de intervenções que deem estabilidade e segurança durante uma crise relacionada à saúde.
D. Entrevistar, observar e examinar o paciente.

Atividade E: *Diferencie levantamento de dados da investigação focalizada, com base nos critérios apresentados.*

	Levantamento de dados	Investigação focalizada
Definição		
Objetivo		
Exemplo		

Atividade F: *O processo de enfermagem é uma sequência organizada de etapas para a resolução de problemas, utilizado para identificar e gerir preocupações com a saúde dos pacientes. Quando a prática de enfermagem segue o processo de enfermagem, os pacientes recebem atendimento de qualidade em tempo mínimo com o máximo de eficiência. Escreva nas caixas apresentadas a sequência correta em que as ações do processo de enfermagem devem ser feitas.*

1. Implementação
2. Diagnóstico
3. Investigação
4. Avaliação
5. Planejamento

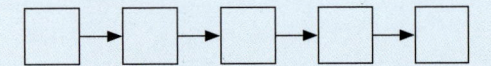

☐ → ☐ → ☐ → ☐ → ☐

Atividade G: *Responda às seguintes questões.*

1. O que Florence Nightingale fez para melhorar a imagem da enfermagem?

2. Como Virginia Henderson definiu a enfermagem?

3. Quais são os diferentes tipos de diagnósticos de enfermagem?

4. O que é um problema colaborativo?

Seção II: Aplicando seu conhecimento

Atividade H: *Justifique os seguintes questionamentos.*

1. Por que o uso da empatia é tão importante quando os enfermeiros cuidam dos pacientes?

2. Por que as metas a curto prazo são mais apropriadas aos pacientes em casos de assistência a doentes agudos?

3. Por que o enfermeiro deve documentar e assinar a prescrição de enfermagem?

Atividade I: *Responda às seguintes questões, levando em consideração os papéis e as responsabilidades da enfermagem.*

1. Um membro da família traz, à unidade de saúde, um paciente idoso com dores nas costas após uma queda.

    a. O que o enfermeiro deve fazer antes de determinar os cuidados de enfermagem que o paciente requer?

    b. Quais habilidades o enfermeiro deve ter para realizar a intervenção prévia?

2. Um enfermeiro presta cuidados a um paciente com disfunção respiratória.

    a. Quais são os requisitos para elaborar um diagnóstico de enfermagem?

    b. Quais são as diferentes partes de um diagnóstico de enfermagem?

3. Um enfermeiro está identificando as metas de curto e longo prazo para um paciente que é admitido na unidade de saúde com a perna direita fraturada.

    a. O que o enfermeiro precisa ter em mente ao estabelecer as metas de curto prazo?

    b. O que são metas de longo prazo?

    c. Identifique uma possível meta de curto prazo e uma de longo prazo para este paciente.

Atividade J: *Considere os seguintes questionamentos. Discuta-os com seu instrutor ou colegas.*

1. Um paciente com câncer de pulmão está realizando quimioterapia. Recentemente, ele começou a perder cabelo, parece pálido e cansado e reduziu significativamente suas atividades. Seus familiares estão preocupados com as mudanças drásticas em sua aparência e saúde. No início, o paciente estava ansioso para realizar o tratamento, mas agora ele diz ao enfermeiro que ele preferiria sofrer as consequências da doença do que os efeitos colaterais do tratamento. Como o enfermeiro pode abordar esta situação, utilizando as habilidades para a investigação, o cuidado, o aconselhamento e o conforto?

2. Um paciente com 50 anos de idade está em uma unidade de cuidados de longo prazo após um acidente vascular cerebral. Seu braço esquerdo está paralisado. O paciente está tendo problemas com incontinência urinária; recentemente, ele também desenvolveu constipação e não está comendo bem. A reabilitação total ou parcial da mobilidade do membro esquerdo é uma das metas de longo prazo para este paciente, que eventualmente será submetido à terapia ocupacional.
    a. Como o enfermeiro deve priorizar o cuidado prestado a este paciente?
    b. Quais necessidades do paciente requerem atenção imediata?
    c. Identifique algumas das metas de curto e longo prazo para este paciente.

Seção III: Preparando-se para o NCLEX

Atividade K: *Responda às seguintes questões.*

1. O enfermeiro está avaliando o paciente. Qual das seguintes alternativas indica o que o enfermeiro deveria registrar como um dado subjetivo?
    a. Temperatura
    b. Dor abdominal
    c. Batimento cardíaco
    d. Pressão arterial

2. Qual das seguintes opções indica o principal fator que contribuiu para o desaparecimento da enfermagem na Inglaterra antes de Florence Nightingale?
    a. Uso de trabalhadores sem formação, alguns dos quais não tinham bom caráter, como enfermeiros
    b. Recrutamento de leigos por mosteiros para ajudar no cuidado físico
    c. Engajamento de grupos religiosos em muitos dos papéis da enfermagem
    d. Falta de recursos durante períodos de praga e peste

3. Qual dos seguintes programas qualifica alunos para o National Council Licensure Examination-Registered Nurse (NCLEX-RN)? Selecione todas as opções que se aplicam.
    a. Programa de enfermagem prática
    b. Programa para obtenção de diploma com base hospitalar
    c. Programa de enfermagem prática licenciada (LPN)
    d. Graduação associada em enfermagem
    e. Programa de bacharelado em enfermagem

4. Os diagnósticos de enfermagem para um paciente com um quadril fraturado incluem "Integridade da Pele Prejudicada relacionada à inatividade". A qual das seguintes categorias esse diagnóstico de enfermagem pertence?
    a. Real
    b. Possível
    c. De síndrome
    d. De bem-estar

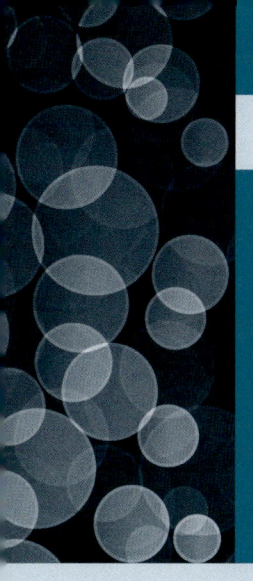

UNIDADE 2
Integrando Conceitos Básicos

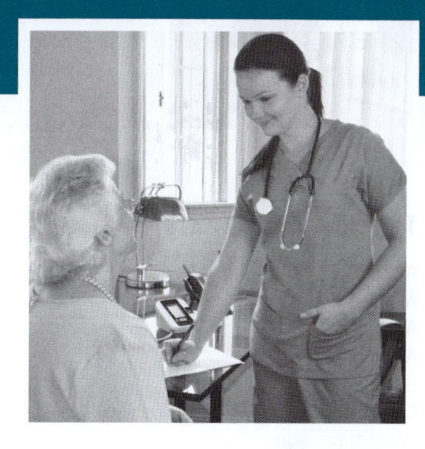

3   Leis e Ética   34

4   Saúde e Doença   50

5   Homeostase, Adaptação e Estresse   60

6   Cultura e Etnia   72

3
Leis e Ética

OBJETIVOS DO ENSINO

Ao término deste capítulo o leitor deverá ser capaz de:

1. Citar seis tipos de leis.
2. Discutir o propósito dos atos da prática da enfermagem e o papel do conselho estadual de enfermagem.
3. Explicar a diferença entre delitos intencionais e não intencionais.
4. Descrever a diferença entre negligência e imperícia.
5. Identificar três razões que justifiquem a vantagem para o enfermeiro de obter um seguro de responsabilidade profissional.
6. Listar cinco formas pelas quais a responsabilidade do enfermeiro pode ser abrandada no caso de um processo judicial.
7. Definir ética.
8. Explicar os propósitos de um código de ética.
9. Descrever dois tipos de teorias éticas.
11. Citar e explicar seis princípios éticos aplicáveis aos cuidados à saúde.
10. Listar cinco questões éticas comuns à prática da enfermagem.

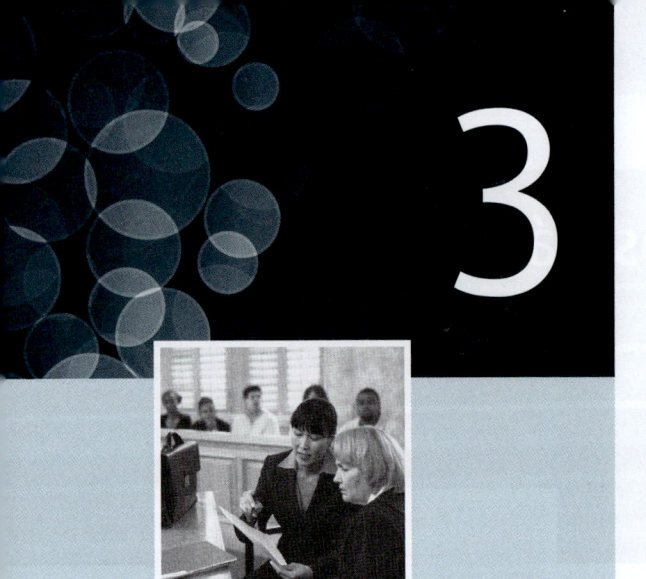

TERMOS PRINCIPAIS

Agressão
Alocação de recursos escassos
Ataque
Autonomia
Beneficência
Calúnia
Cárcere privado
Códigos de ética
Código de situação
Confidencialidade
Conselho de enfermagem
Constrangimento ilegal
Contenções
Danos
Delito
Delito graves
Delito intencionais
Delito leves
Delitos não intencionais
Denúncias de irregularidades
Deontologia
Dever
Difamação
Dilemas éticos
Dizer a verdade
Espancamento
Estatuto de limitações
Ética
Fidelidade
Gerenciamento de risco
Imperícia
Injúria
Invasão de privacidade
Justiça
Lei do exercício profissional
Lei comum
Lei
Leis administrativas
Leis civis
Leis criminais
Leis do bom samaritano
Leis estatutárias
Licenças compactas de enfermagem
Não maleficência
Negligência

Leis, ética, direitos do paciente e deveres de enfermagem afetam os enfermeiros ao longo de sua carreira. Este capítulo apresenta os conceitos legais e éticos básicos, além de questões que influenciam a prática da enfermagem.

LEIS

Uma **lei** compreende regras de conduta estabelecidas e fiscalizadas pelo governo. As leis pretendem proteger o povo em geral e cada pessoa em particular. Existem seis categorias de leis: constitucional, estatutária, administrativa, comum, criminal e civil (Tab. 3.1).

Lei constitucional

Os fundadores dos Estados Unidos escreveram o primeiro conjunto de leis formais do país, sob o formato da Constituição. Esse documento, que tem perdurado com poucas emendas, divide o poder em três ramos governamentais e estabelece o processo de controle e equilíbrio, protegendo toda a nação. A Constituição também identifica os direitos e privilégios que pertencem a todos os cidadãos norte-americanos. Dois exemplos de direitos protegidos pela lei constitucional são a liberdade de expressão e a privacidade.

Leis estatutárias

As **leis estatutárias** (leis decretadas pelos legisladores federais, estaduais ou municipais) algumas vezes são identificadas como atos públicos, códigos ou leis. Por exemplo, o poder legislativo do governo estadual assume a responsabilidade por decretar estatutos que assegurem o que é de competência daqueles que provêm cuidados com a saúde. A **Lei do Exercício Profissional da Enfermagem** constitui um estatuto que define legalmente o papel singular do enfermeiro e distingue-o do praticado por outros profissionais da área da saúde, como os médicos, e compreende um exemplo de lei estatutária (Quadro 3.1). Embora cada ato estadual da prática da enfermagem seja único, todos costumam conter elementos comuns:

- Definem o alcance da prática da enfermagem.
- Estabelecem os limites dessa prática.
- Identificam os títulos que os enfermeiros podem utilizar, como técnico ou enfermeiro.

> **TERMOS PRINCIPAIS** (continuação)
>
> Orientação antecipada
> Procuração de poder permanente de cuidado com a saúde
> Querelante
> Reciprocidade
> Registro de caso
> Relato de incidente
> Réu
> Seguro de responsabilidade
> Serviços de tele-medicina
> Tele-enfermagem
> Teleologia
> Testamento vital
> Valores
> Veracidade

- Autorizam um conselho de enfermagem a supervisionar a prática de enfermagem.
- Determinam o que é uma situação passível de ação disciplinar.

Leis administrativas

Leis administrativas são provisões legais que os governos federal, estadual e municipal mantêm para autorregulação. Elas afetam a forma de controlar as agências governamentais. Algumas leis administrativas conferem aos governos federal e estadual autoridade legal para garantir a saúde e a segurança dos cidadãos.

Conselhos estaduais de enfermagem

O conselho estadual de enfermagem é um exemplo de agência administrativa que emprega a lei administrativa.

O **conselho de enfermagem*** de cada Estado (instituição reguladora para o controle do que pode ser provido por atos de prática de enfermagem) tem como principal responsabilidade proteger os que recebem o cuidado de enfermagem dentro do Estado. Algumas atividades dos conselhos estaduais de enfermagem incluem: (1) fiscalização e aprovação de programas estaduais de educação em enfermagem naquele Estado; (2) estabelecimento de critérios para licenciamento de enfermeiros; (3) supervisão dos procedimentos para a verificação das licenças de enfermagem; (4) concessão e transferência de licenças de enfermagem; (5) investigação de denúncias contra enfermeiros licenciados no Estado; e (6) punição disciplinar aos enfermeiros que violam condutas éticas e morais. O conselho estadual de enfermagem é responsável pela suspensão e revogação de licenças, assim como pela revisão de solicitações de **reciprocidade**, que se refere à obtenção de uma licença de enfermagem, com base em evidências de já tê-la obtido em outro Estado. A autorização emitida em um local não dá ao profissional o direito automático de ter a licença em outro.

Licenças compactas de enfermagem**

Vários Estados estão considerando as **licenças compactas de enfermagem** acordos entre estas unidades, em que um enfermeiro

---

* N. de R. T. A comissão de enfermagem corresponde, no Brasil, aos Conselhos Regionais de Enfermagem (CORENs).

** N. de R. T. No Brasil as licenças para exercício permanente em áreas não abrangidas pelo Conselho Regional chama-se Licença definitiva secundária.

TABELA 3.1 Tipos de leis

CATEGORIA	PROPÓSITO	EXEMPLOS
Lei constitucional	Protege os direitos fundamentais e de liberdade de todos os cidadãos norte-americanos Define os deveres e limitações dos poderes executivo, legislativo e judiciário	Carta de Direitos, liberdade de expressão
Lei estatutária	Identifica as regras municipais, estaduais ou federais necessárias ao bem-estar público	Políticas de saúde pública, leis tributárias, atos da prática de enfermagem
Lei administrativa	Desenvolve regulações pelas quais determinar-se-á a missão de uma agência pública	Conselhos estaduais de enfermagem, que promulgam e determinam as regras e como elas se relacionam aos atos da prática de enfermagem
Lei comum	Interpreta questões legais com base em decisões judiciais prévias, em casos similares (precedentes legais)	*Tarasoff vs Comitê de Reitores da Universidade da Califórnia (1976)*, que justifica a quebra da confidencialidade do cliente, caso ele revele a identidade de uma potencial vítima de crime
Lei criminal	Determina a natureza dos atos criminais que ameaçam toda a sociedade	Identificação das diferenças entre assassinato em primeiro e segundo grau, homicídio involuntário, etc.
Lei civil	Determina as circunstâncias e o modo como uma pessoa pode ser compensada por ter sido vítima da ação ou da omissão de outrem	Abandono do dever, negligência

QUADRO 3.1 Âmbito da prática de enfermagem, como definido numa amostra do Ato da Prática de Enfermagem

A prática de enfermagem significa o desempenho de serviços prestados conforme proposto pelos diagnósticos de enfermagem e o tratamento às respostas humanas para problemas reais ou potenciais de saúde, condizentes com o preparo educacional. O conhecimento e as habilidades são a base para a investigação, a análise, o planejamento, a intervenção e a avaliação, usados na promoção e manutenção da saúde e no gerenciamento de enfermagem da doença, injúria, enfermidade, reestabelecimento das funções de forma ideal ou na garantia da morte com dignidade. A prática em si é baseada na compreensão das condições humanas ao longo da vida e das relações do indivíduo com o ambiente. Essa prática inclui a execução do regime médico, abrangendo a administração de medicamentos e de tratamentos prescritos por qualquer pessoa autorizada por meio da lei estatutária pertinente.

Extraído do Ato da Prática de Enfermagem de Oklahoma, de 2003. Oklahoma Statutes, Título 59, Capítulo 12, Seção 567.1 et seq. Obtido em Setembro/2009, em http://www.ok.gov/nursing/actwp.pdf.

de um Estado pode praticar a enfermagem em outro, sem a obtenção de uma licença adicional (Fig. 3.1). Nos termos deste acordo, o enfermeiro reconhece que ele está sujeito ao ato de prática da enfermagem e medidas disciplinares de cada Estado. Algumas vantagens destas licenças incluem:

- Simplificação do processo de licenciamento, com remoção de barreiras, o que aumenta a empregabilidade e o acesso aos cuidados de enfermagem.
- Custo-efetividade maior em relação a múltiplas taxas de licenciamento.
- Diminuição das barreiras para os enfermeiros que moram em um Estado e trabalham em outro fronteiriço.
- Redução da necessidade de listagens duplicadas de enfermeiros em mais de um Estado, para o planejamento e preparo contra desastres ou outros momentos de necessidade de serviços qualificados de enfermagem.

- Viabilidade de uma alternativa custo-efetiva, quando o enfermeiro é empregado para prover atendimento de **tele-enfermagem**, realizar triagem de saúde ou fornecer informações a partir de seu Estado, por meio eletrônico ou telefônico, aos residentes em outro Estado.
- Resposta à tendência de prestar cuidados a domicílio, quando os enfermeiros são empregados em hospitais de pequeno porte ou clínicas de saúde, que se fundiram com os sistemas de saúde de vários Estados.

Considerações gerontológicas

- **Serviços de tele-medicina**, uma tecnologia que facilita a transmissão de avaliações de saúde e dados monitorados, com áudio, vídeo e dispositivos ligados à *internet*, contribuem para o bem-estar dos idosos que não saem de casa ou daqueles que vivem na zona rural, áreas remotas ou carentes de cuidados de saúde.
- A tele-medicina, que é reembolsada pela Medicare, permite o rápido acesso de enfermeiros domiciliares a seus pacientes, reduz a ansiedade deles e resulta em uma substancial redução dos custos da assistência, sem comprometer a qualidade do cuidado (Miller, 2008).

O método tradicional de licenças para prática de enfermagem separadas para cada Estado permite uma brecha legal quando um Estado revoga a licença de um enfermeiro como uma medida disciplinar. Alguns enfermeiros passam para outro Estado, onde a sua licença ainda está ativa, e continuam a trabalhar. Contudo, uma legislação foi promulgada, de forma que a punição acompanhe os profissionais incompetentes. Desde 1989, os nomes dos profissionais de saúde licenciados envolvidos em atos disciplinares por parte de hospitais, tribunais, conselhos profissionais, associações profissionais, seguradoras e comissões de revisão por colegas, são submetidos a um Banco de Dados Nacional de Profissionais da Saúde (National Practitioner Data Bank). A informação é disponibilizada em todo o país para os conselhos e instituições de saúde que contratam enfermeiros, sendo facultativa sua consulta. Considerando a existência de uma **licença compacta de enfermagem**, o Estado de licenciamento e aquele onde o paciente se encontra, quando da ocorrência de um incidente, podem tomar medidas disciplinares contra o enfermeiro que trabalha sob a regulação de um acordo interestadual. Alguns empregadores também estão exi-

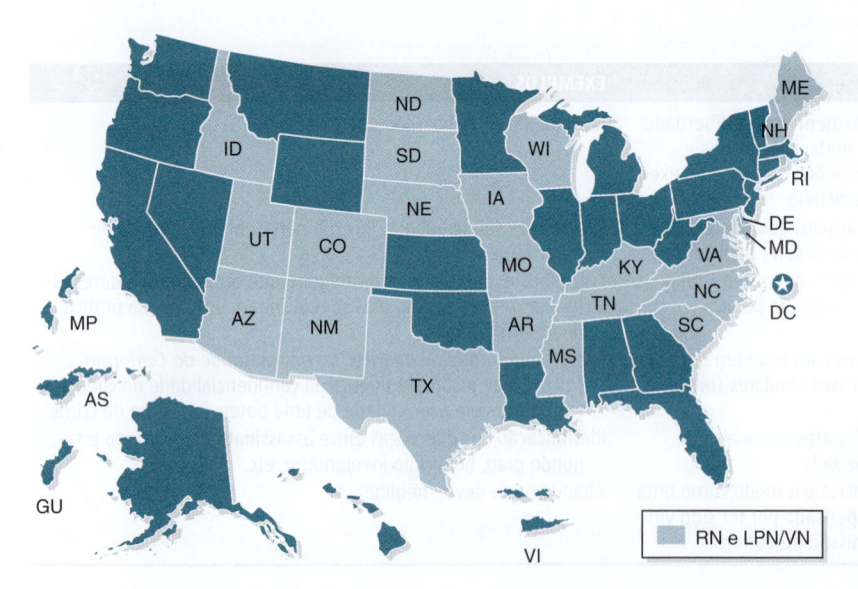

FIGURA 3.1 Estados participantes de uma Licença Compacta de Enfermagem (NLC) em junho de 2011. (Fonte: National Council of State Boards of Nursing. [2011]. Nurse Licensure Compact Administrators. Map of NLC States. Obtido em 15 de junho de 2011, em https://www.ncsbn.org/2537.htm.)

gindo que os funcionários atuais e potenciais sejam submetidos a uma verificação de antecedentes em âmbito estadual ou federal, além de realizar testes para investigar o uso de drogas.

Lei comum

A **lei comum** compreende o conjunto de decisões baseadas em casos anteriores, de natureza similar, e também é conhecida como lei judicial. Ela está centrada no princípio referido como *stare decisis* (jurisprudência), onde decisões prévias servem de referência para a decisão em outras jurisdições, feitas mediante a análise de circunstâncias comparáveis. A lei comum refere-se aos litígios que ocorrem fora do âmbito das leis constitucional, estatutária e administrativa.

Leis criminais

As **leis criminais**, código penal que protege a segurança de todos os cidadãos de pessoas cujas atitudes ofereçam ameaça ao bem-estar público, são usadas para processar legalmente quem comete um crime. O Estado representa "as pessoas" quando ocorre o julgamento dos que são acusados de crime, o qual pode ser um delito leve ou grave. **Delito leve** é uma ofensa de menor gravidade, como roubo em lojas. Se condenado, o acusado paga uma multa branda ou passa um pequeno período de tempo encarcerado, ou ambos podem ser impostos. A multa é paga ao Estado. Já o **delito grave** é um crime sério, como assassinato, falsificação de registros médicos, fraude no seguro ou roubo de narcóticos. Esse tipo de crime é punível com encarceramento por longo período ou até execução. Em geral, o Estado proíbe os condenados de obterem uma licença para o trabalho e caçam as licenças existentes, se estiver convicto de que o delito cometido é grave.

Leis civis

Leis civis são estatutos que protegem as liberdades pessoais e os direitos individuais. Servem para julgar as disputas que ocorrem entre cidadãos. Alguns exemplos incluem as leis que garantem o direito de ser deixado a sós, a liberdade das ameaças de lesão, de contato ofensivo e de ataques ao caráter das pessoas. Nas causas cíveis, o **querelante** é aquele que alega o dolo, acusando o **réu**, que é o apontado como infrator à lei. A causa é referida como **delito**, um litígio que pode ser físico, emocional ou financeiro, ocorrido em decorrência das ações de outra pessoa ou omissão delas. Um delito implica que uma pessoa discordou de seus deveres com relação à outro indivíduo. O **dever** é uma ação esperada, com base em obrigações morais e legais.

Não é necessária a existência dos mesmos tipos ou quantidades de evidências para estar convicto que uma ação seja sentenciada como um processo criminal. Se considerado culpado de um delito, o réu deve pagar ao querelante os danos a ele causados. Os delitos podem ser classificados como intencionais ou não intencionais.

Delitos intencionais

Delitos intencionais são processos legais em que um querelante acusa um réu de cometer ato deliberadamente agressivo. Exemplos de delitos intencionais incluem ataque, agressão, constrangimento ilegal, invasão de privacidade e difamação.

Agressão

A **agressão** é um ato em que existe ameaça ou tentativa de causar dano físico. Pode ocorrer na forma de intimidação física, comentário verbal ou gesto, que o querelante interpreta como sinal de uma possível agressão física. Um enfermeiro pode ser acusado de agressão se fizer uma ameaça verbal no sentido de coibir desnecessariamente um paciente (p. ex., para que ele diminua o uso do sinal para chamá-lo).

Ataque

Ocorre um **ataque** quando há contato físico não autorizado, que pode incluir toque no corpo de uma pessoa, suas roupas, cadeira ou leito. Uma acusação de ataque pode ser feita até mesmo se o contato não causar dano físico real à pessoa. O critério é que ele aconteça sem o consentimento do querelante.

Às vezes, o contato físico não consensual pode ser justificado. Por exemplo, os profissionais da saúde podem fazer uso de força física para conter pacientes com doenças mentais ou aqueles sob influência de álcool ou drogas, caso suas ações coloquem em risco sua própria segurança ou a de outros. A documentação deve mostrar, no entanto, que a situação exigia o grau de contenção de movimentos que foi utilizado. Força em excesso jamais é apropriada quando seu uso em menor grau também poderia ter sido eficiente. Ao registrar as informações sobre esse tipo de situação, é fundamental que o enfermeiro descreva o comportamento e a reação do paciente quando formas mais leves de restrição foram usadas anteriormente.

Para proteger os profissionais de saúde de acusações de ataque, solicita-se aos pacientes adultos a assinatura de uma permissão geral para cuidado e tratamento no momento da admissão hospitalar (Fig. 3.2), bem como de formulários de consentimento informado adicionais, para testes, procedimentos ou cirurgias. Ao obter o consentimento de um paciente para tratamentos específicos, o médico deve descrever a proposta da intervenção, seus benefícios, os riscos envolvidos, os resultados esperados, as alternativas disponíveis e as consequências se a intervenção não for realizada.

Os profissionais devem obter o consentimento por parte de um parente ou do tutor naqueles casos em que o paciente for menor de idade, mentalmente comprometido ou incompetente. Em uma emergência, o consentimento pode ser implícito, ou seja, pressupõe-se que, em circunstâncias ameaçadoras à vida, se o paciente fosse capaz de compreender os riscos, daria consentimento para o tratamento. Na maioria dos casos, outro médico deve dar anuência à decisão de seu colega, concordando que o procedimento de emergência é essencial.

Constrangimento ilegal

Um querelante pode alegar **constrangimento ilegal** (interferência na liberdade do indivíduo de ir e vir, sem autoridade legal para tal) se o enfermeiro contiver um paciente competente, impedindo-o de deixar o hospital ou outro estabelecimento de saúde. Se o paciente quiser ir embora, sem que tenha sido dada a alta pelo médico, é costumeiro solicitar que ele assine um documento indicando sua responsabilidade pelo abandono do tratamento, apesar das considerações médicas (AMA) (Fig. 3.3). Contudo, caso ele se recuse a assinar, o profissional não pode impedi-lo de partir.

O confinamento forçado pode ser legal em duas situações: se existir uma ordem judicial de restrição (p. ex., um prisioneiro admitido para cuidados médicos) ou se houver privação da liberdade por ordem judicial ou médica (p. ex., um paciente com doença mental que ofereça risco para si ou para outros).

As **contenções** são dispositivos ou drogas que limitam o movimento. Elas são usadas com a intenção de cercear os movimentos do paciente. Alguns exemplos são prender os membros com

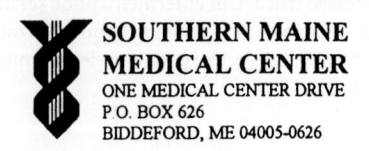

SOUTHERN MAINE MEDICAL CENTER
ONE MEDICAL CENTER DRIVE
P.O. BOX 626
BIDDEFORD, ME 04005-0626

INSTRUÇÃO
Você está sendo admitido no SMMC, por intermédio de uma internação hospitalar.

CONSENTIMENTO PARA O TRATAMENTO E/OU ADMISSÃO
Ao assinar este formulário, concordo em permitir que o SMMC me trate no setor de emergência ou no ambulatório, ou que me admita e me trate como um paciente internado neste hospital.

1. O SMMC pode examinar-me e realizar testes e tratamentos que ajudem a entender minha doença ou trauma, bem como prestar-me o cuidado devido.
2. Isso poderá significar um cuidado emergencial ou serviços ambulatoriais com mais de uma consulta.
3. Também poderá ser compreendido como cuidado hospitalar, com a necessidade de prestação de serviços hospitalares em caráter de internação.

Compreendo que a internação hospitalar pode necessitar da administração de medicamentos, realização de testes e cuidados de enfermagem, concordando com eles.

Compreendo que posso interromper todo ou parte do tratamento a qualquer momento.

É de meu conhecimento que só farei parte de experimentos ou pesquisas mediante expresso consentimento de minha parte.

Compreendo que a medicina, propriamente dita, e cirurgias possuem riscos. Alguns exames e tratamentos podem causar algum dano e até mesmo a morte. Em certos casos, posso ser solicitado a fornecer um consentimento em separado. O SMMC não me informou que qualquer exame ou tratamento garantirá um determinado resultado.

É de meu conhecimento que muitos membros da equipe médica não são empregados do SMMC, mas estão habilitados a utilizar o hospital para atender seus pacientes. Outros médicos do SMMC podem estar em programas de pós-graduação. Alguns outros profissionais da equipe de saúde do SMMC também podem não ser funcionários do hospital.

FORNECIMENTO DE REGISTROS MÉDICOS
É de meu conhecimento que, de acordo com as leis do Maine, o SMMC pode fornecer partes do meu registro médico para aqueles que pagam as despesas médicas, para verificações de reivindicações de responsabilidade ou para revisões médicas. O SMMC pode, ainda, liberar meu registro médico para ou tras pessoas que talvez sejam responsáveis por promover meu cuidado. Somente as partes do meu registro que dizem respeito a esses aspectos é que poderão ser fornecidas. A legislação do Maine também permite que o SMMC partilhe informações acerca de saúde com os membros de minha família, a não ser que o hospital seja previamente instruído a não fazê-lo.

É de meu conhecimento que a lei de Proteção aos Trabalhadores do Maine dá a meu empregador e seus agentes o direito de revisar meus registros, caso eu possua alguma doença ou tenha sofrido algum dano que tenha amparo nessa lei. Compreendo, ainda, que leis federais e estaduais podem garantir-me proteção adicional, desde que sejam fornecidas informações a respeito de suporte à condição de soropositividade, serviços de saúde mental ou serviços recebidos em programas de tratamento para o abuso de álcool e drogas.

É de meu conhecimento que as leis do Maine me dão o direito de decidir se certas informações de minha saúde podem ser reveladas a outros. Posso informar o SMMC se desejo exercer esse desejo. Caso o faça, uma de minhas escolhas é manter meu nome fora do diretório que lista as pessoas que estão sendo assistidas pelo SMMC. Deixando meu nome fora desse diretório pode fazer com que o SMMC deixe de aceitar que me visitem ou de direcionar-me telefonemas.

TERMO DE ACEITAÇÃO DE TRANSMISSÃO DE DESPESAS
É de meu conhecimento que deverei pagar por despesas que não estejam cobertas pelo seguro saúde. Concordo que os pagamentos do seguro e do plano de benefícios (incluindo o Medicare) sejam feitos diretos ao SMMC. Caso o pagamento esteja incluído nas provisões da política do seguro ou do plano, isso findará a reivindicação pelo pagamento de despesas adicionais. Se o pagamento de alguma taxa for negado ou não possuir cobertura pelo seguro saúde, deverei pagar ao SMMC por essas despesas.

CONSENTIMENTO AVANÇADO PARA PRESTAÇÃO DE SERVIÇOS MÉDICOS
Se meu seguro ou plano de saúde informar que necessito de uma liberação para a realização de um exame ou tratamento antes que ele seja realizado, o SMMC tentará auxiliar-me. O SMMC não pode, todavia, garantir que obterá essa autorização para mim. Se algum serviço for negado posteriormente pela fonte pagadora, deverei efetuar o pagamento de minhas despesas.

MEDICARE
_____ Recebi uma cópia do *Informativo Importante do Medicare*.

_____   _____
Paciente   Data

_____   _____   _____
Representante Legal   Vínculo com o Paciente   Data

_____   _____
Testemunha   INTERNAÇÃO

FIGURA 3.2 Formulário de consentimento para tratamento (Timby, B.K. & Smith, N.E. *Introductory medical-surgical nursing*. 10ª ed., p 37. Filadélfia: Lippincott Williams & Wilkins, 2010).

HOSPITAL THREE RIVERS
THREE RIVERS, MICHIGAN 49093

Formulário de Liberação para Alta

Data: _____   Hora: _____

PACIENTE: _____

Este documento certifica que eu _____,
paciente no Hospital _____ , estou sendo liberado contra os conselhos do médico de plantão e da administração hospitalar. Reconheço ter sido informado dos riscos envolvidos e, por meio deste documento, libero o médico de plantão e o hospital de qualquer responsabilidade por efeitos doentios que possam resultar desta alta hospitalar.

Testemunhas:

_____
(Assinatura do Paciente)

_____
(A ser assinado pelo representante legal, caso o paciente seja menor ou mentalmente incompetente, ou pelo paciente.)

FIGURA 3.3 Exemplo de formulário de liberação para alta hospitalar contra conselho médico.

tiras de pano, utilizar laterais da cama, cadeiras com mecanismo de trava e, até mesmo, drogas sedativas. A aplicação desnecessária ou não prescrita de contenções cria a possibilidade de responsabilização por acusações de constrangimento ilegal, ataque ou ambos.

O Ato de Reforma das Instituições de Enfermagem do Omnibus Budget Reconciliation Act (OBRA) determina que os residentes em instituições de enfermagem têm "o direito de permanecer livres e a instituição deve assegurar-lhes essa liberdade, quanto ao uso de qualquer limitador de movimento imposto ou aplicação de droga psicoativa administrada com propósito de disciplina ou de conveniência, desnecessários para o tratamento dos sintomas médicos dos mesmos". Não se trata de impedir o uso de restrições de movimentos; sua utilização, no entanto, deve ser o último recurso buscado, jamais a intervenção inicial. Além disso, seu uso precisa estar justificado e ser acompanhado de consentimento informado por parte do paciente ou de um parente responsável.

Antes de usar qualquer forma de contenção, a recomendação legal é de, primeiro, implantar medidas de proteção para pacientes que deambulam, reduzindo seu potencial para quedas (ver Cap. 19), e assegurar que eles não deixem de fazer o tratamento médico, retirando sondas ou outros dispositivos terapêuticos. Todavia, no caso de medidas menos restritivas não obterem sucesso, é essencial que os enfermeiros consigam uma prescrição médica antes de agir em todo e qualquer caso de utilização de contenções. Nos hospitais que tratam casos agudos, as prescrições médicas de contenções devem ser renovadas a cada 24 horas. Uma vez aplicadas, o prontuário médico deve indicar que o paciente foi avaliado com regularidade, que lhe foram oferecidos líquidos e alimentos, que lhe foi dada oportunidade para urinar e evacuar, além de ter sido liberado das contenções por determinado período. Uma vez que o paciente não constitua mais perigo para si ou para outras pessoas, os limitadores devem ser retirados.

Invasão de privacidade

A lei civil protege os indivíduos da **invasão de privacidade**, que compreende a violação do direito das pessoas, e de suas propriedades, de manterem sua intimidade. Exemplos de delitos de natureza não médica incluem alegações de invasão, busca ilegal e apreensão, escuta ilegal e revelação de informações pessoais sobre alguém, mesmo que as informações sejam verdadeiras. Já exemplos de invasão de privacidade no cuidado com a saúde incluem fotografar um paciente sem seu consentimento, revelar o nome de um paciente ao público ou permitir que uma pessoa sem autorização observe o atendimento ao paciente. Para assegurar e proteger os direitos do paciente à privacidade, os registros médicos e todas informações são mantidos confidenciais. Os nomes dos pacientes e suas identidades são escondidos ou obliterados em estudos de caso e pesquisas. Cortinas para garantir a privacidade são utilizadas durante a prestação de cuidados e uma permissão deve ser obtida quando estudantes de enfermagem ou medicina precisam estar presentes para observar algum procedimento.

Difamação

A **difamação** é um ato ilegal em que informações inverídicas são causadoras de dano à reputação de uma pessoa. Por exemplo, se o ataque ao caráter for proferido oralmente na presença de outros, é chamado de **injúria**; caso a afirmação danosa seja escrita e lida por outros, é chamada **calúnia**. Considera-se que ocorreu a ofensa porque a prerrogativa remete a um ataque ao caráter e a boa reputação de alguém.

Se um enfermeiro for acusado por um paciente de difamação de caráter, ele deve provar que houve, na referida declaração difamatória, malícia, mau uso de informação privilegiada e expressão verbal ou escrita de inverdades. Os enfermeiros expõem-se ao risco de difamar um caráter ao fazerem comentários negativos em áreas públicas, como elevadores, ou dando opiniões acerca do caráter de um paciente no próprio registro médico. Para evitar essas acusações, os enfermeiros devem evitar as opiniões negativas sobre os pacientes, sejam elas faladas ou escritas, a médicos ou outros colegas de trabalho.

Delitos não intencionais

Os **delitos não intencionais** envolvem situações que resultam em uma lesão, embora a pessoa responsável não tenha propositadamente desejado causar danos. Casos de delitos não intencionais podem ser de dois tipos: alegações de negligência ou de imperícia.

Negligência

A **negligência** pode transformar-se em acusação quando uma pessoa alega ter sido prejudicada porque um indivíduo não agiu de maneira razoável, mas descuidadamente. Em casos de negligência, um júri decide se qualquer outra pessoa prudente teria agido de modo diverso do acusado diante do mesmo conjunto de circunstâncias. Considere, por exemplo, uma situação em que o carro de uma pessoa estraga em uma rodovia e o motorista coloca-o na lateral da pista, levanta o capô e liga os faróis de emergência. Se o carro com problemas é abalroado por outro veículo e o segundo motorista abre um processo, a culpabilidade ou inocência do motorista do primeiro carro depende do júri considerar que sua ação fora razoável. *Considerar o ato razoável baseia-se na opinião do júri em relação ao que constitui bom senso comum.*

Imperícia

Imperícia é uma acusação de negligência profissional, o que difere da simples negligência, no sentido de que confere ao profissional um elevado padrão de responsabilidade. Em vez de entender como comprometido em agir como uma pessoa leiga comum e razoável, em um caso de imperícia, a corte determinará se um enfermeiro ou outro profissional da saúde agiu de maneira comparável a de seus colegas de profissão. O querelante deve provar quatro elementos para que ocorra uma alegação de imperícia: dever, quebra do dever, causa e trauma (Quadro 3.2).

Uma vez que o júri pode não estar familiarizado com o âmbito da prática da enfermagem, o querelante pode apresentar à corte outros recursos que comprovem quebra do dever. Alguns exemplos são o emprego dos padrões institucionais de cuidados, das políticas e procedimentos escritos, dos planos de cuidados ou protocolos clínicos e do testemunho de pessoas especializadas (Fig. 3.4).

A melhor proteção contra processos por imperícia é uma enfermagem feita com competência. O enfermeiro demonstra competência pela participação em programas de educação continuada, pela realização de cursos de enfermagem em falcudades ou universidades e pela obtenção de certificados. A prática defensiva da enfermagem envolve, ainda, documentação completa e objetiva (ver Cap. 9).

Uma das melhores formas de evitar processos é a administração dos cuidados de maneira compassiva. A "regra de ouro" de fazer aos outros o que gostaria que fizessem a você é um bom princípio a ser seguido. Os pacientes que percebem que o enfermeiro é preocupado e atencioso tendem a sentir-se satisfeitos com seus cuidados. As técnicas a seguir comunicam uma atitude de preocupação com o paciente:

- Sorria
- Apresente-se pelo nome
- Chame o paciente pelo nome de sua preferência
- Toque o paciente de maneira adequada para evidenciar preocupação
- Responda rapidamente ao chamado do paciente
- Comunique ao paciente a hora em que você sairá da unidade, caso necessite se ausentar; informe-o sobre quem ficará responsável por ele na sua ausência; avise-o de sua volta
- Passe algum tempo com o paciente, durante o qual você não esteja lhe dispensando cuidados
- Seja um bom ouvinte
- Explique tudo de modo que o paciente compreenda
- Seja um bom anfitrião; ofereça às visitas cadeiras a mais, informe-os sobre onde podem beber e comer algo, e oriente-os sobre os sanitários e as áreas de estacionamento
- Aceite crítica justificada sem colocar-se na defensiva
- Diga "sinto muito"

Os pacientes conseguem perceber quando o enfermeiro realmente deseja realizar um bom trabalho em vez de apenas cumprir uma obrigação. Uma relação positiva é capaz de reduzir o potencial de ação judicial, mesmo que ocorra prejuízo.

QUADRO 3.2 Elementos em casos de imperícia

Dever – Existia uma obrigação de oferecer cuidados à pessoa que alega ter sido machucada ou prejudicada
Quebra do dever – O cuidador falhou em oferecer cuidado adequado ou o cuidado foi realizado com negligência, isto é, conflito com a maneira pela qual outros indivíduos, com formação semelhante, teriam agido diante do mesmo conjunto de circunstâncias
Causa – A ação do cuidador, ou a ausência de ação, causou danos ao querelante
Lesão – Ocorreu dano físico, psicológico ou financeiro

▶ *Pare, Pense e Responda – Quadro 3.1*
Um enfermeiro alerta um paciente idoso, fraco e debilitado que, se ele continuar a sair do leito durante a noite sem pedir ajuda, será necessário contê-lo. Legalmente, pode o enfermeiro restringir os movimentos de um paciente que foi advertido, se o seu comportamento não mudar?

RESPONSABILIDADE PROFISSIONAL

Todos os profissionais, incluindo os enfermeiros, são considerados responsáveis e devem responder pelo oferecimento de cuidados seguros e apropriados. Pelo fato de os enfermeiros possuírem conhecimento especializado e trabalharem próximos aos pacientes, eles desempenham o papel principal na proteção daqueles confiados a seus cuidados contra complicações reversíveis ou evitáveis.

A quantidade de ações legais envolvendo enfermeiros está aumentando. Consequentemente, é vantajoso que cada enfermeiro obtenha um seguro de responsabilidade e familiarize-se com

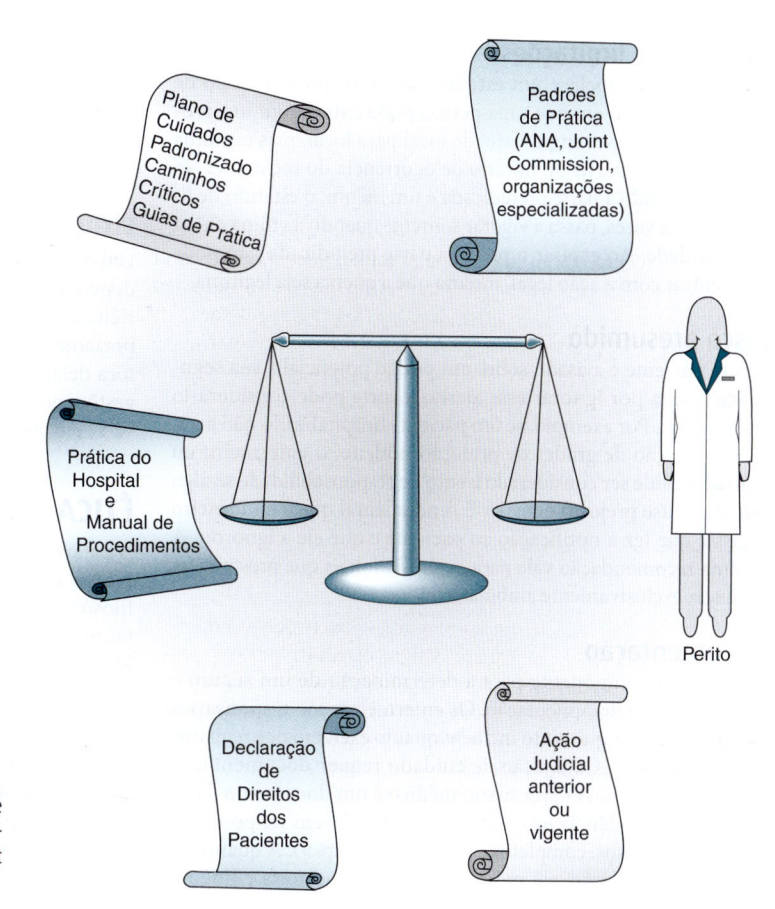

FIGURA 3.4 Dados que estabelecem os padrões de cuidado. (Timby, B.K. & Smith, N.E. *Introductory medical-surgical nursing*. 10ª ed, p 41. Filadéfia: Lippincott Williams & Wilkins, 2010.)

os mecanismos legais, como as Leis do Bom Samaritano e os estatutos das limitações, capazes de evitar ou aliviar a culpabilidade, além de estratégias para obter uma boa defesa legal, como os relatórios escritos de incidentes e os registros de caso.

Seguro de responsabilidade

Seguro de responsabilidade é um contrato entre um indivíduo, ou uma corporação, e uma companhia que deseja oferecer serviços legais e assistência financeira quando o segurado vê-se envolvido em ação legal por imperícia, necessário a todos os enfermeiros. Embora muitas instituições que empregam enfermeiros tenham seguros de responsabilidade, com uma cláusula que inclui seus empregados, recomenda-se que esses profissionais obtenham seu próprio seguro pessoal. Trata-se de uma prática vantajosa porque os capacita a ter um advogado separado, trabalhando em seu único benefício. Devido ao custo elevado das reparações de danos, em ações legais de imperícia, os advogados contratados pelo hospital mostram-se, às vezes, comprometidos a defender a instituição contra responsabilidade e publicidade negativa, em vez de defenderem o enfermeiro lá empregado, a quem eles também são pagos para representar.

Os estudantes de enfermagem também são responsáveis por suas ações durante a prática clínica e devem possuir seguro de responsabilidade. Esse seguro está disponível por intermédio da National Federation for Licensed Practical Nurses (NFLPN), da National Student Nurses Association, da American Nurses Association (ANA) e outras companhias de seguro privadas.

Redução de responsabilidade

É irreal pensar que as ações legais podem ser totalmente evitadas. Porém, existem algumas vias que protegem os enfermeiros e outros profissionais de saúde de serem acusados ou que oferecem um fundamento para uma boa defesa legal. Como exemplos têm-se as Leis do Bom Samaritano, os estatutos de limitações, os princípios de assunção do risco presumido, a documentação apropriada, o gerenciamento de risco, os relatórios de incidentes e os registros de caso.

Leis do Bom Samaritano

As **Leis do Bom Samaritano**, nome que se baseia na história bíblica da pessoa que auxiliou um estranho espancado em uma estrada, foram colocadas em uso em vários Estados. Basicamente, elas proporcionam imunidade legal aos que oferecem ajuda nos primeiros socorros de vítimas de acidentes, em casos de emergência. A lei define uma emergência como algo que ocorre fora do hospital, não em um pronto socorro.

Nenhuma das Leis do Bom Samaritano, todavia, proporciona total isenção de acusação legal em casos de lesão. Paramédicos, profissionais que trabalham em ambulâncias, médicos e enfermeiros que param para oferecer assistência são entendidos como possuidores de um elevado padrão de capacitação, uma vez que se supõe que tenham treinado mais do que o leigo. Nos casos de negligência grosseira, em que seja caracterizada total despreocupação com a segurança dos outros, os profissionais da área da saúde correm o risco de serem julgados como criminosos.

Estatuto de limitações
Cada Estado estabelece um **estatuto de limitações,** período de tempo designado em que uma pessoa pode entrar com um processo judicial. Esse tempo varia de local para local, mas costuma ser calculado a partir do horário de ocorrência do incidente. No entanto, quando a parte prejudicada é um menor, o estatuto de limitações, às vezes, passa a vigorar somente quando a vítima chega à maioridade. Ao expirar o prazo, a parte prejudicada não pode mais entrar com a ação legal, mesmo que a queixa seja legítima.

Risco presumido
Se um paciente é avisado sobre um perigo potencial à sua segurança e opta por ignorar esse alerta, a corte pode considerá-lo responsável. Por exemplo, se um paciente hospitalizado não aceita a colocação de grades de proteção no leito, o enfermeiro ou cuidador pode ser considerado isento de responsabilidade se algo que lhe cause prejuízo ocorrer. É fundamental que o enfermeiro registre que fez a notificação ao paciente e que ele a ignorou. A mesma recomendação vale para os profissionais que prestam assistência exclusivamente ambulatorial.

Documentação
O principal componente para a determinação de um seguro é verificado pela documentação. Os enfermeiros são responsáveis pela informação, que tanto incluem quanto excluem dos registros e do prontuário. Cada ação de cuidado requer documentação completa e precisa. O prontuário médico é um documento legal, usado como evidência na corte. Os registros devem ser pontuais, objetivos, precisos, completos e legíveis (ver Cap. 9). A qualidade dessa documentação, até mesmo quanto a sua clareza e linguagem, pode influenciar uma decisão do júri.

Gerenciamento de risco
O **gerenciamento de risco**, processo de redução de custos por perdas antecipadas, é um conceito inovador, criado pelas companhias de seguro. Atualmente, as instituições de atenção à saúde têm adotado o gerenciamento de riscos para revisar todos os problemas que ocorrem no local de trabalho, identificar elementos comuns e desenvolver métodos para reduzir os riscos. A principal ferramenta para esse gerenciamento é o relato de incidentes.

Relato de incidentes
O **relato de incidentes** é uma descrição escrita de um acontecimento pouco comum, envolvendo um paciente, funcionário ou visitante, que esteja potencialmente em risco para sofrer algum dano (Fig. 3.5). Os relatos de incidentes, mantidos em separado do prontuário, atendem a dois propósitos: determinar a maneira como as situações perigosas podem ser evitadas e servir como uma referência em casos de litígio futuro. Eles devem incluir cinco elementos importantes como informação: (1) quando o incidente ocorreu; (2) onde ele ocorreu; (3) quem esteve envolvido; (4) o que houve exatamente; e (5) quais ações foram implementadas.

Todas as testemunhas são identificadas pelo nome. Qualquer declaração pertinente feita pela pessoa lesada, antes ou depois do incidente, é citada. Uma documentação precisa e detalhada costuma ser útil como prova de que o enfermeiro agiu de maneira razoável ou adequada, de acordo com as circunstâncias.

Registros de caso
Registros de caso é um relato pessoal, manuscrito, de um incidente. Ele fica registrado em formulário oficial podendo fazer parte de registros administrativos. As informações ficam retidas pelo enfermeiro, protegidas, e podem ser usadas para reavivar a memória do profissional, caso ocorra ação judicial. Essas anotações podem ser utilizadas na corte de justiça mediante conselho de um advogado.

Litígios por imperícia
Um resultado bem-sucedido em uma ação judicial por imperícia depende de muitas variáveis, como a evidência física e a experiência do advogado do indivíduo. Contudo, a aparência, o comportamento e a conduta do advogado do enfermeiro, na corte e fora dela, podem contribuir com o caso ou prejudicá-lo. As sugestões no Quadro 3.3 podem ser úteis quando algum enfermeiro vê-se envolvido em processo judicial por imperícia.

ÉTICA
A palavra "ética" vem do grego *ethos*, que significa costumes ou modos de conduta. A **ética** refere-se aos princípios morais ou filosóficos que definem as ações como certas ou erradas. Muitas organizações, como as que representam os enfermeiros, têm identificado padrões para a prática ética, conhecidos como código de ética, para disciplinar seus membros.

Códigos de ética
Códigos de ética é uma lista de declarações escritas, que descrevem comportamentos ideais, e que servem como modelo às condutas pessoais. A National Association for Practical Nurse Education and Services, a National Federation for Licensed Practical Nurses e o International Council of Nurses são exemplos de organizações que compuseram seus códigos de ética. O Quadro 3.4 mostra o código de ética atualmente utilizado pela ANA. Devido às rápidas mudanças tecnológicas, nenhum código de ética é específico o suficiente para oferecer respostas a todos os dilemas enfrentados pelos enfermeiros.

Dilemas éticos
Um **dilema ético** (escolha entre duas alternativas indesejáveis) ocorre quando valores individuais e leis estão em conflito. Isso é especialmente verdadeiro em relação aos cuidados da saúde. De tempos em tempos, os enfermeiros veem-se em situações que podem ser consideradas legais, ainda que pessoalmente não éticas, ou em situações éticas, ainda que ilegais. Tome-se por exemplo a questão do aborto. O aborto é legal,* embora alguns acreditem que não seja ético. O suicídio assistido, por outro lado, é ilegal (exceto nos Estados do Oregon e e Washington), embora algumas pessoas creiam ser ético.

Teorias éticas
Os enfermeiros geralmente usam uma ou duas teorias éticas para solucionar dilemas desta natureza; entre elas, a teleologia e a deontologia.

Teoria teleológica
A **teleologia** é uma teoria ética baseada nos resultados finais. É também conhecida como utilitarismo, pois o derradeiro teste ético para qualquer decisão é embasado naquilo que é melhor para

---
* N. de R. T. Nos Estados Unidos, o aborto é um procedimento legal.

HOSPITAL DE ÁREA DE THREE RIVERS, RELATÓRIO DE INCIDENTE

Registro de endereço

Confidencial – NÃO COPIAR

Para controle de riscos, em 48 horas

Identificação	Sexo	Idade	Data do incidente	Hora	Turno	Departamento
__ Paciente int.	__ M	____	___/___/___	___:___	__Primeiro	
__ Paciente ext.	__ F				__Segundo	________
__ Visitante					__Terceiro	

Razão para hospitalização/presença devido a: ____________________

I. Local do incidente
- __ Quarto do paciente nº ______
- __ Banheiro do paciente
- __ Corredor
- __ Outro ____________________

II. Tipo de Incidente
- __Queda
- __Medicamento
- __Infusão
- __Perdido/achado
- __Queimadura
- __Tratamento/procedimento
- __Equipamento
- __Agulha/esponja
- __Outro ____________

III. Descrição do incidente ____________________

IV. Natureza do incidente

A. QUEDAS

Ordem de atividade:
- __Contenções
- __Repouso ao leito
- __Contenção no leito
- __De pé com auxílio
- __De pé sem auxílio

Condição anterior:
- __Fraco, instável
- __Alerta, orientado
- __Desorientado, confuso
- __Senil
- __Inconsciente
- __Medicado/sedado
- Nome medicamento________
- Dose anterior ________

A queda envolveu:
- __Cadeira, W/C
- __Maca
- __Banheira/ducha
- __Toalete
- __Condição/solo
- __Cama
- __Guardas da cama elevadas
- __Guardas da cama abaixadas

O paciente/visitante estava:
- __Deitado
- __De pé
- __Levantando-se/deitando-se
- __Sentado
- __Andando
- __Outro ____________

B. MEDICAMENTOS

Incidente envolveu:
- __ Med., dose, procedimento errados
- __ Paciente errado
- __ Hora errada
- __ Omissão
- __ Dose incorreta
- __ Método incorreto de administração
- __ Reação adversa
- __ Infiltração
- __ Outro ____________

Fatores:
- __ Id. do paciente não checada
- __ Transcrição
- __ Rótulo
- __ Prescrições médicas não claras
- __ Rótulo/ordem lidos erroneamente
- __ Tabela
- __ Medicamento errado da farmácia
- __ Equipamento defeituoso
- __ Comunicações
- __ Outro ____________

C. OUTRO:
- __Perda de propriedade
- __Atingido por objeto, equipamento
- __Funcionamento erro do equipamento
- __Anestesia
- __Id. do paciente
- __Outro ____________

V. Natureza do trauma (trauma mantido como consequência do incidente):
- __ Asfixia, estrangulamento, Inalação
- __ Traumatismo craniano
- __ Exposição à doença contagiosa/infecciosa
- __ Fratura ou deslocamento
- __ Traumatismo
- __ Mau jeito ou torção
- __ Contusão, corte ou Laceração
- __ Queimadura ou deslocamento
- __ Queimadura
- __ Sem trauma aparente
- __ Outro ____________

VI. Ação implementada:

Médico Notificado __ Sim __ Não

Visita vista por MD/T&EC __Sim __Não

Nome MD ____________ Hora: ___:___

Achados médicos: ____________________

Outro acompanhamento: __Não __Sim – Especificar: ____________

Nome do Relator	*Data* / /	*Diretor do Departamento*	*Data* / /
Supervisor	*Data* / /	*Controle de Riscos*	*Data* / /

8311-109

FIGURA 3.5 Exemplo de formulário para relato de incidente.

QUADRO 3.3 Conselhos legais

1. Notifique o agente de alegações de sua companhia de seguros por responsabilidade profissional.
2. Entre em contato com o National Nurses Claims Data Base por meio da ANA. Esse serviço confidencial oferece informações que dão apoio aos enfermeiros envolvidos em ações judiciais.
3. Discuta os detalhes do caso apenas com seu advogado.
4. Conte tudo a seu advogado.
5. Evite dar declarações públicas.
6. Releia o registro do paciente, a folha de incidentes e suas anotações antes de testemunhar.
7. Solicite nova releitura das informações na corte, caso isso ajude a refrescar a memória.
8. Vista-se de maneira formal, como para um encontro de negócios. Evite maquiagem excessiva, muitas joias ou penteado exagerado.
9. Olhe diretamente para a pessoa que lhe faz perguntas.
10. Fale com uma voz modulada, mas audível, capaz de ser facilmente ouvida pelo júri e pelas demais pessoas da corte.
11. Conte a verdade.
12. Use uma linguagem com a qual você se sinta confortável. Não tente impressionar a corte com termos legais ou médicos.
13. Diga o mínimo possível na corte, sob interrogatório.
14. Responda às perguntas do promotor com "Sim" ou "Não"; limite suas respostas ao que as perguntas pedem.
15. Se você não souber informações ou não conseguir lembrar-se de informações, diga o que ocorre.
16. Aguarde para dar mais informações, caso solicitado por seu advogado.
17. Permaneça calmo, seja objetivo e cooperativo.

QUADRO 3.4 Código de ética para enfermeiros

1. O enfermeiro, em toda relação profissional, executa seu trabalho com compaixão e respeito à dignidade humana, aos valores e à singularidade de cada indivíduo, indiferente às considerações de situação social e econômica, atributos pessoais ou natureza dos problemas de saúde.
2. O principal compromisso do enfermeiro é com o paciente, seja como indivíduo, família, grupo ou comunidade.
3. O enfermeiro promove, advoga em prol e esforça-se para proteger a saúde, a segurança e os direitos do paciente.
4. O enfermeiro é responsável e comprometido com a prática individual de enfermagem, assim como com a determinação da apropriada delegação de tarefas, consistentes com sua obrigação de oferecer o melhor cuidado ao paciente.
5. O enfermeiro tem para com ele os mesmos deveres que tem para com os outros, incluindo a responsabilidade de preservar sua integridade e segurança, manter-se competente e dar continuidade ao seu crescimento profissional e pessoal.
6. O enfermeiro participa do estabelecimento, manutenção e implementação do ambiente de cuidado com a saúde, bem como das condições de trabalho condizentes com a provisão de um cuidado de qualidade, coerente com os valores da profissão, por meio de ações individuais e coletivas.
7. O enfermeiro participa do progresso da profissão, por meio de contribuições à prática, à educação, à administração e ao desenvolvimento de novos conhecimentos.
8. O enfermeiro colabora com outros profissionais de atenção à saúde, e com o público em geral, na promoção de esforços comunitários, nacionais e internacionais, para atender às necessidades de saúde.
9. O profissional de enfermagem, sendo representado por associações e por seus membros, é responsável pela articulação de valores de enfermagem, pela manutenção da integridade profissional e de sua prática, além da formação de políticas sociais.

Adaptado de Fowler, M.D.M., American Nurses Association (2010). *Guide to the Code of Ethics for Nurses: Interpretation and Application.* Silver Spring, MD, American Nurses Association.

a maioria das pessoas. Estabelecida por uma perspectiva diferente, a teleologia acredita que "os fins justificam os meios". Assim sendo, a opção que beneficia muitas pessoas justifica o dano que possa ser cometido a poucos. Um teleologista pode argumentar que um aborto seletivo (destruição de alguns fetos numa gestação múltipla) é eticamente correto porque será feito para garantir a gestação completa dos demais fetos saudáveis. Em outras palavras, findar a vida de um feto é justificável em alguns casos, mas não pode ser considerado válido para todas as situações.

Os teleologistas analisam os dilemas éticos caso a caso. Eles defendem que uma ação não é boa ou má por si só. Ao contrário, as consequências é que determinam se ela é benéfica ou nociva. A principal consideração é um resultado desejável para aqueles mais afetados.

Teoria deontológica

A **deontologia** é uma decisão ética com base no dever ou em obrigações morais. Ela prega que o resultado não é o fator principal, mas o importante é que as decisões sejam fundamentadas no princípio moral do ato em si mesmo. Em outras palavras, algumas ações são sempre certas ou erradas, sem levar em consideração circunstâncias atenuantes. Os deontologistas podem argumentar que destruir qualquer feto é errado, mesmo que isso seja feito para salvar os outros, porque o assassinato é sempre imoral. A deontologia sugere que os cuidadores têm o dever moral de manter e preservar a vida. Dessa forma, é imoral para um enfermeiro auxiliar em um aborto, auxiliar um doente terminal a cometer suicídio ou corroborar na execução de um prisioneiro condenado.

A deontologia ainda propõe que o dever moral para com os outros é tão importante quanto as consequências dos atos. Um dever é a obrigação de realizar um ato ou evitá-lo, quando isso for direito de outros. Por exemplo, os deontologistas acreditam que mentir nunca é aceitável, pois esse ato viola o dever de dizer a verdade àqueles que têm o direito de receber a informação verdadeira. Por fim, os enfermeiros têm dever para com seus pacientes, e estes têm direitos que lhes foram assegurados (Quadro 3.5).

▶ *Pare, Pense e Responda – Quadro 3.2*
Como podem um teleologista e um deontologista abordar um dilema ético, como a manutenção do cuidado a um bebê com microcefalia (cérebro pequeno e retardo mental grave), que apresenta febre muito alta resultante de um processo infeccioso?

Princípios éticos

Às vezes, é impossível ou impraticável analisar questões éticas a partir de um ponto de vista teleológico ou deontológico. A

QUADRO 3.5 Carta de direitos dos pacientes*

1. O paciente tem direito a um atendimento respeitoso e atencioso.
2. O paciente possui o direito de obter (e é encorajado a isso) do médico e de outros provedores diretos de cuidados informações relevantes, atualizadas e compreensíveis sobre diagnóstico, tratamento e prognóstico.
3. O paciente tem o direito de decidir sobre o plano de cuidados, antes do tratamento e durante o mesmo, e de recusar um tratamento recomendado ou plano de cuidados, de acordo com o que a lei permite e com a política hospitalar, além de ser informado sobre as consequências médicas dessa ação.
4. O paciente tem o direito de obter uma orientação antecipada (a saber, um testamento vital, um procurador para cuidados com a saúde ou uma procuração de poder permanente de cuidado com a saúde), no que diz respeito ao tratamento ou à designação de uma pessoa para tomar uma decisão substituta, com a expectativa de que o hospital irá honrar a intenção daquela orientação na medida permitida pela lei e pela política hospitalar.
5. O paciente possui o direito a todas as considerações de privacidade. Discussão de caso, consulta, exame e tratamento devem ser conduzidos de modo a proteger a privacidade de cada paciente.
6. O paciente tem o direito de esperar que todas as comunicações e os registros pertencentes a seu atendimento sejam tratados de forma confidencial pelo hospital, exceto nos casos de suspeita de abuso e perigos à saúde pública, quando o relato é permitido ou requerido pela lei.
7. O paciente possui o direito de revisar os registros pertencentes a seus cuidados médicos e de ter as informações explicadas ou interpretadas, conforme a necessidade, exceto quando restrito por lei.
8. O paciente possui o direito de esperar que, dentro de sua capacidade e política, um hospital reagirá de maneira razoável à sua solicitação de cuidados e de serviços apropriados por indicação médica. O hospital deve oferecer avaliação, serviço e/ou encaminhamento, conforme for indicado pela urgência do caso.
9. O paciente tem o direito de fazer perguntas e de ser informado sobre a existência de relações comerciais entre o hospital, instituições educacionais, outros provedores de cuidados com a saúde ou patrocinadores, que possam influenciar em seu tratamento e cuidado.
10. O paciente tem o direito de consentir ou de negar sua participação em estudos de pesquisa propostos ou em experimentos humanos que afetem os cuidados e o tratamento, ou que requeiram o seu envolvimento direto, e de ter esses estudos totalmente explicados antes do consentimento.
11. O paciente possui o direito de esperar a continuidade razoável dos cuidados, quando apropriado, e de ser informado pelos médicos ou por outros provedores de cuidados sobre as opções disponíveis e realistas de tratamento, quando os cuidados hospitalares não forem mais apropriados.
12. O paciente possui o direito de ser informado quanto às políticas e às práticas hospitalares que tenham relação com os cuidados, o tratamento e as responsabilidades. O paciente tem o direito de ser informado sobre os recursos disponíveis para resolução de disputas, conflitos ou queixas. Ele também possui o direito de ser informado sobre as tarifas hospitalares dos serviços, assim como as formas de pagamento disponíveis.

© 1992 Com permissão da American Hospital Association.

---

* N. de R.T. No Brasil ver Cartilha dos Usuários do SUS/MS.

maioria dos enfermeiros não utiliza exclusivamente os princípios de uma destas teorias. Eles também podem basear suas decisões em seis princípios que formam o alicerce para a prática ética: beneficência, não maleficência, autonomia, veracidade, fidelidade e justiça. Estes princípios, às vezes, conflitam uns com os outros.

Beneficência e não maleficência

Beneficência significa "fazer o bem" ou agir em benefício de outrem. Para fazer o bem, uma pessoa ética impede ou remove qualquer fator potencialmente prejudicial. Por exemplo, se um paciente tiver câncer, o ato beneficente compreende eliminá-lo por meio de cirurgia, drogas ou radiação. A dificuldade para o profissional da saúde, no entanto, é que uma abordagem para "fazer o bem" pode não ser o que faz o paciente sentir-se melhor. O paciente pode, simplesmente, preferir não realizar qualquer tratamento contra o câncer.

Não maleficência, por sua vez, significa "não fazer mal" ou evitar uma ação que deliberadamente faça mal a uma pessoa. No entanto, algumas vezes o "dano" é necessário para promover o "bem". No exemplo anterior de câncer, os tratamentos disponíveis podem causar dor, náuseas, vômitos, perda de cabelo e suscetibilidade a infecções. Memso assim, o benefício final almejado é erradicar o câncer. Este é um exemplo do princípio de duplo efeito. Os critérios a seguir podem ajudar a resolver casos que envolvam duplo efeito:

- A ação em si não deve ser intrinsicamente errada; ela deve ser boa ou neutra.
- Apenas o bom efeito deve ser intencional, ainda que o efeito nocivo seja previsto.
- O efeito nocivo não deve ser o meio para o bom efeito.
- O efeito benéfico deve superar o efeito prejudicial (Gracyk, 2008).

Autonomia

A **autonomia** refere-se ao direito de uma pessoa competente fazer suas próprias escolhas, sem intimidação ou influência. Para que a pessoa tome uma decisão, ela deve ter acesso a todas as informações relevantes, incluindo opções de tratamento em linguagem que ela compreenda. O paciente tem sempre a opção de obter uma segunda opinião com outro médico. Ainda que o resultado possa ser a rejeição do cliente a todas as opções de tratamento possíveis, sua decisão deve ser respeitada.

Conflitos podem surgir se a escolha do paciente oferecer mais risco do que benefícios potenciais; for ilegal (p. ex., solicitar assistência para o suicídio), moralmente censurável, ou medicamente inadequada; ou interferir com as necessidades de outra pessoa cujo caso merece maior prioridade. Um exemplo seria uma mulher jovem que busca a remoção de ambos os seios porque ela teme ter câncer de mama. Nesse caso, o dever de respeitar a vontade do paciente pode ser ignorado. Uma opção seria encaminhá-la para outro profissional.

Veracidade

Veracidade significa o dever de ser honesto e evitar enganar ou induzir um paciente ao erro. Este princípio constitui um conflito quando a verdade pode prejudicar o paciente, por interferir em sua recuperação ou contribuir para o agravamento de sua condição atual. Evitar a verdade, no entanto, nunca se justifica quando este argumento é usado para preservar o cuidador do desconforto de partilhar "más notícias" (Aiken, 2004).

Fidelidade
Fidelidade compreende ser fiel a compromissos e obrigações relacionados ao trabalho. Sua aplicação se refere ao compromisso do cuidador com seus pacientes. Por exemplo, os enfermeiros devem ser competentes na execução de tarefas e prestação de serviços necessários à segurança e ofererecimento de cuidados adequados. Isto implica que eles busquem educação continuada e mantenham atualizado um certificado de habilitação para reanimação cardiopulmonar (CPR). Também exige que os enfermeiros respeitem os pacientes, prestem cuidados compassivos, protejam a confidencialidade e sigam as políticas de seu empregador.

Justiça
A **justiça** determina que os pacientes sejam tratados com imparcialidade, sem discriminação em função da idade, sexo, raça, religião, condições socioeconômicas, peso, estado civil ou orientação sexual. Em outras palavras, todos devem ter igual distribuição de bens e serviços.

Na realidade, as circunstâncias podem obrigar os enfermeiros a dedicarem mais atenção a um paciente instável. Por exemplo, uma pessoa chega no serviço de emergência com febre e vômitos. Pouco tempo depois, outra pessoa chega com dor no peito. O enfermeiro decide, então, atender o segundo paciente primeiro. Outro exemplo de desigualdade é quando mais de um paciente necessita de um recurso escasso, como um órgão para transplante. Embora vários pacientes tenham direito ao órgão, apenas um poderá recebê-lo

Quando os bens e serviços não podem ser alocados de forma igualitária, as decisões são baseadas na necessidade, no mérito ou no potencial de contribuição do indivíduo. No exemplo do transplante de órgãos, com base na necessidade, o paciente mais crítico iria recebê-lo. Com base no mérito, o órgão seria dado à pessoa que trabalhou mais duro ou fez os maiores esforços até este momento de sua vida. Baseado na contribuição, a pessoa com o maior potencial para influenciar positivamente a sociedade no futuro iria receber o órgão (Petechuk, 2006; Princípio da Justiça Distributiva, 2007).

Valores e tomada de decisão ética
Quando o enfermeiro não chega a cursar ética, suas decisões são frequentemente o resultado de valores. Os **valores** são o conjunto de crenças mais significativas de uma pessoa e a base sobre a qual ela julga a maioria das decisões, quanto ao que é certo ou errado. Os valores são comumente (1) adquiridos a partir de modelos parentais, experiências de vida e dogmas religiosos; (2) reforçados pela visão de mundo da própria pessoa; (3) moldados no comportamento pessoal; (4) consistentes ao longo do tempo; e (5) defendidos quando desafiados.

As seguintes observações servem como diretrizes à uma tomada de decisão ética:

- Ter certeza de que, independentemente do que seja feito, isto atenderá ao que mais interessa ao paciente.
- Preservar e dar suporte à Carta de Direitos dos Pacientes (ver Quadro 3.5).
- Trabalhar de forma cooperativa com o paciente e os demais profissionais de saúde.
- Seguir as políticas institucionais, os códigos de ética e as leis.
- Seguir sua consciência.

Comitês de ética
As decisões éticas são complexas, especialmente quando afetam a vida dos pacientes. Já que fazer um juízo em lugar de outra pessoa constitui uma grande responsabilidade, foram criados comitês de ética em várias instituições de saúde. Esses comitês são formados por profissionais e não profissionais que representam uma ampla gama de pessoas da comunidade, com pontos de vista variados. Sua diversidade estimula o debate saudável de questões éticas. Eles são melhor utilizados em sua capacidade de fazer política antes da ocorrência de qualquer dilema específico. Os comitês de ética, no entanto, também podem ser chamados para oferecer conselhos de modo a proteger os melhores interesses de um paciente e evitar disputas legais.

Questões éticas comuns
Há várias questões éticas que se repetem na prática da enfermagem. Alguns exemplos comuns são dizer a verdade, manter o sigilo, manter ou interromper o tratamento médico, defender uma alocação mais ética de recursos escassos e proteger os indivíduos vulneráveis de práticas ou profissionais inseguros.

Dizer a verdade
Dizer a verdade pressupõe que todos os pacientes têm o direito de receber informações corretas e completas. Tal direito implica que médicos e enfermeiros têm o dever de dizer a verdade aos pacientes sobre assuntos que dizem respeito a sua saúde. Os profissionais demonstram respeito por esse direito, explicando ao paciente a real situação de seu problema de saúde, os benefícios e os riscos do tratamento, as formas alternativas de tratamento e as consequências no caso de ele não ser administrado.

É responsabilidade do médico informar os pacientes. O conflito tem seu foco quando o paciente não recebe todas as informações, quando os fatos forem erroneamente apresentados ou caso o paciente não tenha compreendido as informações de maneira correta. Em certos casos, os médicos podem relutar em falar honestamente com seus pacientes ou o tratamento proposto pode ser apresentado de uma forma mais subjetiva. O enfermeiro costuma ver-se obrigado a escolher entre permanecer em silêncio, em respeito ao médico, ou oferecer a verdadeira informação ao paciente. Qualquer que seja a situação, as consequências são frustrantes.

Confidencialidade
A **confidencialidade**, ou resguardo das informações de saúde de um paciente em detrimento de sua revelação pública, é a base para o desenvolvimento de uma relação de confiança. As informações de saúde não devem ser divulgadas pelos enfermeiros para qualquer pessoa não autorizada sem a permissão escrita do paciente. Até mesmo o oferecimento de informações médicas à companhia seguradora do paciente exige uma liberação assinada. Sendo assim, os enfermeiros devem utilizar discrição ao partilhar informações verbais, de modo que não sejam ouvidas por estranhos indiscriminadamente. Agora que grandes quantidades de informações sobre os pacientes são armazenadas e buscadas por meio de computadores, o dever de proteger a confidencialidade amplia-se para incluir até a salvaguarda de dados escritos e eletrônicos.

> **TESTAMENTO EM VIDA**
>
> PARA: Minha família, médicos e aqueles encarregados de meu cuidado.
>
> Eu, _____, o abaixo-assinado "principal", atualmente residente na _____, _____ e sendo um adulto com vontade própria, faço esta declaração como uma orientação a ser seguida, caso, por qualquer razão, torne-me incapaz de tomar ou comunicar decisões sobre meus cuidados médicos.
>
> Não desejo ter um tratamento médico que me mantenha vivo, se estiver inconsciente e não houver prognóstico razoável de que possa vir a ficar consciente novamente (mesmo que eu não vá morrer em breve por causa de minha condição médica) ou esteja em fase terminal de uma doença que também não possua perspectiva de recuperação. Os procedimentos e o tratamento a serem evitados incluem, sem restrições, cirurgias, antibióticos, ressuscitação cardiopulmonar, suporte ventilatório e administração de alimentação e líquidos artificialmente. Oriento que o tratamento deverá ser limitado a medidas que me mantenham confortável e livre de dor, mesmo que elas possam abreviar meu tempo de vida.
>
> (OPCIONAL) Eu desejo ficar meus últimos dias em casa, em vez de permanecer no hospital, se isso não colocar em risco minha recuperação a uma vida consciente e significativa e não impuser um fardo muito grande para minha família.
>
> (OPCIONAL) Se, diante de minha morte, quaisquer de meus tecidos ou órgãos puderem ser aproveitados para transplante, terapias, avanço da medicina ou da odontologia, pesquisa ou outras propostas médicas, educacionais ou científicas, eu espontaneamente dou permissão para que a doação deles seja feita.
>
> Estas orientações são um exercício legal do meu direito de recusar um tratamento. Por essa razão, espero que minha família, médicos, profissionais da saúde e demais colaboradores de meu cuidado respeitem estas decisões, atuando de forma moral e legal ao agir de acordo com meus desejos, permanecendo isentos de responsabilidade por ter atendido às minhas solicitações.
>
> EM PRESENÇA DE TESTEMUNHA, formulei esta declaração, segundo minha liberdade e vontade, no dia ____ de _____ de 2003.
>
> Nome do Principal: _____   TESTEMUNHA: _____

FIGURA 3.6 Testamento vital.

Mantendo ou interrompendo o tratamento

A tecnologia com frequência é usada para prolongar a vida a qualquer custo, mais do que justificando seus benefícios. As decisões que envolvem a vida e a morte, em alguns casos, continuam a descartar os pacientes, o que é claramente uma violação de princípios éticos. Obtendo-se uma orientação antecipada e determinando-se o código de situação do paciente, ter-se-á condições de assegurar ao paciente um cuidado de acordo com sua vontade.

Orientações antecipadas

Atualmente, a legislação torna obrigatória a discussão da questão dos cuidados a pacientes terminais com os próprios pacientes. Desde que o Ato de Autodeterminação dos Pacientes foi aprovado pelo Congresso americano, em 1990, as instituições de cuidados à saúde que são reembolsadas pelos recursos do Medicare precisam perguntar aos pacientes se eles elaboraram alguma **orientação antecipada** (declaração escrita que identifica os desejos de uma pessoa competente sobre seus cuidados terminais). Existem dois tipos de orientação antecipada: o testamento vital e a procuração de poder permanente para o cuidado com a saúde.

O **testamento vital** é uma orientação antecipada feita por meio de um formulário instrutivo, isto é, compreende um documento escrito, que especifica as preferências da pessoa quanto a intervenções médicas a serem usadas – ou não usadas – no caso de uma condição terminal, de um coma irreversível ou de estado vegetativo persistente, sem possibilidade de recuperação (Fig. 3.6). Os pacientes devem compartilhar essa orientação com os provedores do cuidado, para garantir que ela seja respeitada (consultar Ensinando o Paciente e a Família 3.1).

A **procuração de poder permanente de cuidado com a saúde** designa um procurador para tomar decisões médicas quando o paciente tornar-se incapacitado ou incompetente, de forma que não consiga mais tomar decisões de forma independente. A pessoa designada por essa procuração pode permitir ou impedir a realização de procedimentos em circunstâncias terminais e também quando o paciente se encontrar temporariamente inconsciente.

Essas duas formas de orientação antecipada não são apenas reservadas aos idosos; elas podem ser feitas por qualquer adulto competente. Elas são mais bem elaboradas antes do surgimento de uma crise de saúde, para permitir que os profissionais da área da saúde e pessoas próximas ao paciente viabilizem sua vontade. As orientações antecipadas podem evitar demandas legais, retardos na obtenção de tutela ou tomada de decisões por comitês de ética ou por corte judicial, que muitas vezes acontecem quando elas não existem. Dessa forma, os enfermeiros devem informar todos os pacientes sobre seu direito à autodeterminação e estimulá-los a elaborar uma orientação antecipada, além de apoiar as decisões que eles venham a tomar.

> **Ensinando o paciente e a família 3.1**
> **Orientações antecipadas**
>
> O enfermeiro ensinará os seguintes pontos:
>
> - Uma orientação antecipada não é obrigatória, mas é encorajada a ser feita.
> - Não é necessário um advogado para redigir uma orientação antecipada; formulários impressos estão à disposição em instituições de saúde, organizações como a *American Association of Retired Persons*, e vários *sites* da *internet*, como o http://www.ama-assn.org/publicbooklets/livgwill.htm.
> - Ao preencher um formulário, indicar desejos específicos sobre a instituição ou retirada de tratamentos médicos de suporte à vida, como ressuscitação cardiopulmonar, diálise, ventilação mecânica, uso de sondas para administração de dieta e água e obtenção de medidas de conforto, como uso de drogas para alívio da dor e doação de órgãos.
> - Redija instruções adicionais, se algo não estiver no formulário; por exemplo, suas orientações podem ser diferentes, caso esteja grávida.
> - Obtenha a assinatura de duas testemunhas, que não sejam nem o médico nem o conjuge.
> - Forneça uma cópia ao seu médico, para disposição em arquivo médico.
> - Diga aos membros da família, ou ao seu advogado, que você tem uma orientação antecipada e onde ela se encontra.
> - Mantenha a orientação antecipada original em um local onde ela possa ser facilmente encontrada.
> - Traga uma cópia da orientação antecipada toda vez que você for hospitalizado ou admitido em um serviço de atenção à saúde (p. ex., instituições de enfermagem ou de cuidados prolongados).
> - Mude sua orientação antecipada, revogando ou adicionando instruções, a qualquer momento; partilhe uma cópia revisada com aqueles que irão atender às instruções.
> - Não é necessário manter uma orientação antecipada para cada Estado; em geral, elas são reconhecidas em todo os Estados Unidos universalmente.

Código de situação

O **código de situação** de um paciente refere-se ao modo como os enfermeiros e os demais profissionais que atuam na área da saúde são solicitados a agir em relação aos cuidados prescritos a um paciente, no caso de uma parada cardíaca ou respiratória. Sem que haja uma ordem médica escrita, o paciente é sinalizado com um código completo, o que significa que todas as medidas para sua ressuscitação serão usadas.

Após discutir com o médico, alguns pacientes podem manifestar que não querem ser reanimados, ou seja, "sem código" ou "não ressuscitar", ou eles podem selecionar uma combinação de intervenções que compreendam menos que um código completo. Alguns pacientes especificam que sejam usadas apenas medidas medicamentosas para viabilizar a ressuscitação, mas não querem que seja usado o desfibrilador cardíaco ou que sejam entubados para instalação de ventilação mecânica. Para qualquer orientação que não corresponda ao código completo, o médico deverá redigir uma prescrição para tornar efetivo o prontuário do paciente.

Alocação de recursos escassos

Alocação de recursos escassos é o processo de decidir como distribuir equipamentos ou procedimentos limitados para salvar vidas entre os vários pacientes que deles poderiam se beneficiar. Algumas decisões são muito difíceis. Na verdade, isso significa que aqueles que receberem o recurso aumentarão seu potencial para viver, e os que não o receberem, morrerão prematuramente. Uma estratégia de tomada de decisão é uma abordagem do tipo "primeiro a chegar, primeiro a ser atendido". Outra abordagem a ser feita é projetar qual a decisão que faria o bem maior para a maioria das pessoas, mesmo que projetar o futuro seja humanamente impossível.

Denúncia de irregularidades

A **denúncia de irregularidades** refere-se ao relato de práticas incompetentes ou não éticas, como o nome diz, chamando a atenção para uma situação de insegurança ou de potencial prejuízo. Na maioria das situações, ocorre nas instituições em que o relato individual é utilizado. Por exemplo, um enfermeiro pode informar sobre outro enfermeiro ou médico que cuida dos pacientes sob a influência de álcool ou substâncias controladas.

Sempre que um problema é identificado, a primeira etapa é o relato da situação a um supervisor imediato. No entanto, não sendo tomada qualquer atitude, o enfermeiro vê-se diante de um dilema ético sobre o que fazer em seguida. Pode ser necessário ir além da hierarquia administrativa e fazer revelações públicas.

A decisão de "colocar a boca no trombone" envolve riscos pessoais, podendo resultar em consequências graves, como prejuízo da reputação, revide sob a forma de crimes contra a própria pessoa ou propriedade, avaliações negativas, degradação ou ostracismo por parte do grupo. Ainda assim, a prioridade ética é a proteção dos pacientes em geral e da comunidade como um todo.

EXERCÍCIOS DE PENSAMENTO CRÍTICO

1. Quais ações poderiam proteger o enfermeiro de ser processado quando um paciente atribui ao seu cuidado uma queda do leito?
2. Um paciente que caiu enquanto deambulava em direção ao banheiro processa o enfermeiro encarregado. Com base nos elementos necessários a um processo de negligência, o que o advogado do paciente deverá provar? Que defesa o advogado do enfermeiro pode oferecer?
3. Quais os critérios que justificam o suicídio assistido?
4. Duas pessoas precisam de um transplante de fígado; apenas um órgão está disponível. Qual informação poderá ser usada por um teleologista e um deotologista para determinar qual delas receberá o órgão?

QUESTÕES DE REVISÃO – ESTILO DO NCLEX

1. Se um enfermeiro suspeita que um colega esteja roubando narcóticos e registrando-os como administrados a determinados pacientes, sua primeira atitude deverá ser:
   1. Encaminhar o colega ao comitê de ética
   2. Notificar o departamento de polícia local
   3. Partilhar sua preocupação com outros colegas de enfermagem
   4. Relatar sua suspeita a um supervisor
2. Durante uma avaliação pré-operatória é mais adequado que o enfermeiro solicite ao paciente uma cópia de seu (sua):
   1. Certidão de nascimento
   2. Número do seguro social
   3. Orientação antecipada
   4. Prova da existência do seguro

3. Após checar a condição de um paciente que caiu da cama, qual deveria ser a próxima ação do enfermeiro?
   1. Instituir precauções contra queda
   2. Preencher um relatório de incidente
   3. Chamar o enfermeiro supervisor
   4. Notificar a família do paciente
4. Um paciente não responsivo, com câncer terminal, para de respirar e não apresenta pulso. Não há registro de orientação antecipada de sua parte nem uma prescrição de "não reanimar" em seu prontuário. Que ação deverá ser tomada imediatamente pelo enfermeiro?
   1. Registrar o horário da morte
   2. Avisar o médico
   3. Realizar os cuidados pós-morte
   4. Iniciar manobras de ressuscitação
5. Um paciente agitado e agressivo pede para deixar o hospital. Qual das seguintes ações de enfermagem coloca o enfermeiro em maior risco de ser acusado de constrangimento ilegal?
   1. O enfermeiro administra um sedativo ao paciente.
   2. O enfermeiro ameaça conter o paciente desobediente.
   3. O enfermeiro chama a segurança para acompanhar o paciente.
   4. O enfermeiro fala publicamente do comportamento do paciente.

4 Saúde e Doença

Objetivos do ensino

Ao término deste capítulo o leitor deverá ser capaz de:

1. Descrever a maneira como a Organização Mundial de Saúde (OMS) define saúde.
2. Discutir a diferença entre valores e crenças e listar três crenças de saúde comuns entre os americanos.
3. Explicar o conceito de holismo.
4. Identificar cinco níveis de necessidades humanas.
5. Definir doença e os termos utilizados para descrevê-la.
6. Diferenciar cuidado primário, secundário, terciário e prolongado.
7. Citar dois programas que ajudam a financiar os cuidados com a saúde de idosos, pobres e incapacitados.
8. Listar quatro métodos de controle dos custos crescentes com os cuidados à saúde.
9. Identificar duas metas nacionais de saúde projetadas para 2020.
10. Discutir os cinco padrões de administração de cuidados com o paciente utilizados pelos enfermeiros.

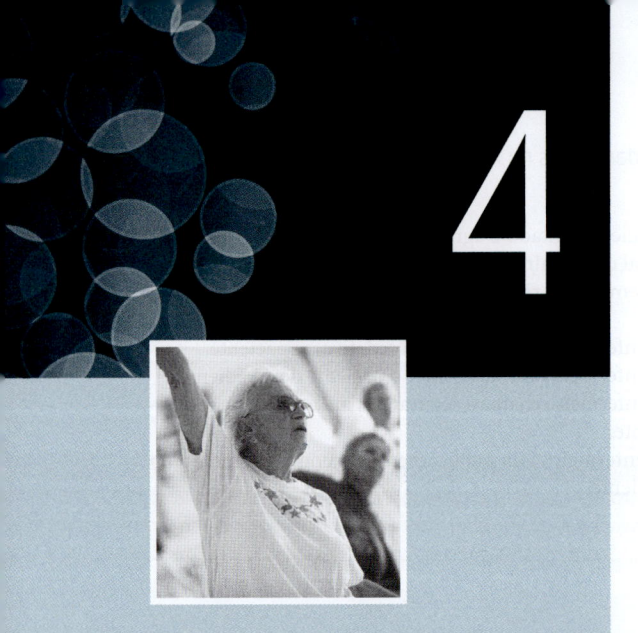

Termos principais

Bem-estar
Capitation
Condição hereditária
Continuidade dos cuidados
Crenças
Cuidado primário
Cuidado prolongado
Cuidado secundário
Cuidado terciário
Doença
Doença aguda
Doença congênita
Doença crônica
Doença idiopática
Doença primária
Doença secundária
Doença terminal
Enfermagem funcional
Enfermagem no *managed care*
Enfermagem por equipe
Equipe de enfermagem
Exacerbação
Grupo de diagnósticos relacionados
Holismo
Medicaid
Medicare
Método de caso
Morbidade
Mortalidade
Necessidades humanas
Organizações de cuidado preferenciais
Organizações de *managed care*
Organizações de manutenção da saúde
Primary nursing
Remissão
Saúde
Sequelas
Sistema de cuidado integrado
Sistema de cuidados com a saúde
Valores

Nem saúde nem doença são estados absolutos; podem existir flutuações num *continuum* ao longo da vida (Fig. 4.1). Pelo fato de ser impossível estar bem (ou ficar assim) e permanecer bem para sempre, os enfermeiros têm o compromisso de auxiliar as pessoas a prevenirem as doenças e a recuperarem ou melhorarem sua saúde. Eles atingem essas metas por intermédio do(a):

- Auxílio a pessoas que vivem de forma saudável
- Encorajamento à busca do diagnóstico precoce de doenças
- Implementação de medidas para prevenir complicações das doenças

SAÚDE

A Organização Mundial de Saúde (OMS) é globalmente comprometida com a política de "saúde para todos". No preâmbulo de sua constituição, a OMS define **saúde** como "um estado de total bem-estar físico, mental e social, não meramente a ausência de doença ou de enfermidade". Todavia, a maneira como cada pessoa percebe e define saúde varia de indivíduo para indivíduo. Os enfermeiros devem reconhecer a importância do respeito a essas diferenças, em detrimento da imposição de padrões que podem ser pessoalmente irreais.

O comportamento de um indivíduo é uma consequência do seu sistema de crenças e valores. Os **valores** são aqueles ideais que alguém percebe como importantes (por ex., conhecimento, prosperidade, segurança financeira, fidelidade conjugal, saúde). As **crenças** são conceitos que uma pessoa acredita serem verdadeiros. Tanto as crenças quanto os valores guiam as ações das pessoas. As crenças e os valores com relação à saúde demonstram ou confirmam o que é significativo para cada pessoa. Quando alguém valoriza a saúde, toma medidas para preservá-la.

A maior parte dos americanos crê em uma ou mais destas afirmativas: que a saúde é um recurso, um direito e uma responsabilidade pessoal.

Saúde – um recurso limitado

Um recurso é um bem que se possui e que tem valor porque seu suprimento é limitado e não há substituto. Assim considerando, a saúde é entendida como um recurso precioso. As pessoas costumam dizer "se você tem saúde, você tem tudo", e "a saúde é uma riqueza".

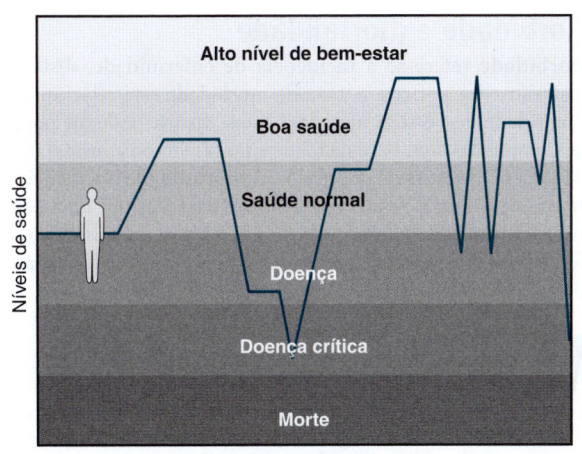

FIGURA 4.1 O *continuum* da saúde-doença mostra os diferentes níveis de saúde que a pessoa pode vivenciar ao longo da vida.

Saúde – um direito

Os Estados Unidos foram construídos com base no princípio de que todas as pessoas são iguais e com direito à vida, à liberdade e à busca da felicidade. Com base nessa premissa, pressupõe-se que todos, independentemente de idade, gênero, nível educacional, religião, orientação sexual, origem étnica, posição social ou riqueza, têm direito a serviços iguais para a manutenção da saúde. Infelizmente, conforme será discutido adiante, existem disparidades quanto à saúde entre vários grupos nos Estados Unidos. Esses grupos incluem pobres, minorias étnicas, os que são afetados pelas diferenças de sexo, idosos e/ou pessoas com incapacidades. Esforços têm sido feitos, todavia, para eliminar as barreiras em relação à saúde e promover acesso universal aos cuidados (ver discussão do *Healthy People 2020*, adiante, neste capítulo). Se todos são igualmente merecedores de saúde, a nação em geral e os enfermeiros em particular possuem o dever de proteger e preservar a saúde daqueles que podem não ser capazes de lutar por esse direito por si mesmos.

Saúde – uma responsabilidade pessoal

A saúde requer esforço pessoal contínuo. Existe tanto o potencial para a doença quanto para a saúde. Cada pessoa é fundamental em relação ao resultado. Pilch (1981) disse: "Ninguém pode causar bem-estar para alguém ou em lugar de alguém; você é o único a fazer isso, embora não o faça sozinho". Os enfermeiros estão prontos para oferecer assistência aos outros e a defendê-los.

BEM-ESTAR

Bem-estar é uma total e equilibrada integração de todos os aspectos da saúde. Isso envolve a saúde física, emocional, social e espiritual. Existe saúde física quando os órgãos do corpo funcionam normalmente. A saúde emocional resulta do fato de alguém sentir-se seguro e capaz de lidar com os estressores da vida. A saúde social é consequência de sentir-se aceito e útil. A saúde espiritual caracteriza-se pelo sentimento de que a própria vida tem sentido. Esses quatro componentes são coletivamente referidos como o conceito de holismo (Fig. 4.2).

Holismo

O **holismo**, soma da saúde física, emocional, social e espiritual, determina o quão "inteiro" ou bem uma pessoa se sente. Qualquer mudança em um dos componentes – positiva ou negativa – automaticamente causa repercussões similares nos demais. Considere, por exemplo, a pessoa vítima de um ataque cardíaco. Há um prejuízo óbvio e imediato em sua saúde física. Mas, além disso, sua saúde emocional, social e espiritual também são afetadas. O paciente pode experimentar uma ansiedade psicológica acerca dessa mudança. Seus papéis sociais podem ficar alterados de forma temporária ou permanente. Ele também pode explorar questões filosóficas e espirituais quando considera o potencial para morte.

Os enfermeiros são praticantes do holismo, pois estão comprometidos a restaurar o equilíbrio em cada uma dessas quatro esferas que afetam a saúde. Eles baseiam suas abordagens na hierarquia das necessidades humanas.

Hierarquia das necessidades humanas

Nos anos 60, o psicólogo Abraham Maslow identificou cinco níveis de **necessidades humanas** (fatores que motivam o comportamento). Ele as agrupou em níveis, ou numa hierarquia sequencial (Fig. 4.3), de acordo com sua importância: necessidades fisiológicas (primeiro nível), de segurança e de proteção (segundo nível), de amor e de sociabilização (terceiro nível), de afeto e de autoestima (quarto nível) e de autorrealização (quinto nível).

As necessidades do primeiro nível, as fisiológicas, são as mais importantes. São aquelas atividades necessárias à manutenção da vida, como respirar e alimentar-se. Cada nível superior representa algo menos importante à sobrevivência, em relação aos níveis anteriores. Maslow acreditava que somente após as necessidades fisiológicas estarem satisfeitas é que os indivíduos buscariam a satisfação de necessidades menos cruciais à vida. No entanto, pela satisfação progressiva das necessidades a cada nível subsequente, as pessoas conseguem realizar seu potencial máximo de saúde e de bem-estar.

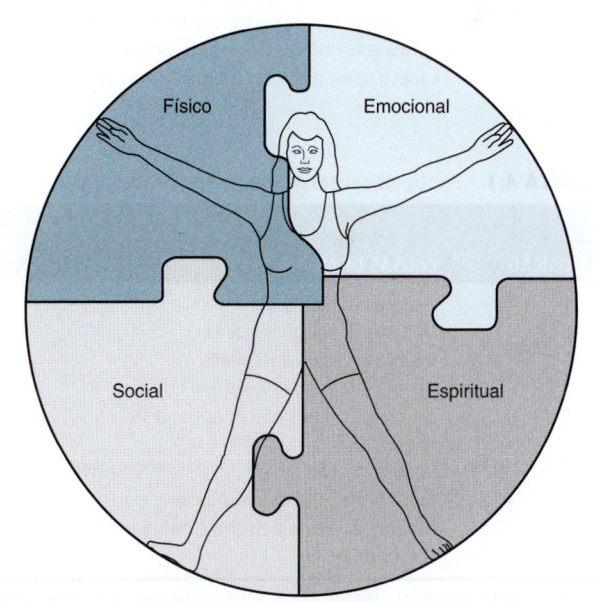

FIGURA 4.2 O holismo é um conceito que leva em consideração todos os aspectos do indivíduo.

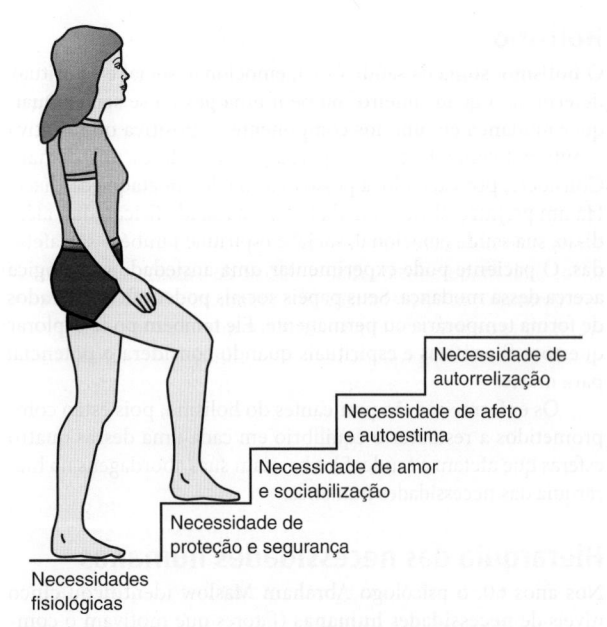

FIGURA 4.3 Hierarquia das necessidades humanas de Maslow.

Os enfermeiros têm adotado a hierarquia de Maslow como um instrumento para o estabelecimento de prioridades nos cuidados com o paciente. Por exemplo, no caso de um paciente vítima de ataque cardíaco, o enfermeiro considera que as necessidades físicas, como o controle da dor, são prioritárias. Ele atende às outras necessidades, como a assistência ao paciente com uma possível mudança no desempenho de seu papel ou angústia espiritual, após a estabilização da condição da saúde.

DOENÇA

Doença é um estado de desconforto, resultante do momento em que a saúde de um indivíduo torna-se prejudicada por enfermidade, deterioração ou lesão. Há vários termos comumente utilizados em referência às doenças: morbidade e mortalidade; doença aguda, crônica e terminal; doença primária e secundária; remissão e exacerbação; e doença hereditária, congênita e idiopática.

Morbidade e mortalidade

Morbidade refere-se à incidência de enfermidade, distúrbio ou trauma específicos. A taxa de morbidade está relacionada à quantidade de pessoas afetadas. As estatísticas federais podem ser compiladas com base na idade e no gênero ou considerando-se cada mil pessoas na população. A **mortalidade** (incidência de morte) demonstra o número de mortes causadas por uma determinada condição ou doença. A Tabela 4.1 traz uma listagem das dez causas principais de morte entre os americanos de todas as idades, em 2006.

Considerações gerontológicas

- As taxas de mortalidade por doenças cardíacas e derrames continuaram a diminuir ao longo das últimas três décadas, enquanto as mortes por doença pulmonar crônica, câncer e diabetes aumentaram, fato que alguns atribuem ao envelhecimento da população, que é obesa e continua a fumar (Reuters, 2005).

Doenças agudas, crônicas e terminais

Doença aguda é aquela que surge de repente e dura um tempo relativamente curto, sendo, também uma forma de classificar uma alteração na saúde. A gripe causada pelo vírus *Influenza* é um exemplo de doença aguda. Embora muitas doenças agudas possam ser curadas, algumas levam a problemas de longo prazo devido às **sequelas**, ou seja, efeitos que resultam de danos permanentes ou progressivos a órgãos, causados por uma doença ou seu tratamento.

Doença crônica é aquela que surge lentamente, dura longo tempo e piora com o avançar da idade. A artrite, doença das articulações, é um exemplo de doença crônica.

Considerações gerontológicas

- Muitos idosos vivem com problemas de saúde persistentes e deficiências porque eles sobreviveram a doenças agudas que mataram a outros anos atrás.
- Quatro milhões e meio de americanos têm agora Doença de Alzheimer, o que custa US$100 bilhões em cuidados. Até 2050, o número deverá quadruplicar quanto mais pessoas viverem até seus 80 e 90 anos (Mayo Clínica, 2009).

TABELA 4.1 Principais causas de morte nos Estados Unidos em 2006

POSIÇÃO	CAUSAS DE MORTE	NÚMERO	% TOTAL DE MORTES 2006	% TOTAL DE MORTES 2004
1	Doenças cardíacas	631.636	26,03	27,2
2	Neoplasias malignas (câncer)	559.888	23,07	22,9
3	Doenças cérebro-vasculares	137.119	5,65	6,2
4	Doenças do trato respiratório inferior	124.583	5,13	5,1
5	Acidentes (lesões não intencionais)	121.599	5,01	4,5
6	Diabetes	72.448	2,99	3,0
7	Doença de Alzheimer	72.432	2,98	2,7
8	Gripe (*Influenza*) e pneumonia	56.326	2,32	2,5
9	Nefrite, síndrome nefrítica e nefrose	45.344	1,86	1,7
10	Septicemia	34.234	1,41	1,3

Fonte: Heron, M., Hoyert, D.L., Murphy, S.L., et al. (2009). Deaths: Final data for 2006. Acesso em: Setembro, 2009. Disponível em: http://cdc.gov/nchs/data/nvsr57/nvsr57_14.pdf.

Doença terminal é aquela que não possui potencial para cura e é eventualmente fatal. O estágio terminal de uma doença é aquele em que a pessoa está próxima da morte.

Doenças primárias e secundárias

Doença primária é aquela que se desenvolve independentemente de qualquer outra doença. Difere da **doença secundária**, que é qualquer distúrbio que ocorre a partir de uma condição preexistente. Por exemplo, uma doença pulmonar em decorrência do consumo de cigarro seria considerada uma doença primária. Se uma pneumonia ou insuficiência cardíaca ocorrer em decorrência do dano causado pelo cigarro ao tecido pulmonar, isso seria considerado uma doença secundária. A condição primária predispôs o fumante, neste caso, a uma condição secundária.

Remissão e exacerbação

O termo **remissão** refere-se ao desaparecimento dos sinais e dos sintomas associados à determinada doença. Embora possa parecer um estado de cura, com muita frequência o alívio é apenas temporário. A duração da remissão é imprevisível. Já a **exacerbação**, que consiste na reativação da doença ou reversão dela de um estado crônico a um estado agudo, pode ocorrer periodicamente em pacientes com doenças de longa data. Frequentemente, a remissão e a exacerbação estão relacionadas ao quão bem ou quão debilitado se encontra o sistema imunológico, aos estressores que os paciente está enfrentando e às suas condições gerais de saúde (estado nutricional, padrão de sono, hidratação, etc.).

Doenças hereditárias, congênitas e idiopáticas

Condição hereditária é aquela disfunção adquirida a partir dos códigos genéticos de um dos pais ou de ambos, podendo ou não produzir sintomas imediatamente após o nascimento. A fibrose cística, uma doença pulmonar, e a coreia de Huntington, uma doença neurológica, são exemplos de doenças herdadas. A primeira é diagnosticada logo as nascer; a segunda, não é manifestada até chegar a idade adulta.

Doenças congênitas são aquelas presentes no nascimento, resultantes de um desenvolvimento embrionário defeituoso, e que não podem ser geneticamente prognosticadas. Doenças maternas, como a rubéola (sarampo alemão), ou uma exposição a drogas ou substâncias químicas tóxicas, especialmente durante os três primeiros meses de gestação, costumam predispor o feto a doenças congênitas. Há várias décadas, muitas mulheres grávidas que tomaram talidomida deram à luz a bebês com falta de braços e de pernas. Atualmente, existe uma grande preocupação quanto ao papel do álcool na produção da síndrome do álcool fetal, uma forma de retardo permanente, ainda que passível de prevenção, e os possíveis efeitos decorrentes da exposição a outras toxinas ambientais. Embora as etiologias de algumas doenças congênitas já estejam bem estabelecidas, ainda é possível que esse tipo de doença ocorra aleatoriamente.

Doença idiopática é aquela para cujo surgimento não há uma explicação conhecida. O tratamento das doenças idiopáticas costuma focalizar o alívio dos sinais e dos sintomas, já que a etiologia é desconhecida. Exemplos de condições idiopáticas incluem a hipertensão naqueles que apresentam causa desconhecida para essa patologia ou uma febre de origem desconhecida.

SISTEMA DE CUIDADOS COM A SAÚDE

Sistema de cuidados com a saúde refere-se à rede de serviços de saúde disponíveis, compreendendo locais e instituições onde as pessoas buscam tratamento para um problema de saúde ou auxílio na manutenção ou na promoção da saúde. O sistema de cuidados com a saúde, os pacientes e suas doenças modificaram-se drasticamente durante os últimos 25 anos (Quadro 4.1). Os avanços tecnológicos e as descobertas científicas têm criado métodos mais elaborados de diagnóstico e de tratamento das doenças, gerando uma necessidade de cuidados mais especializados. Aquilo que uma vez foi um sistema em que as pessoas buscavam conselhos e tratamento de um médico, clínica ou hospital, tem-se convertido num sistema complexo, envolvendo cuidados primários, secundários, terciários e prolongados.

Cuidado primário, secundário e terciário

O **cuidado primário** (serviço de saúde oferecido pelo primeiro profissional ou instituição de saúde com quem um indivíduo entra em contato) costuma ser prestado por um médico de família, ou enfermeiro assistencial, em um consultório ou clínica. Reformas nos cuidados com a saúde que buscam eficiência de custos envolverão a prestação de cuidados primários por experientes enfermeiros assistenciais.

Um exemplo de **cuidado secundário** (serviço de saúde a que os provedores de cuidados primários encaminham os pacientes para consulta e exames adicionais) é o encaminhamento de um paciente a um serviço de cateterização cardíaca. O **cuidado terciário** é oferecido em hospitais ou centros médicos, onde especialistas e tecnologia complexa encontram-se disponíveis, sendo que pode requerer o deslocamento do paciente para localidades distantes. A tendência crescente é oferecer o máximo possível de serviços de cuidado secundário e terciário aos pacientes externos de forma ambulatorial ou exigir não mais do que 24 horas de atendimento sob regime de internação.

> ▶ **Pare, Pense e Responda – Quadro 4.1**
> *Uma amiga queixa-se de estar apresentando frequentes crises de indigestão. Explique como os cuidados primário, secundário e terciário poderiam estar envolvidos nos cuidados dela.*

Cuidado prolongado

O **cuidado prolongado** envolve o atendimento às necessidades de saúde de pacientes que não mais requerem hospitalização, mas precisam ainda dos serviços de saúde, incluindo a reabilitação, a aplicação de técnicas de enfermagem em casa ou de enfermagem domiciliar, ou cuidados a doentes terminais. O cuidado prolongado é um componente importante do sistema de cuidados com a saúde, pois permite a alta precoce do paciente de locais de atendimento secundário e terciário, reduzindo as despesas gerais.

Considerações gerontológicas

- Com o crescente número de pessoas idosas dependentes, a sociedade está arcando com a prestação de cuidados de adultos que estão envelhecendo (Eliopoulos, 2010).
- Os idosos que necessitam de cuidados prolongados são aqueles que geralmente esgotam os cuidados em casa e os vários níveis de vida assistida (Andrews & Boyle, 2007).

QUADRO 4.1   Tendências na saúde e nos cuidados com a saúde

- Aumento da população de idosos
- Grande diversidade étnica
- Mais doenças crônicas, ainda que passíveis de prevenção
- Quantidades cada vez maiores de idosos com doenças cognitivas (p. ex., doença de Alzheimer)
- Maior incidência de infecções resistentes a drogas
- Decréscimo da incidência e do número de mortes pelo HIV, com aumento da expectativa de vida associada com terapia farmacológica cara
- Ampliação da aplicação da engenharia genética (tratamento de doenças pela alteração dos códigos genéticos)
- Maior sucesso nos transplantes de órgãos
- Grandes esforços de contenção de custos
- Contínua elevação dos custos dos cuidado com a saúde apesar das medidas de contenção de despesas
- Menor número de pessoas com seguro de saúde e mais pessoas não seguradas
- Mais cuidados a pacientes externos ou ambulatoriais (permanência de um dia)
- Hospitalizações mais curtas
- Menor uso de formas invasivas de tratamento
- Preferência por mais cuidados a domicílio
- Foco maior na prevenção da doença, na promoção e na manutenção da saúde
- Movimento em direção a autocuidado e a mais autoexame
- Aprovação de mais drogas para uso sem prescrição
- Grande interesse em suplementos herbáceos e outros "complementares" ou tratamentos alternativos
- Sistemas de informações computadorizadas em rede nacional
- Sistemas computadorizados de registro médico
- Troca para tratamento com base criteriosa (p. ex., os pacientes devem satisfazer critérios que justifiquem as medidas de tratamento)
- Aumento de ações judiciais contra profissionais de saúde

Serviços de cuidados com a saúde

Como um todo, os serviços de cuidados com a saúde incluem aqueles estabelecimentos que oferecem prevenção de problemas de saúde, diagnóstico, tratamento ou reabilitação. À medida que esses serviços expandem-se, tornam-se mais complexos, caros e, em muitos casos, inacessíveis.

Acesso ao cuidado

De acordo com o U.S. Census Bureau, estima-se que 46,3 milhões de cidadãos norte-americanos não têm acesso aos serviços de saúde devido à carga financeira que eles representam. Este número representa uma taxa de 15,8%, cenário para o qual se prevê um aumento de 1 a 2% a cada ano. Como o número de pessoas seguradas por planos de saúde empresariais diminuiu, a dependência de planos governamentais, como o Medicare, o Medicaid e a assistência à saúde para militares aumentaram (DeNavas-Walt et al., 2009). Crianças, idosos, minorias étnicas e pobres, são os que costumam ser subatendidos. Muitas dessas pessoas demoram a procurar um atendimento precoce para resolver seus problemas de saúde porque não possuem condições de pagar pelos serviços. Quando um doente começa a piorar e a única saída é procurar auxílio médico, muitos procuram os serviços de emergência hospitalar em suas localidades para obter ajuda. O uso inapropriado desses serviços é dispendioso e envolve uma longa espera, além de, com frequência, não assegurar a continuidade do cuidado.

Financiamento dos cuidados com a saúde

Historicamente, seguros privados, sistemas de previdência privada e o Medicare provêm a assistência à saúde. Hospitais e profissionais credenciados recebem seus pagamentos pelo que efetivamente ofereceram, sendo que mais atendimentos aumentam as rendas e os lucros. Esses planos não oferecem qualquer incentivo para o controle dos custos. Disparidades no acesso a esses serviços e seus altos custos induziram a uma avaliação de todo o sistema de cuidados com a saúde. Como consequência, isso conduziu a uma inovadora medida de corte de custos no sistema de pagamento do governo e naqueles financiados por seguradoras privadas e planos de saúde corporativos.

Considerações gerontológicas

- O desafio que a maioria dos idosos enfrenta é o alto custo a ser pago por cuidados de enfermagem em níveis mais especializados (Andrews & Boyle, 2007).
- Para a maioria dos idosos americanos, o valor que se estima dispender a longo prazo para ser independente é tão impactante que muitos preferem viver sozinhos, mesmo com a saúde debilitada, do que serem um fardo para suas famílias (Andrews & Boyle, 2007).

Fundos governamentais de cuidados com a saúde: Medicare e Medicaid

O **Medicare** é um programa federal que financia os custos dos cuidados com a saúde para pessoas com 65 anos ou mais, para trabalhadores com invalidez permanente de qualquer idade e seus dependentes e para aqueles que apresentam doença renal em fase final. Ele foi fundado principalmente por intermédio de parcerias sustentadas, para pessoas que tinham seguro de saúde por suas empresas. O Medicare possui duas partes:

- Parte A – dá cobertura aos cuidados hospitalares de casos agudos, cuidados para reabilitação, internações psiquiátricas e cuidado domiciliar.
- Parte B – oferecido mediante aquisição de um pacote extra, com pagamento de uma taxa adicional, dando cobertura a serviços médicos, cuidados e testes laboratoriais, equipamentos médicos e outros serviços especializados. Embora o Medicare seja usado em especial por idosos americanos, não oferece assistência de longa duração e limita a cobertura a ações preventivas e de promoção à saúde.

Em 2006, o benefício de medicamentos do Medicare (Medicare Part D) tornou-se disponível. Este e outros planos semelhantes estão sendo promovidos como um meio de aliviar o fardo financeiro dos idosos americanos e daqueles com incapacidades e baixos rendimentos que necessitam de medicamentos prescritos por médicos. Todas as pessoas elegíveis para Medicare podem receber cobertura para medicamentos que sejam prescritos, independentemente de renda, recursos, estado de saúde ou despesas desta natureza já existentes. Esta iniciativa do Medicare inclui assistência na partilha de custos adicionais para pessoas com rendimentos inferiores a US$16,245 e ativos inferiores a U$$12,510 (Kaiser Family Foundation, 2009). No entanto, falhas no sistema permanecem (Tabela 4.2). Pessoas estão sendo aconselhadas a comparar os benefícios do Medicare com planos de cobertu-

TABELA 4.2 Benefícios de medicamentos do Medicare Parte D

CUSTO ANUAL COM PRESCRIÇÕES PELOS PARTICIPANTES	CONTRIBUIÇÃO DO MEDICARE
Prêmio mensal de US$30, sujeito a aumento conforme data de inscrição no programa	
US$275 dedutíveis das despesas iniciais com medicamentos	
25% das despesas com medicamentos prescritos, entre US$275 e US$2.510	75% das despesas com medicamentos prescritos entre US$275 e US$2.510
100% das despesas com medicamentos prescritos, entre US$2.510 e US$4.050	0% das despesas com medicamentos = *gap* de cobertura (também conhecido como *donut hole*
5% das despesas com medicamentos, superiores a US$4.050	95% das despesas com medicamentos, superiores a US$4.050

Dados do Department of Health and Human Services, Centers for Medicare & Medicaid Services (2009), e do Medicare Prescription Drug Plans: Medicare Part D. Acessado em: Setembro, 2009. Disponível em: http://www.webmd.com/medicare/medicarepart-d-prescription-plans.

ra específica ao uso de medicamentos prescritos, oferecidos por empresas privadas. Alguns podem optar por comprar um seguro "Medigap" adicional para ajudar com o custo de franquia e coparticipação.

O **Medicaid**, por sua vez, é um programa administrado em âmbito estadual, para assistir às necessidades dos que vivem com baixa renda. Ele é sustentado por fundos federais, estaduais e também municipais. Cada Estado determina como essas receitas serão gastas. Em geral, os programas do Medicaid dão cobertura para assistência hospitalar, testes diagnósticos, visitas médicas, reabilitação e cuidados ambulatoriais. Eles ainda oferecem cobertura aos pacientes que precisam de cuidados prolongados, quando já esgotaram seus próprios recursos financeiros.

Sistemas de pagamento prospectivo

Em resposta à escalada dos custos com a saúde, o governo federal implementou, em 1983, um sistema de pagamento prospectivo para as pessoas inscritas no Medicare. Um sistema de pagamento prospectivo utiliza incentivos financeiros para diminuir as despesas totais dos cuidados com a saúde, por meio do reembolso aos hospitais de um valor prefixado. O reembolso tem base em **grupos de diagnósticos relacionados** (GDR) (um sistema de classificação usado para um grupo de pacientes com diagnósticos similares). Por exemplo, todos os pacientes que estejam recebendo uma prótese de quadril, joelho ou ombro enquadram-se no GDR 209, Substituição Total de Articulação, e as cirurgias são pagas, basicamente, pelo mesmo valor. Se os custos reais forem menores do que os valores pagos, o hospital fica com a diferença. No entanto, se eles excederem ao que foi reembolsado, o hospital fica com o déficit. Os hospitais ineficientes na recuperação de seus pacientes e que lhes dão alta precoce, perdem vastos rendimentos, possivelmente induzindo o fim das vantagens.

Desde sua implementação, o sistema GDR tem sido o grande responsável por decréscimos importantes nos índices de permanência hospitalar. Subsequentemente, três análises maiores têm vindo à tona: (1) alguns pacientes idosos têm alta prematuramente, não excedendo às tarifas de reembolso prefixadas; (2) as famílias têm assumido a responsabilidade pelo cuidado dos pacientes dependentes, no momento seguinte à alta; e (3) os crescentes custos hospitalares têm sido transferidos aos pacientes que possuem seguros privados para maquiar as perdas financeiras do Medicare. Em resposta às mudanças nos custos e em outros aspectos financeiros, as companhias de seguro privado têm contra-atacado o mercado por meio de mudanças agressivas nas despesas, recusando o pagamento por contas injustificadas e desenvolvendo seu próprio sistema de contenção de despesas, conhecido como *managed care*.

Managed Care

As **organizações de *managed care*** são seguros privados que cuidadosamente planejam e supervisionam a distribuição dos serviços de cuidados com a saúde oferecidos aos pacientes. Essas organizações controlam os custos do cuidados com a saúde e direcionam sua atenção para a prevenção como a melhor forma de controlá-los, por intermédio das seguintes técnicas:

- Usando as fontes de cuidados com a saúde de forma eficiente
- Negociando com os profissionais um atendimento de qualidade a custos razoáveis
- Monitorando e controlando resultados clínicos e financeiros
- Prevenindo as doenças, por triagem e atividades de promoção à saúde
- Proporcionando educação ao paciente, visando à redução dos riscos de doenças
- Minimizando o número de hospitalizações de pacientes com doenças crônicas

Os dois tipos mais comuns de sistemas de *managed care* são as organizações de manutenção da saúde (HMOs) e as organizações de cuidado preferenciais (PPOs). O *capitation* é uma terceira forma de estratégia financeira que vem emergindo nas organizações de *managed care* (MCO).

Organizações de manutenção da saúde

As **organizações de manutenção da saúde** são corporações que cobram taxas predeterminadas e fixadas anualmente, em troca de assistência à saúde de seus membros. A taxa permanece a mesma, sem que se saiba o tipo de serviço requisitado ou a frequência do cuidado. Estas organizações são capazes de permanecer financeiramente saudáveis porque oferecem serviços de prevenção, exames periódicos e educação para a saúde, para manter seus membros saudáveis e fora do hospital.

As organizações de manutenção da saúde proporcionam atendimento em nível ambulatorial, hospitalar e domiciliar. Algumas delas possuem seus próprios estabelecimentos para oferecer cuidados com a saúde; outras, utilizam aqueles recursos disponíveis na comunidade. O membro de uma HMO deve receber permissão para procurar qualquer serviço adicional de assistência, como uma segunda opinião de um especialista ou a realização de algum exame não autorizado. Os membros que não atendem a essas exigências são responsáveis por todas as despesas extras. Dessa forma, os HMOs servem como reguladores dos serviços de saúde.

Organizações de cuidado preferenciais

As **organizações de cuidado preferenciais** são agências de seguro de saúde que controlam os custos relacionados à saúde com base na competitividade. As PPOs criaram uma rede de médicos comunitários, dispostos a oferecer seus serviços por uma tarifa com desconto em troca do encaminhamento constante de pacientes. Os pacientes já cadastrados podem reduzir seus próprios gastos, recebendo cuidado de qualquer profissional preferido. Se eles selecionam um profissional fora da rede, pagam um percentual maior dos custos.

Capitation

O *capitation* é uma forma de abordagem totalmente diferente das HMOs e das PPOs. É um sistema de pagamento em que uma tarifa preestabelecida por um membro é paga ao provedor de cuidados com a saúde, normalmente um hospital ou um complexo hospitalar, mesmo que o associado não utilize o serviço. O *capitation* é uma forma de incentivar os profissionais a controlar a utilização dos recursos, em seu próprio benefício. Se os membros recebem um atendimento não dispendioso, isso resulta em mais lucro para o profissional.

Resultados do reembolso estruturado

Em muitos casos, as mudanças na forma de reembolso têm transferido o poder econômico e de tomada de decisões dos hospitais e dos médicos para as companhias de seguro. Uma das análises feitas é a de que é muito difícil obter e oferecer cuidados à saúde sem que haja pressão econômica dos segurados. Muitos reclamam que os lucros das companhias de seguro advêm pela diminuição da qualidade dos cuidados. Por exemplo, os hospitais estão contratando profissionais não licenciados para cumprir deveres que apenas enfermeiros registrados e licenciados poderiam fazer. Evidências atuais mostram que o número de mortes em agências de saúde aumentaram tanto quanto caiu o número de enfermeiros licenciados (Agency for Healthcare Research and Quality of Care, 2004; Aiken et al., 2008).

Por outro lado, as mudanças na condução dos custos têm também mostrado resultados positivos. Para determinar custos com qualidade, instituições de cuidados com a saúde, pessoal de enfermagem e outros profissionais precisaram procurar formas de garantir que todo cuidado, ensino e preparo para a alta ocorram sem que se usem desnecessariamente recursos caros.

Numa tentativa de reduzir a duplicação dos serviços de saúde e o aumento das receitas, hospitais e outros estabelecimentos de saúde estão formando redes de trabalho, conhecidas como **sistema de cuidado integrado**. Essas redes, que oferecem uma completa variedade de serviços de saúde altamente coordenados e controlados do ponto de vista de custo-efetividade, oferecem diversas opções aos pacientes (Quadro 4.2), o que resulta em uma curta permanência hospitalar, baixos índices de complicações, como infecções hospitalares, e um rápido retorno ao autocuidado.

METAS NACIONAIS DE SAÚDE

Um esforço nacional de promoção à saúde, conhecido como *Healthy People 2020*, é uma continuação do *Surgeon General's Report*, de 1979, do *Healthy People* e, posteriormente, do *Healthy People 2000: National Health Promotion and Disease Prevention* e do *Healthy People 2010*. A missão do *Healthy People 2020* e de suas quatro metas principais para promoção da saúde da nação no século XXI são o incremento da qualidade de vida, não somente da expectativa de vida, a identificação dos principais fatores que afetam a saúde e o bem-estar, o estabelecimento de prioridades na saúde pública e o alcance da equidade da saúde entre cidadãos (Quadro 4.3).

As quatro metas principais do *Healthy People 2020* são subdivididas em várias áreas, por tópicos, cada uma das quais iden-

> **QUADRO 4.2** Serviços do sistema de cuidado integrado
>
> Um sistema de cuidado integrado proporciona:
> - Programas de bem-estar
> - Cuidado preventivo
> - Cuidado ambulatorial
> - Diagnóstico ambulatorial e serviços laboratoriais
> - Cuidado de emergência
> - Serviços secundários e terciários
> - Reabilitação
> - Cuidado prolongado
> - Recursos para suporte à vida
> - Cuidado psiquiátrico
> - Serviços de cuidado domiciliar
> - Internações psiquiátricas
> - Medicamentos ambulatoriais

tificando *intervenções* que consistem em programas, políticas e informações; *determinantes*, que identificam fatores sociais, econômicos e ambientais, os traços individuais e os resultados; e *resultantes*, como comportamentos, fatores de risco específicos, doenças, transtornos mentais, deficiências, lesões e qualidades de vida (Fig. 4.4). São exemplos de metas de saúde específicas a serem alcançadas:

- Aumentar a proporção de pessoas com seguros de saúde
- Nas profissões de saúde, nas ligas e associações de profissionais de saúde e na enfermagem, aumentar a proporção de todos os níveis, premiando os membros de grupos raciais étnicos sub-representados
- Aumentar a proporção de programas de saúde, bem-estar e tratamento, assim como de recursos que atendam às necessidades das pessoas com incapacidades
- Reduzir o número de novos casos de câncer, tanto quanto as doenças, as incapacidades e as mortes causadas pelo câncer
- Reduzir infecções causadas por patógenos alimentares
- Melhorar a saúde auditiva e visual da nação, por meio de medidas de prevenção, detecção precoce de doenças, tratamento e reabilitação (*Healthy People 2020*)

A campanha do *Healthy People 2020* está sendo realizada com a experiência combinada do Public Health Service, dos departamentos de saúde de cada Estado, das organizações nacionais de saúde, do Institute of Medicine of the National Academy of Sciences e de indivíduos selecionados do público em geral. Para atender os objetivos propostos, os trabalhadores da área da saúde são desafiados a implementar estratégias para melhorar a saúde global das pessoas que vivem nos Estados Unidos.

EQUIPE DE ENFERMAGEM

A meta da **equipe de enfermagem**, um grupo de profissionais que cuida diretamente dos pacientes, é auxiliar as pessoas a obterem, manterem ou recuperarem a saúde (Fig. 4.5). A equipe de enfermagem pode pertencer a uma equipe multiprofissional aliada a outros trabalhadores na prestação de cuidados à saúde, como fisiatras, fisioterapeutas e outros.

Os enfermeiros usam suas habilidades específicas em hospitais ou outras áreas de trabalho. Por terem habilidades para auxiliar os indivíduos saudáveis, aqueles que estão à morte e

Conceitos e Habilidades Fundamentais no Atendimento de Enfermagem

> **QUADRO 4.3** Missão e metas do Healthy People 2020
>
> **Missão**
> - Identificar as prioridades para melhorar a saúde da nação
> - Melhorar a percepção e o entendimento das pessoas quanto aos fatores determinantes de saúde, doença e incapacidades, assim como oportunidades para modificá-los
> - Proporcionar objetivos e metas mensuráveis, que possam ser aplicados a níveis nacionais, estaduais, municipais e locais
> - Engajar múltiplos setores a tomarem medidas que fortaleçam a condução das políticas e melhorem as práticas tomadas, por meio de uma melhor avaliação das evidências e do conhecimento adquirido
> - Identificar necessidades críticas de levantamento de dados, pesquisa e avaliação
>
> **Metas**
> - Eliminar doenças, incapacidades, lesões e a morte prematura previsíveis
> - Atingir a equidade de saúde, eliminar as disparidades e melhorar a saúde de todos os grupos
> - Criar um ambiente físico e social que promova a saúde de todos
> - Promover o desenvolvimento e o conhecimento do que é saudável, ao longo de cada estágio da vida

Fielding, J.E. 2009. Healthy People 2020: Improving our health futures. Obtido em 11 de Janeiro de 2010, em http://dialogue4health.org/webforum/PDFs_10_30_09/FIELDING02Oct2009.pdf.

todos os que se encontram em estágios intermediários, os enfermeiros trabalham em vários tipos de estabelecimentos, como organizações para a manutenção da saúde, centros de aptidão física, clínicas nutricionais, departamentos de saúde pública, instituições de cuidados especializados e instituições para doentes mentais. Quando os profissionais de enfermagem trabalham juntos, usam um dentre vários métodos para o gerenciamento do cuidado do paciente. Os cinco métodos mais comuns são a enfermagem funcional, o método de caso, a enfermagem por equipe, o *primary nursing* e a enfermagem no *managed care*. Cada um possui vantagens e desvantagens. Os estudantes podem encontrar um desses métodos ou todos eles enquanto adquirem experiência clínica.

Enfermagem funcional

Um dos métodos utilizados para administração de cuidados aos pacientes é a **enfermagem funcional**, um padrão em que cada enfermeiro é incumbido de uma tarefa específica. Por exemplo, um é designado a dar os medicamentos aos pacientes, outro deve realizar todos os cuidados (como a troca de roupas) e outro atua no posto de enfermagem, transcrevendo as prescrições médicas e comunicando-se com outros setores sobre questões pertinentes ao cuidado dos pacientes. Esse padrão está se tornando menos utilizado, já que seu foco tende a situar-se mais na realização da tarefa do que no tratamento do paciente.

Método de caso

O oferecimento de cuidados de enfermagem pelo **método de caso** envolve a designação de um membro da equipe para administrar todos os cuidados de que necessita um paciente durante um período de tempo determinado. Ele não deve ser confundido com o *managed care*, que será discutido a seguir. O método de caso costuma ser utilizado mais frequentemente em enfermagem domiciliar e em saúde pública, assim como na assistência psiquiátrica comunitária. Os enfermeiros que adotam esse tipo de cuidado são conhecidos como gerentes de caso.

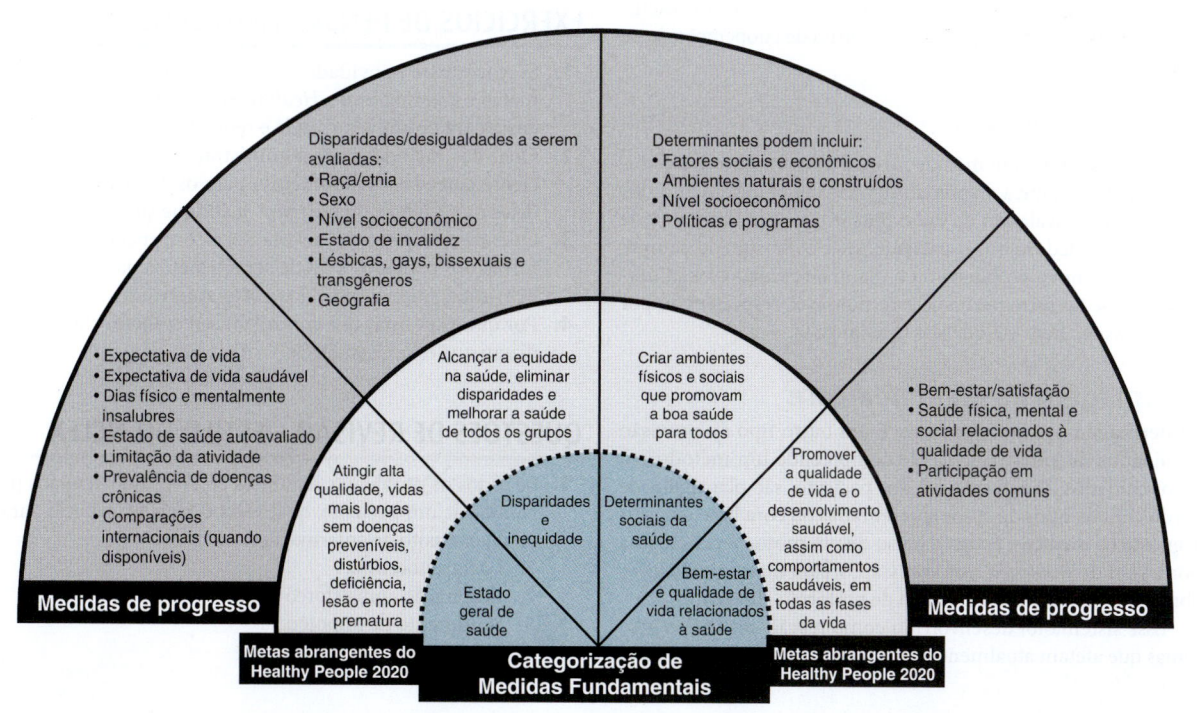

FIGURA 4.4 Componentes do *Healthy People 2020*.

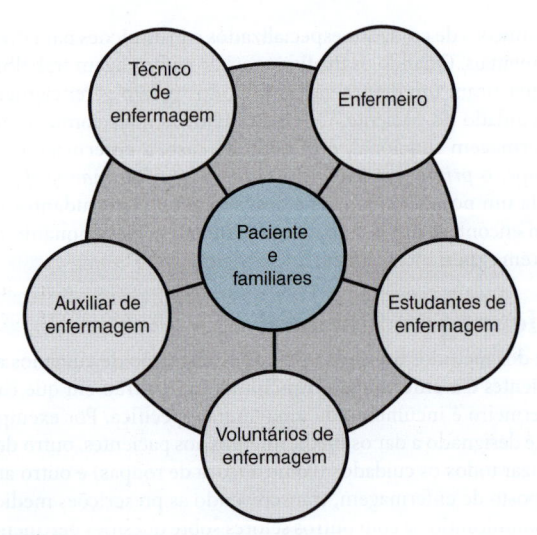

FIGURA 4.5 A equipe de enfermagem.

Enfermagem por equipe

Na **enfermagem por equipe** os profissionais dividem os pacientes em grupos e realizam seus cuidados de forma conjunta. Eles são organizados e orientados por um enfermeiro, chamado "o líder da equipe". O líder pode auxiliar no atendimento, mas normalmente distribui e supervisiona o cuidado prestado por outros. Todos os membros da equipe relatam os resultados de seu atendimento ao enfermeiro, que tem sob sua responsabilidade a avaliação, verificando se as metas de cuidados com o paciente foram atingidas ou não.

As conferências são elementos importantes da enfermagem por equipe. Elas podem cobrir uma variedade de assuntos, ainda que sejam planejadas com certos objetivos em mente, como a determinação das melhores abordagens para cada problema de saúde dos pacientes, o aumento dos conhecimentos dos membros da equipe e a promoção de um espírito de cooperação entre os profissionais do grupo.

Primary Nursing

O *primary nursing* é um método no qual o enfermeiro que admite o paciente assume a responsabilidade pelo planejamento dos cuidados e pela avaliação de sua evolução. Esse enfermeiro pode delegar os cuidados com o paciente, mas é consultado sempre que surja um novo problema ou o plano de cuidados exija modificação. Ele também permanece responsável, respondendo por pacientes específicos até que eles recebam alta.

Enfermagem no *Managed Care*

A **enfermagem no *managed care*** é um outro tipo de provisão de cuidados de enfermagem. Ele compreende um método em que os cuidados de enfermagem dos pacientes são planejados de acordo com os tipos de casos apresentados ou com base em seus diagnósticos médicos. É típico o uso de um protocolo clínico na abordagem do *managed care* (ver Cap. 1 para mais informações sobre *managed care* e um exemplo de protocolo clínico).

Esse sistema foi desenvolvido como reação aos vários problemas que afetam atualmente a prestação de cuidados de saúde, como a escassez de profissionais da enfermagem e a necessidade de equilibrar custos dos cuidados médicos com sistemas limitados de reembolso. A enfermagem no *managed care* é similar aos princípios utilizados no mundo dos negócios. Neste, as corporações pagam executivos para antecipar tendências e determinar as melhores estratégias para a obtenção de lucro; naquele, um enfermeiro profissional avalia se os resultados previsíveis são ou não alcançados diariamente. A obtenção dos resultados dentro de prazos fixados possibilita que o paciente fique pronto para a alta hospitalar antes de ser designado pelos sistemas de pagamento futuro ou na época em que isso ocorre.

Estudos-piloto indicam que esse método assegura o atendimento a padrões de cuidado com maior eficiência e redução de custos. Os hospitais que estão adotando a enfermagem no *managed care* relatam estar operando de acordo com seus orçamentos e reduzindo suas perdas financeiras.

CONTINUIDADE DOS CUIDADOS COM A SAÚDE

A **continuidade dos cuidados** refere-se à manutenção dos cuidados com a saúde de um nível para outro, e de uma instituição de cuidado para outra. Essa ação assegura que o paciente seja atendido em um sistema de saúde complexo com o máximo de eficiência e um mínimo de frustração. A meta é evitar que o paciente, saudável ou enfermo, sinta-se isolado, fragmentado ou abandonado. Tudo isso ocorre quando um profissional da saúde falha ao consultar os outros ou comunicar-lhes sobre os cuidados de saúde que envolvem o paciente. Os Capítulos 9 e 10 apresentam exemplos de como os enfermeiros comunicam-se entre si e com os profissionais de outras instituições, de modo que os cuidados com o paciente sejam contínuos e voltados a metas.

EXERCÍCIOS DE PENSAMENTO CRÍTICO

1. Se você fosse convidado a participar do planejamento de metas e estratégias do *Healthy People 2020,* que sugestões daria para promover a saúde e reduzir as doenças crônicas?
2. Qual dos métodos para administração de cuidados ao paciente parece o mais vantajoso para os enfermeiros? E qual deles os pacientes prefeririam? Justifique suas respostas.
3. Que argumentos você usaria para convencer de que a reforma dos cuidados à saúde seria benéfica para promover o bem-estar entre os cidadãos norte-americanos?
4. Por que as pessoas que controlam seu diabetes efetivamente dizem que estão "saudáveis"?

QUESTÕES DE REVISÃO – ESTILO DO NCLEX

1. Se todos os problemas seguintes correspondessem aos problemas de um paciente, qual seria o mais prioritário para o gerenciamento de enfermagem?
   1. Baixa autoestima
   2. Respiração com esforço
   3. Sentimento de impotência
   4. Falta de apoio familiar

2. O encaminhamento inicial de enfermagem mais apropriado no atendimento de uma pessoa que apresente frequentes dores de cabeça é:
   1. Uma companhia farmacêutica que busca voluntários para testar uma nova medicação para dor de cabeça
   2. Um instituto neurológico que conduz pesquisas investigativas sobre dor de cabeça
   3. O setor de emergência de um hospital para imediato tratamento médico
   4. Um clínico geral para investigação primária
3. Quais das seguintes opções consiste no melhor exemplo de organização para promoção de cuidado continuado quando o enfermeiro, num hospital, dá encaminhamento a um paciente com câncer terminal?
   1. Organização de cuidados preferenciais
   2. Organização de enfermagem domicilar
   3. Organização de manutenção da saúde
   4. Organização de *managed care*
4. Todas as opções abaixo são componentes da Hierarquia das Necessidades Humanas de Maslow. Coloque as categorias em ordem, numa sequência progressiva, iniciando pela mais básica delas. Utilize todas as opções.
   1. Necessidade de amor e sociabilização
   2. Necessidades fisiológicas
   3. Necessidade de autorrealização
   4. Necessidade de afeto e autoestima
   5. Necessidade de proteção e segurança
5. Qual dos problemas a seguir representa a correta identificação pelo enfermeiro de comprometimento das necessidades de proteção e segurança de um paciente?
   1. Ansiedade crônica
   2. Dificuldade para respirar
   3. Solidão severa
   4. Privação de sono

5 Homeostase, Adaptação e Estresse

Objetivos do ensino

Ao término deste capítulo o leitor deverá ser capaz de:

1. Explicar a homeostase e listar as categorias de estressores que a afetam.
2. Identificar duas crenças sobre o corpo e a mente, com base no conceito filosófico do holismo.
3. Identificar o propósito da adaptação e duas prováveis consequências de uma adaptação malsucedida.
4. Delinear as estruturas pelas quais ocorrem as mudanças adaptativas.
5. Distinguir entre reações adaptativas simpáticas e parassimpáticas.
6. Definir estresse e listar os fatores que afetam a reação de estresse.
7. Discutir os três estágios da síndrome de adaptação geral e suas consequências.
8. Citar os três níveis de prevenção que se aplicam à redução ou ao controle de doenças relacionadas ao estresse.
9. Explicar como ocorre a adaptação psicológica e duas possíveis consequências.
10. Descrever atividades de enfermagem que sejam úteis no cuidado de pacientes propensos ao estresse e abordagens para prevenir, reduzir ou eliminar uma reação de estresse.

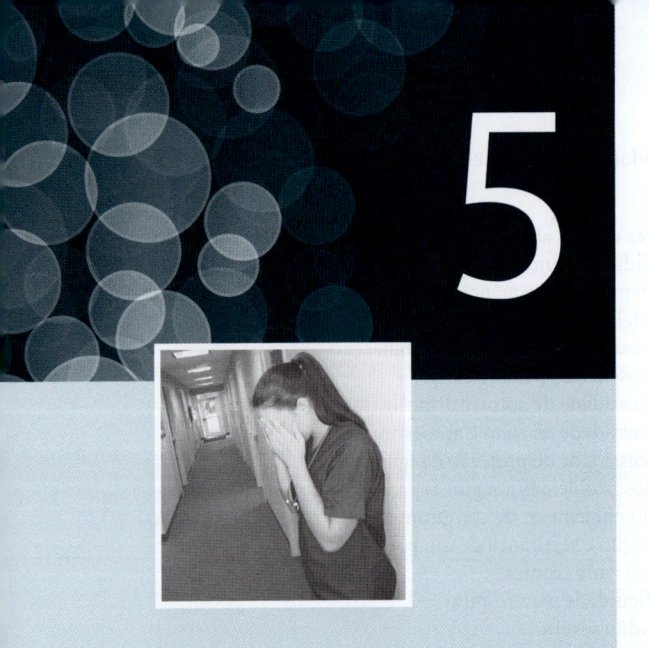

Termos principais

Adaptação
Catastrofizar
Distúrbios relacionados ao estresse
Eixo hipotalâmicopituitário-suprarrenal
Endorfinas
Estágio do alarme
Estágio da exaustão
Estágio da resistência
Estratégias de enfrentamento
Estresse
Estressores
Homeostase
Manipulação sensorial
Mecanismos de enfrentamento
Neurotransmissores
Prevenção primária
Prevenção secundária
Prevenção terciária
Reação de luta ou recuo
Retroalimentação
Síndrome da adaptação geral
Técnicas de controle do estresse
Técnicas de redução do estresse

A saúde é um estado frágil. Para mantê-la, o corpo continuamente se adapta a **estressores**, mudanças que têm o potencial de perturbar o equilíbrio. Quando os estressores são de menor monta, a reação do corpo é imperceptível e geralmente sem importância. Contudo, quando são intensos ou muitos deles ocorrem ao mesmo tempo, os esforços para restaurar o equilíbrio podem resultar em sinais e sintomas desconfortáveis. Com o estresse prolongado, podem ocorrer doenças associadas a ele ou até mesmo a morte.

HOMEOSTASE

A **homeostase** consiste em um estado relativamente estável de equilíbrio fisiológico; seu significado literal é "permanecer o mesmo". Embora soe como uma contradição, permanecer o mesmo exige atividade fisiológica constante. O corpo mantém sua constância por meio da adaptação e readaptação das respostas às mudanças nos ambientes interno e externo, que promovem o desequilíbrio.

Holismo

Ainda que a homeostase costume estar associada primeiramente à condição física do indivíduo, também é influenciada por componentes emocionais, sociais e espirituais. Como foi discutido no Capítulo 4, o holismo significa que entidades em todas essas áreas contribuem para uma totalidade do indivíduo. Com base nos princípios do holismo, os estressores podem ser fisiológicos, psicológicos, sociais ou espirituais (Quadro 5.1).

O holismo é fundamentado em duas crenças comumente encontradas: (1) os indivíduos são diretamente influenciados pela mente e pelo corpo e (2) a relação entre mente e corpo possui o potencial de manter a saúde ou causar doenças. Consequentemente, é importante compreender a maneira como a mente percebe as informações e cria reações adaptativas. Tanto os mecanismos de percepção fisiológicos quanto os psicológicos serão abordados mais tarde neste capítulo.

Conceitos e Habilidades Fundamentais no Atendimento de Enfermagem   61

QUADRO 5.1 Estressores comuns

FISIOLÓGICOS	PSICOLÓGICOS	SOCIAIS	ESPIRITUAIS
Prematuridade	Medo	Gênero, raça, idade e discriminação	Culpa
Envelhecimento	Impotência	Isolamento	Dúvida
Traumatismo	Inveja	Abandono	Desesperança
Infecção	Rivalidade	Pobreza	Conflito de valores
Desnutrição	Amargura	Conflito nas relações	Pressão para aderir, abandonar ou trocar de religião
Obesidade	Ódio	Instabilidade política	Discriminação religiosa
Cirurgia	Insegurança	Negação dos direitos humanos	
Dor		Ameaças à segurança	
Febre		Analfabetismo	
Fadiga		Infertilidade	
Poluição			

Considerações gerontológicas

- O que pode ser um fator de estresse para uma pessoa mais jovem é, por vezes, menos impactante para os idosos, pois suas experiências de vida os ajudam a colocar eventos estressantes em uma perspectiva diferente. Consequentemente, os idosos podem perceber os estressores como tendo menor prioridade ou senso de urgência que os grupos etários mais jovens.

▶ *Pare, Pense e Responda – Quadro 5.1*

Cite estressores fisiológicos, psicológicos, sociais e espirituais que podem afetar a homeostase dos estudantes de enfermagem.

Adaptação

Adaptação refere-se à maneira pela qual um organismo reage à mudança. Ela requer o uso de propriedades de autoproteção e mecanismos reguladores da homeostase. Os neurotransmissores medeiam as respostas adaptativas homeostáticas por meio da coordenação das funções do sistema nervoso central, do sistema nervoso autônomo e do sistema endócrino.

Neurotransmissores

Neurotransmissores são mensageiros químicos, sintetizados nos neurônios, que permitem a comunicação entre as células nervosas através da fenda sináptica, subsequentemente afetando o pensamento, o comportamento e o funcionamento corporal. Quando liberados, os neurotransmissores ligam-se temporariamente aos sítios receptores dos neurônios pós-sinápticos e transmitem sua informação. Uma vez realizado esse processo, o neurotransmissor é desprezado, sendo recapturado, para uso posterior, ou fica enfraquecido (Fig. 5.1).

São neurotransmissores comuns: a serotonina, a dopamina, a norepinefrina, a acetilcolina, o ácido γ-aminobutírico e o glutamato. Outros mensageiros químicos, chamados "neuropeptídeos", são, na verdade, um tipo separado de neurotransmissores. Os neuropeptídeos incluem a substância P, as endorfinas, as encefalinas e os neuro-hormônios.

Cada neurotransmissor ou neuropeptídeo exerce efeitos diferentes. A serotonina estabiliza o humor, induz ao sono e regula a temperatura. A norepinefrina intensifica o estado de alerta e

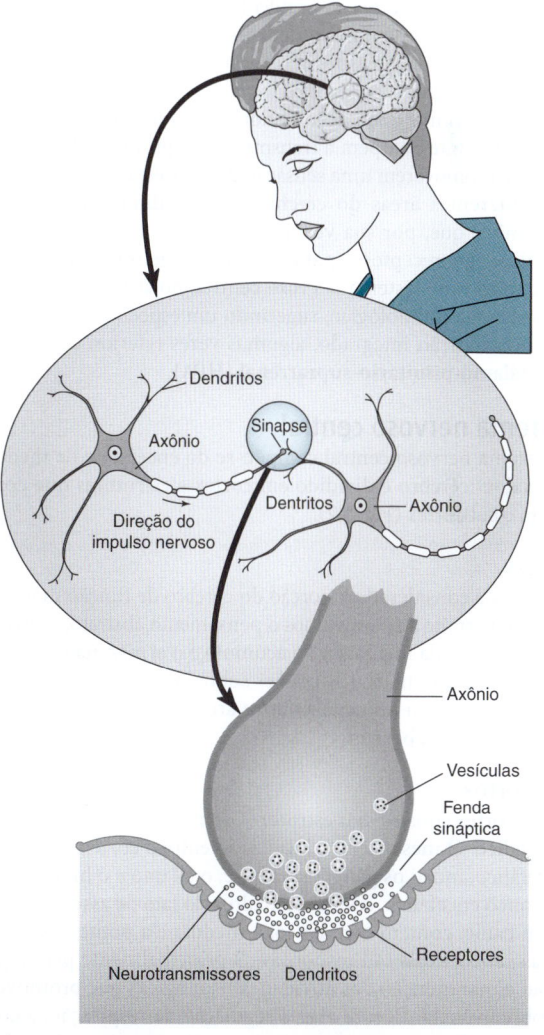

FIGURA 5.1 Atividade neurotransmissora. (Fonte: Timby, B.K. & Smith, N.E. 2010. *Introductory medical-surgical nursing*. 10ª ed. Philadelphia, PA: Lippincott Williams & Wilkins.)

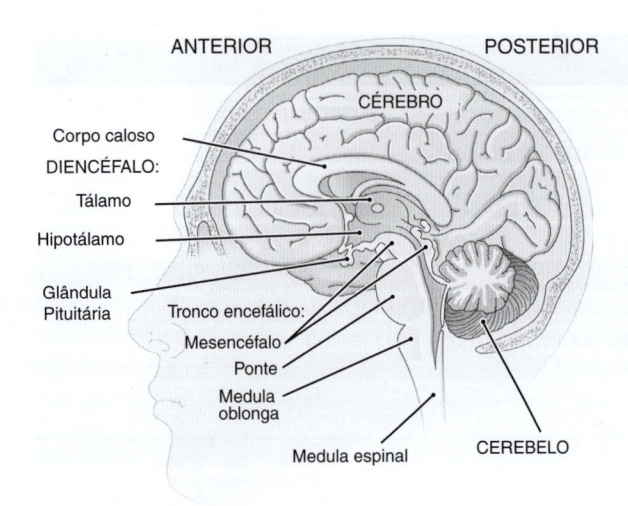

FIGURA 5.2 Estruturas do sistema nervoso central.

eleva o nível de energia. A acetilcolina, junto com a dopamina, promove o movimento coordenado. O ácido γ-aminobutírico inibe os neurotransmissores excitatórios, como a norepinefrina e a dopamina, que são classificados como catecolaminas. A substância P transmite a sensação de dor, enquanto as endorfinas e as encefalinas interrompem a transmissão da própria substância P, além de promoverem uma sensação de bem-estar.

Diferentes áreas do cérebro contêm diferentes tipos de neurônios, que, por sua vez, possuem neurotransmissores específicos. Os receptores para esses mensageiros químicos são encontrados no sistema nervoso central, no sistema endócrino e no sistema imunológico, sugerindo um especializado sistema de comunicação integrado, algumas vezes referido como **eixo hipotálamo-pituitário-suprarrenal (HPA)**.

Sistema nervoso central

O sistema nervoso central compõe-se do encéfalo e da medula espinal. O cérebro é dividido em córtex e estruturas que compõem o subcórtex (Fig. 5.2).

Córtex

O córtex é considerado a porção do cérebro de função mais nobre. Ele permite aos indivíduos o pensamento abstrato, o uso e a compreensão da linguagem, o acúmulo e o armazenamento das memórias e a tomada de decisões sobre informações recebidas. O córtex também influencia outras áreas primitivas do cérebro, localizadas no subcórtex.

Subcórtex

O subcórtex consiste nas estruturas do mesencéfalo e do tronco encefálico. O mesencéfalo, localizado entre o córtex e o tronco encefálico, inclui os gânglios da base, o tálamo e o hipotálamo. O tronco encefálico, assim chamado pelo fato de assemelhar-se a um caule, contém o cerebelo, a medula e a ponte. As estruturas subcorticais são responsáveis principalmente pela regulação e manutenção das atividades fisiológicas que promovem a sobrevivência. Dentre elas, a regulação da respiração, a contração cardíaca, a pressão sanguínea, a temperatura do corpo, o sono, o apetite, a estimulação e a inibição da produção de hormônios.

Sistema ativador reticular

O sistema ativador reticular (SAR), uma área do cérebro pela qual passa uma rede nervosa, é o elo entre o corpo e a mente. As informações sobre o ambiente interno e externo de um indivíduo são canalizadas através do SAR ao córtex, em nível consciente e inconsciente (Fig. 5.3). O córtex processa as informações e dá origem a reações comportamentais e fisiológicas por meio da ativação do hipotálamo, que influencia o sistema nervoso autônomo e as funções endócrinas (Fig. 5.4).

Considerações gerontológicas

- A atividade no SAR é afetada por neurotransmissores inibitórios, como o ácido γ-aminobutírico (GABA), e neurotransmissores excitatórios, como a norepinefrina. Drogas, como o álcool, analgésicos narcóticos e tranquilizantes, diminuem a atividade do cérebro e induzem ao sono, simulando ou aumentando o GABA. Outras, como a cafeína e os medicamentos para distúrbios de déficit de atenção, assim como substâncias ilegais, como a metanfetamina, aumentam a atividade no SAR, o estado de alerta e a "atividade de pensar" do córtex, estimulando os receptores de norepinefrina.
- A automedicação com álcool e o abuso de outras drogas sedativas, como analgésicos narcóticos e tranquilizantes, podem diminuir a excitação e produzir relaxamento temporariamente. No entanto, o uso excessivo ou crônico destas substâncias podem levar à deficiência física, à dependência de drogas e a problemas legais, criando mais estressores além daqueles para os quais foram originalmente destinados a aliviar.
- Como a reação ao estresse persistente é geralmente acompanhada de ansiedade e depressão, a prescrição de medicamentos ansiolíticos, como o alprazolam (Frontal), ou antidepressivos, como a fluoxetina (Prozac), por um curto prazo, pode ajudar os indivíduos a lidar e avaliar os estressores de forma mais realista.

Sistema nervoso autônomo

O sistema nervoso autônomo é formado de nervos periféricos que afetam as funções fisiológicas, em grande parte automáticas, e o controle voluntário. Ele é subdividido em sistema nervoso simpático e parassimpático.

Ambos os segmentos do sistema nervoso autônomo suprem o organismo com vias nervosas. Cada uma dessas divisões pode vir a tornar-se dominante, dependendo da resposta fisiológica mais apropriada. Por exemplo, havendo a necessidade de aumento da frequência cardíaca, o sistema nervoso simpático assume o domínio; quando a necessidade é diminui-la, assume o sistema nervoso parassimpático.

Sistema nervoso simpático

Quando diante de uma situação que a mente percebe como perigosa, o sistema nervoso simpático prepara o corpo para uma **reação de luta ou recuo**. Ele acelera aquelas funções fisiológicas que garantem a sobrevivência pelo uso da força ou da fuga rápida. A pessoa torna-se ativa, desperta e emocionalmente carregada.

Sistema nervoso parassimpático

O sistema nervoso parassimpático restaura o equilíbrio, depois que o perigo não está mais aparente. Ele inibe a estimulação fisiológica criada pelo sistema nervoso simpático; entretanto, não produz uma reação oposta a cada efeito simpático (Tab. 5.1).

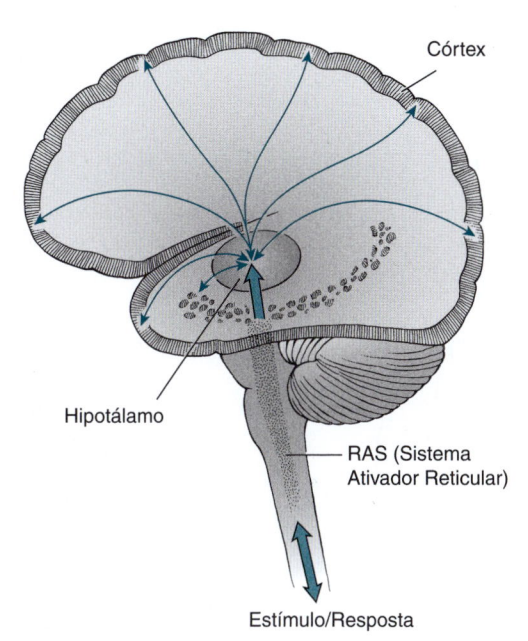

FIGURA 5.3 O sistema ativador reticular é o elo da conexão corpo-mente.

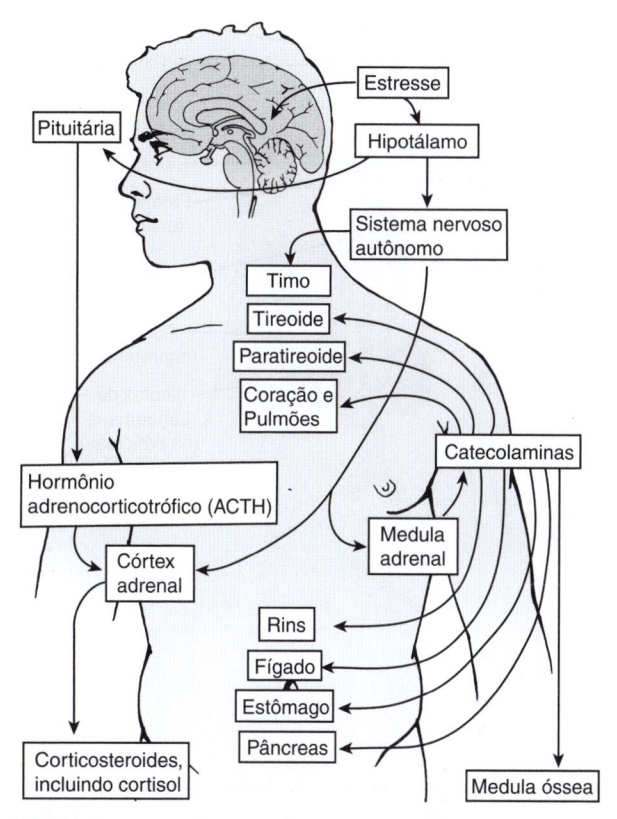

FIGURA 5.4 Vias adaptativas homeostáticas.

Por essa razão, alguns acreditam que esse sistema ofereça um mecanismo alternativo, igualmente eficiente, para responder às ameaças do ambiente interno ou externo. Por exemplo, a desaceleração fisiológica produzida pelo sistema nervoso parassimpático foi comparada à maneira como os gambás e outras espécies de animais "fingem-se de mortos" ao sentirem-se ameaçados por predadores. A simulação da ocorrência de morte costuma fazer com que o predador abandone o animal – o que salva sua vida. Dessa forma, tem sido proposto que os indivíduos também possam responder a estímulos entendidos como ameaçadores, desacelerando suas respostas fisiológicas ou acelerando-as (Nuernberger, 1981).

Sistema endócrino

O sistema nervoso autônomo proporciona a resposta inicial e imediata à percepção de uma ameaça, seja pela via simpática, seja pela parassimpática. Para sustentar essa resposta, o sistema endócrino começa a ser envolvido. Ele é formado por um grupo de glândulas localizadas por todo o corpo, as quais produzem os hormônios (Fig. 5.5). Os hormônios são substâncias químicas, produzidas em uma parte do organismo, cujas ações causam efeitos fisiológicos em células-alvo, espalhadas pelo corpo.

Controle neuro-endócrino

A glândula pituitária, localizada no cérebro, é considerada a glândula-mestre porque produz hormônios que influenciam outras

TABELA 5.1 Efeitos simpáticos e parassimpáticos

ESTRUTURA-ALVO	EFEITO SIMPÁTICO	EFEITO PARASSIMPÁTICO
Íris ocular	Dilata as pupilas	Contrai as pupilas
Glândulas sudoríparas	Aumenta a transpiração	Nenhum
Glândulas salivares	Inibe a salivação	Aumenta a salivação
Glândulas digestivas	Inibe as secreções	Estimula as secreções
Coração	Aumenta a frequência e a força de contração	Reduz a frequência e a força de contração
Vasos sanguíneos da pele	Contrai, causando palidez	Dilata, causando rubor
Músculos esqueléticos	Aumenta o tônus	Reduz o tônus
Músculos brônquicos	Relaxados (broncodilatação)	Contraídos (broncoconstrição)
Motilidade digestiva (peristaltismo)	Reduzida	Aumentada
Rim	Filtração reduzida	Nenhum
Músculo da bexiga (detrusor)	Inibido (supressão da urina)	Estimulado (urgência para urinar)
Fígado	Libera glicose	Nenhum
Medula suprarrenal	Estimulada	Nenhum

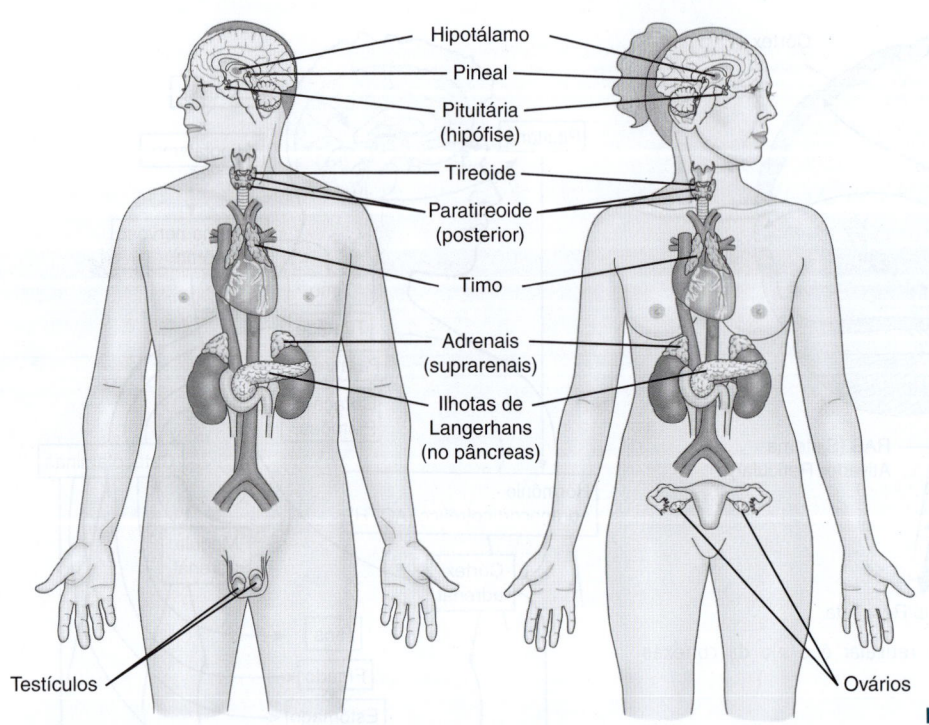

FIGURA 5.5 Glândulas endócrinas.

glândulas endócrinas. Ela está conectada ao hipotálamo, uma estrutura subcortical, por conexões vasculares e terminações nervosas. Para que ela realize sua função, o córtex inicialmente estimula o hipotálamo, que, por sua vez, ativa a glândula pituitária.

Retroalimentação

A **retroalimentação** é um mecanismo para controlar a produção de hormônios (Fig. 5.6), podendo ser positivo ou negativo. A maior parte dos hormônios é secretada em resposta a um ciclo de retroalimentação negativo; quando o nível hormonal diminui, a glândula de liberação é estimulada. Na retroalimentação positiva ocorre o contrário, mantendo as concentrações de hormônio em um nível estável, todo o tempo. A homeostase é mantida quando os hormônios são liberados conforme as necessidades ou são inibidos quando for adequado.

ESTRESSE

Quando as demandas sobre o sistema nervoso central, o sistema nervoso autônomo e o sistema endócrino encontram-se dentro da capacidade adaptativa do organismo, o corpo mantém a homeostase. Todavia, quando as mudanças internas ou externas sobrepõem-se à adaptação homeostática, ocorre o estresse. O **estresse** é a reação fisiológica e comportamental ao desequilíbrio. Ele possui efeitos físicos, emocionais e cognitivos (Quadro 5.2).

Embora os seres humanos possuam a capacidade de adaptar-se ao estresse, nem todos respondem exatamente da mesma forma a um estressor semelhante. As diferenças podem variar de acordo com: (1) a intensidade do estressor; (2) o número de estressores; (3) a duração do estressor; (4) a condição física; (5) as experiências de vida; (6) as estratégias de enfrentamento; (7) o apoio social; (8) as crenças pessoais; (9) as atitudes; e (10) os valores. Devido às diferenças únicas, os resultados podem ser a adaptação ou a inadaptação, dependendo da reação de cada indivíduo. Alguns indivíduos propensos ao estresse têm uma tendência a **catastrofizar** situações, optando por se concentrar em todos os resultados potencialmente negativos que podem resultar de fatores estressantes, perpetuando e intensificando sua resposta ao estresse. Em outras palavras, eles veem o seu copo meio vazio, em vez de meio cheio.

Considerações gerontológicas

- Com o avanço da idade, redes de apoio social tendem a diminuir ou desintegrar-se, diminuindo a capacidade dos idosos para o enfrentamento de situações. Perdas sociais podem provocar o aparecimento de distúrbios físicos ou emocionais.

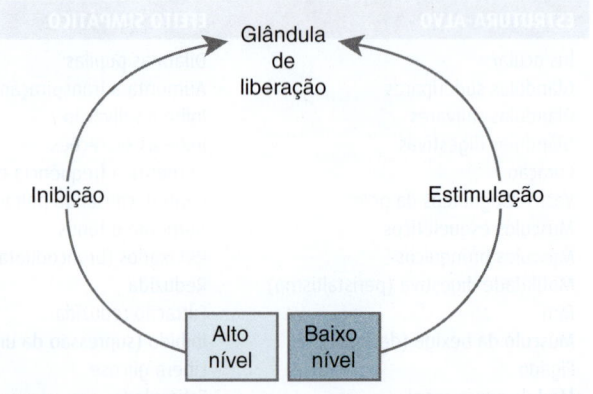

FIGURA 5.6 O *Mecanismo de retroalimentação* regula os níveis hormonais.

QUADRO 5.2 Sinais e sintomas comuns do estresse

Físicos
Frequência cardíaca acelerada
Respiração rápida
Aumento da pressão sanguínea
Dificuldade para dormir ou excesso de sono
Perda de apetite ou ingestão excessiva de alimentos
Musculatura tensa
Hiperatividade ou inatividade
Boca seca
Constipação ou diarreia
Falta de interesse sexual

Emocionais
Irritabilidade
Rompantes de raiva
Hipercriticidade
Abuso verbal
Retraimento
Depressão

Cognitivos
Concentração e atenção prejudicados
Esquecimento
Preocupação
Juízo deficiente

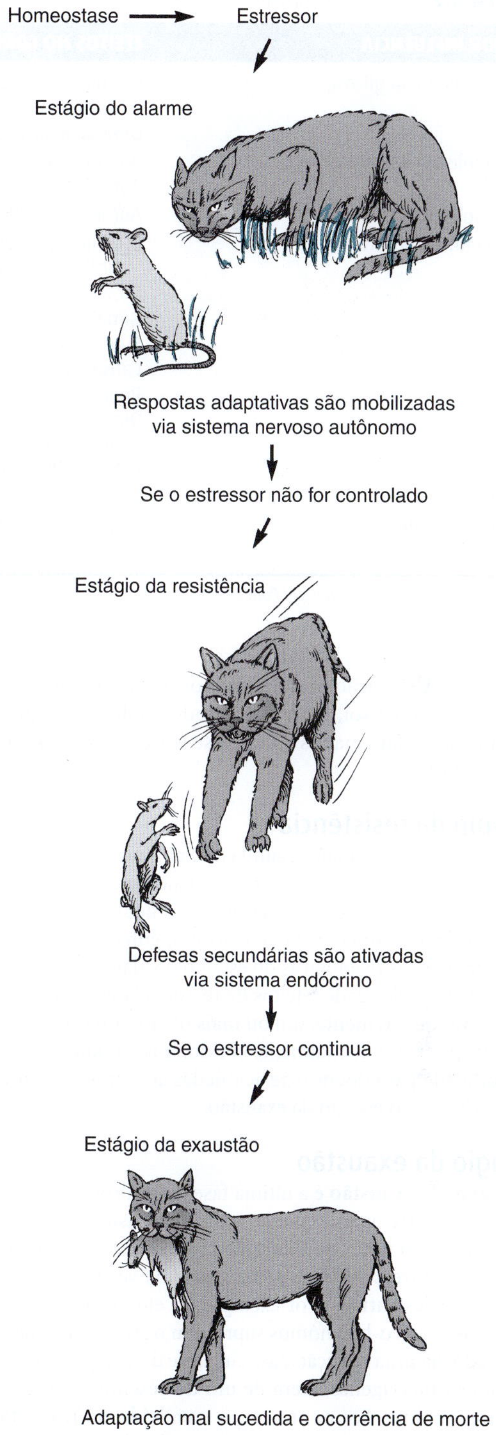

Resposta fisiológica ao estresse

Hans Selye, médico canadense do início do século XX, dedicou grande parte de sua vida à pesquisa de uma coleção de processos fisiológicos em resposta ao estressor, que chamou de **síndrome da adaptação geral**. Selye observou que essa síndrome ocorre repetida e consistentemente, sem levar em consideração a natureza do estressor. Ele afirmou que (1) a resposta física do organismo é sempre a mesma e (2) se dá conforme o padrão de um, dois ou três estágios, identificados como: o *estágio do alarme,* o *estágio da resistência* e, em certos casos, o *estágio da exaustão* (Fig. 5.7). Os primeiros dois estágios equiparam-se aos mesmos processos que ocorrem na manutenção da homeostase (discutido anteriormente). Desse modo, respostas breves ao estresse geralmente têm resultados adaptativos, com a restauração do equilíbrio. Todavia, quando o estágio da resistência é prolongado, o processo tende a se tornar inadaptado e patológico, podendo conduzir a doenças relacionadas ao estresse e, em alguns casos, à morte.

Estágio do alarme

O **estágio do alarme** é a resposta fisiológica imediata ao estressor. No exato momento da reação ao estresse, vesículas de armazenamento, localizadas dentro de neurônios do sistema nervoso simpático, rapidamente liberam norepinefrina. Logo a seguir, as glândulas suprarrenais secretam norepinefrina adicional e, também, epinefrina. Esses neurotransmissores e neuro-hormônios estimulantes preparam o indivíduo para a reação de "lutar ou fugir". Quase ao mesmo tempo, o hipotálamo secreta o fator de liberação corticotrófico (CRF), que engatilha a glândula pituitária a secretar hormônio adrenocorticotrófico (ACTH). O resultado é a emissão do cortisol, um hormônio do estresse, a partir do córtex suprarrenal.

O cortisol desempenha vários papéis importantes na resposta a um estressor, como o aumento de glicose no sangue como uma reserva para exigências de energia aumentadas

FIGURA 5.7 Estágios da síndrome de adaptação geral.

TABELA 5.2 Ações do cortisol

MAIOR INFLUÊNCIA	EFEITOS NO CORPO
Metabolismo da glicose	Estimula a glicogenólise (síntese da glicose a partir de aminoácidos e outros compostos, não carboidratos)
	Diminui a glicose usada pelos tecidos
Metabolismo das proteínas	Aumenta a quebra das proteínas
	Aumenta o nível de proteínas plasmáticas
Metabolismo das gorduras	Aumenta a mobilização e a utilização dos ácidos graxos
Ação anti-inflamatória	Estabiliza as membranas das células inflamadas, prevenindo a liberação de mediadores pró-inflamatórios
	Diminui a permeabilidade capilar para prevenir o edema nos tecidos
	Diminui a fagocitose pelos leucócitos
	Suprime a resposta imune
	Causa atrofia do tecido linfático
	Reduz a eosinofilia (ativação leucocitária durante a infecção e as reações alérgicas)
	Diminui a imunidade da célula-mediada
	Reduz a febre
	Inibe os fibroblastos (células do tecido conectivo que promovem a cicatrização de feridas)
Efeito psíquico	Pode contribuir para a instabilidade emocional
Efeito adaptativo	Facilita a resposta dos tecidos às mudanças fisiológicas, como o aumento da norepinefrina durante o estresse causado por trauma ou situações extremas

Fonte: Porth, C.M. 2010. *Essentials of Pathophysiology: Concepts of altered health states.* 3ª ed. Phiiladelphia: Lippincott Williams & Wilkins.

(Tab. 5.2). A elevação prolongada dos níveis de norepinefrina, epinefrina e cortisol, entretanto, pode predispor os pacientes a distúrbios relacionados ao estresse (discutidos mais adiante, neste capítulo).

Estágio da resistência

O **estágio da resistência**, segunda fase na síndrome de adaptação geral, é caracterizado por alterações fisiológicas desencadeadas para restaurar a homeostase. Hormônios neuroendócrinos, apesar de temporariamente em excesso, empenham-se em compensar as mudanças fisiológicas do estágio do alarme. Contudo, se o estresse for prolongado, efeitos de resistência voltam a ser ativados. Consequentemente, um ou mais órgãos, ou processos fisiológicos, podem eventualmente conduzir a um aumento da vulnerabilidade para doenças relacionadas ao estresse, assim como progredir para o estágio da exaustão.

Estágio da exaustão

O **estágio da exaustão** é a última fase da síndrome de adaptação geral. Ela ocorre quando um ou mais mecanismos de adaptação/resistência não pode agir, durante muito tempo, o indivíduo vivencia um estresse. Mecanismos, que uma vez foram benéficos, tornam-se destrutivos. Por exemplo, os efeitos do estresse relacionados a neuro-hormônios suprimem o sistema imune. Como resultado, há uma redução das células de defesa que atacam vírus e células cancerígenas, além de um decréscimo da secreção de imunoglobulina A, um anticorpo envolvido na resposta imunológica. Essas mudanças colocam o indivíduo em condição de risco frequente ou grave para infecções ou aparecimento de um câncer. Rompimentos adicionais em outros órgãos incluem a redução dos microrganismos benéficos da bexiga e um aumento dos microrganismos patológicos (Kelly, 1999). Assim como uma diminuição da resistência, há deterioração física e mental, doença e morte.

▶ **Pare, Pense e Responda – Quadro 5.2**

Liste as seguintes reações relacionadas ao estresse, em ordem sequencial:
1. O córtex suprarrenal libera cortisol.
2. A glândula pituitária secreta ACTH.
3. O corpo prepara-se para lutar ou fugir.
4. O nível glicêmico do sangue eleva-se.
5. As glândulas suprarrenais liberam norepinefrina e epinefrina.
6. O hipotálamo secreta CRF.
7. O sistema imunológico fica suprimido.
8. Os neurônios simpáticos liberam norepinefrina.

Resposta psicológica ao estresse

Da mesma forma que o estresse requer adaptação do organismo, ele também afeta a psique (mente). A mente, em resposta, remete a mecanismos adicionais de defesa.

Mecanismos de enfrentamento

Sigmund Freud postulou que os seres humanos inconscientemente utilizam **mecanismos de enfrentamento**, táticas inconscientes de proteção da psique, para prevenir que seus egos, ou sua base de realidade, sintam-se inadequados (Tab. 5.3). Essas manipulações da realidade agem como primeiros socorros psicológicos, permitindo que as pessoas temporariamente evitem os efeitos emocionais do estresse. Quando usados de forma adequada e de maneira moderada, os mecanismos de enfrentamento capacitam os indivíduos a manterem seu equilíbrio mental. Mecanismos de enfrentamento que são pouco usados, ou que são empregados por muito tempo, podem ter efeitos de má adaptação, distorcendo a realidade para tal amplitude que faz com que o indivíduo falhe em reconhecer ou corrigir sua própria fraqueza. Consequentemente, esse indivíduo pode evitar a responsabilidade pela solução de problemas pessoais.

TABELA 5.3 Mecanismos de enfrentamento

MECANISMO	EXPLICAÇÃO	EXEMPLO
Repressão	Esquecer o estressor	Apagar a experiência de abuso sexual da memória consciente
Supressão	Evitar propositadamente pensar em um estressor	Decidir "dormir com o problema" ou delegá-lo a um poder maior, como Deus
Negação	Rejeitar informações	Recusar-se a acreditar em algo, como um diagnóstico que traz ameaça à vida
Racionalização	Aliviar a si mesmo da responsabilidade pessoal, atribuindo responsabilidade a outra pessoa ou outra coisa	Atribuir o fracasso em um teste à maneira como ele foi elaborado
Deslocamento	Descarregar a raiva em algo ou alguém que tenha menor probabilidade de retaliar	Chutar a cesta de lixo após ser repreendido pelo chefe
Regressão	Agir de maneira que é característica de alguém mais jovem	Desejar ser amamentado como um bebê
Projeção	Atribuir o que é inaceitável em si a outra pessoa	Acusar uma pessoa de outra raça de ser objeto de preconceito
Somatização	Manifestar estresse emocional por meio de uma doença física	Ter diarreia, que se constitui em desculpa conveniente para faltar ao trabalho
Compensação	Sobressair-se em alguma coisa para compensar certa fraqueza em outra	Tornar-se um narrador motivacional, embora portador de deficiência física
Sublimação	Canalizar as próprias energias em uma alternativa aceitável	Integrar uma equipe técnica, quando não for possível uma carreira como atleta
Formação reativa	Agir de maneira oposta aos próprios sentimentos	Ser extremamente gentil com alguém de quem gosta muito pouco
Identificação	Falar sobre as características de outro indivíduo	Imitar o estilo de vestir ou de falar, ou o comportamento, de outra pessoa

Estratégias de enfrentamento

As **estratégias de enfrentamento** (atividades para a redução do estresse, conscientemente selecionadas) ajudam os indivíduos a lidar com eventos ou situações causadoras de estresse. Elas podem ser terapêuticas ou não terapêuticas. Estratégias de enfrentamento terapêuticas geralmente auxiliam a obter um *insight*, ganhar confiança para confrontar a realidade e desenvolver maturidade emocional. Exemplos incluem a procura por assistência profissional num momento de crise, o emprego de técnicas de solução de problemas, a demonstração de comportamento positivo, a prática de relaxamento progressivo e a ação de voltar-se ao conforto de outro ou ao poder divino.

A má adaptação ocorre quando as pessoas utilizam estratégias de enfrentamento não terapêuticas, como o uso de substâncias que alteram a mente e o humor, o comportamento hostil e agressivo, o sono excessivo, a fuga de conflitos e o abandono das atividades sociais. Estratégias de enfrentamento negativas podem fornecer alívio imediato e temporário para um estressor, mas, eventualmente, causam problemas.

Doenças relacionadas ao estresse

As **doenças relacionadas ao estresse** são as que resultam da estimulação prolongada do sistema nervoso autônomo e do sistema endócrino (Quadro 5.3). Muitas dessas doenças envolvem respostas alérgicas, inflamatórias ou que causam alterações imunológicas. Elas são caracterizadas por condições físicas cíclicas, com períodos assintomáticos (ausência da doença) e episódios de doença, que normalmente ocorrem quando o indivíduo está sob estresse. A conexão cérebro-imunidade sugere que as mudanças na química do corpo, durante os períodos de estresse, podem precipitar: (1) uma resposta autoimune (autoataque), como a que está associada a artrite reumatoide e outros distúrbios do tecido conectivo; (2) falha na resposta, como acontece na imunossupressão; ou (3) uma resposta imunológica enfraquecida, que pode contribuir para infecções e surgimento de câncer. Uma série de variáveis psicológicas, como a raiva prolongada, os sentimentos de desesperança e o medo, podem potencialmente influenciar o início e a progressão de doenças mediadas pelo sistema imune (Cohen e Herbert, 1996; Godbout e Glaser, 2006).

IMPLICAÇÕES PARA A ENFERMAGEM

Os enfermeiros precisam estar atentos aos potenciais estressores que afetam os pacientes, uma vez que eles se somam aos efeitos cumulativos de outros acontecimentos estressantes da vida.

QUADRO 5.3 Doenças relacionadas ao estresse

- Hipertensão
- Dores de cabeça
- Gastrite
- Asma
- Artrite reumatoide
- Doenças de pele
- Hiper/Hipoinsulinismo
- Hiper/Hipotireoidismo
- Bruxismo (ranger os dentes)
- Doenças depressivas
- Câncer
- Lombalgia
- Síndrome do colo irritável
- Alergias
- Doenças ligadas à ansiedade
- Infertilidade
- Disfunção erétil

Quando um paciente está vivenciado um estressor, os enfermeiros:

- Identificam os estressores
- Avaliam a resposta do paciente aos estressores
- Eliminam ou reduzem os estressores
- Previnem a ocorrência de outros estressores
- Promovem as respostas adaptativas fisiológicas do paciente
- Apóiam as estratégias psicológicas de enfrentamento do paciente
- Auxiliam na manutenção de uma rede de apoio social
- Implementam técnicas de redução e de controle do estresse

Avaliação dos estressores

Holmes e Rahe (1967) desenvolveram uma ferramenta, a Escala de Classificação da Readaptação Social, para prever o potencial de um indivíduo para desenvolver uma doença associada ao estresse. Essa escala baseia-se na quantidade e na importância dos estressores sociais sentidos por uma pessoa durante um período prévio de 6 meses (Tab. 5.4). O risco de uma doença associada ao estresse aumenta à medida que a soma do escore de um indivíduo também aumenta. Embora os valores nos itens relacionados a hipoteca estejam ultrapassados, estar endividado ainda é um estressor maior. Dessa forma, com algumas pequenas modificações, a avaliação com esse instrumento continua a ter valor diagnóstico.

Um estudo escalonou estressores hospitalares vivenciados pelos pacientes pesquisados, em uma lista elaborada após a aplicação da Escala de Classificação da Readaptação Social (Quadro 5.4). Para manterem-se atentos em como uma doença ou as interações com a equipe de cuidados podem afetar os pacientes, os enfermeiros podem se preparar para apoiar aqueles que se mostram especialmente vulneráveis.

Prevenção dos estressores

Pela oferta de intervenções apropriadas àqueles que experienciam estressores, severos ou acumulados, os enfermeiros podem auxiliar a prevenir ou minimizar as doenças relacionadas ao estresse. A prevenção toma lugar em três níveis:

- **Prevenção primária** envolve a eliminação do potencial para a doença antes que ele ocorra. Um exemplo seria o ensino de princípios nutricionais e de métodos para manter o peso e a pressão sanguínea normais em adolescentes.
- **Prevenção secundária** inclui o rastreamento dos fatores de risco e o fornecimento de meios para um diagnóstico precoce da doença. Como exemplo, a medição regular da pressão sanguínea de um paciente com história familiar de hipertensão.
- **Prevenção terciária** minimiza as consequências de um distúrbio, por meio de uma reabilitação agressiva ou de um apropriado controle da doença. Um exemplo seria a movimentação, o posicionamento e a realização de exercícios frequentes num paciente vítima de acidente vascular cerebral, auxiliando-o a restabelecer sua capacidade funcional.

Técnicas para redução do estresse

As **técnicas para redução do estresse** são métodos que promovem conforto fisiológico e bem-estar emocional. Algumas

TABELA 5.4 Escala de classificação da readaptação social

POSIÇÃO	CLASSIFICAÇÃO EVENTO DE VIDA	VALOR DA UMV
1	Morte de cônjuge	100
2	Divórcio	73
3	Separação conjugal	65
4	Período em prisão	63
5	Morte de um membro da família	63
6	Doença ou traumatismo pessoal	53
7	Casamento	50
8	Perda do emprego	47
9	Reconciliação conjugal	45
10	Aposentadoria	45
11	Mudança no estado de saúde de um familiar	44
12	Gravidez	40
13	Dificuldades sexuais	39
14	Ganho de um novo membro familiar	39
15	Readaptação aos negócios	39
16	Mudança na situação financeira	38
17	Morte de amigo querido	37
18	Mudança para outro tipo de trabalho	36
19	Mudança na quantidade de discussões com o cônjuge	35
20	Hipoteca superior a US$10.000	31
21	Execução de hipoteca ou empréstimo	30
22	Mudança nas responsabilidades profissionais	29
23	Filho ou filha sai de casa	29
24	Problema com os sogros	29
25	Importante conquista pessoal	28
26	Esposa/marido inicia ou interrompe carreira profissional	26
27	Início ou conclusão da escola	26
28	Mudança nas condições de vida	25
29	Revisão de hábitos pessoais	24
30	Problemas com o chefe	23
31	Mudança no horário ou nas condições de trabalho	20
32	Mudança de endereço	20
33	Mudança de escola	20
34	Mudança no lazer	19
35	Mudança nas atividades religiosas	19
36	Mudança nas atividades sociais	18
37	Hipoteca ou empréstimo inferior a US$10.000	17
38	Mudança nos hábitos de sono	16
39	Mudança na quantidade de reuniões familiares	15
40	Mudança nos hábitos alimentares	15
41	Férias	13
42	Natal	12
43	Pequenas transgressões legais	11

Os acontecimentos sociais são classificados do mais para o menos estressante. Cada acontecimento corresponde a uma unidade modificadora da vida (UMV) associada à gravidade do estressor. É feita a soma das UMV nos últimos 6 meses. Um escore inferior a 150 UMV é entendido como de baixo risco; um escore entre 150 e 199 é indicador de risco brando; um escore entre 200 e 299 é entendido como moderado; e um escore acima de 300 constitui grande risco para o indivíduo.

Fonte: Holmes, T.H. & Rahe, R.H. The Social Readjustment Rating Scale. Journal of Psychosomatic Research. 11:216. Copyright©1967, Pergamon Press, Ltd.

QUADRO 5.4 Estressores relacionados ao paciente

Pensar que pode perder a visão
Pensar que pode ter câncer
Pensar que pode perder um dos rins ou outro órgão
Saber que possui uma doença grave
Pensar que pode perder a audição
Não ser informado do seu diagnóstico
Não ter certeza da doença que possui
Não obter medicação para a dor quando dela necessita
Não saber os resultados ou as razões para seu tratamento
Não obter alívio da dor com medicação
Ser alimentado por sonda
Sentir falta do cônjuge
Não obter respostas dos profissionais para suas dúvidas
Não ter seguro médico suficiente para pagar a hospitalização
Não obter atendimento após tocar a campainha
Ter uma hospitalização repentina, não planejada
Ser hospitalizado a grande distância de casa
Saber que será submetido a cirurgia
Não receber a visita dos familiares
Sentir que está se tornando dependente de medicamentos
Conviver com enfermeiros ou médicos que falam depressa demais ou utilizam palavras que não compreende
Fazer uso de alguns medicamentos que causam desconforto
Pensar na redução dos recursos financeiros devido à doença
Perceber que os funcionários estão muito apressados
Não saber em que momento será atendido no que necessita
Ser hospitalizado devido a acidente
Ser atendido por um médico que não conhece
Não ser capaz de telefonar para familiares ou um amigo
Ter de comer alimentos frios ou sem gosto
Preocupar-se com o fato de o cônjuge estar longe
Pensar que pode sentir dor devido a procedimentos cirúrgicos ou a exames
Estar hospitalizado durante feriados ou ocasiões especiais na família
Pensar que sua aparência pode modificar-se após a hospitalização
Estar em um quarto frio ou quente em demasia
Não receber a visita de amigos
Ter um companheiro de quarto nada amigável
Ter de utilizar a/o comadre/papagaio
Ter um companheiro de quarto gravemente doente ou incapaz de conversar
Ter consciência de odores incomuns próximos
Ter de permanecer na cama ou no mesmo quarto durante todo o dia
Ter um companheiro de quarto que recebe muitas visitas
Não conseguir ler jornais, ouvir rádio ou assistir à TV quando quiser
Ter de ser auxiliado no banho
Ser acordado à noite pelo enfermeiro
Ter equipamentos estranhos ao redor
Ter de vestir um avental hospitalar
Ter de dormir em cama estranha
Ter de comer em horários diferentes dos usuais
Ter estranhos dormindo no mesmo quarto

Os eventos desta lista estão em ordem de sua importância percebida como estressor. O primeiro é o mais estressante e os demais seguem uma ordem decrescente.
Copyright©1975, American Journal of Nursing Company. Reproduzido, com permissão, de *Volicer, B.J. & Bohannon, M.W. 1975. A Hospital Stress Rating Scale. Nursing Research, 24 (5), 352-359.*

intervenções gerais, apropriadas durante os cuidados prestados a pacientes, incluem oferecer explicações adequadas, em linguagem compreensível; manter a família e o paciente informados; demonstrar confiança e conhecimento ao prestar os cuidados de enfermagem; permanecer calmo durante as crises; estar à disposição do paciente, reagindo prontamente ao seu sinal de necessidade de auxílio; estimular interações familiares; defender o paciente em nome de seu bem-estar; e encaminhar o paciente e sua família a organizações ou pessoas que ofereçam assistência após a alta hospitalar.

Técnicas de controle do estresse

Pessoas suscetíveis a estressores muito fortes ou com maior disponibilidade para experimentar estressores durante longos períodos de tempo, podem se beneficiar de métodos adicionais de controle do estresse. As **técnicas de controle do estresse** referem-se às atividades terapêuticas utilizadas com o propósito específico de restabelecer o equilíbrio entre o sistema nervoso simpático e o parassimpático (Tab. 5.5). As técnicas que combatem a estimulação simpática se caracterizam por um efeito calmante; as táticas de estimulação contrabalançam o domínio parassimpático. As intervenções que provocam a liberação de endorfinas, a manipulação de estímulos sensoriais e as atividades de adaptação também são mediadas por respostas físicas e emocionais ao estresse. Os enfermeiros auxiliam os pacientes a controlar o estresse, por exemplo, por intermédio do ensino de princípios de controle do tempo e de técnicas de assertividade.

Endorfinas

As **endorfinas** são substâncias químicas naturais do organismo que produzem efeitos similares aos de substâncias opiáceas, como a morfina. Além de reduzirem a sensação de dor, essas substâncias químicas promovem uma sensação de prazer, tranquilidade e bem-estar.

As endorfinas são fabricadas na glândula pituitária, mas estão presentes no sangue e em outros tecidos (Porth & Matfin, 2008). Alguns acreditam que certas atividades, como a massagem, o exercício aeróbico prolongado e o riso desencadeiam a liberação de endorfinas. Uma vez liberadas, elas se agregam aos locais de recepção no cérebro – talvez no sistema límbico, o centro no qual são vivenciadas as emoções.

Manipulação sensorial

A **manipulação sensorial** envolve a alteração de estados de humor, sentimentos e respostas fisiológicas, pela estimulação de centros de prazer no cérebro, utilizando estímulos sensoriais. Está sendo realizada pesquisa sobre os efeitos redutores do estresse de determinadas cores, iluminação de casas e local de trabalho em um amplo espectro, música e aromas específicos, que trazem à mente associações agradáveis, como o odor do pão assado.

Atividades adaptativas

Para intensificar a adaptação, as pessoas que vivenciam o estresse podem adotar técnicas das seguintes categorias: pensamentos alternativos, comportamentos alternativos e estilo de vida alternativo.

TABELA 5.6 Intervenções para controle do estresse

INTERVENÇÃO	EXPLICAÇÃO
Modelagem	Promove a capacidade de aprender uma resposta adaptativa pela exposição de uma pessoa a alguém que demonstre atitude ou comportamento positivo
Relaxamento progressivo	Alivia músculos tensos, esvaziando a mente de pensamentos estressantes e focalizando o relaxamento consciente de grupos musculares específicos
Imagística	Utiliza a mente para visualizar experiências positivas, agradáveis e calmantes
Bio*feedback*	Altera as funções do sistema nervoso autônomo, por meio de respostas a dados fisiológicos evidenciados eletronicamente
Ioga	Reduz a tensão física e emocional pelas mudanças de postura, alongamento muscular e concentração focalizada
Meditação e oração	Reduz a ativação fisiológica, colocando a confiança de uma pessoa em um poder superior
Efeito placebo	Altera uma resposta fisiológica negativa pelo poder da sugestão

Pensamentos alternativos

As *técnicas de pensamento alternativo* são aquelas que facilitam a alteração do pensamento negativo para o positivo na percepção do indivíduo. A *recomposição* ajuda-o a analisar uma situação estressante de várias perspectivas e, por fim, concluir que a situação não é tão ruim como pareceu à primeira vista. Por exemplo, em vez de fixar-se nas consequências negativas de um pequeno acidente de carro, como as despesas e os inconvenientes dos reparos, o indivíduo pode optar por centrar-se no aspecto positivo de não ter sofrido nenhum dano físico no acidente.

Comportamentos alternativos

Uma técnica comportamental para modificação do estresse é tomar o controle em vez de ficar imóvel. Fazer escolhas e perseguir ações de promoção da autoconfiança em detrimento dos sentimentos de vítima. Protelar apenas prolonga e intensifica o estresse original.

Além disso, partilhar frustrações com outras pessoas que sejam objetivas e amparadoras é mais terapêutico do que meditar isoladamente. Outro comportamento similar para reduzir o estresse inclui a priorização daquilo que precisa ser concluído e começar atendendo àquilo que é mais difícil ou importante. As atividades menos importantes talvez sejam postergadas ou delegadas a outros. E, mesmo que outros comportamentos positivos possam ser cultivados, também é importante dizer "não", para evitar a sobrecarga e mais estresse.

Estilo de vida alternativo

As pessoas predispostas ao estresse podem fazer esforços conscientes para melhorar sua dieta, tornar-se mais ativos fisicamente, cultivar o humor e criar uma agenda com horários de pausa ao longo do dia, para um momento de lazer, para um cochilo ou para ouvir uma música energizante. Embora ter um animal de estimação não seja possível para todos, aqueles que os possuem encontram neles um calmante e relaxante para os embates, além dessa relação ser tocante porque o animal responde afetivamente, independentemente da idade ou de características físicas do indivíduo. Animais de estimação parecem incrementar os sentimentos de autovalorização pessoal, de uma forma extensível às demais relações humanas.

EXERCÍCIOS DE PENSAMENTO CRÍTICO

1. Identifique, no mínimo, cinco intervenções que sejam realistas e possam ajudar a reduzir os estressores associados com a condição de estudante.
2. Quais estressores são mais específicos dos idosos do que de outros grupos etários?
3. Quando se deparar com comentários de que uma pessoa é alcoolista, explique como o mecanismo de enfrentamento de *negação* pode, inicialmente, proteger a autoimagem do indivíduo, mas eventualmente lhe causar danos.
4. Como o mecanismo de enfrentamento da *identificação*, ou qualquer outro exemplo da Tabela 5.3, pode ser positivo ou negativo?

QUESTÕES DE REVISÃO – ESTILO DO NCLEX

1. Considerando as experiências vivenciadas por um paciente, descritas abaixo, qual(is) dela(s) indica(m) resposta(s) a um estressor? Marque todas as opções possíveis.
   1. Frequência cardíaca acelerada
   2. Visão dupla
   3. Indigestão
   4. Fadiga
   5. Sede
2. Qual das seguintes intervenções de enfermagem é considerada prioritária na prevenção da hipertensão, para um paciente com história familiar dessa doença?
   1. Verificar a pressão sanguínea do paciente mensalmente
   2. Fornecer informação sobre medicações anti-hipertensivas
   3. Explicar técnicas para o controle do estresse
   4. Orientar o paciente quanto aos danos à saúde causados pela hipertensão
3. Quando cuidar de um idoso que vivencia os seguintes estressores, qual tem maior prioridade para intervenção terapêutica?
   1. Morte do cônjuge
   2. Mudança nas condições de vida
   3. Aposentadoria
   4. Alteração na condição financeira

4. Qual mecanismo de enfrentamento estará sendo demonstrado por uma paciente que se recusa a colaborar com o tratamento porque acredita que a biópsia mamária a qual foi submetida está incorreta?
   1. Somatização
   2. Regressão
   3. Sublimação
   4. Negação

5. Qual das seguintes atividades de enfermagem representa maior benefício para promoção da saúde do bem-estar?
   1. Encorajar adolescentes a nunca fumarem
   2. Oferecer sugestões para parar de fumar
   3. Explicar como são aplicados os adesivos de nicotina na pele
   4. Defender que fumantes com tosse crônica consultem um médico

6
Cultura e Etnia

OBJETIVOS DO ENSINO

Ao término deste capítulo o leitor deverá ser capaz de:

1. Diferenciar cultura, raça e etnia.
2. Discutir os fatores que interferem na percepção de outros como indivíduos.
3. Explicar o motivo pelo qual a cultura norte-americana é descrita como anglicanizada.
4. Listar, no mínimo, cinco características da cultura anglo-americana.
5. Definir o termo "subcultura" e listar quatro importantes subculturas nos Estados Unidos.
6. Listar cinco maneiras pelas quais pessoas de grupos subculturais diferem dos anglo-americanos.
7. Descrever quatro características de cuidado culturalmente sensível.
8. Listar, no mínimo, cinco maneiras de demonstrar sensibilidade cultural.

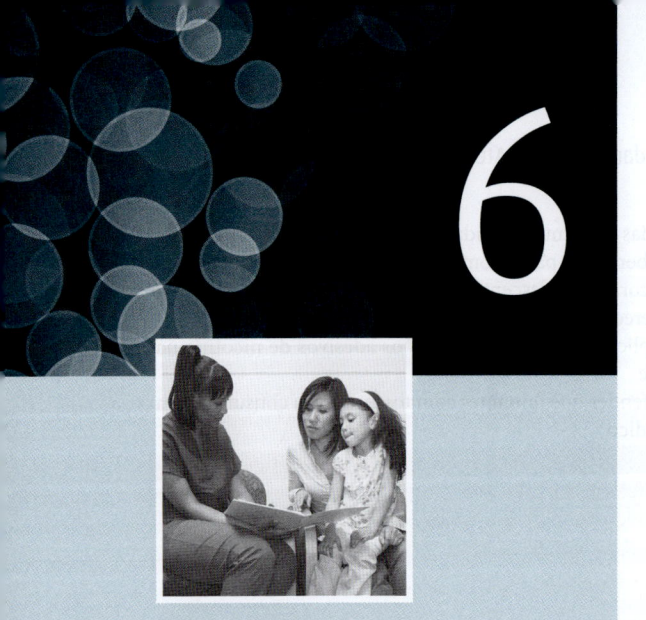

TERMOS PRINCIPAIS

Afro-americanos
Ageismo
Anglo-americanos
Asiático-americanos
Bilíngue
Choque cultural
Cuidado de enfermagem acultural
Cuidado de enfermagem culturalmente sensível
Cultura
Diversidade
Enfermagem transcultural
Estereótipo
Etnia
Etnocentrismo
Generalização
Índios americanos
Interpretação telefônica
Intérprete juramentado
Latinos
Medicina popular
Minoria
Proficiência Limitada em Inglês (PLI)
Raça
Subculturas

Os pacientes variam conforme idade, gênero, raça, condição de saúde, educação, religião, profissão e nível econômico. A cultura, foco deste capítulo, constitui outra característica que contribui para a **diversidade** (diferenças entre grupos de indivíduos) dos pacientes.

Os enfermeiros sempre cuidaram de pacientes com diferenças. Apesar das diferenças existirem, a tendência tradicional tem sido tratá-los como se fossem iguais. Ainda que o tratamento igualitário possa ser politicamente correto, muitos enfermeiros atualmente percebem que negar as diferenças contradiz aquilo que constitui o melhor interesse do paciente. Como consequência, há um movimento na busca da eliminação do **cuidado de enfermagem acultural**, aquele que evita preocupações com as diferenças culturais, e que procura promover o **cuidado de enfermagem culturalmente sensível** – aquele que respeita a cultura de cada paciente e é compatível com a mesma.

Este capítulo fornece informação sobre conceitos culturais, suas variações entre as diferentes etnias e grupos raciais, e a comunicação intercultural. Apesar dos componentes da cultura serem específicos de um grupo particular de pessoas, os pacientes, como indivíduos inseridos num determinado grupo cultural, podem se afastar do padrão coletivo. Assim, os enfermeiros são alertados sobre levar sempre em consideração as necessidades culturais, a partir de uma perspectiva individual. Cada ser humano é, de alguma forma, "como todos os outros, como alguns outros, e como nenhum outro" (Andrews, 2005).

CONCEITOS RELACIONADOS À CULTURA

Cultura

A **cultura** (valores, crenças e práticas de determinado grupo; Giger e Davidhizar, 2008) incorpora as atitudes e os costumes aprendidos por intermédio da socialização com os outros. Ela inclui a língua, o estilo de comunicação, as tradições, a religião, a arte, a música, a forma de vestir, as crenças e as práticas de saúde, apesar de não estar limitada a isso.

A cultura de um grupo é passada de geração para geração. De acordo com Smeltzer e Bare (2010), a cultura é (1) aprendida desde o nascimento; (2) partilhada pelos membros do grupo; (3) influenciada pelo ambiente, pela tecnologia e pelos recursos disponíveis; e (4) dinâmica e sempre em mutação.

Embora os Estados Unidos tenha sido descrito com um "pote de misturas" em que culturalmente diversos grupos têm sido assimilados, isso não é verdade.

Pessoas de vários grupos culturais têm se estabelecido, vivido e trabalhado nos Estados Unidos enquanto continuam a sustentar suas próprias características (Tab. 6.1).

Raça

Os grupos culturais tendem a partilhar semelhanças biológicas e fisiológicas. **Raça** é um termo utilizado para referir-se a variações biológicas, para categorizar pessoas com características físicas geneticamente partilhadas. Alguns exemplos incluem a cor da pele, o formato dos olhos e a textura dos cabelos. Por tradição, apesar da grande amplitude das variações físicas, a cor da pele tem sido o principal método, ainda que impreciso, de categorização das raças em amarelos, negros e caucasianos. A cor da pele é apenas uma das variantes dos traços hereditários.

É fundamental que os enfermeiros não comparem cor da pele com qualquer grupo cultural em particular. Fazer isso levaria a dois pressupostos errados: (1) todas as pessoas de cor semelhante partilham essencialmente da mesma cultura e (2) todas as pessoas com similaridades físicas possuem valores culturais, crenças e práticas diferentes dos **anglo-americanos** (norte-americanos caucasianos, com ancestralidade no Reino Unido e no oeste europeu).

Minorias

O termo **minoria** é usado quando se faz referência a grupos de pessoas que diferem da maioria no que diz respeito a características culturais, como língua, características físicas, como a cor da pele, ou ambos. Minoria não necessariamente implica grupos com número reduzido de indivíduos, quando comparados com outros da mesma sociedade. Melhor dito, refere-se à situação de grupos ligados ao poder e ao controle. Por exemplo, homens com ancestralidade europeia são atualmente "maioria" nos Estados Unidos. Apesar de haver um pouco mais de mulheres do que homens nos Estados Unidos, as mulheres são consideradas minoria. No ano de 2050, espera-se que o número de latinos e asiáticoamericanos vivendo nos Estados Unidos irá triplicar, enquanto o número de afro-americanos deverá dobrar (U.S. Census Bureau, 2008). Até esses grupos adquirirem mais poder político e econômico na sociedade, continuarão a ser classificados como minorias, mesmo diante do fato de que a população branca reduzir-se-á a apenas 46% do total populacional em 2050.

Considerações gerontológicas

- Espera-se que as populações étnicas de cor representem 25% dos idosos em 2030 (Andrews & Boyle, 2008).

Etnia

A **etnia** é o elo ou o parentesco sentido por uma pessoa em relação ao país em que nasceu ou ao local de origem de seus ancestrais. Pode existir etnia independentemente do indivíduo ter vivido ou não fora dos Estados Unidos. O orgulho pela etnia pessoal é demonstrado ao valorizar determinadas características físicas, ao dar nomes étnicos aos filhos, ao vestir itens próprios do vestuário típico, ao apreciar música e danças folclóricas e ao ingerir comidas nativas.

Pelo fato do orgulho étnico e das características culturais representarem a norma, em um grupo homogêneo tendem a passar despercebidos. Porém, quando dois ou mais grupos culturais se misturam, o que é comum ocorrer na fronteira entre países ou pelo processo de imigração, suas diferenças peculiares ficam mais óbvias. Um ou mais grupos podem vivenciar um **choque cultural**, uma confusão acerca de um comportamento culturalmente atípico. Em decorrência, muitos grupos étnicos têm sido vitimizados como resultado da intolerância, que se baseia em pressupostos estereotipados e no etnocentrismo.

FATORES QUE IMPACTAM NA PERCEPÇÃO DOS INDIVÍDUOS

Estereótipo

Um **estereótipo** (atitudes ligadas a todas as pessoas que partilham alguma característica comum) desenvolve-se com relação a idade, gênero, raça, preferência sexual ou etnia. Já que os estereótipos são ideias preconcebidas, geralmente sem comprovação, tendem a não ser reais ou precisos. Na verdade, podem ser perigosos, uma vez que interferem na aceitação dos outros como indivíduos singulares.

Considerações gerontológicas

- O **ageismo**, uma forma negativa de pensamento estereotipado sobre adultos mais velhos, é a base para a crença de que os idosos são assexuados, cognitivamente prejudicados, incapacitados fisicamente e um fardo para as famílias e a sociedade.

Generalização

A **generalização** consiste na suposição de que uma pessoa partilhe características culturais com outros com conhecimentos similares. E, diferente da estereotipagem, que prevê a visão e o tratamento de um outro indivíduo como único, sugere a possibilidade da existência de atributos comuns, que podem ou não ser individualmente válidos. Assumindo que todos os indiví-

TABELA 6.1 Grupos culturalmente diversos nos Estados Unidos

CIDADE OU REGIÃO	GRUPO CULTURALMENTE PREDOMINANTE
New England	Irlandês
Detroit, Buffalo, Chicago	Polonês
Médio Oeste Alto (Minnesota, Dakota do Norte)	Escandinavos
Ohio e Pennsylvania	Amish
Estado de Washington e Oregon	Asiáticos da região sudeste (Vietnã, Laos)
Nova Iorque (*Spanish Harlem*)	Porto-riquenhos
Miami (*Little Cuba*)	Cubanos
São Francisco (*Chinatown*)	Chineses
Manhattan (*Little Italy*)	Italianos
Louisiana	*Cajun* (Franceses/Indianos)
Sudoeste	Latino-americanos/Índios americanos
Ilhas do Hawaí	Habitantes das Ilhas do Pacífico/Japoneses/Chineses

duos envolvidos com um grupo em particular comportam-se de forma semelhante ou sustentam as mesmas crenças, sempre se comete um erro. A diversidade existe, mesmo dentro dos grupos culturais.

A generalização fornece uma ponte para que se explore cada pessoa individualmente. Por exemplo, quando um enfermeiro é designado para cuidar de um paciente terminal cujo último nome é *Vasquez*, ele talvez sentencie que seu paciente é católico apostólico romano porque o catolicismo é a religião da maioria dos latinos. Entretanto, antes de entrar em contato com um padre, para que este atenda às necessidades espirituais do paciente, o enfermeiro entende que sua generalização acerca da religião pode não ser precisa. Um profissional culturalmente sensível esforça-se para obter a informação que confirme ou contradiga a generalização original.

Etnocentrismo

Etnocentrismo é a crença de um indivíduo de que a própria etnia é superior a todas as demais. Ele também interfere nas relações interculturais e é manifestado pelo tratamento de qualquer um como "diferente", desviado e indesejável. Essa forma de intolerância cultural constituiu a base do Holocausto, durante o qual os nazistas tentaram praticar o genocídio, a extinção planejada de todo um grupo étnico (nesse caso, os judeus europeus). O etnocentrismo continua a assumir um papel nas rivalidades étnicas entre xiitas, sunitas e curdos, no Iraque; árabes e judeus, no Oriente Médio; tutsis e hutus, em Ruanda; árabes islâmicos, no Sudão; tribos indígenas africanas, em Darfur; e outras regiões onde os grupos culturalmente diversos vivem em áreas próximas. Conflitos similares também acontecem entre grupos étnicos dentro dos Estados Unidos.

CULTURA E SUBCULTURAS NOS ESTADOS UNIDOS

A cultura norte-americana pode ser descrita como anglicanizada, ou de base inglesa, pois teve origem nos primeiros colonos ingleses instalados na América. O Quadro 6.1 mostra uma visão geral de algumas características comuns dessa cultura. Seria temerário, no entanto, sugerir que todos os que moram nos Estados Unidos necessariamente incorporam a totalidade de sua cultura.

Uma **subcultura** consiste num grupo cultural singular que coexiste dentro da cultura dominante. Embora seja uma simplificação grosseira, existem quatro subculturas maiores nos Estados Unidos. Além dos anglo-americanos, há os afro-americanos, os latinos, os asiático-americanos e os índios americanos (Tab. 6.2). O censo de 2010 permitiu que as pessoas se autodenominassem quanto à raça e etnia, entre seis categorias (Tab. 6.3).

O termo **afro-americano** remete aos indivíduos cujos ancestrais são africanos, sendo, às vezes, também utilizado o termo negros americanos. Os **latinos**, denominação simplificada para *latino-americanos*, são aqueles que têm sua origem étnica no México, Porto Rico, Cuba, América do Sul ou outros países cuja língua nativa seja o espanhol, como a República Dominicana. Entretanto, em algumas situações, os latinos são denominados *hispânicos*, um termo cunhado pelo U.S. Census Bureau, quando se referem aos residentes na porção leste dos Estados Unidos, como na Flórida e no Texas. O termo *chicanos* é utilizado quando tratam exclusivamente de pessoas vindas do México e

QUADRO 6.1 Exemplos de características culturais norte-americanas

- O inglês é a língua de comunicação.
- A pronúncia ou o significado de algumas palavras variam conforme as regiões nos Estados Unidos.
- A forma usual de cumprimentar é o aperto de mãos.
- Costuma-se observar uma distância de 1,2 a 3 metros quando uma pessoa interage com estranhos ou em situação de negócios (Giger e Davidhizar, 2008).
- Em situações informais, aceita-se que homens e mulheres usem calças compridas; usar calças *jeans* é uma forma comum de vestir-se.
- A maioria dos norte-americanos é cristã.
- O domingo é identificado como o Sabbath.
- Espera-se que governo permaneça separado da religião.
- A culpa ou a inocência para crimes alegados é decidida por um júri.
- A escolha de um companheiro para o casamento é um ato individual.
- Pela lei, homens e mulheres são iguais.
- O casamento é monogâmico (apenas um cônjuge); a fidelidade é um pressuposto.
- São comuns os divórcios e casamentos posteriores.
- Os pais são responsáveis por seus filhos menores.
- Os idosos vivem separados dos filhos.
- O *status* está relacionado ao trabalho, às finanças e à educação.
- É comum a crença de que todos possuem potencial para o sucesso e que o trabalho árduo conduz à prosperidade.
- O banho diário e o uso de desodorantes constituem práticas de higiene padronizadas.
- As mulheres anglo-americanas retiram os pêlos das pernas e das axilas; a maioria dos homens faz a barba diariamente.
- Os cuidados com a saúde são oferecidos por profissionais com registro.
- Os medicamentos e a cirurgia constituem as formas tradicionais de tratamento médico.
- Os norte-americanos tendem a valorizar a tecnologia e a identificá-la com qualidade.
- Em geral, os norte-americanos seguem horários e, consequentemente, são rígidos em seu controle nas suas atividades.
- Garfos, facas e colheres são utensílios utilizados, a não ser quando são ingeridas refeições do tipo *fast food*, caso em que o uso dos dedos mostra-se mais adequado.

TABELA 6.2 Grupos subculturais nos Estados Unidos*

GRUPO	PAÍSES REPRESENTANTES	% DA POPULAÇÃO NORTE-AMERICANA ESTIMADA EM 2008
Total		304.059.724
Afro-americanos	África, Haiti, Jamaica, República Dominicana, West Indies	2,8%
Latinos	México, Porto Rico, Cuba, América do Sul e Central	15,4%
Asiático-americanos	China, Japão, Coréia, Filipinas, Tailândia, Camboja, Laos, Vietnã, Ilhas do Pacífico	4,5%
Índios americanos	Tribos indígenas e esquimós	1%

*Como divulgado pelo U.S. Census Bureau, 2009.

TABELA 6.3 Categorias de raça e etnia para estatísticas federais

CATEGORIA	DESCRIÇÃO
Branco	Indivíduos com origens na Europa, no Oriente Médio ou na América do Norte
Hispânico ou Latino	Indivíduos oriundos de Cuba, do México, de Porto Rico, da América do Sul ou Central, ou outras custuras hispânicas, independente da raça
Asiático	Indivíduos oriundos do Leste e do Sudeste Asiático ou de subcontinentes indianos, como Camboja, China, Japan, Coréia, Malásia, Paquistão, Filipinas, Tailândia e Vietnã
Negro ou Afro-americano	Indivíduos com origens em qualquer grupo racial da África, inclusive o Haiti
Índio americano ou Nativo do Alasca	Indivíduos oriundos de qualquer grupo de pessoas da América do Norte ou Sul, que mantenham afiliações tribais ou parentesco com estas comunidades
Nativo do Havaí ou outras ilhas do Pacífico	Indivíduos com origens em qualquer grupo de pessoas nativas do Havaí, Guam, Samoa ou outra ilha do Pacífico

Fonte: Revisions to the Standards for Classification of Federal Data on Race and Ethnicity, Office of Management and Budget, 1997.

que pode ter conotação negativa para alguns indivíduos. Consequentemente, seria mais politicamente correto empregar o termo *mexicano-americanos*. Os **asiático-americanos**, que vêm da China, do Japão, da Coreia, das Filipinas, da Tailândia, do Camboja, do Laos e do Vietnã, compõem a terceira subcultura. Os **índios americanos** incluem pessoas quem têm suas origens na América do Norte, do Sul e Central, como os esquimós e os habitantes das Aleutas, pertencentes a 564 tribos dos Estados Unidos, reconhecidas pelo Governo Federal (Department of Interior, Bureau of Indian Affairs, 2009).

Embora a cultura anglo-americana predomine nos Estados Unidos, os descendentes de africanos, asiáticos, latinos/hispânicos, nativos indígenas e habitantes das ilhas do Hawaí e do Pacífico logo excederão aqueles que têm seus ancestrais no Reino Unido e nos países da Europa Ocidental. À medida que a população de não anglo-americanos se torna mais diversa, a necessidade de uma enfermagem transcultural mostra-se cada vez mais urgente.

ENFERMAGEM TRANSCULTURAL

Madeline Leininger criou o termo **enfermagem transcultural** nos anos 1970, referindo-se ao oferecimento de cuidados de enfermagem no contexto de outra cultura. Aspectos da enfermagem transcultural incluem os seguintes aspectos:

- Investigação da essência cultural
- Aceitação de cada paciente individualmente
- Conhecimento dos problemas de saúde que afetam grupos culturais em particular
- Planejamento de um cuidado de acordo com as crenças de saúde do paciente, para alcançar os melhores resultados de saúde

Para que seja oferecido um cuidado culturalmente sensível, os enfermeiros precisam se especializar no controle de diferenças linguísticas, na compreensão de variações biológicas e fisiológicas, na promoção do ensino de saúde que reduza doenças predominantes e no respeito às crenças ou às práticas alternativas de saúde.

Investigação cultural

Para oferecer um cuidado culturalmente sensível, o enfermeiro esforça-se para agregar os dados sobre as características singulares de cada paciente. Dados pertinentes incluem:

- Linguagem e estilo de comunicação
- Práticas de higiene, incluindo os sentimentos sobre modéstia e aceitação de ajuda por parte de outros
- Vestimentas especiais ou adornos
- Religião ou práticas religiosas
- Rituais acerca do nascimento, da passagem da adolescência para a vida adulta, da doença e da morte
- Papéis familiares e relacionados ao gênero, incluindo as práticas educacionais das crianças e o relacionamento com as pessoas idosas
- Formas próprias de agradecimento e de demonstração de respeito
- Hábitos e restrições alimentares
- Métodos para a tomada de decisões
- Crenças de saúde e práticas médicas

A investigação dessas áreas está propensa a revelar muitas diferenças. Exemplos de variações incluem a língua e a comunicação, o contato visual, o espaço e a distância, o toque, as expressões emocionais, os hábitos alimentares e suas restrições, o tempo e as crenças sobre as causas da doença.

Língua e comunicação

Considerando-se que a língua constitui a principal forma de coleta e de partilha de informações, a incapacidade para comunicar-se é um dos principais obstáculos ao oferecimento de cuidados culturalmente sensíveis. Turistas estrangeiros e muitos habitantes dos Estados Unidos não falam inglês ou aprenderam como segunda língua, não sabendo falá-lo muito bem. Estima-se que 47 milhões ou 18% das pessoas que vivem nos Estados Unidos falam outra língua, que não o inglês, em seus lares; o espanhol é a língua mais frequentemente falada no país, excluindo-se o inglês (Fig. 6.1) (Shin e Bruno, 2003). Mesmo aqueles que conseguem comunicar-se em inglês podem preferir utilizar sua primeira língua, especialmente em uma situação de estresse.

Acesso igualitário. A Lei Federal, em particular o Capítulo IV do Ato de Direito Civil, de 1994, determina que as pessoas com limitada proficiência na língua inglesa – incapacidade para falar, ler, escrever ou compreender o inglês num nível que permita a interação eficaz – têm direito aos mesmos cuidados e atendimento social oferecidos aos que falam o inglês fluentemente. Em outras palavras, todos os pacientes têm o direito a uma comunicação, livre de qualquer ônus, com seu cuidador. A utilização de crianças como intérpretes ou a solicitação aos pacientes de que providen-

Línguas faladas pelos pacientes, conforme relato dos hospitais (agregado)

- Outras: 45%
- Vietnamita: 40%
- Espanhol: 88%
- Russo: 38%
- Português: 17%
- Polonês: 18%
- Coreano: 32%
- Khmer (Cambojano): 15%
- Hmong: 32%
- Francês/Francês crioulo: 32%
- Inglês: 88%
- Chinês (Mandarim/Cantonês): 43%
- Linguagem Americana de Sinais: 48%

% de hospitais (n = 60)

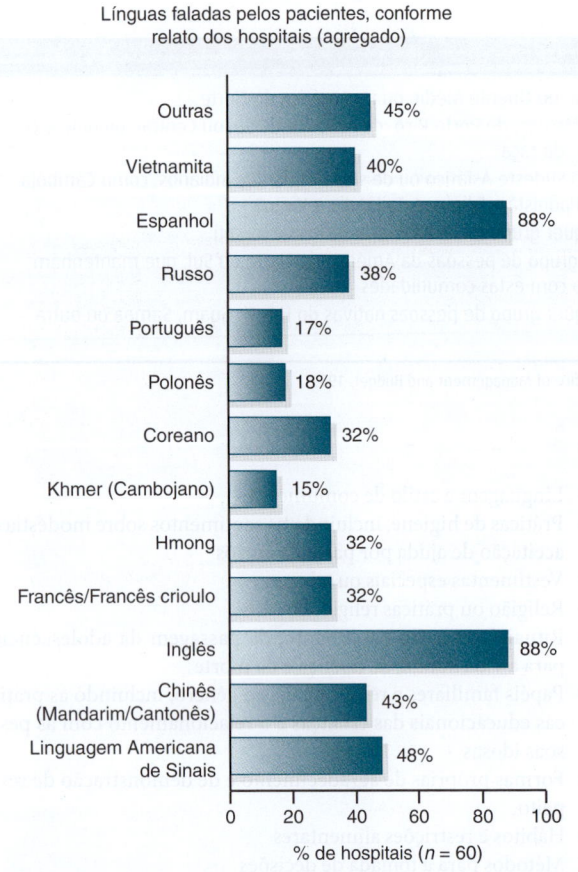

FIGURA 6.1 Idiomas falados, além do inglês, nos EUA. Uma pesquisa de hospitais em 32 Estados identificaram o espanhol e linguagem americana de sinais como os dois mais falados entre os outros idiomas, que não o inglês (Fonte: Wilson-Stronks, A. & Galvez, E. Hospitals, Language, and Culture: A snapshot of the nation. The Joint Commission and The California Endowment. Extraído em: 11 de novembro de 2011. Disponível em: http://www.jointcommission.org/NR/rdonlyres/E64E5E89-5734-4D1DBB4D-C4ACD4BF8BD3/0/hlc_paper.pdf.)

QUADRO 6.2 Características da interpretação padronizada

- Conheça as metas da interação
- Demonstre cortesia e respeito pelo paciente
- Explique ao paciente o papel dele
- Posicione-o de forma a evitar a interrupção direta da comunicação entre ele e o cuidador
- Tenha uma boa memória para o que é dito
- Converta a informação em uma linguagem objetiva, sem comentar seu conteúdo
- Possua conhecimento da terminologia e vocabulário médicos
- Esforce-se para preservar a ênfase e os sentimentos expressados por ambos
- Solicite esclarecimento se a expressão verbal da outra parte não ficou clara
- Indique exemplos em que as diferenças culturais têm potencial para prejudicar a comunicação
- Mantenha a confidencialidade

---

ciem seus próprios tradutores é uma violação aos direitos civis. A Joint Commission exige que os hospitais tenham uma forma de promover a efetiva comunicação com cada paciente.

A utilização de tradutores não treinados, voluntários ou da família, é considerada inapropriada porque compromete a confidencialidade e a privacidade. Isso também viola regras e limites familiares. Aumenta, ainda, as chances de o "tradutor" modificar, resumir, omitir ou adicionar informações, ou projetar seus próprios valores durante a comunicação entre o paciente e o cuidador.

A melhor forma de comunicação com um paciente com limitada proficiência na língua inglesa se dá por meio de um **intérprete juramentado**. Este profissional é um tradutor que é certificado por uma organização profissional, por meio de testes rigorosos, baseados em critérios apropriados e consistentes. Infelizmente, as pessoas que possuem esta qualificação são poucas e distantes entre si. Para estar em conformidade com as leis e requisitos de acreditação, agências de saúde são fortemente encorajadas a formar intérpretes profissionais. Um tradutor treinado e competente apresenta as características descritas no Quadro 6.2.

Quando um intérprete treinado ou certificado não está disponível pessoalmente ou por *webcam*, há uma variedade de outras opções. Em ordem decrescente de preferência, podem ser usados os seguintes recursos: intérpretes terceirizados, funcionários bilíngues, voluntários e, menos desejável, familiares ou amigos. A Joint Commission ainda não especificou o tipo de formação e as competências dos indivíduos que são utilizados como intérpretes, mas padrões podem ser estabelecidos em breve.

Quando não há um intérprete disponível no local, a **interpretação telefônica** (tradução via telefone) pode ser utilizada como uma alternativa. A AT&T USADirect In-Language Service oferece tradutores em 140 idiomas, sempre e onde quer que seja necessário. Este serviço custa cerca de US$2,50 por minuto em comparação aos US$40 pagos por hora para contar com intérprete local (Roat, 2005). Além disso, embora ele não atenda a todas as necessidades de um paciente que não domina a língua inglesa, uma imagem ou placa de comunicação bilíngue pode ser útil para que se estabeleçam interações imediatas à beira do leito entre o paciente e a equipe de enfermagem (Fig. 6-2).

Comunicação enfermeiro-paciente culturalmente sensível. Caso o enfermeiro não seja **bilíngue**, isto é, capaz de falar uma segunda língua, um método alternativo de comunicação precisa ser utilizado (consulte as Orientações de Enfermagem 6.1 para mais informações).

A compreensão de características culturais peculiares, envolvendo aspectos da comunicação, pode facilitar a transição para o cuidado culturalmente sensível. Isso é útil para que se tome conhecimento de padrões gerais de comunicação, entre a maioria das subculturas norte-americanas.

Índios americanos. Os índios americanos tendem a ser pessoas altamente discretas e podem hesitar em partilhar informações de caráter pessoal com um estranho. Eles podem entender os questionamentos como mera curiosidade ou intromissão. O enfermeiro deve ser paciente enquanto aguarda uma resposta, bem como deve ouvir atentamente, pois os indivíduos dessa cultura podem considerar a impaciência um desrespeito (Lipson e Dibble, 2005). Os navajos, atualmente a maior tribo de índios americanos, acreditam que ninguém possui o direito de falar pelo ou-

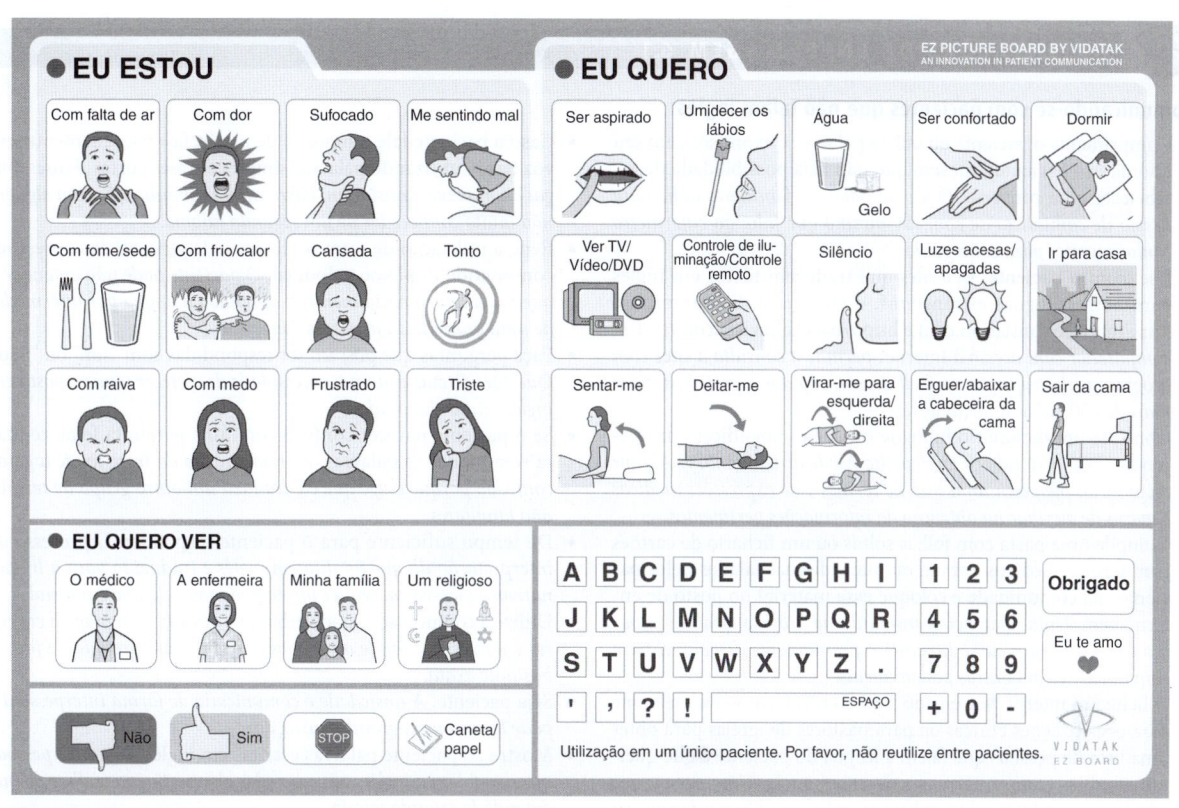

FIGURA 6.2 Um cartaz ilustrado para comunicação permite aos pacientes apontar as imagens apropriadas ou usar um marcador. (Cortesia de Vidatak, LLC. Los Angeles, CA 90069.)

tro, podendo recusar-se a comentar sobre os problemas de saúde de um membro da família.

Pelo fato de os índios americanos tradicionalmente preservarem sua herança por meio da história oral em vez da escrita, podem se mostrar céticos em relação a enfermeiros que escrevem aquilo que eles dizem. Se possível, o enfermeiro deveria fazer suas anotações após a entrevista, não durante sua ocorrência.

Afro-americanos. Os afro-americanos têm bons motivos para desconfiar de instituições médicas, pois possivelmente foram usados em projetos de pesquisa não éticos no passado, como o experimento Tuskegee sobre a sífilis (Centers for Disease Control and Prevention, 2009). Em algumas ocasiões, eles têm sido tratados como cidadãos de segunda classe, ao procurarem serviços de saúde. Os enfermeiros precisam demonstrar profissionalismo, referindo-se aos pacientes por seus nomes, apresentando-se a eles. Eles deverão atender às suas solicitações de forma completa, respeitar a privacidade do paciente e optar por fazer perguntas abertas, em vez de usar questões diretas, até que consiga estabelecer uma relação de confiança. Os afro-americanos, por já terem sido vítimas de discriminação, podem relutar em fornecer informações adicionais àquelas que foram solicitadas.

Latinos. Os latinos sentem-se confortáveis ao sentar próximos dos entrevistadores e permitem que as interações ocorram lentamente. Muitos latinos falam o inglês, mas ainda possuem dificuldades com os termos médicos. Eles podem se mostrar constrangidos em solicitar que o interlocutor fale devagar, cabendo ao enfermeiro o fornecimento de informações e a realização de perguntas de forma cuidadosa. Os homens latinos geralmente são protetores e autoritários em relação às suas mulheres e crianças. Eles esperam ser consultados na tomada de decisões, quando um dos membros da família for o paciente.

Asiático-americanos. Os asiático-americanos costumam fornecer respostas sumárias ou objetivas e de pouca elaboração, talvez devido à valorização da simplicidade, da meditação e da introspecção. Também pelo fato de respeitarem a harmonia, podem não discordar abertamente de pessoas com autoridade, o que incluiria enfermeiros e médicos. Sua reticência pode ocultar as discordâncias ou potencializar o não comprometimento com um determinado regime terapêutico que é inaceitável a partir de sua perspectiva.

Contato visual

Os anglo-americanos em geral praticam o contato visual e o sustentam durante o processo de comunicação. Embora possa lhes parecer natural olhar direto nos olhos de uma pessoa ao dialogar com ela, isso não necessariamente vale para pessoas de outras culturas. Pode ser ofensivo para os asiático-americanos ou para os índios americanos, que são mais propensos a entender que fixar o olhar nos olhos do outro constitui uma invasão de privacidade ou, ainda, seja um sinal de desrespeito. Os árabes podem interpretar o contato visual direto como um ato sexualmente sugestivo.

Espaço e distância

Ao prestar um cuidado individual e realizar procedimentos de enfermagem, muitas vezes é necessário um local reservado, o que causa desconforto para alguns grupos culturais. Por exemplo,

ORIENTAÇÕES DE ENFERMAGEM 6.1

Comunicando-se com pacientes que não falam inglês*

- Cumprimente o paciente ou utilize palavras e expressões em seu idioma (do paciente), mesmo que não haja possibilidade de estabelecer uma conversa. *O uso de palavras familiares indica um desejo de comunicar-se com ele, mesmo que falte ao enfermeiro conhecimentos para consegui-lo.*
- Use, com o paciente, *web sites* que traduzem textos em inglês para outras línguas estrangeiras, e vice-versa. São exemplos: http://ets.freetranslation.com e http://babel.altavista.com/tr. *Um computador com acesso à Internet permite a consulta a sites com programas de tradução de fácil acesso, rápidos e gratuitos, para mais de 150 palavras de uma vez.*
- Consulte um dicionário bilíngue ou use os apêndices em referências como o *Taber's Cyclopedic Medical Dictionary*. *Alguns dicionários oferecem uma lista de termos e de expressões médicas capazes de auxiliar na obtenção de informações pertinentes.*
- Compile uma pasta com folhas soltas ou um fichário de cartões com termos médicos em um ou mais idiomas falados pelos pacientes na comunidade e coloque esse material no posto de enfermagem. *Uma referência construída no próprio local de trabalho constitui um recurso linguístico prontamente disponível para comunicar-se com outras pessoas locais.*
- Solicite um intérprete treinado. Se isso não for possível, telefone para organizações étnicas ou para pastores de igrejas para obter uma lista de pessoas que falem a língua do paciente e que queiram auxiliar como intérpretes de emergência. *Uma pessoa que seja fluente na língua é mais bem-sucedida em obter informações necessárias e explicar os tratamentos propostos do que contar com uma tradução irregular.*
- Contate um operador de telefonia internacional num momento de crise, caso não exista outra opção para comunicar-se com o paciente. *Esses operadores estão disponíveis 24 horas, ainda que a principal responsabilidade seja o trabalho para o qual foram contratados.*
- Quando for possível a escolha entre vários tradutores, selecione alguém do mesmo sexo do paciente e com aproximadamente a mesma idade. *Alguns pacientes sentem-se embaraçados no momento de relatar informações particulares a pessoas com quem tenham pouco em comum.*
- Olhe para o paciente, não para o intérprete, ao fazer perguntas e escutar as respostas. *O contato visual indica que o paciente constitui o principal foco da interação e facilita a interpretação de indícios não verbais.*
- Caso o paciente fale um pouco de inglês, fale pausadamente, em voz baixa, utilizando palavras simples e frases curtas. *Frases longas e complexas constituem barreiras na comunicação com alguém não muito conhecedor de um segundo idioma.*
- Evite a utilização de termos técnicos, de gíria ou de expressões com sentido duplo ou coloquial. *O paciente pode não entender o que foi falado, especialmente se aprendeu a língua por intermédio de uma gramática em vez da conversação.*
- Faça perguntas que possam ser respondidas com "sim" ou "não". *Questões diretas evitam a necessidade de oferecer uma resposta em inglês muito elaborada.*
- Se o paciente parecer confuso com uma pergunta feita, repita-a sem mudar as palavras. *A reelaboração da frase tende a gerar confusão porque exige que ele traduza um outro grupo de termos não familiares.*
- Dê tempo suficiente para o paciente responder. *O processo de interpretação do que foi dito em inglês e traduzido para a língua nativa, e vice-versa, requer um tempo maior do que o normal.*
- Utilize a comunicação não verbal e os gestos. *A linguagem corporal é universal e tende a ser comunicada e interpretada de forma bastante exata.*
- Seja paciente. *A ansiedade é comunicada de forma interpessoal e pode levar a uma grande frustação.*
- Mostre ao paciente palavras escritas em inglês. *Algumas pessoas que não falam o inglês conseguem ler algo na língua melhor do que entendê-lo quando falado.*
- Trabalhe com o comitê de registros da instituição de saúde para obter formulários de consentimento, autorizações para benefícios de seguros de saúde e cópias dos direitos do paciente escritos em outros idiomas, além do inglês. *Legalmente, os pacientes devem entender o que estão consentindo.*
- Elabore ou consiga traduções para outro idioma que descrevam procedimentos comuns, cuidados de rotina e promoção da saúde. Um desses recursos é o *Patient Education Resource Center*, em São Francisco, que possui publicações em vários idiomas sobre inúmeros tópicos de saúde. *Todos os pacientes têm o direito a obter explicações e serviços de educação.*

---

* N. de R. T. As orientações estão traduzidas conforme o original, ou seja, para os pacientes que não falam inglês. É evidente que as orientações devem ser usadas para que os enfermeiros se comuniquem com pacientes que não falem a língua materna do país onde estiverem.

---

os asiático-americanos podem se sentir mais à vontade com um enfermeiro que evite a intimidade. A proximidade física de um enfermeiro, num esforço para garantir conforto e apoio, pode ser ameaçadora para pacientes de outras culturas. É melhor, contudo, fornecer explicações quando o contato durante um procedimento ou atendimento pessoal for realmente preciso.

Toque

Alguns índios americanos talvez interpretem o costume anglo-americano de dar um forte aperto de mão como algo ofensivo. Eles provavelmente se sintam mais confortáveis apenas com um leve toque entre as mãos. As pessoas do sudeste da Ásia consideram a cabeça uma parte sagrada do corpo, que somente parentes próximos podem tocar. Os enfermeiros e demais profissionais da equipe de saúde devem solicitar permissão antes de tocá-la. Esses asiáticos também acreditam que, nas mulheres, a região entre a cintura e os joelhos é muito íntima e não deve ser tocada por qualquer outro homem que não seu marido. Antes de fazê-lo, enfermeiros do sexo masculino podem abrandar a ansiedade da paciente oferecendo-lhe esclarecimentos, pedindo permissão para tocá-la e garantindo a presença do cônjuge no recinto.

Expressão emocional

Os anglo-americanos e os afro-americanos geralmente manifestam seus sentimentos, positivos ou negativos. Os asiático-americanos e os índios americanos, todavia, tendem a controlar as emoções e a expressão de desconforto físico (Zborowski, 1952, 1969), em especial quando entre pessoas com as quais não têm familiaridade. O estoicismo não deve ser interpretado como uma falta de sentimento ou cuidado (Eliopoulos, 2010). Da mesma maneira, os homens latinos podem não demonstrar seus sentimentos ou prontamente discutir seus sintomas, porque podem ser interpretados como não estarem agindo como homens (Andrews e Boyle, 2008). A reação cultural latina pode ser atribuída ao *machismo*, crença de que homens viris são fisicamente fortes e devem lidar de maneira particular com as suas emoções. Uma vez que esse tipo de comportamento é um tanto atípico da perspectiva anglo-americana, os enfermeiros podem não dar importância às necessidades físicas e emocionais das pessoas originárias desses grupos culturais.

Hábitos e restrições alimentares

Basicamente, a comida é um meio de sobrevivência: ela alivia a fome, promove a saúde e previne as doenças. O ato de comer também tem um significado social, que está relacionado com um ato comunitário, como uma celebração, uma recompensa ou uma punição, além de aliviar o estresse. A cultura determina os tipos de alimentos e a frequência com que uma pessoa se alimenta, quais utensílios são usados para comer e a posição que um indivíduo ocupa, determinando, por exemplo, quem comerá primeiro ou ganhará a maior porção.

As práticas religiosas que vigoram em certas culturas impõem regras específicas e restrições quanto à alimentação, como os horários das refeições e os alimentos que não podem ser consumidos (Tab. 6.4). Os enfermeiros podem tentar obter a compreensão dos pacientes para com o regime dietético necessário, de acordo com as orientações médicas, caso a dieta vá de encontro às preferências alimentares determinadas por sua cultura ou religião.

Notas nutricionais

- Aculturação dietética ocorre quando as pessoas mudam seus comportamentos alimentares depois de se mudar para uma nova área. Alguns alimentos tradicionais são rejeitados e novos alimentos são adicionados ou usados como substitutos para aqueles tradicionais. A disponibilidade e custo dos alimentos influenciam a aculturação dietética.
- A aculturação pode ter um efeito positivo ou negativo sobre os hábitos alimentares. Geralmente, como os imigrantes adotam a "típica dieta americana", a ingestão de gorduras, açúcares e calorias aumenta, enquanto o consumo de frutas, legumes, fibras e proteínas diminui. Novos americanos devem ser encorajados a manter as práticas alimentares saudáveis de sua cultura nativa.
- Hispânicos e demais indivíduos da América Central bebem o *atole*, uma mistura aquecida de farinha de milho, açúcar mascavo mexicano, canela, baunilha e, às vezes, chocolate ou frutas, como um alimento típico de celebrações tradicionais e para conforto. O *atole* também é consumido durante a *quarentena*, um período de 40 dias após o nascimento de um bebê, pois acreditam que ele ajudará na recuperação da mãe e aumentará o volume do leite materno.
- A dieta de alguns afro-americanos pode incluir verduras, grãos, pão de milho e feijão cozido, com um generosa quantidade de gordura ou carnes gordurosas, que refletem suas raízes sul-americanas.
- Alguns alimentos comuns em dietas asiático-americanas incluem arroz e macarrão de arroz; misturas contendo carne, frango, peixe e produtos de soja; repolho e brotos de feijão. Os sabores são reforçados com glutamato monossódico (GMS); soja; ostra, feijão e molho de peixe; e pimentas, resultando em alimentos picantes e salgados.
- Os índios americanos consomem o que é produzido localmente, como pão frito feito de milho, carne, que é caçada em terra ou pescada em rios próximos, e frango, suínos e bovinos que são criados dentro da comunidade. Eles também podem consumir produtos disponíveis nos mercados comerciais (Schlenker e Long, 2007).

Tempo

Por todo o mundo, as pessoas veem o tempo cronológico e o social de forma diferente (Giger e Davidhizar, 2008). Calendários e relógios definem aquele tempo percebido quando olhamos no próprio relógio, que é divido em anos, meses, semanas, dias, horas, minutos e segundos. O tempo social reflete atitudes a respeito da pontualidade, que variam entre as culturas. A pontualidade costuma ser menos importante para pessoas de outras culturas do que para os anglo-americanos. Tolerar e aceitar as diferenças culturais sobre o tempo facilita o cuidado culturalmente sensível.

Crenças acerca da doença

De modo geral, as pessoas aceitam uma das três formas culturais de explicar a doença ou a enfermidade. A *perspectiva biomédica* ou *científica* é partilhada pelos oriundos de países desenvolvidos, que baseiam suas crenças sobre saúde e doença em resultados de pesquisas. Um exemplo de perspectiva científica é que os microrganismos causam doenças infecciosas e que a lavagem frequente das mãos reduz o potencial para infecção.

A *perspectiva naturalista* ou *holística* acredita que os seres humanos e a natureza devem estar em equilíbrio ou harmonia para permanecerem saudáveis; a doença é o resultado da falta de harmonia. Os índios americanos acreditam que respostas positivas resultam de uma vida em congruência com a Mãe Terra. Outro exemplo seriam os asiático-americanos, que sustentam a *teoria do Yin/Yang*, a crença de que o equilíbrio entre essas duas forças promove a saúde. Os latinos, por sua vez, creem em um conceito similar, conhecido como *teoria do quente/frio*. Essa teoria diz que a doença é um desequilíbrio entre os componentes descritos como tendo atributos quente ou frio. Ao adicionar ou retirar elementos de calor ou frio para restaurar o equilíbrio, também se pode restabelecer a saúde.

Por último, existe a *perspectiva mágico religiosa*, na qual há uma crença cultural de que forças sobrenaturais contribuem para a saúde ou para a doença. Alguns exemplos da perspectiva mágico religiosa incluem grupos culturais, como os haitianos, que aceitam a fé como forma de tratamento, bem como a prática de certas formas de bruxaria ou vodu. Os índios americanos reverenciam fortemente o Grande Criador como influência sobre a saúde e a doença. Eles usam ervas e rituais espirituais, realizados pelos líderes tribais ou pajés (conhecidos como *xamãs*), para aliviar as doenças (Eliopoulos, 2010). Embora os enfermeiros possam discordar das convicções de seus pacientes acerca dos causadores da doença ou da saúde, o respeito pelo indivíduo e suas crenças ajuda a atingir as metas de saúde traçadas. Enquanto a crença de saúde culturalmente realizada ou

TABELA 6.4 Exemplos de crenças religiosas e práticas que afetam os cuidados com a saúde

RELIGIÃO	EXEMPLOS	IMPLICAÇÕES PARA A ENFERMAGEM
Judaísmo ortodoxo	A circuncisão é um procedimento sagrado, realizado no oitavo dia de vida.	Forneça informações sobre os cuidados necessários após a circuncisão, antes da alta.
	As regras da dieta *kosher* permitem o consumo de carne de animais que ruminam e têm cascos fendidos. Os animais são abatidos de acordo com procedimentos definidos; produtos lácteos e carne não são consumidos juntos. Frutos dos mar com escamas e barbatanas são permitidos.	Informe o serviço de nutrição sobre as preferências alimentares do paciente. Refeições identificadas como *kosher* indicam que elas foram "corretamente preparadas". Refeições *Pareve* significa "feita sem carne ou leite".
	O *Sabbath* inicia na sexta-feira ao entardecer e termina no sábado, também no fim da tarde.	Evitar o agendamento de exames não emergenciais ou procedimentos nesse período.
	A necropsia não é permitida, a menos que seja requerida legalmente.	Todos os órgãos removidos e examinados durante a necropsia devem retornar ao corpo.
	O funeral ocorre preferencialmente 24 horas após a morte; a lei judaica exige que o corpo nunca seja deixado só.	Falar com a família, para que ela fique junto ao paciente em seus momentos finais. Esperar a chegada de um filho ou parente próximo para fechar a boca e os olhos do falecido.
Catolicismo	Estátuas e medalhas de figuras religiosas fornecem conforto espiritual.	Deixar alguns itens com o paciente ou perto dele; mantê-los seguros e devolvê-los prontamente quando forem removidos.
	O controle artificial da natalidade e o aborto são proibidos.	Explicar como se pode evitar a gravidez pelo uso de métodos naturais, como a verificação da temperatura basal e das características do muco cervical.
	O batismo é essencial para a salvação.	No caso de uma emergência, qualquer cristão batizado poderá realizar o batismo, colocando água sobre a cabeça do paciente três vezes e dizendo "Eu o batizo, em nome do Pai, do Filho e do Espírito Santo".
Testemunhas de Jeová	Eles rejeitam as transfusões sanguíneas, até mesmo nas situações de risco de vida, pois acreditam que o sangue é a fonte da alma.	Consultar os médicos sobre o emprego de estratégias conservadoras do sangue, como as autotransfusões e o uso de expansores de volume intravenosos (p. ex., Dextran).
Adventistas do Sétimo Dia	Seguem regras restritas de dieta, com base no Velho Testamento.	Solicitar uma consulta com a nutricionista, para facilitar a criação de uma dieta vegetariana sem cafeína.
	O sábado é o dia do *Sabbath*.	Evitar o agendamento de exames não emergenciais ou procedimentos nesse período.
Cristianismo Científico	A oração é o antídoto para qualquer doença.	Preparar-se para o fato de esses pacientes procurarem ajuda não profissional para efetuar seu processo de cura. Procedimentos legais podem ser uma opção, quando o bem-estar de crianças menores de idade esteja ameaçado pela recusa dos pais em aceitar cuidados médicos.
Igreja de Jesus Cristo dos Santos dos Últimos Dias (Mormonismo)	O consumo de café, chá, álcool, tabaco, drogas ilegais e o abuso de drogas prescritas são proibidos.	Informar ao serviço de nutrição sobre a necessidade de providenciar bebidas descafeinadas.
	Os membros do sexo masculino benzem a doença com azeite de oliva consagrado.	Facilitar a execução dos rituais de benzedura antes de cirurgias ou após a solicitação do próprio paciente.
Amish	Esses pacientes podem se mostrar bastante relutantes em gastar dinheiro em cuidados com a saúde desnecessários.	Investigar se remédios caseiros estão sendo usados, bem como se a cura está sendo mascarada. Os partos em casa são preferidos; espera-se que nascimentos em hospitais gerem permanências breves.
	A crença central é que a doença deve ser enfrentada com fé e paciência.	Oferecer medidas de conforto e medicamentos analgésicos em vez de aguardar pela solicitação do paciente.
	Os pacientes são formalmente educados até à 8ª série.	Selecionar materiais educacionais escritos sobre saúde, de acordo com o nível de entendimento do paciente.
	Fotografias não são permitidas.	Evitar o hábito de fotografar os recém-nascidos.
Hinduismo	Esses pacientes supervalorizam a modéstia e a higiene.	Providenciar um banho diário ao paciente, mas não após a refeição; adicionar água quente à fria, mas não o contrário.
	A aplicação de um *pundra*, uma marca de distinção na testa, é um símbolo religioso.	Evitar sua remoção ou realocação tanto quanto possível.
	Os hindus valorizam o autocontrole.	Oferecer medidas de conforto e medicamentos analgésicos em vez de aguardar pela solicitação do paciente.
	Os homens não participam do trabalho de parto, nem do parto propriamente dito.	Manter os homens informados sobre o seguimento do parto.
	A limpeza do corpo após a morte simboliza a limpeza da alma.	Perguntar se a família deseja lavar o corpo do paciente falecido.

RELIGIÃO	EXEMPLOS	IMPLICAÇÕES PARA A ENFERMAGEM
	Muitos pacientes são vegetarianos: carne está proibida; alguns não comem ovos.	Solicitar uma consulta com a nutricionista. Os pacientes podem recusar medicações apresentadas em cápsulas gelatinosas porque a gelatina é um subproduto animal.
Muçulmanos (Islâmicos)	Orar e lavar-se são deveres, cinco vezes ao dia.	Planejar os cuidados em função dos horários das orações e dos rituais de limpeza, que ocorrem ao nascer do sol, no meio da manhã, ao meio-dia, a tarde e ao entardecer. Ajudar os pacientes a se orientarem em direção a Meca.
	A carne de porco e o álcool são proibidos.	Esses pacientes podem recusar medicamentos em cápsulas ou insulina suína. Solicitar que o farmacêutico retire o álcool de medicamentos líquidos, que normalmente o contêm.
	Esses pacientes preferem morrer em casa.	Preparar-se para que o suporte à vida não seja aceito caso não haja esperança de ocorrer uma reabilitação razoável.
	Eles solicitam que somente parentes toquem ou lavem o corpo de um muçulmano falecido.	Consultar a família antes de efetuar o cuidado pós-morte.

Adaptada de Andrews, J.D. *Cultural, ethnic and religious reference manual*. 3ª ed. Winston-Salem, NC: JAMARDA Resources, 2005.

praticada não é prejudicial, o enfermeiro deve incorporá-la no atendimento do paciente.

> ▶ *Pare, Pense e Responda – Quadro 6.1*
> *Como um enfermeiro culturalmente sensível poderia responder a um paciente vietnamita quem fará a cunhagem, que envolve a fricção da pele, em uma área sintomática, com uma moeda aquecida e oleada, de modo que a doença vá para fora de seu corpo? A cunhagem não é dolorosa, mas provoca uma vermelhidão local na pele e uma equimose superficial (contusão).*

Variações biológicas e fisiológicas

As características biológicas, que são de importância primária aos enfermeiros, são as que envolvem a pele e os cabelos, e algumas enzimas fisiológicas.

Características da pele

As técnicas de investigação da pele comumente ensinadas, são tendenciosas, favorecendo os pacientes caucasianos, que têm pele mais clara. Para o oferecimento de cuidados culturalmente sensíveis, os enfermeiros precisam modificar suas técnicas de avaliação de modo a obterem dados precisos sobre os pacientes com pele não branca.

A melhor técnica de observação da cor básica da pele, nos grupos de pessoas com a pele escura, é o uso de luz natural ou de boa iluminação artificial. Como as palmas das mãos, a planta dos pés e o abdome contêm o mínimo de pigmentação e apresentam menor probabilidade de sofrerem a ação do sol, essas costumam ser as melhores áreas para exame.

Conforme Giger e Davidhizar (2008), todos os tipos de pele, independentemente da origem étnica de um indivíduo, contêm uma tonalidade avermelhada subjacente. Sua ausência ou uma aparência mais esbranquiçada é indicativo de palidez, uma característica de anemia ou de oxigenação inadequada. Os lábios e a base das unhas, lugares comuns para a avaliação da cianose em caucasianos, podem se apresentar altamente pigmentados entre pacientes originários de culturas diversas, e os achados normais podem ser mal-interpretados. O exame da conjuntiva e das membranas da mucosa oral proporcionam dados mais precisos. A esclerótica ou o palato duro, mais do que a pele, são os melhores locais para a avaliação da icterícia. No entanto, a esclerótica de alguns não caucasianos pode apresentar uma sombra amarelada devido ao caroteno e a depósitos de gordura, o que não deve ser erroneamente interpretado como icterícia (Andrews e Boyle, 2008).

Exantema, contusão e inflamação podem não ser tão evidentes entre pessoas de pele mais escura. Palpar na busca de variações de textura, de calor e de sensibilidade constitui uma técnica mais apropriada de avaliação do que apenas a inspeção. Queloides (cicatrizes grossas, elevadas e irregulares) são comuns entre grupos étnicos de pele escura (Fig. 6.3). Acredita-se que os queloides se formam em decorrência de uma tendência genética para produzir quantidades excessivas do fator beta de crescimento transformador (TGF-β), uma substância que promove a proliferação de fibroblastos durante o processo de reconstrução dos tecidos.

Alguns enfermeiros, ao banhar pacientes de pele negra, interpretam erroneamente as manchas marrons em toalhas, como um sinal de higiene deficitária. Na verdade, isso é causado por uma liberação normal de células epiteliais mortas, que retêm sua pigmentação.

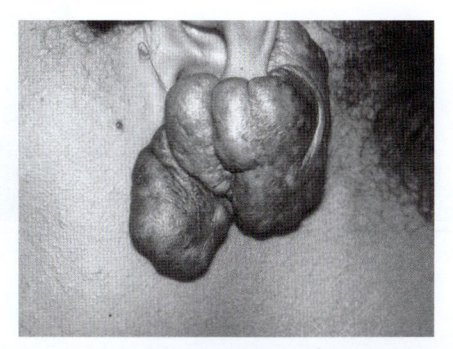

FIGURA 6.3 Queloides são cicatrizes em relevo, bastante espessas, como pode ser visto no lóbulo da orelha deste paciente, que originalmente abrigava um brinco. (Foto de B.Proud.)

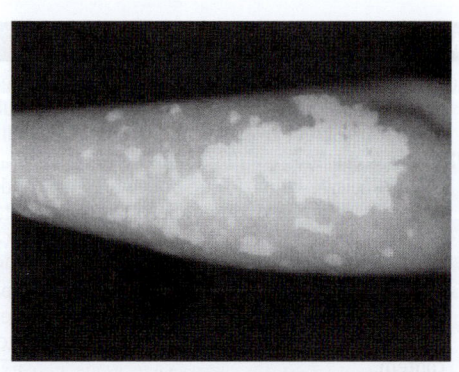

FIGURA 6.4 Vitiligo no antebraço de um afro-americano. (Cortesia do Neutrogena Care Institute.)

A hipopigmentação e a hiperpigmentação são estados em que a pele não apresenta uma coloração uniforme. A hipopigmentação pode ocorrer quando a pele apresenta-se danificada. Independentemente da origem étnica, uma pele prejudicada evidencia uma vermelhidão temporária característica, que se suaviza, chegando a uma tonalidade mais clara; o efeito é mais óbvio em pacientes de pele escura. O vitiligo, doença que afeta os brancos e os de pele mais escura, produz manchas esbranquiçadas irregulares sobre a pele, devido à ausência de melanina (Fig. 6.4). A não ser pela hipopigmentação, não há sintomas físicos, embora os efeitos cosméticos possam criar problemas emocionais graves. Os pacientes preocupados com a irregularidade da cor de sua pele podem optar pelo uso de um creme pigmentado que funciona como uma cobertura da pele, disfarçando as áreas mais acentuadas.

As manchas mongólicas, um exemplo de hiperpigmentação, são áreas azul-escuras, localizadas na parte inferior das costas de bebês e de crianças de pele escura (Fig. 6.5). Elas ocorrem devido à migração dos melanócitos na epiderme do feto. Elas são raras entre os brancos e tendem a suavizar-se por volta dos cinco anos de idade. Essas manchas podem ser confundidas com sinais de abuso físico ou de lesão, no caso de serem avaliadas por enfermeiros não familiarizados com diferenças de caráter étnico. Eles podem diferenciar as duas situações por meio da pressão sobre a área pigmentada: as manchas mongólicas não produzem dor quando pressionadas.

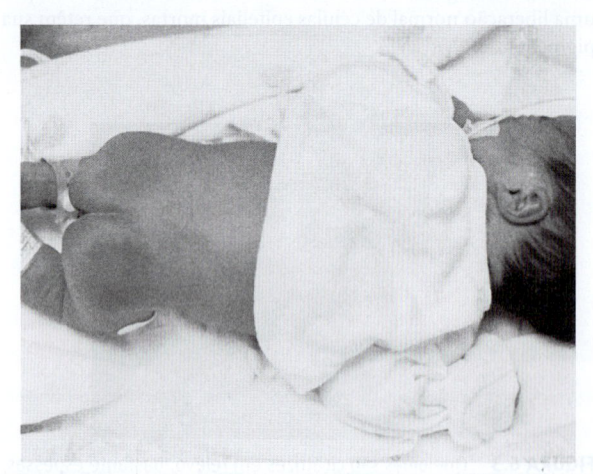

FIGURA 6.5 As manchas mongólicas são descolorações azuladas comuns em bebês de pele escura. (Foto de K.Timby.)

Características dos cabelos

A cor e a textura dos cabelos também são variações biológicas. Pessoas de pele mais escura costumam ter cabelos castanho-escuros ou pretos. A textura dos cabelos, uma característica também herdada, é resultante da quantidade de moléculas de proteína no cabelo. As variações podem ir desde cabelos lisos até muito crespos. Quanto mais crespos os cabelos, mais difícil de penteá-los. Em geral, o uso de pentes com dentes grandes e o hábito de umedecer os cabelos antes de penteá-los, ou a aplicação de um creme nutritivo, facilitam o pentear. Alguns pacientes com cabelos muito crespos preferem organizá-los em trancinhas pequenas e bem apertadas.

Variações enzimáticas

Três variações enzimáticas herdadas são predominantes entre pessoas das várias subculturas nos Estados Unidos. Elas incluem ausência ou insuficiência das enzimas lactase, glicose-6-fosfato desidrogenase (G-6-PD) e desidrogenase do álcool (ADH).

Deficiência de lactase. A lactase é uma enzima digestiva que converte a lactose, o açúcar do leite, em açúcares mais simples, a glicose e a galactose. Uma deficiência de lactase, comum entre afro-americanos, hispânicos e chineses, causa intolerância aos derivados do leite. Sem lactase, as pessoas sentem cãibras, gases intestinais e diarreia, cerca de 30 minutos após a ingestão de leite ou de alimentos que o contenham. Os sintomas podem se manter por até duas horas (Dudek, 2009). O desconforto pode ser evitado pela eliminação ou pela redução das fontes de lactose na alimentação. As fórmulas para alimentação por sonda e aquelas utilizadas para alimentar os bebês, via mamadeiras, também podem ser preparadas com substitutos do leite. Como o leite é uma boa fonte de cálcio, necessário à saúde, os enfermeiros devem orientar os pacientes afetados a obtê-lo a partir de outras fontes, como a suplementação de cálcio, a ingestão de verduras folhosas, ameixas, sardinhas e salmão enlatados (com ossos), gema de ovo, grãos integrais, feijões e ervilhas secos. O quadro Ensinando o Paciente e a Família 6.1 fornece orientações adicionais para a orientação dos pacientes.

Deficiência de G-6-PD. A glicose-6-fosfato desidrogenase é uma enzima que auxilia as células vermelhas do sangue a metabolizar a glicose. Os afro-americanos e os originários de países mediterrâneos geralmente não apresentam essa enzima. A doença manifesta-se nos homens, uma vez que o gene está associado ao

---

Ensinando o paciente e a família 6.1
Reduzindo ou eliminando a lactose

O enfermeiro ensinará os seguintes pontos:
- Evite o consumo de leite e derivados, assim como de alimentos cujas embalagens identificam a presença de sólidos de leite em pó ou soro de leite entre seus ingredientes (p. ex., alguns pães, cereais, pudins, molhos, caramelos e chocolates).
- Utilize substitutos do leite, isentos de lactose, em lugar dele.
- Consuma apenas pequenas quantidades de leite e seus derivados de cada vez.
- Substitua o leite submetido à cultura com o organismo *Acidophilus*, que transforma a lactose em ácido láctico.
- Beba *LactAid*, um preparado comercial em que a lactose foi pré-convertida em outros açúcares absorvíveis.
- Use alimentos *kosher*, que são preparados sem leite; eles podem ser identificados pela palavra *pareve* em sua embalagem/rótulo.

Conceitos e Habilidades Fundamentais no Atendimento de Enfermagem   83

TABELA 6.5 Drogas que precipitam a anemia associada à glicose-6-fosfato-desidrogenase

CATEGORIA DA DROGA	EXEMPLO	USO
Compostos do quinino	Fosfato primaquina	Prevenção e tratamento da malária
Uricosúricos	Probenecida	Tratamento da gota
Sulfonamidas	Sulfasalazina (Azulfin)	Tratamento de infecções urinárias

gênero, embora as mulheres sejam transmissoras e portadoras do gene defeituoso.

A deficiência de G-6-PD torna vulneráveis as células vermelhas do sangue durante o estresse, quando as necessidades metabólicas ficam aumentadas. Quando isso acontece, aquelas células são destruídas em uma taxa muito maior do que nas populações não afetadas. Se a produção de novas células vermelhas não alcançar a taxa das destruídas, ocorre anemia.

Uma vez que existem várias substâncias capazes de precipitar o processo anêmico (Tab. 6.5), é importante que o enfermeiro intervenha caso esses medicamentos, ou os que deprimem a produção das células vermelhas, sejam prescritos para pacientes étnicos em maior risco. Ou, no mínimo, os enfermeiros devem monitorar os pacientes suscetíveis e exigir testes laboratoriais, como a contagem dos níveis de hemácias e da hemoglobina, indicadores de efeitos adversos que estejam ocorrendo.

Deficiência de álcool desidrogenase (ADH). Quando um indivíduo consome álcool, um processo de reações químicas envolvendo enzimas, sendo uma delas a álcool desidrogenase, possivelmente fragmente o álcool em ácido acético e em dióxido de carbono. Os asiático-americanos e os índios americanos costumam metabolizar o álcool a uma taxa diferente da de outros grupos, devido a variações fisiológicas em seu sistema enzimático. A consequência é que as pessoas afetadas passam por uma experiência de efeitos vasculares drásticos, como vermelhidão e taxa cardíaca acelerada, logo após o consumo de álcool. Além disso, os metabólitos intermediários do álcool (aqueles formados antes do ácido acético) permanecem imutáveis durante um período prolongado de tempo. Muitos cientistas acreditam que os metabólitos intermediários, como o acetaldeído, são extremamente tóxicos e, por isso, desempenham um papel importante nas causas de danos a órgãos. A taxa de morte por alcoolismo entre índios americanos é estimada em cinco vezes maior do que nos indivíduos brancos, e três vezes superior a da população em geral (Substance Abuse and Mental Health Services Administration, 2007; Centers for Disease Controle and Prevention, 2008).

Prevalência das doenças

Há várias doenças, como a anemia falciforme, a hipertensão, o diabetes e o derrame, que ocorrem com frequência muito maior entre subculturas étnicas do que na população em geral. A incidência de doenças crônicas também afeta de maneira diferente as taxas de mortalidade (Tab. 6.6).

A incidência de algumas doenças crônicas e de suas complicações pode estar relacionada, em parte, a variações em fatores sociais, como a pobreza. Grupos culturais minoritários tendem a ser financeiramente mais desfavorecidos; logo, seu acesso a cuidados de saúde mais caros costuma ser limitado. Sem os cuidados preventivos de saúde, a detecção precoce e o tratamento,

TABELA 6.6 Principais causas de morte entre grupos culturais nos Estados Unidos[a]

RANKING	TODOS OS AMERICANOS	NEGROS OU AFRO-AMERICANOS	HISPÂNICOS OU LATINOS	ÍNDIOS AMERICANOS OU NATIVOS DO ALASCA	ASIÁTICOS OU ORIUNDOS DE ILHAS DO PACÍFICO
1	Doenças cardíaca	Doenças cardíaca	Doenças cardíaca	Doenças cardíaca	Doenças cardíaca
2	Câncer	Câncer	Câncer	Câncer	Câncer
3	Doenças vasculares cerebrais	Doenças vasculares cerebrais	Doenças crônicas do trato respiratório inferior	Lesões não intencionais	Doenças vasculares cerebrais
4	Doenças crônicas do trato respiratório inferior	Diabetes	Lesões não intencionais	Diabetes	Lesões não intencionais
5	Lesões não intencionais	Lesões não intencionais	Doenças vasculares cerebrais	Doenças vasculares cerebrais	Diabetes
6	Diabetes	Doenças crônicas do trato respiratório inferior	Diabetes	Doenças crônicas do trato respiratório inferior	Gripe (causada pelo vírus Influenza) e pneumonia
7	Gripe (causada pelo vírus Influenza) e pneumonia	Homicídios	Gripe (causada pelo vírus Influenza) e pneumonia	Doenças hepáticas crônicas e cirrose	Doenças crônicas do trato respiratório inferior
8	Suicídios	Gripe (causada pelo vírus Influenza) e pneumonia	Suicídios	Gripe (causada pelo vírus Influenza) e pneumonia	Doenças hepáticas crônicas e cirrose
9	Doenças hepáticas crônicas e cirrose	Doenças hepáticas crônicas e cirrose	Doenças hepáticas crônicas e cirrose	Suicídios	Suicídios
10	Homicídios	Suicídios	Homicídios	Homicídios	Homicídios

[a] Mortes, percentual do total de mortes e ordem de classificação das causas de mortes, por raça, a cada 100.000 pessoas, nos Estados Unidos, em 2006. Consultado em: novembro/2009. Disponível em: http://cdc.gov/data/hus/hus08.pdf.

TABELA 6.7 Crenças e práticas comuns em saúde

GRUPO CULTURAL	CRENÇA DE SAÚDE	PRÁTICAS DE SAÚDE
Anglo-americanos	A doença é causada por microrganismos infecciosos, por degeneração de órgãos e por estilos de vida não saudáveis.	Os médicos são consultados para diagnóstico e tratamento; os enfermeiros oferecem cuidados físicos.
Afro-americanos	Forças sobrenaturais podem causar doenças e influenciar a recuperação.	Orações individuais e grupais são usadas para acelerar a recuperação.
Asiático-americanos	A saúde é resultante de um equilíbrio entre a energia *yin* e *yang*; a doença ocorre quando o equilíbrio é perturbado.	Acupuntura, acupressão, alimentação e ervas são utilizadas para restaurar o equilíbrio.
Latinos	A doença e o infortúnio ocorrem como punição divina, chamada *castigo de Dios*, causados por um desequilíbrio de forças "quentes" ou "frias" no organismo.	Oração e penitência são feitos para receber o perdão; utilizam-se serviços de praticantes leigos, os quais se acredita possuírem poder de cura espiritual; alimentos "quentes" ou "frios" são consumidos para restaurar o equilíbrio.
Índios americanos	A doença ocorre quando a harmonia da natureza (Mãe Terra) é perturbada.	Um *xamã*, ou curandeiro, com poderes espirituais e de cura, é consultado para restaurar a harmonia.

maiores são as probabilidades de ocorrerem taxas de mortalidade mais altas. Por essa razão, os Estados Unidos comprometeram-se a reduzir a disparidade nos cuidados de saúde entre todos os americanos (ver Cap. 4).

Sabendo que determinadas populações correm maior risco de doenças crônicas, os enfermeiros culturalmente sensíveis colocam seu foco predominantemente nos ensinamentos sobre saúde, na participação em sondagens de doenças nas comunidades e em campanhas em prol de serviços de saúde mais igualitários.

Crenças e práticas de saúde

Existem inúmeras diferenças quanto a crenças de saúde entre as subculturas que habitam os Estados Unidos. Tais crenças são perpetuadas devido a fortes influências étnicas. As crenças de saúde, por sua vez, afetam as práticas de saúde (Tab. 6.7).

A **medicina popular**, práticas de saúde peculiares a determinado grupo de pessoas, passou a significar o mesmo que métodos de prevenção ou tratamento de doenças de modo diferente das práticas convencionais. A medicina popular costuma ser realizada por leigos, em vez de ser praticada por pessoas que tenham recebido uma educação formal e que possuam uma licença profissional. Somado às práticas culturalmente específicas, como aquelas oferecidas pelo *curandero* (latino, dotado de poderes espirituais e medicinais), pelo *xamã* ou por um herbalista, muitas pessoas nos Estados Unidos também optam por terapias médicas alternativas (Quadro 6.3).

A medicina alternativa atrai as pessoas por vários motivos: os gastos com os cuidados médicos atuais, a insatisfação com tratamentos anteriores ou em andamento, ou a intimidação gerada pelos estabelecimentos de cuidados com a saúde.

> **Considerações gerontológicas**
>
> - Os idosos podem preferir as práticas de cura de sua própria cultura tradicional, com os quais estão familiarizados desde a infância. Eles podem implementar essas práticas antes, durante e, até mesmo, em vez de cuidados de saúde prescritos pela comunidade científica.

Somente pelo fato de uma crença ou prática de saúde ser diferente, isso não a torna errada. Cabe aos enfermeiros culturalmente sensíveis respeitarem o sistema de crenças do paciente e integrar o tratamento de base científica às práticas de medicina popular ou das terapias alternativas. Consulte a Tabela 6.7 para conhecer outras crenças de saúde e suas práticas, assim como a relação delas com várias religiões.

ENFERMAGEM CULTURALMENTE SENSÍVEL

A aceitação da pluralidade cultural dos norte-americanos já constitui um primeiro passo em direção à enfermagem transcultural. As recomendações a seguir são oferecidas como uma demonstração de cuidados de enfermagem culturalmente sensíveis:

- Aprenda a falar uma segunda língua.
- Utilize técnicas culturalmente sensíveis para melhorar as interações, como sentar-se respeitando a zona de conforto do paciente e fazer o contato visual adequado.
- Familiarize-se com as diferenças físicas entre os grupos étnicos.

> **QUADRO 6.2** Exemplos de terapias médicas alternativas
>
> - A homeopatia é baseada no princípio da similaridade; ela utiliza ervas e substâncias medicinais diluídas, que causam sintomas similares de uma determinada doença, em uma pessoa saudável. Por exemplo, o quinino é usado para tratar a malária porque causa calafrios, febre e fraqueza (sintomas da malária), quando é administrado em pessoas saudáveis.
> - A naturopatia utiliza extratos botânicos, a nutrição, a homeopatia, a acupuntura, a hidroterapia e a manipulação para tratar doenças e restabelecer o equilíbrio ideal do indivíduo.
> - A quiropraxia é baseada na crença de que as doenças e a dor são resultantes do desalinhamento da coluna vertebral; ela utiliza a manipulação e o reajuste das articulações, massagens e fisioterapia para corrigir essa disfunção.
> - A medicina ambiental propõe que as alergias a substâncias do ambiente, que ocorrem em casa ou no trabalho, afetam a saúde, particularmente das pessoas com hipersensibilidade. A medicina ambiental defende que a reduzida exposição a substâncias químicas para controlar as condições tem levado médicos do nosso tempo a falhar em seus diagnósticos ou a fazê-los de forma incompleta.

- Realize o exame físico, especialmente da pele, usando técnicas que ofereçam dados precisos.
- Aprenda, ou pergunte aos pacientes, a respeito de crenças culturais sobre saúde, doença e técnicas de cura.
- Investigue com o paciente maneiras de solucionar problemas de saúde.
- Jamais ridicularize uma crença ou uma prática cultural, seja verbal, seja não verbalmente.
- Integre as práticas culturais úteis ou não prejudiciais ao plano de cuidados.
- Modifique ou transforme gradativamente as práticas inseguras.
- Evite a remoção de medalhas ou de vestes de caráter religioso que tenham alguma simbologia para o paciente. Caso isso deva ser feito, mantenha esses objetos em segurança e recoloque-os assim que possível.
- Ofereça alimentos aos quais o paciente esteja acostumado.
- Defenda que os pacientes sejam rotineiramente sondados na busca de doenças para as quais eles apresentem uma tendência genética ou cultural.
- Facilite rituais por pessoas identificadas pelo paciente, seja um curandeiro, seja outro integrante de seu sistema de crenças.
- Peça desculpas, caso tradições ou crenças culturais sejam violadas.

EXERCÍCIOS DE PENSAMENTO CRÍTICO

1. Um enfermeiro que trabalha para um serviço de cuidado domiciliar é designado para atender um paciente paquistanês e que não fala inglês. Como um enfermeiro culturalmente sensível se prepararia para cuidar desse paciente?
2. Uma gestante haitiana explica ao enfermeiro que está usando um osso de galinha atado ao pescoço para proteger seu bebê de qualquer defeito ao nascer. Discuta como seria a melhor forma de responder a essa paciente, de uma perspectiva culturalmente sensível.
3. Identifique as características de um grupo cultural localizado dentro de sua comunidade; inclua padrões familiares, preferências alimentares ou restrições, as crenças e as práticas de saúde.
4. Explore as abordagens utilizadas para atender às necessidades de saúde de um grupo cultural não anglo-americano dentro da comunidade em que vive; inclua métodos para se comunicar e fornecer materiais impressos em outra língua, que não o inglês.

QUESTÕES DE REVISÃO – ESTILO DO NCLEX

1. A primeira ação a ser realizada pelo enfermeiro, quando se prepara para ensinar a um paciente latino as orientações nutricionais para o controle do diabetes, é
   1. Monitorar o nível de glicose sanguínea do paciente, todos os dias
   2. Revisar os medicamentos prescritos
   3. Obter uma cópia da lista de substituição das calorias controladas
   4. Determinar as preferências alimentares do paciente (o que ele gosta e o que não gosta)
2. Quando entrevistar um paciente asiático-americano, no momento de sua admissão em um estabelecimento de saúde, a melhor técnica a ser usada por um enfermeiro culturalmente sensível, ao realizar as perguntas, é posicionar-se:
   1. Diretamente próximo a ele
   2. Com a distância maior que um braço
   3. Na porta do quarto
   4. De forma a facilitar o toque ocasional
3. Ao avaliar um bebê afro-americano, em uma visita domiciliar, o enfermeiro observa uma área azulada nas nádegas da criança. A melhor atitude a ser tomada pelo enfermeiro é:
   1. Documentar a informação; esse é um achado normal
   2. Reportar suspeita de abuso físico ao Conselho Tutelar
   3. Notificar o médico encarregado dos cuidados da criança sobre o achado
   4. Examinar todas as crianças da casa, para identificar sinais adicionais de abuso
4. Um paciente, índio americano, reporta que o ancião de sua aldeia usou um ritual, na qual um determinado tipo de erva é queimado e sua fumaça é lançada sobre seu corpo, com uma pena de águia, para livrá-lo de energias negativas, durante uma recente enfermidade. Qual o tipo de resposta mais apropriada que um enfermeiro pode dar?
   1. Explicar que esse ritual não pode ajudar a restabelecer a saúde do paciente
   2. Sugerir que o paciente adicione a essa prática o regime terapêutico proposto pelo médico
   3. Denunciar o ancião de sua tribo pela prática médica sem licença
   4. Alertar o paciente a evitar o tratamento prescrito por seu mestre
5. Quais das seguintes sugestões do cardápio de um hospital são mais apropriadas para uma pessoa que segue o judaísmo ortodoxo? Selecione todas as opções possíveis.
   1. Costeleta de porco à milanesa
   2. Salada de siri
   3. Filé de atum
   4. Frango assado
   5. Sanduíche de *bacon*, alface e tomate

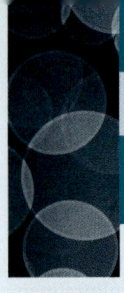

UNIDADE 2
Exercícios finais da Unidade 2 – Capítulos 3, 4, 5 e 6

Seção I: Revisando o que você aprendeu

Atividade A: *Preencha as lacunas, escolhendo a palavra correta entre as opções indicadas nos parênteses.*

1. _____ significa declarações prejudiciais escritas e lidas por outras pessoas. (Calúnia, Delito leve, Injúria)
2. _____ é o princípio ético que enfatiza o dever de ser honesto e evitar enganar ou induzir um paciente ao erro. (Autonomia, Justiça, Veracidade)
3. Doença _____ é aquela adquirida por meio do código genético de um ou ambos os pais. (congênita, hereditária, idiopática)
4. Os serviços de saúde para os quais os prestadores de cuidados à saúde encaminham pacientes para realização de consultas e exames adicionais, como o cateterismo cardíaco, são exemplos de cuidados _____. (primários, secundários, terciários)
5. _____ compreende as respostas comportamentais e fisiológicas ao desequilíbrio. (Adaptação, Holismo, Estresse)
6. A _____ estabiliza o humor, induz o sono e regula a temperatura. (dopamina, norepinefrina, serotonina)
7. _____ é o vínculo ou parentesco que uma pessoa sente em relação a seu país de origem ou de seus ancestrais. (Cultura, Etnia, Raça)
8. Uma atitude pré-concebida sobre todas as pessoas que compartilham uma característica em comum, relacionada à idade, ao gênero, à raça, à orientação sexual ou à etnia é denominado(a) _____. (crença, generalização, estereótipo)

Atividade B: *Assinale V (Verdadeiro) ou F (Falso) para cada uma das frases abaixo. Corrija as sentenças falsas.*

1. V___ F___ O registro de caso não pode ser usado como evidência num julgamento.
2. V___ F___ A imperícia é um dano que resulta da ação descuidada numa determinada situação.
3. V___ F___ *Capitation* é um sistema de pagamento que oferece incentivos para controlar o número de exames e serviços prestados, como um meio de obter lucro.
4. V___ F___ No método de caso da enfermagem, um enfermeiro gerencia todos os cuidados necessários à um paciente, ou grupo de pacientes, por um determinado período de tempo.
5. V___ F___ Mecanismos de enfrentamento são atividades que reduzem o estresse, sendo os mesmos selecionados de forma consciente pelas pessoas, para ajudá-las a lidar com situações ou eventos desafiadores.
6. V___ F___ Os receptores dos neurotransmissores são encontrados por todo o sistema nervoso, endócrino e imune.
7. V___ F___ O etnocentrismo refere-se à crença de que a etnia de um indivíduo é superior às demais.
8. V___ F___ Florence Nightingale cunhou o termo "enfermagem transcultural".

Atividade C: *Escreva o termo correto para cada uma das seguintes descrições.*

1. Ato ilícito em que a informação falsa prejudica a reputação de uma pessoa _____.
2. Pessoa que alega dano e formaliza acusações contra outro indivíduo _____.
3. Soma da saúde física, emocional, social e espiritual, que determina o quão "completa" ou bem uma pessoa se sente _____.
4. Efeitos nocivos que resultam em danos permanentes ou progressivos a um órgão, causados por uma doença ou seu tratamento _____.
5. Estado relativamente estável de equilíbrio fisiológico _____.
6. Substâncias químicas do organismo que produzem efeitos similares aos das substâncias opiáceas _____.
7. Período no qual os sinais e sintomas de uma determinada doença podem desaparecer temporariamente _____.
8. Enzima digestiva que converte a lactose em glicose ou galactose _____.

Atividade D:

1. Faça a correspondência entre os termos descritos na coluna A e suas respectivas definições, na coluna B.

Coluna A

1. _____ Morbidade
2. _____ Mortalidade
3. _____ Doença aguda
4. _____ Doença crônica

Coluna B

A. Número de pessoas que morrem em decorrência de uma determinada doença ou condição
B. Alteração na saúde, que se desenvolve lentamente e perdura por longo tempo, piorando com o avanço da idade
C. Número de pessoas que são afetadas por uma determinada doença, distúrbio ou lesão
D. Alteração na saúde, que ocorre repentinamente e perdura por um curto período de tempo

2. Faça a correspondência entre os problemas de pele descritos na coluna A e suas respectivas descrições, na coluna B.

Coluna A

1. _____ Queloides
2. _____ Hipopigmentação
3. _____ Vitiligo
4. _____ Manchas mongólicas

Coluna B

A. Áreas azul-escuras, localizadas na parte inferior das costas de bebês e de crianças de pele escura
B. Cicatrizes em relevo, bastante espessas e irregulares
C. Pele danificada, com uma vermelhidão temporária característica que se suaviza, chegando a uma tonalidade mais clara
D. Manchas esbranquiçadas sobre a pele, irregulares, que ocorrem devido à ausência de melanina

Atividade E:

1. Diferencie teoria teleológica de teoria deontológica.

	Teoria teleológica	Teoria deontológica
Definição		
Ideologia		
Exemplo		

2. Diferencie sistema nervoso simpático de sistema nervoso parassimpático.

	Sistema nervoso simpático	Sistema nervoso parassimpático
Função		
Efeitos sobre as atividades fisiológicas		
Exemplo		

Atividade F: *Considere a seguinte figura.*

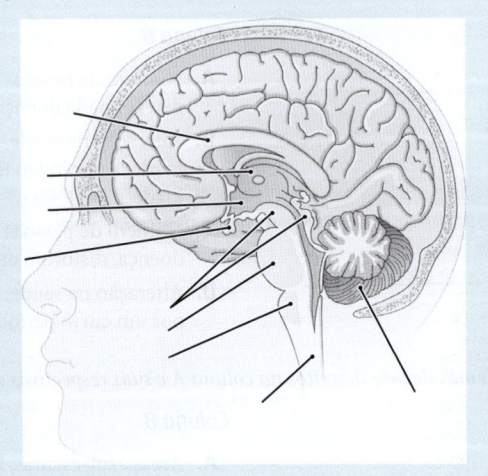

1. Identifique as estruturas sinalizadas na figura acima.

Atividade G:
Nos anos 60, Abraham Maslow identificou e agrupou as necessidades humanas em cinco níveis, numa sequência hierárquica, conforme sua importância. Ordene os cinco níveis de necessidades humanas definidos por Maslow nos espaços abaixo, a partir daquela que é mais importante à sobrevivência para aquela que é menos significativa.

1. Necessidades de afeto e autoestima
2. Necessidades de autorrealização
3. Necessidades de amor e de sociabilização
4. Necessidades fisiológicas
5. Necessidades de segurança e de proteção

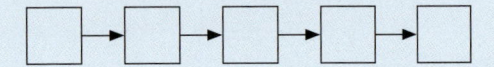

☐ → ☐ → ☐ → ☐ → ☐

Atividade H: *Atividade H: Responda às seguintes questões.*

1. O que são leis? Quais são os diferentes tipos de leis?
2. Qual o propósito de um ato da prática de enfermagem?
3. Como a Organização Mundial da Saúde (OMS) define saúde?
4. Quais são os cinco métodos mais comuns de gerenciamento, usados pelos enfermeiros, para administrar os cuidados dos pacientes?
5. O que homeostase? Quais são as quatro categorias de estressores que afetam a homeostase?
6. Quais fatores afetam a resposta ao estresse?
7. O que é cuidado de enfermagem transcultural?

Conceitos e Habilidades Fundamentais no Atendimento de Enfermagem   89

Seção II: Aplicando seu conhecimento

Atividade I: *Responda aos seguintes questionamentos.*

1. Por que é importante que os enfermeiros adquiram seus próprios seguros de responsabilidade profissional?

2. Por que o foco do tratamento das doenças idiopáticas deve ser o alívio de seus sinais e sintomas?

3. Por que o enfermeiro pode ser acusado criminalmente no caso de uma negligência grosseira?

4. Por que o enfermeiro deve recusar a ajuda de intérpretes inexperientes, voluntários ou familiares, ao cuidar de um paciente com o qual não partilha uma língua em comum?

5. Por que é importante que o enfermeiro examine a palma das mãos, a planta dos pés e o abdome de um paciente não caucasiano, durante a avaliação de sua pele?

6. Por que o enfermeiro deve evitar comentários negativos, verbais ou escritos, sobre pacientes, médicos ou outros colegas de trabalho?

Atividade J: *Responda às seguintes questões, levando em consideração os papéis e as responsabilidades da enfermagem.*

1. Um paciente inconsciente foi admitido na instituição de saúde após sofrer um acidente de carro. Quando o paciente recupera a consciência, sinaliza que deseja ir embora, sem esperar pela alta médica.

   a. O enfermeiro pode impedir que ele vá embora?

   b. Qual procedimento deve ser seguido pelo enfermeiro, caso o paciente se recuse a permanecer na instituição?

2. Os profissionais de um estabelecimento de saúde seguem o modelo de atendimento de enfermagem por equipe, em que um membro dela ocupa a posição de líder.

   a. O que é "enfermagem por equipe"?

   b. Quais são os papéis e responsabilidades do líder da equipe?

3. O enfermeiro está cuidando de um paciente que será submetido a um pequeno procedimento cirúrgico, que encontra-se estranhamente quieto. Ele acredita que o paciente esteja estressado.

   a. O que o enfermeiro pode fazer se o paciente realmente estiver sob estresse?

   b. Quais as técnicas redutoras de estresse que o enfermeiro pode utilizar nesta situação?

4. O enfermeiro está avaliando um paciente que imigrou para os Estados Unidos há alguns anos e que entende bem o inglês, mas não fala a língua fluentemente. O paciente não quer a presença de um intérprete.

   a. Como o enfermeiro pode se comunicar o paciente durante a avaliação?

   b. Por que é importante que o enfermeiro mantenha a calma e tranquilidade para se comunicar com este paciente?

5. Um enfermeiro trabalha numa grande clínica, num centro urbano, que atende pacientes de várias subculturas.

   a. Quais informações o enfermeiro deve obter durante a avaliação dos pacientes, de forma a oferecer um cuidado culturalmente sensível?

   b. Quais variações o enfermeiro está mais propenso a observar ao avaliar estes pacientes?

Atividade K: *Considere os seguintes questionamentos. Discuta-os com seu instrutor ou colegas.*

1. Um paciente, que fraturou a perna esquerda, está aprendendo a usar as muletas. O enfermeiro solicitou ao paciente que não saia do quarto sem auxílio. Ele ignora a orientação e cai. Como o enfermeiro deve lidar com esta situação?
2. Um paciente está insatisfeito com o almoço que lhe foi servido na instituição de saúde. Quando o enfermeiro chega para verificar se ele se alimentou, ele joga a bandeja longe, espalhando seu conteúdo pelo chão. O que o enfermeiro deve fazer neste caso?
3. Um paciente, que está fazendo quimioterapia, demonstra preocupação acerca dos efeitos colaterais que os medicamentos podem causar, assim como sobre os efeitos que o câncer está causando no seus papéis familiares. Ele menciona, ao enfermeiro, que está tentando combater o estresse dormindo mais do que o usual. Quais intervenções o enfermeiro pode sugerir para ajudar a reduzir o estresse do paciente?
4. O enfermeiro está trabalhando numa instituição de saúde onde a maioria dos pacientes não fala inglês. Como ele pode se preparar para os desafios deste trabalho?

Seção III: Preparando-se para o NCLEX

Atividade L: *Responda às seguintes questões.*

1. Um enfermeiro, de um estabelecimento de saúde, tem roubado narcóticos para uso próprio e tem tentado acobertar suas ações alterando os registros de administração destas substâncias aos pacientes. No caso de uma ação judicial, qual das seguintes alternativas indica o motivo mais provável de acusação ao enfermeiro?

    a. Delito leve

    b. Delito grave

    c. Imperícia

    d. Negligência

2. O enfermeiro solicitou a um paciente, com propensão a episódios de hipotensão ortostática, que acione a campainha do quarto quando precisar ir ao banheiro. O paciente, no entanto, recusa-se a fazê-lo. Qual das ações abaixo pode ser apropriadamente tomada, de forma que o enfermeiro garanta a segurança do paciente?

    a. Elevar as grades laterais da cama

    b. Obter uma prescrição médica para o uso de contenções

    c. Ameaçar o uso de uma contenção

    d. Usar um alarme de deambulação

3. O enfermeiro admitiu um paciente na unidade de saúde. Este mesmo enfermeiro será responsável por planejar seu cuidado e avaliar seu progresso, até a alta hospitalar. Qual método de enfermagem está sendo seguido?

    a. Cuidados primários

    b. Enfermagem funcional

    c. Enfermagem no managed care

    d. Método de caso

4. Um paciente, que foi diagnosticado com câncer, recusa-se a acreditar nesta notícia e quer que todos os exames diagnósticos sejam repetidos. Que tipo de mecanismo de enfrentamento o paciente está utilizando?

    a. Deslocamento

    b. Projeção

    c. Sublimação

    d. Negação

5. O enfermeiro está cuidando de um paciente que teve a mão direita amputada após um acidente. O paciente, cujo emprego envolve o uso de um teclado de computador para inserir dados, pode ter que procurar outro emprego. Qual das seguintes opções representa o fator que mais contribui para o estresse na situação em que se encontra este paciente?

    a. Ter de realizar um trabalho diferente

    b. Ajustar-se à mudança de sua condição financeira

    c. Lidar com o dano pessoal

    d. Mudar sua condição de vida

6. Um enfermeiro foi designado para cuidar de uma mulher asiático-americana. Qual opção indica a conduta mais apropriada ao enfermeiro, ao assistir esta paciente?

    a. Tocar a cabeça da paciente cuidadosamente

    b. Evitar o toque às mãos da paciente

    c. Prover cuidados pessoais na presença de um familiar

    d. Evitar o contato visual persistente com a paciente

7. Quando o enfemeiro avaliar um paciente que não fala a mesma língua que a sua, ele deve procurar o auxílio de um intérprete. Um intérprete juramentado caracteriza-se por:

   a. Explicar seu papel ao paciente
   b. Expressar opiniões pessoais na declaração do paciente
   c. Infomar a família do paciente sobre as condições do paciente
   d. Traduzir as expressões do paciente sem transmitir as emoções dele

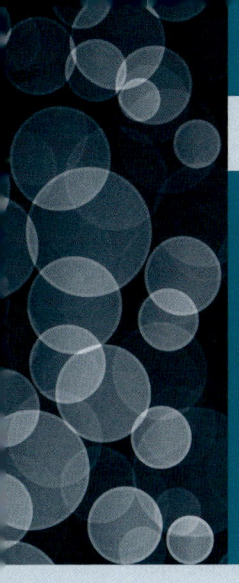

UNIDADE 3
Promovendo a Comunicação

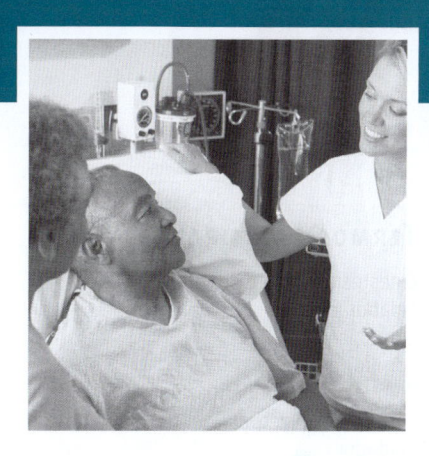

7   A Relação Enfermeiro-Paciente   94

8   Ensino do Paciente   105

9   Registro e Relato   114

7
A Relação Enfermeiro-Paciente

OBJETIVOS DO ENSINO

Ao término deste capítulo o leitor deverá ser capaz de:

1. Citar quatro papéis que os enfermeiros assumem nas relações enfermeiro-paciente.
2. Descrever as atuais expectativas do papel dos pacientes.
3. Listar pelo menos cinco princípios nos quais se baseia a relação enfermeiro-paciente.
4. Identificar as três fases da relação enfermeiro-paciente.
5. Distinguir comunicação social de comunicação terapêutica verbal.
6. Dar, no mínimo, cinco exemplos de técnicas de comunicação terapêutica e não terapêutica.
7. Listar, no mínimo, cinco fatores que afetam a comunicação oral.
8. Descrever as quatro formas de comunicação não verbal.
9. Diferenciar o toque associado à tarefa e o toque afetivo.
10. Listar pelo menos cinco situações nas quais o toque afetivo possa ser adequado.

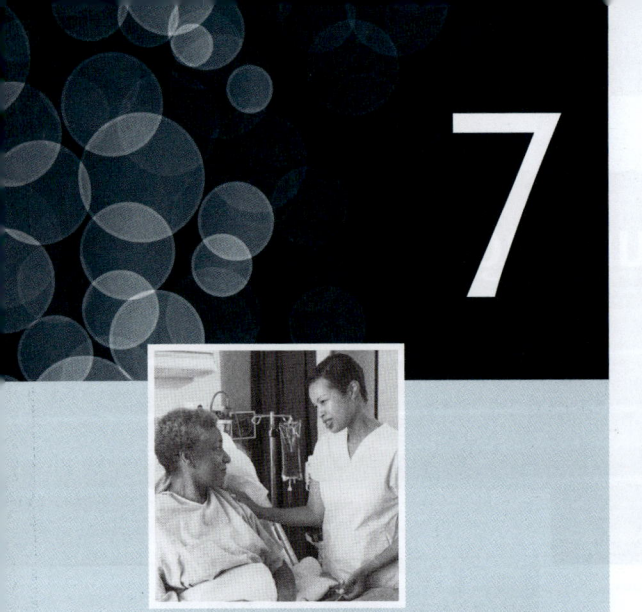

TERMOS PRINCIPAIS

Cinestesia
Colaborador
Comunicação
Comunicação não verbal
Comunicação terapêutica verbal
Comunicação verbal
Cuidador
Educador
Empatia
Escutar ativamente
Espaço íntimo
Espaço pessoal
Espaço público
Espaço social
Fase de elaboração
Fase final
Fase introdutória
Gestor
Paralinguagem
Proxemia
Relacionamento
Relacionamento terapêutico
Silêncio
Toque
Toque afetivo
Toque orientado à tarefa

Um fator intangível que ajuda a conferir aos enfermeiros uma alta consideração é a relação que se desenvolve entre eles e os pacientes. Um dos principais elementos para o estabelecimento e a manutenção de uma relação enfermeiro-paciente positiva é a forma e o estilo de comunicação do enfermeiro. Este capítulo oferece informações sobre técnicas para comunicação terapêutica, ouvir empaticamente, partilhar informações e providenciar orientações ao paciente, todos aspectos que estão associados aos processos mais básicos do contexto das relações enfermeiro-paciente.

PAPÉIS DA ENFERMAGEM NA RELAÇÃO ENFERMEIRO-PACIENTE

Um **relacionamento**, associação entre duas ou mais pessoas, ocorre durante o período em que são oferecidos serviços de enfermagem, estabelecendo-se, assim, uma relação entre o enfermeiro e o paciente. Os enfermeiros oferecem serviços, ou habilidades, que auxiliam pessoas (conhecidas como pacientes ou clientes) a promover ou restaurar sua condição de saúde, a lutar contra os problemas de saúde que estejam além de suas capacidades ou a morrer com dignidade.

O relacionamento enfermeiro-paciente requer que o enfermeiro atenda às necessidades do paciente. O National Council of State Boards of Nursing, que aplica o exame nacional para enfermeiros práticos (NCLEX-PN), designa quatro categorias de necessidades dos pacientes como estrutura para o planejamento do teste: (1) ambiente de cuidado efetivo e seguro, (2) promoção e manutenção da saúde, (3) integridade psicossocial e (4) integridade fisiológica. Essas quatro categorias se aplicam a todas as áreas da enfermagem prática, mesmo num estágio curto da vida do paciente ou na concretização da transferência dos cuidados com a saúde. Para alcançar essas necessidades do paciente, os enfermeiros assumem quatro papéis básicos: cuidador, educador, colaborador e gestor.

O enfermeiro como cuidador

Um **cuidador** é alguém que executa atividades relacionadas à saúde, as quais uma pessoa doente não pode realizar independentemente. Os cuidadores prestam serviços físicos e emocionais para restaurar ou manter a independência funcional. O Quadro 7.1 destaca as muitas diferenças entre as tarefas realizadas pelos enfermeiros e aquelas desempenhadas por outras pessoas que também oferecem cuidados.

Apesar de o papel tradicional da enfermagem estar associado com o cuidado físico, ele também envolve o desenvolvimento de relações emocionais próximas. O papel contemporâneo do cuidador incorpora o entendimento de que doenças e lesões causam sentimentos de insegurança que podem ameaçar a capacidade de enfrentamento do indivíduo. Os enfermeiros fazem uso da **empatia**, um alerta intuitivo daquilo que o paciente está vivenciando, para perceber o estado emocional do seu cliente, bem como sua necessidade de apoio. A empatia auxilia os enfermeiros a se tornarem mais efetivos no atendimento às necessidades dos pacientes enquanto permanecem compassivamente distantes.

O enfermeiro como educador

Tornar-se um **educador** (alguém que fornece informações) é uma necessidade no complexo sistema de cuidado com a saúde dos dias atuais. Os enfermeiros fornecem orientações de saúde pertinentes às carências de cada paciente e de acordo com seus conhecimentos básicos (ver Cap. 8). Alguns exemplos incluem explicações sobre procedimentos diagnósticos, autoadministração de medicamentos após a alta, técnicas para o tratamento de feridas e exercícios de reabilitação, como aqueles que são realizados após uma mastectomia.

Quando esse processo envolve decisões sobre o tratamento, o enfermeiro evita dar opiniões, garantindo o direito de cada indivíduo de fazer suas próprias escolhas nos assuntos que afetam o cuidado com a saúde e a doença. Ele partilha informações sobre potenciais alternativas de tratamento, promove a liberdade de escolha do paciente e apóia sua decisão final.

A enfermagem é considerada uma prática "sem fronteiras" porque se estende além dos recursos originais do tratamento. Consequentemente, os enfermeiros são fontes de informação sobre os serviços de saúde disponíveis na comunidade. Esse tipo de informação permite que os pacientes envolvam-se em grupos de autoajuda ou naqueles que oferecem atividades de reabilitação, assistência financeira ou apoio emocional.

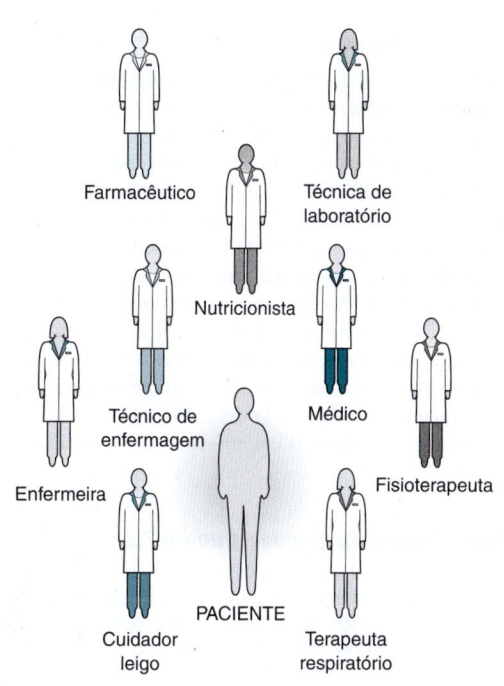

FIGURA 7.1 A colaboração pode envolver vários membros da equipe de saúde.

O enfermeiro como colaborador

O enfermeiro também atua como **colaborador**, alguém que trabalha com outras pessoas para alcançar um objetivo comum (Fig. 7.1). O exemplo mais óbvio de colaboração ocorre entre o enfermeiro responsável pelo gerenciamento do cuidado e aqueles a quem delegou os cuidados. A colaboração também ocorre quando o enfermeiro e o médico compartilham informações e intercambiam achados com outros profissionais envolvidos no cuidado.

▶ *Pare, Pense e Responda – Quadro 7.1*
Com quem o enfermeiro colaboraria quando cuidasse de um idoso com a bacia fraturada?

QUADRO 7.1 Distinção entre ações de cuidado e ações de enfermagem

AÇÕES DE CUIDADO	AÇÕES DE ENFERMAGEM
Ativados pela observação de uma pessoa em sofrimento	Ativados pela preocupação com o bem-estar de todos
Motivados pela simpatia	Motivados pelo altruísmo
Espontâneos	Planejados
A meta é aliviar a crise	A meta é promover a autoconfiança
Resultados a curto prazo	Resultados a longo prazo
Pressupõe a principal responsabilidade na solução do problema da pessoa	Pressupõe cooperação mútua na solução dos problemas de saúde
Baseado na experiência	Baseado no conhecimento
Modelado a partir de um código moral pessoal	Modelado a partir de um código formal de ética
Orientado pelo senso comum	Legalmente definido
Responsabilidade baseada em agir com razoável prudência	Responsabilidade baseada em satisfazer a padrões profissionais

O enfermeiro como gestor

Antes de assumir o papel de **gestor dos cuidados** (alguém que pode delegar atividades a outras pessoas), o enfermeiro deve saber quais tarefas são legalmente apropriadas para um cuidador leigo realizar. É extremamente controverso delegar tarefas para alguém que não possui conhecimento ou formação adequada para executá-las corretamente. Uma vez delegada a tarefa, ela ainda é de responsabilidade de quem a delega, que deverá certificar-se de que ela foi finalizada, além de determinar os resultados finais. Por exemplo, se o enfermeiro pede a um técnico de enfermagem que mude a posição de um paciente, ele verifica que a assistência foi prestada conforme sua solicitação e obtém informação adicional pertinente, como a condição da pele do paciente. Se a tarefa delegada não é realizada ou é realizada de forma imprecisa, o enfermeiro é responsável pelo cuidado inadequado.

> ▶ *Pare, Pense e Responda – Quadro 7.2*
> *Antes de delegar a tarefa de verificar os sinais vitais de um paciente (temperatura, pulso, frequência respiratória e pressão sanguínea) a um estudante de enfermagem, como o enfermeiro poderia determinar se a tarefa é adequada para um estudante, e, caso seja, que ela tenha sido realizada?*

A RELAÇÃO ENFERMEIRO-PACIENTE TERAPÊUTICA

A relação enfermeiro-paciente também pode ser chamada de **relacionamento terapêutico**, pois o resultado desejado por essa associação gira, quase sempre, em torno do restabelecimento da saúde. Um relacionamento terapêutico é diferente de um relacionamento social. O terapêutico é centrado no paciente, com foco no alcance da meta estabelecida. É, ainda, uma relação com data para findar: ela acaba quando as metas são atingidas.

A relação entre enfermeiros e pacientes vem se modificando. No passado, esperava-se que os pacientes desempenhassem um papel passivo, permitissem que os outros tomassem as decisões por eles e se submetessem aos tratamentos sem questionamentos ou protesto. Atualmente, os enfermeiros encorajam as pessoas e esperam que elas se preocupem em envolver-se de maneira ativa, em comunicar-se, em fazer perguntas, em auxiliar no planejamento de seus cuidados e, acima de tudo, em manter o máximo de independência possível (Quadro 7.2).

Princípios fundamentais

Uma relação enfermeiro-paciente terapêutica apresenta maior probabilidade de ocorrer quando o enfermeiro tratar cada paciente como uma pessoa singular e respeitar seus sentimentos. O enfermeiro luta para promover o bem-estar físico, emocional, social e espiritual do paciente, e encoraja-o a participar da solução dos problemas e do processo decisório. Ele acredita que o paciente possui potencial de crescimento e de mudança, e comunica-se utilizando termos e linguagem compreensíveis. O enfermeiro utiliza o processo de enfermagem para individualizar os cuidados do paciente, envolve aquelas pessoas a quem ele procura na busca de apoio, como familiares e amigos, ao oferecer atendimento, e implementa técnicas de cuidado com a saúde que sejam compatíveis com o sistema de valores e com a herança cultural do paciente.

QUADRO 7.2 Responsabilidades na relação enfermeiro-paciente

Responsabilidades do enfermeiro
- Ter conhecimentos atualizados
- Estar atento às diferenças relacionadas à faixa etária
- Realizar as habilidades técnicas com segurança
- Estar comprometido com os cuidados ao paciente
- Estar disponível e ser cortês
- Facilitar a participação do paciente e da família nas decisões
- Permanecer objetivo
- Defender o paciente
- Dar explicações em linguagem de fácil compreensão
- Promover a independência do paciente

Responsabilidades do paciente
- Identificar o problema presente
- Descrever os resultados esperados
- Responder às perguntas honestamente
- Oferecer dados históricos e subjetivos precisos
- Participar o máximo possível
- Estar aberto e ser flexível quanto às alternativas
- Obedecer ao plano de cuidados
- Manter os compromissos dos cuidados de acompanhamento

Fases da relação enfermeiro-paciente

As relações enfermeiro-paciente são geralmente de curta duração. Começam quando os pacientes buscam serviços que irão manter ou restaurar sua saúde ou irão evitar doenças. Essas relações têm seu término quando os pacientes são capazes de atingir as metas de saúde, de forma independente. Esse tipo de relação costuma ser descrita como possuindo três fases: a introdutória, a de elaboração e a final.

Fase introdutória

A relação entre o enfermeiro e o paciente tem seu início com a **fase introdutória** (período de estabelecer conhecimento). Cada pessoa normalmente traz ideias preconcebidas sobre o outro para uma primeira interação. Esses pressupostos acabam por se confirmar ou desaparecer.

Muitos especialistas concordam que a maioria das pessoas formam sua opiniões iniciais dentro de apenas alguns segundos após o encontro. Algumas técnicas para facilitar uma primeira impressão positiva incluem:

- Vestir-se adequadamente
- Estar bem arrumado
- Sorrir
- Fazer contato visual
- Cumprimentar com um aperto de mão
- Projetar confiança
- Evitar odores pessoais ofensivos, como cheiro de cigarro ou perfumes ou colônias com fortes aromas

Considerações gerontológicas

- Inicialmente, cumprimentar o paciente, referenciando-o por seu nome e pronome de tratamento. Abordar uma pessoa mais velha usando títulos formais de respeito, como "Sr." ou "Sra." Encontre um momento oportuno para perguntar ao paciente como ele prefere ser chamado. Evite o uso de termos familiares ou cativantes, como "caro", "querido" ou "amado".

Após as formalidades iniciais, o paciente começa o relacionamento pela identificação de um ou mais problemas de saúde para os quais busca ajuda. É importante que o enfermeiro demonstre cortesia, escuta dinâmica, empatia, competência e habilidades de comunicação adequadas para garantir que a relação inicie de maneira positiva.

Fase de elaboração

A **fase de elaboração** é o período em que as tarefas são realizadas e envolve o planejamento mútuo dos cuidados do paciente e a implementação do plano. Tanto enfermeiro quanto paciente participam. Cada um deles partilha a execução daquelas tarefas que levarão aos resultados esperados, mutuamente identificados. Durante essa fase, o enfermeiro tenta não retardar a independência do paciente: fazer demais é tão prejudicial quanto fazer pouco.

Considerações gerontológicas

- Promover o controle sobre as decisões tanto quanto for possível. A dependência é muitas vezes difícil de aceitar; participar ajuda a manter a autoestima e a dignidade.

Fase final

A relação enfermeiro-paciente é autolimitada. A **fase final** é o período em que essa relação começa a chegar ao fim e ocorre quando há concordância mútua quanto ao fato dos problemas imediatos de saúde do paciente terem apresentado melhora. O enfermeiro utiliza uma atitude de preocupação e de compaixão ao facilitar a transição de cuidados ao paciente para outros serviços de saúde ou para uma vida independente.

Barreiras para o relacionamento terapêutico

É impossível para um enfermeiro desenvolver um relacionamento positivo com todos os pacientes. O Quadro 7.3 lista alguns exemplos de comportamentos que são capazes de interferir nessa relação. O melhor caminho é tratá-los da forma como gostariam de ser tratados.

Considerações gerontológicas

- Evitar a "síndrome do paciente invisível". Conversar com outra pessoa no quarto, como se o paciente não estivesse ali, demonstra desrespeito.
- Nunca tratar os idosos como se fossem crianças ou ignorantes. Evitar o uso de termos que sejam humilhantes ou que conotem comportamento pueril ou infantil (p. ex., referindo-se a produtos para incontinência como "fraldas").

COMUNICAÇÃO

Comunicação é uma troca de informações, que envolve o envio e a recepção de mensagens entre dois ou mais indivíduos. É seguida por um *feedback*, indicando que a informação foi entendida ou requer mais esclarecimentos (Fig. 7.2). A comunicação ocorre simultaneamente em nível verbal e não verbal, considerando fortemente o papel que este último possui em qualquer interação. Como não pode existir relação sem comunicação verbal e não verbal, os enfermeiros desenvolvem habilidades que fomentam as interações terapêuticas com os pacientes.

QUADRO 7.3 Barreiras à relação enfermeiro-paciente

- Aparência desleixada: cabelos longos soltos ou que ficam sobre o paciente enquanto ele é atendido, mau hálito ou odor corporal forte, uniforme amassado ou manchado, sapatos sujos
- Falha em identificar-se verbalmente ou com um crachá
- Pronúncia errada ou esquecimento do nome do paciente
- Tratamento do paciente pelo primeiro nome, sem sua permissão
- Demonstração de desinteresse pela história pessoal do paciente e por suas experiências de vida
- Discussão de problemas pessoais ou relacionados ao trabalho com o paciente, ou com outros profissionais da equipe na presença do paciente
- Utilização de linguagem rude ou ofensiva
- Revelação de informações confidenciais ou fofocas sobre outros pacientes, equipe ou pessoas em comum
- Enfoque maior nas perguntas do enfermeiro do que nas respostas do paciente
- Desatenção para com as solicitações do paciente (p. ex., quanto à alimentação, à assistência para ir ao toalete, a tomar banho)
- Abandono do paciente em situações estressantes ou emocionais
- Falha em cumprir as promessas feitas, como a consulta ao médico sobre uma necessidade ou solicitação corrente
- Pausa para o almoço ou lanche sem deixar o paciente informado e sem identificar quem ficará responsável por atendê-lo, no período em que se ausentará

Comunicação verbal

Comunicação verbal é aquela que utiliza palavras. Inclui o falar, o ler e o escrever. É empregada tanto pelo enfermeiro quanto pelo paciente para coletar informações. Também é utilizada para instruir, para esclarecer e para trocar ideias.

Muitos fatores afetam a capacidade para comunicar-se oralmente ou por meio escrito. Exemplos incluem: (1) atenção e concentração; (2) compatibilidade da linguagem; (3) habilidades verbais; (4) acuidade visual e auditiva; (5) funções motoras, envolvendo a garganta, a língua e os dentes; (6) distrações sensoriais; (7) atitudes interpessoais; (8) grau de alfabetização; e (9) semelhanças culturais. O enfermeiro promove os fatores que melhoram a comunicação verbal e controla ou elimina aqueles que interferem na precisa percepção das ideias expressadas.

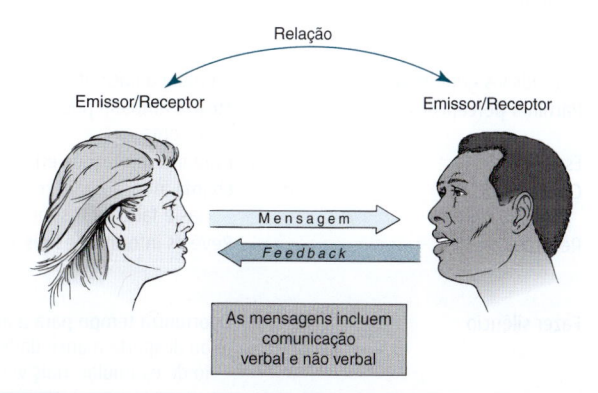

FIGURA 7.2 A comunicação é um processo de dupla via entre um emissor e um receptor.

Considerações gerontológicas

- Nas situações em que for difícil para os idosos lerem o crachá ou lembrarem o nome do enfermeiro de uma apresentação anterior, os pacientes podem apreciar se o enfermeiro identificar-se antes de cada interação ou registrar sua função e nome num quadro branco no quarto. Para os pacientes idosos com problemas de audição, pode ser útil reduzir o ruído no ambiente imediato. Identificar qual das orelhas tem a melhor percepção e posicionar-se nesse lado. Falar em um volume normal, com pronúncia diferenciada no início e fim das consoantes de cada palavra, mas sem distorcer dos padrões normais de fala. Como os idosos, com diminuição da audição podem contar com pistas visuais, evitar cobrir a boca ou se afastar do paciente ao interagir verbalmente.
- Incentivar reminiscências. Pergunte sobre eventos e relacionamentos passados, associados a experiências e sentimentos positivos. Dar aos idosos a oportunidade de falar sobre tempos remotos reforça o seu valor e sua identidade única, além de promover um momento para recordar situações em que eles demonstraram enfrentamento ou adaptação.

Comunicação verbal terapêutica

Pode ocorrer comunicação em nível social ou terapêutico. A comunicação social é superficial; ela inclui cortesias comuns e trocas acerca de assuntos gerais. A **comunicação terapêutica verbal** refere-se ao uso de palavras e de gestos para atingir determinado objetivo e é extremamente importante, em especial quando o enfermeiro está explorando problemas com o paciente ou encorajando-o a expressar seus sentimentos. As técnicas que o enfermeiro pode entender como úteis estão descritas na Tabela 7.1.

Nas situações em que os pacientes estão silenciosos e não comunicativos, o enfermeiro jamais deve pressupor ser esse um indicador de que o paciente não possui problemas ou de que ele compreende tudo. Jamais é adequado investigar a fundo e inquirir; pode existir alguma vantagem em esperar e ter paciência. Não é incomum que pacientes reticentes compartilhem seus sentimentos e suas preocupações após perceberem que o enfermeiro é sincero e confiável.

Por outro lado, a resposta do enfermeiro a um paciente muito falante e/ou emotivo também deve ser trabalhada de maneira delicada. Por exemplo, quando os pacientes estão furiosos ou choram, a melhor resposta do profissional é manter-se imparcial, permitir-lhes a expressão de suas emoções e retornar posteriormente para seguir o acompanhamento a suas verdadeiras queixas. Possibilitar-lhes a exposição de seus sentimentos sem medo de retaliação ou de censura contribui para o relacionamento terapêutico.

Ainda que os enfermeiros costumem ter as melhores intenções de interagir terapeuticamente com os pacientes, alguns veem-se presos em armadilhas que bloqueiam ou obstaculizam a comunicação verbal. A Tabela 7.2 arrola exemplos comuns de comunicação não terapêutica.

TABELA 7.1 Técnicas de comunicação verbal terapêutica

TÉCNICA	UTILIZAÇÃO	EXEMPLO
Oferecer amplas aberturas	Alivia tensões antes de chegar ao real propósito da interação	"Que tempo maravilhoso este nosso."
Dar informações	Oferece fatos	"Sua cirurgia está marcada para o meio-dia."
Perguntar diretamente	Adquire informações específicas	"Você apresenta alergias?"
Fazer perguntas com resposta aberta	Encoraja o paciente a elaborar	"Como está se sentindo?"
Refletir	Confirma que a conversa foi entendida pelo enfermeiro	Paciente: "Não tenho dormido bem." Enfermeiro: "Você não anda dormindo bem."
Parafrasear	Reafirma o que o paciente falou para demonstrar que ouviu	Paciente: "Após cada refeição, sinto vontade de vomitar" Enfermeiro: "Comer provoca náuseas, mas você, na verdade, não vomita."
Verbalizar o que ficou implícito	Partilha a maneira como uma declaração foi interpretada	Paciente: "Todas os enfermeiros estão tão ocupados." Enfermeiro: "Você está achando que não deveria solicitar auxílio."
Estruturar	Define um propósito e estabelece limites	"Tenho 15 minutos. Se sua dor diminuiu, nós podemos falar sobre como seu teste será feito."
Dar indícios genéricos	Estimula o paciente a continuar	"Uh, huh." ou "Continue."
Partilhar percepções	Mostra empatia pela forma como o paciente se sente	"Você parece deprimido."
Esclarecer	Evita interpretações errôneas	"Receio não entender o que você está pedindo."
Confrontar	Chama atenção para manipulações, incoerências e falta de responsabilidade	"Você está preocupado com sua perda de peso, mas não tomou o café da manhã."
Resumir	Revê as informações discutidas	"Você me pediu para verificar a possibilidade de aumentar a medicação para a dor e para ver se modificamos sua dieta."
Fazer silêncio	Oportuniza tempo para a análise de como agir ou desperta a ansiedade do paciente a ponto de estimular mais verbalizações	

Escutar

Escutar é tão importante quanto falar durante a comunicação. Em contraste com o ouvir, que envolve perceber sons, **escutar ativamente** é uma atividade que inclui prestar atenção e envolver-se completamente com que o paciente diz. Para facilitar a escuta ativa, outras questões de sua agenda pessoal devem ser bloqueadas temporariamente, a fim de se concentrar no conteúdo da presente interação.

Dispensar atenção ao que os pacientes dizem oferece um estímulo para interações significativas. É importante que o enfermeiro evite dar sinais de impaciência, de monotonia ou de falso escutar. Por exemplo, olhar por meio da janela ou interromper um comentário são sinais de falta de interesse. Ao comunicar-se com a maioria dos norte-americanos, é melhor colocar-se ao nível da pessoa e fazer frequentes contatos visuais (Fig. 7.3). Consulte o Capítulo 6, para exceções de caráter cultural. Sina-

TABELA 7.2 Técnicas de comunicação verbal não terapêutica

TÉCNICA E CONSEQUÊNCIAS	EXEMPLO	COMO MELHORAR
Oferecer falso reasseguramento Banaliza os sentimentos peculiares do paciente e desestimula o prosseguimento da discussão	"Não há nada com que se preocupar. Tudo dará certo."	"Fale-me sobre suas preocupações mais específicas."
Usar clichês Oferece conselho sem valor e interrompe alternativas de exploração	"Mantenha-se firme."	"Deve ser difícil para você neste momento."
Dar aprovação ou desaprovação Mantém o paciente preso a padrões rígidos; implica que algum desvio futuro possa levar a subsequente rejeição ou desfavor	"Estou feliz por você se exercitar com tanta regularidade." "Você deveria testar o açúcar do sangue todas as manhãs."	"Há alguma dificuldade para encaixar exercícios regulares em seus horários?" "Investiguemos algumas formas que o ajudarão a testar o açúcar em seu sangue todas as manhãs."
Concordar Não dá flexibilidade para que o paciente modifique suas ideias	"Você está correto quanto a necessidade de cirurgia imediata."	"Uma cirurgia imediata é uma das possibilidades. Quais outras você analisou?"
Discordar Intimida o paciente; faz com que se sinta tolo ou inadequado	"Não é verdade! Onde você ouviu isso?"	"Talvez eu possa esclarecer isso para você."
Exigir uma explicação Coloca o paciente na defensiva; ele pode ser tentado a inventar uma desculpa, em vez de correr o risco de desaprovação devido a uma resposta sincera	"Por que você não veio à consulta na semana passada?"	"Percebi que você não pôde comparecer à consulta na semana passada."
Dar um conselho Desencoraja a solução independente de problemas e a tomada de decisão; oportuniza uma visão tendenciosa, capaz de prejudicar a escolha do paciente	"Se fosse você, tentaria a terapia com drogas antes da cirurgia."	"Divida comigo as vantagens e as desvantagens que você vê em suas opções."
Defender-se Indica uma adesão tão forte, que qualquer discordância não é aceita	"A Srta. Johnson é minha melhor técnica de enfermagem. Ela não teria deixado acesa a luz de chamadas por tanto tempo."	"Sinto tê-lo feito esperar tanto tempo."
Subestimar Desconsidera a forma como o paciente responde como indivíduo	"Inúmeras pessoas aprendem a injetar insulina."	"Você está tendo uma dificuldade especial em fincar uma agulha em você mesmo."
Proteger Trata o paciente de forma condescendente (como incapaz de tomar uma decisão sozinho)	"Esta*mos prontos* para *o nosso* banho?"	"Você gostaria de tomar o banho agora ou eu volto mais tarde?"
Mudar o assunto Altera o rumo da discussão para um assunto mais seguro ou mais confortável	Paciente: "Estou tão assustada pelo fato de fazer uma mamografia, capaz de mostrar que tenho câncer." Enfermeiro: "Fale-me mais sobre sua família."	Paciente: "Estou tão assustada pelo fato de fazer uma mamografia, capaz de mostrar que tenho câncer." Enfermeiro: "Trata-se de uma doença grave. O que mais a preocupa?"

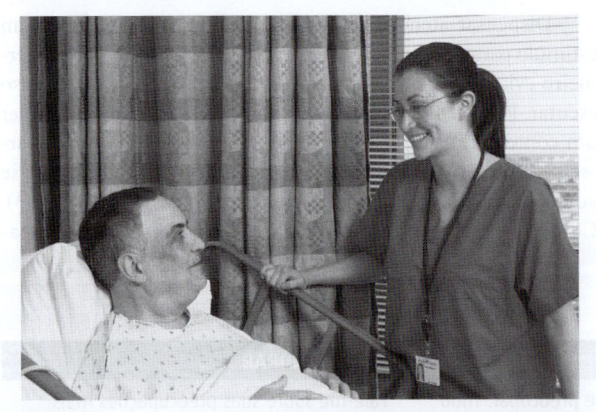

FIGURA 7.3 O apropriado posicionamento, o espaço, o contato visual e a atenção promovem a comunicação terapêutica. (Foto: B. Proud.)

lizar com a cabeça e fazer comentários do tipo "Sim, entendo", encoraja o paciente a continuar e passa a impressão de um total envolvimento naquilo que está sendo dito.

Silêncio

O **silêncio** desempenha importante papel na comunicação e envolve a intenção de evitar comentários verbais. À primeira vista, isso pode parecer contraditório, embora um de seus usos seja o de realmente estimular a participação nas discussões verbais. Outros usos terapêuticos do silêncio incluem o alívio da ansiedade do paciente, apenas pelo oferecimento de uma presença pessoal e pela oportunização de um breve período de tempo em que os pacientes conseguem processar uma informação ou responder a uma pergunta.

Os pacientes podem fazer uso do silêncio para camuflar seus medos ou para expressar alegria. Também pode ser usado para a introspecção, no momento da investigação dos sentimentos ou nas inquirições. Interromper o silêncio, quando alguém está profundamente concentrado, perturba o processo de pensamento. Um obstáculo comum a uma comunicação efetiva é ignorar a importância do silêncio e falar em excesso.

Comunicação não verbal

Comunicação não verbal é a troca de informações sem o uso de palavras, faladas ou escritas. É aquilo que não é dito. A forma como é transmitida a informação verbal influencia seu significado. Acredita-se que a comunicação não verbal possui cinco vezes mais impacto do que a comunicação verbal (Bennett, 2008b).

Uma pessoa exerce menos controle sobre a comunicação não verbal do que sobre a verbal. As palavras podem ser cuidadosamente escolhidas, mas a expressão facial e outras formas de linguagem corporal são mais difíceis de controlar. Por consequência, as mensagens costumam ser comunicadas de maneira mais precisa pela comunicação não verbal.

As pessoas comunicam-se não verbalmente por técnicas descritas como cinestesia, paralinguagem, proxemia e toque.

Considerações gerontológicas

- Os idosos podem ter dificuldades em perceber as formas não verbais de comunicação, devido à deficiência visual.
- É importante evitar o posicionamento em frente a uma janela ensolarada ao se comunicar com os idosos, pois a claridade pode interferir quando os paciente olharem diretamente para o enfermeiro, fazendo com que eles percam nuances da comunicação não verbal.

Cinestesia

A **cinestesia** refere-se à linguagem corporal, que inclui técnicas não verbais, como expressões faciais, postura, gestos e movimentos corporais. Alguns ainda acrescentam o estilo de vestir-se e o uso de acessórios, como as joias, que também afetam o contexto da comunicação. O Quadro 7.4 apresenta vários exemplos de comportamento não verbal e seus significados.

Conhecer a cinestesia é importante para o enfermeiro que é avaliado por seu paciente, e vice-versa. Para criar uma impressão positiva durante a interação com o paciente, o enfermeiro deve:

- Assumir uma posição ao nível dos olhos do paciente, ficando em pé ou sentando
- Relaxar os braços, as pernas e os pés; não cruzar qualquer parte do corpo

QUADRO 7.4 Exemplos de linguagem corporal

POSITIVOS	INTERPRETAÇÃO	NEGATIVOS	INTERPRETAÇÃO
Cabeça inclinada	Interesse	Braços cruzados	Bloqueio; oposição
Mãos abertas	Sinceridade	Mandíbula cerrada	Raiva; antagonismo
Andar ereto, altivo	Confiança	Olhos baixos	Remorso; tristeza
Mão no queixo	Contemplação	Esfregar o nariz	Incerteza; falsidade
Esfregar as mãos	Antecipação	Dedilhar	Impaciência
Estalar os dedos	Autoritarismo	Mexer no cabelo	Insegurança
Acenar com a cabeça	Concordância	Careta	Discordância
		Acariciar o queixo	Ganhar tempo
		Alternar a apoio entre os pés	Vontade de ir embora
		Olhar o relógio	Tédio

Adaptado de Exemplos de liguagens usadas pelo corpo. Disponível em: http://www.bodylanguagetraining.com/examples/html; Linguagem corporal, enviando sinais sem usar palvaras. Disponível em: http://www.uwm.edu/~ceil/career/jobs/body.htm; e Exemplos de linguagem corporal. Disponível em: http://www.deltabravo.net/custody/body.php.

- Manter contato com os olhos aproximadamente 60 a 70% do tempo ou o que for apropriado para a cultura (ver Cap. 6); em um grupo, focar na última pessoa que falou
- Manter o nível da cabeça, tanto horizontal quanto verticalmente
- Inclinar-se para frente para demonstrar interesse e atenção
- Manter os braços onde podem ser vistos
- Movimentar os braços de forma equilibrada – nem muito expansivo nem reservados
- Manter as pernas como possível

Paralinguagem

Paralinguagem são sons emitidos pela boca que, na verdade, não constituem palavras, embora comuniquem uma mensagem. Alguns exemplos incluem um suspiro profundo para indicar surpresa, o estalar da língua para indicar desapontamento, o assobiar para obter a atenção de alguém. As inflexões de voz, o volume, a altura e a velocidade também acrescentam outra dimensão à comunicação. Chorar, rir e gemer também são formas de paralinguagem.

Proxemia

Proxemia é o uso e a relação do espaço para a comunicação. Varia de pessoa para pessoa, dependendo das experiências culturais. Em geral, existem quatro zonas observadas nas interações entre os norte-americanos (Hall, 1959, 1963, 1966): **espaço íntimo** (até 15 cm), **espaço pessoal** (entre 15 cm e 1,2 m), **espaço social** (de 1,2 m a 3,6 m) e **espaço público** (mais de 3,6 m) (Tab. 7.3).

A maioria das pessoas nos Estados Unidos tolera confortavelmente estranhos até uma área de 60 a 90 cm. Arriscar uma maior aproximação pode causar ansiedade em algumas pessoas. A compreensão da amplitude da zona de bem-estar de alguém auxilia o enfermeiro a perceber a maneira como a relação espacial afeta a comunicação não verbal.

A proximidade é comum na enfermagem, pois são muitos os momentos em que os enfermeiros e pacientes estão em contato físico direto. Desse modo, a proximidade física e o toque, no âmbito dos espaços íntimo e pessoal, podem ser erroneamente interpretados por alguns pacientes, como algo com conotações sexuais. Alguns métodos que podem impedir uma interpretação errada das interações de um enfermeiro incluem a explicação antecipada de como um procedimento de enfermagem será realizado, a garantia de que o paciente está adequadamente vestido ou coberto, e a solicitação de que outro funcionário, do mesmo gênero do paciente, esteja presente durante algum exame ou procedimento.

Toque

O **toque** é um estímulo tátil gerado pelo contato pessoal com outra pessoa ou com um objeto. Ele ocorre frequentemente na relação enfermeiro-paciente. Durante os cuidados com um paciente, o toque pode ser orientado à tarefa ou ao afetivo ou às duas situações. O **toque orientado à tarefa** envolve o contato pessoal necessário durante a realização de procedimentos de enfermagem (Fig. 7.4). O **toque afetivo** é utilizado para demonstrar preocupação ou afetividade (Fig. 7.5).

O toque afetivo possui significados diferentes para cada pessoa, dependendo de como ela foi educada ou de suas experiências culturais anteriores. Pelo fato de os cuidados de enfermagem envolverem um alto grau de toque, o enfermeiro precisa ter sensibilidade para a maneira como ele é percebido. A maior parte dos indivíduos reage positivamente ao ser tocada, mas há variações

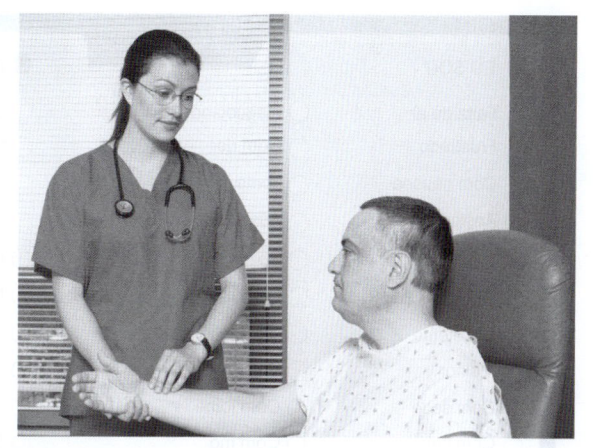

FIGURA 7.4 O exame do paciente envolve o toque orientado por perguntas. (Foto: B. Proud)

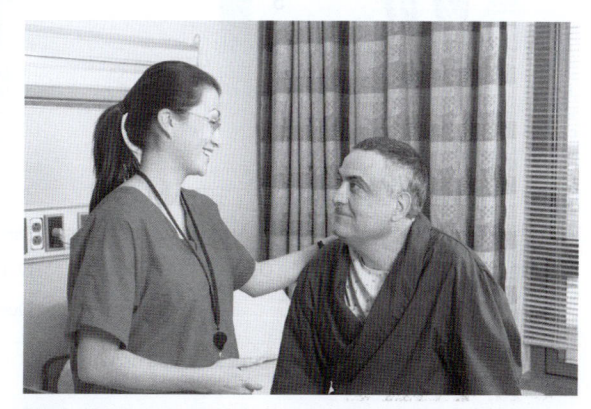

FIGURA 7.5 Esta enfermeira faz uso do toque afetivo enquanto conversa com seu paciente. (Foto: B.Proud.)

TABELA 7.3 Zonas de comunicação

ZONA	DISTÂNCIA	PROPÓSITO
Espaço íntimo	Até 15 cm	• Fazer amor • Confiar segredos • Partilhar informações confidenciais
Espaço pessoal	De 15 cm a 1,2 m	• Entrevistar • Avaliar fisicamente • Intervir terapeuticamente com toque • Conversar em particular • Ensinar de modo particular
Espaço social	De 1,20 m a 3,6 m	• Participar de interações grupais • Dar palestras • Conversar de modo não particular
Espaço público	De 3,6 m ou mais	• Fazer discursos • Participar de reuniões com estranhos

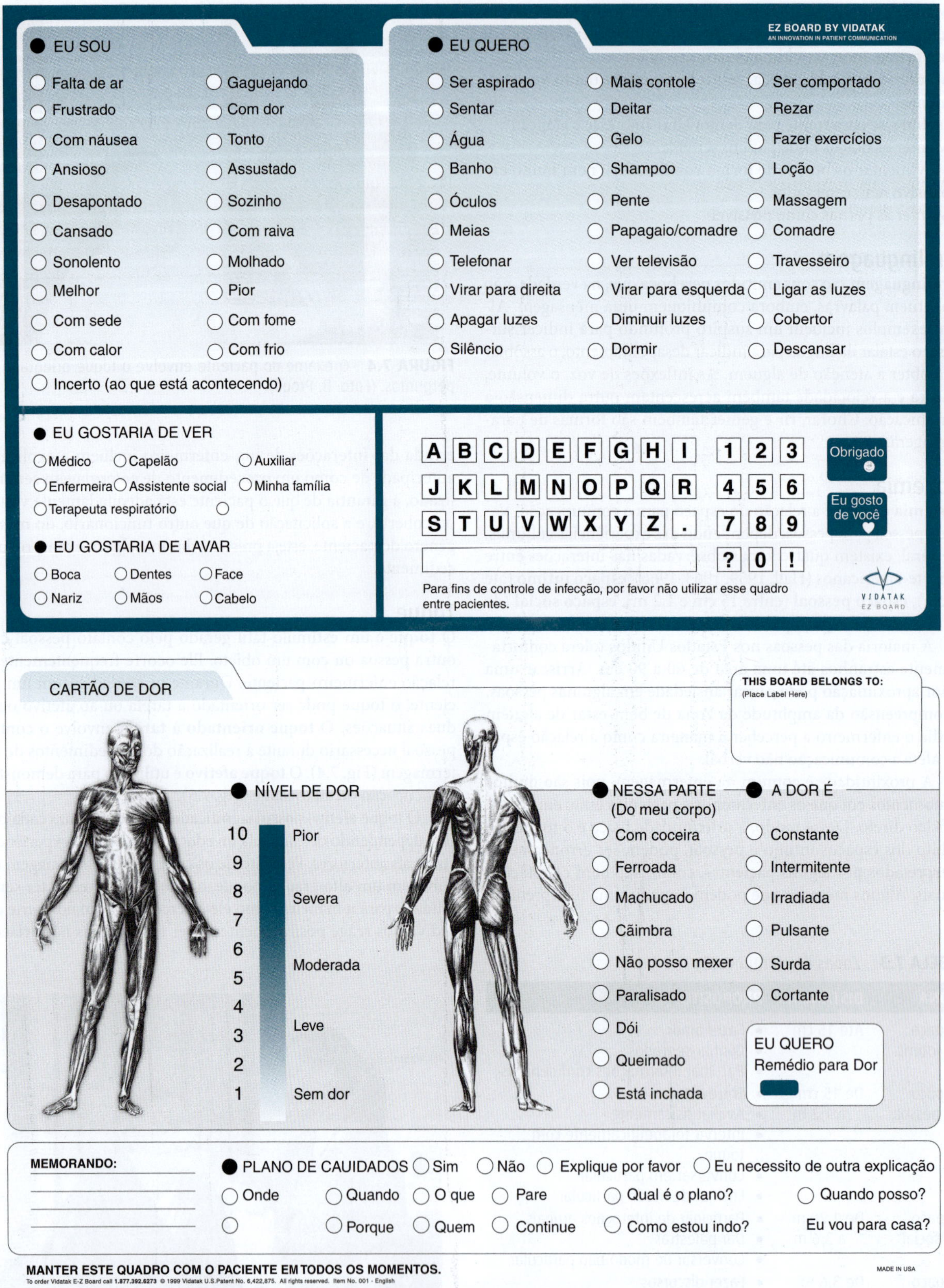

EZ BOARD BY VIDATAK
AN INNOVATION IN PATIENT COMMUNICATION

● **EU SOU**
○ Falta de ar ○ Gaguejando
○ Frustrado ○ Com dor
○ Com náusea ○ Tonto
○ Ansioso ○ Assustado
○ Desapontado ○ Sozinho
○ Cansado ○ Com raiva
○ Sonolento ○ Molhado
○ Melhor ○ Pior
○ Com sede ○ Com fome
○ Com calor ○ Com frio
○ Incerto (ao que está acontecendo)

● **EU QUERO**
○ Ser aspirado ○ Mais contole ○ Ser comportado
○ Sentar ○ Deitar ○ Rezar
○ Água ○ Gelo ○ Fazer exercícios
○ Banho ○ Shampoo ○ Loção
○ Óculos ○ Pente ○ Massagem
○ Meias ○ Papagaio/comadre ○ Comadre
○ Telefonar ○ Ver televisão ○ Travesseiro
○ Virar para direita ○ Virar para esquerda ○ Ligar as luzes
○ Apagar luzes ○ Diminuir luzes ○ Cobertor
○ Silêncio ○ Dormir ○ Descansar

● **EU GOSTARIA DE VER**
○ Médico ○ Capelão ○ Auxiliar
○ Enfermeira ○ Assistente social ○ Minha família
○ Terapeuta respiratório

● **EU GOSTARIA DE LAVAR**
○ Boca ○ Dentes ○ Face
○ Nariz ○ Mãos ○ Cabelo

A	B	C	D	E	F	G	H	I	1	2	3
J	K	L	M	N	O	P	Q	R	4	5	6
S	T	U	V	W	X	Y	Z	.	7	8	9
									?	0	!

Obrigado
Eu gosto de você

Para fins de controle de infecção, por favor não utilizar esse quadro entre pacientes.

VIDATAK EZ BOARD

CARTÃO DE DOR

THIS BOARD BELONGS TO:
(Place Label Here)

● **NÍVEL DE DOR**
10 Pior
9
8 Severa
7
6
5 Moderada
4
3 Leve
2
1 Sem dor

● **NESSA PARTE**
(Do meu corpo)
○ Com coceira
○ Ferroada
○ Machucado
○ Cãimbra
○ Não posso mexer
○ Paralisado
○ Dói
○ Queimado
○ Está inchada

● **A DOR É**
○ Constante
○ Intermitente
○ Irradiada
○ Pulsante
○ Surda
○ Cortante

EU QUERO
Remédio para Dor

MEMORANDO:
● PLANO DE CAUIDADOS ○ Sim ○ Não ○ Explique por favor ○ Eu necessito de outra explicação
○ Onde ○ Quando ○ O que ○ Pare ○ Qual é o plano? ○ Quando posso?
○ Porque ○ Quem ○ Continue ○ Como estou indo? Eu vou para casa?

MANTER ESTE QUADRO COM O PACIENTE EM TODOS OS MOMENTOS.

MADE IN USA

FIGURA 7.6 Um cliente que está verbalmente prejudicado, devido a um acidente vascular cerebral ou intubação, pode comunicar suas necessidades para o enfermeiro utilizando uma placa de comunicação. (Cortesia de Vidatak, LLC. Los Angeles, CA 90069.)

entre as pessoas. Sendo assim, os enfermeiros utilizam o toque afetivo com cautela, mesmo que sua intenção seja a de comunicar preocupação e apoio. Em geral, o toque afetivo pode ser terapeuticamente utilizado, quando um paciente está:

- Solitário
- Desconfortável
- Próximo da morte
- Ansioso, inseguro ou assustado
- Desorientado
- Desfigurado
- Semiconsciente ou em coma
- Com a visão prejudicada
- Privado dos sentidos

Considerações gerontológicas

- Embora o contato físico seja uma importante forma de comunicação não verbal, utilizá-lo propositalmente como principal método para reforçar as mensagens verbais. Reconhecer que o toque é uma forma de comunicação geralmente mais importante para os idosos do que para os mais jovens.
- As diferenças de gênero e idade entre o paciente e o prestador de cuidados pode determinar a aceitabilidade do toque. O uso apropriado do toque, assim como do contato visual, requer consciência cultural.

Comunicação com grupos especiais

Alguns pacientes, como aqueles que estão verbalmente prejudicados, surdos ou possuem déficits cognitivos (como a doença de Alzheimer), apresentam desafios ímpares para a comunicação. Enfermeiros e demais prestadores de cuidados à saúde devem encontrar maneiras de ajudar esses pacientes a comunicar, de forma eficaz, seus problemas e necessidades de saúde, dar consentimento informado e compreender as práticas de saúde que irão impactar na recuperação ou manutenção de sua saúde. Independentemente dos obstáculos, a Joint Commission está convencida de que é atribuição dos que trabalham na área da saúde facilitar a comunicação com todos os pacientes.

Comunicação com pacientes verbalmente prejudicados

Há casos em que os enfermeiros e os pacientes não podem se comunicar verbalmente, apesar de ambos possuírem fluência na língua inglesa. Por exemplo, pacientes que sofreram um acidente vascular cerebral, às vezes, experimentam afasia expressiva, uma incapacidade de usar as habilidades da linguagem verbal. Pacientes que fazem uso de vias áereas artificiais (p. ex., tubo endotraqueal ou cânula de traqueostomia) ou que têm suas mandíbulas tracionadas, após um trauma facial, não podem falar. No entanto, a comunicação ainda é uma prioridade da enfermagem, como determina as Metas Nacionais de Segurança do Paciente, da Joint Commission (ver Cap. 19). O enfermeiro pode fornecer ao paciente verbalmente prejudicado um bloco de anotações e um lápis, ou uma "lousa mágica", embora estas abordagens sejam demoradas. Em alguns casos, o paciente pode não estar apto a utilizar as mãos ou não possuir habilidades motoras finas necessárias para escrever. Outras ferramentas de comunicação, como as discutidas no Capítulo 6 ou o exemplo na Figura 7.6, podem ser utilizadas para comunicação com pacientes verbalmente prejudicados, que talvez estejam aptos para apontar para frases comuns, soletrar com o alfabeto e identificar números relevantes.

Comunicação com pacientes surdos

Uma pessoa surda é incapaz de ouvir bem o suficiente para processar informações faladas, enquanto uma pessoa que apresenta dificuldades para ouvir tem a audição prejudicada, mas ainda é capaz de perceber o que está sendo dito verbalmente quando se fala em um tom mais alto. Se um paciente surdo pode ler e escrever, a escrita pode facilitar a comunicação. No entanto, a comunicação escrita pode não ser útil para todos os pacientes que sofrem com a surdez. Muitos deles, especialmente aqueles que nasceram surdos ou que perderam a audição em uma idade muito precoce, aprendem a ler lábios e a utilizar a Língua Brasileira de Sinais (Libras). Esta linguagem utiliza sinais feitos por movimentos das mãos e soletração com os dedos, por meio de um alfabeto criado para "escrever" palavras que não possuem um sinal próprio (Fig. 7.7). Todavia,

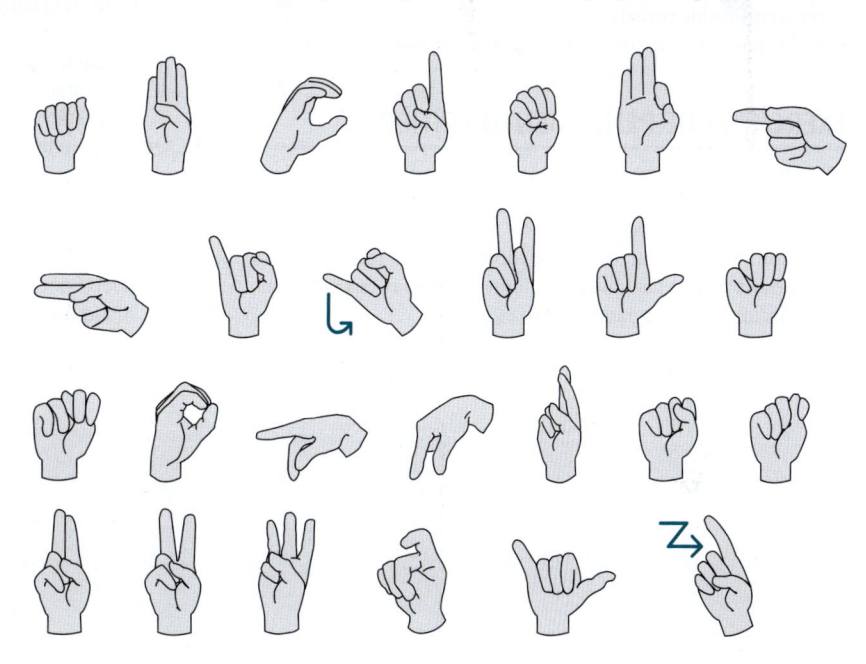

FIGURA 7.7 O alfabeto na linguagem de sinais.

nem todas as instituições de saúde terão alguém disponível que seja proficiente em Libras. Para superar essa barreira, alguns hospitais usam uma *webcam* – câmera de vídeo que permite a visualização de duas vias, por meio da conexão com um computador. A *webcam* facilita a interpretação por meio de vídeo, em que uma pessoa perita em Libras comunica-se com o paciente surdo na presença do enfermeiro.

Comunicação com pacientes com doença de Alzheimer

A doença de Alzheimer é uma doença cerebral degenerativa progressiva. Seu início é insidioso, com sintomas que podem se desenvolver lentamente ao longo dos anos. A perda de memória é o sintoma clássico, assim como os distúrbios de comportamento e a perda na capacidade de cuidar de si mesmo. Problemas para falar, ler e escrever afetam a comunicação. Pacientes com esta doença têm dificuldade para se expressar verbalmente e utilizar as palavras de forma correta, organizando-as em frases lógicas, finalizando-as e tornando-as compreensíveis. Eventualmente, eles podem ficar mudos.

Técnicas que podem facilitar a comunicação com um paciente portador da doença de Alzheimer incluem:

- Chamar a atenção do cliente, abordando-o de frente e usando o nome do paciente
- Sorrir para transmitir simpatia
- Manter contato visual para avaliar a atenção do paciente e sua capacidade de compreensão
- Assumir uma postura relaxada para evitar que o paciente se agite
- Falar naturalmente, com ritmo e volume normais; evitar frases longas e palavras difíceis
- Esperar por uma resposta enquanto o paciente processa a informação
- Reformular informações se parecer que o paciente não entendeu o que foi dito
- Demonstrar paciência quando o paciente tenta colocar seus pensamentos em palavras
- Utilizar pistas visuais, como pantomimas, que podem esclarecer significados verbais
- Evitar tentativas de corrigir ou argumentar com o paciente

EXERCÍCIOS DE PENSAMENTO CRÍTICO

1. Quais serviços específicos uma pessoa poderia esperar dentro de uma relação enfermeiro-paciente, que difeririam de uma relação médico-paciente?
2. Estudos têm mostrado que os idosos não são tocados com a mesma frequência que os pacientes de outras faixas etárias. Discuta as razões para que isso ocorra.
3. Quais são as possíveis explicações quando um paciente não responde como esperado durante as interações enfermeiro-paciente?
4. Como um enfermeiro pode aliviar a ansiedade vivida por um paciente que necessita de cuidados de saúde numa situação de emergência?

QUESTÕES DE REVISÃO – ESTILO DO NCLEX

1. Um paciente desencorajado diz, "Tenho certeza de que esta cirurgia não me ajudará mais do que as outras". A melhor resposta que o enfermeiro poderia dar, neste momento, seria:
   1. "Você está dizendo que tem dúvidas de que irá melhorar."
   2. "Você quer conversar com o cirurgião novamente?"
   3. "Eu recomendaria a você uma atitude mais positiva."
   4. "Claro que dará certo; você ficará bem e estará de volta logo, logo."
2. Quando um paciente terminal não responde ao tratamento médico, que intervenção de enfermagem é a mais útil para a ajudá-lo a lidar com a iminência de sua morte?
   1. Providencie literatura que fale sobre a morte e o morrer
   2. Permita a ele privacidade para refletir sobre si mesmo
   3. Ouça-o falar sobre o que está sentindo
   4. Estimule-o a obter uma segunda opinião
3. O soar de um alarme, causado pelo descolamento de um eletrodo para monitoração cardíaca, assusta um paciente que apresenta dor no peito. A melhor intervenção de enfermagem é:
   1. Identificar qual o atual batimento cardíaco do paciente
   2. Explicar qual a razão para o alarme ter soado
   3. Administrar ao paciente um tranquilizante que esteja prescrito
   4. Dar ao paciente uma revista para ler
4. Uma criança com dois anos de idade é admitida na emergência, com febre muito alta, de origem desconhecida. Qual das seguintes condutas é correta para ser delegada a um enfermeiro assistente?
   1. Administrar um supositório de aspirina para reduzir a febre da criança
   2. Dar à criança um picolé ou outro fluido a cada 30 minutos
   3. Contatar o laboratório para obter os resultados dos exames
   4. Auscultar os pulmões da criança, para identificar sons de congestão
5. Qual é a melhor resposta de enfermagem, quando um paciente com 82 anos, portador da doença de Alzheimer, diz que ele está aguardando a visita de sua mãe, hoje, mais tarde?
   1. "Sua mãe faleceu há anos."
   2. "Conte-me mais sobre sua mãe."
   3. "Deixe-me verificar e confirmar com ela."
   4. "Quando foi a última vez que viu sua mãe?"

8
Ensino do Paciente

OBJETIVOS DO ENSINO

Ao término deste capítulo o leitor deverá ser capaz de:

1. Identificar as bases de autoridade que são mandatórias no ensino dos pacientes.
2. Listar exemplos de ensino aos pacientes prestados por enfermeiros.
3. Listar cinco benefícios resultantes do ensino aos pacientes.
4. Descrever os três domínios de aprendizagem.
5. Discutir três categorias de aprendizes associadas à faixa etária.
6. Discutir pelo menos cinco características que são peculiares a aprendizes idosos.
7. Identificar, no mínimo, quatro fatores que os enfermeiros avaliam antes do ensino dos pacientes.

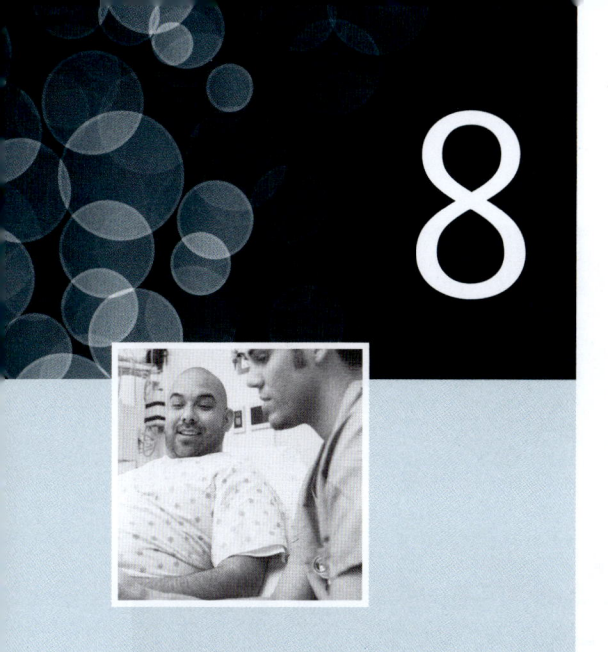

TERMOS PRINCIPAIS

Alfabetização
Alfabetização relacionada à saúde
Analfabetos
Analfabetos funcionais
Androgogia
Cuidado domiciliar a distância
Domínio afetivo
Domínio cognitivo
Domínio psicomotor
Gerogogia
Pedagogia

Um dos mais importantes usos da comunicação na enfermagem é o ensino dos pacientes. A educação para saúde promove a capacidade de independência do paciente para satisfazer suas próprias necessidades de saúde. Um provérbio antigo reforça a forma pela qual a educação promove a autossuficiência: "Dê um peixe a um homem e ele terá alimento por um dia; ensine um homem a pescar e ele terá alimento por toda a vida".

O ensino é responsabilidade essencial da enfermagem, no momento em que oferece cuidados aos pacientes em uma instituição assistencial, no lar ou em estabelecimentos comunitários. Este capítulo oferece informações sobre os princípios do aprendizado e do ensino.

A IMPORTÂNCIA DO ENSINO DO PACIENTE

Ensinar sobre saúde não é mais uma atividade opcional na enfermagem. As leis estaduais para a prática de enfermagem a exigem e a Joint Commission (2010) transformaram-na em critério para a acreditação. Do mesmo modo, a política social sobre o ensino, da American Nurses Association, também trata do assunto (Quadro 8.1). Períodos limitados de hospitalização demandam que os enfermeiros iniciem o ensino logo que possível, após a admissão, em vez de aguardarem até a alta hospitalar. A atenção precoce às necessidades de aprendizado do paciente é essencial, pois ele ocorre em quatro estágios progressivos:

1. Reconhecimento do que está sendo ensinado
2. Recordação ou descrição da informação para outros
3. Explanação ou aplicação da informação
4. Uso independente do novo aprendizado (Londres, 2009)

QUADRO 8.1 Política social a respeito do ensino

A prática de enfermagem inclui a iniciação e a manutenção das medidas de conforto, a promoção e o apoio às funções humanas e suas respostas, a criação de um ambiente conducente ao bem-estar, o fornecimento de aconselhamento de saúde e o ensino, e a colaboração em certos aspectos do regime de saúde.

Extraído e reproduzido com permissão da American Nurses Association. Declaração de Política Social (2ª ed., p 8). Washington, DC: Autor, 2003.

CONSEQUÊNCIAS E ÂMBITO DO ENSINO DOS PACIENTES

O ensino dos pacientes geralmente se concentra em combinações das seguintes áreas temáticas:

- O plano de cuidados, o tratamento e os serviços
- Autoadministração segura de medicamentos
- O processo de avaliação da dor e os métodos para seu controle
- Orientações e prática na utilização de equipamentos empregados no autocuidado
- Orientações nutricionais
- Programas de reabilitação
- Recursos comunitários disponíveis
- Plano de acompanhamento médico
- Sinais de complicações e ações a serem tomadas

Alguns dos benefícios do ensino aos pacientes incluem: (1) redução do tempo de permanência, (2) custo-eficácia dos cuidados de saúde, (3) melhor alocação de recursos, (4) aumento da satisfação dos pacientes e (5) diminuição das taxas de readmissão.

O atraso no ensino do paciente retarda a obtenção dos melhores resultados. Se as diretrizes para ensino não forem encontradas, os enfermeiros correm o risco de serem processados, caso os pacientes que receberam alta sejam readmitidos ou prejudicados porque não receberam orientações ou não conseguiram compreender as informações que lhes foram dadas.

A melhor forma de comprovar que o ensino ocorreu é incluir, nos prontuários, registros que evidenciem o que foi ensinado, quem fez a orientação, qual o método utilizado e uma evidência do que foi aprendido.

AVALIANDO O APRENDIZ

Para implementar um ensino efetivo, o enfermeiro deve determinar as seguintes características do paciente:

- Estilo de aprendizado preferido
- Faixa etária e nível de desenvolvimento
- Capacidade de aprender
- Motivação
- Prontidão para o aprendizado
- Necessidades de aprendizado

Estilos de aprendizagem

Estilo de aprendizagem significa como uma pessoa prefere adquirir o conhecimento. Os estilos de aprendizagem encontram-se distribuídos em três domínios gerais: cognitivo, afetivo e psicomotor. O **domínio cognitivo** envolve o processamento de informações por meio da audição ou da leitura de fatos e de descrições. Isso é ilustrado na Figura 8.1. O **domínio afetivo** refere-se à aprendizagem que apela para os sentimentos do indivíduo, suas crenças ou seus valores. O **domínio psicomotor** é um estilo de processamento que enfoca o aprender fazendo. O Quadro 8.2 lista algumas atividades associadas a cada domínio de aprendizagem.

Uma forma de determinar qual o estilo de aprendizagem preferido pelo paciente é fazendo a pergunta "Quando você aprendeu a adicionar frações, o que o auxiliou mais: ouvir as explicações do professor ou ler sobre o assunto em um livro de matemática (domínio cognitivo), reconhecer o valor do exercício (domínio afetivo) ou realmente trabalhar com os problemas propostos (domínio psicomotor)?". Embora muitos prefiram um dos domínios, os enfermeiros podem otimizar a aprendizagem pela apresentação da informação com uma combinação de métodos de ensino. Apesar dos números apresentados (originários do National Training Center's Institute for Applied Behavioral Sciences de Alexandria, Virgínia, na década de 1960) tenham sido contestados, eles propõem "os aprendizes retêm 10% do que leem, 20% do que escutam, 30% do que veem, 50% do que veem e ouvem, 70% do que ensinam/falam a respeito e 90% do que falam a res-

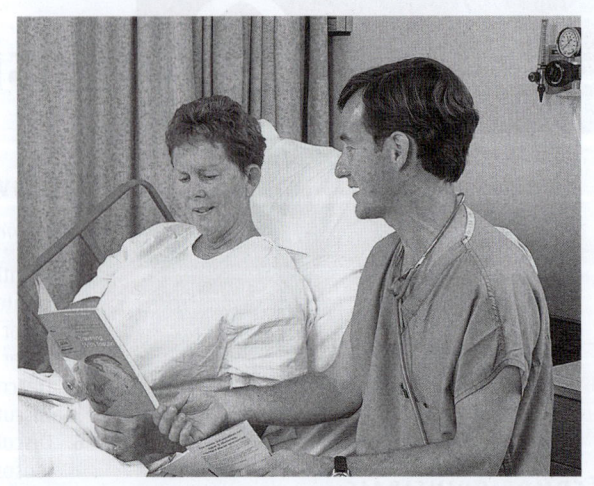

FIGURA 8.1 O enfermeiro usa panfletos e um livro, o que atrai esta paciente que prefere o domínio cognitivo de aprendizado. (Foto de: B.Proud.)

QUADRO 8.2 Atividades que promovem o aprendizado

DOMÍNIO COGNITIVO	DOMÍNIO PSICOMOTOR	DOMÍNIO AFETIVO
Listar	Combinar	Interceder
Identificar	Modificar	Fundamentar
Localizar	Esvaziar	Aceitar
Rotular	Preencher	Promover
Resumir	Acrescentar	Recusar
Selecionar	Retirar	Defender

peito e fazem" (Smaldino et al., 2007; Thalheimer, 2006). Parte-se do princípio de que a aprendizagem melhora quando há maior envolvimento ativo.

> ▶ **Pare, Pense e Responda – Quadro 8.1**
> *Identifique o domínio de aprendizagem que está relacionado com cada um dos seguintes métodos de ensino:*
> 1. *O enfermeiro observa um paciente diabético praticando a administração de uma injeção.*
> 2. *O enfermeiro solicita a uma paciente mastectomizada que fale, para mulheres que participam de um seminário, sobre a importância do autoexame mensal de mama.*
> 3. *O enfermeiro explica a técnica para realização de exercícios com a perna, para um paciente com cirurgia agendada.*
> 4. *O enfermeiro auxilia um paciente na autoadministração da dieta, por meio de uma sonda de gastrostomia.*
> 5. *O enfermeiro fornece um panfleto com orientações sobre como manter uma boa postura e mecânica corporal a um paciente com distensão nas costas.*

Níveis etários e de desenvolvimento

Os educadores enfatizam que ocorre aprendizagem de maneira diferenciada, dependendo do nível de desenvolvimento e da faixa etária do indivíduo. Especialistas concordam que o ensino tende a ser mais eficiente quando é direcionado para atender as diferenças peculiares relacionadas à idade.

Os enfermeiros, assim como aqueles que fornecem quaisquer instruções, devem estar atentos às características de aprendizagem dos aprendizes, sejam eles crianças, adultos ou idosos (Tab. 8.1). Recentemente, foi feita uma distinção entre aprendizes localizados nas extremidades inicial e final do espectro adulto. Atualmente, existem três categorias maiores:

- A **pedagogia** é a ciência do ensino de crianças ou daqueles que apresentam habilidades cognitivas comparáveis a de uma criança.
- A **androgogia** refere-se aos princípios do ensino de adultos.
- A **gerogogia** preocupa-se com os métodos que intensificam a aprendizagem dos idosos.

Embora a maioria das pessoas com problemas de saúde esteja em seus anos finais, os enfermeiros educadores são alertados para se manterem preparados para ensinar adultos jovens, que pertencem à "Geração X" e à "Geração Y", além da "Geração Internet", conforme suas idades. A "Geração X" refere-se àqueles nascidos entre 1961 e 1981; a "Geração Y" faz menção às pessoas que nasceram depois de 1981 até meados finais do sérculo XX; e a "Geração Z", "Geração *Internet*"ou "*cyberkids*" refere-se aos nascidos no início do século XXI (Skiba & Barton, 2006). Em geral, os representantes destas três gerações provavelmente partilham muitas características de aprendizagem:

- São, ou serão, alfabetizados tecnologicamente, pois já fazem uso ou cresceram com computadores, *smartphones* e *tablets*
- Dependem de estimulação e pedem respostas rápidas
- Esperam respostas imediatas e *feedback*
- Ficam fatigados memorizando informações e fazendo tarefas repetitivas
- Apreciam uma variedade de métodos educacionais, os quais eles possam escolher aqueles que querem utilizar
- Respondem melhor quando encontram informações que sejam relevantes
- Apreciam visualizações, simulações e outros métodos de aprendizagem participativa

TABELA 8.1 Diferenças entre aprendizes relacionadas a idade[a]

APRENDIZES PEDAGÓGICOS	APRENDIZES ANDROGÓGICOS	APRENDIZES GEROGÓGICOS
Fisicamente imaturos	Fisicamente maduros	Sofrem mudanças degenerativas
Carecem de experiência	Constroem experiência	Possuem grande experiência
Aprendizes compulsórios	Aprendizes voluntários	Aprendizes em crise
Passivos	Ativos	Passivos/Ativos
Necessitam de direção e de supervisão	São autodirigidos e independentes	Necessitam de estrutura e de estímulo
Motivados a aprender por recompensas ou por punições potenciais	Buscam o conhecimento pelo conhecimento ou interesse pessoal	Motivados por uma necessidade ou por uma meta pessoal
Aprendizagem centrada no subjetivo	Aprendizagem centrada no problema	Aprendizagem autocentrada
Espectro de atenção reduzido	Espectro de atenção maior	A atenção é afetada por baixo nível de energia, por fadiga e por ansiedade
Raciocinadores convergentes (unidirecionais; p. ex., veem uma aplicação para a nova informação)	Raciocinadores divergentes (processam múltiplas aplicações para uma nova informação)	Raciocinadores práticos (processam a nova informação tal como ela se aplica a um só problema pessoal)
Necessitam de *feedback* imediato	Podem aguardar o *feedback*	Reagem a um *feedback* frequente
Aprendem por memorização	Aprendem por análise	Aprendem pela experiência a curto prazo
Retêm por tempo curto	Retêm por tempo prolongado	Retêm por tempo curto, a não ser que sejam reforçados pelo uso imediato
Voltados à tarefa	Voltados à meta	Voltados ao resultado
Pensamento concreto	Pensamento abstrato	Pensamento concreto/abstrato
Reagem à competição	Reagem à colaboração	Reagem ao encorajamento da família

[a]Cada aprendiz é único e pode evidenciar características associadas a outros grupos etários.

> **Pare, Pense e Responda – Quadro 8.2**
>
> Identifique a quais faixas etárias de aprendizado são mais apropriadas as seguintes técnicas de ensino. Explique como foi feita sua análise.
> 1. O objetivo do enfermeiro é limitar a sessão de ensino a não mais do que 20 minutos.
> 2. O enfermeiro enfatiza o conhecimento ou as técnicas que o paciente está mais interessado em aprender.
> 3. O enfermeiro reforça que a alta do paciente da instituição de saúde está condicionada ao fato de ele tornar-se competente na autoadministração das injeções de insulina.
> 4. O enfermeiro indica que o paciente pode usar um jogo de computador por 30 minutos, no momento em que ele souber dizer qual é o número adequado de porções de alimentos de cada categoria da pirâmide alimentar.
> 5. O enfermeiro desafia o paciente a elaborar um plano de cuidados para sua colostomia, para uso assim que volte a trabalhar, após a alta hospitalar.

Capacidade de aprender

Para que uma pessoa assimile, recorde, analise e aplique as novas informações, ela precisa ter uma certa quantidade de capacidade intelectual. O analfabetismo, os déficits sensoriais, as diferenças culturais, um espectro de atenção de curta duração ou a falta de motivação ou prontidão para o aprendizado, requerem adaptações especiais durante a implementação do ensino sobre saúde.

Considerações gerontológicas

- Durante uma avaliação inicial, os pacientes mais velhos podem interagir de forma socialmente apropriada e podem indicar que eles compreendem o que está sendo ensinado. Pedir ao paciente para lembrar o que foi discutido, depois de cerca de 15 minutos, pode ajudar a determinar quais informações ele realmente absorveu. Um exame do estado mental pode ser indicado (ver Cap. 13). Se houver prejuízo cognitivo, um acompanhante ou cuidador deve estar presente nas sessões de ensino.

Alfabetização

É fundamental determinar qual o nível de **alfabetização** do paciente, antes de desenvolver um plano de ensino. A alfabetização refere-se à capacidade para ler e escrever. Aproximadamente 42 milhões de norte-americanos não sabem ler plenamente (American Institutes for Research, 2009; Education-Portal.com, 2007). Pode-se dizer, então, que estes adultos são **analfabetos** – isto é, não sabem ler nem escrever. Cerca de 20% dos norte-americanos são considerados **analfabetos funcionais**, o que significa que possuem habilidades elementares de alfabetização, como capacidade para assinar o nome e realizar tarefas matemáticas simples (p. ex., fazer substituições), mas leem em um nível de quinta série ou aquém. O analfabetismo funcional pode ser consequência de algum problema de aprendizagem, e não da existência de uma capacidade intelectual abaixo da média.

A **alfabetização relacionada à saúde**, que corresponde ao nível de capacidade que os indivíduos possuem de obter, processar e compreender informações básicas sobre a saúde e os recursos necessários para tomar decisões que a envolvam, é, obviamente, um dos fatores do ensino aos pacientes (Kutner, Greenberg, Jin et al., 2006). Ela afeta a capacidade do paciente de avaliar informações quanto à sua credibilidade, analisar riscos e benefícios, calcular dosagens, interpretar resultados de exames e obter informações de saúde (Glassman, 2008).

Pelo fato de muitas pessoas analfabetas ou analfabetas funcionais não estarem aptas a oferecer informação voluntária sobre seus problemas para ler, alfabetizados talvez tenham dificuldades para avaliar essa situação. Os analfabetos e os funcionalmente analfabetos costumam desenvolver mecanismos para disfarçar ou para compensar seus déficits de aprendizagem. Para proteger a autoestima do paciente, o enfermeiro pode perguntar "Como você aprende melhor?" e planejar o ensino em conformidade com o método sugerido. Algumas abordagens que podem ser úteis no ensino de analfabetos de qualquer espécie incluem:

- Utilizar modalidades verbais e não verbais para a orientação.
- Repetir orientações/ordens várias vezes, na mesma sequência, de modo que o paciente possa memorizar a informação exigida.
- Oferecer gravuras, diagramas ou gravações (de áudio e vídeo) para revisões futuras.

Déficits sensoriais

As capacidades de ver e de ouvir são fundamentais para quase todas as situações de aprendizagem. Os idosos tendem a apresentar deficiências visuais e auditivas, embora elas não sejam exclusivas de aprendizes mais velhos. Algumas técnicas são apresentadas em Orientações de Enfermagem 8.1, para o ensino de paciente com déficits sensoriais. A Figura 8.2 mostra exemplos de impressos que podem ser usados como auxiliares.

Diferenças culturais

Porque ensinar e aprender envolve a linguagem, o enfermeiro precisa modificar sua abordagem, caso o paciente não fale seu idioma ou não o tenha como uma segunda língua (ver Cap. 6, Orientações de Enfermagem 6.1). As barreiras linguísticas não justificam a omissão em relação ao ensino sobre saúde. Na maioria dos casos, se nem o enfermeiro nem o paciente falarem um idioma compatível, um tradutor ou outra alternativa aceitável se faz necessário.

Atenção e concentração

A atenção e a concentração do paciente influenciam a escolha dos métodos de ensino a serem utilizados, além da duração e do modo de transmissão das informações. Alguns métodos que podem ser úteis incluem:

- Observar o paciente e implementar o ensino sobre saúde quando ele estiver mais alerta e confortável.
- Manter a sessão de orientações curta.
- Utilizar o nome do paciente com frequência ao longo do período de orientação; isso focaliza novamente sua atenção.
- Mostrar entusiasmo pelo que está para ser comunicado ao paciente.
- Utilizar material colorido e gestos para estimular visualmente o paciente.
- Envolver o paciente de forma ativa.
- Variar o tom e a intensidade da voz para estimular o paciente auditivamente.

ORIENTAÇÕES DE ENFERMAGEM 8.1

Ensinando pacientes com deficiência sensorial

Certifique-se de que o paciente com deficiência visual esteja usando os óculos recomendados ou que o paciente com deficiência auditiva esteja usando um aparelho auditivo, caso isso seja possível. *Dispositivos auxiliares da visão e da audição maximizam a capacidade para perceber estímulos sensoriais.*

Para pacientes com deficiência visual:

- Fale em um tom de voz normal com um paciente com deficiência visual. *Pacientes com deficiências visuais não possuem, necessariamente, alguma deficiência auditiva. Aumentar o tom de voz não compensa o problema visual.*
- Utilize iluminação de, no mínimo, 75 a 100 watts, de preferência que ilumine sobre os ombros do paciente. *Luzes de teto tendem a ser mais difusas do que concentradas em uma área pequena, onde o paciente necessita de foco.*
- Evite ficar de pé diante de uma janela pela qual entre a luz brilhante do sol. *É difícil conseguir enxergar na luz brilhante.*
- Ofereça uma lente de aumento para leitura. *As lentes de aumento ampliam letras impressas tipo padrão ou pequeno para um tamanho mais confortável para a leitura.*
- Consiga panfletos com impressão em tamanho grande (de 12 a 16 pontos) e com letras tipo bastonetes, com linhas horizontais sobre a parte superior e inferior (Fig. 8.2). *As letras e palavras são geralmente mais legíveis quando impressas em um estilo que facilite o discernimento visual.*
- Evite o uso de materiais impressos em papel acetinado/lustroso. *Esse tipo de papel reflete a luz, gerando um reflexo que torna a leitura desconfortável.*
- Selecione impressões escuras sobre papel branco. *Essa combinação oferece contraste máximo e deixa as letras mais legíveis.*

Para pacientes com deficiência auditiva:

- Utilize uma lousa mágica, quadro-negro, cartões/gravuras e quadros brancos para se comunicar. *A escrita pode substituir as instruções verbais.*
- Reduza a altura da voz. *A perda auditiva costuma ocorrer nas variações mais altas de voz.*
- Tente escolher palavras que não comecem com "f", "s", "k", "ch" e "x". *Essas letras são formadas com sons de maior altura e, assim, acabam dificultando seu discernimento por parte dos pacientes com deficiências auditivas.*
- Reconstrua as frases de forma diferente, em vez de repeti-las, quando o paciente não compreender. *A reformulação das frases pode proporcionar dicas adicionais visuais ou auditivas para facilitar a compreensão do paciente.*
- Insira um estetoscópio nas orelhas do paciente e fale no bocal do aparelho, em voz baixa. *O estetoscópio funciona como um aparelho auditivo primitivo. Ele projeta os sons diretamente para as orelhas e reduz sons de fundo.*

Considerações gerontológicas

- Um comportamento calmo e um ambiente tranquilo pode diminuir a ansiedade ou as distrações que impedem um novo aprendizado. O ensino fornecido por parceiros ou o reforço em grupos de apoio poderão ser úteis.

---

12 pt. Momento
Aa Bb Cc Dd Ee Ff Gg Hh Ii Jj Kk Ll
Oo Pp Qq Rr Ss Tt Uu Vv Ww Xx Yy

14 pt. Momento
Aa Bb Cc Dd Ee Ff Gg Hh Ii Jj Kk
Oo Pp Qq Rr Ss Tt Uu Vv Ww Xx

16 pt. Momento
Aa Bb Cc Dd Ee Ff
Oo Pp Qq Rr Ss Tt

FIGURA 8.2 Selecionar material impresso com letras de tamanho 12 a 16, em preto sobre fundo branco, com tipo alongado, ajuda a melhorar a clareza visual.

Motivação

Ocorre aprendizagem em nível ótimo quando uma pessoa tem motivos para a aquisição de informações novas. A relevância da aprendizagem também depende de variáveis individuais. As razões do paciente para aprender algo novo podem incluir a satisfação da curiosidade intelectual, a recuperação da independência, a prevenção de complicações ou a facilitação da alta e a volta ao conforto do lar. Outras razões menos desejáveis são a vontade de agradar aos outros e evitar críticas.

Considerações gerontológicas

- A maioria das pessoas são "criaturas de hábito" e relutam em fazer alterações sem entender o benefício. Idosos podem ser criativos em métodos para incorporar mudanças necessárias no comportamento de saúde, se os fins ou vantagens forem esclarecidos antecipadamente, no início da sessão de aprendizagem.
- Afirmar que acredita que o idoso pode realmente fazer as mudanças recomendadas no seu comportamento de saúde e fornecer incentivo a isso pode aumentar a autoconfiança do paciente e resultar no aumento da aprendizagem.

Prontidão para o aprendizado

Existindo capacidade e motivação para aprender, o enfermeiro precisa determinar um componente final, a prontidão para a aprendizagem. A prontidão refere-se ao bem-estar físico e psicológico do paciente. Por exemplo, uma pessoa que sente dor, que está sentindo frio ou calor, que está tendo dificuldade para respirar ou que se sente deprimida ou receosa, não se encontra na melhor condição para aprender. Nessas situações, o melhor a ser feito é restaurar o conforto e depois tentar ensinar.

Considerações gerontológicas

- Começar a sessão de ensino com uma referência à experiência real do idoso ajudará a fornecer um elo com o qual a nova aprendizagem poderá se conectar.

Necessidades de aprendizado

O melhor ensino e aprendizagem ocorrem quando ambos são feitos de maneira individualizada. Para que seja mais eficiente e personalizado, o enfermeiro precisa coletar informações pertinentes do próprio paciente. Descobrir o que o paciente quer e necessita saber frequentemente ajuda a evitar perda de tempo e de esforços.

A seguir, são apresentadas algumas perguntas que o enfermeiro pode fazer para avaliar as necessidades de aprendizagem do paciente:

- O que significa para você "estar saudável"?
- O que interfere em sua vida, para que você não se sinta saudável?
- O que você não compreende tanto quanto gostaria?
- Em que atividades você necessita de auxílio?
- O que você espera realizar antes da alta?
- De que forma posso ajudá-lo neste momento?

ENSINO FORMAL E INFORMAL

O ensino informal não é planejado e ocorre espontaneamente, à cabeceira do leito do paciente. O ensino formal requer um plano. Sem ele, o ensino torna-se acidental. Além disso, sem alguma organização de tempo e conteúdo, o potencial para alcançar as metas, o oferecimento de informações adequadas e a garantia da compreensão do paciente são colocados em risco. As necessidades potenciais de ensino costumam ser identificadas no momento da admissão, embora possam sofrer acréscimos à medida que evolui o tratamento e o progresso do paciente. Se for necessário dar continuidade ao ensino, os pacientes que possuem recursos tecnológicos poderão se beneficiar da **aprendizagem domiciliar a distância**, especialmente aqueles que vivem em áreas rurais. Esta forma de ensino consiste na visita eletrônica na casa do paciente, permitindo uma comunicação em tempo real. Um estudante de enfermagem pode trabalhar com um enfermeiro da equipe ou com um instrutor na elaboração de um plano de ensino. Normalmente, um ou mais enfermeiros implementam determinadas partes mais específicas de um plano de ensino (Fig. 8.3). Trata-se de uma situação ideal, porque o paciente não fica sobrecarregado com o processamento de volumes de novas informações ou de habilidades de aprendizagem, itens de difícil realização para um iniciante. O quadro Habilidade 8.1 serve de modelo quando um paciente adulto necessita ser ensinado.

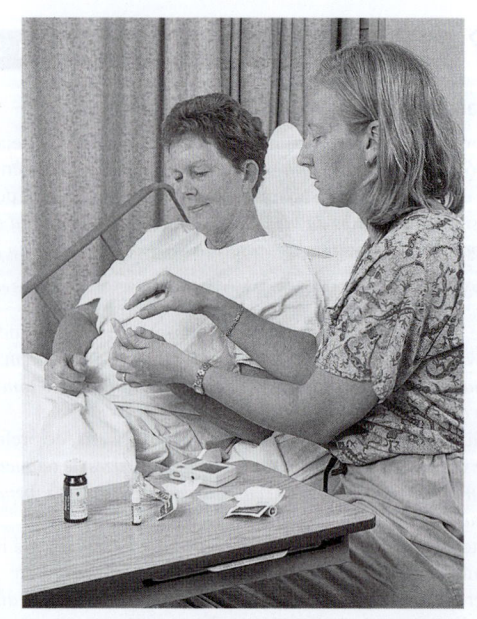

FIGURA 8.3 A enfermeira realiza o ensino sobre o diabetes, à beira do leito. Ela promove a estimulação multissensorial, dando à paciente explicações verbais e estimulando-a a observar a técnica para o teste de verificação da glicose, bem como a forma como ele está sendo realizado. (Foto de B.Proud.)

EXERCÍCIOS DE PENSAMENTO CRÍTICO

1. Identifique razões pelas quais a alfabetização relacionada à saúde é especialmente importante no século XXI.
2. Como o enfermeiro poderia ensinar técnicas de escovação dos dentes, de forma diferente daquela utilizada com crianças, para jovens pertencentes a Geração Y, X ou *Internet*, adultos de meia-idade e idosos?
3. Quais estratégias de ensino o enfermeiro poderia utilizar para ensinar a escovação dos dentes, que se encontrassem dentro dos domínios cognitivo, afetivo e psicomotor de aprendizado?
4. Dê dois exemplos de como você poderia determinar se um paciente realmente aprendeu as informações que lhe foram dadas acerca da escovação dos dentes.

QUESTÕES DE REVISÃO – ESTILO DO NCLEX

1. Quais das seguintes opções exemplificam atividades que são mais bem realizadas por um paciente cujo estilo de aprendizagem encontra-se essencialmente no domínio cognitivo? Selecione todas que se aplicarem.
   1. Montagem de equipamentos
   2. Listar os equipamentos necessários
   3. Identificar as partes do equipamento
   4. Argumentar quanto ao uso do equipamento
   5. Resumir como o equipamento é utilizado

2. Organize as seguintes etapas na ordem em que devem ocorrer, considerando o ensino do paciente. Utilize todas as opções.
   1. Incentivar o *feedback* do paciente
   2. Dividir as informações em partes que o paciente consiga gerenciar
   3. Descobrir o que o paciente quer saber
   4. Documentar as evidências do que o paciente aprendeu
   5. Determinar o que o paciente memorizou
3. Qual das seguintes condutas é fundamental antes de iniciar o ensino de uma mãe, que possui um filho de 6 anos de idade, sobre nutrição?
   1. Descobrir o peso e a altura da criança
   2. Obter um panfleto sobre a pirâmide alimentar
   3. Desenvolver um plano alimentar, com cardápio para uma semana
   4. Coletar várias receitas de pratos nutritivos
4. Depois de orientar um paciente sobre como realizar exercícios respiratórios, a melhor forma para avaliar a efetividade do que foi ensinado é:
   1. Solicitar que o paciente explique a importância dos exercícios respiratórios
   2. Pedir ao paciente que realize alguns exercícios respiratórios, da forma como eles lhe foram ensinados
   3. Perguntar ao paciente se ele está realizando os exercícios respiratórios como lhe foi orientado
   4. Monitorar a frequência respiratória do paciente várias vezes ao dia
5. Qual dos seguintes recursos auxiliares do ensino é apropriado, em relação ao estágio de desenvolvimento, para preparar uma criança em idade pré-escolar para um exame diagnóstico, como uma punção lombar?
   1. Bonecas e bichos de pelúcia
   2. Panfletos e folhetos
   3. Diagramas coloridos
   4. Gravações de vídeo comerciais

HABILIDADE 8.1 Ensinando pacientes adultos

Ação sugerida	Justificativa
INVESTIGAÇÃO	
Descubra o que o paciente quer saber.	O interesse pessoal facilita a aprendizagem.
Estabeleça o que o paciente deve saber para permanecer saudável.	Os pacientes nem sempre sabem o que é essencial para manter sua saúde e segurança.
Determine o estilo de aprendizado do paciente.	O aprendizado é mais efetivo quando é apoiado em técnicas próprias ao método preferido pelo paciente.
PLANEJAMENTO	
Colabore com o paciente no estabelecimento do conteúdo, de metas e de tempo real para a realização da tarefa.	Aprendizes adultos tendem a preferir a colaboração e o envolvimento ativo no processo de aprendizagem.
Elabore um plano escrito que comece do mais simples e passe para o complexo, do familiar ao desconhecido, do normal ao anormal.	Aprendizes adultos assimilam melhor a aprendizagem por meio da aplicação de informações a partir de seus níveis atuais de conhecimento ou de suas experiências anteriores.
Divida as informações em partes controláveis.	Muita informação de uma única vez sobrecarrega os aprendizes.
Selecione métodos e recursos de ensino compatíveis com o estilo preferido de aprendizagem do paciente.	Aprendizes adultos geralmente preferem um estilo de aprendizado, mas múltiplas abordagens o tornam melhor.
Utilize uma variedade de métodos instrucionais, atingindo os domínios cognitivo, afetivo e psicomotor.	Aprendizes adultos tendem a reter mais conhecimento quando técnicas variadas são utilizadas.
Revise o conteúdo que será usado durante o ensino.	A preparação e o conhecimento promovem autoconfiança.
IMPLEMENTAÇÃO	
Ensine, sempre que possível, quando o paciente parecer interessado e estiver física e emocionalmente apto a aprender.	O aprendizado torna-se mais fácil quando o paciente pode focalizar a tarefa proposta.
Selecione um ambiente que promova o aprendizado.	O aprendizado ocorre de melhor forma em um ambiente confortável, com uma temperatura adequada. Distrações e interrupções interferem na concentração.
Identifique o tempo de duração da sessão de ensino.	O esclarecimento prepara o paciente para as exigências sobre seu tempo e sua atenção.
Inicie com conceitos básicos.	O aprendizado estruturado do mais simples ao mais complexo é melhor.
Reveja previamente as informações ensinadas.	A repetição aumenta a retenção das informações.
Utilize um vocabulário dentro do nível de compreensão do paciente.	O ensino de acordo com o nível de aprendizagem preserva sua dignidade. O enfermeiro é responsável por assegurar a compressão do paciente.
Explique todo e qualquer termo novo.	Algumas vezes, os pacientes ficam envergonhados em admitir que há algo que eles não entenderam.
Envolva o paciente ativamente, estimulando o *feedback* e o manuseio do equipamento.	Aprendizes adultos preferem situações de ensino ativo em vez do estilo passivo de aprendizado.
Estimule o máximo de sentidos possíveis.	O envolvimento de mais de um sentido fomenta a aprendizagem.
Invente músicas, ritmos ou uma série de termos-chave que façam correspondência ao conteúdo abordado.	A criatividade estimula o hemisfério direito do cérebro, onde as informações são retidas com maior facilidade.
Utilize equipamento o mais semelhante possível àquele que o paciente utilizará em casa.	Tornar-se familiarizado com o equipamento é a melhor preparação para promover o autocuidado no ambiente doméstico.
Dê tempo para perguntas e para respostas.	Essa oportunidade ajuda o paciente a esclarecer informações e a prevenir a compreensão errada.
Resuma os aspectos principais do que foi tratado no presente período de ensino.	A revisão reforça conceitos importantes.
Determine o nível de aprendizagem do paciente.	A capacidade de recordar e aplicar as informações, assim como demonstrar habilidades, é a comprovação do aprendizado a curto prazo.
Identifique a hora, o local e o conteúdo da próxima sessão de ensino.	O planejamento do próximo encontro oferece uma estrutura de tempo durante a qual o paciente pode revisar e praticar o que foi ensinado.
Encontre uma oportunidade para o paciente utilizar ou aplicar as novas informações assim que possível, após seu ensino.	A imediata aplicação reforça a aprendizagem e promove a retenção a longo prazo.
Documente as informações ensinadas e as evidências que demonstram a compreensão do paciente.	A documentação proporciona um registro escrito do seu progresso e evita omissões ou repetições durante futuras sessões de ensino.
Revise com o paciente o progresso feito, por intermédio das metas estabelecidas.	A colaboração mantém o paciente focado nos resultados esperados.
Avalie a necessidade de ensino adicional.	A avaliação é a base para a revisão do plano de ensino.

(continua)

Ensinando pacientes adultos *(continuação)*

Avaliação
- O conteúdo do ensino planejado foi abordado.
- O paciente participou do processo de ensino.
- O paciente recordou, com exatidão, pelo menos 50% dos conceitos ensinados.

Documentação
- Data e hora
- Conteúdo ensinado
- Evidências do aprendizado do paciente

EXEMPLO DE DOCUMENTAÇÃO

Data e hora — Foram explicados os horários de tomada de duas medicações que requerem autoadministração, após a alta. Foi afirmado: "Eu tomo a pílula amarela uma vez, pela manhã, antes do desjejum, e tomo uma pílula azul três vezes ao dia, quando eu tomar o café da manhã, no almoço e no jantar". _____ ASSINATURA/FUNÇÃO

9 Registro e Relato

OBJETIVOS DO ENSINO

Ao término deste capítulo o leitor deverá ser capaz de:

1. Identificar sete usos dos prontuários.
2. Listar seis componentes geralmente encontrados em qualquer prontuário de um paciente.
3. Distinguir registros voltados à fonte e registros voltados ao problema.
4. Identificar seis métodos de registro.
5. Explicar o propósito e as aplicações associadas ao Ato de Segurança da Guarda dos Documentos de Saúde e Responsabilidade Final.
6. Listar quatro aspectos da documentação, necessários nos registros médicos de todos os pacientes atendidos em locais para atendimento de urgência.
7. Discutir as razões da importância do uso apenas de abreviaturas aprovadas nos registros.
8. Explicar a maneira de converter o horário tradicional em horário militar.
9. Listar pelo menos 10 orientações que se apliquem aos registros.
10. Identificar quatro formulários escritos, utilizados para a comunicação de informações sobre os pacientes.
11. Listar cinco maneiras como as informações sobre os pacientes são partilhadas entre profissionais de saúde, além da leitura do prontuário.

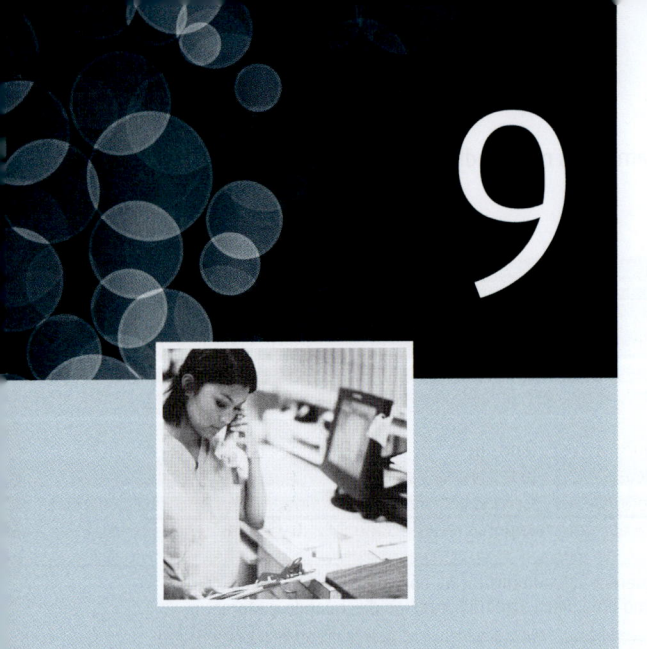

TERMOS PRINCIPAIS

Aperfeiçoamento da qualidade total
Auditores
Checklist
Documentação
Folha de registro
Garantia de qualidade
Horário militar
Horário tradicional
Kardex
Melhora contínua da qualidade
Passagem de plantão
Plano de cuidados de enfermagem
Prontuário
Prontuários
Quebra de sigilo benéfica
Quebra de sigilo mínima
Registro computadorizado
Registro narrativo
Registro PIA
Registro por exceção
Registro por foco
Registro SOAP
Registros
Registros voltados à fonte
Registros voltados ao problema
Rounds

Os enfermeiros devem comunicar informações com clareza, precisão e objetividade, seja de forma oral ou escrita. Este capítulo descreve várias formas escritas e faladas de comunicação, além das responsabilidades dos enfermeiros quanto à guarda dos registros e ao relato das informações.

PRONTUÁRIOS

Os **prontuários** são coleções de informações escritas sobre os problemas de saúde de uma pessoa, os cuidados de saúde oferecidos pelos profissionais e o progresso do paciente. Eles também são conhecidos como *prontuários médico* ou *prontuários do paciente*. Os prontuários compreendem diversos tipos de formulários impressos aprovados institucionalmente (Tab. 9.1) ou os formulários podem ser armazenados sob forma de registros eletrônicos. Os médicos que prestam cuidados aos pacientes do Medicare e Medicaid têm um incentivo para usar a tecnologia da informação eletrônica para manter registros computadorizados de saúde, desde 2011 e até 2015, se eles quiserem se qualificar para o fundo governamental regido pelo Ato de Recuperação e Reinvestimento Americano (Amatayakul, 2009).

Os documentos impressos são colocados em uma espécie de pasta que permite que os registros sejam ordenados, armazenados e guardados com segurança. Os formulários de papel dispostos no prontuário possuem cores que os codificam ou são separados por divisórias de papel especiais. Os prontuários computadorizados são acessados por meio de senha e seus documentos são selecionados a partir de um menu. Eles podem ser impressos, caso desejado. Toda a equipe envolvida nos cuidados do paciente contribui para a composição dos prontuários por meio de registros em **planilhas gráficas**, e outras **documentações**.

Conceitos e Habilidades Fundamentais no Atendimento de Enfermagem

TABELA 9.1 Formulários comuns nos prontuários das instituições

NOME DO FORMULÁRIO	CONTEÚDO
Dados de identificação	Fornece informações como o nome do paciente, sua data de nascimento, endereço, número de telefone, religião, seguradora, médico que solicitou a internação, diagnóstico inicial, quem contatar em caso de emergência e telefone de emergência
Orientações antecipadas	Fornece instruções sobre as escolhas do paciente em relação ao seu cuidado, caso ele não seja capaz de fazê-las posteriormente
História e exame físico	Contêm a revisão médica dos problemas de saúde apresentados pelo paciente, anteriores ou atuais, achados do exame físico, diagnósticos médicos e plano de tratamento inicial
Prescrições médicas	Identificam testes de laboratório e exames, dieta, atividades, medicamentos, fluidos intravenosos e procedimentos clínicos (instruções para troca de curativos, passagem de sondas, entre outros), a serem realizados diariamente
Registros de evolução, médicos ou da equipe multidisciplinar	Descrevem o progresso do paciente e sua resposta ao plano de cuidados implementado, assim como possíveis modificações nesse plano
Dados iniciais obtidos na admissão de enfermagem	Documenta informações acerca do padrão de saúde do paciente e achados físicos obtidos na investigação inicial
Plano de cuidados de enfermagem ou da equipe multidisciplinar	Identifica os problemas do paciente, as metas e as orientações para o cuidado, com base na análise dos dados coletados
Folha de controle	Mostra as variações dos sinais vitais e de peso do paciente, bem como um resumo diário de sua ingesta e eliminação hídrica
Evolução diária de enfermagem	Indica achados detalhados obtidos durante a avaliação física, realizada pelos enfermeiros durante as 24 horas de assistência, e a rotina de cuidados que foi implementada
Evolução de enfermagem	Fornece um relato narrativo minucioso de dados objetivos e subjetivos levantados, ações de enfermagem, respostas do paciente, resultados verificados junto a outros profissionais da equipe de saúde ou com a família do paciente
Registros da administração de medicamentos	Identifica as drogas que foram administradas, a data, a hora e a via de aplicação, além da frequência da administração dos medicamentos e o nome do profissional que realizou o procedimento
Laudos diagnósticos e resultados laboratoriais	Contêm os resultados dos exames em ordem sequencial
Plano de alta	Registra as informações, as habilidades e os serviços de referência de que o paciente pode necessitar antes de ser liberado pela instituição
Resumo das orientações	Identifica o conteúdo que foi ensinado, as evidências do aprendizado do paciente e as necessidades de repetição ou reforço

Uso dos prontuários

Além de servirem como um relatório permanente dos problemas de saúde de um indivíduo, o prontuário é uma forma de partilhar informações entre os profissionais de saúde, garantindo, assim, a segurança do paciente e a continuidade dos cuidados. Eventualmente, os prontuários também são usados para investigar a qualidade dos cuidados na instituição de saúde, demonstrando conformidade com os padrões de acreditação nacional, promoção de reembolso por parte de companhias seguradoras, facilitação de pesquisas na área da saúde e oferecimento de evidências durante um processo por imperícia.

Relatório permanente

O prontuário contém é um relatório escrito, que descreve a doença ou a enfermidade de uma pessoa de forma cronológica e os cuidados oferecidos, desde o surgimento do problema até a alta hospitalar ou sua morte. O registro é arquivado e guardado para referências futuras. Registros anteriores de saúde costumam ser solicitados durante outras admissões do paciente, o que oportuniza uma revisão de sua história médica.

Partilha de informações

Considerando-se a impossibilidade de os profissionais de saúde encontrarem-se e trocarem informações pessoalmente, o registro escrito se torna o elemento central da comunicação (i.e., partilha de informações entre os profissionais). A documentação serve como uma forma de informar outros profissionais sobre a situação do paciente e sobre o plano de cuidados.

Partilhar informações evita que os cuidados sejam duplicados e ajuda a reduzir as chances de erro ou omissão. Por exemplo, se o paciente solicitar um medicamento para dor, o enfermeiro deve verificar seu prontuário para determinar quando teria sido administrada pela última vez um medicamento para alívio da dor. Uma documentação precisa e atualizada evita a possibilidade de administração frequente de medicamentos ou a negação dos mesmos, de forma desnecessária. A manutenção de registros de vacinação é um exemplo de como a documentação promove a continuidade – o registro assegura que as vacinações subsequentes sejam administradas conforme uma programação adequada em períodos corretos.

Garantia de qualidade

Para manter um alto nível dos cuidados, hospitais e outras instituições de saúde utilizam os prontuários para promover a **garantia de qualidade**, a **melhora contínua da qualidade** e o **aperfeiçoamento da qualidade total** (um processo interno de autoaperfeiçoamento da instituição, para garantir que o nível de cuidados reflita ou exceda os padrões estabelecidos). Um método utilizado para garantir a qualidade envolve a investigação da documentação em amostras de prontuários. Se os dados analisados indicarem uma tendência a se mostrar abaixo do nível aceitável pelos padrões de cuidado, o comitê recomenda medidas corretivas e reavalia os resultados posteriormente.

Acreditação

A Joint Commission é uma associação de caráter privado que estabelece os critérios que refletem os elevados padrões para os cuidados e a segurança nas instituições de saúde. Representantes desse comitê inspecionam periodicamente as instituições de cuidados com a saúde para determinar se demonstram evidências de atendimento altamente qualificado.

A documentação, selecionada de forma aleatória entre os prontuários, constitui apenas um dos componentes examinados durante uma visita de acreditação. Para qualificar uma instituição com a acreditação, os registros de enfermagem devem incluir:

- Investigação inicial e reavaliações posteriores sobre as condições físicas, psicológicas, sociais, ambientais e de autocuidado do paciente, além do plano de alta hospitalar.
- Identificação dos diagnósticos de enfermagem ou das necessidades dos pacientes.
- Intervenções de enfermagem planejadas ou padrões de cuidado de enfermagem para atender às necessidades de cuidados de enfermagem dos pacientes.
- Cuidados de enfermagem oferecidos.
- Resposta do paciente às intervenções e resultados obtidos a partir dos cuidados oferecidos, incluindo controle da dor, atividades ligadas ao plano de alta, e capacidade dos acompanhantes de atender às necessidades de cuidados contínuos do paciente.

Se a documentação encontrar-se abaixo dos padrões, o certificado de acreditação pode ser negado ou revogado.

Reembolso

Os custos da maior parte dos cuidados hospitalares e domiciliares do paciente são creditados a terceiros, como o Medicare e o Medicaid, além de companhias seguradoras privadas. Os **auditores**, inspetores que examinam os prontuários do paciente, vistoriam os registros para determinar se os cuidados que foram oferecidos atendem aos critérios estabelecidos para o reembolso. Falta de documentação, dados incompletos ou incoerentes podem resultar em negação do pagamento.

Ensino e pesquisa

A principal fonte de educação para a saúde é a consulta a livros-texto. Contudo, examinando os prontuários dos pacientes com patologias específicas, consegue-se uma valiosa fonte suplementar de aprendizado, que garante seu aprimoramento e contribui para a solução de problemas futuros. Esses registros também facilitam a pesquisa. Por exemplo, alguns tipos de investigações clínicas são de difícil realização porque podem existir poucos participantes num determinado local ou alguns recursos diagnósticos podem ser limitados. Consequentemente, os prontuários arquivados, microfilmados ou computadorizados servem como uma fonte alternativa de dados científicos.

No entanto, para proteger a confidencialidade, somente pessoas autorizadas têm acesso às informações dos pacientes (ver

---

QUADRO 9.1 Critérios para um registro legalmente defensável

Ao registrar qualquer informação no prontuário do paciente, o enfermeiro deverá:

- Garantir que o nome do paciente apareça em cada página.
- Jamais fazer essa tarefa por outra pessoa.
- Usar caneta esferográfica da cor especificada ou fazer os registros no computador.
- Colocar a data e a hora de cada informação registrada.
- Fazer o registro logo após efetuar o cuidado.
- Fazer anotações em ordem cronológica.
- Identificar documentação fora da sequência cronológica com os termos "registro atrasado".
- Escrever ou imprimir de maneira legível.
- Utilizar linguagem escrita e gramaticalmente correta.
- Refletir o plano de cuidados.
- Descrever os resultados do cuidado.
- Registrar detalhes relevantes.
- Utilizar somente abreviaturas aprovadas.
- Jamais rabiscar ou usar fluido corretivo para obliterar o que tiver sido escrito.
- Fazer um traço simples sobre a informação errada, para que seja possível a leitura, colocar a data, inicialmente, e fazer o registro da informação correta.
- Registrar fatos e não interpretações.
- Citar comentários verbais do paciente.
- Escrever "duplicado" ou "recopiado" na documentação que não seja a original; incluir a data, hora, iniciais e a razão para realizá-lo.
- Jamais deixar implícita alguma crítica sobre cuidados providos por outra pessoa.
- Documentar as circunstâncias que levaram à notificação do médico, os dados específicos relatados e as recomendações dele.
- Identificar as informações específicas oferecidas durante o ensino de um paciente e as evidências indicativas de que ele compreendeu as instruções.
- Não deixar espaços vazios entre os registros e a assinatura.
- Assinar, colocando a função, depois de todo o registro feito.

---

discussão posterior sobre a proteção dos prontuários dos pacientes). Uma permissão formal deve ser obtida junto ao paciente, ao administrador da instituição ou a outra autoridade, sempre que o prontuário de um paciente for utilizado com outro propósito que não seja o tratamento ou a guarda dos registros.

Evidência legal

O prontuário é considerado um documento legal. Assim sendo, as informações escritas devem estar em conformidade com critérios legalmente defensáveis (Quadro 9.1). Partes deles podem ser citadas como evidências pelo promotor ou pelo advogado de defesa para provar ou não alegações de imperícia. É particularmente importante documentar as precauções de segurança tomadas para proteger os pacientes, sobre os indivíduos que foram notificados acerca de preocupações e questionamentos, e os resultados da comunicação realizada.

Cada pessoa que escreve no prontuário de um paciente é responsável pela informação ali anotada, podendo ser chama-

TABELA 9.2 Componentes comuns de um registro voltado ao problema

COMPONENTE	DESCRIÇÃO
Base de dados	Contém as informações iniciais de saúde
Lista de problemas	Consiste em uma lista numérica dos problemas de saúde
Plano de cuidados	Identifica os métodos para a solução de cada problema de saúde encontrado
Anotações de evolução	Descreve as respostas do paciente ao trabalho desenvolvido e as revisões feitas no plano inicial

da como testemunha em relação ao que está escrito. Qualquer informação ilegível ou vaga, rasurada, omitida com corretivo, com anotações sobrepostas ou apagada, enfraquece uma defesa legal.

> ▶ **Pare, Pense e Responda – Quadro 9.1**
> Discuta como o enfermeiro poderia melhorar cada um dos seguintes exemplos de documentação:
> 1. 11/01 0800 Comeu bem.
> 2. 1400 Foi feita higiene e o paciente deambulou.
> 3. 1500 Depressivo o dia todo. S.Rogers.

Acesso do paciente aos registros

Historicamente, não era permitido aos pacientes verem seus prontuários. Entretanto, desde a implementação da lei federal de 1996, conhecida como Ato de Segurança da Guarda dos Documentos de Saúde e Responsabilidade Final (HIPAA), que teve algumas revisões em 2001 e 2002, os pacientes passaram a ter direito ao acesso de seus registros médicos e de cobrança, de solicitar alterações em qualquer parte que não considerem correta e de serem informados sobre quem tem tido acesso às informações (US Department of Health and Human Services, 2005). Em função disso, muitas instituições têm elaborado políticas que descrevem as orientações segundo as quais os pacientes podem consultar seu prontuário. Essas políticas variam desde o acesso irrestrito e total do paciente, no prazo de 30 dias a partir da solicitação por escrito da consulta, até o acesso mediante a presença do médico ou do administrador da instituição. Cabe aos enfermeiros seguirem as políticas institucionais.

Tipos de registro do paciente

Os registros de saúde da maioria das instituições contêm informações similares. Eles são, normalmente, organizados de acordo com um destes dois formatos: ou voltados à fonte ou voltados ao problema.

Registros voltados à fonte

Os **registros voltados à fonte** (o tipo mais tradicional de registro do paciente) são organizados conforme a fonte das informações documentadas. Esse tipo de registro contém formulários separados, em que médicos, enfermeiros, nutricionistas, fisioterapeutas e outros profissionais, fazem anotações por escrito sobre suas atividades em relação aos cuidados prestados ao paciente.

Uma das críticas a esses registros é a dificuldade para demonstrar a existência de uma abordagem unificada e cooperativa entre os provedores de cuidados na solução dos problemas do paciente. É muito comum que a documentação fragmentada dê a impressão de que cada profissional está trabalhando de maneira independente dos demais.

Registros voltados ao problema

Um segundo tipo de registro do paciente seria o **registro voltado ao problema**, que é organizado conforme seus problemas de saúde. Em contraste com os registros voltados à fonte, que possuem vários locais com informações, os voltados ao problema têm quatro partes principais: a base de dados, a lista de problemas, o plano de cuidados e as anotações de evolução (Tab. 9.2). As informações são compiladas e arranjadas de forma a enfatizar os cuidados orientados a metas, a promover o registro de informações pertinentes e a facilitar a comunicação entre os profissionais de saúde.

MÉTODOS DE REGISTRO

Enfermeiros utilizam uma série de estilos para relatar as informações nos registros do paciente. Exemplos desses estilos incluem registro narrativo, registro SOAP, registro por foco, registro PIA, registro por exceção e registro computadorizado.

Registro narrativo

O **registro narrativo** é um estilo de documentação geralmente usado em registros voltados à fonte, que envolve a escrita de informações sobre o paciente e seus cuidados, em ordem cronológica. Não existe formato estabelecido para anotações narrativas; seu conteúdo assemelha-se a um diário ou a um jornal (Fig. 9.1).

O registro narrativo consome tempo para ser redigido e lido. O cuidador precisa acessar todo um extenso registro para encontrar uma informação específica, que se relacione aos problemas do paciente quanto aos cuidados implementados e a sua evolução. Dependendo das habilidades de quem faz as anotações, podem ser omitidas documentações pertinentes ou podem ser incluídas informações insignificantes.

Registro SOAP

O **registro SOAP** é um estilo de documentação com mais probabilidade de utilização em um registro voltado ao problema. Esse formato refere-se aos quatro componentes essenciais incluídos em uma nota de evolução:

- S = Dados Subjetivos
- O = Dados Objetivos
- A = Análise dos Dados
- P = Plano de Cuidados

Em certas instituições, o formato SOAP ampliou-se para SOAPIA ou SOAPIAR (I=intervenções, A=avaliação e R=revisão do plano de cuidados) (Tab. 9.3).

Qualquer uma das variações tende a manter a documentação focalizada nas informações pertinentes, o que é requerido pela Joint Commission. O registro SOAP ainda auxilia a demons-

Hospital de Área de Three Rivers
RUA SPRING, 214
THREE RIVERS, MICHIGAN 49093

QUARTO Nº _____
NOME _____
DOUTOR _____

ANOTAÇÕES DE ENFERMAGEM

Data/Hora	COMENTÁRIOS / Assinatura	Data/Hora	COMENTÁRIOS / Assinatura
13h30min	"Tenho dores no peito. É como se um elefante estivesse sentado sobre mim." —— Enfª B. Zook	14h40min	Família notificada da transferência. —— Enfª B. Zook
13h40min	PA: 150/90, P:122 e irregular. Pele pálida e úmida. O₂ iniciado a 5 L/min. Nitroglicerina ½ tabl administrado sublingualmente. —— Enfª B. Zook		
13h50min	Dr. Johnson notificado da mudança na condição. ECG indicado 1000 cc 5% Peso diária iniciada IV cateter nº 20 cateterismo braço esquerdo. IV c/ 20 gts por minuto. —— Enfª B. Zook		
14h10min	ECG obtido, PA 142/84; P:110 e ainda irregular. Pele rosada e úmida. Sem alívio com nitroglicerina. Diz: "Ainda está bastante ruim." —— Enfª B. Zook		
14h20min	Morfina 10 mg administrada sublingualmente para dor no peito e ansiedade. —— Enfª B. Zook		
14h30min	Transferido para um leito na terapia intensiva. Roupas, dentadura e óculos acompanham transferência. —— Enfª B. Zook		

FIGURA 9.1 Exemplo de um registro narrativo. (Cortesia do *Three Rivers Area Hospital*, Three Rivers, MI.)

TABELA 9.3 Formato de registro SOAPIAR

LETRA	EXPLICAÇÃO	EXEMPLO DE REGISTRO
S = Informação subjetiva	Informação dada pelo paciente	S – "Não me sinto bem."
O = Informação objetiva	Observações feitas pelo enfermeiro	O – Temperatura de 39°C
A = Análise	Identificação do problema	A – Febre
P = Plano	Tratamento proposto	P – Oferecer líquidos e monitorar temperatura corporal
I = Intervenção	Cuidado oferecido	I – 750 mL de ingestão de líquidos em 8 horas; temperatura verificada a cada 4 horas
A = Avaliação	Resultado do tratamento	A – Temperatura reduzida para 38°C
R = Revisão	Mudanças no tratamento	R – Aumentar a ingestão de líquidos para 1.000 mL por turno, até a temperatura ficar em, aproximadamente, 37°C ou menos.

Conceitos e Habilidades Fundamentais no Atendimento de Enfermagem

30/06/2007	D(ados) –	Bexiga distendida dois dedos acima do púbis.
10:15		Não urinou desde as 8h, quando a sonda vesical foi removida.
	A(ção) –	Conduzido ao toalete. Aberta a torneira. Instruído a pressionar sobre a bexiga, com as próprias mãos.
	R(esposta) –	Eliminado 525 mL de urina clara. L.Cass, enfa

FIGURA 9.2 Exemplo de um registro DAR.

trar a colaboração interdisciplinar, uma vez que todos os profissionais envolvidos nos cuidados de um paciente anotam dados no mesmo lugar do formulário.

Registro por foco

O **registro por foco** é uma forma modificada do SOAP, que utiliza a palavra *foco* em vez de "problema", pois, para alguns, a palavra *problema* traz conotações negativas. Um foco pode fazer alusão ao comportamento atual ou modificado de um paciente, a eventos significativos no cuidado com um paciente ou, até mesmo, a uma categoria de diagnóstico de enfermagem da North American Nursing Diagnosis Association (NANDA). No lugar de fazer anotações utilizando o formato SOAP, é utilizada uma estrutura DAR (D=dados, A=ação, R=resposta) (Fig. 9.2). As anotações DAR tendem a refletir as etapas do processo de enfermagem.

Registro PIA

O **registro PIA** é um método que promove a documentação do progresso do paciente, por meio dos enunciados do problema, intervenção e avaliação, similar ao formato SOAPIAR. O estilo PIA leva o enfermeiro a focalizar conteúdos específicos numa nota de evolução registrada.

Quando os enfermeiros utilizam o método PIA, eles documentam sua investigação num formulário em separado e os problemas do paciente recebem números correspondentes. Esses números são posteriormente utilizados nas anotações sobre a evolução, durante a referência às intervenções e às reações do paciente (Fig. 9.3).

ANOTAÇÕES DE ENFERMAGEM

Data Hora	COMENTÁRIOS DAS ENFERMEIRAS	Assinatura
19/06 07:50	P n°1 Crepitações escutadas durante a inspiração, nas bases dos pulmões direito e esquerdo. I n°1 Incisão apoiada com travesseiro: orientado para respirar profundamente, com a boca aberta e para tossir ao final da expiração. A n°1 Pulmões limpos, sem tosse. Auxiliar de enfermagem, A. Walker.	

FIGURA 9.3 Exemplo de um registro PIA.

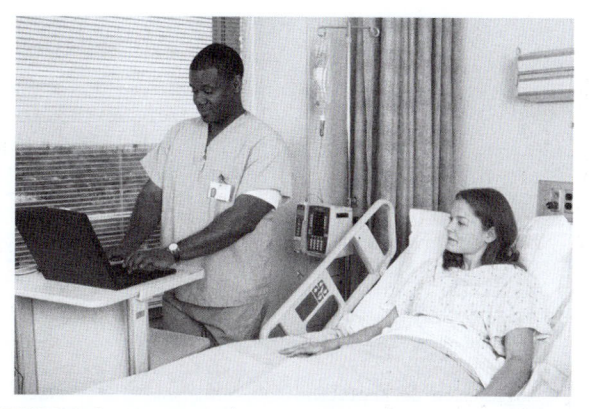

FIGURA 9.4 Os computadores portáteis permitem a documentação do cuidado à beira do leito. (Fonte: Craven, R.F., Hirnle, C.J. *Fundamentals of Nursing*. 6ª ed. Philadelphia: Lippincott Williams & Wilkins.)

Registro por exceção

O **registro por exceção** é um método de documentação em que o enfermeiro registra somente os dados anormais encontrados na investigação ou os cuidados que se desviam daqueles padronizados. Além de eficiente, segundo seus usuários, esse registro proporciona acesso rápido a achados anormais, pois as informações de rotina e normais não são ali registradas.

Registro computadorizado

O **registro computadorizado** refere-se à documentação eletrônica de informações sobre o paciente. Trata-se de um método de maior utilidade para os enfermeiros quando um terminal de computador está disponível no local dos cuidados ou à cabeceira do paciente (Fig. 9.4). Os terminais de computador localizados nos postos de enfermagem são menos desejáveis, porque retiram o enfermeiro de onde está a fonte dos dados. Contudo, esta pode ser a única opção quando há disponibilidade limitada de computadores para a realização dos registros. Terminais de computadores centralizados geralmente estão conectados a sistemas maiores de informação que facilitam a comunicação entre os vários departamentos em uma instituição (p. ex., farmácia, laboratório, posto de admissão, contabilidade); sendo assim, são menos específicos para uso dos enfermeiros.

Embora haja variações entre cada sistema, o registro computadorizado costuma ser feito usando um computador e teclado portáteis, ou tocando-se na tela do monitor com os dedos ou outro dispositivo eletrônico, como uma caneta especial, para selecionar opções de um menu. Alguns sistemas requerem a entrada de dados mediante o uso do teclado ou uso de tecnologia de toque da tela. O acréscimo de dados pela ativação da voz está nos planos futuros. Um único toque guarda as informações mostradas no monitor, tornando-as parte da ficha médica do paciente (Fig. 9.5).

O registro computadorizado apresenta muitas vantagens:

- A informação é sempre legível.
- Os dados e o horário exato da documentação são trazidos automaticamente.
- As abreviaturas e os termos utilizados estão de acordo com as listas aprovadas pelas instituições.
- O que não é essencial é eliminado.
- Ocorrem menos omissões, porque o computador prepara o enfermeiro para colocar as informações específicas.

			Hospital Washington Center				
Solicitado por							Página-1
			Cuidados Rotineiros de Enfermagem				
DATA (2012)	18/01	19/01		20/01	21/01		
HORA	22h	04h	13h	22h	02h	20h	23h10min
Banho	Completo	Ausente	Parcial	Completo	Parcial	Completo	Ausente
Higiene oral	A cada 4h	A cada 8h	A cada 4h	A cada 2h	A cada 4h	A cada 4h	A cada 4h
Higiene da pele	Sim	Sim	Sim	Sim	Sim	Sim	Sim
Mudança de decúbito	A cada 2h	A cada 2h	A cada 2h	A cada 2h	A cada 2h	A cada 2h	A cada 2h
Movimentos de amplitude	Sim-At	Não	Sim-At	Sim-At	Sim-Pass	Sim-Pass	Sim-Pass
Cuidados com decúbito	Nenhum	Nenhum	Nenhum			Nenhum	Nenhum
Cuidados com sondas/tubos	Sim	Sim	Sim	Sim	Sim	Sim	Sim
Curativos na incisão	OK	OK	OK	Nenhum	Nenhum	OK	OK
Cateter IV	OK	OK	Trocado	OK	Trocado	Trocado	Trocado
Heparinização	Nenhuma	Nenhuma		Sim	Nenhuma		Nenhuma
Sai da cama	Aux	Repouso	Aux			Aux	Repouso
Sai da cama/horário	>1h		>2h			>1h	
Sono-horas	1-4h	>4h	1-4h			<1h	>4h
Aspiração de fossas nasais	A cada 8h	A cada 8h		A cada 8h	A cada 8h	A cada 8h	A cada 8h
Aspiração orotraqueal	A cada 8h	A cada 8h	A cada 8h	A cada 8h	A cada 8h	A cada 4h	A cada 8h
Tórax (fisiot.)	A cada 6h	A cada 6h		A cada 6h	A cada 6h	A cada 6h	A cada 6h
Verif. restrição de movim.		Sim	Nenhum				
Verif. pulsação	Palp	Palp	Palp	Palp	Palp	Palp	Palp
SNG/SNE. a cada 4h	Sim	Sim	Sim	Sim	Sim	Sim	Sim
RH a cada 8h	Normal	Normal	Normal	Normal	Normal	Normal	Normal
Curativo da ferida					OK		
Peso diário(Kg)			66,1	65,5			
Alarme limite chk a cada 4h	Sim	Sim	Sim	Sim	Sim	Sim	Sim
Alarme de Parada chk					Não	Sim	
RX feito			Não	Não	Não		Sim
12 Linhas ECG			Não	Não	Não		
Classif.Paciente	B	B	B	B	B	B	B

Dados: Cuidados Críticos	Data:	Paciente:
Cuidados Rotineiros de Enfermagem	22/01/2012	Nº Hospital: Local: 4G08

FIGURA 9.5 Exemplo de um registro computadorizado.

- O registro por computador poupa tempo, pois elimina atrasos na obtenção do prontuário.
- O registro eletrônico de dados reduz os custos atribuídos às horas extras pelo seu preenchimento ao final de turnos.

A documentação computadorizada e os registros médicos eletrônicos possuem vantagens adicionais, mas também apresentam desvantagens (Tab. 9.4).

Além dos registros, há outros usos do computador que podem beneficiar a enfermagem. Os computadores estão sendo empregados para gerar planos de cuidados de enfermagem, elaborar padrões de dimensionamento de pessoal que atendam às estatísticas atuais sobre pacientes e sobre níveis de gravidade, analisar dados numéricos investigados a partir de equipamento de monitoramento, e reduzir erros na administração de medicamentos, chamando atenção para uma medicação que acabou de ser prescrita ou que não foi administrada e alertando o enfermeiro sobre incompatibilidades ou contraindicações em relação aos medicamentos prescritos.

TABELA 9.4 Vantagens e desvantagens dos registros médicos eletrônicos

VANTAGENS	DESVANTAGENS
• Aumento da capacidade de armazenar informações por longos períodos de tempo • Elimina a perda de registro ou de partes dos mesmos, devido a extravios totais ou parciais • Acesso imediato ao registro de locais remotos, quando necessário, por um profissional de saúde específico • Múltiplos profissionais de saúde podem usar o prontuário simultaneamente, a partir de várias estações de trabalho diferentes • Legibilidade e ortografia não são mais problemas • Reduz os erros de medicação, pois o sistema alerta e avisa o médico sobre erros de cálculo de doses de fármacos, interações medicamentosas ou alergias do paciente • Bloqueios de rede e senhas previnem violações de sigilo por proteger o acesso não autorizado a informações confidenciais • Registros eletrônicos são salvos periodicamente em sistemas localizados fisicamente em outro estabelecimento e, por conseguinte, são protegidos da destruição que possa ser causada por um incêndio ou outro tipo de desastre	• Competência no uso do sistema requer um gerenciamento significativo do tempo • As senhas devem ser trocadas regularmente • Falhas eletrônicas ou de energia pode interromper e adiar a documentação, além de permitir acesso ao registro completo • Registros narrativos menores devido às opções estruturadas, que são limitadas para várias listas • As informações são espalhadas entre vários arquivos • Promove a duplicidade de gráficos (entrada repetida das mesmas informações)

PROTEGENDO AS INFORMAÇÕES DE SAÚDE

O Congresso promulgou o primeiro HIPAA com o intuito de proteger os direitos dos cidadãos norte-americanos de manter seus seguros de saúde quando estivessem mudando de emprego. Para que isso ocorresse, então, requereu-se a transmissão dos dados do seguro de saúde de uma companhia para outra. A transmissão dessas informações acabou resultando em uma quebra de sigilo em relação às informações de saúde, revelando-as a profissionais não ligados a área da saúde, um processo que, na sua essência, feriu o direito a privacidade dos indivíduos. Após esse período, o conteúdo original do HIPAA foi revisado em 2001 e 2002, para que fossem promulgadas mais medidas de proteção ao sigilo dos registros de saúde e de segurança dos dados. Todas as instituições de saúde tiveram que atender às novas especificações do HIPAA até 2003.

Padrões de privacidade

As regulamentações descritas pelo HIPAA determinam que as instituições que prestam cuidados a saúde devem manter, de forma segura, informações de saúde escritas, faladas e eletrônicas, por meio das seguintes medidas:

1. Entregar, para todos os pacientes, uma notificação escrita a respeito do uso e da revelação de seus dados de saúde, como quando acontece o fornecimento das terceiras vias nos tratamentos ou pagamento de serviços.
2. Obter a assinatura do paciente, indicando que ele foi informado da revelação das informações e do seu direito de saber quem tem acesso ao seu prontuário. A lei também determina que as instituições devem limitar a revelação de um registro a uma **quebra de sigilo mínima** ou fornecer apenas as informações necessárias para o propósito a que se destinam naquele momento. Em outras palavras, é inapropriado revelar o prontuário completo, quando somente uma parte isolada dele era necessária.

Os estabelecimentos de cuidado com a saúde precisam obter autorização específica do paciente para liberar informações a sua família ou amigos, advogados e quaisquer outros que estejam realizando pesquisa, verificação de despesas e marketing. O paciente possui o direito de negar o acesso às informações de saúde a qualquer um desses. Existem, entretanto, algumas situações em que essas informações podem ser reveladas, sem a autorização prévia do paciente. O Quadro 9.2 mostra exemplos de **quebras de sigilo benéficas** (situações isentas de ônus em que as instituições de saúde podem liberar informações sigilosas, mesmo sem autorização do paciente).

Aplicações no local de trabalho

Num esforço para limitar o acesso acidental a identidade dos pacientes e a seus registros de saúde, o HIPAA ordenou uma série de modificações que afetaram diretamente o local de trabalho. São alguns exemplos desta regulamentação:

- Os nomes dos pacientes nos prontuários não podem ser vistos a distância pelo público em geral.
- As pranchetas devem ocultar a identificação dos nomes dos pacientes e as informações privativas a seu respeito.
- Quadros brancos não devem conter informações que façam relação entre os pacientes, seus diagnósticos, seus procedimentos ou seu tratamento.
- As telas dos computadores devem ficar direcionadas para o lado oposto àquele que o público tem acesso; monitores com tela plana são recomendados porque são mais difíceis de ler, a partir de um ângulo obtuso.
- Conversas a respeito dos pacientes devem ser feitas em locais apropriados, onde não possam ser ouvidas por estranhos. Isto levou a uma tendência de fornecer quartos privativos para todos os pacientes hospitalizados, para que informações pessoais de saúde não possam ser ouvidas por outros com quem eventualmente ele dividisse o quarto.

QUADRO 9.2 Exemplos da quebra de sigilo benéfica

- Relato de estatísticas vitais (nascimentos e mortes)
- Informação ao Food and Drug Administration (FDA) de reações adversas a medicamentos ou dispositivos médicos
- Revelação de informação para doação de órgãos ou tecidos
- Notificação ao departamento de saúde pública sobre doenças epidemiológicas

- Aparelhos de fax, armários onde são colocados os arquivos e prontuários devem ficar localizados em áreas de acesso restrito aos profissionais, onde o púbico em geral não possa circular.
- A capa de um prontuário ou uma frase que esteja indicando que os dados passados por fax contêm informações confidenciais devem acompanhar as informações transmitidas eletronicamente.
- Negatoscópicos utilizados para examinar exames de raio X ou outros exames radiológicos, em que apareça o nome do paciente, devem ser colocados em áreas privativas.
- A documentação deve ser utilizada com cuidado pelas pessoas que possuem acesso aos registros dos pacientes.

Segurança dos dados

Com o advento dos registros computadorizados, manter o sigilo ficou um pouco mais difícil. Pelo fato de os dados eletronicamente armazenados poderem ser acessados com facilidade por várias pessoas que utilizam o equipamento e que buscam informações nos arquivos, tem sido difícil monitorar ou limitar o acesso a pessoas especificamente autorizadas, dentro e fora da instituição.

Em consequência das determinações do HIPAA, as instituições de saúde estão adotando métodos que garantam a proteção dos registros computadorizados dos pacientes. Algumas técnicas incluem:

- A criação de uma senha de acesso, numérica ou não, aos profissionais autorizados que utilizam o computador para consultar ou realizar registros de saúde. Essa senha deve ser mantida em sigilo e ser frequentemente modificada.
- O salvamento ou o armazenamento automático de informações na tela do computador ou o retorno a um menu principal, se os dados ficarem expostos por determinado tempo.
- A emissão de um cartão plastificado ou de uma chave, utilizados por funcionários autorizados a obter informações.
- O resguardo das informações do paciente, a não ser para aqueles com autorização para acessá-las, utilizando o mecanismo de identificação digital ou pela ativação da voz.
- O bloqueio do tipo de informação que pode ser recuperada por funcionários em vários departamentos. Por exemplo, os empregados de laboratório podem obter informações a partir das prescrições médicas, mas não lhes é permitido visualizar o registro da história pessoal do paciente.
- A identificação do horário e do local a partir dos quais é acessada a informação sobre o paciente, no caso de haver alguma alegação sobre quebra de confidencialidade.
- Criptografar qualquer informação do paciente a ser transmitida via *internet*.

DOCUMENTANDO AS INFORMAÇÕES

Cada instituição de saúde cria sua própria política de documentação. Além da identificação do método de registro, essa política costuma indicar o tipo de informação que é registrada em cada formulário, as pessoas responsáveis pelos registros e a frequência com que eles são feitos. O conteúdo que os enfermeiros normalmente devem registrar está listado no Quadro 9.3. Os atuais padrões da Joint Commission exigem que as etapas do processo de enfermagem (investigação, diagnóstico, planejamento, implementação e avaliação dos resultados) sejam identificadas nos prontuários das pessoas tratadas em instituições para cuidados de pacientes críticos (p. ex., os hospitais).

Uma vez que a coerência no registro tem importância legal, os enfermeiros seguem a política institucional sobre documentação. O desvio dessas políticas reduz a proteção dos enfermeiros, caso o registro seja citado legalmente (ver Cap. 3).

Uso de abreviaturas

As abreviaturas diminuem o conteúdo do que é documentado e o tempo necessário para essa tarefa. Todavia, a brevidade jamais deve ser prioritária em relação à realização de uma documentação completa e precisa. É melhor escrever demais do que omitir informação ou fazer registros vagos.

Muitas abreviaturas possuem significados comuns; porém, os enfermeiros não podem pressupor que todas elas sejam interpretadas universalmente da mesma maneira. Algumas têm um sentido em determinado lugar, podendo significar algo diverso ou não ser familiar em outro. Para evitar confusão entre os cuidadores e interpretação equivocada do prontuário quando ele for usado como evidência legal, cada instituição oferece uma lista escrita das abreviaturas aprovadas e seus significados. Ao fazer a documentação, os enfermeiros deverão utilizar apenas aquelas que estão na relação que a instituição aprovou. A Joint Commission tem identificado abreviaturas específicas que não devem ser utilizadas, a fim de proteger a segurança dos pacientes (disponíveis no *website* da Joint Commission; consultar Web Resources on the Point). Poderão haver exclusões no futuro, à medida que a Joint Commission acompanhar e avaliar o uso delas. Algumas abreviaturas comuns encontram-se listadas na Tabela 9.5; outras podem ser encontradas no Apêndice B.

QUADRO 9.3 Conteúdo da documentação de enfermagem

Os enfermeiros, ou aqueles para quem são delegadas suas tarefas, são responsáveis por documentar:
- Investigação de dados*
- Necessidades de cuidados do paciente
- Cuidados de rotina, como as medidas de higiene
- Precauções de segurança utilizadas
- Intervenções de enfermagem descritas no plano de cuidados
- Tratamentos prescritos pelo médico
- Resultados do tratamento e das intervenções de enfermagem
- Atividade do paciente
- Administração de medicamentos
- Percentual de alimento consumido a cada refeição
- Visitas ou consultas de médicos ou de outros profissionais de saúde
- Razões do contato com o médico e os resultados desse contato
- Transporte a outros departamentos, como radiologia, para cuidados especializados ou testes/diagnósticos e hora da volta
- Ensino do paciente e orientações para a alta
- Encaminhamentos a outras instituições de saúde

*Em locais de tratamento de casos graves, a Joint Commission exige que um enfermeiro registrado documente os achados da investigação feita na admissão e elabore o plano inicial de cuidados. Ele poderá delegar alguns aspectos da coleta dos primeiros dados a um enfermeiro prático ou vocacional.

TABELA 9.5 Abreviaturas comumente utilizadas*

ABREVIATURA	SIGNIFICADO	ABREVIATURA	SIGNIFICADO
abd.	abdome	OB	obstetrícia
a/r.	antes das refeições		
cfme ac	conforme aceitação	SF	solução fisiológica
ACM	a critério médico	O_2	oxigênio
amt.	quantidade	BC	bloco cirúrgico
aprox.	aproximadamente	per	por/através de
2x/d	duas vezes ao dia	P	pulso
RH	restrição hídrica	p/a	após refeições
PA	pressão sanguínea	v.o.	via oral
bpm	batimentos por minuto	P.O.	pós-operatório
BRP	privilégios quanto ao banheiro	preop.	pré-operatório
c	com	pt.	paciente
C	centígrado	FISIO	fisioterapia
UCC	unidade de cuidado coronariano	q	a cada/todo
c/o	queixas de	4x/d	quatro vezes ao dia
dc	interromper	q.s.p	quantidade suficiente para
SAE	sala de atendimento de emergência	dir/D	direito
SR	sala de recuperação	Resp/r	respirações
H_2O	água		
I e E	ingestão e eliminação		
IM	intramuscular		
IV	intravenoso(a)	3x/d	três vezes ao dia
BH	Balanço hídrico		
kg	quilograma	TPR	temperatura, pulso, respiração
Esq/esq/E	esquerda(o)		
L	litro	via	por via
NPO	nada por via oral		

* N. de R. T. Algumas abreviaturas foram mantidas no original por não existir correspondência no português. Embora existam abreviaturas conhecidas e aceitas em todo território brasileiro cabe a cada instituição padronizar as siglas que serão aceitas.

Indicação de horário na documentação

O enfermeiro coloca data e hora em cada registro feito. Alguns hospitais utilizam o **horário tradicional** (com base em duas revoluções do relógio, de 12 horas cada), identificado com horas e minutos, seguidos de a.m. ou p.m. Outras instituições preferem o **horário militar***, que se baseia num ciclo do relógio de 24 horas e que utiliza quatro dígitos diversos para cada hora e minuto do dia (Fig. 9.6 e Tab. 9.6). Os dois primeiros dígitos indicam a hora, dentro de um período de 24 horas; os dois últimos indicam os minutos.

O uso do horário militar evita confusões porque um número jamais é duplicado e também não é necessário acrescentar sempre a.m. e p.m., antes e após o meio dia. Ele inicia à meia-noite (2400 ou 0000). Um minuto após a meia-noite é 0001. É colocado um zero antes das horas, da 1h às 9h da manhã; por exemplo, 0700 equivale a 7 a.m. e seria lido "zero setecentos". Após o meio-dia, 12 é somado a cada hora; dessa forma, 1 p.m. é identificada

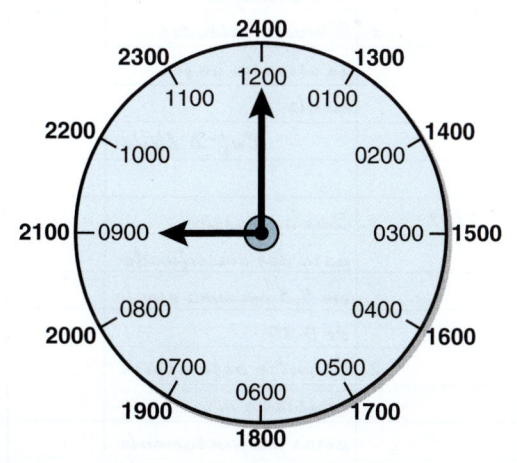

FIGURA 9.6 O horário militar baseia-se no sistema de numeração das 24 horas, em vez de dois ciclos de 12 horas (p. ex., 9:00 a.m. é o mesmo que 0900 e 9:00 p.m. equivale a 2100).

TABELA 9.6 Exemplos de conversões para o horário militar

HORÁRIO TRADICIONAL	HORÁRIO MILITAR
Meia-noite	0000 ou 2400
12h01 a.m.	0001
1h30 a.m.	0130
Meio-dia	1200
1h00 p.m.	1300
3h15 p.m.	1515
7h59 p.m.	1959
10h47 p.m.	2247

* N. de R. T. No Brasil os registros são feitos utilizando-se o horário militar.

como 1300. No horário militar, os minutos são identificados com números de 1 a 59. Consulte Habilidade 9.1.

> ▶ ***Pare, Pense e Responda – Quadro 9.2***
>
> *Transforme os seguintes horários, que estão em formato tradicional, para a forma militar:*
>
> 1. *6:30 PM*
> 2. *Meia-noite*
> 3. *8:45 AM*
> 4. *9:05 PM*
> 5. *4:15 AM*

COMUNICAÇÃO PARA CONTINUIDADE E COLABORAÇÃO

Embora o registro sirva como uma fonte atual de informação sobre as condições do paciente, os enfermeiros utilizam outros métodos de comunicação para promover a continuidade dos cuidados e a colaboração entre os demais profissionais da equipe de saúde envolvidos na assistência ao paciente. Esses métodos são em formato escrito ou verbal.

Formas escritas de comunicação

Exemplos de formas escritas de comunicação incluem o plano de cuidados de enfermagem, o Kardex de enfermagem, o *check list* e a folha de registro de sinais.

Planos de cuidados de enfermagem

Um **plano de cuidados de enfermagem** é uma relação escrita dos problemas do paciente, das metas a serem alcançadas e das prescrições de enfermagem para os cuidados com o paciente. Ele é utilizado para promover a prevenção, a redução e a resolução dos problemas de saúde. Os princípios e a forma de redigir uma afirmativa diagnóstica, as metas e as prescrições de enfermagem estão descritas no Capítulo 2.

No momento, os padrões da Joint Commission quanto à documentação exigem que o prontuário mostre evidências de um plano de cuidados. Muitas instituições requerem que o plano de cuidados de enfermagem seja feito em separado, numa demonstração de conformidade. Os enfermeiros o revisam à medida que as condições do paciente se alterarem.

A maior parte dos planos de cuidados de enfermagem é redigida em formulário desenvolvido pela instituição (Fig. 9.7). Algumas instituições utilizam planos de cuidados já impressos,

METAS PARA ALTA HOSPITALAR:
Paciente receberá alta com dor em incisão, em nível tolerável, sinais vitais normais, boa elimininação de urina, capaz de comer alimento suficiente, pulmões desobstruídos e ruídos hidroaéreos presentes.

ORIENTAÇÕES: Cada anotação precisa ser assinada com nome e titulação.

DATA	PROBLEMA DO PACIENTE / DIAGNÓSTICO DE ENF	META/RESULTADOS ESPERADOS	META REVISADA COM PAC./ACOMPANHANTE	PRESCRIÇÃO DE ENFERM/AÇÕES	DATA SOLUÇÃO
7/01	*Risco para infecção relacionada a danos na integridade da pele secundário a incisão cirúrgica*	*Paciente permanecerá livre de infecção, conforme evidenciado pela ausência de vermelhidão, de drenagem da ferida e de febre durante sua permanência*	*7/01*	*1. Observar lavagem de mãos adequada antes e após cuidados com o paciente.* *2. Manter curativo seco e íntegro.* *3. Oferecer cuidados de assepsia ao ferimento.* *Enfª D.Miller*	
7/01	*Risco para padrão respiratório ineficaz relacionado à dor na incisão abdominal*	*Frequência respiratória do paciente permanecerá dentro de limites normais (16-20 mov/min) para período de estada hospitalar*	*7/01*	*1. Dar analgésico para dor classificada em 7,5 em uma escala de 0-10* *2. Orientar para apoiar incisão ao virar e respirar profundamente.* *Enfª D.Miller*	

FIGURA 9.7 Exemplo de um plano de cuidados de enfermagem.

planos generalizados feitos pelo computador, padrões de cuidado ou protocolos clínicos ou citam o plano de cuidados nas anotações sobre a evolução do paciente.

Como o plano de cuidados de enfermagem é parte do registro permanente, e, dessa forma, é um documento legal, os enfermeiros o compilam e mantêm seguindo os princípios de documentação. Eles datam todos os novos registros e revisões. Os componentes escritos são claros, concisos e legíveis. Os enfermeiros nunca devem obliterar informações; eles utilizam apenas abreviaturas aprovadas. Esses profissionais também assinam os dados acrescentados ou revistos para o plano.

Kardex de enfermagem

O **Kardex** de enfermagem é uma referência rápida na busca de informações sobre o paciente e seus cuidados (Fig. 9.8). Os formulários do Kardex de todos os pacientes são guardados juntos em uma pasta, o que permite aos cuidadores a passagem rápida de um para outro. O Kardex é utilizado para:

- Localizar os pacientes pelo nome e pelo número do quarto.
- Identificar o médico de cada paciente e o diagnóstico médico.
- Servir como referência para a passagem de plantão.
- Servir como guia para designar tarefas aos técnicos.
- Proporcionar um recurso rápido quanto às atuais prescrições médicas para cada paciente.
- Especificar o código do paciente ou, por exemplo, uma condição de NPO.
- Verificar rapidamente o tipo de dieta do paciente.
- Alertar a equipe de enfermagem quanto à realização de exames ou quanto ao preparo para exames agendados.
- Informar os funcionários a respeito do atual nível de atividades do paciente.
- Identificar medidas de conforto ou de assistência que um paciente possa necessitar.
- Funcionar como instrumento para o cálculo da proporção de funcionários por paciente em uma enfermaria.

As informações em um Kardex mudam com frequência; em algumas ocasiões, várias vezes em um dia. Os formulários do Kardex não fazem parte dos registros permanentes. Assim, os enfermeiros podem escrever as informações a lápis e apagá-las.

Check lists

Um *check list* é uma forma de documentação em que o enfermeiro assinala as informações pertinentes com um visto ou com as iniciais de quem executou os cuidados de rotina. Essa é uma alternativa a escrita de uma nota narrativa. O *check list* é utilizado pelos enfermeiros principalmente para evitar a documentação de tipos de cuidados que se repetem com regularidade, como o banho e a higiene oral do paciente. Essa técnica de registro é muito útil quando os cuidados se assemelham a cada dia e a condição do paciente não difere muito por longos períodos de tempo.

Folha de sinais

A **folha de sinais** é um formulário de documentação com seções para o registro frequente de dados investigados repetidos. Esse tipo de registro possibilita que os enfermeiros avaliem tendências, pois informações semelhantes encontram-se localizadas em um só documento. Algumas folhas possuem espaço para o registro de números ou de descrições curtas.

```
3/10/11        539                                    Page 001

Stevens, James                                        M 65
Nº de registro #: 00310593      Nº pront.#: 9400037290
DR: J. Carrio                                2/W 204-01
DM: Angina instável                      Data: 3/10/11
─────────────────────────────────────────────────────
    Resumo : 3/10          0701 à 1501

INFORMAÇÕES DO PACIENTE
        3/10    DIRETRIZ ANTECIPADA: NÃO

        3/10    DOADOR DE ÓRGÃOS: Sim
        3/10    DM DA ADMISSÃO: angina instável
        3/10    ALERGIA A MEDICAMENTO: Não sabe
        3/10    ISOLAMENTO: Precaução padrão


PLANO DE CUIDADO DE ENFERMAGEM
        3/10    Dor aguda R/T: Dor anginosa

PRESCRIÇÃO MÉDICA ATUAL

PRESCRIÇÃO DE ENFERMAGEM:
        3/10    Atividade: sair do leito, levantar
        3/10    Rotina SV h/h
        3/10    Telemetria
        3/10    1.800 TTP < 50, aumentar gotejo de heparina para 1200 u/h.
                Se 50 a 100, manter 1.000 u/h.  Se > 100, reduzir para
                900u/h.
DIETA:
        3/10    Para diabético: 1.660 cal., iniciar com almoço hoje
I.V.s.:
        3/10    Acesso periférico. Iniciar com glicose 250 mL com heparina
                25.000 U. 100 U/h

                                                    (continua)
```

```
3/10/11        539                                    Page 002

Stevens, James                                        M 65
No Reg.: 00310593              No Pront.: 9400037290
DR: J. Carrio                                2/W 204-01
DM: Angina instável                      Data: 3/10/11
─────────────────────────────────────────────────────
RESUMO: 3/10              0701 to 1501

MEDICAÇÕES PROGRAMADAS:
     3/10    Nitroglicerina 2%, aplicar na parede torácica a cada 8 h,
             iniciar em 3/10 às 18 h.
     3/10    Diltiazem 90 mg, no 1º PO, a cada 6h, 8h, 14 h, 20 h, 02 h
     3/10    Furosemida 40 mg, 1º PO, 1x/d, 9h
     3/10    Cloridrato de potássio 1º mEq. 10 PO, 1x/d, 9 h
     3/10    Labetalol 100 mg, 1º e 2º PO. 2x/d, 9h 18 h

MEDICAÇÕES QUE COMEÇAM AGORA
     3/10    Furosemida 40mg,  1º PO,  agora
     3/10    cloridrato de potássio 1º mEq 1º PO,  agora

MEDICAÇÕES  SE NECESSÁRIAS
     3/10    Nifedipina cap 10 mg 1 SL a cada 6 h se PAS > 170 ou
             PAD > 105 mmHg
     3/10    Paracetamol 500 mg 2º PO a cada 4 h, se dor
     3/10    Temazepam 15 mg 1º PO antes de dormir se necessário
     3/10    Aprazolam 0,25 mg 1/2 PO a cada 8 h se necessário

LABORATÓRIO
     3/10    CK, MB 18 h hoje
     3/10    CR e MB 02 h amanhã
     3/10    em pé para coleta de urina
     3/10    TTP 18 h hoje

LABORATÓRIO
     3/10    Teste de esforço: preparar paciente:
             programar cadeira de rodas para amanhã

                                                  Última página
```

FIGURA 9.8 Kardex computadorizado genérico. (Publicado com permissão. Holmes, H.N. *Documentation in Action*. pp 231-232. Philadelphia: Lippincott Williams & Wilkins, 2006.)

Comunicação interpessoal

Além do uso de recursos escritos (p. ex., os prontuários) como fonte de troca de informações, a comunicação também possui espaço durante as interações pessoais entre os profissionais de saúde. São alguns exemplos de comunicação interpessoal:

- Passagem de plantão
- Escalas de tarefas
- Reuniões de equipe
- *Rounds*
- Telefonemas

Passagem de plantão

Uma **passagem de plantão** envolve uma discussão entre o porta-voz da enfermagem, oriundo do turno que está terminando, e os funcionários que iniciarão seu plantão (Fig. 9.9). Esse relato inclui um resumo da condição de cada paciente e a atual situação dos cuidados (Quadro 9.4).

Para maximizar a eficiência da passagem de plantão, os enfermeiros devem:

- Estar prontos, para que esse momento comece e termine no horário.
- Preparar-se com caneta e papel ou prancheta.
- Evitar momentos de socialização durante sessões de relato.
- Fazer anotações.
- Esclarecer informações incompreendidas.
- Fazer perguntas sobre informações pertinentes que possam ter sido omitidas.

Certas instituições gravam os relatos, o que poupa tempo, pois não há interrupções ou desvio do foco principal. Além disso, os enfermeiros podem repetir partes da gravação, se a informação precisar ser repetida. A gravação, contudo, não permite a realização de perguntas, constatações ou esclarecimentos junto a pessoa que faz o relato.

Escalas de tarefas

As escalas de tarefas são feitas no começo de cada turno. As tarefas são expostas, discutidas com os membros da equipe ou escritas em uma planilha de trabalho (Fig. 9.10). Cada escala identifica os pacientes por quem o profissional será responsável, além de conter uma descrição dos cuidados necessários. Os horários das refeições e dos intervalos também podem ser programados,

QUADRO 9.4 Passagem de plantão

Uma passagem de plantão costuma incluir:
- O nome do paciente, a idade e o número do quarto
- O nome do médico
- O diagnóstico médico ou o procedimento cirúrgico e a data
- A variação dos sinais vitais
- Os dados anormais
- As características da dor, do medicamento, da quantidade, do horário da última administração e do resultado alcançado
- O tipo de dieta e o percentual consumido a cada refeição
- A posição especial do corpo e o nível de atividade, se apropriado
- Os testes diagnósticos programados
- Os resultados de testes, inclusive os realizados pelo enfermeiro, como níveis de glicose no sangue
- As mudanças nas prescrições médicas, inclusive fármacos recém-prescritos
- Os totais ingeridos e eliminados
- O tipo e a quantidade de líquido intravenoso infundido
- A quantidade de líquido intravenoso que sobra
- As informações sobre o equipamento eletrônico, como quantidade da aspiração
- A condição da incisão e do curativo, se houver
- A cor e a quantidade de drenagem do ferimento ou da aspiração

assim como tarefas especiais, do tipo verificação e reposição do estoque de suprimentos.

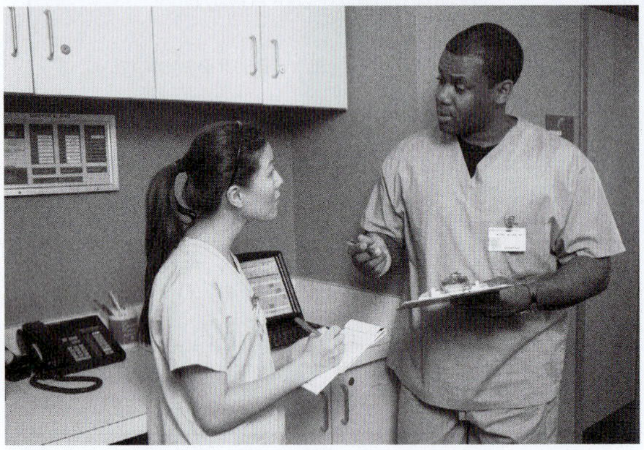

Reuniões de equipe

As reuniões costumam ser utilizadas para troca de informações. Os tópicos geralmente incluem problemas com os cuidados dos pacientes, conflitos entre funcionários, novos equipamentos ou métodos de tratamento e mudanças na política ou nos procedimentos. As reuniões de equipe costumam incluir profissionais de enfermagem, funcionários de outros departamentos do hospital envolvidos nos cuidados do paciente, médicos, assistentes sociais, funcionários de instituições comunitárias e, em certos casos, pacientes e pessoas ligadas a eles. É comum que uma pessoa organize e conduza a reunião. As responsabilidades por determinados resultados, resultantes da reunião da equipe, podem ser delegadas a diferentes funcionários que estiverem presentes.

Rounds

Os *rounds* envolvem visitas aos pacientes, de forma individual ou em grupos. Eles são usados como uma forma de pronto aprendizado sobre os pacientes. O paciente é uma testemunha e costuma participar ativamente da interação (Fig. 9.11).

Alguns enfermeiros usam os *rounds* como um método de realizar uma passagem de plantão na beira de cada leito. Fazer o relatório diante do paciente oferece à equipe do próximo turno uma oportunidade de verificar a condição do mesmo e de determinar o estado do equipamento utilizado em seu cuidado. Tal oportunidade também tende a reforçar a confiança e a segurança do paciente na transição do atendimento. Desde a implementação das regulamentações do HIPAA, no entanto, as instituições evitam esse tipo de comunicação se outro paciente estiver dividindo o quarto ou se o paciente não tiver autorizado os membros da família ou os amigos que o visitam a ter acesso às suas informações de saúde.

FIGURA 9.9 Enfermeiros começam seu turno recebendo um relatório sobre seus pacientes. (Fonte: Craven, R.F., Hirnle, C.J. *Fundamentals of Nursing*. 6a ed. Philadelphia: Lippincott Williams & Wilkins.)

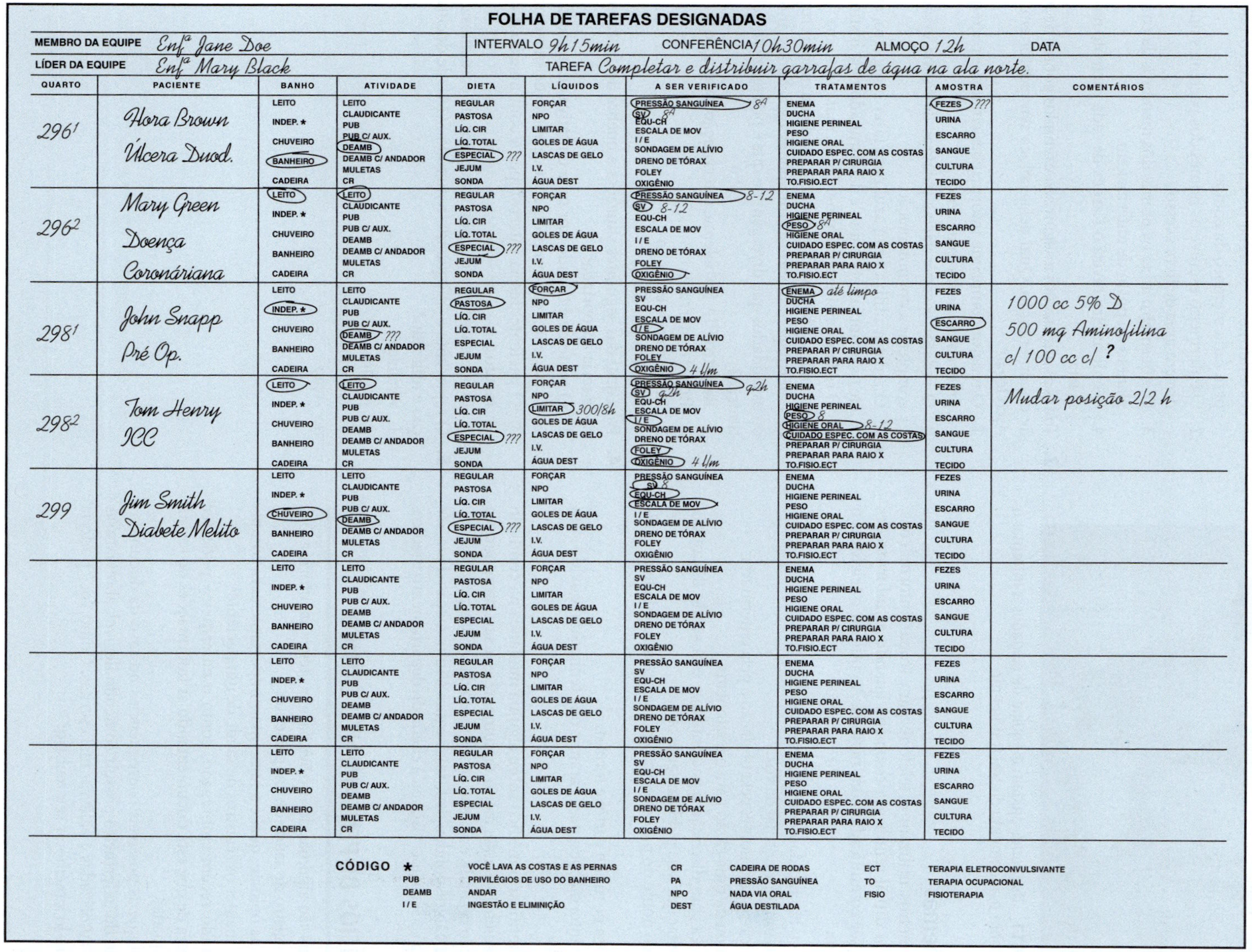

Conceitos e Habilidades Fundamentais no Atendimento de Enfermagem   **127**

FIGURA 9.10 Exemplo de planilha com a escala de tarefas designadas à enfermagem.

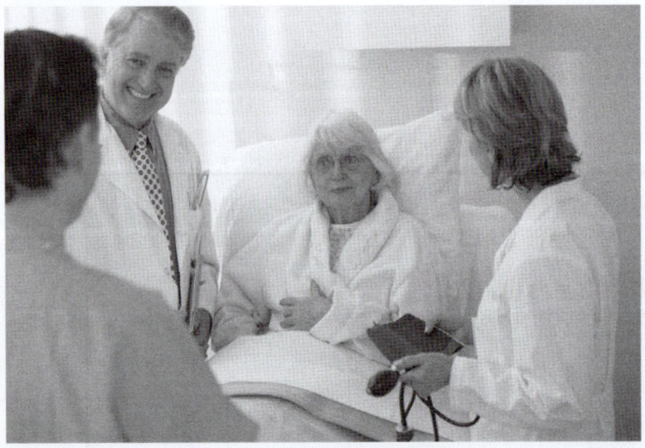

FIGURA 9.11 Os *rounds* ajudam a equipe de cuidados a informar o paciente sobre o andamento de seu tratamento.

Telefonemas

Os enfermeiros utilizam o telefone para trocar informações, quando for difícil reunir as pessoas ou quando as informações precisam ser comunicadas com rapidez. Ao utilizar o telefone, o enfermeiro:

- Atende-o tão rapidamente quanto possível.
- Fala em um tom normal de voz.
- Identifica-se pelo nome, pela titulação e pela enfermaria.
- Obtém ou dá uma razão para o telefonema.
- Identifica com discrição o paciente que está sendo discutido, para evitar que seja publicamente ouvido.
- Soletra o nome do paciente, caso houver possibilidade de confusão.
- Conversa de modo cortês e formal.
- Repete informações, para garantir que tenha sido ouvido com precisão.

Ao notificar o médico sobre alguma mudança na condição de um paciente, o enfermeiro documenta em seu prontuário a informação relatada e as instruções recebidas. Caso perceba que o médico não respondeu de forma segura à informação dada, ele comunica ao seu supervisor ou à chefia do departamento médico.

EXERCÍCIOS DE PENSAMENTO CRÍTICO

1. Quais são algumas das razões para proteger as informações no registro de saúde de um paciente?
2. Na sua opinião, qual é a razão mais importante para compilar e manter os registros de saúde de um paciente?
3. Quando recém empregado, como o enfermeiro pode ter certeza de que está documentando as informações de forma adequada?
4. Explique as possíveis consequências no caso da documentação do enfermeiro possuir conteúdo ilegível, abreviaturas não autorizadas e palavras mal escritas. Como você poderia ajudá-lo a melhorar seu registro?

QUESTÕES DE REVISÃO – ESTILO DO NCLEX

1. Se o enfermeiro de plantão executa todas as tarefas descritas a seguir, qual delas poderia pôr em risco a acreditação da instituição de saúde?
    1. O enfermeiro designa os cuidados de cinco pacientes para cada membro da equipe.
    2. O enfermeiro escreve os nomes dos pacientes num quadro em área de livre acesso.
    3. O enfermeiro afixa os nomes dos membros da equipe de plantão no posto de enfermagem.
    4. O enfermeiro revisa o Kardex de cada paciente na enfermaria.
2. Todas as afirmações a seguir são exemplos pobres de formas de documentação. Qual delas coloca seu redator em maior risco legal?
    1. O redator comprime informações em um espaço que foi preenchido horas mais cedo.
    2. O redator escreve várias palavras de forma errada, ao completar a documentação.
    3. O redator utiliza tinta azul para fazer o registro, em vez de usar tinta preta como é determinado pela instituição.
    4. O redator assina a documentação, mas omite sua função.
3. Qual método de documentação é usado quando os registros de enfermagem demonstram apenas os achados anormais ou os cuidados que divergem do que é preconizado pela instituição?
    1. Registro PIA (problema, intervenção, avaliação)
    2. Registro narrativo
    3. Registro por exceção
    4. Registro por foco
4. Para qual das seguintes situações a quebra de confidencialidade seria apropriada?
    1. O paciente é tratado por uma tentativa de suicídio.
    2. O paciente tem um problema de abuso de substâncias.
    3. O paciente deseja interromper a continuação do tratamento.
    4. O paciente tem uma doença altamente contagiosa.
5. O representa o "A", quando o método SOAP de documentação é utilizado?
    1. Avaliação
    2. Análise
    3. Anormalidade
    4. Ação

HABILIDADE 9.1 Fazendo registros no prontuário de um paciente

Ação sugerida	Justificativa
INVESTIGAÇÃO	
Revise a política institucional quanto ao tipo de registro usado.	Algumas instituições exigem que os profissionais utilizem um tipo específico de registro (p. ex., registro SOAP, registro narrativo, registro PIA) para realizar a documentação.
Localize a lista de abreviaturas aprovadas pela instituição.	As abreviaturas utilizadas devem ser compatíveis com aquelas aprovadas, devido a questões legais.
Determinar o formulário apropriado para documentar a informação ou localize o arquivo com o registro eletrônico usado para efetuar os registros de enfermagem no computador.	Os dados inicialmente obtidos do paciente são registrados num formulário de admissão; dados adicionais periódicos a respeito das suas condições e de seu cuidado são documentados em um formulário comumente chamado de "anotações de enfermagem" ou numa planilha de evolução. Uma planilha gráfica ou de registro de sinais é usada para documentar valores ou levantamento de dados.
Certifique-se de que o nome do paciente esteja identificado no formulário ou na pasta do computador.	Se um pedaço de papel estiver separado do prontuário, a identificação adequada garante que ele será inserido adequadamente no local correto. Os registros eletrônicos são abertos e armazenados utilizando o nome do paciente.
PLANEJAMENTO	
Providencie a documentação da informação tão cedo quanto ela for obtida ou no mínimo a cada 1 a 2 horas.	A predisposição a erros ou omissões aumenta quando se demora a fazer o registro.
Utilize caneta ou teclado para fazer as anotações; use a cor de tinta indicada pela política institucional.	A tinta é permanente. Fotocópias de registros feitos com tinta preta ficam melhores do que em outras cores.
IMPLEMENTAÇÃO	
Registre a data e a hora.	A informação é armazenada em ordem cronológica. A hora do registro é aquela em que ele é realizado. Demandas legais frequentemente envolvem o horário dos eventos.
Escreva ou imprima as informações de modo que possam ser facilmente lidas. Tome cuidado para que a digitação seja correta, ao usar o computador.	A entrada de registros perde seu valor para troca de informações caso esteja ilegível. Registros ilegíveis são considerados questionáveis em um julgamento.
Utilize linguagem e gramática corretas.	Habilidades quanto à capacidade de ler e escrever refletem os conhecimentos e a educação do indivíduo.
Seja conciso, mas completo; delete artigos (um, uma, o, a).	Palavras extras tornam o registro lento.
Omita a colocação do nome do paciente; não utilize "pt" como uma abreviação de "paciente".	Entende-se que todos os registros se referem ao paciente identificado no formulário.
Utilize somente abreviaturas e símbolos aprovados pela instituição.	A utilização de abreviaturas aprovadas oferece consistência à interpretação.
Documente as informações com clareza e precisão, sem interpretações subjetivas. Cite palavras do paciente caso haja alguma afirmação pertinente.	O prontuário é um registro de fatos, não de opiniões.
Evite expressões como "parece estar" ou "aparenta estar".	Frases que transmitem incerteza sugerem que o enfermeiro carece de conhecimento razoável.
Jamais use aspas para indicar a repetição do registro anterior.	Sempre que a informação for repetida, deverá ser documentada separadamente.
Identifique tamanhos reais ou aproximados ao descrever os dados levantados, em vez de utilizar descrições relativas, como grande, moderado ou pequeno.	Estimativas não específicas estão sujeitas a amplas interpretações e são, dessa forma, menos precisas e dotadas de caráter informativo.
Registre reações adversas; inclua medidas utilizadas para lidar com elas.	A documentação pode ser necessária para demonstrar que o enfermeiro agiu de maneira razoável e que o cuidado não ficou aquém do padrão.
Identifique as informações específicas ensinadas e as evidências da aprendizagem do paciente.	Garante a continuidade no preparo do paciente para a alta.
Preencha todo o espaço em cada linha; trace uma linha ao longo do espaço que sobrou ou que não foi preenchido.	O preenchimento de espaços em branco reduz a possibilidade de que outro acrescente informações ao que parece ser a documentação original.
Jamais anote as atividades de enfermagem antes de elas serem executadas.	Fazer esse tipo de registro pode causar problemas legais, especialmente se a condição do paciente modificar-se repentinamente.
Siga a política da instituição quanto ao intervalo mínimo entre as anotações.	O registro frequente indica que o paciente tem sido observado e atendido em períodos razoáveis de tempo.
Indique a hora atual ao fazer uma anotação posterior (documentação de informações ocorridas anteriormente, mas acidentalmente omitidas); escreva "registro tardio para...", identificando a data e a hora às quais a anotação se refere.	A correlação do tempo com os eventos reais promovem ordem e lógica ao avaliar o progresso do paciente.
Faça um traço sobre um erro em vez de escrever por cima ou utilizar qualquer outra forma de obscurecer as palavras originalmente escritas.	As correções são feitas de forma que todas as palavras fiquem legíveis. Palavras rasuradas podem induzir a suspeita de que o registro foi adulterado para ocultar uma informação danosa.

(continua)

Fazendo registros no prontuário de um paciente *(continuação)*

IMPLEMENTAÇÃO *(continuação)*	
Coloque a palavra *erro* seguida da data e as iniciais próximas à anotação e registre imediatamente a informação corrigida.	Um júri que observa a palavra *erro* sem que haja qualquer explicação pode entender que o enfermeiro cometeu algum equívoco no cuidado, em vez de ele ter ocorrido apenas no prontuário.
Algumas instituições especificam que o enfermeiro deve indicar a natureza do erro (p. ex. "registro errado do medicamento").	
Assine cada registro com a primeira letra do nome, o último nome a titulação profissional.	A assinatura demonstra responsabilidade pelo que foi escrito.
Desconecte-se do computador após ter realizado o registro eletrônico do paciente.	Ao desconectar o usuário, o computador retorna à página ou ao menu inicial, prevenindo que alguém faça algum registro em nome daquele que originalmente havia acessado os arquivos. O retorno à página ou ao menu inicial evita que um indivíduo não autorizado visualize qualquer dado confidencial na tela do computador.

Avaliação

Os registros escritos são:
- Datados e indicados com o horário
- Precisos, compreensivos e atualizados
- Redigidos de forma legível, de acordo com o formato institucional
- Redigidos de forma correta, sem incorreções gramaticais
- Objetivamente redigidos
- Livres de abreviaturas não aprovadas
- Identificados quanto a seu autor e respectiva ocupação

EXEMPLO DE DOCUMENTAÇÃO

Data e hora   Troca de curativo. A incisão abdominal e a sutura estão intactas. Não há evidência de rubor, calor ou secreção.
_____ASSINATURA/FUNÇÃO

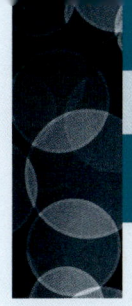

UNIDADE 3
Exercícios finais da Unidade 3 – Capítulos 7, 8, e 9

Seção 1: Revisando o que você aprendeu

Atividade A: *Preencha as lacunas, escolhendo a palavra correta entre as opções indicadas nos parênteses.*

1. O domínio _____ é um estilo de aprendizagem por meio do qual a informação é apresentada de tal forma que seja apelativa aos sentimentos de uma pessoa, suas crenças ou valores. (afetivo, cognitivo, psicomotor)

2. O registro por exceção é um método de documentação no qual os enfemeiros registram somente achados _____. (anormais, físicos, psicológicos)

3. A _____ inclui componentes não verbais como expressões faciais, postura, gestos e movimentos corporais. (cinestesia, paralinguagem, proxemia)

4. _____ é uma técnica de reafirmar o que o paciente disse, para demonstrar que ele foi ouvido. (Parafrasear, Refletir, Estruturar)

5. O _____ de enfermagem compreende uma referência rápida a informações do paciente e a seus cuidados. (*check list*, Kardex, plano de cuidados)

6. O(A) _____ segue o modelo DAR para demonstrar as etapas do processo de enfermagem. (registro por exceção, folha de registro, registro por foco)

Atividade B: *Assinale V (Verdadeiro) ou F (Falso) para cada uma das frases abaixo. Corrija as sentenças falsas.*

1. V____ F____ A educação para saúde promove a capacidade do paciente para atender suas necessidades de saúde de forma independente.

2. V____ F____ Indivíduos pertencentes à Geração X são tecnologicamente alfabetizados, pois cresceram utilizando computadores.

3. V____ F____ A comunicação verbal terapêutica envolve o uso de palavras apenas para alcançar um objetivo em particular.

4. V____ F____ Ficar em silêncio é uma forma de comunicação terapêutica que encoraja o paciente a participar de discussões verbais.

5. V____ F____ O registro PIA é um método de documentação usado para registrar o progresso do paciente por meio de enunciados de seu problema, implementação e educação.

Atividade C: *Escreva o termo correto para cada uma das seguintes descrições.*

1. Estilo de aprendizagem em que uma pessoa processa as informações, ouvindo ou lendo fatos e descrições _____.

2. Ciência de ensinar crianças ou pessoas com capacidade cognitiva comparável à de crianças _____.

3. Papel da enfermagem que envolve a atribuição de uma tarefa, verificando a conclusão da mesma, e a avaliação dos resultados decorrentes dela _____.

4. Pessoa que executa atividades relacionadas à saúde que uma pessoa doente não pode executar de forma independente _____.

5. Conjunto escrito de informações sobre a saúde de uma pessoa, o atendimento prestado pelos profissionais de saúde e o progresso do paciente _____.

6. Método de documentação que envolve o registro de informações sobre o paciente e seu cuidado, em ordem cronológica _____.

Atividade D: *1. Faça a correspondência entre os termos descritos na coluna A e suas respectivas definições, na coluna B.*

Coluna A

1. _____ Domínio psicomotor
2. _____ Androgogia
3. _____ Gerogogia
4. _____ Analfabetismo funcional

Coluna B

A. Princípio de ensinar os alunos adultos
B. Estilo de processamento de informação que se concentra em aprender fazendo
C. Termo que designa a pessoa que possui habilidades de alfabetização mínimas
D. Técnica que melhora a aprendizagem de idosos

2. Faça a correspondência entre as fases da relação enfermeiro-paciente descritos na coluna A e as descrições do que acontece em cada uma das fases, na coluna B.

Coluna A

1. _____ Fase introdutória
2. _____ Fase de elaboração
3. _____ Fase final

Coluna B

A. O enfermeiro e o paciente planejam e implementam os cuidados dele
B. O enfermeiro e o paciente concordam mutuamente que os problemas imediatos dele pioraram
C. O paciente identifica um ou mais problemas de saúde para os quais está procurando ajuda

Atividade E: *1. Diferencie ensino formal e informal, com base nos componentes listados abaixo.*

	Ensino informal	*Ensino formal*
Definição		
Prerrogativas		
Desvantagens		

2. Diferencie registros voltados à fonte de registros voltados ao problema, com base nos itens listados abaixo.

	Registros voltados à fonte	*Registros voltados ao problema*
Definição		
Componentes		

Conceitos e Habilidades Fundamentais no Atendimento de Enfermagem **133**

Atividade F: *Considere as seguintes figuras.*

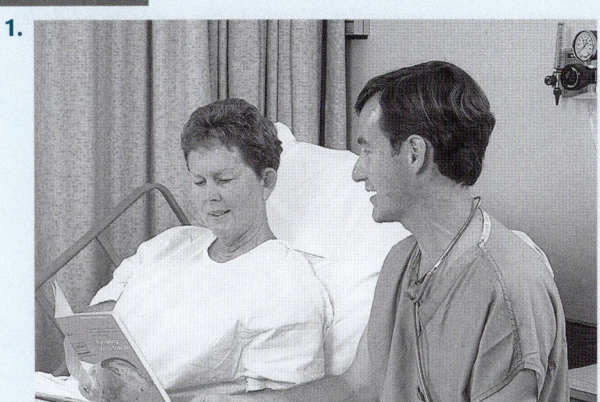

1.

   a. Identifique o que está acontecendo na figura acima.
   b. Qual estilo de aprendizado a paciente deve preferir?

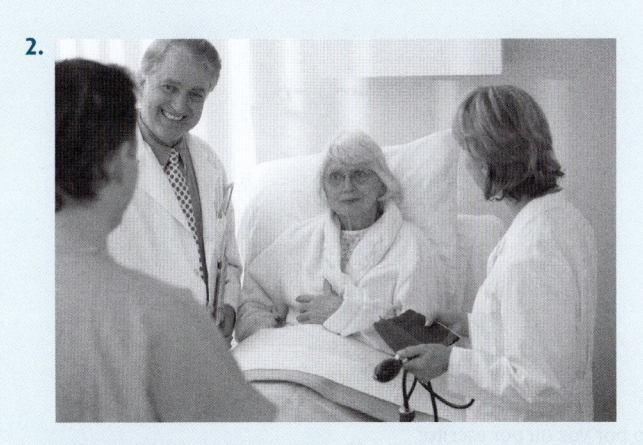

2.

   a. Identifique o que está acontecendo na figura acima.
   b. Quais são seus benefícios?

Atividade G: *Tempos de hospitalização limitados exigem que os enfermeiros comecem a orientar os pacientes tão logo seja possível, assim que eles sejam admitidos, em vez de esperar até a alta hospitalar. A atenção precoce às necessidades educacionais dos pacientes é essencial, pois a aprendizagem ocorre em quatro estágios progressivos. Anote a sequência correta das etapas da aprendizagem nos quadros abaixo:*

1. Emprego do que foi aprendido, de forma independente
2. Repetição ou descrição de informações a outros
3. Reconhecimento do que foi dito
4. Explicação ou aplicação das informações

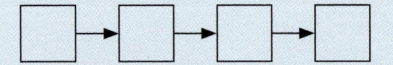

☐ → ☐ → ☐ → ☐

Atividade H: *Responda às seguintes questões.*

1. Quais são as áreas subjetivas que o enfermeiro deve focar ao ensinar um paciente?

2. Como o enfermeiro pode implementar um ensino eficaz?

3. Como o toque relacionado à tarefa difere do toque afetivo?

4. Quais são os fatores que afetam a capacidade de comunicação por voz ou por escrito?

5. Quais são os sete usos dos prontuários?

6. Quais são os passos para a conversão do horário tradicional em horário militar?

Seção 2: Aplicando seu conhecimento

Atividade I: *Responda aos seguintes questionamentos.*

1. Por que o enfermeiro deve preferir impressão em preto sobre papel branco, quando fornece orientações para um paciente com deficiência visual?

2. Por que o enfermeiro deve documentar informações que demonstrem o que ele disse ao paciente, assim como evidências de sua compreensão a respeito?

3. Por que a relação enfermeiro-cliente é chamada de relação terapêutica?

4. Por que é importante que os enfermeiros sigam as políticas de documentação de sua instituição?

5. Por que algumas instituições de saúde usam o horário militar em vez do horário tradicional?

Atividade J: *Responda às seguintes questões, levando em consideração os papéis e as responsabilidades da enfermagem.*

1. O enfermeiro de um centro de cuidados prolongados cuida de um paciente com deficiência auditiva, que passou por uma cirurgia no joelho. Como o enfermeiro deve abordar o paciente para orientá-lo?

2. Um enfermeiro, numa clínica de dermatologia, está cuidando de um menino de 12 anos que acabou de ter um cisto removido do tecido mole de seu antebraço.
    a. Qual primeira ação é importante de ser seguida pelo enfermeiro, após o procedimento cirúrgico?

    b. Descreva as técnicas de cuidados com a pele que o enfermeiro deve explicar ao paciente.

3. Um jovem está acamado, com uso limitado de seus braços após um acidente de motocicleta. O enfermeiro precisa ajudar este paciente com as atividades da vida diária, como tomar banho e fazer a barba.

   a. Que ações podem ser tomadas pelo enfermeiro para impedir que o paciente interprete mal a proximidade física e o toque, decorrentes dos procedimentos de enfermagem, como insinuações sexuais?

   b. Por que o toque afetivo deve ser usado cuidadosamente pelos enfermeiros?

4. O enfermeiro que assiste vários pacientes, numa unidade de saúde, tem cumprido os deveres de seu turno de trabalho e está se preparando para encerrá-lo.

   a. Como o enfermeiro deve proceder a enfermeira quando está finalizando seu turno e preparando-se para deixar a instituição?

   b. Quais ações devem ser tomadas pelo enfermeiro ao receber o relatório de turno para garantir a máxima eficiência durante este processo?

5. O médico retorna a ligação de um enfermeiro sobre a mudança no estado de saúde de um paciente.

   a. Quais ações devem ser tomadas pelo enfermeiro quando atender o telefone e divulgar informações sobre as condições do paciente?

   b. Que informação o enfermeiro deve documentar logo após a comunicação com o médico?

Atividade K: *Considere os seguintes questionamentos. Discuta-os com seu instrutor ou colegas.*

1. O enfermeiro está cuidando de três pacientes numa instituição de saúde:
   - Um homem idoso, analfabeto funcional, que foi submetido a cirurgia de catarata.
   - Uma mulher de 58 anos, diabética, que teve a mão amputada.
   - Uma jovem asiático-americana, de 18 anos, que não fala inglês e precisa aprender a usar um dispositivo auditivo.

   a. Como o enfermeiro pode determinar o estilo de aprendizagem de cada paciente, assim como seus respectivos níveis de desenvolvimento?

   b. Como deve ser o ensino destes pacientes pelo enfermeiro?

   c. Que tipo de processos ou técnicas devem ser seguidos pelo enfermeiro?

2. O enfermeiro está cuidando de um paciente de meia-idade que foi diagnosticado com câncer. O paciente está preocupado com as despesas envolvidas no tratamento, o seu futuro, e seus familiares dependentes.

   a. Como o enfermeiro pode começar a construir uma relação terapêutica com este paciente?

   b. Que técnicas de comunicação devem ser usadas pelo enfermeiro com este paciente?

3. O enfermeiro está trabalhando em uma unidade de saúde que tem um terminal de computador na cabeceira do leito de cada paciente. Ele deve utilizar gráficos computadorizados para cada um deles.

   a. Quais ações devem ser tomadas pelo enfermeiro quando preencher os gráficos computadorizados?

   b. Quais são as vantagens e desvantagens desse sistema de documentação?

Seção 3: Preparando-se para o NCLEX

Atividade L: *Responda às seguintes questões.*

1. Qual dos seguintes métodos um enfermeiro deve usar ao ensinar um paciente que usa óculos de grau?

    a. Fornecer panfletos com instruções impressas com fonte tamanho 12 a 16 pontos e letra de imprensa

    b. Fornecer material didático impresso em papel brilhante

    c. Certificar-se que o quarto é bem iluminado por uma luz de teto

    d. Ficar na frente de uma janela, deixando entrar luz solar intensa

2. Qual das seguintes opções indicam características de aprendizes pedagógicos? Selecione todas que se aplicam.

    a. Necessitam orientação e supervisão

    b. Necessitam *feedback* imediato

    c. Pensam de forma abstrata

    d. Aprendem de forma analítica

    e. Respondem à competição

3. O enfermeiro está cuidando de um paciente idoso, que vive sozinho e está se recuperando de uma queda. Ele sente dor e raiva quanto ao evento, pois acha que a queda poderia ter sido evitada se alguém estivesse em casa. Qual das seguintes respostas do enfermeiro é mais adequada quando atender este paciente?

    a. Perguntar ao paciente por que ele vive sozinho

    b. Permitir ao paciente que expresse suas emoções

    c. Pedir ao paciente que pare de reclamar

    d. Dizer ao paciente para permanecer calmo e tomar a medicação para dor

4. O enfermeiro está ensinando um paciente norte-americano acerca de um regime medicamentoso. Qual a distância conveniente que ele deve manter do paciente durante as ações de educação para saúde?

    a. 3,5 m ou mais

    b. 1,2 m a 3,5 m

    c. 15 cm a 1,2 m

    d. 15 cm ou menos

5. O enfermeiro está cuidando de um paciente em tratamento depois de um acidente vascular cerebral. Ele precisa documentar os cuidados de rotina, como tomar banho e higiene oral. Qual das seguintes formas o enfermeiro deve usar para documentar esta rotina de cuidados de enfermagem?

    a. Kardex

    b. Folha de sinais

    c. Plano de cuidados

    d. *Check list*

6. O enfermeiro está cuidando de um paciente que não pode ingerir qualquer alimento ou líquido por via oral, durante 4 horas antes da cirurgia ao qual será submetido. Qual das seguintes abreviaturas deve ser anotada pelo enfermeiro na ficha do paciente?

    a. AMA

    b. NKA

    c. NPO

    d. NSS

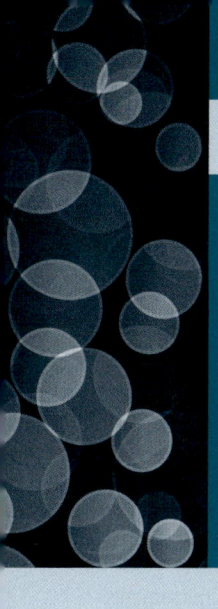

UNIDADE 4

Realizando Cuidados Básicos do Paciente

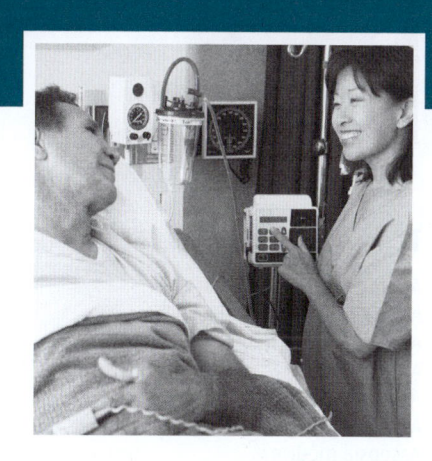

10 Assepsia   140

11 Admissão, Alta, Transferência e Encaminhamentos   168

12 Sinais Vitais   187

13 Exame Físico   227

14 Exames e Testes Especiais   249

10

Assepsia

OBJETIVOS DO ENSINO

Ao término deste capítulo o leitor deverá ser capaz de:

1. Descrever os microrganismos.
2. Citar oito tipos específicos de microrganismos.
3. Diferenciar microrganismos não patógenos e patógenos, residentes e transitórios, e aeróbios e anaeróbios.
4. Citar dois exemplos de mecanismos de adaptação que alguns microrganismos utilizam para assegurar sua sobrevivência.
5. Nomear os seis componentes do ciclo do processo infeccioso.
6. Dar exemplos de mecanismos de defesa biológicos.
7. Definir infecção hospitalar.
8. Discutir o conceito de assepsia.
9. Diferenciar assepsia médica de assepsia cirúrgica.
10. Identificar pelo menos três princípios da assepsia médica.
11. Listar cinco exemplos de práticas de assepsia médica.
12. Nomear pelo menos três técnicas de esterilização de equipamentos.
13. Identificar, no mínimo, três princípios de assepsia cirúrgica.
14. Listar pelo menos três atividades de enfermagem que requeiram a aplicação dos princípios da assepsia cirúrgica.

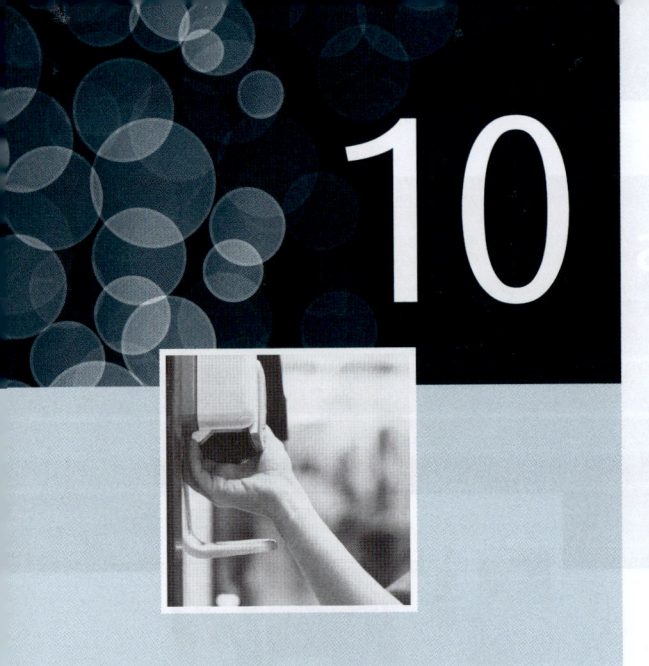

TERMOS PRINCIPAIS

Agentes antimicrobianos
Antissepsia cirúrgica das mãos
Antissepsia das mãos
Antissépticos
Assepsia
Assepsia cirúrgica
Assepsia médica
Bactérias aeróbias
Bactérias anaeróbias
Cadeia de transmissão de infecção
Campo estéril
Carga viral
Carreadores
Desinfecção concorrente
Desinfecção terminal
Desinfetantes
Doenças contagiosas
Doenças transmissíveis
Esporo
Esterilização
Flora normal
Fômites
Higiene das mãos
Hospedeiro suscetível
Infecções comunitárias
Infecções hospitalares
Infecções oportunistas
Lavagem das mãos
Mecanismos de defesa biológicos
Microrganismos
Microrganismos residentes
Microrganismos transitórios
Modo de transmissão
Não patógenos
Patógenos
Porta de entrada
Reservatório
Técnica estéril
Técnicas assépticas
Via de saída
Virulência

A prevenção das infecções é uma das mais importantes prioridades da enfermagem. O método mais eficiente é a higiene das mãos, uma atividade de enfermagem que deve ser executada repetidamente entre os cuidados aos pacientes. Este capítulo discute como os microrganismos sobrevivem e como usar **técnicas assépticas** e medidas que os reduzam ou os eliminem.

MICRORGANISMOS

Os **microrganismos**, animais ou plantas vivos visíveis somente com o auxílio do microscópio, são o que a maioria das pessoas conhece por "micróbios" ou "germes". O que lhes falta em tamanho sobra-lhes em quantidade. Os microrganismos estão literalmente em todos os lugares: no ar, no solo e na água, assim como virtualmente dentro e sobre tudo e todos.

Uma vez que ocorra invasão de microrganismos, um destes três eventos ocorre: os mecanismos de defesa imunológicos do organismo os eliminam, eles residem dentro do corpo sem causar doença alguma ou provocam uma infecção ou doença infecciosa. Fatores que influenciam o desenvolvimento ou não de uma infecção incluem o tipo e a quantidade de microrganismos, suas características (como, por exemplo, sua virulência) e o estado de saúde da pessoa.

Tipos de microrganismos

Os microrganismos são divididos em dois grupos principais: **não patógenos** ou **flora normal** (microrganismos inofensivos e benéficos) e **patógenos** (microrganismos que causam doenças).

Os não patógenos vivem abundantemente e perpetuamente dentro do corpo humano, o qual é o seu hospedeiro. Eles são encontrados em áreas do corpo expostas ao ambiente externo, como a pele, o nariz, a boca, a garganta, a uretra inferior e os intestinos. Eles são adaptados aos mecanismos de defesa humanos, como o suor e as secreções ácidas, oleosas, que ficam sobre a pele. A maioria permanece no intestino grosso, onde foram introduzidas a partir de alimentos ou substâncias existentes nos dedos das mãos, talheres e outros itens colocados na boca. Os microrganismos não patógenos assumem uma destas duas relações com o seu hospedeiro humano: benefício mútuo ou isenção de prejuízos ou auxílio ao hospedeiro. Eles inibem o crescimento patogênico e a reprodução dos microrganismos competindo por nutrientes ou por espaço, ou produzindo substâncias que interferem com os agentes patogênicos. Os não patógenos, assim, garantem um habitat hospitaleiro para si próprios.

Os patógenos possuem um grande potencial para causar infecções e **doenças transmissíveis** (doenças que podem ser transmitidas para outras pessoas), sendo também chamadas de **doenças contagiosas** e **infecções comunitárias**. Alguns exemplos dessas doenças são o sarampo, as feridas faríngeas estreptocócicas, as doenças sexualmente transmissíveis e a tuberculose (TBC). Embora as infecções por patógenos possam resultar na morte dos indivíduos, a maioria deles apenas levam à doença temporária. Eles podem causar doenças de várias maneiras. Os patógenos podem se estabelecer, crescer e se proliferar quando o número de não patógenos é reduzido pelo uso de antibióticos de amplo espectro. Eles também podem causar infecções quando o hospedeiro é imunossuprimido, devido à síndrome da imunodeficiência adquirida (Aids), quimioterapia para tratamento de câncer ou terapia com drogas esteroides.

Além disso, as estruturas e funções destes microrganismos podem promover sua **virulência** (grau de periculosidade). Alguns têm *fímbrias*, minúsculos pêlos usados para se unirem a tecidos do hospedeiro para evitar que sejam expulsos. As fímbrias evitam que os patógenos que atingem a bexiga sejam eliminados durante a micção. Alguns patógenos usam *flagelos*, caudas longas que promovem motilidade, para chegar a locais menos hostis para sobreviverem. Outros liberam *toxinas* (substâncias químicas nocivas). Muitos patógenos entram nas células do hospedeiro e usam seu conteúdo para viabilizar seu ciclo de vida.

Entre os microrganismos não patógenos e patógenos temos as bactérias, os vírus, os fungos, as riquétsias, os protozoários, os micoplasmas, os helmintos e os príons.

Bactérias

As bactérias são microrganismos com membrana celular única. Elas aparecem numa variedade de formas: redondas (cocos), em forma de bastão (bacilos) e espirais (espiroquetas) (Fig. 10.1). As **bactérias aeróbias** necessitam de oxigênio para sobreviver, enquanto as **bactérias anaeróbias** o dispensam; essa diferença demonstra o quão variadas essas formas de vida se tornaram.

Vírus

Os vírus, menores microrganismos conhecidos capazes de causar doenças infecciosas, são visíveis somente com auxílio de um microscópio eletrônico. Eles são filtráveis, assim sendo capazes de atravessar barreiras minúsculas. Os vírus são singulares, pois não possuem todas as informações genéticas necessárias para se reproduzir; eles precisam dos materiais reprodutivos e metabólicos de outras espécies vivas para isso. Alguns podem permanecer latentes nos seres humanos, reativando-se de tempos em tempos, provocando doenças infecciosas recorrentes. Um exemplo desse fenômeno é o vírus do herpes simples, o qual causa feridas (vesículas desconfortáveis) que aflora repetidamente anos após a infecção inicial.

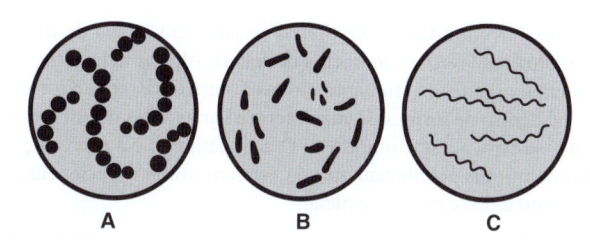

FIGURA 10.1 Classificação das bactérias de acordo com seu formato: (A) cocos, (B) bacilos, (C) espiroquetas.

Algumas infecções virais, como a gripe comum, são menores e autolimitadas – isto é, desaparecem com ou sem tratamento médico. Outras, como a raiva, a poliomielite, as hepatites e a Aids, são mais sérias ou até mesmo fatais.

Fungos

Os fungos incluem as leveduras e o bolor. Somente poucos tipos de fungos causam doenças infecciosas nos seres humanos. Os três tipos de infecções fúngicas (micoses) são a superficial, a intermediária e a sistêmica. As infecções fúngicas superficiais atingem a pele, as mucosas, o cabelo e as unhas. São alguns exemplos a *tinea corporis* (tinha), a *tinea pedis* (pé de atleta) e a candidíase (uma infecção que atinge a mucosa oral e vaginal). As infecções fúngicas intermediárias afetam os tecidos subcutâneos, como o granuloma fúngico (uma lesão inflamatória sob a pele). Os fungos sistêmicos infectam tecidos e órgãos profundos, como na histoplasmose nos pulmões.

Riquétsias

As riquétsias são microrganismos parecidos com as bactérias; contudo, assim como os vírus, elas não conseguem sobreviver fora de outras espécies vivas. Consequentemente, uma forma intermediária de vida, como as pulgas, os carrapatos, os piolhos ou outros pequenos parasitas, transmitem as doenças infecciosas causadas por riquétsias aos seres humanos. Por exemplo, pequenos carrapatos de cervos e veados transmitem a doença de Lyme, um problema que afeta aqueles que vivem, trabalham e mantêm suas atividades de lazer em áreas florestais.

Protozoários

Os protozoários são seres com membrana celular única, classificados de acordo com sua capacidade de locomoção. Alguns fazem uso do movimento ameboide, pelo qual eles estendem sua parede celular e seu conteúdo intracelular flui através dela. Outros se movem com o auxílio de cílios, projeções semelhantes aos pêlos, ou flagelos, anexos parecidos com chicotes. Alguns deles, ainda, não são capazes de se movimentar de forma alguma.

Micoplasmas

Os micoplasmas são microrganismos que não possuem parede celular. Eles são conhecidos como *pleomorfos* porque assumem várias formas. Os micoplasmas são similares às bactérias, mas não se relacionam com elas. Esses microrganismos afetam principalmente o revestimento superficial dos tratos respiratório, geniturinário e gastrintestinal.

Helmintos

Os helmintos são vermes infecciosos, sendo alguns microscópicos. Eles são classificados em três grupos maiores: nematoides (vermes arredondados), cestódeos (vermes em forma de fita) e trematódeos (vermes em forma de folha). Alguns helmintos invadem o organismo enquanto são ovos, outros passam ao estágio larval dentro de formas de vida intermediárias antes de encontrar uma via para acessar o homem. O acasalamento e a reprodução dos helmintos acontecem após já estarem numa espécie; então, são excretados e o ciclo reinicia.

Príons

Até pouco tempo, acreditava-se que todos os agentes infecciosos continham ácido nucleico – tanto ácido desoxirribonucleico (DNA) quanto ácido ribonucleico (RNA). A ideia de que um agente infeccioso atípico (inicialmente conhecida como proteínas intrusas) foi proposta em 1967. Mais tarde, em 1997, o Dr. Stanley Prusiner ganhou o Prêmio Nobel por sua descoberta de certas proteínas, chamadas *príons*.

O príon é uma proteína que não contém ácido nucleico. Pesquisas sugerem que um príon normal, que está presente nas células cerebrais, protege o cérebro do desenvolvimento da demência (função mental diminuída). Contudo, quando um príon passa por uma mutação, é capaz de tornar-se um agente infeccioso que altera outros príons normais em cópias mutantes similares. Os príons mutantes, que podem surgir tanto em decorrência de uma predisposição genética quanto pela transmissão entre animais da mesma espécie ou animais semelhantes, causam as encefalopatias espongiformes transmissíveis. Elas recebem este nome porque o cérebro começa a ficar esponjoso (i.e., cheio de buracos). Em função disso, o tecido cerebral lombar e a própria pessoa apresentam movimentos descoordenados. Entre os exemplos desta doença, tem-se a encefalopatia espongiforme bovina (doença da vaca louca) e a doença de Creutzfeldt-Jakob nos humanos. Pesquisadores estão atualmente tentando determinar se os príons são os agentes etiológicos de várias patologias neurológicas, como o mal de Alzheimer, a doença de Parkinson e a doença de Huntington; se as pessoas com essas doenças carecem de uma quantidade suficiente de príons ou, ainda, se os príons que essas pessoas possuem são ineficazes.

Sobrevivência dos microrganismos

Cada espécie de microrganismo é única, mas todos eles partilham uma característica: embora sejam infinitamente minúsculos, são poderosos o suficiente para causar doenças. Todos precisam de um ambiente favorável em que possam se desenvolver. As condições que promovem a sobrevivência da maioria dos microrganismos incluem um ambiente quente, escuro, oxigenado, úmido e nutritivo. Os seres humanos oferecem todas essas condições e são ótimos hospedeiros para sustentar seu crescimento e sua reprodução.

Muitos patógenos têm mutado para se adaptar ao ambiente hospedeiro e a condições desfavoráveis de vida. Sua adaptabilidade é uma garantia de sobrevivência; dessa forma, eles continuam a ser uma ameaça ao homem.

Um exemplo de adaptação biológica é a capacidade de alguns microrganismos de formar esporos. O **esporo** é uma forma de vida microbiana temporariamente inativa, que pode resistir ao calor e a substâncias químicas destrutivas, além de sobreviver sem precisar de umidade. Em consequência, os esporos são mais difíceis de destruir que seus pares mais biologicamente ativos. Quando as condições são favoráveis, os esporos podem se reativar e se reproduzir.

QUADRO 10.1 Causas da resistência aos antibióticos

- Prescrição de antibióticos para infecções bacterianas menores ou autolimitantes.
- Administração de antibióticos profilaticamente (por prevenção), na ausência de infecções.
- Falha em seguir o curso completo da terapia antimicrobiana.
- Ingestão de antibióticos prescritos para outras pessoas, sem saber se eles são apropriados a sua doença ou seus sintomas.
- Prescrição de antibióticos para infecções virais (antibióticos são ineficazes para tratar infecções causadas por vírus).
- Descarte de antibióticos no meio ambiente:
  - depósito de bolsas de infusão intravenosa parcialmente vazias, que ainda contenham medicamentos antibióticos em recipientes para resíduos.
  - vazamento de gotículas enquanto ocorre a purgação dentro do equipo intravenoso preso a bolsas secundárias de soluções antibióticas.
  - expulsão de ar de seringas antes da injeção de antibióticos.
- Administração de antibióticos a animais de criação, deixando traços de resíduos medicamentosos que os seres humanos acabam consumindo após seus sacrifícios.
- Disseminação de patógenos hospitalares, por meio de mãos não higienizadas ou lavadas de maneira precária.

Outro exemplo de adaptação é o desenvolvimento de cepas bacterianas antibióticorresistentes de *Staphylococcus aureus*, *Enterococcus faecalis* e *faecium* e *E. faecium*, e de *Streptococcus pneumoniae*. Assim, as cepas não respondem mais a fármacos que anteriormente eram eficazes contra elas (Quadro 10.1). Pesquisadores acreditam que as espécies resistentes são capazes de transmitir seus genes de resistência a espécies totalmente diversas de microrganismos (National Institute of Allergy and Infectious Diseases, 2009).

CICLO DO PROCESSO INFECCIOSO

Os seres humanos podem evitar a aquisição de doenças infecciosas interferindo nas condições que perpetuam a transmissão dos microrganismos. Os seis passos do **ciclo do processo infeccioso** (sequência de circunstâncias que permite a disseminação de microrganismos patógenos) devem ocorrer, caso os patógenos estejam sendo transmitidos de um local para outro ou entre pessoas. Estes componentes essenciais são os seguintes:

1. Um agente infeccioso
2. Um reservatório para o crescimento e a reprodução
3. Uma via de saída a partir do reservatório
4. Um modo de transmissão
5. Uma porta de entrada
6. Um hospedeiro suscetível (Fig. 10.2)

Agentes infecciosos

Alguns microrganismos são menos perigosos do que outros. Tal como ocorre com outras espécies animais que coexistem *simbioticamente* (para benefício mútuo), certas floras normais ajudam a manter funções corporais saudáveis. Por exemplo, as bactérias intestinais ajudam a produzir vitamina K, que, por sua vez, auxilia no controle de sangramentos. As bactérias vaginais criam um ambiente ácido, hostil ao crescimento de patógenos.

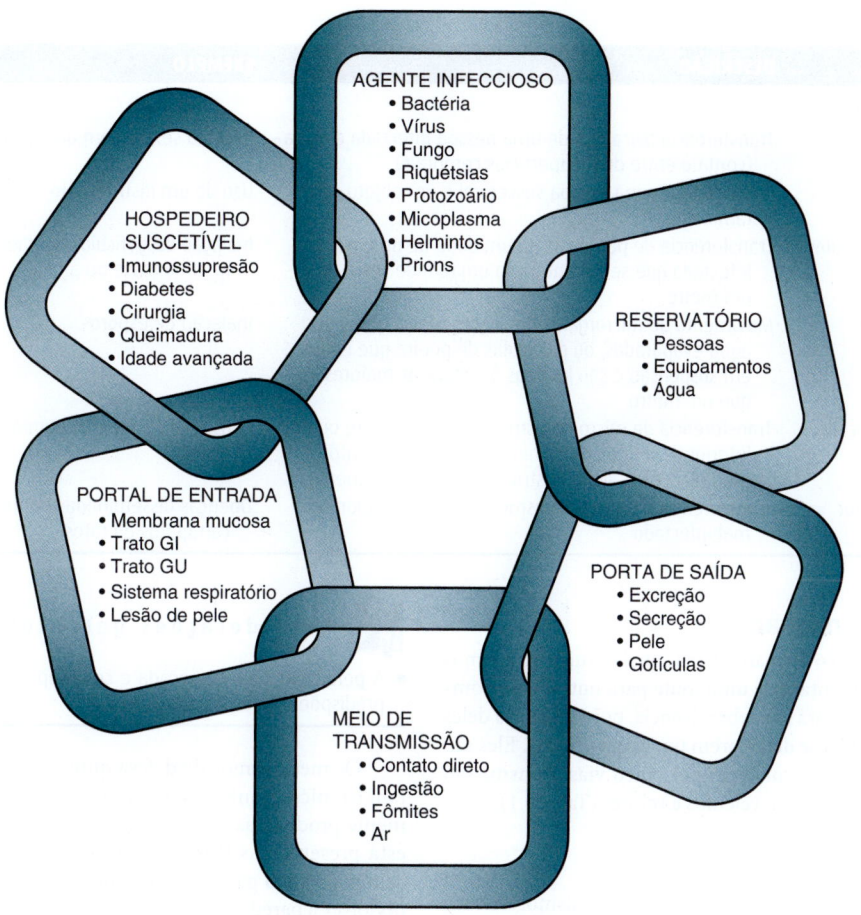

FIGURA 10.2 O ciclo do processo infeccioso. GI – gastrintestinal; GU – gastrourinário.

Diagrama em forma de cadeia com seis elos:
- **AGENTE INFECCIOSO**: Bactéria, Vírus, Fungo, Riquétsias, Protozoário, Micoplasma, Helmintos, Prions
- **RESERVATÓRIO**: Pessoas, Equipamentos, Água
- **PORTA DE SAÍDA**: Excreção, Secreção, Pele, Gotículas
- **MEIO DE TRANSMISSÃO**: Contato direto, Ingestão, Fômites, Ar
- **PORTAL DE ENTRADA**: Membrana mucosa, Trato GI, Trato GU, Sistema respiratório, Lesão de pele
- **HOSPEDEIRO SUSCETÍVEL**: Imunossupresão, Diabetes, Cirurgia, Queimadura, Idade avançada

A menos que o hospedeiro auxiliar enfraqueça, a flora normal permanece controlada. Porém, se as defesas do hospedeiro estiverem fragilizadas, até mesmo os microrganismos benignos podem causar **infecções oportunistas** (doenças infecciosas que acometem pessoas com a saúde comprometida). Todavia, o mais comum é que as infecções sejam causadas por microrganismos patógenos que, por sua natureza, provocam doenças após invadirem os tecidos e os órgãos do organismo.

Considerações gerontológicas

- A pneumonia, a gripe por influenza, as infecções do trato urinário e da pele, e a tuberculose são comuns em idosos. A maioria dos casos de tuberculose ocorrem em pessoas com 65 anos ou mais, em instituições de cuidados de longa permanência (Toughy & Jett, 2010). A incidência de tuberculose em comunidade de idosos é o dobro da população em geral (Miller, 2008).

Reservatório

O **reservatório** é um local onde os micróbios crescem e se reproduzem, proporcionando um refúgio para sustentar a sua sobrevivência. Os microrganismos desenvolvem-se em vários reservatórios, como os tecidos vivos das fissuras superficiais da pele, nos fios de cabelo, em feridas abertas, na corrente sanguínea, dentro do trato digestivo inferior e nas fossas nasais. Alguns crescem abundantemente nas águas estagnadas, nos alimentos não cozidos ou não refrigerados e em utensílios e equipamentos já usados. Eles estão presentes nos excrementos intestinais e nos materiais orgânicos no solo.

Pacientes ou animais assintomáticos, que abrigam seres patógenos, mas não apresentam evidências de doenças infecciosas, são conhecidos como **carreadores**. Reservatórios inanimados, por sua vez, são chamados de **fômites**.

Considerações gerontológicas

- Muitos residentes de instituições de cuidados prolongados, idosos hospitalizados e profissionais de saúde são colonizados com bactérias resistentes a antibióticos e, possivelmente, apresentam poucos ou nenhum sintoma.

Via de saída

A **via de saída** é a forma pela qual os microrganismos deixam seu reservatório original, movendo-se continuamente. Quando presentes no interior dos indivíduos, ou sobre eles, são deslocados ao lidarmos com os objetos ou neles tocarmos, ou sempre que sangue, fluidos corporais, secreções e excreções forem liberados. No ambiente, fatores como uma enchente ou erosão do solo, oferecem um mecanismo de escape.

TABELA 10.1 Modos de transmissão

VIA	DESCRIÇÃO	EXEMPLO
Transmissão por contato		
Contato direto	Transferência física real de uma pessoa infectada a outra (contato entre duas superfícies corporais)	Relação sexual com uma pessoa infectada
Contato indireto	Contato entre uma pessoa suscetível e um objeto contaminado	Uso de um instrumento cirúrgico contaminado
Transmissão por gotículas	Transferência de partículas de umidade de uma pessoa infectada que se encontra em um raio de cerca de um metro	Inalação de gotículas liberadas durante um espirro, uma tosse ou a fala
Transmissão pelo ar	Movimento de microrganismos agregados a gotas de água evaporadas, ou partículas de poeira que estão em suspensão e são levadas a distâncias maiores do que um metro	Inalação de esporos
Transmissão por veículo	Transferência de microrganismos presentes sobre ou no interior de artigos contaminados, como alimentos, medicamentos, água, instrumentos e equipamentos	Consumo de água contaminada com microrganismos
Transmissão por vetor	Transferência de microrganismos de um carreador animal infectado	Doenças disseminadas por mosquitos, moscas, carrapatos ou ratos

Modo de transmissão

O **modo de transmissão** é a maneira pela qual os microrganismos infecciosos se movimentam de uma fonte para outra. Esse componente é importante para sua sobrevivência, pois a maioria deles carece de um meio para se deslocarem por conta própria. Eles são transferidos a um local secundário por cinco vias: transmissão por contato, gotículas, pelo ar, veículos e vetores (Tab. 10.1).

Porta de entrada

A **porta de entrada** é o local onde os microrganismos encontram uma via de chegada ao interior ou na parte exterior do novo hospedeiro, facilitando sua recolocação. Uma das portas mais comuns de entrada são os orifícios da pele ou as mucosas. Eles também podem ser inalados, deglutidos, introduzidos na corrente sanguínea ou transferidos para cavidades ou tecidos do corpo por meio de mãos não higienizadas ou equipamentos médicos contaminados.

Considerações gerontológicas

- Patógenos podem encontrar um porta de entrada vulnerável nos idosos, por meio de dispositivos como sondas vesicais, umidificadores, dispositivos para administração de oxigênio e tecidos comprometidos pelo uso de acessos intravenosos, para administração de soluções e nutrição parenteral, ou sondas enterais.

Embora os microrganismos estejam presentes em reservatórios por toda parte, frequentemente são impedidos de causar uma infecção devido aos **mecanismos de defesa biológicos** (métodos fisiológicos ou anatômicos que não permitem que os microrganismos causem uma doença infecciosa). Existem dois tipos de mecanismos de defesa biológicos: os mecânicos e os químicos. Os mecanismos de defesa mecânicos consistem em barreiras físicas que evitam a entrada dos microrganismos no corpo ou que os expelem antes que eles se multipliquem. Exemplos incluem a pele e as mucosas intactas; os reflexos de espirro, tosse e vômito; e as células de defesa sanguíneas, chamadas de "fagócitos" ou "macrófagos".

Considerações gerontológicas

- A pele mais fina, ressecada e com suprimento vascular reduzido predispõe os idosos a infecções.

Os mecanismos de defesa químicos destroem ou incapacitam os microrganismos, usando substâncias biológicas naturalmente produzidas. São exemplos enzimas como a lisozima, que está presente nas lágrimas, na saliva e em outras secreções; a acidez do suco gástrico; e os anticorpos. A lisozima é capaz de dissolver a parede celular de alguns microrganismos. O suco gástrico cria um ambiente microbiano inóspito. Os anticorpos, proteínas complexas também conhecidas como "imunoglobulinas", manifestam-se quando os macrófagos destroem os microrganismos e expõem seus diferentes marcadores celulares.

Hospedeiro suscetível

Os humanos tornam-se suscetíveis a infecções quando seus mecanismos de defesa estão diminuídos ou danificados. Um **hospedeiro suscetível**, último elemento no ciclo do processo infeccioso, é aquele cujos mecanismos biológicos de defesa se encontram enfraquecidos de alguma forma (Quadro 10.2). Pacientes doentes são os primeiros alvos de microrganismos infecciosos porque sua saúde já está comprometida. Trabalhadores da área da saúde que estão doentes devem ficar em casa em vez de expor os pacientes, que já estão debilitados, a microorganismos infecciosos.

O grupo de pacientes suscetíveis inclui, em particular:

- as vítimas de queimaduras
- aqueles que sofreram grandes traumas
- os pacientes que necessitam procedimentos invasivos, como uma endoscopia (ver Cap. 14)
- aqueles que precisam de dispositivos internos, como um cateter urinário
- os que necessitam de implantes de dispositivos intravenosos
- os que recebem antibióticos inadequadamente, o que favorece a resistência microbiana

QUADRO 10.2 Fatores que afetam a suscetibilidade às infecções

- Alimentação inadequada
- Práticas de higiene insatisfatórias
- Sistema imune suprimido
- Doença crônica
- Quantidade insuficiente de células brancas no sangue
- Prematuridade
- Idade avançada
- Integridade da pele comprometida
- Reflexo de tosse enfraquecido
- Circulação sanguínea diminuída

- aqueles que recebem substâncias quimioterápicas e anti-inflamatórias, como os corticosteroides, que suprimem o sistema imune
- os pacientes infectados pelo HIV

Considerações gerontológicas

- Os idosos são mais suscetíveis a infecções devido à diminuição do funcionamento de seu sistema imune.

▶ *Pare, Pense e Responda – Quadro 10.1*
Utilize o ciclo do processo infeccioso para traçar a rota de transmissão de um resfriado comum, de uma pessoa para outra.

ASSEPSIA

As instituições de cuidados com a saúde são férteis reservatórios de microrganismos devido à quantidade absoluta de pessoas doentes que nelas se encontram. Adicione a essa quantidade os agentes de cuidados, os equipamentos e os recursos de tratamento, todos em uso constante, e fica fácil compreender o motivo pelo qual o controle de infecções é uma das principais preocupações dos profissionais da área da saúde. Os enfermeiros devem compreender e praticar os métodos de prevenção das **infecções hospitalares** (infecções adquiridas enquanto o paciente recebe cuidados num hospital ou outra instituição de cuidados com a saúde).

Assepsia é o termo que denomina as práticas que reduzem ou eliminam os agentes infecciosos, seus reservatórios e os veículos transmissores. A assepsia é a principal tática de controle das infecções. Os profissionais da área da saúde utilizam duas formas de assepsia, a médica e a cirúrgica, para que seja atingida essa meta.

Assepsia médica

A **assepsia médica** envolve aquelas práticas que confinam ou reduzem o número de microrganismos. Ela também é chamada de *técnica limpa* e inclui o uso de medidas que interferem no ciclo do processo infeccioso de várias maneiras. As técnicas de assepsia médica são baseadas em diversos princípios:

- Os microrganismos existem em todos os lugares, a não ser nos equipamentos esterilizados.
- A lavagem frequente das mãos e a manutenção da pele intacta são os melhores métodos para reduzir a transmissão de microrganismos.
- O sangue, os fluidos corporais, as células e os tecidos são considerados os principais reservatórios de microrganismos.
- A utilização de equipamentos de proteção individual, como luvas, aventais, máscaras, óculos, toucas e propés, serve como barreira à transmissão de microrganismos.
- Um ambiente limpo reduz a quantidade de microrganismos.
- Determinadas áreas – chão, sanitário e interior das pias – são consideradas mais contaminadas do que outras.
- A limpeza deve ocorrer das áreas mais limpas para as mais sujas.

Exemplos de práticas de assepsia médica incluem o uso de agentes antimicrobianos, a realização da higiene das mãos, o uso de roupas hospitalares, o confinamento e a disposição adequada de materiais sujos, e a manutenção do ambiente o mais limpo possível. As medidas usadas no controle da transmissão dos microrganismos infecciosos são discutidas com mais detalhes no Capítulo 22.

Usando agentes antimicrobianos

Os **agentes antimicrobianos** são substâncias químicas que destroem os microrganismos infecciosos ou suprimem seu crescimento (Tab. 10.2). Alguns agentes antimicrobianos são utilizados para limpeza de equipamentos, da superfície dos móveis e de objetos inanimados. Outros são aplicados diretamente na pele ou administrados internamente. Exemplos de agentes antimicrobianos são os antissépticos, os desinfetantes e os anti-infecciosos.

Antissépticos

Os **antissépticos**, também conhecidos como *agentes bacteriostáticos*, inibem o crescimento dos microrganismos, mas não os matam completamente. Um exemplo é o álcool. Eles geralmente são aplicados na pele ou nas mucosas. Alguns podem, ainda, ser utilizados como agentes de limpeza.

Desinfetantes

Os **desinfetantes** são substâncias químicas que destroem os microrganismos ativos, mas não acabam com os esporos. Eles também são chamados de *germicidas* e *bactericidas*. O fenol, os alvejantes domésticos e o formaldeído são exemplos de desinfetantes. Esses agentes antimicrobianos raramente são aplicados sobre a pele porque são muito fortes. Em vez disso, são usados para matar e remover microrganismos de equipamentos, pisos e paredes.

Substâncias anti-infecciosas

Os dois grupos de substâncias usadas com maior frequência para combater as infecções são os antibacterianos e os antivirais.

Os antibacterianos, que compreendem os antibióticos e as sulfonamidas, são substâncias cujas atividades químicas alteram os processos metabólicos das bactérias, mas não dos vírus. Eles atuam danificando ou destruindo a parede celular das bactérias ou o mecanismo do qual elas necessitam para se desenvolver. Quando usados, o objetivo é matar ou controlar os patógenos; entretanto, os antibacterianos também tem a capacidade de afetar, similarmente, a flora normal. Antes do advento da terapia antibacteriana, os ferimentos infectados, a disenteria e muitas outras doenças contagiosas abriam caminho para uma curta expectativa de vida. Alguns acreditam que os seres humanos retor-

TABELA 10.2 Agentes antimicrobianos

TIPO	MECANISMO	EXEMPLO	USO
Sabão	Reduz a tensão superficial do óleo sobre a pele, o que retém os microrganismos; facilita a remoção durante o enxágue	Dial, Safeguard	Higiene
Detergente	Age da mesma forma que o sabão, exceto que os detergentes não formam um precipitado quando misturados à água	Dreft, Tide	Higiene de utensílios alimentares, lavanderia
Álcool	Danifica as estruturas proteicas e lipídicas da membrana celular de alguns microrganismos (concentrado a 70%)	Etanol isopropílico	Limpeza da pele e de instrumentos
Iodo	Danifica a membrana celular interna dos microrganismos e interrompe suas funções enzimáticas; não é eficiente contra *Pseudomonas*, um patógeno comum em ferimentos	Betadine	Limpeza da pele
Cloro	Interfere nos sistemas enzimáticos microbianos	Bleach, Clorox	Desinfecção da água, dos utensílios, das manchas de sangue
Clorexidina	Danifica a membrana celular interna dos microrganismos, mas é ineficaz contra os esporos e a maioria dos vírus	Hibiclens	Limpeza da pele e de equipamentos
Mercúrio	Altera as proteínas celulares microbianas	Merthiolate, Mercúrio cromo	Desinfecção da pele
Glutaraldeído	Desativa as proteínas celulares das bactérias, dos vírus e dos micróbios que formam esporos	Cidex	Esterilização de equipamentos

narão aos dias de epidemia, pragas e pestilência, caso os agentes antibacterianos não possam mais controlar os microrganismos.

Os agentes antivirais têm desenvolvimento mais recente, principalmente em função da escalada da incidência da gripe por *influenza* e de doenças virais do sangue, como a Aids. Os antivirais não destroem os vírus infectantes; na verdade, eles controlam a replicação viral (duplicação, cópia) ou a liberação de vírus pelas células infectadas. Os vírus permanecem vivos e ainda são capazes de provocar a reativação da doença. A meta da terapia antiviral é limitar a **carga viral** (quantidade de cópias virais).

Higiene das mãos

A **higiene das mãos** consiste da remoção de contaminantes da superfície da pele, tanto pela lavagem das mãos quanto pela sua antissepsia. A **lavagem das mãos** é uma prática de assepsia médica que envolve o esfregar das mãos com água e sabão, para remover mecanicamente sujidades e substâncias orgânicas. Este é o método preferido de higiene das mãos quando elas estão visivelmente sujas, contaminadas com sangue ou fluidos corporais, após o uso do banheiro ou quando a exposição a patógenos formadores de esporos é bastante provável ou certa (Barclay & Murata, 2009). A lavagem das mãos remove os **microrganismos residentes** (em geral não patógenos, constantemente presentes na pele) e os **microrganismos transitórios** (patógenos adquiridos durante breves contatos com reservatórios contaminados).

Embora sejam mais patogênicos, os microrganismos transitórios são removidos com facilidade durante a lavagem das mãos. Eles tendem a se fixar em ranhuras e pedras de anéis, nas bordas de esmaltes de unhas descascados, sob unhas artificiais descoladas ou quebradas e debaixo de unhas compridas. Consequentemente, essas condições são contraindicadas nos cuidados dos pacientes. Sem uma consciente lavagem das mãos, os microrganismos transitórios tornam-se residentes, aumentando assim o potencial de transmissão de infecções. Alguns acreditam que uma explicação para o aumento do número de patógenos resistentes a antimicrobianos é o fato de que os patógenos hospitalares estão tomando o lugar da flora normal nos pacientes, devido à falha dos profissionais da saúde em lavar apropriadamente suas mãos, por um tempo mínimo de 15 segundos (Goldmann, 2006). Considerando a frequência com que os profissionais da saúde usam suas mãos para tocar ou usar equipamentos durante a realização dos cuidados, não deveria ser uma surpresa que *a higiene das mãos seja a forma mais eficaz de prevenir infecções*. A Habilidade 10.1 descreve os passos da lavagem das mãos.

Certas situações requerem a lavagem das mãos; em outras, os enfermeiros podem substituí-la pela sua antissepsia.

Realizando a antissepsia das mãos

Pesquisa demonstrou que aproximadamente 36 a 59% dos profissionais da saúde comprometem-se com o mínimo dos requisitos necessários à lavagem das mãos (Boyce & Pittet, 2002), conforme as recomendações do Centers for Disease Control and Prevention (CDC). Para aumentar o comprometimento com a higiene das mãos, diretrizes para a realização de sua antissepsia com um preparado à base de álcool têm sido desenvolvidas. A **antissepsia das mãos** consiste na remoção e destruição dos microrganismos transitórios sem o uso de sabão e água (Habilidade 10.2). Ela envolve o uso de produtos líquidos, géis mais densos e espumas à base de álcool. O emprego da fricção com produtos à base de álcool não substitui a lavagem de mãos em todas as situações (ver Quadro 10.3). O álcool não remove resíduos e sujidades com matéria orgânica; contudo, ele permite a antissepsia quando as mãos estão aparentemente limpas. A fricção com produtos à base de álcool remove 99% de seus microrganismos, incluindo bactérias gram-negativas e gram-positivas, fungos, patógenos multirresistentes e vírus (Kovach, 2003; Paul-Cheadle, 2003). Entretanto, uma vez que as formulações com álcool têm efeitos menos duradouros que os demais antissépticos, os enfermeiros devem repetir seu uso ao longo do dia (Kovach, 2003).

A fricção das mãos com produtos à base de álcool possui uma série de vantagens: (1) leva menos tempo, considerando que a secagem das mãos não requer o uso de toalhas de papel; (2) é mais acessível, pois não requer a utilização de pias ou água; (3) aumenta a adesão ao procedimento porque é mais fácil de realizar; (4) é mais conveniente, uma vez que é realizada junto ao paciente, no local onde os cuidados são realizados; (5) proporciona redução da contagem microbiana na pele de forma mais rápida e eficaz; (6) a eliminação de toalhas de papel e do gerenciamento de resíduos reduz os custos da assistência; e (7) é menos irritante e causa menos ressecamento das mãos do que o sabão, pois os

Conceitos e Habilidades Fundamentais no Atendimento de Enfermagem

QUADRO 10.3 Orientações para antissepsia e lavagem das mãos

A lavagem das mãos, realizada com sabão antimicrobiano ou não antimicrobiano, é realizada:
- Quando as mãos estão visivelmente sujas
- Quando as mãos estão contaminadas com material proteico
- Quando as mãos tiverem resíduos visíveis de sangue ou outros fluidos corporais
- Antes de comer ou após usar o banheiro
- Se houver suspeita ou certeza de exposição a patógenos formadores de esporos

A antissepsia das mãos com fricção utilizando produtos à base de álcool pode substituir a lavagem das mãos:
- Antes do contato direto com os pacientes
- Após o contato com os pacientes com a pele íntegra (p. ex., ao verificar seu pulso ou pressão sanguínea, ao levantá-los)
- Antes de colocar luvas estéreis, na inserção de dispositivos invasivos, como as sondas urinárias, os cateteres vasculares periféricos, os cateteres intravasculares centrais ou outros dispositivos que não necessitem de um procedimento cirúrgico
- Após o contato com fluidos corporais ou excreções, mucosas, pele não íntegra e curativos de feridas, se as mãos não estiverem visivelmente sujas
- Se tocar em um local contaminado do corpo antes de um local limpo, durante o cuidado com o paciente
- Após o contato com objetos inanimados (inclusive equipamentos médicos) na imediata adjacência do paciente
- Após a retirada de luvas, pois elas não são uma barreira impenetrável

Boyce, J.M. & Pittet, D. Guideline for hand hygiene in health-care settings: Recommendations from Healthcare Control and Practice Advisory Committee and the HICPAC/SHEA/APIC/IDSA Hand Hygiene Task Force (2002). *Morbidity & Mortality Weekly Report*, 51 (RR16): 1-44. Extraído de: http://www.cdc.gov/mmwr/preview/mmwrhtml/rr5116a1.htm. Acessado em janeiro/2010.

produtos contêm substâncias emolientes (Hand Hygiene Resource Center, 2009; Paul-Cheadle, 2003). O CDC acredita que com maior comprometimento, há um grande potencial para reduzir as taxas de infecções hospitalares.

▶ **Pare, Pense e Responda – Quadro 10.2**
Discuta as ações necessárias para garantir uma apropriada lavagem de mãos antes e depois de prestar cuidado a um paciente em seu próprio domicílio. Imagine um cenário em que o paciente dispõe de um sabonete em barra, que repousa sobre a pia do banheiro, e de toalhas de tecido felpudas, compartilhadas por todos os membros da família.

Realizando a antissepsia cirúrgica das mãos

A **antissepsia cirúrgica das mãos**, anteriormente chamada escovação cirúrgica, é um procedimento médico, asséptico, de higiene das mãos. Ela é realizada antes que luvas e aventais estéreis sejam colocados, num momento em que o enfermeiro participa ativamente de um procedimento cirúrgico ou obstétrico. A finalidade desta ação é remover, de forma mais abrangente, microrganismos transitórios que permanecem nas unhas, nas mãos e nos antebraços. Na verdade, o produto de limpeza utilizado deve reduzir o crescimento microbiano por períodos cada vez mais longos, quando o procedimento é executado repetidamente. A Tabela 10.3 lista várias diferenças entre a antissepsia cirúrgica das mãos e a sua lavagem rotineira.

Para reduzir ao máximo o número de microrganismos, as unhas das mãos devem ser curtas, com não mais 6 mm de comprimento – algo que não se estende para além da ponta dos dedos (Arbique, 2006; Gile, 2009). Unhas artificiais são proibidas. O uso de esmalte é desencorajado, especialmente se ele estiver quebrado, desgastado ou permanecer por mais de 4 dias, pois trata-se de um ambiente favorável para abrigar um maior número de microrganismos. Todos os anéis, relógios e joias são removidos e guardados antes da realização da antissepsia cirúrgica das mãos (Habilidade 10.3).

TABELA 10.3 Diferenças entre lavagem das mãos e antissepsia cirúrgica das mãos

LAVAGEM DAS MÃOS	ANTISSEPSIA CIRÚRGICA DAS MÃOS
Uma aliança simples de casamento pode ser usada	Todas os adornos das mãos, inclusive o relógio, são removidos
Torneiras com controles manuais são usadas; preferem-se torneiras que possam ser controladas com o cotovelo, o joelho ou o pé	Torneiras são reguladas com o pé, o joelho ou o cotovelo
Utiliza-se sabão líquido, em barra, em folha ou em pó, assim como detergentes	Utiliza-se sabão líquido antibacteriano; as escovas utilizadas podem ser impregnadas com o sabão antibacteriano
A lavagem dura, no mínimo, 15 segundos	A antissepsia dura cerca de 2 a 6 minutos, dependendo do agente antibacteriano e do intervalo entre as repetições subsequentes
As mãos são mantidas abaixo do nível dos cotovelos durante a lavagem, o enxágue e a secagem	As mãos são mantidas acima do nível dos cotovelos durante a lavagem, o enxágue e a secagem
As áreas sob as unhas são lavadas	As áreas sob as unhas são limpas com um palito alaranjado ou com um limpador de unhas similar
Produz-se fricção, esfregando uma mão na outra	Produz-se fricção, esfregando uma escova e/ou uma esponja nas mãos e antebraços
As mãos são secas com toalhas de papel; o papel é usado para fechar as torneiras manuais	As mãos são secas com toalhas esterilizadas
Luvas limpas são colocadas, caso o enfermeiro apresente fissuras na pele ou haja potencial de contato com sangue ou fluidos corporais	Luvas estéreis são colocadas imediatamente após a secagem das mãos

Utilizando equipamentos de proteção individual

Os profissionais da área da saúde usam várias peças de vestuário para reduzir a transferência de microrganismos entre eles mesmos e os pacientes: uniformes, trajes ou aventais hospitalares, máscaras, luvas, toucas e propés, além de óculos de proteção. Eles utilizam alguns desses artigos no cuidado de qualquer paciente, independentemente do diagnóstico ou do suposto estado infeccioso (ver Cap. 22).

Uniformes

Os profissionais da saúde usam seus uniformes somente enquanto assistem aos pacientes. Alguns enfermeiros usam um jaleco sobre seus uniformes, reduzindo a disseminação de microrganismos para a superfície do tecido ou dela para casa. Ao cuidar dos pacientes, podem vestir um avental plástico ou de cobertura sobre o uniforme, caso haja potencial para respingos de fluidos corporais ou de sangue. No caso de não haver essa proteção, devem tomar cuidado para evitar o contato entre o uniforme e os artigos sujos, como a roupa de cama. Após o trabalho, trocam o uniforme assim que for possível, para evitar a exposição pública de microrganismos que podem estar presentes nas roupas de trabalho.

Trajes e aventais hospitalares

Essas roupas são recursos hospitalares usadas pelos profissionais no lugar do uniforme branco tradicional. Eles são obrigatórios em algumas áreas do hospital – no berçário, nas salas cirúrgicas e no centro obstétrico. Seu uso evita que a equipe traga microrganismos, em suas roupas, para o ambiente hospitalar. Algumas vezes, os funcionários de outros setores vestem suas próprias roupas hospitalares porque são mais confortáveis e práticas. Aqueles que atuam nas áreas restritas, as colocam imediatamente após sua chegada ao trabalho. Eles utilizam aventais protetores sobre os especiais quando fazem suas pausas para café e almoço. Estas roupas são descartadas pelos enfermeiros em receptáculos próprios da lavanderia, sendo vestidas suas roupas pessoais antes que eles deixem o local de trabalho.

Máscaras

As máscaras são descartáveis e cobrem o nariz e a boca (Fig. 10.3). Elas ajudam a prevenir a disseminação de microrganismos por meio das gotículas e da transmissão pelo ar, mas necessariamente os vírus, evitando que espirros ou *sprays* atinjam o nariz e da boca de outros. Elas são usadas apenas uma vez e desprezadas.

> **Considerações gerontológicas**
>
> - Visitantes com infecções respiratórias precisam usar máscaras ou evitar o contato com idosos, seja em casa ou instituições de cuidados prolongados, até que os sintomas tenham desaparecido. Além da máscara, lavar completamente as mãos, frequentemente, pode ajudar a evitar a transferência de organismos.
> - Os idosos, assim como seus familiares de maior convivência e todos os profissionais de saúde, devem se imunizar anualmente contra a gripe, pois o vírus *influenza* se espalha por meio das secreções respiratórias. Indivíduos com 65 anos ou mais devem receber, ainda, uma dose inicial da vacina pneumocócica.

Filtros

Para evitar a transmissão da tuberculose, o National Institute for Occupational Safety and Health (NIOSH, 2008) recomenda o uso de uma máscara descartável ou susbtituível que filtra as par-

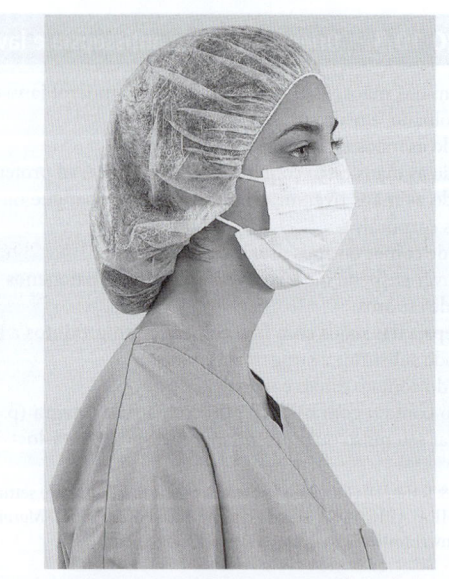

FIGURA 10.3 Máscara facial e touca. (Foto: B. Proud.)

tículas de ar, que se encaixa perfeitamente ao rosto (Fig. 10.4). A especificação mínima desse filtro é N-95; o N significa "não resistente a óleos" (i.e., eficaz no bloqueio de partículas aerossóis, que não sejam oleosas). Uma máscara N-95 tem a capacidade de filtrar partículas muito pequenas, que podem conter vírus, com uma eficácia mínima de 95% (CDC, 2009).

Os filtros particulados são feitos no tamanho e ajuste apropriados a cada profissional, de forma a permitir um vazamento de menos de 10% na vedação facial. Uma vez usado, o mesmo profissional pode reutilizar sua máscara descartável N-95 pelo tempo em que ela permanecer limpa e intacta. Todas as máscaras que filtram partículas de ar são checadas quanto a vazamentos, antes de cada uso, e no caso de seu portador ganhar ou perder peso, ou ocorrerem outras alterações faciais que interfiram no ajuste da sua vedação (Orientações de Enfermagem 10.1).

Em certas situações de alto risco, como, por exemplo, durante a broncoscopia ou necropsia de um paciente com tuberculose, um filtro que exceda os padrões mínimos deve ser usado. Nesses casos, um filtro equipado com um purificador de ar ou com uma linha aérea de pressão positiva, guarnecida com uma máscara de semi ou total cobertura facial é necessária (CDC, 2005). Este tipo de filtro remove contaminantes do ar, por conduzi-lo por meio de um filtro particular de alta eficiência (HEPA), proporcionan-

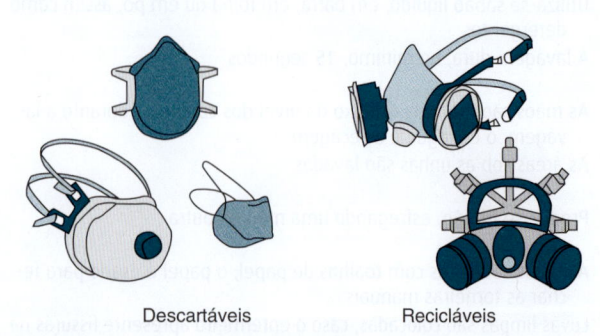

FIGURA 10.4 Filtros substituíveis e descartáveis.

ORIENTAÇÕES DE ENFERMAGEM 10.1

Utilizando uma máscara ou respirador com filtro de partículas

- Coloque a máscara, havendo risco de tosse ou espirro em um raio de aproximadamente um metro. *A máscara bloqueia a via de entrada.*
- Coloque uma máscara com ou sem filtro de partículas, caso haja potencial de aquisição de doenças pela transmissão por gotículas ou pelo ar. *A máscara bloqueia a via de entrada.*
- Posicione a máscara de modo que cubra o nariz e a boca. *A máscara oferece uma barreira às portas de entrada nasal e oral.*
- Amarre o cordão superior da máscara de maneira confortável, na parte de trás da cabeça, e os cordões inferiores, sobre a nuca. *A adequada colocação da máscara reduz as vias de saída e entrada dos microrganismos.*
- Evite tocar a máscara uma vez que ela tenha sido colocada no lugar. *O toque na máscara transfere os microrganismos para as mãos.*
- Mude a máscara a cada 20 a 30 minutos, ou quando estiverem perceptivelmente úmidos; as máscaras com filtros de partículas podem ser usados várias vezes, mas precisam ser verificados quanto a vazamentos e ajuste. *A mudança da máscara preserva sua eficácia.*
- Toque somente os cordões da máscara durante sua remoção. *O toque na máscara transfere os microrganismos para as mãos.*
- Descarte as máscaras usadas em um recipiente forrado ou impermeável. *O apropriado descarte reduz a transmissão de microrganismos a outras pessoas.*
- Lave as mãos ou realize sua antissepsia após a remoção de uma máscara. *A lavagem e a antissepsia das mãos removem os microrganismos delas.*

do, assim, a purificação do ar que entra pela máscara, capuz ou capacete.

Luvas

Os enfermeiros calçam luvas limpas, por vezes chamadas de "luvas de procedimento", nas seguintes circunstâncias:

- Como uma barreira para prevenir o contato manual direto com sangue, fluidos corporais, secreções, excreções, mucosas e pele não íntegra
- Como uma barreira para proteger aos pacientes contra os microrganismos transmitidos pela equipe de enfermagem, ao serem realizados procedimentos ou cuidados que envolvam contato com as mucosas ou a pele não íntegra do paciente
- Quando houver um potencial para transferência de microrganismos de um paciente ou de um objeto a outro paciente durante o cuidado de enfermagem subsequente

As luvas de procedimento são normalmente feitas de látex ou vinil, embora existam outros tipos disponíveis (ver Cap. 19). Tanto as de látex quanto as de vinil protegem da mesma maneira, caso não sejam excessivamente usadas, ainda que as de látex possuam outras vantagens. Elas esticam-se e moldam-se para servir nas mãos do usuário, como se fossem uma segunda camada de pele, permitindo assim uma maior flexibilidade de movimentos. Talvez o mais importante seja sua capacidade de fechamento de minúsculos orifícios.

Infelizmente, alguns enfermeiros e pacientes são alérgicos ao látex. As reações variam e vão desde sintomas irritantes, como exantemas na pele, vermelhidão, coceira e lacrimejamento nos olhos e entupimento nasal, além de outros mais graves, como inchaço das vias aéreas e pressão sanguínea baixa. Os enfermeiros particularmente sensíveis ao látex podem usar tipos alternativos de luvas ou, ainda, usar dois pares de luvas de vinil, nos casos de risco maior de contato com sangue ou fluidos corporais.

Os enfermeiros trocam as luvas caso elas furem, após seu uso e entre o cuidado dos pacientes. As luvas de vinil não protegem tanto após cinco minutos de uso. Seguindo as técnicas assépticas, os enfermeiros as removem sem que haja contato direto com sua superfície externa, mais contaminada (ver Orientações de Enfermagem 10.2).

Toucas e propés

As toucas e os propés reduzem a transmissão dos patógenos presentes nos cabelos ou nos sapatos. Os profissionais da equipe de saúde costumam usar essas peças durante procedimentos cirúrgicos ou obstétricos. Os propés são presos de forma a cobrir as extremidades abertas das pernas das calças. As toucas devem encobrir toda a cabeça. Os homens com barba ou longas costeletas utilizam toucas especiais, que lembram um capacete de tecido ou de papel. Mesmo sabendo que as toucas não são necessárias durante o curso dos cuidados gerais de enfermagem, os profissionais de saúde devem manter seus cabelos curtos ou presos com prendedores, tiras para cabelo ou de outro modo.

Óculos de proteção

O uso de um óculos de proteção é essencial quando houver a possibilidade de fluidos corporais espirrarem, atingindo os olhos. Os óculos são usados com uma máscara ou com um escudo protetor multitarefas para o rosto (Fig. 10.6).

Confinamento de materiais sujos

As instituições de cuidado com a saúde fazem uso de várias práticas de assepsia médica para acomodar os reservatórios de microrganismos, especialmente aqueles presentes em equipamentos e suprimentos sujos. Elas incluem o uso de salas designadas para utilidades limpas e sujas e vários recipientes para descarte de resíduos.

Salas de utilidades

As instituições de saúde possuem, pelo menos, duas salas de utilidades: uma delas designada como sala limpa e a outra considerada suja. Os profissionais nunca devem colocar materiais sujos na sala de utilidades limpa.

A sala de utilidades suja (conhecida como expurgo) contém recipientes cobertos para os resíduos, pelo menos um grande *hamper* para roupa e um depósito alimentador que possa ser enxaguado. Essa sala também aloja os artigos para teste de fezes ou de urina. Nela existe uma pia para permitir a lavagem das mãos e para o enxágue de equipamentos grosseiramente contaminados.

ORIENTAÇÕES DE ENFERMAGEM 10.2

Removendo luvas

- Segure uma das luvas na extremidade superior e pelo lado externo na região do punho (Fig. 10.5). *Essa posição mantém uma barreira entre as superfícies contaminadas.*
- Estique e puxe a extremidade superior da luva para baixo, enquanto a inverte durante a remoção. *Essa medida isola a superfície suja, bloqueando uma potencial via de saída de microrganismos.*
- Insira os dedos da mão sem luva dentro da extremidade interna da luva ainda vestida. *A superfície interna é a porção mais limpa da luva.*
- Puxe a segunda luva de dentro para fora, enquanto encerra a primeira luva na palma da mão. *Essa medida retém o reservatório de microrganismos.*
- Coloque as luvas em um recipiente de descarte revestido. *O descarte adequado confina o reservatório de microrganismos.*
- Lave imediatamente as mãos ou realize sua antissepsia, friccionando-as com produtos à base de álcool, após a retirada das luvas. *A lavagem e a antissepsia das mãos removem os microrganismos transitórios e residentes que se proliferaram no ambiente escuro, quente e úmido no interior das luvas.*

Recipientes para o lixo

As instituições contam com vários métodos para acomodar temporariamente artigos sujos até que possam ser descartados. A maioria dos pacientes possui um cesto para papéis junto à cabeceira da cama, para descarte de lenços ou outros pequenos itens que possam ser queimados. As cestas de lixo costumam ser forradas com um saco plástico. Recipientes de aspiração e de drenagem são mantidos cobertos, sendo esvaziados pelo menos uma vez a cada turno. A maior parte dos quartos de pacientes possui um recipiente preso à parede, resistente a perfurações, no qual são colocadas agulhas ou outros objetos cortantes (Fig. 10.7).

Mantendo o ambiente limpo

As instituições de saúde empregam funcionários para a lavanderia e para a higienização, que auxiliam nas tarefas de limpeza. Em geral, se a roupa de cama está adequadamente embalada ou é manuseada com luvas, os detergentes e o calor da água e dos secadores fazem uma limpeza suficiente, eliminando os elementos patógenos.

A equipe de higienização é responsável pela coleta e pelo descarte do lixo acumulado, bem como pela desinfecção concorrente e terminal. Os funcionários da higienização que seguem os princípios da assepsia médica realizam uma **desinfecção concorrente**, medidas que mantêm limpo, a cada dia, o ambiente do paciente:

- Eles limpam as áreas menos sujas antes daquelas demasiadamente sujas.
- Eles limpam os pisos com esfregão umedecido e retiram o pó dos móveis, com um pano úmido, evitando a distribuição de microrganismos por intermédio de correntes de ar empoeiradas.
- Eles descartam frequentemente as soluções utilizadas para a lavagem dos pisos nos depósitos localizados no expurgo.
- Eles jamais colocam os artigos limpos no chão.

A **desinfecção terminal** refere-se a uma limpeza mais completa que a desinfecção concorrente e consiste no conjunto de medidas usadas para limpar o ambiente em que se encontrava o paciente, após sua alta. Ela envolve a escovação do colchão e do interior das gavetas e das laterais da cama.

Os enfermeiros que trabalham em estabelecimentos de cuidado domiciliar podem ensinar ao paciente e a sua família práticas simples de assepsia para a limpeza de itens contaminados (ver Ensinando o Paciente e a Família 10.1).

▶ *Pare, Pense e Responda – Quadro 10.3*
Descreva métodos de assepsia médica que ajudam a controlar o ciclo do processo infeccioso num resfriado comum.

Assepsia cirúrgica

A **assepsia cirúrgica** refere-se às medidas que previnem a contaminação de itens e equipamentos completamente livres de microrganismos. As **técnicas estéreis** incluem práticas que evitam a contaminação de artigos isentos de micróbios. Ambos iniciam com o processo de esterilização.

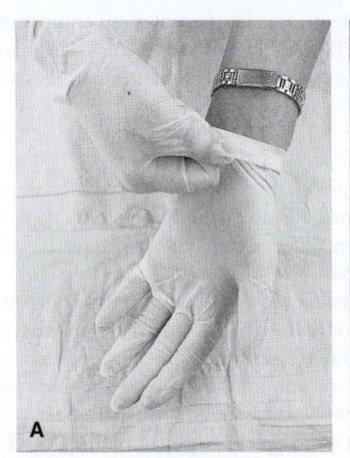

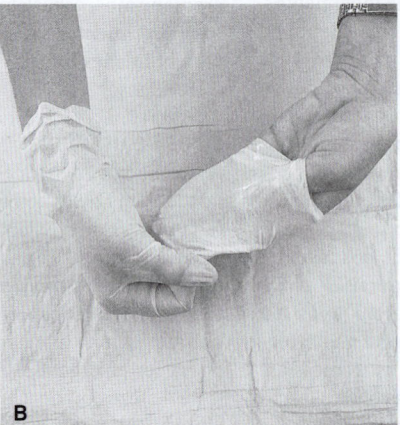

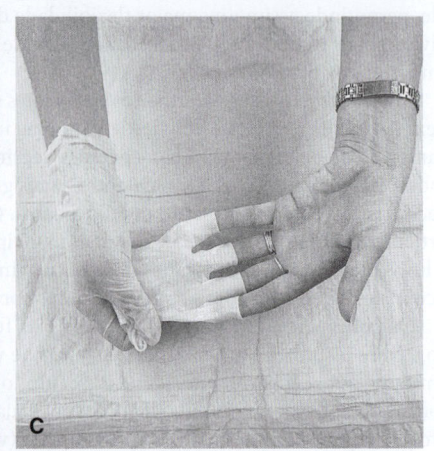

FIGURA 10.5 (A) Puxe pelo punho. (B) Inverta a luva. (C) Encerre as superfícies contaminas. (Foto de B. Proud.)

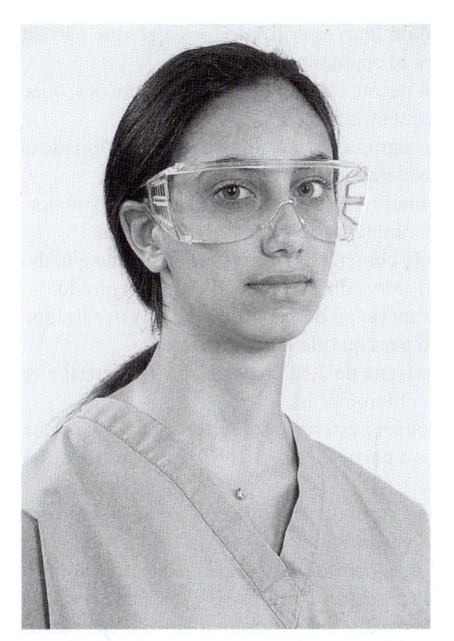

FIGURA 10.6 Óculos de proteção. (Foto de B. Proud.)

Esterilização

A **esterilização** consiste nas técnicas físicas e químicas que destroem todos os microrganismos, até mesmo os esporos. A esterilização de equipamentos é feita dentro da instituição de saúde ou pelos próprios fabricantes de artigos médicos. Os rótulos contidos nos equipamentos comercialmente esterilizados identificam sua data de validade.

Esterilização física

Os microrganismos e os esporos são destruídos fisicamente pelo uso da radiação ou do calor, água fervente, vapor livre, calor seco e vapor sob pressão.

Radiação

A radiação ultravioleta é capaz de matar bactérias, especialmente os organismos que transmitem a tuberculose. Esse processo costuma ser combinado com outros métodos de assepsia; todavia, sua eficácia depende do deslocamento de organismos pelas correntes de ar, das áreas mais inferiores do ambiente contra as

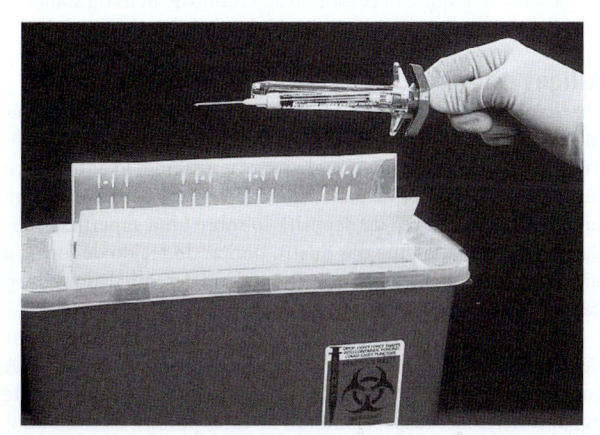

FIGURA 10.7 Recipiente para descarte de perfurocortantes.

> **Ensinando o paciente e a família 10.1**
> **Limpando utensílios potencialmente infecciosos**
>
> O enfermeiro ensinará os seguintes pontos:
> - Ponha luvas à prova d'água se os itens estiverem muito contaminados ou se houver rupturas na pele das mãos.
> - Selecione um recipiente que tenha a única função de limpar artigos contaminados.
> - Desmonte e enxágue os equipamentos reutilizáveis logo após o uso.
> - Enxágue primeiro os artigos muito contaminados, com água corrente e fria; a água quente ajuda a tornar espessas as substâncias proteicas dos fluidos orgânicos ou a solidificá-las.
> - Embeba os artigos reutilizáveis em uma solução de água e detergente ou desinfetante, caso uma limpeza completa não seja imediatamente possível.
> - Use uma esponja, escova ou pano para friccionar e afrouxar as sujidades, os fluidos corporais e os microrganismos presos na superfície dos artigos contaminados.
> - Force a entrada de água com espuma nas reentrâncias dos equipamentos de modo a retirar os resíduos.
> - Enxágue bem os itens lavados, em água corrente.
> - Retire o excesso de água dos equipamentos e seque-os ao ar.
> - Lave as mãos pelo menos por 15 segundos após a limpeza dos equipamentos, se estiverem visivelmente sujas, com resíduos de sangue ou outros fluidos corporais ou contaminadas com material proteico; substitua a lavagem das mãos por uma fricção com um produto à base de álcool em outras circunstâncias.
> - Guarde os itens limpos e secos em recipientes cobertos ou use uma toalha limpa para envolvê-los.

---

paredes e teto (CDC, 2008). A exposição à luz solar era utilizada, no passado, para eliminar os microrganismos.

Água fervente

A água fervente é uma forma conveniente de esterilizar itens em casa. Para ser eficaz, ferve-se o equipamento contaminado durante 15 minutos, a 212°F (100°C) – prolongar esse tempo nos locais de maiores altitudes.

Vapor livre

O vapor livre é um método em que os itens são expostos ao vapor quente que escapa da água fervente. Há necessidade de atingir a mesma temperatura e de utilizar o mesmo tempo que foram usados para o método da fervura. O vapor livre não é tão confiável quanto a água fervente porque é difícil expor todas as superfícies dos itens contaminados ao vapor.

Calor seco

O calor seco, ou esterilização pelo ar quente, assemelha-se ao ato de assar em um forno. Para destruir microrganismos por esse método, temperaturas de 330 a 340°F (165 a 170°C) precisam ser mantidas por, no mínimo, três horas. Essa é uma boa técnica de esterilização de instrumentos cortantes e de seringas reutilizáveis, pois o calor úmido danifica as extremidades cortantes e as superfícies granulares do vidro. O calor seco evita a formação de ferrugem nos objetos que não são feitos de aço inoxidável.

Vapor sob pressão

O vapor sob pressão é o método mais confiável para a destruição de todas as formas de microrganismos e esporos. A *autoclave* é um tipo de esterilizador que a maioria das instituições de saúde utiliza (Fig.10.8). O uso da pressão possibilita o alcance de tem-

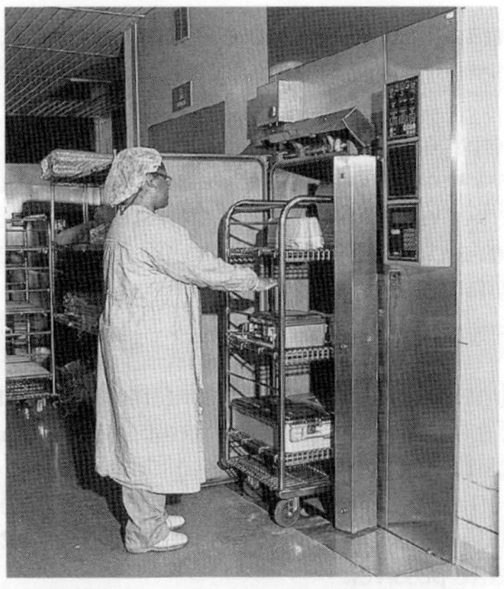

FIGURA 10.8 Autoclave. (Foto de B. Proud.)

peraturas muito mais elevadas do que as obtidas com a fervura ou o calor livre. Fitas sensíveis ao calor, que modificam sua cor ou que exibem um padrão quando expostas a altas temperaturas, são usadas nos pacotes esterilizados como um indicador visual de que o método foi aplicado.

Esterilização química

Tanto as substâncias químicas gasosas quanto as líquidas são empregadas para esterilizar equipamentos invasivos. Até que o ácido peracético fosse consumado como um agente esterilizante, era difícil empregar o uso da esterilização química e alguns questionavam sua competência. O uso do ácido peracético, contudo, está ganhando popularidade como um método confiável para a esterilização de artigos sensíveis ao calor, como os endoscópios (Rutola & Weber, 2001). A esterilização gasosa, utilizando gás de óxido de etileno, é um método tradicional para destruição de microrganismos. Ele é uma melhor opção, se o calor ou a umidade forem propícios a danificar os artigos ou se não houver melhor método disponível.

Ácido peracético

O ácido peracético é um agente esterilizante líquido, que combina o ácido acético e o peróxido de hidrogênio. Quando comparado a outros agentes desta natureza, o ácido peracético é mais efetivo contra bactérias, vírus, leveduras e mofo. Ele esteriliza os equipamentos com rapidez, é efetivo quando há presença de matéria orgânica, como sangue e fezes, e decompõe-se de forma segura no ambiente (Steris Corporation, 2006).

Gás de óxido de etileno

O gás de óxido de etileno destrói um amplo espectro de microrganismos, até mesmo os esporos e os vírus, quando os elementos contaminados são expostos por três horas a uma temperatura de 86°F (30°C). Todavia, os itens que recebem a ação do gás precisam ser arejados durante 5 dias, em temperatura ambiente, ou por oito horas a uma temperatura de 248°F (120°C), para que sejam retirados os resíduos do gás, que podem causar queimaduras químicas.

Princípios da assepsia cirúrgica

A assepsia cirúrgica baseia-se na premissa de que uma vez que os equipamentos e áreas estão livre de microrganismos, eles podem permanecer assim se a contaminação for evitada. Consequentemente, os profissionais de saúde observam os seguintes princípios:

- A esterilidade é preservada, tocando-se os itens esterilizados com outro item também estéril.
- Quando um item esterilizado toca algo que não está estéril, é considerado contaminado.
- Todo um pacote esterilizado parcialmente descoberto é considerado contaminado.
- Havendo alguma dúvida em relação à esterilidade de um item, ele é considerado não estéril.
- Quanto maior o tempo desde a esterilização, maior a probabilidade de um item não estar mais esterilizado.
- Um pacote comercialmente esterilizado não é mais considerado estéril caso a data de validade tenha expirado.
- Uma vez aberto ou descoberto um item esterilizado, basta pouco tempo para que ele seja contaminado.
- A área externa de 2,54 cm de uma área estéril é considerada zona de contaminação.
- Um envoltório esterilizado, se for molhado, importa microrganismos a partir de sua superfície de apoio, causando contaminação.
- Toda área estéril ou artigo aberto é considerado contaminado se deixado abandonado.
- A tosse, o espirro ou a conversa exagerada sobre um campo estéril causa contaminação.
- Ir a uma área que contenha equipamento esterilizado apresenta elevado potencial para contaminá-la, o que deve ser evitado.
- Itens esterilizados localizados em um nível aquém do nível da cintura são considerados contaminados, pois não se encontram dentro de uma área crítica de visão.

Os profissionais da área da saúde observam os princípios da assepsia cirúrgica durante as cirurgias, quando realizam procedimentos invasivos, como a inserção de cateteres urinários, e quando tratam de feridas abertas. Práticas que envolvem a assepsia cirúrgica incluem a criação de um campo estéril, o acréscimo de itens esterilizados a esse campo e o uso de luvas estéreis.

Criação de um campo estéril

Um **campo estéril** é uma área de trabalho livre de microrganismos, constituída pela superfície interna de um envoltório de pano ou de papel que embala os artigos esterilizados, à semelhança de uma toalha de mesa. O campo amplia a área em que os equipamentos ou os instrumentos esterilizados podem ser colocados. Ao abrir os pacotes estéreis, o enfermeiro é cuidadoso para manter estéreis o interior da embalagem e seu conteúdo. Consultar a Habilidade 10.4.

Colocação de artigos sobre um campo estéril

Há ocasiões em que é necessário o acréscimo de itens ou soluções esterilizados ao campo estéril (ver Habilidade 10.4).

Artigos estéreis

Os elementos esterilizados na instituição ou aqueles comercialmente preparados podem ser acrescidos a um campo estéril. Os mais antigos costumam vir embalados em tecido. O enfermeiro desenrola a cobertura de pano, apoiando o item empacotado em uma das mãos, em vez de depositá-lo sobre uma superfície sólida. Ele segura cada uma das quatro pontas do tecido de forma a não ficarem pendentes; então, coloca o item desembalado sobre o campo estéril e descarta a cobertura de tecido.

Suprimentos comercialmente preparados, como quadrados de gaze esterilizada, vêm em embalagens fechadas de papel. A cobertura de papel costuma ter duas pontas soltas que vão até as superfícies lacradas. Separando-se essas pontas, os conteúdos esterilizados podem ser depositados sobre o campo estéril.

ORIENTAÇÕES DE ENFERMAGEM 10.3

Vestindo um Avental Estéril

- Coloque uma máscara e uma touca. *Essa sequência evita a contaminação das mãos após sua lavagem.*
- Faça uma assepsia cirúrgica das mãos (ver Habilidade 10.3). *A assepsia cirúrgica das mãos remove os microrganismos residentes e transitórios.*
- Segure o avental estéril pela linha interna, próxima ao pescoço. *Essa atitude preserva a esterilidade da parte externa do avental.*
- Segure o avental longe do corpo e de outros objetos não estéreis (ver Fig. 10.9A). *Isso evita a contaminação.*
- Possibilite que o avental se desdobre, ao mesmo tempo em que o suspende a uma altura suficiente para evitar seu contato com o piso. *Isso evita a contaminação.*
- Insira um braço em cada uma das mangas, sem tocar a superfície externa do avental. *Essa atitude mantém sua esterilidade.*
- Solicite a um auxiliar que puxe a parte interna do avental para que ele se adapte ao seu corpo, descubra suas mãos e, então, amarre o avental firmemente (ver Fig. 10.9B). *Essa atitude preserva a esterilidade da parte frontal do avental.*
- Coloque as luvas estéreis imediatamente. *O uso de luvas estéreis garante a condição de esterilidade das mãos e dos punhos do avental.*

Soluções estéreis

As soluções estéreis, como a solução salina normal, apresentam-se em variados volumes. Alguns recipientes são lacrados com um protetor de borracha ou uma tampa de rosca. Ambos podem ser substituídos, caso a superfície interna não tenha sido contaminada. Para evitar a contaminação, o enfermeiro coloca a capa protetora no sentido contrário, sobre uma superfície plana, ou a segura com as mãos, durante a retirada do conteúdo.

Antes de utilizar uma solução estéril, o enfermeiro entorna e descarta uma pequena quantidade da solução para levar embora os contaminantes aéreos que possam estar na entrada do recipiente. Trata-se de um procedimento conhecido como *lipping* ("lamber o frasco"). Ao derramar a solução estéril, o enfermeiro segura o recipiente a sua frente. Evita tocá-lo em qualquer área esterilizada ou no interior do campo estéril. Ele controla a altura do recipiente, para evitar que se derramem gotas sobre o campo estéril, o que criaria uma área de contaminação. As instituições substituem as soluções estéreis diariamente, mesmo que todo o seu conteúdo não tenha sido utilizado.

Calçando luvas estéreis

Quando colocadas de modo correto, os enfermeiros podem utilizar as luvas estéreis para manusear os equipamentos e os itens esterilizados sem contaminá-los. Elas proporcionam uma barreira que evita a transmissão dos micróbios aos pacientes. Alguns pacotes de suprimentos incluem luvas estéreis; elas também podem vir embaladas separadamente, em invólucros próprios (Habilidade 10.5).

▶ *Pare, Pense e Responda – Quadro 10.4*
Qual é a melhor ação a ser tomada quando se, ao colocar luvas estéreis, um enfermeiro tocar o polegar de um mão enluvada no seu pulso sem luva?

Vestindo um avental estéril

O avental estéril protege o paciente e o equipamento esterilizado de microrganismos que se fixam sobre a superfície dos uniformes, trajes ou aventais hospitalares. Os aventais estéreis são uma exigência durante as cirurgias e os partos. Eles também são usados durante outros procedimentos estéreis.

Os aventais estéreis normalmente são feitos de tecido e são lavados e esterilizados após cada uso. Antes de serem embalados para esterilização, fazem-se dobras de modo que sua superfície interna possa ser tocada durante o processo de vesti-lo. Para evitar a contaminação, observam-se as orientações apresentadas nas Orientações de Enfermagem 10.3.

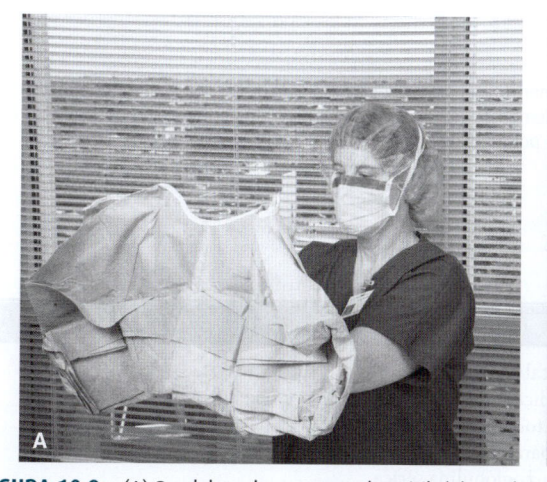

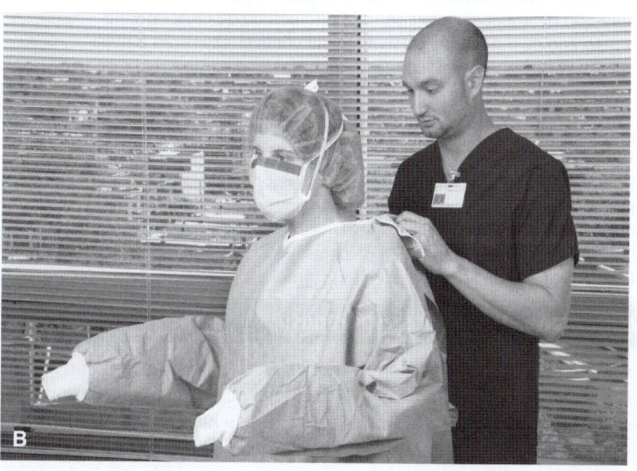

FIGURA 10.9 (A) Desdobrando um avental estéril. (B) Auxiliando na colocação de um avental estéril. (Foto de B. Proud.)

IMPLICAÇÕES PARA A ENFERMAGEM

Todos são suscetíveis a infecções, em especial se as fontes de microrganismos existentes entre os profissionais, pacientes, equipamentos e ambiente institucional não forem controladas. Os enfermeiros costumam identificar os diagnósticos de enfermagem pertinentes ao assistir pacientes particularmente suscetíveis:

- Risco de Infecção
- Risco de Transmissão de Infecção
- Proteção Ineficaz
- Recuperação Cirúrgica Retardada
- Conhecimento Deficiente

O Plano de Cuidados de Enfermagem 10.1 ilustra como os enfermeiros incorporam os princípios de assepsia a um plano de ensino para o diagnóstico de enfermagem Conhecimento Deficiente. A taxonomia da NANDA (2012) define Conhecimento Deficiente como a ausência ou deficiência de informações cognitivas relacionada a um tópico específico. Carpenito-Moyet (2008) usa a definição "estado em que o indivíduo ou grupo apresenta deficiência de conhecimentos cognitivos ou de habilidades psicomotoras, quanto à condição ou plano de tratamento". Alguns especialistas defendem que esse diagnóstico de enfermagem é usado erroneamente, pois se trata mais de uma etiologia do que de um diagnóstico de enfermagem (Carpenito-Moyet, 2008).

PLANO DE CUIDADOS DE ENFERMAGEM 10.1 — Conhecimento deficiente

Investigação

- Explore o nível de conhecimento do paciente numa área específica de cuidado com a saúde.
- Ofereça oportunidades durante as quais o paciente possa solicitar informações relacionadas à saúde.
- Ouça atentamente as declarações que reflitam imprecisão das informações de saúde.
- Observe se o paciente realiza o autocuidado relacionado à saúde de forma incorreta.
- Atente para sinais de angústia emocional que reflitam a imprecisão das informações.

Diagnóstico de enfermagem: Conhecimento Deficiente relacionado à falta de familiaridade com a transmissão de doença infecciosa (hepatite A), evidenciada pela declaração "O enfermeiro da escola enviou-me este bilhete avisando que há um caso de hepatite na classe do 5º ano do Ensino Fundamental em que minha filha estuda. Não é uma doença que acomete os usuários de drogas? Será que eu devo tirar minha filha da escola? O que evitará que ela pegue esta doença?".

Resultado esperado: O paciente (1) declarará a diferença entre a transmissão da hepatite A e da hepatite B, (2) listará pelo menos três sinais e sintomas da hepatite A, (3) verbalizará como é possível evitar a infecção pela hepatite A, e (4) demonstrará como lavar as mãos apropriadamente, ao término da consulta.

Intervenções	Justificativas
Explique que a hepatite A é principalmente transmitida pelas fezes de uma pessoa infectada, por via oral, a um indivíduo suscetível e que a hepatite B é disseminada por meio do sangue e dos fluidos corporais.	Essa discussão oferece informações precisas a respeito do modo de transmissão da doença.
Ofereça informações relacionadas à saúde sobre a hepatite A, o que inclui: • O período de incubação da hepatite A é de 25 a 30 dias. • Os sinais e sintomas que podem aparecer são febre baixa, redução das atividades, perda de apetite, náuseas, dor abdominal, colúria, fezes com coloração clara e amarelamento da pele e da parte branca dos olhos. • A lavagem das mãos é uma excelente medida preventiva, especialmente quando realizada antes das refeições e após o uso do banheiro. • A injeção de imunoglobulina sérica é um método de fornecimento temporário de imunidade passiva, quando houver exposição à hepatite A.	Informações específicas incrementam o conhecimento do paciente, esclarece informações confusas e ajuda a aliviar a ansiedade.
Demonstre a lavagem das mãos e observe uma performance por parte do paciente, enfatizando os seguintes pontos: • Gire a torneira e deixe a água correr. • Molhe as mãos e ensaboe-as. • Esfregue as mãos ensaboadas por pelo menos 15 segundos. • Enxágue, deixando a água correr a partir dos punhos em direção aos dedos. • Seque as mãos com uma toalha de papel. • Use uma toalha de papel para fechar a torneira.	A demonstração oferece educação para a saúde pelo aprendizado visual; a demonstração de retorno por parte do paciente reforça o aprendizado, por meio de atividade psicomotora.

Avaliação dos resultados esperados:

- O paciente identifica o modo de transmissão da hepatite A, como rota fecal/oral.
- O paciente cita febre baixa, perda de apetite e esclera amarelada como indicadores de uma infecção por hepatite A.
- O paciente relata que a lavagem de mãos frequente e abrangente é um método para evitar a aquisição da hepatite A.
- O paciente demonstra uma apropriada lavagem das mãos e é preparado para ensinar a mesma prática à filha.
- O paciente marca uma consulta para que sua filha receba a injeção de imunoglobulina sérica.

EXERCÍCIOS DE PENSAMENTO CRÍTICO

1. Se a taxa de infecções aumentou na unidade de enfermagem, o que deve ser investigado para determinar os fatores contribuintes?
2. Se a causa das infecções hospitalares está relacionada à inadequada lavagem das mãos entre os profissionais da equipe de saúde, dê algumas sugestões para corrigir o problema.
3. Quais métodos podem ser utilizados para avaliar se os profisionais da área da saúde estão realizando a higiene das mãos de forma adequada?
4. Que recomendações você pode sugerir para evitar a transferência de microrganismos dos profissionais da saúde aos pacientes os quais eles assistem?

QUESTÕES DE REVISÃO – ESTILO DO NCLEX

1. Qual o tempo mínimo necessário para realizar a fricção das mãos com produtos à base de álcool?
   1. 5 segundos
   2. 10 segundos
   3. 15 segundos
   4. 20 segundos
2. Qual das seguintes afirmativas está apropriadamente relacionada às práticas assépticas de higiene das mãos? Assinale todas as alternativas corretas.
   1. O profissional da saúde possui unhas artificiais recém-aplicadas.
   2. As unhas das mãos possuem comprimento inferior a 6 mm.
   3. O enfermeiro removeu todos os resquícios de esmalte.
   4. O enfermeiro esfrega as pontas dos dedos de uma mão contra a palma da outra, que contém produto à base de álcool.
   5. O enfermeiro esfrega as mãos, mas não os punhos.
3. O cuidado de enfermagem mais importante a ser ensinado pelo enfermeiro a um paciente com infecção ocular é:
   1. Ingerir uma dieta nutritiva e bem balanceada.
   2. Usar óculos de sol sob luz radiante.
   3. Não compartilhar mais toalhas de banho e de rosto.
   4. Evitar o consumo de produtos que contenham aspirina.
4. Se o enfermeiro fornecer as seguintes informações a uma pessoa que acaba de furar as orelhas (para colocar brincos), qual delas é a mais importante para reduzir o potencial de infecção?
   1. Utilize somente brincos feitos com ouro 14 quilates.
   2. Deixe os brincos no local por 2 semanas.
   3. Gire os brincos frequentemente.
   4. Limpe os lóbulos das orelhas com álcool diariamente.
5. Ao colocar luvas estéreis, quais ações estão corretas? Selecione todas as afirmações aplicáveis.
   1. O enfermeiro realiza higiene das mãos.
   2. As extremidades dos dedos da luva, do invólucro aberto, são posicionadas mais próximas ao enfermeiro.
   3. O enfermeiro pega a primeira luva pelo punho dobrado, utilizando os dedos da mão.
   4. O enfermeira puxa a luva sem tocar na superfície externa da luva.
   5. A segunda luva é colocada segurando-se pela sua borda dobrada, internamente, utilizando os dedos da mão que já está com a primeira luva.

HABILIDADE 10.1 Lavando as mãos

Ação sugerida	Justificativa
INVESTIGAÇÃO	
Revise a prescrição médica para determinar se é adequado fazer uma lavagem de mãos por mais de 15 segundos.	Demonstrar preocupação com os pacientes imunodeprimidos, com os recém-nascidos e com outros hospedeiros suscetíveis.
Verifique a existência de sabão e de toalhas de papel próximos à pia e de um recipiente para o lixo.	Promover uma lavagem eficiente das mãos e descartar as toalhas de papel; o sabão em barra é fornecido em pequenos pedaços, sendo trocado frequentemente e colocado em uma saboneteira que permita a drenagem dos líquidos, evitando a colonização por microrganismos; o sabão líquido é armazenado em recipientes fechados que são substituídos, ou limpos, secos e repreenchidos de acordo com uma programação preestabelecida.
PLANEJAMENTO	
Corte curtas as unhas das mãos, a um comprimento menor do que 6 mm, de forma que não possam ser vistas quando se olhar para a palma da mão.	Reduzir os reservatórios, onde estão as principais floras residentes das mãos; evitar que as luvas se rasguem.
Retire todas os adornos; uma aliança de casamento plana e lisa pode ser usada; dobre as mangas compridas.	Facilitar a remoção de microrganismos transitórios e residentes; as contagens bacterianas são maiores quando anéis são usados durante o cuidado.
Explique o propósito da lavagem das mãos ao paciente.	Reforçar e demonstrar uma preocupação com sua segurança.
IMPLEMENTAÇÃO	
Acione o fluxo de água usando uma torneira manual, uma torneira automática ou controladas com o joelho, o cotovelo ou o pedal (Fig. A).	Servir como agente umidificador e facilitar o ensaboamento; usar torneiras automáticas, controladas pelos cotovelos, joelhos ou pés evitar a recontaminação das mãos após terem sido lavadas.
Abrindo a torneira.	
Se um dispensador de toalhas de papel com alavanca estiver disponível, ative-a para dispensá-las.	Sensores eletrônicos diminuem a contaminação antes e depois da lavagem das mãos, mas geralmente não estão disponíveis na maioria das instituições de saúde.
Umedeça suas mãos com água quente em temperatura suportável, a partir dos pulsos na direção dos dedos (Fig. B).	Permitir que a água flua a partir da área menos contaminada indo até aquela mais contaminada.
Molhando as mãos.	
Evite respingar água da pia em seu uniforme.	Prevenir transferência de microrganismos para as roupas pelos respingos.

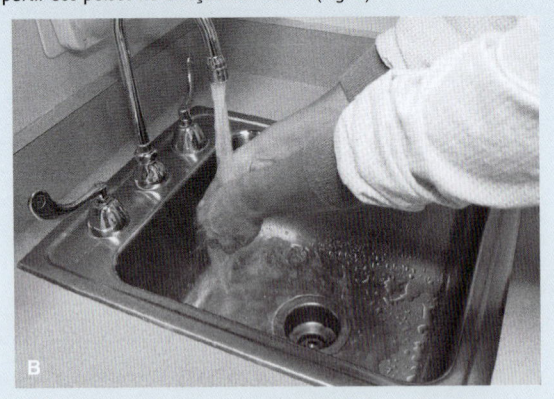

(continua)

Conceitos e Habilidades Fundamentais no Atendimento de Enfermagem 157

Lavando as mãos *(continuação)*

IMPLEMENTAÇÃO *(continuação)*

Dispense cerca de 3 a 5 mL (uma colher de chá) de sabão líquido em suas mãos ou umedeça uma barra de sabão.	Oferecer um agente para emulsificar os óleos do corpo e liberar os microrganismos.
Trabalhe o sabão de forma a criar espuma e provocar fricção.	Expandir o volume e a distribuição do sabão; começar a suavizar a camada de queratina da pele; afrouxar as sujidades e direcionar o sabão às fendas da pele.
Enxágue a barra de sabão, se utilizada, e recoloque-a na saboneteira com drenagem.	Retirar os microrganismos da superfície do sabão; a barra de sabão drenada está menos propensa a favorecer o crescimento de microrganismos.
Esfregue a espuma vigorosamente sobre todas a superfície das mãos, incluindo os polegares, o dorso dos dedos e das mãos e sob as unhas, por, no mínimo, 15 segundos – o que equivale a cantar duas vezes a canção "Parabéns a você" (Fig. C).	Liberar microrganismos que estejam alojados nas dobras e fissuras da pele.
	Limpando o dorso dos dedos.
Enxágue o sabão das mãos, deixando a água correr desde os punhos até os dedos (Fig. D).	Evitar a transferência de microrganismos para áreas mais limpas.
	Enxaguando as mãos.
Interrompa o fluxo da água, caso for controlada pelos pés, joelhos ou cotovelos.	Desligar a torneira sem recontaminar as mãos.
Mantenha as mãos escoadas em posição mais elevada do que os punhos.	Promover a drenagem pelo fluxo gravitacional em relação aos dedos.

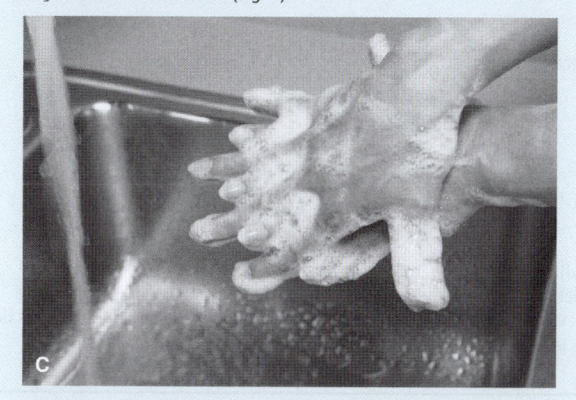

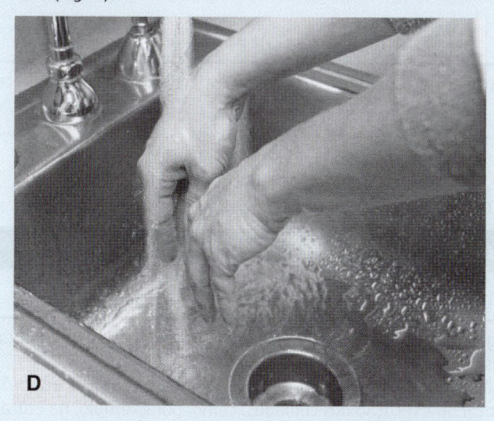

(continua)

Lavando as mãos *(continuação)*

IMPLEMENTAÇÃO *(continuação)*	
Seque completamente as mãos com toalhas de papel ou artigos similares (Fig. E).	Evitar o ressecamento das mãos. Toalhas de tecido são a última opção desejável de secagem porque são suscetíveis à contaminação. Os secadores de mãos com ar quente (raramente disponíveis nos quartos dos pacientes) são a melhor escolha. Toalhas de papel fornecidas a partir de um dispensador, colocado numa altura adequada de forma a evitar contaminação por respingos, são aceitáveis e eficazes.
Secagem das mãos.	
Desligue a torneira, se for manual, usando toalhas de papel. Aplique loção para as mãos periodicamente.	Evitar a recontaminação das mãos já limpas. Manter a integridade da pele, pois a pele que começa a ficar irritada e esfolada devido às frequentes lavagens de mãos aumenta os riscos de aquisição de patógenos pelo contato direto da pele.

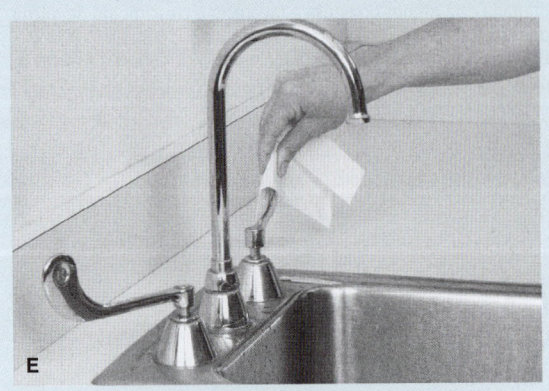

Avaliação
- A lavagem das mãos obedeceu às exigências de tempo.
- As mãos estão limpas.
- A pele está intacta.

Documentação
Pelo fato de a lavagem das mãos ser feita com bastante frequência, ela não costuma ser documentada, embora se espere que um padrão de cuidados seja atendido por parte de todos os profissionais de saúde.

HABILIDADE 10.2 Antissepsia das mãos friccionando-as com produtos à base de álcool

Ação sugerida	Justificativa
INVESTIGAÇÃO	
Certifique-se que as mãos *não* estão visivelmente sujas ou contaminadas com material proteico ou outros fluidos corporais. Identifique a localização do dispensador do produto à base de álcool.	A lavagem das mãos é necessária quando as mãos estão visivelmente sujas. A adesão ao procedimento aumenta quando o dispensador fica próximo ao local de execução dos cuidados, como, por exemplo, na entrada do quarto do paciente ou à beira do leito.
PLANEJAMENTO	
Prepare-se para realizar antissepsia das mãos com produto à base de álcool, rotineiramente, quando as mãos não estiverem visivelmente sujas, como antes e depois de tocar um paciente, antes e depois de executar um procedimento, depois de tocar na área adjacente ao paciente e depois de retirar as luvas.	As mãos adquirem de 100 a 1.000 unidades formadoras de colônias, uma medida de carga microbiana, durante a realização de "atividades limpas". Produtos que contêm álcool possuem melhor atividade antibacteriana que sabão (Boyce & Pittet, 2002).

(continua)

Conceitos e Habilidades Fundamentais no Atendimento de Enfermagem   159

Antissepsia das mãos friccionando-as com produtos à base de álcool   *(continuação)*

IMPLEMENTAÇÃO

Dispense aproximadamente 3mL do produto à base de álcool na palma da mão, mantendo-a em forma de concha (Fig. A).	A obtenção de uma antissepsia efetiva está relacionada ao uso de volume suficiente de produto necessário para cobrir toda a superfície das mãos e dos punhos.
	Obtendo o produto à base de álcool.
Distribua e esfregue o produto sobre toda a superfície das mãos e dos dedos.	A antissepsia efetiva requer contato entre o produto à base de álcool e as superfícies da pele onde os microrganismos residem.
Esfregue o dorso de cada mão com a palma oposta.	A fricção espalha o produto sobre o dorso das mãos e cria atrito que solta sujidades superficiais.
Espalhe o produto sobre os dedos das mãos e esfregue as áreas de pele exposta em cada mão.	Microrganismos tendem a se depositar e acumular nas dobras de pele.
Esfregue a extensão de cada polegar com um movimento de rotação.	O movimento rotacional garante que todo o polegar seja abrangido.
Esfregue as pontas dos dedos contra a palma da mão oposta, de cada uma das mãos, num movimento circular.	Os polegares, as pontas dos dedos e as dobras entre os dedos são as áreas que são menos efetivamente limpas durante a higiene das mãos.
Esfregue os punhos de ambas as mãos, de forma rotativa.	Limpar os punhos é a etapa final na redução de superfícies na iminente proximidade dos pacientes.
Realize as atividades de enfermagem após a fricção das mãos por pelo menos 15 segundos e depois que elas estiverem secas.	Após a fricção e evaporação suficientes, as contagens bacterianas nas mãos são significativamente reduzidas.

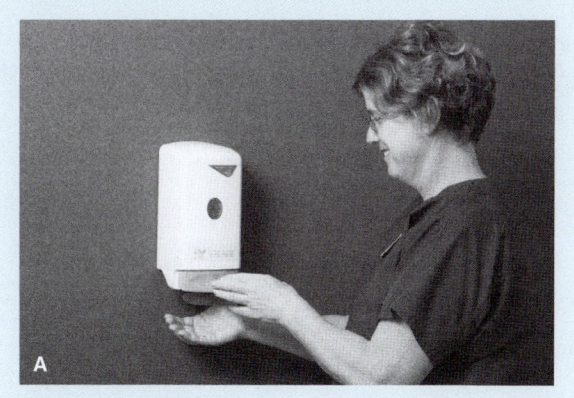

Avaliação

A antissepsia das mãos está completa quando o produto contendo álcool tiver evaporado completamente.

Documentação

A higiene das mãos não é documentada, mas espera-se que seja realizada de forma consciente pela equipe de atenção à saúde, como um padrão de cuidado.

HABILIDADE 10.3   Realizando a antissepsia cirúrgica das mãos

Ação sugerida	Justificativa
INVESTIGAÇÃO	
Localize a área designada para a realização da antissepsia cirúrgica das mãos. Verifique se a pia é profunda e se tem uma torneira acionada pelos joelhos ou pés. Certifique-se de que há sanificante líquido suficiente que possa ser dispensado com uma bomba de pé; também verifique se há esponja para mãos e limpador de unhas disponíveis.	Esta ação reduz o potencial de recontaminação ou a necessidade de repetição da antissepsia cirúrgica das mãos devido a falta de recursos necessários.
PLANEJAMENTO	
Troque o uniforme ou as roupas usuais por aventais ou trajes específicos.	Mudar de roupa diminui o número de microorganismos transferidos de outras áreas da instituição de saúde.
Coloque o uniforme e seus pertences, que podem incluir anéis e relógio de pulso, em um armário.	O armazenamento adequado assegura a guarda dos itens, que, por sua vez, contêm grande quantidade de microorganismos.
Coloque máscara, touca e propés.	Esses itens evitam a recontaminação da pele após as mãos serem limpas.
Verifique se uma toalha estéril, luvas e aventais de mangas longas estão na sala cirúrgica ou obstétrica, adjacente à área de limpeza.	A checagem prévia garante que as mãos limpas possam ser secas e cobertas rapidamente, a fim de evitar a transferência de micróbios adicionais às áreas limpas.

(continua)

Realizando a antissepsia cirúrgica das mãos *(continuação)*

IMPLEMENTAÇÃO

Ligue a água a uma temperatura confortavelmente aquecida, molhe as mãos no antebraço e, por fim, escoe toda o líquido sanitizante para todas as áreas molhadas, usando a fricção durante aproximadamente 15 segundos.

Esta acção remove detritos superficiais, óleo, e alguns microrganismos, antes do início da antissepsia cirúrgica das mãos.

Use uma escova, se for fornecida, para esfregar debaixo das unhas, em torno as cutículas e nos vincos nas palmas das mãos.

A escova pode ser inicialmente utilizada para remover as sujidades superficiais das mãos.

Limpe embaixo de cada unha com uma lixa de unha ou palito (Fig. A); elimine este artigo em um recipiente para resíduos, com pedal, antes de enxaguar as mãos.

Este dispositivo remove as sujidades e os microrganismos mais profundos que estão sob as unhas.

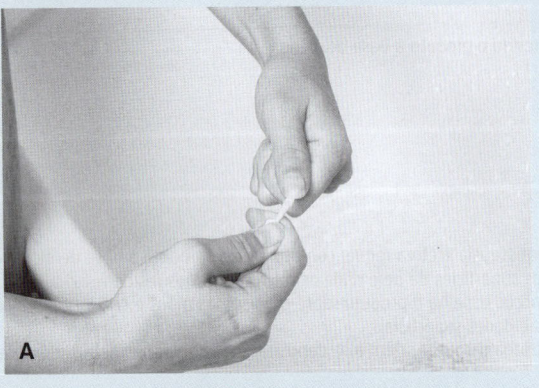

Limpando as unhas das mãos.

Enxágue a espuma, mantendo as mãos acima dos cotovelos.
Dispense o agente antimicrobiano na palma de uma mão ou utilize uma esponja umedecida que tenha sido pré-saturada com o sanificante.

A gravidade impede que a espuma suja fique aderida às mãos. Isso reduzirá microrganismos.

Usando o atrito, lave as unhas e todas as superfícies de cada um dos dedos; proceda o mesmo com o polegar, a palma e dorso da mão (Fig. B).

Estes passos seguem o princípio da limpeza da área mais contaminada para a menos contaminada.

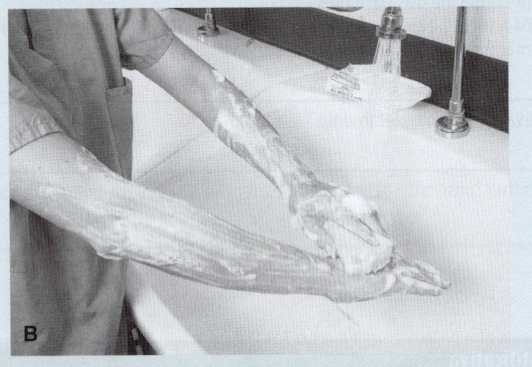

Lavando todas as superfícies das mãos, utilizando a fricção.

Passe por cima de todas as áreas, pelo menos 10 vezes; repita no outro lado.

Estas repetições garantem que a limpeza seja adequada.

Evite respingos de água ou espuma na superfície do avental ou traje.

Fazendo isso, evita-se que microrganismos que ficam sob o avental ou traje migrem para a superfície.

Prossiga com a lavagem dos antebraços, fazendo movimentos circulares, de baixo a região intermediária e nas áreas superiores.

Limpar na direção das áreas limpas do corpo.

Assegure-se que a lavagem persista durante o tempo sugerido pelo fabricante do agente de limpeza (geralmente um total de 2 a 6 minutos; Boyce & Pittet, 2002).

Tempo adequado é necessário para reduzir os microrganismos. Estudos estão sendo atualmente realizados para determinar se a antissepsia cirúrgica das mãos utilizando a fricção com produtos que contêm álcool ou clorexidina pode ser utilizada, em vez de utilizar os antissépticos tradicionais, como iodopovidona, ou se a duração da antissepsia cirúrgica das mãos pode ser encurtada com a sua implementação (Al Naami & Afzal, 2006; Tanner, 2008).

(continua)

Realizando a antissepsia cirúrgica das mãos *(continuação)*

IMPLEMENTAÇÃO *(continuação)*

Solte a esponja com sabão na pia ou descarte-a num coletor de resíduos com pedal. Enxágue a espuma, permitindo que a água escorra dos dedos em direção aos cotovelos (Fig. C).	Estes passos evitam o toque nas superfícies sujas, bem como o gotejamento de sujidades e microrganismos liberados sobre as mãos previamente limpas.
	Enxágue com água corrente, em direção aos cotovelos.
Manter as mãos elevadas acima da linha da cintura, bem como a frente do corpo e afastadas dele, mantendo os cotovelos flexionados; entre na sala onde a toalha estéril, as luvas e o avental estéril estão localizados (Fig. D).	Procedendo desta forma mantém-se a limpeza durante a transferência para a sala cirúrgica ou centro obstétrico.
	Mantendo as mãos e os braços erguidos e afastados do corpo.

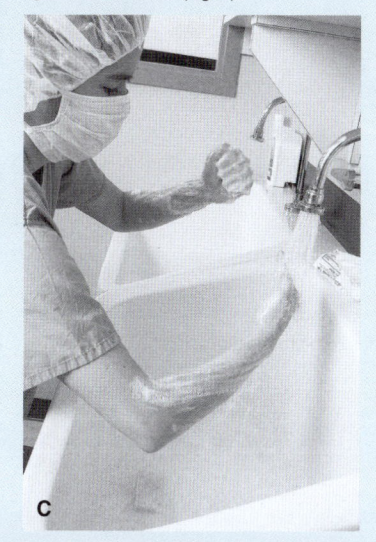

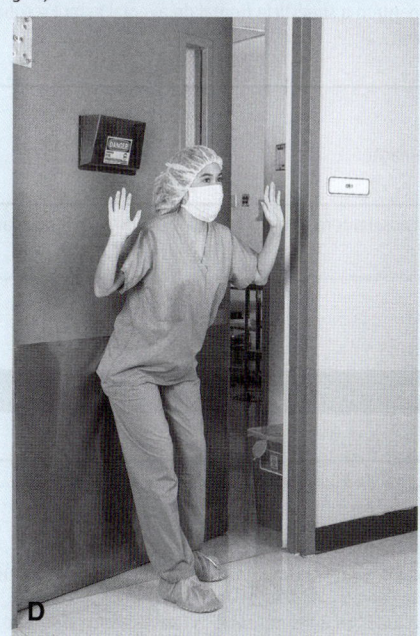

(continua)

Realizando a antissepsia cirúrgica das mãos *(continuação)*

IMPLEMENTAÇÃO *(continuação)*

Dirija-se até a mesa onde a toalha estéril está desembrulhada, enquanto mantém uma pequena distância dela.	Esta etapa impede que os organismos sejam transferidos do traje ou do avental para uma área estéril.
Pegue a toalha estéril pela sua borda dobrada. Depois de desdobrá-la, sem tocar em nada, use uma das extremidades para secar a mão e o antebraço, nessa ordem. Utilize a outra extremidade para secar o lado oposto (Fig. E).	Este processo evita a transferência de organismos entre áreas sujas e limpas.
	Secando as mãos com uma toalha estéril.
Descarte a toalha dentro num hamper.	Este descarte promove o confinamento de itens sujos.
Pegue um avental estéril e vista-o, com a ajuda de outro pessoa (consulte Orientações de Enfermagem 10.3) e coloque as luvas estéreis.	Este passo mantém a superfície frontal do avental estéril e cobre as mãos limpas.

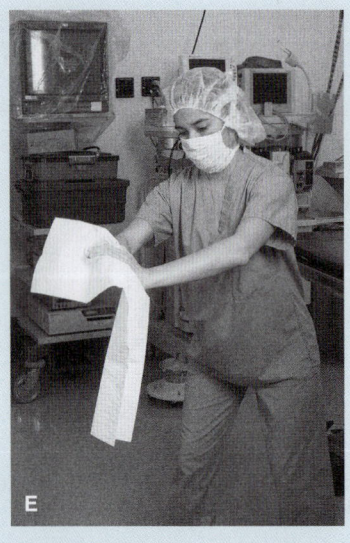

Avaliação

- Unhas, mãos e antebraços foram lavados pelo tempo designado.
- A sequência de limpeza atende aos princípios de assepsia.
- O procedimento e o uso de equipamentos seguiu os princípios para evitar a recontaminação.

Documentação

A antissepsia cirúrgica das mãos não é documentada, mas espera-se que seja realizada conscientemente, seguindo as políticas institucionais e os procedimentos que são padrões de atendimento para todos os profissionais de saúde.

HABILIDADE 10.4 Criando um campo estéril e adicionando artigos estéreis

Ação sugerida	Justificativa
INVESTIGAÇÃO	
Inspecione a área de trabalho para determinar a limpeza e a organização da superfície em que você irá trabalhar.	Trabalhar numa área limpa é um princípio da assepsia médica.
Obtenha um pacote pronto que contenha os itens necessários à realização do procedimento clínico.	O conteúdo do pacote pronto incluir os itens estéreis.
Verifique se o pacote está lacrado e se a data de validade não expirou.	Os artigos não devem ser usados caso haja dúvidas quanto a sua esterilização.
Determine se itens estéreis adicionais são necessários, mas não estão contidos no pacote.	A reunião de todos os itens necessários facilita a organização e o controle do tempo.

(continua)

Criando um campo estéril e adicionando artigos estéreis *(continuação)*

PLANEJAMENTO

Explique o que for necessário ao paciente.	Promover sua compreensão e cooperação.
Planeje a realização de um procedimento que requeira um campo estéril, quando o paciente estiver confortável e não existam potenciais interrupções.	Uma vez que seja criado um campo estéril, existe um potencial de contaminação quando os artigos são descobertos e o campo fica exposto por qualquer período de tempo.
Remova os objetos próximos à área em que o campo será disposto.	A remoção de objetos não estéreis proporciona um maior espaço para o trabalho e reduz o potencial para contaminações acidentais.

IMPLEMENTAÇÃO

Realize a lavagem ou antissepsia das mãos, friccionando-as com álcool.	Remover microrganismos transitórios e reduzir o potencial para transmissão de infecções.
Posicione o pacote embalado sobre a superfície ou acima da linha da cintura.	A colocação do pacote acima do nível da cintura mantém a esterilidade do campo, deixando seus itens à vista, e reduz o potencial para contaminação.
Posicione o pacote de forma que sua extremidade triangular mais distante possa ser desdobrada para longe do corpo (Fig. A).	Essa posição evita que se encoste na área estéril enquanto o pacote está sendo aberto e reduz o potencial para contaminação.
	Desdobrando o pacote para longe do corpo.
Desdobre cada lado embrulhado, tocando apenas nas áreas que terão contato direto com a mesa, ou toque em não mais que um centímetro da borda dobrada (Fig. B).	Essa medida mantém a esterilidade da área.
	Desdobrando as laterais.

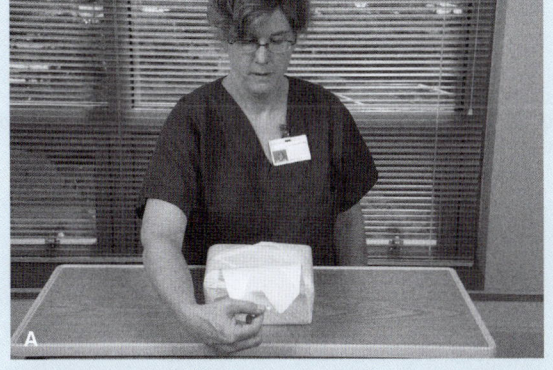

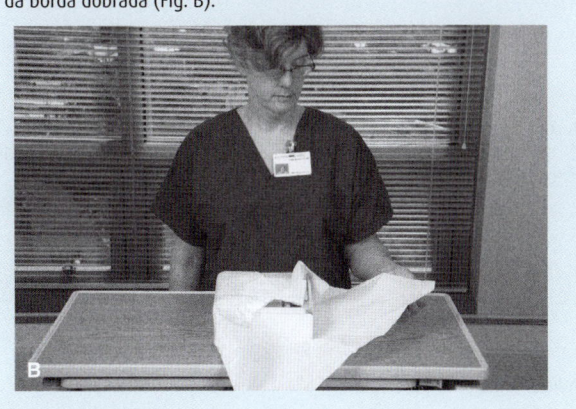

(continua)

Criando um campo estéril e adicionando artigos estéreis *(continuação)*

IMPLEMENTAÇÃO *(continuação)*

Desfaça a dobra final do pacote, puxando-a em direção ao seu corpo (Fig. C).	Essa ação evita que se toque sobre as áreas estéreis descobertas, onde há potencial para contaminação do campo estéril e dos artigos que repousam sobre ele.

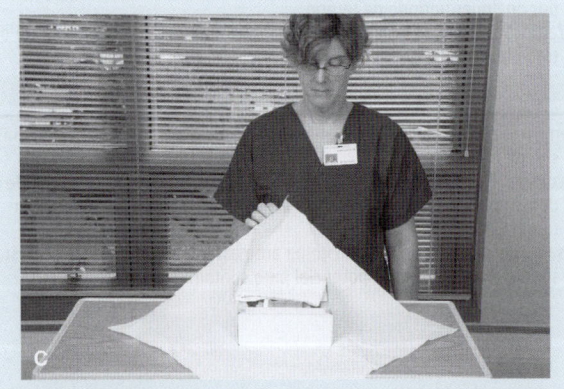

Desdobrando o pacote em direção ao corpo.

Adicione outros itens estéreis embrulhados em tecido, desdobrando os pacotes, segurando as pontas com uma das mãos e dispondo-os sobre o campo estéril (Fig. D).	A colocação de artigos estéreis sobre um campo também estéril, sem que se toque em nada que não esteja esterilizado, preserva as condições de esterilidade existentes.

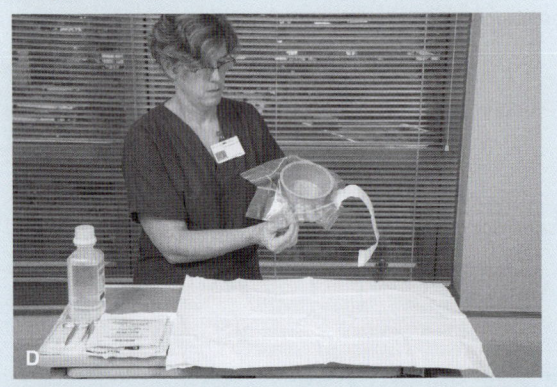

Adicionando um artigo esterilizado pela instituição.

Adicione outros itens estéreis embrulhados em papel, separando as pontas descoladas e deixando que seu conteúdo caia sobre o campo estéril (Fig. E).	A colocação de artigos estéreis sobre um campo também estéril, sem que se toque em nada que não esteja esterilizado, preserva as condições de esterilidade existentes.

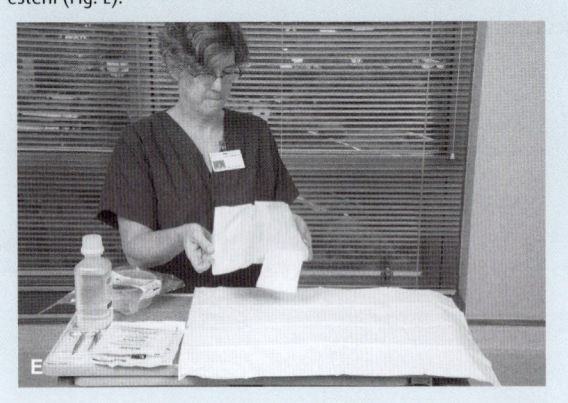

Adicionando uma gaze estéril.

(continua)

Conceitos e Habilidades Fundamentais no Atendimento de Enfermagem 165

Criando um campo estéril e adicionando artigos estéreis *(continuação)*

IMPLEMENTAÇÃO *(continuação)*	
Adicione uma solução estéril a um recipiente esterilizado, se for necessário, da seguinte forma: • Abra a tampa da solução sem tocar a superfície interna com qualquer coisa não estéril. • Escorra e despeje uma pequena quantidade da solução em um recipiente de descarte. • Despeje a quantidade desejada no recipiente estéril, sem virar a solução sobre a superfície do campo (Fig. F).	A colocação de artigos estéreis sobre um campo também estéril, sem que se toque em nada que não esteja esterilizado, preserva as condições de esterilidade existentes. Adicionando uma solução estéril.

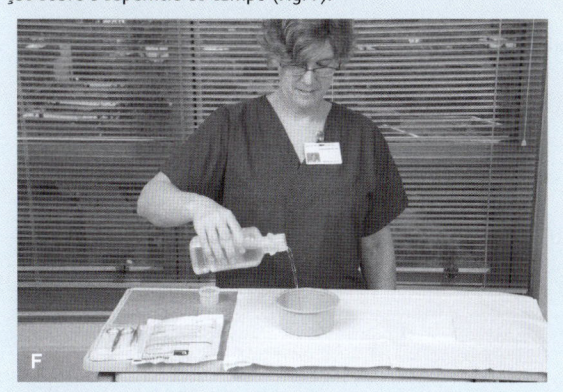

Avaliação

- A área exposta do campo mantém-se estéril; nada não estéril tocou a superfície interna fora da margem de 2,5 cm.
- Os artigos adicionais foram colocados no campo estéril de forma a preservar a esterilidade dos itens e da própria superfície do campo.

Documentação

A preparação de um campo estéril e a adição de artigos esterilizados a ele não é documentada, mas espera-se que seja seguido um padrão de cuidado entre os profissionais da saúde. O procedimento que requer um campo estéril e o resultado do procedimento em si são documentados (consultar o exemplo de documentação que acompanha a Habilidade 10.5).

HABILIDADE 10.5 Colocando luvas estéreis

Ação sugerida	Justificativa
INVESTIGAÇÃO	
Determine se o procedimento requer assepsia cirúrgica. Leia o conteúdo do pacote do equipamento esterilizado pré-embalado para determinar se luvas esterilizadas estão incluídas. Descubra o quanto é compreendido pelo paciente sobre o procedimento subsequente.	Atender às medidas de controle de infecções. Indicar a necessidade ou não de itens extras. Obter uma base para orientações.
PLANEJAMENTO	
Explique o que está para ocorrer ao paciente. Escolha um pacote de luvas estéreis de tamanho apropriado. Retire os elementos desnecessários da mesa ou da prateleira junto à cabeceira do leito.	Promover sua compreensão e cooperação. Garantir facilidade quando vestir e utilizar as luvas. Assegurar um espaço de trabalho adequado e limpo.

(continua)

Colocando luvas estéreis *(continuação)*

IMPLEMENTAÇÃO

Lave as mãos ou realize uma antissepsia com álcool. Abra a embalagem externa das luvas (Fig. A).	Reduzir o potencial de transmissão de microrganismos. Oferecer acesso à embalagem interna.
Abrindo a embalagem externa.	
Abra cuidadosamente o envoltório interno e exponha as luvas estéreis com os punhos virados para si (Fig. B).	Facilitar a colocação das luvas.
Posicionando a embalagem interna.	
Pegue uma das luvas pela extremidade dobrada do punho, utilizando o polegar e os outros dedos (Fig. C).	Evitar a contaminação da superfície externa da luva.
Pegando a primeira luva.	
Insira seus dedos ao mesmo tempo em que puxa e estica a luva sobre a mão, cuidando para não tocar a parte de fora da luva em qualquer coisa não estéril.	Evitar a contaminação da superfície externa da luva.
Desdobre a borda da luva, de modo que ela alcance o punho, mas toque apenas a superfície que estará em contato direto com a pele.	Ampliar a área esterilizada.

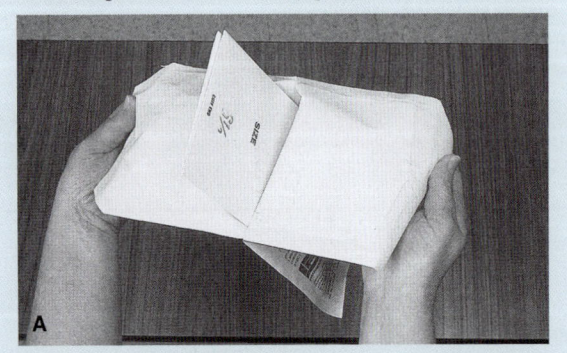

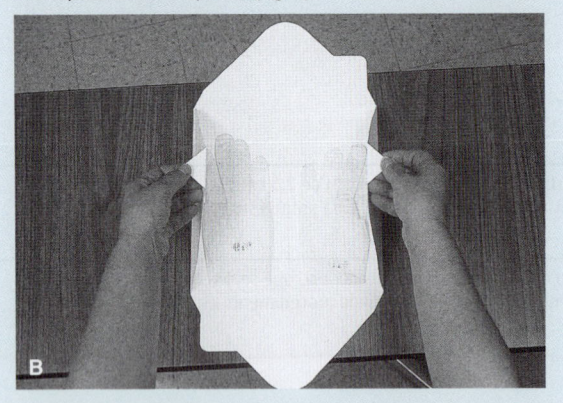

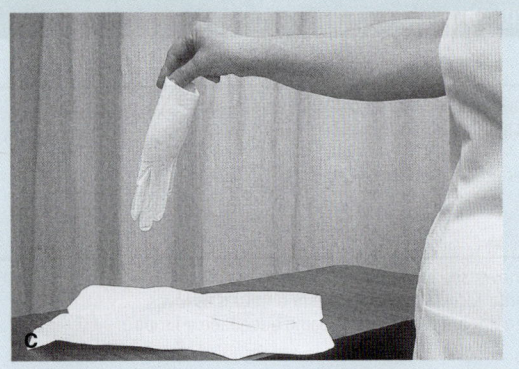

(continua)

Conceitos e Habilidades Fundamentais no Atendimento de Enfermagem **167**

Colocando luvas estéreis *(continuação)*

IMPLEMENTAÇÃO *(continuação)*

Insira a mão enluvada sob a extremidade dobrada e esterilizada da outra luva (Fig. D).	Manter a esterilidade de ambas as luvas.
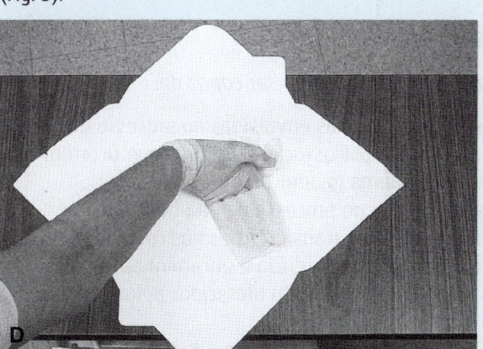	Pegando a segunda luva.
Insira os dedos na segunda luva ao mesmo tempo em que a puxa e estica sobre a mão (Fig. E).	Facilitar a colocação da luva.
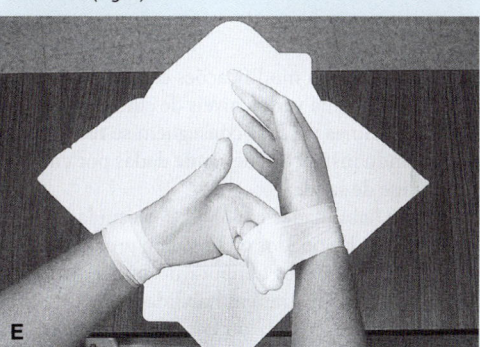	Puxando a segunda luva.
Tome cuidado para evitar o toque em qualquer coisa não estéril. Mantenha suas mãos enluvadas no nível da cintura ou acima dele. Repita o procedimento, caso ocorra contaminação.	Manter a esterilização. Evitar o potencial de contaminação. Proteger o paciente de infecções.

Avaliação

- As luvas foram colocadas.
- A esterilidade foi mantida.

Documentação

- O procedimento que foi realizado.
- Os resultados do procedimento.

EXEMPLO DE DOCUMENTAÇÃO

Data e hora   Curativo estéril trocado na incisão cirúrgica. As extremidades do ferimento estão se aproximando sem qualquer evidência de vermelhidão ou drenagem._____ ASSINATURA/FUNÇÃO

11 Admissão, Alta, Transferência e Encaminhamentos

Objetivos do ensino

Ao término deste capítulo o leitor deverá ser capaz de:

1. Listar as quatro etapas principais envolvidas no processo de admissão.
2. Identificar quatro reações psicossociais comuns, que ocorrem quando são admitidos pacientes em uma instituição de saúde.
3. Listar as etapas envolvidas no processo de alta hospitalar.
4. Dar três exemplos do uso das transferências nos cuidados com o paciente.
5. Explicar a diferença entre transferência e encaminhamento de pacientes.
6. Descrever três níveis de atendimento oferecidos pelas instituições que cuidam de idosos.
7. Discutir o propósito de um Conjunto Mínimo de Dados (CMD).
8. Identificar dois fatores que têm contribuído para o aumento na demanda de atendimento domiciliar.

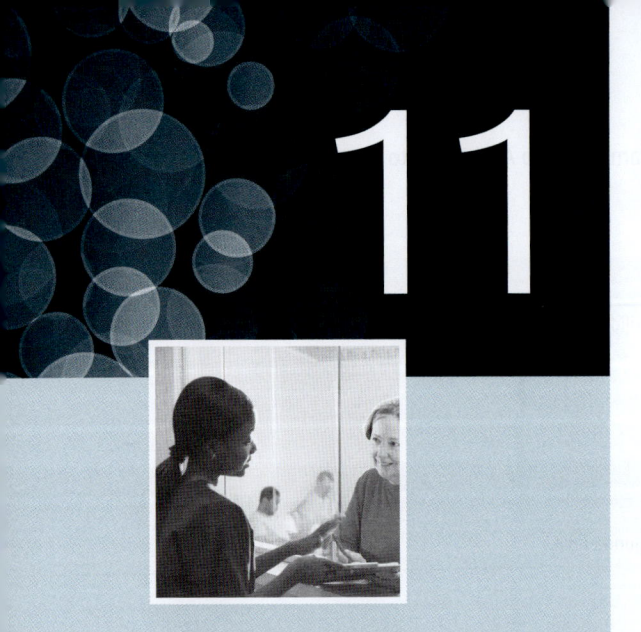

Termos principais

Admissão
Alta hospitalar
Continuidade dos cuidados
Cuidado domiciliar
Encaminhamento
Instituição para cuidados básicos
Instituição para cuidados especializados
Instituição para cuidados intermediários
Instituição para cuidados prolongados
Orientação
Planejamento da alta hospitalar
Resumo clínico
Sumário de transferência
Transferência
Unidades de cuidados intermediários
Unidades de cuidados progressivos
Unidades pré-alta

Todos os indivíduos experienciam modificações em sua saúde. Dependendo da gravidade da condição, há vários níveis de cuidados de saúde à disposição (ver Cap. 4). Algumas pessoas conseguem se recuperar tratando de si mesmas ou seguindo instruções de saúde dadas por enfermeiros ou por outros membros da equipe de saúde.

Este capítulo descreve as habilidades envolvidas no cuidado de pacientes que se encontram muito doentes, lesionados ou possuem problemas crônicos de saúde, que requerem admissão e cuidados temporários numa instituição, como um hospital. Este capítulo também mostrará as habilidades de enfermagem envolvidas na subsequente alta, transferência ou encaminhamento de pacientes para outras instituições comunitárias que ofereçam atendimento à saúde.

O PROCESSO DE ADMISSÃO

A **admissão** corresponde a um processo que ocorre quando uma pessoa dá entrada em uma instituição de cuidados com a saúde para receber cuidados de enfermagem ou tratamentos cirúrgicos. Esse processo envolve:

- Autorização médica, verificando que o indivíduo requer cuidado e tratamento especializados
- Reunião de informações sobre o pagamento das despesas, pelo departamento de cobrança da instituição de saúde
- Conclusão do procedimento de admissão hospitalar pela equipe de enfermagem
- Documentação da história médica do paciente e dos achados verificados no exame físico
- Desenvolvimento de um plano de cuidados de enfermagem inicial
- Prescrições médicas iniciais para o tratamento

Os vários tipos de admissões estão listados na Tabela 11.1.

TABELA 11.1 Tipos de admissões

TIPO	EXPLICAÇÃO	EXEMPLO
Pacientes internados	Permanência normalmente superior a 24 horas	Pneumonia aguda
Planejada (não urgente)	Programada com antecedência	Cirurgia eletiva ou de grande porte
Admissão emergencial	Não planejada; o paciente é estabilizado na emergência e transferido para uma unidade de internação	Dor torácica sem alívio, traumas de grande porte
Admissão direta	Não planejada; sem passagem pela emergência	Condição aguda prolongada, como vômitos e diarreia persistentes
Pacientes ambulatoriais	Permanência inferior a 24 horas; possível retorno ao local de origem para cuidados continuados ou tratamento	Pequena cirurgia, terapia para câncer, fisioterapia
Observacional	Requer monitoramento; considera-se uma admissão ambulatorial quando ocorrer dentro de 23 horas	Lesão na cabeça, sinais vitais instáveis, trabalho de parto prematuro

Considerações gerontológicas

- Muitos idosos temem que a admissão em um hospital ou unidade de cuidados prolongados acabará por impedir o seu regresso à uma vida independente. Eles podem, assim, minimizar os sintomas para proteger sua condição independente de vida.
- O envelhecimento está diretamente relacionado com o aumento da incidência de doenças agudas e exacerbação de doenças crônicas.
- Adultos com 65 anos ou mais foram responsáveis por um terço das internações em 2007 (Stranges e Friedman, 2009).
- Animais de estimação compreendem um sistema de apoio social integral e contribuem para o bem-estar dos idosos. Aqueles que vivem sozinhos podem se preocupar com o bem-estar dos animais de estimação. Isto deve ser considerado durante a internação, com arranjos para manter o cuidado do animal de estimação.

Considerações farmacológicas

- A não adesão aos regimes medicamentosos é responsável por mais de 10% das internações dos idosos, quase um quarto das admissões em lares geriátricos e 20% dos efeitos adversos evitáveis em idosos que seguem acompanhamento ambulatorial (American Society on Aging and American Society of Consultant Pharmacists Foundation, 2006).

Autorização médica

Antes de o paciente ser admitido, um médico determina que sua condição requer exames especiais, cuidados técnicos ou tratamento que não são oferecidos em nenhum outro local, a não serem um hospital ou outra instituição de saúde. Alguns pacientes podem ser encaminhados para atendimento sem urgência, como ocorre com algumas cirurgias, com data e hora mutuamente acordadas. A maior parte dos pacientes, no entanto, é atendida, antes de sua admissão, num serviço de emergência ou por um cuidador primário. Esse médico recomenda que tanto o paciente quanto a equipe de enfermagem deem início ao processo de admissão.

O departamento de admissão

No departamento de admissão, os funcionários começam a coletar informações fornecidas pelo futuro paciente ou por um membro da família. Eles iniciam o registro médico com os dados obtidos neste momento. Preparam um formulário com dados do paciente, como endereço, local de trabalho (caso ele esteja ativo), companhia de seguro e número da apólice, informações sobre o Medicare, entre outros dados pessoais. O setor de faturamento do hospital utiliza essas informações principalmente para manutenção do registro e futuras cobranças.

Aqueles pacientes muito instáveis ou acometidos por grave desconforto podem ser dispensados dessa coleta de informações e ser transportados diretamente para a unidade. Algum membro da equipe, em situações eventuais, conduzirá um familiar ao departamento de admissão em lugar do paciente, ou outros funcionários vão ao leito do paciente para obter as informações necessárias.

Em geral, os escriturários do departamento de admissão preparam um bracelete de identificação para o paciente, em que é colocado seu nome e seu número de identificação, além de, algumas vezes, um código de barras para uso com o sistema computadorizado. O bracelete costuma ser colocado por um funcionário do departamento de admissão ou pelo enfermeiro responsável pela admissão. Para a segurança do paciente, é importante que o bracelete permaneça no local durante toda a sua permanência. A não ser pelo pedido do nome feito diretamente ao paciente, esse é o único método eficiente para sua identificação. Caso ele seja retirado ou esteja faltando, o enfermeiro é responsável por sua recolocação o mais cedo possível.

Uma vez que os funcionários coletaram os dados preliminares, a unidade é notificada e o paciente é conduzido ao local em que será atendido. O formulário iniciado no departamento de admissão é entregue nesta unidade, juntamente com um cartão plastificado, chamado placa gráfica de endereço. Esse cartão identifica as páginas que se encontram no prontuário do paciente. Os enfermeiros usam-no para etiquetar formulários de requisição de exames laboratoriais, formulários que acompanham amostras que vão para o laboratório e identificar itens especiais, como os suprimentos para curativos usados nos cuidados do paciente.

Atividades de enfermagem na admissão
Preparando o quarto do paciente

Quando o departamento de admissão informa à unidade que o paciente está pronto para ser levado ao quarto, os enfermeiros o inspecionam, para garantir que esteja limpo e equipado com os recursos mínimos ao tratamento inicial (Quadro 11.1). Posteriormente, eles providenciam itens que serão utilizados na higiene pessoal do paciente, como sabonete, loção para a pele, pasta e escova de dentes, aparelho de barbear, lenços de papel e recipientes para guardar próteses dentárias, caso ele não os possua. A equipe de enfermagem também disponibiliza equipamento para oxigenoterapia, suporte de soro e quaisquer outros itens que sejam essenciais ao início do tratamento.

QUADRO 11.1 Suprimentos básicos do quarto

Cada mesa de cabeceira é normalmente provida com:

- Bacia
- Saboneteira
- Cuba para vômitos
- Garrafa para água
- Comadre ou papagaio

LISTA DE ROUPAS

(Por favor, verifique os artigos com o paciente e descreva-os.)

Vestido 1- Azul e branco	Calças
Anágua 1- Branca (meia anágua)	Camisa
Sutiã 1- Branco	Camisete
Calcinha 1 - Branca	Modelador
Ceroula	Meias
Cinta	Gravata
Chinelos 1- Rosa	Sapatos 1 - Branco
Camisola 1- Azul, 1-Rosa	Pijama
Terno	Roupão
Blusão	Casaco
Calças compridas	Faixa medicinal
Blusa	Apoio para as costas
Calções	Cinto
Saia	Chapéu

Outros itens não listados:

Verifique a existência de pertences de valor e descreva-os, se necessário:

Relógio ____ Brincos ____

Medalhas ____ Anéis – Tipo e número 1- Metal amarelo, argola lisa

Outras joias ____

Dentaduras - Sim ✓ Não ____ Lentes de contato - Sim ____ Não ✓

Retiradas - Sim ____ Não ✓ Próteses - Sim ✓ Não ____

Óculos - Sim ____ Não ____ Aparelho auditivo - Sim ____ Não ✓

Carteira ✓ Cor Vermelha Com paciente ✓ No cofre ____ Para família ou amigo ____

Bolsa ✓ Cor Branca Com paciente ✓ No cofre ____ Para família ou amigo ____

Dinheiro $25,00 Com paciente ____ No cofre ✓ Para família ou amigo ____

Cheques/Talões ____ Com paciente ____ No cofre ____ Para família ou amigo ____

A lista acima está correta:

Assinatura do paciente Helen Jones Testemunha Nancy Smith, LPN

Roupas levadas para casa por ____

Relação com paciente ____

Testemunha ____

Recebido no posto de enfermagem por ____

FIGURA 11.1 Inventário dos pertences pessoais do paciente.

Recepcionando o paciente

Uma das etapas mais importantes do processo de admissão é garantir que o paciente se sinta bem-recebido. Sendo assim, durante sua chegada é apropriado que o enfermeiro o cumprimente afetuosamente com um sorriso e com um aperto de mão. O enfermeiro que o recepciona deve estar usando crachá de identificação, apresentar-se e também apresentar os outros pacientes que irão partilhar o quarto com ele. O paciente sente-se à vontade se tratado de maneira amigável. Caso sinta-se não aguardado ou indesejado, há a probabilidade de que tenha uma primeira impressão grosseira que pode perdurar por longo tempo.

Orientando o paciente

Orientação é o ato de auxiliar uma pessoa a familiarizar-se com o novo ambiente, de modo a facilitar o conforto e a adaptação. Ao orientar um paciente, o enfermeiro descreve:

- A localização do posto de enfermagem, do toalete, do chuveiro e da sala de estar disponível para os pacientes e visitantes
- Onde ficam guardadas suas roupas e seus artigos de higiene pessoal
- Como solicitar auxílio da enfermagem, quando estiver deitado ou no banheiro
- Como ajustar a cama hospitalar
- Como regular a iluminação do quarto
- Como utilizar o telefone e como redirecionar qualquer ligação ao posto de enfermagem durante a noite
- Como mexer na televisão
- A rotina diária dos horários das refeições
- Quando o médico normalmente virá vê-lo
- Para quando a cirurgia foi agendada
- Quando os testes de laboratório ou exames diagnósticos serão realizados

Alguns hospitais oferecem manuais com informações gerais sobre a instituição, como horário de funcionamento da loja de *souvenirs*, serviços de entrega de jornais, a localização da capela e o nome do religioso. No entanto, esse tipo de material jamais deve substituir as explicações do enfermeiro.

Guardando objetos de valor e peças do vestuário

Os enfermeiros entregam certos itens, como medicamentos receitados ou não, joias valiosas e quantias volumosas de dinheiro, aos familiares, para serem levados para casa. Caso não seja possível, *o enfermeiro deve observar cuidadosamente as políticas da instituição*. Algumas instituições providenciam um cofre para que os pacientes que não tenham expectativa de permanência superior a 24 horas guardem seus pertences. O enfermeiro também pode colocar os pertences de valor do paciente, como somas de dinheiro ou joias caras, temporariamente no cofre do hospital. Ele deverá fazer um registro no prontuário do paciente, identificando o tipo de objeto e a forma como foi guardado. É bom conter o maior número possível de detalhes. Por exemplo, mais do que indicar que um anel foi colocado no cofre, é preferível descrever o tipo de metal e as pedras que fazem parte do mesmo.

A perda de itens pessoais de um paciente pode causar graves implicações legais ao enfermeiro e à instituição. O paciente pode abrir um processo, alegando que seus pertences foram perdidos ou roubados porque foram manuseados sem cuidado. Por isso, é melhor que o envelope onde os pertences são guardados seja assinado por um segundo enfermeiro, um supervisor ou um funcionário da segurança.

Fazer um inventário compreende uma maneira de evitar discrepâncias entre itens confiados ao profissional e aqueles eventualmente entregues de volta (Fig. 11.1). O enfermeiro fornece uma cópia ao paciente e a outra é anexada ao prontuário. Quando mais itens são guardados ou quando eles são devolvidos ao paciente, o enfermeiro revisa a listagem original e o paciente assina um novo inventário. Problemas de roubo ou de perda ainda podem ocorrer, caso outros itens sejam agregados sem a subsequente documentação.

O enfermeiro identifica equipamentos do próprio paciente, como andador ou cadeira de rodas, com uma etiqueta de bom tamanho e de fácil leitura. A rotulagem dos equipamentos pessoais ajuda a evitar confusão com o que é de propriedade do hospital. A maior parte das instituições possui instalações no quarto do paciente para que sejam guardadas peças de roupa usadas fora do ambiente hospitalar.

No entanto, pelo fato de óculos e dentaduras poderem ser retirados ocasionalmente, há sempre a possibilidade de serem quebrados ou perdidos. A instituição costuma assumir a responsabilidade pela reposição desses itens, caso sejam acidentalmente danificados ou perdidos em consequência da negligência dos funcionários.

Auxiliando o paciente a despir-se

Para facilitar o exame físico, o paciente deve tirar as roupas. Se ele não conseguir despir-se sem ajuda do enfermeiro, este poderá:

- Oferecer privacidade.
- Garantir que o paciente se sente na beira da cama, que já deve ter sido rebaixada.
- Retirar os sapatos do paciente.
- Retirar cada pé de meia, do joelho para cima do pé.
- Auxiliar o paciente a deitar-se, caso esteja se sentindo fraco ou cansado.
- Afrouxar as roupas, abrindo fechos e desabotoando as peças, retirando-as da forma mais confortável e menos perturbadora. Por exemplo, dobre ou junte uma peça de vestuário e deslize-a para cima e pelo corpo. Faça com que o paciente eleve os quadris para que as roupas deslizem para cima ou para baixo.
- Elevar a cabeça do paciente de modo que as roupas sejam conduzidas sobre a mesma.
- Fazer o paciente rolar de um lado a outro para retirar as roupas que se fecham na frente ou nas costas.
- Cobrir o paciente com um lençol ou com uma toalha após a retirada das roupas externas, ou colocar um avental hospitalar nele, explicando que este é atado nas costas.

Compilando a base de dados de enfermagem

No momento da admissão, o enfermeiro começa a investigação e a coleta de informações junto ao paciente para iniciar o banco de dados (Fig. 11.2). Embora o enfermeiro registrado seja responsável pela investigação na admissão, alguns aspectos podem ser delegados a um enfermeiro prático, a um estudante de enfermagem ou outro subordinado da equipe. As habilidades para a investigação física, que incluem a verificação dos sinais vitais, são discutidas nos Capítulos 12 e 13 com mais profundidade.

A Habilidade 11.1 descreve os passos básicos da admissão de um paciente. Acréscimos ou modificações no procedimento dependem muito da condição do paciente e da política da instituição.

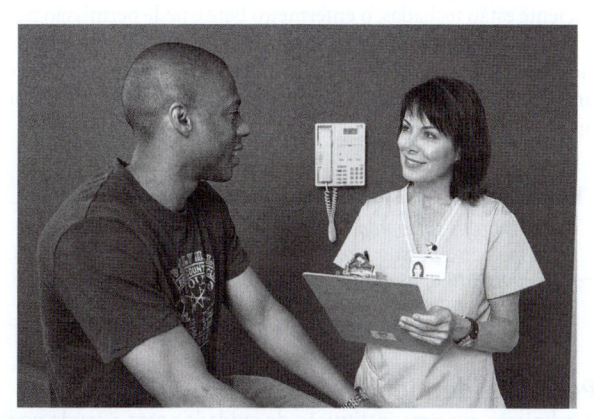

FIGURA 11.2 Início da compilação da base de dados da enfermagem.

> ▶ **Pare, Pense e Responda – Quadro 11.1**
> Quais aspectos da admissão podem ser delegadas pelo enfermeiro registrado a um enfermeiro prático, estudante de enfermagem ou técnico de enfermagem? Quais são as responsabilidades do enfermeiro que delega as tarefas da admissão?

Plano inicial de cuidados de enfermagem

Uma vez feita a coleta de todos os dados da admissão, o enfermeiro desenvolve um plano inicial de cuidados para o paciente tão logo seja possível, não ultrapassando as 24 horas posteriores à admissão (ver Cap. 2). O plano inicial normalmente identifica seus problemas prioritários, podendo incluir projeções do que deve lhe ser ensinado antes da alta. O enfermeiro revisa o plano de cuidados à medida que mais dados vão sendo acrescentados ou que as condições do paciente se alterem.

Responsabilidades médicas na admissão

O enfermeiro notifica o médico assim que o procedimento de admissão estiver completo. O médico do paciente providencia as prescrições, com os medicamentos e tratamentos que o paciente irá receber, os exames diagnósticos e testes laboratoriais que deverá realizar, suas atividades e a dieta que deverá seguir. Cabe ainda ao médico obter uma história médica e fazer um exame físico dentro das 24 horas da admissão. Ele poderá delegar essa tarefa a algum outro membro da equipe médica, que pode ser um estudante de medicina, um interno ou um residente.

Geralmente, a história médica e o exame físico incluem as seguintes informações: dados de identificação, principal queixa do paciente, história de doenças atuais, história pessoal, história de saúde passada, história familiar, revisão dos sistemas corporais e conclusões (Quadro 11.2). Caso o médico esteja inseguro quanto ao verdadeiro diagnóstico, o termo *descartar* ou a abreviatura HD (hipótese diagnóstica) são utilizados para indicar que há suspeita da condição como uma das causas dos sintomas do paciente, embora outros dados diagnósticos devam ser obtidos antes da confirmação.

Reações comuns à admissão

Médicos e enfermeiros devem lembrar que não importa quantas vezes já tenham admitido pacientes, esta é uma experiência singular e emocionalmente traumatizante para cada paciente. Deixar a segurança de casa e ingressar num ambiente nada familiar de uma instituição de saúde faz parte do estresse da doença física e contribui para problemas emocionais e sociais.

Embora as reações próprias à admissão sejam singulares a cada indivíduo, algumas delas são comuns e incluem: ansiedade, solidão, redução da privacidade e perda de identidade. Além disso, o enfermeiro pode identificar um ou mais dos seguintes diagnósticos de enfermagem que surgem em consequência da admissão em uma instituição de cuidados com a saúde:

- Ansiedade
- Medo
- Conflito de Decisões
- Baixa Autoestima Situacional
- Sentimento de Impotência
- Isolamento Social
- Risco de Manutenção Ineficaz do Regime Terapêutico

> **QUADRO 11.2** Componentes de uma história de saúde e do exame físico
>
> **Dados de identificação**
> - Idade, sexo e estado civil
> - Aparência geral
> - Circunstância em que o médico se envolveu nos cuidados com o paciente
> - Confiabilidade do paciente como fonte de dados
> - Identificação de outros que ofereceram informações relevantes a história do paciente
>
> **Queixa principal**
> - Razão pela qual o paciente procurou atendimento (pela perspectiva do próprio)
>
> **Doença atual**
> - Uma descrição cronológica do surgimento, da frequência e da duração dos sinais e sintomas atuais
> - Resultados de tentativas anteriores de autotratamento e de tratamento médico
>
> **História pessoal**
> - Profissão
> - Grau de instrução
> - Religião
> - Endereço
> - País de origem
> - Idioma principal
> - Serviço militar
> - Viagem ou residência no exterior (data, local, duração)
>
> **História anterior de saúde**
> - Resumo das doenças da infância
> - Lesões físicas
> - Doenças e cirurgias de maior expressão
> - Hospitalizações anteriores (médicas ou psiquiátricas)
> - História medicamentosa
> - Uso de álcool ou tabaco
> - História de alergias
>
> **História familiar**
> - Problemas de saúde de parentes diretos (vivos e falecidos)
> - Longevidade e causa da morte entre parentes cosanguíneos (especialmente pais e avós)
>
> **Revisão dos sistemas do organismo**
> - Resultados do exame físico
>
> **Conclusões**
> - Diagnóstico principal (baseado na queixa mais significativa do paciente e nos achados do exame físico)
> - Diagnósticos secundários, que refletem condições estáveis ou pré-existentes e que possivelmente afetem o tratamento do paciente

Ansiedade

A ansiedade é uma sensação desconfortável, causada pela insegurança. A NANDA International (NANDA-I, 2012, p. 344) definiu a ansiedade como "um vago e incômodo sentimento de desconforto ou temor, acompanhado por uma resposta autonômica (a fonte é frequentemente não específica ou desconhecida para o indivíduo); um sentimento de apreensão causado pela antecipação de perigo. É um sinal de alerta que chama a atenção para um perigo iminente e permite ao indivíduo tomar medidas para lidar com a ameaça".

Muitos adultos não manifestam sua ansiedade de formas tão óbvias. Enfermeiros observadores podem perceber que os adultos parecem tristes ou preocupados, mostram-se inquietos, apresentam menor apetite ou possuem problemas para dormir (ver Cap. 5). Pelo fato de os adultos possuírem uma capacidade maior para processar as informações, se comparados às crianças, pode ser útil reconhecer seu mal-estar e oferecer explicações e orientações antes da ocorrência de alguma nova experiência. O Plano de Cuidados de Enfermagem 11.1 oferece um exemplo de como o processo de enfermagem é utilizado durante o planejamento dos cuidados com o paciente ansioso.

Solidão

A solidão ocorre quando um paciente não consegue interagir com seus familiares e amigos. Embora os enfermeiros jamais substituam as pessoas importantes na vida de um paciente, eles podem agir como substitutos temporários e devem fazer contatos frequentes com o paciente. Para ajudar a combater a solidão, muitos hospitais e casas geriátricas têm adotado um horário liberado de visitação. As restrições quanto à idade também estão terminando, permitindo, assim, maior contato entre as crianças e seus parentes adoentados.

Redução da privacidade

A privacidade, na maior parte das instituições de saúde, é um privilégio. Oferecer quartos privativos a todos os pacientes hospitalizados está se tornando uma tendência devido à legislação do Ato de Segurança da Guarda dos Documentos de Saúde e Responsabilidade Final (HIPAA) (ver Cap. 9). Embora a maioria dos pacientes prefira ficar em quartos privativos, poucos possuem um quarto só para si; na verdade, a maior parte dos pacientes possui nada mais do que alguns centímetros em torno de si, que podem considerar seus espaços pessoais. Para a maioria deles, é estressante partilhar o quarto com estranhos. Para garantir a privacidade, os enfermeiros fecham as portas do quarto, a menos que isso implique na segurança do paciente, requerendo observação por parte da enfermagem. As portas podem ficar abertas, se o paciente assim solicitar, mas isso resulta em serem observados pelas várias pessoas que estão a movimentar-se pelo local durante todo o dia.

Os enfermeiros demonstram respeito pelos pacientes e pela garantia da proteção de seu direito a privacidade. Eles sempre protegem os pacientes da vista dos outros, quando lhes é dado algum cuidado pessoal. Se a porta ou as cortinas do quarto do paciente estão fechadas, o enfermeiro bate e pede permissão para entrar. Havendo um local na instituição de saúde em que os pacientes possam recolher-se e encontrar certo isolamento, como uma capela ou uma sala de leitura, o enfermeiro inclui essa informação nas orientações dadas no momento da admissão.

> ▶ *Pare, Pense e Responda – Quadro 11.2*
> *Quais ações são apropriadas no caso de um membro da família, ou outra pessoa próxima, decidir pela permanência junto ao paciente após ele ter sido conduzido ao quarto da enfermaria, no momento da admissão?*

Perda da identidade

A admissão em uma instituição de cuidados com a saúde pode temporariamente privar a pessoa de sua identidade pessoal. Por

PLANO DE CUIDADOS DE ENFERMAGEM 11.1 — Ansiedade

Investigação

- Observe evidências de ansiedade, como frequência cardíaca rápida, pressão sanguínea elevada, sono perturbado, agitação, irritabilidade, tensão facial, atenção prejudicada, dificuldade de concentração, fala excessiva, choro e introspecção.
- Encoraje o paciente a confirmar as observações feitas, por meio de perguntas abertas e fechadas, do tipo "Como você está se sentindo agora?". Se houver ansiedade, pergunte a ele qual o nível de ansiedade que está sentindo, numa escala de 0 a 10, em que o zero representa a ausência de ansiedade e o dez, a maior ansiedade já experimentada.
- Peça ao paciente, também, para indicar o nível de ansiedade que ele é capaz de suportar e combater.
- Questione quais os métodos utilizados pelo paciente para controlar a ansiedade, quando ela está presente, e qual a eficácia dos métodos identificados.

Diagnóstico de enfermagem: **Ansiedade** relacionada à percepção do perigo, evidenciada por frequência cardíaca de 92 batimentos/minuto em repouso, pressão sanguínea elevada, consciência dos sentimentos de apreensão na afirmativa "Eu me sinto como uma atadura apertada pronta para arrebentar", e nível 7 de desconforto emocional.

Resultado esperado: A ansiedade do paciente será reduzida até o nível de tolerância pessoal "5".

Intervenções	Justificativas
Encoraje o paciente a usar métodos, bem-sucedidos no passado, para o controle da ansiedade.	As intervenções em que o paciente acredita e que têm tido resultados benéficos podem aumentar o potencial de eficácia no controle de episódios de ansiedade atuais e futuros.
Reduza os estímulos externos, como luzes brilhantes, barulho, movimentos súbitos e atividades desnecessárias.	Um grande número de estímulos pode aumentar de forma gradativa a ansiedade porque interferem na atenção e na concentração. Vivenciá-los simultaneamente à ansiedade pode onerar as energias do paciente a comprometer sua capacidade de enfrentamento.
Mantenha uma atitude calma ao interagir com o paciente.	As pessoas passam ansiedade umas para as outras; um enfermeiro ansioso pode aumentar a ansiedade do paciente. Mostrar-se controlado promove uma resposta similar.
Posicione-se a um braço de distância do paciente, pelo menos.	A invasão do espaço individual de um paciente ansioso pode aumentar seu desconforto.
Evite tocar o paciente, sem antes pedir permissão.	Um paciente ansioso pode interpretar mal um toque inesperado, como algo ameaçador.
Estabeleça uma relação de confiança, mostrando-se disponível ao paciente e cumprindo promessas.	A insegurança pode ser minimizada, se ele souber que pode depender da assistência de um enfermeiro.
Recomende que o paciente procure o enfermeiro, ou outro cuidador, quando sentir os efeitos da ansiedade.	Tão logo a ansiedade seja reduzida, o paciente apresentará alívio dos sintomas associados.
Permaneça com o paciente nos momentos de ansiedade extrema.	A presença do enfermeiro pode ajudá-lo a manter o controle, ou a restabelecê-lo, em direção a um nível mais confortável.
Siga um cronograma compatível com as atividades de rotina.	Imprevistos fortalecem a ansiedade; a estabilidade ajuda o paciente a gerenciar o tempo e a combater demandas pessoais.
Encoraje o paciente a identificar o que ele percebe como ameaçador ao equilíbrio emocional.	Trabalhar situações de maneira verbal pode dar ao paciente perspectiva mais real e menos exagerada sobre os perigos percebidos.
Utilize um tom de voz suave, frases curtas e mensagens claras, quando intercambiar informações.	Pacientes ansiosos possuem um espectro de atenção curto e uma reduzida capacidade de concentração; eles podem não estar aptos a seguir orientações longas e complicadas.
Forneça orientações sucintas e específicas para as tarefas que o paciente deva completar ou auxilie-o quando ficar agitado.	Pacientes ansiosos têm dificuldade para seguir instruções e fazer perguntas em sequência lógica. Assisti-lo colabora para atenuar a angústia.
Instrua e ajude o paciente com ansiedade grave ou moderada a seguir uma ou mais das seguintes orientações, até que a ansiedade fique em um nível tolerável:	
• Conte vagarosamente, de forma regressiva, a partir de 100.	A distração redireciona a atenção do paciente, de sintomas fisiológicos angustiantes para uma tarefa simples.
• Respire de forma lenta e profunda, inspirando pelo nariz e expirando pela boca.	Respirações curtas prejudicam a hiperventilação e, subsequentemente, possuem potencial para causar desmaios e formigamentos periféricos, e torpor devido a alcalose respiratória.
• Ofereça um banho quente ou uma massagem nas costas.	Permanecer sob a água morna corrente ajuda a relaxar; uma massagem relaxa músculos tensos e colabora na liberação de endorfinas (compostos químicos naturais que proporcionam uma sensação de bem-estar).

(continua)

PLANO DE CUIDADOS DE ENFERMAGEM 11.1 — Ansiedade *(continuação)*

Intervenções	Justificativas
Ajude o paciente a relaxar progressivamente grupos de músculos, dos dedos dos pés até a cabeça.	O relaxamento consciente da musculatura esquelética alivia a tensão e a fadiga.
Sugira que o paciente repita frases positivas, como "Eu estou relaxado", "Eu estou no controle" ou "Eu estou seguro".	Pensamentos positivos podem ser transformados em realidade.
Encoraje o paciente a visualizar lugares agradáveis, relaxantes.	Usar a imaginação pode transformar o estado de alerta nocivo do paciente em uma condição mais relaxada.
Permita que o paciente ouça sons de relaxamento ou músicas suaves.	A distração ajuda-o a recolocar seu foco de atenção em estímulos que gerem menos ansiedade.
Aconselhe o paciente a reduzir a ingestão, em sua dieta, de substâncias que contenham cafeína, como refrigerantes a base de cola e café.	A cafeína é um estimulante do sistema nervoso central, que contribui para o aparecimento dos sintomas que ele apresenta quando está ansioso.

Avaliação dos resultados esperados:

- O paciente lida com os estímulos causadores da ansiedade de forma real e implementa intervenções.
- O paciente tem permanecido em períodos maiores de ansiedade tolerável.
- O paciente tem se mostrado conscientemente menos apreensivo.

---

exemplo, quando os pacientes são solicitados a vestir os aventais hospitalares, tendem a parecer todos iguais. Em função disso, podem ser tratados de uma forma impessoal pelos funcionários – como apenas um rosto ou corpo vivo, sem nome. Trata-se de uma atitude que os faz sentirem como recebedores de cuidados, mas sem o devido carinho.

Por essa razão, os enfermeiros aprendem e usam o nome do paciente. Os primeiros nomes, no entanto, são utilizados somente se assim for solicitado. Eles também os encorajam a exibir fotos de familiares ou outros objetos pessoais para reafirmar sua vida e personalidade, que são únicas. Muitas instituições para atendimento de longa permanência instigam os pacientes a vestirem suas próprias roupas, sendo ainda convidados a mobiliar o quarto com objetos pessoais trazidos de casa.

O PROCESSO DE ALTA

Independentemente do local ou da razão pelas quais são admitidos os pacientes, a meta é garantir que a permanência seja a mais breve possível, permitindo a alta hospitalar o quanto antes, seja para casa ou para outra instituição de saúde. O processo de **alta hospitalar** ocorre quando são findados os cuidados por parte de uma instituição de cuidados com a saúde. Ela consiste, geralmente, na obtenção de uma ordem médica escrita de alta, no cumprimento das orientações para a alta, na notificação do setor de faturamento, no auxílio ao paciente para sair da instituição de saúde, no resumo da condição do paciente no momento da alta e na solicitação de que o quarto seja limpo.

Planejamento da alta hospitalar

O **planejamento da alta hospitalar** é um processo que melhora os resultados do paciente, pois (1) predetermina suas necessidades pós-alta em tempo hábil e (2) coordena a utilização apropriada de recursos da comunidade para oferecer a continuidade de cuidados. Se eficaz, o planejamento de alta encurta a permanência hospitalar, diminui o custo da assistência hospitalar, reduz a necessidade de readmissão e facilita a transição entre o hospital e o próximo nível de atendimento.

O ideal é que as atividades envolvidas no planejamento de alta, que são incorporadas no plano de cuidados, comecem já na admissão do paciente ou tão logo seja possível (Fig. 11.3). Apesar do responsável pelo planejamento da alta hospitalar possa ser um enfermeiro consultor ou uma assistente social, este processo muitas vezes envolve uma equipe multidisciplinar qualificada, formada por profissionais de um centro de cuidados de enfermagem intermediário ou básico, de um *home care* e de um provedor de cuidados paliativos; de um terapeuta ocupacional, um fisioterapeuta ou de um fonoaudiólogo; de um fornecedor de equipamentos médicos, entre outros.

Considerações gerontológicas

- O planejamento da alta hospitalar precoce e o uso adequado dos recursos comunitários podem permitir que muitos idosos retornem para suas próprias casas. Quando se trata de idosos, este processo deve considerar as necessidades de cuidadores, o que pode incluir a família, amigos, ou acompanhantes pagos. Retardar o planejamento da alta ou da orientação para saúde para o período iminente à saída do paciente pode não atender às necessidades educacionais daqueles mais velhos, assim como de seus familiares, o que pode resultar em readmissões.
- Centros para idosos, para cuidados diários, igrejas e serviços para gerenciamento de cuidados são alguns dos recursos disponíveis para encaminhamento dos idosos após a alta. Além disso, suporte e orientação podem ser provenientes de grupos de apoio, como associações de portadores de mal de Alzheimer, Conselhos Regionais, grupos de apoio aos portadores da doença de Parkinson e a American Cancer Association.
- São obstáculos à utilização dos serviços comunitários por mais idosos:
  - Falta de recursos financeiros para pagar por serviços
  - Relutância em gastar recursos para pagar por serviços
  - Falta de vontade de reconhecer ou aceitar a necessidade dos serviços
  - Desconfiança dos prestadores de serviços
  - Falta de tempo, energia ou capacidade para resolver problemas relacionados à seleção de serviços adequados

O planejamento da alta hospitalar geralmente é simples e de rotina. Os pacientes com uma ou mais das seguintes características, no entanto, podem exigir considerações especiais relacionadas com este planejamento:

- Idade superior a 75 anos
- Problemas de saúde múltiplos, crônicos e/ou terminais
- Prejuízo cognitivo, problemas de motivação ou confusão

Plano de cuidados para alta hospitalar

Data e assinatura	Planos e Resultados Esperados (checar os que se aplicam)	Data prevista	Intervenções de Enfermagem (checar os que se aplicam)	Data
	☐ O planejamento de alta para o paciente/família terá início no dia da admissão, incluindo a preparação para educação e/ou equipamento.		☐ Investigar as necessidades do paciente/família no dia da intervenção e continuar investigando durante a hospitalização.	
	☐ No dia da alta o paciente/família receberá instruções verbais e escritas em relação a: Medicação Dieta Atividades Tratamento Consultas de acompanhamento Sinais e sintomas a serem observados para (quando contatar o médico) Cuidados com incisão, feridas etc.		☐ Antecipar necessidades/serviços: Equipamento respiratório Leito hospitalar Cadeiras de rodas Andador Cuidador domiciliar Fisioterapia, terapia ocupacional, domiciliar	
	☐ Outros:		☐ Envolver o paciente/família no processo de alta.	
			☐ Discutir com o médico o plano para a alta e obter prescrições, se necessário.	
			☐ Fazer contato com as pessoas responsáveis pelas prescrições.	
			☐ Providenciar instruções verbais e escritas de acordo com o nível de compreensão do paciente/família.	
			☐ Explicar verbalmente as prioridades para alta e providenciar cópia escrita para o paciente/família.	
			☐ Certificar que o paciente/família tenha consultas de acompanhamento marcadas na alta.	
			☐ Providenciar informação verbal e escrita de quais sinais e sintomas devem ser observados quando contatar o médico.	
			☐ Investigar recursos da comunidade e mostrar como podem ser acessados (p. ex., enfermagem domiciliar) e contatar a pessoa certa.	
			☐ Documentar todas as orientações dadas para alta em documento adequado.	
			☐ Outros: ______	

____
Assinatura do Paciente/Responsável

____
Assinatura do Enfermeiro

FIGURA 11.3 Plano de cuidados para alta hospitalar. (Usado com permissão de RN Central. Disponível em: http://www.rncentral.com/careplans/plans/dc. Acessado em: 21 de janeiro de 2010.)

- Incapacidade de realizar o autocuidado
- Mobilidade prejudicada
- Riscos de segurança associados com a vida independente ou que constituam um fardo para potenciais cuidadores
- Regime de tratamento envolvendo vários medicamentos, controle dietético ou uso de equipamento médico complicado
- História de vários atendimentos em Emergências

Obtendo autorização para a alta médica

O médico determina quando o paciente está bem o suficiente para receber alta. Ele costuma aguardar para prescrevê-la até após o exame do paciente. Antes de deixar a unidade, o médico escreve a ordem de alta, fornece prescrições escritas ao paciente e indica a data e o local para uma consulta de acompanhamento.

A alta a pedido é um termo que se aplica às situações em que o paciente deixa o hospital contrariando ordens médicas. Muitas vezes, uma situação como essa ocorre porque o paciente está descontente com algum aspecto do atendimento prestado ou com o tratamento. Em certos casos, o enfermeiro pode negociar um comprometimento ou persuadi-lo a temporariamente retardar tal ação. Neste período, ele informa ao médico e ao supervisor de enfermagem o desejo do paciente de ir embora.

Caso o paciente esteja determinado a partir, o enfermeiro solicita sua assinatura em formulário especial (ver Cap. 3). Esse formulário, assinado pelo paciente, isenta o médico e a instituição quanto a futuras responsabilidades por complicações que possam ocorrer. Se ele se recusar a assinar o formulário, não pode ser impedido de sair. É feita uma anotação no seu prontuário, contudo, atestando que o formulário foi apresentado e que se recusou a assiná-lo.

Providenciando orientações para a alta

Quando o enfermeiro antecipa que o paciente receberá alta para casa, ele identifica o conhecimento, as habilidades e os recursos

TABELA 11.2 O guia METODE de planejamento da alta

TÓPICO	ATIVIDADE DE ENFERMAGEM	EXEMPLO
M – Medicamentos	Oriente o paciente quanto a medicamentos que serão autoadministradas.	Insulina
E – Ambiente	Investigue a maneira como o ambiente pode ser modificado para garantir a segurança do paciente.	Retire tapetes que possam escorregar
T – Tratamentos	Demonstre como realizar as habilidades envolvidas no autocuidado e dê oportunidades para demonstração.	Trocas de curativo
O – Orientações para a saúde	Identifique as informações necessárias à manutenção ou ao incremento da saúde.	Sinais e sintomas de complicações
D – Dieta	Combine com o nutricionista um momento para dar instruções verbais e escritas sobre a modificação ou restrição do consumo de certos alimentos, ou sugestões para alterar seu método de preparo.	Dieta de baixas calorias
E – Encaminhamento ambulatorial	Explique quais serviços disponíveis na comunidade podem facilitar a transição do paciente para uma vida independente.	Fisioterapia

comunitários que cada paciente necessitará para manter um nível seguro de autocuidado. Uma das técnicas de planejamento envolve o uso do acrônimo METODE como guia (Tab. 11.2). O enfermeiro providencia o ensino real do paciente, identificado periodicamente no plano da alta, durante o tempo de sua permanência na instituição de saúde e documentado em seu prontuário (ver Cap. 8).

Antes que o paciente vá embora, o enfermeiro revê o que foi ensinado, dá-lhe as prescrições que deverá seguir e aconselha-o a marcar uma consulta na data especificada pelo médico. Ele fornece um resumo escrito das orientações para a alta hospitalar. O paciente assina uma das folhas; uma cópia carbonada é anexada ao seu prontuário pelo enfermeiro.

Notificando o setor de faturamento

O setor de faturamento é notificado pelo enfermeiro antes que o paciente saia do hospital. Nesse momento, os funcionários daquele setor verificam se todas as informações relativas ao seguro médico estão completas e se o paciente assinou um formulário de consentimento, autorizando a liberação das informações médicas à seguradora. Havendo registros incompletos, ou na ausência de seguro de saúde, pode haver necessidade de o paciente fazer um acordo para futuros pagamentos financiados antes de receber alta.

Dando alta a um paciente

Concluídas as formalidades financeiras preliminares, o enfermeiro auxilia o paciente a coletar seus pertences, planejar seu transporte e, de fato, deixar a instituição de saúde.

Coletando os pertences

Havendo necessidade, o enfermeiro auxilia o paciente a empacotar todos os seus itens pessoais. Ele utiliza o inventário dos pertences para garantir que nada tenha sido perdido ou esquecido. Como muitos hospitais jogam fora utensílios plásticos colocados na mesa de cabeceira (p. ex., bacia, comadre, papagaio), o enfermeiro pode oferecê-los ao paciente; senão, ele os descartará no expurgo. Um carrinho é útil para o transporte dos pertences do paciente.

Providenciando o transporte

O enfermeiro informa aos pacientes sobre a rotina de alta da instituição, especialmente sobre o horário de saída – horário que, se ultrapassado, pode gerar a cobrança de outra diária hospitalar. Na maior parte dos casos, o paciente entra em contato com um familiar ou com um amigo em busca de auxílio para o transporte. Não havendo transporte disponível, ele pode optar por um meio de transporte público, chamar um táxi ou utilizar um serviço de ambulâncias para levá-lo para casa. Podem haver vans especiais para idosos, por intermédio do Conselho do Idoso, embora sua reserva normalmente seja necessária com 24 horas de antecedência.

Acompanhando o paciente

Quando o paciente está pronto, o enfermeiro o conduz até a porta em cadeira de rodas ou permite que ande com auxílio. O paciente pode optar por adquirir os medicamentos prescritos na farmácia da instituição antes de ir embora. Geralmente, o enfermeiro permanece com ele até que esteja instalado com segurança dentro do veículo, ou aguarda com ele, no saguão do hospital, por seu meio de transporte. A Habilidade 11.2 fornece uma descrição passo a passo do processo de alta.

> ▶ **Pare, Pense e Responda – Quadro 11.3**
> *Qual informação é útil para obter a garantia de uma transição segura dos cuidados prestados na instituição de saúde para o autocuidado, antes que ocorra a alta?*

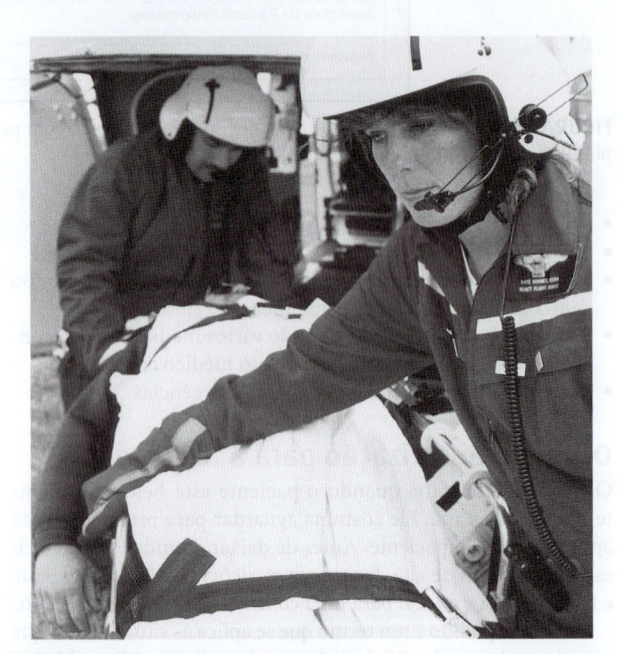

FIGURA 11.4 A transferência rápida de pacientes pode ser uma medida que salva vidas.

Redigindo um sumário de alta

Uma vez que o paciente tenha saído da instituição de saúde, o enfermeiro documenta um resumo das atividades de alta (ver Habilidade 11.2).

Limpeza terminal

A não ser em circunstâncias incomuns, os funcionários do serviço de higienização preparam o quarto vago para a próxima internação hospitalar. A cama é desinfetada, após a retirada dos lençóis e dos cobertores, e o armário à beira do leito é reabastecido com os equipamentos básicos. O departamento de admissão é, então, notificado de que o quarto está pronto. Isso evita que um paciente seja designado para um quarto que ainda não foi limpo.

TRANSFERÊNCIA DE PACIENTES

Uma **transferência** envolve a alta de um paciente de uma instituição de saúde e sua internação em outra, sem que haja um período em casa entre essas duas operações. Ela pode ocorrer quando a condição de um paciente se modifica para melhor ou para pior. Em geral, uma transferência traz certa vantagem ao paciente. Pode facilitar o oferecimento de cuidados mais especializados, em situações nas quais haja ameaças à vida (Fig. 11.4), ou talvez possa reduzir custos do atendimento. Muitos hospitais estão criando as chamadas **unidades pré-alta**, **unidades de cuidados progressivos** ou **unidades de cuidados intermediários**, onde permaneceriam os pacientes que já passaram por condições críticas, mas se recuperaram suficientemente para exigir cuidados de enfermagem menos intensivos.

Atividades de transferência

A transferência de um paciente de uma unidade para outra é menos complexa do que transferi-lo para uma outra instituição. Na transferência interna, o enfermeiro cumpre as seguintes etapas:

- Informa o paciente e sua família sobre a transferência.

Formulário de Transferência de Paciente
(Encaminhamento entre Instituições)

1. Sobrenome do Paciente: Carver | Primeiro Nome: Anna | Nome Intermediário: B | 2. Sexo: ☐ M ☒ F | 3. Número da Solicitação de Seguro-Saúde: 66585-83-2G

4. Endereço do Paciente (Rua, Número, Cidade, Estado, Código postal): W. York 358, Three Rivers, MI 49093 | 5. Data de Nascimento: 3/09/17 | Religião: Protestante

7. Data dessa Transferência: 5/12/07 | 8. Nome da Instituição e Endereço, Transferindo-se para: Twin Oaks Nursing Home – Riverside 215, Sturgis, MI

11. Data da Estada Qualificada — De: 07 | 11 | 11 — Até: 18 | 11 | 11

12-A. Nome da Instituição e Endereço, Transferindo-se de: Three Rivers Area Hospital – Broadway 1111, Three Rivers, MI

12-B. Qualificação e outras informações anteriores (inclusive números de registros médicos): II

EMPREGADOR RELACIONADO: ☐ Sim ☒ Não | CANDIDATO AO MEDICAID: ☐ Sim ☒ Não

13. Organização Seguradora ou Instituição Estadual (Nome e Endereço): Medicare (Blue Cross of Michigan) | 14. Número da Apólice ou Assistência Médica: 311425609

Consulta Clínica — Data: 08/01/12 — Horário: 10h (Anexar cartão de acompanhamento clínico) | Data do último exame físico: 18/11/11 | Peso: 66,8 kg

INFORMAÇÃO DO MÉDICO ATENDENTE

1. Nome e Endereço do Médico na Nova Instituição: Dr. Chester Sweder (Sturgis)
2. Diagnóstico(s) final(is), ou fotocópia anexada(s) * ☐
   Primário: quadril direito fraturado
   Todas as outras condições: ICC
3. Procedimentos Médicos e Datas, ou não foi localizado registro ☐
   Redução aberta; parafuso quadril direito 11/07/11
4. Ordens Médicas na Transferência:
   Dieta pastosa com teor reduzido de sódio (0,5mg)
   Lanoxin 0,25mg diariamente
   Diupres 250mg BID
5. Estimativa Médica da Permanência Necessária: 30 dias ____ semanas ____ meses
6. Sensibilidades a Drogas, ou não foi verificada ☐ existência de
   Alérgico à Penicilina
7. Regime Alimentar: Ver acima em nº 4
8. Assinatura do Médico — DATA: Dr. Chester Sweder 18/11/11

AVALIAÇÃO DE ENFERMAGEM

9. Fala	Normal ☒	Prejudicada ☐	Incapaz de falar ☐	
10. Audição	Normal ☒	Prejudicada ☐	Surdo ☐	
11. Visão	Normal ☐	Prejudicada ☒	Cego ☐	
12. EstadoMental	Sempre alerta ☒	Às vezes confuso ☐	Sempre confuso ☐	
13. Alimentação	Independente ☒	Necessita auxílio ☐	Não consegue se alimentar sozinho ☐	
14. Vestir-se	Independente ☐	Necessita auxílio ☒	Não consegue se vestir sozinho ☐	
15. Eliminações	Independente ☐	Necessita auxílio para ir ao banheiro ☒	Uso de comadre ou urinol ☐	Incontinente ☐
16. Banho	Independente ☐	Necessita auxílio para tomar banho ☒	Banho de leito com auxílio ☐	Banho de leito ☐
17. Movimentos	Independente ☐	Dembula com auxílio ☒	Necessita auxílio para sair da cama para a cadeira ☐	Acamado ☐

18. Curativos e Bandagens: ou não foi verificada a existência de ☒
19. Aparelhos ou Apoio: ou não foi verificado o uso de ☐
   Uso de andador; somente suporta parcialmente o peso sobre a perna direita
20. Levantamento de Dados de Enfermagem e Recomendações:
   Incisão cicatrizada
   Usa óculos e dentadura
   Precisa de ajuda para colocar os sapatos
   Gosta de tomar pílulas com suco de maçã em vez de água
   Necessita de reasseguramento e encorajamento na ambulação
   Resumo em Anexo ☐ Sim ☒ Não
21. Assinatura: Laurie Highfield | Titulação: LPN | Data: 18/11/11

AVALIAÇÃO SOCIAL

22. Nome e Endereço da Pessoa para Contato: Thomas Carver – Armitage 110, Three Rivers, MI | Relação com o Paciente: Filho | Telefone: 279-6013
23. Paciente mora: Sozinho ☒ Com família ☐ Com cônjuge ☐ Outro ☐ Explicar:
24. Atitude do Paciente: Motivado e Cooperativo | 25. Resumo de Fatores Sociais e Emocionais em Anexo: ☐ Sim ☒ Não
26. Planos para Pós-Alta: Família e vizinhos visitarão diariamente
27. Assinatura: Susan Adams | Data: 18/11/11 | Cargo: Planejadora/Coordenadora de Alta

0880-5 FEB. 75

Transferência de hospital

FIGURA 11.5 Um sumário de transferência oferece informações que promovem a continuidade do cuidado.

> ### ORIENTAÇÕES DE ENFERMAGEM 11.1
>
> **Transferindo um paciente**
>
> - Certifique-se de que o paciente e seus familiares estejam informados da necessidade da transferência o mais cedo possível. *Comunicação promove cooperação.*
> - Se o tempo permitir, e o paciente e os familiares possuírem certa preferência, estimule a família a investigar e a colaborar em relação à instituição de sua preferência. *As pessoas mais afetadas sempre devem tomar as decisões.*
> - Comunique-se com a instituição ou com a unidade para onde o paciente será transferido. *A outra equipe necessita de tempo para se preparar para a chegada do paciente.*
> - Faça uma fotocópia do prontuário. *Uma cópia ajudará na continuidade dos cuidados e servirá para evitar a duplicação de serviços.*
> - Ofereça um **resumo clínico** por escrito, como um sumário dos cuidados já realizados (ver Fig. 11.5). Esse resumo deve incluir (1) a razão da hospitalização, (2) os achados significativos, (3) o tratamento instituído, (4) a condição atual do paciente e (5) as instruções fornecidas, se existirem, para o paciente e sua família (JCAHO, 1998). Certifique-se de que o paciente tenha sido avisado da transferência e tenha fornecido autorização para liberar as informações a respeito de sua condição de saúde. *Para atender às regras de privacidade e aos padrões de segurança de dados, instituídos pelo Ato de Segurança da Guarda dos Documentos de Saúde e Responsabilidade Final (HIPAA) em 1996, e modificado posteriormente em 2001 e 2002 (ver Cap. 9), o paciente deve ser informado e aprovar a divulgação de suas informações de saúde, juntamente com as terceiras vias das rotinas usadas no tratamento.*
> - Coloque as informações escritas em um envelope pardo ou envie via fax com uma pequena capa de identificação. Entre em contato com a instituição para onde o paciente está sendo transferido e informe os responsáveis para aguardarem pelo fax. *De acordo com as especificações do HIPAA para manutenção da privacidade das informações de saúde (2002), as instituições devem sistematicamente proteger os dados de saúde dos pacientes, dentro e fora de seu âmbito físico.*
> - Colete todos os pertences do paciente. *O descuido pode levar a perda de roupas ou de objetos de valor e causar inconvenientes na hora de devolvê-los.*
> - Acompanhe os profissionais médicos da emergência ou os paramédicos até o quarto do paciente. *Ver um rosto conhecido pode reduzir sua ansiedade.*
> - Auxilie a transferir o paciente para a maca. *A assistência diminui esforços físicos dele.*
> - Dê uma cópia do prontuário, em um envelope lacrado, aos funcionários responsáveis pela transferência. *O lacre dessas informações protege a confidencialidade do paciente e evita a perda de partes do registro.*
> - Complete o prontuário original do paciente, acrescentando um resumo de sua alta hospitalar. *Cada registro médico inclui um sumário de alta.*
> - Envie o documento concluído ao departamento de registros médicos. *Todos os documentos são arquivados para consulta futura.*
> - Notifique o setor de faturamento, o departamento de admissão e o serviço de governança sobre a transferência. *Cada departamento tem suas próprias responsabilidades quando um paciente deixa a instituição.*

- Completa o **sumário de transferência** (revisão escrita da situação atual do paciente), descrevendo, de forma breve, as condições do paciente e a razão para a transferência (Fig. 11.5).
- Entra em contato com o enfermeiro da unidade para onde o paciente está sendo transferido para coordenar o processo (a passagem de plantão que consta no Cap. 9 pode ser usada como modelo).
- Transporta o paciente e seus pertences, medicamentos, suprimentos de enfermagem e prontuário para a outra unidade.

Quando um paciente é transferido para uma casa geriátrica ou outra instituição, o enfermeiro conduz este processo da mesma forma que uma alta hospitalar: o paciente recebe alta do hospital e é admitido na instituição de transferência. Ver Orientações de Enfermagem 11.1.

Considerações gerontológicas

- Quando admitir, dar alta ou transferir um idoso, os enfermeiros devem permitir tempo adicional ao processo devido a possíveis deficiências funcionais.

Instituições para cuidados prolongados

Os idosos, em particular, podem ser transferidos diretamente de um hospital de emergência para uma instituição que provê cuidados prolongados (Fig. 11.6). Uma **instituição para cuidados prolongados** é aquela que presta cuidados a longo prazo, sendo indicada para pessoas que não preenchem os critérios para permanecer internadas em um hospital. Embora existam vários tipos de lares com assistência, centros de cuidados diários para adultos, comunidades para idosos, instituições de cuidado domiciliar e albergues (ver Cap. 38), todos se enquadram nessa descrição; os cuidados prolongados costumam ser associados aos cuidados oferecidos nas casas geriátricas. Estas, por sua vez, são classificadas como instituições para cuidados especializados ou que fornecem cuidados básicos ou intermediários.

Considerações gerontológicas

- Aproximadamente 5% dos adultos norte-americanos com 65 anos ou mais residem em instalações de cuidados prolongados. A gama de opções de alojamento para idosos está aumentando (Tab. 11.3).

Instituições para cuidados especializados

Um serviço de enfermagem licenciado como uma **instituição para cuidados especializados** oferece cuidados de enfermagem durante as 24 horas do dia e funciona sob a direção de um enfermeiro com registro profissional. A instituição é reembolsada pelo cuidado aos pacientes que requerem atendimento de enfermagem técnico especializado. Para que se qualifique para um cuidado especializado, o paciente deve ser encaminhado por um médico e requerer cuidados de enfermagem também diferenciados. São exemplos de procedimentos que demonstram esta qualificação:

- Cuidados com úlceras por pressão.
- Administração de alimento via enteral ou de fluidos intravenosos.
- Reeducação da bexiga ou dos intestinos.
- Administração de medicamentos injetáveis.

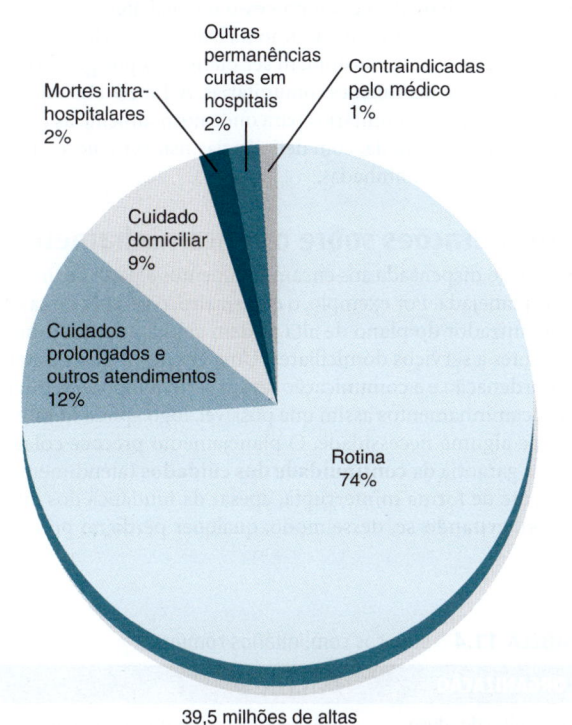

Distribuição de pacientes ambulatoriais por condição de alta, 2007

- Mortes intra-hospitalares 2%
- Outras permanências curtas em hospitais 2%
- Contraindicadas pelo médico 1%
- Cuidado domiciliar 9%
- Cuidados prolongados e outros atendimentos 12%
- Rotina 74%

39,5 milhões de altas

FIGURA 11.6 Mais de 21% dos pacientes admitidos em hospitais são transferidos para outras instituições de saúde, para receber cuidados adicionais após a alta. (Fonte: Agency for Healthcare Research and Quality, 2009. *HCUP facts and Figures: Statistics on Hospital-based Care in the United States, 2007.* Disponível em: http://www.hcup-us.ahrq.goc/reports/factsandfigures/2007/hcup_partnersV2.jsp. Acessado em: 20 de novembro de 2011.)

- Troca de curativos esterilizados.
- Cuidados com traqueostomia.

O cuidado especializado é oferecido a partir de uma perspectiva multidisciplinar. Além de uma equipe de enfermagem durante 24 horas, uma instituição desse tipo precisa oferecer serviços de reabilitação, como fisioterapia e terapia ocupacional, serviços farmacológicos, nutricionais, atividades de lazer e terapêuticas, além de serviços dentários de rotina e de emergência. Muitos desses serviços são oferecidos por profissionais qualificados que possuem contratos com a instituição, em vez de serem empregados em tempo integral.

Para qualificar os benefícios do Medicare em casas geriátricas, os pacientes devem ter sido ser hospitalizados por três ou mais dias, num período de 30 dias, antes de serem transferidos para uma destas instituições. Os pacientes que atenderem os critérios são elegíveis para 100 dias assistência com custos. Não há taxas nos primeiros 20 dias de cobertura; nos 80 dias subsequentes, o Medicare paga a maioria das despesas, mas não todas elas.

Alguns idosos possuem apólices em seguradoras privadas, que os auxiliam com parte dos pagamentos ao Medicare. Não sendo esse o caso, ou se os pacientes ainda requerem cuidados especializados além dos 100 dias, precisam custear pessoalmente os gastos até que sejam considerados indigentes. Uma vez exauridas as finanças pessoais e as do cônjuge, podem candidatar-se, em seu respectivo Estado, ao Medicaid ou programa equivalente.

TABELA 11.3 Opções de moradia para idosos

TIPO	DESCRIÇÃO
Casas compartilhadas	O idoso compartilha uma casa ou apartamento e as despesas domésticas com uma ou mais pessoas com quem não têm parentesco.
Lares que oferecem alimentação, com ou sem pensionato	O idoso vive em uma residência em que uma pessoa cede um quarto, fornece as refeições, realiza as tarefas domésticas e supervisiona ou auxilia nas atividades da vida diária.
Casas congregadas	Idosos ocupam apartamentos individuais e contam com serviços de apoio dentro dessas residências com múltiplas unidades.
Comunidades de aposentados	Idosos autossuficientes que vivem em habitações próprias ou alugadas, localizadas dentro de um tipo de condomínio desenvolvido exclusivamente para aposentados.
Cuidados comunitários continuados	Os idosos vivem em um complexo residencial que fornece serviços e acomodações, de acordo com as adaptações necessárias a cada paciente.
Recursos para assistência	Os idosos vivem em seus próprios pequenos apartamentos e partilham áreas comuns para realizar as refeições e atividades sociais. Esses recursos fornecem alguma assistência e alguns serviços de emergência 24 horas.

(Adaptada de Miller, C. A [2008]. *Nursing Care for wellness in older adults* [5th ed]. Philadelphia: Lippincott Williams & Wilkins.)

Instituições para cuidados intermediários

Um serviço de enfermagem também pode ser licenciado como uma **instituição para cuidados intermediários**. Esse tipo de instituição oferece atendimento e serviços de saúde às pessoas que, devido a sua condição mental ou física, requerem assistência numa instituição, ainda que não se trate de atendimento de enfermagem durante as 24 horas. Os pacientes que necessitam de cuidados intermediários podem precisar de supervisão, pois tendem a vagar pelo lugar ou encontrarem-se confusos. Precisam dos cuidados de enfermagem para auxílio com as medicações orais, banho, vestir-se, uso do sanitário e movimentar-se.

O Medicare não proporciona reembolso por esse tipo de cuidado. Os custos são assumidos pelos pacientes. Para os residentes de baixa renda, os programas sociais estaduais, como o Medicaid, assumem as despesas. Entretanto, algumas dessas instituições não aceitam pacientes do Medicaid, porque as taxas de reembolso estabelecidas pelo Estado são muito inferiores às pagas pelo Medicare ou por seguros privados.

Instituições para cuidados básicos

Um terceiro tipo de serviço de enfermagem é conhecido como **instituição para cuidados básicos**, que oferece cuidados voltados à custódia prolongada. A ênfase reside em oferecer abrigo, alimento e serviços de lavanderia a um grupo determinado de pessoas. Esses pacientes assumem mais responsabilidades pelas atividades de seu próprio cotidiano, como fazer sua higiene e vestir-se, preparar-se para dormir e unir-se aos demais durante as refeições. O atendimento em nível intermediário e básico pode ser proporcionado sem enfermagem especializada, embora os pacientes permaneçam em alas separadas.

Determinando o nível de cuidados

O nível de cuidado é determinado na admissão ou antes dela. Cada paciente tem seus dados levantados por meio de um formulário padronizado, elaborado pela Health Care Financing Association, conhecido como *Conjunto Mínimo de Dados para Avaliação e Sondagem de Cuidados a Residentes de Instituições Especializadas*. Por força de lei federal, o *Conjunto Mínimo de Dados* (CMD) é repetido de três em três meses ou sempre que a condição do paciente se modificar. O CMD requer avaliação de:

- Padrões cognitivos
- Padrões de comunicação/audição
- Padrões visuais
- Problemas estruturais e de funcionamento físico
- Padrões de continência nos últimos 14 dias
- Bem-estar psicossocial
- Padrões de humor e de comportamento
- Padrões de busca da acuidade
- Diagnósticos de doenças
- Condições de saúde
- Condição de aceitação oral e estado nutricional
- Estado dos dentes e da cavidade oral
- Condição da pele
- Uso de medicação
- Tratamento e procedimentos especiais

Os problemas identificados no CMD são refletidos no plano de cuidados de enfermagem.

Selecionando uma instituição geriátrica

Quando surge a necessidade, os membros da família não se mostram bem-preparados para selecionar uma instituição para idosos. Um plano de alta pode auxiliar na seleção da instituição. Vários materiais impressos a respeito dessa escolha encontram-se disponíveis na American Association of Retired Persons, no Conselho do Idoso ou nos departamentos estaduais de saúde pública e previdência social. Páginas na *internet* também disponibilizam informações valiosas. Ver Ensinando o Paciente e a Família 11.1.

> **Ensinando o paciente e a família 11.1**
> Selecionando uma instituição geriátrica

O enfermeiro ensinará os seguintes pontos:
- Descobrir os níveis de cuidado (especializado, intermediário ou básico) para os quais a instituição possui licença de provimento.
- Revisar os relatórios de inspeção sobre as instituições que estão sendo analisadas. Essas informações estão disponíveis em material isento de taxa, encontrado nos departamentos de saúde pública estaduais.
- Fazer perguntas a outras pessoas na comunidade, incluindo a família do médico, no caso de buscar recomendações.
- Visitar as instituições com hora marcada, e uma outra vez, sem marcar hora. Ir a cada uma no mínimo uma vez durante o horário das refeições.
- Observar a aparência dos residentes atuais e a maneira como os funcionários atendem às suas necessidades.
- Observar a limpeza do local e a presença de quaisquer odores desagradáveis.
- Solicitar *folders* que identifiquem o atendimento médico, os serviços de enfermagem, a terapia de reabilitação, os serviços de assistência social, os programas de atividades, os dados religiosos e os direitos e os privilégios dos residentes.
- Esclarecer as taxas cobradas e os procedimentos de cobrança.
- Analisar se a impressão geral da instituição é positiva ou negativa.

O PROCESSO DE ENCAMINHAMENTO

Um **encaminhamento** é um processo no qual alguém é enviado a outra pessoa ou outra instituição na busca de serviço especializado. Esses serviços costumam ser oferecidos por profissionais particulares ou instituições comunitárias. A Tabela 11.4 relaciona alguns serviços comunitários para onde normalmente as pessoas com a saúde debilitada, com deficiências físicas ou necessidades especiais são encaminhadas.

Considerações sobre os encaminhamentos

A atenção dispensada aos encaminhamentos é parte de uma alta bem-planejada. Por exemplo, o enfermeiro, o gerente de caso ou o organizador do plano de alta podem ajudar a encaminhar os pacientes a serviços domiciliares. Uma vez que o planejamento, a coordenação e a comunicação levam certo tempo, eles iniciam os encaminhamentos assim que possível, logo após a identificação de alguma necessidade. O planejamento precoce colabora para a garantia da **continuidade dos cuidados** (atendimento ao paciente de forma ininterrupta, apesar da mudança dos cuidadores), evitando-se, desse modo, qualquer perda no progresso

TABELA 11.4 Serviços comunitários comuns

ORGANIZAÇÃO	SERVIÇO
Conselho do Idoso	Assiste idosos no transporte para consultas médicas, terapias ambulatoriais e locais de refeições comunitárias
Hospice (instituições para cuidados paliativos)	Apoia a família e os doentes terminais que optam por permanecer em casa
Associação de Enfermeiros "Visitantes"	Oferece cuidado de enfermagem intermitente para pacientes levados para casa
Meals on Wheels (*"Refeições sobre Rodas"*)	Oferece uma ou duas refeições principais por dia, entregues em casa ou algum local que serve refeições comunitárias
Serviços de Apoio ao Lar	Envia adultos às casas para auxiliar nas compras, no preparo das refeições e nas tarefas mais leves de limpeza doméstica
Serviços de Assistência Domiciliar	Auxilia nos banhos, na higiene e na administração dos medicamentos
Serviços de Proteção a Adultos	Investiga e realiza serviços de caráter social, legal, emocional e financeiro, disponibilizados a adultos que não possam mais realizá-los e que tenham sido vítimas de outras pessoas
Respite Care	Oferece pequenas folgas temporárias para descanso aos provedores de cuidados em tempo integral, que assistem pacientes que não saem mais de suas casas.
Older American's Ombudsman (*"Ouvidoria para Idosos Americanos"*)	Investiga e soluciona queixas feitas por moradores de instituições geriátricas (ou age em nome dessas pessoas); existe no mínimo um ouvidor em cada Estado, trabalhando em tempo integral.

Conceitos e Habilidades Fundamentais no Atendimento de Enfermagem

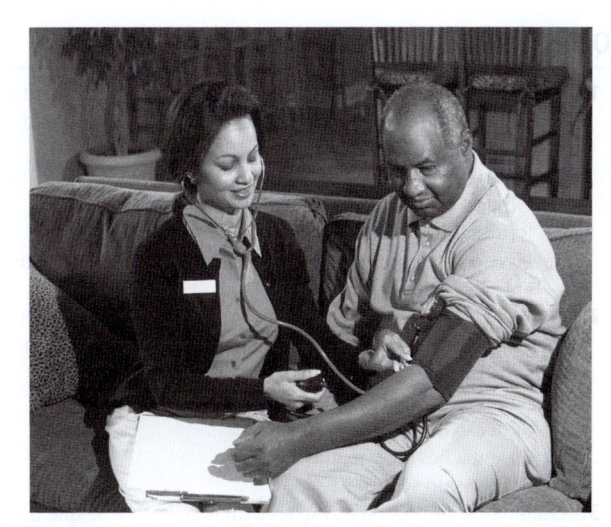

FIGURA 11.7 Investigação de saúde realizada na casa do paciente.

positivo do estado de saúde do paciente que já tenha sido conquistado.

Cuidado domiciliar

O **cuidado domiciliar** refere-se ao atendimento de saúde oferecido na casa do paciente, por um funcionário de uma instituição de saúde (Fig. 11.7). Agências públicas (regionais, estaduais ou federais, assim como o departamento de saúde pública) ou privadas podem oferecer cuidado domiciliar.

O número de pacientes que recebem atendimento domiciliar continua a crescer, principalmente devido às limitações impostas pelo Medicare e pelas companhias de seguro quanto ao número de dias de cobertura de assistência domiciliar e hospitalar. Outro fator é o aumento da população idosa afetada por doenças crônicas que necessitam de assistência.

De acordo com a American on Aging (2008), 52% dos idosos norte-americanos declarou ter, pelo menos, algum tipo de incapacidade. Quase 35% daqueles com 80 anos ou mais necessitam de assistência (American Association of Retired Persons, 2005) (Fig. 11.8). Os tipos de assistência solicitados pelos idosos incluem atividades básicas da vida diária (tomar banho, vestir-se, comer e movimentar-se pela casa), preparar refeições, fazer compras, realizar tarefas domésticas, gerenciar o dinheiro, utilizar o telefone e tomar medicações.

Considerações gerontológicas

- O Medicare exige que os idosos atendam a todos os seguintes critérios para que seja feito o reembolso do atendimento domiciliar:
1. Um médico assinou, ou assinará, o plano de cuidados.
2. A pessoa não pode sair de casa. Esta condição é alcançada quando sair de casa exige um esforço considerável e desgastante, assim como a necessidade individual de assistência ou o uso de cadeiras de rodas, muletas etc. Caminhadas ocasionais, mas não frequentes, ao "redor da quadra de casa" são permitidas. A participação em grupos de convivência de idosos ou a busca por serviços religiosos não são consideradas necessidades automáticas para satisfazer o requisito sair de casa.
3. A pessoa necessita de procedimentos de enfermagem ou de serviços de reabilitação intermitentes. Esta condição pode variar de uma vez ao dia a uma vez a cada 60 dias.
4. O cuidado deve ser fornecido ou organizado em colaboração com um provedor certificado pelo Medicare.
- Alguns idosos têm dificuldade em aceitar a ajuda de outras pessoas, apesar de reconhecer esta necessidade. Eles podem resistir a mudanças relacionadas à forma como costumam realizar tarefas familiares. Os enfermeiros devem considerar métodos para facilitar estas mudanças e minimizar quaisquer alterações desnecessárias quando planejarem a transição do paciente para uma instituição.

Os serviços de atendimento domiciliar auxiliam a encurtar o tempo gasto na recuperação dentro dos hospitais, previnem admissões em instituições para cuidados prolongados e reduzem a readmissão em instituições para pacientes graves. O Quadro 10.3 identifica as responsabilidades assumidas pelos enfermeiros de atendimento domiciliar que fornecem cuidados com base na comunidade.

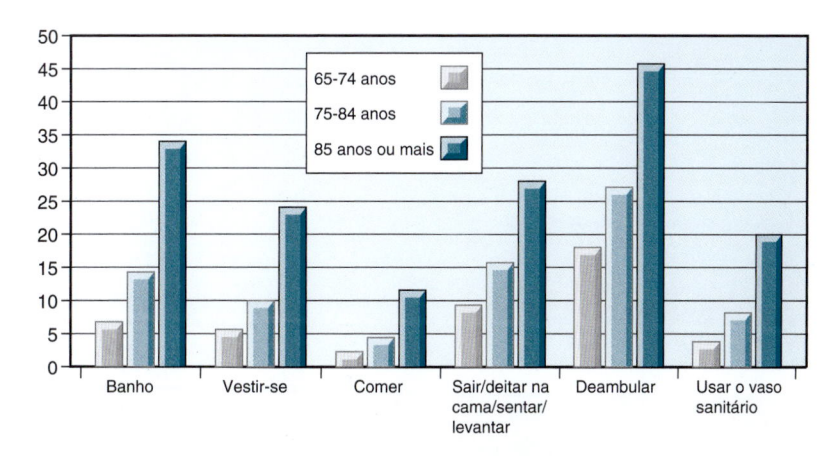

FIGURA 11.8 Percentual de pessoas com incapacidades para execução de atividades da vida diária, por idade: 2008. (Fonte: Administration on Aging, Department of Health and Human Services. *A Profile of older Americans: 2008*. Disponível em: http://www.aoa.gov/AoARoot/Aging_Statistics/Profile/2008/16.aspx. Acessado em: 20 de janeiro de 2010.)

QUADRO 11.3	Responsabilidades dos enfermeiros no cuidado domiciliar

- Levantar dados sobre a prontidão do paciente e sobre o ambiente da casa
- Tratar cada paciente com respeito, independentemente do padrão de vida de cada um
- Identificar problemas sociais ou de saúde que requeiram cuidados de enfermagem, outros cuidados de apoio ou aliados
- Planejar, coordenar e monitorar os cuidados domiciliares
- Oferecer cuidados especializados a pacientes que necessitem de serviços de enfermagem por turnos
- Orientar e supervisionar o paciente nas atividades de autocuidado e os membros da família que participem do atendimento do paciente na própria casa
- Investigar a segurança das práticas de saúde que são utilizadas
- Observar, avaliar e modificar os fatores sociais e ambientais que afetem a evolução do paciente
- Avaliar a urgência e a complexidade das necessidades de saúde, sempre em mudança, de cada paciente
- Manter registros escritos precisos e submeter a documentação à agência, com o objetivo de obter reembolso
- Providenciar encaminhamentos a outras instituições de saúde
- Providenciar a alta de pacientes que atingirem certo nível de autoconfiabilidade

EXERCÍCIOS DE PENSAMENTO CRÍTICO

1. Discutir como a admissão de uma criança poderia diferir da admissão de um adulto.
2. Descrever as semelhanças e as diferenças entre uma admissão hospitalar e uma admissão numa instituição de cuidados de enfermagem.
3. Descrever os critérios que você usaria ao selecionar um casa de repouso para um parente.
4. Se torna-se evidente que um parente não pode continuar a viver de forma independente, quais as opções que você busca?

QUESTÕES DE REVISÃO – ESTILO DO NCLEX

1. Qual das seguintes afirmativas é essencial ao cumprimento das regulações federais relacionadas à garantia do direito do paciente a privacidade?
   1. Dirigir-se aos pacientes somente pelo primeiro nome
   2. Obter consentimento para divulgação de informações
   3. Referir-se ao paciente como a pessoa do quarto 201
   4. Usar o código numérico em vez do nome do paciente, em seu prontuário
2. Qual das seguintes informações é fundamental que o enfermeiro obtenha no momento da admissão de um paciente em uma instituição de saúde?
   1. Número do seguro social
   2. Situação do Medicare
   3. Orientações antecipadas
   4. Políticas do seguro de saúde
3. Qual das seguintes observações é mais sugestiva de que um paciente recém-admitido está ansioso?
   1. O paciente está quieto e retraído, diferente do seu comportamento normal.
   2. O paciente está inquieto e desperto frequentemente.
   3. O paciente come muito pouco a cada refeição.
   4. O paciente sente falta de seu cônjuge e de seus filhos.
4. Se houver a suspeita de que um idoso na comunidade é alvo de abuso, com qual órgão seria apropriado fazer contato?
   1. Conselho do Idoso
   2. Associação dos Enfermeiros de *Home Care*
   3. Delegacia do Idoso
   4. Serviços de Proteção a Adultos
5. Que tipo de serviço de referência de cuidados prolongados seria apropriado para um idoso que precisa seguir com a reabilitação de sua mobilidade no momento da alta hospitalar de uma instituição de cuidados intensivos?
   1. Instituição de Cuidados Especializados
   2. Instituição de Cuidados Intermediários
   3. Instituição de Cuidados Básicos
   4. Instituição de Acompanhamento Assistencial

Conceitos e Habilidades Fundamentais no Atendimento de Enfermagem **183**

HABILIDADE 11.1 Admitindo um paciente

AÇÃO SUGERIDA	JUSTIFICATIVA
INVESTIGAÇÃO	
Obtenha o nome, o diagnóstico na admissão, a condição do paciente e o quarto que lhe foi designado.	Fornece dados preliminares a partir dos quais são planejadas as atividades que podem estar envolvidas na sua admissão.
Verifique a aparência do quarto e a presença de itens básicos.	Demonstra preocupação pela limpeza, pela ordem e pela conveniência do paciente.
PLANEJAMENTO	
Reúna os equipamentos necessários: formulário de admissão, termômetro, aparelho para medir a pressão sanguínea (caso não esteja instalado na parede), estetoscópio, balança, recipiente para amostra de urina.	Melhora a organização e o gerenciamento eficiente do tempo.
Obtenha equipamento especial, como suporte de soro ou oxigênio, que pode ser necessário conforme as necessidades peculiares do paciente.	Facilita o cuidado imediato, sem causar atraso ou desconforto desnecessários.
Regular a altura da cama para coordenar com a situação do paciente que está chegando.	Reduz o esforço físico na transferência da cadeira de rodas, ou da maca, para o leito.
Dobre o lençol superior para o pé da cama caso o paciente seja imediatamente colocado no leito.	Reduz obstáculos capazes de interferir no conforto e na facilitação da transferência.
IMPLEMENTAÇÃO	
Cumprimente o paciente pelo nome e mostre um sorriso amigável; estenda a mão como gesto de boas-vindas.	A promoção de sentimentos de amizade e a preocupação pessoal são consideradas úteis na redução da ansiedade inicial.
Apresente-se ao paciente e aos que o acompanham.	Estabelecimento de uma relação enfermeiro-paciente de caráter pessoal.
Observe o paciente na busca de sinais de doença aguda.	Determina se o processo de admissão requer modificação.
Atenda às necessidades urgentes de conforto e de respiração.	Demonstra preocupação pelo bem-estar do paciente.
Apresente a seu companheiro de quarto, caso haja um, e a todos que entrarem no quarto.	Promove um senso de familiaridade, para aliviar problemas de ordem social; demonstra preocupação por seu conforto emocional.
Ofereça uma cadeira ao paciente, a menos que ele precise ir diretamente ao leito.	Demonstra preocupação por seu conforto físico.
Verifique o bracelete de identificação do paciente.	O aperfeiçoamento da segurança depende da capacidade de identificá-lo com exatidão.
Oriente o paciente quanto ao ambiente físico do quarto e à unidade de enfermagem.	Auxilia na adaptação a ambientes não familiares.
Demonstre como usar os equipamentos do quarto, como o ajuste da cama, o modo de chamar os enfermeiros, o uso do telefone e da televisão.	Promove o conforto e a autoconfiança; garante a segurança.
Explique as rotinas e as programações gerais que são seguidas durante as visitas, as refeições e o atendimento.	Reduz a incerteza quanto às atividades a serem esperadas.
Explique a necessidade de examinar o paciente e faça perguntas pessoais sobre a sua saúde.	Prepara-o para o que virá a seguir.
Pergunte se o paciente gostaria que os familiares se retirassem ou não.	Promove uma sensação de controle sobre as decisões e os resultados.
Tome medidas para manter a privacidade.	Demonstra respeito pela dignidade do paciente.
Solicite ao paciente que se dispa e vista um avental; ajude, se necessário.	Facilita o exame físico.
Pergunte ao paciente se deseja urinar no momento e explique a necessidade de uma amostra de urina, caso conste em prescrição.	Mostra preocupação por seu bem-estar imediato; facilita o exame físico do abdome.
Pese o paciente antes de auxiliá-lo a deitar.	Evita perturbação quando estiver acomodado no leito.
Auxilie o paciente a conseguir uma posição confortável na cama.	Mostra preocupação com seu conforto; facilita o exame.
Cuide das roupas e dos pertences do paciente conforme a política institucional.	Garante a guarda segura dos pertences do paciente.
Peça ao paciente para identificar as alergias alimentares, às medicações ou outras substâncias, e descreva o tipo de sintomas que acompanham uma reação alérgica típica.	Auxilia na prevenção de alguma potencial reação alérgica durante o cuidado; prepara a equipe para a forma como ele reage a algum alérgeno.
Coloque um segundo bracelete no braço do paciente, da cor que codifique a existência de alguma alergia.	Alerta a equipe para o fato de que ele possui alguma alergia.
Lave bem as mãos ou realize antissepsia por meio de fricção com álcool (ver Cap. 10).	Reduz o potencial de transmissão direta de microrganismos das mãos do enfermeiro para o paciente.
Verifique a temperatura, o pulso, a frequência respiratória e pressão sanguínea do paciente.	Contribui para o levantamento dos dados iniciais.
Coloque a campainha ao conveniente alcance do paciente.	Reduz o potencial para acidentes, ao garantir que ele consiga tornar conhecidas as suas próprias necessidades.
Assegure-se de que a cama esteja na posição baixa e respeite a política da instituição quanto a levantar suas laterais.	Promove a segurança. As laterais da cama são entendidas como uma forma de limitação física, em uma casa geriátrica; seu uso pode exigir permissão escrita do paciente.

(continua)

Admitindo um paciente *(continuação)*

IMPLEMENTAÇÃO *(continuação)*	
Retire a amostra de urina, se obtida neste momento, anexe um formulário de solicitação de exame e coloque-a em refrigerador, ou leve-a ao laboratório.	Garante uma identificação adequada da amostra, identifica o teste a ser feito e previne alterações que podem afetar os resultados do teste.
Lave bem as mãos ou realize antissepsia por meio de fricção com álcool (ver Cap. 10).	Remove os microrganismos adquiridos no contato com o paciente ou no manuseio da amostra de urina.
Relate o andamento da admissão do paciente para o enfermeiro, que pode realizar a entrevista de enfermagem e o exame físico ou delegar algumas etapas do processo neste momento.	Satisfaz as normas da Joint Commission; todo o levantamento de dados da admissão deve ser completado em 24 horas; partes da investigação podem ser realizadas em intervalos periódicos, até que seja finalizado.
Informe familiares ou amigos que podem recomeçar as visitas ao paciente assim que as atividades de enfermagem forem concluídas.	Facilita a rede de apoio ao paciente.

Avaliação

- Paciente sente-se confortável e orientado quanto ao quarto e às rotinas.
- As medidas de segurança estão implementadas.
- Foi iniciada a investigação dos dados iniciais.
- As condições do paciente e seu progresso são comunicados à equipe de enfermagem.

Documentação

- Data e hora da admissão
- Idade e sexo do paciente
- Aparência geral
- Modo de chegada à unidade
- Número do quarto
- Peso e sinais vitais iniciais
- Lista de alergias, caso existam; use as palavras do paciente ao descrever uma reação típica, ou indique se o paciente não possui alergias, utilizando uma abreviatura autorizada
- Disposição de uma amostra de urina
- Condição atual do paciente

EXEMPLO DE DOCUMENTAÇÃO

Data e hora — Mulher de 68 anos admitida no quarto 258, em cadeira de rodas, vinda do departamento de admissão, com moderada dispneia. Recebendo O_2 a 2L por cateter nasal. Peso de 77kg em balança de leito, vestindo apenas o avental hospitalar. T 36,6°C, P 92, R 32, PA 146/68 no braço direito. Incapaz de urinar no momento. Alérgica à penicilina, que causa "urticária e dificuldade para respirar". Permanece em posição de Fowler alta, apresentando frequência respiratória de 24 movimentos por minuto, em repouso._____ ASSINATURA/FUNÇÃO

HABILIDADE 11.2 Dando alta a um paciente

AÇÃO SUGERIDA	JUSTIFICATIVA
INVESTIGAÇÃO	
Determine que a alta médica tenha sido escrita.	Fornece autorização para a alta do paciente.
Verifique as prescrições escritas e as outras instruções médicas para a alta.	Possibilita que o paciente mantenha o autocuidado.
Informe sobre a existência ou não de novas prescrições médicas que precisem ser executadas antes da alta do paciente.	Garante que ele sairá na melhor condição possível.
Revise o plano de alta de enfermagem.	Determina a necessidade ou não de mais orientações ou se as instruções estão completas.

(continua)

Dando alta a um paciente *(continuação)*

PLANEJAMENTO[1]

Discuta a organização do tempo do paciente para sair do hospital.	Ajuda a coordenar as atividades da enfermagem com o horário do paciente.
Coordene a alta com a agência de cuidado domiciliar, instituição ou companhia que irá fazer o suprimento de oxigênio ou outro equipamento médico.	Facilita a continuidade do cuidado.
Determine o meio de transporte do paciente.	Esclarece a necessidade ou não de solicitar um táxi ou outra forma de transporte.
*Notifique o setor de faturamento sobre a iminente alta do paciente.	Dá tempo para que a administração revise as informações para cobrança e para que determine a necessidade de outras providências.
*Informe o serviço de governança sobre a saída do paciente.	Prepara os funcionários da limpeza para a necessidade de limpeza terminal da unidade onde ele estava.
*Cancele quaisquer refeições que seriam servidas ao paciente.	Evita o preparo de alimento sem necessidade.
*Notifique a farmácia quanto ao horário aproximado da alta.	Elimina o preparo de fármacos que não serão usadas.
Planeje o banho e os tratamentos médicos antecipadamente.	Evita atrasos na saída do paciente.

IMPLEMENTAÇÃO

Lave bem as mãos ou realize antissepsia por meio de fricção com álcool (ver Cap. 10).	Reduz a transmissão de microrganismos.
Faça a higiene, mas evite a troca da roupa de cama.	Elimina o trabalho desnecessário.
Finalize o tratamento médico e as intervenções de enfermagem, conforme o plano de cuidados.	Promove a continuação dos cuidados de enfermagem.
Ajude o paciente a vestir-se com a roupa que usará em casa ou que seja apropriada a sua saída do hospital.	Demonstra preocupação com a aparência dele em público e sua adequação ao clima.
Revise as instruções da alta e finalize o ensino de saúde.	Promove o autocuidado seguro.
Faça o paciente assinar a folha de instruções da alta hospitalar e parafrasear as informações ali contidas, e forneça a ele a via original do formulário contendo todas as orientações para alta e as prescrições que deverão ser aviadas.	Valida o fato de as instruções para a manutenção da saúde terem sido compreendidas pelo paciente e que poderão ser consultadas futuramente.
Auxilie o paciente a empacotar seus pertences; se for o caso, faça-o assinar um inventário de peças do vestuário ou uma lista de objetos de valor.	Reduz as queixas de perda ou de roubo de objetos pessoais; a assinatura de um inventário de roupas ou de uma lista de pertences é mais apropriada quando um paciente recebe alta de um centro de reabilitação ou de casa geriátrica.
Obtenha um carrinho para transportar os pertences pessoais do paciente.	Facilita o transporte de muitos objetos ou de itens mais pesados.
Ajude o paciente a usar a cadeira de rodas, quando o transporte estiver disponível.	Reduz o potencial para quedas, caso ele esteja fraco ou andando de maneira instável.
Faça uma parada, se necessário, no setor de faturamento.	Atende aos procedimentos de cobrança dos serviços.
Acompanhe o paciente até o veículo que o aguarda.	Promove a segurança enquanto estiver no hospital.
Devolva todos os formulários do setor de faturamento.	Confirma que o paciente saiu do hospital.
Recoloque a cadeira de rodas no lugar correto, na unidade de enfermagem.	Disponibiliza o equipamento para uso de outros posteriormente.
Lave bem as mãos ou realize antissepsia por meio de fricção com álcool (ver Cap. 10).	Reduz a transmissão de microrganismos.
Complete o sumário de alta no prontuário.	Finaliza o registro médico em relação a essa internação hospitalar.

Avaliação

- A condição de saúde é estável (se transferido em condição não estável, ir acompanhado de profissionais qualificados que conheçam os procedimentos e possuam as habilidades para intervir nas emergências).
- O paciente consegue parafrasear as instruções da alta com exatidão.
- O setor de faturamento informa que os registros de cobrança estão em ordem.
- O paciente não sofre nenhuma lesão durante o transporte do quarto para o veículo.

Documentação

- Data e horário da alta
- Condição no momento da alta
- Resumo das instruções da alta
- Meio de transporte
- Identidade da(s) pessoa(s) que acompanhou(aram) o paciente

(continua)

Dando alta a um paciente *(continuação)*

EXEMPLO DE DOCUMENTAÇÃO

Data e hora   Ausência de febre ou de sensibilidade na região afetada. Suturas removidas. Incisão abdominal intacta. Sem curativo. Com prescrição médica de Keflex. Capaz de repetir quantas cápsulas pode autoadministrar por dose, os horários adequados para tal e os possíveis efeitos colaterais. Sinais e sintomas de infecção repetidos e necessidade de relatá-los imediatamente. Orientado para tomar banho de chuveiro como de costume e evitar temporariamente levantar objetos com mais de 5 kg. Informado quanto à consulta de acompanhamento dentro de uma semana com o médico, conforme indicado na folha de instruções da alta. Paciente recebeu cópia da folha de instruções da alta. Acompanhado até o automóvel, junto do cônjuge. Assistido ao transferir-se para o carro particular, sem quaisquer acontecimentos incomuns. _____ ASSINATURA/FUNÇÃO

12

Sinais Vitais

OBJETIVOS DO ENSINO

Ao término deste capítulo o leitor deverá ser capaz de:

1. Enumerar quatro componentes fisiológicos medidos durante a verificação dos sinais vitais.
2. Diferenciar temperatura corporal central e externa.
3. Identificar as duas escalas utilizadas para medir a temperatura.
4. Listar quatro locais de aferição da temperatura e indicar aquele considerado o mais próximo da temperatura central.
5. Nomear os cinco tipos de termômetros clínicos.
6. Discutir a diferença entre febre e hipertermia.
7. Nomear as quatro fases da febre.
8. Listar, no mínimo, os cinco sinais ou sintomas que acompanham a febre.
9. Expor duas razões para o uso de um termômetro infravermelho timpânico quando houver hipotermia.
10. Listar pelo menos quatro sinais e sintomas que acompanham a hipotermia.
11. Identificar três características observadas durante a aferição do pulso de um paciente.
12. Nomear o local geralmente mais utilizado para a medida do pulso e três técnicas alternativas de avaliação que podem ser usadas.
13. Explicar a diferença entre pressão sanguínea sistólica e diastólica.
14. Nomear e explicar pelo menos quatro termos utilizados para descrever características de uma respiração anormal.
15. Discutir os dados fisiológicos que podem ser inferidos a partir da verificação da pressão sanguínea.
16. Nomear três peças do equipamento utilizado para a aferição da pressão sanguínea.
17. Descrever as cinco fases dos sons de Korotkoff.
18. Identificar três técnicas alternativas para aferição da pressão sanguínea.

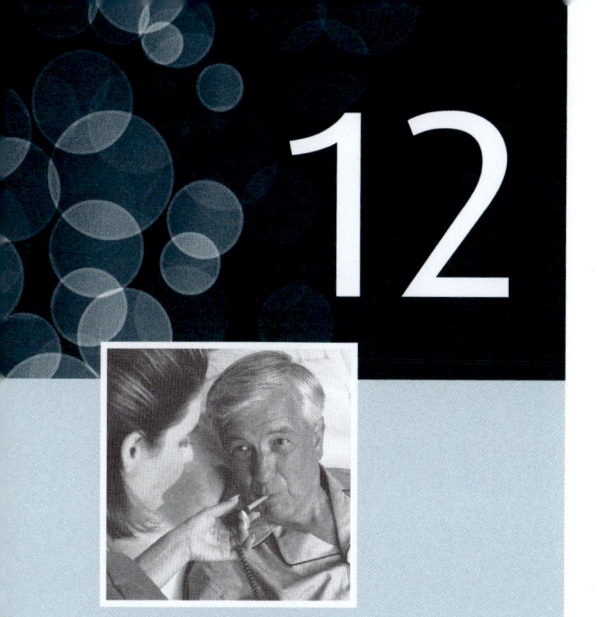

TERMOS PRINCIPAIS

Afebril
Antipiréticos
Apneia
Arritmia
Bradicardia
Bradipneia
Cateter termistor
Cerume
Compensações
Conversão da temperatura
Débito cardíaco
Déficit de pulsação
Dispneia
Dispositivos de monitoramento automatizado
Disritmia
Efeito de retração
Efeito de treinamento
Escala centígrada
Escala Fahrenheit
Esfigmomanômetro
Espéculo
Estertores respiratórios
Estetoscópio
Estetoscópio Doppler
Estridor
Febre
Febril
Freio
Frequência ápicorradial
Frequência cardíaca apical
Frequência do pulso
Frequência respiratória
Hipertensão
Hipertensão do "avental branco"
Hipertermia
Hiperventilação
Hipotálamo
Hipotensão
Hipotensão ortostática
Hipotensão postural
Hipotermia
Hipoventilação
Instrumentos para monitoramento automatizado
Intervalo auscultatório

A temperatura corporal, o pulso, a frequência respiratória e a pressão sanguínea são chamados de sinais vitais. Trata-se dos quatro dados objetivos que indicam quão eficiente ou deficiente está o funcionamento do corpo. A dor é considerada o quinto sinal vital. Sua avaliação subjetiva deve ser realizada pelo menos uma vez ao dia e sempre que um sinal vital for aferido (ver Cap. 20).

Os sinais vitais são bastante sensíveis a alterações fisiológicas; por essa razão, os enfermeiros verificam-nos em intervalos regulares (Quadro 12.1) ou toda vez que considerarem apropriado monitorar o estado de saúde de um paciente. Este capítulo descreve como se deve examinar cada componente dos sinais vitais e explica o que os achados indicam, com base em normas estabelecidas.

TERMOS PRINCIPAIS (continuação)

Ortopneia
Palpitação
Piloereção
Pirexia
Ponto de ajuste
Pós-carga
Pré-carga
Pressão de pulso
Pressão diastólica
Pressão sanguínea
Pressão sistólica
Pulso
Respiração
Ritmo do pulso
Sinais vitais
Sons de korotkoff
Taquicardia
Taquipneia
Taxa metabólica
Temperatura central
Temperatura externa
Termogênese
Termômetros clínicos
Ventilação
Volume do pulso

TEMPERATURA CORPORAL

A temperatura corporal refere-se ao calor do corpo humano. Ela é produzida principalmente pelo exercício e pelo metabolismo dos alimentos. O calor é perdido por meio da pele, dos pulmões e dos produtos da eliminação do organismo, por meio de radiação, condução, convexão e evaporação (Tab. 12.1).

A **temperatura externa** do corpo, ou temperatura da superfície da pele, costuma ser inferior à **temperatura central**, aquela que está localizada em locais profundos dentro do corpo, como o cérebro e o coração. A temperatura central é muito mais significativa do que a externa, pois há uma pequena variação na qual a temperatura central pode flutuar sem causar efeitos negativos.

Medição da temperatura

Físicos que estudam a *termocinética*, ou o calor em movimento, têm desenvolvido várias escalas para medição do calor e do frio. Alguns exemplos são as escalas Kelvin (K), Rankine (R), Fahrenheit (F) e centígrada (C), sendo todas baseadas nas variações em que a água congela ou evapora. A escala centígrada de temperatura é também conhecida como Celsius. Normalmente, os profissionais da área da saúde utilizam as escalas Fahrenheit e centígrada.

A **escala Fahrenheit** (escala que indica a temperatura de congelamento da água em 32°F e de evaporação em 212°F) geralmente é usada nos Estados Unidos para medir e relatar a temperatura corporal. A **escala centígrada** (escala que indica a temperatura de congelamento da água em 0°C e de evaporação em 100°C) é usada com mais frequência em pesquisas científicas e nos países que empregam o sistema métrico. Os enfermeiros são solicitados a utilizar ambas as escalas ocasionalmente e a convertê-las uma na outra (Quadro 12.2).

Temperatura corporal normal

No caso de adultos saudáveis, a temperatura externa costuma variar entre 96,6 e 99,3°F ou 35,8 e 37,4°C (Porth & Matfin, 2008). A temperatura central, de acordo com Nicholl (2002), varia entre 97,5 e 100,4°F (36,4 a 37,3°C). Se a temperatura de um paciente está acima ou abaixo do normal, o enfermeiro a registra e relata o fato, implementa intervenções médicas e de enfermagem, com a finalidade de restabelecer a temperatura corporal normal, quando apropriado, e reavalia o paciente frequentemente.

QUADRO 12.1 Recomendações para a verificação dos sinais vitais

Os sinais vitais podem ser medidos:
- Durante a admissão hospitalar, ao serem obtidos os dados iniciais.
- De acordo com as prescrições médicas escritas.
- Uma vez ao dia, quando o paciente estiver estável.
- No mínimo de 4 em 4 horas, quando um ou mais dos sinais vitais mostram-se anormais.
- Em intervalos de 5 a 15 minutos, quando um paciente estiver instável ou correr risco de mudanças fisiológicas rápidas, como após uma cirurgia.
- Sempre que a condição de um paciente parecer ter-se modificado.
- Uma segunda vez, ou a intervalos mais frequentes, quando houver uma diferença significativa em relação à medida anterior.
- Quando um paciente relatar sensações incomuns.
- Antes, durante e após uma transfusão sanguínea.
- Antes da administração de medicamento capaz de afetar qualquer um dos sinais vitais e, em seguida, para monitorar o efeito da droga.

TABELA 12.1 Mecanismos de transferência de calor

	RADIAÇÃO	CONVEXÃO	EVAPORAÇÃO	CONDUÇÃO
Definição	É a difusão ou disseminação do calor, por meio de ondas eletromagnéticas.	É a disseminação do calor pelo movimento entre áreas de densidades desiguais.	É a conversão de um líquido em vapor.	É a transferência de calor para um outro objeto, durante um contato direto.
Exemplo	O corpo deixa escapar ondas de calor de superfícies descobertas.	O movimento circular de um ventilador sopra correntes de ar frio sobre a superfície de um corpo aquecido.	Fluidos corporais na forma de transpiração e perdas insensíveis vaporizadas da pele.	O corpo transfere calor para um pacote de gelo, causando seu degelo.
Ilustração				

Considerações gerontológicas

- Os idosos tendem a apresentar temperatura menor que a "normal" ou basal; por isso, a temperatura em sua variação normal pode realmente ser elevada para eles. A temperatura normal do idoso deve ser medida e documentada para permitir a comparação exata quando se avaliarem elevações. No entanto, com as mudanças no sistema de termorregulação dos idosos, as elevações de temperatura podem não acompanhar quadros infecciosos.

Regulação da temperatura

A temperatura dos animais *pecilotérmicos*, como os répteis, flutua bastante, dependendo da temperatura ambiental. Os humanos, por outro lado, são *homeotérmicos*; isto é, várias adaptações estruturais e fisiológicas mantêm a temperatura de seus corpos dentro de um espectro de pequena variação, estável em relação à temperatura do ambiente.

QUADRO 12.2 Fórmulas de conversão da temperatura

Para converter Fahrenheit em centígrados, utilize a fórmula:

$$°C = \frac{(°F - 32)}{1,8}$$

Exemplo: Passo 1: 98,6°F − 32 = 66,6
Passo 2: 66,6 ÷ 1,8 = 37°C

Para converter centígrado em Fahrenheit, utilize a fórmula:

$$°F = (°C \times 1,8) + 32$$

Exemplo: Passo 1: 15°C × 1,8 = 27
Passo 2: 27 + 32 = 59°F

Nos humanos, o **hipotálamo** (uma estrutura localizada dentro do cérebro, que ajuda a controlar várias atividades metabólicas) age no centro de regulação da temperatura. O hipotálamo anterior promove a *perda de calor* pela vasodilatação e pelo suor. O hipotálamo posterior controla duas funções: a *conservação do calor* e a *produção de calor*. A conservação do calor ocorre:

1. Pela adaptação, quando o sangue circula.
2. Por meio da **piloereção** (contração dos músculos piloeretores nos folículos da pele), a qual arrepia os pelos e dá uma aparência comumente descrita como de "pele de ganso".
3. Pela promoção de uma resposta específica, os calafrios.

O hipotálamo promove a produção do calor pelo aumento do metabolismo, por meio da secreção do hormônio da tireoide, assim como de epinefrina e de norepinefrina, a partir da medula suprarrenal.

Quando está funcionando de forma adequada, o hipotálamo mantém a temperatura central no seu **ponto de ajuste** (temperatura ideal do corpo), variando cerca de 1°C, pela resposta às mudanças desprezíveis na temperatura da superfície da pele e do sangue. Outras respostas fisiológicas acompanham os mecanismos de regulação da temperatura no hipotálamo, como é mostrado na Figura 12.1.

Temperaturas acima de 105,8°F (41°C) e abaixo de 93,2°F (34°C) indicam prejuízo ao centro regulatório hipotalâmico. Conforme Porth e Matfin (2008), a chance de sobrevivência fica diminuída quando a temperatura corporal excede os 110°F (43,3°C) ou cai abaixo dos 84°F (28,8°C).

Fatores que afetam a temperatura corporal

Vários fatores afetam a temperatura do corpo. São exemplos: a ingesta alimentar, a idade, o clima, o sexo, o exercício e as atividades, o ritmo circadiano, as emoções, as doenças ou traumas, e os medicamentos.

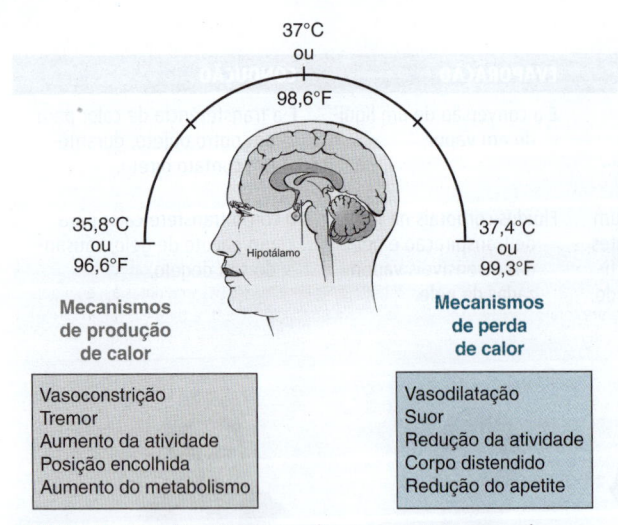

FIGURA 12.1 O hipotálamo regula a temperatura corporal.

37°C ou 98,6°F

35,8°C ou 96,6°F — Mecanismos de produção de calor:
- Vasoconstrição
- Tremor
- Aumento da atividade
- Posição encolhida
- Aumento do metabolismo

37,4°C ou 99,3°F — Mecanismos de perda de calor:
- Vasodilatação
- Suor
- Redução da atividade
- Corpo distendido
- Redução do apetite

Ingesta alimentar

O consumo de alimentos, ou a falta dele, afeta a **termogênese** (produção de calor). Quando uma pessoa come um alimento, o corpo requer energia para fazer sua digestão, sua absorção, seu transporte, sua metabolização e para armazenar seus nutrientes. O processo é, em algumas ocasiões, descrito como uma *ação específica dinâmica do alimento* ou *efeito térmico do alimento*, pois produz calor. Alimentos proteicos têm o maior efeito térmico. Assim, a quantidade e o tipo de alimento ingerido afetam a temperatura corporal. Restrições na dieta podem contribuir para a diminuição do calor do corpo, como resultado da redução do processamento de nutrientes.

Idade

Os bebês e os idosos possuem maior dificuldade para manter a temperatura normal do organismo por várias razões. Ambos possuem uma limitada quantidade de *adipócitos brancos* subcutâneos – células de gordura que funcionam como isolantes de calor e como colchões para estruturas internas. A capacidade de arrepiar-se e transpirar, tanto nos jovens quanto nos mais velhos, também pode mostrar-se inadequada, colocando-os em risco para temperaturas anormais, baixas ou altas. Outro problema que atinge as duas populações é a incapacidade de evitar ou reverter a perda ou ganho de calor, de forma independente, sem a assistência de um cuidador.

Os recém-nascidos e as crianças pequenas tendem a sentir flutuações na temperatura, pois possuem área de superfície que perde três vezes mais calor do que os adultos (Nicholl, 2002) e a **taxa metabólica**, que corresponde ao uso de calorias para manutenção das funções do organismo, também é duas vezes maior. Os idosos apresentam maior comprometimento posteriormente devido a prejuízos circulatórios progressivos, que interferem na perda ou na retenção do calor mediante a dilatação ou a constrição dos vasos sanguíneos próximos à pele.

Clima

O clima afeta os mecanismos de regulação da temperatura. O calor e o frio produzem a estimulação neurossensorial dos receptores termais localizados na pele, que transmitem a informação por meio do sistema nervoso autônomo até o hipotálamo. Temperaturas baixas no ambiente resultam na vasoconstrição dos vasos sanguíneos superficiais, com subsequente desvio do sangue aos órgãos vitais. Esse fenômeno fisiológico ajuda a explicar como as células do cérebro são protegidas por algum tempo em casos de afogamento em águas geladas.

As pessoas que vivem em regiões de clima predominantemente frio possuem mais *adipócitos marrons* (células de gordura adaptadas exclusivamente para a termogênese) (Austen & Bowen, 2009). A termogênese a partir da gordura marrom ocorre quando a norepinefrina provoca a lipólise (quebra da gordura). Aqueles que vivem nas regiões do ártico são altamente adaptados ao frio porque possuem um número maior de adipócitos marrons. Eles tendem a uma taxa metabólica 10 a 20% superior, se comparados aos indivíduos que vivem em áreas geográficas com temperaturas ambientais não tão severas (Lichtenbelt et al., 2009; Iatropoulos & Williams, 2004). Em contrapartida, as pessoas que vivem nos trópicos possuem uma taxa metabólica 10 a 20% inferior do que aquelas habitantes de climas amenos.

Gênero

A temperatura corporal aumenta de forma branda nas mulheres em idade reprodutiva durante a ovulação. Provavelmente isso ocorre como consequência das mudanças hormonais que afetam o metabolismo ou de danos e de reparos tissulares após a liberação de um óvulo. A mudança na temperatura do corpo é tão pequena, que a maior parte das mulheres não se dá conta, a menos que estejam monitorando sua temperatura diariamente (como uma forma de prevenir a gravidez).

Exercício e atividade

Tanto o exercício quanto a atividade envolvem contração muscular. Como um grupo de músculos e tendões encurta-se e estende-se repetidamente, a fricção provoca o aquecimento do corpo. Os tremores são um outro exemplo de termogênese contrátil.

Os músculos também são as maiores massas do tecido metabolicamente ativo. Isso significa que a atividade muscular produz calor adicional, a partir das reações químicas que ocorrem durante a combustão dos nutrientes das células musculares pelas funções celulares. Para produzir a quantidade de calorias adequadas à provisão de energia necessária à atividade muscular, o corpo regula sua taxa metabólica por meio dos hormônios endócrinos liberados pelas glândulas pituitária, tireoide e suprarrenais. Contrastando, a inatividade e um metabolismo ou uma ingestão de nutrientes reduzidos podem levar à diminuição da temperatura corporal.

Ritmo circadiano

Os ritmos circadianos são mudanças fisiológicas, como as flutuações na temperatura do corpo e em outros sinais vitais, que fecham um ciclo a cada 24 horas. A temperatura corporal flutua entre 0,5 e 2°F (0,28 a 1,1°C) durante um período de 24 horas. Ela tende a se reduzir da meia-noite até a madrugada, ficando mais elevada do final da tarde até o início da noite. As pessoas que trabalham cotidianamente à noite e dormem durante o dia apresentam flutuações de temperatura que fazem o ciclo inverso.

Emoções

As emoções afetam a taxa metabólica, influenciando as mudanças hormonais por meio das vias simpática e parassimpática do sistema nervoso autônomo (ver Cap. 5). Pessoas que tendem a ser consistentemente ansiosas e nervosas são passíveis de apresentar discretas elevações na temperatura. Em contrapartida, aqueles que se mostram apáticos e deprimidos têm possibilidade de apresentar temperaturas corporais um pouco abaixo das normais.

Doenças ou traumas

Doenças, disfunções ou traumas, que afetam o funcionamento do hipotálamo ou mecanismos de produção e perda de calor, alteram a temperatura do corpo, por vezes de maneira acentuada. Alguns exemplos incluem lesão tissular, doenças infecciosas e inflamatórias, perda de líquidos, lesão à pele, circulação prejudicada e traumas cefálicos.

Considerações gerontológicas

- Alguns idosos apresentam uma resposta febril retardada e diminuída às doenças. Uma avaliação cuidadosa é essencial para identificar elevações de temperatura ou outros sintomas de doenças, que não o aumento da temperatura. Frequentemente, mudanças nas funções cognitivas, inquietação ou ansiedade são sinais iniciais de doença.

Medicamentos

Vários medicamentos afetam a temperatura corporal, aumentando ou reduzindo a taxa metabólica e as necessidades energéticas. Fármacos, como a aspirina, o acetaminofen e o ibuprofeno, reduzem diretamente a temperatura do corpo, agindo sobre o próprio hipotálamo. No entanto, na ausência de febre, seu uso não reduz a temperatura a níveis mais baixos. Fármacos estimulantes, como os que contêm dextroanfetamina (Dexedrina) ou efedrina, aumentam a taxa metabólica e a temperatura do corpo.

> ▶ **Pare, Pense e Responda – Quadro 12.1**
> *Explique como os bebês e os idosos ficam particularmente vulneráveis a alterações na regulação da temperatura.*

Locais de verificação

A temperatura do corpo pode ser medida em vários locais, alguns mais práticos que outros. As verificações mais precisas para aferição da temperatura corporal central são o cérebro, o coração, o terço inferior do esôfago e a bexiga. Medir a temperatura no cérebro é, atualmente, proibido, pois não há tecnologia disponível para tal. A temperatura do sangue circulante, que passa pelo coração, esôfago ou bexiga, é medida utilizando-se um **cateter termistor** (dispositivo com uma ponteira sensível ao calor, colocada internamente por meio de uma sonda). A habilidade requerida para a inserção de um cateter desse tipo e os riscos associados ao seu uso, contudo, restringem sua aplicação aos pacientes com doenças muito graves.

Os locais mais práticos e convenientes para a verificação da temperatura são a orelha (membrana timpânica e artéria temporal, na testa e atrás do lóbulo da orelha), a boca, o reto e a axila. Essas são áreas anatomicamente próximas de artérias superficiais que contêm sangue quente, áreas fechadas onde são mínimas as perdas de calor, ou com as duas condições. Dos quatro locais, a orelha é o sítio periférico que reflete com mais acurácia a temperatura central do corpo.

As medidas da temperatura variam um pouco, dependendo do local de verificação (Tab. 12.2). Para avaliar as tendências na temperatura corporal, o enfermeiro registra o local onde foi tomada a medida, com um "O", se for na boca, "R", se for no reto, "AX", se for na axila, "T", se for na membrana timpânica, e "AT", se for na artéria temporal. Ele deve verificar a temperatura sempre no mesmo local a cada aferição.

TABELA 12.2 Medidas equivalentes de temperatura obtidas com termômetro, conforme o local de verificação

LOCAIS DE VERIFICAÇÃO	FAHRENHEIT	CENTÍGRADOS
Oral	98,6°	37°
Equivalente retal	99,5°	37,5°
Equivalente axilar	97,5°	36,4°
Membrana timpânica	99,5°	37,5°
Artéria temporal	99,4°	37,4°

As temperaturas retal e arterial são geralmente 1°F (0,5°C) superiores às temperaturas orais e 2°F (1°C) superiores às temperaturas axilares; a temperatura axilar é inferior à medida de qualquer outro local. Registre a temperatura aferida e o local utilizado.

A orelha

Pesquisas indicam que a temperatura da membrana dentro da orelha, próximo à membrana timpânica, e atrás dela, no trajeto da artéria temporal, é a que mais se aproxima da temperatura central.

Termometria na membrana timpânica

A membrana timpânica fica apenas a 3,8 cm do hipotálamo; o sangue das artérias carótidas interna e externa, os mesmos vasos que suprem o hipotálamo, também aquece a membrana timpânica. Por essas razões, as temperaturas obtidas nesse local, se o termômetro foi posicionado de forma correta (Fig. 12.2), são consideradas mais confiáveis do que aquelas obtidas na boca ou nas axilas. Elas também se correlacionam de forma mais próxima com aquelas obtidas no sítio retal. Pelo fato de a membrana timpânica encontrar-se mais profundamente dentro da cabeça, as temperaturas do ar, sejam elas frias ou quentes, afetam com menor intensidade a verificação da temperatura nessa região.

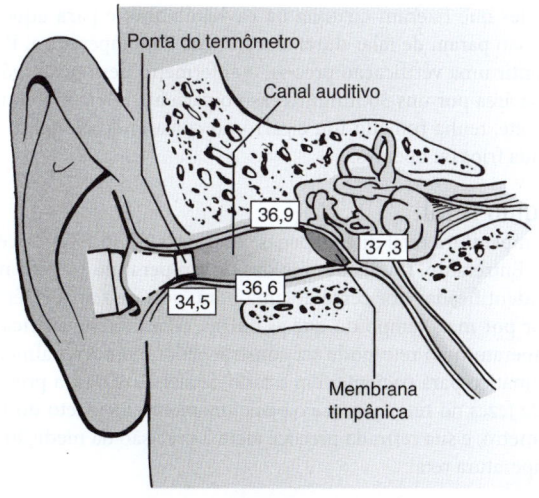

FIGURA 12.2 Obtém-se uma temperatura timpânica mais precisa, pela colocação da sonda em direção ao terço anteroinferior do canal auditivo.

Termometria na artéria temporal

O ramo superficial da artéria temporal, que recebe sangue a partir da aorta, encontra-se a menos de 2 mm abaixo da superfície da pele na região da testa. Devido a esta relação anatômica, a temperatura do sangue que flui por meio da artéria temporal é análoga à temperatura dentro do coração – isto é, a temperatura corporal central. Em pesquisas, as temperaturas aferidas na artéria temporal, com um termômetro infravermelho, demonstraram valores mais precisos do que os obtidos pela termometria na membrana timpânica; tão precisa, ou mais, que as aferidas no sítio retal; intercambiáveis com sondas esofágicas; e semelhantes às medidas obtidas por meio de cateter posicionado na artéria pulmonar (Medical News Today, 2007; Pompei e Pompei, 2004). Além de fidedigno, o termômetro para aferição da temperatura na artéria temporal é o dispositivo menos invasivo quando comparado com outros, porque ele consegue "ler" a artéria na superfície da pele, não representa qualquer risco para lesão e é adequado para quase todas as idades. No entanto, pesquisa em andamento relata comentários diversos em relação ao uso destes termômetros em certas populações (Holzhauer et al., 2009; Langham et al., 2009; Marable et al., 2009). Antes de aprovar o seu uso universal, os profissionais devem investigar continuamente as evidências científicas.

Cavidade oral

A cavidade oral, ou a boca, é um local conveniente. Ela geralmente apresenta uma temperatura de 0,8 a 1°F (0,5 a 0,6°C) abaixo da temperatura central. A área debaixo da língua está diretamente próxima à artéria sublingual. Desde que um paciente mantenha a boca fechada e respire de maneira normal, o tecido permanece com a temperatura razoavelmente constante. A obtenção de uma medida válida também depende da precisa localização e manutenção do termômetro oral, na parte de trás da glândula sublingual na base da língua (Fig. 12.3). A colocação inadequada do termômetro ou sua remoção precoce pode resultar numa medida imprecisa, distorcendo algo em torno de 1,5°F (0,9°C) da temperatura verdadeira.

Essa é uma via contraindicada para aqueles pacientes que não colaboram, que são muito jovens, que se encontram inconscientes, que apresentam calafrios ou que respiram pela boca; para aqueles que fizeram cirurgia na cavidade oral; e para aqueles que não param de falar durante a aferição da temperatura. Para garantir uma verificação precisa, o enfermeiro deve postergá-la nessa área por uns 30 minutos caso o paciente esteja mascando chiclete, tenha fumado um cigarro ou consumido alimento ou bebida frios ou quentes.

Região retal

A temperatura retal difere apenas cerca de 0,2°F (0,1°C) da central. Entretanto, flutuações rápidas de temperatura podem não ser identificadas por cerca de uma hora, pois essa área retém o calor por mais tempo do que as outras. Além disso, verificar a temperatura no reto pode ser constrangedor e emocionalmente traumático para pacientes em estado de alerta. Ainda, a presença de fezes no reto favorece o posicionamento incorreto do termômetro, e sua retirada precoce afeta a precisão da medição da temperatura retal.

Região axilar

A axila, sob o braço, é um local alternativo para a medição da temperatura do corpo. As medidas de temperatura nesse local

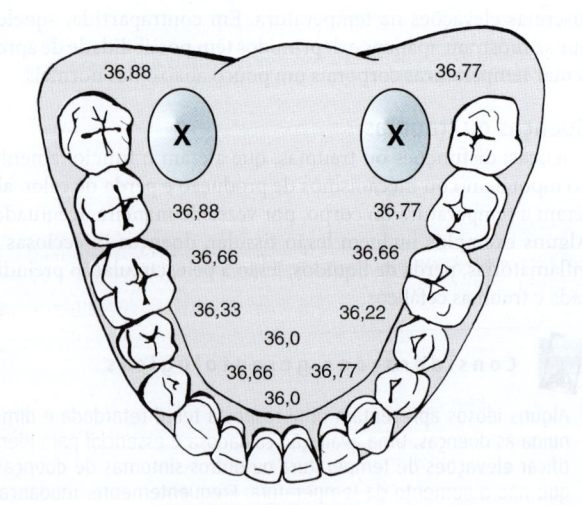

FIGURA 12.3 As medidas de temperatura variam conforme o local em que o termômetro é colocado na boca. O termômetro colocado na parte de trás da região sublingual fornece uma medida mais precisa.

mostram-se cerca de 1°F (0,6°C) mais baixas do que aquelas obtidas na boca e refletem melhor a temperatura externa do que a central (exceto nos recém-nascidos). Uma vez que os bebês podem sofrer lesões internas por causa dos termômetros retais e porque perdem mais calor por meio da sua pele do que outros grupos etários, a axila e a virilha, áreas que possuem contato pele a pele, são os locais preferidos para verificação da temperatura nesta faixa etária.

A região axilar possui uma série de vantagens para todas as idades. Ela está prontamente acessível na maior parte dos casos e é segura. Há um menor potencial para a disseminação de microrganismos, se comparada à boca e ao reto, e é menos perturbador, em termos psicológicos, se comparada à verificação retal. Porém, essa via requer o maior tempo de verificação, 5 minutos ou mais, dependendo do dispositivo eletrônico de mensuração que está sendo usado (discutido mais adiante). Uma circulação deficiente, um banho recente ou a fricção da área axilar seca com uma toalha também afetam a precisão da medida nesse local.

Termômetros

Existem vários tipos de **termômetros clínicos** (instrumentos usados para medição da temperatura corporal): eletrônico, infravermelho, químico, digital e de vidro (Tab. 12.3).

Termômetros eletrônicos

Um termômetro eletrônico (Fig. 12.4) utiliza uma haste sensível à temperatura coberta por uma camada descartável conectada a uma unidade com visor por meio de um fio eletrônico e espiralado. Os termômetros eletrônicos são portáteis. Eles são recarregados quando não estão sendo usados.

Os termômetros eletrônicos costumam ter dois tipos de haste: uma para verificação oral, ou axilar, e outra para uso retal. Alguns modelos oferecem como opção apresentarem suas medidas em graus centígrados ou em Fahrenheit.

Eles operam no *modo predictivo* ou no *modo monitor*. Se utilizar o primeiro modo, o termômetro toma medidas múltiplas, que um *chip* processa em apenas alguns segundos, a fim de determinar qual seria a temperatura se o termômetro fosse deixado no

TABELA 12.3 Tipos de termômetros clínicos

TIPO	VANTAGENS	DESVANTAGENS
Eletrônico	Mais rápido que o de vidro Preciso Não necessita esterilização ou desinfecção Fácil de usar	É caro Precisa ser recarregado A sonda necessita ser segurada pelo paciente ou pelo enfermeiro Segurar a sonda com uma mão e a unidade com a outra interfere na verificação simultânea do pulso do paciente
Infravermelho (timpânico)	É o termômetro de verificação mais rápida Cômodo Maior aproximação com a temperatura central Menos invasivo A precisão não é afetada pela ingestão de alimentos ou líquidos, ou pela respiração Mais higiênico	É caro em comparação com outros termômetros Precisa ser recarregado Colocação e tamanho de sonda inadequados podem afetar a precisão As variações da temperatura real da orelha e do interior do corpo são levemente diferentes daquelas tomadas na cavidade oral, na retal e nas axilas Sua extremidade precisa ser limpa com um lenço de papel ou álcool A temperatura do ambiente muito fria ou muito quente afeta os componentes eletrônicos Não requer esterilização ou desinfecção
Infravermelho (artéria temporal)	Medida mais aproximada da temperatura central Mais higiênico Mais conveniente para os pacientes Resultados em 2 segundos O custo inicial é semelhante ao de outros termômetros eletrônicos e ao do termômetro para aferição na membrana timpânica Não são necessárias ponteiras para a sonda; diminui o volume de resíduo descartado Pode ser usado sobre a artéria femoral ou torácica lateral, caso a artéria temporal esteja inacessível devido à presença de uma bandagem ou trauma no local	Erro por parte do usuário, se o termômetro for movimentado muito rapidamente sobre a pele A presença de cabelo, roupa ou bandagens entre a sonda e a pele pode ocasionar leituras imprecisas A sonda infravermelha precisa ser limpa entre os usos, com produto à base de álcool e um algodão seco
Químico	Barato Seguro; inquebrável Higiênico Registra a temperatura em cerca de 45 segundos a 3 minutos É zerado em 30 segundos Limpa-se facilmente com água morna e sabão É de fácil uso por pessoas não treinadas	As medidas de temperatura variam de acordo com os diferentes locais do corpo, dependendo do fluxo sanguíneo e da temperatura do quarto
Digital	Barato Seguro; não há vidro que possa quebrar nem potencial para derramamento de mercúrio Possui memória que mostra a última temperatura É rápido; registra a temperatura em 1 a 3 minutos Possui um sinal sonoro que apita antes ou depois da verificação Possui desligamento automático, para prolongar a duração da bateria A bateria tem vida útil de 200 horas É resistente à água, o que facilita sua limpeza A temperatura é mostrada no visor em números grandes e brilhosos, para facilitar a leitura	Requer bateria (1,55V) Sua exatidão tem uma pequena variação de ± 0,2°F, se comparado ao termômetro de vidro, na temperatura entre 95-102,2°F Sua exatidão tem uma pequena variação de ± 0,4°F, se comparado ao termômetro de vidro, nas temperaturas abaixo de 95°F e acima de 102,2°F
De vidro	Barato Pequeno Portátil	Pode quebrar É de difícil leitura Precisa ser limpo antes de utilizado por outro paciente Não pode ser esterilizado por meio do calor Seu uso demanda tempo Sua exatidão é prejudicada pela ingestão de alimentos ou líquidos, pelo fumo, pela fala, pela respiração pela boca, pela presença de fezes no reto, pela vasoconstrição da pele e das membranas mucosas É poroso; pode ser impreciso pela evaporação do mercúrio Apresenta alto risco de dano se quebrado durante o uso Se não descartado de maneira correta, o mercúrio polui o meio ambiente

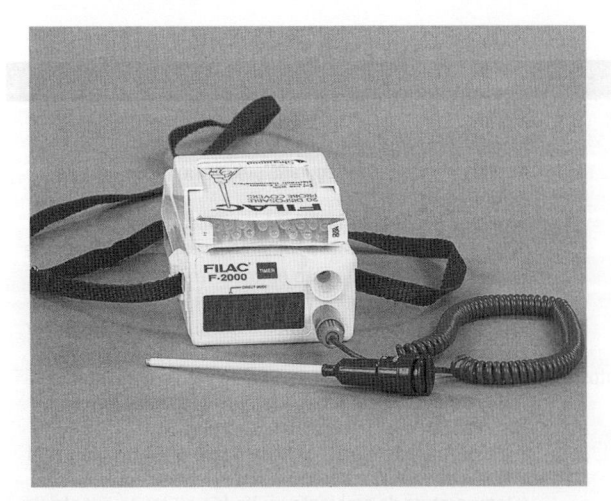

FIGURA 12.4 Termômetro eletrônico. (Copyright B.Proud.)

local por alguns minutos. O modo monitor requer que o termômetro permaneça no local de verificação por mais tempo, para que seja obtida a medida real. Não há diferença significativa nas medidas obtidas em um ou outro modo (Nicholl, 2002). A unidade eletrônica percebe quando a temperatura parou de variar e emite um sinal sonoro. Esse sinal alerta o enfermeiro para que remova a sonda e faça a leitura da medida no visor.

Termômetros infravermelhos (Timpânicos)

O termômetro infravermelho timpânico é um aparelho a bateria que contém um sensor infravermelho para detectar o calor que irradia a partir da membrana timpânica (tímpano). Consiste em uma haste coberta que é segurada com a mão e inserida no canal auditivo (Fig. 12.5). Quando não está sendo usado, ele precisa permanecer numa base para recarregamento da bateria, conhecida como *console*.

O termômetro para uso na membrana timpânica converte o calor detectado em uma medida de temperatura, em 2 a 5 segundos. O potencial de transferência de microrganismos de um paciente para outro fica reduzido, pois a cobertura da sonda é trocada após cada uso e porque a orelha não contém membrana mucosa, e esta é que possui secreções.

Apesar das vantagens dos termômetros timpânicos, os termômetros infravermelhos podem produzir aferições imprecisas se:

- O canal auditivo não for alinhado adequadamente.
- A haste, que mede cerca de 6 a 8 mm, for muito grande para o canal auditivo (um problema para bebês e crianças pequenas, cujo canal mede 5 mm ou menos). A diferença de tamanho altera a localização onde a luz do infravermelho deve ser cuidadosamente posicionada. Consequentemente, o uso do termômetro timpânico é contraindicado para crianças menores de 2 anos.
- O sensor for direcionado no canal auditivo em vez de diretamente na membrana timpânica.
- Houver **cerume** (cera) impactado no local, um problema comum nos idosos.
- Houver líquido atrás da membrana timpânica, um problema que ocorre nas infecções da orelha média.
- Ocorrer o **efeito de retração** (resfriamento da orelha quando se inicia o contato com a sonda)

A primeira verificação feita com o termômetro timpânico, logo após ele ter sido recarregado, nem sempre é tão precisa quanto uma segunda medida. Uma outra crítica à medida timpânica de temperatura é que atualmente não há padrões estabelecidos para uma relação entre a medida real da orelha e a da temperatura central. No momento, os termômetros timpânicos utilizam **compensações** (conversões matemáticas) para as temperaturas oral e retal. Contudo, essas compensações variam de fabricante para fabricante.

Termômetro infravermelho para aferição na artéria temporal

O termômetro da artéria temporal (Fig. 12.6) contém um sensor infravermelho que utiliza algoritmos computadorizados para calcular as medições de temperatura. Faz-se o cálculo pela diferença entre o calor irradiado a partir da artéria temporal no centro da testa e a perda de calor na pele. Como pode haver resfriamento evaporativo na pele exposta na testa, *o termômetro posteriormente é deslizado para trás do lóbulo da orelha, onde a pele tende a permanecer relativamente seca* (Orientações de Enfermagem 12.1). A avaliação exclusiva sobre a artéria temporal só é suficiente para crianças.

Termômetros de vidro

Os termômetros de vidro estão sendo substituídos pelos dispositivos eletrônicos e infravermelhos timpânicos nas instituições de saúde. Eles contêm mercúrio e são considerados ambientalmente

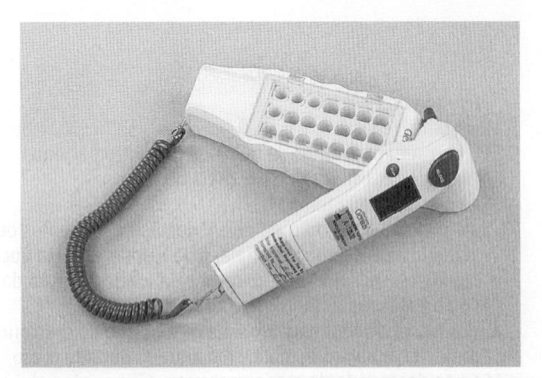

FIGURA 12.5 Termômetro infravermelho timpânico. (Copyright B.Proud.)

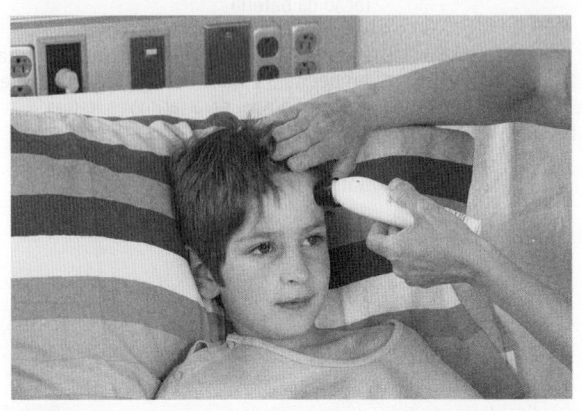

FIGURA 12.6 Termômetro para aferição da temperatura na artéria temporal.

Conceitos e Habilidades Fundamentais no Atendimento de Enfermagem   195

ORIENTAÇÕES DE ENFERMAGEM 12.1

Utilizando um termômetro para aferição de temperatura na artéria temporal

- Realizar a higiene das mãos.
- Colocar a sonda no centro da testa.
- Pressionar o botão sensor do termômetro durante todo o procedimento.
- Deslizar o termômetro lateralmente pela testa em direção ao couro cabeludo.
- Levantar a sonda, mantendo o botão pressionado.
- Recolocar a sonda atrás da orelha.
- Deslizar a sonda em direção à depressão atrás do lóbulo da orelha.
- Soltar o botão.
- Ler e registrar a temperatura exibida.
- Aguardar 30 segundos, para verificar se uma medida sequencial é necessária ou se precisará usar o lado oposto.
- Limpar a sonda do termômetro com uma compressa embebida em álcool e um algodão seco.
- Substituir a bateria alcalina de 9V quando a tela "BATT" indicar que ela está fraca.

tóxicos e obsoletos, pois há disponibilidade de alternativas mais seguras e com melhor aceitação.

O "Ato de Redução e Descarte de Mercúrio", aprovado em 2002 e revisado em 2005, proíbe a venda ou o fornecimento de termômetros de vidro para consumo geral, exceto mediante prescrição. Além disso, a legislação determina que os fabricantes destes termômetros forneçam orientações claras sobre o seu manuseio, de forma a evitar a quebra dos instrumentos e a apropriada maneira de limpeza do ambiente quando isso acontecer (United States 109th Congress, 2002, 2005). As instituições de cuidados à saúde estão trabalhando para tornarem-se ambientes livres de mercúrio.

Os enfermeiros podem solicitar o uso de um termômetro de vidro para um paciente ou ensiná-lo a utilizar um, pois é o tipo que todos os pacientes têm à disposição. Se o termômetro de vidro for a única opção, o enfermeiro ensina os pacientes e seus familiares como limpá-lo (consultar Ensinando o Paciente e a Família 12.1).

Se o termômetro de vidro quebrar, o mercúrio deverá ser descartado conforme as ações discutidas nas Orientações de Enfermagem 12.2.

Termômetros químicos

Há vários termômetros químicos disponíveis. Um exemplo é uma tira de plástico ou de papel, com pontos quimicamente tratados (Fig. 12.7). A temperatura é determinada observando-se a quantidade de pontos que mudam de cor após a faixa ser colocada na boca. Os termômetros com pontos químicos são descartados após o seu uso. Eles são empregados para verificar a temperatura de pacientes que possuem precauções de isolamento, devido a doenças infecciosas. Sua utilização elimina a necessidade de limpeza, como ocorre com termômetros usados em vários pacientes ou com o termômetro infravermelho. Alguns consultórios médicos também adotaram os termômetros com pontos químicos pelo fato de serem descartáveis.

Um segundo tipo de termômetro químico é feito com uma fita ou adesivo sensível ao calor, aplicado no abdome ou na testa do paciente (Fig. 12.8). A fita ou adesivo mudam de cor, conforme a temperatura do corpo. Fitas ou adesivos sensíveis ao calor podem ser reutilizados várias vezes, antes de serem descartados.

Termômetros digitais

Um termômetro digital plástico é bastante semelhante a um de vidro (Fig. 12.9) e pode ser usado nas regiões oral, axilar e retal. Ele possui uma ponteira com sensor na parte final da haste, um botão de liga/desliga e um visor que fica luminoso durante seu uso. A bateria utilizada para operá-lo precisa ser substituída ocasionalmente.

Os termômetros digitais são destinados a múltiplos usos; por essa razão, precisam ser limpos antes de utilizados. Eles são higienizados da mesma forma que os termômetros de vidro, exceto pelo fato de serem esfregados preferencialmente com pano embebido em álcool isopropílico do que ensaboados. Capas plásticas descartáveis podem ser usadas para cobrir a haste, podendo ser consideradas uma medida sanitária alternativa.

Ensinando o paciente e a família 12.1
Limpando termômetros de vidro

O enfermeiro ensinará os seguintes pontos:
- Coloque luvas, caso exista potencial para contato com sangue ou com fezes (assim como na verificação da temperatura retal).
- Segure o termômetro na extremidade da haste. Mantenha o bulbo direcionado à parte inferior da sua mão.
- Utilizando um movimento firme e circular e um pano limpo e macio, esfregue o termômetro sujo na direção do bulbo.
- Lave o termômetro com sabão ou com detergente, fazendo fricção, enquanto o segura sobre uma toalha ou outro material macio, para reduzir o potencial de quebra, caso ele caia.
- Enxágue o termômetro em água fria e corrente.
- Seque o termômetro com uma toalha macia.
- Mergulhe o termômetro em uma solução de álcool isopropílico 70 a 90% ou em uma solução caseira de alvejante a 1:10 (1 parte de alvejante para 10 partes de água).
- Enxágue o termômetro após desinfetá-lo.
- Guarde-o em um recipiente limpo e seco.

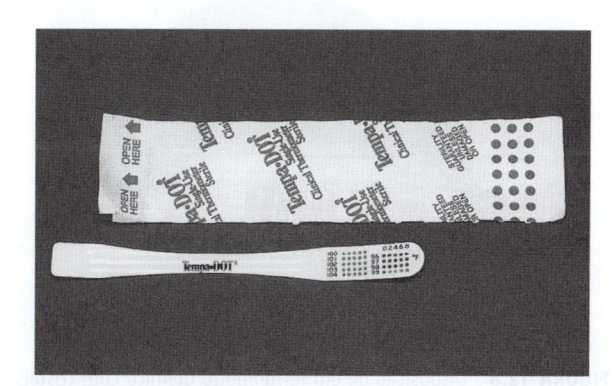

FIGURA 12.7 Termômetro químico.

ORIENTAÇÕES DE ENFERMAGEM 12.2

Desprezando metais pesados de forma segura

- Colocar luvas.
- Recolher os pedaços de vidro e colocá-los num recipiente rígido para perfurocortantes.
- Pegar uma ficha de arquivo para recolher as gotículas de mercúrio.
- Coletar as gotículas com uma seringa, pipeta, fita adesiva ou toalha de papel molhada.
- Lacrar o mercúrio em uma jarra plástica ou de vidro ou numa bolsa plástica resistente.
- Afixar um rótulo, identificando o conteúdo como "fragmentos de mercúrio derramados".
- Entregar esses fragmentos ao gerente do serviço de higienização da instituição ou ao departamento de saúde pública do município (Princeton University Environmental Health and Safety, 2004).

Instrumentos para monitoramento automatizado

Algumas instituições utilizam **instrumentos para monitoramento automatizado** (equipamentos que permitem a simultânea coleta de múltiplos dados). Eles podem ser capazes de verificar a temperatura, a pressão sanguínea e o pulso, assim como outras informações, incluindo o ritmo cardíaco e a oximetria de pulso (Fig. 12.10). Alguns modelos podem, ainda, armazenar e mostrar tendências nos sinais vitais. A principal vantagem desses monitores é que podem economizar tempo e dinheiro. As instituições aprovam o uso de monitores automatizados para pacientes potencialmente instáveis, que requerem verificações frequentes dos sinais vitais. Para garantir a obtenção de dados seguros, a acurácia dos instrumentos automatizados é comparada com as medidas verificadas manualmente, em um estado regular.

Instrumentos para monitoramento contínuo

Os instrumentos para monitoramento contínuo da temperatura são principalmente utilizados nas áreas de cuidados críticos. Por esse método, a temperatura do organismo é medida por uma sonda termistor inserida no esôfago de pacientes anestesiados, dentro da bexiga ou presa a um cateter na artéria pulmonar. Essas medidas geralmente são necessárias quando se está tratando pacientes com níveis extremos de hipotermia ou hipertermia. Cobertores aquecidos ou resfriados costumam ser utilizados simultaneamente (ver Cap. 28). As aferições da temperatura ajudam a avaliar a eficácia desses mecanismos de tratamento.

A Habilidade 12.1 descreve como verificar a temperatura do corpo usando termômetros eletrônicos, infravermelhos (para aferição na membrana timpânica) ou de vidro. Algumas instituições também fazem uso de instrumentos para monitoramento automatizado ou contínuo.

> ▶ **Pare, Pense e Responda – Quadro 12.2**
> Ao assistir um paciente idoso, portador de doenças crônicas, mas atualmente estável, qual o tipo de termômetro e o local de verificação mais adequados para aferir a temperatura? Explique sua escolha.

Temperatura corporal elevada

A **febre**, uma temperatura corporal que excede os $99,3°F$ $(37,4°C)$, é um sinal comum da presença de uma doença. **Pirexia** (palavra grega para fogo) é o termo utilizado para descrever um ponto de ajuste mais quente que o normal. Uma pessoa com febre está **febril**, uma condição em que a temperatura está elevada, opondo-se ao estado **afebril**, quando não há febre.

Os seguintes sinais e sintomas geralmente estão associados a estados febris:

- Pele rosada, avermelhada, que se mostra quente ao toque
- Inquietação ou, em alguns casos, sonolência excessiva
- Irritabilidade
- Pouco apetite
- Olhos vidrados e sensibilidade à luz

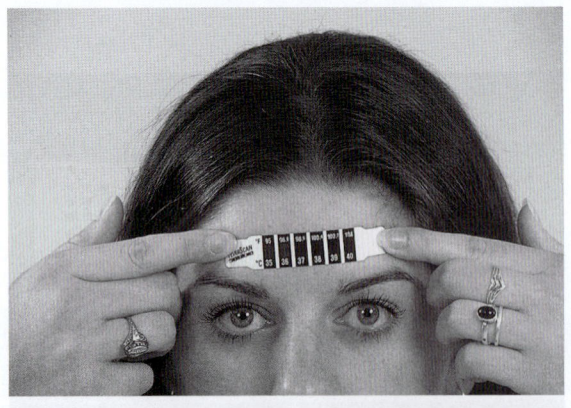

FIGURA 12.8 Disposição de um termômetro químico com cristais líquidos sensíveis ao calor. (Foto de B.Proud.)

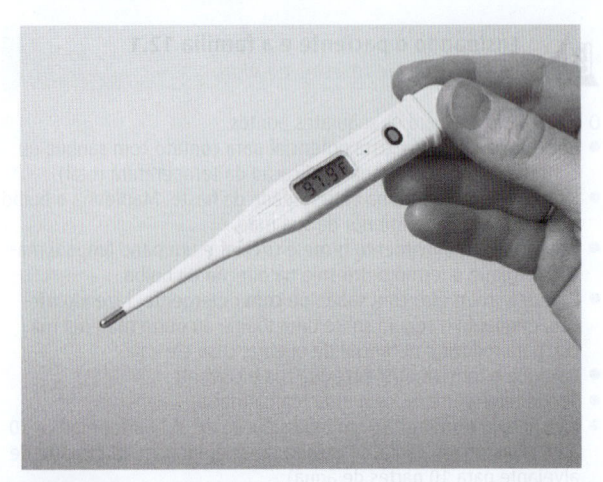

FIGURA 12.9 O termômetro digital é um dispositivo de verificação da temperatura alternativo, que não usa mercúrio, considerado tão preciso quanto os termômetros de vidro a mercúrio.

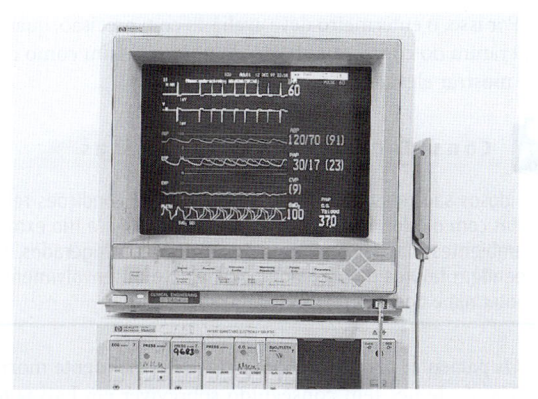

FIGURA 12.10 Equipamento de monitoração automática. (Foto de B.Proud.)

- Aumento da transpiração
- Dor de cabeça
- Pulso e frequência respiratória acima do normal
- Desorientação e confusão (quando a temperatura está muito elevada)
- Convulsões em bebês e em crianças pequenas (quando a temperatura está muito elevada)
- Bolhas febris em torno do nariz ou dos lábios, em pessoas que abrigam o vírus do herpes simples

A **hipertermia**, por sua vez, é a temperatura interna excessivamente alta, que descreve um estado em que a temperatura excede os 105,8°F (40,6°C). Quando chega a essa condição, a pessoa corre importante risco de danos ao cérebro ou de morte, decorrentes de complicações associadas ao aumento das exigências metabólicas.

Fases da febre

Um estado febril costuma evoluir por quatro fases distintas:

1. *Fase prodrômica:* O paciente sente sintomas não específicos, pouco antes da elevação da temperatura.
2. *Surgimento* ou *Fase de invasão:* Quando passam a funcionar os mecanismos de elevação da temperatura, como a presença de calafrios.
3. *Fase estacionária:* A febre é sustentada.
4. *Resolução* ou *Fase de não efervescência:* Quando a temperatura volta ao normal (Fig. 12.11).

Variações comuns nos padrões de febre são descritos na Tabela 12.4. As febres também desaparecem de diferentes formas. Se uma temperatura elevada subitamente volta ao normal, é referida como resolução pela crise. Se diminui de modo gradual, é conhecida como resolução por lise.

Controle de enfermagem

A febre é considerada uma importante defesa do organismo na tentativa de destruir microrganismos infecciosos. Consequentemente, desde que se mantenha abaixo de 102°F (38,9°C) e a pessoa não esteja em uma condição médica crônica, o oferecimento de líquidos ou de descanso pode ser o necessário.

Considerações farmacológicas

- **Antipiréticos** (fármacos que reduzem a febre), como a aspirina, o acetominofen ou o ibuprofeno, são úteis quando a temperatura estiver entre 102 e 104°F (38,9 a 40°C).

Medidas de resfriamento físicas são usadas quando as temperaturas permanecerem entre 104 e 105,8°F (40 a 40,6°C). Se a temperatura estiver acima de 105,8°F (40,6°C) ou se uma temperatura elevada se mantiver invariável após intervenções convencionais, pode haver necessidade de um tratamento mais agressivo.

O Plano de Cuidados de Enfermagem 12.1 descreve as ações de enfermagem designadas a um paciente com diagnóstico de enfermagem de Hipertermia. A NANDA-I (2012; p. 468) define hipertermia como a "temperatura corporal elevada acima dos parâmetros normais". Se a febre for tão severa que requeira intervenções médicas, esse é um problema colaborativo.

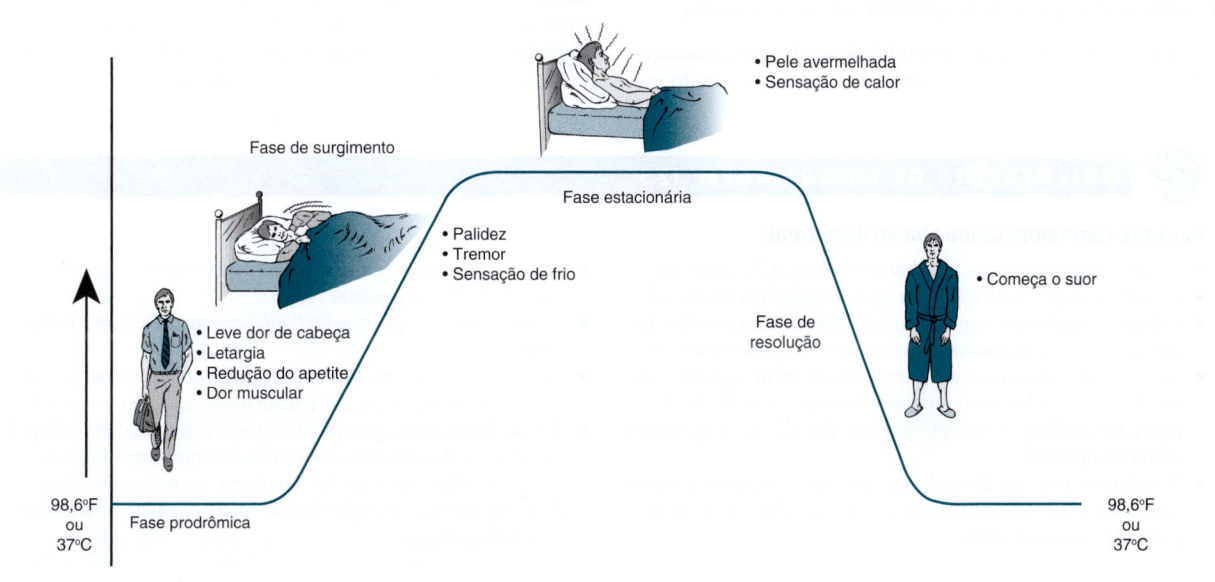

FIGURA 12.11 Fases da febre e mudanças fisiológicas.

TABELA 12.4 Variações nos padrões febris

TIPO DE FEBRE	DESCRIÇÃO
Febre contínua	Permanece elevada com pouca flutuação
Febre remitente	Flutua vários graus, embora jamais alcance o normal entre as flutuações
Febre intermitente	Frequentemente apresenta ciclos entre períodos de temperaturas normais ou subnormais e picos de febre
Febre recorrente	Ocorre após um período breve, embora contínuo, durante o qual a temperatura ficou normal

Temperatura corporal abaixo do normal

Há uma série de variações de **hipotermia**, uma temperatura corporal central inferior a 95°F (35°C). Um indivíduo é considerado *levemente hipotérmico* quando apresentar uma temperatura entre 95 e 93,2°F (35 a 34°C), *moderadamente hipotérmico* quando apresentar uma temperatura entre 93 e 86°F (33,8 a 30°C), e *gravemente hipotérmico* quando apresentar uma temperatura abaixo de 86°F (30°C).

As temperaturas mais frias do organismo são mais bem medidas com um termômetro timpânico por duas razões. Primeiro, os outros termômetros clínicos não possuem a capacidade de medir temperaturas com variações hipotérmicas. Segundo, o fluxo de sangue na boca, no reto ou nas axilas geralmente é tão reduzido que as medidas ali verificadas são imprecisas.

Os seguintes sinais e sintomas costumam estar associados à hipotermia:

- Tremores até que a temperatura do organismo esteja extremamente baixa
- Pele pálida, fria e edemaciada
- Prejuízo da coordenação muscular
- Apatia
- Pulso e frequência respiratória abaixo do normal
- Ritmo cardíaco irregular
- Redução da capacidade de pensar com coerência e de fazer um bom julgamento
- Redução da capacidade de sentir dor ou outras sensações

Em algumas doenças, como o hipotireoidismo e a inanição, o paciente costuma apresentar uma temperatura abaixo do normal. Por isso, o enfermeiro deve avaliá-lo com precisão, quando a temperatura do corpo cair abaixo do normal, assim como quando se mostrar elevada.

Considerações gerontológicas

- Os idosos são mais suscetíveis à hipotermia e condições relacionadas com o calor. Fatores ambientais, como calor e frio extremos e ambientes inadequadamente aquecidos ou refrigerados, compreendem fatores de risco adicionais para o desenvolvimento de hipotermia e doenças relacionadas com o calor.

Os pacientes com hipotermia grave normalmente morrem. Todavia, pacientes têm conseguido sobreviver em baixas temperaturas, como acontece nos casos de afogamento em locais de águas muito frias e de exposição a ambientes bastante frios. Esse fenômeno levou os paramédicos e as equipes de emergência a dizerem que "uma pessoa não está morta até que ela esteja aquecida e morta". Várias medidas de suporte são implementadas quando os pacientes apresentam temperaturas abaixo da normal (ver Orientações de Enfermagem 12.3).

PULSO

O **pulso**, uma sensação ondular que pode ser palpada em uma das artérias periféricas, é produzido pelo movimento do sangue durante a contração do coração. Na maioria dos adultos, o coração contrai-se de 60 a 100 vezes por minuto, em repouso.

Frequência do pulso

A **frequência do pulso**, número de pulsações periféricas palpadas a cada minuto, é contada comprimindo-se uma das artérias superficiais contra um dos ossos sob ela, utilizando-se as pontas dos dedos.

Frequência do pulso rápida

A frequência do pulso dos adultos é considerada rápida se exceder a 100 batimentos por minuto (bpm) em repouso. A **taquicardia** (100 a 150 bpm) é uma frequência cardíaca acelerada, mas, assim como a frequência do pulso, pode exceder os 150 bpm. Uma contração rápida, se contínua, tende a sobrecarregar o coração, podendo não oxigenar adequadamente as células, uma

---

ORIENTAÇÕES DE ENFERMAGEM 12.3

Paciente com temperatura abaixo do normal

- Elevar a temperatura do quarto. *Isso aquece a superfície do corpo.*
- Retirar as roupas molhadas. *Essa medida reduz a perda de calor.*
- Colocar camadas de roupas secas e colchas de tecido soltas. *Isso age de forma que se mantenha o calor do corpo próximo à pele.*
- Aquecer os cobertores e as roupas em um forno convencional ou de micro-ondas, caso a temperatura esteja muito baixa. *O aquecimento eleva a temperatura dos tecidos além da temperatura ambiente (quarto).*
- Posicionar o paciente de modo que seus braços fiquem próximos ao peito e as pernas dobradas na direção do abdome. *Essa posição evita a perda de calor.*
- Cobrir a cabeça com toalha ou boné. *Cobrindo a cabeça do paciente previne-se a perda de calor.*
- Oferecer líquidos quentes. *Os fluidos conduzem o calor aos órgãos internos.*
- Massagear a pele, a menos que ela esteja queimada pelo frio excessivo. *A massagem produz fricção mecânica, que gera calor.*
- Aplicar bolsas com água quente entre as áreas das dobras da pele ou colocar uma almofada eletrônica de aquecimento sob as costas e os quadris (ver Cap. 28), conforme as prescrições. *Essa medida proporciona a transferência de calor ao sangue, à medida que ele circula pela pele.*

PLANO DE CUIDADOS DE ENFERMAGEM 12.1 — O paciente com febre

Investigação

Determine:
- A temperatura atual.
- Os fatores contribuintes, como desidratação, doenças, impossibilidade de transpirar, exposição a um ambiente aquecido ou excessiva quantidade de roupas, atividade física prolongada, história atual de uso de drogas.
- A tendência das medidas de temperatura, para determinar se a febre é contínua, remitente, intermitente ou recorrente.
- Uma investigação adicional de dados, como se o paciente está ansioso, descansado, sonolento, confuso, com calafrios, transpirando, sensível à luz, apresentando enxaqueca ou com falta de apetite.
- Os resultados da última contagem de células brancas e os níveis dos hormônios da tireoide.
- O contato com outras pessoas com sintomas semelhantes.

Diagnóstico de enfermagem: Hipertermia relacionada ao desequilíbrio entre a produção e a perda de calor, secundário ao conhecimento ou desconhecimento de sua etiologia.

Resultado esperado: A temperatura do corpo do paciente deverá ficar entre 96,6 e 99,3°F (35,8 a 37,4°C), dentro das 24 horas seguintes à implementação de medidas para reduzir a febre.

Intervenções	Justificativas
Cubra o paciente que estiver com calafrios.	Ao cobri-lo, evita-se a perda de calor; os calafrios não cessam até que o hipotálamo reajuste a temperatura ao ponto de ajuste mais alto.
Mantenha o paciente aquecido, mas não em um ambiente quente.	Um ambiente aquecido proporciona conforto enquanto o corpo do paciente se adapta a um novo ponto de ajuste.
Remova cobertores ou roupas pesadas, que colaboram para os calafrios.	Diminuir as camadas de cobertas isolantes facilita a perda de calor, por meio da radiação e da convexão.
Limite as atividades.	A restrição da atividade reduz a termogênese contrátil do músculo em movimento.
Forneça líquidos para ingesta oral, de forma abundante.	Essa medida repõe a perda de líquidos, que ocorre pela transpiração e pelo metabolismo acelerado.
Forneça alimentação leve, mas ricamente calórica.	A modificação da ingestão dietética serve para contrabalançar com o aumento da taxa metabólica, o esvaziamento gástrico retardado e a mobilidade intestinal diminuída.
Administre antipiréticos de acordo com as prescrições médicas; aspirina é contraindicada para crianças com febre, pois ela está associada à síndrome de Reye.	Os antipiréticos bloqueiam a elevação, no hipotálamo, do ponto de ajuste.
Aplique panos frios ou uma bolsa com gelo na testa do paciente, atrás do pescoço e entre as dobras de pele nas axilas e na região inguinal.	O resfriamento da pele diminui a temperatura do sangue, por meio da condução do sangue aquecido que circula próximo a superfície periférica da pele.
Promova a ventilação do quarto ou o uso de ventilador elétrico, se não houver ar condicionado disponível.	A convexão dispersa o calor pelas correntes de ar.
Mantenha o nível de umidade baixo.	Reduzindo a umidade do ambiente fica mais fácil perder calor pela evaporação.
Aplique água morna sobre a pele, com uma esponja de banho, por exemplo, 30 minutos após administrar um antipirético.	A perda de calor por intermédio da convexão e da evaporação, após a administração de um antipirético, ajuda a alterar o ponto de ajuste no hipotálamo.
Descontinue as medidas de resfriamento físicas, se o paciente começar a tremer.	Os calafrios aumentam a temperatura do corpo e anulam o propósito de um banho com esponja.
Aplique uma almofada de resfriamento regulada eletronicamente sob o paciente, conforme orientação (ver Cap. 28).	Uma almofada de resfriamento diminui a temperatura do corpo, pela condução, por meio do sangue que circula nas veias da pele.

Avaliação dos resultados esperados:

- A temperatura do paciente retornará ao padrão normal.

vez que o coração possui pouco tempo entre as contrações para encher-se de sangue.

O termo **palpitação** significa que a pessoa percebe a contração de seu próprio coração sem ter de palpar o pulso. A palpitação pode acompanhar a taquicardia. Pacientes com uma frequência da pulsação rápida são monitorados com cuidado, e os resultados encontrados são registrados e relatados de acordo com a política institucional.

Frequência do pulso lenta

A frequência do pulso dos adultos é considerada mais lenta do que o normal caso se encontre abaixo dos 60 bpm. A **bradicardia** (menos que 60 bpm) é menos comum do que a taquicardia; quando identificada, merece registro imediato e monitoração continuada.

Fatores que afetam as frequências cardíaca e do pulso

Quaisquer fatores que afetem a frequência da contração cardíaca também provocam efeitos comparáveis na frequência do pulso. Uma vez que uma depende da outra, a frequência do pulso nunca pode ser mais rápida do que a real frequência cardíaca. Ambas podem variar devido aos seguintes fatores:

- *Idade.* Algumas frequências comuns são listadas na Tabela 12.5.
- *Ritmo circadiano.* As frequências tendem a reduzir-se pela manhã e a aumentar no final do dia.
- *Sexo.* A média entre os homens é de 60 a 65 bpm, quando em repouso; a média da frequência entre as mulheres é cerca de 7 a 8 bpm mais rápida.
- *Estrutura física.* Pessoas altas e magras costumam apresentar frequências do pulso e cardíaca mais lentas, se comparadas a pessoas baixas e mais robustas.
- *Exercício e atividade.* As frequências aumentam com o exercício e atividade e diminuem em repouso. Com exercícios aeróbicos regulares, contudo, pode ocorrer um **efeito de treinamento**, em que a frequência cardíaca e, por conseguinte, a frequência do pulso, tornam-se consistentemente mais baixas do que a média. Esse efeito acontece porque o músculo cardíaco alcança maior eficiência no suprimento das células do corpo com uma quantidade suficiente de sangue oxigenado, com um número inferior de batimentos. Aqueles que são fisicamente ativos demonstram frequência do pulso mais baixa, mesmo durante o exercício.
- *Estresse e emoções.* A estimulação do sistema nervoso simpático e as emoções, como a raiva, o medo e o entusiasmo, aumentam a frequência cardíaca e do pulso. A dor, algo estressante – especialmente quando de moderada a grave –, pode desencadear batimentos mais rápidos.
- *Temperatura do corpo.* Para cada elevação de grau Fahrenheit, a frequência cardíaca e do pulso aumentam 10 bpm. O aumento de um grau centígrado na medida obtida causa uma elevação de 15 bpm (Porth, 2004). Ocorrendo uma queda na temperatura do corpo, ocorre efeito oposto.
- *Volume de sangue.* Perdas excessivas de sangue causam um aumento na frequência cardíaca e do pulso. Com o decréscimo do número de células vermelhas no sangue ou hemoglobina inadequada para distribuição de oxigênio às células, a taxa cardíaca acelera-se na tentativa de manter as células com suprimento adequado.
- *Drogas.* Determinadas drogas podem desacelerar ou acelerar a taxa de contrações cardíacas. Preparados com digitálicos e sedativos costumam desacelerar a frequência cardíaca. Cafeína, nicotina, cocaína, hormônios de reposição da tireoide e epinefrina aumentam as contrações cardíacas e, consequentemente, a frequência do pulso.

Considerações farmacológicas

- Geralmente, os idosos apresentam respostas mais intensas ao uso de medicamentos cardiovasculares do que os adultos mais jovens. Alterações, como tonturas ou desmaios, diminuição do apetite, náuseas ou alterações visuais, podem indicar a necessidade de uma avaliação quanto à utilização destes medicamentos.

Ritmo do pulso

O **ritmo do pulso** refere-se ao padrão das pulsações e das pausas entre elas. Costuma ser regular, isto é, os batimentos e as pausas ocorrem da mesma maneira durante o tempo de palpação do pulso.

Um padrão irregular de batimentos cardíacos, e de um consequente ritmo de pulso irregular, é chamado de **arritmia** ou de **disritmia**. Algumas delas indicam disfunções cardíacas com risco potencial à vida, que podem merecer tratamento e monitoramento mais sofisticados. Detalhes sobre as arritmias e suas causas podem ser encontrados em livros que tratem das doenças cardíacas.

Volume do pulso

O **volume do pulso** refere-se à qualidade das pulsações sentidas. Costuma estar relacionado à quantidade de sangue bombeada a cada batimento cardíaco ou com a força da contração do coração. Um pulso normal é descrito como *forte* quando pode ser percebido mediante uma leve pressão sobre a artéria. Um *pulso fraco, débil* ou *fino* é difícil de ser percebido ou, quando possível de ser sentido, é facilmente obliterado mediante uma leve pressão. Uma pulsação rápida e intercalada normalmente é um sinal de gravidade, devendo ser informada com urgência. Um *pulso cheio* ou *no limiar* produz um pulsar acentuado, que não desaparece facilmente mediante pressão.

Uma outra forma de descrever o volume ou a qualidade do pulso é a que utiliza números correspondentes (Tab. 12.6). Ao documentar o volume do pulso, o enfermeiro deve seguir a política da instituição, no que diz respeito aos termos descritivos ou sistema numérico utilizados.

TABELA 12.5 Frequências normais do pulso por minuto, conforme a faixa etária

IDADE	FREQUÊNCIA APROXIMADA	MÉDIA APROXIMADA
Recém-nascido	120 – 160	140
1 – 12 meses	80 – 140	120
1 – 2 anos	80 – 130	110
3 – 6 anos	75 – 120	100
7 – 12 anos	75 – 110	95
Adolescente	60 – 100	80
Adulto	60 – 100	80

TABELA 12.6 Identificação do volume do pulso

NÚMERO	DEFINIÇÃO	DESCRIÇÃO
0	Pulso ausente	Nenhuma pulsação é sentida, apesar da extrema pressão.
1+	Pulso fino	A pulsação não é facilmente sentida; uma leve pressão faz desaparecer.
2+	Pulso fraco	Mais forte do que um pulso fino; uma leve pressão faz desaparecer.
3+	Pulso normal	Pulsação facilmente sentida; uma pressão moderada faz desaparecer.
4+	Pulso limiar/cheio	A pulsação é forte e não desaparece mediante pressão moderada.

Locais de verificação

As artérias utilizadas para a verificação do pulso situam-se próximas à pele. A maioria delas, embora não sua totalidade, tem seus nomes em decorrência do osso sobre o qual se localizam (Fig. 12.12). Esses locais de pulsação são coletivamente denominados "pulsos periféricos", porque estão distantes do coração. Entre todos os pulsos periféricos, a artéria radial, situada na parte interna (polegar) do punho, é o local normalmente utilizado para a verificação das pulsações. Há três técnicas alternativas de verificação que podem ser utilizadas em lugar de uma avaliação do pulso periférico ou como uma forma adicional de aferição. Essas técnicas incluem a contagem da frequência cardíaca apical, a obtenção de uma frequência apicorradial e o uso de um aparelho Doppler de ultrassom sobre a artéria periférica.

A **frequência cardíaca apical** corresponde ao número de contrações ventriculares que ocorrem em um minuto. É considerada mais precisa do que a de pulsação radial, por duas razões. Primeiro, o som de cada batimento cardíaco é muito claro e distinto um do outro. Segundo, porque algumas vezes a contração cardíaca não é forte o suficiente para ser percebida na verificação periférica. Entretanto, a contagem da frequência apical é menos conveniente do que a do pulso radial. A frequência cardíaca apical costuma ser avaliada quando o pulso periférico é irregular ou difícil de ser palpado, porque a frequência é muito rápida ou filiforme, ou quando há necessidade de se obter uma frequência cardíaca precisa.

A frequência cardíaca apical é medida auscultando-se o tórax com um estetoscópio ou sentindo-se as pulsações no peito, numa área chamada de "ponto de impulso máximo", durante um minuto completo. Como o nome sugere, os batimentos cardíacos são mais bem auscultados, ou sentidos, no ápice, ou extremidade inferior, do coração. Em um adulto saudável, o ápice situa-se um pouco abaixo do mamilo esquerdo, em alinhamento com a parte central da clavícula (Fig. 12.13).

Ao avaliar-se a frequência cardíaca apical mediante a ausculta do peito – que normalmente é a técnica mais comum –, o enfermeiro busca ouvir o som "lub/dub". O som lub é mais forte, caso o estetoscópio tenha sido aplicado corretamente. Esses dois sons equivalem a uma pulsação em um local de pulsação periférica. A frequência cardíaca apical é contada durante um minuto e o ritmo também é observado.

Frequência ápicorradial

A **frequência ápicorradial** relaciona-se ao número de sons auscultados no ápice cardíaco e à frequência do pulso radial, durante o mesmo período de tempo. É contada por diferentes enfermeiros que utilizam um único relógio, de pulso ou parede (Fig. 12.14). A frequência apical e a radial devem ser as mesmas, embora, no caso de alguns pacientes, isso não aconteça. A diferença entre pulsações apical e radial é chamada de **déficit de pulsação**. Se for observada uma diferença significativa nas duas frequências – desde que ambas tenham sido contadas com precisão –, o enfermeiro relata o achado rapidamente e documenta-o no prontuário do paciente.

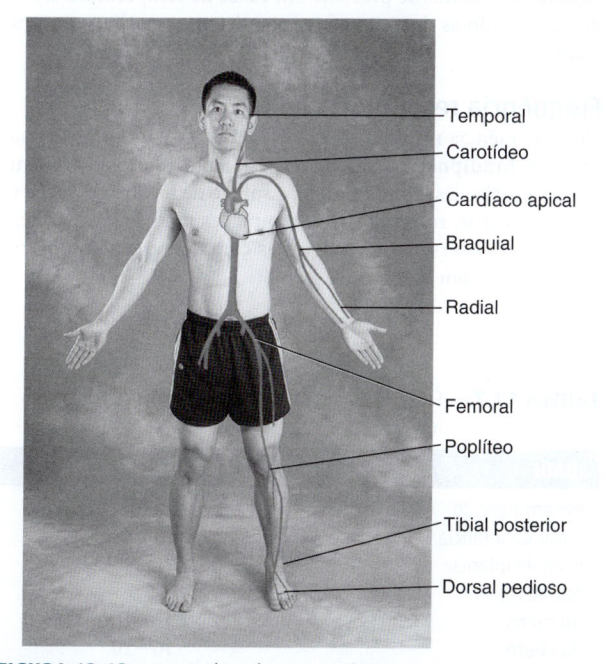

FIGURA 12.12 Locais de pulsação periférica.

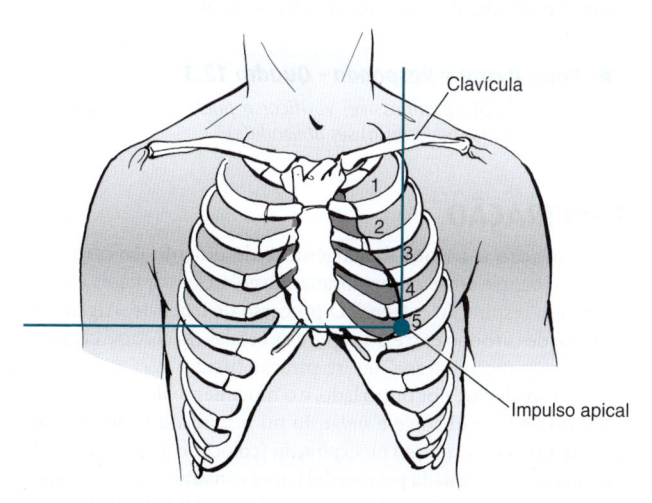

FIGURA 12.13 A verificação da frequência cardíaca apical é feita à esquerda do esterno, no espaço intermediário abaixo da quinta costela, em linha média com a clavícula.

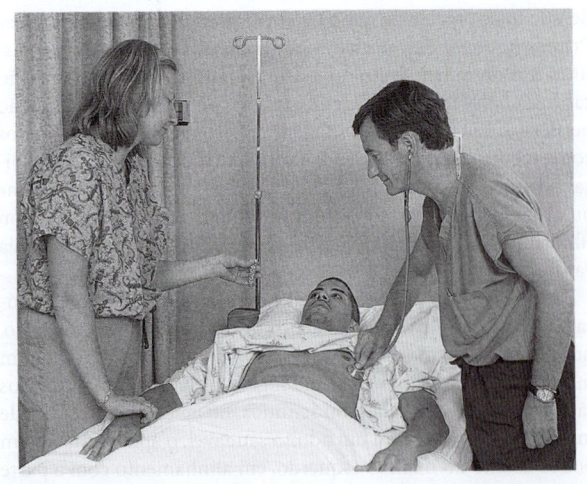

FIGURA 12.14 Uma enfermeira faz a contagem das pulsações radiais, enquanto um colega conta a frequência apical. (Foto de B.Proud.)

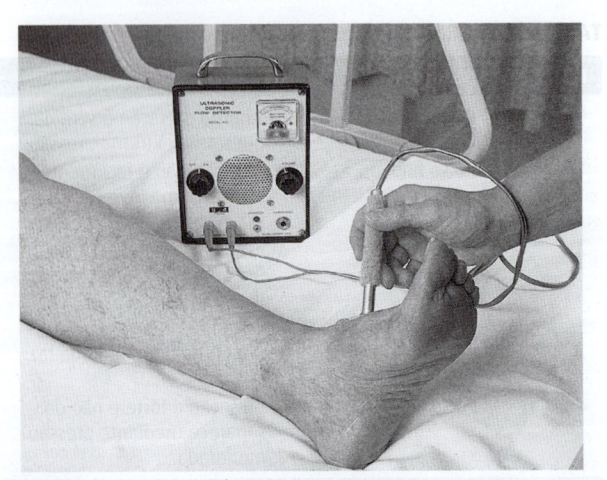

FIGURA 12.15 Uso do aparelho Doppler de ultrassonografia. (Foto de B.Proud.)

APARELHO DOPPLER DE ULTRASSONOGRAFIA

Um aparelho Doppler de ultrassonografia é um dispositivo eletrônico que detecta a movimentação do sangue nos vasos sanguíneos periféricos, convertendo esse movimento em um som audível. Trata-se de um instrumento bastante útil, quando uma pressão leve oclui as pulsações ou quando o fluxo sanguíneo arterial está gravemente comprometido.

Quando o aparelho é utilizado, um gel condutor é aplicado sobre o local da artéria e a sonda é movimentada em um ângulo sobre a pele, até que seja ouvido um som pulsante (Fig. 12.15). Os sons pulsantes são contados, da mesma forma que os pulsos palpáveis. O enfermeiro documenta o achado, incluindo o registro do local de verificação e a frequência observada, seguidos da abreviatura D, indicando o uso de um aparelho Doppler.

A Habilidade 12.2 descreve como verificar a frequência, o ritmo e o volume da pulsação, na artéria radial.

> ▶ *Pare, Pense e Responda – Quadro 12.3*
> *Se for difícil ou impossível verificar o pulso radial, qual(is) alternativa(s) poderia(m) ser utilizada(s)?*

RESPIRAÇÃO

A **respiração** é a troca de oxigênio e de dióxido de carbono. Quando ocorre entre as membranas alveolares e capilares é chamada de "respiração externa". O processo de troca de oxigênio e dióxido de carbono entre o sangue e as células do corpo é chamado de "respiração interna" ou "respiração tissular".

A **ventilação**, por outro lado, é o movimento do ar que entra e sai do peito, e envolve a *inalação* ou *inspiração* (colocar o ar para dentro) e a *exalação* ou *expiração* (colocar o ar para fora). A ventilação é controlada pela medula, que constitui o centro respiratório no cérebro. A medula é sensível à quantidade de dióxido de carbono no sangue e, desta forma, adapta a taxa de ventilação. Respirar pode ser, em parte, voluntariamente controlado.

Frequência respiratória

A **frequência respiratória** corresponde ao número de ventilações por minuto. Ela varia consideravelmente em pessoas saudáveis, mas foram estabelecidas algumas variações normais (Tab. 12.7). Os fatores que influenciam a frequência do pulso costumam afetar também a frequência respiratória. Quanto mais rápida a frequência do pulso, mais rápida a frequência respiratória, e vice-versa. A proporção de uma respiração para cerca de 4 ou 5 batimentos cardíacos é bastante consistente em se tratando de pessoas saudáveis.

Frequência respiratória rápida

Frequências respiratórias em repouso que excedam os padrões referentes à idade do paciente são consideradas anormais. A **taquipneia** é o termo utilizado para descrever uma respiração rápida, normalmente presente em casos de temperatura elevada ou quando as doenças afetam os sistemas cardíaco e respiratório.

Frequência respiratória lenta

Uma frequência respiratória mais lenta do que o normal é chamada de **bradipneia**. Ela pode ser resultante do uso de determinadas substâncias – por exemplo, o sulfato de morfina desacelera os movimentos respiratórios. Respirações mais lentas também podem ser observadas em pacientes com doenças neurológicas ou pacientes com hipotermia.

TABELA 12.7 Frequências respiratórias normais, em várias idades

IDADE	FREQUÊNCIA MÉDIA
Recém-nascido	30 – 80
Início da infância	20 – 40
Final da infância	15 – 25
Adultos	
Homens	14 – 18
Mulheres	16 – 20

Padrões respiratórios e características de anormalidade

Vários padrões respiratórios e características anormais podem ser identificados quando as frequências respiratórias são avaliadas. A *respiração de Cheyne-Stokes* refere-se a um padrão respiratório em que há um aumento gradativo da profundidade das respirações, seguido de um período em que a respiração para por breves instantes, retornando depois. A respiração de Cheyne-Stokes é um importante sinal que pode indicar a proximidade da morte.

A **hiperventilação** equivale à respiração rápida ou profunda, ou ambas, enquanto a **hipoventilação** descreve uma respiração diminuída, um estado em que há um volume insuficiente de ar que entra e sai dos pulmões. Mudanças na ventilação podem ocorrer nos pacientes com obstrução das vias aéreas ou doenças neuromusculares ou pulmonares.

A **dispneia** (respiração difícil ou trabalhosa) é quase sempre acompanhada de uma frequência respiratória rápida, uma vez que os pacientes se esforçam para melhorar a eficiência de sua respiração. Os pacientes dispneicos costumam parecer ansiosos e preocupados. As narinas aumentam (alargam-se) à medida que o paciente luta para encher os pulmões de ar. A musculatura abdominal e do pescoço pode ser utilizada para auxiliar outros músculos no ato respiratório. Ao observar esses pacientes, o enfermeiro deve registrar o tipo e a quantidade de atividade capaz de acarretar uma dispneia. Por exemplo, andar até o banheiro pode provocar dispneia em um paciente que pode não sofrer ao sentar-se em uma cadeira.

A **ortopneia** é a respiração facilitada pelo sentar-se ou pelo levantar-se. Pacientes dispneicos costumam achar mais fácil respirar assim. Uma posição ereta faz os órgãos da cavidade abdominal ficarem distantes do diafragma, devido à gravidade. Isso dá maior espaço para os pulmões se expandirem dentro da cavidade torácica, permitindo que o indivíduo capte mais ar a cada respiração.

A **apneia** refere-se à ausência de respiração. Trata-se de uma situação grave, caso sua duração seja maior que 4 a 6 minutos. Uma apneia prolongada poda causar danos ao cérebro ou a morte. Breves períodos de apneia diminuem os níveis de oxigenação do sangue e podem desencadear importantes anormalidades no ritmo cardíaco (ver Cap. 21 para mais detalhes sobre apneia do sono).

Termos como **"estertores respiratórios"** (ventilação ruidosa) e **"estridor"** (som áspero, de tonalidade severa, produzido durante a inspiração quando há obstrução da laringe) são usados para descrever os sons que podem acompanhar a respiração. Bebês e crianças pequenas com crupe costumam manifestar o estridor ao respirar. O enfermeiro consegue escutar os sons do ar que se movimenta através do peito usando um estetoscópio. A técnica e as características dos sons pulmonares são descritas no Capítulo 13.

A Habilidade 12.3 lista técnicas a serem utilizadas na contagem da frequência respiratória.

> ▶ **Pare, Pense e Responda – Quadro 12.4**
> *Quais medidas de enfermagem são apropriadas no caso de um paciente apresentar uma frequência respiratória anormal?*

PRESSÃO SANGUÍNEA

A **pressão sanguínea** é a força exercida pelo sangue no interior das artérias. Uma série de variáveis fisiológicas geram a pressão sanguínea:

- O volume sanguíneo circulante é, em média, de 4,5 a 5,5 L nas mulheres adultas, e de 5 a 6 L nos homens adultos. Volumes inferiores ao normal diminuem a pressão sanguínea; o volume excessivo, a aumenta.
- A contractilidade do coração é influenciada pelo estiramento das fibras do músculo cardíaco. Com base na *lei cardíaca de Starling*, a força da contração cardíaca está relacionada à **pré-carga** (volume de sangue que supre o coração e que provoca o estiramento das fibras do músculo cardíaco durante a fase de repouso). Uma analogia comumente usada é comparar o efeito da pré-carga e da contratilidade com o rompimento das fibras elásticas de uma tira de borracha, que se estica em vários comprimentos – quanto mais for esticada, maior será o rompimento quando ela for solta. O dano tissular que fica registrado no coração, como o que acontece após um ataque cardíaco, prejudica a elasticidade e a contratilidade do coração. Exercícios aeróbicos regulares aumentam o tônus do músculo cardíaco, tornando-o uma bomba muscular eficiente.
- O **débito cardíaco** (volume de sangue ejetado, por minuto, do ventrículo esquerdo) é de aproximadamente 5 a 6 L (pouco mais que um galão), nos adultos em repouso. O débito cardíaco é estimado mediante a multiplicação da frequência cardíaca pelo volume de arrancada (quantidade de sangue que deixa o coração a cada contração). A média do volume de arrancada, nos adultos, é de cerca de 70 mL. Com o exercício, o rendimento cardíaco pode aumentar até cinco vezes o seu volume em repouso. A bradicardia pode reduzir consideravelmente o rendimento cardíaco e, em consequência, a pressão sanguínea.
- A viscosidade do sangue cria uma força de resistência quando o coração se contrai. Essa resistência compromete o volume de arrancada e o débito cardíaco. O sangue torna-se mais espesso quando há mais células e proteínas do que água no plasma. A circulação de um sangue viscoso cansa o coração e enfraquece sua capacidade de contração.
- A resistência periférica, chamada **pós-carga** (força contra o qual o coração bombeia quando o sangue é ejetado), aumenta quando as válvulas cardíacas e as arteríolas (pequenas subdivisões das artérias) ficam estreitas ou calcificadas. A pós-carga diminui quando as artérias dilatam.

Nas pessoas saudáveis, as paredes arteriais são elásticas e alongam-se e encolhem-se para acomodar as mudanças no volume de circulação do sangue. A aferição da pressão sanguínea ajuda a avaliar a eficiência do sistema circulatório. Sua medida reflete (1) a capacidade das artérias de se alongarem, (2) o volume circulante de sangue e (3) a quantidade de resistência que deve ser vencida pelo coração ao bombear o sangue.

Fatores que afetam a pressão sanguínea

Além das variáveis fisiológicas que determinam a pressão sanguínea, outros fatores causam alterações permanentes ou temporárias:

- *Idade.* A pressão sanguínea tende a aumentar com a idade devido à arteriosclerose, um processo em que as artérias perdem sua elasticidade e ficam mais rígidas, e à aterosclerose, um processo em que as artérias estreitam devido a depósitos de gordura. A frequência com que tais condições ocorrem depende de hereditariedade e de hábitos de vida, como a dieta e o exercício.

- *Ritmo circadiano*. A pressão do sangue tende a ficar mais baixa após a meia-noite, começando a elevar-se em torno de quatro ou cinco horas da manhã; seu auge é atingido durante o final da manhã ou início da tarde.
- *Sexo*. As mulheres tendem a ter pressão sanguínea mais baixa do que os homens da mesma faixa etária.
- *Exercício e atividade*. A pressão do sangue aumenta durante períodos de exercício e de atividade, quando o coração bombeia um volume maior de sangue. Exercícios regulares, no entanto, ajudam a manter a pressão sanguínea em níveis normais.
- *Emoções e dor*. Experiências emocionais fortes e dores tendem a fazer a pressão do sangue se elevar devido à estimulação do sistema nervoso simpático.
- *Múltiplos fatores*. Em regra, uma pessoa apresenta uma pressão sanguínea mais baixa ao deitar-se do que estando sentada ou em pé, ainda que a diferença na maioria das pessoas possa ser insignificante. A pressão sanguínea também parece se elevar um pouco quando a bexiga está cheia, quando as pernas estão cruzadas ou quando a pessoa está com frio. Substâncias que estimulam o coração, como a nicotina, a cafeína e a cocaína, também tendem a comprimir as artérias e a elevar a pressão do sangue.

Verificação da pressão

Quando a pressão sanguínea é verificada, os enfermeiros obtêm as medidas sistólica e diastólica. A **pressão sistólica** (pressão no sistema arterial quando o coração se contrai) é maior do que a **pressão diastólica** (pressão no sistema arterial quando o coração relaxa e se enche de sangue). A medida da pressão do sangue é expressa por uma fração cujo numerador é a pressão sistólica, a que ocorre durante a sístole, e o denominador é a pressão diastólica, a que ocorre durante a diástole (Fig. 12.16).

Atualmente, a medida da pressão sanguínea é expressa em milímetros de mercúrio (mmHg), pois o esfigmomanômetro de mercúrio, um instrumento utilizado para medi-la utilizando uma coluna de mercúrio graduada, tem sido o padrão de uso. Assim, um registro de 118/78 significa que a pressão sistólica foi medida em 118 mmHg e a diastólica, em 78 mmHg. Uma vez que o mercúrio presente no esfigmomanômetro é um tóxico que persiste e se acumula no ambiente e nos seres vivos, esforços têm sido feitos para acabar com os esfigmomanômetros de mercúrio. Quando isso ocorre, alguns propõem que as medidas de pressão devam mudar para um outro padrão, que não o de milímetros de mercúrio. Uma alternativa possível é a utilização do quilo Pascal (kPa), uma medida do Sistema Internacional Europeu (SI), em que 1 mmHg é igual a 0,133 kPa. Utilizando-se esse sistema, uma pressão sanguínea normal de 118/78 mmHg equivaleria a 16/11 kPa, quando arredondada ao ponto decimal mais próximo. Embora a conversão da medida da pressão sanguínea para kPa esteja sendo discutida pela National Heart, Lung and Blood Institute e pela American Heart Association (NHLBI, 2002), seu uso ainda não foi adotado.

A diferença entre as medidas da pressão sistólica e da diastólica é chamada de **pressão de pulso**, a qual é computada subtraindo-se a menor medida da maior. Por exemplo, quando a pressão sanguínea é de 126/88 mmHg, a pressão pulsar é de 38. Uma pressão pulsar entre 30 e 50 é entendida com o dentro de uma variação normal, sendo 40 uma média saudável.

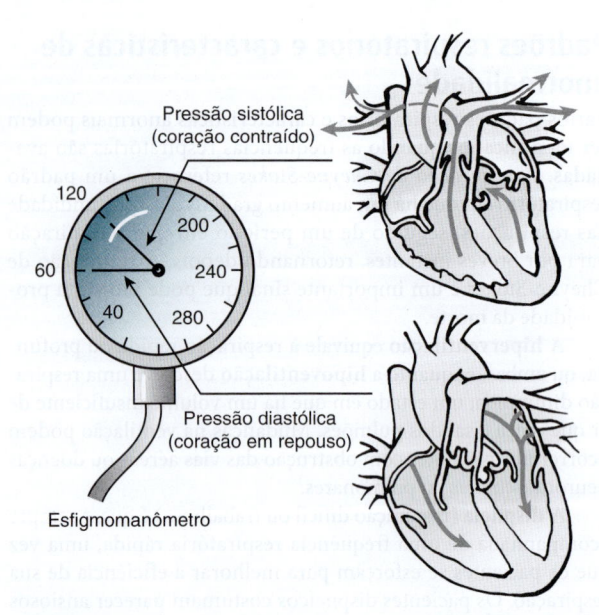

FIGURA 12.16 A pressão sanguínea nas artérias é maior durante a sístole, quando o coração se contrai, e menor durante a diástole, quando o músculo cardíaco relaxa; por isso, a utilização dos termos pressão sistólica e diastólica.

Considerações gerontológicas

- Alguns idosos apresentam uma pressão de pulso ampla devido à elevação da pressão sistólica ser superior à da pressão diastólica. Essas pessoas têm uma maior incidência de hipertensão.

Estudos com pessoas saudáveis têm demonstrado que a pressão sanguínea pode variar dentro de um amplo espectro e, ainda assim, situar-se na normalidade. Como podem ser grandes as diferenças individuais, é importante a análise das variações corriqueiras e dos padrões de medidas da pressão sanguínea para cada pessoa. Uma elevação ou queda repentina de 20 a 30 mmHg na pressão normal é significativa, mesmo que ela se situe dentro do que costuma ser aceito como normal.

Locais de verificação

A pressão do sangue é frequentemente medida acima da artéria braquial, na fossa cubital. Também é possível realizar essa verificação na porção inferior do braço, sobre a artéria radial. Há situações em que o enfermeiro necessita fazer a verificação em um local alternativo às artérias braquial e radial:

- Quando o paciente possui os dois braços amputados ou indisponíveis
- Quando ambos os seios da paciente tenham sido removidos
- Quando um paciente tiver feito cirurgia vascular (como as que permitem a realização de tratamento dialítico nos pacientes com insuficiência renal)
- Quando gessos de plástico/fibra de vidro obstruírem os sítios radial e braquial

Nessas situações não usuais, a pressão sanguínea é verificada acima da artéria poplítea, atrás do joelho (ver discussão posterior: "Técnicas Alternativas de Verificação" e "Obtendo a Pressão Sanguínea na Coxa"). A documentação de onde foi feita a verificação é fundamental, pois as medidas variam significantemente dependendo do local escolhido.

Equipamentos para verificação da pressão sanguínea

A pressão do sangue é medida com maior frequência usando um **esfigmomanômetro** (um aparelho próprio para a aferição da pressão sanguínea), um manguito inflável e um estetoscópio.

Esfigmomanômetro

Um esfigmomanômetro pode ser portátil ou preso à parede. Ele possui uma coluna para medição da pressão, que é preenchida com gás ou líquido. Manômetros de mercúrio sempre foram considerados o padrão de ouro para aferição da pressão sanguínea; contudo, as instituições de saúde têm trabalhado para eliminar qualquer equipamento que contenha mercúrio. Atualmente, dois tipos de aparelhos estão disponíveis para verificação da pressão sanguínea, de forma não invasiva: manômetros aneroides e manômetros oscilométricos eletrônicos (Fig. 12.17).

Manômetro aneroide

Um manômetro aneroide, palavra de origem francesa que significa "sem líquido", mede a pressão usando um mecanismo de molas. Sua coluna possui uma agulha que se movimenta sobre um mostrador numerado. Esses números correspondem às medidas obtidas com um manômetro a mercúrio. Antes de usar um manômetro aneroide, a agulha da coluna deve estar posicionada no zero para assegurar um registro preciso.

Manômetro oscilométrico eletrônico

O manômetro oscilométrico eletrônico funciona a bateria ou utiliza uma fonte de energia elétrica. Ao contrário dos manômetros aneroides, um manômetro oscilométrico eletrônico não requer o uso do estetoscópio para auscultar os sons que correspondem às medidas da pressão. Ele mede a pressão sanguínea com um transdutor, localizado dentro de um manguito. O transdutor, por sua vez, é um dispositivo que capta ondas sonoras e as converte em sinais elétricos – neste caso, oriundos do fluxo sanguíneo dentro da artéria. O dispositivo, na verdade, mede a pressão arterial média e, em seguida, calcula eletronicamente a pressão sistólica e a diastólica, usando uma fórmula pré-programada. Os valores calculados, então, são mostrados num visor. Os modelos variam entre aqueles utilizados nas unidades de tratamento intensivo e os indicados para uso doméstico.

Monitores aneroides e eletrônicos possuem vantagens e desvantagens (Tab. 12.8). Todavia, qualquer tipo, desde que usado corretamente e apropriado à situação, pode medir a pressão sanguínea de forma precisa.

Manguito inflável

O manguito de um esfigmomanômetro contém uma braçadeira inflável, no qual estão acopladas duas sondas: uma conectada ao manômetro, que registra a pressão, e a outra acoplada a um bulbo, também conhecido como pera, utilizado para inflar o manguito com ar. Uma válvula de rosca permite que o enfermeiro encha e esvazie a braçadeira. Enquanto o ar sai, a pressão é medida.

Os manguitos apresentam-se em medidas variadas. Uma orientação normal (Fig. 12.18) é usar um manguito cuja altura da braçadeira seja no mínimo 40% da circunferência da porção intermediária do braço, com comprimento equivalendo a 80 e 100% da mesma medida (Pickering et al., 2005). *Observe que não se trata da largura nem do comprimento da braçadeira em si, mas sim da bolsa inflável que deve ter o tamanho correto.*

Se o manguito é muito largo, a leitura da pressão do sangue será falsamente baixa. Quando for estreito demais, a leitura da pressão será falsamente elevada. Num trabalho para determinar a medida da pressão sanguínea de acordo com as orientações preconizadas pelo National High Blood Pressure Education Program, pelo National Heart, Lung, and Blood Institute e pela American Heart Association, em abril de 2002, foi verificado que a média da circunferência do braço dos norte-americanos tem aumentado sua tendência de crescimento, ao encontro do também crescente número de casos de obesidade. Isso significa que a medida padrão de manguito para adultos há muito não corresponde a uma medida "tamanho-padrão para adultos", pois mais e mais indivíduos têm requerido a utilização de manguitos com medidas "tamanho grande para adultos" quando a pressão sanguínea é verificada. O enfermeiro deve selecionar um manguito com braçadeira adequada às proporções do corpo de cada paciente.

Estetoscópio

O **estetoscópio** é um instrumento que conduz o som às orelhas. É composto de olivas, arco e biauriculares, além do tubo que possui uma peça que é encostada ao tórax (peça torácica), podendo ser a campânula, o diafragma ou ambos (Fig. 12.19). As olivas costumam ser de borracha ou de plástico. Quando o estetoscópio é usado, elas são colocadas no interior das orelhas, posicionadas para baixo, para produzir a melhor percepção de som. Se o estetoscópio for usado por muitas pessoas, as olivas devem ser limpas entre cada uso, com chumaços de algodão embebidos de álcool. Estetoscópios individuais também necessitam de limpeza periódica para que as olivas não acumulem cerume e sujeira.

O arco e os biauriculares costumam ser de metal. Eles ligam as olivas ao tubo e à peça torácica. O arco evita que o tubo se dobre e modifique o som. O tubo de um estetoscópio pode ser de

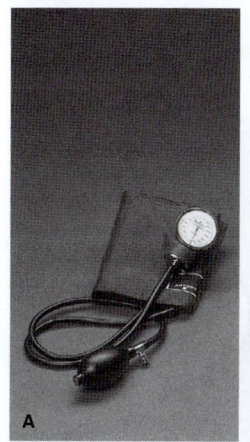

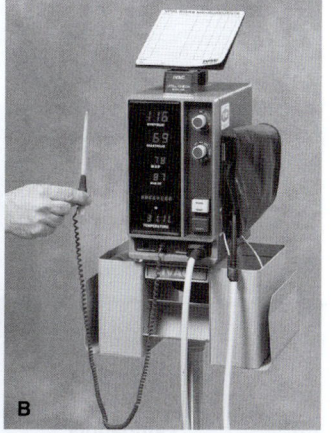

FIGURA 12.17 Um medidor aneroide (**A**) e um manômetro oscilométrico eletrônico (**B**).

TABELA 12.8 Comparações entre os equipamentos esfigmomanométricos

TIPO	VANTAGENS	DESVANTAGENS
Aneroide	Barato Fácil de carregar e guardar Fácil de ler a escala de qualquer posição	É delicado É necessária uma periódica verificação com um segundo esfigmomanômetro para checar sua precisão Pode ser difícil ligar a coluna ao manguito É preciso usar o estetoscópio e ter uma audição precisa É recomendada a calibração e o reajustamento do aparelho anualmente Requer que os reparos sejam feitos pelo fabricante
Eletrônico	A medida digital é mostrada no visor Não requer uso de estetoscópio É mais preciso para pessoas com perda auditiva Facilita a verificação da pressão sanguínea de recém-nascidos e crianças, em que a ausculta (o ouvir com o estetoscópio) é difícil	É caro, dependendo da qualidade do aparelho Requer uso de baterias Movimentos do corpo e a inadequada colocação do manguito podem interferir na precisão É recomendada a calibração e o reajustamento do aparelho a cada 6 meses Requer que os reparos sejam feitos pelo fabricante

Adaptado de Blood pressure: Buying and caring for home equipment. *American Heart Association*, 1999.

plástico ou de borracha. O melhor comprimento para uma boa condução do som é de aproximadamente 50 cm.

A campânula, ou peça torácica em forma de taça, é utilizada para detectar sons de baixa tonalidade, como os produzidos nos vasos sanguíneos. O diafragma, ou peça torácica em forma de disco, detecta os sons com elevada tonalidade, como os dos pulmões, do coração e do abdome. Se o diafragma rachar, deve ser substituído. Quando a campânula é usada, deve-se ter cuidado em colocá-la com suavidade sobre a região anatômica, porque a pressão achata a pele e cria o mesmo efeito de um diafragma.

Verificando a pressão sanguínea

A primeira vez que uma pressão sanguínea é aferida, ela deve ser verificada em cada braço. As duas medidas não devem variar mais do que 5 a 10 mmHg, a menos que alguma patologia (doença) esteja presente. Algumas instituições incluem a verificação da pressão sanguínea do paciente enquanto ele permanece sentado, deitado e em pé, como um padrão de coleta de dados inicial. Muitas variáveis podem ocasionar a obtenção de medidas imprecisas da pressão sanguínea (Tab. 12.9).

Sons de Korotkoff

A maioria dos registros da pressão sanguínea é obtida de maneira indireta, isto é, são determinados pela colocação de um manguito

FIGURA 12.18 Para determinar a tamanho apropriado do manguito para medida da pressão, a largura da braçadeira deve equivaler a 40% da circunferência da porção intermediária do braço, e o comprimento no mínimo 80%.

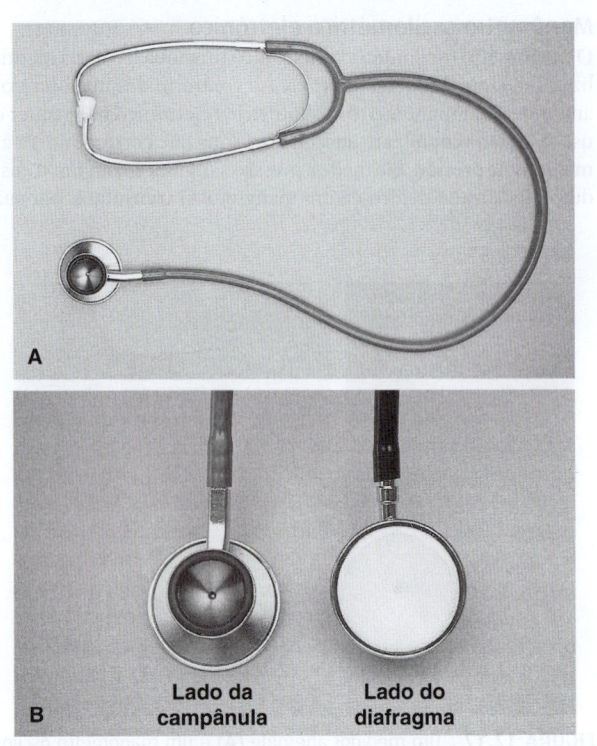

FIGURA 12.19 Estetoscópio (**A**) e peça torácica (**B**).

para verificação da pressão do sangue, que rapidamente oclui o fluxo sanguíneo arterial, e pela audição dos **sons de Korotkoff**, que são sons resultantes das vibrações do sangue na parede arterial ou de mudanças no fluxo sanguíneo. As medidas da pressão sanguínea são determinadas pela correlação de certas fases dos sons de Korotkoff com os números no indicador do esfigmomanômetro. Se os sons de Korotkoff forem difíceis de escutar, podem ser intensificados de duas formas:

- O paciente eleva o braço antes e durante o inflar do manguito, baixando-o antes que ele seja concluído.
- O paciente abre e fecha a mão, após o inflar do manguito.

Os sons de Korotkoff seguem cinco fases peculiares (Fig. 12.20). A *fase I* inicia com o primeiro suspiro, desconsiderando-se o som claramente produzido após um período de silêncio, à medida que é liberada pressão a partir do manguito. Quando ocorre o som inicial, ele corresponde ao pico de pressão no sistema arterial durante a contração cardíaca, ou medida da pressão sistólica. É registrada como o primeiro número na fração numérica.

O primeiro som, ouvido por, no mínimo, dois batimentos consecutivos ou mais, pode não ser ouvido, caso a pressão do manguito não tenha sido bombeada de forma suficiente, num primeiro momento. Palpar até verificar o desaparecimento de um pulso distal ao inflar resulta na garantia de que a pressão do manguito supera a pressão arterial.

Os sons da *fase I* podem desaparecer totalmente por breves instantes antes que se restabeleçam, em especial nas pessoas com pressão sanguínea acima das variações normais. O período em que o som desaparece é conhecido como ***intervalo auscultatório***. Essa ausência pode abranger uma variação de até 40 mmHg. O fracasso em identificar o som inicial, anterior ao intervalo auscultatório, resulta em uma medida inexata da pressão sanguínea, uma submedida da pressão sistólica. Consequentemente, muitos pacientes com hipertensão podem não ser identificados e, assim, não ser diagnosticados e tratados.

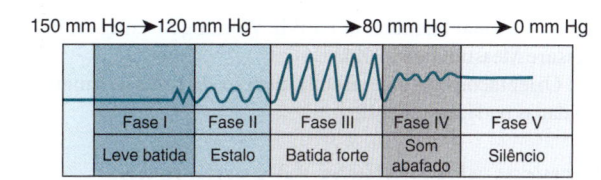

FIGURA 12.20 Características dos sons de Korotkoff.

A *fase II* caracteriza-se pela mudança dos sons, de leves tapinhas a sons de estalidos. Nesse momento, o diâmetro da artéria está alargado, permitindo mais fluxo de sangue arterial.

A *fase III* é caracterizada por uma alteração dos sons que são elevados e distintos, descritos como sons nítidos e semelhantes a batidas. Durante essa fase, o sangue flui relativamente livre através da artéria, mais uma vez.

Os sons da *fase IV* são abafados e possuem uma característica de assobio. A mudança de som resulta da perda na transmissão da pressão, decorrente do efeito causado sobre a artéria ocasionado pela retirada do ar do manguito. O ponto em que o som se torna abafado é considerado a primeira medida da pressão diastólica. Ela costuma ser a preferida durante a documentação dos dados da pressão sanguínea em crianças.

A *fase V* é o ponto no qual se escuta o último som ou a segunda medida da pressão diastólica. É considerado o melhor reflexo da pressão sanguínea de um adulto, porque a fase IV costuma ser 7 a 10 mmHg superior, se comparada às medidas da pressão diastólica direta. No caso de serem utilizados apenas dois números para registrar os dados da pressão sanguínea de um adulto, as pressões da fase I e da fase V são as usadas.

Estudos têm mostrado que alguns profissionais de instituições de saúde não registram as medidas auscultadas precisamente, pois preferem fazer o registro das medidas em números arredondados com zero no final. As medidas obtidas com um esfigmomanômetro eletrônico ou outros híbridos, que não utilizem a ausculta dos sons, que estão sendo desenvolvidos, podem eliminar números oblíquos e permitir a obtenção de medidas mais

TABELA 12.9 Causas comuns de erros na verificação da pressão sanguínea

CAUSA	EFEITO	CORREÇÃO
Calibragem imprecisa do manômetro	Leituras falsas, altas ou baixas	Recalibrar, reparar ou substituir a coluna
Braçadeira colocada de forma frouxa	Medida elevada	Enrolar confortavelmente com pressão, sobre a extremidade
Braçadeira pequena demais para a extremidade	Medida elevada	Selecionar tamanho adequado
Braçadeira grande demais para a extremidade	Medida baixa	Selecionar tamanho adequado
Braçadeira colocada de sobre as roupas	Cria ruídos ou interfere na percepção do som	Retirar o braço da manga ou dar um avental ao paciente
Bulbo (pera) que vaza	Perda rápida da pressão	Substituir ou consertar
Posição inadequada das olivas	Condução precária do som	Reposicionar ou verificar novamente a pressão
Audição prejudicada	Percepção alterada do som	Usar uma técnica alternativa de verificação ou outro equipamento
Barulho alto no ambiente	Interferência na percepção do som	Reduzir o barulho e reavaliar
Visão prejudicada	Observação imprecisa da coluna	Corrigir a visão; reposicionar a coluna em um alcance adequado
Rápida desinflação da braçadeira	Observação imprecisa da coluna	Reavaliar e desinflar de 2 a 3 mmHg por segundo
Números oblíquos	Medidas falsas, baixas ou altas	Utilizar um esfigmomanômetro eletrônico

exatas (National Institutes of Health, Working Meeting on Blood Pressure Measurement, 2002).

Orientações para a ausculta padrão da pressão sanguínea são dadas na Habilidade 12.4.

Técnicas alternativas de verificação

Nas situações em que é difícil se ouvirem os sons de Korotkoff, independentemente dos esforços para aumentá-los, os enfermeiros verificam a pressão sanguínea fazendo uso de métodos alternativos. Eles podem medir a pressão sanguínea mediante palpação ou utilização de um estetoscópio Doppler. Quando a pressão sanguínea precisa ser verificada seguidamente ou por um período prolongado, um equipamento para monitoramento automatizado se faz necessário. Quando a artéria braquial ou a radial estiverem inacessíveis nos dois braços, ou a verificação nesses locais for contraindicada, utilizar a coxa para medir a pressão sanguínea é uma opção.

Palpação da pressão sanguínea

Ao palpar a pressão sanguínea, o enfermeiro aplica um manguito para medida da pressão da forma rotineira. Contudo, em vez de utilizar um estetoscópio, os dedos são colocados sobre a artéria, enquanto a pressão do manguito é aliviada. O ponto em que o enfermeiro sente a primeira pulsação corresponde à pressão sistólica. A pressão diastólica não pode ser medida, porque não há mudança perceptível na qualidade das pulsações, como há nos sons. Ao registrar a pressão sanguínea que foi obtida dessa forma, é importante indicar que foi medida por palpação.

Estetoscópio Doppler

Um **estetoscópio Doppler** (Fig. 12.21) ajuda a detectar os sons gerados pela velocidade do sangue que passa pelo vaso sanguíneo. Os sons das células sanguíneas em movimento são refletidos pelo receptor de ultrassom, produzindo um som. O enfermeiro anota a pressão no momento em que ele ocorre. A descrição de como usar um aparelho de Doppler foi dada anteriormente neste capítulo. Quando for documentada a medida da pressão encontrada, o enfermeiro escreve a letra D para indicar que os dados foram obtidos pelo uso do aparelho Doppler.

Monitoração automática da pressão sanguínea

Um instrumento para monitoramento eletrônico e automático da pressão sanguínea consiste numa braçadeira para medir a pressão acoplada a uma unidade de microprocessamento. Alguns aparelhos diagnosticam flutuações incomuns na pressão do sangue que não são identificadas durante o monitoramento esporádico ou único. Quando utilizado, o instrumento registra a pressão sanguínea do paciente a cada 10 a 30 minutos e, se for necessário, durante 24 horas. Os dados são armazenados na memória do microprocessador. As medidas são impressas ou transferidas manualmente para uma planilha de sinais vitais. Pacientes ambulatoriais podem usar aparelhos portáteis, presos ao ombro e à cintura, para auxiliar no diagnóstico de condições em que a pressão sanguínea está alterada.

Verificação da pressão sanguínea na coxa

A coxa é uma estrutura que corresponde anatomicamente à porção superior do braço. Os enfermeiros usam esse local para verificar a pressão sanguínea quando não podem obtê-la em quaisquer dos braços. A medida sistólica tende a ser 10 a 20% superior àquela obtida nos braços, mas a medida diastólica é similar (Brownfield, 2004). A Habilidade 12.5 descreve a técnica necessária para obtenção da pressão sanguínea na coxa.

> ▶ **Pare, Pense e Responda – Quadro 12.5**
> *Quais sugestões você poderia oferecer a um enfermeiro que tem encontrado dificuldades para ouvir os sons de Korotkoff, ao verificar a pressão sanguínea de um paciente?*

Medidas anormais de pressão sanguínea

As pressões sanguíneas que excedem as variações normais ou que se situam abaixo delas podem indicar problemas sérios de saúde.

Pressão sanguínea alta

A pressão alta é chamada de **hipertensão** e existe quando a pressão sistólica, a diastólica ou ambas permanecem acima dos limites normais para a idade do indivíduo. O Joint National Committee on Prevention, Detection, Evaluation, and Treatment of High Blood Pressure (2004) entende que, nos adultos com 18 anos ou mais, uma pressão sistólica de 140 mmHg, ou mais alta, e uma pressão diastólica de 90 mmHg, ou superior, é anormalmente elevada (Tab. 12.10); essas diretrizes deverão ser atualizadas a partir de abril de 2012. Uma elevação ocasional na pressão do sangue não significa necessariamente que a pessoa seja hipertensa. Isso significa que a pressão deve ser monitorada em vários intervalos, dependendo da importância dos dados obtidos (Tab. 12.11). A monitoração é especialmente importante para determinar se uma pressão sanguínea elevada é sustentada ou é resultante da chamada **hipertensão do "avental branco"**, uma condição em que a pressão do sangue sobe quando é verificada por um profissional da saúde, mas permanece normal nos outros momentos.

> **Considerações gerontológicas**
>
> ■ Idosos podem utilizar dispositivos de automonitoramento ou monitores de pressão sanguínea em ambientes comunitários, mas estes equipamentos devem ser validados para a exatidão.

As medidas da pressão sanguínea na hipertensão costumam estar associadas a:

- Ansiedade
- Obesidade
- Doenças vasculares

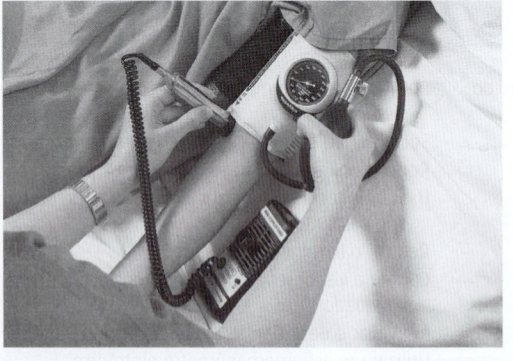

FIGURA 12.21 Um estetoscópio Doppler é usado quando os sons de Korotkoff são difíceis de ouvir.

TABELA 12.10 Classificação das medidas da pressão sanguínea nos adultos

CATEGORIA	SISTÓLICA (MMHG)		DIASTÓLICA (MMHG)
Normal*	< 120	e	< 80
Pré-hipertensão	120 – 139	ou	80 – 89
Hipertensão[+]			
Estágio 1	140 – 159	ou	90 – 99
Estágio 2	160 ou superior	ou	100 ou superior

*Uma pressão sanguínea normal, com relação a riscos cardiovasculares, está abaixo de 120/80 mmHg. Contudo, é comum que leituras baixas sejam avaliadas para significância clínica.
[+]Baseada na verificação de duas ou mais leituras, obtidas, cada qual, em duas ou mais visitas, após a investigação inicial.
Os termos da classificação e as medidas são do sétimo relatório da Joint National Committee on Prevention, Detection, Evaluation, and Treatment of High Blood Pressure, de 2004.

- Acidente vascular cerebral (AVC)
- Insuficiência cardíaca
- Doenças renais

Notas nutricionais

- Indivíduos que são pré-hipertensos ou que já apresentam hipertensão podem diminuir sua pressão arterial adotando o plano nutricional do Dietary Approaches to Stop Hypertension (DASH). Este plano possui quantidades generosas de frutas, legumes e leite, e seus derivados de baixo teor de gordura ou sem gordura, e encoraja o consumo de cereais integrais, peixes, aves e nozes. As carnes vermelhas, doces e alimentos com adição de açúcares são limitadas. Reduzir a ingestão de sódio a 2.300 mg (o montante em uma colher de chá de sal) ou menos (1.500 mg/dia) melhora o efeito anti-hipertensivo do DASH (National Heart Lung and Blood Institute, 2006).

TABELA 12.11 Recomendações para acompanhamento, com base no conjunto inicial de medidas da pressão sanguínea

SONDAGEM INICIAL DA PRESSÃO SANGUÍNEA (MMHG)[a]		ACOMPANHAMENTO RECOMENDADO[b]
Sistólica	Diastólica	
< 120	< 80	Reavaliação em dois anos
120 – 139	80 – 89	Reavaliação em um ano[c]
140 – 159	90 – 99	Confirmar em dois meses[d]
160 – 179	100 – 109	Avaliar ou procurar cuidados dentro de um mês
≥ 180	≥ 110	Avaliar ou procurar cuidados imediatamente ou dentro de uma semana, dependendo da situação clínica

[a]Se as categorias sistólica e diastólica estiverem diferentes, siga as recomendações de um acompanhamento mais cedo (p. ex., 160/86 mmHg deve ser avaliada ou procurar atendimento dentro de um mês).
[b]A marcação de um acompanhamento deve ser modificada por informações de confiança de medidas da pressão anteriores, outros fatores de risco cardiovascular ou doença em determinado órgão.
[c]Forneça aconselhamento sobre mudanças no modo de vida.
Dados do sétimo relatório da Joint National Committee for the Detection, Evaluation, and Treatment of High Blood Pressure, do National Heart, Lung, and Blood Institute e do National Institutes of Health, 2004.

Pressão sanguínea baixa

A pressão baixa é chamada de **hipotensão**. Ela ocorre quando as medidas da pressão do sangue se situam abaixo dos dados da pressão sistólica normal para a idade da pessoa. Apresentar uma pressão consistentemente baixa, de 96/60 mmHg, por exemplo, não parece ser motivo de alarme. Na verdade, uma pressão sanguínea baixa costuma estar associada ao funcionamento eficiente do coração e dos vasos sanguíneos. Pessoas com pressão baixa, no entanto, devem manter o monitoramento para avaliar seu significado. Medidas de pressão baixa podem ser indicação de choque, hemorragia ou efeitos secundários de substâncias.

Hipotensão postural

A **hipotensão postural** ou **ortostática** é uma queda repentina, embora temporária, da pressão sanguínea, quando a pessoa se levanta após estar reclinada. É mais comum entre pessoas com problemas circulatórios, desidratadas ou que consomem diuréticos ou outras substâncias que baixam a pressão. Uma consequência dessa súbita queda de pressão é a tontura ou o desmaio. A Habilidade 12.6 descreve como realizar a investigação da hipotensão postural nos pacientes que pertencem a categorias de alto risco para desenvolvê-la ou que se tornaram sintomáticas durante os cuidados.

Considerações gerontológicas

- Os idosos são mais suscetíveis à hipotensão postural e pós-prandial (diminuição na pressão sanguínea de 20 mmHg dentro de uma hora depois de uma refeição). Se a hipotensão é verificada em um paciente, planeje a execução limitada de atividades durante a hora subsequente às refeições ou programe a ingestão frequente e de pequenas porções de alimentos ao longo do dia.

DOCUMENTANDO OS SINAIS VITAIS

Uma vez obtidas às medidas dos sinais vitais pelos enfermeiros, elas são geralmente documentadas no prontuário médico, para que possam ser feitas as devidas análises dos padrões e das tendências (Fig. 12.22). Essas medidas também podem ser inseridas como dados ao longo de qualquer outra informação subjetiva ou objetiva, em outra parte do prontuário, como as anotações narrativas de enfermagem.

IMPLICAÇÕES PARA A ENFERMAGEM

A verificação dos sinais vitais é parte do cuidado de cada paciente, sendo básica para a identificação dos problemas. Pela análise dos dados levantados, o enfermeiro pode identificar um ou mais dos seguintes diagnósticos de enfermagem:

- Hipertermia
- Hipotermia
- Termorregulação Ineficaz
- Débito Cardíaco Diminuído
- Risco de Lesão
- Padrão Respiratório Ineficaz

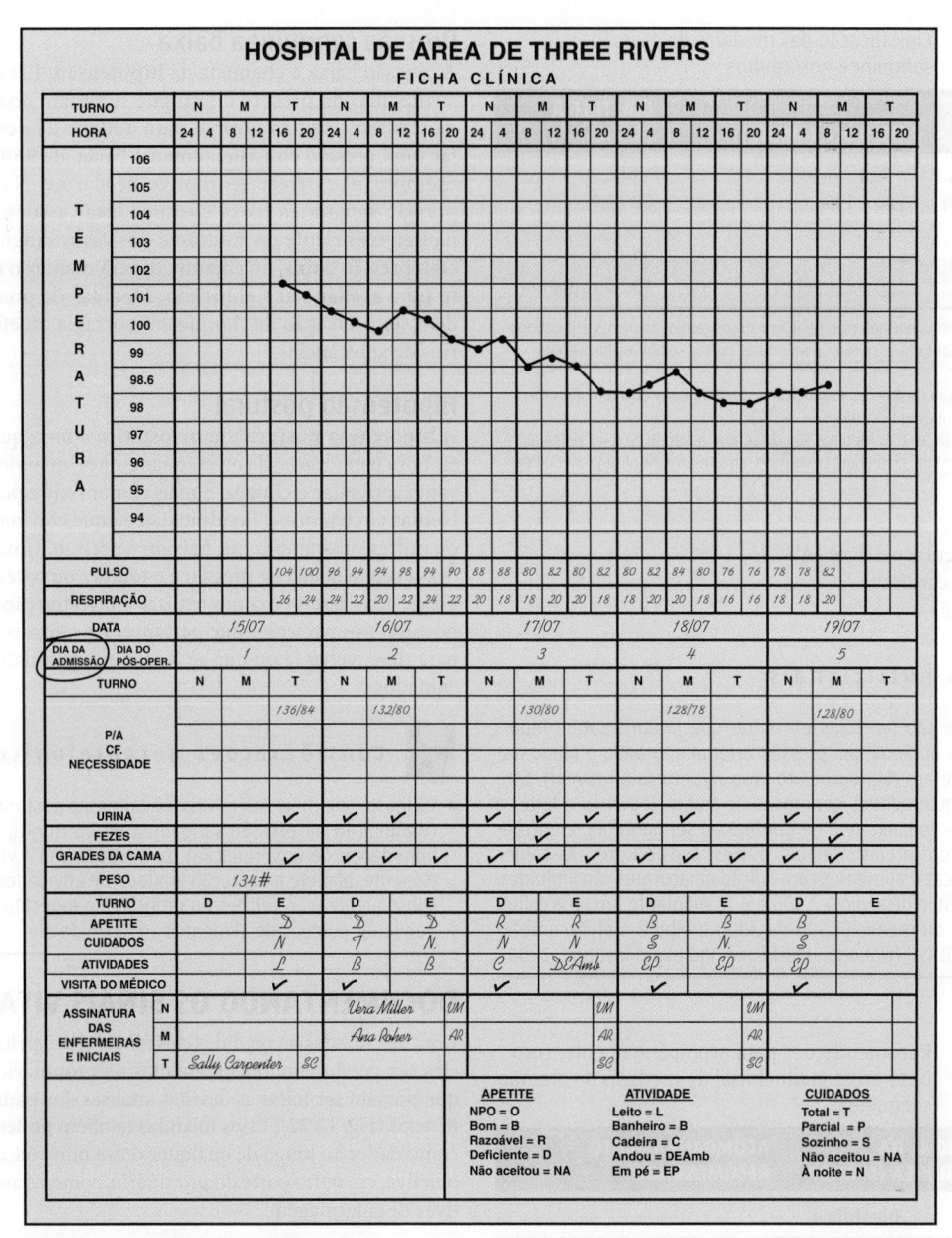

FIGURA 12.22 Registro gráfico dos sinais vitais.

EXERCÍCIOS DE PENSAMENTO CRÍTICO

1. Ao visitar um amigo que está com febre, o único termômetro disponível é um de vidro e mercúrio. Que sugestões poderiam ser feitas sobre sua troca, quando seu amigo se sentisse melhor?
2. Um vizinho, que não tem conhecimento médico algum, pergunta como ele saberia se sua filha de 4 anos está com febre. Que orientação você poderia lhe dar?
3. Uma paciente com 80 anos explica que, como uma medida de economia, tem mantido o termostato de sua casa em 18,3°C. Que orientação para saúde seria apropriada neste momento, considerando a idade da paciente?
4. Durante a participação na investigação de saúde comunitária, você descobre uma pessoa apresentando medidas de pressão sanguínea de 190/110 mmHg. Quais ações seriam apropriadas ao fazer essa constatação?

QUESTÕES DE REVISÃO – ESTILO DO NCLEX

1. Após observar um auxiliar de enfermagem verificando os sinais vitais (temperatura oral, frequência do pulso, frequência cardíaca e pressão sanguínea) de um paciente, logo após o café da manhã, o enfermeiro o orienta que seria melhor:
   1. Obter a frequência cardíaca apicorradial do paciente.
   2. Esperar cerca de 15 minutos para verificar o pulso do paciente.
   3. Verificar a temperatura do paciente em 30 minutos.
   4. Verificar a pressão sanguínea com o paciente deitado.
2. A melhor atitude a ser tomada pelo enfermeiro, ao verificar que um paciente com temperatura de 39,7°C está apresentando calafrios, é:
   1. Oferecer ao paciente um prato de sopa quente.
   2. Cobrir o paciente com uma coberta leve.
   3. Posicionar um ventilador na direção do paciente.
   4. Escurecer o quarto, para deixar o paciente descansar.
3. Durante a verificação da frequência do pulso de um paciente, o enfermeiro observa que ele praticamente desaparece com uma pressão muito branda. Ao fazer a documentação desse achado, o enfermeiro estaria mais correto em registrar que o pulso do paciente está:
   1. Normal
   2. Fraco
   3. Fino
   4. Diminuído
4. Antes de verificar a pressão sanguínea de um paciente, o enfermeiro estaria mais certo se selecionasse um aparelho de pressão que possuísse um balão cuja largura equivalesse a 40% da circunferência do braço e que possuísse comprimento equivalente a, pelo menos, que percentual da medida do antebraço do paciente?
   1. 40%
   2. 60%
   3. 80%
   4. 100%
5. Se o enfermeiro detecta que o paciente apresenta sintomas associados à hipotensão postural, a melhor instrução que poderia dar seria:
   1. Limitar o consumo de líquidos durante o dia.
   2. Levantar devagar quando estivesse deitado ou sentado.
   3. Permanecer na cama durante toda a permanência hospitalar.
   4. Deambular pela instituição quatro vezes ao dia, no mínimo.

HABILIDADE 12.1 Verificando a temperatura corporal

Ação sugerida	Justificativa
INVESTIGAÇÃO	
Determine quando e com que frequência monitorar a temperatura do paciente (consultar Quadro 12.1) e o tipo de termômetro previamente utilizado.	Demonstrar a responsabilidade de realização de medidas apropriadas e pontuais; garantir consistência na técnica utilizada para obtenção dos dados.
Revise os dados coletados nas verificações de temperatura anteriormente registradas.	Auxiliar na identificação de tendências e na análise de padrões significativos.
Se utilizar um termômetro oral eletrônico ou digital:	
Observe a capacidade do paciente para manter um termômetro na boca e respirar adequadamente pelo nariz, mantendo a boca fechada.	Mostrar consideração pela precisão, porque a energia térmica é transferida da cavidade oral para o termômetro; o escape de calor invalida a medida obtida.
Leia a história do paciente na busca de referências a doenças súbitas ocorridas recentemente ou a distúrbios dessa ordem.	Mostrar consideração pela segurança e identificar possíveis contraindicações para a verificação da temperatura na cavidade oral.
Determine se o paciente consumiu alguma substância quente ou fria ou fumou nos últimos 30 minutos.	Mostrar consideração pela precisão, porque a temperatura na cavidade oral pode estar temporariamente alterada pela presença de substâncias colocadas na boca recentemente.
PLANEJAMENTO	
Organize o plano de cuidados de modo a tomar a temperatura do paciente o mais próximo possível da rotina programada.	Assegurar a consistência e a precisão.
Reúna o equipamento, o que inclui um termômetro oral limpo, um relógio, uma cobertura para a sonda ou uma luva descartável, se necessário. Inclua lubrificante, lenços de papel e luvas, se optar pela verificação retal ou outro local que possua potencial para contato com secreções corporais.	Promover a eficiência, a precisão e a segurança.
(O uso de luvas é determinado caso a caso. O vírus causador da Aids parece não ser transmitido pelo contato com secreções orais, a menos que contenham sangue; uma lavagem completa das mãos é sempre apropriada após o contato com qualquer paciente.)	
IMPLEMENTAÇÃO	
Apresente-se ao paciente, caso isso não tenha sido feito durante um contato anterior.	Demonstrar responsabilidade e comprometimento.
Explique o procedimento ao paciente.	Reduzir a apreensão e promover a cooperação.
Lave bem as mãos ou realize antissepsia por meio da fricção com álcool (ver Cap. 10).	Reduzir a disseminação de microrganismos.
Termômetro Eletrônico	
Remova a unidade eletrônica de sua base de carregamento.	Promover a portabilidade.
Selecione uma haste oral ou retal, dependendo do local onde tenha intenção de verificar a temperatura.	Garantir o uso adequado.
Insira a haste na cobertura descartável, até que seja fixada no lugar (Fig. A).	Proteger a haste da contaminação por secreções contendo microrganismos.

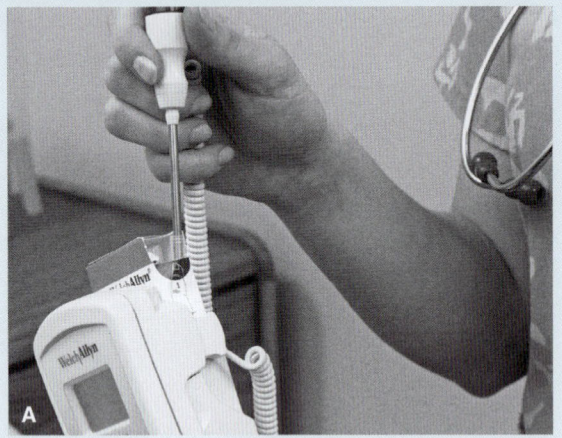

Inserção da h*aste em* uma cobertura descartável. (Foto de Rick Brady.)

(continua)

Verificando a temperatura corporal *(continuação)*

IMPLEMENTAÇÃO *(continuação)*

Método Oral

Coloque a haste coberta abaixo da língua, à esquerda ou à direita do **freio** (estrutura que prende a superfície inferior da língua ao assoalho da boca) (Fig. B).	Posicionar a haste próxima à artéria sublingual, para garantir sua correta localização.
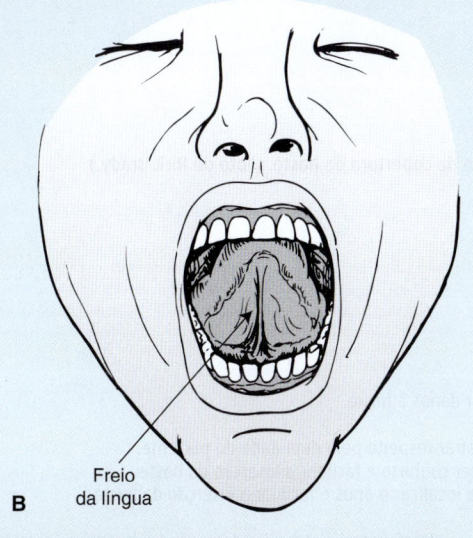 *Freio da língua* **B**	Local para verificação da temperatura oral.
Segure a haste no lugar indicado (Fig. C).	Apoiar a haste dessa forma não permite que saia do local onde deve permanecer; garantir a coleta de dados válidos.
C	Mantendo a haste na posição. (Foto de Rick Brady.)
Mantenha a haste na posição até que soe um sinal sonoro. Observe os valores indicados no visor da unidade eletrônica.	O sinal apita quando a temperatura apreendida permanecer constante. Indicar a medida da temperatura.

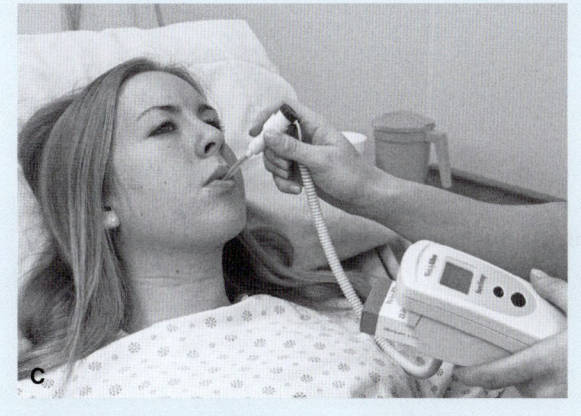

(continua)

Verificando a temperatura corporal *(continuação)*

IMPLEMENTAÇÃO *(continuação)*

Remova a haste e ejete sua cobertura na direção de um recipiente para descarte (Fig. D).	Restringir objetos contaminados a áreas próprias para seu descarte, sem contato direto.

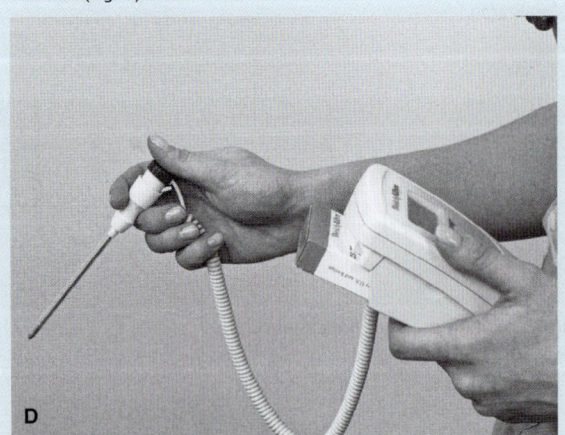

Retirada da cobertura da haste. (Foto de Rick Brady.)

Recoloque a haste na sua base, dentro da unidade eletrônica.	Prevenir danos à haste.
Método Retal	
Proporcione privacidade.	Demonstrar respeito pela dignidade do paciente.
Lubrifique aproximadamente 2,5 cm da cobertura da haste retal.	Promover conforto e facilitar a inserção da haste.
Posicione o paciente de lado, com a perna que está por cima ligeiramente flexionada no quadril e no joelho (posição de Sims).	Ajudar a localizar o ânus e facilitar a inserção da haste.
Oriente o paciente a respirar profundamente.	Relaxar o esfíncter retal e reduzir o desconforto durante a inserção da haste.
Nos adultos, insira o termômetro cerca de 3,8 cm; nas crianças, 2,5 cm; nos bebês, 1,25 cm (Fig. E).	

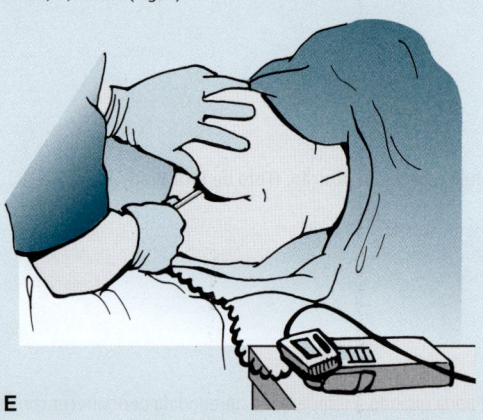

Inserção do termômetro retal.

Mantenha a haste na posição até que soe um sinal sonoro.	O sinal apita quando a temperatura apreendida permanecer constante.
Observe os valores indicados no visor da unidade eletrônica.	Indicar a medida da temperatura.
Remova a haste e ejete sua cobertura na direção de um recipiente para descarte (Fig. D).	Restringir objetos contaminados a áreas próprias para seu descarte, sem contato direto.
Recoloque a haste na sua base, dentro da unidade eletrônica.	Prevenir danos à haste.
Limpe o lubrificante ou fezes que permaneçam em volta do reto do paciente.	Demonstrar preocupação com o conforto e a higiene do paciente.
Remova e descarte as luvas, se as usou; lave bem as mãos ou realize antissepsia por meio da fricção com álcool (ver Cap. 10).	Reduzir a transmissão de microrganismos.

(continua)

Verificando a temperatura corporal *(continuação)*

IMPLEMENTAÇÃO *(continuação)*

Método Axilar
Inserir o termômetro no centro da axila e embaixo do braço do paciente, para posicioná-lo entre as duas dobras de pele (Fig. F).

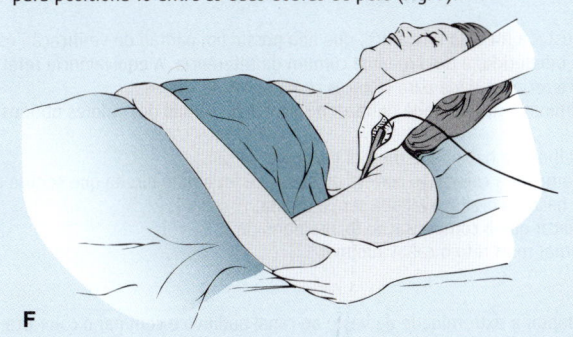

F

Segure a haste no lugar.

Mantenha a haste na posição até que soe um sinal sonoro.
Remova a haste e ejete sua cobertura na direção de um recipiente para descarte (Fig. D).
Recoloque a haste na sua base, dentro da unidade eletrônica.
Retorne a unidade eletrônica à sua base de carregamento.
Registre a medida obtida na verificação na planilha gráfica ou de fluxo, ou nas evoluções de enfermagem.
Relate verbalmente temperaturas elevadas ou abaixo do normal.

Termômetro Infravermelho Timpânico
Remova o termômetro de seu console de armazenamento (Fig. G).

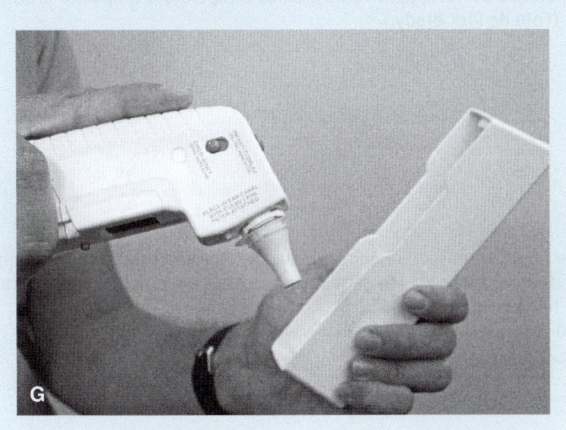

G

Inspecione a ponta do termômetro, para identificar algum dano, e a lente, para constatar se está limpa.
Substitua a ponteira quebrada ou rachada; limpe a lente com uma flanela limpa, ou bastão com ponta de tecido, umedecida(o) com uma pequena quantidade de álcool isopropílico, e, então, esfregue para remover a película de álcool.

Confinar a ponta do termômetro para que o ar do quarto não afete sua verificação.

Posicionamento para verificação da temperatura axilar.

Apoiar a haste dessa forma não permite que saia do local onde deve permanecer; garantir a coleta de dados válidos.
O sinal apita quando a temperatura apreendida permanecer constante.
Restringir objetos contaminados a áreas próprias para seu descarte, sem contato direto.
Prevenir danos à haste.
Facilitar o reuso.
Fornecer documentação para comparações futuras.

Alertar outras pessoas para monitorar o paciente incisivamente e fazer alterações no plano de cuidados.

Facilitar a inserção de um **espéculo** (instrumento afunilado utilizado para alargar e sustentar uma abertura no corpo) timpânico.

Termômetro timpânico e seu console. (Foto de Rick Brady.)

Promover segurança e higiene.

Garantir a precisão dos dados coletados.

(continua)

Verificando a temperatura corporal *(continuação)*

IMPLEMENTAÇÃO *(continuação)*

Aguarde 30 minutos após a limpeza com álcool.	Permitir que o termômetro se reajuste após o efeito de resfriamento criado pela evaporação do álcool.
Cubra o espéculo com uma cobertura descartável, até que seja fixada no lugar.	Manter a limpeza da ponteira.
Pressione a tecla apropriada para selecionar o modo de **conversão da temperatura** (conversão da temperatura timpânica em temperatura oral, retal ou axilar).	Ajustar a medida timpânica, que não possui um padrão de verificação estabelecido, a uma medida comum de referência. A equivalência retal é recomendada para crianças com menos de 3 anos.
Aperte essa mesma tecla por alguns segundos para selecionar se a temperatura será verificada em graus centígrados ou Fahrenheit.	Eliminar a necessidade de fazer a conversão manual dos valores obtidos.
Segure a haste com sua mão dominante.	Melhorar a habilidade motora e a coordenação.
Posicione o paciente com a cabeça num ângulo de 90°, deixando exposta a mesma orelha da mão que segura a haste.	Promover a colocação correta da haste; se for a mão direita que segura a haste, a orelha avaliada será a direita.
Espere até a mensagem "Pronto/*Ready*" aparecer no monitor.	Indicar que a compensação foi programada.
Levante a orelha externa dos adultos, puxando-a para trás, segurando-a na sua parte intermediária com a mão não dominante; no caso de crianças de até 6 anos, puxe a orelha para trás e para baixo.	Tornar mais reto o canal auditivo.
Insira a haste na orelha interna, levando-a suavemente com movimentos de ida e volta, até que ela feche o canal auditivo.	Adaptar a extremidade da haste ao canal auditivo e confinar o calor irradiado à área em que está a haste.
Aponte a extremidade da haste para uma linha imaginária entre as costeletas do cabelo e a sobrancelha, do lado oposto do rosto (Fig. H).	Posicionar a haste em alinhamento com a membrana timpânica; se posicioná-la em qualquer lugar, o sensor infravermelho detecta a temperatura do tecido adjacente em vez da temperatura da membrana.

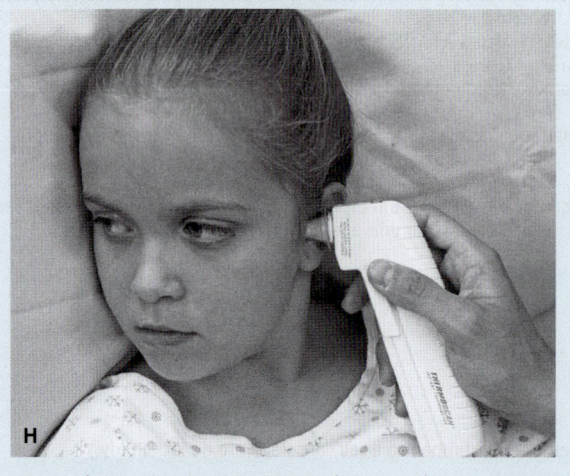

Colocação da haste para verificação da temperatura timpânica precisa. (Foto de Rick Brady.)

Pressione o botão que ativa o termômetro logo que a haste se encontrar no lugar adequado.	Dar início ao sensor eletrônico; em alguns modelos, esta é uma ação que deve ser realizada em 25 segundos, a partir da remoção do termômetro de seu console.
Mantenha a haste dentro da orelha, até que o termômetro emita um som ou um piscar de luz.	Indicar que o procedimento está concluído.

(continua)

Verificando a temperatura corporal *(continuação)*

IMPLEMENTAÇÃO *(continuação)*

Repita o procedimento após 2 minutos, caso esse seja o primeiro uso do termômetro timpânico desde que foi recarregado.	Garantir a precisão de uma segunda medida.
Leia a temperatura, remova o termômetro da orelha e descarte a cobertura da haste em um recipiente apropriado (Fig. I).	Controlar a transmissão de microrganismos.

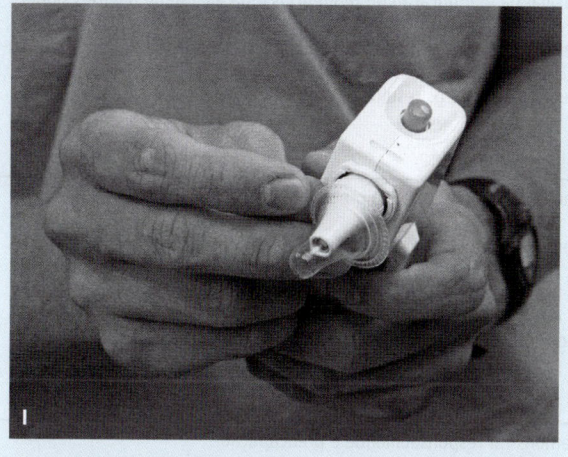

Descarte da cobertura da haste do termômetro. (Foto de Rick Brady.)

Registre a medida obtida na verificação na planilha gráfica ou de fluxo, ou na evolução de enfermagem.	Fornecer documentação para comparações futuras.
Relate verbalmente temperaturas elevadas ou abaixo do normal.	Alertar outras pessoas para monitorar o paciente incisivamente e fazer alterações no plano de cuidados.

Avaliação
- O termômetro permaneceu inserido pelo tempo adequado.
- O nível da temperatura é consistente com os sinais e sintomas apresentados.
- O termômetro e o tecido adjacente permanecem intactos.

Documentação
- Data e hora
- Grau de calor mais aproximado ao décimo seguinte
- Escala de temperatura
- Local de verificação
- Sinais e sintomas presentes
- Para quem a informação de anormalidade foi relatada e o resultado esperado desta interação

EXEMPLO DE DOCUMENTAÇÃO

Data e hora   T 39,1°C (O). O paciente relata: "Estou sentindo frio e minha garganta dói". A faringe parece bastante vermelha. Relatado o achado ao Dr. Washington. Novas prescrições orientam para coletar secreção da orofaringe.

_____ ASSINATURA / FUNÇÃO

HABILIDADE 12.2 Verificando o pulso radial

AÇÃO SUGERIDA	JUSTIFICATIVA
INVESTIGAÇÃO	
Determine quando e com que frequência monitorar o pulso do paciente (ver Quadro 12.1).	Demonstrar comprometimento em realizar investigações adequadas e nos horários certos.
Revise os dados coletados, verificações de pulso anteriores e anormalidades em outros sinais vitais.	Auxiliar na identificação de tendências e na análise de padrões significativos.
Leia a história do paciente na busca de alguma referência a doenças vasculares ou cardíacas.	Demonstrar uma compreensão dos fatores capazes de afetar a frequência do pulso.
Revise a lista de medicamentos receitados na busca de algum que cause efeitos cardíacos.	Ajudar a analisar os resultados de exames.
PLANEJAMENTO	
Organize o plano de cuidados de modo a medir o pulso do paciente seguindo o mais pontualmente os horários programados.	Garantir a consistência e a precisão.
Assegure-se quanto à existência de um relógio, de pulso ou de parede, com ponteiro de segundos.	Garantir o controle exato do tempo durante a contagem das pulsações.
Planeje a aferição do pulso do paciente após um período de inatividade de cinco minutos.	Refletir as características das pulsações em repouso, em vez de dados que possam ser influenciados pela atividade.
Planeje a contagem no pulso radial direito ou esquerdo, a menos que esteja inacessível ou difícil de palpar.	Propiciar consistência nos dados avaliados.
IMPLEMENTAÇÃO	
Apresente-se ao paciente, caso isso não tenha sido feito em contato anterior.	Demonstrar responsabilidade e preocupação.
Explique o procedimento ao paciente.	Reduzir a apreensão e promover a cooperação.
Eleve a cabeceira da cama.	Reduzir a tensão musculoesquelética.
Lave as mãos ou realize antissepsia por meio de fricção com álcool (ver Cap. 10).	Reduzir a disseminação de microrganismos.
Auxilie o paciente a encontrar uma posição confortável.	Evitar influenciar a frequência de pulsação devido à dor ou à tensão.
Apóie ou encontre posição para o antebraço do paciente com o punho estendido (Fig. A).	Proporcionar acesso à artéria radial e colocar o punho em posição relaxada.
Localizando o pulso radial.	
Pressione a extremidade do primeiro e do segundo dedos da mão na direção do osso rádio, enquanto busca sentir uma pulsação recorrente.	Assegurar a precisão, porque o enfermeiro pode sentir seu próprio pulso, caso o polegar seja utilizado; uma palpação leve não deve obliterar a pulsação.
Apalpe o ritmo e o volume do pulso, logo que localizado.	Proporcionar dados avaliativos completos.
Observe a posição da segunda mão no relógio de pulso ou de parede.	Identificar o ponto em que começa a medição.
Conte a quantidade de pulsações* durante 15 a 30 segundos e multiplique o número por quatro ou por dois, respectivamente. Caso o pulso esteja irregular, conte durante um minuto completo.	Fornecer dados sobre a frequência do pulso. Uma frequência de pulsação regular pode ser contada em uma fração de minuto, mas, caso seja considerada irregular, pode ser significantemente imprecisa, se verificada por menos de um minuto.
Anote a frequência de pulsação.	Assegurar uma documentação precisa.
Recoloque o paciente em uma posição terapêutica, ou em uma posição que se sinta confortável, e abaixe a cama.	Demonstrar responsabilidade pelo cuidado, segurança e conforto do paciente.
Registre a medida obtida na verificação na planilha gráfica ou de fluxo, ou na evolução de enfermagem.	Fornecer documentação para comparações futuras.
Relate verbalmente frequências de pulsação rápidas ou lentas.	Alertar outras pessoas a monitorar o paciente incisivamente e fazer alterações no plano de cuidados.

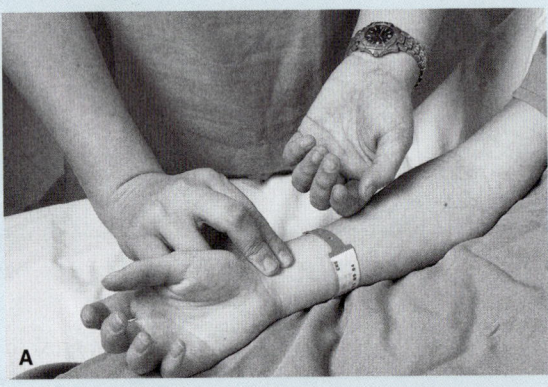

(continua)

---

* N. de R. T. Atualmente recomenda-se que o pulso seja medido em um minuto rotineiramente afim de evitar erros por arritmias não detectadas nos primeiros 15 ou 30 segundos.

Verificando o pulso radial *(continuação)*

Avaliação
- A frequência de pulso permaneceu palpável durante o período de verificação.
- A frequência de pulso é coerente com a condição do paciente.

Documentação
- Data e hora
- Local de verificação
- Frequência de pulsações por minuto, o volume do pulso e o ritmo
- Sinais e sintomas presentes, se apropriado
- Para quem a informação de anormalidade foi relatada e o resultado esperado dessa interação

EXEMPLO DE DOCUMENTAÇÃO

Data e hora   Pulso radial de 88 bpm, cheio e regular. _____ ASSINATURA / FUNÇÃO

HABILIDADE 12.3 Verificando a frequência respiratória

AÇÃO SUGERIDA	JUSTIFICATIVA
INVESTIGAÇÃO	
Determine quando e com que frequência monitorar a respiração do paciente (ver Quadro 12.1).	Demonstrar comprometimento em realizar investigações adequadas e nos horários certos.
Revise os dados coletados em verificações anteriores de frequência respiratória ou outros sinais vitais.	Auxiliar na identificação de tendências e na análise de padrões significativos
Leia a história do paciente na busca de alguma referência de doença respiratória, cardíaca ou neurológica.	Demonstrar uma compreensão dos fatores capazes de afetar a frequência respiratória.
Revise a lista de medicamentos prescritos na busca de algum que cause efeitos respiratórios ou neurológicos.	Ajudar a analisar os resultados de achados nas medições.
PLANEJAMENTO	
Organize o plano de cuidados de modo a medir a frequência respiratória do paciente seguindo o mais pontualmente possível os horários programados.	Garantir a consistência e a precisão.
Assegure-se quanto à existência de um relógio, de pulso ou de parede, com ponteiro de segundos.	Garantir o controle exato do tempo.
Planeje a avaliação da frequência respiratória do paciente após cinco minutos de inatividade.	Refletir as características da respiração em repouso, em vez de obter dados influenciados pela atividade.
IMPLEMENTAÇÃO	
Apresente-se ao paciente, caso isso não tenha sido feito em contato anterior.	Demonstrar responsabilidade e preocupação.
Explique o procedimento ao paciente.	Reduzir a apreensão e promover a cooperação.
Eleve a cabeceira da cama.	Reduzir a tensão musculoesquelética.
Lave as mãos ou realize antissepsia por meio de fricção com álcool (ver Cap. 10).	Reduzir a disseminação de microrganismos.
Auxilie o paciente a sentar ou a deitar-se.	Facilitar a capacidade de observação dos movimentos respiratórios.
Observe a posição da segunda mão no relógio de pulso ou de parede.	Identificar o ponto em que começa a contagem.
Escolha um momento em que o paciente não esteja observando; talvez ajude a medir a respiração, aparentando estar medindo o pulso ou enquanto o paciente segura o termômetro com a boca.	Desestimular o controle consciente da respiração durante a contagem ou que o paciente fale durante a aferição da frequência respiratória.
Observe a elevação e a retração do tórax por um minuto completo, se a respiração for incomum. Se for silenciosa e fácil, conte as ventilações por uma fração de minuto e multiplique proporcionalmente, a fim de calcular a frequência.	Determinar a frequência respiratória por minuto.
Anote a frequência respiratória.	Assegurar uma documentação precisa.
Recoloque o paciente em uma posição terapêutica, ou em uma posição em que se sinta confortável, e abaixe a cama.	Demonstrar responsabilidade pelo cuidado, segurança e conforto do paciente.
Registre a medida obtida na verificação na planilha gráfica ou de fluxo, ou na evolução de enfermagem.	Fornecer documentação para comparações futuras.

(continua)

Verificando a frequência respiratória *(continuação)*

IMPLEMENTAÇÃO *(continuação)*	
Relate verbalmente uma frequência rápida ou lenta ou outras características incomuns.	Alertar outras pessoas a monitorar o paciente incisivamente e fazer alterações no plano de cuidados.

Avaliação
- A frequência respiratória foi medida no tempo apropriado.
- A frequência respiratória está condizente com a condição do paciente.

Documentação
- Data e hora
- Frequência respiratória por minuto
- Sinais e sintomas presentes, se apropriado
- Para quem a informação de anormalidade foi relatada e o resultado esperado dessa interação

EXEMPLO DE DOCUMENTAÇÃO

Data e hora Frequência respiratória de 20 mpm, em repouso. A respiração é silenciosa e não requer esforço.
_____ ASSINATURA / FUNÇÃO

HABILIDADE 12.4 Verificando a pressão sanguínea

AÇÃO SUGERIDA	JUSTIFICATIVA
INVESTIGAÇÃO	
Determine quando e com que frequência monitorar o pulso do paciente (ver Quadro 12.1).	Demonstrar comprometimento em realizar investigações adequadas e nos horários certos.
Revise os dados coletados em registros de verificações anteriores.	Auxiliar na identificação de tendências e na análise de padrões significativos.
Determine em qual braço e em que posição foram feitas as verificações anteriores.	Garantir consistência durante a avaliação dos dados.
Leia a história do paciente na busca de alguma referência de doença cardíaca ou vascular.	Demonstrar uma compreensão dos fatores capazes de afetar a pressão sanguínea.
Revise a lista de medicamentos prescritos na busca de algum que cause efeitos cardiovasculares.	Ajudar a analisar os resultados de achados nas aferições da pressão sanguínea.
PLANEJAMENTO	
Reúna os materiais necessários: um manguito, um esfigmomanômetro e um estetoscópio, para verificação de pressão sanguínea.	Promover eficiência na organização do tempo. Um aparelho aneroide calibrado recentemente ou um dispositivo eletrônico validado podem ser utilizados.
Selecione um manguito de tamanho adequado ao paciente.	Garantir achados válidos na verificação.
Organize o plano de cuidados de modo a medir a pressão sanguínea do paciente seguindo o mais pontualmente possível os horários programados.	Garantir consistência.
Planeje a avaliação da pressão sanguínea após 5 minutos de inatividade, salvo em situação de emergência.	Refletir a pressão sanguínea em condições de repouso.
Aguarde 30 minutos após o paciente ter ingerido cafeína ou consumido tabaco.	Evitar a obtenção de uma medida superior à normal causada pela constrição arterial.
Planeje-se para uso do braço direito ou esquerdo, salvo se eles estiverem inacessíveis.	Oferecer consistência na avaliação dos dados.
IMPLEMENTAÇÃO	
Apresente-se ao paciente, caso isso não tenha sido feito em contato anterior.	Demonstrar responsabilidade e preocupação.
Explique o procedimento ao paciente.	Reduzir a apreensão e promover a cooperação.
Eleve a cabeceira da cama.	Reduzir a tensão musculoesquelética.
Lave as mãos ou realize antissepsia por meio de fricção com álcool (ver Cap. 10).	Reduzir a disseminação de microrganismos.
Auxilie o paciente a colocar-se sentado ou numa posição em que se sinta confortável.	Relaxar o paciente e reduzir a possibilidade de elevação da pressão sanguínea por estresse ou desconforto.
Ajude o paciente a elevar o antebraço ao nível do coração, colocando a palma da mão virada para cima.	Garantir a coleta de dados precisos e facilitar a localização da artéria braquial.
Retire a roupa ou afrouxe e enrole para cima uma manga, expondo a parte interna do cotovelo.	Facilitar a colocação do manguito e a percepção ideal do som.

(continua)

Conceitos e Habilidades Fundamentais no Atendimento de Enfermagem **221**

Verificando a pressão sanguínea *(continuação)*

IMPLEMENTAÇÃO *(continuação)*

Centralize a parte de baixo do manguito cerca de 2,5 a 5 cm acima da fossa cubital (Fig. A).	Colocar o manguito na melhor posição possível para ocluir o sangue que passa pela artéria braquial.

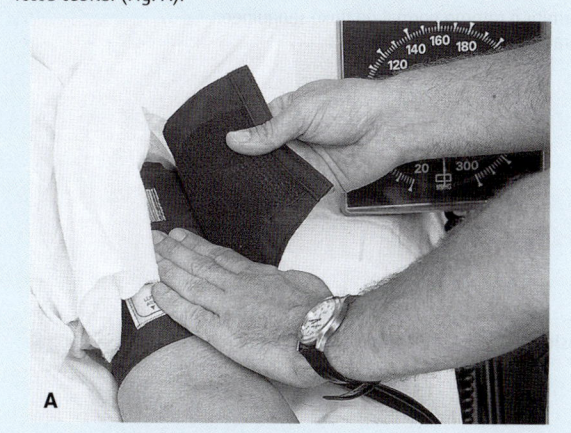

Colocando o manguito para aferição da pressão sanguínea. (Foto de B. Proud.)

Enrole o manguito uniformemente, ajustando-o sobre a circunferência do braço.
Certifique-se de que a coluna aneroide possa ser facilmente vista.
Palpe o pulso braquial (Fig. B).

Garantir a aplicação total de pressão durante o inflar.

Prevenir erros durante a observação da coluna.
Determinar a posição correta para a verificação e ausculta dos sons de Korotkoff.

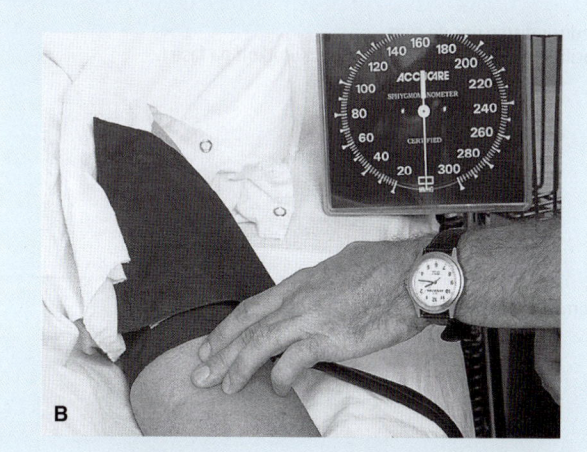

Palpando a artéria braquial. (Foto de B. Proud.)

Feche a válvula do bulbo (Fig. C).

Prevenir o escape de ar bombeado.

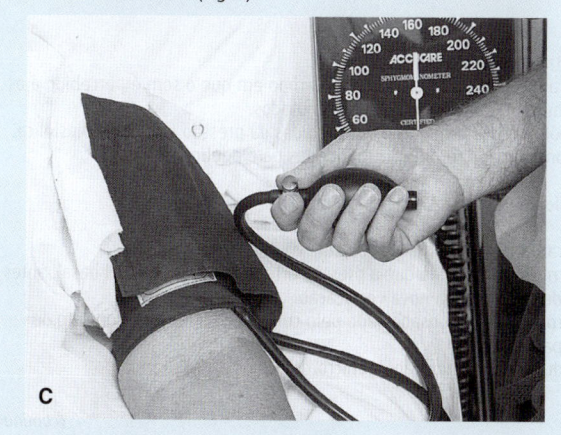

Fechando a válvula do bulbo. (Foto de B. Proud.)

(continua)

Verificando a pressão sanguínea *(continuação)*

IMPLEMENTAÇÃO *(continuação)*

Comprima o bulbo até que a pulsação na artéria pare e possa ser feita a verificação neste ponto.	Prever uma pressão sistólica estimada.
Esvazie o manguito e espere de 15 a 30 segundos.	Permitir o retorno normal do fluxo sanguíneo.
Coloque as olivas do estetoscópio nas orelhas e posicione a campânula do estetoscópio levemente sobre o local onde foi identificada a artéria braquial (Fig. D). O diafragma do estetoscópio pode ser utilizado, apesar de não ser a primeira escolha.	Garantir uma verificação precisa.

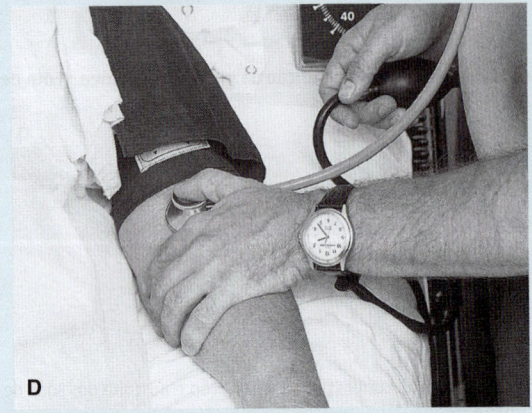

D

Posicionando o estetoscópio. (Foto de B. Proud.)

Mantenha o tubo livre do contato com as roupas.	Reduzir distorções de som.
Infle o manguito a uma pressão de até 30 mmHg a mais do que o ponto em que o pulso anteriormente desapareceu (Fig. E).	Facilitar a identificação dos sons de Korotkoff na fase I.

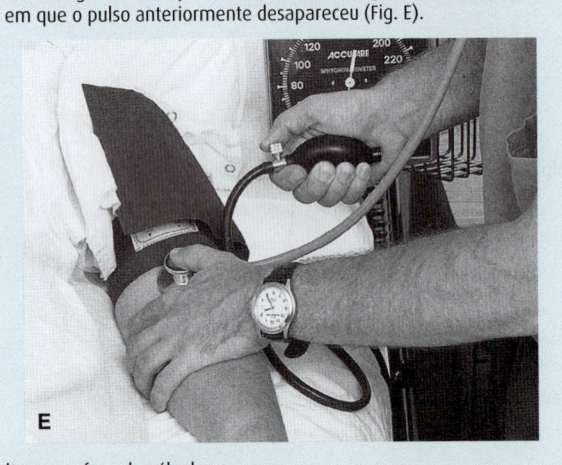

E

Bombeando o bulbo. (Foto de B. Proud.)

Solte o parafuso da válvula.	Soltar o ar do manguito.
Controle a saída de ar a uma taxa de 2 a 3 mmHg por segundo.	Garantir a verificação correta do tempo em que o som é percebido e os números do manômetro são anotados.
Ausculte o começo e as mudanças nos sons de Korotkoff.	Auxiliar na determinação das medidas da pressão sistólica e diastólica.
Leia na coluna do manômetro os números mais próximos ao ponto em que são percebidas as fases I, IV e V.	Acompanhar padrões recomendados para adultos e crianças.
Solte o ar rapidamente quando os sons silenciarem por, no mínimo, 10 mmHg.	Indicar que a fase V está completa.
Anote a medida da pressão sanguínea verificada.	Garantir a documentação correta.
Repita a verificação após esperar pelo menos 1 minuto, se não estiver certo das medidas obtidas.	Permitir tempo para que a pressão arterial retorne ao nível basal, antes de realizar uma nova verificação.
Recoloque o paciente em uma posição terapêutica, ou em uma posição que se sinta confortável, e abaixe a cama.	Demonstrar responsabilidade pelo cuidado, segurança e conforto do paciente.
Lave as mãos ou realize antissepsia por meio de fricção com álcool (ver Cap. 10).	Reduzir a disseminação de microrganismos.

(continua)

Verificando a pressão sanguínea *(continuação)*

IMPLEMENTAÇÃO *(continuação)*	
Registre a medida obtida na verificação na planilha gráfica ou de fluxo, ou na evolução de enfermagem. Relate verbalmente pressão sanguínea elevada ou baixa.	Fornecer documentação para comparações futuras. Alertar outras pessoas a monitorar o paciente incisivamente e fazer alterações no plano de cuidados.

Avaliação
- Os sons de Korotkoff são claramente auscultados.
- A pressão sanguínea está condizente com a condição do paciente.

Documentação
- Data e hora
- Medidas da pressão sistólica e diastólica
- Local de verificação
- Posição do paciente
- Sinais e sintomas presentes, se apropriado
- Para quem a informação de anormalidade foi relatada e o resultado esperado dessa interação

EXEMPLO DE DOCUMENTAÇÃO
Data e hora   Pressão sanguínea de 136/72 mmHg no braço direito, com o paciente sentado _____ ASSINATURA / FUNÇÃO

HABILIDADE 12.5   Obtendo a pressão sanguínea na coxa

AÇÃO SUGERIDA	JUSTIFICATIVA
INVESTIGAÇÃO	
Determine quando e com que frequência monitorar a pressão sanguínea do paciente (ver Quadro 12.1). Revise os dados coletados em registros de verificações anteriores. Determine em que coxa foram feitas as verificações anteriores. Leia a história do paciente na busca de alguma referência a doenças vasculares ou cardíacas. Revise a lista de medicamentos prescritos na busca de algum que cause efeitos cardiovasculares.	Demonstrar comprometimento em realizar investigações adequadas e nos horários certos. Auxiliar na identificação de tendências e na análise de padrões significativos. Garantir consistência na avaliação dos dados. Demonstrar compreensão dos fatores capazes de afetar a pressão sanguínea. Ajudar a analisar os resultados dos achados das aferições da pressão sanguínea.
PLANEJAMENTO	
Reúna os materiais necessários: um esfigmomanômetro com um manguito para verificação da pressão sanguínea na coxa e um estetoscópio (Fig. A).	Promover eficiência na organização do tempo e garantir a obtenção de medidas precisas, quando um aparelho de pressão largo e extenso for utilizado.

Colocação do manguito para verificação da pressão sanguínea na coxa.

(continua)

Obtendo a pressão sanguínea na coxa *(continuação)*

PLANEJAMENTO *(continuação)*	
Planeje a verificação da pressão sanguínea após o paciente estar recostado por, no mínimo, 10 minutos.	Fornecer condições para a obtenção de medidas precisas.
Aguarde 30 minutos após o paciente ter ingerido cafeína, consumido tabaco, feito qualquer refeição pesada, exercitado-se vigorosamente ou tomado um banho quente.	Eliminar os fatores que contribuem para a constrição ou dilatação dos vasos sanguíneos.
IMPLEMENTAÇÃO	
Apresente-se ao paciente, caso isso não tenha sido feito em contato anterior.	Demonstrar responsabilidade e preocupação.
Explique o procedimento ao paciente.	Reduzir a apreensão e promover a cooperação.
Proporcione privacidade.	Demonstrar respeito pela dignidade do paciente.
Eleve a cabeceira da cama.	Reduzir a tensão musculoesquelética.
Lave as mãos ou realize antissepsia por meio de fricção com álcool (ver Cap. 10).	Reduzir a disseminação de microrganismos.
Coloque o paciente na posição supina ou prona, com o joelho levemente flexionado e o quadril abduzido.	Facilitar a colocação do manguito.
Certifique-se de que o manômetro possa ser facilmente visualizado.	Prevenir erros de observação.
Palpe o pulso poplíteo.	Determinar a localização mais precisa para ausculta dos sons de Korotkoff.
Alerte o paciente que ele pode sentir um desconforto quando o manguito for inflado, mas que essa sensação irá passar e facilitará a precisão da medida.	Preparar o paciente para uma sensação específica e fornecer explicação, caso seja necessário.
Feche a válvula do bulbo.	Prevenir o escape de ar bombeado.
Comprima o bulbo até que a pulsação na artéria pare e possa ser feita a verificação neste ponto.	Obter medida de uma pressão sistólica estimada.
Esvazie o manguito e espere de 15 a 30 segundos.	Permitir o retorno normal do fluxo sanguíneo.
Coloque as olivas do estetoscópio nas orelhas e posicione a campânula do estetoscópio levemente sobre o local onde foi identificada a artéria poplítea. (Obs.: O diafragma do estetoscópio pode ser usado, apesar de não ser a primeira escolha.)	Garantir uma verificação precisa.
Mantenha o tubo livre do contato com as roupas, lençóis e cobertores.	Reduzir distorções de som.
Infle o manguito a uma pressão de até 30 mmHg a mais do que o ponto em que o pulso anteriormente desapareceu.	Facilitar a identificação dos sons de Korotkoff na fase I.
Solte o parafuso da válvula.	Soltar o ar do manguito.
Controle a saída de ar a uma taxa de 2 a 3 mmHg por segundo.	Garantir a verificação correta do tempo em que o som é percebido e os números do manômetro são anotados.
Ausculte o começo e as mudanças nos sons de Korotkoff.	Auxiliar na determinação das medidas da pressão sistólica e diastólica.
Leia no manômetro onde são percebidas as fases I, IV e V.	Acompanhar padrões recomendados para adultos e crianças.
Solte o ar rapidamente quando os sons silenciarem por, no mínimo, 10 mmHg.	Indicar que a fase V está completa.
Anote a medida da pressão sanguínea verificada.	Garantir a documentação correta.
Recoloque o paciente em uma posição terapêutica ou em uma posição que se sinta confortável.	Demonstrar responsabilidade pelo cuidado, segurança e conforto do paciente.
Lave as mãos ou realize antissepsia por meio de fricção com álcool (ver Cap. 10).	Reduzir a disseminação de microrganismos.
Registre a medida obtida na verificação na planilha gráfica ou de fluxo, ou na evolução de enfermagem.	Fornecer documentação para comparações futuras.
Relate verbalmente a pressão sanguínea ao enfermeiro encarregado.	Alertar outras pessoas a monitorar o paciente incisivamente ou a fazer alterações no plano de cuidados.

Avaliação
- Os sons de Korotkoff são claramente auscultados.
- A pressão sanguínea está condizente com a condição do paciente.

Documentação
- Data e hora
- Medidas da pressão sistólica e diastólica
- Local de verificação
- Sinais e sintomas presentes, se apropriado
- Para quem a informação de anormalidade foi relatada e o resultado esperado dessa interação

EXEMPLO DE DOCUMENTAÇÃO

Data e hora — Pressão sanguínea de 176/88 mmHg na artéria poplítea, na coxa esquerda. O paciente relata que "dói quando o manguito é inflado" _____ ASSINATURA / FUNÇÃO

HABILIDADE 12.6 Investigando a hipotensão postural

AÇÃO SUGERIDA	JUSTIFICATIVA
INVESTIGAÇÃO	
Determine quando e com que frequência monitorar a pressão sanguínea do paciente (ver Quadro 12.1).	Demonstrar comprometimento em realizar investigações adequadas e nos horários certos.
Revise os dados coletados em registros de verificações anteriores.	Auxiliar na identificação de tendências e na análise de padrões significativos.
Determine em que braço foram feitas as verificações anteriores.	Garantir consistência na avaliação dos dados.
Leia a história do paciente na busca de alguma referência a doenças vasculares ou cardíacas.	Demonstrar uma compreensão dos fatores capazes de afetar a pressão sanguínea.
Revise a lista de medicamentos prescritos na busca de algum que cause efeitos cardiovasculares.	Ajudar a analisar os resultados de achados nas verificações da pressão sanguínea.
PLANEJAMENTO	
Reúna os materiais necessários: um manguito, um esfigmomanômetro e um estetoscópio para verificar a pressão sanguínea.	Promover eficiência na organização do tempo.
Selecione um manguito de tamanho adequado ao paciente.	Garantir achados válidos na verificação.
Organize o plano de cuidados de modo a medir a pressão sanguínea do paciente seguindo o mais pontualmente possível os horários programados.	Garantir consistência.
Planeje medir a pressão sanguínea após o paciente estar recostado por, no mínimo, 5 minutos.	Promover condições para a obtenção de medidas basais precisas, que permitam comparações.
Aguarde 30 minutos após o paciente ter ingerido cafeína, consumido tabaco, feito qualquer refeição pesada, exercitado-se vigorosamente ou tomado um banho quente.	Eliminar os fatores que contribuem para a constrição ou dilatação dos vasos sanguíneos.
IMPLEMENTAÇÃO	
Apresente-se ao paciente, caso isso não tenha sido feito em contato anterior.	Demonstrar responsabilidade e preocupação.
Explique o procedimento ao paciente.	Reduzir a apreensão e promover a cooperação.
Garanta privacidade.	Demonstrar respeito pela dignidade do paciente.
Eleve a cabeceira da cama.	Reduzir a tensão musculoesquelética.
Lave as mãos ou realize antissepsia por meio de fricção com álcool (ver Cap. 10).	Reduzir a disseminação de microrganismos.
Investigue o pulso do paciente.	Fornece uma base para a avaliação da frequência cardíaca em relação as mudanças posturais.
Eleve o antebraço do paciente ao nível do coração, colocando a palma da mão virada para cima.	Garantir a coleta de dados precisos e facilitar a localização da artéria braquial.
Retire a roupa ou afrouxe e role para cima uma manga, expondo a parte interna do cotovelo.	Facilitar a colocação do manguito e a percepção ideal do som.
Centralize a parte de baixo do manguito cerca de 2,5 a 5 cm acima da fossa cubital.	Colocar o manguito na melhor posição possível, para ocluir o sangue que passa pela artéria braquial.
Enrole o manguito uniformemente, ajustando-o sobre a circunferência do braço.	Garantir a aplicação total de pressão durante o inflar.
Certifique-se de que o manômetro pode ser facilmente visualizado.	Prevenir erros de observação.
Palpe o pulso braquial.	Determinar a posição mais precisa para a ausculta dos sons de Korotkoff.
Feche a válvula do bulbo.	Prevenir o escape de ar bombeado.
Comprima o bulbo até que a pulsação na artéria pare e possa ser feita a verificação neste ponto.	Prever uma pressão sistólica estimada.
Esvazie o manguito e espere de 15 a 30 segundos.	Permitir o retorno normal do fluxo sanguíneo.
Coloque as olivas do estetoscópio nas orelhas e posicione a campânula do estetoscópio levemente sobre o local onde foi identificada a artéria braquial. (Obs.: O diafragma do estetoscópio pode ser utilizado, apesar de não ser a primeira escolha.)	Garantir uma verificação precisa.
Mantenha o tubo livre do contato com as roupas.	Reduzir distorções de som.
Infle o manguito a uma pressão de até 30 mmHg a mais do que o ponto em que o pulso desapareceu anteriormente.	Facilitar a identificação dos sons de Korotkoff na fase I.
Solte o parafuso da válvula.	Soltar o ar do manguito.
Controle a saída de ar a uma taxa de 2 a 3 mmHg por segundo.	Garantir a verificação correta do tempo em que o som é percebido e os números do manômetro são anotados.
Ausculte o começo e as mudanças na pressão.	Auxiliar na determinação dos sons de Korotkoff sistólicos e diastólicos.
Leia no manômetro quando forem percebidas as fases I, IV e V.	Acompanhar padrões recomendados para adultos e crianças.
Solte o ar rapidamente, quando os sons silenciarem por no mínimo 10 mmHg.	Indicar que a fase V está completa.
Anote a medida da pressão sanguínea verificada.	Garantir a documentação correta.
Auxilie o paciente a ficar em pé ou a deitar.	Estimular os reflexos, para a manutenção do fluxo sanguíneo ao cérebro.

(continua)

Investigando a hipotensão postural *(continuação)*

IMPLEMENTAÇÃO *(continuação)*	
Prepare-se para amparar ou ajudar o paciente que pode ficar tonto ou desmaiar.	Promover a segurança e reduzir o potencial para lesões.
Repita a verificação da pressão sanguínea e do pulso 30 segundos após o paciente assumir uma posição ereta (Pickering et al., 2005).	Fornecer dados para comparação.
Incline a cabeceira a 60°, caso o paciente não consiga permanecer ereto (Pickering et al., 2005).	Oferecer uma alternativa a pacientes que se apresentem instáveis ou com a mobilidade perturbada.
Determine se a pressão sistólica cai 20 mmHg ou mais, se a pressão diastólica decresce 10 mmHg ou mais, ou se o pulso aumenta sua frequência em 20 batimentos ou mais.	A hipotensão acompanhada por taquicardia é uma resposta anormal (Carlson, 1999).
Recoloque o paciente em uma posição terapêutica ou em uma posição que se sinta confortável.	Demonstrar responsabilidade pelo cuidado, segurança e conforto do paciente.
Instrua o paciente a levantar-se vagarosamente, quando estiver sentado ou deitado, se suas experiências anteriores indicarem história de hipotensão postural.	Permitir tempo para adaptação fisiológica no fluxo sanguíneo ao cérebro.
Lave as mãos ou realize antissepsia por meio de fricção com álcool (ver Cap. 10).	Reduzir a disseminação de microrganismos.
Registre a medida obtida na verificação na planilha gráfica ou de fluxo, ou na evolução de enfermagem.	Fornecer documentação para comparações futuras.
Relate verbalmente as medidas da pressão sanguínea ao enfermeiro encarregado.	Alertar outras pessoas a monitorar o paciente incisivamente ou a fazer alterações no plano de cuidados.

Avaliação

Os dados validam ou contestam a hipotensão postural vivenciada pelo paciente.

Documentação

- Data e hora
- Medidas da pressão sistólica e diastólica e frequência de pulsação, enquanto o paciente permanece deitado, em pé ou sentado
- Local de verificação
- Sinais e sintomas presentes, se apropriado
- Para quem a informação de anormalidade foi relatada e o resultado esperado dessa interação

EXEMPLO DE DOCUMENTAÇÃO

Data e hora — Pulso de 68 bpm; pressão sanguínea de 136/72 mmHg no braço direito, com o paciente deitado. Pressão sanguínea de 110/60 mmHg e pulso de 90 bpm, com o paciente em pé. O paciente relata que "se sente um pouco tonto". Orientado a deitar-se. Alertado a pedir assistência quando precisar deambular ou sair da cama. Cordão da campainha preso à cama.
_____ ASSINATURA / FUNÇÃO

13

Exame Físico

OBJETIVOS DO ENSINO

Ao término deste capítulo o leitor deverá ser capaz de:

1. Listar quatro propósitos para a realização de um exame físico.
2. Citar o nome de quatro técnicas de investigação.
3. Listar, no mínimo, cinco elementos necessários para a realização de um exame físico básico.
4. Discutir pelo menos três critérios para um ambiente adequado para a realização de exame.
5. Identificar pelo menos cinco exames físicos que podem ser obtidos durante o exame inicial dos pacientes.
6. Citar duas razões para cobrir os pacientes.
7. Explicar a diferença entre abordagem céfalo-podálica e abordagem por sistemas do organismo.
8. Listar seis áreas em que o corpo possa ser dividido com a finalidade de organizar a coleta de dados.
9. Identificar dois tipos de autoexame que os enfermeiros devem ensinar aos pacientes adultos.

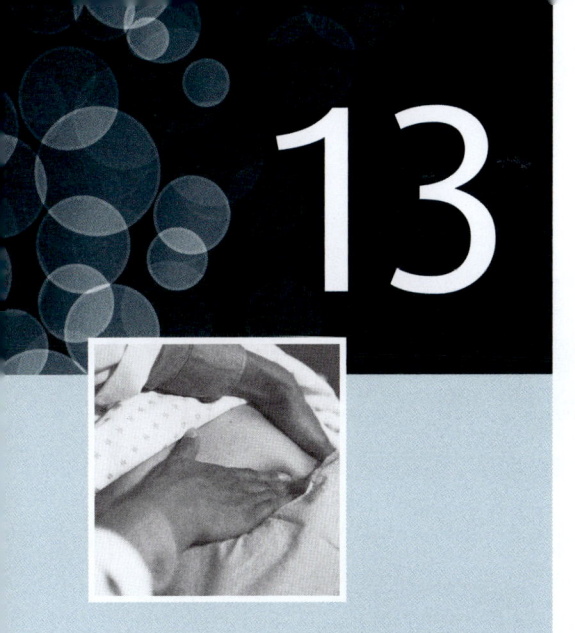

TERMOS PRINCIPAIS

Abordagem céfalo-podálica
Abordagem por sistemas do organismo
Acomodação
Acuidade auditiva
Acuidade olfativa
Acuidade visual
Audiometria
Ausculta
Avaliação do estado mental
Cartaz de Jaeger
Cartaz visual de Snellen
Cerume
Cobrir o paciente
Edema
Exame do campo visual
Exame físico
Inspeção
Movimentos extraoculares
Palpação
Percussão
Resposta consensual
Tempo de enchimento capilar
Teste de Rinne
Teste de Weber
Turgor

A primeira etapa do processo de enfermagem é a investigação ou coleta de informações. O **exame físico**, um exame sistemático das estruturas do corpo, constitui um dos métodos para a coleta de dados de saúde. Este capítulo descreve como realizar um exame físico do ponto de vista de um médico generalista ou de um enfermeiro novato e identifica achados comuns. Os estudantes podem aprender habilidades avançadas na realização de exames físicos por intermédio de ensino adicional e experiências, ou por meio da consulta a textos especializados.

VISÃO GERAL SOBRE O EXAME FÍSICO

Os profissionais da área da saúde utilizam várias técnicas de investigação e equipamentos para realizar um exame físico. Embora as condições dos locais onde são realizados os exames físicos variem bastante, o ambiente deve facilitar a coleta de dados precisos e oferecer privacidade e conforto ao paciente.

Propósitos

O objetivo geral do exame físico é reunir dados objetivos sobre o paciente. Para que ele seja atingido, os enfermeiros examinam os pacientes de uma forma completa no momento da admissão, de forma breve ao iniciar cada plantão e a qualquer momento, quando suas condições se alterarem. Os propósitos do exame são:

- Avaliar a condição física atual do paciente
- Detectar os primeiros sinais de desenvolvimento de problemas de saúde
- Estabelecer uma base de dados para futuras comparações
- Avaliar as reações do paciente às intervenções médicas e de enfermagem

Considerações gerontológicas

- O enfermeiro demonstra consideração quanto as alterações na audição, na visão ou nos movimentos, antes de iniciar o exame. Antes de realizá-lo, o enfermeiro pode perguntar: "Há algo que você quer que eu saiba, antes de começar o exame?" ou "Como posso deixá-lo o mais confortável possível durante este exame?".
- Se limitações forem identificadas, o enfermeiro deve fazer os ajustes apropriados para a realização do exame, como falar próximo à orelha com as melhores condições de audição ou modificar o posicionamento do paciente para reduzir desconforto.
- As limitações físicas impostas por doenças crônicas (p. ex., dificuldade respiratória, limitação de movimentos, fraqueza) podem exigir mudanças nas técnicas de avaliação durante o exame físico.

Técnicas

Existem quatro técnicas básicas para realização de exames físicos: inspeção, percussão, palpação e ausculta.

Inspeção

A **inspeção** (observação intencional) é a técnica de investigação mais frequentemente utilizada. Ela envolve o exame de determinadas partes do corpo, na busca de características normais e anormais (Fig. 13.1A). No caso de orientação em nível avançado, alguns enfermeiros aprendem a utilizar instrumentos especiais para examinar algumas partes do corpo, como, por exemplo, o fundo do olho, um local inacessível às técnicas de inspeção e de observação visual comuns.

Percussão

A **percussão**, técnica de investigação menos usada pelos enfermeiros, envolve pequenas e leves batidas em determinada parte do corpo (Fig. 13.1B). O enfermeiro utiliza as pontas dos dedos para produzir sons com vibração (Tab. 13.1). A qualidade dos sons ajuda a determinar a localização, o tamanho e a densidade das estruturas subjacentes. Um som que soa de forma diferente daquele normalmente esperado, sugere alguma mudança patológica na área que está sendo examinada. Quando a percussão é feita de maneira correta, o paciente não sente desconforto algum. Havendo dor, pode ser indício da presença de um processo de doença ou de dano tissular.

Palpação

A **palpação** consiste no toque suave ou aplicação de pressão ao corpo. A *palpação leve* envolve o uso das pontas dos dedos, do dorso ou da palma da mão (Fig. 13.2A). É mais bem usada quando se quer sentir a superfície da pele, as estruturas logo abaixo

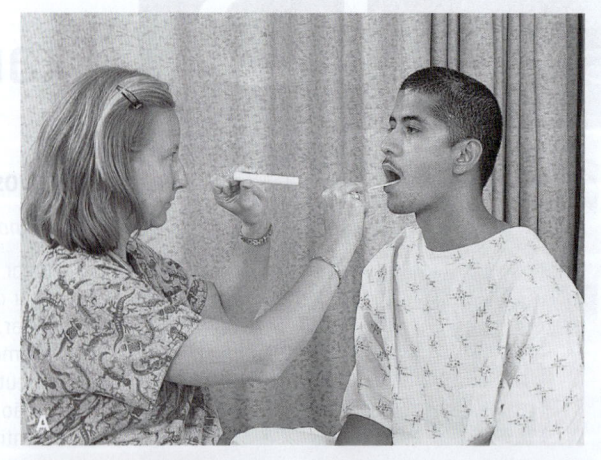

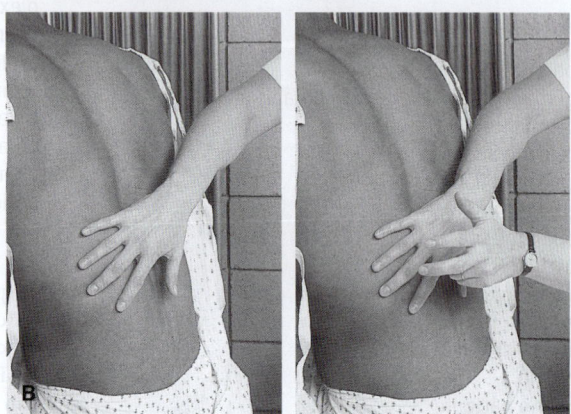

FIGURA 13.1 (**A**) Inspeção. (Copyright B. Proud.) (**B**) Percussão. (Copyright Ken Kasper.)

dela, a pulsação das artérias periféricas e as vibrações no peito. A *palpação profunda* é feita pressionando o tecido aproximadamente uma polegada (2,5 cm) com os dedos indicadores, de uma ou de ambas as mãos (Fig. 13.2B).

A palpação produz informações sobre:

- O tamanho, a forma, a consistência e a mobilidade de tecidos normais e de massas incomuns
- A simetria ou a assimetria de estruturas bilaterais (ambos os lados do corpo), como os lobos da glândula tireoide
- A temperatura e a umidade da pele
- A presença de qualquer sensibilidade
- Vibrações incomuns

TABELA 13.1 Sons de percussão

SOM	INTENSIDADE	TERMO DESCRITIVO	LOCALIZAÇÕES NORMAIS
Abafado	Suave	Superficial	Músculos, ossos
Surdo	Suave a moderado	Tênue	Fígado, bexiga cheia, massas tumorais
Vazio	Moderado a alto	Ressonante	Pulmões normais
Cavernoso	Alto	Timpânico	Intestino cheio de ar
Retumbante	Muito alto	Hiper-ressonante	Peito em forma de barril superinflado devido a doença pulmonar crônica

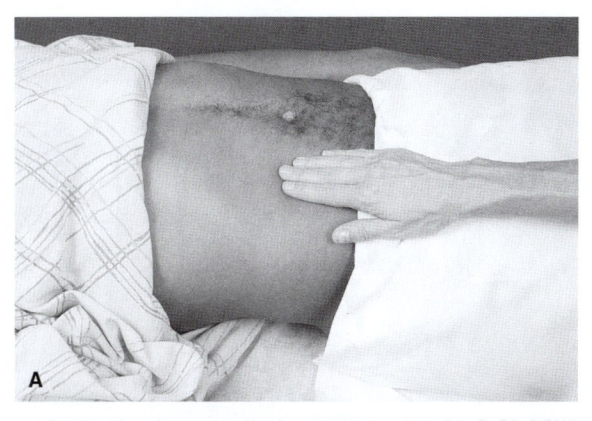

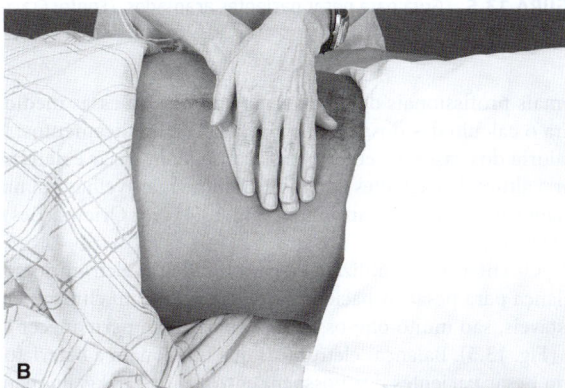

FIGURA 13.2 Técnicas de palpação. (**A**) Palpação leve. (**B**) Palpação profunda. (Fonte: Craven, 2009.)

Ausculta

A **ausculta**, audição dos sons do corpo, é uma técnica de investigação muito usada. O coração, os pulmões e o abdome são as estruturas que costumam ser examinadas por meio da ausculta. Para realizá-la é necessário o uso de um estetoscópio, para que se possa ouvir os sons mais suaves (Fig. 13.3), mas, em alguns casos, sons, como os relacionados a hiperatividade do trato intestinal, são audíveis grosseiramente (i.e., sem a necessidade de instrumentação).

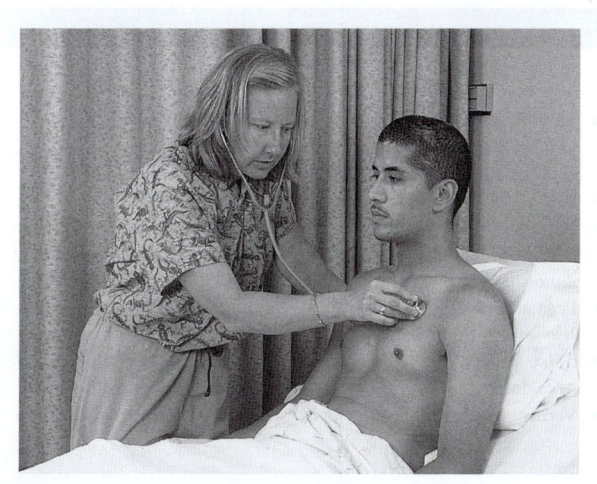

FIGURA 13.3 Ausculta. (Foto de B. Proud.)

> **QUADRO 13.1** Equipamentos necessários ao exame físico
>
> Para um exame físico básico, o enfermeiro necessita de:
> - Luvas
> - Avental para exames
> - Lenços de papel ou de tecido
> - Balança
> - Estetoscópio
> - Esfigmomanômetro
> - Termômetro
> - Instrumento para exame da garganta (p. ex. uma lanterna)
> - Abaixador de língua
> - Formulário de investigação e caneta

Os enfermeiros devem praticar a ausculta repetidamente, numa variedade de pessoas sãs e doentes, para que seja obtida experiência na interpretação dos dados e no uso do equipamento. Para assegurar que a verificação dos achados seja precisa, é mais apropriado eliminar ou reduzir os ruídos do ambiente, tanto quanto for possível.

Equipamentos

Os itens normalmente necessários para um exame físico básico estão listados no Quadro 13.1. Outros equipamentos podem ser utilizados por profissionais com maior experiência.

Ambiente

Os enfermeiros avaliam os paciente em uma sala especial ou no próprio leito. Independente do local escolhido, a área deve ter: fácil acesso a um banheiro; porta ou cortina, para garantir privacidade; aquecimento adequado ao conforto do paciente; uma mesa ou cama ajustável, forrada; espaço suficiente para a movimentação de cada lado do paciente; iluminação apropriada; instalações para higiene das mãos; balcão ou superfície limpa para colocar o equipamento; e um recipiente para descarte de itens sujos.

REALIZANDO UM EXAME FÍSICO

As atividades básicas envolvidas em um exame físico incluem coleta de dados gerais, cobertura e posicionamento do paciente, seleção de um método sistemático para a obtenção dos dados e o exame propriamente dito.

Coletando dados gerais

O enfermeiro tem uma grande oportunidade de coletar dados gerais do paciente no primeiro contato que faz com ele. Nessa ocasião, elabora uma impressão geral do estado do paciente. Pela observação e pela interação que estabelece com ele, antes do verdadeiro exame físico, o enfermeiro pode perceber:

- O aspecto físico do paciente, em relação às suas roupas e à sua higiene
- O nível de consciência
- As proporções do corpo
- A postura

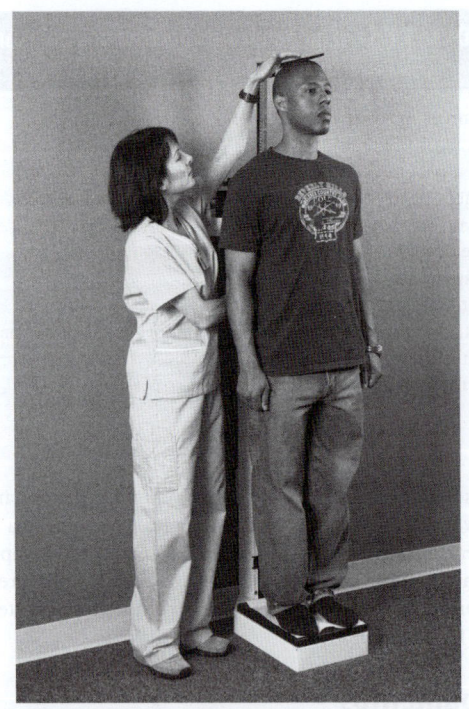

FIGURA 13.4 Verificação do peso e da altura. (Fonte: Taylor, 2011.)

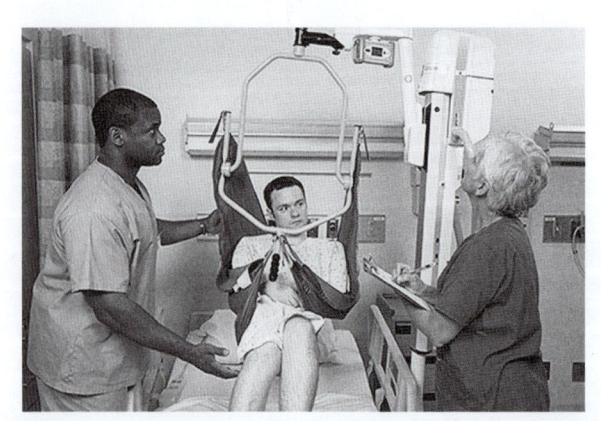

FIGURA 13.5 Grua para pesar pacientes acamados. (Fonte: Craven, 2009.)

- O modo de andar e a coordenação dos movimentos (ou a falta dela)
- O uso de equipamentos auxiliares à deambulação
- O humor e o estado emocional

O enfermeiro também reúne, nesse momento, alguns outros dados preliminares, como a medida dos sinais vitais (ver Cap. 12) e a obtenção do peso e da altura do paciente.

O peso e a altura são documentados porque oferecem dados mais confiáveis do que uma avaliação subjetiva das dimensões corporais. As medidas registradas são de extrema importância na avaliação das tendências futuras quanto ao aumento ou a perda de peso. No caso de pacientes hospitalizados, os demais profissionais de saúde também utilizam essas medidas para o cálculo das dosagens apropriadas de medicamentos. Na maioria dos casos, os enfermeiros conseguem pesar e determinar a altura de pacientes adultos e crianças mais velhas em uma balança na qual eles ficam em pé (Fig. 13.4) (ver Orientações de Enfermagem 13.1).

Os enfermeiros utilizam camas ou cadeiras eletrônicas com balança para pesar os pacientes que se encontram clinicamente instáveis, são muito obesos ou não conseguem permanecer em pé (Fig. 13.5). Balanças eletrônicas que funcionam a bateria podem pesar pacientes que possuem entre 181 e 227 kg, enquanto evitam o potencial para queda do paciente ou lesão do enfermeiro. Alguns modelos armazenam o peso na memória, permitindo que o dado seja resgatado automaticamente, até que outra pessoa seja pesada. As balanças eletrônicas são portáteis e podem ser transportadas da sala de armazenamento ao quarto do paciente quando for necessário.

Cobertura e posicionamento do paciente

Uma vez que a investigação ocorre quando os pacientes estão despidos (ou vestindo apenas uma camisola hospitalar), eles costumam gostar de ser cobertos com um lençol, de tecido ou

---

ORIENTAÇÕES DE ENFERMAGEM 13.1

Obtendo o peso e a altura do paciente

- Verifique se a balança está calibrada em zero. *Isso assegura a precisão.*
- Solicite ou auxilie o paciente a retirar os sapatos e outros objetos, permanecendo com o mínimo de roupas. *Isso facilita a medida do peso corporal.*
- Coloque uma toalha de papel sobre a balança antes que o paciente a utilize com os pés descalços. *Essa medida auxilia a reduzir o contato com microrganismos presentes no equipamento de uso comum.*
- Ajude o paciente a subir na balança. *O auxílio fornecido ajuda a prevenir uma lesão, caso o paciente fique tonto ou esteja desequilibrado.*
- Coloque o peso maior em uma das ranhuras calibradas do braço da balança. *Isso serve para oferecer uma boa aproximação do peso total do corpo.*
- Movimente o peso menor ao longo das calibragens na busca dos gramas e quilos, até que a barra se equilibre no centro da balança. *Esse posicionamento correlaciona-se com o peso verdadeiro.*
- Leia o peso e anote-o. *Isto assegura a documentação exata.*
- Eleve a barra de medida acima da cabeça do paciente. *Ao fazer isso, proporciona-se espaço para seu posicionamento sem risco de danos físicos.*
- Peça ao paciente que se coloque bem ereto e olhe para a frente. *Isso serve para facilitar a medição da altura.*
- Baixe a barra de medida até que ela toque de leve o topo da cabeça do paciente. *Dessa forma, é possível identificar a altura real.*
- Verifique a altura e registre-a. *Isto assegura a documentação exata.*

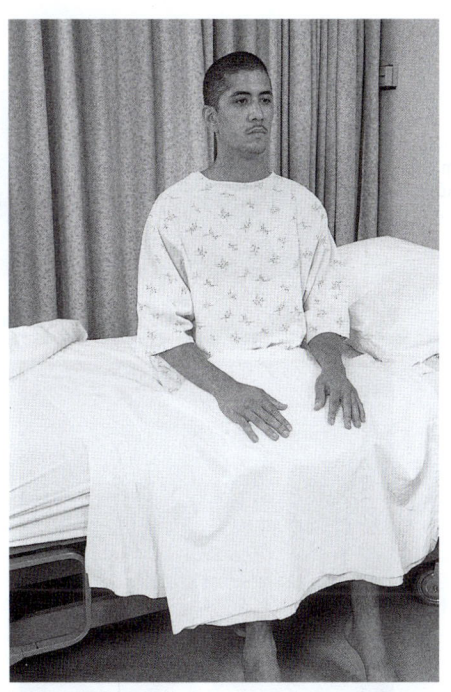

FIGURA 13.6 O paciente é preparado para o exame. (Foto de B. Proud.)

papel. **Cobrir o paciente** proporciona mais proteção do que aquecimento.

O exame normalmente inicia com o paciente deitado ou sentado (Fig. 13.6). Alguns componentes do exame físico requerem que ele fique reclinado e se mova de um lado para o outro. Posições específicas e necessárias em exames especiais são descritas e ilustradas nos Capítulos 14 e 23.

Selecionando um método para coleta de dados

Estando o paciente devidamente coberto e posicionado, a seleção de um método sistemático e organizado facilita a promoção da coleta de dados. Dois métodos comuns são a abordagem céfalo-podálica e a abordagem por sistemas do organismo. Independentemente do método escolhido, o objetivo é obter as mesmas informações. Como consequência, cada enfermeiro desenvolve sua própria ordem e sequência para examinar os pacientes ou utiliza um formulário de investigação padrão como guia. Os enfermeiros devem conduzir a investigação de modo consistente com o momento, para evitar a omissão de informações essenciais.

Abordagem céfalo-podálica

A **abordagem céfalo-podálica**, como o nome sugere, envolve uma coleta de dados partindo da parte superior do corpo até os pés. Possui três vantagens:

1. Ajuda a prevenir a omissão de algum aspecto dos dados coletados.
2. Reduz o número de vezes que o paciente precisa mudar de posição.
3. Costuma tomar menos tempo, pois o enfermeiro não precisa se movimentar constantemente ao redor do paciente, de um modo que possa parecer casual.

Abordagem pelos sistemas do organismo

A **abordagem por sistemas do organismo** compreende a coleta de dados de acordo com os sistemas funcionais do corpo. Ele envolve o exame das estruturas de cada sistema separadamente. Por exemplo, o enfermeiro avalia a pele, as membranas, as unhas e o cabelo, porque todos eles são componentes do sistema tegumentar. Quando investigar o sistema cardiovascular, ele palpa os pulsos periféricos, ouve os sons cardíacos, e assim por diante. Uma das vantagens desse tipo de coleta de dados é o fato de que os achados do exame tendem a ser agrupados, tornando os problemas facilmente identificáveis. Entre as desvantagens estão o fato do enfermeiro examinar as mesmas áreas do corpo várias vezes antes de completar o exame e as frequentes trocas de posição que precisam ser feitas – o que pode deixar o paciente cansado.

Examinando o paciente

O procedimento para realização de um exame físico está descrito na Habilidade 13.1. Técnicas de investigação específicas, com esse propósito, e os dados que elas fornecem estão descritas posteriormente neste capítulo.

> ▶ *Pare, Pense e Responda – Quadro 13.1*
> *Você foi solicitado a avaliar dois novos pacientes. Um deles chegou à instituição em cadeira de rodas e tem circulado pela enfermaria. O outro, por sua vez, foi transportado de ambulância, está recebendo infusão intravenosa e oxigênio. Qual deles você atenderia primeiro? Por quê? Que diferenças poderiam ser usadas no exame físico de cada paciente?*

COLETA DE DADOS

Ao coletar os dados, o enfermeiro pode dividir o corpo em seis áreas gerais: cabeça e pescoço, tórax, extremidades, abdome, genitália, e ânus e reto. A discussão a seguir identifica as estruturas comumente examinadas, as técnicas específicas de exame e os achados mais comuns.

Cabeça e pescoço
Cabeça
Pela cabeça do paciente, o enfermeiro inicia a investigação de seu estado mental e da funcionalidade e simetria das estruturas do crânio e da face (olhos, orelhas, nariz, boca). Ele também investiga a pele, as mucosas nasal e oral, o cabelo e o couro cabeludo.

Avaliação do estado mental
A **avaliação do estado mental** é uma técnica para determinar o nível de funcionamento cognitivo do paciente, que ajuda a determinar seu nível de atenção e concentração, sua memória e sua capacidade para pensar de forma abstrata. Na maioria dos casos, documentar que o paciente está alerta e orientado é tudo que se necessita. No entanto, investigar dados mais objetivos pode ser importante durante o cuidado de pacientes que:

- Estiveram inconscientes
- Foram recentemente ressuscitados
- Apresentam períodos de confusão
- Apresentam traumatismos cranianos

- Apresentam história de *overdose* de drogas
- Possuem história de alcoolismo crônico
- Possuem diagnósticos psiquiátricos

Olhos. Quando é feito o exame na cabeça, provavelmente uma das verificações mais óbvias é a aparência dos olhos. Os olhos em geral têm o mesmo tamanho e a mesma distância do centro da face. As íris apresentam a mesma cor, as escleróticas parecem de cor branca, as córneas são límpidas e os cílios encontram-se ao longo das bordas de cada olho. Profissionais mais experientes usam um instrumento, chamado oftalmoscópio (Fig. 13.7), para examinar as estruturas internas do olho. Após inspeção geral, o enfermeiro avalia as funções visuais, como a acuidade, o tamanho e a reação das pupilas e os movimentos oculares.

A **acuidade visual**, capacidade para ver para perto e para longe, não é inspecionada em todos os pacientes. É sempre adequado, contudo, questionar o paciente sobre o uso de óculos ou lentes de contato, de prótese ocular ou cegueira.

Para uma avaliação superficial da visão à distância, o enfermeiro solicita ao paciente que cubra um dos olhos de cada vez e, a partir de uma distância de cerca de seis metros, conte a quantidade de dedos da mão que está sendo mostrada. Permite-se que use suas lentes corretivas durante esse exame. Para a visão de perto, solicita-se ao paciente alfabetizado que leia um impresso, a uma distância aproximada de 35 cm.

Uma técnica de investigação mais objetiva compreende a utilização do **cartaz visual de Snellen**, uma ferramenta específica para a avaliação da visão para longe (Fig. 13.8). Cada linha desse cartaz tem letras ou símbolos impressos progressivamente menores. O enfermeiro solicita ao paciente que leia a linha com os menores símbolos que seja capaz de enxergar confortavelmente, de uma distância de seis metros, com e sem suas lentes corretivas. A visão do paciente é, então, comparada com as normas estabelecidas como padrão.

Uma *visão normal* é definida como a capacidade de ler, sem a utilização de lentes, letras impressas que são vistas pela maioria das pessoas, a uma distância de seis metros. Os achados do levantamento são escritos em forma de fração (p. ex., 20/20). Se, a seis metros do cartaz, uma pessoa puder ver apenas a primeira linha – aquela que pode ser vista pelas pessoas com visão normal a partir de 60 metros – registra-se a acuidade visual como 20/200. O enfermeiro testa a visão para perto utilizando um **cartaz de**

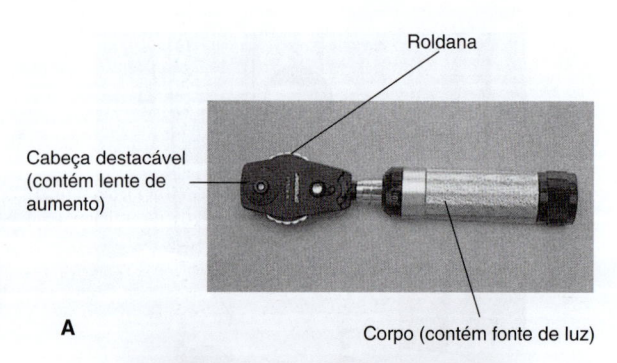

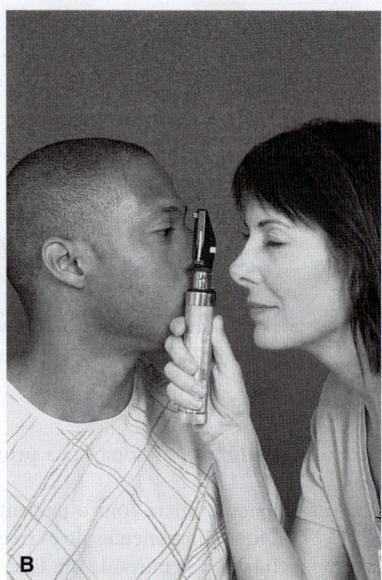

FIGURA 13.7 (**A**) Componentes de um oftalmoscópico. (**B**) Realização de um exame oftalmoscópico. (Fonte: Craven, R.F., Hirnle, C.J. (2008) *Fundamentals of Nursing* (6a ed.).)

Jaeger, um instrumento de verificação da acuidade visual com elementos impressos em tamanho pequeno (Fig. 13.9).

O tamanho de cada pupila é estimado em milímetros sob condições normais de iluminação (Fig. 13.10). Pupilas normais são

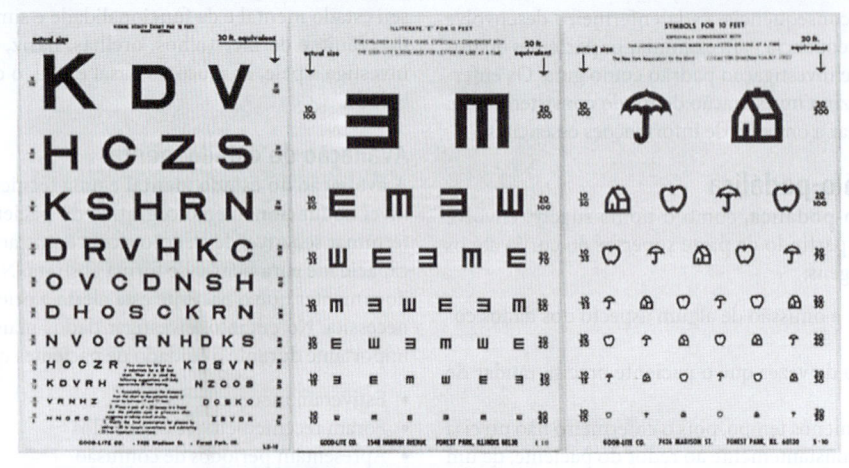

FIGURA 13.8 Três exemplos de cartazes visuais de Snellen. (Foto de Ken Timby.)

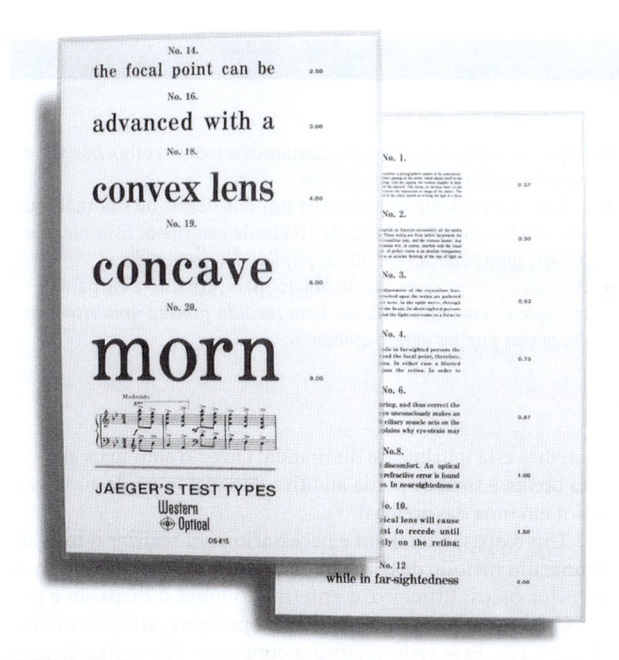

FIGURA 13.9 O teste de leitura de um cartaz de Jaeger é utilizado para avaliar a acuidade visual para perto. (Fonte: Western Ophthalmics, Lynnwood, WA; http://west-op.com.)

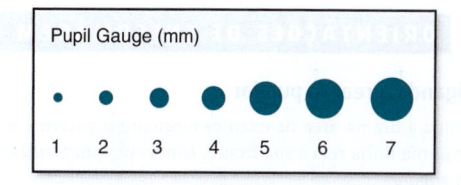

FIGURA 13.10 Guia para verificação do tamanho das pupilas.

redondas e de mesmo tamanho. Há, também, uma **resposta consensual**, em que as pupilas se contraem simultaneamente, de forma rápida e proporcional, quando apenas um olho é estimulado com uma fonte luminosa (Fig. 13.11A). Além disso, o enfermeiro avalia as pupilas quanto à capacidade de se contraírem ao mesmo tempo quando o paciente olha para algum objeto que está próximo e se dilatarem ao olhar para um objeto mais distante. Esse processo é chamado de **acomodação** (Fig. 13.11B). Achados normais são documentados utilizando-se a abreviatura *PERRLA*: *pupils equally round and react to light and accomodation* (pupilas igualmente arredondadas e reagentes à luz e à acomodação) (ver as Orientações de Enfermagem 13.2).

---

* N. de R.T.: Em português, os achados normais em relação as pupilas podem ser descritos como pupilas isofotorreagentes (iso-isocoria = diâmetro pupilar igual em ambas pupilas) Fotorreagentes (reagentes à luz)

O enfermeiro observa os **movimentos extraoculares**, que podem ser voluntariamente controlados por uma quantidade de músculos oculares. O paciente é solicitado a colocar seu foco sobre o dedo da mão do enfermeiro ou outro objeto, seguindo-o enquanto é movimentado em seis posições diferentes (Fig. 13.11C). Durante o exame, ambos os olhos devem se movimentar de maneira coordenada. A ausência de movimento em um dos olhos pode indicar dano ao nervo craniano; o movimento irregular ou não coordenado pode sugerir outra patologia neurológica.

O **exame do campo visual** consiste na verificação da visão periférica e da continuidade do campo visual. O enfermeiro pode realizar uma avaliação superficial ou fazer um teste, utilizando equipamentos oftalmológicos mais sofisticados. Para uma avaliação geral, fica-se em pé diante do paciente, e pede-se que ele cubra um de seus olhos. O enfermeiro também deve cobrir um dos seus próprios olhos. Então, solicita-se ao paciente que olhe firmemente para frente e indique quando consegue ver o foco de luz ou o dedo do enfermeiro, à medida que ele o movimenta a partir de vários pontos periféricos até o centro. Se o campo visual do enfermeiro e do paciente for normal, eles percebem o objeto ao mesmo tempo. Certos distúrbios neurológicos ou oculares estão associados a alterações no campo visual.

Orelhas. Durante um exame físico, o enfermeiro usa a inspeção e a palpação para examinar a orelha externa. Profissionais com mais prática podem utilizar um instrumento chamado *otoscópio* para inspecionar a membrana timpânica, ou tímpano.

O enfermeiro realiza um exame superficial das orelhas por meio da observação da aparência delas. Ambas devem apresentar o mesmo tamanho, formato e localização. O enfermeiro deve movimentar a pele atrás e na frente das orelhas, além da cartilagem adjacente, para que se determine a existência ou

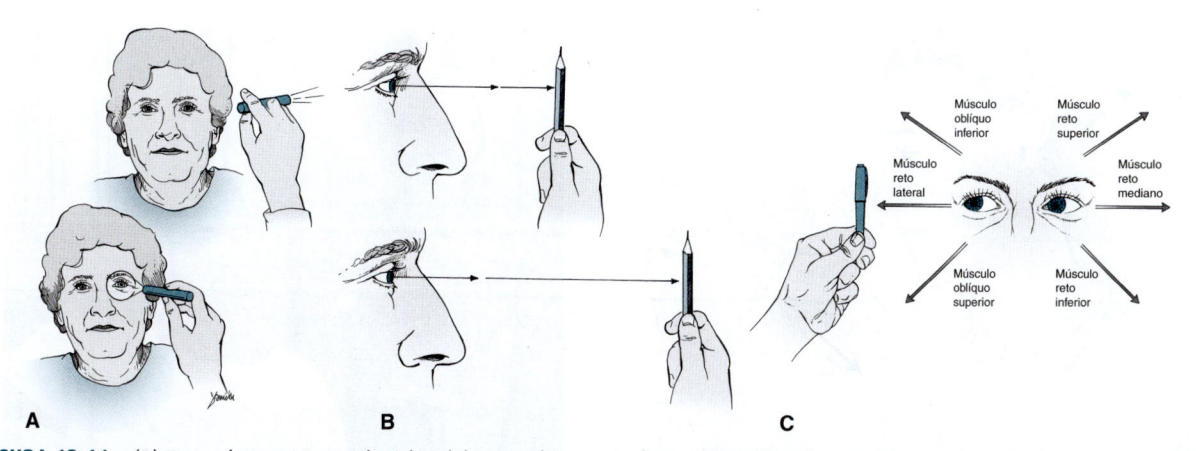

FIGURA 13.11 (A) Testando a reação pupilar à luz. (B) Testando a acomodação. (C) Verificando os movimentos extraoculares.

ORIENTAÇÕES DE ENFERMAGEM 13.2

Investigando a reação pupilar

- Diminua a luz na área de exames e oriente o paciente a fixar o olhar numa linha reta à sua frente. *Isso serve para facilitar a dilatação pupilar.*
- Traga um raio estreito de luz, como aquele de uma lanterna, partindo da fronte na direção do olho. *Essa conduta proporciona um estímulo direto para a contração pupilar.*
- Observe a pupila do olho estimulado, bem como a do olho não estimulado. A reação deve ser a mesma. *Essa verificação indica o estado da função cerebral.*
- Repita o exame, estimulando diretamente o outro olho. *Isso serve para fornecer dados comparativos.*
- Solicite ao paciente que observe um dos dedos de sua mão ou um objeto a uma distância de 10 cm de seu rosto. *Essa medida produz uma situação em que as pupilas devem se reduzir.*
- Peça ao paciente que olhe do objeto mais próximo a ele para outro, que esteja mais distante. *Essa medida produz uma situação em que as pupilas devem aumentar.*

---

não de sensibilidade. O enfermeiro, ainda, ilumina dentro da orelha, com uma caneta luminosa ou outro foco de luz, para visualizar o canal auditivo. Para uma ótima visualização, ele precisa alinhar o canal auditivo curvo o máximo que puder. No caso das crianças, isso é feito puxando-se a orelha para baixo e para trás; no caso dos adultos, a orelha é puxada para cima e para trás (Fig. 13.12). O **cerume** é uma secreção serosa, de cor amarelo-amarronzada, produzida por glândulas no interior da orelha, facilmente encontrada. Qualquer outra drenagem é entendida como anormal e o enfermeiro deve descrever e relatar suas características.

Se o paciente contar com um aparelho auditivo para amplificar os sons, o enfermeiro registra essa informação no formulário de investigação. Ele pode descobrir variações na **acuidade auditiva** (capacidade para ouvir e discriminar os sons), por um teste de voz, de Weber ou de Rinne (ver Orientações de Enfermagem 13.3 e Fig. 13.13).

Os testes de Weber e Rinne ajudam a determinar se os pacientes possuem a audição prejudicada em decorrência de danos ao nervo sensorial ou distúrbios que interferem na condução do som através da orelha. O enfermeiro realiza o **teste de Weber** (técnica de investigação para determinar a uniformidade ou disparidade do som conduzido pelos ossos), em que faz soar um diapasão e coloca-o, vibrando, no centro da cabeça do paciente (Fig. 13.14). Ele, então, questiona se o som foi percebido de forma igual nas duas orelhas. Caso a resposta seja afirmativa, trata-se de um indício de achado normal ou de que a audição em ambas as orelhas está igualmente diminuída. Ouvir o som mais alto em uma orelha é sinal de perda auditiva desigual (a perda auditiva é maior em uma das orelhas).

Um diapasão também é necessário para realizar o **teste de Rinne**, um método de comparação da condução do som pelo ar ou pelos ossos. Primeiro, o enfermeiro vibra o diapasão e posiciona-o junto à região mastoide do paciente, atrás da orelha. (Fig. 13.15). Esse teste verifica a condução das ondas de som pelos ossos, na orelha avaliada. O paciente indica quando o som para. O enfermeiro, então, move o diapasão, ainda vibrante, para a região próxima ao canal auditivo e pergunta ao paciente se ele consegue perceber o som. Isso testa se há condução do som pelo ar na orelha avaliada. Elas são avaliadas em separado. Normalmente, o som é escutado por mais tempo quando conduzido pelo ar. Se o paciente não consegue continuar ouvindo o diapasão, quando ele é colocado ao lado da orelha, isso indica um problema nas estruturas da orelha, que são responsáveis pela captação e transmissão do som.

A **audiometria** serve para medir o nível de acuidade auditiva do paciente em várias frequências sonoras. O *audiologista* é um profissional treinado para testar a audição com instrumentos padronizados. Quando são utilizados testes auditivos audiométricos, há a mensuração de déficits de tom e de volume exatos. Os déficits auditivos são medidos em decibéis (intensidade do som) – quanto maior a intensidade, mais prejudicada a audição (Tab. 13.2).

Nariz. O enfermeiro inspeciona o nariz e as vias nasais fazendo com que o paciente faça uso de uma "posição de farejador". O septo, tecido que divide o nariz ao meio, deve estar em posição

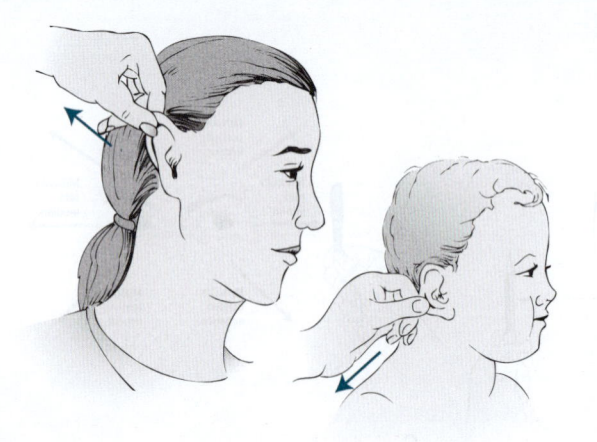

FIGURA 13.12 Técnica para realizar o alinhamento do canal auditivo de um adulto e de uma criança.

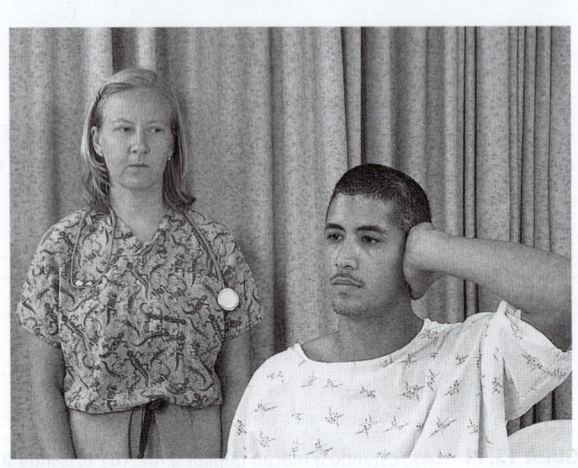

FIGURA 13.13 Teste de voz. (Foto de B. Proud.)

ORIENTAÇÕES DE ENFERMAGEM 13.3

Realizando um teste de voz para verificação da acuidade auditiva

- Coloque-se aproximadamente a 60 cm atrás e ao lado do paciente. *O posicionamento dessa forma estimula a distância entre a maioria das pessoas durante interações sociais e evita que o paciente observe dicas visuais.*
- Oriente o paciente a cobrir a orelha do lado oposto (Fig. 13.13). *Isso facilita a condução do som apenas para a orelha testada.*
- Murmure uma cor, um número ou um nome na direção da orelha descoberta. *Fazendo isso, facilita-se que o som chegue em tom elevado, o tipo mais comum de perda auditiva, na direção da orelha testada.*
- Oriente o paciente para repetir a palavra murmurada. *Isso revela sua capacidade de discriminar o som.*
- Mantenha o mesmo padrão, utilizando várias palavras; aumente o volume desde um murmúrio suave até um tom médio ou a até fala real, caso a resposta do paciente seja imprecisa. *As variações oferecem dados mais confiáveis.*
- Repita o teste com a orelha oposta. *Isso fornece a verificação de achados separados do exame para cada orelha.*

intermediária, fazendo com que as vias nasais tenham o mesmo tamanho. Uma inspeção mais profunda pode ser facilitada pressionando a ponta do nariz. O ar deve se movimentar silenciosamente pelo nariz durante a respiração. A mucosa, no interior do nariz, deve estar rosada, úmida e livre de drenagem. O enfermeiro documenta, nos achados da investigação, a presença de desvio no septo, lesões ou de massas de qualquer tipo, o alargamento das narinas e drenagens incomuns.

A **acuidade olfativa** refere-se à capacidade para identificar odores. Essa avaliação nem sempre é realizada, a menos que haja alguma razão para suspeitar de prejuízo à acuidade olfativa. Para testá-la:

1. Faça com que paciente oclua uma narina e feche seus olhos.
2. Coloque substâncias com odores marcantes, como limão, essência de baunilha, café, hortelã ou álcool, uma de cada vez, abaixo da narina aberta do paciente.
3. Solicite ao paciente que inale e identifique a substância.

Boca e mucosa oral

A boca é cercada pelos lábios e contém a língua e os dentes. O enfermeiro inspeciona essas estruturas solicitando que o paciente abra bem sua boca. A língua é normalmente central, quando projetada para a frente. A presença de dentaduras, a falta ou o mal posicionamento dos dentes ou algum revestimento parcial são documentados. Às vezes, cheiros incomuns no hálito são diagnosticados. Por exemplo, o cheiro de álcool ou acetona sugere problemas de saúde.

A mucosa oral normal deve estar rosada, intacta e úmida, em função da presença das glândulas salivares abaixo da língua. Quando é solicitado ao paciente que sorria, que una os lábios como se preparasse para um assobio ou que mostre os dentes, os lábios devem mostrar a mesma aparência.

A língua contém muitas papilas gustativas que detectam características especiais de paladar. Ainda que seja raro o exame do paladar, ele é facilitado pela colocação de substâncias sobre a língua, solicitando-se ao paciente que as identifique, mantendo os olhos fechados. Para garantir a validade dos resultados, o enfermeiro orienta-o a beber pequenos goles de água entre cada teste.

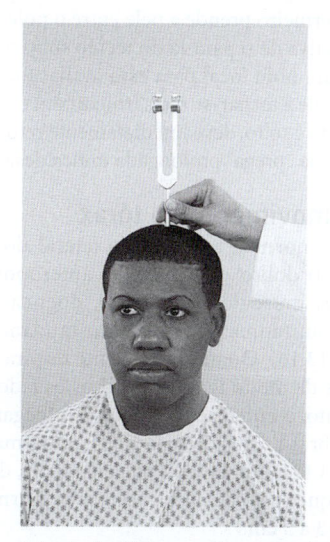

FIGURA 13.14 O teste de Weber verifica a condução do som por meio dos ossos. (Foto de B. Proud.)

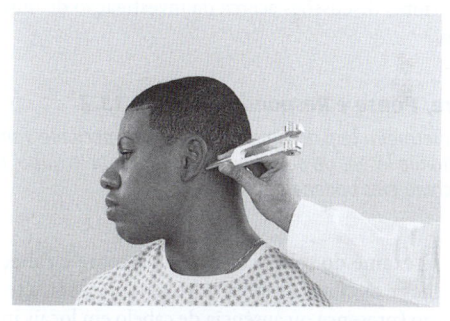

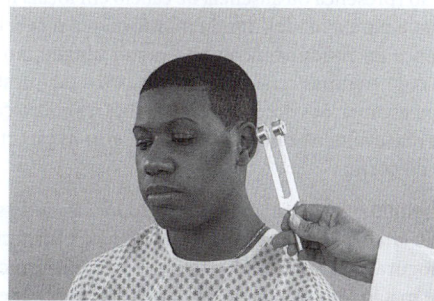

FIGURA 13.15 Para realizar o teste de Rinne, a base do diapasão é posicionada primeiro sobre o processo mastóideo (*acima*) e, depois, suas hastes são movidas para frente do canal auditivo externo (*abaixo*). (Foto de B. Proud.)

TABELA 13.2 Níveis de acuidade auditiva

NÍVEL AUDITIVO	VARIAÇÕES EM DECIBÉIS (DB)
Normal	0 – 25
Levemente prejudicado	26 – 30
Moderadamente prejudicado	31 – 55
Moderado a gravemente prejudicado	56 – 70
Gravemente prejudicado	71 – 90
Profundamente prejudicado	91 ou mais

TABELA 13.3 Variações comuns na cor da pele

COR	TERMO	CAUSAS POSSÍVEIS
Pálida, independente da raça	Palidez	Anemia, perda de sangue
Avermelhada	Eritema	Queimaduras superficiais, inflamação local, envenenamento por dióxido de carbono
Rosada	Rubor	Febre, hipertensão
Arroxeada	Equimose	Trauma em tecido macio
Azulada	Cianótica	Pouca oxigenação tissular
Amarelada	Ictérica	Doença hepática ou renal, destruição de células vermelhas do sangue
Amarronzada	Bronzeada	Variações étnicas, exposição ao sol, gravidez, doença de Addison

Pele do rosto O enfermeiro observa as características da pele do rosto durante o exame da cabeça. Embora o exame da pele possa ter início nessa área, ele continua enquanto outras áreas do corpo são examinadas. Independentemente do local que esteja sendo examinado, a pele deve se mostrar macia, não quebradiça, de coloração uniforme, segundo a origem racial ou étnica do paciente, quente e macia. Ela não deve ser nem úmida nem ressecada. Variações em sua coloração, que podem ser diagnosticadas, encontram-se na Tabela 13.3.

Ao examinar a pele, o enfermeiro pode detectar uma ou mais mudanças comuns em sua integridade:

- Uma *ferida* é uma ruptura na pele.
- Uma *úlcera* é uma área aberta, como uma cratera.
- Uma *abrasão* é uma área que foi danificada por fricção.
- Uma *laceração* é um ferimento de rasgão, uma ferida recortada.
- Uma *fissura* é uma rachadura na pele, especialmente no interior ou próximo às mucosas.
- Uma *cicatriz* é uma marca deixada pela cicatrização/cura de uma ferida ou lesão.

Outras lesões de pele comuns e suas características estão descritas na Tabela 13.4. Alguns exames adicionais são descritos em posteriores discussões acerca da investigação de outras áreas do corpo.

> ▶ *Pare, Pense e Responda – Quadro 13.2*
> *O enfermeiro tem documentado que uma paciente vem apresentando lesões de pele máculo-papulares pelo corpo. Descreva como elas poderiam ter aparecido.*

Cabelo. O exame do cabelo inclui o que cobre a cabeça, o das sobrancelhas e os cílios. O enfermeiro observa a cor, a textura e a distribuição (presença ou ausência de cabelo em locais incomuns para o sexo e para a idade). Também inspeciona o cabelo quanto à presença de resíduos incomuns, como sangue, no caso de pacientes com traumas cefálicos; lêndeas (ovos de infestação de piolhos) ou escamações decorrentes de lesões no couro cabeludo. A medida que evolui o exame, ele ainda observa as características dos pelos do corpo.

Couro cabeludo. O enfermeiro avalia o couro cabeludo separando o cabelo em locais aleatoriamente escolhidos e inspecionando a pele. Procuram-se sinais indicativos de que o couro cabeludo mostra-se macio, intacto e livre de lesões. Enquanto o examina, o enfermeiro também palpa o crânio na busca de quaisquer contornos incomuns.

Pescoço

O pescoço é o apoio da cabeça em um alinhamento intermediário. O paciente deve ser capaz de reclinar a cabeça para frente, para trás e para cada um dos lados, além de girá-la em um arco de 180^0. A traqueia deve mostrar-se no centro do pescoço. As pulsações nas artérias carótidas (ver Cap. 12) são visíveis e fáceis de palpar. Não devem existir protuberâncias ou volumes incomuns no pescoço. Alguns enfermeiros palpam levemente nódulos linfáticos nessa área ou investigam algum alargamento da glândula tireoide.

Tórax e coluna vertebral

O tórax é a cavidade cercada pelas costelas e pela coluna vertebral. Trata-se da região em que estão localizados os pulmões e o coração. O enfermeiro observa o formato do tórax e como ele se movimenta durante a respiração, além de prestar atenção ao aspecto curvado da coluna e de avaliar a turgescência da pele, as mamas, os sons cardíacos e os sons pulmonares.

Turgor é o termo que se refere à elasticidade da pele. Trata-se da combinação da qualidade elástica da pele e da pressão exercida sobre ela por fluidos nos tecidos. Para que seja avaliado o turgor, o enfermeiro prende a pele entre o polegar e os demais dedos, na tentativa de separá-la do tecido subjacente. A área sobre o tórax é um bom local para essa avaliação, pois a pele nas outras áreas tende a tornar-se mais frouxa com o passar dos anos. Quando o tecido é solto, deve imediatamente retornar a sua posição original. Uma "prega" prolongada indica desidratação.

Formato e movimento do tórax

Em um adulto normal, a dimensão lateral do tórax é aproximadamente o dobro da dimensão anteroposterior. Várias anormalidades musculoesqueléticas, doenças cardíacas ou respiratórias, ou trauma podem causar mudanças no formato do tórax (Fig. 13.16). Quando o paciente respira normalmente, ele se expande de modo igual em ambos os lados. Para avaliar esse movimento, o enfermeiro coloca os polegares lado a lado sobre as vértebras posteriores no nível aproximado da décima costela (Fig. 13.17). Enquanto o paciente inala, deve observar a distância em que se colocam os polegares; normalmente, essa distância é de 3 a 5 cm.

TABELA 13.4 Lesões de pele comuns

TIPO DE LESÃO	DESCRIÇÃO	EXEMPLO
Mácula	Achatada, arredondada, colorida, área não palpável	Sardas
Pápula	Elevada, palpável, sólida	Verrugas
Vesícula	Elevada, arredondada, cheia de líquido	Bolhas
Vergão	Elevada, borda irregular, sem líquido livre	Urticária
Pústula	Elevada, borda aumentada, cheia de pus	Furúnculo
Nódulo	Elevado, massa sólida, pápula profunda e firme	Nódulo linfático aumentado
Cisto	Encapsulado, arredondado e cheio de líquido ou sólido sob a pele	Crescimento tissular

Coluna vertebral

A coluna vertebral, ou espinha, deve estar em linha média com curvas suaves côncavas e convexas, quando vista pela lateral. Os ombros devem mostrar igual altura. Alguns desvios comuns podem ser observados (Fig. 13.18). A *lordose* é uma condição em que a curva lombar natural da coluna se mostra exagerada. A *cifose* causa uma curva aumentada na região torácica. A *escoliose* é uma curvatura lateral pronunciada da coluna vertebral.

Mamas

Embora anormalidades das mamas, como tumores, possam estar presentes em ambos os sexos, elas são mais comuns nas mulheres. Geralmente profissionais mais capacitados examinam as mamas dos pacientes manualmente. Em novembro de 2009, a U.S. Preventive Services Task Force instituiu uma série de recomendações controversas: (1) o ensino do autoexame das mamas é desnecessário, pois não garante benfício coletivo encadeado e (2) mamografias de rotina devem iniciar aos 50 anos e serem re-

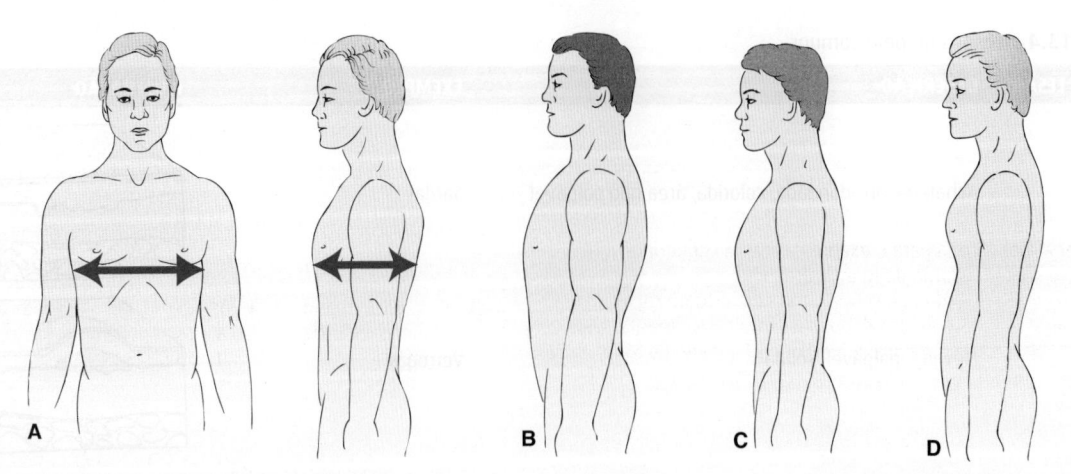

FIGURA 13.16 (**A**) Tórax de tamanho e forma normais; a dimensão anterolateral é duas vezes o tamanho da dimensão anteroposterior. (**B**) Tórax em barril. (**C**) Peito de pomba. (**D**) Tórax em funil.

petidas a cada 2 anos, uma vez que exames preventivos muito próximos raramente salvam vidas e, mais comumente, apenas resultam em diagnósticos equivocados (Agency for Health Care Research and Quality, 2009). Entretanto, a Society of Breast Imaging, o American College of Radiology e a American Cancer Society continuam a defender que mamografias preventivas devam ser iniciadas aos 40 anos. Além disso, a American Cancer Society recomenda o autoexame das mamas, embora ele desempenhe um papel menor na detecção do câncer nesta região, pois o considera benéfico quanto ao auxílio às mulheres na avaliação da aparência e do toque de seus seios, na identificação de quaisquer alterações (American Cancer Society, 2009). Para aquelas mulheres que desejam realizar o autoexame das mamas, os enfermeiros são os profissionais de saúde ideais para orientarem-nas quanto à realização desta técnica de autoavaliação (Ensinando o Paciente e a Família 13.1, Tab. 13.5 e Fig. 13.19).

Sons cardíacos

Ao avaliar o tórax anterior, o enfermeiro escuta os sons cardíacos, os quais são causados presumidamente pelo fechamento das válvulas cardíacas atrial e ventricular. Um enfermeiro em início de carreira pode se limitar a avaliar a área apical (ver Cap. 12). Ao adquirir maior experiência, pode expandir suas habilidades avaliativas e incluir a ausculta das áreas aórtica, pulmonar, tricúspide e mitral (Fig. 13.20).

Sons cardíacos normais

Os dois sons cardíacos considerados normais são B_1 e B_2. B_1. O primeiro está associado ao som "lub", que é escutado na área apical ou mitral, quando o diafragma do estetoscópio é utilizado. Embora o segundo som cardíaco, o B_2 ou som "dub", possa ser ouvido na área mitral, ele é mais audível na área aórtica.

Às vezes, há um pequeníssimo som indistinto, ou de rachadura, em um ou em ambos os sons, que dura não mais que uma fração de segundo. Ele pode soar como "lubba-dub" ou "lub-dubba". Sons que lembram rachadura costumam ser atribuídos ao fato de que as válvulas entre os átrios (ou ventrículos) nem sempre se fecham em uníssono preciso. O som de rachadura, se escutado, costuma ser notado com o estetoscópio no ponto P ou T do tórax.

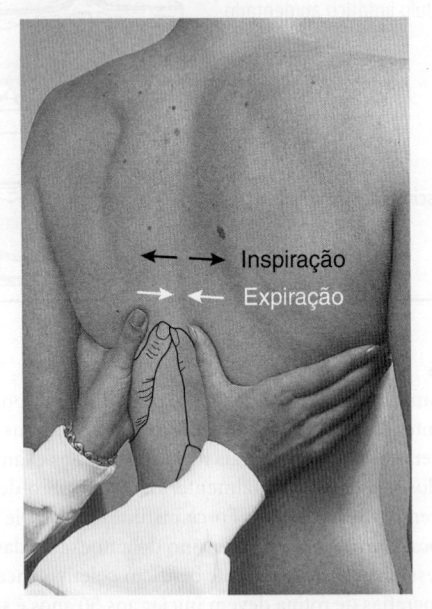

FIGURA 13.17 Palpação da excursão torácica. Na região posterior, o enfermeiro coloca as mãos ao nível da 10ª costela e observa a igualdade de movimento à medida que o paciente inspira.

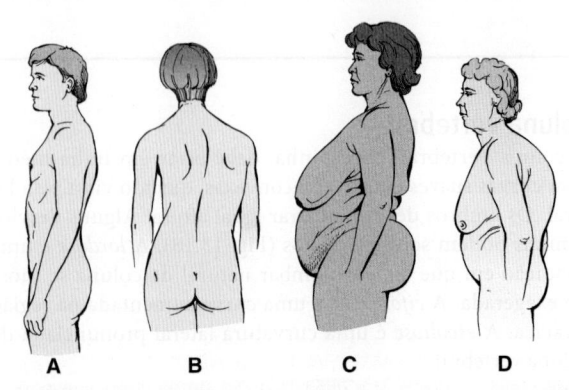

FIGURA 13.18 Variações nas curvaturas da coluna vertebral: (**A**) normal, (**B**) escoliose, (**C**) lordose e (**D**) cifose.

Ensinando o paciente e a família 13.1
Autoexame das mamas

O enfermeiro ensinará os seguintes pontos:
- Examinar as mamas mensalmente, durante uma semana, após o período menstrual ou em uma data específica, caso não ocorram mais menstruações.
- Iniciar o exame no chuveiro.
- Utilizar a mão direita para o exame da mama esquerda e a mão esquerda para o exame da mama direita.
- Colocar a mão do lado que será examinado atrás da cabeça.
- Deslizar a parte interna dos dedos sobre todas as áreas de cada mama, em direção à clavícula, à axila, para o meio do tórax e para a parte inferior da caixa torácica (ver Fig. 13.19), de cima para baixo ou seguindo um padrão vertical.
- Determinar se há qualquer nódulo, caroço ou área com espessamento.
- Em seguida, colocar-se diante de um espelho.
- Observar o aspecto de ambas as mamas, com os braços relaxados ao lado do corpo, com as mãos no quadril e, depois, com as mãos elevadas acima da cabeça.
- Procurar cavidades na pele ou retração dos mamilos.
- Deitar-se para o restante do exame.
- Colocar um travesseiro ou uma toalha dobrada debaixo do ombro, no lado da primeira mama que será examinada; inverta o travesseiro antes de examinar a segunda mama.
- Novamente, colocar o braço atrás da cabeça.
- Pressionar a superfície plana dos dedos em pequenos movimentos circulares, a partir da margem exterior da mama, indo em direção ao mamilo, em busca de alterações em qualquer área da mama (ver Fig. 13.19).
- Sentir, ainda, na direção superior e inferior da axila, em cada um dos braços.
- Concluir pelo menos três movimentos evolutivos em torno da mama.
- Apertar o mamilo suavemente entre os dedos polegar e indicador, para determinar se há qualquer saída de sangue ou líquido.
- Repetir o exame na mama e axila opostas.
- Relatar qualquer achado incomum ou mudanças a um médico.
- O autoexame das mamas pode ser combinado com um exame clínico e uma mamografia para garantir um diagnóstico precoce e um tratamento de tumores malignos (ver Tab. 13.5).

TABELA 13.5 Orientações para o exame das mamas

TÉCNICA	IDADE	FREQUÊNCIA
Autoexame (opcional)	≥ 20 anos	Uma vez por mês
Exame clínico pelo enfermeiro ou pelo médico	20 – 39 anos ≥ 40 anos	A cada 3 anos A cada ano
Mamografia	40 anos	Primeiro exame e após a cada ano
Exame clínico, mamografia, ressonância magnética	A qualquer idade, na presença de alto risco	A cada ano

Fonte: American Cancer Society, 2009.

após o som B_2. Soa como "lub-dub-**dub**" ou cadenciado como a pronúncia das sílabas da palavra "Ken-tuck-**y**". Um terceiro som é muito mais pronunciado do que o segundo, que é do tipo rachadura. O B_4 é escutado logo antes do B_1. Ele pode soar mais parecido com "**lub**-lub-dub" ou como as sílabas na palavra "**Ten**-nes-see".

A identificação dos sons cardíacos anormais – B_3, B_4, murmúrios cardíacos, estalidos ou atritos – é uma habilidade que um enfermeiro, já com bastante experiência, domina após se tornar proficiente em diferenciar o som B_1 do som B_2. Um profissional iniciante precisa buscar auxílio de um colega com mais prática, seja ele médico ou também enfermeiro, se perceber a presença de qualquer característica anormal nos sons cardíacos B_1 e B_2 do paciente.

Sons pulmonares

A escuta dos sons pulmonares constitui uma habilidade que exige prática frequente e repetida, porque alguns sons são normais e outros não (ver Orientações de Enfermagem 13.4 e Fig. 13.21).

Sons pulmonares normais

Os sons pulmonares normais são criados pela movimentação do ar que entra e sai das vias áreas. Eles variam em altura e duração, de acordo com o tamanho e a localização dessas vias (Fig. 13.22). Há quatro sons pulmonares normais:

- Os *sons da traqueia* são altos e ásperos. Têm igual duração na inspiração e na expiração, sendo separados por uma pequena pausa entre eles.
- Os *sons dos brônquios*, escutados acima da área superior do esterno e entre as escápulas, são estridentes e altos. Eles são

Sons cardíacos anormais

O enfermeiro pode escutar dois outros sons ao auscultar o peito, identificados como B_3 e B_4. Um B_3 é normal em crianças, embora seja considerado anormal na maioria dos adultos. Ele aparece

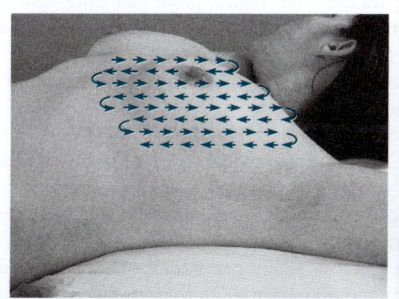

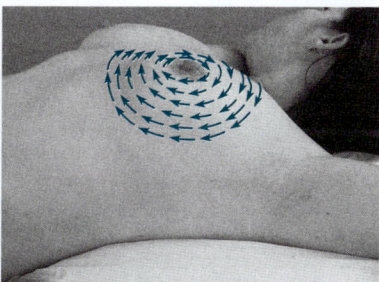

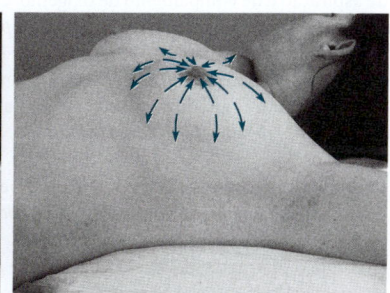

FIGURA 13.19 Padrões para avaliação do tecido mamário. O padrão vertical, de cima para baixo, começando em uma linha imaginária reta traçada em direção à lateral da axila, movendo-se pelo seio desde a clavícula até a base das costelas, é o padrão mais eficaz para cobrir toda a mama, sem perder qualquer tecido mamário (American Cancer Society, 2009). (Fonte: Taylor, 2011.)

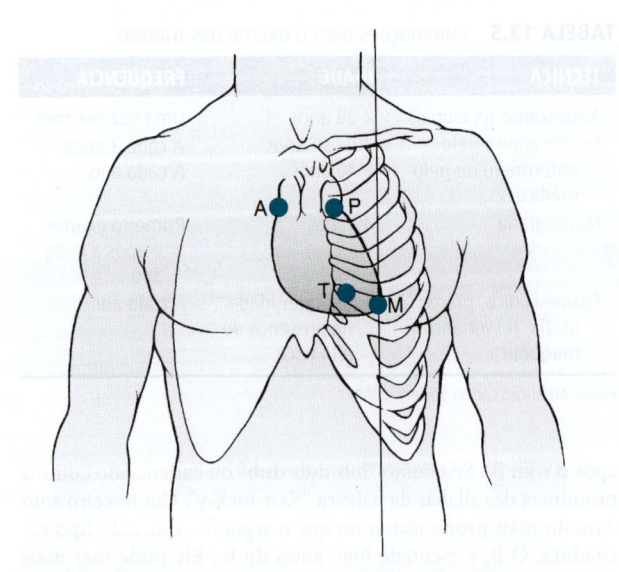

FIGURA 13.20 Locais para avaliação dos sons cardíacos: M= área mitral, T= área tricúspide, P= área pulmonar, A= área aórtica.

mais breves na inspiração do que na expiração, com uma pausa entre os dois.
- Os *sons broncovesiculares* são aqueles escutados de cada lado da parte central do peito ou nas costas. São de alcance médio, iguais em comprimento durante a inspiração e a expiração, sem pausa observável.
- Os *sons vesiculares* estão localizados na periferia de todos os campos pulmonares. Sua qualidade suave e sussurrante mostra-se mais duradoura na inspiração do que na expiração, sem pausa entre ambas.

Sons pulmonares anormais

Os sons pulmonares anormais, conhecidos como *sons adventícios*, são aqueles escutados além dos sons pulmonares normais. A maioria dos sons adventícios é criada pelo ar que se movimenta por meio de secreções ou de vias aéreas estreitadas. Eles estão divididos em quatro categorias:

- As *crepitações*, formalmente chamadas *estertores*, são sons intermitentes, altos, lembrando estalos, escutados em áreas distantes dos pulmões, basicamente durante a inspiração. Assemelham-se ao som dos cereais crocantes quando lhes é agregado leite. Atribui-se esse som à abertura dos alvéolos em colapso parcial (sacos aéreos terminais) ou à movimentação do ar sobre pequenas quantidades de fluido na periferia dos pulmões, durante inspirações profundas.
- Os *balbucios*, corretamente chamados *roncos*, não são tão altos, mas são contínuos, sons de "conversa de bebê", escutados nas vias aéreas maiores. Eles são mais proeminentes durante a expiração. Alguns descrevem os balbucios como um *ronco úmido*. Podem desaparecer durante a respiração profunda ou tosse.

ORIENTAÇÕES DE ENFERMAGEM 13.4

Investigando os sons pulmonares

- Lave bem as mãos ou realize antissepsia por meio de fricção com álcool (ver Cap. 10). *Essa medida reduz a disseminação de infecção.*
- Proporcione privacidade. *É uma demonstração de preocupação com o pudor do paciente.*
- Eleve a cama, colocando-a em posição confortável. *Isso reduz a tensão do sistema musculoesquelético.*
- Auxilie o paciente a sentar, se possível. *Essa posição facilita a ausculta das porções anterior, posterior e lateral do tórax com um mínimo de esforço do paciente.*
- Retire ou afrouxe as roupas do paciente, na parte superior. *Isso auxilia na identificação de marcas anatômicas.*
- Reduza ou elimine fontes de barulho ambiental, como motores de aspiração e de equipamento de oxigênio. *Condições silenciosas promovem a acurácia na percepção dos sons pulmonares.*
- Solicite ao paciente para que se abstenha de falar. *A fala interfere na concentração e causa distorções nos sons pulmonares.*
- Aqueça o diafragma do estetoscópio na palma de sua mão. *O aquecimento dessa peça reduz o desconforto, quando for aplicada sobre o peito.*
- Oriente o paciente para inspirar e expirar pela boca, profunda e lentamente. *Esse tipo de respiração reduz o barulho decorrente da turbulência do ar e evita a hiperventilação.*
- Coloque o diafragma do estetoscópio sobre a parte superior das costas, mas evite colocá-la sobre as costelas ou omoplatas. *Esse método facilita a audição nos lobos superior e inferior, além de reduzir sons concomitantes advindos do coração.*
- Escute uma ventilação completa (inspiração e expiração) em cada área auscultada. *Esse método garante a audição das características durante cada fase da ventilação.*
- Se os pelos do corpo causarem ruído, umedeça-os ou pressione-os firmemente com o aparelho. *Essa técnica reduz as distorções de som.*
- Movimente o diafragma de um local para outro, a partir dos ápices (parte superior) em direção às bases (parte inferior) dos pulmões (Fig. 13.21). *Seguir essa sequência ajuda na comparação dos sons.*
- Ausculte a região torácica lateral e anterior de maneira semelhante. *Isso assegura a realização de um exame bastante compreensivo.*
- Peça ao paciente para tossir ou respirar profundamente, caso sejam escutados estalidos ou sons do tipo balbúcio. *Esse método ajuda a limpar as passagens de ar e a abrir os alvéolos.*
- Reponha as roupas e rebaixe a cama. *Isso serve para restaurar o conforto e a segurança do paciente.*
- Lave bem as mãos ou realize antissepsia por meio de fricção com álcool (ver Cap. 10). *Essa medida reduz a disseminação de microrganismos.*
- Registre os achados encontrados. *Os dados documentados podem ser utilizados em futuras comparações.*
- Repita a ausculta dos sons pulmonares conforme a política da instituição ou o estado do paciente. *Ao fazer isso, demonstra-se responsabilidade, compromisso e bom senso clínico.*

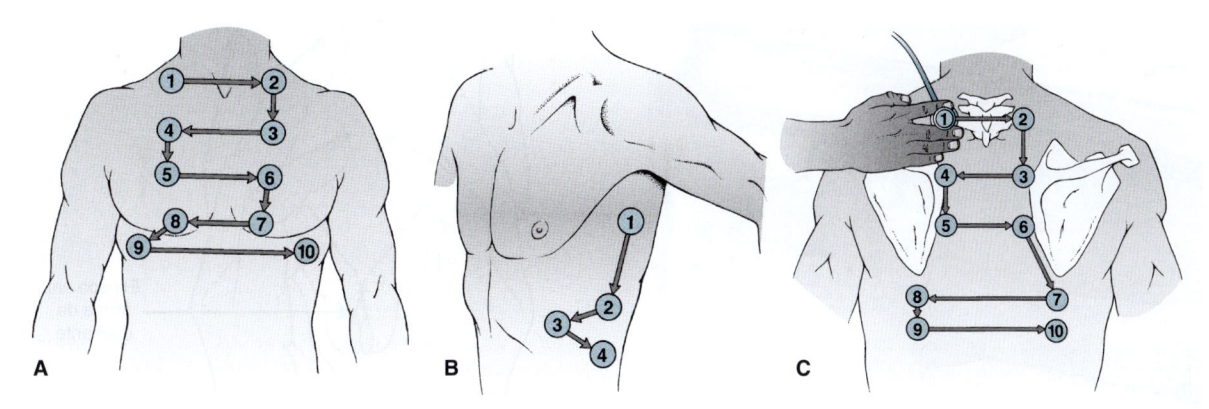

FIGURA 13.21 Sequência ascultatória: **(A)** anterior, **(B)** lateral e **(C)** posterior.

- Os *Sibilos* são sons arquejantes ou sibilantes, causados pela movimentação do ar por vias estreitas. Eles podem ser ouvidos em qualquer lugar do peito, durante a inspiração e a expiração. Esses sons às vezes são audíveis sem estetoscópio. A tosse e a respiração profunda não costumam alterar os chiados; na verdade, quando cessam repentinamente, o que se pode ter é a oclusão total da passagem de ar.
- Os *atritos* são sons do tipo fricção ou grosseiros, causados por duas superfícies pleurais ressecadas que se movimentam uma sobre a outra.

Sempre que são escutados sons adventícios, o enfermeiro também examina as características da tosse, caso ela se faça presente, além do aspecto do catarro que se forma.

> ▶ **Pare, Pense e Responda – Quadro 13.3**
> Que investigações médicas são apropriadas quando um paciente está frequentemente tossindo?

Extremidades

O enfermeiro observa o alinhamento, a mobilidade e a força das extremidades, além de comparar seus tamanhos. Ele também verifica a temperatura da pele, observa as características das unhas e o tempo de enchimento capilar, palpa as pulsações periféricas locais (ver Cap. 12), checa a presença de edema e pode testar a percepção das sensações da pele. Profissionais mais experientes examinam os reflexos tendinosos profundos com um martelinho de reflexos.

Força muscular

O enfermeiro investiga todas as quatro extremidades, em separado, para que se determine a força muscular. Solicita-se ao paciente que agarre, aperte e solte os dedos do enfermeiro. Enquanto o enfermeiro puxa e empurra o antebraço e o braço do paciente, orienta-o a resistir. Para testar a força das extremidades inferiores, o enfermeiro solicita-lhe que puxe e empurre os pés contra as mãos de alguém que faça resistência (Fig. 13.23).

Unhas das mãos e dos pés

Mudanças na forma e na espessura das unhas dos dedos dos pés e das mãos costumam ser sinais de doença cardiopulmonar crônica (Fig. 13.24) ou de infecções fúngicas. Quaisquer características incomuns nas unhas ou no tecido em torno delas são documentadas pelo enfermeiro.

O **tempo de enchimento capilar** é o tempo necessário para que o sangue reinicie seu fluxo na base das unhas. Normalmente, ele é inferior a três segundos, contando-se do momento em que foi feita a compreensão e liberado o leito ungueal. Para avaliar o tempo de enchimento capilar:

1. Observe a cor no leito ungueal.
2. Comprima o leito ungueal, deslocando o sangue dos capilares.
3. Libere a pressão.
4. Observe quantos segundos são necessários para o reaparecimento da cor anteriormente examinada. Pelo fato de que a observação do relógio poderia interferir em um exame preciso, conta-se "um-um mil, dois-dois mil, três-três mil", como uma forma de estimar o tempo em segundos.

Edema

Um **edema** compreende uma quantidade excessiva de líquidos nos espaços intersticiais. Ele é um sinal de anormalidade na distribuição dos fluidos corporais. Pacientes com disfunção cardiovascular, hepática e renal estão mais propensos a desenvolver edemas. Indícios sutis de edema incluem aumento de peso, anéis que passam a apertar os dedos e marcas na pele após a retirada de meias ou sapatos. Para a determinação da presença e da extensão

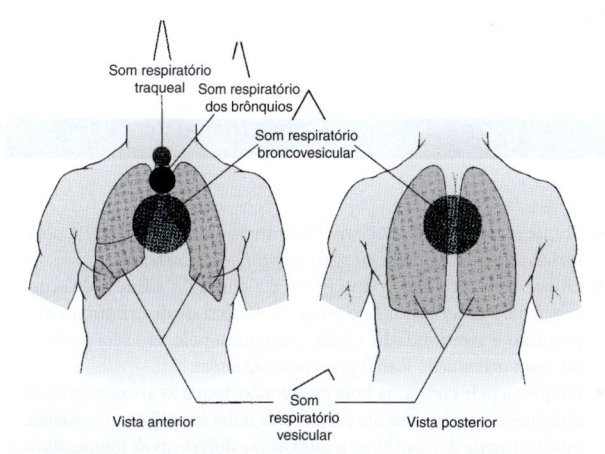

FIGURA 13.22 Localização dos sons pulmonares normais. Os símbolos indicam a proporção de tempo em que podem ser escutados durante a inspiração e a expiração, bem como a presença ou a ausência de pausas entre eles.

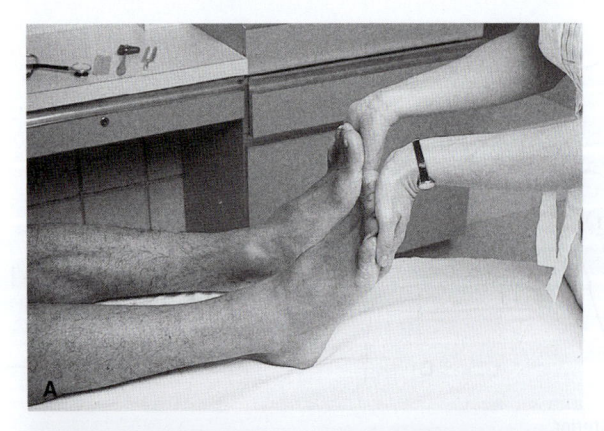

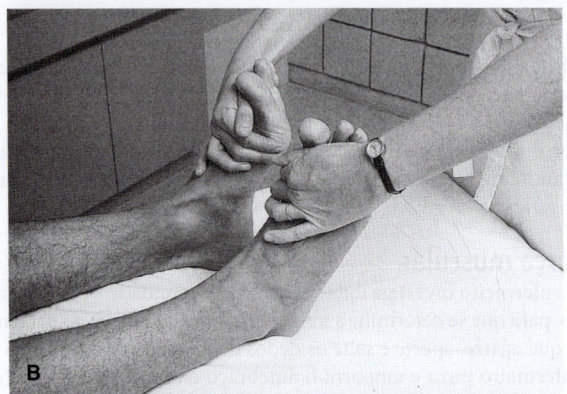

FIGURA 13.23 Avaliação da força muscular nas extremidades inferiores. (**A**) Resistindo ao empurrar do enfermeiro. (**B**) Resistindo ao puxar do enfermeiro.

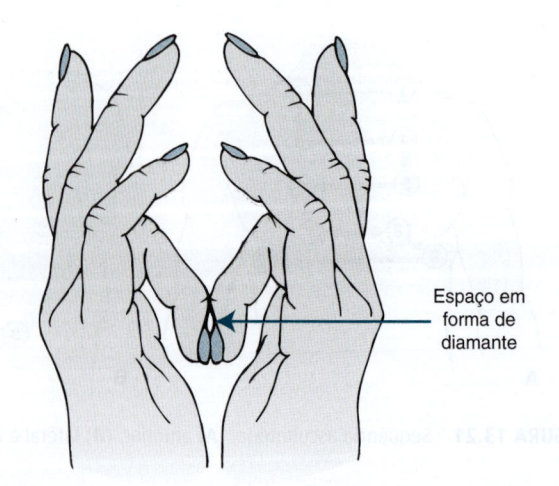

FIGURA 13.24 Técnica para investigação do baqueteamento das unhas das mãos. Um espaço em forma de diamante entre as unhas é um achado normal.

de um edema, o enfermeiro pressiona um dos polegares, ou outro dedo da mão, sobre o tecido, em cima de um osso. Permanecendo uma marca de compressão (*edema sulcado*), ele tenta quantificar sua gravidade (Quadro 13.2).

Sensibilidade da pele

Durante um exame completo, em oposição a um exame mais básico, o enfermeiro testa a capacidade do paciente para distinguir entre um toque leve, o calor, o frio, um objeto pontiagudo, um objeto rombudo e uma vibração (ver Orientações de Enfermagem 13.5).

ABDOME

A maioria dos órgãos gastrintestinais e acessórios para a digestão situam-se no abdome. A bexiga, quando distendida, pode se elevar, ocupando parte dele.

Para a investigação proposta, o abdome costuma ser dividido em quatro quadrantes (Fig. 13.25). *O abdome é sempre inspecionado e, então, auscultado – nesta ordem – antes do uso das técnicas de palpação e de percussão.* O toque e a manipulação do abdome podem alterar os sons intestinais, produzindo achados incorretos.

Sons intestinais

As contrações ondulatórias do intestino, grosso e delgado, que movimentam o conteúdo e os líquidos dentro dele, até que cheguem ao reto, produzem os sons intestinais. Eles são rotineiramente examinados pelo enfermeiro durante a admissão hospitalar e uma vez a cada turno.

ORIENTAÇÕES DE ENFERMAGEM 13.5

Avaliando a percepção sensorial da pele

- Colete um chumaço de algodão, um alfinete de segurança ou outro objeto pontiagudo; recipientes pequenos com água quente e gelada; e um diapasão. *Esses materiais servirão para uma série de testes.*
- Oriente o paciente para manter os olhos fechados. *Fazendo isso, reduzir-se-á o potencial para coleta de dados incorretos.*
- Explique que você tocará a pele do paciente com alguns objetos, em locais variados, em ambos os lados do corpo, e solicitará que identifique o local e a característica da sensação. *Essa informação identifica o método do teste e a forma pela qual se espera que o paciente reaja.*

- Toque o paciente aleatoriamente com os objetos do teste. *A aleatoriedade evita o potencial para adivinhações corretas.*
- Utilize a extremidade pontiaguda e a curva do alfinete de segurança para determinar se o paciente é capaz de discriminar entre pontudo e arredondado. Cuide para que a pele não seja perfurada. *Essa orientação visa à prevenção de lesões.*
- Golpeie a pele com uma bola de algodão; toque as áreas com os recipientes com água quente e fria. *Esses testes investigam a capacidade do paciente de identificar toques sutis e diferenças de temperatura.*
- Golpeie um diapasão e encoste sua haste em áreas ósseas, como os punhos, e ao longo do comprimento dos ossos da tíbia. *Esse teste serve para testar a capacidade do paciente de sentir vibrações.*

QUADRO 13.2 Critérios para estimativa do edema sulcado

1+ EDEMA SULCADO
- Leve indentação (2 mm)
- Contorno normal
- Associado com volume de líquido intersticial 30% acima do normal

2+ EDEMA SULCADO
- Indentação profunda, após pressão (4 mm)
- Duração mais longa que 1+
- Contorno razoavelmente normal

3+ EDEMA SULCADO
- Indentação profunda (6 mm)
- Permanece por vários segundos, após pressão
- Percebe-se uma tumefação da pele na inspeção geral

4+ EDEMA SULCADO
- Indentação profunda (8 mm)
- Permanece por vários segundos, após pressão, até minutos
- Tumefação franca

5+ EDEMA VIGOROSO
- O líquido não consegue se deslocar, devido ao acúmulo intersticial excessivo
- Não há sulco
- O tecido mostra-se firme ou áspero
- A superfície da pele é brilhosa, quente e úmida

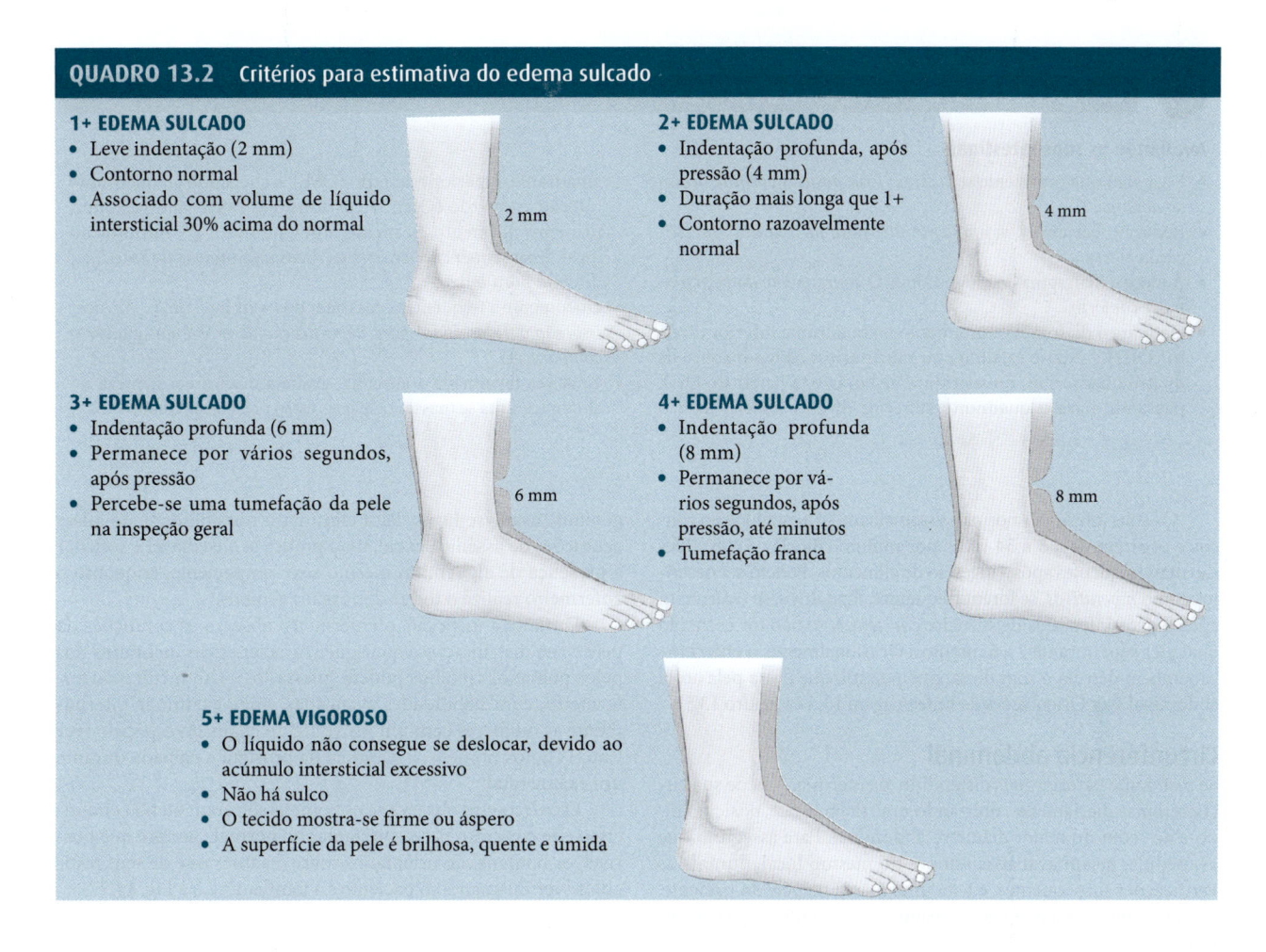

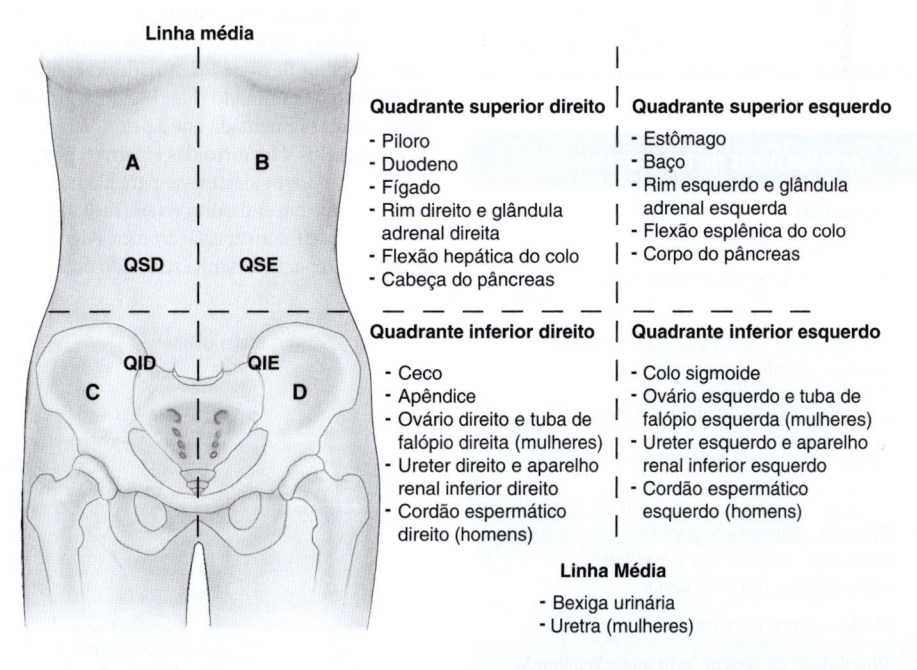

Quadrante superior direito
- Piloro
- Duodeno
- Fígado
- Rim direito e glândula adrenal direita
- Flexão hepática do colo
- Cabeça do pâncreas

Quadrante superior esquerdo
- Estômago
- Baço
- Rim esquerdo e glândula adrenal esquerda
- Flexão esplênica do colo
- Corpo do pâncreas

Quadrante inferior direito
- Ceco
- Apêndice
- Ovário direito e tuba de falópio direita (mulheres)
- Ureter direito e aparelho renal inferior direito
- Cordão espermático direito (homens)

Quadrante inferior esquerdo
- Colo sigmoide
- Ovário esquerdo e tuba de falópio esquerda (mulheres)
- Ureter esquerdo e aparelho renal inferior esquerdo
- Cordão espermático esquerdo (homens)

Linha Média
- Bexiga urinária
- Uretra (mulheres)

FIGURA 13.25 Os quatro quadrantes abdominais. (**A**) Quadrante superior direito (QSD). (**B**) Quadrante superior esquerdo (QSE). (**C**) Quadrante inferior direito (QID). (**D**) Quadrante inferior esquerdo (QIE).

> **ORIENTAÇÕES DE ENFERMAGEM 13.6**
>
> **Avaliando os sons intestinais**
>
> - Faça com que o paciente se recline. *Essa posição permite acesso ao abdome.*
> - Reduza o barulho. *Um ambiente silencioso facilita uma investigação precisa.*
> - Aqueça o diafragma do estetoscópio. *O aquecimento da peça promove conforto.*
> - Coloque o diafragma suavemente no quadrante inferior direito (QID) e escute estalidos ou murmúrios. Mova-o sobre os quatro quadrantes, no sentido anti-horário, a partir do QID, passando para o quadrante superior direito (QSD), para o quadrante superior esquerdo (QSE), e chegando ao quadrante inferior esquerdo (QIE). Se os sons não forem audíveis num primeiro momento, permaneça ouvindo de 2 a 5 minutos no local. *Essa sequência percorre as áreas anatômicas do intestino, de cima para baixo.*
> - Documente a frequência e o caráter dos sons intestinais. *Ao fazer isso, são obtidos dados para identificação de problemas e futuras comparações.*
> - Uma vez terminada a ausculta, avalie a maciez e a firmeza do abdome e sinta se massas palpáveis estão presentes (Quadro 13.3).

Os sons intestinais normais assemelham-se a estalidos ou roncos e ocorrem de a 5 a 34 vezes por minuto (Bickley, 2008). Eles são mais frequentes após a ingestão de alimentos. Podem ser descritos como *hiperativos*, se forem frequentes, *hipoativos*, se ocorrerem após longos intervalos de silêncio, e *ausentes*, se não for escutado qualquer som durante 2 a 5 minutos. Ocasionalmente, o enfermeiro também detecta o som do sangue pulsátil, que passa pela aorta abdominal (ver Orientações de Enfermagem 13.6 e Quadro 13.3).

Circunferência abdominal

Se o abdome parecer mais distendido, o enfermeiro mede sua circunferência diariamente, utilizando uma fita métrica, posicionando-a ao redor do maior diâmetro abdominal. Para assegurar que as medidas sejam avaliadas sempre no mesmo local, durante as verificações subsequentes, é feita uma marca na pele do paciente, usando uma caneta que não se apague, que servirá de guia ao enfermeiro (Fig. 13.26).

Genitália

Na maior parte dos casos, o enfermeiro só inspeciona a genitália. Havendo necessidade de contato com estruturas ou secreções genitais, usam-se luvas. Para eliminar a possibilidade de falsas acusações de assédio sexual, uma prática aconselhável é solicitar a presença de alguém do mesmo sexo do paciente, enquanto o enfermeiro realiza o toque dos órgãos genitais.

Durante a inspeção, o enfermeiro observa as condições da pele e sua distribuição e quaisquer características incomuns dos pelos pubianos (piolhos podem infestá-los). Um médico ou enfermeiro, com habilidades avançadas, pode examinar internamente as mulheres com um instrumento chamado espéculo (ver Cap. 14); nos homens, a glândula da próstata é palpada durante um exame retal.

O enfermeiro observa se os homens sofreram ou não circuncisão e se o escroto parece ter tamanho normal. Sempre que possível, os homens são orientados sobre o autoexame de seus testículos (ver Ensinando o paciente e a família 13.2 e a Fig. 13.27).

Ânus e reto

A menos que o paciente descreva sintomas específicos, apenas o ânus é examinado pelo enfermeiro. Havendo necessidade de toque, usam-se luvas. Para examinar o ânus, o paciente é colocado de lado com os joelhos flexionados. A nádega superior é levantada e o orifício externo é examinado (Fig. 13.28). A área deve mostrar-se intacta, mas mais pigmentada que a pele adjacente; deve estar mais úmida e sem pelos. Hemorroidas externas, protusões saculares (cheias de sangue, podem alastrar-se para além do músculo esfincteriano externo. Pode haver fissuras retais (rachaduras), se o paciente possui uma história de constipação crônica. Algum trauma pode estar presente, caso o paciente tenha realizado de intercurso anal.

QUADRO 13.3 Características de massas palpáveis

CARACTERÍSTICA	DESCRIÇÃO
Mobilidade	Fixa – não se movimenta Móvel – pode ser movimentada com a palpação
Forma	Arredondada – assemelha-se a uma bola Tubular – mostra-se alongada Ovoide – assemelha-se a um ovo Irregular – não possui forma definida
Consistência	Edematosa – deixa indentação quando palpada Nodular – sente-se a protuberância ao toque Granular – sente-se a granulosidade ao toque Esponjosa – parece macia ao toque Dura – parece firme ao toque
Tamanho	Medida em centímetros
Sensibilidade	Quantidade de desconforto quando palpada – nenhuma, leve, moderada ou grave

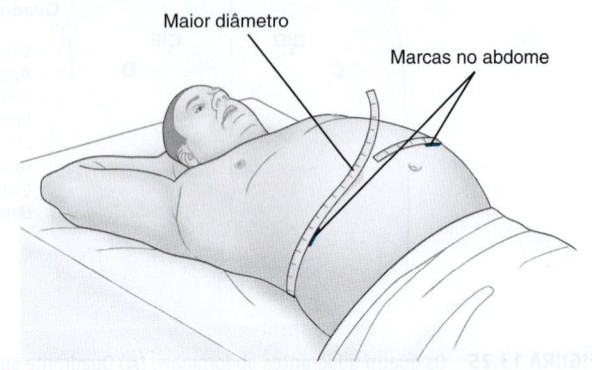

FIGURA 13.26 Medindo a circunferência abdominal.

Ensinando o paciente e a família 13.2
Autoexame dos testículos

O enfermeiro ensinará os seguintes pontos:
- Examinar mensalmente os testículos, no momento em que eles estiverem aquecidos e relaxados dentro do escroto (p. ex., durante o banho).
- Elevar o pênis com uma das mãos.
- Suavemente, circundar cada testículo no escroto, utilizando o polegar e o dedo indicador.
- Sentir cada testículo, vertical e horizontalmente (Fig. 13.27).
- Procurar qualquer protuberância incomum; nódulos cancerosos estão localizados com maior frequência na porção superior e externa dos testículos.
- Continuar a palpação, seguindo o cordão espermático, a partir do testículo em direção ascendente ao abdome.
- Relatar qualquer achado incomum a um médico, tão logo seja possível; o diagnóstico precoce é acompanhado de melhor prognóstico.

IMPLICAÇÕES PARA A ENFERMAGEM

Os achados decorrentes das investigações compõem a base para identificação dos problemas de saúde do paciente. É comum, durante a realização de um exame físico, que o paciente revele situações que levaram sua saúde a declinar ou que evidenciem um desejo de obter mais informações sobre a saúde. Os seguintes diagnósticos de enfermagem podem ser aplicados:

- Disposição para Melhora do Conhecimento
- Manutenção Ineficaz da Saúde
- Controle Ineficaz do Regime Terapêutico
- Conhecimento Deficiente
- Não comprometimento
- Disposição para Autocontrole da Saúde melhorado

O Plano de Cuidados de Enfermagem 13.1 é um exemplo de como o processo de enfermagem é utilizado quando um paciente recebeu o diagnóstico de enfermagem de Disposição para Autocontrole da Saúde Melhorado, definido pela NANDA-I (2012, p.212) como "um padrão de regulação e integração na vida diária de um regime terapêutico... que é suficiente para alcançar os objetivos relacionados com a saúde e que pode ser fortalecido".

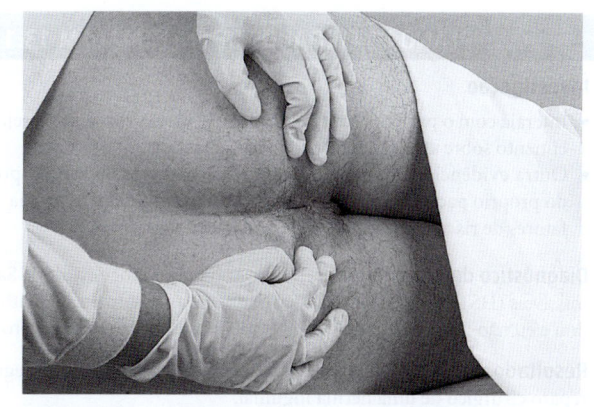

FIGURA 13.28 Inspeção do ânus.

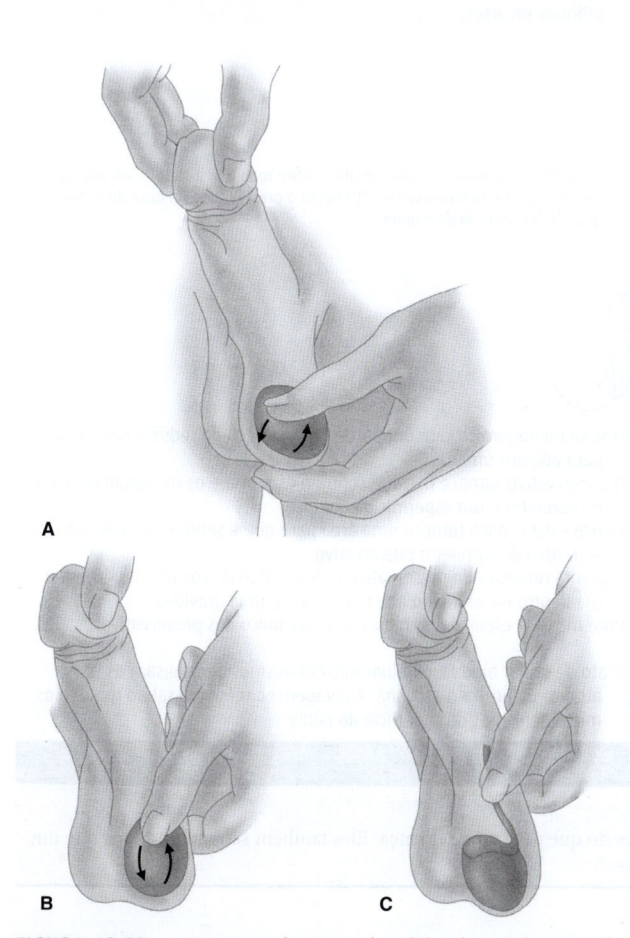

FIGURA 13.27 Autoexame dos testículos. (**A**) Palpação horizontal. (**B**) Palpação vertical. (**C**) Palpação do cordão espermático. (Fonte: Taylor, 2011.)

PLANO DE CUIDADOS DE ENFERMAGEM 13.1 — Disposição para autocontrole da saúde melhorado

Investigação

- Interaja com o paciente para determinar se ele expressa um desejo de buscar um nível maior de bem-estar ou se manifesta falta de conhecimento sobre atividades de promoção da saúde.
- Outra evidência que valida o diagnóstico de enfermagem Disposição para Autocontrole da Saúde Melhorado é a manifestação verbal do próprio paciente sobre o interesse em fazer mudanças na sua vida cotidiana que sejam condizentes ao alcance de metas que reduzam fatores de risco à saúde ou que previnam doenças.

Diagnóstico de enfermagem: Disposição para Autocontrole da Saúde Melhorado relacionada à prevenção de doenças sexualmente transmissíveis (DST) e a gravidez, evidenciados pelas seguintes afirmativas: "Eu tenho feito sexo com várias mulheres. Nenhuma delas engravidou e eu não peguei nenhuma doença, até onde sei. Mas, não quero correr mais riscos".

Resultado esperado: O paciente descreverá práticas sexuais seguras, dentro das 24 horas (tempo da alta antecipada) subsequentes ao reparo cirúrgico de uma hérnia inguinal.

Intervenções	Justificativas
Determine o conhecimento do paciente acerca de várias DSTs comuns e como elas são transmitidas.	Uma educação para saúde eficaz constrói-se com base no conhecimento que o paciente já havia adquirido.
Explore as opiniões do paciente sobre medidas não permanentes que um homem pode tomar para reduzir os riscos de uma gravidez.	A capacidade do paciente de incorporar novos comportamentos saudáveis depende da aceitação e disponibilidade de integrar cada mudança.
Providencie panfletos entitulados "Opções" e "Compreendendo o Sexo Seguro" do Centro de Controle Reprodutivo. Esses folhetos descrevem medidas de controle de natalidade e ilustrações que mostram como colocar um preservativo (*camisinha*) para evitar as DSTs.	A informação que provém de uma fonte qualificada possui forte embasamento científico.
Dê ao paciente uma quantidade de preservativos grátis, distribuídos pelo Centro de Controle Reprodutivo.	Um suprimento inicial de preservativos facilita a implementação de novos comportamentos saudáveis, até que o paciente providencie seus próprios recursos.
Revise as seguintes informações de saúde e ilustrações (**A** e **B**) que constam nos panfletos.	(A) Para aplicar, desenrole o preservativo sobre todo o pênis ereto, enquanto aperta a ponta do preservativo. (B) Firme o preservativo na base do pênis quando for retirá-lo da vagina.
Reduza o número de parceiros sexuais a um único, não infectado e fiel.	O sexo monogâmico com um parceiro não infectado reduz o potencial para adquirir uma DST.
Use um preservativo de látex e aplique nonoxinol-9 em sua ponta ou na vagina da parceira.	O preservativo fornece barreira contra o esperma e os microrganismos. O nonoxinol-9 é um espermicida químico.
Desenrole o preservativo sobre todo o pênis ereto, enquanto aperta a ponta do preservativo, para não entrar ar.	Deixar esse espaço fornece uma área para que o sêmen seja coletado, sem risco de romper o preservativo.
Firme o preservativo na base do pênis e retire prontamente o membro coberto da vagina, antes que ele perca a ereção.	A pronta remoção do preservativo reduz o risco de vazamento do esperma dentro da vagina, o que pode levar a uma gravidez.
Não tenha um novo contato sexual, a menos que coloque um outro preservativo.	Para máxima efetividade, indica-se o uso único dos preservativos.
Se o preservativo vazar ou arrebentar, urine imediatamente e lave o pênis com água e sabão.	O ato de urinar ajuda a eliminar microrganismos que causam as DSTs, através da uretra masculina. A lavagem com água e sabão remove os microrganismos da superfície do pênis.

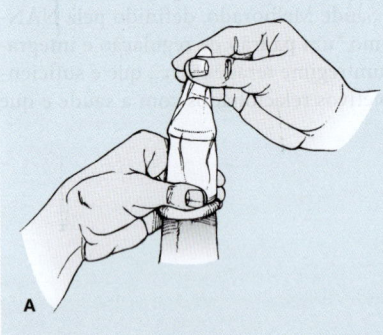

Avaliação dos resultados esperados:

- O paciente lê os panfletos fornecidos.
- O paciente diz: "Os preservativos são incômodos, mas são melhores do que pegar uma doença. Eles também são mais baratos que um bebê. Planejo usá-los agora, até que encontre a pessoa certa para viver".

EXERCÍCIOS DE PENSAMENTO CRÍTICO

1. Um paciente relata que não tem tido movimentos intestinais há 3 dias, algo incomum para seu padrão de eliminação. Discuta a investigação física importante a ser feita neste momento.
2. Descreva as características dos sons pulmonares normalmente ouvidos na região mediana do tórax, que fica logo abaixo dos mamilos.
3. Que medidas são apropriadas se um idoso fica fatigado durante um exame físico?
4. Que informações poderiam ser fornecidas pelo enfermeiro a uma paciente que está confusa em relação a mudanças nas orientações sobre a realização de exame nas mamas?

QUESTÕES DE REVISÃO – ESTILO DO NCLEX

1. Embora seja apropriado coletar todas as informações a seguir, quando um paciente estiver com tosse é mais importante documentar as características da tosse e:
   1. A história familiar do paciente de doença respiratória
   2. A verificação atual da frequência cardíaca do paciente
   3. A aparência das secreções respiratórias
   4. Qualquer autotratamento que o paciente esteja usando
2. Qual é a melhor orientação a ser ensinada a uma paciente sobre como palpar o tecido mamário, durante o autoexame das mamas?
   1. Realizar movimentos para cima e para baixo, começando na axila
   2. Realizar pequenos movimentos circulares, a partir do mamilo
   3. Realizar movimentos lateralizados, partindo do esterno e atravessando a mama
   4. Realizar movimentos diagonais, nos quatro quadrantes mamários
3. Um enfermeiro cuidando de um paciente com lesão cefálica realiza todas as investigações descritas a seguir. Qual delas é a mais importante neste momento?
   1. Verificar os sons pulmonares do paciente
   2. Verificar a integridade da pele do paciente
   3. Avaliar as características da urina do paciente
   4. Avaliar as reações pupilares do paciente
4. O melhor local para o enfermeiro auscultar o som cardíaco B_1 é no:
   1. Quinto espaço intercostal, na linha média clavicular esquerda
   2. Quarto espaço intercostal, à esquerda do esterno
   3. Segundo espaço intercostal, à direita do esterno
   4. Segundo espaço intercostal, à esquerda do esterno
5. Antes de utilizar um cartaz de Snellen para verificar a acuidade visual do paciente, o enfermeiro está mais correto em explicar ao paciente que ele deve:
   1. Ler as palavras no tamanho em que estão impressas.
   2. Ler as letras de uma distância de 6 metros.
   3. Olhar uma figura colorida e identificar uma imagem.
   4. Olhar uma tela e dizer quando os objetos são vistos.

HABILIDADE 13.1 Realizando um exame físico

AÇÃO SUGERIDA	JUSTIFICATIVA
INVESTIGAÇÃO	
Identifique o paciente.	Garantir que o exame seja feito com a pessoa certa.
Determine a idade, o sexo e a raça do paciente.	Formar a base para o planejamento das técnicas do exame físico.
Observe o estado de alerta do paciente e sua capacidade para movimentar-se.	Auxiliar na determinação do melhor local para o exame e se o enfermeiro, paciente ou ambos necessitarão de auxílio.
Peça a opinião do paciente sobre seu estado de saúde e quaisquer sinais e sintomas atualmente presentes.	Ajudar a focalizar a atenção durante o exame de determinadas estruturas e de suas funções.
PLANEJAMENTO	
Dê ao paciente um coletor de amostra, caso haja necessidade de exame de urina.	Tomar proveito de uma oportunidade, quando a bexiga do paciente contiver urina.
Faça com que o paciente esvazie sua bexiga antes de se despir.	Facilitar o exame e reduzir o desconforto.
Puxe a cortina ou feche a porta e dê ao paciente um lençol ou avental, para usar depois que ficar despido.	Preparar o paciente para o exame e assegurá-lo privacidade.
Reúna o equipamento necessário e todos os demais suprimentos (ver Quadro 13.1 para saber o que é básico).	Promover a organização e o controle eficiente do tempo.
Decida qual método de exame será usado, seja ele o céfalo-podálico ou o por sistemas do organismo.	Estabelecer o plano para investigação e garantir que os dados sejam coletados de maneira compreensiva.
IMPLEMENTAÇÃO	
Explique como o exame será conduzido.	Reduzir a ansiedade.
Explique que todas as informações serão mantidas em sigilo entre os envolvidos em seu cuidado.	Encorajar o paciente a ser honesto e aberto na identificação dos problemas de saúde.
Lave bem as mãos ou realize antissepsia por meio de fricção com álcool (ver Cap. 10), de preferência na presença do paciente.	Reassegurar que o enfermeiro está asseado e consciente quanto ao controle da disseminação de microrganismos.
Aqueça suas mãos antes de tocar no paciente.	Demonstrar preocupação com o conforto do paciente.
Obtenha a altura, o peso e os sinais vitais do paciente.	Contribuir para a coleta de dados gerais sobre ele.
Auxilie o paciente a sentar-se na beira da cama ou na mesa de exames.	Facilitar o exame da parte superior do corpo sem necessitar que mude de posição.
Modifique a posição do paciente se o exame estiver sendo feito em outros locais que não a sala de exames.	Demonstrar adaptabilidade.
Explique cada técnica de investigação antes de sua execução.	Reduzir a ansiedade.
Tente evitar que o paciente se canse e peça desculpas caso ele sinta algum desconforto.	Demonstrar preocupação com o conforto do paciente.
Ajude o paciente a sentar-se após o exame.	Colocar o paciente na melhor posição para comunicar-se.
Lave bem as mãos ou realize antissepsia por meio de fricção com álcool (ver Cap. 10), mais uma vez.	Mostrar responsabilidade pelo controle da disseminação de microrganismos.
Revise os achados pertinentes, normais e anormais, sem fazer interpretações médicas.	Demonstrar conformidade com o direito à informação do paciente.
Ofereça ao paciente uma oportunidade de fazer perguntas.	Incentivar a participação ativa na aprendizagem e na tomada de decisão.
Inicie a organização dos achados obtidos fora da sala onde foi feito o exame, enquanto o paciente se veste ou põe um roupão.	Garantir a privacidade.
Auxilie o paciente a sair da sala de exames.	Demonstrar amabilidade e preocupação com a segurança do paciente.
Descarte equipamentos sujos, limpe e organize a sala de exames e reponha o que foi utilizado.	Mostrar consideração pela próxima pessoa que irá utilizar a sala de exames.

Avaliação

- Todos os aspectos do exame foram realizados e dados compreensivos foram coletados.
- O paciente continua seguro, aquecido e confortável.
- As perguntas e preocupações do paciente foram esclarecidas.

Documentação

- Data e hora.
- Achados normais e anormais.
- Quaisquer resultados inesperados durante o procedimento e as ações de enfermagem implementadas.
- Para quem os achados anormais foram relatados verbalmente e o resultado dessa interação.

EXEMPLO DE DOCUMENTAÇÃO

Data e hora   Homem de 67 anos transportado do leito à sala de exames, em cadeira de rodas, para exame físico. Capaz de cooperar sem sofrimento. Consultar o formulário de investigação para consulta dos achados decorrentes do exame físico.
_____ ASSINATURA / FUNÇÃO

14 Exames e Testes Especiais

OBJETIVOS DO ENSINO

Ao término deste capítulo o leitor deverá ser capaz de:

1. Diferenciar um exame de um teste.
2. Listar dez responsabilidades gerais da enfermagem relacionadas ao auxílio em exames e testes especiais.
3. Citar cinco posições comumente utilizadas durante os testes ou exames.
4. Explicar o que está envolvido em um exame pélvico e em um teste Papanicolau.
5. Listar seis categorias de testes ou exames comumente realizados.
6. Identificar quatro sufixos nominais e seus significados, que indicam como os testes ou os exames são realizados.
7. Explicar os seguintes procedimentos: sigmoidoscopia, paracentese, punção lombar, cultura de garganta e medida da glicose sanguínea capilar.
8. Discutir pelo menos três fatores que são considerados quando os exames e os testes são feitos em idosos.

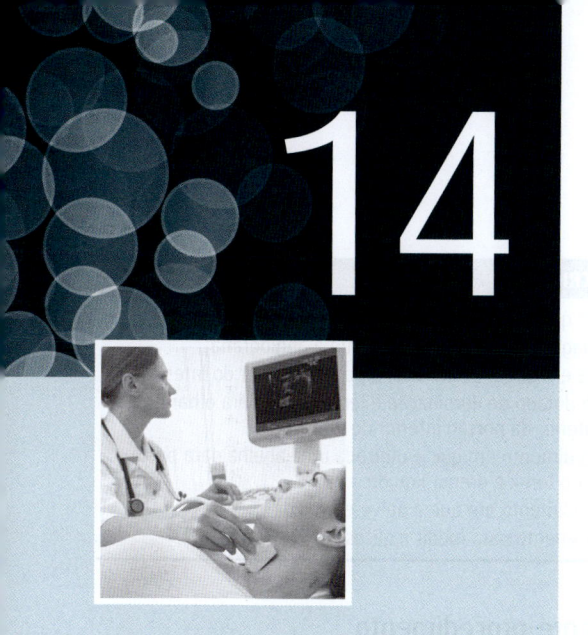

TERMOS PRINCIPAIS

Amostras
Área fria
Área quente
Cultura
Departamento de medicina nuclear
Ecografia
Eletrocardiografia
Eletroencefalografia
Eletromiografia
Endoscopia
Espéculo
Exame diagnóstico
Exame pélvico
Fluoroscopia
Glucosímetro
Imagem por ressonância magnética
Meio de contraste
Paracentese
Posição de litotomia
Posição de sims
Posição dorso-reclinada
Posição em pé modificada
Posição genupeitoral
Punção espinal
Punção lombar
Radiografia
Radionuclídeos
Roentgenografia
Teste laboratorial
Teste papanicolau
Tintura de gram
Tomografia computadorizada
Tomografia por emissão de pósitrons
Transdutor
Ultrassonografia

Além da obtenção da história de saúde e da realização do exame físico, o enfermeiro reúne dados adicionais sobre os pacientes a partir de exames e de testes especiais. Este capítulo oferece uma visão geral de alguns procedimentos diagnósticos usuais e as responsabilidades da enfermagem envolvidas em cada um deles. Os testes que envolvem a coleta de urina e de fezes são discutidos nos Capítulos 30 e 31, respectivamente.

EXAMES E TESTES

Um **exame diagnóstico** é um procedimento que envolve uma inspeção física das estruturas do corpo e das evidências de funcionamento dessas estruturas. Os exames diagnósticos são facilitados pelo uso de equipamentos e técnicas, como por exemplo:

- Radiografias (raios X)
- Endoscopias (dimensões visuais)
- Imagens radionuclídeas (elementos químicos radioativos)
- Ultrassonografias (ondas sonoras de alta frequência)
- Registros gráficos elétricos

Por intermédio do aprendizado do significado de radicais e sufixos (partes finais das palavras), que têm origem principalmente latina e grega, é possível decifrar muitos nomes desconhecidos de exames e testes diagnósticos (Tab. 14.1).

TABELA 14.1 Decifrando termos diagnósticos

SUFIXO	SIGNIFICADO	EXEMPLOS	DESCRIÇÃO
-grafia	Registrar	Angiografia	Teste que registra a imagem dos vasos sanguíneos
-grama	Uma imagem	Angiograma	A imagem real registrada durante a angiografia
-copia	Ver	Sigmoidoscopia	Teste em que é examinada a porção inferior do intestino
-cópio	Instrumento para exame	Sigmoidoscópio	Tubo dotado de iluminação e lente usado para olhar no interior da porção inferior do intestino
-centese	Perfurar	Toracocentese	Procedimento em que é utilizada uma agulha para perfurar o tórax e drenar líquido
-metria	Medir	Pelvimetria	Procedimento em que a pelve é medida
-metro	Instrumento para obter medidas	Glucosímetro	Instrumento para medir a glicose

Um **teste laboratorial** é um procedimento que envolve a análise de fluidos corporais e amostras em geral. Ele envolve a comparação dos componentes de amostras coletadas com achados considerados normais. Um exame diagnóstico pode ou não incluir a coleta de amostras.

Considerações gerontológicas

- Alguns valores laboratoriais alteram-se minimamente, ou não, em todos os indivíduos, com o avanço da idade. Os parâmetros são geralmente determinados usando estatísticas médias. Deixar de apreciar as diferenças relacionadas com a idade nos resultados dos testes laboratoriais pode levar a diagnósticos sub ou superestimados, e, portanto, ao tratamento impróprio.
- Muitos medicamentos, indicados ou não por um médico, assim como terapias à base de plantas, podem afetar os valores laboratoriais. Portanto, os enfermeiros devem ter o cuidado de rever e avaliar todos os medicamentos e terapias alternativas usados pelos pacientes antes da realização de qualquer procedimento laboratorial.
- Conhecer a faixa normal de resultados laboratoriais para idosos que apresentam condições crônicas é importante. A doença crônica ou seu tratamento podem ocasionar resultados anormais nos testes, que podem ser normais ou aceitáveis para os idosos. É também importante conhecer os resultados de testes anteriores do paciente, para que ao realizá-lo novamente seja estabelecida uma base para efeitos de comparação.

Responsabilidades gerais da enfermagem

Quando os pacientes são submetidos a exames diagnósticos e testes laboratoriais, os enfermeiros possuem responsabilidades específicas antes, durante e após os procedimentos (Quadro 14.1).

QUADRO 14.1 Responsabilidades gerais da enfermagem em exames e testes

- Determinar a compreensão do paciente sobre o procedimento.
- Testemunhar a assinatura, pelo paciente, de um consentimento informado.
- Orientar os requerimentos para o preparo do exame, ou segui-los.
- Obter equipamento e suprimentos necessários.
- Organizar o local do exame.
- Posicionar e cobrir o paciente.
- Auxiliar o examinador.
- Fornecer apoio físico e emocional ao paciente.
- Proteger as amostras coletadas.
- Registrar e relatar as informações apropriadas.

Cuidados pré-procedimento

Antes que um paciente concorde com um procedimento, o enfermeiro determina se ele compreende o propósito e as atividades nele envolvidas. Tendo consentido, o paciente é preparado, são obtidos os equipamentos e suprimentos necessários e a área onde será realizado o exame é organizada.

Dando explicações. Em alguns casos, um formulário de consentimento assinado é solicitado antes que seja realizado o exame ou teste. Para que tenha valor legal, um consentimento deve conter três elementos: *capacidade, compreensão* e *voluntariado* (Quadro 14.2).

Embora os médicos sejam os responsáveis por fornecer aos pacientes informações suficientes, para a obtenção de seus consentimentos informados, nem todos as entendem em sua totalidade. Alguns estão ansiosos demais em processar os detalhes, outros se sentem inseguros demais para fazer perguntas e outros, ainda, manifestam preocupações adicionais após a saída do médico. Por isso, é comum que o enfermeiro precise repetir, simplificar, esclarecer ou ampliar a explicação original.

Não existem regras precisas para o esclarecimento de informações. Em geral, o melhor é descobrir o quanto da explicação do médico foi compreendido e utilizar as perguntas como um guia para outras orientações. Os enfermeiros podem seguir as sugestões contidas no Capítulo 8 sobre como ensinar e assegurar apoio emocional aos pacientes.

Preparando os pacientes. Alguns exames e testes exigem preparo especial do paciente, como suspender alimentos ou líquidos, ou modificar a dieta.

QUADRO 14.2 Elementos do consentimento informado

Capacidade	Indica que o paciente possui capacidade para tomar uma decisão racional; caso contrário, o cônjuge, um parente ou o representante legal deverá fazê-lo.
Compreensão	Indica que o paciente compreende a explicação do médico quanto a riscos, benefícios e alternativas disponíveis.*
Voluntariado	Indica que o paciente está agindo de acordo com sua livre vontade, sem coerção ou ameaça de intimidação.

*Capacidade e compreensão podem estar temporariamente afetadas por sedativos ou efeitos de anestesia.

Conceitos e Habilidades Fundamentais no Atendimento de Enfermagem

Considerações gerontológicas

- Quando se trabalha com idosos cognitivamente comprometidos (p. ex., com demência), consulte a pessoa que responda legalmente por seus cuidados de saúde. Inclua o cuidador ou familiar no procedimento, tanto quanto for possível.
- Os idosos, especialmente aqueles que são medicamente frágeis, podem não ser capazes de tolerar a retenção de alimentos ou líquidos por longos períodos antes de testes ou exames. A avaliação do débito urinário, da pressão arterial e do estado mental do paciente fornece dados sobre a forma como o idoso está tolerando um estado de jejum.
- Quando os idosos devem se abster de alimento ou líquido antes de um teste ou exame, a administração dos seus medicamentos com uma pequena quantidade de água pode ser permitido, considerando uma consulta ao médico responsável.
- Idosos frágeis ficam facilmente cansados; portanto, deve-se coordenar a realização de testes e exames com os profissionais responsáveis, a fim de eliminar longos períodos de jejum ou espera em ambientes desconfortáveis.

Uma vez que as exigências no preparo para os testes variam de instituição para instituição, o enfermeiro recorre a protocolos escritos contidos nos manuais da entidade, em vez de confiar na memória.

Conhecidas as exigências específicas para um teste, o enfermeiro dá as orientações ao paciente, aos demais membros da equipe de enfermagem e a outros departamentos do hospital, como o serviço de nutrição, que estejam envolvidos no processo. Todos devem colaborar para que o teste seja realizado de maneira precisa. No caso de não serem corretamente feitos os preparativos, o enfermeiro reporta imediatamente a informação, já que pode haver necessidade de cancelamento e reprogramação do procedimento.

Pelo fato de muitos testes e exames serem realizados em regime ambulatorial, o enfermeiro deve ser claro quanto às responsabilidades do paciente e instruí-lo adequadamente (Ensinando o Paciente e a Família 14.1).

Independentemente do tipo de exame ou teste, o enfermeiro auxilia o paciente a vestir o avental hospitalar, coloca nele um bracelete hospitalar, verifica seus sinais vitais e sugere que o paciente urine. O enfermeiro continua a monitorar os pacientes que aguardam para realizar algum procedimento, pois eles podem apresentar efeitos adversos, decorrentes de fadiga, jejum prolongado ou outros sintomas.

Considerações gerontológicas

- Os idosos tendem a necessitar de roupas adicionais, chinelos e coberturas extras, para manterem-se aquecidos nas salas de espera e áreas de exames.

Obtendo equipamentos e suprimentos. Se um exame ou teste for realizado no leito ou numa sala de exames da própria enfermaria, todo o equipamento e demais materiais que serão usados devem ser obtidos com antecedência pelo enfermeiro. No entanto, essa tarefa não será responsabilidade dele caso o exame ou teste seja feito em outro local ou um técnico específico encarregar-se do procedimento.

Alguns materiais que os enfermeiros venham a necessitar são parte de *kits* pré-organizados (como os para punção lombar), que ficam guardados numa sala de utilidades (Fig. 14.1) ou obti-

Ensinando o paciente e a família 14.1
Preparando o paciente para exames e testes especiais

O enfermeiro orientará os pacientes ambulatoriais a:
- Telefonar para o serviço (especifique o número), caso alguma instrução sobre o preparo para o exame não tenha sido entendida com clareza ou não possa ser implementada.
- Evitar a ingestão do que quer que seja, pelo menos 8 horas antes de um teste ou exame que requeira estado de NPO.
- Seguir, exatamente como foram orientadas, as especificações quanto à ingestão alimentar ou à omissão na dieta de determinados alimentos.
- Verificar com o médico a questão de atender ou não aos horários estabelecidos para medicamentos prescritos no dia do exame ou do teste.
- Tomar banho, conforme a rotina, no dia do exame ou do teste.
- Vestir-se de maneira simples e com roupas que ele mesmo consiga retirar, ou utilizar aquelas que permitam que seu conforto seja mantido na sala de exames.
- Solicitar que um amigo ou familiar o leve até o local do exame e o conduza de volta para casa se existir a possibilidade de sentir tontura, dor ou fraqueza após o teste.
- Dirigir-se ao local do teste com pelo menos 30 minutos de antecedência.
- Identificar-se na recepção, no momento da chegada.
- Trazer informações quanto a seguro médico ou cobertura do plano de saúde.

dos por meio de uma central de suprimentos (também chamado "centro de materiais" em algumas instituições de saúde). Quando são utilizados *kits* prontos, o enfermeiro examina a lista de itens que os compõem para determinar a necessidade ou não de algum elemento extra. Deve-se utilizar luvas limpas, óculos, máscaras e aventais para evitar o contato direto com sangue ou secreções corporais (ver a seção que trata de "Precauções Padrão" no Cap. 22).

Organizando a área de exames. No caso do procedimento ser feito no leito do paciente, o enfermeiro retira da área artigos desnecessários e assegura a privacidade. Muitas enfermarias possuem uma sala de exames, limpa, bem iluminada e equipada com itens de uso frequente. A mesa de exames é coberta com um lençol ou papel dispensado em rolo. Um recipiente de descarte rígido encontra-se próximo para a colocação dos itens sujos e contaminados.

O equipamento e outros materiais necessários são organizados pelo enfermeiro, de modo a garantir o livre acesso do examinador (Fig. 14.2). Os artigos estéreis permanecem envoltos ou cobertos até pouco tempo antes do uso. Os instrumentos que funcionam com eletricidade, baterias ou luzes são checados pelo enfermeiro, antes da chegada do examinador, para que se possa substituir o que não estiver funcionando.

Responsabilidades durante os procedimentos

Durante o teste ou exame, o enfermeiro posiciona e cobre o paciente, oferecendo-lhe apoio físico e emocional, e assiste tecnicamente o examinador.

Posicionamento e cobertura. Existem cinco posições comumente utilizadas, dependendo do tipo de exame, da condição do paciente e da preferência do examinador. Elas são a posição dorso-reclinada, a posição de Sims ou lateral esquerda, a posição de litotomia, a posição genupeitoral e a posição em pé modificada (Tab. 14.2).

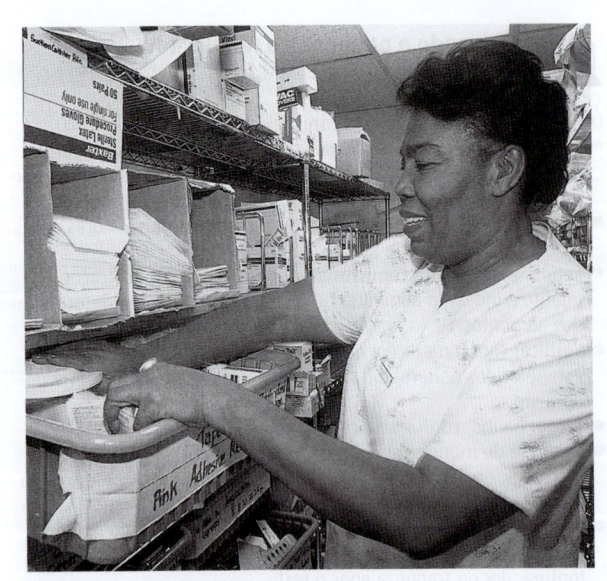

FIGURA 14.1 Obtendo um equipamento na sala de suprimentos. (Foto de Sharon Gynup.)

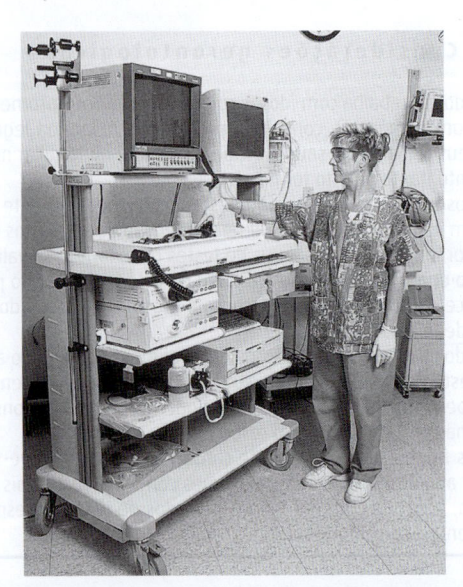

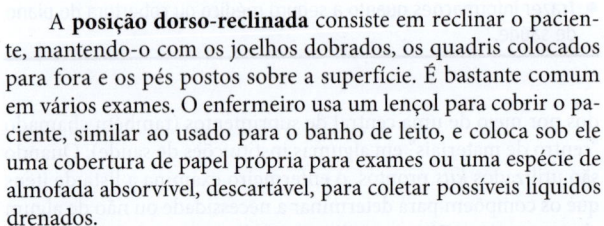

FIGURA 14.2 A enfermeira organiza os suprimentos e o equipamento na sala de endoscopia. (Foto de B. Proud.)

A **posição dorso-reclinada** consiste em reclinar o paciente, mantendo-o com os joelhos dobrados, os quadris colocados para fora e os pés postos sobre a superfície. É bastante comum em vários exames. O enfermeiro usa um lençol para cobrir o paciente, similar ao usado para o banho de leito, e coloca sob ele uma cobertura de papel própria para exames ou uma espécie de almofada absorvível, descartável, para coletar possíveis líquidos drenados.

A **posição de litotomia** é uma posição reclinada, em que os pés do paciente ficam sobre suportes metálicos, chamados "estribos". É usada para facilitar exames ginecológicos, urológicos, e, em algumas ocasiões, exames retais. O enfermeiro utiliza um lençol para cobrir o períneo e as pernas do paciente, que ficam expostos.

Na **posição de Sims**, o paciente permanece deitado sobre o lado esquerdo do corpo, com o peito levemente inclinado para fora, o joelho direito acentuadamente dobrado na direção da cabeça, o braço direito é levado a sua frente e o esquerdo fica estendido ao longo do corpo, na parte de trás. As indicações para o uso desta posição são similares às da posição de litotomia. Constitui uma posição alternativa a realização de exames ginecológicos ou urológicos, em que o paciente não pode abduzir o quadril (mover as pernas para a parte externa em relação à linha central), pois há restrição no movimento articular (p. ex., nos casos de artrite). Essa posição fornece, ainda, acesso ao ânus e reto, quando for necessário administrar medicamentos pela via retal ou realizar um enema.

Na **posição genupeitoral**, o paciente deita-se sobre seus joelhos e peito. A cabeça volta-se para um dos lados e pode ficar apoiada sobre um travesseiro pequeno. O enfermeiro coloca um travesseiro sob seu peito para dar-lhe mais conforto. Os braços são colocados sobre a cabeça ou dobrados na região dos cotovelos, de modo a se alinharem ao longo da cabeça do paciente. Dispõe-se um lençol sobre ele, cobrindo as nádegas, as costas e as coxas. Trata-se de uma posição bastante difícil de ser mantida para a maioria dos pacientes – especialmente os idosos – independentemente do tempo necessário. Por isso, deve-se aguardar para posicionar os pacientes dessa forma somente no momento da chegada do examinador. No entanto, algumas mesas de exame possuem partes móveis, que facilitam a manutenção dessa posição sem muito esforço do paciente.

Na **posição em pé modificada**, o paciente permanece com a parte superior do corpo curvada para a frente. Ela é usada principalmente durante o exame da glândula prostática. Para garantir conforto e segurança, o paciente coberto fica em pé diante da mesa de exames e inclina-se para a frente, a partir da cintura.

Auxiliando o examinador.
O enfermeiro precisa estar familiarizado com o equipamento a ser utilizado no exame e saber o momento em que ele será usado. Ele o coloca, junto com os demais instrumentos, ao lado da mão dominante do examinador, se possível. Caso contrário, o auxiliador antecipa os movimentos do examinador durante o procedimento, alcançando-lhe, item a item, quando necessário.

Se a pele e o tecido subjacente necessitam de anestesia local, o enfermeiro segura o frasco com o medicamento, enquanto o médico retira a quantidade que será usada. Ele sempre verifica criteriosamente o nome do medicamento e sua concentração, colocados no rótulo. Um segundo método para garantir o uso correto do medicamento é segurar o recipiente de forma que o examinador possa ler seu rótulo.

Se o enfermeiro for o responsável pela realização do teste ou exame, não deve abandonar o paciente para coletar os equipamentos e materiais necessários. Uma vez que precise de auxílio ou algum material adicional, deverá solicitá-lo por telefone ou ligando a campainha da sala de exames, caso não haja um auxiliar na sala.

Oferecendo apoio físico e emocional.
Durante qualquer exame ou teste, o enfermeiro verifica constantemente as reações físicas e emocionais do paciente, atendendo-o de forma apropriada. Por exemplo, medidas de conforto podem estar à disposição, caso o paciente sinta frio ou dor. Segurar a mão do paciente e conversar para acalmá-lo podem ajudá-lo a aguentar algum desconforto temporário. As avaliações do paciente são comunicadas pelo en-

TABELA 14.2 Orientações para posições comuns em exames

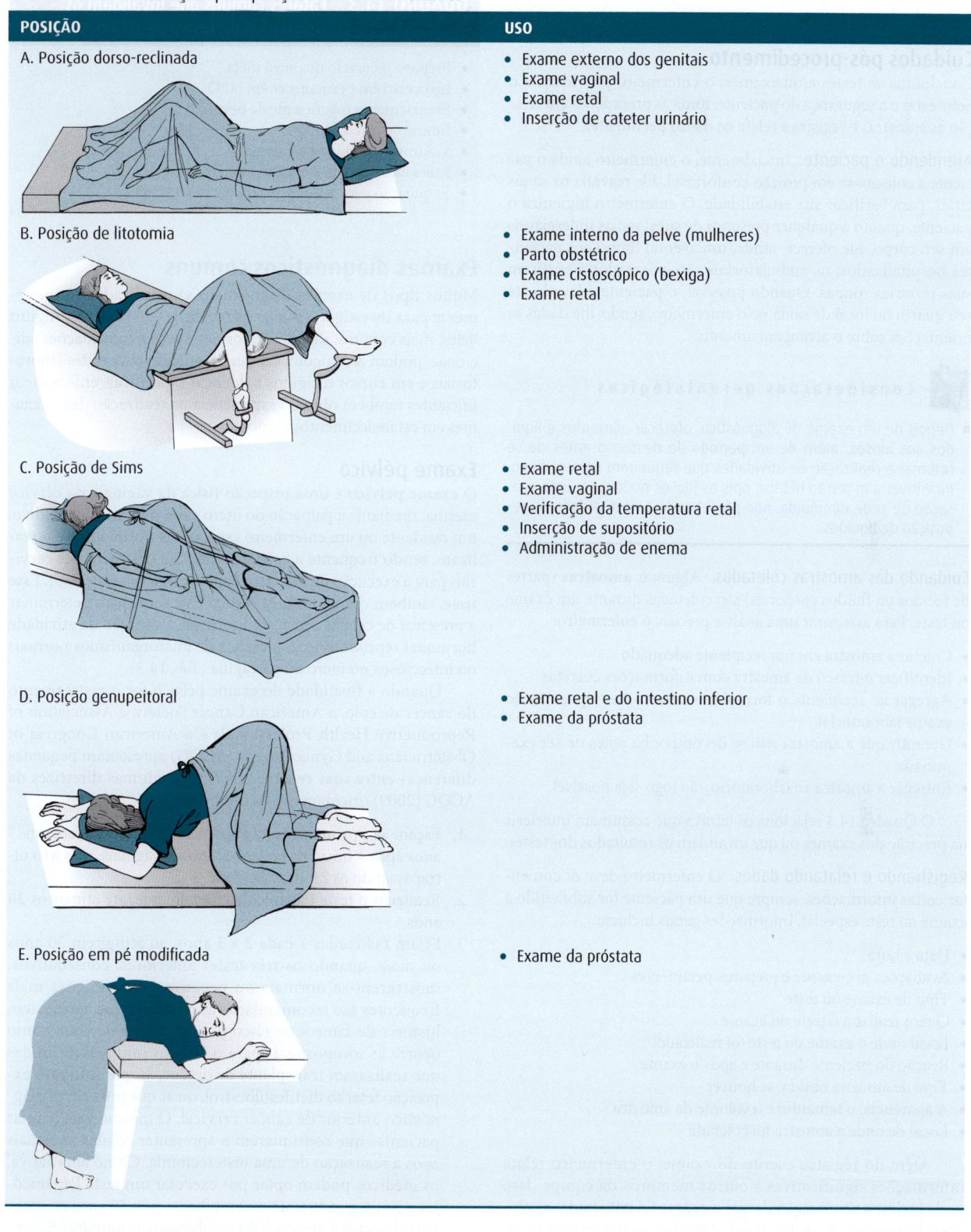

POSIÇÃO	USO
A. Posição dorso-reclinada	• Exame externo dos genitais • Exame vaginal • Exame retal • Inserção de cateter urinário
B. Posição de litotomia	• Exame interno da pelve (mulheres) • Parto obstétrico • Exame cistoscópico (bexiga) • Exame retal
C. Posição de Sims	• Exame retal • Exame vaginal • Verificação da temperatura retal • Inserção de supositório • Administração de enema
D. Posição genupeitoral	• Exame retal e do intestino inferior • Exame da próstata
E. Posição em pé modificada	• Exame da próstata

fermeiro ao examinador, que poderá se apressar ou modificar o exame de alguma forma.

Cuidados pós-procedimento

Concluídos os testes e/ou exames, o enfermeiro providencia o bem-estar e a segurança do paciente, toma as precauções em relação às amostras e registra e relata os dados pertinentes.

Atendendo o paciente. Inicialmente, o enfermeiro ajuda o paciente a colocar-se em posição confortável. Ele reavalia os sinais vitais, para verificar sua estabilidade. O enfermeiro higieniza o paciente, quanto a qualquer presença de substâncias indesejáveis em seu corpo. Ele oferece, ainda, um avental limpo aos pacientes hospitalizados, os ambulatoriais são orientados a vestirem suas próprias roupas. Quando possível, o paciente é levado até seu quarto ou local de saída pelo enfermeiro, sendo-lhe dadas as orientações sobre o acompanhamento.

Considerações gerontológicas

- Depois de um exame de diagnóstico, oferecer alimentos e líquidos aos idosos, além de um período de descanso antes de se retomar a realização de atividades que requeiram esforço físico. Incentivar a ingestão hídrica, pois os idosos podem ter uma sensação de sede diminuída, não percebendo a necessidade de reposição de líquidos.

Cuidando das amostras coletadas. Algumas **amostras** (partes de tecidos ou fluidos corporais) são coletadas durante um exame ou teste. Para assegurar uma análise precisa, o enfermeiro:

- Coletar a amostra em um recipiente adequado
- Identificar o frasco da amostra com informações corretas
- Agregar ao recipiente o formulário correto de requisição do exame laboratorial
- Garantir que a amostra não se decomponha antes de ser examinada
- Entregar a amostra ao laboratório, tão logo seja possível

O Quadro 14.3 relaciona os fatores que costumam interferir na precisão dos exames ou que invalidam os resultados dos testes.

Registrando e relatando dados. O enfermeiro deve documentar certas informações, sempre que um paciente for submetido a exame ou teste especial. Informações gerais incluem:

- Data e hora
- Avaliações pré-exame e preparos pertinentes
- Tipo de exame ou teste
- Quem realizou o teste ou exame
- Local onde o exame ou teste foi realizado
- Reação do paciente durante e após o exame
- Tipo de amostra obtida, se houver
- A aparência, o tamanho e o volume da amostra
- Local de onde a amostra foi coletada

Além do registro escrito do exame, o enfermeiro relata informações significativas a outros membros da equipe. Isso pode incluir a notificação de que o exame foi concluído, as reações do paciente durante e imediatamente após o procedimento e quaisquer reações tardias. Quando a equipe de enfermagem toma conhecimento de eventos e mudanças ocorridas na condição do paciente, o plano de cuidados pode ser revisado e atualizado.

QUADRO 14.3 Fatores comuns que invalidam os resultados de testes ou exames

- Preparo incorreto quanto à dieta
- Insucesso em permanecer em NPO
- Esvaziamento insuficiente da bexiga
- Interações medicamentosas
- Volume inadequado da amostra
- Falha em entregar a amostra no tempo correto
- Requisição para teste incorreta ou inexistente

Exames diagnósticos comuns

Muitos tipos de exames diagnósticos são realizados rotineiramente para investigar e avaliar as condições do paciente. Alguns deles, mais comuns, são discutidos nesta seção. Informações adicionais podem ser encontradas em manuais sobre testes laboratoriais e em cursos dirigidos a doenças específicas; enfermeiros iniciantes também obterão experiência na realização destes exames em estabelecimentos clínicos.

Exame pélvico

O **exame pélvico** é uma inspeção física da vagina e da cérvice uterina, mediante a palpação do útero e dos ovários. Um médico, um residente ou um enfermeiro especialista normalmente o realizam, sendo frequente a coleta de amostra das secreções cervicais para a execução de um **teste Papanicolau** (ou teste Pap). Esse teste, também chamado de esfregaço Pap, serve para determinar a presença de células cervicais anormais, a situação da atividade hormonal reprodutiva e a presença de microrganismos normais ou infecciosos no útero ou na vagina (Tab. 14.3).

Quando a finalidade do exame pélvico for o rastreamento do câncer de colo, a American Cancer Society, a Association of Reproductive Health Professionals e o American Congress of Obstetricians and Gynecologists (ACOG) apresentam pequenas diferenças entre suas recomendações. As últimas diretrizes da ACOG (2009) orientam que as mulheres:

1. Façam seu primeiro teste Papanicolau aproximadamente 3 anos após o início das relações sexuais vaginais, mas não ultrapassando os 21 anos de idade.
2. Realizem o teste Papanicolau anualmente, até atingir os 30 anos.
3. Sejam rastreadas a cada 2 a 3 anos, ao atingirem 30 anos ou mais, quando os três testes anteriores, consecutivos, mostrarem-se normais ou negativos. Verificações mais frequentes são recomendadas às mulheres que apresentem história de fatores de risco para o câncer de colo, como ocorre às soropositivas para o HIV, às imunossuprimidas que realizaram transplante de órgãos, às que sofreram exposição fetal ao dietilestilbestrol, ou às que possuírem diagnóstico anterior de câncer cervical. O mesmo vale para as pacientes que continuarem a apresentar células anormais após a realização de uma histerectomia. Como alternativa, os médicos podem optar por executar um teste Papanicolau e um segundo teste, nas mulheres com 30 anos ou mais, para detectar a presença do papilomavírus humano. Se ambos apresentarem resultados negativos, a paciente pode ser avaliada novamente (utilizando os mesmos testes) a cada 3 anos; se um dos testes for positivo, a paciente deve ser rastreada com maior frequência.

TABELA 14.3 Resultados do teste Papanicolau

COMPONENTE DO TESTE	INTERPRETAÇÃO
Exame celular	
Classe I	Negativo; ausência de células anormais
Classe II	Incomum, embora sem células cancerígenas
Classe III	Sugestivo de câncer, embora não definitivo
Classe IV	Fortemente sugestivo de câncer
Classe V	Definitivamente cancerígeno
Efeitos hormonais (em escala de 6 pontos)	
1	Efeito marcante de estrogênio
2	Efeito moderado de estrogênio
3	Efeito leve de estrogênio
4	Efeito ausente de estrogênio
5	Compatível com gravidez
6	Bastante sanguinolento, inflamado ou insuficiente para análise
Microrganismos identificáveis (em escala de 5 pontos)	
1	Microrganismos normais
2	Microrganismos insuficientes ou ausentes
3	*Trichomonas vaginalis* (organismo protozoário)
4	*Candida* (fungo do tipo levedura)
5	Outros ou coleção mista de microrganismos

Adaptada de Fischbach F. *A manual of laboratory and diagnostic tests*. 8ª.ed. Filadélfia: Lippincott, Williams e Wilkins, 2008.

4. A partir dos 65 anos, os exames ginecológicos devem continuar sendo realizados, mas é o médico que determina a frequência com que o câncer de colo precisa ser rastreado, caso a caso. Quando os resultados dos três testes Papanicolau anteriores, dentro dos últimos 10 anos, tiverem sido normais ou negativos, orientações específicas para essa faixa etária são mais flexíveis, pois os casos de câncer de colo nas mulheres com mais de 70 anos são quase restritos àquelas que não fizeram os rastreamentos previamente ou que não atenderam às recomendações para investigação nos últimos 10 anos.

Responsabilidades de enfermagem relacionadas. A Habilidade 14.1 identifica as responsabilidades da enfermagem envolvidas no auxílio a um exame pélvico e na coleta de secreções cervicais para a realização de um teste Papanicolau.

Radiografia

Radiografia ou **roentgenografia** é um termo genérico que designa os procedimentos que utilizam raios roentgen, ou raios X, para produzir imagens das estruturas do corpo. A verdadeira imagem produzida é chamada "roentgenograma", embora seja comumente conhecida como raio X. Os raios roentgen produzem energia eletromagnética que passa pelas estruturas do corpo, provocando uma imagem do tecido denso sobre um filme especial. A Tabela 14.4 relaciona os exames radiográficos mais comuns e suas indicações.

Os raios X não podem ser vistos ou sentidos, mas as células absorvem sua energia. A exposição repetida a raios X, mesmo em doses pequenas ou uma única exposição em dosagem elevada, causa danos que podem levar a alterações celulares cancerígenas. Consequentemente, os profissionais tendem a ser cautelosos em relação à quantidade de estudos radiográficos realizados. Os raios X são evitados durante a gravidez, sob todas as circunstâncias, pois o feto em desenvolvimento fica em grande risco de sofrer danos celulares decorrentes deles.

A **imagem por ressonância magnética** é uma técnica para produção de imagem, por meio do uso de átomos submetidos a um campo eletromagnético muito forte. Essa alternativa diagnóstica não envolve a exposição do paciente à radiação produzida nos raios X (Fig. 14.3).

Alguns hospitais estão oferecendo exames de ressonância magnética abertos que eliminam a necessidade de permanecer dentro de um tubo fechado. Pacientes claustrofóbicos e ansiosos preferem o sistema aberto, que também é ideal para os pacientes pediátricos e obesos, com mais de 228,6 kg. Alguns dispositivos metálicos permanecem dentro do corpo inviabilizam a realização de uma ressonância magnética; objetos de metal que possam estar sendo utilizados pelo paciente devem ser removidos antes de uma ressonância magnética (Quadro 14.4). No entanto, este exame já pode ser feito em pacientes com implantes articulares metálicos, mas o radiologista deverá usar um corretor chamado redutor sequencial para artefatos metálicos (MARS) para evitar a distorção da imagem radiográfica.

Meio de contraste. Um **meio de contraste** é uma substância, como o sulfato de bário ou iodo, que adiciona densidade a um órgão ou cavidade do organismo. O contraste serve para tornar

TABELA 14.4 Exames radiográficos comuns

EXAME	EXEMPLOS DE INDICAÇÃO DE USO
Raio X de tórax (anterior, posterior e visão lateral)	Detectar pneumonia, costelas quebradas, tumores pulmonares, aumento do coração
Raio X do trato gastrintestinal superior (com ou sem ingestão de bário)	Ajudar no diagnóstico de úlceras, tumores gastrintestinais, estreitamento do esôfago
Raio X do trato gastrintestinal inferior (com ou sem enema de bário)	Auxiliar no diagnóstico de pólipos ou tumores intestinais, obstrução do intestino e alterações estruturais dentro dele
Colecistografia (raio X da vesícula biliar e dutos biliares)	Facilitar a determinação da presença de cálculos biliares e obstrução no fluxo da bile
Pielografia intravenosa	Auxiliar na identificação de malformações, tumores, cálculos e cistos urinários e obstrução nos rins e ureteres
Pielografia retrógrada	As mesmas indicações da pielografia intravenosa, mas fazendo uso de contraste instilado por meio de um cateter urinário
Angiografia (raio X dos vasos sanguíneos)	Determinar a localização e a extensão do estreitamento dos vasos sanguíneos ou avaliar a melhora após implementação de tratamento
Mielografia (raio X da medula espinal)	Detectar tumores espinais, ruptura nos discos intervertebrais e alterações ósseas na coluna vertebral

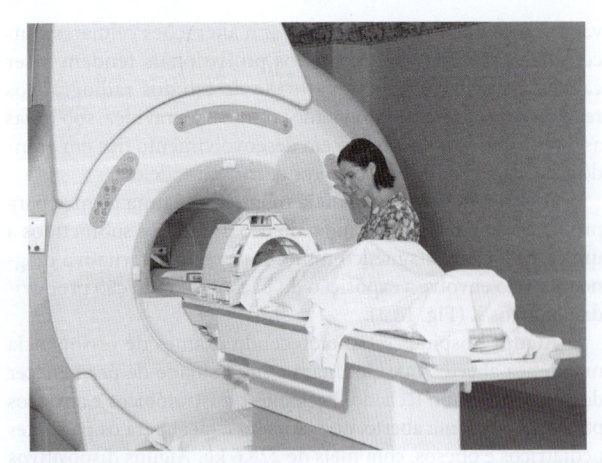

FIGURA 14.3 Imagem por ressonância magnética.

mais definida a forma de áreas ocas do corpo, quando submetidas a exames de raio X. Alguns pacientes são sensíveis às substâncias usadas para o contraste e apresentam reações alérgicas imediatas.

Um meio de contraste pode ser administrado por via oral, retal ou intravenosa. A **fluoroscopia** é uma forma de radiografia que mostra a imagem em tempo real. Ela é usada para observar o movimento do meio de contraste – por exemplo, enquanto ele é deglutido, instilado ou injetado. A **tomografia computadorizada** é uma forma de roentgenografia que mostra imagens dos tecidos em planos. Este e outros tipos de exames de raio X utilizam meios de contraste. Na tomografia computadorizada, o meio de contraste torna possível a identificação de diferenças nas densidades dos tecidos, quando são obtidas imagens a partir de vários ângulos e níveis do corpo (Fig. 14.4).

Responsabilidades relacionadas a enfermagem. Em relação ao paciente que é submetido a um exame radiográfico, são responsabilidades da enfermagem:

- Verificar os sinais vitais antes da realização do exame, para que haja o fornecimento de dados iniciais sobre as condições do paciente e para que auxiliem na identificação de alterações, durante ou após o procedimento.
- Remover quaisquer itens de metal, como medalhas religiosas ou roupas que tenham detalhes metálicos. O metal produz

FIGURA 14.4 Cortes transversais obtidos num exame de tomografia computadorizada de crânio. (Foto de Ken Timby.)

uma imagem densa, que pode ser confundida com uma anormalidade tissular.
- Solicitar um avental ou colar de chumbo para proteger o feto ou partes vulneráveis do corpo durante os raios X (Fig. 14.5).
- Se o estudo radiográfico envolver a administração de um meio de contraste, perguntar ao paciente sobre alergias, especialmente a frutos do mar e iodo, ou reações anteriores durante a realização de exames diagnósticos. Uma reação pode compreender desde uma leve náusea e vômitos até um estado de choque e morte.
- Saber onde está localizado o equipamento e os fármacos para socorro de urgência, caso ocorra uma reação alérgica inesperada ao meio de contraste.
- Para evitar interferência na captação de imagens visuais subsequentes, agendar os procedimentos que requeiram iodo antes daqueles que necessitem o uso de bário.

QUADRO 14.4 Dispositivos metálicos proibidos na ressonância magnética

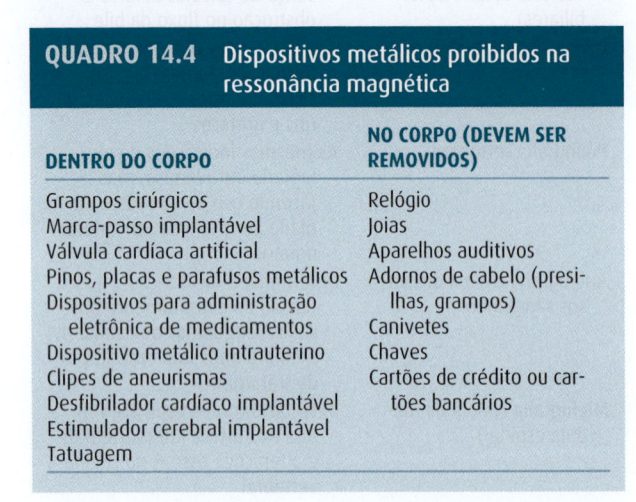

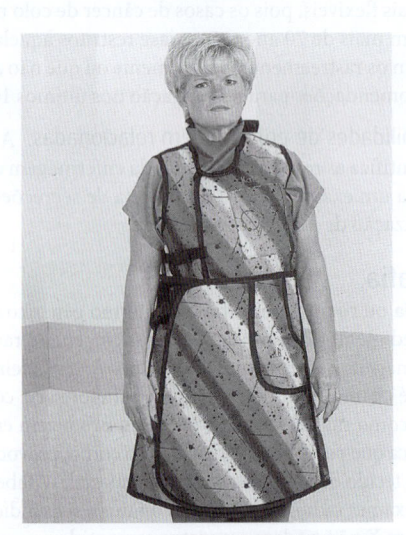

DENTRO DO CORPO	NO CORPO (DEVEM SER REMOVIDOS)
Grampos cirúrgicos	Relógio
Marca-passo implantável	Joias
Válvula cardíaca artificial	Aparelhos auditivos
Pinos, placas e parafusos metálicos	Adornos de cabelo (presilhas, grampos)
Dispositivos para administração eletrônica de medicamentos	Canivetes
Dispositivo metálico intrauterino	Chaves
Clipes de aneurismas	Cartões de crédito ou cartões bancários
Desfibrilador cardíaco implantável	
Estimulador cerebral implantável	
Tatuagem	

FIGURA 14.5 Colar para proteção da tireoide, avental e saia de chumbo. (Foto de B. Proud.)

- Para promover a excreção urinária, estimular o paciente a beber uma grande quantidade de líquidos antes de exames que necessitem o uso de iodo, para facilitar sua eliminação.
- Checar a eliminação intestinal e as características das fezes por, no mínimo, 2 dias após a administração de bário por via oral, como meio de contraste. A retenção de bário pode levar à constipação e à obstrução intestinal. Reporte a ausência de eliminação intestinal além de 2 dias. Frequentemente se faz necessária a administração de um laxante prescrito.

Exames endoscópicos

A **endoscopia** é o exame visual de uma estrutura interna, utilizando um endoscópio. Estes aparelhos possuem um sistema de lente espelhada, iluminada, acoplada a uma sonda, sendo suficientemente flexíveis ao avanço por entre estruturas curvas.

Os exames endoscópicos recebem o nome da estrutura que está sendo examinada (Quadro 14.5). Além de possibilitar ao examinador a inspeção da aparência da estrutura, os endoscópios também possuem elementos de acoplagem que permitem várias formas de tratamento ou coleta de amostras para análise microscópica. Os exames endoscópicos que causam desconforto ou ansiedade podem ser realizados sob uma anestesia mais branda e de curta duração, algumas vezes referida como *sedação consciente*. Quando usada, ocasiona uma espécie de amnésia, em que os pacientes não conseguem lembrar do que ocorreu durante o exame, mesmo que tenham se comunicado e interagido com a equipe.

Os exames endoscópicos estão cada vez mais sendo feitos em regime ambulatorial e nos próprios consultórios médicos. Trata-se de uma alternativa mais econômica a testes e procedimentos invasivos que anteriormente exigiam cirurgia para determinação de diagnósticos.

Responsabilidades relacionadas a enfermagem.
Em relação ao paciente que é submetido a um exame endoscópico, são responsabilidades da enfermagem:

- Para prevenir a aspiração, não permitir a ingestão de alimentos ou líquidos, ou alertar o paciente a permanecer em jejum pelo menos por 6 horas, antes de qualquer procedimento em que um endoscópio seja inserido pelas vias aéreas ou trato gastrintestinal superiores.
- Se for usada uma sedação consciente, monitorar os sinais vitais do paciente, sua respiração, a saturação de oxigênio (usando um oxímetro de pulso; ver Cap. 21) e o ritmo cardíaco. Tenha à disposição equipamento de ressuscitação e de aporte de oxigênio.
- Se for utilizado anestésico tópico, com a finalidade de facilitar a passagem do endoscópio pela via aérea ou trato gastrintestinal superior, não permitir a ingestão de alimentos ou líquidos por no mínimo 2 horas após o procedimento, até que os reflexos de deglutição, tosse e mastigação retornem.
- Aliviar a dor na garganta do paciente, oferecendo-lhe lascas de gelo, líquidos ou gargarejos, quando for seguro fazê-lo.
- Confirmar que o preparo do intestino com laxantes e enemas tenha sido satisfatório, antes de um procedimento endoscópico da porção intestinal inferior.
- Reportar dificuldades para estimular o paciente ou a verificação de qualquer forma de dor, febre, sangramento incomum, náusea, vômito ou dificuldade para urinar, após um exame endoscópico.

QUADRO 14.5 Exemplos de exames endoscópicos

- *Broncoscopia* – inspeção dos brônquios
- *Gastroscopia* – inspeção do estômago
- *Colonoscopia* – inspeção do colo
- *Esofagogastroduodenoscopia* – inspeção do esôfago, estômago e duodeno
- *Laparoscopia* – inspeção da cavidade abdominal
- *Cistoscopia* – inspeção da bexiga

Considerações gerontológicas

- Alguns idosos ficam exaustos devido aos preparos para exames gastrintestinais que requerem o uso de laxantes e enemas. Laxantes agressivos ou vários enemas podem, também, acabar com o equilíbrio eletrolítico, levando a fraqueza ou tonturas. Fornecer uma cômoda de cabeceira e campainha para assistência é útil aos idosos, especialmente aqueles com mobilidade reduzida, quando eles estiverem passando por preparos para exames gastrintestinais.

A Habilidade 14.2 descreve o papel do enfermeiro ao assistir uma sigmoidoscopia.

▶ *Pare, Pense e Responda – Quadro 14.1*
Explique por que é importante para os pacientes realizar uma sigmoidoscopia.

Estudos radionuclídeos

Radionuclídeos são elementos cujas estruturas atômicas são alteradas de modo a produzir radiação. Podem ser identificados por um número acompanhado de seu símbolo químico, como I^{131} (iodo radiativo) e Tc^{99} (tecnécio radiativo). Quando eles são instilados no organismo, normalmente por via intravenosa, são absorvidos por determinados tecidos ou órgãos. Com o uso de instrumento de rastreamento que detecta radiação, cria-se uma imagem com o tamanho, a forma e a concentração do órgão contendo o radionuclídeo. O termo "**área quente**" indica um local em que há intensa concentração de radionuclídeos, ao passo que o termo "**área fria**" indica uma área com pouca ou nenhuma concentração de radionuclídeos. Ambos os termos referem-se à quantidade de radiação que o tecido absorve. A **tomografia por emissão de pósitrons** combina a tecnologia do rastreamento por radionuclídeos com a análise de tomografia por camadas.

As imagens geradas por meio do uso de radionuclídeos oferecem duas vantagens em relação às radiografias convencionais: elas permitem a visualização de áreas dentro dos órgãos e dos tecidos, o que não é possível com os exames comuns de raio X; e envolvem menor exposição à radiação do que as roentgenografias. Entretanto, os testes que utilizam radionuclídeos são contraindicados para gestantes e pacientes que estejam amamentando; a energia liberada é prejudicial às células que estão em crescimento rápido no feto ou no bebê.

Responsabilidades relacionadas a enfermagem.
Em relação ao paciente que é submetido a um exame que utilize radionuclídeos, são responsabilidades da enfermagem:

- Perguntar sobre a história menstrual e obstétrica da paciente. Notificar ao **departamento de medicina nuclear** (o setor responsável pelos exames com radionuclídeos) se ela estiver grávida, houver possibilidade de gravidez ou estiver amamentando.
- Questionar sobre a história alérgica, pois o iodo é geralmente usado em estudos radionuclídeos.
- Prover o paciente com um avental, um roupão e chinelos. Certificar-se de que ele não possua nenhum item metálico no interior ou exterior do corpo, pois eles interferem na obtenção das imagens corretas.
- Obter o peso exato do paciente, uma vez que a dose do radionuclídeo é calculada de acordo com ele.
- Informar ao paciente que ele se tornará radioativo por um breve período (normalmente, menos de 24 horas), mas que os fluidos corporais, como urina, fezes e vômitos, podem ser eliminados sem preocupação.
- Instruir as mulheres em estágio pré-menopausa a absterem-se de relações sexuais ou utilizarem um método contraceptivo durante o curto período em que a radiação ainda estiver presente.

Ultrassonografia

A **ultrassonografia**, também conhecida como **ecografia**, é um exame que utiliza ondas sonoras, em alcances além da orelha humana, para examinar tecidos moles. Durante a ultrassonografia, que se assemelha, em princípio, à localização por eco utilizada pelos morcegos e golfinhos ou aos instrumentos de sonar dos submarinos, o som é projetado por meio da superfície do corpo a partir de uma sonda manual, chamada **transdutor**. As ondas sonoras causam vibrações nos tecidos do organismo, produzindo imagens à medida que se refletem de volta na direção ao equipamento. As ondas sonoras refletidas são convertidas em uma imagem visual, chamada de *ultrassonograma*, *sonograma* ou *ecograma*, que pode ser vista em tempo real num monitor e gravada para futuras análises. O ultrassom Doppler, discutido no Capítulo 12, constitui uma variação desse tipo de tecnologia.

Os exames de ultrassonografia são empregados para visualizar as mamas, a cavidade abdominal e os órgãos pélvicos; os órgãos reprodutores masculinos; as estruturas da cabeça e do pescoço; o coração e suas válvulas; e estruturas dentro dos olhos. Estruturas cheias de ar, como os pulmões ou intestinos, e tecidos extremamente densos, como os ossos, não produzem uma boa imagem. Esse tipo de exame é também utilizado na obstetrícia, para determinar o crescimento fetal, a multiplicidade de fetos e a localização da placenta. O contorno da anatomia fetal nos estágios finais da gestação é, algumas vezes, visível no ultrassom, alertando a paciente sobre o sexo do bebê. Pelo fato de os exames de ultrassom não envolverem radiação ou meio de contraste, são ferramentas diagnósticas extremamente seguras.

Responsabilidades relacionadas a enfermagem. Em relação ao paciente que é submetido a uma ultrassonografia, são responsabilidades da enfermagem:

- Para uma melhor visualização, agendar as ultrassonografias abdominais e pélvicas antes de qualquer exame que use bário.
- Instruir os pacientes que realizarão uma ultrassonografia abdominal a beberem cinco a seis copos de líquido, aproximadamente 1 a 2 horas antes do exame. Para garantir que a bexiga fique cheia, não devem urinar até que o exame seja finalizado.
- Explicar que o gel condutor é aplicado sobre a área onde o transdutor é posicionado.

Registros gráficos de impulsos elétricos

Máquinas podem registrar os impulsos elétricos de estruturas como o coração, o cérebro e os músculos esqueléticos. Esses testes são identificados pelo prefixo "eletro-", como em **eletrocardiografia** (ECG – exame da atividade elétrica do coração), **eletroencefalografia** (EEG – exame da energia emitida pelo cérebro) e **eletromiografia** (EMG – exame da energia produzida por estímulos musculares).

Para detectar a atividade elétrica, cabos chamados eletrodos são presos à pele (ou ao músculo, no caso de uma EMG). Eles transmitem-na a uma máquina que, por sua vez, a converte em uma série de formas ondulatórias (Fig. 14.6). Exceto por uma percepção da presença de eletrodos, o paciente que se submete a um ECG ou EEG normalmente não tem qualquer outra sensação durante os testes. Ocasionalmente, há um discreto desconforto durante uma EMG.

Responsabilidades relacionadas a enfermagem. Em relação ao paciente que é submetido a um ECG, são responsabilidades da enfermagem:

- Limpar a pele e raspar os pelos na área onde os eletrodos adesivos serão fixados, para garantir a aderência e reduzir o desconforto do paciente na hora de removê-los.
- Fixar os eletrodos adesivos na pele, onde os cabos serão presos.
- Evitar a fixação dos eletrodos adesivos sobre ossos, cicatrizes ou tecido mamário.

Em relação ao paciente que é submetido a um EEG, são responsabilidades da enfermagem:

- Orientar o paciente a lavar o cabelo com xampu na noite anterior ao exame, para facilitar a fixação, dos eletrodos. Ele deve lavá-lo novamente após o teste para remover o adesivo do couro cabeludo.
- Proibir ingestão de café, chá ou bebidas à base de cola nas 8 horas que antecedem o procedimento. Consultar o médico sobre veto ao uso de medicamentos, especialmente os que afetam a atividade neurológica.
- Se um EEG em vigília for agendado, instruir o paciente que deve permanecer acordado após a meia-noite antes do exame.

Em relação ao paciente que é submetido a uma EMG, são responsabilidades da enfermagem:

- Dizer ao paciente que ele será instruído a contrair e relaxar certos músculos durante o exame.
- Explicar que a corrente elétrica é aplicada aos músculos durante a EMG, mas a sensação normalmente não é dolorosa. Além disso, um eletrodo muscular é inserido por meio de uma agulha de dimensões pequenas em 10 ou mais locais, mas não há dor, a menos que uma terminação nervosa seja tocada na área.

Testes laboratoriais

São os enfermeiros, os técnicos de enfermagem ou do laboratório ou médicos que coletam as amostras a serem examinadas, sejam elas sangue, urina, fezes, escarros, secreções intestinais, líquido cerebrospinal ou drenagem de feridas ou de tecido infectado. Os testes podem ser repetidos, em amostras coletadas em determi-

faringe e a medida da glicose do sangue capilar estão descritas a seguir.

Auxiliando uma paracentese

A **paracentese** é um procedimento que envolve a drenagem de líquidos da cavidade abdominal. Trata-se de um procedimento médico, em que o auxílio da enfermagem é sempre necessário. Ela costuma ser realizada para aliviar a pressão abdominal e para melhorar a respiração que, em geral, torna-se difícil à medida que o líquido comprime os pulmões. Às vezes, é retirado um litro ou mais de líquido. O médico pode solicitar que uma amostra do conteúdo drenado seja enviada ao laboratório para exame microscópico (ver Orientações de Enfermagem 14.1 e Fig. 14.7).

Auxiliando uma punção lombar

O médico solicita auxílio da enfermagem quando realiza uma **punção lombar** ou **punção espinal**. Esse procedimento envolve a inserção de uma agulha entre as vértebras lombares, no canal medular, porém abaixo da própria medula espinal. O médico movimenta a extremidade da agulha até que ela se localize abaixo da camada média da membrana das meninges. Ele, então, mede a pressão do líquido cerebrospinal e depois retira uma pequena porção dele.

Esse teste é realizado por várias razões. Ele é utilizado para o diagnóstico de condições originárias de pressão no interior do cérebro, como, por exemplo, em casos de tumor cerebral ou medular, ou em infecções, como a meningite. O líquido cerebrospinal também pode ser retirado para que seja instilado algum meio de contraste, ao realizar um raio X da coluna vertebral. Finalmente, algumas condições são tratadas por meio da instilação de substâncias diretamente no líquido cerebrospinal, após a retirada de uma quantidade equivalente de fluido (ver Orientações de Enfermagem 14.2 e Fig. 14.8).

Coletando uma amostra para cultura de orofaringe

A **cultura**, incubação de microrganismos, é realizada por meio da coleta de fluidos ou substâncias do corpo, suspeitas de contaminação por microrganismos infecciosos, permitindo-se o crescimento destes em um meio nutritivo e examinando-se suas características com um microscópio. As culturas são comumente realizadas para análise de urina, sangue, fezes, drenagens de feridas e secreções da orofaringe.

Para identificar e tratar as causas de uma infecção na orofaringe (normalmente uma bactéria estreptocócica), o enfermeiro encarrega-se da obtenção de uma amostra de secreção do local. Um teste abreviado, que dura cerca de 10 minutos, pode ser realizado em muitos consultórios centros clínicos. Um rápido diagnóstico preliminar é feito, de forma que um tratamento possa ser iniciado de imediato. Se o teste não for claramente negativo e os sintomas sugerirem de forma bastante incisiva uma infecção estreptocócica, uma amostra, para fins de acompanhamento, é coletada e enviada ao laboratório para cultura. Os resultados conclusivos de uma cultura bacteriana costumam exigir de 24 a 72 horas para o crescimento suficiente ocorrer.

Uma vez crescidas bactérias no meio nutritivo, elas são identificadas microscopicamente por sua forma e pela cor que adquirem quando manchadas com tinturas especiais. O processo de adição de uma tintura a uma amostra microscópica é conhecido por **tintura de gram**, e foi assim chamada por um médico dina-

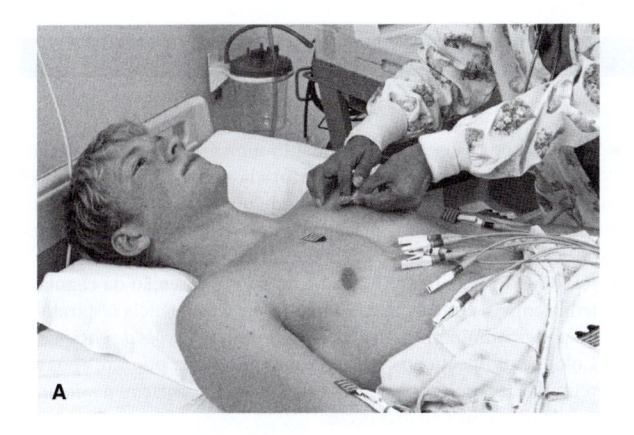

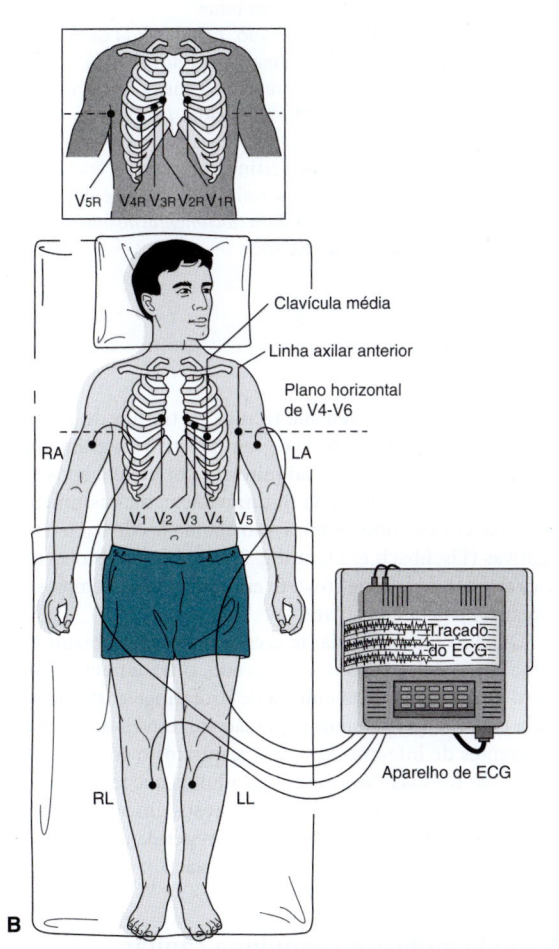

FIGURA 14.6 O enfermeiro posiciona os eletrodos no tórax do paciente de forma a realizar um ECG.

nados intervalos de tempo, para controlar a evolução dos pacientes. Os estudantes podem consultar manuais de laboratório para entender as finalidades de testes específicos e as responsabilidades da enfermagem envolvidas em cada um deles.

Vários tipos de coleta de amostras são discutidos nos capítulos seguintes, onde se mostram mais pertinentes. As responsabilidades da enfermagem ao auxiliar uma paracentese ou uma punção lombar, a coleta de amostra para cultura de oro-

ORIENTAÇÕES DE ENFERMAGEM 14.1

Auxiliando uma paracentese

- Explique o procedimento ou esclareça a explicação dada pelo médico ao paciente. *As explicações o preparam para uma experiência nova e promovem uma compreensão clara.*
- Certifique-se que o paciente assinou o termo de consentimento, se for necessário um. *O consentimento fornece proteção legal.*
- Verifique o peso, a pressão sanguínea e a frequência respiratória do paciente; meça a circunferência abdominal em seu ponto maior com uma fita métrica. *Esses dados servem de base para comparações pós-procedimento.*
- Obtenha um *kit* pré-organizado para paracentese, com um frasco de anestésico local. *A reunião antecipada dos suprimentos necessários promove um controle eficiente do tempo.*
- Garanta a disponibilidade de luvas, gorro, máscara e óculos adicionais. *Esses artigos protegem contra microrganismos, como o vírus HIV, que podem estar presentes no sangue e em outros fluidos corporais.*
- Estimule o paciente a esvaziar a bexiga imediatamente antes da realização da paracentese. *Seu esvaziamento ajuda a prevenir a perfuração acidental do órgão.*
- Coloque o paciente em posição sentada. *Essa posição dispõe o líquido abdominal nas áreas mais inferiores do abdome e posiciona os intestinos em locais mais posteriores.*
- Segure o recipiente de anestésico de modo que o médico consiga retirar a quantidade suficiente. *Ao fazer isso, previne-se a contaminação das luvas estéreis do médico.*
- Ofereça apoio ao paciente enquanto uma área do abdome está sendo anestesiada e, depois, perfurada com um instrumento chamado *trocater*, com a inserção de uma bainha profunda, a cânula (Fig. 14.7). *Uma preocupação empática ajuda a aliviar a ansiedade.*
- Reavalie o paciente periodicamente após a inserção da cânula; tenha em vista que a pressão sanguínea e a frequência respiratória podem diminuir. *As avaliações indicam as reações do paciente.*
- Coloque um pequeno curativo sobre o local da punção, após a retirada da cânula. *O curativo serve como uma barreira a microrganismos e absorve a drenagem.*
- Auxilie o paciente a encontrar uma posição confortável. *Isso demonstra preocupação com seu bem-estar.*
- Meça o volume de líquido retirado. *Essa medida contribui para uma verificação precisa do volume de líquido drenado.*
- Rotule a amostra, se estiver prescrita a sua coleta, e envie-a ao laboratório com a requisição adequada. *Isso facilita a análise apropriada.*
- Documente as informações pertinentes, como a aparência e o volume do líquido drenado, as avaliações do paciente e a forma como foi guardada a amostra. *Essa documentação adiciona dados essenciais ao prontuário do paciente.*

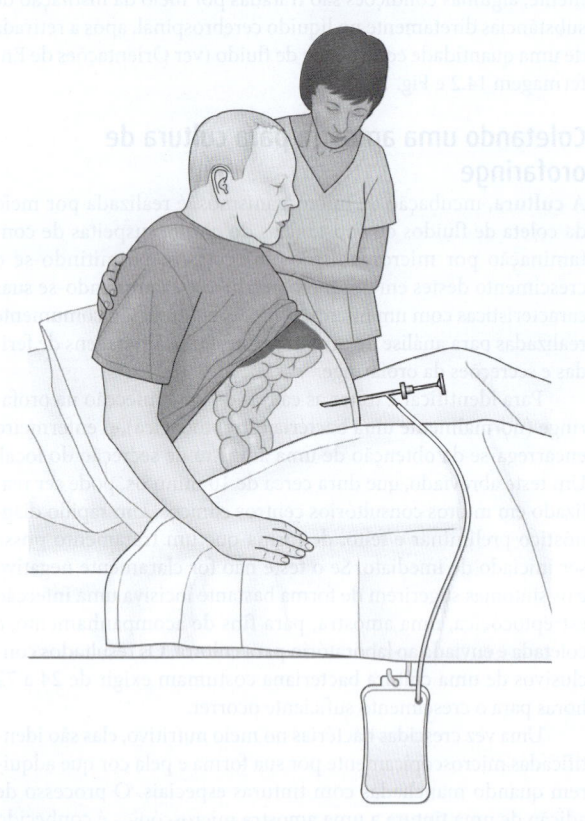

FIGURA 14.7 O enfermeiro oferece apoio durante uma paracentese abdominal.

marquês que desenvolveu sua técnica. A tintura de gram ajuda a determinar se uma bactéria é gram positiva ou gram negativa. As *bactérias gram positivas* adquirem a cor violeta após a tintura. Aquelas que repelem essa tintura violeta, mas assumem a cor vermelha, cor da contratintura, são chamadas de bactérias gram negativas (Fischbach & Dunning, 2008). Os estreptococos, bactérias arredondadas que crescem em cadeia, são exemplos de microrganismos gram positivos.

Quando há evidência de crescimento microbiano e o microrganismo infeccioso é identificado, o tratamento mais adequado é instituído. Uma cultura de orofaringe costuma ser realizada em crianças pequenas, que são suscetíveis a complicações decorrentes de infecções do trato respiratório superior e de infecções das tonsilas. No entanto, os adultos que tendem a abrigar cronicamente microrganismos infecciosos em sua faringe, também são testados. A cultura pode ser repetida após um ciclo de tratamento, a fim de determinar sua eficácia (ver Orientações de Enfermagem 14.3 e Fig. 14.9).

Medindo a glicose sanguínea capilar

A glicose é o tipo de açúcar presente no sangue em consequência da ingestão de carboidratos. Uma determinada quantidade está sempre presente para manter as células supridas de uma fonte de energia instantânea. A American Diabetes Association (2008, 2010) recomenda que a quantidade de açúcar no sangue, antes das refeições, deva situar-se entre 70 e 130 mg/dL (miligramas por decilitro), ao passo que deva ser inferior a 180 mg/dL entre 1 e 2 horas após uma refeição, quando for utilizada uma amostra de sangue coletada em um dos dedos da mão. O organismo produz os hormônios glucagon e insulina, que regulam o metabolismo da glicose e a manutenção de níveis normais desse açúcar no sangue.

ORIENTAÇÕES DE ENFERMAGEM 14.2

Auxiliando uma punção lombar

- Explique o procedimento ou esclareça as explicações do médico ao paciente. *As explicações o preparam para uma experiência nova e promovem uma compreensão clara.*
- Certifique-se que o paciente assinou o termo de consentimento, se for necessário um. *O consentimento fornece proteção legal.*
- Realize um exame neurológico básico, incluindo tamanho e reação pupilares, força muscular e sensibilidade nas quatro extremidades. *Essas informações oferecem dados básicos para futuras comparações.*
- Incentive o paciente a esvaziar a bexiga. *Seu esvaziamento oferece mais conforto ao paciente durante o procedimento.*
- Administre um sedativo, caso tenha sido prescrito. *Os sedativos reduzem a ansiedade.*
- Obtenha um *kit* pré-organizado para punção lombar, com um frasco de anestésico local. *A reunião antecipada dos suprimentos necessários promove um controle eficiente do tempo.*
- Garanta a disponibilidade de luvas, gorro, máscara e óculos adicionais. *Esses artigos protegem contra microrganismos, como o vírus HIV, que podem estar presentes no sangue e em outros fluidos corporais.*
- Coloque o paciente de lado, com os joelhos e o pescoço fortemente fletidos (ver Fig. 14.8), ou sentado, com o tórax inclinado para frente, a partir da cintura. *Essas posições separam as vértebras da coluna.*
- Oriente o paciente para que, uma vez introduzida a agulha, evite movimentar-se. *Essa medida previne a ocorrência de lesões.*
- Segure o recipiente de anestésico de modo que o médico consiga retirar a quantidade suficiente. *Ao fazer isso, previne-se a contaminação das luvas estéreis do médico.*
- Estabilize a posição do paciente, do pescoço e dos joelhos. *Essa atitude reforça a necessidade de permanecer imóvel.*
- Apóie emocionalmente o paciente enquanto a pele é injetada com anestésico local e a agulha é inserida. *Uma preocupação empática ajuda a aliviar a ansiedade.*
- Diga ao paciente que não é incomum sentir uma pressão ou dor penetrante na parte inferior da perna. *Isso o prepara quanto a possíveis sensações.*
- Faça o *teste de Queckenstedt*, se solicitado, comprimindo cada veia jugular separadamente, durante cerca de 10 segundos, ao mesmo tempo em que a pressão está sendo medida. *Esse teste ajuda a demonstrar se há obstrução no líquido cerebrospinal. Se houver, a pressão permanece invariável, levemente aumentada ou não leva mais do que 20 segundos para retornar ao normal.*
- Observe se o médico enche três recipientes separados e numerados, com 5 a 10 mL, na sequência adequada, havendo desejo de análise laboratorial. *Dessa forma, se houver presença de sangue, mesmo que em quantidades decrescentes no terceiro recipiente, sua origem, muito provavelmente, é o trauma do procedimento e não alguma patologia no sistema nervoso central.*
- Coloque um pequeno curativo sobre o local da punção, após a retirada da agulha. *O curativo serve como uma barreira a microrganismos e absorve a drenagem.*
- Coloque o paciente deitado sobre as costas ou o abdome; oriente-o a permanecer assim e a rolar de um lado a outro durante as próximas 6 a 12 horas. *Essas medidas servem para reduzir o potencial para forte dor de cabeça.**
- Reavalie o estado neurológico do paciente. Verifique o local da punção, observando a presença de sangramento ou drenagem clara. *Dados comparativos auxiliam o enfermeiro a avaliar mudanças na condição do paciente.*
- Ofereça líquidos por via oral ao paciente, frequentemente. *Eles ajudam a restaurar o volume de líquido cerebrospinal.*
- Rotule as amostras, se estiverem prescritas suas coletas, e envie-as ao laboratório com a requisição adequada. *Isso facilita a análise apropriada.*
- Documente as informações pertinentes, como a aparência do líquido aspirado, as avaliações do paciente e a forma como foi guardada a amostra. *Essa documentação adiciona dados essenciais ao prontuário do paciente.*

* N. de R.T.: De acordo com a Academia Brasileira de Neurologia, os pacientes pós-punção devem permanecer em repouso relativo por algumas horas, sendo que o repouso absoluto por até 48 horas pode ser recomendado aos pacientes que sentirem dor de cabeça forte ao levantar e que melhora ao deitar.

Considerações gerontológicas

- Os idosos são mais suscetíveis à desidratação. A concentração resultante do sangue pode causar falsas elevações de análises ao sangue em laboratório.

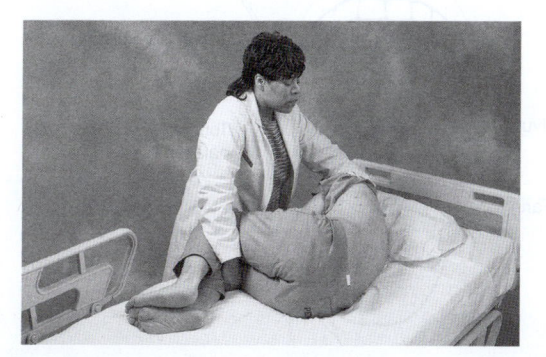

FIGURA 14.8 Posicionando o paciente para uma punção lombar. (Foto de B. Proud.)

Os diabéticos, pessoas com prejuízo em sua capacidade de produzir insulina, apresentam dificuldade para regular seus níveis de açúcar no sangue. Eles controlam sua doença cuidando da alimentação, fazendo exercícios e, em alguns casos, usando medicamentos. Os diabéticos podem apresentar níveis baixos ou elevados de açúcar no sangue, sendo que ambos os estados podem trazer consequências ameaçadoras à vida. Por essa razão, muitos pacientes com diabetes medem seus próprios níveis de açúcar no sangue capilar, em vez de analisarem em laboratório amostras de sangue venoso.

O **glucosímetro** é um instrumento que mede a quantidade de glicose presente no sangue capilar. Ele funciona mediante a verificação da quantidade de luz que é refletida por uma tira de teste química (Fig. 14.10). Com base na quantidade medida de açúcar no sangue, os diabéticos adaptam suas dietas ou uso de medicamentos.

Sendo o diabetes uma doença tão comum, os enfermeiros são chamados com frequência para ensinar os pacientes recentemente diagnosticados a testarem seus próprios níveis de açúcar no sangue. Além disso, eles medem os níveis de açúcar no sangue capilar em pacientes hospitalizados ou outras em instituições de cuidados.

ORIENTAÇÕES DE ENFERMAGEM 14.3

Coletando uma amostra para cultura de orofaringe

- Esclareça com o médico a realização do procedimento, se o paciente estiver tomando algum antibiótico. *O uso de antibióticos afeta os resultados do exame.*
- Retarde a coleta da amostra, se recentemente tiver sido usado um antisséptico bucal para gargarejo. *Alguns produtos afetam o valor diagnóstico do teste.*
- Explique o propósito e a técnica de obtenção da amostra. *Ao dar explicações, reduz-se a ansiedade e promove-se a cooperação.*
- Colete os suprimentos necessários: swab estéril para cultura, lâmina de vidro, abaixador de língua, luvas; máscara, caso o paciente esteja tossindo, lenços de papel e bacia para êmese, para o caso de o paciente ficar nauseado. *A reunião antecipada dos materiais promove um controle eficiente e organizado do tempo.*
- Faça com que o paciente se sente onde existir boa iluminação. *A iluminação aumenta a visibilidade da orofaringe.*
- Ponha luvas e máscara, se necessário. *O uso desses equipamentos de proteção reduz o potencial de transferência de microrganismos.*
- Afrouxe a tampa do recipiente em que está o swab. *Isso facilita a destreza manual.*
- Peça ao paciente que abra bem a boca, coloque a língua para fora e incline a cabeça para trás. *Essa posição permite o acesso à parte de trás da garganta.*
- Abaixe a parte central da língua com o abaixador, usando a mão não dominante (Fig. 14.9). *Essa manobra abre caminho para o swab.*
- Esfregue e enrole a extremidade do swab na proximidade das tonsilas na parte de trás da garganta, sem tocar os lábios, os dentes ou a língua. *Fazendo isso, transferem-se os microrganismos do tecido inflamado para o swab.*

- Esteja preparado para que o paciente fique nauseado. *Ao tocar a parte de trás da garganta, estimula-se o reflexo de náusea.*
- Retire o swab e descarte o abaixador de língua num recipiente apropriado. *Essa medida controla a disseminação de microrganismos.*
- Espalhe as secreções que estão no swab ao longo da lâmina de vidro. *Essa manobra permite o preparo da amostra para um rápido tingimento e exame microscópico.*
- Recoloque o swab cuidadosamente no frasco, prestando atenção para não tocar na sua parte externa. *Esse método evita a coleta de microrganismos estranhos ao procedimento e oferece segurança à amostra coletada.*
- Comprima o swab de amostra na parte inferior do frasco. *A compressão faz liberar o fluido nutritivo que promove o crescimento das bactérias.*
- Retire as luvas, descarte-as em recipiente apropriado e lave bem as mãos ou realize antissepsia por meio de fricção com álcool (ver Cap. 10). *Essa medida reduz a transmissão de microrganismos.*
- Rotule o frasco que armazena a amostra com o nome do paciente, a data, a hora e a fonte de onde ela foi obtida. *Seguindo esses passos, são oferecidas aos funcionários do laboratório informações fundamentais.*
- Esteja presente durante o tingimento e o exame da lâmina preparada, se for apropriado. *Essa é uma tentativa de identificar a presença de uma bactéria estreptocóccica.*
- Entregue no laboratório o frasco lacrado com a amostra ou leve-a ao refrigerador, caso haja atraso de mais de uma hora para entrega no laboratório. *Essas medidas garantem que os microrganismos crescerão quando transferidos a outro meio de cultura.*

Há vários aspectos importantes a serem lembrados com relação à medida da glicose no sangue:

1. Vários tipos de glucosímetros estão disponíveis no mercado. Quem os usa deve atender rigorosamente às especificações do fabricante, a fim de garantir uma aferição precisa.
2. O nível de glicose no sangue é medido cerca de 30 minutos antes das refeições e antes de dormir, para que se determinem o que provavelmente seriam os níveis mais baixos de glicose. Isso dá algum tempo para que o paciente aumente ou reduza o consumo de alimentos ou, se for insulino-dependente, administre uma dose maior de insulina (ver Cap. 34), o que conhecemos como cobertura.
3. A mensuração da glicose sanguínea envolve risco de contato com sangue. Pelo fato de ele poder conter vírus infecciosos, os profissionais *sempre* usam luvas durante a realização desse teste.

Pesquisadores têm trabalhado no desenvolvimento de dispositivos não invasivos, que não requeiram a perfuração da pele

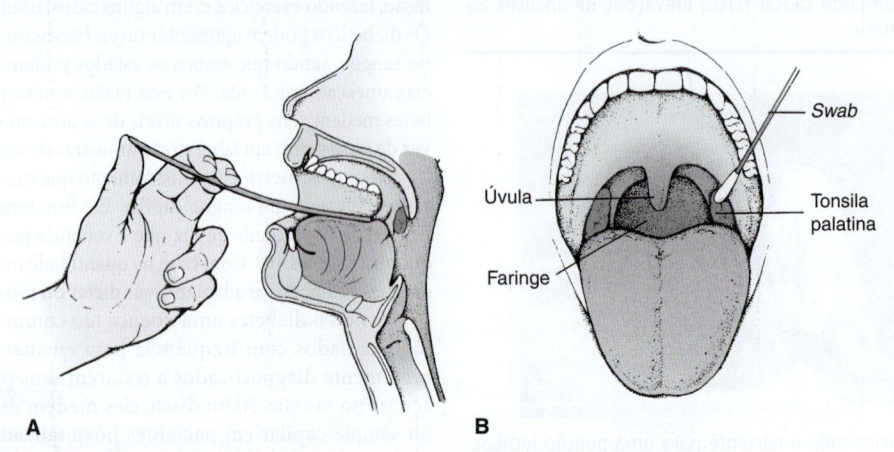

FIGURA 14.9 Cultura da garganta. **(A)** Pressionando a língua para baixo. **(B)** Obtendo uma amostra.

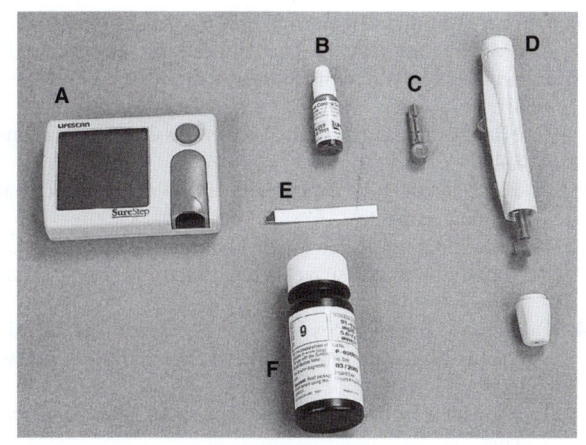

FIGURA 14.10 Equipamento usado para realizar um teste de glicose capilar: (**A**) glucosímetro, (**B**) solução de controle, (**C**) lanceta, (**D**) lancetador, (**E**) tira de teste, (**F**) frasco de tiras de teste. (Foto de B. Proud.)

IMPLICAÇÕES PARA A ENFERMAGEM

A maioria dos pacientes submetidos a exames e testes especiais apresenta necessidades emocionais relacionadas ao estresse de um diagnóstico potencial ou à ansiedade criada pelo fato de submeter-se a algo desconhecido. Alguns dos diagnósticos de enfermagem descritos a seguir podem ser identificados pelos enfermeiros durante os exames e testes, nos seus estágios pré e pós-procedimento:

- Ansiedade
- Medo
- Conflito de Decisão
- Disposição para Autocontrole da Saúde Melhorado
- Sentimento de Impotência
- Sofrimento Espiritual

O Plano de Cuidados de Enfermagem 14.1 ilustra o processo de enfermagem relacionado ao diagnóstico de enfermagem Conflito de Decisão, definido na taxonomia da NANDA-I (2012, p.461) como "a incerteza sobre o curso de ação a ser tomado quando a escolha entre as ações conflitantes envolve risco, perda ou desafio a valores de vida pessoais".

com uma lanceta, mas esses aparelhos ainda não estão disponíveis.

A Habilidade 14.3 mostra os passos envolvidos na utilização de um glucosímetro Lifescan.

PLANO DE CUIDADOS DE ENFERMAGEM 14.1 — A paciente submete-se a amniocentese para diagnosticar um possível distúrbio genético fetal

Investigação

Determine:
- Sinais de angústia, como inquietude, taquicardia, tensão muscular aumentada, respirações rápidas.
- Valores e crenças sobre a interrupção da gestação.
- Observações que indiquem incerteza sobre alternativas subsequentes à obtenção do resultado do exame.
- Sentimentos de angústia ou ambivalência acerca da decisão de manter a gestação ou realizar um aborto.

Diagnóstico de enfermagem: Conflito de decisão relacionado às opções quanto à manutenção da gestação, evidenciado por choro, sono perturbado, frequência cardíaca de 90 a 100 bpm em repouso, solicitação da visita de um orientador espiritual, leitura da Bíblia e pela afirmativa "Eu não acho que sou capaz de tomar uma decisão sobre isso".

Resultado esperado: A paciente informará, por escrito e dentro de uma semana, qual sua decisão sobre a manutenção ou não da gestação, quando serão sabidos os resultados da amniocentese.

Intervenções	Justificativas
Reconheça a aflição da paciente.	A empatia demonstra ciência quanto a seu estado emocional.
Transmita uma atitude de aceitação, livre de julgamentos.	A confiança garante a expressão aberta dos sentimentos.
Ofereça encaminhamentos a grupos e organizações de apoio, que fornecem informações sobre as doenças que podem afetar o bebê da paciente.	A consulta a outras pessoas ajuda a clarear a situação e diminuir sentimentos de desesperança.
Estimule a paciente a discutir suas preocupações com pessoas próximas.	Partilhar preocupações com os outros ajuda-a a perceber seus conflitos de forma mais realista e a facilitar a implementação de um plano subsequente.
Sugira que a paciente redija uma lista com as vantagens e desvantagens das possíveis escolhas a tomar, antes de retornar na consulta seguinte.	A identificação dos prós e contras das alternativas é o primeiro passo na formulação da decisão a ser tomada.
Verbalize seu reconhecimento aos esforços feitos pela paciente para encontrar uma solução.	Esse reconhecimento melhora sua capacidade de enfrentamento em relação ao peso de tomar uma decisão difícil.
Apóie a decisão da paciente, mesmo que ela não seja condizente com sua opinião pessoal.	Os pacientes, em geral, têm o direito a autonomia e a autodeterminação.

Avaliação dos resultados esperados:

A paciente toma a decisão, apoiada por pessoas próximas, de manter a gestação de um bebê que será portador de fibrose cística.

EXERCÍCIOS DE PENSAMENTO CRÍTICO

1. Discutir como um procedimento sigmoidoscópico, ou outro exame ou teste diagnóstico, pode mostrar-se diferente, se for realizado em um regime ambulatorial em vez de em um regime hospitalar.
2. Como poderia uma atividade mental diminuída (capacidade de entendimento) reduzir a força e a resistência de um indivíduo, bem como poderia a dor afetar a realização de um teste ou exame diagnóstico?
3. Como um exame pélvico poderia ser modificado, se a pessoa a ser examinada fosse vítima de estupro?
4. Como você responderia a um paciente que está em dúvida sobre realizar uma punção lombar, por causa do medo de sofrer uma paralisia decorrente de um trauma da medula espinal?

QUESTÕES DE REVISÃO – ESTILO DO NCLEX

1. Quais das seguintes sentenças indica que o paciente necessita maiores esclarecimentos antes da realização de uma sigmoidoscopia?
   1. O paciente diz que receberá um anestésico antes do exame.
   2. O paciente diz que pode comer uma refeição leve na noite anterior ao exame.
   3. O paciente diz que um aparelho de vídeo flexível será inserido no seu reto.
   4. O paciente diz que pode tomar os medicamentos prescritos, pela manhã.
2. Qual intervenção de enfermagem é fundamental antes da realização de um raio X de tórax?
   1. Certificar-se de que o paciente está em jejum.
   2. Remover um colar de metal do paciente.
   3. Permitir que o paciente engula o contraste.
   4. Administrar uma dose de medicação para dor.
3. Entre as seguintes orientações, qual é a mais apropriada no caso de uma amostra ser coletada durante um exame de Papanicolau, no momento que for realizado um exame pélvico?
   1. Não utilizar a ducha vaginal por vários dias antes da consulta.
   2. Parar de usar todo e qualquer método anticoncepcional temporariamente.
   3. Beber no mínimo 250 mL de líquido antes da consulta.
   4. Tomar um laxante suave na noite anterior ao dia da consulta marcada.
4. Quais das seguintes ações estão corretas quando for aferida a glicemia capilar de um paciente? Selecionar todas que se aplicam.
   1. Planejar a realização do teste uma hora antes das refeições.
   2. Verifique se o código da tira de teste coincide com o programado no glucosímetro.
   3. Verificar se o paciente já havia lavado suas mãos, com água e sabão, antes do teste.
   4. Perfurar a porção central do polegar ou de outro dedo da mão com a lanceta.
   5. Cobrir completamente o local de teste, na tira, com uma gota de sangue.
5. Quando auxiliar um exame pélvico, durante o qual será obtida uma amostra para um teste Papanicolau, ordene as seguintes etapas, conforme sua realização. Use todas as declarações.
   1. Forneça um pincel aplicador ao examinador.
   2. Aplique um fixador químico à lâmina com a amostra coletada.
   3. Coloque a paciente em posição de litotomia.
   4. Lubrifique os dedos enluvados do examinador.
   5. Forneça um espéculo vaginal ao examinador.

HABILIDADE 14.1 Auxiliando um exame pélvico

Ação sugerida	Justificativa
INVESTIGAÇÃO	
Determine a identidade da paciente em quem será feito o exame. Determine se será necessário um teste Papanicolau. Descubra se a paciente já realizou um exame pélvico antes. Pergunte se a paciente está menstruada ou teve relação sexual nas últimas 48 horas.	Evitar erros. Indicar a necessidade de equipamento e materiais adicionais. Oferecer base para o ensino. Sangue, sêmen e lubrificantes são três substâncias que mascaram e distorcem as células, tornando difícil determinar se elas são atípicas, e interferem na análise microscópica das amostras coletadas. O examinador pode preferir retardar a obtenção da amostra.
Pergunte se a paciente fez alguma ducha vaginal ou usou produtos para higiene íntima nas últimas 24 horas. Pergunte a idade, a data do último ciclo menstrual, o número de gestações e partos de nascidos vivos, além da descrição de sintomas, como sangramentos ou corrimentos, prurido ou dor. Determine se é utilizado contraceptivo e qual o tipo, caso a paciente esteja na pré-menopausa. No caso de contraceptivo oral, identifique o nome do medicamento e a dosagem. Solicite às pacientes na menopausa que informem se estão fazendo reposição hormonal, o nome comercial do medicamento e a dosagem. Observe problemas de força ou limitação nas articulações.	Sugerir a necessidade de remarcar o esfregaço Pap, porque uma amostra adequada de células e secreções pode não estar disponível. Oferecer dados para determinar a possibilidade de gravidez, comparar as amostras das células com a atividade hormonal e prover indícios quanto a patologias possíveis e à necessidade de outros testes. Correlacionar a influência de hormônios prescritos sobre as amostras celulares. Correlacionar a influência de hormônios prescritos sobre as amostras de células. Sugerir a necessidade de modificar a posição do exame.
PLANEJAMENTO	
Explique o procedimento à paciente e oportunize-lhe fazer perguntas. Dê um avental para exame à paciente e oriente-a a urinar. Coloque um **espéculo** (instrumento feito de metal ou plástico descartável, que serve para alargar a vagina), luvas, luz, lubrificante e os seguintes materiais para o esfregaço Pap: aplicadores compridos e macios e espátula, além de pelo menos três lâminas de vidro, fixador químico e um recipiente onde colocar as lâminas, em um balcão ou em uma bandeja, na sala de exames (Fig. A).	Tender à redução da ansiedade. Facilitar a palpação do útero e dos ovários. Promover um controle eficiente do tempo. Os espéculos de metal são reutilizados após esterilização. Selecionar um tamanho adequado, conforme a paciente.

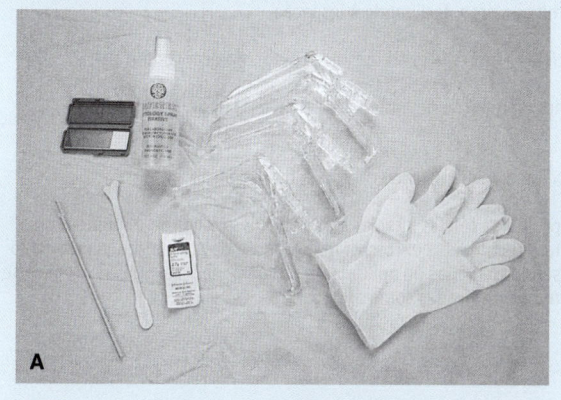

Materiais utilizados num exame pélvico.

(A citologia em meio líquido – ThinPrep®PapTest™ –, uma técnica alternativa de conservação de amostras aprovada pela Food and Drug Administration, elimina o uso de lâminas; ela envolve a imersão da ferramenta de coleta dentro de um meio de transporte líquido.)

Marque "E" em uma das lâminas para endocervical, "C" para cervical e "V" para vaginal.

Identificar o local do qual as amostras são retiradas; *endocervical* significa "dentro do colo do útero". A cérvice uterina é a porção mais inferior do útero ou ventre.

(continua)

Auxiliando um exame pélvico *(continuação)*

PLANEJAMENTO *(continuação)*

Providencie para que uma auxiliar permaneça com a paciente durante o exame, especialmente se o examinador for um homem.	Reduzir o potencial para acusações de assédio sexual.
Planeje a forma de ajudar a coleta das secreções vaginal e cervical para o esfregaço Pap, antes que o examinador passe a palpar os órgãos internos.	Evitar que o lubrificante usado durante a palpação interfira no exame microscópico das amostras.

IMPLEMENTAÇÃO

Coloque as pernas da paciente nos estribos, para facilitar a posição de litotomia (Fig. B); use uma posição alternativa, como a de Sims ou a dorso-reclinada, caso ela tenha alguma incapacitação.	Oferecer acesso à vagina.

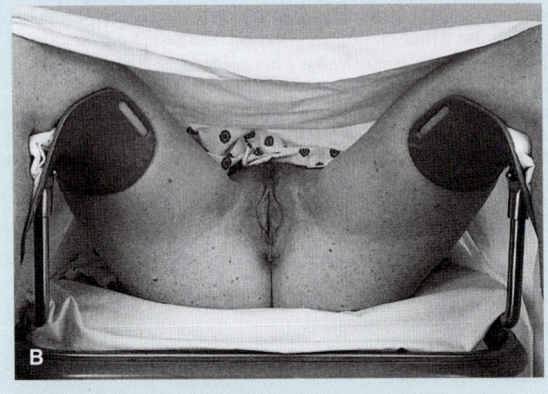

Posição de litotomia.

Cubra a paciente com lençol de algodão ou papel.	Manter o recato e a privacidade.
Apresente o examinador à paciente, caso eles não se conheçam.	Tender à redução da ansiedade.
Descubra a paciente somente antes do início do exame.	Expor a genitália da paciente, enquanto minimiza sua exposição.
Direcione a luz na sala de exames por sobre o ombro do examinador, na direção da abertura vaginal.	Iluminar a área, facilitando a inspeção.
Umedeça o espéculo com água morna; se não for feito um esfregaço Pap, aplique lubrificante hidrossolúvel nas lâminas do espéculo.	Facilitar a inserção e, ao mesmo tempo, oferecer conforto.
Prepare a paciente para esperar a rápida inserção do espéculo. Explique que ela pode ouvir um clique indicativo de que o espéculo foi fixado no local.	Tender à redução da ansiedade e auxiliar a paciente a relaxar.
Alcance ao examinador um aplicador com extremidade mais suave, a espátula e outro aplicador, nessa sequência.	Facilitar a coleta de secreções para o esfregaço Pap.
Segure a lâmina marcada com um "E" para que o examinador possa depositar a amostra na mesma; siga um padrão similar à medida que a segunda e a terceira amostras forem coletadas do colo do útero e da vagina (Fig. C).	Depositar as células intactas e as secreções conforme o local em que foram obtidas; a excessiva manipulação das células enquanto estão sendo coletadas ou aplicadas à lâmina pode fazer células normais serem identificadas como atípicas.

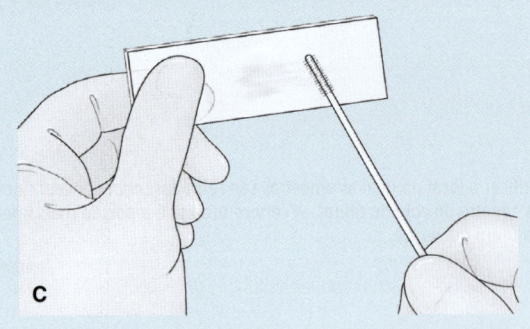

Transferindo as secreções para uma lâmina de vidro.

Posicione o recipiente de descarte de modo que o examinador possa liberar os coletores e o espéculo após seu uso.	Controlar a disseminação de microrganismos.

(continua)

Auxiliando um exame pélvico *(continuação)*

IMPLEMENTAÇÃO *(continuação)*

Coloque cada uma das lâminas em solução fixadora química ou pulverize-as com elemento químico similar (Fig. D).	Preservar a integridade das amostras; a demora na aplicação do fixador favorece o ressecamento pelo ar, o alargamento das células e a perda de detalhes de seu núcleo – tornando difícil determinar se aquelas eram células atípicas.
D *Conservando uma amostra.*	
Se for utilizada a técnica de citologia em meio líquido, coloque o dispositivo de coleta da amostra dentro do *container* com a solução, cubra-o e descarte o restante.	Dispersar as células e dissipar o sangue, muco e fragmentos que não serão diagnosticados.
Lubrifique os dedos enluvados da mão dominante do examinador e prepare a paciente para um exame interno da vagina (e, em certos casos, também do reto).	Reduzir a fricção; manter a paciente informada sobre os aspectos sequenciais do exame.
Ponha as luvas e retire o lubrificante quando concluído o exame; depois, retire as luvas.	Evitar a transmissão de microrganismos; promove higiene e conforto.
Lave bem as mãos ou realize antissepsia por meio de fricção com álcool (ver Cap. 10).	Reduzir os microrganismos nas mãos.
Rebaixe, ao mesmo tempo, ambos os pés dos estribos e auxilie a paciente a sentar-se.	Reduzir a tensão sobre os músculos abdominais e as costas.
Ajude a paciente a deixar a sala após vestir-se.	Manter a sua segurança.

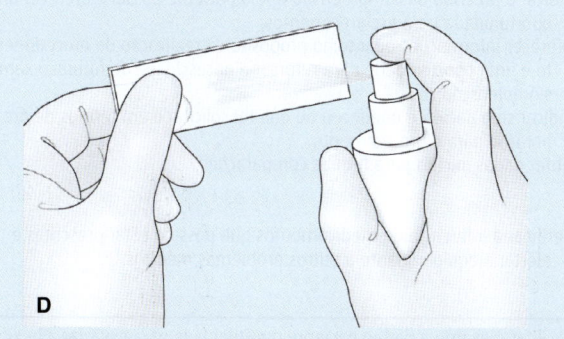

Avaliação

- A paciente demonstrou entendimento sobre o propósito do exame.
- A paciente assumiu e manteve uma posição satisfatória para o exame.
- A privacidade, o conforto e a segurança da paciente foram mantidos.
- Foram coletadas, identificadas e preservadas as amostras.

Documentação

- Data e hora
- Dados pertinentes a pré-avaliação, se houver
- Tipo de exame, incluindo qualquer amostra coletada
- Examinador e/ou local
- Condição da paciente após o exame
- Organização das amostras

EXEMPLO DE DOCUMENTAÇÃO

Data e hora Levada à sala de exames, em cadeira de rodas, para exame pélvico pelo Dr. Wood. Capaz de ficar em posição de litotomia sem dificuldades. Esfregaços de amostras do colo do útero, endocervical e vaginal foram obtidos e enviados ao laboratório. Voltou ao quarto em cadeira de rodas, sendo auxiliada a deitar-se. _____ ASSINATURA / FUNÇÃO

HABILIDADE 14.2 Auxiliando uma sigmoidoscopia

Ação sugerida	Justificativa
INVESTIGAÇÃO	
Identifique o paciente em quem será realizado o exame.	Evitar erros.
Confira a existência de um termo de consentimento assinado.	Fornecer proteção legal.
Peça ao paciente que descreva o procedimento.	Indicar a precisão da compreensão que o paciente possui e oferecer uma oportunidade para esclarecimentos.
Questione sobre os sintomas atuais e a história familiar de doenças importantes.	Oferecer informações quanto ao propósito da realização do procedimento e uma oportunidade para reforçar a necessidade de futuros exames sigmoidoscópicos.
Solicite uma descrição da dieta seguida pelo paciente, sua ingesta líquida, sobre o protocolo e os resultados da limpeza intestinal.	Indicar se o paciente obedeceu ao que foi solicitado em termos de preparação para o procedimento.
Meça os sinais vitais do paciente e obtenha outras avaliações físicas, conforme a política institucional, como peso e características dos sons intestinais.	Obter dados iniciais para futuras comparações.
Solicite a história de alergias e uma lista dos atuais medicamentos que estejam sendo usados.	Verificar a influência de medicamentos que possam estar prescritos e alertar a equipe quanto a outros problemas médicos.
PLANEJAMENTO	
Oriente o paciente para que tire as roupas, vista um avental e utilize o banheiro.	Facilitar o exame e dar ao paciente oportunidade para esvaziar a bexiga e os intestinos novamente.
Prepare-se para o exame, colocando um sigmoidoscópio (Fig. A), luvas, avental, gorro, máscara, óculos, lubrificante, aspirador e recipientes para biópsia na sala de exames.	Promover um controle eficiente do tempo.

Sigmoidoscópio flexível.

Verifique se a luz na extremidade do sigmoidoscópio e o aspirador estão funcionando.	Evitar atrasos, perturbações e desconfortos, uma vez que tenha sido iniciado o procedimento.
IMPLEMENTAÇÃO	
Ajude o paciente a ficar na posição de Sims, caso um sigmoidoscópio flexível seja usado, ou na posição genupeitoral, caso seja usado um sigmoidoscópio rígido, o que é mais incomum.	Facilitar a passagem do aparelho; pode ser usada uma mesa endoscópica em lugar de pedir para que o paciente mantenha a posição genupeitoral.
Cubra o paciente com lençol de algodão ou papel.	Manter o recato e sua privacidade.
Apresente o examinador ao paciente, caso eles não se conheçam.	Tender à redução da ansiedade.
Lubrifique os dedos enluvados do examinador.	Reduzir o desconforto quando são utilizados os dedos para dilatar os esfíncteres do ânus e o reto.
Prepare o paciente para a colocação dos dedos do examinador, seguida da inserção do sigmoidoscópio.	Tender à redução da ansiedade, mantendo-o informado de cada etapa e da evolução do procedimento.
Reconheça todo o desconforto que o paciente esteja sentindo; explique que é de curta duração.	Indicar que o enfermeiro tem empatia pela situação.
Informe o paciente, antes do procedimento, se for usada aspiração, sobre a introdução de ar, ou se a amostra de tecido será obtida.	Preparar o paciente para sensações inesperadas ou aumento temporário do desconforto.
Abra o recipiente da amostra, cubra a amostra com conservante e tampe-o.	Evitar a perda e a decomposição da amostra.

(continua)

Auxiliando uma sigmoidoscopia *(continuação)*

IMPLEMENTAÇÃO *(continuação)*

Informe o paciente sobre quando o aparelho será retirado.	Manter o paciente informado da evolução.
Coloque as luvas antes do procedimento e limpe o lubrificante e as fezes após seu término; remova as luvas.	Evitar a transmissão de microrganismos; promover o conforto e a higiene.
Lave bem as mãos ou realize antissepsia por meio de fricção com álcool (ver Cap. 10).	Reduzir os microrganismos.
Auxilie o paciente a ir do local do exame a uma área onde estejam suas roupas, ou ofereça um avental limpo.	Manter a segurança e dignidade.
Explique que pode ocorrer um leve desconforto abdominal até que o ar instilado seja expelido e que pode ser observado pequeno sangramento do reto, caso tenha sido feita uma biópsia.	Oferecer educação para saúde antecipada.
Reforce que, caso ocorra dor forte ou sangramento excessivo, o paciente deve notificar o médico.	Identificar dados importantes a serem relatados.
Avise o paciente que ele pode consumir alimentos e líquidos sempre que desejar.	Esclarecer orientações alimentares.
Limpe o sigmoidoscópio e outros instrumentos sujos conforme instruções de controle de infecções.	Evitar a transmissão de microrganismos.
Restaure a ordem e a limpeza da sala de exames; reponha os utensílios.	Preparar a sala para uso futuro.
Preencha o formulário para o laboratório, etiquete a amostra e certifique-se que seja transportada ao laboratório para análise.	Facilitar o exame microscópico.

Avaliação

- O paciente demonstrou entendimento sobre o propósito do exame.
- Foi realizado o adequado preparo dietético e intestinal.
- O paciente assumiu a posição solicitada.
- Foram mantidos o conforto e a segurança.
- Foram dadas orientações pós-procedimento.
- A amostra foi preservada, identificada e adequadamente entregue.

Documentação

- Data e hora
- Dados pertinentes à pré-avaliação, se houver
- Tipo de exame e de amostras coletadas, se houver
- Examinador e/ou local
- Condição do paciente após o procedimento
- Instruções oferecidas
- Conservação da amostra

EXEMPLO DE DOCUMENTAÇÃO

Data e hora Chegou ao ambulatório para exame sigmoidoscópico de rotina. Ausência de sintomas atuais, sem alergias conhecidas. Toma atenolol para hipertensão. Última dose às 7 horas. Pressão sanguínea de 142/90, no braço direito, sentado. T-36,7°C; P-90 bpm; R-22 mpm. Ruídos intestinais ativos nos quatro quadrantes. Alimentos leves pela manhã e autoadministração de dois enemas na noite anterior, com bons resultados, e um nesta manhã, tendo expelido poucas fezes. Colocado na posição de Sims para o exame. Omissão de biópsia. Orientado para reiniciar alimentação e ingestão de líquidos conforme desejado. Foi explicado que dores devido a gases podem ocorrer e que andar ajudaria, mas solicitou-se que notificasse o Dr. Ross, caso tivesse desconforto prolongado ou severo. Foi liberado do ambulatório, acompanhado pela esposa.

_____ASSINATURA / FUNÇÃO

HABILIDADE 14.3 Usando um glucosímetro

Ação sugerida	Justificativa
INVESTIGAÇÃO	
Certifique-se que o glucosímetro foi testado na instituição, usando uma ou mais soluções de controle, depois da meia-noite. Identifique o paciente que será submetido a exame.	Determinar que o glucosímetro esteja funcionando precisamente; adequar-se às políticas institucionais relacionadas à garantia de qualidade e evitar erros.
Descubra se o paciente já teve o nível de açúcar do sangue medido com glucosímetro ou se ele tem perguntas a fazer.	Oferecer uma base para o ensino.
Revise as medidas anteriores de açúcar e as tendências que se mostrem óbvias.	Ajudar a avaliar a confiabilidade da medida, quando obtida.
Verifique se a cobertura de insulina foi recomendada, caso os níveis de glicose estejam mais elevados do que o normal.	Ajudar a reduzir rapidamente os níveis elevados de glicose.
Verifique a data no frasco das tiras de teste; descarte-o se exceder à data de validade.	Determinar se as tiras de teste são, ainda, apropriadas ao uso.
Descarte tiras de teste não usadas e armazenadas por 4 meses após a abertura do frasco.	Assegurar a precisão.
Observe o número de código no frasco de tiras de teste; compará-lo com o código programado no glucosímetro (Fig. A).	Os códigos numéricos variam de 1 a 16; se os números não forem os mesmos, deverão ser trocados.
	Comparação do código numérico no frasco das tiras de teste com o código presente no glucosímetro. (Foto de B. Proud.)
Examine os dedos do paciente na busca de área sem traumatismos; também podem ser usados os lóbulos da orelha como alternativa.	Evitar traumas secundários
PLANEJAMENTO	
Teste a calibragem da máquina com uma tira de controle ou solução fornecida pelo fabricante, caso isso não tenha sido feito desde a meia-noite.	Verificar a precisão do equipamento.
Organize o plano de cuidados para que o teste seja realizado cerca de 30 minutos antes das refeições e da hora de dormir.	Garantir a consistência na obtenção dos dados e facilitar a detecção de tendências.
Junte o equipamento e os suprimentos necessários: glucosímetro, lancetas, lancetador, tiras de teste e luvas.	Promover o controle eficiente do tempo.
IMPLEMENTAÇÃO	
Peça ao paciente que lave as mãos com água morna e sabão e seque-as na toalha.	Reduzir o número de microrganismos na pele; o calor dilata os capilares e aumenta o fluxo de sangue. A limpeza com álcool não é necessária e pode alterar os resultados caso não seja totalmente evaporado.
Ligue o aparelho; observe a última leitura de glicose sanguínea realizada, o atual código da tira de teste e a mensagem "Inserir tira".	Preparar o aparelho para testar a amostra de sangue. O equipamento retém em sua memória a última medida de glicose obtida.
Coloque a terminação chanfrada de uma tira de teste no local apropriado do aparelho.	Posicionar a tira para aplicação do sangue.

(continua)

Usando um glucosímetro   *(continuação)*

IMPLEMENTAÇÃO   *(continuação)*

Monte o lancetador, firmando a lanceta no local apropriado (Fig. B).	Carregar o lancetador, fixar a lanceta e prepará-la para uma rápida pressão na pele.
	Inserção da lanceta.
Coloque as luvas após lavar bem as mãos ou realizar antissepsia por meio de fricção com álcool (ver Cap. 10).	Providenciar uma barreira ao contato com o sangue.
Selecione um lado de um dos dedos da mão do paciente, que não esteja traumatizado; evite as posições centrais (Fig. C).	Evitar a punção de uma área com terminações nervosas sensíveis.
	Locais apropriados à punção.
Aplique a lanceta firmemente no lado do dedo e pressione o botão de descarga.	Forçar a lanceta para dentro da pele.
Largue a lanceta e o lancetador.	Abrir um caminho para o sangue.
Mantenha o dedo para baixo, para que se forme boa gota de sangue.	Usar a gravidade para auxiliar a coleta do sangue.
Toque a gota pendente na parte revestida da tira de teste, certificando-se de que a área de teste esteja totalmente coberta e permaneça úmida durante o teste (Fig. D).	Saturar a área de teste para garantir resultados precisos.
	Uma gota expressiva de sangue é colocada no centro da tira de teste. (Foto de B. Proud.)

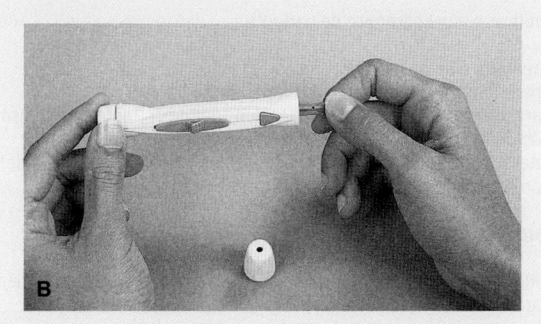

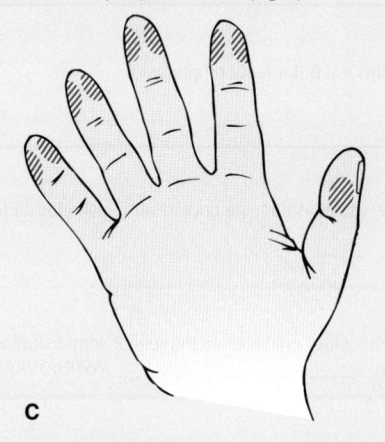

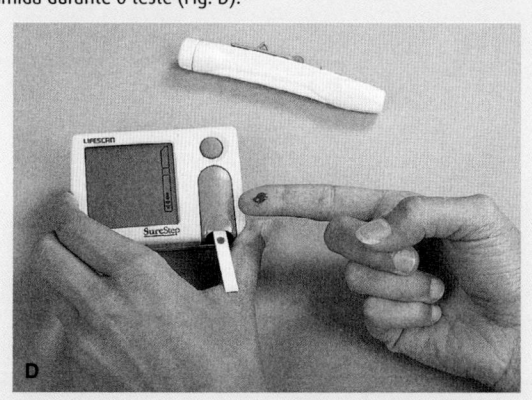

(continua)

Usando um glucosímetro *(continuação)*

IMPLEMENTAÇÃO *(continuação)*

Observe a medição enquanto apita um sinal sonoro, até que uma série de sinais ocorra 45 segundos depois.	Ativar o mecanismo de controle de tempo.
Leia, no visor do monitor, a medida obtida após uma série de sinais sonoros.	Identificar o nível glicêmico do paciente.
Desligue o aparelho.	Aumentar a vida da bateria.
Ofereça um curativo adesivo ou um lenço de papel ao paciente.	Absorver o sangue e controlar o sangramento.
Descarte a lanceta em um recipiente apropriado à coleta de resíduos perfurocortantes.	Evitar a ocorrência de lesões com resíduos perfurocortantes e a transmissão de microrganismos infecciosos contidos no sangue.
Limpe o visor do glucosímetro e a abertura onde a tira de teste foi fixada com pano limpo, seco e sem fiapos, para remover sujeiras, sangue ou outros resíduos, pelo menos uma vez por semana.	Manter o equipamento livre de sujidades que possam prejudicar a detecção pela da luz.
Retire as luvas e imediatamente lave bem as mãos ou realize antissepsia por meio de fricção com álcool (ver Cap. 10).	Reduzir os microrganismos.
Retire o equipamento do lado da cama, se ele não pertencer ao paciente.	Facilitar o uso do equipamento que pode ser necessário a outro paciente.
Guarde as tiras de teste em local seco e resfriado entre 37 e 85 °F (1,7 e 30°C).	Evitar a decomposição das tiras pelo calor e pela umidade.
Registre a medida da glicose do paciente diabético no seu prontuário.	Documentar dados essenciais.
Relate o nível de açúcar do sangue ao enfermeiro responsável.	Comunicar informação para tomada de decisões sobre o tratamento.

Avaliação

- O paciente demonstrou entendimento sobre o propósito do exame.
- Sangue adequado foi obtido.
- Os resultados foram coerentes com a atual condição do paciente, as tendências anteriores e o tratamento empregado.
- O tratamento adicional foi encaminhado, dependendo da medida da glicose.

Documentação

- Data e hora
- Dados de pré-avaliação pertinentes, se houver
- Resultados obtidos durante o uso do glucosímetro; na maioria das instituições de saúde, os dados do teste podem ser registrados na folha de sinais vitais, em vez de ser registrados nas evoluções de enfermagem.
- O tratamento oferecido tem por base os resultados anormais dos testes

EXEMPLO DE DOCUMENTAÇÃO
Data e hora *Nível glicêmico sanguíneo de 210 mg/dL, verificado com glucosímetro. Cinco unidades de Humulin R administradas por via subcutânea, como cobertura. _____ ASSINATURA / FUNÇÃO

---

* N. de R.T.: O nível glicêmico sanguíneo é registrado no Brasil com a sigla HGT (hemoglicoteste), geralmente em uma folha também utilizada para registro dos sinais vitais.

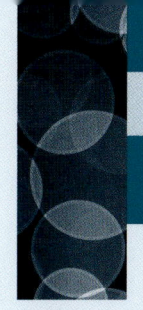

UNIDADE 4
Exercícios finais da Unidade 4 – Capítulos 10, 11, 12, 13 e 14

Seção 1: Revisando o que você aprendeu

Atividade A: *Preencha as lacunas, escolhendo a palavra correta dentre as opções indicadas nos parênteses.*

1. As bactérias _____ existem sem oxigênio. (aeróbias, anaeróbias, micoplásmicas)

2. *Tinea corporis* é um tipo de infecção fúngica _____. (intermediária, superficial, sistêmica)

3. Várias adaptações anatômicas e fisiológicas mantêm a temperatura do corpo humano dentro de uma faixa usual, que permanece estável independentemente da temperatura ambiente; isso ocorre porque os humanos são _____. (heterotérmicos, homeotérmicos, pecilotérmicos)

4. _____ é o processo de direcionar um indivíduo aos cuidados especiais de outra pessoa ou instituição. (Alta hospitalar, Encaminhamento, Transferência)

5. A _____ prolongada leva ao dano cerebral ou à morte. (apneia, dispneia, ortopneia)

6. _____ é a frequência cardíaca abaixo de 60 batimentos por minuto. (Bradicardia, Palpitação, Taquicardia)

7. _____ é uma rachadura na pele, especialmente próxima ou nas mucosas. (Abrasão, Fissura, Laceração)

8. Os sons _____ são localizados normalmente na periferia de todos os campos pulmonares. (brônquicos, broncovesiculares, vesiculares)

9. _____ é um procedimento para retirada de líquido da cavidade abdominal. (Fluoroscopia, Paracentese, Roentgenografia)

10. _____ é o centro de regulação da temperatura do cérebro, que desencadeia o processo de conservação e produção de calor. (Cerebélo, Hipotálamo, Medula)

Atividade B: *Assinale V (Verdadeiro) ou F (Falso) para cada uma das frases abaixo. Corrija as sentenças falsas.*

1. V___ F___ O esporo é um micróbio temporariamente inativo, que resiste ao calor e a agentes químicos destrutivos, além de sobreviver na unidade.

2. V___ F___ Alguns patógenos possuem pequenos filamentos, chamados flagelos, que são capazes de prender-se aos tecidos do hospedeiro, que evitam a sua expulsão.

3. V___ F___ Para cada grau Fahrenheit de elevação de temperatura, há um aumento de 15 batimentos por minuto na frequência cardíaca e no pulso.

4. V___ F___ A frequência cardíaca apical pode ser contada auscultando-se o tórax com um estetoscópio.

5. V___ F___ Orientação ajuda o paciente a tornar familiar um novo ambiente, assim como adaptar-se a ele.

6. V___ F___ O enfermeiro realiza uma palpação leve ao pressionar o tecido aproximadamente 2,5 cm, usando o dedo indicar de uma ou ambas as mãos.

7. V___ F___ Visão normal é a capacidade de ler textos impressos, que a maioria das pessoas consegue enxergar a uma distância de 6 m, sem o uso de lentes.

8. V___ F___ A lordose causa um aumento na curvatura da região torácica.

9. V___ F___ O desenvolvimento do feto está em risco de dano celular quando à exposição a raios X.

10. V___ F___ A eletroencefalografia é um exame da energia produzida pela estimulação muscular.

Atividade C: *Escreva o termo correto para cada uma das seguintes descrições.*

1. Prática que diminui ou elimina agentes infecciosos, seus reservatórios e seus veículos de transmissão _____.
2. Meio no qual microrganismo sobrevivem, crescem e se reproduzem _____.
3. Utilização de átomos submetidos a um forte campo eletromagnético para produzir uma imagem _____.
4. Sonda portátil usada durante uma ultrassonografia para projetar sons pela superfície corporal _____.
5. Curvatura lateral pronunciada da coluna vertebral _____.
6. Técnica de avaliação usada para ouvir os sons do corpo _____.
7. Respiração rápida e/ou profunda, que afeta o volume de ar inspirado e conduzido até os pulmões _____.
8. Término do cuidados numa instituição de saúde _____.

Atividade D: *1. Faça a correspondência entre o microrganismo na coluna A e suas características, na coluna B.*

Coluna A

1. _____ Bactéria
2. _____ Vírus
3. _____ Protozoário
4. _____ Príon

Coluna B

A. Menor microrganismo capaz de causar doenças infecciosas; visível somente com um microscópio eletrônico
B. Proteína que não contém ácido nucleico
C. Microrganismo unicelular; pode ser arrendodado, em forma de haste ou espiralado
D. Animal unicelular, classificado conforme sua capacidade de locomoção

2. Faça a correspondência entre os termos que indicam alterações na integridade da pele descritos na coluna A e suas respectivas descrições, na coluna B.

Coluna A

1. _____ Ferida
2. _____ Úlcera
3. _____ Cicatriz

Coluna B

A. Área aberta, similar a uma cratera
B. Marca deixada pela cicatrização de uma lesão
C. Ruptura na pele

3. Faça a correspondência entre as posições utilizadas no exame físico descritas na coluna A e suas respectivas descrições, na coluna B.

Coluna A

1. _____ Posição dorso-reclinada
2. _____ Posição de litotomia
3. _____ Posição de Sims
4. _____ Posição genupeitoral

Coluna B

A. O paciente deita sobre o lado esquerdo do corpo, com o tórax inclinado para a frente, o joelho direito dobrado em direção à cabeça, o braço direito para a frente e o braço esquerdo estendido atrás do corpo
B. O paciente repousa sobre seu tórax e joelhos
C. O paciente reclina-se, com os pés apoiados em estruturas metálicas, chamadas estribos
D. O paciente reclina-se, com os joelhos dobrados, os quadris voltados para fora e os pés apoiados

Atividade E: 1. Diferencie assepsia cirúrgica de assepsia médica.

	Assepsia médica	Assepsia cirúrgica
Definição		
Técnica		
Métodos para obtenção da assepsia		

2. Diferencie febre de hipertermia.

	Febre	Hipertermia
Definição		
Complicações ou preocupações		

3. Diferencie abordagem céfalo-podálica de abordagem dos sistemas do organismo, usadas na realização do exame físico.

	Abordagem céfalo-podálica	Abordagem dos sistemas do organismo
Definição		
Vantagens		
Desvantagens		

276 Barbara Kuhn Timby

Atividade F: *Considere as seguintes figuras.*

1.

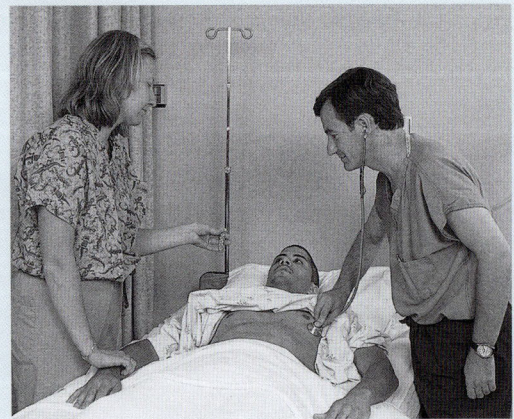

a. Descreva o que a figura acima demonstra.
b. Qual dos dois métodos para a verificação do pulso é mais precisa? Por quê?

2.

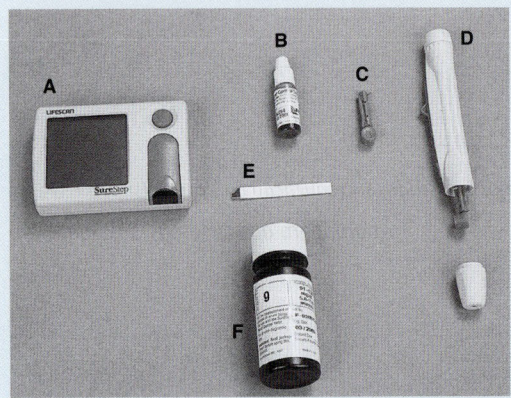

a. Identifique os itens apresentados na figura.
b. Para que eles são usados?

Atividade G:

A escovação cirúrgica extensiva remove microrganismos transitórios das unhas, mãos e antebraços antes de um procedimento cirúrgico. Escreva, nas caixas apresentadas abaixo, a sequência correta em que o enfermeiro deve executar as ações deste procedimento.

1. Usar a fricção para esfregar todas as superfícies das mãos.
2. Usar a fricção para fazer espuma com o líquido higienizante.
3. Manter as mãos e braços erguidos e afastados do corpo.
4. Colocar a máscara, o gorro e os propés.
5. Enxaguar a espuma ao mesmo tempo em que mantém as mãos num nível acima dos cotovelos.
6. Secar as mãos com uma toalha estéril.
7. Molhar as mãos, até os antebraços.
8. Limpar embaixo de cada unha.

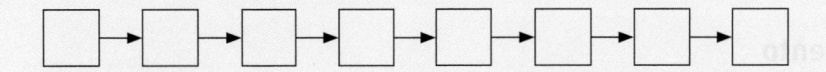

□→□→□→□→□→□→□→□

Atividade H:

Responda às seguintes questões.

1. O que é uma infecção hospitalar?

2. Quais são os seis componentes do ciclo infeccioso?

3. Qual é a finalidade do conjunto mínimo de dados?

4. Quais são os deveres do enfermeiro quando um paciente precisa ser transferido de unidade, dentro da mesma instituição de saúde?

5. Quais são as fases da febre?

6. O que é hipotensão postural?

7. Por que é importante realizar o exame físico em um paciente admitido numa instituição de saúde?

8. O que é um cartaz visual de Snellen?

9. Como é realizado um cultural?

10. Qual a finalidade de uma punção lombar ou espinal?

Seção 2: Aplicando seu conhecimento

Atividade H: *Dê justificativas aos seguintes questionamentos.*

1. Por que o enfermeiro derrama e descarta uma pequena quantidade da solução estéril antes de cada uso?

2. Por que retirar o esmalte lascado ou descascado das unhas, antes do trabalho numa instituição de saúde, é considerada uma boa prática para os enfermeiros?

3. Por que um segundo enfermeiro, supervisor ou membro da equipe de segurança deve assinar o envelope contendo os pertences de valor do paciente, junto com o enfermeiro responsável?

4. Por que é importante que o enfermeiro verifique os sinais vitais dos pacientes em intervalos regulares?

5. Quando o enfermeiro deve utilizar luvas limpas durante a realização de um procedimento?

6. Por que o enfermeiro deve garantir que o paciente não esteja usando quaisquer objetos metálicos, como grampos ou medalhas, antes de um exame radiográfico?

7. Por que o enfermeiro deve cobrir o paciente durante avaliações físicas?

8. Por que é melhor avaliar o turgor da pele dos pacientes idosos na região torácica?

Atividade J: *Responda às seguintes questões, levando em consideração os papéis e as responsabilidades da enfermagem.*

1. O enfermeiro, de uma instituição de cuidados, está encarregado de cuidar de um paciente idoso que fraturou o quadril e desenvolveu edema de pulmão e insuficiência respiratória, durante sua internação.

    a. O que pode ter causado estas duas complicações?

    b. O que o enfermeiro deve fazer para prevenir o desenvolvimento de infecções hospitalares na instituição?

2. Uma paciente, admitida na instituição de saúde, está prestes a dar à luz. O enfermeiro está se preparando para auxiliar o obstetra.

    a. Quais passos devem ser seguidos pelo enfermeiro antes do procedimento?

    b. Qual o propósito deles?

3. É solicitado ao enfermeiro, de uma instituição de cuidados à saúde, que realize os procedimentos de admissão de um paciente que possui uma cirurgia agendada.

   a. Quais são as responsabilidades do enfermeiro durante a admissão deste paciente na instituição?

   b. O que o enfermeiro deve incluir no plano inicial de cuidados de enfermagem?

4. É solicitado ao enfermeiro que assiste a um recém-nascido, numa instituição de saúde, que verifique e documente a temperatura do bebê em intervalos regulares.

   a. Quais são as melhores regiões para verificação da temperatura em bebês e crianças pequenas?

   b. Por que recém-nascidos e lactentes tendem a apresentar flutuações de temperatura?

5. Uma criança chega à clínica com queixa de dor na orelha direita. O enfermeiro auxilia o médico durante o exame do paciente.

   a. Como o enfermeiro pode realizar um exame geral da orelha?

   b. Que tipo de substância, encontrada na orelha, é considerada normal?

6. Um enfemeiro cuida de um paciente que será submetido a um eletrocardiograma (ECG).

   a. Como o enfermeiro pode explicar ao paciente o que acontecerá durante o procedimento?

   b. Quais são as responsabilidades da enfermagem com relação ao paciente que se submete a um ECG?

Atividade K: Considere os seguintes questionamentos. Discuta-os com seu instrutor ou colegas.

1. Um enfermeiro assiste a três pacientes diferentes em uma instituição de saúde. O primeiro é um paciente de 68 anos, imunossuprimido, que está realizando quimioterapia. O segundo, que tem 40 anos, é um paciente com tuberculose. O terceiro, um adolescente que apresenta uma ferida infecciosa.

   a. Quais considerações estão envolvidas no cuidado do paciente idoso que realiza quimioterapia?

   b. Quais técnicas de assepsia devem ser seguidas pelo enfermeiro ao cuidar dos pacientes com doenças infecciosas?

2. Um paciente de 34 anos, diabético, foi submetido a amputação do pé devido a uma lesão não tratada. Embora ele esteja sendo assistido pelo terapeuta ocupacional e pelo fisioterapeuta, no hospital, o paciente mostra-se bastante deprimido quanto à perda do membro e suas implicações. Ele disse ao enfermeiro que arrepende-se de seu descuido e tem medo que nunca mais consiga levar uma vida normal. O paciente tem estado muito calado e recusa-se a interagir com sua família. Ele receberá alta em breve.

   a. Que considerações especiais poderiam ser tomadas durante a alta deste paciente?

   b. Que encaminhamentos, a serviços especiais, poderiam ser dados a este paciente, para ajudar na melhora de suas condições?

   c. Como o enfermeiro pode ajudar o paciente a lidar com sua perda?

3. Foi solicitado a um enfermeiro da unidade de reabilitação de uma instituição de saúde, que meça a pressão sanguínea de um paciente muito obeso, que se recupera de um acidente de carro. O braço direito dele está engessado. Além disso, ele acaba de retornar ao quarto após exercitar-se, deambulando pelo corredor.

   a. O enfermeiro pode verificar a pressão sanguínea do paciente assim que ele retornou do exercício?

   b. Quais fatores devem ser levados em consideração na escolha do esfigmomanômetro a ser utilizado neste paciente?

4. O enfermeiro precisa realizar uma avaliação de rotina em um paciente que se recupera de um trauma encefálico, conforme orientação do cuidador primário. Como ele pode evitar a realização de qualquer avaliação subjetiva do estado mental do paciente?

Seção 3: Preparando-se para o NCLEX

Atividade L: Responda às seguintes questões.

1. Um enfermeiro assiste a um paciente que possui uma eletromiografia (EMG) agendada. Qual das seguintes orientações deve ser dada pelo enfermeiro ao paciente que aguarda o procedimento?

   a. Permanecer acordado após a meia-noite antes do exame.

   b. Evitar o consumo de bebidas a base de cola 8 horas antes do procedimento.

   c. O paciente poderá sentir dor, caso um eletrodo toque uma terminação nervosa local.

   d. Consultar o médico sobre a suspensão de medicamentos usuais.

2. Em um hospital, um enfermeiro cuida de um paciente que apresenta um quadro infeccioso. Quais precauções devem ser tomadas por ele após sair do quarto do paciente? Selecione todas as opções que se aplicam.

   a. Esfregar as mãos vigorosamente, dando especial atenção às unhas.

   b. Usar uma toalha molhada para fechar a torneira.

   c. Evitar o toque em qualquer parte da pia ou torneira.

   d. Descartar as toalhas de papel de forma apropriada após secar as mãos.

   e. Aplicar um sanitizante para as mãos, para mantê-las livre de odores.

3. Durante o exame físico de um paciente, o enfermeiro ausculta os sons pulmonares. Como o enfermeiro deve documentar os sons rangidos ocasionados pela movimentação do ar através de passagens estreitadas nos pulmões?

   a. Crepitações

   b. Roncos

   c. Atritos

   d. Sibilos

4. A febre normalmente ocorre no decorrer de quatro fases distintas. Organize as fases na sequência em que elas ocorrem. Use todas as alternativas.

   a. Fase estacionária
   b. Fase de resolução
   c. Fase de surgimento
   d. Fase prodrômica

5. Um enfermeiro está encarregado por medir e documentar os sinais vitais de um paciente que se recupera de um acidente. O paciente recebe medicação por via intravenosa em seu braço direito. O braço esquerdo, assim como a porção inferior da perna esquerda, estão gravemente machucados. Dentre as opções apresentadas, qual indica o melhor local para verificação da pressão sanguínea deste paciente?

   a. Porção distal do braço direito
   b. Porção proximal do braço direito
   c. Coxa esquerda
   d. Coxa direita

6. Durante o exame físico, o enfermeiro bate levemente seus dedos no abdome do paciente. Qual técnica de avaliação envolve este tipo de conduta?

   a. Ausculta
   b. Palpação
   c. Percussão
   d. Observação

7. Um enfermeiro emprega a fricção com álcool nas mãos após o exame físico de cada paciente. Com relação a este procedimento, é correto afirmar que a fricção com álcool:

   a. Remove sujidades com matéria orgânica.
   b. Remove 80% dos microrganismos.
   c. Pode substituir a lavagem das mãos se elas estiverem visivelmente limpas.
   d. Prolonga o efeito antisséptico após seu uso inicial.

8. Ao verificar os sinais vitais de um paciente, o enfermeiro identifica uma dificuldade em sentir seu pulso, que é facilmente obliterado com uma leve pressão. Qual das opções melhor define este pulso?

   a. Fino
   b. Forte
   c. Cheio
   d. Intenso

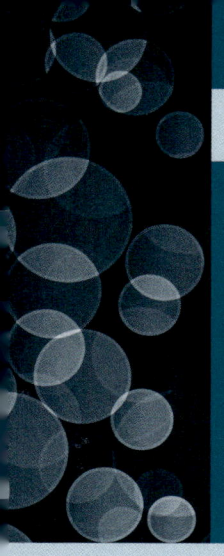

UNIDADE 5
Auxiliando as Necessidades Básicas

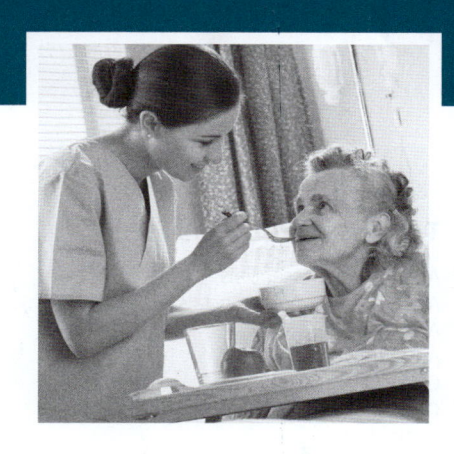

15	Nutrição 284
16	Equilíbrio Hidreletrolítico 305
17	Higiene 345
18	Conforto, Repouso e Sono 374
19	Segurança 399
20	Manejo da Dor 417
21	Oxigenação 438
22	Controle de Infecções 467

15

Nutrição

OBJETIVOS DO ENSINO

Ao término deste capítulo o leitor deverá:

1. Definir os termos *nutrição* e *desnutrição*.
2. Listar seis componentes da nutrição básica.
3. Listar, pelo menos, cinco fatores que influenciam as necessidades nutricionais.
4. Discutir o propósito e os componentes das diretrizes alimentares MyPlate.
5. Descrever as três informações disponíveis em um rótulo nutricional.
6. Explicar a complementação proteica.
7. Identificar quatro exames objetivos para determinar o estado nutricional de uma pessoa.
8. Discutir o propósito de uma história alimentar.
9. Listar cinco problemas comuns que podem ser identificados após um exame nutricional.
10. Planejar as intervenções de enfermagem para solucionar problemas causados ou afetados pela nutrição.
11. Listar sete dietas hospitalares comuns.
12. Discutir quatro responsabilidades da enfermagem no atendimento das necessidades nutricionais dos pacientes.
13. Identificar três fatos que o profissional de enfermagem deve conhecer sobre a dieta de um paciente.
14. Descrever e demonstrar técnicas de como alimentar um paciente.
15. Explicar como atender às necessidades nutricionais dos pacientes com deficiência visual ou demência.
16. Discutir, pelo menos, três aspectos peculiares da nutrição que são aplicáveis aos idosos.

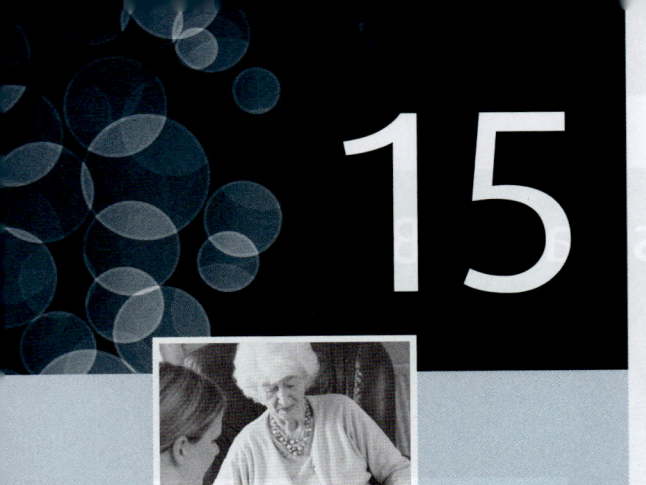

TERMOS PRINCIPAIS

Aminoácidos essenciais
Aminoácidos não essenciais
Anorexia
Ânsia de vômito
Caloria
Caquexia
Carboidratos
Celulose
Circunferência abdominal
Circunferência do braço
Complementação proteica
Dados antropométricos
Desnutrição
Disfagia
Emagrecimento extremo
Êmese
Eructação
Flato
Gorduras
Gorduras insaturadas
Gorduras saturadas
Gorduras trans
História alimentar
Índice de massa corporal
Lipoproteínas
Mensuração da prega cutânea tricipital
Minerais
Náusea
Nutrição
Obesidade
Proteína
Proteínas completas
Proteínas incompletas
Quilocalorias
Regurgitação
Superdoses
Taxa metabólica
Veganos
Vegetarianos
Vitaminas
Vitaminas hidrossolúveis
Vitaminas lipossolúveis
Vomitar
Vômito
Vômito em jato

Pessoas saudáveis em geral estão se tornando cada vez mais seletivas quanto à quantidade e à qualidade de seu consumo diário de alimentos. No entanto, em um país de fartura, os norte-americanos mostram-se tanto subnutridos quanto com sobrepeso. De acordo com o U.S. Centers for Disease Control and Prevention *(Ervin, 2009)*, *34% dos adultos* norte-americanos atendem aos critérios que os classificam como pacientes com síndrome metabólica, caracterizada pela obesidade, presença de gordura abdominal, hipertensão e níveis elevados de glicose (resistência à insulina) e gordura sanguíneos.

Considerações gerontológicas

- Adultos do sexo masculino e feminino com mais de 60 anos tem probabilidade 4 a 6 vezes maior do que os adultos jovens de ter síndrome metabólica, respectivamente (Ervin, 2009).
- A incidência progressiva dessa síndrome indica uma necessidade crítica de controlar a epidemia da obesidade nos Estados Unidos.

Este capítulo inclui informações sobre uma nutrição normal à promoção da saúde. Também estão incluídas sugestões que os enfermeiros podem oferecer a seus pacientes, sobre o que e quanto comer, os perigos dos modismos alimentares e das dietas inseguras e técnicas para gerenciar os cuidados com os pacientes cujas habilidades para comer, digerir, absorver ou eliminar os alimentos estão prejudicadas.

ASPECTOS GERAIS DA NUTRIÇÃO

Alimentar-se é uma necessidade básica. Trata-se do mecanismo pelo qual os nutrientes são obtidos. Um estado nutricional ideal proporciona: (1) energia suficiente para as atividades diárias, (2) manutenção e reposição das células e dos tecidos do corpo e (3) restabelecimento da saúde após uma doença ou lesão. Pelo fato de o tipo e a quantidade de nutrientes consumidos afetarem a saúde, é importante compreender a **nutrição** básica, ou o processo pelo qual o organismo utiliza os alimentos. Uma nutrição inadequada, crônica, conduz à **desnutrição** (uma condição resultante da falta de nutrientes adequados na dieta). A desnutrição é comum entre as pessoas que vivem em países pobres e/ou em desenvolvimento; entretanto, ela também ocorre entre aqueles que vivem em países conhecidos por sua riqueza, como os Estados Unidos. São exemplos de indivíduos, nos Estados Unidos, que estão em risco para uma ingesta nutricional inadequada:

- Idosos socialmente isolados ou que vivem com orçamentos restritos
- Pessoas sem teto
- Filhos de pais com privações econômicas
- Gestantes adolescentes
- Pessoas com problemas de abuso de substâncias, como alcoolismo
- Pacientes com distúrbios alimentares, como anorexia nervosa e bulimia nervosa

Necessidades nutricionais humanas

Dados complementares auxiliam nas conexões entre o estado nutricional e a saúde e o bem-estar. Consequentemente, a ênfase na melhoria da nutrição para prevenir e tratar as doenças também tem se mostrado em crescimento. Todos os seres humanos possuem as mesmas necessidades nutricionais básicas. Por intermédio de estudos científicos, pesquisadores têm determinado padrões relativos às quantidades diárias recomendadas dos seguintes elementos:

- Calorias, que fornecem energia ao corpo
- Proteínas, carboidratos e gorduras, que oferecem as calorias e são substâncias necessárias ao crescimento e ao reparo das estruturas do organismo
- Vitaminas e minerais, que não fornecem calorias, mas são essenciais para a regulação e a manutenção dos processos fisiológicos necessários à saúde
- Água, também necessária para a vida (ver Cap. 16).

Embora tenham sido estabelecidos padrões para os tipos e as quantidades de componentes alimentares necessários à manutenção da saúde, as necessidades individuais nutricionais são influenciadas e podem exigir adaptação, conforme:

- Idade
- Peso e altura
- Períodos de crescimento
- Atividade
- Estado de saúde

Calorias

O alimento é fonte de energia para os humanos. Alguns nutrientes produzem mais energia do que outros. Utilizando um calorímetro, instrumento para medir o calor, os nutrientes no alimento são queimados em laboratório e depois analisados para quantificar seu valor de produção energética.

A energia do alimento, ou equivalente calórico, é medida em calorias. Uma **caloria** (cal) é a quantidade de calor necessária para elevar a temperatura de 1 grama de água em 1°C. Esta é uma forma de expressar os valores energéticos dos alimentos. Por vezes, a energia equivalente do alimento é expressa em **quilocalorias** (kcal), o que corresponde a 1.000 calorias ou a quantidade de calor necessária para elevar a temperatura de 1 quilograma de água em 1°C.

Quando proteínas, carboidratos e gorduras são metabolizados, produzem energia. As proteínas e carboidratos oferecem 4 kcal/g; as gorduras geram 9 kcal/g. O álcool produz 7 kcal/g, mas não é considerado um nutriente essencial.

O número de calorias necessárias a um indivíduo depende de sua idade, estrutura corporal, condição física e atividade física realizada. Em média, mulheres adultas saudáveis necessitam de 1.600 a 2.400 cal/dia e os homens adultos necessitam de 2.000 a 3.000 cal/dia; os valores mais baixos do intervalo são reservados a indivíduos sedentários, enquanto os mais altos correspondem a pessoas ativas (U.S. Department of Agriculture, 2010). A menos que a ingestão calórica inclua um misto adequado de proteínas, carboidratos e gorduras, a pessoa ainda pode estar subnutrida ou desnutrida. Em outras palavras, o consumo de 2.000 calorias de chocolate, sem qualquer outro alimento, não é adequado para manter um estado saudável! Felizmente, a maioria dos alimentos contém uma variedade de nutrientes, vitaminas e minerais.

> **Considerações gerontológicas**
>
> - Os idosos necessitam de menos calorias e, portanto, devem ser ensinados a escolher alimentos ricos em nutrientes, como carnes, frutas, verduras, laticínios, pães e cereais integrais.

Proteínas

A **proteína**, componente de cada célula viva, é um nutriente composto de *aminoácidos*, ou compostos químicos de nitrogênio, carbono, hidrogênio e oxigênio. Os aminoácidos são responsáveis por formar e reparar as células. Foram identificados 22 aminoácidos, sendo que nove entre eles são chamados de **aminoácidos essenciais**, os quais são componentes proteicos que precisam ser obtidos a partir dos alimentos porque o organismo não consegue sintetizá-los. Os **aminoácidos não essenciais** são componentes proteicos produzidos dentro do próprio corpo; contudo, o termo não essencial pode ser mal compreendido. "Não essencial" refere-se ao fato de que esses aminoácidos não dependem da ingestão de alimentos, não quer dizer que sejam desnecessários à saúde.

O corpo usa as proteínas principalmente para construir, manter e reparar os tecidos. Nosso organismo poupa proteínas para uso energético desde que existam calorias disponíveis, fornecidas pelos carboidratos e pelas gorduras.

As proteínas da dieta derivam de fontes alimentares animais e vegetais, incluindo o leite, a carne bovina, o peixe, as aves, os ovos, os legumes (ervilhas, feijões, amendoins), as castanhas e os grãos. As fontes animais normalmente fornecem **proteínas completas** (proteínas que contêm quantidades e proporções adequadas de todos os aminoácidos essenciais); as fontes vegetais contêm **proteínas incompletas** (proteínas que contêm quantidades insuficientes de um ou mais aminoácidos essenciais). A **complementação proteica** (combinação de fontes vegetais de

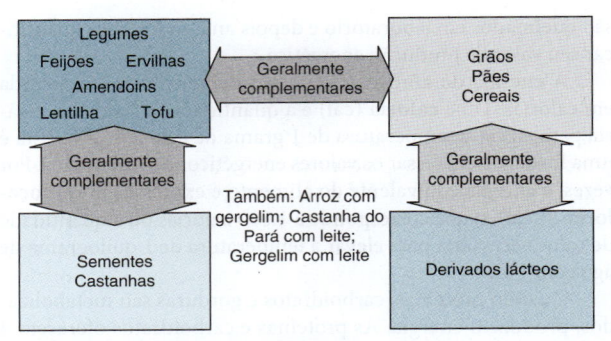

FIGURA 15.1 Guia de complementação proteica para refeições sem carne.

proteínas) auxilia o indivíduo a adquirir todos os aminoácidos essenciais a partir de fontes não animais (Fig. 15.1). A complementação proteica é discutida posteriormente, relacionando-a às dietas vegetarianas.

Carboidratos

Os **carboidratos** são nutrientes que contêm moléculas de carbono, hidrogênio e oxigênio, e geralmente, são encontrados em fontes alimentares vegetais. São classificados de acordo com o número de unidades de açúcar (sacarídeos) que contêm. Os carboidratos são subdivididos em *monossacarídeos*, *dissacarídeos* e *polissacarídeos* (amidos).

Os carboidratos, principais componentes da maioria das dietas, são as fontes primárias de energia rápida. Além de oferecerem calorias, podem conter fibras (polissacárídos complexos que os humanos são incapazes de digerir). A **celulose** é um tipo de fibra não digerível encontrada nos caules, nas cascas e nas folhas de frutas e verduras, que forma um bolo intestinal para promover a eliminação do intestino. Outros tipos de fibras ajudam a reduzir os níveis séricos de colesterol e retardar o aumento da glicose no soro após a refeição.

Fontes de carboidratos incluem cereais e grãos, como o arroz, o trigo e o germe de trigo, aveias, centeio e milho, além do fubá; frutas e verduras; e adoçantes. O leite é a única fonte animal significativa de carboidratos. O Quadro 15.1 relaciona termos presentes nos rótulos dos alimentos, que identificam os ingredientes que são, em sua essência, açúcares. Os alimentos que contêm açúcar adicionado como componente maior tendem a suprir as necessidades calóricas, mas suprem poucos, ou nenhum, dos outros componentes.

Considerações gerontológicas

- Os idosos muitas vezes ingerem dietas ricas em carboidratos. As razões incluem alterações no paladar, alterações na capacidade de obter ou preparar alimentos ou falta de considerações financeiras para custear medicamentos, mantimentos e gastos gerais com a renda fixa.

Gorduras

As **gorduras**, nutrientes que contêm moléculas compostas de glicerol e ácidos graxos, chamados *glicerídeos*, são conhecidas coletivamente como *lipídeos*. Dependendo da quantidade de ácidos graxos que compõem sua molécula, as gorduras podem ser chamadas de mono, di ou triglicerídeos.

Gorduras são fontes de energia concentradas que suprem mais que o dobro de calorias por grama do que as proteínas ou carboidratos. Embora sejam ricas em calorias, elas não podem ser eliminadas da dieta. As gorduras fornecem energia e são necessárias a várias reações químicas no organismo. São essenciais à absorção de algumas vitaminas. Também adicionam sabor aos alimentos e, pelo fato de saírem do estômago de forma lenta, promovem uma sensação de saciedade.

As seguintes fontes alimentares são ricas em gordura: carne bovina, peixe e porco; manteiga, margarina e óleos vegetais; gema de ovo; leites e queijos integrais; manteiga de amendoim; condimentos para saladas; abacate; chocolate; castanhas; salgadinhos; e a maior parte das sobremesas.

Papel do colesterol. O colesterol é transportado no sangue por meio de moléculas de **lipoproteínas** (uma combinação de gorduras e proteínas). As lipoproteínas variam na proporção de proteína em relação ao colesterol. Quanto mais proteína uma molécula contém, maior é a sua densidade. As lipoproteínas de alta densidade (HDL) são conhecidas como o "colesterol bom", porque o colesterol é liberado pelo fígado para ser eliminado. As de baixa densidade são chamadas de "colesterol ruim", pois ele é depositado na parte interna das artérias, o que pode eventualmente resultar em doenças cardiovasculares.

Tipos de gorduras. Todas as gorduras dos alimentos são uma mistura de gorduras saturadas e insaturadas. **Gorduras saturadas** são os lipídeos que contêm tanto hidrogênio quanto sua estrutura molecular é capaz de conter, sendo em geral, sólidas. As gorduras saturadas são o tipo predominante de gordura nas carnes vermelhas, produtos lácteos não desnatados e óleos de palma e de coco. O colesterol está quase que exclusivamente presente nos alimentos de origem animal, mas o corpo também é capaz de sintetizá-lo. As **gorduras insaturadas** carecem de alguma quantidade de hidrogênio. São as formas mais saudáveis de gordura e apresentam-se sob forma líquida à temperatura ambiente ou sofrem discreta solidificação quando refrigeradas. As gorduras insaturadas são o tipo predominante de gordura nos peixes, aves, castanhas e na maioria dos óleos vegetais, como de milho, cártamo, oliva, amendoim e soja. As **gorduras trans** são gorduras insaturadas que foram *hidrogenadas*, um processo em que hidrogênio é adicionado à gordura. A hidrogenação modifica a gordura insaturada, deixando-a sob forma saturada, que permanece sólida em temperatura ambiente. Um exemplo inclui a hidrogenação dos óleos vegetais para criar a margarina ou manteiga. Esse processo reduz a frequência com que as gorduras se tornam rançosas, o que aumenta o tempo de validade dos alimentos que as contêm (p. ex., preparados para bolo).

QUADRO 15.1 Ingredientes presentes nos rótulos que representam açúcar

- Sacarose (açúcar de mesa)
- Frutose
- Glicose (dextrose)
- Açúcar mascavo
- Adoçante de milho
- Xarope de milho
- Xarope de milho rico em frutose
- Suco de fruta concentrado
- Mel
- Açúcar invertido
- Lactose
- Maltose
- Melado
- Açúcar não refinado
- Xarope
- Caldo de cana evaporado
- Malte

Riscos à saúde relacionados à gordura e ao colesterol. De modo geral, os norte-americanos consomem mais gorduras do que as pessoas de outros países. A relação entre o consumo de gorduras e a obesidade sobre condições como a síndrome metabólica, a doença cardíaca, a hipertensão, o diabetes e alguns tipos de câncer, está sendo cada vez mais bem documentada. Em uma tentativa para melhorar a saúde do país, o Department of Health and Human Resources tem dado continuidade a sua iniciativa, o *Healthy People 2020*. Uma meta buscada pelo governo é que pelo menos 50% dos indivíduos com 2 anos ou mais consumam não mais do que 30% de gorduras do total das calorias ingeridas diariamente; e que desse percentual, menos de 10% sejam gorduras saturadas.

Embora a criação das gorduras trans tenha incrementado o comércio de alimentos prontos, agências que regulam a saúde, como a American Heart Association (AHA), indicam que o consumo dessas gorduras aumenta os riscos de doenças coronárias (U.S. Departament of Health and Human Services, 1999; AHA, 2003). Infelizmente, os esforços do FDA para que sejam registradas nos rótulos dos alimentos as quantidades de gorduras trans neles contidas ainda aguarda solução (Fisher, 2002). O U.S. Food and Drug Administration (FDA, 2010) agora exige a listagem da quantidade de gordura trans nos rótulos dos alimentos.

Os profissionais da saúde usam os níveis de colesterol e lipoproteínas para investigar os riscos dos pacientes para desenvolver doenças cardíacas e vasculares (Tab. 15.1). O risco cardíaco também pode ser estimado dividindo-se o nível sérico total de colesterol, que deve ser inferior a 200 mg/dL, pelo nível de HDL. Um resultado superior a 5 sugere que o paciente apresenta potencial para desenvolver uma doença das artérias coronárias.

> ▶ **Pare, Pense e Responda – Quadro 15.1**
> *Qual paciente apresenta o menor risco cardíaco?*
> - Paciente A: Nível de colesterol total de 224 mg/dL; nível de HDL de 38 mg/dL.
> - Paciente B: Nível de colesterol total de 198 mg/dL; nível de HDL de 35 mg/dL.
> - Paciente C: Nível de colesterol total de 210 mg/dL; nível de HDL de 55 mg/dL.

TABELA 15.1 Riscos cardíacos associados aos níveis sanguíneos de gordura

SUBSTÂNCIA	VALOR	INTERPRETAÇÃO
Colesterol total	< 200 mg/dL	Desejável
	200-239 mg/dL	Limítrofe superior
	≥ 240 mg/dL	Alto
Lipoproteína de baixa densidade (LDL)	< 100 mg/dL	Ideal
	100-129 mg/dL	Próximo do ideal
	130-159 mg/dL	Limítrofe superior
	160-189 mg/dL	Alto
	≥ 190 mg/dL	Muito alto
Lipoproteína de alta densidade (HDL)	< 40 mg/dL	Baixo
	40-59 mg/dL	Aceitável
	≥ 60 mg/dL	Ideal

Fonte: Adult Treatment Panel (ATPIII) (2001). Clinical guidelines for cholesterol testing and management. The National Cholesterol Education Program, a division of the National Heart, Lung, Blood Institute. Online: http://rover.nhlbi.gov/guidelines/cholesterol/atp3_rpt.htm

Minerais

Os **minerais** (substâncias não calóricas encontradas nos alimentos e essenciais a todas as células) ajudam a regular muitos processos químicos do organismo, como a coagulação do sangue e a condução dos impulsos nervosos. A Tabela 15.2 lista alguns dos principais minerais, assim como aqueles que deixam resíduos no organismo, suas principais funções e fontes alimentares comuns.

Sob forma de política nacional, quantidades específicas de certos minerais e vitaminas são adicionadas a alguns alimentos processados. Por exemplo, farinhas e pães enriquecidos contêm tiamina, riboflavina, niacina e ferro, para repor o que é perdido quando o grão é transformado em farinha. Alimentos enriquecidos têm adição de nutrientes que estavam ou não presentes naturalmente nos alimentos ou que estavam presentes em quantidades insignificantes.

Vitaminas

Vitaminas são substâncias químicas necessárias em mínimas quantidades para o crescimento normal, a manutenção da saúde e o funcionamento do organismo (Tab. 15.3). Elas foram originalmente nomeadas por letras; depois, foram acrescentados números a algumas dessas letras, à medida que mais vitaminas foram identificadas. Os nomes químicos estão hoje substituindo o sistema de identificação com letras e números.

As **vitaminas hidrossolúveis** (vitaminas do complexo B e vitamina C) são eliminadas com os líquidos corporais, necessitando, assim, de reposição diária. As **vitaminas lipossolúveis**

TABELA 15.2 Componentes minerais comuns na dieta

MINERAL	FUNÇÕES PRINCIPAIS	FONTES ALIMENTARES COMUNS
Sódio	Manutenção do equilíbrio hidroeletrolítico	Sal de mesa Carnes processadas
Potássio	Manutenção do equilíbrio hidreletrolítico Atividade neuromuscular Reações enzimáticas	Bananas Laranjas Batatas
Cloreto	Manutenção do equilíbrio hidroeletrolítico	Sal de mesa Carnes processadas
Cálcio	Formação dos dentes e dos ossos Atividade neuromuscular Coagulação do sangue Permeabilidade celular	Leite Derivados do leite
Fósforo	Age como tampão Formação de dentes e ossos	Ovos Carne bovina Leite
Iodo	Regulação do metabolismo do corpo Promoção do crescimento corporal normal	Frutos do mar Sal iodado
Ferro	Componente da hemoglobina Auxílio na oxidação celular	Fígado Gema do ovo Carne bovina
Magnésio	Atividade neuromuscular Ativação de enzimas Formação dos dentes e dos ossos	Grãos integrais Leite Carne bovina
Zinco	Elemento constitutivo de enzimas e da insulina	Frutos do mar Fígado

TABELA 15.3 Vitaminas

VITAMINA	FUNÇÕES PRINCIPAIS	FONTES ALIMENTARES COMUNS
A (Retinol) Não destruída pelas temperaturas de cozimento usuais	Crescimento celular Promoção da visão, de cabelos e pele saudáveis e da integridade das membranas epiteliais Prevenção da xeroftalmia, uma condição caracterizada pela conjuntivite crônica	Gorduras animais: manteiga, queijo, nata, gema de ovo, leite integral Óleo de fígado de peixe e fígado Vegetais folhosos; frutas e vegetais de cor laranja
B_1 (Tiamina) Não facilmente destruída pelas temperaturas de cozimento usuais	Metabolismo dos carboidratos Funcionamento do sistema nervoso Digestão normal Prevenção do beribéri, condição caracterizada pela neurite	Peixe Carne suína Carne bovina magra e de aves Carne de órgãos glandulares Leite Pães, cereais e grãos integrais, fortificados e enriquecidos Ervilhas, feijões e amendoins
B_2 (Riboflavina) Não destruída pelo calor, exceto na presença de alcalis	Formação de certas enzimas Crescimento normal Adaptação dos olhos à luz	Ovos Vegetais folhosos Carne bovina magra Leite Grãos integrais Levedura seca
B_3 (Niacina)	Metabolismo dos carboidratos, das gorduras e das proteínas Componente das enzimas Prevenção da perda de apetite Prevenção da pelagra, condição caracterizada por sintomas cutâneos, gastrintestinais, neurológicos e mentais	Carne bovina magra e de fígado Peixe Ervilhas e feijões Cereais com grãos integrais Amendoins Levedura Ovos Fígado
B_6 (Piridoxina) Destruída pelo calor, pela luz solar e pelo ar	Promoção da saúde dos dentes e da gengiva Formação das células vermelhas do sangue Metabolismo dos carboidratos, das gorduras e das proteínas	Cereais com grãos integrais e com germe de trigo Vegetais Levedura Carne bovina Banana Melado
B_9 (Ácido Fólico)	Metabolismo das proteínas Formação das células vermelhas do sangue Funcionamento normal do trato intestinal	Verduras folhosas Órgãos glandulares Levedura
B_{12} (Cianocobalamina)	Metabolismo das proteínas Formação das células vermelhas do sangue Tecidos saudáveis no sistema nervoso Prevenção da anemia perniciosa, condição caracterizada pela diminuição das células vermelhas do sangue	Fígado e rins Derivados do leite Carne bovina magra Leite Peixe de água salgada e ostras
C (Ácido Ascórbico) Rapidamente destruída pelas temperaturas de cozimento	Ossos, dentes e gengivas saudáveis Formação das paredes dos vasos sanguíneos e capilares Cicatrização adequada dos tecidos e dos ossos Facilitação da absorção do ferro e do ácido fólico Prevenção do escorbuto, condição caracterizada por sangramento e pela formação anormal dos ossos e dos dentes	Frutas e sucos cítricos Tomate Frutos silvestres Repolho Vegetais verdes Batata
D (Calciferol) Relativamente estável sob refrigeração	Absorção do cálcio e do fósforo Prevenção do raquitismo, condição caracterizada por ossos fracos	Óleos de fígado de peixe, salmão e atum Leite Gema de ovo Manteiga Fígado Ostras Formada na pele pela exposição ao sol
E (Alfa-tocoferol) Estável ao calor na ausência de oxigênio	Formação de células vermelhas do sangue Proteção de ácidos graxos essenciais Importante para a reprodução normal em animais experimentais (i.e, ratos)	Verduras folhosas Óleo de germe de trigo Margarina Arroz integral
Ácido Pantoteico	Metabolismo	Fígado Gema de ovo Leite

(continua)

TABELA 15.3 Vitaminas *(continuação)*		
VITAMINA	**FUNÇÕES PRINCIPAIS**	**FONTES ALIMENTARES COMUNS**
H (Biotina) Sensível ao calor	Atividade enzimática Metabolismo dos carboidratos, das gorduras e das proteínas	Gema de ovo Vegetais verdes Leite Fígado e rins Levedura
K (Menadiona)	Produção da protrombina	Fígado Ovos Verduras folhosas Sintetizada no trato gastrintestinal pelas bactérias

(vitaminas A, D, E e K) são armazenadas no organismo como reserva para necessidades futuras.

Com exceção da vitamina K (menadiona) e da biotina, as vitaminas não podem ser produzidas pelo organismo. Contudo, as pessoas podem facilmente atingir as exigências vitamínicas pela ingestão de alimentos variados. O cozimento, o processamento e a falta de refrigeração podem depletar o conteúdo de algumas dessas vitaminas. Vários alimentos industrializados, como a margarina, o leite e a farinha, são enriquecidos ou fortificados com vitaminas para promover a saúde.

Uma suplementação vitamínica e mineral não costuma ser necessária, desde que a pessoa tenha uma dieta adequadamente balanceada. Por outro lado, o consumo de **superdoses** de vitaminas e minerais (quantidades que ultrapassam aquelas entendidas como adequadas à saúde) pode ser perigoso. Alguns atletas e indivíduos com doenças terminais seguem dietas não convencionais e consomem grandes doses de suplementos nutricionais. Os atletas são motivados pelo desejo de alterar sua massa, força e resistência muscular; as pessoas com doenças terminais buscam desesperadamente a cura. Embora várias doenças por deficiências surjam em decorrência de uma alimentação inadequada, até o momento não existem evidências conclusivas de que o consumo de quantidades excessivas de nutrientes, vitaminas ou minerais constitua um substituto seguro a uma alimentação saudável ou funcione como uma alternativa única ao tratamento de doenças.

Estratégias nutricionais

O *Healthy People 2020*, um esforço nacional americano para melhorar a saúde dos norte-americanos, fornece recomendações para melhorar a nutrição e o peso do indivíduo (Quadro 15.2). Outras estratégias nutricionais incluem o uso do programa *MyPlate*, do Departamento of Agriculture dos EUA, que se refere aos rótulos sobre nutrição em alimentos processados e industrializados e à compreensão das definições padrão para os termos utilizados nos rótulos dos alimentos.

Programa MyPlate

O MyPlate, lançado em 2011 pelo Departamento of Agriculture dos EUA, substitui a pirâmide alimentar usada anteriormente e o MyPyramid. O MyPlate é uma ferramenta melhorada simplificada para a promoção de uma ingestão diária de alimentos saudáveis (Fig. 15.2). Sua vantagem é que as porcentagens recomendadas de alimentos consumidos entre as cinco categorias de grupos de alimentos promovem uma alimentação saudável. Os nutricionistas também defendem a redução do consumo de sal e a substituição das bebidas açucaradas por água. Seguir as diretrizes do MyPlate atende às recomendações dietéticas estabelecidas pelo Department of Health and Human Services e Departament of Agriculture´s Dietary Guidelines for Americans dos EUA.

Crianças, adolescentes, mulheres grávidas e mães que amamentam necessitam de mais porções por dia de determinados grupos de alimentos, em particular do grupo de leite. Recomendações para populações específicas podem ser acessadas no site do Department of Health and Human Resources: Dietary Guidelines for Americans.

Considerações gerontológicas

- Alguns idosos têm dificuldade em obter e preparar refeições nutritivas por causa de barreiras socioeconômicas, como a baixa renda e a incapacidade de acesso ao supermercado. Além disso, deve-se avaliar o armazenamento adequado dos alimentos (incluindo as datas de validade, a temperatura de armazenamento adequada e o acesso a armários caso o paciente apresente alterações artríticas).

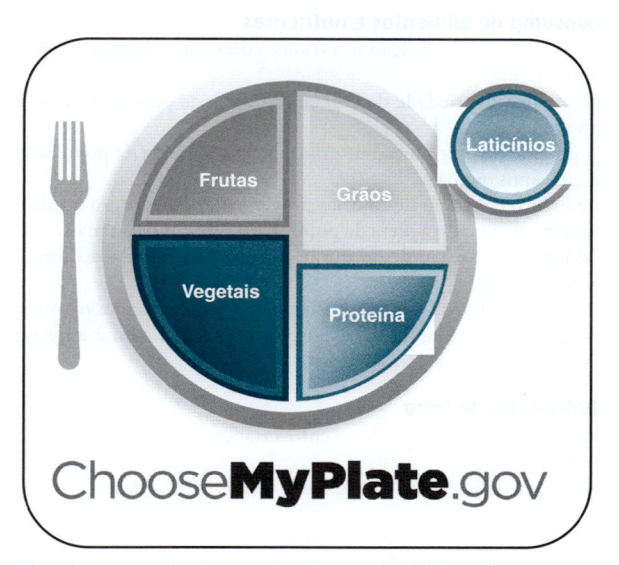

FIGURA 15.2 O MyPlate é um código de cores que mostra os cinco grupos de alimentos que devem ser consumidos todos os dias nas seguintes proporções: 30% de grãos, dos quais metade são preferencialmente grãos integrais, 30% de vegetais, 20% de frutas, 20% de proteínas, que são acompanhadas por leite semidesnatado ou desnatado ou derivados lácteos com teor reduzido de gordura (USDA, ChooseMyPlate.gov).

Rótulos nos alimentos

As informações nutricionais aparecem nos rótulos dos alimentos desde 1974. Atualmente, todas as embalagens de carne bovina e de ave fresca devem trazer orientações impressas sobre prevenção de doenças. Ocorre também mudanças importantes na maneira pela qual as informações nutricionais são fornecidas em cerca de 90% dos rótulos colocados em alimentos processados e industrializados (Fig. 15.3). Os rótulos identificam as quantidades de nutrientes por porção, da mesma forma que são identificadas as medidas domésticas. Entretanto, para interpretar com exatidão as informações nos rótulos, os consumidores precisam se familiarizar com alguns termos novos ou revisados, como os valores diários (VD). Os VD são calculados em porcentagens com base em padrões estabelecidos para a quantidade total de gorduras, gorduras saturadas, colesterol, sódio, carboidrato e fibras, em uma dieta de 2.000 calorias. Esses padrões são os seguintes:

- Gordura total: menos de 65 g
- Gordura saturada: menos de 20 g
- Colesterol: inferior a 300 mg
- Sódio: menos de 2.400 mg
- Carboidrato total: 300 g
- Fibra alimentar: 25 g

As pessoas que consomem dietas de aproximadamente 2.000 calorias devem ajustar os percentuais de VD. O cálculo solicitado pode ser difícil para aos consumidores. Uma tabela ampliada que mostra os equivalentes em valores diários, tanto para uma dieta de 2.000 quanto para uma de 2.500 calorias, pode aparecer em alguns rótulos de alimentos comercializados, embora não em todos. Como as exigências de vitaminas e de minerais não dependem de calorias, essas quantidades aplicam-se universalmente a todos os consumidores.

QUADRO 15.2 — Objetivos de nutrição e peso corporal propostos para 2020

Acesso à alimentação saudável

Aumentar o número de estados com padrões nutricionais para alimentos e bebidas fornecidos para crianças em idade pré-escolar.
Aumentar a proporção de escolas que oferecem alimentos e bebidas nutritivos fora das refeições escolares.
Aumentar o número de estados que têm políticas estaduais que incentivam o fornecimento de alimentos que são indicados pelo *Dietary Guidelines for Americans* do USDA pelas lojas de varejo de alimentos.
Aumentar a proporção de americanos que tem acesso a lojas de varejo de alimentos que vendem uma diversidade de alimentos que são indicados pela *Dietary Guidelines for Americans* do USDA.

Cuidados de saúde e configurações do local de trabalho

Aumentar a proporção de médicos generalistas que medem regularmente o índice de massa corporal (IMC) de seus pacientes.
Aumentar a proporção de consultas em consultórios médicos que incluem aconselhamento ou orientações relacionadas à nutrição ou peso.
Aumentar a proporção de locais de trabalho que oferecem aulas ou aconselhamento de controle do peso ou de nutrição.
Reduzir a proporção de crianças e adolescentes que são considerados obesos.
Evitar o ganho de peso inapropriado em jovens e em adultos.

Insegurança alimentar

Eliminar a segurança alimentar muito baixa (condição na qual as pessoas têm acesso em todos os momentos a alimentos seguros, nutritivos e em quantidade suficiente para manter uma vida saudável e ativa) entre as crianças.
Reduzir a insegurança alimentar das famílias e, com isso, reduzir a fome.

Consumo de alimentos e nutrientes

Aumentar a contribuição das frutas à dieta da população com 2 anos ou mais.
Aumentar a variedade de vegetais na dieta da população com 2 anos ou mais.
Aumentar a contribuição de grãos integrais à dieta da população com 2 anos ou mais.
Reduzir o consumo de calorias provenientes de gordura sólida e açúcar adicionado à dieta da população com 2 anos ou mais.
Reduzir o consumo de gordura saturada pela população com 2 anos ou mais.
Reduzir o consumo de sódio pela população com 2 anos ou mais.
Aumentar o consumo de cálcio pela população com 2 anos ou mais.

Deficiência de ferro

Reduzir a deficiência de ferro entre crianças e mulheres em idade fértil.
Reduzir a deficiência de ferro entre mulheres grávidas.

Departamento de Saúde e Serviços Humanos dos EUA (2010). Pessoas Saudáveis 2020, Nutrição e *status* de peso. http://www.healthypeople.gov/2020/topicsobjectives2020/overview.aspx?topicid=29, acessado em 1 de março de 2011.

▶ **Pare, Pense e Responda – Quadro 15.2**
Usando o MyPlate, qual a porcentagem de grãos integrais um adulto deve consumir diariamente?

Informações Nutricionais

Porção de meio copo (114 g)
Porções por embalagem: 4

Quantidade por porção

Calorias 90	Calorias de gorduras 30

	% de Porção Diária*
Gorduras Totais 3 g	5
Gorduras Saturadas 0 g	0
Gorduras Trans 1 g	
Colesterol 0 mg	0
Sódio 300 mg	13
Carboidratos Totais 13 g	4
Fibras Alimentares 3 g	12
Açúcares 3 g	
Proteínas 3 g	

Vitamina A	80%	Vitamina C	60%
Cálcio	4%	Ferro	4%

*% Valores Diários de referência com base em uma dieta de 2.000 calorias. Suas porções diárias podem ser maiores ou menores dependendo de suas necessidades energéticas:

	Calorias:	2.000	2.500
Gorduras Totais	Menos de	65 g	80 g
Gorduras Saturadas	Menos de	20 g	25 g
Colesterol	Menos de	300 mg	300 mg
Sódio	Menos de	2.400 mg	2.400 mg
Carboidratos Totais	Menos de	300 g	375 g
Fibra Alimentar		25 g	30 g

Calorias por grama:
Gorduras 9 • Carboidratos 4 • Proteínas 4

FIGURA 15.3 Exemplo de rótulo com informações nutricionais.

Outras leis afetam os rótulos dos alimentos. Como, por exemplo, a lei federal Nutrition Labeling and Education Act exige que as fábricas de alimentos obedeçam às definições padronizadas, caso optem por usar afirmações relacionadas à saúde, como "baixo teor de gorduras", em seus rótulos (Quadro 15.3).

PADRÕES E PRÁTICAS NUTRICIONAIS

Influências sobre os hábitos nutricionais

A maioria das pessoas aprende seus hábitos alimentares bastante cedo. Variações culturais (Fig. 15.4), econômicas, emocionais e sociais influenciam na escolha dos tipos de alimentos que uma pessoa consome e nos seus hábitos alimentares. Alguns fatores de influência incluem:

- Preferências alimentares adquiridas durante a infância
- Padrões estabelecidos para as refeições
- Atitudes relacionadas à nutrição
- Conhecimento nutricional
- Renda financeira
- Tempo disponível para preparar os alimentos
- Número de pessoas na casa
- Acesso a supermercados
- Uso do alimento para conforto, celebração ou recompensa simbólica
- Satisfação ou insatisfação com o peso corporal
- Crenças religiosas

Vegetarianismo

Vegetarianos são pessoas que, por motivos religiosos ou pessoais, modificam suas dietas restringindo o consumo de alimentos de origem animal. O vegetarianismo é praticado de várias formas. Por exemplo, os **vegetarianos ortodoxos** (*veganos*) contam exclusivamente com fontes vegetais de proteínas. Os semivegetarianos excluem apenas as carnes vermelhas.

De modo geral, os vegetarianos apresentam uma baixa incidência de câncer colorretal e pouquíssimos problemas com obesidade e doenças associadas a dietas ricas em gordura (American Dietetic Association, 2009; American Heart Association, 2010). Todavia, uma dieta vegana, a menos que habilmente planejada, pode ser inadequada em relação à quantidade de proteínas, cálcio, vitaminas B12 e D, ferro, zinco e ácidos graxos ômega-3. Assim, é interessante a orientar os vegetarianos ortodoxos em relação à complementação proteica caso eles não estejam familiarizados com essa prática. A complementação proteica envolve a combinação de duas ou mais proteínas vegetais incompletas ao longo do dia, com a finalidade de garantir o acesso aos aminoácidos essenciais presentes nas fontes animais (consulte a Fig. 15.1 e Ensinando o paciente e a família 15.1 para mais informações).

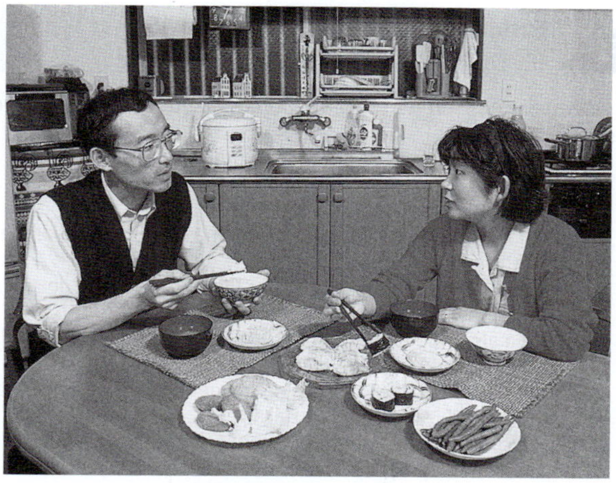

FIGURA 15.4 Influências culturais afetam os hábitos alimentares. (Copyright Charles Gupton/Stock Boston.)

AVALIAÇÃO DO ESTADO NUTRICIONAL

Já que comer é uma necessidade básica, os enfermeiros devem identificar quaisquer problemas reais ou potenciais associados à alimentação. Eles conseguem essas informações questionando os pacientes, com perguntas focadas em suas histórias alimentares. Os enfermeiros reúnem dados objetivos utilizando técnicas de exame físico.

QUADRO 15.3 Regulamentação de termos usados em rótulos

- *Sem calorias*: < 5 calorias
- *Baixo teor de calorias*: ≤ 40 calorias
- *Calorias reduzidas*: no mínimo 25% de calorias menos do que o produto padrão
- *Light*: $1/3$ a menos de calorias ou 50% a menos de gorduras do que o produto comum
- *Sem gorduras*: < 0,5 g de gordura; por exemplo: leite desnatado
- *Baixo teor de gorduras*: ≤ 3 g de gordura; por exemplo: leite semidesnatado (1%)
- *Gorduras reduzidas*: pelo menos 25% menos de gordura do que o produto regular; por exemplo: leite semidesnatado (2%)
- *Sem colesterol*: < 2 mg de colesterol e ≤ 2 g de gordura saturada
- *Baixo teor de colesterol*: ≤ 20 mg de colesterol e ≤ 2 g de gordura saturada
- *Sem açúcar*: < 0,5 g de açúcar
- *Bebida com suco de frutas*: < 100% de suco de frutas
- *Imitação*: alimento novo que remete a um alimento tradicional e que contém menos proteínas ou menor quantidade de quaisquer vitaminas essenciais ou minerais que o alimento tradicional; por exemplo: imitações de queijo.

Valores por porção.
(Food and Drug Administration. Guidance for industry: A food labeling guide. Washington, DC: FDA, 2011. http://www.fda.gov/Food/GuidanceComplianceRegulatoryInformation/GuidanceDocuments/FoodLabeling-Nutition/FoodLabelingGuide, accessed November 30, 2011)

Considerações gerontológicas

- Condições médicas, efeitos adversos de medicamentos, prejuízos funcionais e condições psicossociais (p. ex., demência, depressão, isolamento social) afetam o estado nutricional dos idosos.
- Problemas orais e dentários são comuns nos idosos e interferem na nutrição adequada. Estimule-os a providenciar cuidados dentários a cada 6 meses e praticar uma boa higiene oral diariamente. Próteses dentárias mal ajustadas podem contribuir para a alteração no peso.

Ensinando o paciente e a família 15.1
Dietas vegetarianas

O enfermeiro ensinará os seguintes pontos ao paciente vegetariano e seus familiares:

- Planeje cardápios para um dia ou para uma semana de uma só vez.
- Ingira uma variedade ampla de alimentos.
- Ingira uma variedade de diferentes proteínas vegetais diariamente.
- Inclua cereais fortificados prontos para ingerir, alimentos de soja, frutas secas, melados e leguminosas secas para obter ferro.
- Aumente a absorção de ferro, incluindo uma boa fonte de vitamina C (p. ex., suco de laranja), a cada refeição.
- Utilize cereais fortificados prontos para ingerir e leite de soja para obter vitamina B_{12}, vitamina D e zinco.
- Escolha suco de laranja enriquecido com cálcio, iogurte de soja fortificado, leite e queijo tofu; couve-chinesa, brócolis, couve, repolho crespo, quiabo e nabo para obter cálcio.
- Escolha fontes vegetais de ácidos graxos ômega-3, como o óleo de canola, linhaça, nozes e soja.
- Selecione boas fontes de cálcio, como brócolis, folhas de mostarda e de couve, repolho crespo e queijo tofu.
- Amamente os bebês sempre que possível.
- Analise a possibilidade de utilizar fígado de bacalhau como fonte de vitamina D.
- Compre alimentos que substituam as carnes, produtos que imitem o gosto e a aparência da carne bovina, de aves ou de peixe, mas que sejam feitos de proteína vegetal texturizada. Esses produtos encontram-se à venda em lojas especializadas.
- Entre em contato com associações cujos membros praticam o vegetarianismo para obter informações sobre locais onde adquirir os produtos de que necessita e para ter aulas de preparo dos alimentos.

Considerações farmacológicas

- O consumo de múltiplos medicamentos aumenta a incidência de interações farmaconutriente. Alguns fármacos causam constipação, diarreia, perda de apetite e outros problemas que interferem na nutrição. Orientações em relação à dose da medicação devem incluir os potenciais efeitos colaterais, bem como o cronograma de administração recomendado em relação à ingestão de alimentos. Além disso, fármacos de venda livre ou agentes fitoterápicos podem interferir na absorção de nutrientes.

Dados subjetivos

A **história alimentar** é uma técnica de investigação para obter fatos sobre os hábitos alimentares do paciente e os fatores capazes de afetar a alimentação. Os achados são acrescentados ao banco de dados das informações nutricionais. Componentes comuns da história alimentar incluem:

- Nível de apetite
- Perda ou ganho não intencional de 10% do peso corporal nos últimos seis meses
- Número de refeições diárias feitas pelo paciente
- Alimentos que o paciente consumiu nas últimas 24 horas (em medidas domésticas aproximadas)
- Horário em que o paciente geralmente faz suas refeições
- Frequência com que o paciente faz as refeições sozinho
- Alimentos que mais gosta e os que não gosta, alergias, intolerâncias e crenças culturais sobre os alimentos
- Quantidade de álcool que o paciente consome diária ou semanalmente
- Suplementos vitamínicos ou minerais que o paciente ingere rotineiramente
- Quaisquer problemas com a digestão, a ingestão ou a eliminação
- Dietas especiais prescritas pelo médico ou autoimpostas
- Uso de medicamentos sem receita médica, como antiácidos e laxantes
- Uso de suplementos alimentares ou restrições, e seus motivos
- Desejo de melhorar a ingestão alimentar ou de ganhar ou perder peso

Dados Objetivos

O corpo é composto de água, gordura, ossos e músculos. O enfermeiro usa o exame físico, os dados laboratoriais, os dados antropométricos e as medidas corporais do indivíduo para ajudar a determinar seu estado nutricional.

Dados antropométricos

Os **dados antropométricos** são medidas que permitem obter o tamanho do corpo e sua composição. O enfermeiro os obtém medindo a altura e o peso do paciente, calculando seu índice de massa corporal e medindo a circunferência do braço, a espessura da prega cutânea tricipital e a circunferência abdominal. As clínicas de tratamento de distúrbios alimentares e centros de atividades físicas usam testes mais sofisticados, como a análise bioelétrica da impedância, que calcula a massa corpórea magra, as gorduras do corpo e o total de água no organismo, com base nas mudanças na condução de uma corrente elétrica aplicada.

Em geral, a obtenção da altura e do peso do paciente são dados antropométricos suficientes, a não ser que haja suspeita de um problema nutricional grave ou que exista a antecipação de um tratamento de longo prazo. O peso real, em vez da estimativa do paciente, é fundamental. O enfermeiro utiliza uma balança em que o paciente permanece em pé, sentado ou deitado, dependendo de sua condição. Ele registra a data e a hora da pesagem, o tipo de balança empregada e as roupas que o paciente vestia. É importante a duplicação das mesmas condições quando pesagens subsequentes forem realizadas para comparações. Ao medir a altura de um paciente, o enfermeiro solicita que ele retire os sapatos. Uma ferramenta de avaliação superficial, que utiliza o peso e a altura do paciente, é mostrada na Figura 15.5.

Considerações gerontológicas

- As alterações relacionadas à idade geralmente são progressivas; portanto, inclua a avaliação do estado nutricional nos exames anuais ou em maior frequência em caso de ganho ou perda de peso de 10% dentro de 6 meses ou 5% dentro de 1 mês.

O **índice de massa corporal** (IMC) fornece dados para que seja feita a comparação das dimensões do paciente com normas já estabelecidas para a população adulta. Ele é calculado utilizando o peso e altura do indivíduo (Quadro 15.4).

	Peso saudável						Sobrepeso					Obeso					
IMC	19	20	21	22	23	24	25	26	27	28	29	30	31	32	33	34	35
1,47	41,1	43,2	45,4	47,5	49,7	51,9	54,0	56,2	58,3	60,5	62,7	64,8	67,0	69,1	71,3	73,5	75,6
1,50	42,8	45,0	47,3	49,5	51,8	54,0	56,3	58,5	60,8	63,0	65,3	67,5	69,8	72,0	74,3	76,5	78,8
1,52	43,9	46,2	48,5	50,8	53,1	55,4	57,8	60,1	62,4	64,7	67,0	69,3	71,6	73,9	76,2	78,6	80,9
1,55	45,6	48,1	50,5	52,9	55,3	57,7	60,1	62,5	64,9	67,3	69,7	72,1	74,5	76,9	79,3	81,7	84,1
1,57	46,8	49,3	51,8	54,2	56,7	59,2	61,6	64,1	66,6	69,0	71,5	73,9	76,4	78,9	81,3	83,8	86,3
1,60	48,6	51,2	53,8	56,3	58,9	61,4	64,0	66,6	69,1	71,7	74,2	76,8	79,4	81,9	84,5	87,0	89,6
1,62	49,9	52,5	55,1	57,7	60,4	63,0	65,6	68,2	70,9	73,5	76,1	78,7	81,4	84,0	86,6	89,2	91,9
1,65	51,7	54,5	57,2	59,9	62,6	65,3	68,1	70,8	73,5	76,2	79,0	81,7	84,4	87,1	89,8	92,6	95,3
1,67	53,0	55,8	58,6	61,4	64,1	66,9	69,7	72,5	75,3	78,1	80,9	83,7	86,5	89,2	92,0	94,8	97,6
1,70	54,9	57,8	60,7	63,6	66,5	69,4	72,3	75,1	78,0	80,9	83,8	86,7	89,6	92,5	95,4	98,3	101,2
1,72	56,2	59,2	62,1	65,1	68,0	71,0	74,0	76,9	79,9	82,8	85,8	88,8	91,7	94,7	97,6	100,6	103,5
1,75	58,2	61,3	64,3	67,4	70,4	73,5	76,6	79,6	82,7	85,8	88,8	91,9	94,9	98,0	101,1	104,1	107,2
1,77	59,5	62,7	65,8	68,9	72,1	75,2	78,3	81,5	84,6	87,7	90,9	94,0	97,1	100,3	103,4	106,5	109,7
1,80	61,6	64,8	68,0	71,3	74,5	77,8	81,0	84,2	87,5	90,7	94,0	97,2	100,4	103,7	106,9	110,2	113,4
1,82	62,9	66,2	69,6	72,9	76,3	79,5	82,8	86,1	89,4	92,7	96,1	99,4	102,7	106,0	109,3	112,6	115,9
1,85	65,0	68,5	71,9	75,3	78,7	82,1	85,6	89,0	92,4	95,8	99,3	102,7	106,1	109,5	112,9	116,4	119,8
1,87	66,4	69,9	73,4	76,9	80,4	83,9	87,4	90,9	94,4	97,9	101,4	104,9	108,4	111,9	115,4	118,9	122,4
1,90	68,6	72,2	75,8	79,4	83,0	86,6	90,3	93,9	97,5	101,1	104,7	108,3	111,9	115,5	119,1	122,7	126,4
1,92	70,0	73,7	77,4	81,1	84,8	88,5	92,2	95,8	99,5	103,2	106,9	110,6	114,3	118,0	121,7	125,3	129,0
1,95	72,2	76,1	79,9	83,7	87,5	91,3	95,1	98,9	102,7	106,5	110,3	114,1	117,9	121,7	125,5	129,3	133,1
1,97	73,7	77,6	81,5	85,4	89,3	93,1	97,0	100,9	104,8	108,7	112,5	116,4	120,3	124,2	128,1	132,0	135,8

Peso em kg

FIGURA 15.5 Instrumento para determinar as condições do peso. (NIH, 2005, http://www.health.gov/dietaryguidelines/dga2005/report/HTML/figure_e1.htm)

▶ *Pare, Pense e Responda – Quadro 15.3*
Usando o gráfico da Figura 15.5 e a fórmula apresentada no Quadro 15.4, qual é a análise que pode ser feita de uma pessoa com 1,70 m e cerca de 84 kg?

A **circunferência do braço** ajuda a determinar a massa muscular esquelética. Essa técnica, combinada com outras medidas corporais, auxilia na verificação do estado nutricional do paciente. A medida da circunferência do braço é baseada na suposição de que o músculo normalmente esteja localizado em uma região anatômica, como o bíceps. Ao medi-la:

- Use o braço não dominante.
- Encontre o ponto médio do braço entre o ombro e o cotovelo.
- Marque o local na parte média do braço.
- Posicione o braço solto na lateral do paciente.
- Envolva o braço com uma fita métrica na posição marcada.
- Registre a circunferência em centímetros.

A mensuração da **prega cutânea tricipital** acrescenta dados para estimar a quantidade de depósitos de gordura subcutânea (Fig. 15.6). A medição da espessura de pregas cutâneas se relaciona com a gordura corporal total. Para medir a espessura da prega tricipital:

- Use o mesmo braço em que foi medida a circunferência do braço.
- Segure a pele e puxe-a para separá-la do músculo, no local previamente assinalado.
- Coloque o adipômetro em torno da prega de pele.
- Registre a medida em milímetros.

Para calcular quanto da circunferência do braço corresponde realmente ao músculo (circunferência muscular do braço), multiplique a medida da prega cutânea tricipital por 0,314.

Para interpretar a significância da medida da circunferência do braço e da espessura da prega cutânea tricipital, o enfermeiro compara as medidas com médias obtidas em quadros padronizados (Tab. 15.4). Não há normas a respeito da espessura da dobra de pele para adultos com mais de 75 anos.

A **circunferência abdominal** é uma medida indireta do tecido adiposo que está distribuído nas vísceras do abdome e em torno delas. O acúmulo de tecido adiposo centralmente indica uma predisposição para o diabetes e para a doença cardiovascu-

QUADRO 15.4	Cálculo do índice de massa corporal e sua interpretação

Cálculo
1. Determine seu peso em quilogramas (kg).
2. Determine sua altura em metros (a).
3. Eleve a medida da altura ao quadrado (a X a = a^2).
4. Divida o peso em kg pela altura ao quadrado (medida obtida no passo 3).

INTERPRETAÇÃO	IMC (KG/M2)
Desnutrição	< 18,5
Normal	18,5 a 24,9
Sobrepeso	25 a 29,9
Obeso	30 a 34,9
Muito obeso	Grave 35 a 39,9
Extremamente Obeso	≥ 40

TABELA 15.4 Medidas antropométricas em adultos

MEDIDA	SEXO	VARIAÇÃO NORMAL*
Circunferência do braço	Homens	29,3 – 17,6 cm
	Mulheres	28,5 – 17,1 cm
Circunferência da musculatura da parte média do braço	Homens	25,3 – 15,2 cm
	Mulheres	23,2 – 13,9 cm
Prega cutânea tricipital	Homens	12,5 – 7,3 mm
	Mulheres	16,5 – 9,9 mm

*Caso as medidas estejam abaixo da menor variação entendida como normal, pode haver indicação de apoio nutricional.
(Adaptada de Jelliffe, D.B. *The assessment of the nutritional status of the community.* World Health Organization Monograph N°.53.Geneva: World Health Organization, 1986.)

lar. Para facilitar a precisão, o paciente deve estar (1) utilizando apenas roupas íntimas ou leves para evitar a inclusão de tecidos volumosos na medida e (2) em pé, com as pernas afastadas em 25 a 30 cm. A fita métrica deve ser colocada em torno do paciente na altura da crista ilíaca, sem comprimir os tecidos moles; deve-se ler com precisão de 0,5 cm (Fig. 15.7). Aumentos ou diminuições nas medidas abdominais se correlacionam com mudanças nos fatores de risco para diabetes e doença cardiovascular. Os riscos à saúde são maiores quando a circunferência abdominal é maior que 102 cm em homens e 89 cm em mulheres (National Heart, Lung, and Blood Institute, 2000).

Considerações gerontológicas

- A circunferência do abdome pode ser uma medida antropométrica mais precisa no caso dos idosos, embora não tenham sido estabelecidas normas padronizadas para faixas etárias específicas.

Exame físico
Além dos dados antropométricos, o enfermeiro investiga os seguintes dados no paciente:
- Aparência geral
- Integridade da boca
- Condição dos dentes
- Capacidade de mastigar e de engolir
- Reflexo faríngeo ou reflexo de vômito
- Características da pele e dos cabelos

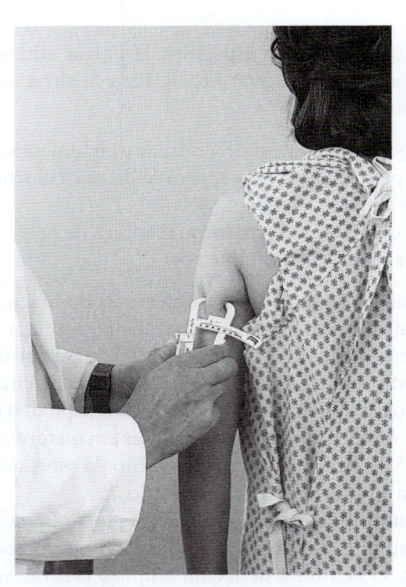

FIGURA 15.6 Medida da espessura da prega cutânea tricipital com um adipômetro. (Copyright B. Proud.)

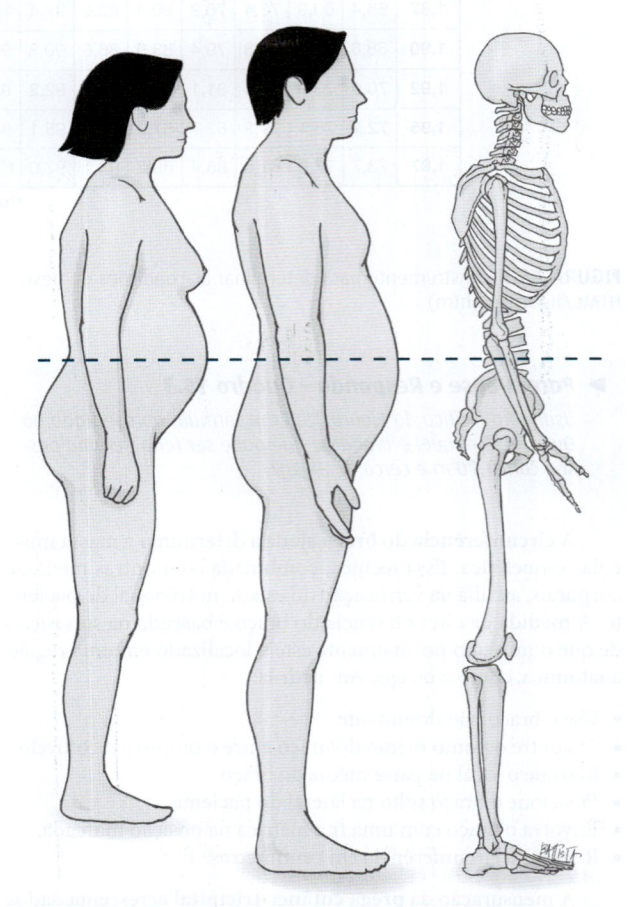

FIGURA 15.7 Local para medir a circunferência abdominal em adultos (Taylor, 2010).

- Flexibilidade articular
- Força muscular
- Atenção e concentração

Dados laboratoriais

Os exames laboratoriais usados na investigação alimentar incluem um hemograma, hematócritos e glicose; níveis séricos de albumina e transferrina, indicadores do estado proteico; e níveis de colesterol, triglicerídeos e lipoproteínas, que podem refletir a necessidade de ajustar a quantidade de gordura na dieta do paciente.

CONTROLE DOS PROBLEMAS QUE INTERFEREM NA NUTRIÇÃO

Com base nos dados levantados, o enfermeiro é capaz de identificar um ou mais dos seguintes diagnósticos de enfermagem:

- Nutrição Desequilibrada: Menos do que as Necessidades Corporais
- Nutrição Desequilibrada: Mais do que as Necessidades Corporais
- Conhecimento Deficiente: Nutrição
- Déficit no Autocuidado para Alimentação
- Deglutição Prejudicada
- Risco de Aspiração

Quando um problema alimentar se situa além do alcance da prática independente da enfermagem, o enfermeiro consulta um médico. Se o problema pode ser resolvido por medidas independentes da enfermagem, o enfermeiro pode dar continuidade ao processo, em colaboração com o nutricionista, selecionando as intervenções de enfermagem adequadas e mantendo o monitoramento do paciente para avaliar a eficácia do plano de cuidados de enfermagem.

Obesidade

A **obesidade** é uma condição que o IMC de um indivíduo iguala-se ou excede 30 ou a medida da prega cutânea tricipital ultrapassa 15 mm. Ela indica a necessidade da redução do peso a uma medida saudável. Pesquisas realizadas (Mayo Clinic, 2009; National Institutes of Health, 2008, Vega et al., 2006) demonstraram que o excesso de gordura abdominal indica um grande risco à saúde. Um aumento na proporção da gordura abdominal está associado a maior incidência de doenças cardíacas e vasculares, hipertensão e diabetes. Pessoas com obesidade grave são medicamente avaliadas para determinar se existem etiologias físicas para esse distúrbio ou se há riscos para a saúde relacionados a um programa de redução de peso.

Para perder 450 gramas, o paciente precisa reduzir sua ingestão calórica em 3.500 calorias/semana. Assim, uma diminuição na ingestão diária de alimentos em 500 calorias/dia causará uma perda de cerca de 1 kg por semana. Ao deixar de ingerir 1.000 calorias por dia, a pessoa perderá cerca de 2 kg por semana. Em geral, a manutenção desse procedimento constitui uma meta saudável. O enfermeiro aconselha os pacientes a tentar perder peso mantendo uma alimentação saudável e a evitar os perigos de técnicas não supervisionadas de redução do peso, como o jejum, as dietas da moda ou o uso de remédios (consulte Ensinando o paciente e a família 15.2).

Considerações farmacológicas

- Atualmente, o único medicamento aprovado pelo FDA para promover a perda de peso ou evitar o ganho de peso após a perda é o orlistat (Xenical, e uma forma de resistência reduzida chamada Alli). A perda de peso ocorre por meio da diminuição do número de calorias da dieta e pelo bloqueio da absorção da gordura da dieta. A ação é decorrente da inibição da enzima lipase. A função da lipase é quebrar a gordura ingerida em uma forma absorvível. A gordura não absorvida é excretada nas fezes. Devido à redução na absorção de gordura, é essencial suplementar as vitaminas lipossolúveis 2 horas antes ou várias horas depois de tomar o orlistat. Existem várias interações medicamentosas que podem ocorrer com fármacos para o diabetes e agentes anticoagulantes, por exemplo. Alguns efeitos colaterais incluem manchas oleosas de fezes nas roupas íntimas, flatulência, necessidade urgente de evacuação e incontinência intestinal.
- A Mayo Clinic (2010) relata que só se pode esperar perda de peso leve ao utilizar esse medicamento. A perda de peso leve é definida como 2 a 2,5 kg maior do que ao realizar dieta e exercício após 1 ano de uso do Xenical ou 1 a 2 kg de uso do Alli.

Ensinando o paciente e a família 15.2
Promovendo a perda de peso

O enfermeiro ensinará os seguintes pontos ao paciente que precisa perder peso e a seus familiares:

- Ao utilizar o MyPlate, siga o plano alimentar para a quantidade de calorias permitida de acordo com o sexo, idade e nível de atividade do indivíduo.
- Conte as porções de cada grupo com base nas porções do MyPlate:
  - Grãos – uma fatia de pão, 1 xícara de cereal ou meia xícara de macarrão, arroz ou cereal cozido equivalem a 30 g
  - *Verduras* – 2 xícaras de verduras folhosas cruas, 1 xícara de outros vegetais crus ou cozidos ou 1 xícara de suco de vegetais correspondem a 1 xícara
  - Frutas – 1 xícara de fruta ou suco 100% fruta ou meia xícara de frutas secas correspondem a 1 xícara
  - Leite – 1 xícara de leite ou iogurte, 45 g de queijo fresco ou 60 g de queijo processado correspondem a 1 xícara
  - *Carnes e leguminosas* – 30 g de carne bovina magra, frango ou peixe, ¼ de xícara de feijão cozido, 1 ovo, 1 colher de sopa de manteiga de amendoim ou 15 g de castanhas ou sementes é igual a 30 g de carne
- Utilize gorduras, óleos e açúcar com parcimônia.
- Elimine refeições rápidas (contribuem com calorias, mas não com nutrientes), além de bebidas alcoólicas.
- Faça refeições menores, mas mais frequentes, em vez de três refeições diárias maiores. Qualquer nutriente não utilizado, originário de uma refeição maior, fica armazenado como gordura.
- Sente-se à mesa para comer. Não leia ou faça outras coisas enquanto come; a distração costuma enganar o cérebro, fazendo-o pensar que não houve consumo de alimentos.
- Aumente a ingestão de fibras, consumindo frutas frescas, verduras e grãos integrais. As fibras não são digeridas e podem proporcionar uma sensação de saciedade sem muitas calorias.
- Participe de alguma forma regular e ativa de exercício. O exercício eleva a **taxa metabólica** (velocidade com que o corpo utiliza as calorias), ao mesmo tempo em que diminui o apetite. Informações sobre atividade e exercício estão disponíveis no Capítulo 23.

Emagrecimento extremo

A perda de peso exagerada ou prolongada, que resulta na diminuição do IMC para menos de 16, pode acarretar consequências sérias. O **emagrecimento extremo** (magreza excessiva) e a **caquexia** (desgaste geral dos tecidos do corpo) são condizentes com um quadro de desnutrição grave. Os estados de desnutrição grave requerem tratamento em colaboração com um médico, que irá prescrever medidas que garantam a nutrição adequada, como a alimentação por sonda gástrica ou enteral ou a nutrição parenteral se a ingestão oral for inadequada (Cap. 29).

Intervenções de enfermagem independentes, incluindo orientações ao paciente, são apropriadas para pessoas que estão 10% abaixo de seu peso corporal. Para ganhar 1/2 kg, a pessoa precisa consumir 3.500 calorias a mais por semana do que suas necessidades metabólicas. É melhor se isso for implementado de maneira gradativa (Ensinando o paciente e a família 15.3).

Considerações gerontológicas

- Dificuldades psicossociais, como a demência ou a depressão, podem afetar a preparação, o consumo e o prazer em consumir os alimentos. Um sinal precoce importante dessas mudanças pode ser a perda de peso.
- Os idosos que não são capazes de sair de casa podem se beneficiar de refeições entregues em domicílio. A nutrição do paciente idoso isolado, deprimido ou com comprometimento cognitivo pode melhorar com a participação em um programa de alimentação em grupo. Programas de entrega de refeições domiciliares e de refeições de grupo são amplamente disponíveis e são financiados pela Lei Older Americans. O The National Eldercare Locator (800-667-1116) fornece informações.
- Encaminhe os idosos de baixa renda para o Council on Aging local para assistência na obtenção de vale-refeição.

Considerações farmacológicas

- Existem muitos fármacos cujos efeitos colaterais incluem o ganho de peso. No entanto, o fármaco megestrol (Megace) é prescrito com o objetivo principal de promover o ganho de peso. Sua prescrição normalmente é reservada a clientes muito debilitados (com magreza extrema devido a uma doença grave, como o câncer ou aids).

Ensinando o paciente e a família 15.3
Promovendo o ganho de peso

O enfermeiro ensinará os seguintes pontos ao paciente que necessita ganhar peso e a seus familiares:

- Ingira alimentos variados do MyPlate, mas aumente a quantidade de porções ou seu tamanho.
- Coma frequentemente pequenas quantidades.
- Coma com outras pessoas.
- Ingira alimentos ricos em calorias, mas nutritivos, entre as refeições, como queijos duros, batidas com leite e castanhas.
- Disfarce as calorias extras enriquecendo os alimentos com leite em pó, suco de carne e molhos.
- Enfeite os alimentos com queijo ralado ou em pequenos pedaços, iscas de carne, castanhas ou uvas.
- Descanse após consumir alimentos.

Anorexia

A **anorexia** (perda do apetite) está associada a múltiplos fatores: doenças, paladar e olfato alterados, problemas orais, tensão e depressão. A anorexia simples costuma ser um sintoma de curta duração que não requer intervenção médica ou de enfermagem. A anorexia nervosa, um distúrbio psicobiológico, está associada a uma perda de peso de 20 a 25% em relação a um peso previamente estável. Independentemente de qual seja a etiologia, o enfermeiro jamais ignora o fato de um paciente não estar se alimentando. Caso os alimentos permaneçam intocados, ele busca etiologias fisiológicas, emocionais, culturais ou sociais que possam ser fatores contribuintes (Orientações de Enfermagem 15.1).

Considerações gerontológicas

- Uma diminuição do olfato e do paladar, que pode ocorrer com o envelhecimento normal, pode interferir no apetite e na ingestão.
- Ao tentar aumentar a ingestão de um paciente idoso, deve-se avaliar o uso de suplementos nutricionais. Suplementos líquidos à base de proteína não fornecerão a quantidade necessária de fibras e não deve ser utilizados como a principal fonte de proteína.
- A diminuição na prática de exercícios pode levar à diminuição do apetite entre idosos sedentários. Exercícios na posição sentada podem ser indicados em caso de declínio no equilíbrio ou nas habilidades funcionais.

Considerações farmacológicas

- Pacientes anoréxicos, como aqueles com câncer, podem experimentar um estímulo ao apetite usando maconha medicinal. Esta pode ser comprada em estados em que está legalmente disponível ou tomada em sua forma de prescrição, dronabinol (Marinol), em estados em que a posse da maconha em sua forma natural é ilegal.

▶ **Pare, Pense e Responda – Quadro 15.4**
Como um enfermeiro pode agir de forma que um alimento e sua apresentação visual sejam atrativos para motivar o paciente a comer?

Náusea

A **náusea** normalmente precede o ato de vomitar e é produzida quando sensações gastrintestinais, dados sensoriais e efeitos de fármacos estimulam uma parte do bulbo que contém a área do vômito. Ela pode estar associada à sensação de desmaio ou fraqueza. É comum a presença de tontura, transpiração, palidez e taquicardia, além de cefaleia. O enfermeiro consulta o médico quando as medidas presentes nas Orientações de Enfermagem 15.2 forem insatisfatórias para vencer a náusea. Pode haver necessidade de prescrição de medicamentos.

Uma vez aliviada a náusea, auxiliar o paciente a reiniciar a ingestão de líquidos e a alimentação passa a ser prioridade. O enfermeiro inicia esse processo gradativamente, oferecendo, primeiro, pequenos goles de líquidos claros. Se o paciente mostrar-se tolerante aos líquidos, ele adiciona alimentos cremosos e mornos em pequenas quantidades.

> **ORIENTAÇÕES DE ENFERMAGEM 15.1**
>
> **Superando a anorexia simples**
>
> - Descubra as preferências alimentares do paciente. *Ele gostará mais de consumir alimentos que escolher.*
> - Sirva alimentos densos, ricos em nutrientes (alimentos com grande reserva calórica). *Eles podem compensar uma reduzida ingestão alimentar.*
> - Ofereça porções pequenas de alimento a intervalos frequentes. *Comer quantidades pequenas de alimento pode resultar, muitas vezes, em uma ingestão cumulativa que se situe nos níveis nutricionais aceitáveis.*
> - Garanta que o paciente esteja descansado antes das refeições. *Falta de energia pode afetar o desejo de comer.*
> - Ofereça uma oportunidade para a higiene oral antes das refeições. *O cuidado com a boca estimula a salivação e potencializa o prazer oriundo do ato alimentar.*
> - Ajude o paciente a sentar-se. *Observar o alimento estimula o centro do apetite; sentar também promove acesso aos alimentos.*
> - Oportunize que o paciente faça as refeições com outras pessoas. *Como comer é uma atividade social, ele pode comer mais quando estiver em grupo.*
> - Sirva os alimentos de modo atrativo. *A apresentação visual do alimento estimula o apetite.*
> - Sugira o acréscimo de temperos e de ervas aos alimentos. *Intensificando os sabores e os aromas, pode-se estimular um desejo de comer; contudo, isso também pode ter efeitos opostos. Ao experimentar, acrescente os novos temperos a pequenas quantidades de alimento.*
> - Sirva os alimentos na temperatura adequada. *O paciente pode comer mais se os alimentos quentes forem servidos quentes e alimentos frios forem servidos frios.*
> - Sirva alimentos frios e cremosos a pacientes com irritação oral. *Alimentos quentes ou apimentados aumentam a irritação das estruturas orais.*

Vômitos

O **vomitar** (expulsão de conteúdo gástrico pela boca) normalmente acompanha a náusea. A **êmese** ou **vômito** (conteúdo vomitado) é prontamente visível. A **ânsia de vômito** (ato de vomitar sem produzir vômito) também pode ocorrer com o estômago vazio. A **regurgitação** (trazer os conteúdos do estômago até a garganta e a boca, sem o esforço de vomitar) é um fato bastante comum entre os lactentes, após sua alimentação. O **vômito em jato** (vômito que ocorre com muita força) está associado a certas condições de doença, como o aumento da pressão no cérebro ou sangramento gastrintestinal. A náusea pode estar presente, mas não é comum (Orientações de Enfermagem 15.3).

O enfermeiro descreve as características da êmese no prontuário do paciente. Se possível, sua quantidade é medida e o volume é registrado. A documentação inclui a quantidade, a cor, a aparência e qualquer odor incomum, como o de material fecal ou de álcool. Se as características da êmese forem incomuns, o enfermeiro preserva uma amostra para que o médico a examine. Havendo dúvidas sobre o que descartar ou preservar, o melhor é verificar com um enfermeiro mais experiente.

O enfermeiro sempre consulta o médico quando o vômito é prolongado. Pode haver necessidade de administrar medicamentos prescritos para aliviá-lo.

> **Considerações farmacológicas**
>
> - Crises de náuseas e vômitos de curta duração podem ser tratadas com medicamentos de venda livre, como Pepto Bismol. Embora a prescrição de clorpromazina (clorpromazina) e proclorpromazina (Compazine) tenha sido usadas por muitos anos para aliviar vômitos, muitos médicos agora estão prescrevendo fármacos como a metoclopramida (Plasil) e o ondansetrona (Nausedron) para diversas condições que são acompanhadas de vômitos, como aqueles decorrentes da quimioterapia para tratamento do câncer.

Gases estomacais

A presença de gases no estômago é, inicialmente, resultante da deglutição do ar. Isso passa a ser um problema quando se acumula. A **eructação** (arroto) é uma descarga de gases estomacais pela boca. O **flato** é o gás formado nos intestinos e liberado pelo reto, quando a eructação não ocorre. As Orientações de Enfermagem para o alívio dos gases intestinais são discutidas no Capítulo 31 (Orientações de Enfermagem 15.4).

> **Considerações farmacológicas**
>
> - Evitar alimentos formadores de gás na dieta é um dos primeiros passos na prevenção do acúmulo de gás no estômago e no intestino. No entanto, há vários produtos de venda livre disponíveis para essa finalidade. Por exemplo, o Beano apresenta uma enzima que decompõe vegetais que contêm polissacarídeos que são de difícil digestão e ajuda a reduzir a formação de gás no colo. Outra opção é pegar um dos vários produtos que contêm simeticona, como Luftal ou dimeticona como e Mylanta plus.

> **ORIENTAÇÕES DE ENFERMAGEM 15.2**
>
> **Aliviando a náusea**
>
> - Verifique se fatores simples, como cheiro ou visão perturbadores, estão ou não contribuindo para a náusea. *Dados sensoriais ofensivos podem estimular a área do vômito no cérebro.*
> - Faça com que o paciente respire profundamente. *As distrações podem dominar a náusea, pelo redirecionamento consciente da atenção para longe da sensação desagradável.*
> - Evite movimentos abruptos e limite as atividades. *Movimentos podem alterar as estruturas gastrintestinais e seus conteúdos, o que pode intensificar a estimulação da área do vômito.*
> - Limite a ingestão de sólidos e de líquidos temporariamente, até que diminuam os sinais de náusea. *A distensão do estômago é um desencadeador comum da área do vômito.*
> - Evite fazer comentários negativos sobre os alimentos. *Comentários verbais criam imagens visuais que podem causar estímulos psicogênicos da área do vômito.*

ORIENTAÇÕES DE ENFERMAGEM 15.3

Gerenciando os cuidados ao paciente com vômitos

- Limite temporariamente a ingestão alimentar do paciente. *A adição de qualquer conteúdo a um estômago perturbado pode prolongar os episódios de vômito.*
- Incline a cabeça do paciente para frente sobre um recipiente ou um vaso sanitário. *Posicionar o queixo à frente do tórax reduz a possibilidade de que o vômito alcance os pulmões.*
- Ajuste a iluminação, os ruídos, a ventilação e a temperatura a um nível confortável. *Minimizar a estimulação sensorial pode reduzir a vontade de vomitar.*
- Coloque uma toalha fria sobre a testa e a nuca. *O aumento da transpiração e o efeito viscoso da pele podem acompanhar o ato de vomitar.*
- Auxilie o paciente a enxaguar a boca, ofereça líquido para lavá-la ou cuidados orais assim que possível, após o ato de vomitar. *O ácido gástrico é prejudicial ao esmalte dos dentes. A êmese normalmente produz um gosto desagradável.*
- Coloque o paciente inconsciente ou enfraquecido deitado em decúbito ventral ou lateral. *A gravidade ajuda na drenagem da êmese da boca, em vez de permanecer na garganta, onde pode ser aspirada para os pulmões.*
- Use um aparelho de aspiração para retirar o vômito da boca e da garganta de pacientes enfraquecidos ou inconscientes. *A aspiração retira líquidos da cavidade oral e das vias respiratórias, evitando, assim, o engasgo e a aspiração (ver Cap. 36).*
- Ofereça apoio firme com as mãos ou um travesseiro, em caso de incisão abdominal, a um paciente cirúrgico que esteja vomitando. Uma atadura para incisões também pode oferecer esse apoio (ver Cap. 28). *As fortes contrações musculares podem forçar os pontos e aumentar a dor e o desconforto.*
- Retire o recipiente da êmese do lado da cama do paciente, assim que possível. *Ofereça ventilação para retirar odores remanescentes. A aparência e o odor do vômito podem estimular a ocorrência de mais vômitos.*

CONTROLE NUTRICIONAL DO PACIENTE
Dietas hospitalares comuns

Algumas dietas hospitalares comuns incluem:

- Normal: permite a seleção irrestrita dos alimentos.
- Leve ou para convalescência: difere da dieta normal na forma de preparo; normalmente exclui frituras, gorduras, alimentos que fermentam e formam gases e alimentos crus, além de doces.
- Branda: contém alimentos de textura macia; geralmente é pobre em resíduos e de fácil digestão; contém pouco ou nenhum tempero e condimentos; contém menos frutas, vegetais e carnes do que a dieta leve.
- Pastosa: semelhante à dieta leve, mas indicada para pacientes com dificuldade de deglutição; contém frutas e vegetais cozidos, além de carnes moídas.
- Líquida completa: contém sucos de frutas e de vegetais, sopas cremosas ou mistas, leite, sorvetes, gelos, gelatinas, coalhadas, pudins e cereais cozidos.
- Líquida clara: consiste em água, sopas claras, sucos de frutas claros, gelatinas, chás e café; pode ou não incluir bebidas gaseificadas.
- Especial ao regime terapêutico: compreende alimentos preparados para atender a necessidades especiais, como dieta pobre em sódio, em gordura ou em fibras.
- A maior parte dos hospitais possui um nutricionista que planeja as refeições e um serviço de nutrição e dietética centralizado que prepara as refeições dos pacientes.

Costuma ser responsabilidade da enfermagem a solicitação e o cancelamento da dieta dos pacientes, o oferecimento e a coleta das bandejas de refeição, a ajuda aos pacientes que não conseguem comer sozinhos e o registro da quantidade de alimento ingerida. Os enfermeiros devem saber o tipo de dieta que foi prescrito para cada paciente, seu propósito e suas características. Eles tomam cuidado para assegurar que os pacientes recebam a dieta correta e que os alimentos proibidos sejam evitados.

ORIENTAÇÕES DE ENFERMAGEM 15.4

Prevenindo e aliviando os gases estomacais

- Sugira que o paciente mastigue os alimentos com a boca fechada. *Rir e falar enquanto come aumenta a quantidade de ar deglutida.*
- Elimine o uso de canudinhos. *Cada líquido engolido também contém o ar contido dentro do canudinho.*
- Desaconselhe o uso de gomas de mascar e o consumo de cigarros. *Mascar chicletes aumenta a salivação e resulta na deglutição tanto das secreções quanto do ar. O paciente pode efetivamente engolir uma parte da fumaça do cigarro inalada.*
- Limite ou restrinja alimentos que contenham grandes volumes de ar, como suflês, pães com amido e bebidas gasosas. *A deglutição do ar preso nos alimentos e nas bebidas com gás dissolvido distende o estômago.*
- Recomende que, em estado de tensão, a pessoa evite comer. *As emoções atrasam o esvaziamento gástrico, o que evita a passagem dos gases pelo intestino.*
- Proponha ao paciente que deambule, caso se sinta desconfortável. *As atividades ajudam o gás a atingir seu ponto mais elevado dentro do estômago, tornando sua expulsão mais fácil.*
- Consulte o médico sobre o uso de medicamentos que aliviem o acúmulo de gases. Oriente o paciente que compra medicamentos de venda livre a seguir as instruções de uso contidas na bula. *A dimeticona é um componente de muitos antiácidos de venda livre. Os fármacos que contêm dimeticona facilitam a eliminação de gases por meio da redução da superfície de tensão das bolhas de gás presas no trato gastrintestinal.*

Refeições em bandeja

Os pacientes costumam receber as refeições ao leito, mas algumas instituições de saúde possuem refeitórios ou cafeterias para os pacientes que podem deambular. Pacientes de instituições geriátricas costumam fazer as refeições em pequenos grupos, a não ser que sejam impedidos fisicamente. Enfermeiros e funcionários do serviço de nutrição e dietética trabalham juntos no sentido de assegurar que os pacientes recebam os alimentos no horário correto e que as bandejas sejam recolhidas logo após. As responsabilidades da enfermagem relativas ao oferecimento e à coleta das bandejas estão identificadas na Habilidade 15.1.

Assistência para alimentação

Alguns pacientes precisam de ajuda para alimentar-se. A Habilidade 15.2 traz sugestões de ações para alimentar os pacientes que conseguem morder, beber em goles, mastigar e engolir, mas que, por alguma razão, carecem da capacidade de cortar os alimentos e de utilizar os talheres. As sugestões de enfermagem a seguir referem-se a pacientes com **disfagia** (dificuldade para engolir), a pacientes cegos ou com ambos os olhos vendados e a pacientes com demência (prejuízo das funções intelectuais).

Considerações gerontológicas

- Os pacientes idosos são propensos a ter doenças crônicas, como osteoartrite e deficiências sensoriais, que afetam a capacidade de atender às necessidades nutricionais. Modificações, como pratos com laterais e talheres com cabo grande, podem ajudar a pessoa idosa a manter a capacidade de autocuidado na alimentação.

Alimentando um paciente com disfagia

A enfermagem utiliza as técnicas a seguir ao assistir pacientes com dificuldades para mastigar e engolir os alimentos:

- Tenha sempre equipamento para aspiração oral ou faríngea junto ao leito (ver Cap. 36).
- Permaneça com o paciente enquanto ele se alimenta, quando houver risco para aspiração.
- Se o paciente tiver uma traqueostomia ou um tubo endotraqueal, certifique-se de que o balão esteja inflado (ver Cap. 36).
- Coloque o paciente na posição sentada.
- Certifique-se de que o paciente esteja descansado e de que tenha sua atenção.
- Dê instruções curtas e simples para incentivar o paciente a se alimentar e a engolir.
- Restrinja os estímulos que possam distrair o paciente, como comer assistindo à televisão ou num local onde estejam sendo feitas outras atividades.
- Solicite uma dieta líquida completa ou pastosa para os pacientes sem dentes ou que tenham sido submetidos recentemente a cirurgia na cavidade oral.
- Forneça refeições pequenas e frequentes, caso o paciente se mostre cansado ao esforçar-se para comer.
- Modifique a alimentação ou o equipamento para administração da dieta, a fim tornar mais viável a segurança do paciente e sua independência.
- Determine que o paciente tenha engolido uma porção de comida antes de oferecer outra porção.
- Estimule o paciente a engolir várias vezes, caso sua voz se mostre distorcida e engasgada, um sinal de que o alimento ainda está no esôfago e não no estômago.

Considerações gerontológicas

- A disfagia entre os idosos muitas vezes resulta de condições neurológicas, incluindo acidente vascular encefálico, doenças do esôfago ou aumento da pressão por distúrbios abdominais. Estudos da deglutição podem possibilitar o ensino adequado de estratégias para promover a eficácia da deglutição.

O Plano de Cuidados de Enfermagem 15.1 é um exemplo de como o enfermeiro gerencia o cuidado com um paciente que apresenta o diagnóstico de enfermagem Deglutição Prejudicada. Essa categoria diagnóstica é definida na taxonomia da NANDA (2012-2014, p. 227) como "o funcionamento anormal do mecanismo de deglutição associado a deficiências na estrutura ou função oral, faríngea ou esofágica".

Considerações gerontológicas

- A boca seca (xerostomia), um problema comum em idosos, frequentemente é causada por efeitos secundários a medicamentos ou doenças. Essa condição interfere na mastigação, na deglutição e no prazer em alimentar-se. Estimule as pessoas com xerostomia a ingerir líquidos descafeinados e não alcoólicos.
- Infecções orais, próteses dentárias mal ajustadas ou deficiências vitamínicas podem causar dor e ardência na língua ou outras dificuldades que interferem no ato de comer.

Alimentando um paciente com deficiência visual

No cuidado de pacientes que, temporária ou permanentemente carecem da visão, faça o seguinte:

- Coloque uma toalha em torno do peito e sobre o colo do paciente.
- Se o paciente conseguir comer de modo independente, analise a possibilidade do uso de pratos com bordas especiais para evitar que a comida derrame.
- Proporcione o máximo possível de alimentos que possam ser comidos com o uso das mãos.
- Descreva o alimento e indique seu local na bandeja.
- Oriente a mão do paciente para reforçar a localização dos alimentos e dos utensílios.
- Prepare os alimentos, abrindo as embalagens, cortando-os em porções menores, adicionando sal e pimenta, passando manteiga no pão, servindo café e assim por diante.
- Use a analogia do relógio ao descrever onde os alimentos podem ser encontrados no prato. Por exemplo, "as batatas localizam-se às três horas".
- Se o paciente precisar ser alimentado, diga-lhe qual o alimento que está sendo oferecido a cada porção.
- Elabore um sistema pelo qual o paciente possa indicar quando está pronto para mais uma porção de alimento ou de bebida, como solicitar ou mexer com um dos dedos.

Não apresse o paciente; o ato alimentar deve ocorrer em um ritmo tranquilo.

PLANO DE CUIDADOS DE ENFERMAGEM 15.1 — Deglutição prejudicada

Investigação

- Perceba se há presença de tosse, sufocamento ou salivação na boca quando o paciente deglute a própria saliva, líquidos ou alimentos.
- Investigue a presença de assimetria da boca.
- Peça para que o paciente ponha a língua para fora; observe se ela desvia da posição central.
- Determine se a mucosa oral está úmida ou ressecada.
- Verifique a presença do reflexo de deglutição, pela estimulação da região posterior oral junto à faringe, com um cotonete.
- Inspecione a boca e a cavidade oral na busca por alimentos retidos, para verificar as condições dos dentes e identificar a presença de irritação, edemas ou lesões tissulares.
- Observe a capacidade do paciente de compreender e seguir instruções verbais.
- Revise os resultados do estudo fluoroscópico de deglutição, conforme prescrição médica.

Diagnóstico de enfermagem: **Deglutição Prejudicada** relacionada a hemiparesia à esquerda secundária a acidente vascular encefálico, como foi evidenciado pela deglutição incompleta do alimento, tosse ocasional enquanto come e pela seguinte afirmação: "Estou perdendo peso. Tenho quase desistido de comer. Isso tem piorado depois do derrame".

Resultado esperado: O paciente deglutirá de modo mais efetivo, como poderá ser percebido pelo esvaziamento da boca após cada mastigação e a tentativa de engolir.

Intervenções	Justificativas
Mantenha o aparelho de aspiração, a sonda de aspiração e a máscara de oxigênio à beira do leito.	O equipamento para aspiração das vias respiratórias e a implementação da oxigenoterapia podem ser necessários se as vias respiratórias ficarem obstruídas.
Coloque o paciente na posição sentada.	A posição ereta usa a gravidade para mover o alimento da faringe para o esôfago e para o estômago.
Proporcione higiene oral após cada refeição.	A higiene oral umedece a boca, tornando mais fácil a deglutição do bolo alimentar.
Solicite que o serviço de nutrição e dietética evite, inicialmente, alimentos secos, como biscoitos, e alimentos viscosos, como bananas.	Alimentos secos e viscosos são mais difíceis de ser mastigados e engolidos pelo paciente.
Solicite alimentos semissólidos com um pouco de textura, como cereais, ovos poché e purê de batata.	Semissólidos são mais fáceis de deglutir do que líquidos e alimentos liquefeitos.
Adicione um espessante aos líquidos de beber.	Os espessantes formam uma consistência que a língua é capaz de manipular de modo mais fácil em direção à faringe.
Ajude o paciente a encher a colher ou garfo com um quarto a meia colher de chá de alimento.	Pequenas quantidades de alimento são mais facilmente deglutidas; elas são aumentadas à medida que o paciente demonstrar uma deglutição efetiva.
Coloque o alimento no lado não paralisado da boca (lado direito).	A mastigação e a deglutição requerem habilidade neuromuscular.
Encoraje o paciente a mastigar o alimento completamente.	A mastigação comprime o alimento e o mistura com a saliva, para facilitar a deglutição.
Instrua o paciente a abaixar o queixo até o peito e a mastigar repetidamente, sem respirar entre cada movimento.	Ao permanecer nessa posição, fecha-se o caminho para a traqueia e reduz-se o potencial para aspiração. Deglutições repetidas usam contrações musculares para conduzir o bolo alimentar até o esôfago.
Faça com que o paciente erga o queixo após ter-se esforçado para engolir, tenha a garganta livre e retome a respiração.	Erguer o queixo, desobstruir a garganta e respirar melhoram a ventilação.
Inspecione a boca do paciente após cada tentativa de deglutição; estimule-o a fazê-lo também, olhando a própria boca com um espelho de mão.	A inspeção ajuda a identificar a presença de alimentos retidos.
Oriente o paciente a usar a própria língua ou os dedos para remover o alimento retido na bochecha e a repetir a técnica de deglutição; se ele não for bem-sucedido, aplique força com seus próprios dedos, pelo lado de fora da bochecha.	O movimento mecânico recoloca o alimento numa área da boca em que ele possa ser manipulado e deglutido.
Mantenha o paciente sentado ou semissentado por pelo menos uma hora.	O potencial para aspiração é reduzido uma vez que o alimento deixe o estômago.

Avaliação dos resultados esperados:

- O paciente demonstra as técnicas para remoção do alimento da boca.
- O paciente engole o alimento completamente.
- O paciente consome calorias suficientes para manter seu peso.

Auxiliando um paciente com demência

A demência refere-se à deterioração da capacidade intelectual anterior. Trata-se de um problema comum entre pacientes com condições neurológicas, como a doença de Alzheimer. Esses geralmente precisam ser ajudados a conservar sua capacidade de executar atividades do cotidiano, como comer sozinho, mediante a manutenção da sua atenção e concentração e pela repetição das ações. Desse modo, pode ser útil que o auxiliar faça o seguinte:

- Se possível, possibilite que seja sempre a mesma pessoa a auxiliar o paciente, de modo a desenvolver uma estrita relação com ele e a promover a continuidade dos cuidados.
- Seja regular quanto ao local e à hora da refeição.
- Reduza ou elimine distrações no ambiente das refeições para promover a concentração na tarefa em questão.
- Coloque a bandeja com os alimentos próxima ao paciente, e não ao funcionário, para comunicar visual e espacialmente que o alimento está sendo consumido pelo paciente.
- Retire utensílios desnecessários que possam causar confusão.
- Sirva o leite de uma caixa para um copo de modo que seja facilmente identificado.
- Estimule o paciente a participar, oferecendo alimentos que possam ser comidos com as mãos e utensílios que estimulem a percepção e a memória.
- Garanta que o paciente possa enxergar pelo menos uma pessoa que também esteja comendo. Isso atua como um modelo do comportamento desejado.
- Oriente a mão com o alimento até a boca do paciente.
- Reforce positivamente uma resposta desejável, elogiando o paciente, tocando-o e sorrindo para ele.
- Permaneça com o paciente. Não inicie o ato de alimentar, saia e depois retorne, porque essa interrupção perturba a atenção e a concentração do paciente.

EXERCÍCIOS DE PENSAMENTO CRÍTICO

1. Descreva as ações de enfermagem apropriadas no caso de um paciente comer apenas uma parte ou nada da comida que lhe é servida.
2. Uma paciente comunica ao enfermeiro o que ela tem comido diariamente: cereais, leite e banana no café da manhã; um sanduíche feito com carne processada e maionese e um refrigerante no almoço; um chocolate no fim da tarde; e carne, batatas, vegetais e um copo de leite no jantar. Tarde da noite, ela come um pacote de batatas fritas. Quais recomendações você poderia fazer para melhorar a alimentação dessa paciente?
3. Quando um paciente relata experimentar náuseas durante as últimas semanas, que perguntas o enfermeiro deve fazer para determinar as possíveis causas?
4. Depois de calcular que o IMC de um paciente é 32 e que sua circunferência abdominal é de 107 cm, que informações o enfermeiro deve fornecer?

QUESTÕES DE REVISÃO – ESTILO DO NCLEX

1. Ao atender um paciente cuja membrana oral está irritada e dolorida, qual das seguintes opções deve ser evitada?
   1. Sopa de tomate
   2. Gelatina de lima
   3. Pêssegos enlatados
   4. Pudim de arroz
2. Um enfermeiro nota que o paciente tosse e se asfixia enquanto come. Qual recomendação inicial de enfermagem é a melhor?
   1. Solicite que o serviço de nutrição e dietética mande alimentos infantis a partir deste momento.
   2. Diga ao paciente para mastigar seu alimento de forma vigorosa.
   3. Oriente o paciente para que evite beber enquanto come.
   4. Oriente o paciente a não consumir leite e outros derivados lácteos no futuro.
3. Qual das seguintes afirmativas configura a melhor evidência de que um paciente com anorexia, resultante de um câncer, está respondendo ao regime nutricional desenvolvido pelo enfermeiro e pelo nutricionista?
   1. O paciente permanece alerta.
   2. O paciente ganha peso.
   3. O paciente sente fome.
   4. O paciente não sente dor.
4. Quando um paciente, cuja dieta prescrita é de líquidos claros, pede para comer algo, qual das seguintes opções seria a mais apropriada?
   1. Leite
   2. Pudim
   3. Gelatina
   4. Flan
5. O enfermeiro mostra-se mais correto em recomendar qual das seguintes fontes alimentares de ferro a um paciente com anemia crônica?
   1. Derivados lácteos
   2. Frutas cítricas
   3. Carne vermelha
   4. Vegetais amarelos

HABILIDADE 15.1 — Servindo e retirando bandejas de refeição

Ação sugerida	Justificativa
INVESTIGAÇÃO	
Verifique o horário normal das refeições.	Facilitar o planejamento dos cuidados de enfermagem.
Determine quais pacientes farão exames ou que, por outras razões, necessitem de suspensão nas refeições.	Assegurar que os resultados terapêuticos não sejam afetados pela alimentação.
Observe o tipo de dieta atualmente prescrita para cada paciente.	Seguir seus planos de controle terapêutico.
Revise o prontuário na busca de informações sobre alergias alimentares ou sobre intolerâncias do paciente.	Reduzir o potencial de reações adversas.
PLANEJAMENTO	
Prepare os pacientes de modo a estarem prontos para fazer a refeição no horário.	Assegurar que o alimento servido esteja na temperatura adequada.
Atenda às necessidades do paciente quanto ao conforto, à higiene e à eliminação, antes da chegada da bandeja.	Promover o apetite e o ato alimentar.
Ajude os pacientes a sentarem-se.	Ajudar os pacientes que podem andar a encontrar uma posição confortável.
IMPLEMENTAÇÃO	
Lave as mãos ou realize antissepsia das mãos com álcool em gel (Cap. 10) antes de servir as bandejas.	Prevenir a transmissão de microrganismos.
Entregue as bandejas, uma a uma, logo que possível.	Facilitar a satisfação de comer mediante a rápida entrega do alimento, na temperatura desejável.
Confira o nome na bandeja e compare ao do bracelete de identificação, ou peça que o paciente se identifique pelo nome.	Evitar erros alimentares.
Coloque a bandeja em um local que o paciente possa vê-la.	Oferecer acesso fácil aos alimentos.
Retire as tampas dos alimentos e verifique seu aspecto.	Garantir que a bandeja esteja completa, em ordem e limpa.
Auxilie o paciente, se necessário, a abrir as embalagens e a preparar os alimentos.	Demonstrar consideração e facilitar a independência.
Substitua alimentos indesejáveis ou solicite alimentos especiais adicionais ao serviço de nutrição e dietética.	Demonstrar respeito pelas necessidades individuais.
Antes de deixar o quarto, verifique se o paciente possui outras solicitações, como a adaptação de travesseiros ou o uso de óculos.	Reduzir inconveniências durante o horário das refeições.
Certifique-se de que a campainha esteja ao alcance da mão, em caso de necessidade posterior.	Proporcionar um meio de solicitar auxílio.
Verifique a evolução do paciente periodicamente.	Indicar o desejo de oferecer auxílio.
Retire a bandeja dos alimentos quando o paciente concluir a refeição.	Restaurar a ordem e a limpeza do ambiente.
Registre a quantidade de líquidos consumidos durante a refeição, na pasta do paciente que se encontra junto ao leito, caso essa ingestão esteja sendo monitorada.	Assegurar a avaliação precisa de líquidos.
Observe o percentual de alimento consumido pelo paciente.[a]	Garantir que a ingestão alimentar seja documentada de acordo com os padrões da Joint Commission, em vez de utilizar termos vagos como *boa*, *satisfatória* e *deficiente*.
Auxilie o paciente a escovar os dentes e a usar o fio dental, caso ele deseje.	Retirar resíduos alimentares que possam abrigar microrganismos.
Coloque o paciente em uma posição confortável.	Demonstrar cuidados e preocupação.

Avaliação
- O paciente relata que está satisfeito.
- A maior parte dos alimentos foi consumida.

Documentação
- Tipo de dieta e percentual de alimentos consumidos

EXEMPLO DE DOCUMENTAÇÃO
Data e hora   Comeu 100% da dieta pastosa com necessidade de auxílio. _____ASSINATURA / FUNÇÃO

[a] Muitas instituições exigem que o enfermeiro registre o percentual de alimento consumido na folha de sinais ou na listagem de quesitos. Outros dados sobre o paciente são registrados em outros formulários do prontuário.

HABILIDADE 15.2 Alimentando um paciente

Ação sugerida	Justificativa
INVESTIGAÇÃO	
Compare as informações sobre a alimentação contidas na prescrição.	Garantir a precisão no oferecimento do controle terapêutico atual.
Verifique se os alimentos ou os líquidos não foram temporariamente interrompidos.	Prevenir atrasos ou necessidade de cancelar testes diagnósticos.
Determine se a ingestão de líquidos está sendo mensurada.	Assegurar a documentação precisa dos dados.
Avalie o paciente para determinar o tipo e a quantidade de auxílio necessário.	Auxiliar na identificação de problemas específicos e na seleção das intervenções de enfermagem.
Revise o prontuário para verificar quão bem e em que quantidade o paciente se alimentou durante as refeições anteriores, bem como as tendências quanto ao peso.	Auxiliar a estabelecer metas realistas e avaliar a evolução.
Revise as características da prescrição alimentar.	Auxiliar a determinar se estão sendo servidos os alimentos corretos.
Analise o propósito da dieta prescrita.	Auxiliar a avaliar as respostas terapêuticas.
Levante dados relacionados às necessidades atuais do paciente, quanto à eliminação ou ao alívio da dor, da náusea e da fadiga.	Identificar necessidades fisiológicas atuais não satisfeitas.
Verifique a prescrição de medicamentos que precisam ser administrados antes ou durante as refeições.	Facilitar uma ótima absorção dos medicamentos e reduzir os efeitos colaterais.
PLANEJAMENTO	
Estabeleça metas realistas a respeito da quantidade de alimento que o paciente irá comer e de como ele participará no ato alimentar.	Estabelecer critérios para avaliar as respostas do paciente.
Selecione medidas de enfermagem para promover o conforto do paciente, como a administração de analgésicos.	Ajudar a resolver problemas que, se ignorados, podem interferir no ato alimentar.
Complete as ações prioritárias a determinados pacientes.	Permitir um período durante o qual o ato alimentar não seja interrompido.
Oportunize higiene oral e lavagem das mãos antes de servir a bandeja.	Controlar a transmissão de microrganismos; promover o apetite e a estética.
Prepare os medicamentos que devem ser ministrados antes das refeições ou com elas, ou delegue tal responsabilidade.	Coordenar a terapia medicamentosa e nutricional.
Organize o ambiente e retire artigos sujos.	Promover um ambiente organizado e asseado.
IMPLEMENTAÇÃO	
Lave as mãos ou realize antissepsia das mãos com álcool em gel (Cap. 10) antes de preparar os alimentos.	Evitar a transmissão de microrganismos.
Obtenha ou limpe utensílios ou recipientes que foram adaptados para uso de paciente com alguma deficiência física, como um garfo ao qual a mão pode ser unida/acoplada.	Promover a independência e a autoconfiança.
Eleve a cabeceira da cama para colocar o paciente sentado ou use uma cadeira (ver Fig. A).	Promover a segurança, facilitando o ato de engolir.
	Alimentando um paciente.
Cuide para que a dieta e a bandeja corretas sejam servidas ao paciente.	Indicar responsabilidade e comprometimento pelo controle terapêutico.
Cubra a parte superior do peito e o colo do paciente com um guardanapo.	Proteger a roupa do paciente e os lençóis.
Sente-se ao lado do paciente ou diante dele.	Promover a socialização e a comunicação.
Retire a tampa dos alimentos, abra as embalagens e coloque os temperos.	Estimular as secreções gástricas e a motilidade.
Estimule o paciente a ajudar no que puder, segundo sua capacidade.	Manter ou apoiar a independência e o autocuidado.
Evite a pressa.	Transmitir uma atmosfera relaxada enquanto o paciente come.
Colabore com o paciente em relação aos alimentos desejados antes de colocar a comida nos talheres.	Atender às preferências individuais.

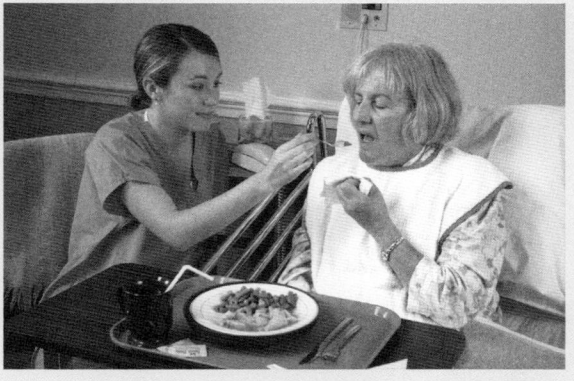

(continua)

Alimentando um paciente *(continuação)*

IMPLEMENTAÇÃO *(continuação)*	
Ofereça porções razoáveis de alimento a cada mordida.	Evitar o engasgo ou a obstrução das vias respiratórias.
No caso de paciente pós-acidente vascular encefálico, direcione o alimento para o lado não paralisado da boca.	Colocar a comida em local onde haja sensações e controle muscular para o ato de engolir e de mastigar.
Dê tempo para que o paciente mastigue completamente e engula o alimento.	A mastigação ajuda na digestão, uma vez que o alimento é cortado e misturado à saliva e enzimas.
Deixe o paciente indicar quando está pronto para nova porção ou novo gole de bebida.	Promover um local independente de controle.
Fale com o paciente sobre assuntos agradáveis.	Combinar o ato de comer com a socialização.
Registre o consumo de líquidos, caso a ingestão do paciente esteja sendo medida.	Documentar dados essenciais de avaliação.
Retire a bandeja e deixe o paciente confortável. É melhor que o paciente permaneça sentado ou semissentado por pelo menos 30 minutos após comer, a menos que exista razão médica para agir diferentemente.	Ao permanecer sentado, evita-se o refluxo dos conteúdos estomacais para o esôfago e reduz-se o potencial de aspiração.
Ofereça ao paciente uma oportunidade para higiene oral.	Retirar o açúcar e os amidos que promovem a proliferação de bactérias nos dentes.
Estime a quantidade de alimento que o paciente ingeriu.	Oferecer dados para determinar as necessidades nutricionais atuais e futuras.

Avaliação

- O paciente ingere cerca de 75% dos alimentos.
- O paciente mantém o peso do corpo.
- O paciente participa com sua capacidade máxima.

Documentação

- Tipo de dieta
- Percentual de alimento consumido
- Tolerância aos alimentos
- Capacidade do paciente para participar
- Problemas encontrados com o ato de mastigar e de engolir
- Métodos utilizados para resolver os problemas

EXEMPLO DE DOCUMENTAÇÃO

Data e hora   O paciente afirmou "Estou satisfeito", após consumir 75% da dieta líquida completa. Não é capaz de usar a colher ou o copo, embora possa direcionar o canudo para a boca. _____ ASSINATURA / FUNÇÃO

16 Equilíbrio Hidreletrolítico

Objetivos do ensino

Ao término deste capítulo o leitor deverá:

1. Nomear os quatro componentes dos fluidos corporais.
2. Listar os cinco mecanismos fisiológicos de transporte pelos quais são distribuídos os líquidos e seus constituintes.
3. Nomear 10 exames que oferecem dados sobre o estado hídrico de um paciente.
4. Descrever três métodos para manutenção ou recuperação do volume de líquidos.
5. Descrever quatro métodos para reduzir o volume de líquidos.
6. Listar seis razões para a administração de soluções intravenosas.
7. Diferenciar soluções cristaloides de soluções coloidais e exemplificar cada uma.
8. Explicar os termos isotônico, hipotônico e hipertônico, quando usados em referência a soluções intravenosas.
9. Listar quatro fatores que afetam a escolha do equipo utilizado para administrar as soluções intravenosas.
10. Nomear três técnicas de infusão de soluções intravenosas.
11. Discutir pelo menos cinco critérios usados na seleção de uma veia por meio da qual serão administrados soluções intravenosas.
12. Listar sete complicações associadas à administração de soluções intravenosas.
13. Discutir dois propósitos para a instalação de um dispositivo de infusão venosa intermitente.
14. Identificar três diferenças entre administração de sangue e de soluções cristaloides.
15. Nomear pelo menos cinco tipos de reações a transfusões.
16. Explicar o conceito de nutrição parenteral.

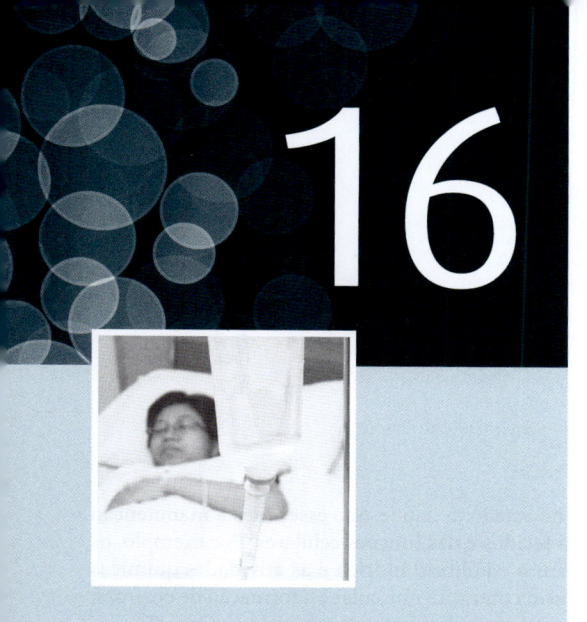

Termos principais

Ânions
Bomba de infusão
Cátions
Coloides
Controlador volumétrico
Desequilíbrio de líquidos
Desidratação
Difusão facilitada
Difusão passiva
Dispositivo de acesso venoso intermitente
Edema
Eletrólitos
Embolia gasosa
Embolia pulmonar
Emulsão
Fator de gotejamento
Filtração
Flebite
Formação de trombos
Hipervolemia
Hipoalbuminemia
Hipovolemia
Infiltração
Ingestão e eliminação
Íons
Líquido extracelular
Líquido intersticial
Líquido intracelular
Líquido intravascular
Não eletrólitos
Neutralidade eletroquímica
Nutrição parenteral
Nutrição parenteral periférica
Nutrição parenteral total
Osmose
Oxigênio terapêutico
Portas
Pressão hidrostática
Pressão osmótica coloidal
Sobrecarga circulatória
Solução hipertônica
Solução hipotônica
Solução isotônica

O fluido corporal é uma mistura de água, de elementos químicos, chamados eletrólitos e não eletrólitos, e de células sanguíneas. A água, veículo de transporte dos elementos químicos, constitui a verdadeira essência da vida. Considerando-se que a água não fica armazenada em um grande reservatório, sua reposição diária é essencial à manutenção da sobrevivência. Este capítulo discute os mecanismos para a manutenção do equilíbrio dos líquidos e a recuperação de seu volume, além dos componentes presentes no fluido corporal.

FLUIDOS CORPORAIS

Água

O corpo humano compõe-se de aproximadamente 45 a 75% de água. A água do organismo costuma ser fornecida e reposta a partir de três fontes: líquidos ingeridos, alimentos consumidos e nutrientes metabolizados. Uma vez absorvida, a água é distribuída por vários locais, chamados compartimentos, que se encontram em nosso corpo.

TERMOS PRINCIPAIS (continuação)

Soluções coloides
Soluções cristaloides
Soluções intravenosas
Sistemas sem agulha
Terceiro espaço
Transporte ativo
Venopunção
Substitutos do sangue

Compartimentos de líquidos

O líquido corporal está localizado em dois compartimentos gerais. O **líquido intracelular** (presente no interior das células) representa a maior proporção de água no organismo. O restante do líquido corporal é chamado **líquido extracelular**, pois permanece fora das células. O líquido extracelular é ainda subdividido em **líquido intersticial** (líquido no espaço tissular, entre as células e em torno delas) e **líquido intravascular** (plasma aquoso, ou soro, uma porção do sangue) (Fig. 16.1). A porcentagem de água nestes compartimentos varia de acordo com a idade e o sexo de cada indivíduo (Tab. 16.1).

Eletrólitos

Os **eletrólitos** são compostos químicos, como o sódio e o cloreto, que apresentam carga elétrica quando dissolvidos, absorvidos e distribuídos pelo fluido corporal. São obtidos a partir de alimentos e bebidas presentes na dieta, mas podem ser fornecidos por suplementos farmacêuticos aos pacientes que não estão comendo ou não podem fazê-lo, ou que perderam eletrólitos por causa de uma alteração no estado de saúde. São essenciais à manutenção das células, dos tecidos e das funções celulares. Por exemplo, os eletrólitos afetam o equilíbrio hídrico e as atividades químicas complexas, como a contração muscular e a formação de enzimas, ácidos e bases (consulte a discussão de minerais no Cap. 15).

Considerações gerontológicas

- Limitações de mobilidade, prejuízos cognitivos e dificuldades em desenvolver as atividades da vida diária podem levar a déficits de líquidos nos idosos que não mantêm uma ingesta alimentar e hídrica adequada de modo independente.

Coletivamente, os eletrólitos são chamados de **íons** (substâncias que carregam uma carga elétrica positiva ou negativa). **Cátions** são eletrólitos com carga positiva, enquanto os **ânions** têm carga negativa. Tanto cátions quanto íons estão presentes em quantidades iguais por todo organismo, mas suas concentrações variam em cada compartimento de líquido corporal (Tab. 16.2). Por exemplo, existem mais íons de potássio no interior das células do que fora delas.

Os eletrólitos são medidos em amostras de soro sanguíneo e são representados em *miliequivalentes* (mEq). Quando um os mais ânions ou cátions se tornam excessivos ou deficientes, diz-se existir um desequilíbrio de eletrólitos. Desequilíbrios significantes podem levar a problemas fisiológicos graves. Em muitas situações, o desequilíbrio de eletrólitos é acompanhado por mudanças nos volumes de líquidos.

Não eletrólitos

Os **não eletrólitos** são compostos químicos que permanecem aglutinados quando dissolvidos em uma solução e que não apresentam carga elétrica. Os derivados químicos do metabolismo dos carboidratos, das proteínas e das gorduras – a glicose, os aminoácidos e os ácidos graxos, respectivamente – proporcionam um suprimento ininterrupto de não eletrólitos.

Na ausência de doenças metabólicas, considerando-se que o indivíduo consuma quantidades adequadas de nutrientes, deverá

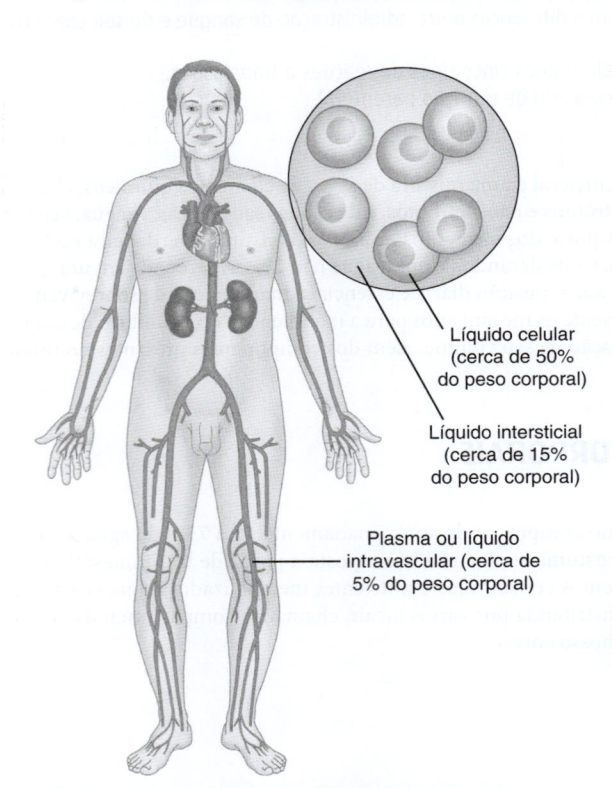

FIGURA 16.1 Distribuição normal de líquidos corporais.

- Líquido celular (cerca de 50% do peso corporal)
- Líquido intersticial (cerca de 15% do peso corporal)
- Plasma ou líquido intravascular (cerca de 5% do peso corporal)

TABELA 16.1 Percentuais de líquidos corporais de acordo com a idade e o gênero

COMPARTIMENTO DE LÍQUIDOS	LACTENTES	HOMENS ADULTOS	MULHERES ADULTAS	IDOSOS
Intravascular	4%	4%	5%	5%
Intersticial	25%	11%	10%	15%
Intracelular	48%	45%	35%	25%
Total	77%	60%	50%	45%

TABELA 16.2 Principais eletrólitos séricos

ELETRÓLITO	SÍMBOLO QUÍMICO	CÁTION/ÂNION	NÍVEL SÉRICO NORMAL	COMPARTIMENTO PREDOMINANTE
Sódio	Na	Cátion	135-148 mEq/L	CEC
Potássio	K	Cátion	3,5-5,0 mEq/L	CIC
Cloreto	Cl	Ânion	90-100 mEq/L	CEC
Fosfato	PO_4	Ânion	1,7-2,6 mEq/L	CIC
Cálcio	Ca	Cátion	2,1-2,6 mEq/L	CIC
Magnésio	Mg	Cátion	1,3-2,1 mEq/L	CIC
Bicarbonato	HCO_3	Ânion	22-26 mEq/L	CIC

CEC: compartimento extracelular; CIC: compartimento intracelular

haver quantidades estáveis de não eletrólitos em circulação no líquido corporal. Estados de deficiência ocorrem quando é perdido líquido do organismo ou quando a capacidade de se alimentar fica comprometida.

Sangue

O sangue é composto por, em média, três litros de plasma, ou líquido, e dois litros de células sanguíneas, totalizando cinco litros de volume circulante. As células sanguíneas incluem os eritrócitos, ou hemácias; os leucócitos, ou glóbulos brancos; e as plaquetas, também conhecidas como trombócitos. Para cada 500 hemácias, existem cerca de 30 plaquetas e um leucócito (Fischbach & Dunning, 2008).

Toda doença que altera o volume de líquido corporal, tanto em caso de retenção quanto de perda, também afeta o volume plasmático de sangue. Exemplos incluem hemorragia aguda ou crônica, infecções, produtos químicos ou condições que destroem as células sanguíneas já produzidas, assim como doenças que afetem a produção pela medula óssea. Déficits no volume de líquidos ou de células são tratados mediante a administração de líquidos, de sangue total ou concentrado de hemácias ou, ainda, de componentes sanguíneos individuais.

Mecanismos de distribuição de líquidos e eletrólitos

Embora os compartimentos de líquidos estejam identificados em separado, a água e as substâncias dissolvidas nesse meio circulam continuamente por todas as áreas do corpo. Os mecanismos fisiológicos de transporte, como a osmose, a filtração, a difusão passiva, a difusão facilitada e o transporte ativo, coordenam o movimento e a realocação da água e das substâncias presentes no líquido corporal (Fig. 16.2).

Osmose

A **osmose** ajuda a regular a distribuição de água, por meio do controle do movimento de líquido de um local para outro. Sob sua influência, a água movimenta-se por entre membranas semipermeáveis, como as que circundam as células do organismo, as paredes dos vasos e os órgãos e cavidades do corpo, de uma área em que o fluido é mais diluído para outra em que ele é mais concentrado (Fig. 16.2A). Quando o líquido está na mesma concentração em ambos os lados da membrana, a transferência de líquidos entre os compartimentos pouco se modifica, exceto em relação à troca de volumes, que pode se alterar.

A osmose é influenciada pela presença e pela quantidade de coloides em ambos os lados da membrana semipermeável. Os **coloides** são substâncias proteicas não dissolvidas, como a albumina e as células sanguíneas que se encontram nos fluidos do corpo, que inicialmente não passam por meio da parede da membrana. Sua presença maciça provoca **pressão osmótica coloidal** (força para atrair a água), que influencia o volume de líquido em qualquer local onde esteja situado.

Filtração

A **filtração** regula a movimentação de água e substâncias por um compartimento onde a pressão é mais elevada para outro em que ela é mais baixa. Trata-se de outro mecanismo que influencia a distribuição de líquidos. A força de filtração é conhecida como **pressão hidrostática** (pressão exercida contra uma membrana). Por exemplo, na terminação arterial de um capilar o líquido está

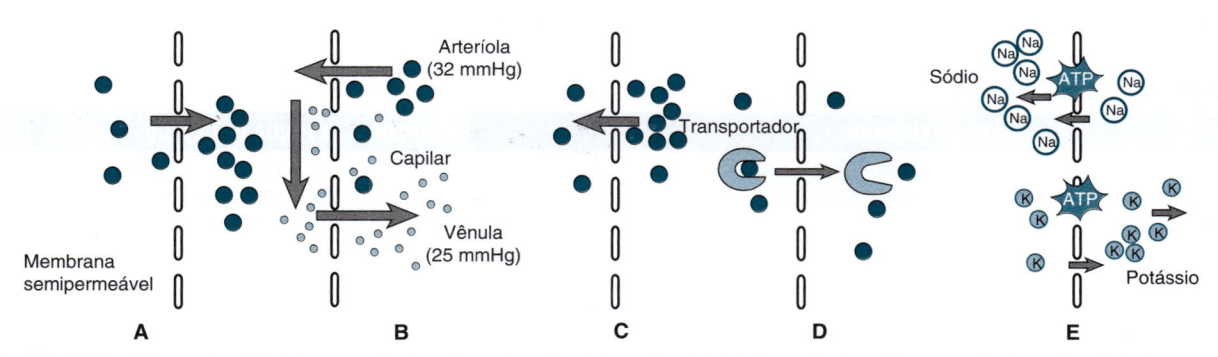

FIGURA 16.2 (**A**) Osmose. (**B**) Filtração. (**C**) Difusão passiva. (**D**) Difusão facilitada. (**E**) Transporte ativo. ATP, trifosfato de adenosina.

sobre pressão mais forte do que na terminação venosa, em função da contração do ventrículo esquerdo. Consequentemente, a água e as substâncias dissolvidas são empurradas para dentro do compartimento intersticial na terminação arterial do capilar. A água é, então, reabsorvida do líquido intersticial em quantidades comparáveis na extremidade venosa dos capilares, devido à pressão osmótica coloidal (Fig. 16.2B). A filtração também controla a forma como o rim excreta líquidos e dejetos, para depois, de maneira seletiva, reabsorver a água e as substâncias que precisam ser conservadas.

Difusão passiva

A **difusão passiva** é um processo fisiológico no qual substâncias dissolvidas, como os eletrólitos e os gases, movimentam-se de uma área de alta concentração para outra em que a concentração é mais baixa, por meio de uma membrana semipermeável (Fig. 16.2C). Isso ocorre sem que haja gasto de energia – daí o uso da expressão *passiva*. A difusão passiva facilita a **neutralidade eletroquímica** (equilíbrio idêntico de cátions e ânions) em todos os compartimentos de fluidos. Assim como a osmose, a difusão passiva permanece razoavelmente estática, uma vez alcançado o equilíbrio.

Difusão facilitada

A **difusão facilitada** é um processo no qual determinadas substâncias requerem o auxílio de uma molécula carreadora para passar de um lado de uma membrana semipermeável para outro (Fig. 16.2D). Esse processo também regula o balanço químico. Ele distribui as substâncias de uma área mais concentrada para uma área de concentração mais baixa. A glicose é um exemplo de substância distribuída pela difusão facilitada. A insulina é a substância carreadora da glicose.

Transporte ativo

O **transporte ativo**, um processo de distribuição química que requer uma fonte de energia, envolve uma substância chamada *trifosfato de adenosina* (ATP). O ATP proporciona energia para impulsionar os elementos químicos dissolvidos contra um gradiente de concentração. Em outras palavras, o transporte ativo permite a distribuição química de uma área de baixa concentração para outra de concentração mais elevada – exatamente o oposto da difusão passiva.

Um exemplo de transporte ativo é o *sistema de bomba de sódio e potássio* nas membranas celulares, que regula o movimento do potássio de concentrações menores no líquido extracelular para as células em que ele se encontra altamente concentrado. Ele também movimenta o sódio, que se encontra no interior das células em baixa concentração, para o líquido extracelular, onde é mais abundante.

Regulação de líquidos

Nos adultos saudáveis, a ingestão de líquidos atinge normalmente a média aproximada de 2.500 mL diários, embora possa variar entre 1.800 a 3.000 mL/dia, com perda de líquido similar (Tab. 16.3). Mecanismos normais de perda de líquidos são o ato de urinar, a evacuação, a transpiração e a respiração. As perdas pela pele, em áreas diferentes daquelas em que se situam as glândulas sudoríparas e do vapor exalado no ar, são conhecidas como *perdas insensíveis*, uma vez que, por razões de ordem prática, são imperceptíveis e imensuráveis.

Sob condições normais, vários mecanismos mantêm uma paridade entre a ingestão e a eliminação de líquidos. Por exemplo, à medida que os líquidos corporais ficam mais concentrados, o encéfalo dispara uma sensação de sede que, por sua vez, estimula o indivíduo a ingerir líquido. A proporção que o volume de líquidos se expande, os rins excretam uma quantidade proporcional de água para manter ou restaurar o equilíbrio adequado.

Ocorrem, todavia, circunstâncias em que a ingestão oral ou as perdas de líquidos estão alteradas. Nesses casos, os enfermeiros avaliam os pacientes na busca de sinais de déficit ou de excesso de líquidos, em especial entre as pessoas com tendência a desequilíbrio de líquidos (Quadro 16.1).

AVALIAÇÃO DO VOLUME DE LÍQUIDOS

Os enfermeiros avaliam o estado hídrico usando uma combinação de exame físico (Tab. 16.4) e medida dos volumes de ingestão e eliminação.

A **ingestão e eliminação** ou controle hídrico (CH) refere-se a uma ferramenta de investigação do estado hídrico, em que é mantido um registro da ingestão e eliminação de líquidos pelo paciente durante um período de 24 horas. As instituições costumam especificar os tipos de pacientes que são automaticamente colocados sob esse regime. Em geral, incluem todos os pacientes que:

- Estejam em pós-operatório, até que comam, bebam e eliminem em quantidades suficientes
- Recebem líquidos intravenosos (IV)
- Recebem alimentação por sonda
- Apresentem algum tipo de ferimento com secreção ou estejam utilizando algum equipamento de aspiração
- Estejam com sondas urinárias, até que possa ser determinado que já apresentam uma eliminação adequada ou que estão urinando bem após a remoção da sonda

TABELA 16.3 Ingestão e perdas diárias de líquidos

FONTES DE LÍQUIDOS		MECANISMOS DE PERDA DE LÍQUIDOS	
Líquidos Orais	1.200–1.500 mL/dia	Urina	1.200–1700 mL/dia
Alimentos	700–1.000 mL/dia	Fezes	100–250 mL/dia
Metabolismo	200–400 mL/dia	Transpiração	100–150 mL/dia
		Perdas Insensíveis	
		Pele	350–400 mL/dia
		Pulmões	350–400 mL/dia
Total	2.100–2.900 mL/dia	**Total**	2.100–2.900 mL/dia
Ingestão média	2.500 mL/dia	**Eliminação média**	2.500 mL/dia

QUADRO 16.1 Condições que predispõem ao desequilíbrio de líquidos

Déficit de líquidos
- Inanição
- Deglutição prejudicada
- Vômito
- Aspiração gástrica
- Diarreia
- Abuso de laxantes
- Diuréticos potentes
- Hemorragias
- Queimaduras graves
- Feridas com secreção
- Febre e transpiração
- Exercício e transpiração
- Calor e umidade do ambiente

Excesso de líquidos
- Insuficiência renal
- Insuficiência cardíaca
- Administração rápida de líquidos intravenosos ou sangue
- Administração de albumina
- Tratamento com corticosteroides
- Ingestão excessiva de sódio
- Gravidez
- Retenção de líquidos no período pré-menstrual

- Estejam sendo submetidos a tratamentos com diuréticos.

Além dessa lista, muitas instituições de saúde permitem que os enfermeiros prescrevam por conta própria o controle hídrico a pacientes com problema real ou potencial de desequilíbrio de líquido. O enfermeiro também pode interromper a prescrição de enfermagem quando não houver mais necessidade de investigação, mas primeiro devem consultar o médico caso essa avaliação tenha sido prescrita por ele.

Cada instituição possui um formulário específico para registro do controle hídrico, que é mantido junto ao leito do paciente para que os profissionais de enfermagem possam convenientemente registrar o tipo e as quantidades de líquidos durante o dia (Fig. 16.3). Ele calcula um total parcial das quantidades ao término de cada turno ou, com mais frequência, nas áreas de cuidados intensivos. O enfermeiro documenta o total geral em uma área específica do prontuário médico – por exemplo, na folha, junto com a informação sobre outros sinais vitais.

Ingestão de líquidos

A ingestão de líquidos é a soma de todos os líquidos consumidos por um paciente ou instilados em seu organismo. Abrange o seguinte:

- Todos os líquidos bebidos pelo paciente.
- O líquido equivalente a lascas de gelo, que é a metade do volume congelado.
- Alimentos considerados líquidos quando engolidos, como gelatinas, sorvetes e cereais cozidos em cremes finos.
- Infusões de líquidos, como as soluções intravenosas.
- Instilações de líquidos, como as administradas por sondas alimentares ou irrigação.

Os volumes de líquido são registrados em mililitros (mL). O equivalente aproximado a 1 oz é 30 mL, uma colher de chá equivale a 5 mL e uma colher de sopa a 15 mL. As bebidas embaladas, como o leite em caixa, costumam indicar seu volume específico no rótulo. Os hospitais ou as instituições geriátricas normalmente identificam os volumes equivalentes, contidos em xícaras, copos e tigelas utilizados para servir os alimentos e as bebidas, fornecidos pelo serviço de nutrição e dietética (Quadro 16.2). Se não existir um quadro de equivalências de medidas, o enfermeiro precisa usar um recipiente graduado (Fig. 16.4) para medir quantidades específicas; volumes estimados são considerados imprecisos.

TABELA 16.4 Sinais de desequilíbrio de líquidos

PARÂMETRO	DÉFICIT DE LÍQUIDOS	EXCESSO DE LÍQUIDOS
Peso	Perda de peso ≥ 900 g/24h	Aumento de peso ≥ 900 g/24h
Pressão arterial	Baixa	Alta
Temperatura	Elevada	Normal
Pulso	Rápido, fraco, fino	Pleno, forte
Respirações	Rápidas, superficiais	Úmidas, difíceis
Urina	Escassa, amarela-escura	Amarela-clara
Fezes	Secas, pequeno volume	Volumosas
Pele	Quente, avermelhada, seca	Fria, pálida, úmida
	Turgor diminuído	Edema depressivo
Mucosas	Secas, pegajosas	Úmidas
Olhos	Fundos	Edemaciados
Pulmões	Limpos	Com sons aquosos e estridentes
Respiração	Sem esforço	Dispneia, ortopneia
Energia	Fraca	Fadiga fácil
Veias jugulares do pescoço	Achatadas	Distendidas
Cognição	Reduzida	Reduzida
Consciência	Sonolência	Ansiosa

QUADRO 16.2 Volumes equivalentes para recipientes comuns

RECIPIENTE	VOLUME
Colher de chá	5
Colher de sopa	15
Copo de suco	120
Copo de água	240
Xícara de café	210
Caneca de leite	240
Jarro de água	900
Copo de papel	180
Tigela de sopa	200
Tigela de cereais	120
Taça de sorvete	120
Prato com gelatina	90

REGISTRO DE INGESTÃO/ELIMINAÇÃO POR 24 HORAS – (Controle Hídrico = CH)													
DATA: 17/02			PESO: 62 kg		HORA: 07h		TIPO DE PESAGEM: ☒ EM PÉ ☐ CADEIRA ☐ CAMA				
DADOS:	HORA DADO		HORA DADO		HORA DADO							
INGESTÃO: TURNO 7-3						ELIMINAÇÃO: TURNO 7-3							
Hora	Oral	IV	Inf. sec.	Sangue	Sonda/Alim.	Hora	Irrig.	Urina	SNG	Vômito	Outro	Sonda	Dreno	Sangue
07h30min	100	600				07h		250						
09h			50			08h				100				
11h30min	240					12h		300						
13h			50			14h		400						
Total Oito Horas	340	600	100			Total Oito Horas		950		100				
TOTAL GERAL: OITO HORAS					1040	TOTAL GERAL: OITO HORAS								1050
INGESTÃO: TURNO 15-23						ELIMINAÇÃO: TURNO 15-23							
Hora	Oral	IV	Inf. sec.	Sangue	Sonda/Alim.	Hora	Irrig.	Urina	SNG	Vômito	Outro	Sonda	Dreno	Sangue
16h	30					15h30min				50				
17h		600	50			18h		200						
17h30min	30					22h		300						
20h	100													
Total Oito Horas	160	600	50			Total Oito Horas		500		50				
TOTAL GERAL: OITO HORAS					810	TOTAL GERAL: OITO HORAS								550
INGESTÃO: TURNO 23-7						ELIMINAÇÃO: TURNO 23-7							
Hora	Oral	IV	Inf. sec.	Sangue	Sonda/Alim.	Hora	Irrig.	Urina	SNG	Vômito	Outro	Sonda	Dreno	Sangue
00h30min	30	600				01h		300						
						04h		200						
						06h		100						
Total Oito Horas	30	600				Total Oito Horas		600						
TOTAL GERAL: OITO HORAS					630	TOTAL GERAL: OITO HORAS								600
TOTAL GERAL: 24 HORAS					2480	TOTAL GERAL: 24 HORAS								2200

FORM 96 (9/92)   CIRRUS 3025

FIGURA 16.3 Volumes de ingestão e eliminação são registrados durante 24 horas e subtotalizados ao final de turnos de oito horas, ou de seis horas conforme a instituição.

Considerações gerontológicas

- A desidratação nos idosos pode ser uma consequência ou um sinal de abuso ou negligência.
- Pode ser necessário estimular os idosos a beberem líquidos, mesmo que eles às vezes não sintam sede, uma vez que as mudanças relacionadas à idade podem diminuir a sensação de sede.
- Os pacientes idosos talvez consumam mais líquidos caso estes sejam oferecidos pelo enfermeiro do que se forem questionados sobre o desejo de algo para beber. Oferecer uma pequena quantidade de líquido de hora em hora ao longo do dia ajudará a manter a umidade da mucosa oral e suprirá as necessidades de hidratação. Deve-se determinar os tipos de líquido e a temperatura (que pode variar em diferentes momentos do dia) preferidos.

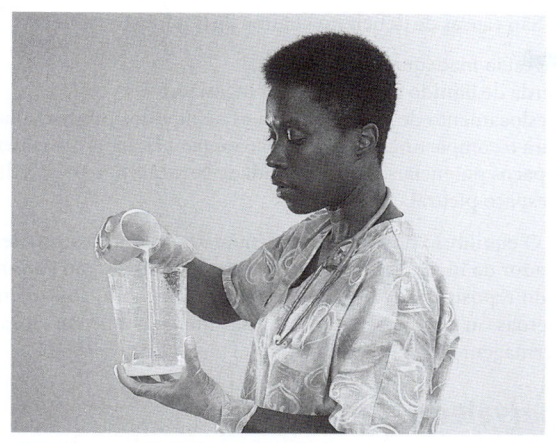

FIGURA 16.4 Recipientes graduados são utilizados para medir os volumes dos líquidos. (Copyright B. Proud.)

- Para manter um consumo adequado de nutrientes, o melhor é oferecer líquidos aos idosos em momentos diferentes dos das refeições. A distensão do estômago com líquidos pode criar uma falsa sensação de saciedade e reduzir a ingestão de alimentos.
- Quando o paciente idoso precisa jejuar antes de certos procedimentos, enfatize a necessidade de aumentar a ingesta hídrica nas horas que antecedem o início das restrições de líquidos, para evitar a desidratação.
- Estimule o paciente idoso a ingerir bebidas descafeinadas (devido ao efeito diurético da cafeína) ou a repor diariamente o volume de bebidas cafeinadas pelo mesmo volume de líquidos descafeinados.

Considerações farmacológicas

- Os diuréticos, fármacos frequentemente prescritos para idosos com problemas cardiovasculares, aumentam os riscos de desequilíbrios hidreletrolíticos. Laxantes, enemas, anti-histamínicos ou antidepressivos tricíclicos também podem alterar equilíbrio hidreletrolítico.

▶ **Pare, Pense e Responda – Quadro 16.1**

Use o Quadro 16.2 para calcular o volume dos seguintes líquidos ingeridos: um copo de suco de laranja, meia caneca de leite, uma tigela de sopa de tomate, uma tigela de gelatina de lima, uma xícara de café, uma infusão de 100mL de antibiótico em solução intravenosa.

Eliminação de Líquidos

A eliminação de líquidos é a soma de todo o líquido eliminado do organismo, incluindo:

- Urina
- Vômito (êmese)
- Perda de sangue
- Diarreia
- Drenagem de feridas ou sondas
- Irrigações aspiradas

Em alguns casos, nos quais uma avaliação precisa é fundamental para o tratamento de um paciente, o enfermeiro pesa a roupa de cama, as almofadas, as fraldas ou os curativos molhados e subtrai o peso de um item similar seco. Uma estimativa da perda de líquidos baseia-se na seguinte equivalência: 0,47 kg = 475 mL.

A colaboração do paciente é necessária para o registro preciso da ingestão e eliminação. Assim, o enfermeiro informa o paciente que está sob controle hídrico a respeito do propósito e das metas para a reposição ou restrições, além dos modos pelos quais podem auxiliar no procedimento (Ensinando o paciente e a família 16.1). As ações sugeridas para a manutenção de um registro de CH estão na Habilidade 16.1.

DESEQUILÍBRIOS DE LÍQUIDOS COMUNS

Desequilíbrio de líquidos é um termo genérico que descreve qualquer condição entre as várias em que a água do organismo não apresenta o volume ou a localização apropriados no corpo. Isso pode ser ameaçador à vida. Os desequilíbrios de líquidos comuns incluem a hipovolemia, a hipervolemia e o terceiro espaço.

Hipovolemia

A **hipovolemia** refere-se a um baixo volume de líquido nos compartimentos extracelulares. Se não tratada, resulta em **desidratação** (déficit de líquidos nos compartimentos intra e extracelulares). Uma desidratação leve está presente quando há 3 a 5% de perda de peso corporal; a desidratação moderada está associada a 6 a 10% de perda de peso; e uma desidratação severa, uma situação de emergência, ocorre quando há perda de mais de 9 a 15% do peso corporal. Além da perda de peso, a desidratação é evidenciada pela diminuição do turgor cutâneo.

Ensinando o paciente e a família 16.1
Registrando o controle hídrico

O enfermeiro orienta o paciente e a família em relação aos seguintes pontos:

- Anote a quantidade ou notifique o enfermeiro sempre que consumir líquido pela via oral.
- Utilize uma medida doméstica comum, como um copo de vidro ou xícara, para descrever o volume consumido ou referir-se a um quadro de equivalências.
- Não permita que um funcionário retire a bandeja das refeições sem que as quantidades de líquido tenham sido registradas.
- Não esvazie a comadre ou o papagaio, ou não urine diretamente no vaso sanitário.
- Certifique-se de que um instrumento de medida esteja dentro do vaso sanitário, caso seja utilizado o banheiro para urinar (Fig. 16.5).
- Caso a comadre ou o papagaio devam ser esvaziados, chame o auxiliar ou esvazie seu conteúdo em um recipiente graduado.
- Use um recipiente como a comadre caso ocorra diarreia, de modo que as fezes possam ser medidas. Chame o auxiliar para que ele possa medir o conteúdo antes de esvaziá-lo.
- Ocorrendo vômito, utilize uma cuba, em vez do vaso sanitário.

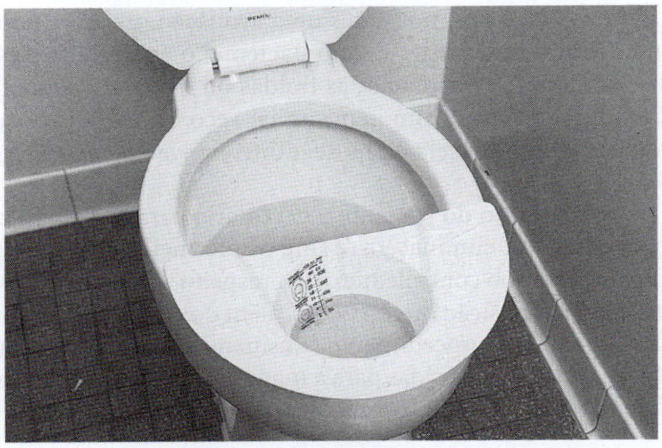

FIGURA 16.5 A urina é coletada num recipiente graduado que se encaixa no vaso sanitário. (Copyright B. Proud.)

Considerações gerontológicas

- A elasticidade da pele se reduz com o envelhecimento, conforme diminuem os depósitos de gordura subcutânea. Portanto, é essencial avaliar o turgor da pele sobre o esterno. Outros indicadores de desidratação nos idosos incluem mudanças no estado mental; elevação na frequência de pulso e respiratória; diminuição da pressão arterial; urina escura concentrada com uma densidade específica alta; ressecamento das mucosas; pele quente; língua franzida; baixo débito urinário; fezes endurecidas; e elevação no hematócrito, hemoglobina, sódio sérico e nitrogênio da ureia sanguínea.
- Os idosos podem restringir sua própria ingestão de líquidos como uma intervenção autoprescrita para reduzir a incontinência. Essa prática na verdade contribui para a incontinência, pois causa o aumento da irritabilidade vesical e aumenta os riscos de ocorrência de infecção do trato urinário, hipotensão postural, quedas e lesões. Avaliar o desequilíbrio de líquidos e eletrólitos é importante para qualquer idoso que possua alterações em seu estado mental.

São causas de déficit no volume de líquidos:

- Ingestão inadequada de líquidos.
- Perda de líquido maior do que a ingestão.
- Deslocamento de grandes volumes de líquidos intravasculares para o compartimento intersticial ou para as áreas com apenas espaços potenciais, como a cavidade peritoneal, o pericárdio e o espaço pleural.

O equilíbrio de líquidos é recuperado tratando o problema causador da hipovolemia, aumentando a ingestão oral, administrando reposições de líquidos por via intravenosa, controlando as perdas ou combinando todas essas medidas (Orientações de Enfermagem 16.1).

Hipervolemia

A **hipervolemia** indica a existência de um volume de água superior ao normal no compartimento de líquido intravascular e é outro exemplo de desequilíbrio de líquidos. Um **edema** ocorre quando o excesso de líquido é distribuído no espaço intersticial (Fig. 16.6). Quando ele se acumula em áreas dependentes do organismo (que são influenciadas pela gravidade), o tecido afunda quando comprimido, formando depressões indentadas (Cap. 13). O edema não ocorre geralmente, a menos que haja um excesso superior a 3 L de líquido no organismo. A hipervolemia pode levar a uma **sobrecarga circulatória** (comprometimento grave da função cardíaca) caso não seja tratada.

O controle do edema é uma prioridade para a enfermagem (Fig. 16.7). O equilíbrio de líquidos é restaurado por meio do(a):

- Tratamento do problema que contribui para o aumento do volume de líquidos
- Restrição ou limitação do consumo de líquidos orais
- Redução do consumo de sal (Quadro 16.3)
- Interrupção das infusões intravenosas ou redução do volume infundido

---

ORIENTAÇÕES DE ENFERMAGEM 16.1

Aumentando a ingesta oral

- Explique ao paciente as razões para aumentar o consumo de líquidos orais. *O conhecimento facilita sua cooperação.*
- Obtenha uma lista de bebidas de que o paciente goste. *Seu envolvimento facilita a colaboração individualizada com o serviço de nutrição e dietética*
- Obtenha uma variedade de bebidas da lista do paciente. *O fornecimento daquilo que ele mais gosta promove uma relação de confiança.*
- Elabore um cronograma para oferecer pequenas porções de volume de líquido puro ao longo de 24 horas. *A elaboração de um cronograma garante que a meta final seja atingida pelo atendimento de metas menores.*
- Planeje o oferecimento do volume da ingestão projetada de líquidos durante os horários em que o paciente esteja acordado. *O fornecimento de uma proporção maior de líquidos durante as horas em que está desperto evita que haja perturbação do sono.*
- Faça elogios verbais, *feedback* frequente ou elabore um método para demonstrar o progresso do paciente, como um gráfico de barras ou de pizza colorido. *O reforço positivo encoraja o comprometimento e mantém os esforços direcionados à meta.*
- Mantenha os líquidos à mão, na cabeceira do leito, e coloque-os em recipientes que o paciente possa manusear. *Deixar os líquidos disponíveis e em local de fácil acesso promove o comprometimento.*
- Varie os tipos de líquidos, os copos em que são servidos, ou os recipientes, com frequência. *A variedade reduz a monotonia e mantém o interesse em tentar atingir a meta.*
- Sirva os líquidos em recipientes menores e em pequenas quantidades. *Pequenas porções evitam a sobrecarga do paciente.*
- Assegure-se de que os líquidos estejam na temperatura adequada. *A palatabilidade promove o prazer e a satisfação.*
- Inclua gelatina, picolés e sorvetes como alternativas aos líquidos, caso sejam permitidos. *Variar a consistência dos líquidos e as técnicas de consumo oferece uma alternativa aos itens bebidos em goles e consumidos em copos.*

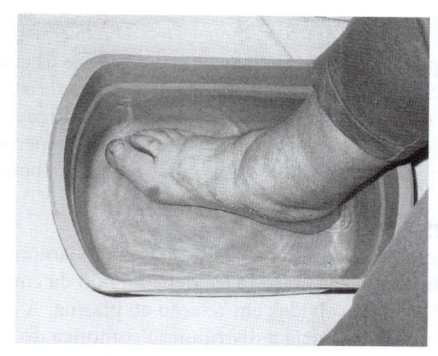

FIGURA 16.6 O cuidado com os pés é muito importante para o paciente com edema. As áreas edemaciadas e avermelhadas podem facilmente se romper.

- Administração de fármacos que promovam a eliminação de urina
- Utilização combinada dessas intervenções

Consulte as Orientações de Enfermagem 16.2.

Terceiro espaço

O **terceiro espaço** é um termo utilizado para descrever o movimento do líquido intravascular para compartimentos de líquido não vascular, onde fica aprisionado e sem função. É geralmente manifestado pelo aumento tissular ou pelo acúmulo de líquidos em uma cavidade do corpo, como o peritônio (Fig. 16.7). O terceiro espaço, geralmente, está associado a disfunções em que os níveis de albumina estão baixos. Causas da **hipoalbuminemia** (déficit de albumina no sangue) incluem doenças hepáticas, doença renal crônica e doenças nas quais a permeabilidade capilar e celular está alterada, como ocorre nas queimaduras e nas reações alérgicas graves.

A depleção de líquido no espaço intravascular pode levar à hipotensão e ao choque; dessa forma, a terapia com líquidos torna-se um grande desafio. A prioridade é restaurar o volume circulatório, o que pode ser conseguido mediante a administração de soluções intravenosas, algumas vezes em grandes volumes e frequências rápidas. As transfusões de sangue ou a administração de albumina por infusão intravenosa também podem ser empregadas para restaurar a pressão osmótica coloidal e retirar o líquido aprisionado, conduzindo-o ao espaço intravascular. Quando isso acontece, os pacientes antes hipovolêmicos podem ficar repentinamente hipervolêmicos. O enfermeiro monitora com atenção os pacientes que recebem reposição de albumina, em busca de sinais de sobrecarga circulatória.

ADMINISTRAÇÃO INTRAVENOSA DE LÍQUIDOS

As práticas e políticas variam quando se trata da responsabilidade que pode ser assumida pelos enfermeiros em relação à terapia com soluções intravenosas. A discussão a seguir tem o objetivo de atender às necessidades dos profissionais que foram treina-

---

QUADRO 16.3   Alimentos com elevado teor de sal (sódio)

- Alimentos de carne processados, como salsichas e frios
- Peixe defumado
- Substitutos congelados dos ovos
- Manteiga de amendoim
- Derivados do leite, especialmente os queijos duros
- Cacau em pó ou outros achocolatados
- Verduras enlatadas, especialmente o repolho
- Picles
- Suco de tomate
- Sopas e caldos enlatados
- Misturas de verduras em caixa
- Misturas artificiais (preparados) de forno
- Alimentos salgados para petiscar
- Temperos como catchup, molho de soja, glutamato de potássio, picles e molho tártaro

---

ORIENTAÇÕES DE ENFERMAGEM 16.2

Restringindo os líquidos orais

- Explique o propósito das restrições. *O conhecimento facilita a cooperação do paciente.*
- Identifique a quantidade total de líquidos que o paciente pode consumir, utilizando medidas com as quais ele esteja familiarizado. *Uma explicação auxilia a compreender a abrangência das restrições.*
- Elabore um plano com o paciente, distribuindo o volume permitido ao longo das 24 horas. *Incluí-lo no planejamento promove a cooperação.*
- Racione líquidos para que o paciente tenha oportunidade de consumir bebidas nos horários que não seja os das refeições. *Essa distribuição oportuniza que a ingestão hídrica ajude a aliviar a sede.*
- Evite bebidas doces e alimentos secos ou salgados. *Isso reduz a sede e o desejo de líquidos.*
- Sirva os líquidos na temperatura correta. *Isso demonstra preocupação com o prazer e o bem-estar do paciente.*
- Ofereça lascas de gelo como um substituto ocasional dos líquidos. *Lascas de gelo parecem conter mais líquido do que realmente têm, e mantê-los dentro da boca prolonga o tempo em que o líquido pode ser consumido.*
- Ofereça água ou outro líquido em garrafa plástica, que pode ser comprimida, ou embalagem com spray. *Esses artigos fornecem apenas pequenas quantidades de líquido.*
- Ajude o paciente na higiene oral frequente. *A higiene oral alivia a sede, umedece a mucosa oral e evita o ressecamento e a rachadura dos lábios.*
- Permita que o paciente enxágue a boca com água, evitando que ele a engula. *O ato de enxaguar reduz a sede e mantém a boca hidratada.*

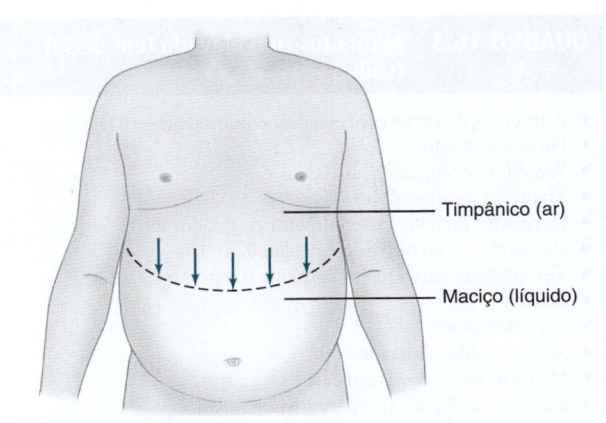

FIGURA 16.7 Acúmulo de líquido na cavidade abdominal. A verificação de macicez à percussão do abdome indica a presença de líquido, enquanto um som timpânico indica a presença de ar.

dos e têm demonstrado competência para administrar soluções intravenosas.

As **soluções intravenosas** (IV) são líquidos infundidos pela veia de um paciente para:

- Manter ou restaurar o equilíbrio hídrico, quando a reposição oral é inadequada ou impossível.
- Manter ou repor eletrólitos.
- Administrar vitaminas hidrossolúveis.
- Oferecer uma fonte de calorias.
- Administrar medicamentos (Cap. 35).
- Repor sangue e seus derivados.

Tipos de soluções

Os dois tipos de soluções IV são as cristaloides e as coloides. As **soluções cristaloides** consistem em água e outros cristais uniformemente dissolvidos, como sal e açúcar. As **soluções coloides** são feitas de água e moléculas de substâncias suspensas, como células sanguíneas e produtos do sangue (como a albumina).

Soluções cristaloides

As soluções cristaloides são classificadas como isotônicas, hipotônicas e hipertônicas (Tab. 16.5), dependendo da concentração das substâncias dissolvidas em relação ao plasma. A concentração da solução influencia a distribuição osmótica do líquido do organismo (Fig. 16.8).

Soluções isotônicas. Uma **solução isotônica** possui a mesma concentração de substâncias dissolvidas tal como normalmente é encontrado no plasma. As soluções isotônicas são administradas para que seja mantido o equilíbrio hídrico em pacientes que não conseguem comer ou beber por curto período de tempo. Devido a sua mesma concentração, uma solução dessa espécie não causa qualquer redistribuição apreciável de líquido corporal.

Soluções hipotônicas. Uma **solução hipotônica** contém menos substâncias dissolvidas do que normalmente se encontra no plasma. Essas soluções são dadas a pacientes que estão tendo perda de líquidos além de sua ingestão, a exemplo dos que sofrem de diarreia ou de vômito. Visto que as soluções hipotônicas estão diluídas, a água passa através da membrana semipermeável das células sanguíneas, fazendo com que inchem. Isso pode aumentar temporariamente a pressão arterial, já que expande o volume circulante. A água também passa através das paredes dos capilares e distribui-se no interior de outras células do organismo e nos

TABELA 16.5 Tipos de soluções cristaloides intravenosas

SOLUÇÃO	COMPONENTES	COMENTÁRIOS ESPECIAIS
Soluções isotônicas		
Salinas a 0,9%, também chamadas salinas normais	0,9 g de cloreto de sódio / 100 mL de água	Contém sódio e cloreto em quantidades fisiologicamente iguais às encontradas no plasma
Glicose a 5% em água, também chamada glicosada	5 g de dextrose (glicose/açúcar) / 100 mL de água	Isotônica quando infundida, mas a glicose é metabolizada rapidamente, deixando uma solução de água diluída
Solução de Ringer ou Ringer Lactato	Água e uma mistura de sódio, cloreto, cálcio, potássio, bicarbonato e, em alguns casos, de lactato	Repõe os eletrólitos em quantidades similares àquelas encontradas no plasma. O lactato, quando presente, ajuda a manter o equilíbrio acidobase
Soluções hipotônicas		
Cloreto de sódio a 0,45%, também chamada de solução salina com metade da ação	0,45 g de cloreto de sódio / 100 mL de água	Uma proporção menor de cloreto de sódio do que a encontrada no plasma, o que age de forma que seja menos concentrada
Glicose a 5% em solução salina a 0,45%	5 g de glicose e 0,45 de cloreto de sódio / 100 mL de água	O açúcar oferece uma rápida fonte de energia, deixando uma solução salina hipotônica
Soluções hipertônicas		
Glicose a 10% em água	10 g de glicose / 100 mL de água	Duas vezes a concentração de glicose presente no plasma
Solução salina a 3%	3 g de cloreto de sódio / 100 mL de água	A elevada concentração de sal no plasma desidrata as células e os tecidos
Glicose a 20% em água	20 g de glicose / 100 mL de água	Aumenta rapidamente a concentração de açúcar no sangue, ocasionando uma troca de líquido para o compartimento intravascular

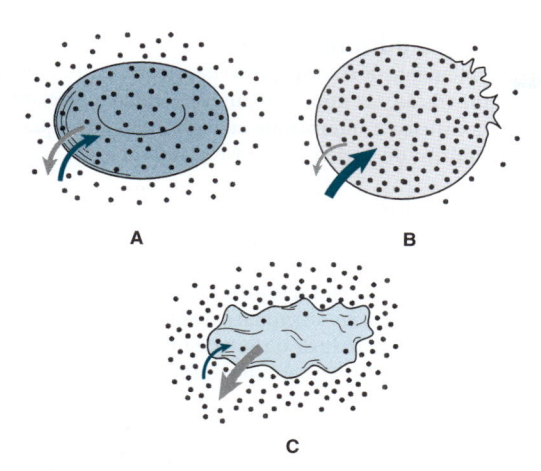

FIGURA 16.8 (A) Soluções isotônicas. (B) Soluções hipotônicas. (C) Soluções hipertônicas.

espaços intersticiais. As soluções hipotônicas, por conseguinte, constituem um mecanismo eficaz para reidratar pacientes com déficits de líquido.

Soluções hipertônicas. Uma **solução hipertônica** é mais concentrada do que o líquido do organismo e atrai água das células e do interstício para dentro do compartimento intravascular. Isso age de forma que as células e os espaços tissulares encolham. As soluções hipertônicas não são utilizadas com muita frequência, a não ser em casos extremos nos quais há necessidade de reduzir um edema cerebral ou expandir rapidamente o volume circulatório.

> ► *Pare, Pense e Responda – Quadro 16.2*
> *Identifique o efeito resultante quando a seguinte solução intravenosa e infundida: cloreto de sódio 0,45%, solução de Ringer e glicose 50%.*

Soluções coloidais

As soluções coloidais são usadas para a reposição do volume de sangue circulante, porque as moléculas em suspensão atraem líquidos de outros compartimentos. Exemplos dessas soluções são o sangue, seus produtos e as soluções conhecidas como expansoras do plasma.

Sangue. O sangue total e o concentrado de hemácias são provavelmente os tipos mais comuns de soluções coloidais administradas aos pacientes. Uma unidade de sangue total contém cerca de 475 mL de células sanguíneas e de plasma, com 60 a 70 mL de conservantes e anticoagulantes adicionados (Smeltzer et al., 2008). Um concentrado de hemácias tem a maior parte do plasma retirado e é preferido para uso em pacientes que necessitam de reposição de células, embora não necessitem, sendo muitos deles prejudicados com isso, da administração de líquidos adicional.

A maior parte do sangue administrado aos pacientes é proveniente de doadores desconhecidos. Em alguns casos – quando uma pessoa antecipa uma potencial necessidade de sangue no futuro ou quando procedimentos são usados para recuperar o sangue drenado de ferimentos, por exemplo – o próprio sangue do paciente pode ser reinfundido (Cap. 27).

Produtos do sangue. Existem vários tipos de produtos do sangue disponíveis aos pacientes que necessitam de substâncias específicas, mas que não precisam de todo o líquido ou de todos os componentes celulares do sangue total (Tab. 16.6).

Substitutos do sangue. Os **substitutos do sangue** são líquidos que, quando transfundidos, transportam e distribuem oxigênio para as células, tecidos e órgãos. Muitos profissionais acham que o termo mais adequado para chamar os substitutos do sangue seja **oxigênio terapêutico**, porque esses substitutos não realizam todas as funções do sangue humano.

Encontrar um substituto do sangue seguro pode ter muitas vantagens: (1) seria uma alternativa aceitável para pessoas que se opõem a receber transfusões de sangue com base em suas crenças religiosas, (2) eliminar os riscos de doenças transmissíveis pelo sangue, como hepatite e aids, e reações à transfusão de sangue humano, (3) maior potencial de salvar vidas de militares em locais remotos e (4) possibilidade de uso em catástrofes e traumas graves, enquanto se aguarda a transfusão de sangue humano.

Atualmente, o oxigênio terapêutico envolve duas categorias: os *perfluorocarbonos* (PFC) e os *carreadores de oxigênio à base de hemoglobina* (COBH). Os PFC são soluções contendo flúor e carbono que têm o potencial de transportar 50 vezes mais oxigênio do que o plasma (Whitehead, 2010). As COBH são provenientes de três fontes: hemoglobina (1) coletada a partir de sangue humano com data de validade expirada ou (2) sangue bovino e (3) cultura de bactérias em que se insere o gene para hemoglobina humana (tecnologia recombinante), muito parecido com o modo como a insulina humana é produzida.

TABELA 16.6 Tipos de derivados do sangue

DERIVADO DO SANGUE	DESCRIÇÃO	OBJETIVO DA ADMINISTRAÇÃO
Plaquetas	Fragmentos celulares em forma de disco que promovem a coagulação sanguínea	Restauram ou aperfeiçoam a capacidade de controle do sangramento
Granulócitos	Tipos de leucócitos	Melhoram a capacidade de combater infecções
Plasma	Soro sem as células do sangue	Substitui os fatores coagulantes ou aumenta o volume de líquido intravascular, aumentando a pressão osmótica coloidal
Albumina	Proteína do plasma	Atrai o líquido do terceiro espaço, aumentando a pressão osmótica coloidal
Crioprecipitado	Misto de fatores coagulantes	Trata as doenças de coagulação do sangue, como a hemofilia

Como os PFC tem um tamanho molecular menor do que o das hemácias, é possível que eles possam entregar moléculas carreadoras de oxigênio a vasos sanguíneos que estão estreitados em decorrência da formação de coágulos sanguíneos, aliviando, assim, a circulação prejudicada depois de um acidente vascular encefálico ou infarto do miocárdio. Essa mesma propriedade poderia ser usada para tratar pacientes durante uma crise de células falciformes; a dor pode ser aliviada pela oxigenação dos tecidos cujo fluxo sanguíneo foi obstruído pelas hemácias falciformes. Além disso, os PFC poderiam prolongar a preservação de órgãos para transplante e poderiam melhorar a oxigenação de células cancerosas, tornando-as mais vulneráveis aos tratamentos convencionais.

Os PFC estão agora em sua segunda geração de desenvolvimento; o uso de PFC de primeira geração foi interrompido ou abandonado por questões de segurança. O Oxycyte, um PFC de segunda geração, está em fase de ensaios clínicos. Há cinco COBH em fase de ensaios clínicos, a maior parte fora dos Estados Unidos. O PolyHeme, um HBOC feito a partir de sangue humano com data de validade vencida, está sendo testado nos Estados Unidos. Todos os oxigênios terapêuticos e, em particular, os COBH, têm sido associados a efeitos adversos. Muitos acreditam que a melhor situação para arriscar seu uso é quando há necessidade de sangue e este não está disponível (Moore et al., 2009).

Expansores do plasma. Várias soluções não sanguíneas são usadas para atrair líquido para o espaço vascular. Dois exemplos são o dextran 40 (Rheomacrodex) e o hetastarch (Hespan). Essas duas substâncias são polissacarídeos – moléculas de carboidratos complexos grandes e insolúveis. Quando misturados com água, formam soluções coloidais. Pelo fato de as partículas em suspensão não serem capazes de movimentar-se por meio das membranas semipermeáveis quando instiladas por via intravenosa, atraem a água de outros compartimentos. O resultado desejado é aumentar o volume sanguíneo e elevar a pressão arterial. Por consequência, os expansores do plasma são usados como substitutos econômicos e isentos de vírus para o sangue e seus produtos, quando tratando do choque hipovolêmico.

Preparo para administração

Independentemente da solução prescrita, o enfermeiro prepara-a para administração, faz uma venopunção, regula o gotejamento, monitora a infusão e interrompe sua administração quando o equilíbrio hídrico do paciente se mostrar restaurado.

Escolha da solução

As soluções IV costumam ser armazenadas em bolsas plásticas contendo 1.000, 500, 250, 100 ou 50 mL de solução. Poucas são armazenadas em recipientes de vidro. O médico especifica o tipo de solução, as substâncias adicionais, o volume (em mL) e a duração da infusão. Para reduzir o risco de infecção, as soluções IV são trocadas a cada 24 horas, mesmo que o volume total não tenha sido completamente instilado.

Antes de preparar uma solução, o enfermeiro examina o recipiente e determina se:

- A solução é a mesma prescrita pelo médico
- A solução está límpida e transparente
- A data de validade não está expirada
- Não há vazamento aparente
- Um rótulo separado está presente, identificando o tipo e a quantidade de outros fármacos acrescidos à solução industrializada.

Seleção do equipo

Todos os equipos intravenosos (IV) contêm um perfurador para o acesso à solução, uma câmara de gotejamento para manter uma pequena quantidade de líquido, um extensor com um ou mais orifícios para instilação de medicação IV (Cap. 35) e uma pinça rolete ou lateral para a regulagem da taxa de infusão (Fig. 16.10). O enfermeiro que o seleciona tem uma série de opções:

- Equipo básico (longo) com extensor (curto)
- Equipo com ou sem respiro
- Equipo com câmara de micro ou macrogotas
- Equipo com ou sem filtro
- Equipo com conexões de acesso que usam ou não agulhas

Equipo principal *versus* extensor. O equipo principal possui aproximadamente 2,8 m; o extensor, 94 cm. Estas medidas variam de acordo com os fabricantes. O equipo principal é usado

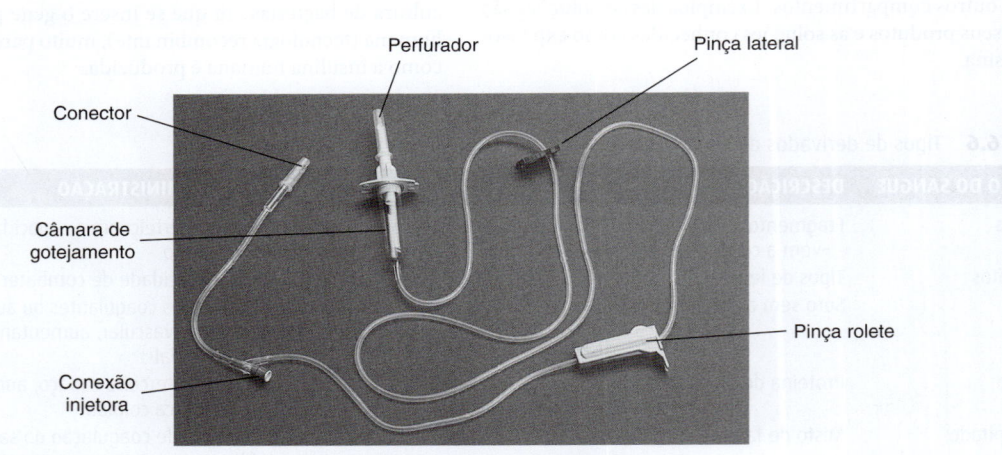

FIGURA 16.9 Equipo intravenoso básico. (Cortesia de Abbott Laboratories, North Chicago, IL.)

quando se precisa atravessar a distância que há entre uma solução e alguns centímetros acima do local da infusão. O extensor, mais curto, é empregado para administrar pequenos volumes de solução em uma conexão encontrada no equipo principal.

Equipo com respiro *versus* sem respiro. O equipo com respiro atrai o ar para dentro do recipiente, ao passo que um sem respiro não o faz (Fig. 16.10). A escolha depende do tipo de recipiente em que a solução está embalada. Há necessidade de um equipo com respiro quando são administradas soluções embaladas em recipientes rígidos, de vidro; se um equipo sem respiro for inserido em uma embalagem de vidro, a solução não sairá do recipiente. Bolsas plásticas de soluções IV não necessitam de equipos com respiro, uma vez que o recipiente colaba à medida que a solução é instilada.

Dosagem do gotejamento. A dosagem do gotejamento tem relação com o tamanho do orifício por meio do qual o líquido é enviado ao equipo. O enfermeiro determina se é mais adequado o uso de um equipo de macrogotas, que produz gotas grandes, ou um com microgotas, que produz gotas menores. Quando uma solução precisa ser infundida rapidamente, como 125 mL/h, costuma ser mais fácil a contagem de gotas maiores do que as menores. Quando deve haver precisão na infusão ou uma infusão mais lenta, a preferência recai sobre o gotejamento menor.

Equipos com microgotas, independentemente de seu fabricante, deixam passar um volume padrão de 60 gotas/mL. Os equipos com macrogotas, por outro lado, não têm mostrado consistência no desenho do tamanho do orifício. Assim, o enfermeiro deve ler o rótulo na embalagem para determinar o **fator de gotejamento** (número de gotas/mL). Alguns fatores comuns de gotejamento são 10, 15 e 20 gotas/mL. O fator de gotejamento é importante para o cálculo da taxa de infusão quando a solução é instilada pela gravidade (p. ex., sem um aparelho eletrônico) e será discutido mais tarde neste capítulo.

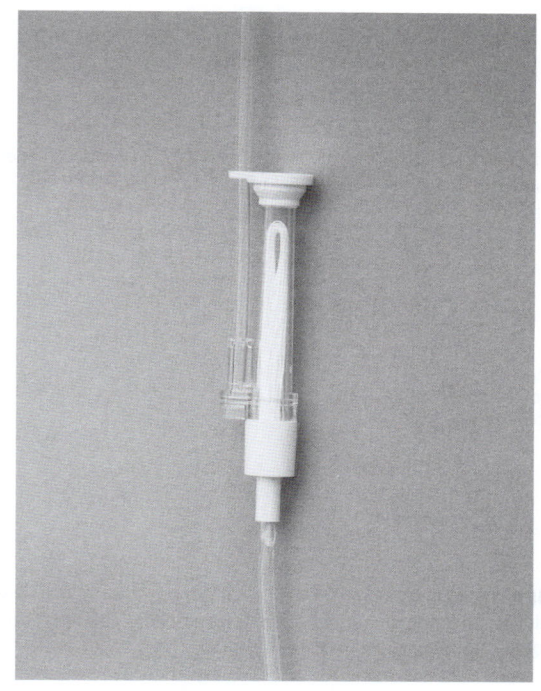

FIGURA 16.11 Filtro em linha. (Copyright K. Timby.)

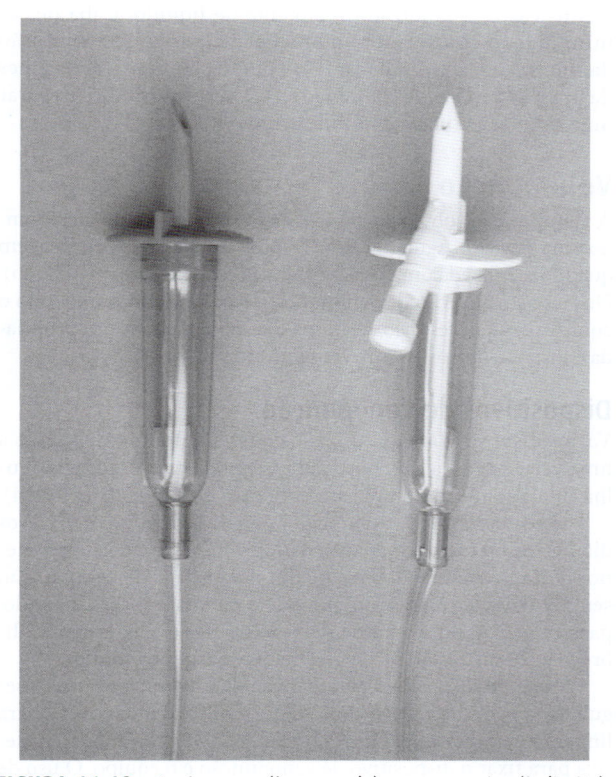

FIGURA 16.10 Equipo com (à esquerda) e sem respiro (à direita). (Copyright K. Timby.)

Filtros. Um filtro em linha (Fig. 16.12) retira bolhas de ar, além de fármacos não dissolvidos, bactérias e substâncias grandes. Equipos com filtro costumam ser utilizados quando:

- Administra-se nutrição parenteral
- O paciente corre grande risco de infecção
- As soluções IV são infundidas em pacientes pediátricos
- Administra-se concentrado de hemácias ou derivados do sangue

Conexões de acesso com uso ou não de agulha. Tradicionalmente, as **conexões** (aberturas seladas) de equipos intravenosos são destinadas ao uso com agulha. Esse método, contudo, contribui para uma estimativa de 385 mil casos/ano de acidentes com perfurocortantes entre os profissionais da área da saúde norte-americanos (U.S. Department of Labor, 2008) e cerca de 2 milhões/ano em todo o mundo (Organização Mundial da Saúde, 2005). Para reduzir essa incidência de acidentes de trabalho e os riscos de transmissão de patógenos sanguíneos, **sistemas sem agulha** (equipos IV que eliminam a necessidade de acesso com agulhas) têm sido preferidos.

No sistema sem agulha, o enfermeiro utiliza uma cânula não cortante para transpassar a conexão toda vez que for necessário acessar o equipo (Fig. 16.12 e Cap. 35). Uma conexão de acesso sem agulha pode ser perfurada por uma agulha uma determinada quantidade de vezes sem que haja alteração em sua integridade, mas uma conexão que exige uma agulha não pode ser transpassada com uma cânula não cortante.

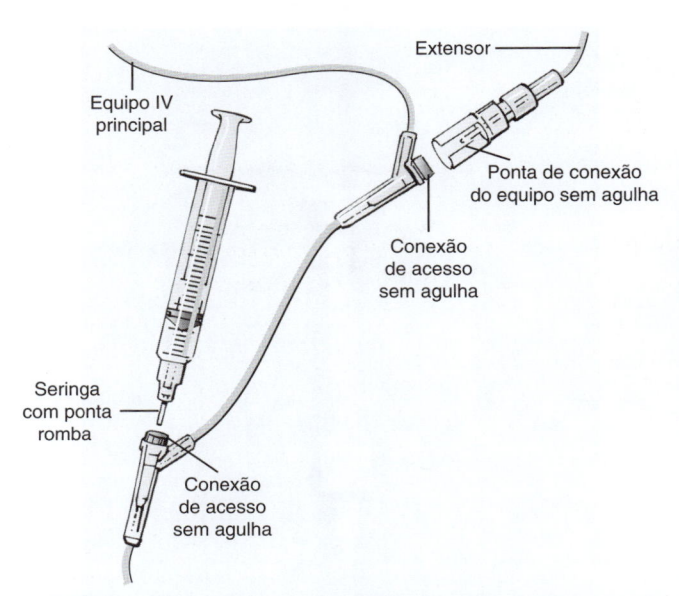

FIGURA 16.12 Os sistemas sem agulha permitem que conexões invioláveis ao longo do equipo sejam transpassadas com uma seringa de ponta romba ou conector de extensor.

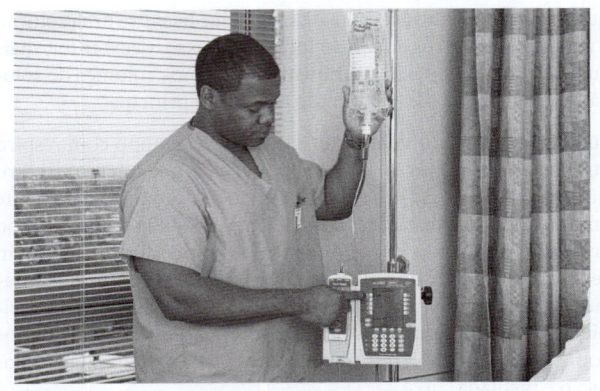

FIGURA 16.13 Um equipo especial é inserido na bomba eletrônica de infusão. (Foto de B. Proud.)

Técnicas de infusão

As infusões intravenosas são instiladas pela gravidade isoladamente ou por um aparelho de infusão, uma máquina elétrica ou movida à bateria, que regula e monitora a administração de soluções IV. O uso de um aparelho de infusão pode influenciar a escolha do tipo de equipo utilizado.

Infusão por gravidade

Em geral, a maior parte dos tipos comuns de equipo pode ser utilizada para a infusão de uma solução utilizando a gravidade. A altura da solução IV, mais do que o equipo, é o principal fator que afeta as infusões por gravidade.

Para solucionar o problema da pressão na veia do paciente, que é maior do que a pressão atmosférica, a solução é elevada a, no mínimo, 45 a 60 cm acima do local da infusão. A altura da solução afeta a taxa de fluxo; quanto mais alta a solução, mais rápida a infusão, e vice-versa.

Dispositivos eletrônicos de infusão

Existem dois tipos gerais de aparelhos para infusão: as bombas de infusão e os controladores volumétricos. Ambos são programados para deixar passar um volume preestabelecido por hora. Podem produzir sons audíveis e alarmes visuais, caso a infusão não esteja ocorrendo na taxa selecionada. Eles também produzem um som quando o recipiente da infusão estiver a ponto de se esvaziar, existir ar no equipo ou houver uma obstrução ou resistência à passagem do líquido.

Bombas de infusão. A **bomba de infusão** (aparelho que utiliza pressão para infundir soluções) requer equipos especiais que contenham um dispositivo, como um cassete, para criar pressão suficiente e empurrar a solução até a veia (Fig. 16.13). A máquina adapta a pressão conforme a resistência que encontra. Esse elemento explica uma das maiores desvantagens no uso de uma bomba: se o cateter ou a agulha na veia deslocar-se, a bomba pode continuar a infundir líquido no tecido até que o limite de pressão máxima predefinido na máquina seja atingido.

Controladores volumétricos. O **controlador volumétrico** (aparelho de infusão que instila soluções IV utilizando a gravidade) comprime mecanicamente o equipo a uma determinada frequência, para infundir a solução a uma taxa precisa e preestabelecida. Os controladores volumétricos podem ou não requerer um equipo especial.

Alguns modelos permitem que o enfermeiro programe a infusão de mais de uma solução de forma simultânea. Em alguns casos, quando um recipiente de líquido acaba de ser infundido, o controlador automaticamente reinicia a infusão da outra solução. A solução e o equipo são preparados antes da punção venosa. A Habilidade 16.2 descreve como preparar uma solução IV para ser administrada.

Venopunção

A **venopunção** (obtenção de acesso ao sistema venoso perfurando uma veia com agulha) é uma responsabilidade de enfermagem quando é utilizada uma veia periférica (veia distante do coração). Durante a realização da venopunção, o enfermeiro reúne todo o equipamento necessário, examina e seleciona uma veia apropriada e insere o dispositivo de venopunção.

Dispositivos de venopunção

Vários dispositivos são utilizados para a obtenção de acesso a uma veia: a agulha tipo borboleta (*scalp*), o cateter fora da agulha (mais comum) ou um cateter dentro da agulha (Fig. 16.14).

Os cateteres de venopunção estão disponíveis em diversos diâmetros ou calibres; quanto maior o número do calibre, menor o diâmetro. O diâmetro de um dispositivo de venopunção sempre deve ser menor do que a veia na qual ele será inserido, para reduzir o potencial de oclusão do fluxo sanguíneo. Calibres 18, 20 ou 22 são os de uso mais comum em adultos.

Além do dispositivo para punção de uma veia, os itens a seguir são necessários: luvas limpas; torniquete; antissépticos para limpar a pele; curativo para cobrir o local de punção; e fita adesiva para fixar o dispositivo de venopunção e o equipo. O uso de antibióticos ou antimicrobianos tópicos varia; o enfermeiro se-

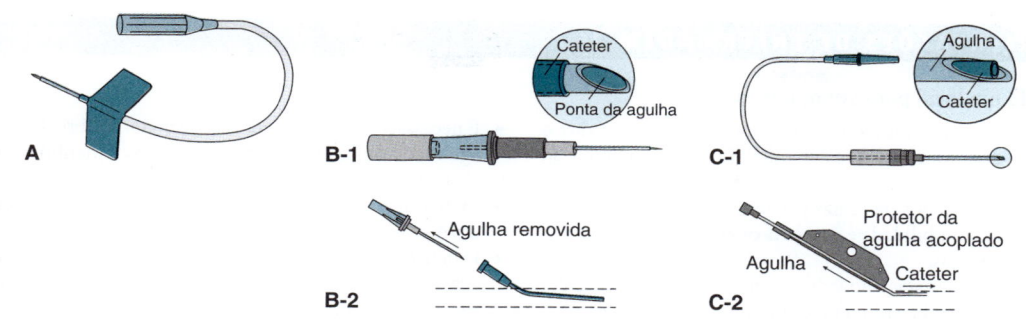

FIGURA 16.14 Dispositivos de venopunção. (**A**) Agulha tipo borboleta (*scalp*). (**B.1**) Cateter fora da agulha. (**B.2**) Agulha removida. (**C.1**) Cateter dentro da agulha. (**C.2**) Um protetor de agulha cobre sua extremidade, que ainda está fora da pele.

gue a política institucional. Pode ser necessário um apoio para o braço, evitando, assim, o desalojamento do cateter do dispositivo de venopunção.

Escolha da veia

As veias da mão e do antebraço normalmente são as usadas para a inserção de um cateter de venopunção (Fig. 16.15); as veias do couro cabeludo são utilizadas em lactentes e crianças pequenas (Orientações de Enfermagem 16.3).

Tendo sido escolhido o local geral, o enfermeiro coloca um torniquete para selecionar uma veia específica (Fig. 16.16). O Quadro 16.4 identifica várias técnicas para promover a distensão de uma veia.

Pode-se utilizar um manguito de pressão, em vez de um torniquete de borracha. Seja qual for a técnica utilizada, o pulso radial deve ser palpado para indicar a manutenção do fluxo de sangue arterial.

Considerações gerontológicas

- Pode ser possível e vantajoso evitar o uso do torniquete ao acessar uma veia que está visualmente proeminente no paciente idoso. A utilização de um torniquete pode resultar em ruptura da veia quando ela é perfurada por uma agulha, o que às vezes é chamado de "extravasamento da veia".

Inserção de um dispositivo de venopunção

A Habilidade 16.3 descreve a técnica para inserção de um cateter fora da agulha em uma veia.

Manutenção e monitoração da infusão

Quando a venopunção foi realizada e a solução está sendo infundida, o enfermeiro regula o gotejamento da infusão, avalia as complicações, observa o local da punção e repõe o equipamento, se necessário.

Regulação do gotejo da infusão

O enfermeiro é responsável pelo cálculo, regulação e manutenção da taxa de infusão, conforme a prescrição médica. Caso esteja sendo utilizado um aparelho de infusão, o equipamento eletrônico é programado em mL/h. Se a solução for infundida sem o uso de um aparelho eletrônico, a taxa é calculada em gotas (gt) por minuto. As fórmulas para o cálculo do volume de infusão encontram-se no Quadro 16.5.

No caso de infusões por gravidade, o enfermeiro conta a quantidade de gotas que caem na câmara de gotejamento a cada minuto. Ajustando a pinça rolete, o número de gotas é aumentado

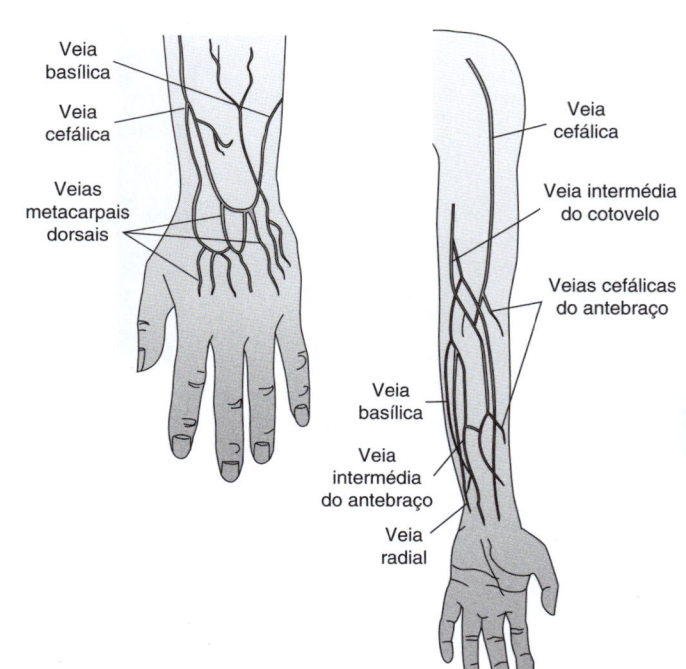

FIGURA 16.15 Locais potenciais para punção venosa.

QUADRO 16.4 Técnicas para promover a distensão das veias

- Coloque um torniquete ou manguito firmemente em torno do braço.
- Solicite ao paciente que feche e abra a mão com força.
- Percuta levemente na pele sobre a veia várias vezes.
- Abaixe o braço do paciente para promover o acúmulo distal de sangue.
- Esfregue a pele na direção dos dedos do paciente.
- Aplique compressas quentes por 10 minutos para dilatar as veias e, depois, reaplique o torniquete.

> **ORIENTAÇÕES DE ENFERMAGEM 16.3**
>
> **Selecionando um local para venopunção**
>
> - Utilize veias no braço ou na mão não dominante. Isso reduz o potencial de deslocamento do cateter devido ao movimento e ao uso.
> - Evite o uso de veias nos pés e nas pernas. O uso de veias nesses locais restringe a mobilidade e aumenta os riscos de formação de coágulos sanguíneos.
> - Se possível, exclua as veias no lado em que foi realizada mastectomia ou em que tenha sido feita cirurgia vascular para realização de diálise renal. O uso de veias nesses locais favorece o comprometimento circulatório e aumenta o potencial para infecções e dificuldades de cicatrização.
> - Escolha uma veia em local que não seja afetado pelo movimento das articulações. Um dispositivo de venopunção colocado nesses locais pode se deslocar com maior facilidade.
> - É necessário escolher uma veia de maior calibre do que aquele da agulha ou do cateter. A combinação do tamanho da agulha e da veia evita o comprometimento circulatório.
> - Evite o uso de veias na superfície interna do punho. Isso evita dores e desconfortos.
> - Procure uma veia proximal ao local anterior ou opte por um acesso na mão ou braço oposto. Essa medida promove a cicatrização e diminui o risco dos líquidos extravasarem da veia para dentro do tecido.
> - Palpe e procure por uma veia que seja o mais reta possível. É mais fácil avançar o cateter em uma veia reta.
> - Não use uma veia que pareça inflamada ou cuja pele adjacente pareça prejudicada de alguma forma. A escolha desses locais contribui para traumas adicionais aos já existentes.

ou diminuído, até que o gotejamento esteja compatível com o volume calculado. A partir de então, o enfermeiro monitora o tempo marcado na lateral do recipiente, de hora em hora, para garantir que a infusão esteja sendo administrada no volume prescrito.

> ▶ *Pare, Pense e Responda – Quadro 16.3*
>
> *Calcule a taxa de infusão das duas prescrições médicas a seguir:*
> 1. *Infusão de 1.000 mL de NaCl a 0,9%, em 12 horas, usando um dispositivo de infusão eletrônico.*
> 2. *Infusão de 500 mL de Glicose a 5% e NaCl a 0,45%, em 8 horas, por infusão por gravidade; seu equipo infunde 15 gotas/mL.*

Avaliação das complicações

As complicações associadas à infusão de soluções IV (Tab. 16.7) são a sobrecarga circulatória (volume intravascular torna-se excessivo), a **infiltração** (escape do fluido intravenoso para dentro do tecido), a **flebite** (inflamação da veia), a **formação de trombos** (coágulos sanguíneos estacionários), a **embolia pulmonar** (coágulo sanguíneo que viaja ao pulmão), a infecção (crescimento de microrganismos no local da punção ou na própria corrente sanguínea) e a **embolia gasosa** (bolha de ar que circula dentro do sistema vascular).

A quantidade mínima de ar que pode ser fatal aos humanos é desconhecida. Experimentos com animais indicam que volu-

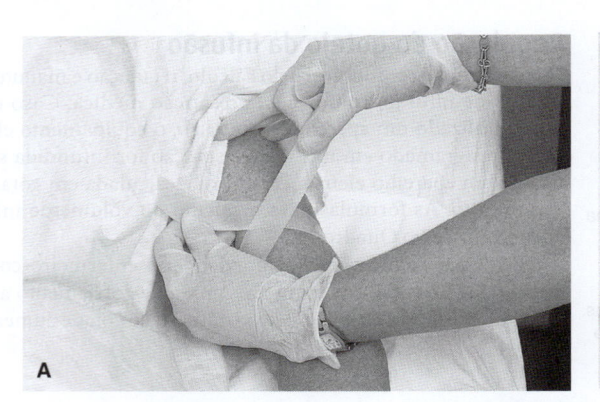

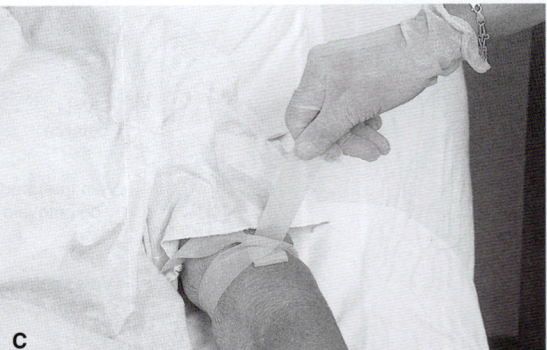

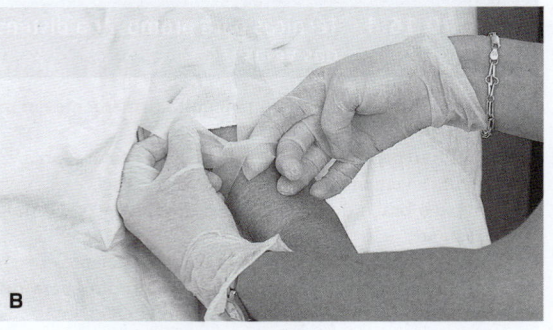

FIGURA 16.16 (**A**) Para aplicar um torniquete, as extremidades são conduzidas firmemente em direções opostas. (**B**) Depois, uma das extremidades é dobrada sob a outra. (**C**) Isso permite que ele seja facilmente solto, puxando uma das extremidades livres. (Copyright B. Proud.)

QUADRO 16.5 Fórmulas para o cálculo do gotejamento da infusão

Ao usar um aparelho de infusão:

$$\frac{\text{Volume total em mL}}{\text{Total de horas}} = \text{mL/h}$$

Ao usar a infusão por gravidade:

$$\frac{\text{Volume total em mL}}{\text{Tempo Total em minutos}} \times \text{gotas} = \text{gts/min}$$

Exemplo:

$$\frac{1.000 \text{ mL}}{8 \text{ hr}} = 125 \text{ mL/hr}$$

$$\frac{1.000 \text{ mL}}{480 \text{ min}} \times 20 = 42 \text{ gtt/min}$$

* O fator de macrogotejamento varia de acordo com o fabricante.

mes fatais de ar são maiores do que a quantidade presente em todo o comprimento do equipo de infusão. Um equipo médio contém cerca de 5 mL de ar, uma quantidade geralmente não entendida como perigosa. Os pacientes, no entanto, costumam se assustar quando veem bolhas de ar no equipo e o profissional de enfermagem deve fazer todos os esforços para removê-las (Orientações de Enfermagem 16.4).

Considerações gerontológicas

- Os enfermeiros devem monitorar atentamente a reação dos idosos às infusões intravenosas, pois muitos deles podem não tolerar volumes que são administrados com segurança a adultos mais jovens.

Cuidados com o local

Como a venopunção é uma espécie de ferida, é importante examiná-la rotineiramente. O enfermeiro documenta sua aparência no prontuário do paciente. Uma prática comum é a troca do curativo sobre a venopunção a cada 24 a 72 horas, conforme os protocolos do controle de infecções da instituição (Cap. 28).

Reposição do equipamento

As soluções são repostas quando param de ser infundidas ou a cada 24 horas, dependendo do que ocorrer primeiro (Habilidade 16.4). O equipo intravenoso é trocado a cada 72 horas, dependendo do protocolo institucional, com algumas exceções. Aqueles utilizados para administrar sangue total podem ser reutilizados em uma segunda unidade, caso uma unidade seja utilizada logo após a outra. Sempre que o equipo for trocado, é mais

TABELA 16.7 Complicações decorrentes da terapia intravenosa (IV)

COMPLICAÇÃO	SINAIS E SINTOMAS	CAUSA(S)	AÇÃO
Infecção	Edema Desconforto Eritema local Secreção local	Crescimento de microrganismos	Mudar o local da punção Aplicar antisséptico e curativo no local anterior Relatar os achados
Sobrecarga circulatória	Pressão arterial elevada Respiração curta Pulso latejante Ansiedade	Infusão rápida Redução da função renal Contração cardíaca prejudicada	Diminuir gotejo Contatar o médico Elevar a cabeça do paciente Administrar oxigênio
Infiltração	Edema local Desconforto Diminuição da taxa de infusão Temperatura da pele mais fria no local	Deslocamento do cateter de venopunção	Reiniciar a infusão intravenosa Elevar o braço com infiltração
Flebite	Eritema, calor e desconforto ao longo da veia	Administração de solução causadora de irritação Uso prolongado da mesma veia	Reiniciar a infusão intravenosa Relatar os achados Aplicar compressas mornas no local da flebite
Formação de trombos	Edema Desconforto Desaceleração da infusão	Estase do sangue no cateter, na extremidade da agulha ou na veia	Reiniciar a infusão intravenosa Relatar os achados Aplicar compressas mornas
Embolia pulmonar	Dor torácica repentina Falta de ar Ansiedade Taquicardia Queda na pressão arterial	Movimento de coágulo sanguíneo, anteriormente estacionário, para os pulmões	Permanecer com o paciente Pedir ajuda Administrar oxigênio
Embolia gasosa	Os mesmos da embolia pulmonar	Falha em retirar o ar de dentro do equipo	As mesmas da embolia pulmonar, mas colocar a cabeça do paciente em posição inferior à dos pés Colocar o paciente em decúbito lateral esquerdo

ORIENTAÇÕES DE ENFERMAGEM 16.4

Retirando bolhas de ar do equipo intravenoso

- Encha o equipo com a solução intravenosa antes de inserir o adaptador no cateter de venopunção. *Isso serve para purgar o ar do equipo.*
- Feche a pinça rolete, caso bolhas pequenas sejam observadas. *O objetivo é evitar o movimento do ar para dentro do equipo.*
- Percuta de leve no equipo abaixo das bolhas de ar (Fig. 16.17). *Fazê-lo promove a movimentação do ar ao longo do líquido, até a câmara de gotejamento.*
- Drene o ar na direção da câmara de gotejamento ou do filtro, caso haja um. *Fazê-lo empurra fisicamente o ar para uma área em que fique preso ou seja liberado.*
- Enrole o equipo em torno de um objeto circular, como um lápis, iniciando abaixo do ar aprisionado. *Fazê-lo movimenta o ar na direção da câmara de gotejamento, onde ele pode sair do líquido e ir para um espaço sem ar.*
- Insira uma seringa em um dos orifícios abaixo do ar e abra a pinça rolete. *A intenção é sifonar o ar do equipo a medida que passa ao longo do bisel da agulha.*

---

adequado substituir ambos no mesmo momento. A Habilidade 16.5 descreve como trocar apenas o equipo, o que em geral é mais complicado.

Interrupção da infusão intravenosa

As infusões intravenosas são interrompidas quando ocorrer a infusão da solução e não houver mais nenhuma programada. A Habilidade 16.6 demonstra um procedimento para remoção do dispositivo de venopunção quando as infusões intravenosas não são mais necessárias. Quando o paciente necessitar de infusões ocasionais de soluções ou requerer a administração de medicamentos intravenosos, a venopunção é temporariamente vedada, mas mantém-se viável com o uso de um dispositivo de acesso venoso intermitente, conhecido como *lock* (fechos) com medicamento.

Inserção de dispositivo de acesso venoso intermitente

O **dispositivo de acesso venoso intermitente** (câmara lacrada que garante uma via de administração de medicamentos intravenosos ou soluções periodicamente; Fig. 16.18) é inserido em um dispositivo de venopunção. O dispositivo de acesso venoso intermitente também é chamado de *locks de solução salina* ou *locks de heparina*, uma vez que a câmara está cheia de uma dessas soluções e periodicamente é lavada com uma ou outra para evitar a coagulação do sangue na extremidade do cateter ou da agulha.

Os dispositivos de acesso venoso intermitente são utilizados em pacientes que:

- Não necessitam mais de infusões contínuas de líquidos.
- Necessitam de administração intermitente de medicamentos IV.
- Podem precisar de líquido ou de medicamentos IV de emergência, caso sua condição piore.

Esses dispositivos são substituídos caso o local da punção seja mudado. A Habilidade 16.7 descreve como inseri-los e garantir sua permeabilidade. O uso de um *lock* medicamentoso durante a administração de fármacos IV é discutido no Capítulo 35.

ADMINISTRAÇÃO DE SANGUE

O sangue é coletado, armazenado e testado quanto à sua segurança e compatibilidade antes de ser administrada uma transfusão.

Coleta e armazenamento do sangue

Os doadores de sangue são examinados de modo a garantir que sejam saudáveis e não correm qualquer risco decorrente do fato de perderem temporariamente parte do volume de seu sangue.

FIGURA 16.17 Removendo bolhas de ar. (**A**) Percussões leves no equipo podem ajudar as bolhas de ar a se elevarem até a câmara de gotejamento. (**B**) Enrolar o equipo em torno de um lápis ou de outro objeto pode deslocar as bolhas de ar na direção da câmara de gotejamento.

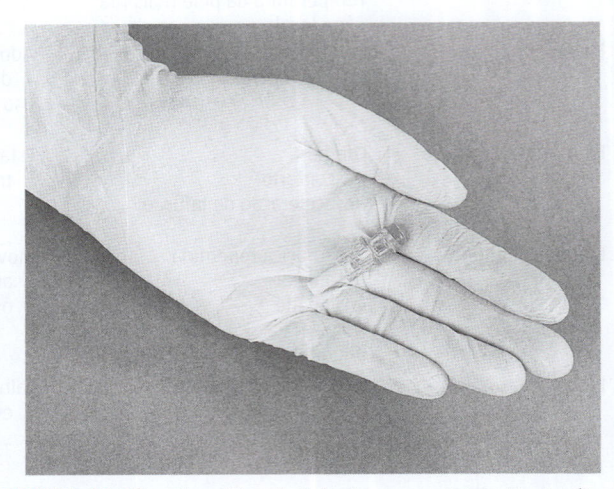

FIGURA 16.18 Dispositivo de infusão venosa intermitente. (Foto de B. Proud.)

O sangue refrigerado pode ser armazenado durante 21 a 35 dias, após deverá ser descartado.

Segurança do sangue

Uma vez coletado, o sangue doado é testado para anticorpos da sífilis, hepatite e vírus da imunodeficiência humana (HIV), para que se exclua a administração do sangue que possa transmitir essas doenças sanguíneas. O sangue positivo nos testes é descartado. Infelizmente, os vírus causadores de doenças podem estar presentes no sangue doado e não ser detectados, se os anticorpos ainda não tiverem atingido um nível suficientemente elevado para ser medidos.

O U.S. Blood Safety Council, uma divisão do Department of Health and Human Services, estabeleceu políticas acerca da potencial infecção de hepatite C pelas transfusões sanguíneas. Todas as instituições coletadoras de sangue devem notificar os indivíduos que receberam sangue antes de 1987, caso a doação tenha sido proveniente de um doador testado positivamente para hepatite C, desde 1990. Essa política está sendo implementada para promover o diagnóstico e tratamento precoces dos indivíduos infectados, mas que se mostram ainda assintomáticos.

A Cruz Vermelha Americana adotou uma nova política em relação às doações de sangue, visando eliminar a potencial transmissão de microrganismos neurológicos infecciosos, conhecidos como *príons*. Os príons causam vários distúrbios cerebrais, sendo um deles a encefalopatia espongiforme bovina (doença da vaca louca), detectada em pessoas que vivem no Reino Unido. Uma vez que o sangue é o único modo de transmissão dos príons dos animais para os seres humanos, e dos seres humanos para outros humanos, há uma política vigente de banir a coleta de sangue de qualquer pessoa que tenha vivido no Reino Unido, por um período igual ou superior a 3 meses, desde 1980; que tenha habitado qualquer local da Europa por 6 meses, desde o mesmo ano, ou que tenha recebido transfusão sanguínea naquele país (American Red Cross, 2005).

Compatibilidade sanguínea

Existem centenas de diferenças entre as proteínas presentes no sangue de um doador e no de um receptor. Elas podem causar reações menores ou maiores à transfusão. Uma das diferenças mais perigosas envolve os antígenos, ou estruturas proteicas, nas membranas das hemácias. Os antígenos determinam o grupo sanguíneo característico – A, B, AB e O – e o fator Rh. Um Rh positivo significa que a proteína está presente; um Rh negativo, ausente.

Antes de o sangue doado ser administrado, o sangue do receptor potencial é tipado e misturado, ou cruzado, com uma amostra do sangue armazenado, para determinar a compatibilidade. Para evitar que haja uma reação de incompatibilidade, o melhor é administrar o mesmo grupo sanguíneo e o mesmo fator Rh. As exceções são listadas na Tabela 16.8.

O tipo sanguíneo O é considerado doador universal, pois não apresenta as características do grupo sanguíneo A e B na membrana celular. Por isso, o sangue do tipo O pode ser fornecido a qualquer pessoa, pois não irá desencadear uma reação de incompatibilidade quando dado a receptores com outros tipos sanguíneos. As pessoas com sangue do tipo AB são conhecidas como receptoras universais, uma vez que as hemácias de seu sangue

TABELA 16.8 Grupos sanguíneos e tipos compatíveis

GRUPOS SANGUÍNEOS	PERCENTUAL DA POPULAÇÃO	TIPOS SANGUÍNEOS COMPATÍVEIS
A	41%	A e O
B	9%	B e O
O	47%	O
AB	3%	AB, A, B e O
Rh+	85% brancos 95% afro-americanos	Rh+ e Rh–
Rh–	15% brancos 5% afro-americanos	Somente Rh–

apresentam proteínas compatíveis com o sangue do tipo A, B e O. As pessoas com Rh positivo podem receber sangue Rh negativo e positivo, porque aquele não contém a proteína sensibilizante. O inverso, porém, não é válido: as pessoas com Rh negativo jamais devem receber sangue Rh positivo.

> ▶ **Pare, Pense e Responda – Quadro 16.4**
> *Quais tipos sanguíneos são compatíveis clientes com B (Rh) positivo e O (Rh) negativo?*

Transfusão de sangue

Antes da administração do sangue, o enfermeiro verifica e documenta os sinais vitais do paciente, a fim de providenciar um referencial para comparação, no caso de o paciente ter uma reação à transfusão. Cada paciente que recebe sangue possui um bracelete, codificado por cores, com números de identificação que correlaciona com a unidade de sangue que será administrada. As medicações intravenosas jamais são infundidas pelo equipo que está sendo usado para administrar o sangue.

Equipamento para transfusão sanguínea

Há certos padrões quanto ao calibre do cateter, ou agulha, e quanto ao equipo utilizados numa transfusão sanguínea.

Diâmetro do cateter ou da agulha. Como o sangue contém células além de água, costuma ser infundido por meio de um cateter ou agulha com calibre mínimo 16-20 – preferencialmente 18. A utilização de um calibre menor poderá prolongar a infusão para mais de quatro horas, que é considerado o tempo máximo para a administração de sangue com segurança.

Equipo para transfusão de sangue. O sangue é administrado por equipos conhecidos como equipo em Y (Fig. 16.19). Como o nome indica, há duas ramificações na extremidade superior do equipo; uma delas é utilizada para administrar soluções salinas normais e a outra para administrar sangue. A solução salina normal (cloreto de sódio a 0,9%) é a única solução utilizada quando está sendo administrado sangue, pois outras soluções destroem as hemácias do sangue. As duas ramificações do equipo em Y unem-se acima de um filtro que retira o sangue coagulado e quaisquer resíduos. A solução salina normal é sempre administrada antes que a bolsa de sangue seja pendurada, continuando após o sangue ser infundido. Também pode ser utilizada durante a infusão, caso o paciente apresente alguma reação à transfusão (Habilidade 16.8).

Reações transfusionais

Reações transfusionais sérias geralmente ocorrem dentro dos primeiros 5 a 15 minutos do início da infusão. Por isso, o enfermeiro permanece com o paciente durante esse período crítico. Contudo, visto que uma reação transfusional pode ocorrer a qualquer momento, os enfermeiros monitoram os pacientes com frequência durante toda a transfusão e os instruem a pedir auxílio, caso percebam alguma sensação não usual (Tab. 16.9).

NUTRIÇÃO PARENTERAL

O termo *parenteral* significa "uma via que não a enteral ou intestinal". Desse modo, a **nutrição parenteral** (técnica que fornece nutrientes como proteínas, carboidratos, gorduras, vitaminas, minerais e elementos residuais por via intravenosa) é administrada por outra via que não a oral. Dependendo da concentração dessas substâncias, a nutrição parenteral é administrada por meio de um cateter intravenoso localizado em uma veia periférica ou por meio de um cateter que tem sua parte final em uma veia central, próxima ao coração.

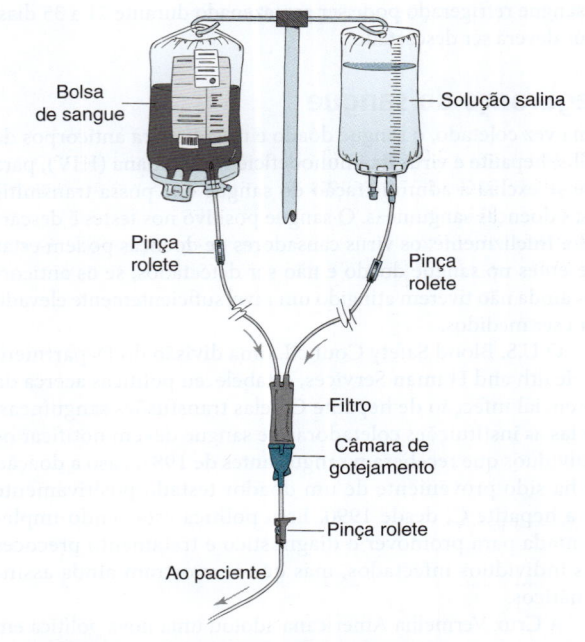

FIGURA 16.19 Equipo para transfusão de sangue.

TABELA 16.9 Reações transfusionais

TIPO DE REAÇÃO	SINAIS E SINTOMAS	CAUSA(S)	AÇÃO
Incompatibilidade	Hipotensão, taquicardia, dificuldade respiratória, dor nas costas e rubor	Incompatibilidade entre o sangue do doador e do receptor	Parar a infusão de sangue. Infundir solução salina em gotejamento rápido. Pedir ajuda. Administrar oxigênio. Elevar os pés do paciente em posição mais alta do que a cabeça. Estar preparado para administrar fármacos de emergência. Enviar a primeira amostra de urina ao laboratório. Guardar o sangue e o equipo.
Febril	Febre, calafrios, cefaleia, taquicardia, dores musculares	Alergia a proteínas estranhas no sangue doado	Parar a infusão de sangue. Iniciar a solução salina. Verificar os sinais vitais. Relatar os achados.
Séptica	Febre, tremores, hipotensão	Infusão de sangue com microrganismos	Interromper a infusão de sangue. Iniciar a solução salina. Relatar os achados. Guardar o sangue e o equipo.
Alérgica	Exantema, prurido, vermelhidão, sinais vitais estáveis	Sensibilidade leve a substâncias no sangue doado	Desacelerar a taxa de infusão. Avaliar o paciente. Relatar os achados. Estar preparado para administrar anti-histamínico.
Tremor moderado	Ausência de febre ou outros sintomas	Infusão de sangue frio	Manter a infusão. Cobrir o paciente e deixá-lo confortável.
Sobrecarga	Hipertensão, dificuldade para respirar, sons respiratórios com secreção pulmonar, pulso latejante	Grande volume ou taxa rápida de infusão; função cardíaca ou renal inadequada	Reduzir a taxa. Elevar a cabeça. Administrar oxigênio. Relatar os achados. Estar preparado para administrar diuréticos.
Hipocalemia (baixo nível de cálcio)	Formigamento dos dedos das mãos, hipotensão, cãibras musculares, convulsões	Múltiplas transfusões de sangue contendo agentes anticálcio	Interromper a infusão de sangue. Iniciar a solução salina. Relatar os achados. Estar preparado para aplicar antídoto (cloreto de cálcio).

Nutrição parenteral periférica

A **nutrição parenteral periférica** (solução intravenosa nutritiva, hipotônica ou isotônica, instilada em uma veia distante do coração) não é concentrada em excesso e pode ser infundida por meio de acessos periféricos. A nutrição parenteral periférica oferece cerca de 2.000 a 2.500 das calorias diárias. Essa modalidade de nutrição pode atender às necessidades metabólicas do indivíduo quando a ingestão oral é interrompida por um período de 7 a 10 dias ou pode ser usada como suplemento durante um período transitório em que o paciente estiver retomando sua alimentação.

Nutrição parenteral total

A **nutrição parenteral total** (NPT; solução hipertônica de nutrientes, preparada para atender a quase todas as necessidades calóricas e nutricionais) é mais usada por pacientes gravemente desnutridos ou que não conseguem consumir alimentos ou líquidos por longos períodos de tempo. O Quadro 16.6 lista os pacientes que podem ser beneficiados pela NPT.

Como as soluções de NPT são bastante concentradas, elas devem ser utilizadas em uma área na qual possam ser diluídas em um volume bastante grande de sangue. Isso exclui as veias periféricas. As soluções de NPT são infundidas por meio de um cateter inserido na veia subclávia ou jugular; sua extremidade fica na veia cava superior. Esse tipo de cateter é chamado de cateter venoso central (Fig. 16.20A). Algumas vezes, um cateter central de inserção periférica é utilizado; esse longo cateter é inserido numa veia periférica do braço, mas sua extremidade distal fica também na veia cava superior (Fig. 16.20B) (Orientações de Enfermagem 16.5).

> **QUADRO 16.6** Candidatos à nutrição parenteral total
>
> - Pacientes que não se alimentam há cinco dias e sem probabilidade de alimentar-se durante a próxima semana.
> - Pacientes que tiveram uma perda de peso de 10% ou mais.
> - Pacientes que evidenciam um estado autoimposto de inanição (anorexia nervosa).
> - Pacientes com câncer de esôfago ou estômago.
> - Pacientes com complicações gastrintestinais pós-operatórias.
> - Pacientes com doença inflamatória intestinal em estágio grave.
> - Pacientes com traumatismos ou queimaduras graves.
> - Pacientes com insuficiência renal ou hepática.

Emulsões lipídicas

Uma **emulsão** é uma mistura de dois líquidos, sendo um deles insolúvel no outro, que pode ser administrada por via parenteral. Essa combinação permite a formação de um veículo de administração de lipídeos, ou gorduras, que normalmente não estão presentes em uma NPT. Uma emulsão lipídica parenteral é uma mistura de água e gorduras, sob a forma de óleo de soja ou cártamo, fosfolipídeos de gema de ovo e glicerina.

As soluções lipídicas, que se assemelham à brancura do leite (Fig. 16.21), são usadas intermitentemente com soluções de NPT. Elas oferecem calorias adicionais e promovem níveis sanguíneos adequados de ácidos graxos. São administradas perifericamente ou em uma conexão no cateter central, abaixo do filtro e próximo à veia. Se a solução de lipídeo for pressionada ou misturada com soluções de NPT em volumes maiores do que aqueles que se mo-

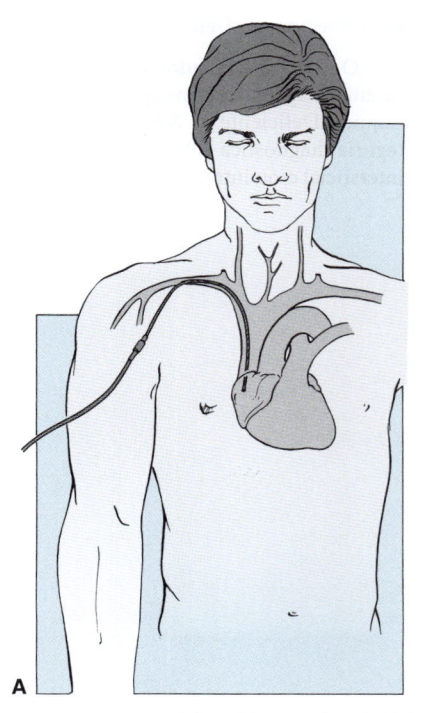

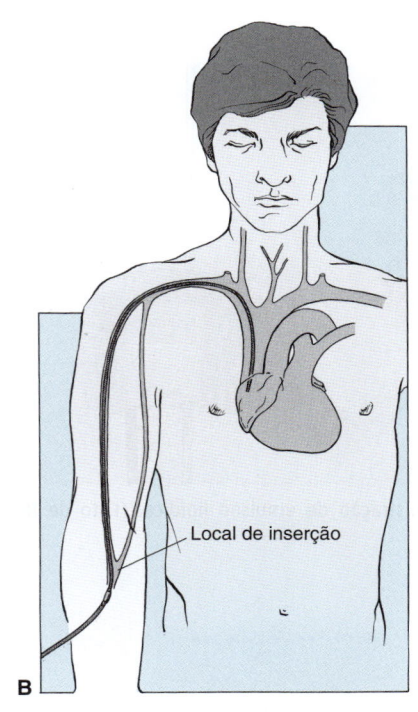

FIGURA 16.20 (A) Cateter venoso central, inserido na veia subclávia, passando à veia cava superior. (B) Cateter central inserido perifericamente, posicionando sua extremidade distal na veia cava superior.

> ### ORIENTAÇÕES DE ENFERMAGEM 16.5
>
> **Administrando uma NPT**
>
> - Pese o paciente diariamente. *O registro do peso do paciente auxilia no monitoramento da reação do paciente ao tratamento.*
> - Utilize um equipo com filtro. *Os filtros absorvem o ar e as bactérias, duas complicações potenciais entre pacientes com cateteres venosos centrais.*
> - Troque diariamente os equipos de NPT. *Isso reduz a possibilidade de infecções.*
> - Coloque fita adesiva em todas as conexões do equipo e no cateter central. *Esta proteção previne a separação acidental do sistema e o potencial para embolia gasosa.*
> - Feche o cateter central com a pinça e faça com que o paciente se abaixe sempre que houver separação entre o equipo e a conexão com seu cateter. *Essa medida evita uma embolia gasosa.*
> - Utilize uma bomba de infusão para administrar a solução de NPT. *O uso de uma bomba de infusão permite a monitoração e a regulação dos volumes exatos de fluido.*
> - Infunda gradativamente as primeiras soluções de NPT (25 a 50 mL/h). *A infusão gradual permite algum tempo para adaptação fisiológica.*
> - Jamais aumente a taxa de infusão para compensar algum volume não infundido, a menos que o médico tenha sido consultado. *Ao acelerar a infusão, tende-se a criar um potencial de elevados níveis de açúcar no sangue.*
> - Monitore a ingestão e, em especial, a eliminação urinária. *Níveis elevados de glicose sanguínea podem desencadear um aumento da diurese (aumento da excreção de urina), resultando em eliminações maiores do que a ingestão.*
> - Monitore os níveis de glicose capilar (Cap. 14). *A glicose sanguínea pode não ser adequadamente metabolizada sem a administração adicional de insulina.*
> - Desmame gradativamente a NPT do paciente. *O desmame evita uma queda repentina do nível de açúcar no sangue.*

vimentam por meio do cateter, as moléculas de lipídeos tendem a "fragmentar-se" e separar-se na solução.

Os pacientes que recebem uma administração de lipídeos podem ter reações adversas, em um período que varia de 2 a 5 horas da infusão (Dudek, 2009). Algumas manifestações comuns incluem febre, rubor, transpiração, tontura, náusea, vômito, cefaleia, dores no tórax e nas costas, dispneia e cianose. Reações tardias (que podem manifestar-se até 10 dias depois) são caracterizadas por um aumento do fígado e do baço, acompanhado de icterícia, contagens reduzidas de células brancas e de plaquetas, níveis de lipídeos elevados no sangue, convulsões e choque.

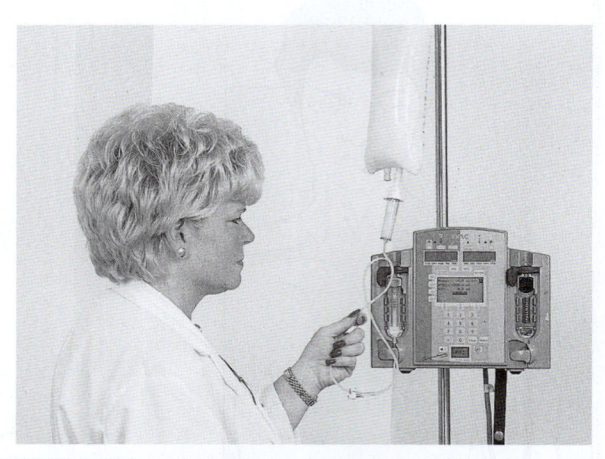

FIGURA 16.21 Administração de emulsão lipídica. (Foto de B. Proud.)

IMPLICAÇÕES PARA A ENFERMAGEM

Os pacientes que apresentam desequilíbrios de líquidos, de eletrólitos, de sangue e de nutrientes, têm maior probabilidade de apresentar um ou mais dos seguintes diagnósticos de enfermagem:

- Deficit no Autocuidado: Alimentação
- Volume de Líquidos Deficiente
- Volume Excessivo de Líquidos
- Risco de Mucosa Oral Prejudicada
- Risco de Integridade da Pele Prejudicada
- Conhecimento Deficiente

O Plano de Cuidados de Enfermagem 16.1 ilustra o processo de enfermagem de forma aplicada a um paciente com Volume de Líquido Deficiente. A NANDA I (2012, p. 242) define essa categoria diagnóstica como "diminuição do líquido intravascular, intersticial e/ou intracelular".

Conceitos e Habilidades Fundamentais no Atendimento de Enfermagem

PLANO DE CUIDADOS DE ENFERMAGEM 16.1 — Volume de líquidos deficiente

Investigação

- Monitore a ingestão e a eliminação a cada turno e ao término de cada 24 horas.
- Atente para perdas anormais de líquidos, por meio de vômito, diarreia, drenagem de feridas, aspiração intestinal, perdas sanguíneas etc.
- Pese o paciente constantemente na mesma escala, no mesmo horário, vestindo roupas similares, e comparar os achados.
- Observe a cor e o odor da urina.
- Verifique os sinais vitais a cada 4 horas, enquanto o paciente estiver desperto.
- Investigue o turgor da pele, na região esternal, a cada turno.
- Observe a cor e a temperatura da pele e o grau de umidade das mucosas, a cada turno.
- Questione o paciente quanto à identificação de qualquer sinal de sede, fraqueza ou fadiga.
- Determine o nível de consciência do paciente e evidências de confusão mental ou desorientação.
- Revise os dados laboratoriais, como a presença de depósitos residuais na urina, valor do hematócrito e concentração de eletrólitos.

Diagnóstico de enfermagem: **Volume de Líquidos Deficientes** relacionado à inadequada ingestão hídrica oral e aumento na perda de líquidos, manifestado pela ingesta de 1.000 mL nas 24 horas prévias, eliminação urinária de 750 mL no mesmo período, ressecamento das mucosas, urina com coloração amarela escura e odor forte, temperatura oral de 37,7°C, pulso fraco (100 bpm), frequência respiratória de 28 mpm, PA 118/68 mmHg, e ressecamento de pele, cujo pinçamento persiste por mais de 3 segundos.

Resultado esperado: O volume hídrico do paciente deverá estar adequado, conforme evidenciado pela ingesta de 1.500 a 3.000 mL nas próximas 24 horas (8/15), urinando praticamente o mesmo volume que foi ingerido por via oral.

Intervenções	Justificativas
Explique ao paciente a necessidade de aumentar a ingesta hídrica oral e como funciona o controle hídrico.	A orientação auxilia na facilitação da compreensão do paciente para o alcance das metas.
Coloque a planilha de registro de ingestão e eliminação ao lado do leito do paciente.	Ter uma planilha de ingestão e eliminação promove a verificação precisa.
Coloque um recipiente de coleta de urina apropriado dentro do vaso sanitário; explique seu propósito ao paciente.	A colocação de um recipiente de coleta de urina vazio ajuda a evitar o descarte acidental de urina que precisa ser medida.
Oriente o paciente a registrar os líquidos consumidos, bem como suas quantidades, e a lembrar a enfermagem quanto a esse controle.	O registro periódico auxilia na precisão.
Solicite ao paciente que chame a enfermagem por meio da campainha ou sinal luminoso toda vez que usar o toalete, ou a comadre ou papagaio.	A medida da urina eliminada após cada despejo e o registro de sua quantidade garante a acurácia do dado.
Liste os líquidos preferidos pelo paciente e aqueles que ele não aprecia.	O fornecimento de líquidos apreciados pelo paciente facilita o incremento da ingesta de líquidos orais.
Forneça, no mínimo 100 a 200 mL de líquidos orais, de hora em hora, nas próximas 16 horas (turnos diurnos e noturnos).	Uma ingesta hídrica mínima de 100 mL/h, por um período de 16 horas, garantirá a ingesta mínima de 1.500 mL, tida como meta.
Ofereça líquidos orais, caso o paciente desperte durante a noite, mas evite perturbá-lo se estiver adormecido e a ingesta oral do turno anterior tenha sido adequada.	A manutenção do sono é uma prioridade, tão logo as metas para ingesta hídrica tenham sido alcançadas.
Solicite ao serviço de nutrição e dietética que mantenha uma dieta regular contendo alimentos que sejam boas fontes de sódio, como leite, queijo, caldo de carne e presunto.	O sódio retém água.

Avaliação dos resultados esperados:

- Ingesta hídrica total, em 24 horas, de 2.250 mL.
- Eliminação urinária total, em 24 horas, de 1.975 mL.
- Temperatura oral de 36,6°C, pulso de 88 bpm e forte, frequência respiratória de 18 mpm em repouso e PA 128/84 mmHg no braço direito, quando deitado.
- O peso do paciente remete àquele do momento de sua admissão, de 71 kg.
- A urina é clara e não apresenta odor forte.
- A mucosa oral mostra-se rosada e umedecida.
- A pele está aquecida e apresenta elasticidade.
- O paciente está alerta e orientado.
- O paciente não tem sede, não está fraco e não apresenta fadiga fora do normal.

EXERCÍCIOS DE PENSAMENTO CRÍTICO

1. Ao realizar o controle hídrico de um paciente, é encontrada, em 24 horas, uma ingesta total de 1.000 mL e uma eliminação de 750 mL. Quais outros achados você deve observar?
2. Um cliente cuja ingestão está sendo limitada a 1.000 mL/24 horas está passando sede e pede ajuda para aliviar o desconforto. Quais ações de enfermagem podem ser tomadas?
3. Ao avaliar a infusão intravenosa por gravidade de um paciente, você observa que a taxa de infusão está muito mais lenta do que a inicial. Quais ações são apropriadas?
4. Um paciente irá receber uma transfusão sanguínea. O enfermeiro que instala a unidade de sangue e que inicia sua administração pede a você que avalie o paciente durante a infusão. Quais avaliações são apropriadas à monitoração?

QUESTÕES DE REVISÃO – ESTILO DO NCLEX

1. Quando o plano de cuidados de enfermagem indica que o paciente deve ser pesado regularmente, o que é mais apropriado de se considerar?
   1. Quando o paciente foi pesado anteriormente.
   2. Quando o paciente bebeu um líquido pela última vez.
   3. Quanto o paciente comeu no dia.
   4. Se o paciente se sente bem ao ser pesado.
2. A melhor evidência de que um paciente compreendeu suas restrições dietéticas, para uma dieta pobre em sódio, é quando ele diz que deve evitar:
   1. Molho de soja
   2. Suco de limão
   3. Xarope de bordo
   4. Cebola em flocos
3. Quando um paciente pergunta sobre como uma transfusão de concentrado de hemácias difere de uma infusão de unidade de sangue total, o enfermeiro está mais correto ao dizer que o concentrado de hemácias:
   1. Tem o mesmo número de hemácias em menor quantidade de líquido.
   2. Contém mais hemácias na mesma quantidade de volume de líquido.
   3. Tem menor probabilidade de causar uma reação transfusional alérgica.
   4. Estimulará a medula óssea a produzir mais hemácias.
4. Se as seguintes unidades de sangue estiverem disponíveis, qual delas o enfermeiro deveria desconsiderar para aplicação em um paciente com sangue tipo A, Rh positivo, por tratar-se de uma unidade incompatível?
   1. A, Rh negativo
   2. O, Rh positivo
   3. O, Rh negativo
   4. AB, Rh positivo
5. Durante os primeiros 15 minutos de infusão de uma unidade de sangue, qual das seguintes alternativas expressa melhor que está ocorrendo uma reação transfusional?
   1. O paciente experimenta uma urgência miccional.
   2. A pressão arterial do paciente cai.
   3. Há uma intumescência no sítio de infusão.
   4. A pele fica pálida no local onde ocorre a infusão do sangue.

HABILIDADE 16.1 Registrando a ingestão e a eliminação

Ação sugerida	Justificativa
INVESTIGAÇÃO	
Verifique o prontuário ou preste atenção no relatório para determinar se foi solicitado controle hídrico para o paciente.	Garantir a adesão ao plano de cuidados.
Durante o relatório, verifique a quantidade de líquido intravenoso calculada para qualquer solução a ser infundida.	Indicar o volume creditado para o cálculo da ingestão de líquido ao término do turno.
Revise o plano de cuidados de enfermagem na busca de algum problema anteriormente identificado com a ingestão de líquidos, além das prescrições de enfermagem relativas a intervenções específicas.	Promover a continuidade do plano de cuidados.
Revise o prontuário do paciente e analise as tendências de ingestão e eliminação, as medidas dos sinais vitais, os dados laboratoriais e os registros de peso.	Auxiliar na análise das tendências relativas ao estado hídrico.
Realize um exame físico para obter dados que reflitam o estado hídrico do paciente (Tab. 16.4).	Fornecer dados precisos.
Examine todas as sondas e os drenos para determinar que estejam desobstruídos (permeáveis).	Garantir que os métodos de instilação ou remoção de líquidos estejam funcionando.
Verifique se todos os frascos de aspiração e de secreção foram esvaziados no final do turno anterior.	Garantir a manutenção de um registro preciso.
Determine se o paciente compreende a medida de ingestão e eliminação, as metas da ingestão de líquidos ou suas restrições.	Verificar a necessidade ou não de mais instruções.
Procure um recipiente graduado e a folha de registro de ingestão e eliminação, que deve ficar na cabeceira.	Facilitar a manutenção de dados precisos.
Obtenha um instrumento de coleta para dentro do vaso sanitário, caso o paciente não possua nenhum e use o vaso para eliminar urina.	Facilitar a mensuração da urina eliminada.
Meça a quantidade de água na garrafa à cabeceira do paciente no início do turno.	Oferecer uma base de dados para a medida do líquido consumido além daquele servido junto com as refeições regulares.
PLANEJAMENTO	
Coloque o paciente sob controle hídrico ou planeje a medida das ingestões e eliminações, caso esteja em risco de desequilíbrio hídrico ou se os dados levantados sugiram algum problema.	Demonstrar segurança e cuidados de enfermagem apropriados.
Identifique a meta de ingestão ou de restrição. Um mínimo de 1.000 mL, em 8 horas, não é irreal para um paciente que apresenta déficit hídrico. Uma quantidade prescrita pelo médico ou uma ingestão igual à da eliminação anterior do paciente, de hora em hora, pode ser usada para orientar as restrições hídricas.	Providenciar uma meta para os cuidados do paciente.
IMPLEMENTAÇÃO	
Explique ou reforce o propósito e os procedimentos que serão seguidos para realizar o controle hídrico.	Facilitar a cooperação do paciente.
Registre o volume de todos os líquidos consumidos da bandeja de refeições e de outras fontes de líquidos orais.	Contribuir para o registro preciso das verificações.
Garanta que todas as infusões intravenosas ou de alimentos via sonda estejam sendo administradas na frequência prescrita.	Assegurar a aplicação do tratamento médico.
Verifique que o profissional de enfermagem que repõe os recipientes de soluções intravenosas também registre o volume instilado, quando a infusão terminou ou é substituída.	Assegurar a manutenção de registros precisos.
Acompanhe os volumes de líquido usados para irrigar as sondas de drenagem ou lavar as sondas alimentares.	Assegurar a manutenção adequada dos registros.
Meça e registre o volume de urina eliminada. Ainda que a urina não seja considerada um veículo para a transmissão de microrganismos do sangue, luvas devem ser usadas como medidas de precaução padrão.	Assegurar a manutenção adequada dos registros e reduzir a transmissão de microrganismos.

(continua)

Registrando a ingestão e a eliminação *(continuação)*

IMPLEMENTAÇÃO *(continuação)*

Meça e registre o volume de urina coletado em uma bolsa coletora, próximo ao final do turno (Fig. A).	Assegurar a manutenção adequada dos registros.
	Bolsa coletora de urina. (Foto de B. Proud.)
Use luvas para medir fezes líquidas ou outros líquidos do corpo, e registre as quantidades medidas.	Evitar a transmissão de microrganismos e oferecer dados avaliativos.
Lave as mãos ou realize antissepsia por meio de fricção com álcool (Cap. 10) após remover e desprezar as luvas.	Reduzir a presença e o potencial de transmissão de microrganismos.
Verifique o volume remanescente de líquidos intravenosos atualmente em infusão; subtraia o volume remanescente do crédito obtido no início do turno.	Assegurar dados avaliativos precisos.
Totalize todos os volumes líquidos ingeridos e todos os volumes eliminados, durante o turno vigente; registre as quantidades.	Assegurar a manutenção adequada dos registros.
Compare os dados para determinar se a ingestão e a eliminação são aproximadamente as mesmas e se as metas de ingestão ou de restrições foram alcançadas.	Demonstrar preocupação com a segurança e o cuidado adequado do paciente.
Relate as diferenças significativas na ingestão e eliminação ao enfermeiro ou ao médico do paciente.	Demonstrar preocupação com a segurança e o cuidado adequado do paciente.
Revise o plano de cuidados e se as metas não estão sendo alcançadas ou se intervenções adicionais de enfermagem parecem apropriadas.	Demonstrar responsabilidade e comprometimento.
Relate os volumes de ingestão e eliminação, a quantidade de líquidos intravenosos creditada e quaisquer outros dados pertinentes ao técnico de enfermagem que assumirá a responsabilidade pelo cuidado do paciente.	Demonstrar responsabilidade e comprometimento.

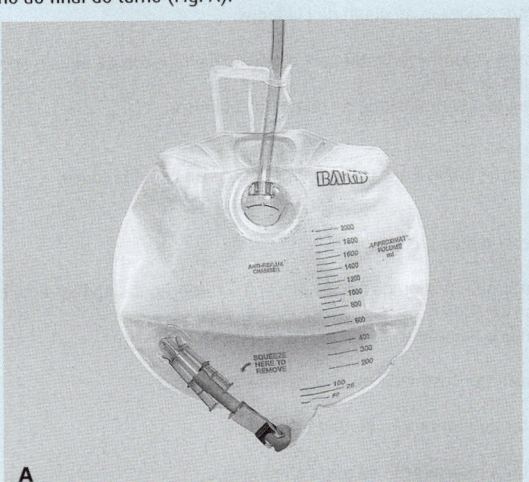

Avaliação

- A ingestão aproxima-se da eliminação.
- As metas de ingestão de líquidos ou de restrição estão sendo atendidas.
- Dados significativos estão sendo relatados.
- O estado de hidratação do paciente justifica a manutenção dos cuidados conforme planejado, ou o plano de cuidados deve ser revisado.

Documentação

- Data e hora.
- Volumes de ingestão e eliminação das últimas 8 horas.

EXEMPLO DE DOCUMENTAÇÃO

Data e hora   A ingesta hídrica nas últimas 8 horas foi de 1.200 mL e a eliminação foi de 1.000 mL. _____ ASSINATURA / FUNÇÃO

HABILIDADE 16.2 Preparando soluções intravenosas

Ação sugerida	Justificativa
INVESTIGAÇÃO	
Verifique a prescrição médica, quanto ao tipo, volume e duração prevista da terapia hídrica.	Garantir a precisão e orientar a seleção do equipamento.
Determine se a solução está em bolsa ou frasco e se a infusão será administrada pela gravidade ou por bomba de infusão.	Isso afeta a seleção do equipo.
Revise o prontuário do paciente na busca de informações sobre risco de infecção.	Determinar a necessidade de equipo com filtro.
Leia o rótulo da solução pelo menos três vezes.	Ajudar a evitar erros.
PLANEJAMENTO	
Marque a hora em uma tira de papel e prenda-a na lateral do recipiente (Fig. A).	Facilitar o monitoramento.
	Fixando uma tira de papel com horário. (Foto de B. Proud.)
IMPLEMENTAÇÃO	
Lave bem as mãos ou realize antissepsia por meio de fricção com álcool (Cap. 10).	Reduzir a transmissão de microrganismos.
Selecione o equipo adequado e estique-o, após ser retirado da embalagem.	Esticar o equipo, removendo dobras e pregas.
Feche a pinça rolete (Fig. B).	Auxiliar no preenchimento da câmara de gotejamento.
	Fechando a pinça rolete. (Foto de B. Proud.)

(continua)

Preparando soluções intravenosas *(continuação)*

IMPLEMENTAÇÃO *(continuação)*

Retire a cobertura do orifício de acesso. Insira o perfurador, penetrando o selo do recipiente (Fig. C).	Expor o perfurador. Oferecer uma via de saída à solução.

Inserindo o perfurador. (Copyright B. Proud.)

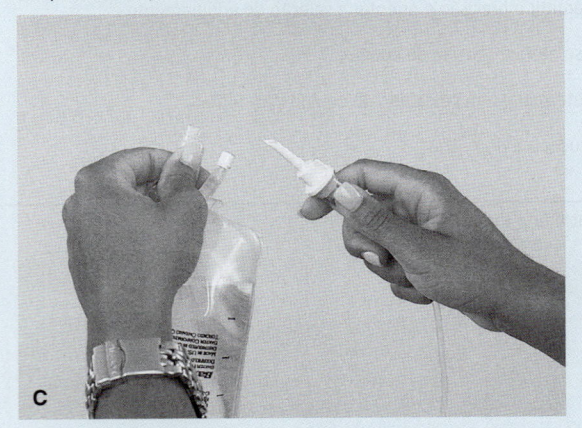

Pendure o recipiente com a solução em um suporte ou em um gancho suspenso. Aperte a câmara de gotejamento, enchendo-a até a metade (Fig. D).	Inverter o recipiente. Deixar espaço para contar as gotas durante a regulação da taxa de infusão.

Apertando a câmara de gotejamento. (Copyright B. Proud.)

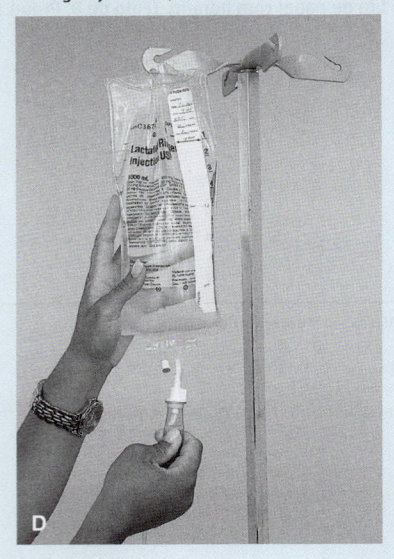

Libere a pinça rolete.	Remover o ar do equipo.

(continua)

Conceitos e Habilidades Fundamentais no Atendimento de Enfermagem **333**

Preparando soluções intravenosas *(continuação)*

IMPLEMENTAÇÃO *(continuação)*	
Inverta os orifícios do equipo à medida que a solução se aproxima. Feche a pinça rolete quando todo o ar for retirado. Cole um pedaço de fita adesiva ou rótulo no equipo, identificando a data, a hora e as suas iniciais (Fig. E).	Deslocar o ar que pode estar preso na junção. Evitar perda de líquidos. Oferecer uma referência rápida para determinar quando o equipo precisa ser trocado.
	Fixando um rótulo no equipo. (Foto de B. Proud.)
Leve a solução e o equipo ao quarto do paciente.	Facilitar a administração.

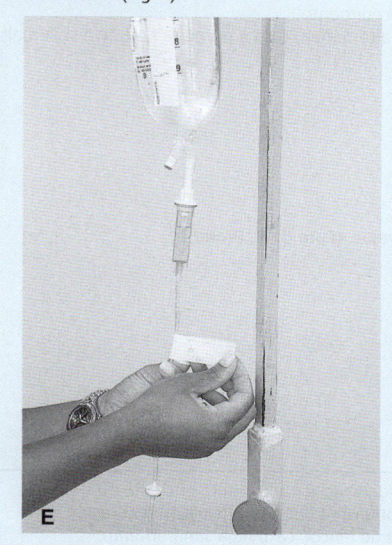

Avaliação
- A solução e o equipo estão adequadamente rotulados.
- O equipo teve o ar retirado.

Documentação
- Data e hora
- Tipo e volume da solução.
- Volume de infusão, uma vez que a venopunção tenha sido feita.
- Local da venopunção.

EXEMPLO DE DOCUMENTAÇÃO

Data e hora   1.000 mL de solução de glicose a 5%, infundida a 125 mL/hora por venopunção no antebraço esquerdo.
_____ ASSINATURA / FUNÇÃO

HABILIDADE 16.3 Iniciando uma infusão intravenosa

Ação sugerida	Justificativa
INVESTIGAÇÃO	
Verifique a identidade do paciente.	Evitar erros.
Revise o prontuário do paciente para determinar a existência ou não de alergias ao iodo ou à fita adesiva.	Influenciar a escolha dos suprimentos que serão utilizados e as modificações no procedimento.
Examine e palpe vários locais potenciais para punção (Fig. A).	Oferecer uma alternativa, caso a primeira tentativa seja malsucedida.
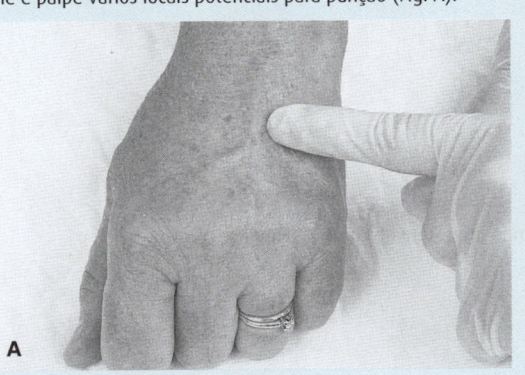 A	Palpando as veias. (Foto de B. Proud.)
PLANEJAMENTO	
Traga todo o equipamento necessário para a cabeceira do leito.	Promover a organização e o controle eficiente do tempo.
Coloque o paciente em decúbito dorsal ou sentado.	Promover o conforto e facilitar a inspeção do braço.
Coloque uma almofada absorvente sob o braço ou a mão.	Poupar a troca do lençol, caso haja sangramento.
Selecione um local com maior probabilidade de facilitar o propósito da infusão e que obedeça aos critérios de seleção de uma veia.	Facilitar a administração contínua de solução e minimizar complicações potenciais.
Depile os pelos do local, caso sejam excessivos.	Facilitar a visualização e reduzir desconforto futuro durante a retirada da fita adesiva.
Aplique anestésico local, como o Numby Stuff® ou creme EMLA®.	Proporcionar anestesia local no sítio de inserção, para minimizar a dor associada à punção.
Corte tiras de adesivo, abra a embalagem com o cateter de punção e curativo, de acordo com a política da instituição.	Poupar tempo e garantir que o cateter de punção venosa não se desloque, uma vez inserido. O curativo transparente facilita a avaliação do local.
IMPLEMENTAÇÃO	
Lave as mãos ou realize antissepsia por meio de fricção com álcool (Cap. 10).	Reduzir a quantidade de microrganismos.
Aplique um torniquete ou um manguito, 5 a 10 cm acima da veia que será utilizada.	Distender a veia.
Use uma solução antimicrobiana, como clorexidina® e/ou álcool para limpar a pele, começando no centro do local e espalhando-se 5 a 10 cm para a parte externa (Fig. B).	Reduzir o potencial de infecção.
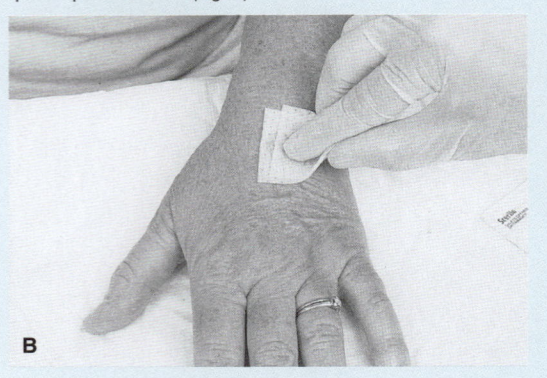 B	Limpando o local. (Foto de B. Proud.)

(continua)

Iniciando uma infusão intravenosa *(continuação)*

IMPLEMENTAÇÃO *(continuação)*

Espere que o antisséptico seque.	Potencializar a eficácia do antisséptico e prevenir queimadura durante a inserção da agulha.
Ponha luvas limpas.	Oferecer uma barreira aos vírus encontrados no sangue.
Use o polegar para alongar e estabilizar a veia e os tecidos mais sensíveis, cerca de 5 cm acima do local de inserção (Fig. C).	Ajudar a alongar a veia e evitar que se movimente sob a pele.

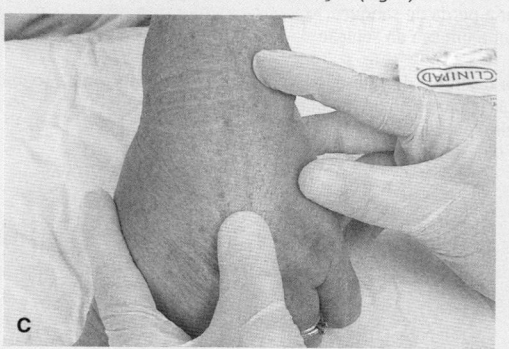

Estabilizando a veia. (Foto de B. Proud.)

Posicione o cateter de venopunção, com o bisel para cima, e a um ângulo de aproximadamente 45°, acima da veia ou ao seu lado (Fig. D).	Facilitar a perfuração da veia.

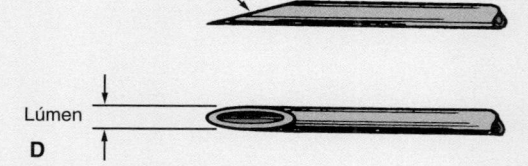

Posicionando o bisel para cima.

Avise o paciente antes da inserção da agulha.	Preparar o paciente para o desconforto.
Sinta uma mudança na resistência e espere o aparecimento do sangue logo atrás da agulha.	Indicar que a veia foi perfurada.
Uma vez observado o sangue, insira a agulha cerca de 0,3 a 0,6 cm (Fig. E).	Posicionar a extremidade do cateter na parte interna da parede da veia.

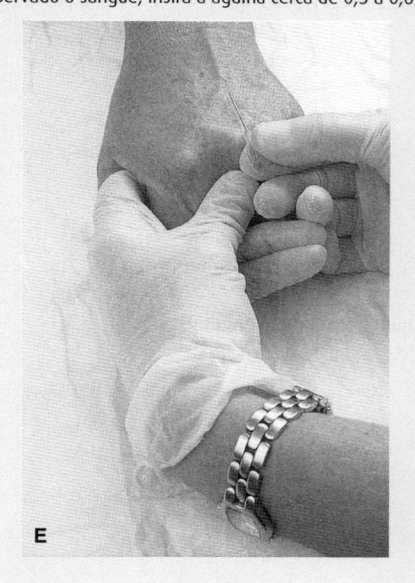

Inserindo a ponta da agulha. (Foto de B. Proud.)

(continua)

Iniciando uma infusão intravenosa *(continuação)*

IMPLEMENTAÇÃO *(continuação)*

Retire a agulha suavemente, de modo a deixar a extremidade dentro do cateter.	Evitar perfurar a parte externa da parede da veia.
Deslize o cateter dentro da veia até que apenas a extremidade do aparelho possa ser vista.	Garantir a total inserção do cateter.
Solte o torniquete.	Reduzir a pressão venosa e restaurar a circulação.
Faça pressão sobre a extremidade interna do cateter.	Limitar a perda de sangue.
Retire a tampa protetora da extremidade do equipo intravenoso e insira-a na extremidade do cateter de venopunção.	Facilitar a infusão da solução.
Libere a pinça rolete e comece a instilar a solução lentamente.	Liberar o sangue do cateter de venopunção antes que possa coagular-se.
Retire as luvas quando não existir mais potencial de contato direto com o sangue.	Facilitar o manuseio da fita adesiva. Reduzir o potencial de infecção.
Prenda o cateter com fita adesiva, a partir da parte inferior do equipo. Cubra o local de acordo com a política da instituição (Fig. F).	Evitar o deslocamento do cateter.

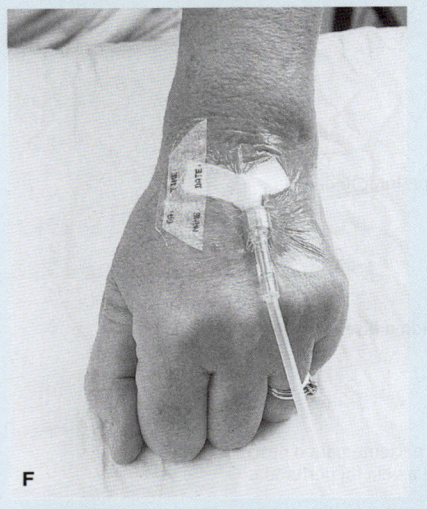

Estabilizando o cateter. (Foto de B. Proud.)

Cubra todo o local com tiras adesivas adicionais, tomando cuidado para envolver e fixar o equipo (Fig. G).

Evitar a tensão sobre o equipo, que pode causar seu deslocamento.

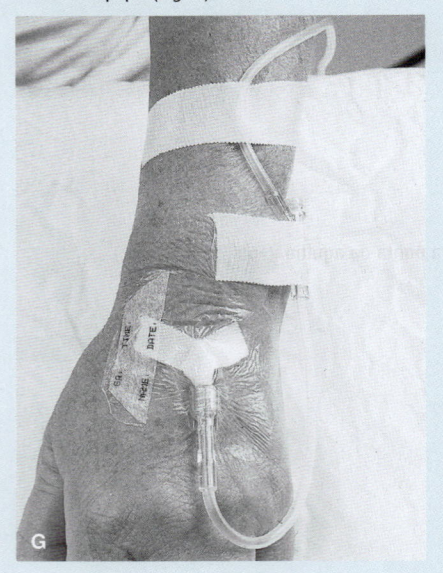

Fixando o equipo. (Foto de B. Proud.)

(continua)

Conceitos e Habilidades Fundamentais no Atendimento de Enfermagem

Iniciando uma infusão intravenosa *(continuação)*

IMPLEMENTAÇÃO *(continuação)*	
Escreva a data, a hora, o calibre do cateter e suas iniciais sobre uma fita adesiva colocada externamente.	Oferecer uma rápida referência para determinar quando o local da punção deve ser trocado.
Aperte ou afrouxe a pinça rolete para regular o gotejamento da solução.	Facilitar o atendimento à prescrição médica.

Avaliação
- Observou-se um retorno rápido de sangue antes do avanço do cateter.
- Ocorreu um desconforto mínimo e pouca perda de sangue.
- A solução está sendo infundida conforme o gotejamento prescrito.

Documentação
- Data e hora.
- Calibre e tipo de cateter de venopunção.
- Local da venopunção.
- Tipo e volume da solução.
- Taxa de infusão.

EXEMPLO DE DOCUMENTAÇÃO

Data e hora Cateter intravenoso periférico, com calibre nº 20, inserido em veia do antebraço esquerdo. 1.000 mL de solução salina a 0,9%, infundida a 42 gts/min. _____ ASSINATURA / FUNÇÃO

HABILIDADE 16.4 Trocando recipientes de infusão intravenosa

Ação sugerida	Justificativa
INVESTIGAÇÃO	
Examine o volume restante no recipiente da infusão e o gotejamento que está sendo infundido.	Ajudar a estabelecer uma estrutura de tempo para repor a solução.
Verifique o registro da medicação ou as prescrições médicas para determinar qual será a próxima solução.	Garantir o atendimento à prescrição médica.
PLANEJAMENTO	
Obtenha a solução de reposição bem antes de seu uso.	Assegurar que a infusão não será interrompida.
Anexe uma tira adesiva ao novo recipiente, indicando a data, suas iniciais e os volumes infundidos a cada hora.	Evitar ter de concluir tal responsabilidade mais tarde.
Organize o cuidado com o paciente de modo a estar pronto para trocar o recipiente quando a infusão atual estiver terminando.	Demonstrar um controle eficiente do tempo.
IMPLEMENTAÇÃO	
Verifique a identidade do paciente.	Evitar erros.
Lave as mãos ou realize antissepsia por meio de fricção com álcool (Cap. 10).	Reduzir a transmissão de microrganismos.
Feche um pouco a pinça rolete ou diminua o gotejamento de infusão em um equipamento de infusão.	Diminuir a taxa de infusão, de modo que a câmara de gotejamento ainda permaneça cheia de solução.
Retire o recipiente quase vazio do suporte, com o equipo ainda preso a ele.	Facilitar a separação do equipo e do recipiente.
Inverta o recipiente sem solução e solte a ponteira.	Evitar a mínima perda de solução ainda existente.
Deposite a embalagem vazia em um recipiente para descarte apropriado.	Manter o ambiente limpo e organizado.
Retire o lacre do recipiente da solução de reposição.	Oferecer acesso ao orifício.
Insira a ponteira no orifício do novo recipiente.	Propiciar uma via de infusão do fluido.
Pendure o novo recipiente no suporte padronizado ou no instrumento de infusão.	Restaurar a altura para vencer a pressão venosa.
Examine a presença de ar no equipo; retire-o, em caso positivo.	Reduzir o potencial de embolia gasosa ou de um alarme proveniente de um equipamento de infusão que tenha detectado ar.
Reajuste a pinça de gotejamento ou reprograme o equipamento de infusão, para restaurar o volume prescrito de infusão.	Demonstrar adequação à prescrição médica.

(continua)

Trocando recipientes de infusão intravenosa *(continuação)*

Avaliação
- O recipiente da solução foi substituído.
- A infusão continua.

Documentação
- O volume infundido do recipiente anterior está registrado no formulário de controle hídrico.
- A hora, o volume, o tipo de solução e a assinatura estão no registro ou onde a instituição especificar como local da documentação das soluções intravenosas.
- A condição do paciente.

EXEMPLO DE DOCUMENTAÇÃO

Data e hora   1.000 mL Ringer lactato instilado a 42 gts/min. O curativo sobre o local de venopunção está seco e intacto. Ausência de edema ou de desconforto na área da infusão. _____ ASSINATURA / FUNÇÃO

HABILIDADE 16.5   Trocando o equipo intravenoso

Ação sugerida	Justificativa
INVESTIGAÇÃO	
Determine a política da instituição em relação à troca do equipo intravenoso.	Demonstrar responsabilidade no atendimento às políticas de controle de infecções.
Verifique a data e a hora no rótulo preso ao equipo.	Determinar a hora aproximada em que o equipo deve ser trocado.
Determine se o recipiente com a solução será substituído antes de expirar a hora colocada no equipo.	Facilitar a troca do recipiente e do equipo ao mesmo tempo.
PLANEJAMENTO	
Obtenha um equipo de reposição adequado e os itens para a troca do curativo.	Assegurar que o equipamento esteja disponível e pronto, quando necessário.
Coloque uma nova etiqueta sobre o equipo, indicando a data e a hora da troca, além de suas iniciais.	Oferecer uma referência rápida para determinar quando o equipo deve ser novamente trocado.
IMPLEMENTAÇÃO	
Lave as mãos ou realize antissepsia por meio de fricção com álcool (Cap. 10).	Reduzir a transmissão de microrganismos.
Prepare tiras de fita adesiva e material para curativo e coloque-os em um local adequado.	Facilitar a posterior destreza no procedimento.
Abra a nova embalagem do equipo, estique o equipo e aperte a pinça rolete.	Preparar o equipo para inserção no recipiente da solução.
Retire o recipiente da solução do suporte, com o equipo ainda preso a ele.	Facilitar a separação do equipo do recipiente.
Inverta o recipiente da solução e retire a ponteira.	Evitar a mínima perda de solução restante.
Fixe a ponteira no polo intravenoso, com uma tira de fita adesiva anteriormente preparada.	Facilitar a manutenção da infusão.
Insira a ponteira do novo equipo no recipiente da solução.	Propiciar uma via para a solução.
Aperte a câmara de gotejamento até que esteja pela metade, abra a pinça rolete e retire o ar de dentro do equipo.	Preparar o equipo para o uso.
Retire a fita adesiva e o curativo do local da venopunção.	Oferecer acesso ao equipamento de punção.
Ponha as luvas.	Oferecer uma barreira ao contato com o sangue.
Feche a pinça rolete sobre o equipo já utilizado.	Interromper a infusão temporariamente.
Estabilize o eixo do dispositivo de venopunção e separe-o do equipo.	Evitar a remoção acidental do cateter, ou da agulha, inserida na veia.
Retire a cobertura da extremidade do novo equipo e acople-o à extremidade do cateter de venopunção.	Conectar o cateter de venopunção ao equipo sem contaminar sua extremidade.
Continue a segurar o dispositivo de venopunção com uma mão enquanto abre a pinça rolete do equipo novo.	Restabelecer a infusão.

(continua)

Trocando o equipo intravenoso *(continuação)*

IMPLEMENTAÇÃO *(continuação)*	
Recoloque o curativo sobre o local da venopunção e prenda o equipo.	Cobrir o local e manter o equipo e o cateter isentos de possibilidade de serem soltos.
Reajuste o gotejamento da infusão.	Obedecer à prescrição médica.
Escreva a data, a hora e suas iniciais sobre o novo curativo e inclua o calibre do cateter e a data original da inserção.	Oferecer uma referência rápida para determinar futuras responsabilidades de enfermagem para o controle de infecções.
Descarte o equipo usado em um recipiente apropriado.	Manter um ambiente limpo e organizado.
Avaliação	
• O equipo foi trocado.	
• A solução continua sendo infundida no gotejamento prescrito.	
Documentação	
• Data e hora.	
• Achados da avaliação no local da punção venosa.	
• Troca de curativo.	

EXEMPLO DE DOCUMENTAÇÃO

Data e hora   Ausência de vermelhidão, edema ou dor no local da punção, no antebraço esquerdo. Curativo trocado após substituição do equipo intravenoso._____ ASSINATURA / FUNÇÃO

HABILIDADE 16.6   Interrompendo uma infusão intravenosa

Ação sugerida	Justificativa
INVESTIGAÇÃO	
Certifique-se que o médico deixou uma prescrição escrita para que a infusão intravenosa contínua seja interrompida.	Demonstrar responsabilidade e comprometimento pelo seguimento das prescrições médicas.
Confirme a identidade do paciente.	Evitar erros.
PLANEJAMENTO	
Reúna os itens necessários, incluindo luvas limpas, gazes estéreis e fita adesiva.	Promover a organização e o controle eficiente do tempo.
IMPLEMENTAÇÃO	
Lave as mãos ou realize antissepsia por meio de fricção com álcool (Cap. 10).	Reduzir a disseminação de microrganismos.
Pince o equipo e remova a fita adesiva que fixa o curativo e o cateter de venopunção no local.	Facilitar a remoção, sem que haja vazamento de líquido.
Coloque as luvas.	Evitar o contato com o sangue.
Pressione levemente com uma gaze sobre o local onde o dispositivo de venopunção adentra a pele.	Ajudar na absorção do sangue.
Remova o cateter ou a agulha, puxando para fora, sem hesitação, seguindo o curso da veia.	Evitar o desconforto e lesões à veia.

(continua)

Interrompendo uma infusão intravenosa *(continuação)*

IMPLEMENTAÇÃO *(continuação)*

Aplique pressão sobre o local da venopunção por cerca de 30 a 45 minutos, ao mesmo tempo em que eleva o braço (Fig. A).	A pressão e a elevação do braço controlam o sangramento.

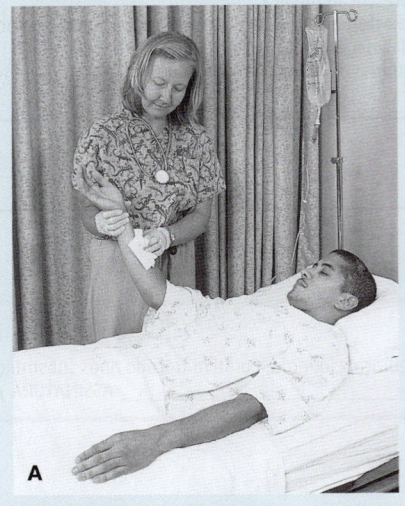

Aplicando pressão ao local de venopunção. (Foto de B. Proud.)

Fixe a gaze com fita adesiva.	Essa gaze funciona como curativo, para reduzir o potencial para infecção.
Descarte o dispositivo de venopunção em um recipiente rígido apropriado, caso se trate de uma agulha.	Evitar acidentes com perfurocortantes e a transmissão de microrganismos sanguíneos infecciosos.
Envolva o cateter usado na venopunção com a luva usada para removê-lo e descartá-lo no recipiente apropriado.	Facilitar o descarte e evitar o contato com o sangue.
Lave as mãos ou realize antissepsia por meio de fricção com álcool (Cap. 10), após remover as luvas.	Remover microrganismos hospedeiros.
Estimule o paciente a flexionar e estender o braço ou mão várias vezes.	Ajudar o paciente a recuperar a sensibilidade e o movimento.
Registre o volume da solução intravenosa que o paciente recebeu, antes da interrupção da infusão, na planilha de controle hídrico.	Contribuir para um registro preciso da ingesta hídrica.
Documente a hora em que a infusão foi interrompida e as condições do local da punção.	Demonstrar responsabilidade e comprometimento com o cuidado ao paciente.

Avaliação

- O local mostra-se isento de inflamação.
- O sangramento está controlado.
- Não houve desconforto ou ele foi reduzido.
- O dispositivo foi descartado de modo a prevenir lesões ou transmissão de infecções.

Documentação

- Data e hora.
- Condições da local da venopunção.
- Volume de solução infundida.

EXEMPLO DE DOCUMENTAÇÃO

Data e hora   A infusão de Ringer lactato foi interrompida de acordo com a prescrição médica, após a administração de 1.000mL. O cateter periférico, calibre no 22, foi removido do braço esquerdo. Ausência de vermelhidão, edema ou drenagem perceptíveis no local da venopunção, que foi coberto com um curativo seco e estéril. _____ ASSINATURA / FUNÇÃO

Conceitos e Habilidades Fundamentais no Atendimento de Enfermagem   **341**

HABILIDADE 16.7   Inserindo um *lock* de medicamento

Ação sugerida	Justificativa
INVESTIGAÇÃO	
Certifique-se de que o médico escreveu uma prescrição para interromper a infusão intravenosa contínua e insira um *lock* de medicamento. Confirme a identidade do paciente. Examine o local em busca de sinais de eritema, edema ou secreção. Observe se a infusão está instilando o volume predeterminado. Determine se o paciente compreende o propósito e a técnica para inserção de *lock* de medicamento.	Demonstrar responsabilidade e comprometimento na execução das prescrições médicas. Evitar erros. Oferecer dados que indicam se o local pode ser mantido ou se uma nova venopunção deve ser executada. Indicar se a veia e o cateter estão funcionando (patentes). Indicar a necessidade de orientar o paciente.
PLANEJAMENTO	
Reúna os itens necessários, o que inclui o *lock* de medicamento, seringa com 2 mL de solução salina normal estéril (cloreto de sódio a 0,9% dependendo da política da instituição), chumaços de algodão com álcool, luvas e suprimentos para troca ou reforço de curativo no local.	Promover a organização e o uso eficiente do tempo.
IMPLEMENTAÇÃO	
Lave as mãos ou realize antissepsia por meio de fricção com álcool (Cap. 10). Encha a câmara do *lock* de medicamento com solução salina. Afrouxe a fita adesiva sobre o curativo de modo a expor a conexão entre o eixo do cateter ou da agulha e o adaptador do equipo; também retire a fita adesiva que estabiliza o equipo no braço do paciente. Afrouxe a tampa protetora da extremidade do *lock* de medicamento. Ponha luvas limpas. Feche a pinça rolete sobre o equipo e pare a bomba de infusão ou o controlador, caso esteja sendo utilizado. Faça pressão sobre a extremidade do cateter ou da agulha (Fig. A).	Reduzir a disseminação de microrganismos. Deslocar o ar de dentro da câmara vazia. Facilitar a retirada do equipo. Manter a esterilidade enquanto prepara a inserção do *lock*. Oferecer uma barreira ao contato com o sangue. Evitar vazamento de líquido durante a remoção do equipo. Controlar ou evitar a perda de sangue.
	Fazendo pressão sobre a extremidade do cateter. (Foto de B. Proud.)
Retire a extremidade do equipo do cateter de venopunção e insira o *lock* de medicamento (Fig. B).	Lacrar o orifício do cateter ou da agulha.

(continua)

Inserindo um *lock* de medicamento *(continuação)*

IMPLEMENTAÇÃO *(continuação)*

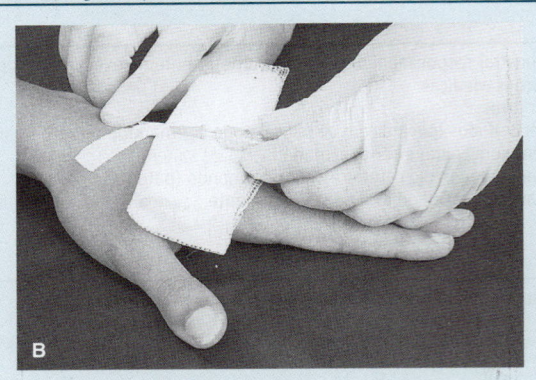

Inserindo um lock de medicamento. (Foto de B. Proud.)

Rosqueie o *lock* até o fim na extremidade do cateter ou da agulha. Esfregue com álcool a conexão de borracha sobre o *lock* de medicamento. Perfure a conexão com o adaptador sem agulha e, lentamente, instile 2 mL de solução salina até que a seringa esteja quase vazia (Fig. C).

Estabilizar a conexão.
Limpar a conexão.
Retirar o sangue do cateter de venopunção e fechá-lo antes que coagule.

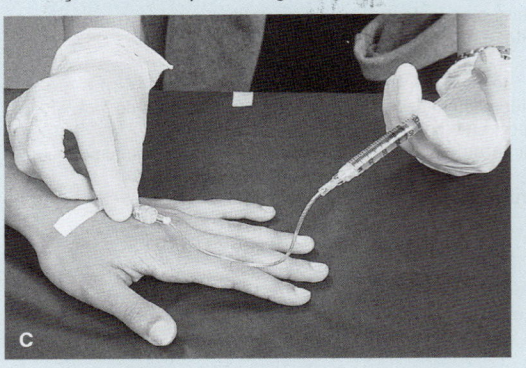

Instilando a solução salina. (Foto de B. Proud.)

Inicie a retirada da seringa da conexão à medida que o volume da solução é instilado; aperte ou pince o equipo, ou pressione sobre o cateter de venopunção antes de remover o adaptador sem agulha.

Recoloque a fita adesiva ou prenda o curativo.

Planeje lavar o *lock* pelo menos a cada 8 horas com 1 ou 2mL de solução de limpeza, dependendo da política da instituição.

Manter a aplicação de pressão positiva (efeito de atração), em vez de pressão negativa (efeito de refração), durante o tempo em que a agulha é removida. A pressão negativa atrai o sangue para dentro do cateter ou da extremidade da agulha, o que pode ocasionar uma obstrução.
Reduzir a possibilidade de que o *lock* e o cateter possam ser acidentalmente deslocados.
Garantir a permeabilidade contínua.

Avaliação

- O local parece isento de inflamação.
- A permeabilidade é mantida.
- A solução de limpeza é instilada com facilidade.
- O dispositivo está estabilizado.

Documentação

- Data e hora.
- Interrupção da solução infundida.
- Volume da solução intravenosa infundida.
- Inserção do lock de medicamento.
- Volume e tipo de solução de enxágue.
- Achados dos exames.

EXEMPLO DE DOCUMENTAÇÃO

Data e hora   Infusão de glicose a 5% interrompida. 700 mL de solução intravenosa infundida. *Lock* de medicamento inserido no cateter intravenoso, na mão direita, e lavado com 2 mL de solução salina normal. Ausência de eritema, edema ou desconforto no local da venopunção _____ ASSINATURA / FUNÇÃO

HABILIDADE 16.8 Administrando uma transfusão sanguínea

Ação sugerida	Justificativa
INVESTIGAÇÃO	
Confirme a identidade do paciente.	Evitar erros.
Determine se há necessidade ou não de consentimento por escrito.	Obedecer às responsabilidades legais.
Verifique o tamanho do atual dispositivo de venopunção, caso esteja sendo infundida solução intravenosa.	Indicar se outra venopunção precisa ser feita.
Revise o prontuário na busca de resultados sobre o tipo sanguíneo e reação cruzada.	Indicar se há sangue disponível no banco de sangue.
Verifique temperatura, pulso, frequência respiratória e pressão arterial nos 30 minutos necessários para a obtenção do sangue.	Oferecer uma base de dados para comparações durante a transfusão.
PLANEJAMENTO	
Complete as ações de enfermagem mais importantes antes de iniciar a infusão de solução salina, a menos que o sangue deva ser administrado imediatamente.	Evitar perturbar o paciente uma vez que o sangue esteja sendo administrado.
Planeje a realização de uma venopunção ou inicie a infusão de solução salina imediatamente antes da obtenção do sangue.	Evitar administração desnecessária de fluido.
Obtenha o equipamento necessário, o que inclui um recipiente de 250 mL com solução salina normal (NaCl a 0,9%) e um equipo em Y.	Atender aos padrões de cuidado para administração de sangue.
Feche bem a pinça rolete sobre uma das ramificações do equipo em Y e a pinça rolete abaixo do filtro.	Preparar o equipo para a entrada da solução salina.
Insira a ramificação não fechada do equipo em Y dentro do recipiente de solução salina; pressione a câmara de gotejamento até que ela e o filtro estejam cheios pela metade.	Umedecer o filtro e encher a porção superior do equipo com solução salina.
Libere a pinça rolete de baixo e retire o ar que se encontra nas outras partes do equipo.	Reduzir o potencial de infusão de bólus de ar.
IMPLEMENTAÇÃO	
Faça a venopunção ou conecte o equipo em Y ao dispositivo de venopunção atual, caso ele tenha um calibre entre 16-20.	Oferecer acesso à circulação venosa e garantir que o sangue se movimente livremente por meio do cateter ou da agulha.
Inicie a infusão da solução salina.	Assegurar que o local está desobstruído e que não haverá retardo, uma vez obtida a unidade de sangue.
Vá ao banco de sangue para obter a unidade de sangue, certificando-se de levar um formulário de identificação do paciente.	Evitar erros na identificação durante a liberação do sangue compatível.
Cruze a informação que está na embalagem da bolsa de sangue com a informação de reação cruzada do comprovante de laboratório com o pessoal do banco de sangue.	Evitar liberação da unidade errada de sangue ou de sangue incompatível com o grupo sanguíneo e o fator Rh.
Verifique se não expirou o prazo de validade do sangue.	Assegurar o máximo benefício com a transfusão.
Examine o recipiente de sangue e rejeite aquele que pareça escurecido ou que apresente bolhas de gás em seu interior.	Indicar sangue deteriorado ou infectado.
Planeje administrar o sangue assim que for trazido à unidade.	Demonstrar uma compreensão de que o sangue precisa ser infundido em um período de quatro horas, após sua liberação do banco de sangue.
Gire o sangue, mas não o sacuda ou aperte o recipiente, caso o soro esteja separado das células.	Evitar danificar as células intactas.
Verifique, com um segundo profissional, o rótulo da bolsa de sangue à cabeceira do paciente com os números que ele traz na pulseira; assinar aquelas áreas especificadas no registro da transfusão.	Reduzir o potencial risco de administração de sangue incompatível.
Perfure o recipiente com sangue.	Oferecer uma via para administração do sangue.
Feche bem a pinça rolete sobre a ramificação do equipo com solução salina e libere aquela que está prendendo a ramificação do equipo que contém sangue.	Encher o equipo e o filtro com sangue.
Regule a taxa de infusão para não mais do que 50 mL/h, durante os primeiros 15 minutos (verifique o fator de gotejamento para determinar a taxa em gts/min).	Estabelecer uma taxa de infusão lenta, de modo que o enfermeiro possa monitorar e agir a sinais de reação à transfusão.
Aumente a taxa após os 15 minutos iniciais para completar a infusão em 2 a 4 horas se, durante uma segunda verificação dos sinais vitais, basicamente não tenham ocorrido modificações e não haja sinais de reação.	Aumentar a taxa de administração, de modo a infundir a unidade dentro de um intervalo de tempo seguro.
Avalie o paciente em intervalos de 15 a 30 minutos durante a transfusão.	Garantir a segurança.
Pince o equipe com sangue e libere a pinça rolete do equipo com solução salina quando o sangue tiver sido infundido.	Lavar as células sanguíneas que ficaram no equipo.
Verifique mais uma vez os sinais vitais.	Documentar a condição do paciente na conclusão da administração do sangue.
Feche a pinça rolete abaixo do filtro quando o equipo parecer razoavelmente isento de sangue.	Evitar vazamento durante a interrupção da IV.

(continua)

Administrando uma transfusão sanguínea *(continuação)*

IMPLEMENTAÇÃO *(continuação)*	
Ponha as luvas.	Oferecer uma barreira ao contato com sangue.
Solte a fita adesiva que cobre o local da venopunção e retire o cateter, ou retire o equipo com o sangue e novamente conecte a solução que antes estava sendo infundida.	Interromper a infusão ou restaurar a terapia anterior com fluido.
Coloque um curativo sobre o local se o acesso intravenoso for interrompido.	Evitar infecções.
Descarte o recipiente de sangue e o equipo, conforme a política da instituição.	O sangue é elemento de risco biológico e requer embalagem especial para garantir que outros indivíduos não tenham contato acidental com ele.

Avaliação

- Toda a unidade de sangue foi administrada dentro de quatro horas.
- O paciente não apresentou evidências de reação transfusional.
- As reações foram minimizadas com intervenções adequadas.
- A infusão foi interrompida ou prescrições anteriores foram retomadas.

Documentação

- Procedimento de venopunção, se iniciado para administração de sangue.
- Sinais vitais na pré-infusão.
- Nomes dos enfermeiros que confirmaram o bracelete de identificação do paciente com o do recipiente com sangue.
- Horário em que teve início a administração do sangue.
- Taxa de infusão durante os 15 minutos iniciais e o período de tempo restante.
- Sinais de reação, caso tenham ocorrido, e ações de enfermagem.
- Avaliações periódicas dos sinais vitais.
- Horário de conclusão da infusão de sangue.
- Volume de sangue e solução salina que foram infundidos.

EXEMPLO DE DOCUMENTAÇÃO

Data e hora Cateter periférico de calibre 18 inserido no antebraço esquerdo e conectado a 250 mL de solução salina a 0,9%, infundida a 21 mL/hora. T – 36,7° (timpânica), FC – 90, FR – 22, PA 116/64 no braço direito, na posição deitada reta. Uma unidade de sangue total, do tipo O+, bolsa nº 684381, obtido no banco de sangue e verificado pelas enfermeiras E. Rogers, e D. Baker. Informações na bolsa de sangue e na pulseira de identificação compatíveis. Sangue infundido a 50 mL/h durante 15 minutos. Taxa aumentada para 125 mL/h durante o tempo restante de infusão. Transfusão de sangue concluída às 16h. Nenhuma evidência de reação à transfusão. T – 36,7° (timpânica), FC – 86, FR – 20, PA 122/70 no braço direito, ao término da infusão. Total de 100 mL de solução salina e 500 mL de sangue infundidos antes da interrupção da terapia intravenosa.
_____ ASSINATURA / FUNÇÃO

17 Higiene

OBJETIVOS DO ENSINO

Ao término deste capítulo o leitor deverá:

1. Definir "higiene".
2. Listar cinco práticas de higiene realizadas regularmente pela maior parte das pessoas.
3. Dar duas razões pelas quais um banho parcial é mais apropriado aos idosos do que um banho diário.
4. Listar no mínimo três vantagens dos banhos de toalha ou de sacola.
5. Citar duas situações em que o barbear com lâmina é contraindicado.
6. Nomear três itens recomendados para a higiene oral.
7. Identificar dois métodos de prevenção do principal risco de proporcionar higiene oral a pacientes inconscientes.
8. Descrever duas técnicas para prevenir avarias às próteses dentárias durante a limpeza.
9. Descrever dois métodos para a remoção de nós nos cabelos.
10. Citar dois tipos de pacientes aos quais os cuidados com as unhas devem ser oferecidos com extrema cautela.
11. Nomear quatro tipos de aparelhos visuais e auditivos.
12. Listar duas alternativas aos pacientes incapazes de colocar as lentes de contato ou de cuidá-las.
13. Discutir quatro razões para os distúrbios auditivos vivenciados pelas pessoas que usam aparelhos auditivos.
14. Descrever o aparelho auditivo com infravermelho.

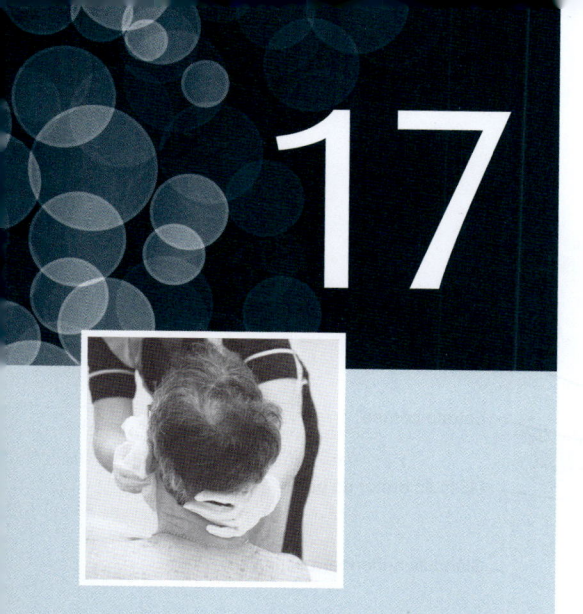

TERMOS PRINCIPAIS

Banho de leito
Banho de sacola
Banho de toalha
Banho parcial
Cáries
Cuidado perineal
Cutículas
Doença periodontal
Gengivite
Higiene
Higiene oral
Oftalmologista
Optometrista
Placa bacteriana
Podólogo
Ponte móvel
Próteses dentárias
Saburra
Tártaro
Tegumento

A **higiene** refere-se às práticas que promovem a saúde por intermédio do asseio pessoal. As pessoas praticam a higiene mediante atividades como o banho, o cuidado oral, a limpeza e a manutenção das unhas dos pés e das mãos, a lavagem dos cabelos e o pentear-se. O termo higiene também se aplica ao cuidado e à manutenção de objetos como óculos e aparelhos auditivos, de modo a garantir seu funcionamento adequado e contínuo. As práticas e necessidades de higiene diferem de acordo com idade, características inerentes ao cabelo e pele, valores culturais e estado de saúde.

Este capítulo oferece sugestões aos enfermeiros no que tange à performance das práticas de higiene, ao prestar cuidado ao paciente. Os fundamentos referentes ao ambiente do paciente, como as habilidades para arrumar um leito, são discutidos no Capítulo 18.

O SISTEMA TEGUMENTAR

A palavra **tegumento** (revestimento) refere-se ao conjunto de estruturas que cobrem a superfície corporal e seus orifícios. A maior parte das práticas de higiene está baseada na manutenção ou restabelecimento do sistema tegumentar saudável, o que inclui a pele, as mucosas, o cabelo e as unhas. Uma vez que a boca, ou cavidade oral (que é revestida por mucosa), também contém os dentes, inclui-se ainda a discussão dessa estrutura acessória.

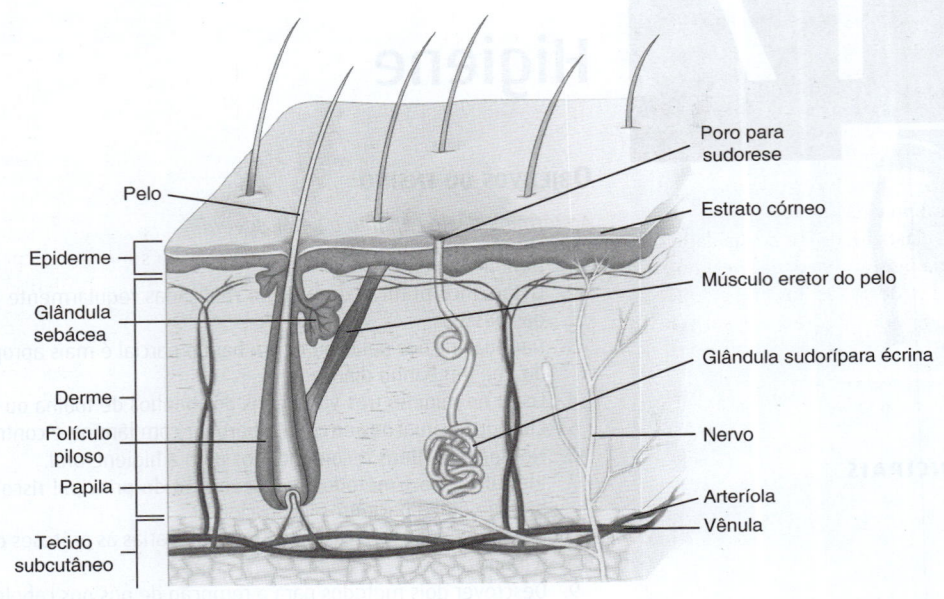

FIGURA 17.1 Corte transversal da pele.

Pele

A pele é formada pela epiderme, pela derme e pelo tecido subcutâneo (Fig. 17.1). A *epiderme*, ou camada mais externa, contém células epiteliais mortas que formam uma proteína resistente conhecida como queratina. A queratina protege as camadas e as estruturas localizadas nas porções mais profundas da pele. As células na epiderme estão continuamente se soltando e sendo substituídas a partir da *derme*, ou pele verdadeira, que contém a maior parte das glândulas secretoras (Tab. 17.1). O *tecido subcutâneo* separa a pele dos músculos esqueléticos. Ele contém células gordurosas, vasos sanguíneos, nervos, raízes dos folículos pilosos e glândulas.

As estruturas da pele desempenham funções como:

- Proteger as estruturas internas do corpo contra lesões e infecções.
- Regular a temperatura corporal.
- Manter o equilíbrio hidreletrolítico.
- Oferecer informações sensoriais como dor, temperatura, tato e pressão.
- Auxiliar na conversão de precursores em vitamina D, quando exposta à luz do sol.

Considerações gerontológicas

- Lesões benignas de pele, como as *ceratoses seborreicas* (áreas de tonalidade amarronzada a preta na região do tronco) e *manchas senis* (manchas marrons achatadas na face, mãos e antebraços), são comuns nos idosos.

Mucosas

As mucosas são contínuas à pele. Elas revestem passagens do organismo, como os sistemas digestivo, respiratório, urinário e reprodutivo. Uma mucosa também reveste a conjuntiva do olho. As células caliciformes nas mucosas secretam o *muco*, uma substância viscosa que mantém as membranas macias e úmidas.

Pelos

Cada pelo é um fio de queratina. O pelo forma-se a partir das células que se situam na base de um único folículo. Embora os pelos cubram todo o corpo, sua quantidade, distribuição, cor e textura variam bastante de acordo com o local onde se situam e entre homens e mulheres, crianças e adultos, e grupos raciais.

Além de contribuir para a aparência singular de um indivíduo, os pelos ajudam a evitar a perda de calor. À medida que o ca-

TABELA 17.1 Tipos de glândulas da pele

GLÂNDULA	LOCALIZAÇÃO	SECREÇÃO	FINALIDADE
Sudorípara	Ao longo da derme e das camadas subcutâneas, especialmente nas axilas e na virilha	Suor	Regula a temperatura do corpo. Excreta resíduos corporais.
Ceruminosa	Canais auditivos	Cerume	Possui funções de proteção; o cerume tem propriedades antimicrobianas.
Sebácea	Ao longo da derme	Sebo	Lubrifica a pele e os cabelos.
Ciliar	Pálpebras	Suor e sebo	Protege a margem das pálpebras e lubrifica os folículos ciliares.

lor sai da pele, fica aprisionado no ar, entre os pelos. A contração de pequenos músculos eretores dos pelos, localizados ao redor dos folículos pilosos, comumente descritos como pelos arrepiados, ajudam a manter o corpo aquecido.

As glândulas sebáceas, localizadas dentro dos folículos pilosos, liberam o *sebo*, uma secreção oleosa que acrescenta peso às hastes dos cabelos, fazendo com que se achatem no crânio. O cabelo oleoso atrai pó e resíduos.

A textura, a elasticidade e a porosidade dos cabelos são características herdadas, influenciadas pela quantidade de queratina e de sebo produzidos. Para que seja alterada a estrutura básica geneticamente herdada, algumas pessoas utilizam substâncias químicas para encrespar, alisar ou lubrificar seus cabelos.

Unhas

As unhas das mãos (Fig. 17.2) e dos pés também são feitas de queratina que, em quantidades concentradas, dá-lhes uma textura resistente. As unhas oferecem algum meio de proteção às extremidades dos dedos. Elas são consideradas normais quando são finas, róseas e lisas. A margem livre normalmente parte da extremidade de cada um dos dedos das mãos ou dos pés, e a pele em torno das unhas mostra-se intacta. Mudanças no formato, na cor, na textura, na espessura e na integridade das unhas constituem evidência de lesão ou de infecção local e até mesmo de doenças sistêmicas (Cap. 13).

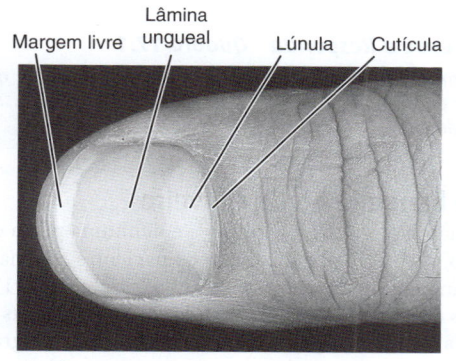

FIGURA 17.2 Visualização externa e do corte transversal de uma unha. (**A**) Estruturas externas da unha. (**B**) Estruturas internas e externas da unha.

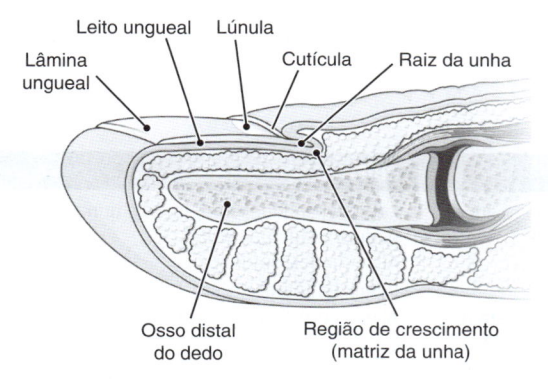

Dentes

Os dentes, cujo esmalte é uma estrutura de queratina, estão presentes logo abaixo das gengivas ao nascimento. A porção exposta de cada dente é conhecida como coroa; a porção dentro da gengiva é a raiz (Fig. 17.3).

Os dentes começam a nascer por volta dos seis meses de idade e continuam a surgir durante dois anos, dois anos e meio ou mais. À medida que os maxilares se expandem, os *dentes decíduos* (dentes de leite) são substituídos pelos *dentes permanentes*. Os adultos possuem de 28 a 32 dentes permanentes, dependendo de terem ou não os terceiros molares (sisos: "dentes do juízo").

Dentes saudáveis estão firmemente presos às gengivas. Seu alinhamento, que possui relação com a estrutura maxilar, costuma ser resultante da hereditariedade. Embora sejam originalmente brancos, eles podem descolorir em consequência do uso de certos medicamentos durante a infância, como a tetraciclina, do consumo crônico de café ou chá e do uso do tabaco.

A integridade dos dentes depende em grande parte das práticas de higiene oral do indivíduo, de sua alimentação e de sua saúde geral. A saliva, que umedece os alimentos e começa seu processo digestivo, tende a manter os dentes limpos e inibe o crescimento de bactérias. No entanto, o acúmulo de resíduos alimentares, em especial o açúcar, e a **placa bacteriana**, substância composta de mucina e outras substâncias granulares na saliva, estimulam o crescimento de bactérias orais. A combinação de açúcar, de placa e de bactérias pode, eventualmente, corroer o esmalte do dente, causando as **cáries** (cavidades).

A placa solidificada, conhecida como **tártaro**, é mais difícil de ser removida, podendo levar à **gengivite** (inflamação das gengivas). As bolsas de gengiva inflamada causam a **doença periodontal**, uma condição que resulta na destruição das estruturas que suportam os dentes e dos ossos dos maxilares.

Considerações gerontológicas

- A perda de dentes é comum nos idosos, devido a doenças periodontais.

PRÁTICAS DE HIGIENE*

O tegumento contém muitas glândulas secretoras que produzem odores e atraem resíduos, e os dentes podem cair se não forem cuidados quanto a isso. Dessa forma, as medidas de higiene são benéficas à manutenção do asseio pessoal e das estruturas tegumentares saudáveis. Ainda que possam existir amplas variações no que diz respeito à higiene, a maior parte dos norte-americanos rotineiramente toma banho, barbeia-se, escova os dentes, lava os cabelos e cuida das unhas.

Considerações gerontológicas

- Nos idosos, uma higiene pobre e uma má apresentação pessoal são frequentemente sinais de demência, depressão, abuso ou negligência.

---

* N. de R. T.: No Brasil, as tarefas relacionadas a higiene são, em sua maioria, realizadas pelos auxiliares ou técnicos de enfermagem, cabendo ao enfermeiro a supervisão dos mesmos.

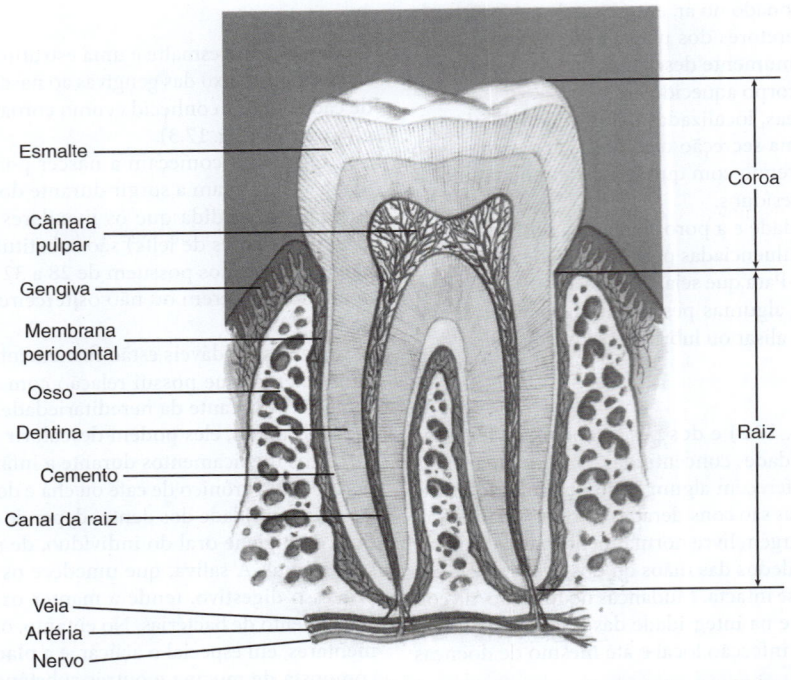

FIGURA 17.3 Corte transversal de um dente. (Cohen B. [2010] *Medical terminology: An illustrated guide* [4th ed.]. Philadelphia: Lippincott Williams & Wilkins.)

Rótulos da figura: Esmalte, Câmara pulpar, Gengiva, Membrana periodontal, Osso, Dentina, Cemento, Canal da raiz, Veia, Artéria, Nervo, Coroa, Raiz.

Banho

Tomar banho é uma prática de higiene em que o indivíduo utiliza um agente de limpeza, como o sabonete, e água para remover o suor, a oleosidade, as sujidades e os microrganismos da pele. Embora a restauração da limpeza seja o principal objetivo do banho, há vários outros benefícios, entre eles:

- Eliminação de odores corporais
- Redução do potencial de infecções
- Estimulação da circulação
- Oferecimento de uma sensação refrescante e relaxante
- Melhora da autoimagem

Além do banho para propósitos de higiene, existem outros tipos de banhos que servem a diferentes funções (Tab. 17.2). Em geral, a maior parte dos banhos ocorre em uma banheira ou um chuveiro, em uma pia ou à beira do leito.

▶ **Pare, Pense e Responda – Quadro 17.1**
Como um enfermeiro poderia responder a um paciente que acredita que o banho diário é desnecessário ou até mesmo não saudável?

Banho de banheira ou de chuveiro

Desde que não haja riscos à segurança e nenhuma outra contraindicação, o enfermeiro incentiva os pacientes a tomarem banho de banheira ou de chuveiro sozinhos (Habilidade 17.1). Os hospitais e as instituições geriátricas costumam ter as instalações para banho equipadas com uma variedade de grades e barras de apoio, que ajudam a promover a segurança do paciente.

TABELA 17.2 Banhos terapêuticos

TIPO	DESCRIÇÃO	OBJETIVO
Banho de assento	Imersão das nádegas e do períneo em uma pequena bacia com água em constante circulação	Remover sangue, soro, fezes e urina. Reduzir o edema local. Aliviar o desconforto.
Banho de esponja	Aplicações de água morna na pele	Reduzir a febre.
Banho medicamentoso	Imersão em uma mistura de água e outra substância, como bicarbonato de sódio, aveia ou amido de milho	Aliviar coceira ou prurido.
Banho de hidromassagem	Água quente que é continuamente agitada em uma banheira ou em um tanque	Melhorar a circulação. Aumentar a mobilidade das articulações. Aliviar o desconforto. Remover tecido morto.

Considerações gerontológicas

- Tiras adesivas antiderrapantes colocadas no piso das banheiras e na área de chuveiros, além de barras de segurança estrategicamente colocadas nesses locais, ajudam a diminuir o risco de quedas dos idosos durante o banho.
- A colocação de um assento na área dos chuveiros ou dentro da banheira é uma importante medida de segurança para os idosos que possuem limitações de movimento ou que tenham dificuldade para manter o equilíbrio.
- Uma vez que os idosos estão mais propensos a apresentar uma redução da sensação de temperatura, verifique a temperatura da água do banho com o punho antes de permitir que entrem na banheira ou no chuveiro.
- Esponjas de banho com cabos longos e recursos de segurança na área do banho podem ajudar os idosos com limitações de movimento nas articulações a manter sua independência.
- Os idosos devem utilizar sabonetes, que são extremamente ressecantes para a pele, esporadicamente. Deve-se preferir sabonetes suaves, hidratantes e sem perfume.
- Como os idosos têm a pele fina, diminuição da elasticidade da pele e aumento da fragilidade dos vasos sanguíneos da derme, é preferível realizar toques suaves, em vez de movimentos ásperos e de fricção, ao secar sua pele.
- Recomenda-se o exame completo dos pés dos pacientes idosos, porque podem apresentar ulcerações das quais eles não se dão conta.

Banho parcial

Um banho diário de banheira ou de chuveiro nem sempre é necessário – na verdade, para os idosos, que não transpiram tanto quanto adultos mais jovens e que estão propensos a ter uma pele mais ressecada, a lavagem frequente com sabonetes pode retirar ainda mais a gordura da pele. Por isso, podem existir certas ocasiões em que um banho parcial seja mais adequado. Um **banho parcial** consiste apenas na lavagem das áreas do corpo sujeitas a maior sujidade ou daquelas fontes de mau cheiro do corpo: geralmente, o rosto, as mãos, as axilas e a região perineal. O banho parcial é realizado em uma pia ou com uma bacia, à beira do leito.

Algumas vezes, o *períneo*, área em torno dos genitais e do reto, necessita de limpeza diferencial ou mais frequente, além do banho. O **cuidado perineal** (técnicas utilizadas para asseio do períneo) é especialmente importante após um parto normal ou uma cirurgia ginecológica ou retal, de modo que a pele prejudicada possa ser mantida o mais limpa possível. Esse cuidado também pode ser adequado sempre que pacientes de ambos os sexos apresentarem drenagem de sangue, de urina ou de fezes, que se depositam nessa área do corpo. Ao prestar o cuidado perineal, o auxiliar deve:

- Evitar o contato direto entre ele e o paciente, e entre ele e quaisquer secreções ou excreções; isso geralmente é conseguido pelo uso de luvas limpas (Precauções Padrão, Cap. 22).
- Limpar a região de forma a retirar as secreções e excreções das áreas menos sujas para as áreas mais sujas.

Esses princípios ajudam a prevenir a transferência de microrganismos infecciosos ao enfermeiro e a áreas não contaminadas no corpo do paciente, interna ou externamente (Habilidade 17.2).

▶ **Pare, Pense e Responda – Quadro 17.2**
Quais sugestões você poderia dar para promover a dignidade dos pacientes que necessitam de assistência para cuidado perineal?

Banho de leito

Os pacientes que não conseguem tomar um banho de banheira ou de chuveiro sozinhos podem receber um de três tipos de banho: de leito, de toalha ou de sacola. Durante o **banho de leito**, que consiste na lavagem do paciente com a utilização de uma bacia de água colocada ao lado da cama, o paciente pode auxiliar ativamente em certos aspectos do banho. A Habilidade 17.3 explica como dar um banho de leito. O mesmo é descrito nas Orientações de Enfermagem 17.1.

Considerações gerontológicas

- Óleos de banho podem ser adicionados à água da bacia, quando for dado um banho de leito em um paciente idoso. Contudo, os óleos não são usados em banheiras ou nos banhos com ducha, pois aumentam os riscos de queda.
- Em idosos, evite o uso de produtos para cuidado da pele que contenham álcool ou perfume. Eles tendem a agravar as condições normais de ressecamento, causar reações alérgicas e, com o tempo, podem ser um meio de crescimento bacteriano.
- O aumento da ingestão de líquidos ou o acréscimo de umidade ao ar podem reduzir o desconforto causado pelo ressecamento da pele vivenciado pelos idosos.

Algumas instituições de saúde usam duas variações do banho de leito tradicional – o banho de toalha e o banho de sacola –, pois eles poupam tempo e são econômicos. O Quadro 17.1 lista suas vantagens.

Banho de toalha

No **banho de toalha**, o auxiliar utiliza uma única toalha grande para cobrir e lavar o paciente. Isso requer uma toalha que meça cerca de 2,30 m x 0,92 m, mas não exige o uso de bacia ou sabão. O auxiliar pré-dobra e umedece uma toalha com aproximadamente dois litros de água a uma temperatura de 46 a 49°C e 30 mL de sabão líquido sem enxágue. Ele desdobra a toalha, de modo a cobrir o paciente e utiliza uma parte separada para limpar cada parte do corpo, iniciando pelos pés e indo para a parte superior, em direção ao rosto. O auxiliar dobra as áreas sujas da toalha para dentro, à medida que cada área é lavada, permitindo que a pele seque com o ar, por 2 a 3 segundos. Após lavar a parte frontal do corpo, posiciona o paciente de lado e repete o procedimento. O auxiliar desdobra a toalha de modo que a superfície limpa cubra o paciente. Ele banha as costas do paciente antes das nádegas. Quando o banho de toalha termina, o auxiliar providencia a troca da roupa de cama.

Banho de sacola

Um **banho de sacola** envolve o uso de um *kit* de 8 a 10 panos umedecidos, embalados, disponíveis comercialmente. Esses panos vêm dentro de um saco plástico ou recipiente e são outro modo de banho de leito. Eles contêm um *surfactante* sem enxágue (uma substância que reduz a tensão superficial entre a pele e os contaminantes de sua superfície) e um *emoliente/umectante* (uma substância que atrai e fixa o hidratante na pele), também sem enxágue, mas não contêm sabão. O auxiliar aquece o recipiente com os panos em um forno de micro-ondas ou outro local próprio para aquecimento ou, ainda, em um banho-maria, antes de utilizá-los. À beira do leito, o auxiliar utiliza um pano em separado para lavar cada uma das partes do corpo. Não é necessário enxaguar. O ar encarrega-se de substituir a toalha para secar.

ORIENTAÇÕES DE ENFERMAGEM 17.1

Dando banho nos pacientes

- Pergunte ao paciente se ele utiliza algum sabonete, loção ou outros produtos de higiene especiais. *A determinação de suas preferências individualiza o cuidado.*
- Use luvas caso haja potencial para contato direto com sangue, drenagem ou outros fluidos corporais. *Elas reduzem o potencial de aquisição de uma infecção.*
- Mantenha o paciente coberto durante o banho. *Ao cobri-lo, demonstra-se respeito pelo pudor.*
- Lave primeiro as áreas do corpo mais limpas e as mais sujas posteriormente. *Isso reduz a disseminação de microrganismos.*
- Encoraje o paciente a participar, em qualquer nível, à medida que for adequado. *A participação promove a independência e a autoestima.*
- Monitore a tolerância do paciente à atividade. *Se a atividade mostra-se extenuante, deverá ser interrompida e reiniciada mais tarde.*
- Examine o corpo à medida que está sendo lavado, à procura de problemas de pele (Tab. 17.3). *O período do banho constitui uma excelente oportunidade para exame físico.*
- Comunique-se e utilize a oportunidade para o ensino informal de saúde. *Ao conversar, demonstra-se respeito pelo paciente como pessoa e não como objeto que está sendo lavado; o ensino promove a saúde.*
- Lave uma parte do corpo de cada vez. *A exposição de uma parte por vez evita a sensação de frio.*
- Coloque uma toalha sob a parte do corpo que está sendo lavada. *A toalha serve para absorver a umidade.*
- Faça manobras suaves, embora firmes. *Os movimentos suaves evitam a fricção capaz de lesionar a pele.*
- Lave bem e seque completamente entre as dobras de pele. *Uma limpeza efetiva retira resíduos e microrganismos dos locais em que eles possam se multiplicar.*
- Mantenha o pano de banho umedecido, embora não tão molhado que possa pingar. *Isso demonstra preocupação com o conforto do paciente.*
- Lave as áreas mais sujas, como o ânus, por último. *Essa medida evita a transferência de microrganismos para as áreas mais limpas do corpo.*
- Retire todos os resíduos de sabonete. *Isso serve para evitar o ressecamento da pele e um possível prurido.*
- Seque a pele após seu enxágue. *O secar evita a sensação de frio.*
- Reponha a água à medida que esfriar. *O uso de água sempre aquecida mostra preocupação com o conforto do paciente.*
- Aplique uma loção hidratante na pele, após o banho. *A loção restaura a oleosidade da pele.*

▶ **Pare, Pense e Responda – Quadro 17.3**

Qual método de banho (de chuveiro, de banheira, de leito/de toalha/de sacola) é apropriado para (1) uma mulher com 75 anos, com artrite no quadril; (2) um homem com 60 anos, que convulsiona frequentemente; (3) um homem com 65 anos, que apresenta dificuldade respiratória aos esforços; e (4) uma mulher com 72 anos, que se recupera de uma pneumonia. Justifique suas respostas.

Barbear

O barbear envolve a remoção de pelos indesejados. Nos Estados Unidos, a maior parte dos homens faz diariamente a barba, e a maior parte das mulheres depila as axilas e as pernas regularmente. O enfermeiro deve respeitar as diferenças culturais ou pessoais e inquirir cada paciente sobre suas preferências antes de tê-las como certas.

A barba é feita com o uso de aparelho elétrico ou com uma lâmina de barbear. No entanto, em algumas circunstâncias, a utilização da lâmina de barbear é contraindicada (Quadro 17.2) e um aparelho elétrico ou à pilha, então, é preferido. Quando um paciente não consegue se barbear, a auxiliar assume a responsabilidade por essa prática de higiene (Orientações de Enfermagem 17.2).

Considerações farmacológicas

- Os anticoagulantes, mesmo a aspirina em baixa dose usada diariamente, aumentam o potencial de sangramento. O barbeador elétrico pode ser substituído por uma lâmina de barbear.

QUADRO 17.1 Vantagens dos banhos de toalha e de sacola

- Reduzem o potencial de prejuízo a pele, porque o sabão sem enxágue lubrifica mais do que resseca a pele.
- Previnem a transmissão de microrganismos capazes de proliferar nas bacias para banho.
- Reduzem a disseminação de microrganismos de uma parte do corpo para outra, pelo fato de serem usadas partes separadas da toalha ou dos panos de banho para cada parte do corpo.
- Preservam a integridade da pele, porque não é usada fricção para enxugá-la.
- Promovem o autocuidado entre pacientes sem forças ou sem destreza para molhar, torcer e ensaboar um pano de banho.
- Poupam tempo, se comparados aos banhos convencionais.
- Promovem conforto, porque a toalha ou os panos úmidos são utilizados tão rapidamente, que ficam mais aquecidos quando aplicados.

QUADRO 17.2 Contraindicações ao uso da lâmina de barbear

A utilização de uma lâmina de barbear é contraindicada aos pacientes que:

- Utilizam anticoagulantes (fármacos que interferem na coagulação).
- Recebem agentes trombolíticos (fármacos que dissolvem os coágulos sanguíneos).
- Ingerem grandes doses de aspirina.
- Têm problemas sanguíneos, como a hemofilia.
- Têm alguma doença hepática e problemas de coagulação.
- Têm exantemas ou lesões de pele inflamadas ou salientes no rosto.
- Têm tendências suicidas.

TABELA 17.3 Exemplos de doenças tegumentares

CONDIÇÃO	DESCRIÇÃO	ENSINO AO PACIENTE
Acne	Inflamação de glândulas sebáceas e de folículos pilosos na face, na parte superior do peito e nas costas.	Manter o rosto limpo. Evitar tocar ou espremer as lesões. Evitar o uso de cosméticos oleosos.
Dermatite de contato	Sensibilidade alérgica evidenciada por exantema avermelhado da pele e prurido.	Evitar coçar ou vestir roupas feitas de fibras irritantes, como a lã. Tomar banho com água morna e sabonete hipoalergênico ou de glicerina. Não esfregar a pele ao secá-la; usar toques suaves.
Furúnculo	Pústula em relevo, normalmente na região do pescoço, axila ou virilha, que se mostra endurecida e dolorida.	Manter as mãos longe da lesão infectada. Usar toalha separada daquela usada pelo resto da família; lavar os itens de higiene pessoal em água quente com alvejante. Lavar as mãos vigorosamente antes e depois de aplicar medicamento na pele.
Psoríase	Doença de pele crônica, não infecciosa, que apresenta escamações de tom prateado alojadas nos cotovelos, joelhos, tronco e couro cabeludo. Episódios agudos podem ocorrer entre períodos de remissão.	Seguir as prescrições médicas, que podem durar o resto da vida. Ficar atento a anúncios de remédios que prometam a cura ou o restabelecimento rápido, pois eles raramente o fazem.
Pediculose (infestação por piolhos)	Insetos amarronzados e de grande monta, que se movem sobre o couro cabeludo e pele, depositando ovas amarelo-esbranquiçadas nos fios de cabelo, até mesmo na região pubiana. A picada do inseto na pele causa prurido.	Inspecionar a pele cuidadosamente; o piolho adulto move-se rapidamente com a luz. Procurar as ovas (lêndeas) próximo ao couro cabeludo e na superfície da pele. Não compartilhar roupas, pentes, escovas; os piolhos se disseminam por contato direto. Usar um pediculocida (substância química que mata os piolhos), além de um pente fino e da remoção manual dos piolhos. Não use condicionador de cabelos: ele cobre os cabelos e protege as lêndeas.
Escabiose	Infestação pela sarna, que cava túneis na superfície e laterais dos dedos das mãos, ao redor dos braços, nas axilas, na cintura, nos seios, na porção inferior das nádegas e nos genitais.	Tomar um banho completo, pela manhã e à noite. Aplicar o medicamento prescrito após o banho. Vestir roupas limpas após o banho. Evitar o contato direto (pele a pele) com pessoas não infectadas.
Tinha do couro cabeludo, do corpo dos pés e do pênis	Infecção fúngica no couro cabeludo, pés, corpo ou virilha, que se parece com um anel ou aglomerado de pápulas ou vesículas, que coçam, ficam escamosas, racham e formam feridas.	Usar artigos individuais para o banho e para cuidar dos cabelos. Manter as áreas do corpo limpas, especialmente nas dobras da pele. Usar roupas que facilitem a evaporação da transpiração.
Câncer de pele	Crescimento de lesões recentemente pigmentadas ou alterações em lesões de pele já existentes, em especial quando a pele é exposta ao sol de forma sistemática.	Consultar um médico para que seja examinado e verificar a possibilidade de uma biópsia. Evitar a exposição direta ao sol, entre 10h e 16h. Recomendar o uso de um protetor solar com FPS ≥ 15. Usar um chapéu com abas largas. Não usar produtos para bronzeamento artificil.
Infecção fúngica nas unhas	Unhas, dos pés ou das mãos, grossas, amareladas e de aparência áspera; pode disseminar de uma unha para outras.	Consultar um médico sobre a prescrição de medicamentos, que se mostram apenas cerca de 50% eficazes. Usar calçados de couro e alternar os pares, para reduzir as condições de umidade dos sapatos. Ficar atento ao fato de que o uso de utensílios anti-higiênicos para aplicação de unhas artificiais pode disseminar os fungos. Procurar atendimento profissional para o cuidado com as unhas.
Candidíase	Infecção por levedura na boca ou vagina. A candidíase oral manifesta-se por manchas brancas ou máculas avermelhadas na língua, na gengiva ou na garganta. A candidíase vaginal caracteriza-se por erupções grossas, parecidas com queijo *cottage*, que causam coceira e ardência.	Seguir as orientações médicas quanto ao uso de fármacos antifúngicos, por via oral ou uso tópico. Bochechar um enxaguatório oral antifúngico, reter a solução na boca pelo maior tempo possível e, então, degluti-lo. Evitar o uso de açúcar puro e álcool, pois eles promovem o crescimento das leveduras. Ingerir iogurtes que contenham *Lactobacillus acidophilus* para restaurar o equilíbrio entre os micróbios benéficos e os nocivos.

ORIENTAÇÕES DE ENFERMAGEM 17.2

Barbeando os pacientes

- Prepare uma bacia com água quente, sabonete, pano para o rosto e toalha. *Esses suprimentos são necessários para umedecer, enxaguar e ensaboar o rosto (ou outra área onde haja necessidade de remoção dos pelos).*
- Lave a pele com água quente e sabão. *Essa lavagem permitirá a remoção da oleosidade, o que ajuda a elevar as hastes dos pelos.*
- Ensaboe a pele com sabonete ou creme de barbear. *O uso do sabonete ou do creme de barbear reduz a tensão na superfície da pele enquanto a lâmina é usada.*
- Inicie pelas áreas superiores do rosto (ou outra área do corpo que requeira remoção dos pelos) e movimente para as partes mais inferiores (Fig. 17.4). *Essa progressão permite maior controle da lâmina.*
- Retese a pele nas áreas a serem barbeadas. *Isso equaliza o nível da pele.*
- Passe a lâmina na direção do crescimento do pelo. *O barbear no sentido do pelo reduz o potencial de irritação da pele.*
- Faça movimentos curtos. *Isso garante maior controle sobre a lâmina.*
- Enxágue a lâmina após cada movimento ou à medida que os pelos se acumularem. *O enxágue mantém a parte cortante da lâmina limpa.*
- Enxágue o sabonete ou creme de barbear remanescente na pele. *O enxágue reduz o potencial de ressecamento da pele.*
- Aplique pressão direta nas áreas que parecem sangrar, ou aplique sulfato de alumínio (lápis hemostático) no local do sangramento. *A pressão ou o alumínio ajudam a promover a coagulação.*
- Use loção pós-barba, colônia ou creme na área barbeada, caso o paciente solicite. *O álcool presente na loção e na colônia reduz e retarda a proliferação de micróbios nas minúsculas lesões causadas pela lâmina; o creme restaura a oleosidade da pele.*

Higiene oral

A **higiene oral** consiste nas práticas utilizadas para limpar a boca e, em especial, escovar os dentes e usar o fio dental. Próteses dentárias e pontes móveis também necessitam limpeza e cuidados especiais.

Escovação dos dentes e uso do fio dental

Os pacientes alertas e fisicamente capazes geralmente podem realizar sua própria higiene oral. No caso daqueles que não podem deixar o leito, o auxiliar reúne os itens necessários – escova e creme dental, um copo com água, uma bacia para êmese e o fio dental.

A maior parte dos dentistas recomenda o uso de uma escova elétrica, ou com cerdas macias, e um creme dental duas vezes ao dia. Para saber as vantagens de uma escova de dentes elétrica, consulte o Quadro 17.3. O fio dental retira a placa e os resíduos alimentares das superfícies dos dentes, onde a escova, manual ou elétrica, não alcança. A escolha entre fio dental com ou sem cera é pessoal. Os fios encerados são mais grossos que os sem cera e mais difíceis de inserir entre os dentes; os fios sem cera costumam desfiar mais depressa.

Embora a higiene oral consciente não evite totalmente problemas dentários, reduz sua incidência, assim como problemas na gengiva. Desse modo, é adequado que os pacientes aprendam a manter a estrutura e a integridade de seus dentes naturais (Ensinando o paciente e a família 17.1).

Higiene oral para pacientes inconscientes

Não é porque o paciente está inconsciente que a higiene oral é negligenciada. Na verdade, visto que os pacientes inconscientes não salivam como reação à visão, ao olfato e à ingestão de alimentos, necessitam da higiene oral com maior frequência do que os pacientes conscientes. A **saburra** (crostas ressecadas que contêm muco, microrganismos e células epiteliais da mucosa) são comuns nos lábios e nos dentes de pacientes inconscientes.

A escovação dos dentes é a técnica preferida para a higiene oral dos pacientes inconscientes (Habilidade 17.4). Contudo, pacientes que não estão alertas correm risco de aspiração da saliva e dos produtos usados para higiene oral para os pulmões. Os líqui-

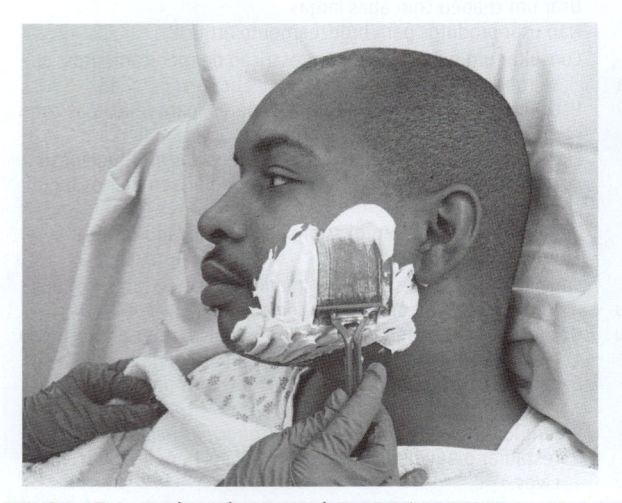

FIGURA 17.4 Barbeando o rosto de um paciente.

QUADRO 17.3 Vantagens das escovas dentais elétricas

- Duram mais que as escovas comuns
- Promovem a escovação por dois minutos completos, por meio de um *timer* embutido.
- Removem 30% mais placas do que quando usada uma escova comum.
- Reduzem, em maior escala a ocorrência de gengivites, se comparadas às escovas comuns.
- Diminuem os traumas e as retrações gengivais, pois se usa menos força durante a escovação.
- Facilitam o autocuidado entre os pacientes com incapacidades ou reduzida destreza manual.

Electric vs. manual toothbrushes. (2008) http://tips4dentalcare.com/2008/07/29/electric-vs-manual-toothbrushes. Acessado em 9 de março de 2010.

> **Ensinando o paciente e a família 17.1**
> **Reduzindo lesões e doenças dentárias**

O enfermeiro ensinará os seguintes pontos ao paciente ou a sua família:
- Escove os dentes e passe o fio dental, tão logo seja possível, após as refeições, usando as seguintes técnicas:
- Umedeça a escova de dentes e coloque o creme dental.
- Segure a escova manual a um ângulo de 45° em relação aos dentes.
- Escove a parte anterior e posterior de todos os dentes a partir da linha gengival, na direção da coroa dos dentes, fazendo movimentos circulares (Fig. 17.5).
- Escove para trás e para frente sobre as superfícies gengivais dos molares.
- Enxágue a boca periodicamente para retirar resíduos que se soltaram.
- Enrole aproximadamente 45 cm de fio dental em torno dos dedos médios de cada uma das mãos.
- Deslize o fio entre dois dentes, até que ele esteja próximo à gengiva.
- Movimente o fio para frente e para trás.
- Repita o uso do fio dental com as suas partes desenroladas até que todos os dentes tenham sido limpos, mesmo a superfície externa do último molar.
- Utilize um creme dental de controle do tártaro ou enxágue com flúor.
- Se for impossível a escovação, enxágue a boca com água após as refeições.
- Utilize um aparelho de irrigação oral à pilha que tenha jatos pulsantes de água para enxaguar os resíduos e retirá-los dos dentes, das pontes e dos aparelhos dentários.
- Reduza o consumo de doces, bem como de refrigerantes com açúcar, de balas e de gomas de mascar com frutose ou outra forma de açúcar ou sobremesas.
- Aumente o consumo de frutas frescas e vegetais, que naturalmente removem a placa e outros alimentos à medida que são mastigados.
- Consuma duas ou três porções diárias de derivados do leite como fonte de cálcio.
- Se forem utilizados antiácidos, selecione os que contêm cálcio.
- Escolha suco de laranja concentrado e congelado que tenha sido enriquecido com cálcio.
- Não use os dentes para abrir embalagens ou outros recipientes.
- Use a tesoura, em vez dos dentes, para cortar fios.
- Não mastigue cubos ou lascas de gelo.
- Evite triturar milho de pipoca que não estourou ou que esteja parcialmente estourado.
- Faça revisões dentárias no mínimo a cada seis meses.

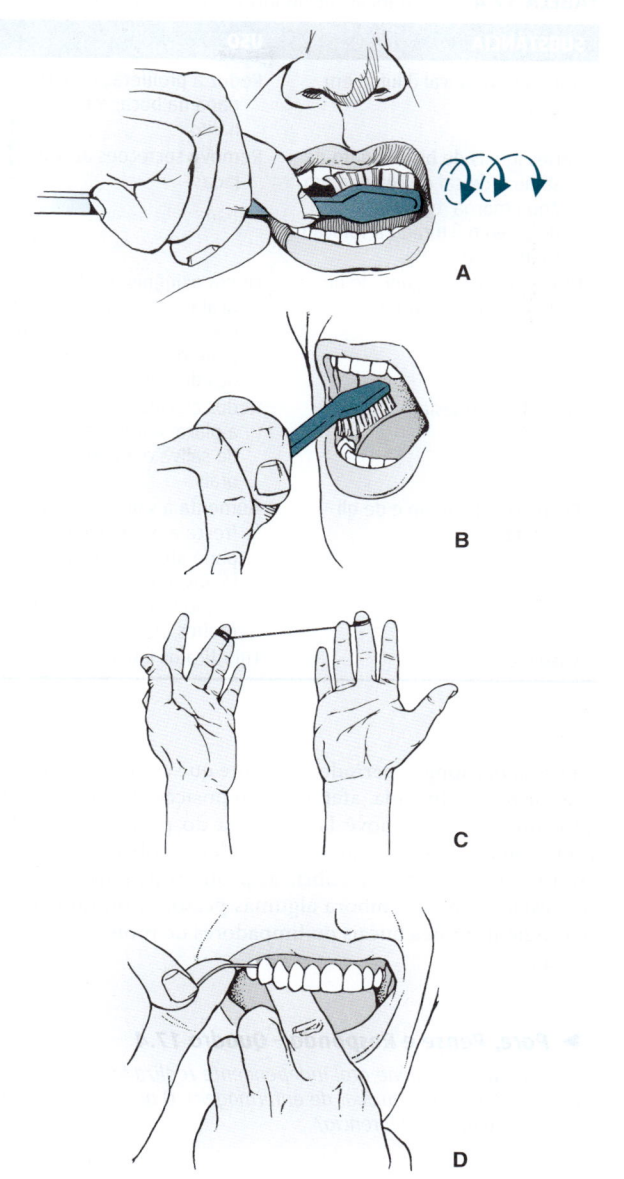

FIGURA 17.5 (**A**) Escovação em direção à coroa dos dentes. (**B**) Escovação em todos os lados dos dentes. (**C**) Utilização do fio dental; cerca de 1,25 cm de fio, de um total de 45 cm, é utilizado de cada vez. (**D**) Inserindo o fio dental entre os dentes.

dos aspirados os predispõem à pneumonia. Sendo assim, o profissional de enfermagem deve fazer uso de precauções especiais para evitar a entrada de fluidos nas vias respiratórias do paciente.

Além da escovação dos dentes, o auxiliar pode hidratar e refrescar a boca do paciente com chumaços de algodão. Ele utiliza várias substâncias para a higiene oral, dependendo das circunstâncias e dos protocolos da instituição (Tab. 17.4).

Cuidado com as próteses dentárias

As **próteses dentárias** são dentes artificiais que substituem o conjunto de dentes inferiores e/ou superiores de uma pessoa. Uma **ponte móvel**, um recurso dentário que substitui um dente ou vários deles, é fixada permanentemente a outros dentes naturais, não podendo ser removida ou que pode estar presa a um gancho, permitindo que seja retirada da boca.

No caso de pacientes que não conseguem tirar as próprias próteses dentárias, o auxiliar usa luvas e uma gaze seca, ou a parte limpa de um pano, para segurar a prótese dentária e tirá-la da boca (Fig. 17.6). Ele limpa as próteses dentárias e pontes removíveis com uma escova de dentes, creme dental e água fria ou morna. O auxiliar deve ter cuidado para segurar as próteses dentárias sobre uma bacia plástica ou uma toalha, de modo a não quebrarem, se caírem.

Os dentistas recomendam que as próteses dentárias e as pontes permaneçam no lugar, sendo retiradas apenas para a higiene. A manutenção das próteses dentárias e das pontes fora

TABELA 17.4 Substâncias opcionais à realização do cuidado oral

SUBSTÂNCIA	USO
Antisséptico bucal diluído em água	Reduz a proliferação bacteriana na boca; refresca o hálito.
Partes iguais de bicarbonato de sódio e de sal de cozinha em água morna, ou bicarbonato de sódio misturado à solução salina normal	Remove secreções acumuladas.
Uma parte de peróxido de hidrogênio para 10 partes de água	Libera oxigênio e solta partículas secas que estão presas; o uso prolongado pode danificar o esmalte dos dentes.
Leite de magnésia	Reduz a acidez oral; dissolve a placa, aumenta o fluxo de saliva e ameniza lesões orais.
Chumaços de limão e de glicerina	Aumenta a salivação e refresca a boca; a glicerina pode absorver a água dos lábios e ressecá-los, causando lesão, se usada por muitos dias.
Vaselina	Lubrifica os lábios.

da boca, por longos períodos, permite que as gengivas tenham sua forma modificada, afetando a reposição das mesmas. No caso do auxiliar removê-las da boca do paciente durante a noite, ele deve guardá-las num recipiente coberto. Costuma-se usar água pura para cobrir as próteses dentárias, quando não estão na boca, embora algumas pessoas prefiram adicionar higienizadores bucais ou limpadores de próteses dentárias à água.

> ▶ **Pare, Pense e Responda – Quadro 17.4**
> Compare a higiene oral independente realizada pelo próprio paciente e pelo auxiliar de enfermagem. O que as torna similares; o que as diferencia?

Cuidado com os cabelos

Às vezes, os pacientes necessitam de auxílio para pentear ou lavar seus cabelos.

Pentear os cabelos
São estas as recomendações para pentear o cabelo dos pacientes:

- Tente usar o estilo de penteado preferido do paciente.
- Penteie o cabelo devagar e com cuidado para evitar danificá-lo.
- Penteie o cabelo para aumentar a circulação e distribuir a oleosidade.
- Use um pente com dentes grossos e comece na extremidade do cabelo, em vez de na parte de cima, caso o mesmo tenha nós.
- Aplique um condicionador ou creme de pentear para soltar os nós.
- Use uma substância oleosa nos cabelos, caso estejam ressecados. Há muitos preparados no comércio, mas óleo puro de castor, de oliva ou mineral também cumprem essa função.
- Amarre os cabelos para evitar emaranhados e nós.
- Dê ao paciente um turbante ou boné, caso haja perda de cabelos devido à terapia para o câncer ou a alguma outra doença ou tratamento médico.
- Evite o uso de grampos ou presilhas que possam machucar o couro cabeludo.
- Sempre peça permissão do paciente ou de familiares, caso o cabelo esteja muito emaranhado e o corte pareça ser a única solução para um penteado adequado.

Lavagem dos cabelos
O cabelo deve ser lavado tantas vezes quantas forem necessárias para mantê-lo limpo. Uma lavagem semanal com xampu é suficiente para a maior parte das pessoas, embora a maior ou menor frequência de seu uso não prejudique os cabelos.

As instituições de cuidados prolongados frequentemente utilizam os serviços de cabeleireiros e de barbeiros, mas, se os serviços profissionais não estiverem disponíveis, qualquer membro da equipe de enfermagem ao qual seja delegada a tarefa pode lavar os cabelos dos pacientes (Habilidade 17.5). Xampus para lavagem a seco, que são aplicados aos cabelos sob forma de pó, *spray* ou *mousse*, estão disponíveis para uso eventual. O auxiliar aplica o agente higienizante no cabelo, massageia-o até que o produto seja distribuído, e, posteriormente, remove-o escovando o cabelo ou absorvendo o produto com uma toalha.

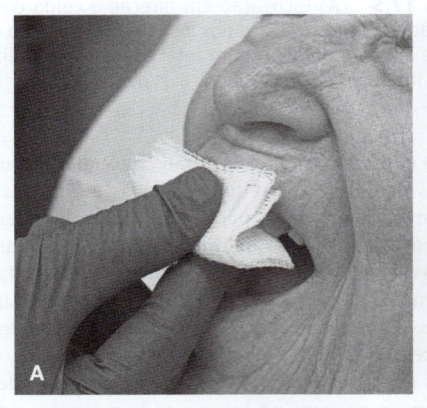

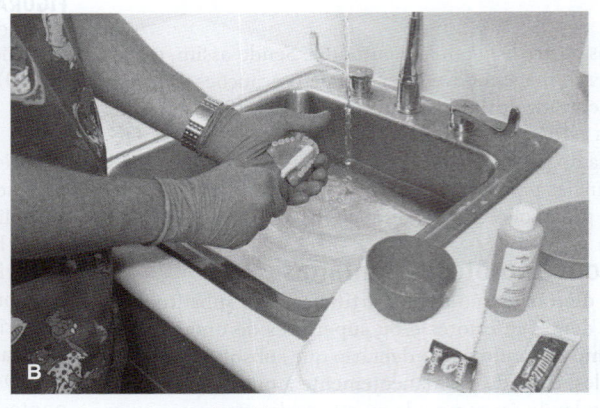

FIGURA 17.6 (A) Retirando a prótese dentária superior. (B) Limpando as próteses dentárias.

Cuidado com as unhas

O cuidado com as unhas, sejam dos pés, sejam das mãos, envolve mantê-las limpas e aparadas. Pacientes com diabetes, prejuízo circulatório ou com unhas muito grossas, apresentam risco para complicações vasculares secundárias a trauma. Os serviços de um **podólogo** (pessoa com treinamento especializado no cuidado dos pés) são frequentemente indicados. Por isso, o melhor a fazer é conversar com o médico do paciente antes de cortar suas unhas.

Não havendo contraindicações, o auxiliar cuida das unhas do paciente da seguinte forma:

- Mergulhe as mãos ou os pés em água morna para amolecer a queratina e soltar os resíduos.
- Limpe embaixo das unhas com uma espátula.
- Empurre as **cutículas** (fina borda de pele que fica na base da unha) com uma toalha macia.
- Use uma lima elétrica rotativa ou uma lixa para lixar as unhas dos pés ou das mãos.
- Evite deixar pontas afiadas ou irregulares que possam ferir a pele adjacente.

Para manter a pele e as unhas macias e maleáveis, aplicam-se loções ou cremes hidratantes após o banho e ao cuidar das unhas. No caso da transpiração nos pés ser um problema, usa-se talco antifúngico ou desodorante. Como a pele machucada, em especial nos pés, leva muito tempo para cicatrizar e é bastante suscetível a infecções, o enfermeiro relata imediatamente tudo o que parecer anormal ao examinar a região. Para evitar lesões aos pés, o melhor a fazer é estimular os pacientes a usarem chinelos firmes, meias limpas e sapatos que ofereçam bom apoio.

> **Considerações gerontológicas**
>
> - Problemas de pele e de unhas, nos membros inferiores, podem ser evitados, estimulando os idosos a comprarem sapatos mais firmes e a trocá-los ou consertá-los quando gastos.

APARELHOS VISUAIS E AUDITIVOS

Óculos de grau e aparelhos auditivos melhoram a comunicação e a socialização. Ambos representam um grande investimento financeiro. Se estragarem ou quebrarem, a perda temporária priva os pacientes de uma percepção sensorial completa. Dessa forma, é de extrema importância que sejam mantidos e armazenados corretamente e com segurança quando fora de uso.

Embora os óculos de grau e os aparelhos auditivos não sejam estruturas do corpo, são usados em contato direto com ele durante longos períodos de tempo. Como consequência, tendem a reunir secreções, sujidade e resíduos que podem interferir em seu funcionamento e seu uso. Por essa razão, a enfermagem cuida desses dispositivos enquanto são providenciadas outras medidas de higiene.

Óculos de grau

As lentes prescritas para óculos de grau são feitas de plástico ou vidro. As lentes plásticas são muito mais leves, embora risquem com maior facilidade. As de vidro são mais fáceis de quebrar, se caírem. Quando não estiverem sendo usados, é melhor que os óculos sejam guardados em um estojo.

O auxiliar limpa as lentes plásticas ou de vidro da seguinte forma:

- Segurando os óculos pela armação, na parte que encobre o nariz, ou pelas hastes.
- Deixando correr água morna sobre ambos os lados das lentes (a água quente danifica as lentes plásticas).
- Lavando as lentes com sabão ou detergente.
- Enxaguando-as com água corrente.
- Secando-as com um pano limpo e macio, como um lenço de tecido, por exemplo. Não usar lenços de papel, pois alguns contêm fibras da madeira ou substâncias que podem riscar as lentes.

Algumas pessoas preferem usar limpadores comerciais para lentes, embora não sejam necessários.

Lentes de contato

Uma lente de contato é um pequeno disco plástico colocado diretamente sobre a córnea. Os pacientes costumam usar lentes de contato em ambos os olhos, embora alguns, submetidos à cirurgia de catarata em um olho, possam usar uma única lente de contato ou uma lente mais os óculos de grau. O auxiliar não deve presumir que um paciente que use óculos de grau não esteja também usando lentes de contato ou vice-versa.

Existem vários tipos de lentes de contato à venda: rígidas, gelatinosas ou gás-permeáveis (Fig. 17.8). Todas elas, mesmo as descartáveis, precisam ser removidas para limpeza e descanso dos olhos e para desinfecção. Os pacientes que não estão conscientizados sobre o seguimento de uma rotina de cuidado com suas lentes de contato correm risco de infecção, irritação ocular e dano permanente à córnea.

No cuidado de pacientes com lentes de contato, o melhor que se tem a fazer é solicitar que o paciente retire e recoloque suas lentes, mantendo-as sob controle, conforme sua rotina estabelecida. No caso de pacientes que não conseguem mais realizar essas atividades, o enfermeiro pode ajudar na remoção das lentes ou deve consultar o **oftalmologista** (médico que trata dos distúrbios oculares) do paciente ou um **optometrista** (profissional que prescreve lentes corretivas) e perguntar sobre alternativas para a promoção da visão e segurança adequadas. Algumas pessoas, quando doentes, voltam a usar temporariamente óculos de grau ou lentes de aumento ou, ainda, optam por dispensar qualquer recurso visual.

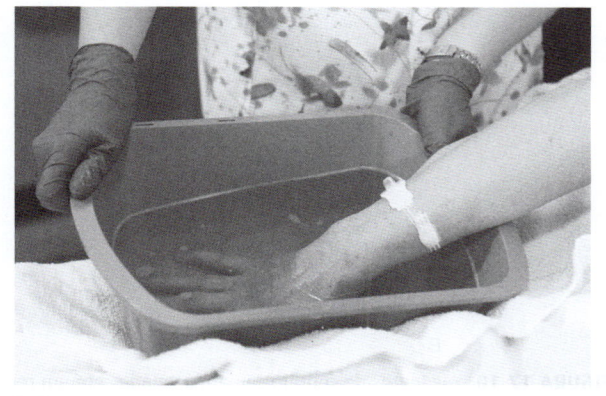

FIGURA 17.7 Imersão da mão antes de prosseguir com o cuidado das unhas.

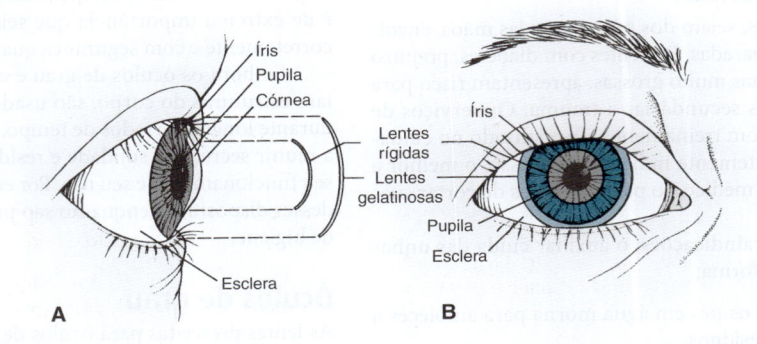

FIGURA 17.8 Localização e tamanho das lentes de contato rígidas e gelatinosas. (**A**) Visão lateral, (**B**) Visão frontal.

Remoção das lentes de contato

Antes da remoção das lentes de contato, obtém-se um recipiente adequado ao seu armazenamento. Existem alguns tipos disponíveis comercialmente. Como a prescrição das lentes pode variar de um olho para outro, o enfermeiro rotula o recipiente de armazenamento com os dizeres "direito" e "esquerdo". Ergue-se a cabeça do paciente e coloca-se uma toalha sobre seu peito, para evitar que alguma lente seja perdida ou danificada. A técnica para remoção das lentes de contato gelatinosas é diferente daquela utilizada para remoção de lentes rígidas.

Para remover uma lente de contato gelatinosa, o enfermeiro movimenta a lente da córnea em direção à esclera, posicionando-a delicadamente com um dedo enluvado e limpo, enquanto o paciente olha para cima (Fig. 17.9). Ao reposicionar a lente, ele comprime as margens da pálpebra, de forma conjunta, contra a lente. Essa compressão faz a lente se dobrar de forma flexível, permitindo que entre ar sob ela. O ar desprende-a da superfície do olho. O enfermeiro, então, captura gentilmente a lente solta entre o polegar e o dedo indicador, para removê-la. As lentes gelatinosas secam e cristalizam se expostas ao ar, de forma que o enfermeiro deve, sem demora, colocá-las imersas numa solução própria, dentro do recipiente previamente preparado (Fig. 17.10).

Para remover as lentes de contato rígidas, o método do piscar é a técnica mais comum. O enfermeiro posiciona e prepara o paciente de modo similar ao usado para remoção de lentes gelatinosas, deixando que a lente fique no mesmo lugar, sobre a córnea. Ele coloca seu polegar e outro dedo no centro das pálpebras inferior e superior (Fig. 17.11). Então, aplica uma pequena pressão sobre as pálpebras, instruindo o paciente a piscar, o que faz a lente rígida se desprender da córnea. Se o método do piscar não for bem-sucedido, o enfermeiro coloca uma ventosa de sucção oftálmica sobre a lente e uma suave aspiração suspende a lente do olho. Após a remoção, ele imerge as lentes no recipiente de armazenamento.

Olhos artificiais

Um olho artificial é uma espécie de cobertura plástica que funciona como um substituto estético para o olho natural. Não existe maneira de recuperar-se a visão, uma vez retirado o olho. O olho

FIGURA 17.9 O enfermeiro remove a lente de contato do olho do paciente.

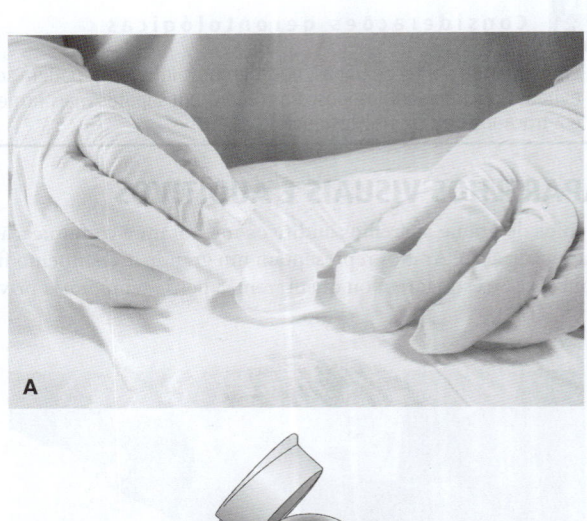

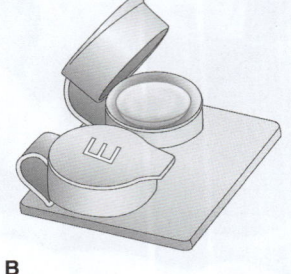

FIGURA 17.10 As lentes de contato são armazenadas em um recipiente cheio de solução, rotulado D e E para lente direita e esquerda, respectivamente.

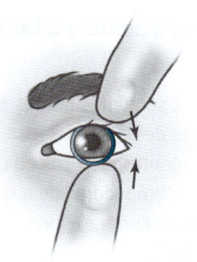

FIGURA 17.11 Mover as pálpebras uma em direção à outra solta a lente de contato rígida da superfície da córnea quando o cliente pisca.

artificial e a conexão onde ele é encaixado precisam ser limpos ocasionalmente. Se o paciente não conseguir prestar os cuidados necessários, o enfermeiro retira o olho artificial, pressionando a pálpebra inferior, até que sua extremidade seja aumentada o suficiente para permitir que o olho artificial salte para fora. Ele irriga a conexão de encaixe com água ou solução salina antes de sua reinserção.

Aparelhos auditivos

Há três tipos de aparelhos auditivos:

- Aparelhos internos, que são pequenos, autossuficientes e ficam totalmente dentro da orelha do paciente.
- Auxílios ao canal se ajustam profundamente no canal auditivo e ficam em grande parte escondidos. Devido ao seu tamanho pequeno, pode ser difícil removê-los e ajustá-los.
- Aparelhos usados na parte de trás da orelha, consistem em um microfone e um amplificador, que fazem passar o som para um receptor que está dentro da orelha.
- Aparelhos usados junto ao corpo, cujos componentes elétricos, inseridos no interior de uma caixa colocada em algum lugar do corpo, transmitem o som por um fio que é conectado a um receptor com o formato da orelha (Fig. 17.12).

Os mais comuns são os internos e os que ficam na parte de trás da orelha. Aparelhos auditivos para a orelha direita são marcados com um D ou têm um ponto vermelho; os aparelhos auditivos para a orelha esquerda são marcados com um E ou terão um ponto azul.

Os aparelhos que ficam na parte de trás da orelha podem ser acoplados à armação dos óculos. Os aparelhos presos a algum outro local do corpo são usados principalmente por pessoas com grande perda auditiva ou que não conseguem manter um aparelho menor. Todos os aparelhos auditivos funcionam com pequenas baterias de mercúrio ou zinco que devem ser substituídas após 100 a 200 horas de uso.

A maior parte dos pacientes insere e retira seu próprio aparelho auditivo, mas o enfermeiro pode precisar avaliar e resolver possíveis problemas (Tab. 17.5). Os pacientes e seus familiares precisam saber como conservar o aparelho auditivo (Ensinando o paciente e a família 17.2).

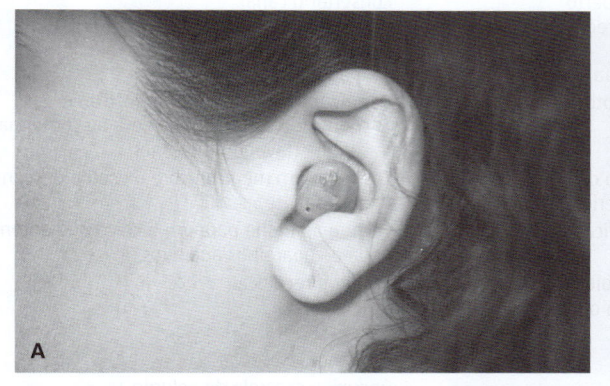

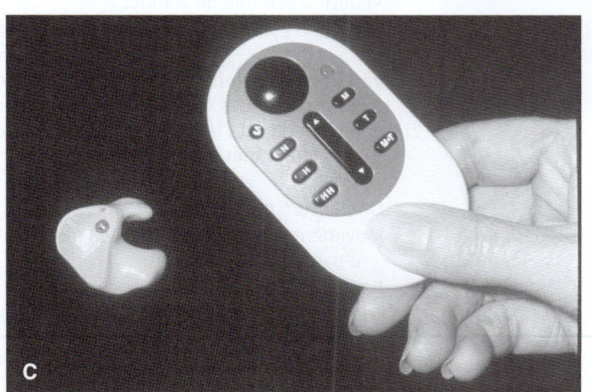

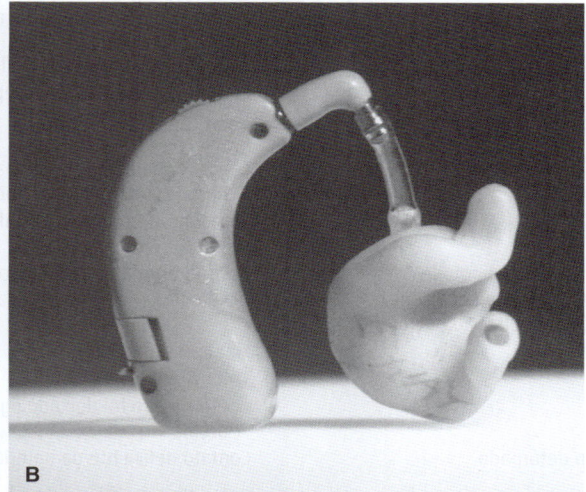

FIGURA 17.12 Tipos de aparelhos auditivos. **(A)** Interno, **(B)** para a parte de trás da orelha e **(C)** um cujo volume, intensidade e redução de ruído podem ser controlados por um controle remoto portátil.

Considerações gerontológicas

- Os idosos são mais suscetíveis à formação de cerume impactado, uma causa comum de perda auditiva. Um grande número de substâncias comerciais, como o Cerumin, são usadas para prevenir e tratar essa condição. A irrigação da orelha com um pouco de água, à temperatura corporal, seguida pela instilação de um agente secante, como o álcool a 70%, pode ser necessária para remover o cerume impactado.

Aparelhos auditivos com infravermelho

Os aparelhos auditivos com infravermelho (IRLDs – *infrared listening devices*) se parecem com fones de ouvido adaptados a um receptor manual. Eles são uma alternativa aos convencionais. Um aparelho desse tipo converte o som em um raio infravermelho, enviando-o de um receptor, colocado numa parede ou teto, às pessoas que estão usando o aparelho auditivo. A luz é posteriormente convertida outra vez em som. Pessoas que precisam ude auxílio para acompanhar palestras, assistir à televisão ou a apresentações ao vivo têm usado os aparelhos auditivos com infravermelho. Alguns centros geriátricos estão instalando esses

Ensinando o paciente e a família 17.2
Manutenção de um aparelho auditivo

O enfermeiro ensinará os seguintes pontos ao paciente e sua família:
- Mantenha um estoque de baterias à mão.
- Evite expor os componentes elétricos ao calor exagerado, à água, a substâncias químicas limpadoras ou a *spray* para o cabelo.
- Esfregue eventualmente com um pano limpo a superfície externa do aparelho usado junto ao corpo ou atrás da orelha.
- Remove o cerume que aderiu no fone com um instrumento especial que vem com o aparelho auditivo. Se este não estiver disponível, use uma agulha fina em seu lugar (Ellis & Bentz, 2007).
- Desligue o aparelho auditivo, quando não estiver sendo usado, para prolongar a vida da bateria.
- Verifique a bateria antes de inserir o aparelho auditivo aumentando lentamente o volume, colocando a mão sobre o aparelho auditivo e ouvindo se há retorno (Lippincott's Visual Encyclopedia of Clinical Skills, 2009).
- Guarde o aparelho auditivo em local protegido, de onde não possa cair ou perder-se.

TABELA 17.5 Solucionando problemas dos aparelhos auditivos

PROBLEMA	CAUSAS POSSÍVEIS	AÇÃO
Som reduzido ou ausente	Bateria fraca ou gasta	Testar e trocar a bateria.
	Posição incorreta da bateria	Combinar o polo positivo da bateria com o símbolo indicando "positivo" no estojo.
	Canal que liga ao receptor aberto	Consertar o canal.
	Rompimento do fio entre o receptor e o aparelho junto ao corpo	Consertar o fio.
	Acúmulo de cerume na orelha	Limpar a orelha.
	Cerume tamponando o receptor	Remover o cerume com um instrumento conhecido como alça de cera ou com uma seringa (lavagem do canal).
	Congestionamento da orelha devido a infecção nas vias respiratórias superiores	Consultar um médico sobre o uso de descongestionante.
	Componentes elétricos danificados	Levar o aparelho para um técnico que entenda de aparelhos auditivos.
Som agudo, chamado microfonia, causado por condições que fazem o som voltar ao microfone	Posição errada ou falha ao colocar o receptor completamente dentro da orelha	Retirar e recolocar.
	Fio do receptor dobrado	Retirar e desenrolar.
	Volume excessivo	Reduzir o controle de volume.
	Aparelho que foi deixado ligado quando fora da orelha	Desligar o aparelho ou recolocá-lo na orelha.
Som deturpado	Contato deficiente da bateria	Verificar se a bateria está no tamanho correto; assegurar-se de que o compartimento da bateria está fechado; limpar os pontos de contato metálicos com uma lixa metálica.
	Componentes sujos	Limpar com um pano macio.
	Resíduos de sujeira na chave liga/desliga	Movimentar a chave liga/desliga para frente e para trás, várias vezes.
	Bateria desgastada	Retirar e substituir.
	Caixa quebrada	Consertar ou substituir.

aparelhos nos ambientes utilizados para atividades recreativas e sociais.

Uma das vantagens do IRLD, quando comparado a um aparelho convencional, é o fato de reduzir os sons de fundo, os quais são uma forte razão para o não uso de aparelhos auditivos pelas pessoas. A desvantagem é que os IRLDs não podem ser usados em ambientes externos, em salas com muitas janelas ou em ambientes muito iluminados, porque a luz infravermelha ambiental confunde o sinal, causando interferência de áudio.

IMPLICAÇÕES PARA A ENFERMAGEM

Os pacientes que necessitam de auxílio em sua higiene pessoal podem ter uma variedade de diagnósticos de enfermagem:

- Déficit no Autocuidado para Banho
- Déficit no Autocuidado para Vestir-se
- Intolerância à Atividade
- Risco para Integridade da Pele Prejudicada

O Plano de Cuidados de Enfermagem 17.1 é destinado a um paciente com o diagnóstico de enfermagem Déficit no Autocuidado para Banho, definido na taxonomia da NANDA (2012, p. 310) como "capacidade prejudicada de realizar ou completar as atividades de banho por si mesmo".

PLANO DE CUIDADOS DE ENFERMAGEM 17.1 — Déficit no autocuidado para banho

Investigação

- Observar as habilidades motoras, a força muscular e a coordenação do paciente, para determinar sua capacidade de realizar as práticas de higiene.
- Determinar se o estado mental do paciente é suficiente para seguir instruções, completar as tarefas inerentes à higiene, além de manter a segurança.
- Investigar o nível de tolerância do paciente para desempenhar as atividades de higiene, como alterações na frequência respiratória e no pulso, aumento da pressão arterial, dor ou fadiga, durante a realização do autocuidado.

Diagnóstico de Enfermagem: Déficit no Autocuidado para Banho relacionado à incapacidade de usar as mãos, secundária a fraturas em ambos os braços, decorrente de queda, bem como manifestado pela incapacidade de usar as duas mãos nas atividades de autocuidado, devido ao gesso presente no braço dominante e pela presença de tração suspensa no braço não dominante.

Resultado Esperado: O paciente receberá assistência para tomar banho e realizar a higiene oral diariamente e quando necessário.

Intervenções	Justificativas
Realize um banho de leito diário, no horário que for mais conveniente ao paciente.	Ao agendar o momento da higiene conforme a preferência do paciente e evitando conflitos com outros componentes do cuidado e do tratamento, atinge suas necessidades individuais e previne-se interrupções desnecessárias.
Use o sabonete de preferência do paciente, escova dental com cerdas macias e pasta de dentes com flúor.	Demonstrar organização e respeito por suas escolhas pessoais.
Deixe que o paciente use o braço com gesso para secar as áreas da pele que possam ser alcançadas por ele, após terem sido lavadas pelo auxiliar.	Facilitar a participação no cuidado e manter a autoestima.
Vire o paciente em direção ao lado do braço com a tração, quando for lavar suas costas e nádegas.	Evitar perturbações ao alinhamento do braço na tração.
Aplique o desodorante e a loção do paciente, localizada no armário à beira do leito, após o término do banho.	Demonstrar respeito por suas escolhas pessoais, quanto aos produtos de higiene; garantir um sentimento de bem-estar e confiança nas interações sociais.
Ajude o paciente a colocar um avental hospitalar que possua mangas com fechos.	Facilitar a cobertura do braço suspenso na tração.
Auxilie o paciente na realização da higiene oral, cobrindo e enrolando uma compressa em torno do cabo da escova de dentes.	Promover o autocuidado, com as modificações para o uso da escova de dentes.

Avaliação dos Resultados Esperados:

- As necessidades de higiene do paciente, quanto à higiene oral e ao banho, foram atendidas.
- O paciente auxilia nos procedimento de higiene necessários, à medida de suas possibilidades.
- O paciente relata: "Eu me sinto muito melhor em ser visto por meu médico e visitantes após me lavar pela manhã".

EXERCÍCIOS DE PENSAMENTO CRÍTICO

1. Você está avaliando dois pacientes: uma senhora de 75 anos, inconsciente após um AVC, e um homem de 38 anos, mecânico, que está sendo tratado devido a uma úlcera. Como diferem suas necessidades de higiene?
2. Você é responsável pela inspeção de instituições de cuidados, como as instituições geriátricas. Quais critérios devem ser seguidos pelas instituições, em relação às instalações e políticas de higiene, para que possam receber uma avaliação positiva?
3. Explique por que é importante para as famílias daqueles que estão sendo atendidos em uma casa geriátrica que tenha profissionais de enfermagem, auxiliares ou técnicos que ajudem o paciente com o barbear, com a higiene bucal e com os cuidados com as unhas.
4. Que estratégias o profissional de enfermagem pode usar para atender às necessidades de higiene de um paciente que se recusa a tomar banho e realizar higiene bucal?

QUESTÕES DE REVISÃO – ESTILO DO NCLEX

1. Quando um enfermeiro visita o lar de uma família que vem recebendo tratamento para pediculose (piolhos), qual das seguintes práticas deve ser desencorajada?
   1. Uso de xampu pediculocida.
   2. Uso de pente com dentes finos.
   3. Uso de condicionador de cabelo.
   4. Uso de água quente.
2. Ao examinar a pele de um paciente com psoríase, o profissional de enfermagem está mais propenso a examinar
   1. Lesões de pele exsudativas sobre o tronco.
   2. Manchas avermelhadas na pele, cobertas com escamas de tom prateado.
   3. Vesículas cheias de conteúdo, circundadas por crostas.
   4. Exantema avermelhado, contendo lesões cheias de pus.
3. Quando um paciente apresenta prurido (coceira na pele), qual medida de enfermagem é a mais apropriada na redução desse desconforto?
   1. Fazer uso de um banho terapêutico, com aveia ou amido de milho.
   2. Colocar cobertores de lã extras sobre o leito, para aquecê-lo.
   3. Dar banhos frequentes, de banheira ou de chuveiro.
   4. Esfregar a pele seca, após o banho.
4. O paciente ouve um ruído estridente, conhecido como microfonia, de seu aparelho auditivo. Quais são as possíveis causas que o enfermeiro deve verificar? Selecione todas que se aplicam.
   1. Posição incorreta da bateria.
   2. Mau encaixe dentro da orelha.
   3. Acúmulo de cerume.
   4. Tubo receptor dobrado.
   5. Volume excessivo.
5. Ao barbear um paciente com um aparelho de barbear, qual das seguintes ações de enfermagem é a correta?
   1. Comece pelo pescoço indo em direção ao rosto.
   2. Puxe a lâmina no sentido do crescimento dos pelos.
   3. Use movimentos longos com a lâmina.
   4. Substitua a lâmina após cada utilização.

HABILIDADE 17.1 Promovendo um banho de banheira ou de chuveiro

Ação sugerida	Justificativa
INVESTIGAÇÃO	
Verifique a prescrição ou o plano de cuidados de enfermagem na busca de orientações de higiene.	Garantir a continuidade dos cuidados.
Avalie o nível de consciência, a orientação, a força muscular e a mobilidade do paciente.	Oferecer dados para a avaliação da sua capacidade para executar de modo independente as práticas de higiene.
Verifique curativos de gaze, uso de aparelhos gessados ou equipamento elétrico ou movido à bateria; determine quais deles precisam ser protegidos contra a água e quais estarão seguros, caso sejam molhados.	Manter o paciente seguro e garantir a integridade dos aparelhos usados no tratamento.
Determine se, e para quando, estão agendados procedimentos laboratoriais ou diagnósticos.	Auxiliar no controle do tempo.
Verifique o uso, a limpeza e a segurança da banheira ou do chuveiro (Fig. A).	Auxiliar na organização do plano de cuidados.

Banheira e chuveiro equipados para a segurança do paciente. (Foto de B. Proud.)

Ação sugerida	Justificativa
PLANEJAMENTO	
Limpe a banheira ou o box, caso haja necessidade.	Reduzir o potencial de disseminação de microrganismos.
Converse com o paciente sobre o melhor horário para as práticas de higiene.	Promover a cooperação e a participação na tomada de decisões.
Reúna os itens necessários: tapete firme, toalhas, pano para o rosto, sabonete, pijamas ou roupão.	Demonstrar organização e controle eficiente do tempo.
IMPLEMENTAÇÃO	
Acompanhe o paciente ao chuveiro ou ao banheiro.	Mostrar preocupação com sua segurança.
Demonstre como operar o registro de água e o escoamento.	Garantir a segurança e o conforto do paciente.
Encha a banheira até a metade, com água entre 40 a 43ºC ou ajuste o chuveiro para uma temperatura semelhante, caso o paciente não consiga operar o registro.	Demonstrar preocupação com sua segurança e conforto.
Coloque uma placa de "Não Perturbe" ou "Ocupado" na porta do quarto.	Garantir a privacidade.
Ajude o paciente dentro da banheira ou no chuveiro, caso haja necessidade, da seguinte maneira:	Reduzir o risco de quedas.
• Coloque uma cadeira próxima à banheira.	
• Faça com que o paciente coloque os pés sobre a borda da banheira.	
• Solicite que ele se incline para frente, que segure na barra de apoio e que eleve as nádegas e o corpo até que possam ser abaixados dentro da banheira.	

(continua)

Promovendo um banho de banheira ou de chuveiro *(continuação)*

IMPLEMENTAÇÃO *(continuação)*

Coloque o paciente sentado em um banquinho ou em uma cadeira, no box ou na banheira, caso ele tenha dificuldades para sair ou sinta-se fraco durante o banho (Fig. B).	Garantir a segurança.
	Cadeira para banho de chuveiro. (Foto de B. Proud.)
Mostre ao paciente como pedir ajuda. Permaneça próximo e disponível. Verifique periodicamente se está tudo bem, batendo à porta e aguardando a resposta do paciente.	Promover a segurança. Garantir a proximidade em caso de o paciente necessitar de auxílio. Mostrar respeito à privacidade e também preocupação com a segurança.
Acompanhe o paciente de volta ao quarto após o banho. Limpe a banheira ou o box com um agente antibacteriano; coloque as toalhas sujas no local adequado. Retire a placa de "Ocupado" da porta.	Demonstrar preocupação com a segurança e o bem-estar. Reduzir a disseminação de microrganismos e demonstrar preocupação com próxima pessoa que usará o local. Indicar a disponibilidade do local de banho.

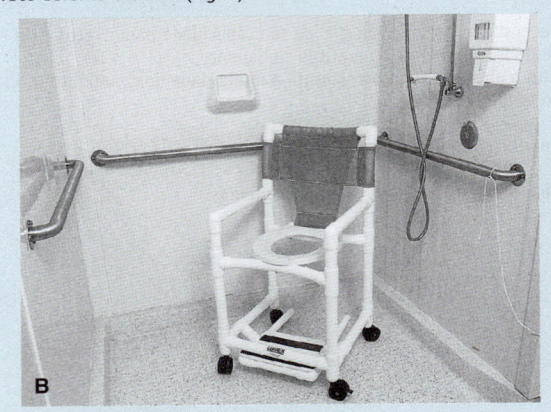

Avaliação
- O paciente está limpo.
- O paciente mantém-se fisicamente íntegro.

Documentação
- Data e hora.
- Banho de banheira ou de chuveiro.

EXEMPLO DE DOCUMENTAÇÃO[a]

Data e hora   Banho de banheira tomado de modo independente. _____ ASSINATURA / FUNÇÃO

[a] Geralmente, os auxiliares ou técnicos de enfermagem realizam e documentam as práticas de higiene rotineiras em uma lista de verficação; contudo, considerando os propósitos de ensino, foi utilizado o relato narrativo.

HABILIDADE 17.2 Prestando cuidados perineais

Ação sugerida	Justificativa
INVESTIGAÇÃO	
Examine as áreas genital e retal do paciente.	Oferecer dados para determinar a necessidade ou não de cuidados com o períneo.
PLANEJAMENTO	
Lave bem as mãos ou realize antissepsia por meio de fricção com álcool (Cap. 10).	Reduzir a disseminação de microrganismos.
Reúna as luvas, o sabonete, a água e os panos limpos ou os lenços antissépticos ou um recipiente com solução de limpeza em uma embalagem *spray*, além de várias toalhas e de absorventes.	Oferecer os meios de remover os resíduos e os microrganismos.
Explique o procedimento ao paciente.	Reduzir a ansiedade e promover a cooperação.
Utilize a cortina para proporcionar privacidade.	Demonstrar respeito ao pudor.
Coloque o paciente em decúbito dorsal reclinado e cubra-o com um lençol (Fig. A).	Oferecer acesso ao períneo.
	Posicionando e cobrindo o paciente. (Foto de B. Proud.)
Puxe e desdobre o lençol até os pés da cama enquanto o paciente segura sua ponta na outra extremidade.	Manter os lençóis principais limpos e secos.
No caso de paciente do sexo feminino, coloque uma toalha sob as nádegas ou a paciente sobre a comadre; no caso de paciente do sexo masculino, coloque uma toalha sob o pênis, além de outra sob as nádegas.	Auxiliar a absorção de líquido que possa vazar durante a limpeza.
IMPLEMENTAÇÃO	
Dobre os joelhos da paciente e separe suas pernas.	Expor a área a ser limpa.
Coloque as luvas.	Evitar contato com sangue, secreções ou excreções.*
Limpe os grandes lábios e então separe as dobras dos lábios e lave a área púbica na direção do ânus (Fig. B e C).	Limpar na direção das áreas mais sujas do corpo as menos sujas; evitar a reintrodução de microrganismos nas áreas já limpas.
	Limpando os grandes lábios.

(continua)

---

*N. de R.T. As luvas devem ser colocadas em todos os procedimentos de higiene não só para evitar contato com sangue, secreções ou excreções, bem como em sinal de respeito, evitando tocar diretamente no corpo do paciente.

Prestando cuidados perineais *(continuação)*

(continuação)

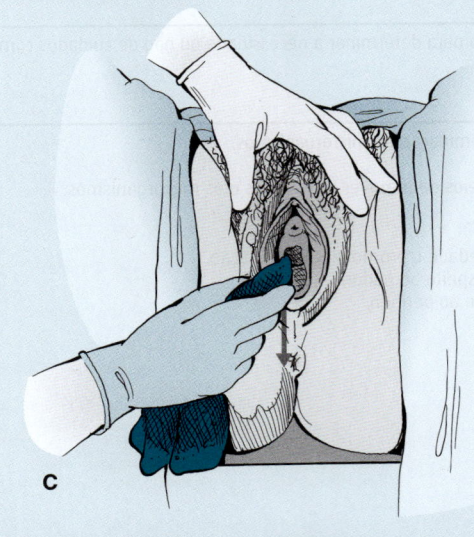

Limpando os pequenos lábios em direção ao ânus.

Jamais retorne a uma área que já tenha sido limpa.
Utilize uma área limpa do pano ou do lenço com antisséptico para cada movimento
Lave as sujidades do lado de fora do cateter urinário, se ele estiver presente, especialmente quando estiver em contato com a mucosa e o tecido genitais.
Vaporize o recipiente com a solução antisséptica, se ela for usada, iniciando nas áreas mais superiores dos lábios e indo na direção ao ânus (Fig. D).

Evitar sujar novamente uma área já limpa.

Reduzir o número e o crescimento de microrganismos que possam ascender à bexiga.

Garantir que a solução será drenada na direção das áreas mais sujas do corpo; evitar a reintrodução de fontes de microrganismos em áreas já limpas.

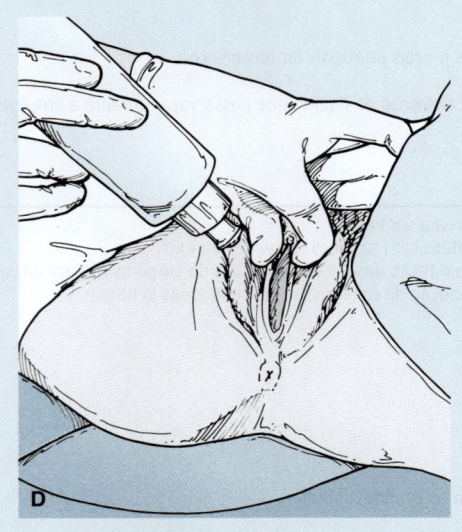

Enxaguando o períneo.

Nos pacientes do sexo masculino, segure o pênis; retraia a pele do prepúcio, caso o paciente seja circuncisado.
Limpe a extremidade do pênis, usando movimentos circulares (Fig. E). Jamais retorne a uma área que já tinha sido limpa.
Recomponha a pele sobre o prepúcio.

Facilitar a remoção de resíduos e de secreções que possam estar nas dobras de pele.
Manter o orifício uretral limpo.

Evitar trauma.

(continua)

Prestando cuidados perineais *(continuação)*

IMPLEMENTAÇÃO *(continuação)*

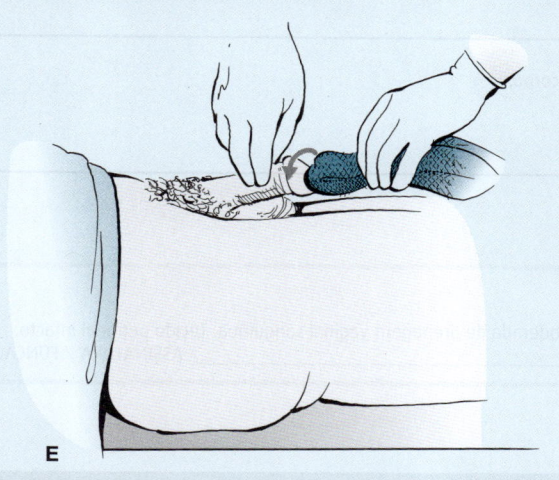

	Limpando a glande do pênis.
Lave a haste do pênis na direção do escroto (Fig. F).	Manter o orifício uretral livre de microrganismos e sujidades.
	Limpando a haste do pênis.
Abra as pernas do paciente e lave o escroto.	Retirar resíduos de locais em que possam estar retidos e favorecer microrganismos.
Seque a área, tocando-a com uma toalha.	Retirar o excesso de umidade.
Vire o paciente de lado e lave-o do períneo em direção ao ânus.	Limpar na direção das áreas mais sujas do corpo para as áreas menos sujas.
Enxágue e seque a pele com leves toques.	Evitar irritação da pele com resíduos de sabonete e com umidade mantida; um ambiente escuro, quente e úmido favorece a ocorrência de infecções fúngicas na pele.
Coloque um novo absorvente higiênico nas pacientes que estejam menstruadas ou que apresentem outros tipos de secreção vaginal ou retal.	Promover o asseio e reduzir o contato entre a pele e a drenagem úmida.
Retire as toalhas molhadas, coloque um absorvente descartável sob o paciente, caso haja secreção excessiva, e cubra o paciente com um lençol.	Restaurar o conforto; proteger o lençol de sujidades.
Deposite os panos molhados, os lenços sujos e as toalhas em recipiente adequado.	Controlar a disseminação de microrganismos.
Esvazie e enxágue a comadre.	Controlar a disseminação de microrganismos.
Remova as luvas e lave bem as mãos ou realize antissepsia por meio de fricção com álcool (ver Cap. 10).	Reduzir a disseminação de microrganismos.
Proporcione conforto e segurança à paciente.	Demonstrar preocupação com seu bem-estar.

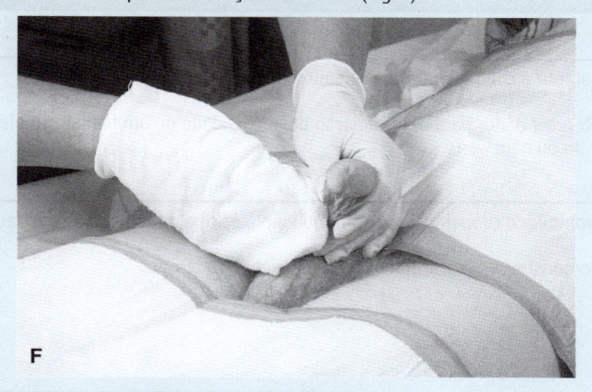

(continua)

Prestando cuidados perineais *(continuação)*

IMPLEMENTAÇÃO

Avaliação
- As áreas genital, perineal e retal estão limpas e secas.
- A limpeza foi realizada a partir das áreas menos sujas para as mais sujas do corpo.
- Não houve contato direto com drenagem, secreções ou excreções.
- Os itens sujos foram adequadamente descartados.

Documentação
- Data e hora.
- Cuidados prestados.
- Descrição da secreção e dos tecidos.

EXEMPLO DE DOCUMENTAÇÃO

Data e hora — Cuidado perineal providenciado para retirar quantidade moderada de drenagem vaginal sanguínea. Tecido perineal intacto.
ASSINATURA / FUNÇÃO

HABILIDADE 17.3 Dando um banho de leito

Ação sugerida	Justificativa
INVESTIGAÇÃO	
Examine a prescrição ou o plano de enfermagem na busca de orientações de higiene.	Garantir a continuidade dos cuidados.
Examine a pele na busca de sinais de ressecamento e de presença de drenagem ou secreções.	Oferecer dados para determinação da necessidade de um banho completo ou não.
PLANEJAMENTO	
Converse com o paciente para determinar o melhor horário para realizar as práticas de higiene.	Promover a cooperação; permitir que ele participe da tomada de decisão.
Reúna os itens necessários: lençol especial para banho, toalhas, toalhas de rosto, sabonete, bacia para banho, pijamas ou camisola limpos, lençóis limpos e outros artigos de higiene, como desodorante ou antitranspirante e lâmina de barbear para os homens.	Demonstrar organização e controle eficiente do tempo.
IMPLEMENTAÇÃO	
Lave bem as mãos ou realize antissepsia por meio de fricção com álcool (Cap. 10).	Reduzir a disseminação de microrganismos.
Utilize a cortina para garantir a privacidade.	Demonstrar respeito à privacidade.
Eleve o leito a uma altura adequada.	Reduzir a tensão muscular nas costas durante o oferecimento dos cuidados.
Retire os travesseiros extras ou coloque elementos auxiliares e mantenha o paciente deitado de costas.	Preparar o paciente para a lavagem da superfície anterior do corpo.
Cubra o paciente com lençol especial para banho.	Mostrar respeito pelo seu pudor e proporcionar calor.
Retire o avental do paciente.	Facilitar o banho.
Enquanto o paciente segura o lençol especial para o banho, dobre o lençol até os pés da cama, ou recolha-os e coloque-os na cadeira.	Manter a roupa de cama limpa, já que pode ser reutilizada.
Se os lençóis estiverem tão sujos que não possam ser reutilizados, coloque-os no hamper que irá para a lavanderia.	Reduzir a disseminação de microrganismos.
Segure os lençóis sujos longe do contato com seu uniforme.	Reduzir a disseminação de microrganismos.
Encha uma bacia com água em temperatura entre 40 e 43ºC; coloque a bacia na mesa de cabeceira.	Oferecer água agradavelmente quente para o banho, com fácil acesso.

(continua)

Conceitos e Habilidades Fundamentais no Atendimento de Enfermagem **367**

Dando um banho de leito *(continuação)*

IMPLEMENTAÇÃO *(continuação)*

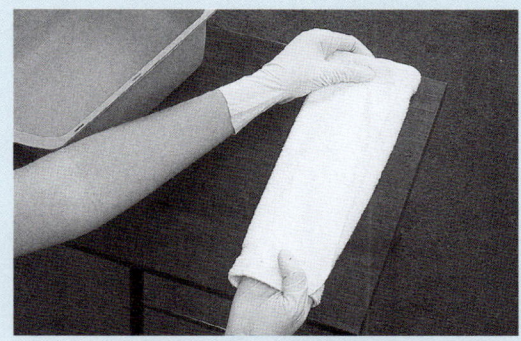

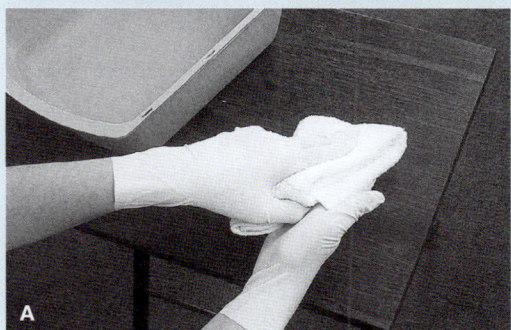

Umedeça o pano de limpeza e dobreo como uma luva (Fig. A).	Evitar que a água escorra pelas margens do pano.
	Estique o pano de limpeza para, então, dobrá-lo como se fosse uma luva.
Limpe cada um dos olhos com uma parte separada da luva, indo em direção ao nariz e às orelhas (Fig. B).	Evitar entrada de sabonete nos olhos do paciente.
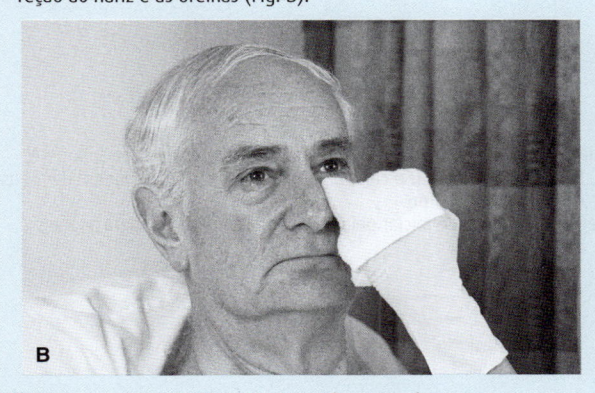	Limpando os olhos.
Ensaboe o pano umedecido e termine a lavagem do rosto. Enxágue a luva de limpeza e retire resíduos de sabonete da pele para, então, secá-la bem.	Remover a oleosidade, o suor e os microrganismos. Evitar o ressecamento da pele.

(continua)

Dando um banho de leito   *(continuação)*

IMPLEMENTAÇÃO   *(continuação)*

Lave separadamente cada braço do paciente; as axilas podem ser incluídas nesse momento ou quando o peito for lavado (Fig. C).	Limpar as sujidades e evitar que sinta muito frio.

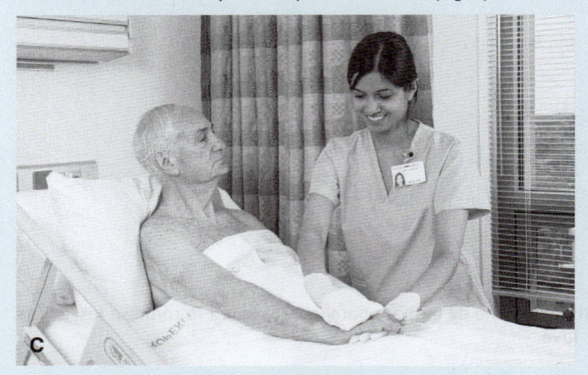

Lavando o braço.

Ofereça ao paciente desodorante ou antitranspirante após a lavagem das axilas.

Coloque cada uma das mãos na bacia com água, enquanto ela estiver sendo lavada (Fig. D).

Demonstrar respeito por suas práticas de higiene usuais; reduzir o odor da transpiração e do corpo.
Facilitar a limpeza completa, e não apenas o uso do pano.

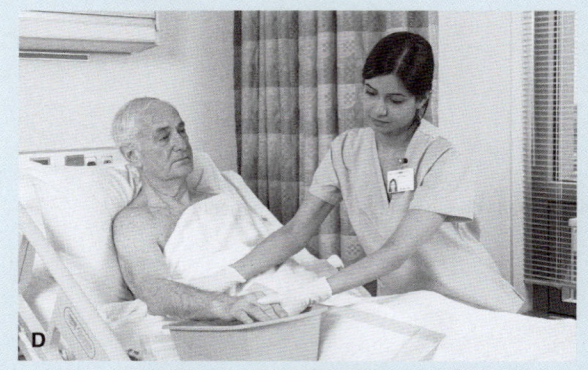

Imergindo a mão na bacia.

Troque a água na bacia; enxágue o pano muito bem ou substitua-o por outro limpo.

Lave o peito, o abdome, cada uma das pernas e finalmente, os pés, seguindo as etapas prescritas para a parte superior do corpo (Fig. E).

Eliminar pequenas sujidades, microrganismos e resíduos de sabonete, bem como aumentar o calor da água no preparo da lavagem de áreas mais limpas do corpo.
Seguir o princípio de iniciar pelas áreas mais limpas e ir para as mais sujas.

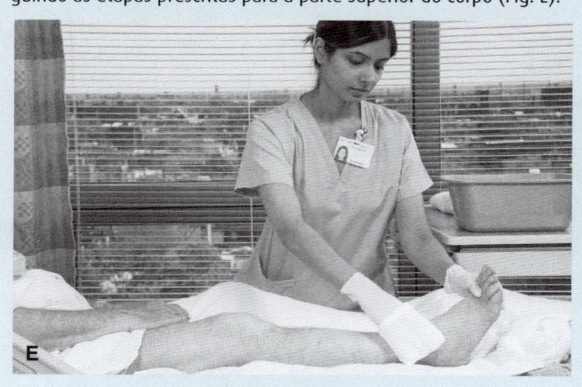

Lavando a perna.

(continua)

Dando um banho de leito   *(continuação)*

IMPLEMENTAÇÃO   *(continuação)*

Ajude o paciente a virar-se de lado.	Reposicionar o paciente, de modo que a parte posterior do corpo possa ser lavada.
Troque a água e lave as costas do paciente (Fig. F).	Permitir que a lavagem inicie pelas áreas mais limpas na parte posterior do corpo.
	Lavando as costas.
Ofereça-se para aplicar loção e realize uma massagem nas costas.	Melhorar a circulação e relaxar o paciente.
Ponha as luvas e lave as nádegas, os genitais e o ânus, por último. Seque bem a região.	Reduzir potencial de contato com lesões ou com drenagem que possam conter microrganismos infecciosos. Evitar o acúmulo de umidade.
Despeje a água fora e seque a bacia.	Controlar o crescimento e a disseminação de microrganismos.
Tire as luvas e auxilie o paciente a vestir um avental limpo.	Restaurar o conforto e a privacidade.

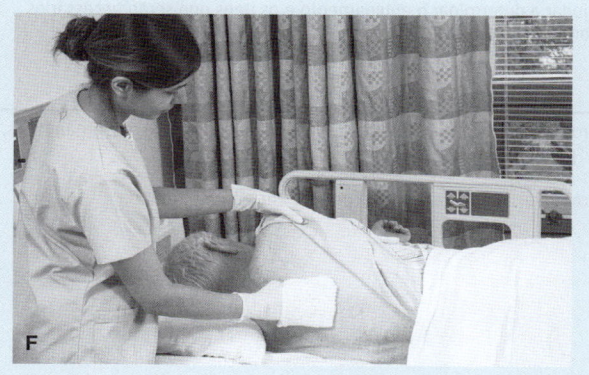

Avaliação

- O paciente está totalmente limpo.
- Não foi observado desconforto ou intolerância ao procedimento.

Documentação

- Data e hora.
- Tipo e extensão da higiene.
- Reação do paciente.
- Achados do exame observados durante o banho.

EXEMPLO DE DOCUMENTAÇÃO*

Data e hora   Foi dado um banho de leito completo. O paciente foi capaz de lavar o rosto e os genitais sozinho. A pele está intacta. Ausência de dispneia durante o banho. _____ ASSINATURA / FUNÇÃO

*Os auxiliares ou técnicos de enfermagem normalmente documentam as práticas de higiene rotineira sem uma lista de verificação; contudo, considerando os propósitos de ensino, foi utilizado o relato narrativo.

HABILIDADE 17.4 Prestando cuidado de higiene oral a pacientes inconscientes

Ação sugerida	Justificativa
INVESTIGAÇÃO	
Verifique o plano de cuidados de enfermagem para saber a frequência da realização da higiene oral.	Manter a continuidade dos cuidados.
Examine a boca do paciente.	Ajudar a determinar o equipamento e os itens que serão necessários.
Busque os itens de higiene oral que já possam estar à cabeceira do paciente.	Controlar os custos.
PLANEJAMENTO	
Providencie uma escovação de dentes do paciente por turno e ofereça cuidados orais adicionais, pelo menos uma vez a cada duas horas, se necessário.	Promover um cronograma para remoção da placa e de microrganismos, para a hidratação e para o frescor da boca.
Reúna os seguintes itens: escova e creme dental, sonda de aspiração, água, pera de aspiração, espátula sublingual forrada, cuba para êmese, toalha ou pano absorvente e luvas. Algumas instituições podem possuir um aparelho de escovação acoplado diretamente a uma sonda de aspiração (Fig. A).	Promover a organização e o controle eficiente do tempo.
	Aparelho de escovação acoplado a uma sonda de aspiração. Respiro da sucção.
IMPLEMENTAÇÃO	
Explique ao paciente o que será feito.	Reduzir a ansiedade, no caso de o paciente ter capacidade de compreensão.
Coloque o paciente de lado com a cabeça levemente mais baixa.	Evitar que líquidos sejam aspirados pelas vias respiratórias.
Coloque uma toalha sob a cabeça.	Absorver os líquidos.
Conecte a extremidade de uma sonda de aspiração ou de sucção a uma fonte portátil ou a um instrumento a vácuo preso à parede.	Promover a segurança.
Espalhe creme dental em uma escova umedecida.	Preparar a escova de dentes para uso.
Use luvas.	Evitar contato direto com sangue e microrganismos na boca.
Use uma espátula sublingual ou puxe o queixo do paciente para baixo, para abrir a boca e separar os dentes.	Servir como um substituto seguro aos dedos do profissonal.
Escove todas as superfícies dos dentes com a escova (Fig. B).	Remover a placa e os microrganismos.
	Com a cabeça abaixada, os dentes são escovados.

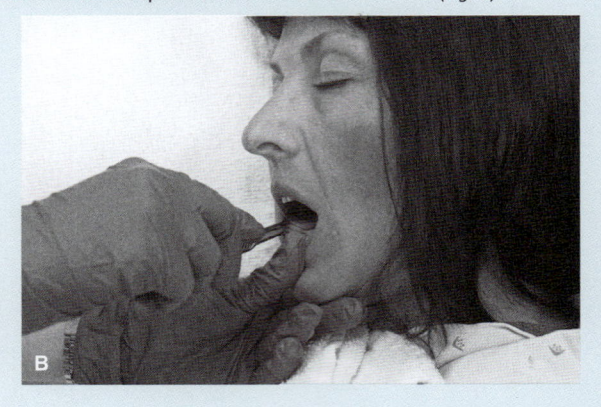

(continua)

Prestando cuidado de higiene oral a pacientes inconscientes *(continuação)*

IMPLEMENTAÇÃO *(continuação)*

Instile água e aspire a secreção oral, utilizando a pera de aspiração ou uma sonda de aspiração a vácuo (Fig. C).	Retirar resíduos e reduzir o potencial para aspiração.
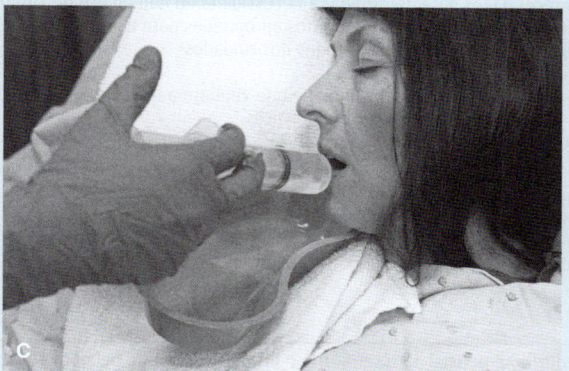	Enxaguar a boca mantendo a cabeça abaixada.
Aspire a solução de enxágue com um dispositivo de sucção de Yankeur (Fig. D)	Aspirar o líquido da boca.
Limpe e guarde os itens de higiene oral. Retire a toalha molhada e as luvas; recoloque o paciente em uma posição confortável e segura.	Restaurar a limpeza e a ordem no ambiente do paciente. Demonstrar preocupação com sua dignidade e seu bem-estar.

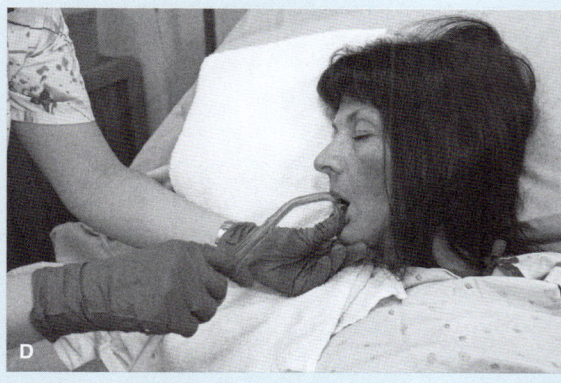

Avaliação

- Os dentes estão limpos.
- A mucosa oral está macia, rosada, hidratada e intacta.
- A segurança foi mantida.

Documentação

- Data e hora.
- Achados clínicos, caso sejam importantes.
- Tipo de cuidado oral.
- Eventos incomuns, como aspiração, caso tenham ocorrido, e ação do profissional.
- Consequências de qualquer ação do profissional que realizou o procedimento.

EXEMPLO DE DOCUMENTAÇÃO*

Data e Hora Dentes escovados e boca limpa. Líquido aspirado da boca, utilizando uma sonda de aspiração a vácuo. Ausência de aspiração durante o cuidado oral. Sons pulmonares limpos bilateralmente _____ ASSINATURA / FUNÇÃO

*Os auxiliares ou técnicos normalmente documentam as práticas de higiene rotineira sem uma lista de verificação; contudo, considerando os propósitos de ensino, foi utilizado o relato narrativo.

HABILIDADE 17.5 Lavando os cabelos

Ação sugerida	Justificativa
INVESTIGAÇÃO	
Examine o paciente para ver se os cabelos estão oleosos e sem vida ou se há sinais de acúmulo de secreções ou de lesões no couro cabeludo.	Oferecer dados para determinar a necessidade ou não do uso de xampu nos cabelos e quais os elementos apropriados para uso.
Avalie a presença de sintomas respiratórios, dor ou outras condições que possam aumentar ou contribuir para intolerância à atividade.	Ajudar a estabelecer as prioridades dos cuidados.
Determine a existência de tratamentos médicos e testes já programados, bem como seus horários.	Garantir que as medidas de higiene não venham a interromper os procedimentos terapêuticos ou diagnósticos.
Verifique quais os tipos de produtos disponíveis para lavagem dos cabelos.	Facilitar o cuidado individualizado.
PLANEJAMENTO	
Combine com o paciente quanto à melhor hora do dia para lavar os cabelos.	Envolver o paciente no processo decisório.
Reúna os materiais, o que pode incluir xampu, condicionador, óleo capilar de tratamento, toalhas, jarro para água, bacia ou outro recipiente.	Promover a organização e o controle eficiente do tempo.
IMPLEMENTAÇÃO	
Feche a porta do quarto e puxe a cortina.	Reduzir o potencial para sentir frio e promover respeito pela privacidade do paciente.
Retire o travesseiro e proteja a área superior da cama com toalhas; cubra o peito e os ombros do paciente com uma toalha.	Absorver a umidade.
Ponha as luvas, caso haja lesões abertas na cabeça ou próxima a ela.	Evitar o contato direto com sangue e secreções.
Umedeça totalmente os cabelos e aplique o xampu (Fig. A).	Diluir e distribuir o xampu.
Lavagem dos cabelos utilizando uma bacia de drenagem.	
Ensaboe os cabelos, formando espuma.	Facilitar a limpeza de todo o cabelo.
Enxágue os cabelos com água.	Retirar a gordura e o xampu dos cabelos.
Aplique condicionador, se for solicitado e esteja disponível.	Hidratar o cabelo e reduzir os nós.
Enrole a cabeça com uma toalha e massageie o cabelo com ela.	Absorver a água e diminuir o tempo de secagem.
Penteie, prenda ou arrume os cabelos conforme a preferência do paciente.	Promover a autoestima do paciente.
Limpe e guarde os utensílios utilizados.	Restaurar a limpeza e a ordem do ambiente do paciente.

(continua)

Lavando os cabelos *(continuação)*

Avaliação
O cabelo está limpo e seco.

Documentação
- Data e hora.
- Achados clínicos.
- Tipo de cuidado.
- Resposta do paciente.

EXEMPLO DE DOCUMENTAÇÃO

Data e hora   O couro cabeludo e o cabelo parecem oleosos. A pele está intacta. O cabelo foi lavado e penteado (feito uma trança). O couro cabeludo está limpo e intacto. Nenhuma evidência de frio, de cansaço ou de desconforto durante a operação de lavagem. O paciente diz que "se sente muito melhor"._____ ASSINATURA / FUNÇÃO

18

Conforto, Repouso e Sono

OBJETIVOS DO ENSINO

Ao término deste capítulo o leitor deverá:

1. Diferenciar conforto, repouso e sono.
2. Descrever quatro formas de modificar o ambiente do paciente com a finalidade de promover o conforto, o repouso e o sono.
3. Listar quatro mobílias padronizadas no quarto de cada paciente.
4. Listar pelo menos cinco funções do sono.
5. Descrever as duas fases do sono e suas diferenças.
6. Descrever a tendência geral das exigências de sono à medida que as pessoas envelhecem.
7. Citar dez fatores que afetam o sono.
8. Listar quatro categorias de fármacos que afetam o sono.
9. Nomear quatro técnicas usadas para avaliar os padrões de sono.
10. Descrever quatro categorias de distúrbios de sono.
11. Discutir no mínimo cinco técnicas para promover o sono.
12. Nomear duas medidas de enfermagem capazes de promover o relaxamento.
13. Discutir as características peculiares do sono dos idosos.

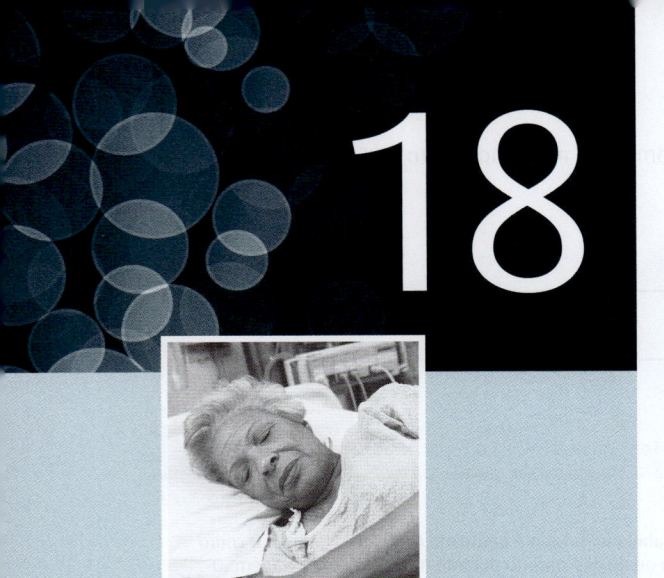

TERMOS PRINCIPAIS

Alucinações hipnóticas
Apneia
Bruxismo
Cataplexia
Coberturas para colchão
Conforto
Controle climático
Diário do sono
Distúrbio do ciclo sono-vigília
Enurese noturna
Estimulantes
Fotoperíodo
Fototerapia
Hipersonia
Hipersonolência
Hipnótico
Hipopneia
Hipoxia
Insônia
Jet Lag (dessincronose)
Leito desocupado
Leito ocupado
Massagem
Melatonina
Microssonia
Narcolepsia
Parassonia
Polissonografia noturna
Psicólogos ambientais
Relaxamento progressivo
Repouso
Ritmo circadiano
Rituais do sono
Sedativos
Síndrome da apneia/hipopneia do sono
Síndrome das pernas inquietas
Síndrome do nascer do sol
Síndrome do pôr do sol
Sonambulismo
Sono
Sono paralisante
Termorregulação
Teste de latência múltipla do sono
Tolerância ao fármaco
Tranquilizantes
Umidade
Umidade relativa
Ventilação

Conforto é o estado em que um indivíduo se sente aliviado de um sofrimento. O conforto facilita o **repouso**, estado de vigília caracterizado pela reduzida estimulação mental e de atividades, e o **sono**, estado de inconsciência que pode ser desperta. Um fator que contribui para o conforto é um ambiente seguro, limpo e atraente.

Este capítulo trata de medidas para garantir que o local em que o paciente recebe os cuidados seja um dos elementos que promova a sensação de bem-estar. Isso inclui medidas para manutenção da ordem e asseio do leito e quarto do paciente e descreve, ainda, as intervenções de enfermagem que facilitam o sono e o repouso.

O AMBIENTE DO PACIENTE

O termo *ambiente*, na acepção aqui utilizada, refere-se ao quarto em que o paciente recebe os cuidados de enfermagem e ao seu mobiliário. Num sentido amplo, contudo, a localização e o desenho dos recursos relacionados ao cuidado com a saúde envolvem muitos outros sutis elementos que influenciam a impressão geral que o usuário tem da instituição.

A maior parte dos pacientes não se dá conta do que é analisado no planejamento do ambiente físico ao seu redor. Estacionamento de fácil acesso, iluminação dentro e fora da área física construída, paisagem, barreiras que reduzam o barulho nos corredores e sinalização que os ajude a se localizarem pelo prédio, dão uma impressão positiva àqueles que estão necessitando de cuidados de saúde.

Quartos dos pacientes

Os quartos dos pacientes, que mais se assemelham a quartos de dormir, não mais se parecem com os ambientes austeros, brancos quase vazios e estéreis de décadas atrás. Graças aos **psicólogos ambientais** (especialistas que estudam a maneira pela qual o ambiente afeta o comportamento e o bem-estar), eles são mais iluminados, mais coloridos e decorados com bom gosto. O tratamento das paredes e do piso, a iluminação e os mecanismos para manutenção do controle climático são formas de praticar o conforto, assim como de conduzir a ele.

Paredes

O azul e as cores que contenham esse pigmento, como a cor de malva e o verde claro, promovem o relaxamento, fazendo com que essas tonalidades estejam entre as preferidas para uso dentro dos estabelecimentos de saúde e nos quartos dos pacientes. Caso não sejam usadas com exclusividade, são integradas ao acabamento, do papel de parede a acessórios decorativos, como quadros. As gravuras normalmente mostram cenas bucólicas e imagens apaziguantes.

Pisos

Uma vez que o ruído interfere no conforto, os corredores e postos de trabalho são forrados na maior parte das instituições de saúde. O piso dos quartos dos pacientes é forrado com lajotas ou linóleo para facilitar a limpeza de respingos.

Iluminação

Uma iluminação adequada, natural e/ou artificial, é importante para o conforto dos pacientes e dos profissionais de enfermagem. Os novos prédios estão sendo construídos com janelas maiores, átrios, claraboias e pátios internos, para facilitar a exposição à luz solar como uma técnica de redução do estresse.

A luz artificial radiante facilita a execução dos cuidados de enfermagem, mas não contribui para o conforto do paciente. Por isso, a maior parte dos quartos possui múltiplas luminárias, em diferentes locais, com opção de ajuste da intensidade. A luz difusa e a escuridão promovem o sono; entretanto, acidentes são mais fáceis de acontecer em ambientes escuros e pouco familiares. Em função disso, os quartos possuem cortinas ajustáveis e iluminação noturna próxima ao piso.

Controle climático

O **controle climático** abrange os mecanismos para manutenção de temperatura, umidade e ventilação. É um método de promoção do conforto físico.

Temperatura e umidade

A maior parte dos pacientes sente-se confortável quando a temperatura ambiente se situa entre 20 e 23°C. Os prédios mais novos oferecem termostatos em cada quarto, para que a temperatura possa ser ajustada ao agrado do paciente.

A **umidade**, quantidade de gotículas de água no ar, e a **umidade relativa**, proporção entre a quantidade de umidade no ar e a maior quantidade de vapor d'água que o ar consegue manter a determinada temperatura, afetam o conforto. Com uma umidade relativa de 60%, o ar contém 60% de seu potencial de capacidade de água. Uma umidade relativa entre 30 e 60% é confortável para a maior parte dos pacientes.

Se a temperatura ambiente ficar mais elevada do que a temperatura da pele, a evaporação será o único mecanismo de regulagem da temperatura corporal. A evaporação é reduzida quando o nível de umidade se eleva porque o ar que está quase ou totalmente saturado de água não consegue absorver de maneira adequada mais umidade. Dessa forma, em vez de evaporar, o suor acumula-se e surgem gotas na pele. Muitas instituições de saúde possuem ar condicionado. Ventiladores elétricos e desumidificadores nem sempre são substitutos adequados, mas podem ser utilizados nos locais em que o ar condicionado não esteja disponível. Nos prédios em que o ar é seco, pode-se acrescer umidade ao ambiente com um umidificador ou pelo uso de uma máquina de névoa temperada. Pacientes que possuem uma **termorregulação** (capacidade para manter estável a temperatura do corpo) ineficaz podem se sentir excessivamente acalorados ou com frio, mesmo quando a temperatura e a umidade forem ideais.

Considerações gerontológicas

- Os idosos tendem a preferir temperaturas ambientes mais quentes por causa da diminuição dos depósitos de gordura subcutânea. No entanto, aqueles com comprometimento cognitivo podem achar que a temperatura ambiente está desconfortavelmente quente ou fria, mesmo quando a temperatura está confortável para os outros.

Ventilação

No ambiente doméstico, os métodos de **ventilação** (movimento do ar) incluem a abertura de janelas ou o uso de ventiladores de teto. Nos hospitais e casas geriátricas, no entanto, a abertura de janelas acarreta riscos à segurança, e os ventiladores de teto levantam pó e disseminam microrganismos infecciosos. Consequentemente, a ventilação costuma ocorrer por um sistema de dutos por onde o ar circula para dentro e para fora do quarto do paciente.

Os quartos e prédios com ventilação precária tendem a cheirar mal. A remoção de artigos sujos, o esvaziamento de "comadres" e "papagaios" e a abertura das cortinas, bem como das portas, ajudam a reduzir os odores. Uma alternativa é o uso de um desodorizador de ar; de forma geral, contudo, os *sprays* com fragrâncias substituem um cheiro por outro, e os pacientes doentes normalmente acham qualquer odor mais forte desagradável. Os profissionais de enfermagem devem estar conscientes sobre sua própria higiene oral e corporal, abstendo-se do uso de perfumes que se sobressaiam e evitando cheirar à fumaça de cigarro.

Mobília do quarto

Os fabricantes de móveis hospitalares procuram criar equipamentos atraentes, que sejam tão atrativos quanto práticos (Fig. 18.1). A cama e seus componentes (o colchão e o travesseiro, as cadeiras, a mesa usada sobre a cama e um móvel de cabeceira) precisam ser peças seguras, duráveis e confortáveis.

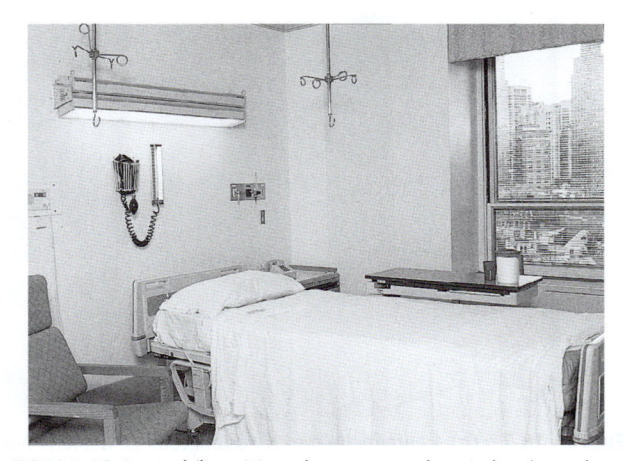

FIGURA 18.1 Mobílias típicas de um quarto hospitalar. (Foto de B. Proud.)

Considerações gerontológicas

- Os idosos que se mudam para estabelecimentos institucionais, como lares geriátricos ou de convivência assistida, ficam mais confortáveis com seus próprios móveis e com suas lembranças e pertences pessoais.

Leito

Os leitos hospitalares são ajustáveis – isto é, a altura e a posição da cabeceira e dos joelhos podem ser mudadas elétrica ou manualmente. O ajuste do leito pode promover conforto, facilitar o autocuidado e a obtenção de uma posição terapêutica (Cap. 23). Os leitos hospitalares são mantidos na posição mais baixa, a não ser quando os pacientes estão recebendo atendimento de enfermagem ou durante a troca dos lençóis. A Habilidade 18.1 descreve como fazer um **leito desocupado** (mudança da roupa de cama quando a cama está vazia).

Grades laterais inteiras ou parciais ficam presas à estrutura do leito. Há muita controvérsia quanto a considerar um risco ou um benefício a permanência das grades laterais do leito elevadas, porque alguns pacientes tentam pular sobre elas em vez de pedir ajuda à enfermagem. Essas proteções laterais são hoje entendidas como uma forma de contenção física nas instituições de cuidados prolongados e seu uso precisa ser justificado (Ato de Reconciliação Orçamentária Diversa de 1987; Cap. 19).

Alguns leitos possuem cabeceiras removíveis (Fig. 18.2). Esse equipamento facilita a execução das medidas de reanimação, no caso do paciente apresentar parada cardíaca ou respiratória. Sua remoção propicia à equipe de atendimento um melhor acesso à entubação das vias respiratórias. A colocação da prancha de cabeceira sob a parte superior do corpo do paciente permite uma compressão cardíaca mais efetiva do que a realizada sobre o colchão.

Colchão. Muitas pessoas condicionam o conforto da cama à qualidade de seu colchão. Um bom colchão ajusta-se à forma do corpo ao mesmo tempo em que lhe oferece apoio. Um colchão macio demais altera o alinhamento da coluna vertebral, fazendo com que, ao acordar, algumas pessoas sintam dores musculares e nas articulações.

Os colchões hospitalares costumam ser feitos de materiais que resistem ao uso prolongado. Como eles são lavados, mas não esterilizados, entre os usos, costumam ser cobertos com uma capa à prova d'água, resistente à limpeza com soluções antimicrobianas bastante fortes.

Ocasionalmente, **coberturas para colchão** (camadas de espuma ou outros elementos colocados sobre o colchão; Fig. 18.3) são utilizadas para promover o conforto ou manter a pele intacta (Cap. 23). O Quadro 18.1 lista os pacientes para os quais uma cobertura para colchão ou um colchão terapêutico de espuma, gel, ar ou água, são apropriados.

Travesseiros Os travesseiros são basicamente utilizados como acessório ao conforto, podendo também ser usados para elevar alguma parte do corpo, aliviar edemas, promover a respiração ou ajudar a manter uma posição terapêutica (Cap. 23). Os travesseiros são preenchidos com espuma, *kapok* (uma massa de fibras de seda) ou penas de aves.

Roupas de cama

A roupa de cama usada na maior parte dos hospitais inclui os seguintes itens:

- Uma capa para colchão
- Um lençol de baixo, algumas vezes com elástico
- Um estrado opcional, colocado sob o quadril do paciente
- Um sobrelençol
- Um cobertor, dependendo da preferência do paciente
- Uma colcha
- Uma fronha

Alguns hospitais estão utilizando lençóis estampados para trazer uma atmosfera mais doméstica à instituição.

Para controlar as despesas, as roupas de cama podem não ser trocadas diariamente, embora qualquer peça molhada ou suja seja mudada com a frequência necessária. Às vezes, são utilizados

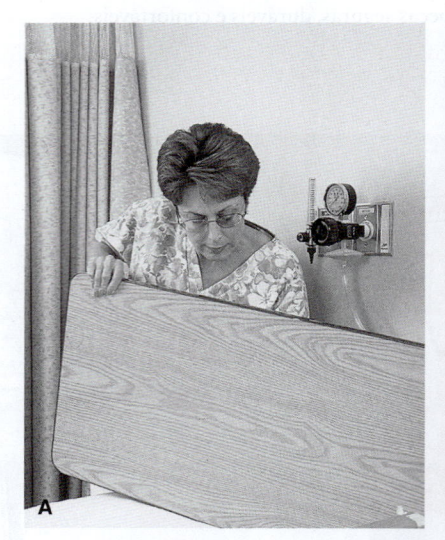

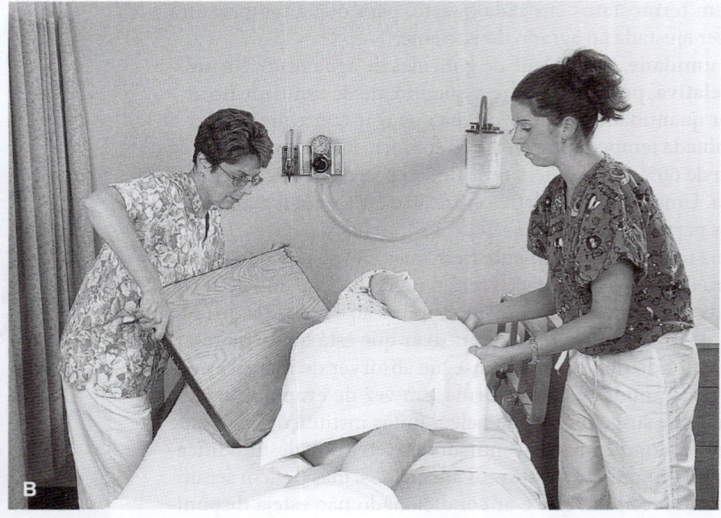

FIGURA 18.2 (**A**) A enfermeira remove a cabeceira de um leito hospitalar padrão. (**B**) A enfermeira coloca a cabeceira sob o paciente antes de realizar as manobras de reanimação. (Foto de B. Proud.)

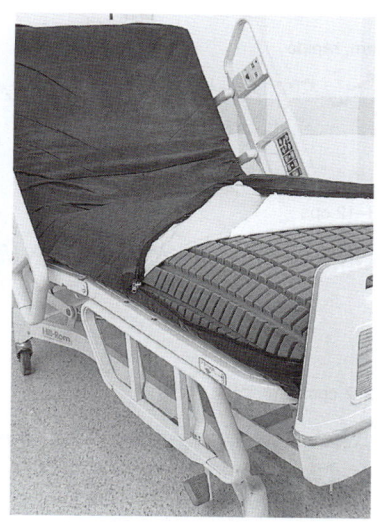

FIGURA 18.3 Uma capa para colchão à prova d'água protege a cobertura para colchão. (Foto de B. Proud.)

lençóis dobrados ou descartáveis e absorventes entre o paciente e a capa para colchão, para que se evite a troca de toda a roupa de cama quando ela suja. A Habilidade 18.2 explica a maneira como arrumar um **leito ocupado** (troca da roupa de cama enquanto o paciente permanece nela).

> ▶ *Pare, Pense e Responda – Quadro 18.1*
> *Cite situações em que poderia ser apropriada a troca de algum item da roupa de cama, no momento da prestação de cuidados ao paciente, e outras em que seria adequada a troca de todo o conjunto.*

Cortinas de privacidade
Uma cortina que garante a privacidade é uma divisória de bom tamanho, feita de tecido, pendente a partir do teto. Ela pode circundar toda a área ao redor do leito do paciente. Essa cortina preserva sua dignidade e seu pudor sempre que houver necessidade de um exame ou de exposição desse paciente para a prestação do cuidado. Também pode ser utilizada como maneira de evitar que seja observado enquanto faz uso da comadre ou do papagaio.

QUADRO 18.1 Critérios para utilização de uma cobertura para colchão ou para uso de um colchão terapêutico

- Imobilidade total
- Mobilidade limitada
- Integridade da pele prejudicada
- Estado nutricional inadequado
- Incontinência urinária ou fecal, ou ambas
- Percepção tátil alterada
- Estado circulatório comprometido

Mesa usada sobre o leito
Uma mesa usada sobre o leito é uma plataforma portátil e plana que pode ser colocada no colo do paciente. Sua altura pode ser ajustada, se a cama estiver em posição mais alta ou mais baixa. Essa mesa torna-se conveniente ao paciente que se alimenta enquanto permanece na cama e que realiza sua higiene pessoal ou outra atividade, necessitando de uma superfície plana. Os profissionais também a usam para colocar algum equipamento enquanto prestam cuidados ao paciente. Algumas delas possuem um compartimento escondido que pode conter um espelho acoplado e um local para guarda de itens pessoais (escova de cabelos, pente, cosméticos, aparelho de barba ou livros).

Móvel de cabeceira
Um móvel de cabeceira é, em geral, um pequeno armário. Normalmente, ele contém uma gaveta para itens pessoais e duas prateleiras. A prateleira superior é usada para guardar a bacia para o banho, o sabonete, a saboneteira e uma **bacia para êmese** chamada "cuba-rim". A inferior é utilizada para guardar a comadre ou o papagaio e papel higiênico. Os utensílios usados para eliminação são guardados em separado dos objetos de higiene para reduzir a disseminação de microrganismos. Uma garrafa de água e um copo costumam ser colocados sobre o móvel de cabeceira.

Cadeiras
Geralmente, há pelo menos uma cadeira por paciente em cada quarto. As cadeiras hospitalares costumam ter o encosto reto para facilitar um bom apoio postural. A melhor posição sentada é aquela em que quadris, joelhos e tornozelos ficam todos em um ângulo de 90°. Pode haver uma poltrona em cada quarto. Embora essas poltronas sejam mais confortáveis, alguns pacientes acham que levantar-se delas é bastante difícil.

SONO E REPOUSO
Não importa o quão confortável seja o ambiente físico ou o quão atrativa e familiar seja a mobília, uma falha em promover o repouso e o sono pode sabotar ou prolongar o processo de recuperação. Apesar das necessidades de sono variarem, alterações nos seus padrões podem levar a sérias consequências físicas e emocionais. Os familiares, especialmente os cônjuges, podem experimentar distúrbios do sono se alguém ronca, acorda durante a noite ou é sonâmbulo.

Funções do sono
Além de promover o bem-estar emocional, o sono intensifica vários processos fisiológicos. Embora não sejam totalmente compreendidos os mecanismos exatos, as funções restauradoras do sono podem ser inferidas a partir dos efeitos observáveis de sua privação (Quadro 18.2). Acredita-se, assim, que o sono desempenhe um papel no(a):

- Redução da fadiga
- Estabilização do humor
- Melhora do fluxo sanguíneo para o encéfalo
- Aumento da síntese de proteínas
- Manutenção dos mecanismos detectores de doenças do sistema imune
- Promoção do crescimento e do reparo das células

| QUADRO 18.2 | Efeitos da privação crônica de sono |

- Redução do vigor físico
- Alteração do conforto, como surgimento de cefaleias e de náuseas
- Coordenação prejudicada, especialmente da coordenação motora fina
- Perda de peso e de massa muscular
- Aumento da suscetibilidade a infecções
- Cicatrização lenta de ferimentos
- Redução da tolerância à dor
- Concentração deficiente
- Prejuízo de julgamento
- Humor instável
- Desconfiança

- Melhora da capacidade de aprendizagem e de armazenamento na memória

Fases do sono

O sono está dividido em duas fases: *a fase do movimento não rápido dos olhos* (NREM) e *a fase do movimento rápido dos olhos* (REM). Seus nomes decorrem da observação de que há períodos, durante o sono, em que os movimentos dos olhos são abrandados ou bastante vigorosos.

A fase NREM, que progride por quatro estágios, é também chamada de *sono ondulatório*, porque durante sua ocorrência as ondas eletroencefalográficas (EEG) aparecem como oscilações progressivamente mais lentas. A fase REM é também conhecida como *sono paradoxal*, pois as ondas EEG parecem assemelhar-se àquelas produzidas durante períodos de alerta total (Fig. 18.4), mas esse é o estágio mais profundo do sono. Assim, o sono NREM é caracterizado como um sono calmo, ao passo que o sono REM é tido como um sono ativo.

Ciclos do sono

Durante o sono, as pessoas vão e voltam por fases de sono NREM e REM (Tab. 18.1) O sono NREM normalmente antecede o sono REM, a fase em que ocorre a maior parte dos sonhos. Embora a duração do tempo em cada fase ou estágio varie conforme a idade e outras variáveis, a maior parte das pessoas percorre os estágios 2, 3 e 4 das fases NREM para a REM de 4 a 6 vezes por noite.

Necessidades de sono

As exigências de sono diferem entre os diferentes grupos etários. A necessidade de sono reduz-se do nascimento até a idade adulta, ainda que haja variações individuais (Tab. 18.2). Embora seja necessária uma média de 7 a 9 horas de sono desde a adolescência até a terceira idade, 20% dos americanos relatam que dormem menos de seis horas por noite, um aumento de 13% em relação ao relato de uma década atrás (National Sleep Foundation, 2009a).

Com o passar dos anos, a duração dos estágios 3 e 4 do sono NREM diminui, enquanto os períodos de sono REM aumentam (Fig. 18.5). De acordo com a National Sleep Foundation (2009b), os idosos dormem mais nas noites ao longo da semana, ao passo que os mais jovens dormem mais nos finais de semana. Os idosos cochilam mais que os adultos jovens, um fato que pode ser atribuído à inatividade do primeiro grupo ao longo do dia ou a sua reduzida estimulação mental.

Desperto:
baixa voltagem, rápido

Desperto, com os olhos fechados:
ondas alfa, 8–12 cps

NREM:
Estágio 1:
ondas teta, 3–7 cps

Estágio 2:
sono prolongado, 12-14 cps
Complexo K

Sono prolongado

Complexo K

Estágios 3 e 4:
ondas delta, 0,5-2 cps

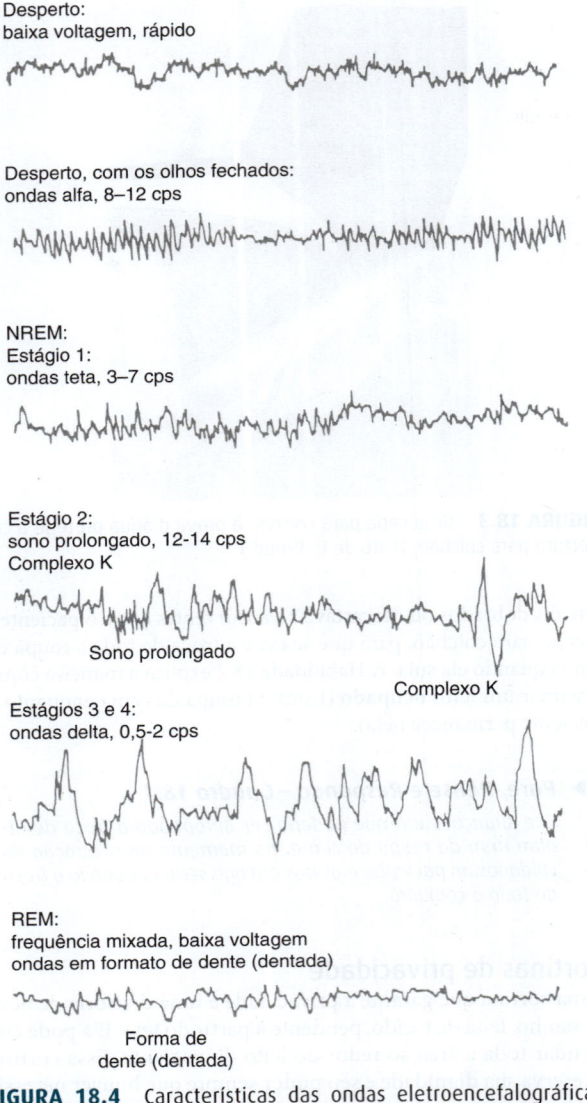

REM:
frequência mixada, baixa voltagem
ondas em formato de dente (dentada)

Forma de dente (dentada)

FIGURA 18.4 Características das ondas eletroencefalográficas formadas durante o estágio do sono. cps = ciclos por segundo. (De Craven, R.F., & Hirnle, C.J. [2008]. *Fundamentals of nursing: Human health and function* [6th ed.]. Philadelphia, PA: Lippincott Williams & Wilkins.)

Considerações gerontológicas

- Os idosos frequentemente se sentem cansados, se queixam de problemas do sono e ficam mais tempo na cama sem que realmente estejam dormindo.
- Cochilos e períodos de descanso diurnos curtos, geralmente com menos de duas horas de duração, podem restaurar a energia do paciente idoso, sem interferir no sono noturno. No entanto, 7 a 9 horas de sono em um período de 24 horas é a quantidade total de sono habitual exigido pelos idosos. Portanto, as expectativas para o número de horas de sono durante a noite devem ser ajustadas de acordo com a quantidade de sono diurno.
- O tédio pode ser a causa de períodos de sono diurno. Trabalhe com os idosos para determinar atividades divertidas que levem à diminuição dos cochilos diurnos, o que pode efetivamente auxiliar o sono noturno.

TABELA 18.1 Características das fases do sono

FASE DO SONO	DURAÇÃO	ASPECTOS
NREM	50 – 90 minutos	Sono profundo, calmo, sem sonhos
Estágio 1	Poucos minutos	Sono leve, de fácil despertar
		Redução gradativa dos sinais vitais
Estágio 2	10 – 20 minutos	Relaxamento mais profundo
		Pode ser acordado com esforço
Estágio 3	15 – 30 minutos	Fase inicial do sono profundo
		Ronco
		Tônus muscular relaxado
		Ausência ou pouco movimento físico
		Dificuldade para acordar
Estágio 4	15 – 30 minutos; encurta próximo à manhã	Sono profundo
		Sonambulismo, falar dormindo e urinar na cama podem ocorrer
REM	Média de 20 min; mais duradouro pela manhã	Movimentos rápidos dos olhos
		Muita dificuldade para ser acordado
		Sonhos vívidos, muito coloridos, emocionais
		Perda do tônus muscular; a mandíbula relaxa; a língua pode colocar-se na parte posterior da garganta
		Sinais vitais oscilam
		Respirações irregulares
		Pausas na respiração de 15 a 20 segundos
		Ausência de ronco
		Contração muscular
		Aumento das secreções gástricas
		Os homens podem ter ereções

Fatores que afetam o sono

Tanto a quantidade quanto a qualidade do sono diminuem com a idade. De acordo com a According to the Division of Sleep Medicine da Harvard Medical School (2007), os idosos sofrem desproporcionalmente com privação crônica de sono. Esse achado não é surpreendente, pois os idosos despertam mais frequentemente durante a noite, por várias razões: dor; pequena capacidade vesical, que resulta num aumento da necessidade de urinar; problemas no sono relacionados à demência; efeitos colaterais de medicações, como diuréticos e anti-hipertensivos; e produção diminuída de neuroquímicos, como a melatonina, que promove o sono. Outros fatores, que não estão relacionados à idade, também podem afetar a quantidade e a qualidade do sono das pessoas (Tab. 18.3).

TABELA 18.2 Necessidades de sono

IDADE	TEMPO TOTAL DE SONO	PERCENTUAL EM REM
Recém-nascido	16 – 20 h/dia	50%
3 meses a 1 ano	14 – 15 h/dia	35%
Lactente que começa a andar	12 h/noite mais 1 ou 2 sonecas curtas	Sem dados
Pré-escolar	9 – 12 h/noite	Sem dados
5 a 6 anos	11 h/noite	20%
6 a 11 anos	10 a 11 h/noite	Sem dados
11 anos	9 h/noite	Sem dados
Adolescente	7 – 9 h/noite	25%
Adulto	7 – 9 h/noite	20% – 25%
Idoso	7 – 9 h/noite	13% – 15%

TABELA 18.3 Fatores que afetam o sono

FATORES PROMOTORES DO SONO	FATORES SUPRESSORES DO SONO
Escuridão, luz fraca	Luz solar e luz forte
Horário de sono consistente	Horário de sono inconsistente
Secreção de melatonina	Supressão de melatonina
Ambiente de sono familiar	Ambiente de sono desconhecido
Condições de calor e de ventilação ideais	Ambiente frio, quente ou abafado
Realização dos rituais de sono	Perturbação dos rituais de sono
Fármacos sedativos e hipnóticos	Fármacos estimulantes
Depressão	Depressão, ansiedade, preocupação
Relaxamento	Atividade
Saciedade	Fome, sede
Proteínas contendo L-triptofano	Dietas deficientes em proteína
Consumo excessivo de álcool	Metabolismo do álcool
Conforto	Dor, náusea, bexiga cheia
Silêncio	Barulho
Respiração fácil	Respiração difícil

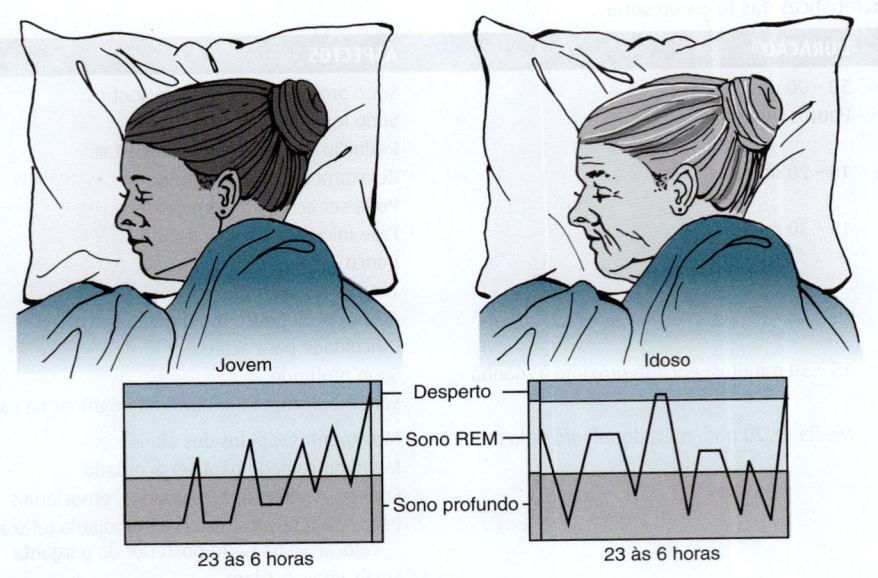

FIGURA 18.5 O tempo gasto no sono REM e NREM é diferente nos adultos jovens e nos idosos.

Considerações gerontológicas

- É aconselhável o uso de iluminação para a noite, em vez de iluminação mais forte no quarto, caso um idoso se acorde à noite. As luzes intensas estimulam o encéfalo e interferem nas tentativas de voltar a dormir.

Iluminação

A luz do dia e a escuridão influenciam o ciclo sono-vigília. O **ritmo circadiano** (fenômeno que se repete a cada 24 horas) é termo derivado de duas palavras latinas: *circa* (por volta de) e *dies* (dia). Assim, sonolência e sono associam-se ao ritmo circadiano do pôr do sol e da noite. Estar acordado corresponde ao nascer do sol e à luz do dia.

Alguns pesquisadores (Rosenthal et al., 1984) têm sugerido que os ciclos de alerta seguidos de sono estão associados a um sistema fotossensível envolvendo os olhos e a hipófise no encéfalo (Fig. 18.6). Na ausência de luz forte, a hipófise secreta a **melatonina** (hormônio que induz a sonolência e o sono); a luz desencadeia a interrupção da secreção de melatonina.

Considerações gerontológicas

- O padrão de sono e os ritmos circadianos do paciente idoso podem não corresponder ao cronograma de horários da instituição de saúde. Pode ser necessário realizar modificações nas rotinas da instituição para acomodar as diferenças individuais.

Atividade

A atividade, em especial o exercício, aumenta a fadiga e a necessidade de sono. Ela parece aumentar o sono REM e NREM, principalmente o sono profundo do quarto estágio do sono NREM. Contudo, se a atividade física ocorrer imediatamente antes da hora de dormir, pode produzir um efeito mais estimulante do que relaxante.

Considerações gerontológicas

- O idoso com dificuldade de locomoção pode dormir melhor se fizer exercícios na cadeira ou na água durante o dia.

Ambiente

A maior parte das pessoas dorme melhor em seu ambiente normal, pois desenvolvem uma preferência por determinado travesseiro, colchão e cobertores. Há ainda uma tendência a adaptar-se aos sons peculiares do local onde vivem, como o do trânsito, dos trens, ou aos zumbidos próprios de motores ou da calefação.

Além disso, os **rituais do sono**, atividades habituais realizadas antes de ir para cama, induzem o sono. Esses rituais incluem, por exemplo, comer algo leve, assistir à televisão, ler ou tomar banho. Desse modo, alterações no ambiente ou nas atividades realizadas antes da hora de dormir – como o que ocorre durante as férias ou durante períodos de internação – afetam

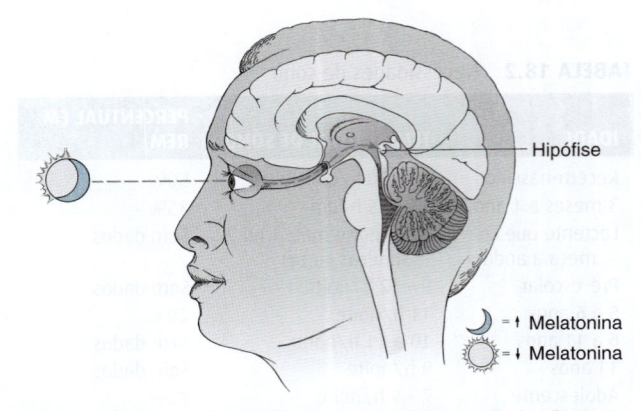

FIGURA 18.6 Um sistema de iluminação fotossensível influencia o ciclo de sono-vigília.

negativamente a capacidade das pessoas de adormecer e permanecer dormindo.

Motivação

Quando um indivíduo não tem uma razão especial para ficar acordado, o sono aparece com facilidade. Mas, sendo muito forte o desejo de permanecer acordado, como quando a pessoa deseja participar de algo importante ou interessante, o desejo de dormir pode ser vencido.

Emoções e humor

As doenças depressivas são tradicionalmente associadas a uma incapacidade para dormir ou à tendência a dormir mais do que o normal. Além disso, emoções como a raiva, o medo, a ansiedade e o pavor podem interferir no sono. Todas parecem ser uma consequência das mudanças nos tipos e nas quantidades de neurotransmissores que afetam os centro de sono-vigília no encéfalo.

As vezes, a ausência de sono pode ser condicionada – isto é, a antecipação do ato de não dormir, padrão característico de alguns pacientes de insônia crônica, pode realmente reforçar sua ocorrência (algo como uma profecia que se realiza). A expectativa de que o aparecimento do sono será difícil aumenta a ansiedade da pessoa. Essa ansiedade toma conta do cérebro com elementos químicos estimulantes que interferem no relaxamento, um precursor essencial do sono natural.

Bebidas e comidas

A fome ou a sede interfere no sono. O consumo de determinados alimentos e bebidas também podem promover ou inibir a capacidade para adormecer.

O ato de dormir é facilitado por um elemento químico conhecido como L-triptofano, encontrado em alimentos proteicos como o leite e seus derivados. A recomendação de ingestão de leite quente para induzir o sono pode ter sido, originalmente, uma brincadeira a respeito de seu efeito **hipnótico** (produtor do sono). Esse elemento químico também está presente na carne das aves, nos peixes, nos ovos e, de certa forma, nas fontes vegetais de proteína, como os legumes.

O álcool é um fármaco depressivo que promove o sono, embora tenda a reduzir os estágios REM normal e o de sono profundo do sono NREM. Uma vez que o álcool seja metabolizado, elementos químicos estimulantes, que foram bloqueados por seus efeitos sedativos, aparecem a partir dos neurônios, causando um despertar do sono mais cedo. As bebidas com cafeína, um estimulante do sistema nervoso central, causam esse estado de alerta. A cafeína está presente no café, no chá, no chocolate e na maior parte das bebidas com cola.

Doença

O estresse, a ansiedade e o desconforto acompanham qualquer doença, o que pode alterar os padrões normais de sono. No hospital, outros fatores podem contribuir para a perda ou fragmentação do sono, incluindo ser despertado pelo barulho dos equipamentos, pelas atividades de enfermagem que requerem o despertar e pela perturbação por sons não familiares, como conversas em tom elevado, som dos elevadores, carrinhos com as bandejas dos alimentos e aparelhos de manutenção do local.

Vários problemas médicos envolvem sintomas que podem ser agravados à noite ou podem incluir um componente de perturbação do sono. Por exemplo, as úlceras tendem a ser mais dolorosas durante a noite porque o ácido hidroclorídrico fica aumentado durante o sono REM. Na verdade, uma dor de qualquer espécie é mais problemática sempre que há poucos elementos de distração para a mesma. As condições que são pioradas pelo fato de se estar deitado em uma cama, como ocorre em algumas doenças cardíacas, respiratórias ou musculoesqueléticas, contribuem para a ausência de sono.

Fármacos

A cafeína e o álcool, já discutidos, são fármacos que não necessitam de receita médica e que afetam o sono. Alguns fármacos de venda sob prescrição também podem promover ou interferir no sono. Os **sedativos** e os **tranquilizantes** (fármacos que produzem um efeito relaxante e calmante) promovem o repouso, um precursor do sono. Os hipnóticos são fármacos que induzem o sono. Os **estimulantes** (fármacos que excitam as estruturas no cérebro) causam um estado de alerta (Tab. 18.4).

TABELA 18.4 Fármacos que afetam o sono

CATEGORIA DO FÁRMACO	FAMÍLIA DO FÁRMACO	EXEMPLO	REAÇÕES ADVERSAS
Sedativos	Barbitúricos	Fenobarbital (Gardenal)	Sonolência, letargia, frequência respiratória diminuída, agitação, confusão mental
	Anti-histamínicos	Difenidramina (Expectil)	Sonolência, tontura, tempo de reação diminuído, coordenação prejudicada
	Antipsicóticos	Haloperidol (Haldol)	Sonolência, hipotensão postural, movimentos faciais e bucais anormais, rigidez na marcha, boca seca
Tranquilizantes	Benzodiazepínicos	Alprazolam (Frontal)	Sonolência, boca seca, constipação, bradicardia, hipotensão, danos hepáticos
Hipnóticos	Barbitúricos	Pentobarbital (Nembutal)	As mesmas que ocorrem com o fenobarbital, entorpecimento durante o dia
	Não barbitúricos	Temazepam (Restoril)	Tontura, letargia durante o dia
Estimulantes	Anfetaminas	Dextroanfetamina (Dexedrine)	Insônia, inquietação, anorexia, taquicardia
	Tipo anfetamina	Metilfenidato (Ritalina)	Nervosismo, insônia, exantema, anorexia, náusea

Alguns sedativos e hipnóticos possuem um efeito paradoxal quando administrados a pessoas idosas: eles tendem a manter esses adultos acordados, em vez de facilitar o sono. Além disso, as pessoas que tomam sedativos e hipnóticos durante algum tempo tendem a desenvolver **tolerância ao fármaco** (redução do efeito de um fármaco administrado numa dosagem normal). Sem se dar conta do perigo, essas pessoas podem aumentar sua dosagem ou a frequência de sua administração para alcançar o mesmo efeito anterior, obtido com uma quantidade menor de medicamento. O aumento da dose ou da frequência pode trazer consequências que colocam a vida em risco.

Quando sedativos, tranquilizantes e hipnóticos são repentinamente interrompidos, isso causa um período de intensa estimulação, que interfere no sono.

Alguns fármacos que aumentam a formação de urina, como os diuréticos, podem despertar os pacientes devido à necessidade de esvaziamento da bexiga. Por essa razão, os diuréticos costumam ser administrados bem cedo, pela manhã, de modo que o auge de seu efeito já tenha diminuído na hora de dormir.

AVALIAÇÃO DO SONO

Muitas pessoas culpam a fadiga do dia por seu sono inadequado ou subestimam a quantidade de sono real que têm. Os enfermeiros podem obter uma avaliação mais precisa do padrão de sono, por meio de questionários, diários do sono, avaliação polissonográfica e teste de sono de latência múltipla.

Questionários

Foram desenvolvidos vários questionários para ajudar a identificar os padrões de sono. Eles intentam a obtenção de informações específicas ou são propositalmente desestruturados para dar à pessoa maior liberdade ao respondê-los. Os enfermeiros podem agrupar os dados durante as entrevistas ou os pacientes podem responder às perguntas de maneira independente, sob a forma de autorrelato.

Alguns exemplos de perguntas feitas aos pacientes:

- Quando você pensa em seu sono, que tipos de impressões lhe vêm à cabeça?
- Há algo a respeito de seu sono que o incomoda?
- Você pega no sono em momentos inapropriados?
- Você acorda sentindo-se descansado?
- Quanto tempo você leva para adormecer?
- Você se sente cansado e dolorido pela manhã?
- Você ouve relatos de que tem paradas respiratórias quando dorme?
- Você pega no sono durante a realização de atividades físicas?
- O que você faz para ajudá-lo a dormir bem?

Alguns exemplos de perguntas feitas aos membros do ambiente doméstico do paciente:

- O paciente ronca ou respira com dificuldade enquanto dorme?
- O paciente chuta ou agita-se bruscamente enquanto dorme?
- O paciente caminha dormindo?

Diário do sono

Um **diário do sono** é um relato das atividades do ato de dormir e de despertar. Os registros podem ser totalmente compilados pelos pacientes ou por funcionários, numa clínica de problemas do sono. O paciente anota o tempo que costuma dormir, descreve as atividades diárias, durante cada 15 minutos no período acordado, um registro de bebidas e comidas durante 24 horas e uma lista com o horário dos medicamentos utilizados. Os diários mantidos pelos pacientes costumam cobrir um período de duas semanas.

Embora esses diários e questionários como o Índice de Qualidade do Sono de Pittsburg e a Escala de Sonolência de Epworth não sejam caros e de fácil compilação, variam em precisão e confiabilidade (Smyth, 2008, 2009). Por esse motivo, os levantamentos quanto ao sono devem incluir outras técnicas de coleta de dados para garantir que os problemas do sono e suas etiologias sejam identificadas com exatidão.

Polissonografia noturna

A **polissonografia noturna** é uma técnica de investigação diagnóstica em que o paciente é monitorado durante uma noite inteira de sono, para que sejam obtidos dados fisiológicos. Uma avaliação polissonográfica costuma ser realizada em clínicas que tratam os distúrbios do sono, mas atualmente é possível conduzi-la na própria casa do paciente; um técnico monitora um sistema de gravação computadorizado a uma distância de 2 km.

Sensores do tamanho de uma moeda presos à cabeça e ao corpo do paciente (Fig. 18.7) registram:

- As ondas cerebrais
- Os movimentos oculares
- O tônus muscular
- O movimento dos braços

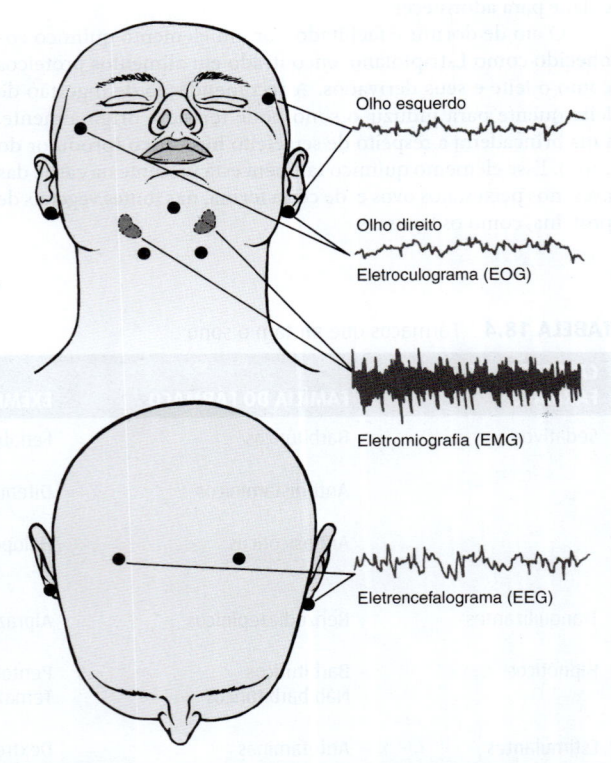

FIGURA 18.7 Funcionários avaliam padrões normais de sono e distúrbios do sono por meio da coleta de dados fisiológicos.

- A posição do corpo
- O fluxo aéreo nasal e oral
- Os esforços respiratórios (abdominal e torácico)
- Sons de ronco
- O nível de oxigênio no sangue

Os dados diagnósticos são comparados com outros dados padrões e características dos ciclos do sono normal, ajudando a diagnosticar distúrbios do sono.

Teste de latência múltipla do sono

Um **teste de latência múltipla do sono** (avaliação de períodos de sonolência durante o dia) é outro estudo bastante útil. A pessoa submetida a esse exame é solicitada a fazer um cochilo diurno, em intervalos de 2 horas, enquanto sensores são presos de forma similar à usada na polissonografia. O paciente pode cochilar por até 20 minutos. Esses pequenos cochilos são repetidos 4 a 5 vezes ao longo do dia.

Os pacientes que apresentam algum distúrbio de sono causando sonolência durante o dia têm um período de latência curto – isto é, eles pegam no sono em menos de 5 minutos. A maior parte das pessoas bem-descansada leva em média 15 minutos antes de começar a adormecer no período diurno.

A vivência do sono REM precoce também é um achado patológico que pode ser detectado durante o teste de latência múltipla do sono. Um período REM normalmente não ocorre, pelo menos, na primeira hora de sono e depois dos primeiros quatro estágios do NREM. Dessa forma, o REM não poderá ocorrer durante o teste no cochilo de 20 minutos.

DISTÚRBIOS DO SONO

Cerca de 40 milhões de norte-americanos apresentam, em algum momento, um distúrbio do sono, sendo que o mais comum é a insônia, seguido pela apneia do sono. Outros 20 a 30 milhões possuem problemas relacionados ao sono intermitentes (National Institute of Neurological Disorders and Stroke, 2007). Muitas dessas pessoas não procuram tratamento. A maior parte dos problemas tem curta duração, mas alguns são crônicos e graves.

As quatro categorias de distúrbios do sono são a insônia, a hipersonia, os distúrbios do ciclo sono-vigília e as parassonias.

Considerações gerontológicas

- A insônia e a hipersonia costumam ser manifestações de depressão entre os idosos.

Insônia

A **insônia** é uma condição que se caracteriza pela dificuldade de adormecer, despertar muitas vezes durante a noite ou despertar precocemente. Ela resulta em um sentimento de cansaço no dia seguinte. Quase todos passam por algum episódio de insônia e, na maior parte dos casos, ela é solucionada em até três semanas. De acordo com a American Psychiatric Association (2000), a insônia é considerada uma doença do sono quando ocorre por no mínimo um mês. Embora a insônia crônica possa ser tratada com fármacos hipnóticos, talvez seja útil implementar, em um primeiro momento, alguma intervenção não farmacológica (Ensinando o Paciente e a Família 18.1).

Ensinando o paciente e a família 18.1
Promovendo o sono

O enfermeiro ensinará os seguintes pontos ao paciente e seus familiares:
- Resista aos cochilos diurnos.
- Use a cama e o quarto somente para a hora de dormir.
- Realize os rituais de sono.
- Vá para a cama e acorde aproximadamente na mesma hora, mesmo nos finais de semana e feriados.
- No caso de não conseguir adormecer após 20 a 30 minutos depois de ir para cama, saia dela e faça outra coisa, como ler.
- Tente ouvir algo relaxante no horário de dormir, alguma música calmante, sons da natureza ou um som de fundo constante (um "barulho" suave).
- Exercite-se regularmente durante o dia, mas não tarde da noite.
- Evite álcool, nicotina e cafeína.
- Consuma derivados do leite e outras proteínas diariamente.
- Modifique a temperatura e a ventilação do quarto conforme as preferências pessoais.
- Use tampões de orelha ou máscaras de dormir para diminuir os sons e as luzes do ambiente.
- Evite o uso de pílulas para dormir, mesmo as sem receita médica, a menos que tenham sido recomendadas por um médico. Os hipnóticos podem ser usados somente por um curto período de tempo.
- Tente beber chá de camomila, que alguns alegam aumentar o sono.
- Siga as orientações das bulas dos medicamentos.
- Tome fármacos diuréticos, se prescritos, bem cedo, pela manhã.

Considerações farmacológicas

- O National Institute of Neurological Disorders and Stroke (2006) recomenda que os distúrbios do sono em idosos sejam tratados sem o uso de agentes hipnóticos, que tendem a causar efeitos paradoxais em idosos (i.e., eles possuem efeitos estimulantes ou causam alterações mentais).
- Embora os fármacos hipnóticos sejam eficazes no início, normalmente é desenvolvida tolerância, algumas vezes em poucos dias; portanto, sua utilização não é recomendada por um período maior do que 2 semanas. Os agentes hipnóticos reduzem o sono REM e podem agir de forma que os idosos tenham pesadelos e outras perturbações no ciclo do sono por várias semanas após a interrupção desses fármacos.
- Muitos fármacos hipnóticos, particularmente aqueles com uma meia-vida muito longa, como o flurazepam (Dalmane), tendem a causar torpor diurno e aumentar o risco de quedas. Exemplos de hipnóticos com meia-vida mais curta, que são mais bem toleradas pelos idosos, incluem o triazolam (Halcion), o temazepam (Restoril), o zolpidem (Ambien) e o zaleplon (Sonata).

Hipersonia

A **hipersonia** é uma doença do sono caracterizada por uma sensação de sonolência, apesar da ocorrência de um sono normal. Duas condições de hipersonia são a síndrome da apneia/hipopneia do sono e a narcolepsia.

Síndrome da apneia/hipopneia do sono

A **apneia** (interrupção da respiração) e a **hipopneia** (hipoventilação) são manifestações de uma segunda forma de hipersonia, a **síndrome da apneia/hipopneia do sono**. Nesse distúrbio, as pessoas afetadas param de respirar ou têm sua respiração desacelerada por 10 segundos ou mais, cinco ou mais vezes por hora (Rowley, 2009). Isso é discutido posteriormente no Capítulo 21.

Durante os períodos de apneia ou hipopneia, a ventilação diminui e há uma queda na oxigenação do sangue. O acúmulo de dióxido de carbono e a queda na oxigenação causam breves momentos de despertar durante a noite. Isso perturba as transições e os períodos normais de sono NREM e REM. Consequentemente, os pacientes com a síndrome da apneia/hipopneia sentem-se cansados após terem dormido ou, o que é pior, seus sintomas podem causar infarto do miocárdio, acidente vascular encefálico ou morte súbita, devido à **hipoxia** (decréscimo da oxigenação celular) cardíaca, encefálica ou em outros órgãos.

A incidência de apneia do sono é maior entre idosos, especialmente homens obesos que roncam. Os episódios de apneia podem ser reduzidos pelo dormir numa posição diferente do decúbito dorsal, pela perda de peso e pela objeção ao consumo de substâncias que deprimam a respiração, como o álcool ou os medicamentos para dormir. Nos casos mais graves, os pacientes usam uma máscara de pressão positiva contínua nas vias aéreas (CPAP) (Cap. 21), que mantém os alvéolos inflados em todos os momentos. A cirurgia das tonsilas, úvula, faringe, língua ou epiglote é uma outra opção de tratamento quando medidas conservadoras forem ineficazes.

Considerações gerontológicas

- Os idosos podem precisar de uma avaliação para apneia do sono caso manifestem cefaleia matinal ou despertares noturnos frequentes.

Narcolepsia

A **narcolepsia** é caracterizada pelo repentino ato de dormir no período diurno, pelo curto período de NREM antes da primeira fase REM e por manifestações patológicas de sono REM. Essa condição incapacitante não deve ser confundida com **hipersonolência**, que é o dormir em excesso por longos períodos, como acontece no conto popular americano *Rip Van Winkle*, escrito por Washington Irving em 1819.

Ainda que o diagnóstico de narcolepsia costume exigir um teste de latência múltipla do sono e uma avaliação polissonográfica, seus sintomas ajudam a distingui-la de outras condições que causam a sonolência. Por exemplo, a sonolência da narcolepsia é acompanhada por:

- **Sono paralisante** – a pessoa não pode se mover por alguns minutos logo antes de pegar no sono ou despertar
- **Cataplexia** – repentina perda do tônus muscular desencadeada por uma mudança emocional, como a raiva ou o riso
- **Alucinações hipnóticas** – vivenciam-se alucinações visuais ou auditivas ao cochilar ou adormecer
- **Comportamento automático** – realização de tarefas rotineiras sem completa consciência ou lembrança tardia de tê-las realizado

Muitos idosos apresentam um decréscimo na severidade dos sintomas da narcolepsia após os 60 anos de idade (National Institute of Neurologic Disorders and Stroke, 2006). Se não for tratada, o paciente pode se envolver em acidentes com veículos automotores ou acidentes de trabalho. Fármacos estimulantes prescritos, como o metilfenidato (Ritalina) ou a dextroanfetamina (Dexedrina), ajudam a melhorar a vigilância. Antidepressivos reduzem os sintomas associados ao sono REM atípico.

Distúrbios no ciclo sono-vigília

O **distúrbio no ciclo sono-vigília** resulta de um horário de sono que inclui períodos diurnos de sono e que interfere no ritmo biológico. Alterações na intensidade da luz desencadeiam o ato de dormir. Quando a exposição à luz se inicia em um horário atípico, o ciclo sono-vigília é dessincronizado. Os distúrbios no ciclo sono-vigília ocorrem entre trabalhadores que mudam de turnos com frequência, pessoas que mudam de fuso horário ao viajar de avião e entre aqueles com diagnóstico de transtorno afetivo sazonal, uma doença cíclica do humor em que se acredita haver ligação à diminuída exposição à luz do sol.

Considerações gerontológicas

- Alguns idosos com prejuízo cognitivo desenvolvem a **síndrome do pôr do sol** (desorientação que inicia com o poente) (Quadro 18.3). Outros desenvolvem a **síndrome do nascer do sol** (confusão que ocorre no início pela manhã), associada ao sono inadequado ou a efeitos de fármacos sedativos ou hipnóticos.

Alternância no turno de trabalho

Aqueles que trabalham em turnos noturnos ou que alternam de um turno a outro são os especialmente propensos a alterar a sincronia dos ciclos sono-vigília. A iluminação artificial à qual a maior parte desses trabalhadores é exposta não é forte o suficiente para suprimir a melatonina; logo, muitos deles lutam para permanecer acordados. Alguns experimentam a **microssonia**, um sono não intencional que dura 20 a 30 segundos. Estatísticas mostram que os trabalhadores de turnos estão mais predispostos a cometer erros e a ter acidentes devido à sonolência (Harrington, 2001; National Institute for Occupational Safety and Health [NIOSH], 2004). A maior parte das pessoas que trabalha à noite jamais se adapta por completo à inversão das atividades do dia e da noite, independentemente do tempo de estabelecimento desse padrão.

Viagens aéreas

As viagens aéreas causam uma brusca mudança no **fotoperíodo** (número de horas com a luz do dia) já estabelecido, com o qual as pessoas estão acostumadas. Por isso, os viajantes frequentemente descrevem o *jet lag*, ou seja, mudanças físicas e emocionais vivenciadas durante a chegada a um fuso horário diferente. Muitos viajantes descrevem uma dificuldade para adormecer ou permanecer acordados, mas o *jet lag* é mais transitório do que a

---

QUADRO 18.3 Características da síndrome do pôr do sol

- Alerta e orientado durante o dia
- Aparecimento de desorientação quando o sol se põe
- Pensamento desorganizado
- Inquietação
- Agitação
- Perseverança (manter o mesmo pensamento)
- Perambulação

alternância nos turnos de trabalho. Algumas dessas pessoas restabelecem seus ciclos normais de sono-vigília, embora isso leve pelo menos um dia para cada fuso horário atravessado na direção leste e um pouco menos na direção oeste.

Transtorno afetivo sazonal

O transtorno afetivo sazonal é caracterizado por hipersonolência, falta de energia quando acordado, aumento de apetite acompanhado de desejo por doces e aumento de peso. Os sintomas surgem durante os meses mais escuros do inverno e desaparecem espontaneamente à medida que as horas ensolaradas dos dias aumentam, na primavera. De certa forma, a doença assemelha-se aos padrões de hibernação dos ursos e de outros animais.

Há pessoas que sugerem que o transtorno afetivo sazonal seja consequência do excesso de melatonina. Para contra-atacar seus sintomas, prescreve-se a **fototerapia**, uma técnica para suprimir a melatonina estimulando os receptores de luz nos olhos. A luz artificial utilizada na fototerapia precisa ser de pelo menos 2.000 a 2.500 *lux*, o equivalente à luz forte medida em um dia ensolarado de primavera. Os pacientes usam a luz por duas a seis horas por dia, para simular a quantidade de horas de luz solar durante os dias mais ensolarados (Quadro 18.4). A fototerapia costuma reduzir os sintomas do transtorno afetivo sazonal em 3 a 5 dias, embora os sintomas tendam a retornar na mesma quantidade de dias, caso seja repentinamente interrompida.

Parassonias

As **parassonias** são condições associadas a atividades que causam o despertar, parcial ou total, normalmente durante as transições que ocorrem nos períodos NREM do sono. Elas não constituem, em si, uma ameaça à vida, mas perturbam as outras pessoas que vivem no mesmo lar – em especial o(a) companheiro(a) de cama. São alguns exemplos de parassonias:

- **Sonambulismo** (andar enquanto dorme)
- **Enurese noturna** (urinar na cama)
- Falar enquanto dorme
- Pesadelos e terror noturno
- **Bruxismo** (ranger dos dentes)
- **Síndrome das pernas inquietas** (movimento característico das pernas – mas ocasionalmente dos braços e de outras partes do corpo – para aliviar sensações incômodas na pele)

QUADRO 18.4 Componentes da fototerapia

Para aliviar os sintomas do transtorno afetivo sazonal, o paciente:
- Começa uma série de sessões de exposição à luz de espectro total [1] em outubro-novembro.*
- Retira óculos ou lentes de contato que possuam filtros ultravioleta.
- Senta-se a uma distância de quase 1 m da luz artificial, por cerca de duas horas, logo após acordar de um período de sono.
- Olha a luz periodicamente, mas durante esse momento pode estar realizando outras atividades, como leitura ou trabalhos manuais.
- Repete a exposição à luz após o pôr do sol (para estimular o prolongamento das horas diárias de sol) até um tempo acumulado de 3 a 6 horas diárias.
- Mantém o padrão de exposição à luz até a primavera.

[1] A luz de espectro total simula a energia da luz solar natural irradiante.
* N. de T. Outubro e novembro são meses de outono no hemisfério norte.

A síndrome das pernas inquietas, também conhecida como mioclonia noturna, pode ser mais incapacitante que a parassonia. Os sintomas mantêm a pessoa acordada ou impede a continuidade do sono. Algumas vezes, a privação do sono afeta a vida do indivíduo, prejudica a produção no trabalho e as relações pessoais. Etiologias médicas, como deficiência de ferro, insuficiência renal e patologia nervosa periférica, podem mascarar as manifestações da síndrome das pernas agitadas. Uma vez que essas manifestações sejam diagnosticamente descartadas, a condição é confirmada com uma polissonografia.

O tratamento conservador das parassonias inclui medidas de segurança para aqueles que andam dormindo (portões nas escadas, travas de segurança nas portas e janelas), dispositivos orais para bruxismo, mudanças no estilo de vida, suporte nutricional e uma boa higiene antes de dormir. Nos casos mais graves, utiliza-se terapia medicamentosa.

IMPLICAÇÕES PARA A ENFERMAGEM

Após avaliar os padrões de sono e conforto do paciente, além do acompanhamento dos sintomas, os enfermeiros identificam um ou mais diagnósticos de enfermagem que requeiram intervenções:

- Fadiga
- Mobilidade no Leito Prejudicada
- Padrão de Sono Perturbado
- Privação de Sono
- Síndrome do Estresse por Mudança
- Risco de Lesão
- Trocas de Gases Prejudicada

O Plano de Cuidados de Enfermagem 18.1 é um exemplo de como o processo de enfermagem tem sido usado para desenvolver um plano de cuidados para um paciente com Insônia, definida na taxonomia da NANDA (2012, p. 273) como um "distúrbio na quantidade ou qualidade do sono que prejudica o funcionamento normal de uma pessoa".

Várias medidas de enfermagem promotoras do sono, como a manutenção dos rituais de sono, a redução da ingesta de estimulantes, a promoção de exercícios durante o dia e a adesão a um horário regular para dormir e acordar, já foram discutidas. Dois outros métodos que podem ser benéficos na ajuda ao paciente são exercícios de relaxamento progressivo e massagem nas costas.

Relaxamento progressivo

O **relaxamento progressivo** é um exercício terapêutico no qual uma pessoa ativamente contrai e depois relaxa grupos musculares, para romper o ciclo preocupação-tensão que interfere no relaxamento (Orientações de Enfermagem 18.1).

Os pacientes podem aprender a realizar os exercícios sozinhos, usando a autossugestão. Alguns pacientes algumas vezes omitem a fase de contração muscular e passam direto ao relaxamento progressivo dos grupos musculares.

Massagem nas costas

A **massagem** (movimento sobre a pele) promove dois resultados desejados: relaxa as tensões musculares e melhora a circulação (Habilidade 18.3). Os profissionais de enfermagem realizam a massagem utilizando uma variedade de técnicas (Tab. 18.5). Eles não fazem movimentos estimulantes, se o propósito for o relaxamento do paciente.

PLANO DE CUIDADOS DE ENFERMAGEM 18.1 — Insônia

Investigação

- Solicite ao paciente que classifique a qualidade de seu sono, utilizando uma escala numérica de 0 a 10, em que 10 corresponde a um distúrbio grave e 0 classifica o sono como satisfatório.
- Identifique os contribuintes do sono, incluindo medicamentos, álcool e rituais de sono, além de rotinas do estilo de vida que podem interferir no sono, como o consumo excessivo de cafeína.
- Questione o paciente sobre sua hora habitual de dormir e levantar, sem o uso do despertador.
- Solicite que o paciente mantenha um diário do sono por alguns dias, registrando:
  - a hora de dormir
  - o tempo aproximado que leva para pegar no sono
  - o número de vezes que acorda durante a noite e o motivo
  - a hora que levanta pela manhã
  - o número e a duração dos cochilos diurnos
- Compare os dados coletados com o padrão relacionado à idade.
- Busque informações junto ao parceiro de cama em relação a sintomas dos distúrbios manifestados durante o sono, como ronco intercalado por períodos de apneia, movimentos incomuns ou sonambulismo.
- Consulte a família na busca de informações sobre o nível de estresse do paciente, sua estabilidade emocional, atenção, tolerância no trabalho, e incidência de acidentes de trabalho ou de trânsito.

Diagnóstico de enfermagem: Insônia relacionada à excessiva neuroestimulação, secundária a ansiedade sobre a lenta recuperação de doença, como é evidenciado pela declaração "Classifico meu sono com nota 5. Parece que leva uma eternidade até que eu consiga dormir. Já faz 2 semanas que eu levo mais de 4 horas para pegar no sono. Frequentemente tenho ficado preocupado, imaginando que nunca mais voltarei para casa" e pela necessidade de uso de barbitúricos hipnóticos a cada noite.

Resultado esperado: O paciente dormirá dentro de 30 minutos após ter-se deitado para dormir e permanecerá dormindo por, no mínimo, 7 horas, dentro 5 dias (por 3/15).

Intervenções	Justificativas
Encaminhe o paciente para dormir às 21h e desperte-o às 7h30, independentemente da duração ou qualidade de seu sono.	O dormir e despertar consistentemente no mesmo horário ajuda a desenvolver um padrão de sono-vigília.
Permita cochilos apenas cedo pela manhã.	Ocorre mais sono REM durante a parte inicial da manhã do que durante os cochilos vespertinos. Aumentando o REM melhorará a sensação de bem-estar e de descanso.
Limite o tempo dos cochilos a não mais do que 90 minutos.	Cochilos curtos promovem ciclos de sono mais longos durante a noite, o que, por sua vez, contribui para a ocorrência de períodos adicionais de sono REM.
Evite perturbar o paciente à noite, dentro de blocos de 100 minutos de sono.	A duração de um ciclo de sono NREM e REM completo é de aproximadamente 70 a 100 minutos, 4 a 5 vezes por noite.
Reduza ou elimine a ingesta de cafeína pelo paciente.	A cafeína é um estimulante do sistema nervoso central que interfere no relaxamento e no sono.
Estimule a realização de algum exercício por, pelo menos, 20 minutos, três vezes ao dia, até as 19h30.	O exercício regular promove o sono, mas pode superestimular uma pessoa se for realizado perto da hora de dormir.
Ofereça leite, iogurte, pudim de baunilha, pudim de leite ou algum outro laticínio ao paciente, perto das 20h30.	Os derivados do leite são uma excelente fonte de L-triptofano, que contribui para o sono.
Retarde a administração de medicação para dormir e faça uma massagem nas costas do paciente.	A massagem promove o relaxamento, que é um precursor do sono. Medicamentos para dormir podem interferir no sono REM e talvez causem sonolência ao longo do dia.

Avaliação dos resultados esperados:

- O paciente tem notado que consegue adormecer em 30 a 45 minutos.
- O paciente vivenciou um sono ininterrupto de 3 horas.
- A duração total do sono do paciente foi de 6 a 7 horas.

ORIENTAÇÕES DE ENFERMAGEM 18.1

Facilitando o relaxamento progressivo

- Escolha uma sala silenciosa, com pouca luz e privacidade. *Esse cenário reduz a estimulação do centro de excitação no encéfalo, que reage ao barulho, às luzes fortes e à atividade.*
- Estimule o paciente a encontrar uma posição confortável; isso normalmente significa deitar-se ou sentar-se. *Sentar ou deitar garante apoio externo ao corpo, o que facilita o relaxamento muscular.*
- Aconselhe o paciente a evitar falar e apenas escutar as instruções que serão dadas. *Alertá-lo quanto a assumir um papel passivo reduz a ansiedade do desempenho (preocupação em parecer incompetente ou tolo).*
- Oriente o paciente a fechar os olhos e conscientemente focalizar-se na respiração. *Fechar os olhos bloqueia os estímulos visuais; a focalização na respiração ajuda a voltar sua atenção para longe de pensamentos e sentimentos que o distraiam.*
- Peça ao paciente que inspire profundamente pelo nariz e expire lentamente pela boca. Repita a atividade várias vezes. *Essa respiração oxigena o sangue e o encéfalo e reduz os batimentos cardíacos.*
- Instrua o paciente a retesar os músculos em uma das áreas do corpo, como os pés, e manter-se assim durante, pelo menos, 5 segundos. *A contração de um músculo esgota o nível de neurotransmissores estimuladores.*
- Oriente o paciente a relaxar os músculos tensionados e a focalizar-se numa sensação agradável. *A atenção voltada a uma sensação agradável direciona a atenção do córtex para o resultado desejado e desperta a percepção do indivíduo.*
- Continue a sequência de contração muscular seguida de relaxamento, até que todos os grupos musculares do corpo tenham sido exercitados. *O contínuo processo de tensionar-relaxar leva a planos mais elevados de relaxamento.*
- Continue sugerindo, ao longo do exercício, que o paciente focalize o quão relaxado ou leve se sente. *Essas orientações verbais reforçam o relaxamento.*
- Explique ao paciente que, quando chegar a zero, após o início de uma contagem regressiva a partir de 10, pode começar a movimentar-se. *Isso oferece um término gradativo do período de relaxamento.*

▶ **Pare, Pense e Responda – Quadro 18.2**
Descreva técnicas para maximizar os efeitos positivos de uma massagem nas costas.

Considerações gerontológicas

- Entre os idosos, o sono pode ser promovido com alguma das seguintes técnicas de relaxamento antes de ir dormir: mentalização, meditação, respiração profunda, relaxamento progressivo, música calmante, massagem nos pés ou no corpo, pendular numa cadeira de balanço, ler ou assistir à televisão, desde que os materiais ou programas não sejam estimulantes.

TABELA 18.5 Técnicas de massagem

TÉCNICA	DESCRIÇÃO	MÉTODO
Deslizamento superficial (Effleurage)	Passar a mão sobre a superfície	As mãos são usadas para fazer um padrão circular, com movimentos mais demorados sobre a área massageada.
Amassamento	Amassar	A pele é levantada e comprimida ou puxada em direções opostas.
Compressão	Escovar	A pele é levemente tocada com as pontas dos dedos.
Percussão	Dar pancadinhas	A pele é tocada com pancadas suaves com os lados das mãos.
Vibração	Vibrar	A pele é movimentada ritmicamente com as palmas abertas ou em concha, fazendo com que o tecido estremeça.
Fricção	Esfregar	A pele é empurrada em direções opostas com os polegares e os outros dedos.

EXERCÍCIOS DE PENSAMENTO CRÍTICO

1. Quais itens do ambiente de cuidado com a saúde você consideraria importante na promoção do conforto, do repouso e do sono?
2. Que ações o enfermeiro poderia realizar para promover o sono entre os pacientes em um hospital ou outros tipos de unidade de saúde, como um lar de idosos?
3. Discuta os possíveis efeitos desconfortáveis de conviver com uma pessoa que tem um distúrbio do sono.
4. Explique por que as intervenções de enfermagem que promovem o sono podem ser preferíveis à administração de um fármaco que promove o sono.

QUESTÕES DE REVISÃO – ESTILO DO NCLEX

1. Ao observar um auxiliar de enfermagem arrumando um leito ocupado, qual das seguintes ações indica a necessidade de reforço nas orientações?
   1. O auxiliar solta todo o lençol sob o paciente.
   2. O auxiliar calça luvas para remover o lençol sujo.
   3. O auxiliar mantém a cama numa posição baixa.
   4. O auxiliar movimenta o paciente para o lado mais distante da cama.
2. Ao arrumar um leito desocupado, de um paciente que apresenta incontinência fecal, qual medida é essencial?
   1. O auxiliar descarta toda a roupa de cama.
   2. O auxiliar coloca luvas descartáveis limpas.
   3. O auxiliar usa um lençol de baixo com elástico.
   4. O auxiliar coloca um cobertor sobre o sobrelençol.
3. Para ajudar um paciente que sofre de insônia, qual destes planos de enfermagem é o mais apropriado?
   1. Administrar o fármaco hipnótico prescrito todas as noites.
   2. Tentar replicar os padrões do paciente, no que diz respeito a seus rituais de sono.
   3. Fazer com que o paciente se exercite por 30 minutos, na hora de dormir.
   4. Sugerir que o paciente vá para a cama mais cedo que o horário normal.
4. Qual das práticas de assepsia a seguir é adequada ao arrumar um leito desocupado? Selecione todas que se aplicam.
   1. Elevar o leito a uma posição mais elevada.
   2. Afrouxar a roupa de cama do colchão.
   3. Colocar os lençóis limpos sobre uma cadeira.
   4. Manter a roupa suja longe do uniforme.
   5. Colocar os lençóis sujos diretamente no hamper.
5. Ao observar o paciente dormir, qual das seguintes sugere que ele está em sono REM? Selecione todas que se aplicam.
   1. Espasmos musculares.
   2. Ronco.
   3. Pouco movimento físico.
   4. Movimentos rápidos sob as pálpebras.
   5. Falar durante o sono.

HABILIDADE 18.1 Arrumando um leito desocupado

Ação sugerida	Justificativa
INVESTIGAÇÃO	
Verifique na prescrição ou no plano de cuidados de enfermagem o nível de atividade do paciente.	Determinar se o paciente pode ficar fora do leito durante sua arrumação.
Examine a roupa de cama para ver se há umidade ou manchas.	Indicar quais e quantas peças da roupa de cama precisam ser trocadas e se é apropriado o uso de luvas para remoção dos itens sujos.
PLANEJAMENTO	
Planeje a troca da roupa de cama após o atendimento das necessidades de higiene do paciente.	Reduzir o potencial de umedecimento ou de manchas na roupa de cama.
Lave as mãos ou realize antissepsia por meio de fricção com álcool (Cap. 10). Use luvas, caso haja potencial de contato direto com sangue, fezes ou outros fluidos corporais.	Reduzir a disseminação de microrganismos.
Traga a roupa de cama necessária para o quarto.	Demonstrar organização e controle eficiente do tempo.
Coloque a roupa de cama limpa sobre uma superfície seca e limpa, como o assento ou as costas de uma cadeira (Fig. A).	Reduzir a disseminação de microrganismos para superfícies limpas.
	Organização da roupa de cama limpa. (Foto de B. Proud.)
Auxilie o paciente a sair da cama.	Facilitar a arrumação da cama.
IMPLEMENTAÇÃO	
Eleve a cama para uma posição mais alta e baixe todas as laterais.	Evitar esforço sobre as costas.
Retire o equipamento que está preso à roupa de cama, como campainha e sondas de drenagem, e verifique se há itens pessoais.	Evitar danos, derramamentos de líquidos ou perda de objetos pessoais.
Afrouxe o lençol naquelas partes em que foi colocado sob o colchão.	Facilitar a retirada ou o alinhamento.
Dobre todas as peças que podem ser reutilizadas e coloque-as sobre uma superfície limpa.	Promover a eficiência e a organização.

(continua)

Arrumando um leito desocupado *(continuação)*

IMPLEMENTAÇÃO *(continuação)*

Use luvas, se necessário, e faça uma trouxa das peças que serão substituídas de modo a envolver as partes sujas (Fig. B).	As luvas constituem uma forma de precaução padrão que garante uma barreira entre o profissional e o sangue e os fluidos corporais; elas são desnecessárias se as roupas de cama não contiverem essas sujidades. Enrolar a roupa de cama com a face suja para dentro reduz o contato com fontes de microrganismos.

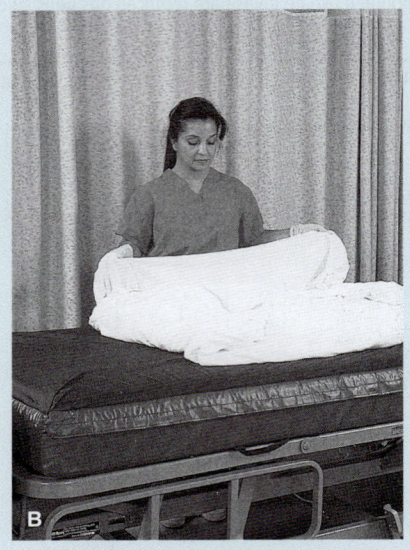

Proteção da face suja da roupa de cama. (Foto de B.Proud.)

Retire as peças sujas, mantendo-as distantes de seu uniforme (Fig. C).	Evitar a transferência de microrganismos para seu uniforme e deste para outros pacientes.

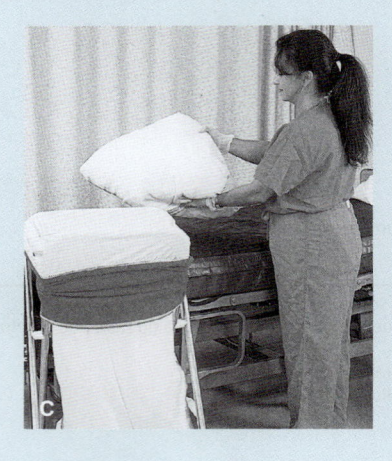

Evitando o contato com o uniforme. (Foto de B. Proud.)

(continua)

Arrumando um leito desocupado *(continuação)*

IMPLEMENTAÇÃO *(continuação)*

Coloque as peças sujas diretamente dentro de uma fronha, hamper ou uma trouxa feita com outro lençol removido (Fig. D). *Não coloque a roupa de cama suja no chão.*	Manter a roupa de cama suja livre de mais contaminação.

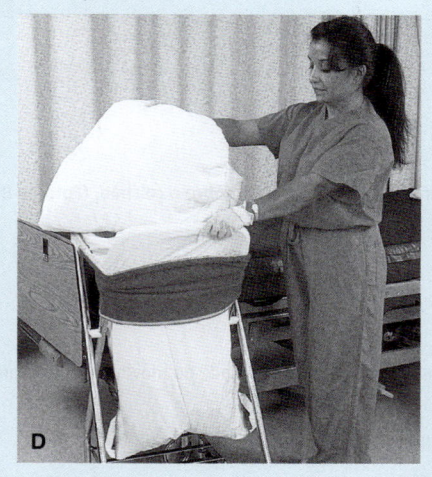

Colocação da roupa de cama suja dentro do hamper (Foto de B. Proud.)

Retire as luvas e lave as mãos ou realize antissepsia por meio de fricção com álcool (Cap. 10), uma vez que não haverá mais potencial de contato com secreções corporais. — Facilitar o uso das mãos.

Recoloque o colchão de modo a adaptar-se à cabeceira. — Oferecer o máximo de espaço para os pés.

Prenda bem todos os lençóis que serão reutilizados. — Retirar pregas, o que oferece conforto ao paciente. Reduzir a tensão nas costas.

Se o lençol de baixo precisar ser trocado, centralize a dobra longitudinal e abra as camadas dobradas na direção de um dos lados da cama.

Se utilizar um lençol sem elástico, certifique-se de que a bainha esteja alinhada com a parte dos pés. — Evitar pressão e irritação da pele.

Se utilizar um lençol sem elástico, dobre a porção superior do lençol sob o colchão. Faça uma dobra retangular ou triangular, de canto, no topo da cama. — Prender o lençol de baixo.

Se utilizar um lençol com elástico, coloque os cantos superior e inferior do colchão nos limites dos cantos do lençol (Fig. E).

Esticando um lençol com elástico. (Foto de B. Proud.)

(continua)

Arrumando um leito desocupado *(continuação)*

IMPLEMENTAÇÃO *(continuação)*

Havendo a possibilidade de o paciente urinar ou defecar na cama, dobre um forro para colchão horizontalmente, com a parte absorvível colocada próxima de onde as nádegas ficarão. Faça o mesmo se um estrado estiver disponível (Fig. F).	Reduzir a necessidade de troca de toda a roupa de cama.

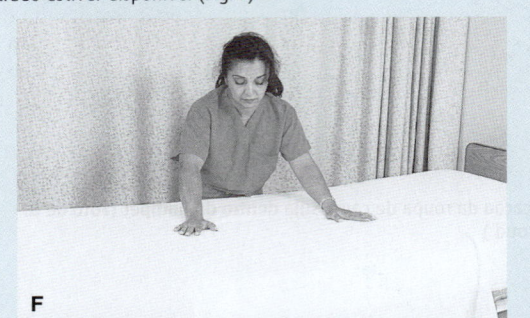

Alisar o estrado antes de firmá-lo sobre o colchão. (Foto de B. Proud.)

Coloque o sobrelençol em uma das metades da cama neste momento. Mova-o para o outro lado da cama, estique o lençol e prenda as extremidades soltas sob o colchão.	Poupar tempo, reduzindo a quantidade de movimentos em torno da cama.
Opcionalmente, aguarde até que você tenha firmado todo o lençol de baixo para posicionar o sobrelençol.	Segurar e alisar o lençol de baixo.
Centralize o sobrelençol e desdobre-o para um dos lados, deixando comprimento suficiente na parte superior para uma dobra sobre a colcha.	Oferecer uma superfície lisa próxima à nuca do paciente.
Acrescente cobertores conforme o desejo do paciente.	Demonstrar preocupação com o conforto do paciente.
Cubra o sobrelençol com a colcha, se desejado. Prenda a parte do lençol que sobrar sob o colchão e termine com um canto dobrado em triângulo ou quadrado (Fig. G).	Prender o sobrelençol.

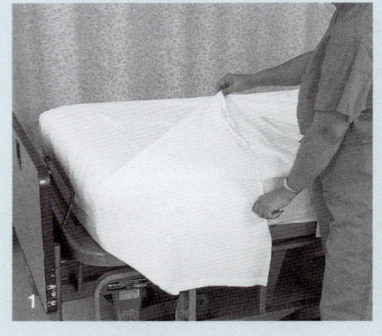

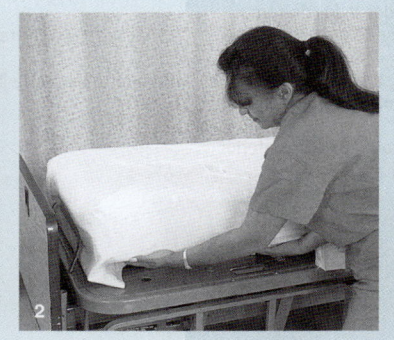

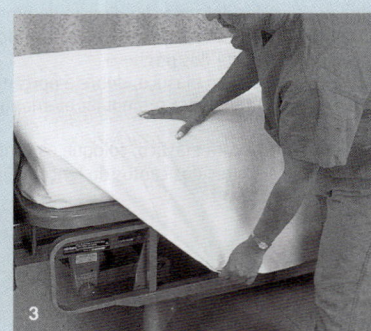

(1) Dobrar a extremidade do sobrelençol na sua direção. (2) Dobrar a extremidade que sobrou do lençol para baixo do colchão. (3) Puxar o sobrelençol de forma a ficar esticado. (Foto de B. Proud.)

(continua)

Conceitos e Habilidades Fundamentais no Atendimento de Enfermagem **393**

Arrumando um leito desocupado   *(continuação)*

IMPLEMENTAÇÃO   *(continuação)*

Alise o sobrelençol (Fig. H).

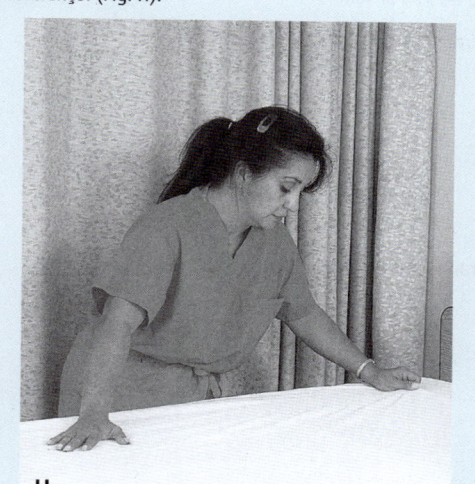

H

Alisando o sobrelençol. (Foto de B. Proud.)

Junte a fronha como se fosse uma meia a ser calçada e deslize-a sobre o travesseiro (Fig. I).

Evitar o contato entre o travesseiro e o seu uniforme.

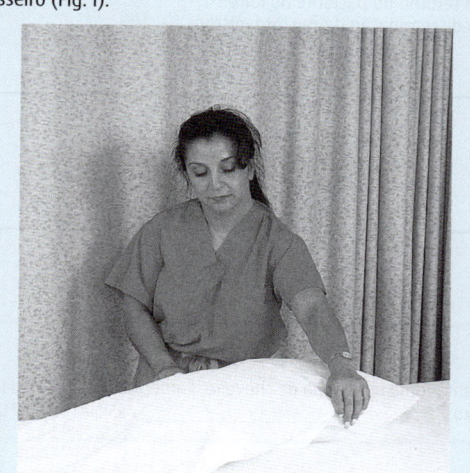

I

Colocando a fronha. (Foto de B. Proud.)

Coloque o travesseiro na cabeceira da cama com a abertura não voltada para a porta e a costura da fronha voltada para a cabeceira.

Apresentar uma visão ordenada do quarto desde a porta de entrada; evitar pressão sobre a pele em torno da cabeça e da nuca.

(continua)

Arrumando um leito desocupado   *(continuação)*

IMPLEMENTAÇÃO   *(continuação)*

Dobre em ponta o sobrelençol na direção dos pés da cama (Fig. J).	Facilitar o retorno ao leito.

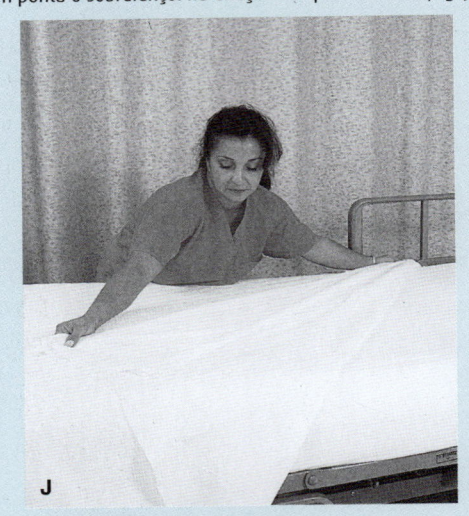

Pré-dobrando o sobrelençol. (Foto de B. Proud.)

Prenda a campainha sobre a cama ou junto a ela.	Garantir que o paciente possa solicitar assistência de enfermagem.
Ajuste a cama à posição rebaixada.	Facilitar o retorno do paciente ao leito.
Lave as mãos ou realize antissepsia por meio de fricção com álcool (Cap. 10).	Reduzir a disseminação de microrganismos.

Avaliação
- A cama está limpa e seca.
- A roupa de cama está livre de dobras/pregas.
- O ambiente está organizado.
- O paciente sente-se confortável.

Documentação
- Data e hora.
- Características da drenagem, se houver.
- Todas as medidas implementadas para garantir o conforto do paciente.

EXEMPLO DE DOCUMENTAÇÃO

Data e hora   Menstruação controlada. Roupa de cama trocada, enquanto a paciente toma um banho de chuveiro. Fornecida uma quantidade de absorventes higiênicos. Absorvente colocado sobre o lençol de baixo. _____ ASSINATURA / FUNÇÃO

HABILIDADE 18.2   Arrumando um leito ocupado

Ação sugerida	Justificativa
INVESTIGAÇÃO	
Verifique a prescrição ou o plano de cuidados de enfermagem para confirmar se o paciente deve permanecer no leito.	Demonstrar concordância com o plano de cuidados.
Avalie o nível de consciência, a força física, o padrão respiratório, a frequência cardíaca e a pressão sanguínea do paciente.	Indicar uma necessidade de repouso ao leito, caso sejam observados achados anormais, independentemente do que tenha sido prescrito.
Examine a roupa de cama para ver se há umidade ou manchas.	Indicar quais e quantas peças da roupa de cama precisam ser trocadas e se é apropriado o uso de luvas para remoção dos itens sujos.
Determine quem está disponível para auxiliar, caso o paciente esteja fraco demais ou incapaz de colaborar.	Evitar lesões musculares e posturais e garantir o conforto e a segurança do paciente.
PLANEJAMENTO	
Planeje a troca da roupa de cama após o atendimento das necessidades de higiene do paciente.	Reduzir o potencial de umedecimento ou de manchas na roupa de cama.
Lave as mãos ou realize antissepsia por meio de fricção com álcool (Cap. 10). Use luvas, caso haja potencial de contato direto com sangue, fezes ou outros fluidos corporais.	Reduzir a disseminação de microrganismos.
Traga a roupa de cama necessária para o quarto.	Demonstrar organização e controle eficiente do tempo.
Coloque a roupa de cama limpa sobre uma superfície seca e limpa, como as costas de uma cadeira.	Reduzir a disseminação de microrganismos para superfícies limpas.
IMPLEMENTAÇÃO	
Explique o que você planeja fazer.	Informar o paciente e promover a cooperação.
Eleve a cama.	Evitar o esforço postural e muscular.
Cubra o paciente com uma toalha de banho ou deixe o sobrelençol mais solto, ainda que no lugar.	Manter o calor e demonstrar respeito ao pudor.
Dobre o sobrelençol ou a colcha, caso sejam reutilizados, e coloque-os sobre uma superfície limpa.	Promover eficiência e organização.
Solte o equipamento preso ao lençol de baixo e verifique objetos pessoais.	Evitar danos, derramamento de líquidos ou perda de objetos pessoais.
Solte os lençóis nos locais em que foi colocado sob o colchão.	Facilitar a retirada ou o realinhamento.
Baixe a lateral da cama no lado em que você se encontra e vire o paciente para o outro lado.	Oferecer espaço para a arrumação da cama e, ao mesmo tempo, garantir a segurança do paciente.
Enrole o lençol de baixo sujo o mais próximo possível do paciente.	Facilitar a retirada.
Siga a operação de desdobramento e colocação do lençol de baixo e do sobrelençol sobre o lado vago da cama, como foi descrito na Habilidade 18.1 (Fig. A).	Refazer metade da cama com a roupa de cama limpa.

Troca dos lençóis da metade do leito. (Foto de B. Proud.)

Dobre as extremidades soltas para baixo da parte já dobrada dos lençóis sujos.	Manter os lençóis limpos em um local onde não sujem; facilitar puxar os lençóis que estão embaixo do paciente.
Eleve a lateral da cama e vá para o lado oposto.	Evitar o esforço postural e muscular.

(continua)

Arrumando um leito ocupado *(continuação)*

IMPLEMENTAÇÃO *(continuação)*

Baixe a lateral da cama no lado em que você agora se encontra e ajude o paciente a virar para o outro lado, passando sobre os lençóis dobrados.	Ajudar a reposicionar o paciente sobre o lado limpo da cama.
Coloque a roupa suja próxima à borda da cama e os lençóis limpos bem próximos, ao seu lado.	Reduzir a "montanha" de lençóis no centro da cama.
Tire a roupa suja e coloque-a em uma fronha ou saco que deve estar longe do chão.	Manter os lençóis sujos longe de maior contaminação.
Puxe o lençol de baixo limpo até que esteja desdobrado e todo afastado de debaixo do paciente (Fig. B).	Promover o conforto.

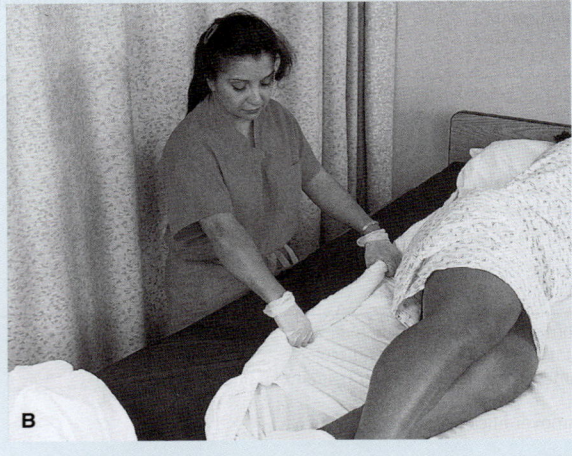

Puxando a roupa de cama limpa. (Foto de B. Proud.)

Dobre em triângulo ou quadrado o canto superior do lençol; puxe e prenda as extremidades soltas sob o colchão.	Prender os lençóis limpos.
Auxilie o paciente a ir para o centro da cama.	Garantir o conforto e a segurança.
Alise ou recoloque o sobrelençol, os cobertores e a colcha; retire e recoloque a fronha, se necessário.	Restaurar o conforto e a ordem do ambiente.
Reposicione o paciente conforme o regime terapêutico ou o conforto.	Demonstrar atendimento ao plano de cuidados; mostrar preocupação por seu conforto.
Baixe a altura da cama e eleve a outra lateral, caso seja adequado.	Reduzir o potencial de lesão.
Coloque a roupa de cama suja em um recipiente adequado, do lado de fora do quarto.	Restaurar a ordem no quarto e assegurar que a roupa suja seja recolhida pela lavanderia.
Lave as mãos ou realize antissepsia por meio de fricção com álcool (Cap. 10).	Reduzir a disseminação de microrganismos.

Avaliação

- A cama está limpa e seca.
- A roupa de cama está livre de dobras/pregas.
- O ambiente está organizado.
- O paciente sente-se confortável.

Documentação

- Data e hora.
- Características da drenagem, se houver.
- Medidas implementadas para garantir o conforto do paciente.

EXEMPLO DE DOCUMENTAÇÃO

Data e hora — Não reage a estímulos dolorosos. Banho completo dado na cama, seguido da troca de lençóis. Reposicionado sobre o lado esquerdo com a cabeça elevada a 45°. Ambas as laterais da cama foram elevadas. Cama colocada na posição baixa.
_____ ASSINATURA / FUNÇÃO

HABILIDADE 18.3 Fazendo uma massagem nas costas

Ação sugerida	Justificativa
INVESTIGAÇÃO	
Observe se o paciente está ainda está acordado 30 minutos após ter ido para a cama.	Indicar um atraso no início do aparecimento do sono.
Determine se o paciente está com dor, necessita urinar ou defecar, sente fome, está com frio ou calor, ou existe qualquer outro problema ambiental ou físico que possa facilmente ser resolvido.	Eliminar todas as etiologias não psicofisiológicas como causa da dificuldade para dormir.
Verifique o prontuário para determinar se o paciente apresenta alguma condição que contraindique uma massagem nas costas, como costelas fraturadas ou lesão.	Demonstrar preocupação com a segurança e o conforto do paciente.
Pergunte ao paciente se desejaria uma massagem nas costas.	Permitir que o paciente possa participar do processo decisório.
PLANEJAMENTO	
Obtenha uma loção ou substância alternativa, como álcool ou talco, caso a pele do paciente seja oleosa.	Demonstrar organização e controle eficiente do tempo.
Use luvas, caso haja lesões de pele abertas ou dreno.	Oferecer uma barreira aos microrganismos com origem no sangue.
Reduza os estímulos ambientais, como luzes fortes e sons altos.	Diminuir a estimulação do centro de despertar do encéfalo.
IMPLEMENTAÇÃO	
Use a cortina para privacidade ao redor do leito do paciente.	Demonstrar respeito ao pudor.
Eleve a cama a uma altura adequada para evitar reclinar a região da cintura.	Reduzir a tensão nas costas.
Lave as mãos ou realize antissepsia por meio de fricção com álcool (Cap. 10); ponha as luvas, se for o caso.	Reduzir a disseminação de microrganismos.
Ajude o paciente a deitar-se sobre o abdome ou de lado e a desamarrar a veste hospitalar ou tirá-la completamente.	Proporcionar acesso às costas.
Oriente o paciente no sentido de respirar lenta e profundamente, pela boca.	Promover a ventilação e o relaxamento.
Coloque uma quantidade generosa de loção nas mãos e esfregue-as.	Aquecer a loção.
Coloque toda a superfície das mãos de cada lado da parte inferior da coluna, movimente-a para cima na direção dos ombros e volte novamente às costas, usando movimentos contínuos e longos. Repita várias vezes o padrão do movimento (Fig. A).	Usar o deslizamento superficial para promover o relaxamento.
Aplique pressão firme no movimento para cima e pressão suave no movimento para baixo.	Acentuar o relaxamento, alternando pressão e ritmo.
Faça pequenos movimentos circulares para cima e para baixo, na extensão das costas, com os polegares.	Usar fricção para melhorar o fluxo sanguíneo e retirar as substâncias químicas que se acumulam nos músculos contraídos.

A Deslizamento superficial (exemplo 1)

Deslizamento superficial (exemplo 2)

(continua)

Fazendo uma massagem nas costas   *(continuação)*

IMPLEMENTAÇÃO   *(continuação)*

Eleve a pele e a comprima suavemente com os dedos, iniciando na base da espinha e terminando na área do pescoço e dos ombros (Fig. B).

Usar o amassamento para aumentar a circulação do sangue.

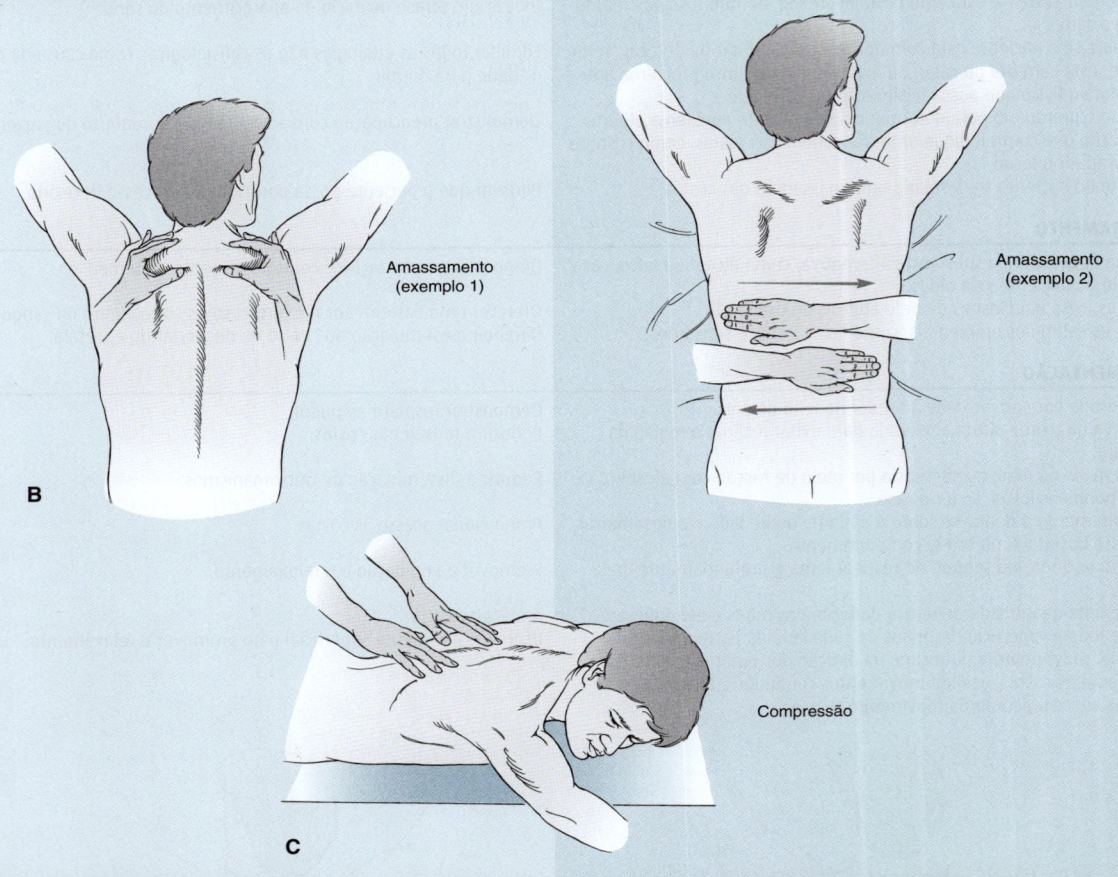

Amassamento (exemplo 1)

Amassamento (exemplo 2)

B

Compressão

C

Puxe a pele em direções opostas, pressionando para elevá-la e alongá-la a partir da base da espinha na direção dos ombros.
Conclua a massagem nas costas com movimentos leves de pancadinhas nas costas, gradativamente suavizando a pressão enquanto os dedos se movimentam para a região inferior (Fig. C).
Cubra com suavidade o paciente e regule a cama a uma posição mais baixa.

Usar outra técnica de amassamento para diminuir a tensão nos músculos e melhorar a circulação.
Usar o amassamento para prolongar a sensação de relaxamento.

Prolongar o período de relaxamento, pela redução da atividade e possibilidade de induzir o sono NREM.

Avaliação

- O paciente sente-se relaxado.
- O sono é promovido.

Documentação

- Data e hora da massagem nas costas.
- Reação do paciente.

EXEMPLO DE DOCUMENTAÇÃO

Data e hora   Incapaz de dormir. Auxiliado para ir ao banheiro urinar. Fornecida refeição leve, com bolacha d'água e leite. Massageado nas costas por 10 minutos. Observado dormindo 20 minutos após. _____ ASSINATURA / FUNÇÃO

19 Segurança

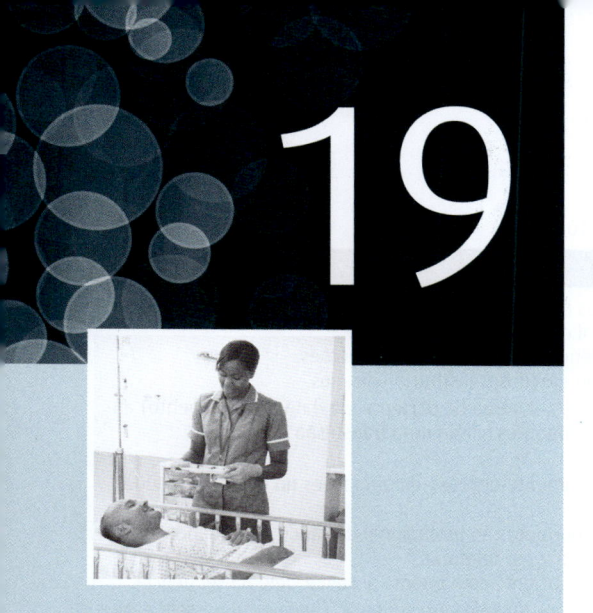

TERMOS PRINCIPAIS

Afogamento
Ambiente sem látex
Asfixia
Choque elétrico
Restrições alternativas
Restrições físicas
Restrições químicas
Envenenamento
Macrochoque
Microchoque
Metas nacionais de segurança do paciente
Plano contra incêndio
Queimadura térmica
Riscos ambientais
Segurança
Sensibilidade ao látex

OBJETIVOS DO ENSINO

Ao término deste capítulo o leitor deverá:

1. Discutir o propósito das Metas Nacionais de Segurança do Paciente e métodos para implementá-las.
2. Dar um exemplo de uma lesão comum que predomine durante cada estágio de desenvolvimento (desde a infância até a terceira idade).
3. Listar seis lesões causadas por riscos ambientais.
4. Identificar, no mínimo, dois métodos para redução da sensibilidade ao látex.
5. Listar quatro áreas de responsabilidade incorporadas à maior parte dos planos contra incêndios.
6. Descrever as indicações de uso para cada uma das classes de extintores de incêndio.
7. Discutir cinco medidas para prevenção de queimaduras.
8. Nomear três causas comuns de asfixia.
9. Discutir dois métodos para prevenir afogamentos.
10. Explicar as razões pelas quais os seres humanos são suscetíveis a choques elétricos.
11. Discutir três métodos para prevenir o choque elétrico.
12. Citar pelo menos seis substâncias geralmente associadas a envenenamentos.
13. Discutir quatro métodos para prevenir envenenamentos.
14. Discutir os benefícios e os riscos decorrentes do uso de restrições.
15. Explicar os fundamentos para a implementação da legislação e dos padrões de acreditação da Joint Commission, em relação às restrições.
16. Distinguir uma restrição de uma restrição alternativa.
17. Oferecer pelo menos quatro critérios para aplicação de uma restrição física.
18. Descrever duas áreas de preocupação durante um acidente.
19. Explicar as razões pelas quais os idosos são mais suscetíveis a quedas.

A **segurança** (medidas que previnem acidentes ou traumas não intencionais) é a principal responsabilidade da enfermagem. A Joint Commission considera a segurança uma prioridade no cuidado do paciente e começou a estabelecer Metas Nacionais de Segurança do Paciente em 2003. A finalidade dessas metas é ajudar as instituições de saúde a obter e manter a sua acreditação, demonstrando um atendimento seguro e eficaz da mais alta qualidade, reduzindo o risco de resultados adversos aos pacientes. As metas são revisadas anualmente com base nas recomendações do Patient Safety Advisory Group para reduzir a incidência de mortes e lesões entre aqueles que estão sendo atendidos em instituições de saúde (Tab. 19.1). Os métodos de implementação dos objetivos estão integrados em habilidades que aparecem neste texto.

A maior parte das mortes e lesões hospitalares é atribuída a erros de medicação e efeitos adversos de fármacos, infecções e erros cirúrgicos (Starfield, 2000). Se identificadas e classificadas pelo National Center for Health Statistics, as mortes por erros médicos, excluindo as mortes evitáveis devido a tratamentos médicos realizados fora do hospital, estariam entre a quinta e a oitava causa de morte (Woo et al., 2008). Esses resultados validam a conclusão de que receber cuidados de saúde é um risco extremo à segurança de uma pessoa. Este capítulo examina os fatores que colocam as pessoas em risco de lesões, os perigos ambientais domésticos e nas instituições de saúde e as medidas de enfermagem que mantêm os pacientes a salvo.

TABELA 19.1 Resumo das metas nacionais de segurança do paciente 2009-2010

OBJETIVO	IMPLEMENTAÇÃO
Prevenir infecções	Seguir as orientações de lavagem e antissepsia das mãos recomendadas pelo Centers for Disease Control and Prevention ou pela Organização Mundial da Saúde. Usar práticas baseadas em evidências para a prevenção e tratamento de infecções. Promover vacinação pneumocócica e contra a gripe em idosos institucionalizados.
Identificar o paciente corretamente	Usar pelo menos dois métodos de identificação (p. ex., o nome do paciente e a data de nascimento) antes de administrar fármacos ou de realizar procedimentos, como uma transfusão de sangue.
Melhorar a comunicação com a equipe	Utilizar apenas abreviaturas e símbolos aprovados. Contatar os profissionais de saúde adequados prontamente em caso de alterações no estado de saúde do paciente. Informar rapidamente os resultados de exames importantes ao profissional de saúde apropriado. Repetir ou ler de volta prescrições feitas verbalmente e por telefone. Antes de uma transferência, discutir os cuidados do paciente com quem vai cuidar dele na sequência.
Administrar fármacos com segurança	Rotular todos os medicamentos que ainda não estejam rotulados em seringas, copos e cubas; seja especialmente cauteloso com os pacientes que tomam fármacos anticoagulantes. Confirmar se qualquer fármaco novo e fármacos prescritos em pequenas quantidades ou por um curto período de tempo podem ser utilizados com os fármacos atuais. Fornecer uma lista dos fármacos atualmente em uso pelo paciente para o médico, paciente, familiar e cuidador próximo antes da alta do paciente.
Identificar o paciente com riscos à segurança	Avaliar o paciente que está em risco de quedas, suicídio e incêndio (pela administração de oxigênio) e instituir medidas cautelares.
Prevenir úlceras por pressão	Determinar quais paciente estão em risco de úlceras por pressão, desenvolver um plano para a sua prevenção e reavaliar periodicamente.
Evitar erros cirúrgicos	Marcar a parte do corpo destinado à cirurgia; incluir a participação do paciente. Realizar uma "conferência final" para verificar o paciente e os documentos necessários imediatamente antes do início de um procedimento cirúrgico.
Envolver o paciente no cuidado	Informar o paciente sobre como relatar problemas de segurança.

Adaptada de The 2009 National Patient Safety Goals. http://www.jointcommission.org/NR/rdonlyres/40A7233CC4F7-4680-80CDFD5F62CF/09_NPSG_HAP_gp.pdf; 2010 National Patient Safety Goals. http://www.jointcommission.org/GeneralPublic/NPSG/10_npsgs.htm.

FATORES DE SEGURANÇA RELACIONADOS À IDADE

Não há um grupo etário imune a traumas por acidentes. Há, todavia, diferenças marcantes entre os vários grupos etários, devido à variação dos níveis das funções cognitivas e de julgamento, de atividade e mobilidade, e às condições de supervisão, assim como ao arranjo de dispositivos de segurança dentro dos ambientes físicos.

Lactentes e pré-escolares

Os lactentes confiam na consciência de segurança dos adultos que deles tomam conta. Eles são mais vulneráveis a lesões resultantes de quedas das mesas para troca de fraldas ou dentro dos automóveis, quando não estão restritos. Os pré-escolares são naturalmente curiosos, movimentam-se mais que os lactentes, e não conseguem compreender o perigo inerente ao ato de escalar algo. Logo, costumam ser vítimas de envenenamento acidental, de quedas de cadeiras altas ou escadas, de queimaduras, de eletrocussão (pela exploração de tomadas ou manipulação de fios elétricos) e de afogamentos.

Escolares e adolescentes

As crianças em idade escolar são fisicamente ativas, o que as deixa mais suscetíveis a lesões associadas às brincadeiras. Muitos adolescentes têm lesões relacionadas aos esportes porque participam de atividades fisicamente desafiadoras – algumas vezes sem o equipamento de proteção adequado – antes que seus sistemas musculoesqueléticos possam suportar os esforços. Os adolescentes também tendem a ser impulsivos e a assumir riscos como consequência da pressão dos companheiros.

Adultos

Os adultos apresentam risco para lesões por ignorarem ordens de segurança, fadiga, alterações sensoriais e os efeitos de certas doenças. Os tipos de lesões às quais os adultos jovens, de meia-idade ou idosos estão mais suscetíveis dependem de suas diferenças físicas, sociais e de desenvolvimento (Tab. 19.2).

RISCOS AMBIENTAIS

Os **riscos ambientais** são condições potencialmente perigosas no ambiente que nos cerca. Alguns exemplos de lesões causadas por riscos ambientais domésticos e no ambiente de cuidado com a saúde incluem sensibilidade ao látex, queimaduras térmicas, asfixia, choque elétrico, envenenamento e quedas.

Sensibilidade ao látex

Tem aumentado o número de pessoas que estão desenvolvendo **sensibilidade ao látex** (resposta alérgica às proteínas do látex). O látex, uma seiva de borracha natural originária de espécies de árvores nativas do Brasil, é um componente de muitos itens domésticos, como balões, cola de envelopes, borrachas escolares e forros de carpetes, assim como produtos de cuidado com a saúde. A sensibilidade relacionada à saúde é em parte resultado da repetida exposição ao látex, por intermédio do uso de luvas médicas e outros equipamentos (Quadro 19.1). Os pacientes predispostos à sensibilidade ao látex incluem aqueles com história de asma e

TABELA 19.2 Fatores associados à idade que afetam a segurança do paciente adulto

GRUPO	FATORES CONTRIBUINTES	TIPOS COMUNS DE LESÕES
Adultos jovens	Uso abusivo de álcool e de drogas ilícitas Emancipação da supervisão dos adultos Desconhecimento de riscos no local de trabalho	Acidentes automobilísticos Acidentes com barcos Trauma raquimedular e na cabeça Lesões nos olhos, queimaduras químicas, amputações traumáticas e lesões de tecidos moles e das costas
Adultos de meia-idade	Falha no uso de recursos de segurança Esforço excessivo e fadiga Descaso quanto ao uso de cintos de segurança e de outros elementos de segurança dos veículos Falta de conhecimento na limpeza ou nos consertos em casa	Traumas físicos (acima) Queimaduras e asfixia relacionadas ao mau funcionamento de detectores de fumaça, ao calor e ao monóxido de carbono
Idosos	Deficiência visual Urgência miccional Hipotensão postural Coordenação diminuída Mobilidade prejudicada Manutenção inadequada do ambiente doméstico Confusão mental Regulação da temperatura prejudicada	Quedas Envenenamento/Erros de medicação Hipotermia e hipertermia Queimaduras e escaldamentos

alergias a outras substâncias, múltiplas cirurgias e procedimentos médicos recorrentes.

Tipos de reações ao látex

A sensibilização decorre da exposição ao látex por via cutânea, membranosa, inalante, por ingesta, injeção ou manejo de feridas. As duas formas de reações alérgicas ao látex ou a substâncias químicas usadas no seu processamento são as seguintes:

- Dermatite de contato, uma reação cutânea tardia que ocorre dentro de 6 a 48 horas e perdura por alguns dias.
- Hipersensibilidade imediata, uma reação sistêmica instantânea ou em determinados pontos, manifestada por edema, coceira, angústia respiratória, hipotensão e morte, nos casos mais graves.

As pessoas sensibilizadas também podem desenvolver uma reação cruzada à ingestão de frutas e vegetais, como abacates, bananas, amêndoas, pêssegos, kiwis, tomates, entre outros, porque a estrutura molecular do látex e de outras substâncias é bastante similar.

QUADRO 19.1 Itens que normalmente contêm látex

- Luvas médicas
- Band-Aids®
- Bulbo de seringas
- Tampinhas dos frascos de medicamentos
- Cateteres urinários
- Preservativos íntimos
- Drenos de feridas
- Endoscópios
- Encaixes de injeção intravenosa
- Protetores de leito não descartáveis
- Tubo de estetoscópios
- Torniquetes
- Meias elásticas
- Coberturas de colchão
- Fios dentais
- Tubo e manguito do esfignomanômetro

Protegendo pacientes e profissionais

Uma das melhores técnicas para prevenir a sensibilização ao látex e as reações alérgicas é diminuir ou eliminar a exposição ao produto. As instituições de cuidados com a saúde têm disponibilizado aos seus profissionais mais de um tipo de luvas (Tab. 19.3). Se forem disponibilizadas somente luvas de látex, os enfermeiros também podem evitar a sensibilização usando cremes oleosos ou loções para as mãos e podem, ainda, lavar as mãos vigorosamente após a retirada das luvas, com a finalidade de reduzir a transferência das proteínas do látex para outras pessoas e para os objetos presentes no ambiente. Outras medidas de proteção a pacientes e profissionais incluem:

- Coleta de informações sobre história alérgica e sensibilidade ao látex, em particular.
- Sinalização do prontuário e da porta do quarto dos pacientes sensíveis ao látex, além de identificá-los com um bracelete alertando sobre a alergia.
- Designação dos pacientes com sensibilidade ao látex para quartos privativos ou para um **ambiente sem látex** (quarto suprido por equipamentos livres de látex e limpo com luvas sem talco).
- Manutenção, no ambiente de um paciente sensível ao látex, de um carrinho com luvas sintéticas e sem látex para seus cuidados, além de equipamento de reanimação também apropriado.
- Comunicação com os profissionais de outros setores, solicitando que usem equipamentos e suprimentos sem látex durante os procedimentos diagnósticos ou terapêuticos.
- Relato imediato de reações alérgicas e suas possíveis causas à administração da instituição; exige-se que os administradores relatem lesões, doenças graves ou casos de mortes decorrentes do uso de utensílios não seguros ao U.S. Food and Drug Administration.
- Encaminhamento dos pacientes sensibilizados para grupos de apoio de alergia ao látex.
- Recomendação para que os pacientes usem pulseira de alerta médico todo o tempo.
- Aconselhamento aos pacientes com sensibilidade ao látex para que informem ao serviço de medicina ocupacional de sua empresa sobre sua alergia, para o caso de uma futura reclamatória

TABELA 19.3 Tipos de luvas médicas

TIPO	VANTAGENS	DESVANTAGENS
Com látex		
Talcadas	Baratas Elásticas Barreira adequada contra patógenos sanguíneos	Permite a circulação no ar da proteína alergênica do látex, por meio do talco
Pouco talcadas	Menor potencial de distribuição aérea das proteínas do látex e de proteínas químicas	Não há comprovação quanto à capacidade de prevenir a sensibilização
Não talcadas	Sensibilização reduzida de indivíduos não alérgicos, devido à falta de distribuição aérea do alérgeno do látex	Depositam as proteínas do látex nas superfícies ambientais; causam sintomas em indivíduos sensibilizados São um pouco mais caras que as luvas de látex talcadas
Com poucas proteínas do látex	Menor quantidade de proteínas do látex	Não há evidência significativa de que seu uso elimine a sensibilização
Sem látex		
Vinílicas, talcadas e não talcadas	Resistência similar à das luvas de látex Custam aproximadamente o mesmo que as luvas de látex talcadas	Menor durabilidade e maior predisposição a vazamento do que as luvas de látex Recomenda-se sua troca após 30 minutos de uso, para manter a barreira protetora
Nitrile	Melhor resistência a lacerações, punções e desintegração química do que as luvas de látex ou de vinil	Possível ocorrência de dermatite de contato, devido à presença de substâncias químicas no nitrile São mais caras que as de látex e de vinil
Neoprene	Possuem ajuste, resistência e barreira protetora similar às de látex	Contêm substâncias químicas potencialmente alérgicas São mais caras do que as luvas de nitrile
Elastômero termoplástico	Resistência e proteção similar ou superior ao látex	Não possuem qualquer alérgeno químico ou do látex São as mais caras das luvas apresentadas

trabalhista ou discussão legal acerca de discriminação em seu local de trabalho.

Queimaduras

Uma **queimadura térmica** é um tipo de lesão à pele causada por chamas, líquidos quentes ou vapor, sendo a forma mais comum de queimadura. As queimaduras também são resultantes do contato com substâncias químicas cáusticas, fios elétricos ou raios.

Prevenção de queimaduras

Visto que muitos adultos se tornam complacentes quanto a riscos à segurança, o enfermeiro revisa as medidas de prevenção de queimaduras com os pacientes que estão recebendo tratamento devido a acidentes relacionados a temperatura (Ensinando o paciente e a família 19.1).

As saídas devem ser identificadas, iluminadas e destrancadas. A maior parte dos códigos de incêndio exige que prédios públicos, incluindo hospitais e lares geriátricos, possuam um sistema de gotejamento em funcionamento. Esses sistemas ajudam a controlar os incêndios e limitam os danos estruturais.

Planos de incêndio

Para evitar ou reduzir as lesões por queimaduras em uma instituição de cuidados de saúde, todos os funcionários devem ter um **plano contra incêndio** (procedimentos a serem seguidos em casos de incêndio). A conformidade do plano contra incêndio é um dos principais componentes da inspeção realizada pela Joint Commission. Toda instituição de saúde acreditada deve demonstrar e documentar que seus profissionais são constantemente treinados nas cinco áreas seguintes:

- Responsabilidades e papéis específicos de cada membro, estando no local do próprio incêndio ou distante dele.
- Uso do sistema de alarme de incêndio.
- Papéis assumidos durante a evacuação do prédio.
- Localização e uso apropriado dos equipamentos para evacuação ou transporte dos pacientes para áreas de refúgio.
- Estabelecer procedimentos compartimentalizados para restrição da fumaça e do fogo (National Fire Protection Agency, 2006).

Para obter a acreditação da Joint Commission, os membros da equipe de cada turno também devem participar de simulações trimestrais de incêndio.

Controle de incêncio

A National Fire Protection Association, cujo Código de Proteção à Vida é a base dos padrões de conduta da Joint Commission, recomenda o uso do acrônimo RACE, para identificar os passos essenciais a serem tomados em casos de incêndio:

R – Resgate
A – Alarme
C – Confinamento (do fogo)
E – Extinção

A maior parte das instituições de saúde incorpora esses conceitos, pela inclusão das seguintes ações em seus planos contra incêndios:

- Evacuar os pacientes das salas em que se localiza o fogo.
- Informar o operador da mesa de comunicações sobre a localização do fogo. Ele alertará os funcionários, utilizando um código combinado, sem alarmar o público, e notificará os bombeiros.
- Voltar à unidade de enfermagem quando o alarme soar; não usar o elevador.
- Retirar visitas e equipamento dos corredores.

Ensinando o paciente e a família 19.1
Prevenção de queimaduras

O enfermeiro ensinará os seguintes pontos ao paciente ou a seus familiares:
- Troque as baterias dos detectores de fumaça, de calor e de monóxido de carbono, ao menos, uma vez por ano.
- Equipe a casa com, no mínimo, um extintor de incêndio.
- Elabore um plano de evacuação (e uma via de fuga alternativa), além de um local onde os membros da família se encontrem após deixarem uma casa ou um apartamento que esteja incendiando.
- Pratique periodicamente o plano de evacuação.
- Mantenha todas as portas e janelas livres de barreiras.
- Identifique a localização das saídas quando estiver em um hotel.
- Livre-se dos panos que tenham sido saturados com solventes químicos.
- Mantenha tudo longe do acendedor do forno, do aquecedor de água ou da secadora de roupas.
- Evite armazenar gasolina, querosene ou qualquer substância inflamável.
- Vá a exibições de fogos de artifício públicas, em vez de soltar fogos em casa.
- Jamais fume quando estiver com sono ou perto de tubos/saídas de oxigênio.
- Use fósforos de segurança, em vez de um isqueiro; as crianças são menos capazes de usar os fósforos.
- Compre roupas, especialmente as para dormir, feitas de tecido natural resistente ao fogo.
- Jamais corra se as roupas estiverem em chamas; pare, jogue-se no chão e role.
- Não sobrecarregue circuitos ou tomadas elétricas.
- Ajuste os termostatos dos aquecedores de água para menos de 48,8°C.
- Coloque os fios elétricos de aparelhos domésticos longe do alcance de crianças pequenas.
- Siga as recomendações dos rótulos de substâncias químicas quanto ao uso de luvas.
- Enxágue a pele com abundante quantidade de água, caso haja contato com substâncias químicas.
- Procure abrigo dentro de casa quando o tempo estiver ameaçador ou houver relâmpagos.
- Se você estiver em um edifício em chamas:
  - Sinta se a superfície de uma porta está quente antes de abri-la.
  - Feche as portas atrás de você.
  - Arraste-se pelo chão, caso a sala esteja cheia de fumaça.
  - Use as escadas, em vez dos elevadores.
  - Jamais volte a um prédio em chamas, independentemente de quem ou do que tiver ficado para trás.
  - Vá à casa de um vizinho para chamar os bombeiros ou ligue para o número de urgência da sua cidade.

- Fechar as portas dos quartos dos pacientes e das escadas, assim como as portas corta-fogo adjacentes à unidade. Aguardar novas orientações.
- Colocar toalhas ou lençóis úmidos nos limiares das portas de onde está saindo a fumaça.
- Usar um extintor de incêndio apropriado, caso haja necessidade.

Resgate e evacuação

A primeira prioridade é resgatar os pacientes que estão mais próximos do fogo. Os enfermeiros orientam aqueles que podem caminhar para uma área segura e encerram o ambiente e fecham as portas corta-fogo após a evacuação. O pessoal de enfermagem evacua aqueles que não conseguem andar utilizando uma diversidade de técnicas (Fig. 19.1).

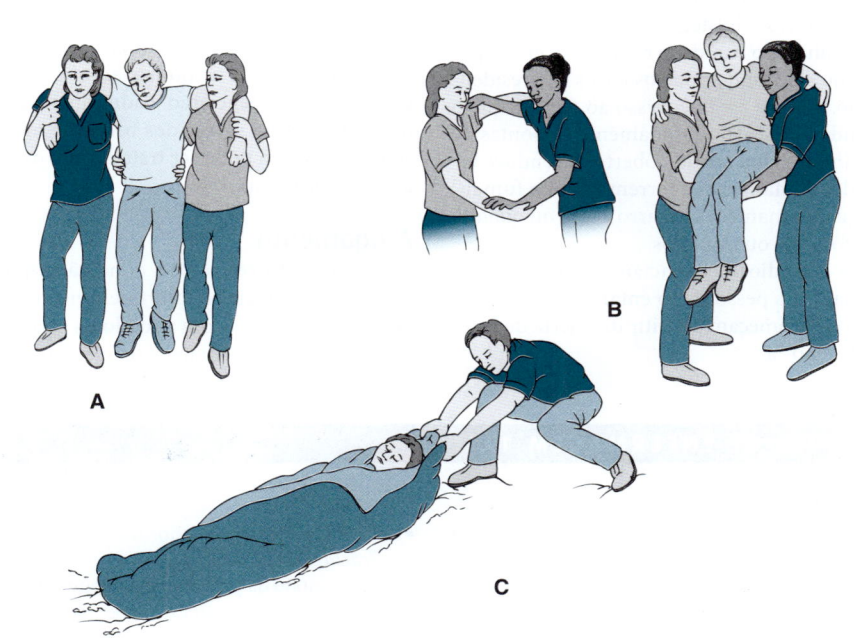

FIGURA 19.1 Evacuação de pacientes. (**A**) Bengalas humanas: os socorristas apoiam um paciente fraco, mas em condições de deambular, pela cintura e pelos braços. (**B**) Assento para transporte: os socorristas entrelaçam seus braços e carregam um paciente que não deambula. (**C**) "Carruagem" para corpo: os socorristas arrastam uma vítima inconsciente ou que não consegue ajudar com um cobertor ou lençol.

TABELA 19.4 Tipos de extintores de incêndio

TIPO	SÍMBOLO	CONTEÚDO	USO
Classe A	A	Água sob pressão	Papel, madeira, tecido em chamas
Classe B	B	Dióxido de carbono	Incêndios causados por gasolina, tintas, óleo, graxa e outros líquidos inflamáveis
Classe C	C	Substâncias químicas secas	Fios elétricos
Classe ABC (extintor combinado)	A B C	Grafite	Incêndios de todo tipo

Extintores de incêndio

Existem quatro tipos de extintores de incêndio (Tab. 19.4). Todos são rotulados. Os enfermeiros devem saber qual extintor é adequado para a substância em combustão, bem como saber usá-lo (Orientações de Enfermagem 19.1).

Asfixia

A **asfixia** refere-se à incapacidade de respirar, podendo ser causada pela obstrução das vias respiratórias (Cap. 37), afogamento ou inalação de gases nocivos, como fumaça ou monóxido de carbono (CO).

Inalação de fumaça

A fumaça pode ser mais letal do que o fogo. A maior parte das agências de saúde tem proibido o consumo do cigarro em suas dependências; consequentemente, a inalação de fumaça já responde por um número muito menor de mortes. No entanto, quando ocorre um incêndio, independentemente da sua localização ou causa, 50 a 80% das mortes ocorrem pela inalação de fumaça, não pelas queimaduras (Holstege, 2007; Fig. 19.2)

Embora o cigarro tenha sido banido, o risco de incêndio por fumar em estabelecimentos de saúde e outros locais não residenciais continua existindo. Alguns atribuem isso ao fato de que o fumante escondido tende a descartar rapidamente as pontas de cigarro fumegantes, a fim de evitar ser descoberto. Incêndios domésticos, por outro lado, muitas vezes ocorrem quando fumantes pegam no sono enquanto mantêm o cigarro aceso ou quando crianças brincam com fósforos ou isqueiros.

Muitas residências e prédios residenciais estão equipados com detectores de fumaça. As pessoas, no entanto, desmontam seus detectores quando eles começam a emitir um alerta de bateria fraca, e esquecem de repô-la.

Monóxido de carbono

O monóxido de carbono (CO) é um gás inodoro, liberado durante a combustão incompleta de derivados do carbono, como os combustíveis fósseis (querosene, gás natural, madeira e carvão – substâncias comumente utilizadas para o aquecimento das casas). Quando inalado, o monóxido de carbono se liga à hemoglobina e interfere na oxigenação das células. Sem ventilação adequada, as consequências podem ser letais.

Como o monóxido de carbono pode estar presente mesmo na ausência de fumaça, detectores devem ser instalados em todas as casas e os alarmes devem ser verificados pelos bombeiros. Sem detectores, as vítimas talvez não se deem conta da presença do monóxido de carbono e possam confundir seus sintomas com os de uma gripe (Quadro 19.2). A medida que sua condição piora, surge a confusão mental, e as pessoas entram em coma seguido de morte.

Se houver a suspeita de que uma pessoa foi intoxicada por monóxido de carbono, o tratamento inicial requer a remoção da vítima do ambiente em que se encontra. Se não for possível levá-la para um ambiente externo, quem a resgata deve abrir janelas e portas, a fim de reduzir o nível de gás tóxico e favorecer a ventilação de ar do paciente. Uma vez que os socorristas cheguem, providenciarão a administração de oxigênio. No caso de uma elevação severa dos níveis de monóxido de carbono no sangue, a vítima pode ser tratada com oxigênio hiperbárico (sob alta pressão) (Cap. 21).

Afogamento

O **afogamento** refere-se à condição em que líquidos ocupam as vias respiratórias e interferem na ventilação. O afogamento pode ocorrer tanto com nadadores quanto com não nadadores. Afogamentos acidentais ocorrem durante atividades na água,

---

ORIENTAÇÕES DE ENFERMAGEM 19.1

Usando extintores de incêndio

- Conheça o local em que se encontra cada tipo de extintor. *Essa medida diminui o tempo de reação.*
- Retire a embalagem do extintor. *Ela deve ser removido para uso.*
- Retire o pino que trava o acionador. *Ele precisa ser removido para que o extintor seja usado.*
- Aponte o vaporizador para as extremidades do fogo, não para seu centro. *A substância química irá conter o fogo.*
- Movimente o vaporizador de um lado a outro. *Isso aumenta a eficácia do controle do fogo.*
- Evite contato da pele com o conteúdo do extintor. *As substâncias químicas presentes nos extintores podem causar lesões.*
- Leve o extintor ao serviço de manutenção. *Ele será substituído ou recarregado para uso futuro.*

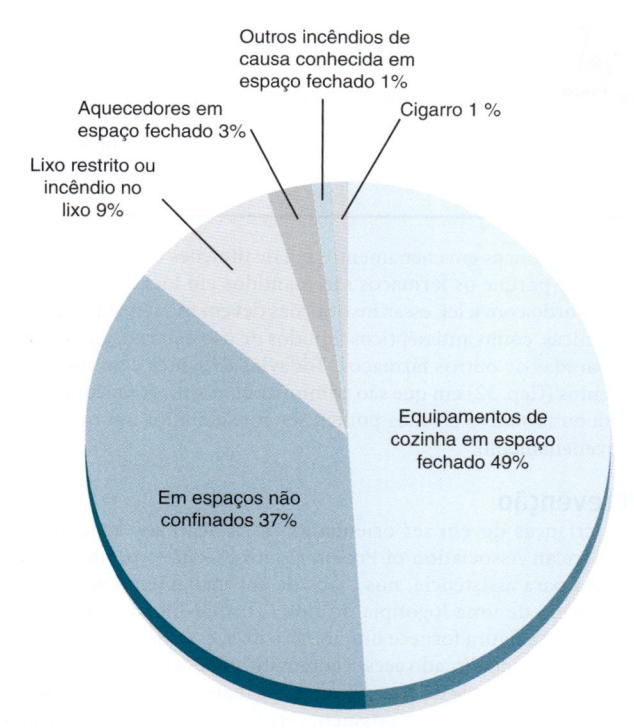

FIGURA 19.2 Estatísticas sobre incêndios coletadas pela National Fire Protection Association. (De Flynn, J. [2009]. *Structure fires in medical, mental health, and substance abuse facilities*. National Fire Protection Association. Accessed March 15, 2010, from http://www.nfpa.org/assets/files/PDF/MentalHealthExecSum.pdf)

como pescarias, uso de barcos e botes, natação e esqui aquático. Alguns incidentes estão associados ao uso abusivo de álcool, que tende a interferir no julgamento e favorece a tomada de decisões de risco. Outras vítimas subestimam sua própria resistência.

Os afogamentos também podem ocorrer em casa ou em ambientes de cuidados com a saúde. As crianças pequenas podem se afogar no caso de serem deixadas por breves momentos numa banheira ou se tiverem acesso a uma piscina. As piscinas devem ser cercadas e trancadas, e as crianças nunca devem ser deixadas sozinhas em banheiras ou tanques.

Embora o potencial de afogamento em uma instituição de saúde seja estatisticamente remoto, ele não é impossível de ocorrer. Por isso, os enfermeiros nunca devem deixar um paciente que necessite de ajuda ou que apresente alguma deficiência cognitiva, jovem ou idoso, sozinho em uma banheira, seja qual for sua profundidade.

As vítimas de afogamento em águas frias estão mais aptas à reanimação, pois o frio diminui seu metabolismo, conservando o oxigênio (Cap. 12). Prevenir, contudo, é muito melhor:

- Aprenda a nadar.
- Nunca nade sozinho.
- Utilize os dispositivos de flutuação apropriados.
- Não ingira álcool quando for participar de esportes aquáticos.
- Comunique as autoridades, caso passageiros de embarcações pareçam não estar em segurança.

Reanimação

A reanimação cardiopulmonar (RCP), se iniciada imediatamente, pode salvar a vida de uma vítima de asfixia ou afogamento. Atualmente, a certificação em RCP é, em geral, uma exigência empregatícia para os enfermeiros. Muitos hospitais ensinam aos pais de recém-nascidos a realizar a RCP (Fig. 19.3).

Choque elétrico

O **choque elétrico** (descarga de eletricidade por meio do corpo) constitui um perigo potencial, sempre que se estiver na presença de máquinas e equipamentos. O corpo é suscetível a um choque elétrico porque é composto de água e de eletrólitos, ambos bons condutores de eletricidade. Um condutor é uma substância que facilita o fluxo de corrente elétrica; um isolante é uma substância que contém correntes elétricas, mas não permite que elas se espalhem. Os fios elétricos são cobertos com borracha ou com outra substância isolante.

Um **macrochoque** é a distribuição menos nociva de eletricidade de baixa amperagem sobre uma área grande do corpo. Os macrochoques são sentidos como um leve tremor. Um **microchoque** é decorrente de eletricidade de baixa voltagem, embora de amperagem elevada. Os microchoques não costumam ser sentidos pelas pessoas com a pele intacta, pois esta oferece resistência ou age como uma barreira entre a corrente elétrica, a água e os eletrólitos internos. No entanto, se a pele estiver úmida ou houver danos a sua integridade, a corrente elétrica pode ser fatal, em especial se ocorrer diretamente no coração.

O uso de equipamentos com aterramento reduz o potencial de ocorrência de um choque elétrico. O *aterramento* desvia o

QUADRO 19.2	Sintomas de envenenamento por monóxido de carbono

- Náusea
- Vômitos
- Dor de cabeça
- Tontura
- Fraqueza muscular
- Confusão mental
- Dificuldade para respirar
- Pele de coloração avermelhada
- Perda da consciência

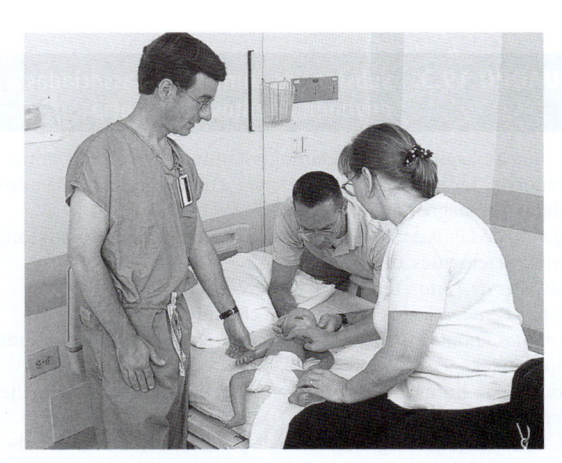

FIGURA 19.3 Pais sendo ensinados a realizar a reanimação cardiopulmonar como parte do plano de alta hospitalar. (Foto de B.Proud.)

vazamento de energia elétrica para a terra. O equipamento com aterramento é identificado pela presença de um plugue com três pinos.

Além do uso de equipamento com aterramento, há outras medidas de segurança empregadas para prevenir choques elétricos:

- Jamais use adaptadores para possibilitar o encaixe em uma tomada aterrada.
- Certifique-se de que todas as tomadas e os interruptores possuem placas de cobertura.
- Ligue todas as máquinas elétricas utilizadas para cuidar dos pacientes em tomadas com uma distância de mais de 1 m uma da outra ou em um mesmo grupo de tomadas de parede.
- Desconecte da tomada todas as máquinas que não estiverem em uso por um longo período.
- Desencoraje os pacientes a repousarem secadores de cabelo, barbeadores elétricos ou outros aparelhos semelhantes sobre pias molhadas ou próximo a elas.
- Não use um aparelho elétrico que esteja com fio danificado ou quebrado ou com o plugue com fiação exposta.
- Segure firme o plugue, e não o fio, ao retirá-lo das tomadas.
- Não use extensões.
- Relate os macrochoques ao setor de manutenção.
- Limpe líquidos derramados, assim que possível.
- Mantenha-se afastado do paciente e da cama quando estiver sendo realizada desfibrilação cardíaca.

Envenenamento

O **envenenamento** é uma lesão ocasionada pela ingestão, inalação ou absorção de uma substância tóxica. Os envenenamentos são mais comuns nas casas do que nas instituições de saúde, embora os erros de medicação sejam um modo de envenenamento (Cap. 32). Prevenir erros de medicação é um objetivo abordado nas Metas Nacionais de Segurança do Paciente para manter as pessoas seguras em instituições de saúde. A segurança dos fármacos é discutida com mais profundidade na Unidade 9, Administração de Fármacos. Os envenenamentos acidentais habitualmente ocorrem entre crianças que começam a andar e costumam envolver substâncias localizadas em banheiros ou cozinhas (Quadro 19.3). Muitas crianças tratadas por envenenamento acidental apresentam episódios reincidentes.

QUADRO 19.3 Substâncias comumente associadas a envenenamentos na infância

Fármacos: aspirina, paracetamol, vitaminas com ferro, antidepressivos, sedativos, tranquilizantes, comprimidos antiácidos, pílulas de emagrecimento, laxantes
Agentes de Limpeza: alvejantes, discos para desinfetar vasos sanitários, detergentes, desentupidores
Solventes de Tintas: terebentina, querosene, gasolina
Metais Pesados: lascas de tinta com chumbo
Produtos Químicos: colas, polidores de sapatos, inseticidas, anticongelantes
Cosméticos: tinturas de cabelo, xampus, removedores de esmaltes de unha
Plantas: frutos do visgo (semente de passarinho), folhas da babosa, erva-dedal, mamona

Considerações gerontológicas

- Idosos com prejuízos cognitivos precisam ser protegidos da ingestão acidental de substâncias tóxicas, como medicamentos e produtos de limpeza, seja no ambiente doméstico ou em instituições de saúde. Estes itens devem ser mantidos em local seguro e trancado o tempo todo.

Há poucos envenenamentos em instituições de cuidado com a saúde porque os fármacos são mantidos em locais chaveados. De acordo com a lei, essas instituições devem manter substâncias químicas, como antissépticos líquidos de uso externo, guardadas separadas de outros fármacos. Todavia, acidentes com medicamentos (Cap. 32) em que são administrados uma dosagem incorreta ou fármacos errados podem ser considerados um modo de envenenamento.

Prevenção

As crianças devem ser orientadas em relação aos venenos. A American Association of Poison Control Centers promove um alerta para assistência, nos casos de envenenamento acidental, por meio de uma logotipia do tipo "Disque-Intoxicação" (Fig. 19.4). Essa figura fornece um número de acesso nacional, gratuito, que quando discado acessa automaticamente um atendente da central de controle de envenenamentos mais próxima. Enfermeiros e farmacêuticos que possuem certificação como especialistas em informações sobre envenenamento respondem às chamadas de emergência, dia e noite. Todos os enfermeiros podem ensinar pais e comunidade em geral a como reduzir os riscos de envenenamentos domésticos (Ensinando o paciente e a família 19.2). Adultos que tiverem problemas de memória ou que não conseguirem administrar seus próprios fármacos de modo seguro, podem utilizar recipientes especiais previamente repostos por uma pessoa responsável (Fig. 19.5).

Tratamento

O tratamento inicial de uma vítima suspeita de envenenamento envolve a manutenção da função respiratória e cardíaca. Garantido isso, os socorristas esforçam-se para identificar o que foi ingerido, quanto foi ingerido e aproximadamente há quanto tempo ocorreu o incidente. O tratamento definitivo depende da substância, da condição do paciente e se a substância ainda permanece no seu estômago. No caso de ingestão de produtos industrializados contendo múltiplos ingredientes, o centro de controle de envenenamentos é consultado. Por outro lado, o tra-

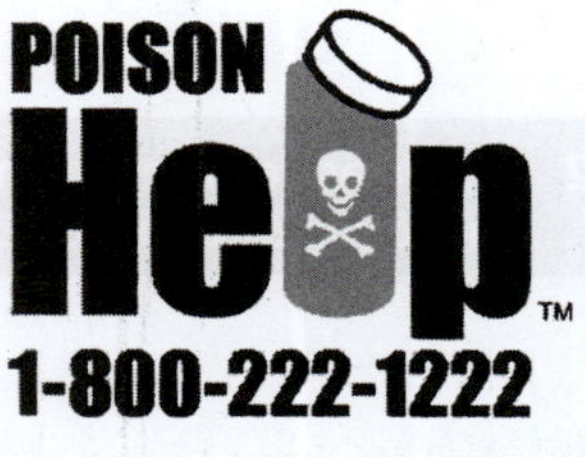

FIGURA 19.4 Um número de discagem gratuita fornece acesso imediato a um centro especializado em envenenamentos, que responde a perguntas sobre venenos e intoxicações.[1]

N. de R. T.: No Brasil, os centros de Informações Toxicológicas são estaduais; portanto, atendem em telefones diferentes de acordo com o estado. No Rio Grande do Sul, por exemplo, o telefone é 0800 721300, mas pode atender ligações de todo o Brasil.

Conceitos e Habilidades Fundamentais no Atendimento de Enfermagem **407**

> **Ensinando o paciente e a família 19.2**
> Prevenindo o envenenamento na infância

O enfermeiro orientará ao pais ou cuidadores a:
- Instalar trancas nas portas dos armários que não possam ser facilmente abertas pelas crianças.
- Solicitar tampas à prova de crianças em todos os fármacos prescritos.
- Adquirir substâncias químicas e fármacos de venda livre que tenham tampas mais difíceis de serem abertas.
- Jamais transferir uma substância tóxica para um recipiente geralmente utilizado para alimentos.
- Evite dizer que os remédios são "balas" ou que têm um gosto bom.
- Não guardar fármacos em sua bolsa.
- Lembrar os avós ou as babás para deixarem seus lares "à prova de crianças".
- Remova plantas domésticas tóxicas de casa.
- Mantenha a casa bem-ventilada ao utilizar um aerossol ou uma substância que deixe nuvens de vapor no ar.

VENENO
↓
Petróleo
Cáustico
Corrosivo

Sim → Diluir em água ou leite → Evitar o vômito → Hidratar → Tratar os sintomas

Não → Alerta
- Sim → Induzir o vômito ou Lavagem
- Não → Dar antídoto ou Lavagem

→ Dar carvão ativado → Administrar laxante

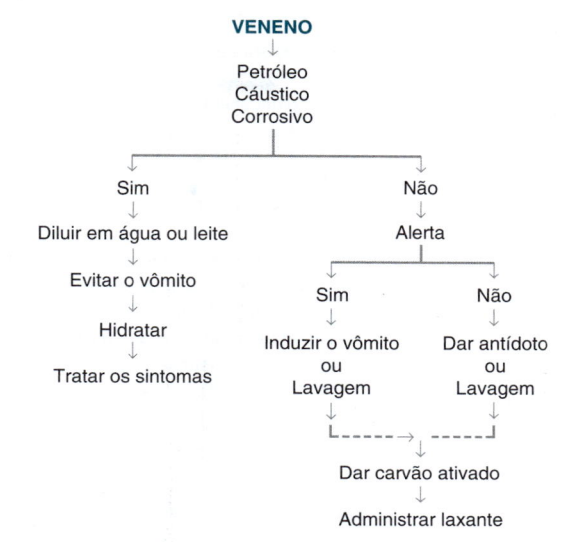

FIGURA 19.6 Organograma de tomada de decisão para o tratamento de ingestão de venenos.

tamento segue o curso de uma árvore decisória, demonstrada na Figura 19.6.

Quedas

As quedas, mais do que qualquer outra lesão até aqui discutida, são o tipo de acidente mais comum entre os idosos e que causam as consequências mais sérias a essa faixa etária. Mais de um terço dos adultos com 65 anos ou mais sofrem quedas a cada ano nos Estados Unidos; as quedas são a causa mais comum de lesões não fatais e internações por trauma. De acordo com estatísticas de 2009, das pessoas que sofreram quedas, mais de 433 mil necessitaram de internação hospitalar e quase 16 mil morreram (National Center for Injury Prevention and Control, 2009). A maior parte das quedas de idosos ocorre em casa. As lesões comuns incluem cabeça, punho, coluna e quadril. Metade dos pacientes internados depois de cair é transferida para um lar de idosos (Tideiksaar, 2010). Muitos que sobrevivem a uma queda sofrem por anos com incapacitação, prejuízo da mobilidade e dor.

> **Considerações gerontológicas**
>
> - A osteoporose (perda de massa óssea) aumenta o risco de fraturas, especialmente entre as mulheres. Fraturas osteoporóticas podem ocorrer em decorrências de pequeno ou nenhum trauma e mesmo sem que haja uma queda.
> - Os idosos que sofreram quedas no passado ou tem histórias de quedas são mais propensos a cair de novo e frequentemente apresentam uma marcha característica, atribuída mais à cautela do que à lesão anterior. O medo de cair pode limitar significativamente a mobilidade, o que pode, na verdade, aumentar o risco de quedas.
> - Devem ser introduzidos métodos práticos, como avaliar os fatores de risco para quedas e orientar em relação ao manejo de quedas. Abaixar o leito pode diminuir o risco de queda.

Fatores contribuintes

Os idosos são mais suscetíveis a quedas por várias razões. Muitos apresentam mudanças associadas à idade, como deficiências visuais e doenças que afetam o andar, o equilíbrio e a coordenação. Alguns utilizam fármacos que baixam a pressão sanguínea, fazendo com que tenham tonturas ao levantar-se. Outros, ainda, têm urgência urinária e correm para chegar ao sanitário. Outros fatores sociais e ambientais também contribuem. Por exemplo, os idosos frequentemente usam chinelos para compensar o inchaço dos pés. Embora eles proporcionem mais conforto, sejam mais baratos e mais fáceis de calçar do que os sapatos, não oferecem muito apoio ou tração em relação ao piso. Além disso, pode ocorrer o acúmulo de chinelos velhos, quando o idoso carece de energia para limpá-los ou resiste ao descarte de objetos.

No caso dos idosos hospitalizados, os riscos de quedas aumentam. Eles estão em um ambiente desconhecido e precisam contar com assistência de enfermagem para se mobilizar, e esta, às vezes, pode não ser tão imediata. A mudança no estado de saúde e os fármacos podem causar confusão mental temporária e deficiência de julgamento.

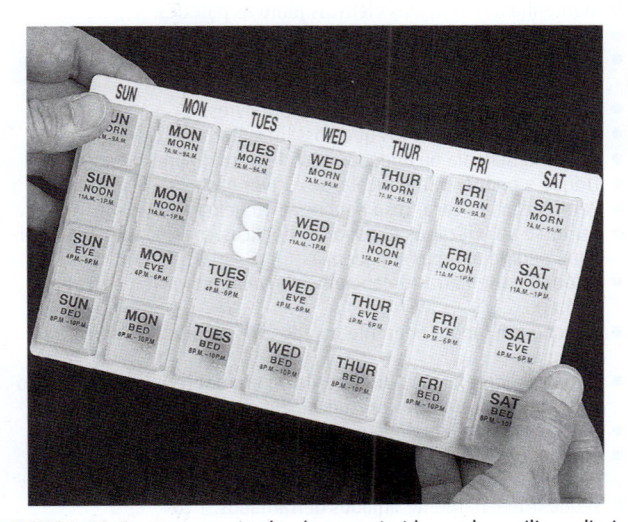

FIGURA 19.5 Um organizador de comprimidos pode auxiliar a diminuir a incidência de *overdoses* por medicamentos. (Foto de B. Proud.)

Fatores de Risco	Pontos	Escore
Confusão/desorientação	+4	
Depressão	+2	
Eliminações alteradas (incontinência, nictúria, aumento da frequência)	+1	
Tonturas/vertigens	+1	
Sexo = masculino	+1	
Anticonvulsivantes (qualquer um prescrito)	+2	
Benzodiazepínicos (qualquer um prescrito)	+1	
Teste do levantar (erguer-se da cadeira)		
Capaz de levantar em um único movimento	0	
Apoia-se, com sucesso, em uma tentativa única	+1	
Múltiplas tentativas, mas bem-sucedidas	+3	
Incapaz de erguer-se sem auxílio	+4	
ESCORE DE RISCO FINAL =		*

* Parâmetro: > 5 Grande risco de queda

FIGURA 19.7 Instrumento de avaliação de quedas de Hendrich. (Pesquisa original em Hendrich, A.; Nyhuis, A.; Kippenbrock, T. & Soja, M. E.[1995] Hospital falls: Development of a predictive model for clinical practice. *Applied Nursing Research*, 8[3], 129-139. Usado com permissão de Ann Hendrich, MSN, RN, Methodist Hospital, Indianápolis, Indiana.)

Avaliação

Determinando quais pacientes apresentam maior risco, podem-se evitar algumas quedas. Identificar os pacientes em risco e prevenir quedas é, também, uma Meta Nacional de Segurança do Paciente (Tab. 19.1). Hospitais credenciados e instituições de cuidados prolongados usam ferramentas de avaliação para determinar quais pacientes precisam de protocolos de prevenção de queda (Fig. 19.7).

Prevenção

Diferentes modos de prevenção de quedas são utilizados no ambiente doméstico e nas instituições de saúde. As medidas preventivas de quedas são modificadas de acordo com as circunstâncias do paciente (Ensinando o paciente e a família 19.3).

Os idosos devem manter uma lista com números de emergência junto ao telefone. Outra sugestão para os que moram sozinhos é participar de uma rede telefônica diária, na qual alguém se encarrega de investigar se um idoso não realiza uma chamada ou não atende ao telefone. Serviços de atendimento individual também estão disponíveis, em que o assinante usa um dispositivo (tipo um pingente) sem fio, à prova d'água, que possui um botão que pode ser acionado quando o idoso precisar de ajuda numa situação de emergência. Ao ativar o botão, faz-se uma ligação ao centro de resposta de emergência do fabricante; uma vez conectado, quem o usa pode tentar superar as dificuldades mantendo uma conversação, sem que haja necessidade do uso das mãos. A central direciona a ligação para alguém predeterminado, como um familiar, um vizinho, um médico ou socorrista, a fim de providenciar assistência. Se não for bem-sucedido nesse processo, a própria central envia pessoal especializado ao local onde se encontra o usuário.

RESTRIÇÕES

Nas instituições de saúde, são necessárias medidas de prevenção de quedas para alguns pacientes. O uso de **restrições**, contudo, é rigorosamente controlado. As **restrições físicas** são métodos que imobilizam ou reduzem a capacidade do paciente de mover livremente seus braços, pernas, corpo ou cabeça. As **restrições químicas** envolvem o uso de fármacos que não são utilizados no

> **Ensinando o paciente e a família 19.3**
> Prevenindo quedas
>
> *O enfermeiro ensinará os seguintes pontos ao paciente ou a seus familiares:*
> - Mantenha o ambiente bem iluminado.
> - Instale e use corrimãos nas escadas, dentro e fora da casa.
> - Coloque uma tira adesiva de cor forte no limiar de cada degrau, facilitando sua visibilidade.
> - Remova tapetes pequenos que escorregam.
> - Mantenha as extensões elétricas junto às paredes.
> - Não encere o piso.
> - Use calçados bem ajustados que cubram o calcanhar e os dedos e tenham solados antiderrapantes.
> - Mantenha áreas de passagem sempre livres.
> - Vista roupões sem cintos que possam soltar-se e prender os pés.
> - Use uma bengala ou andador, caso tenha sido prescrita.
> - Troque a ponteira da bengala, se estiver gasta.
> - Permaneça em casa, caso haja neve ou gelo nas ruas.
> - Sente-se ao utilizar os transportes públicos, mesmo que isso signifique pedir o assento a alguém.
> - Coloque e use barras de apoio no chuveiro e próximo ao vaso sanitário.
> - Coloque um tapete aderente ou adesivos no piso da banheira ou do chuveiro.
> - Use o sabonete preso a uma corda ou em um recipiente suspenso para evitar escorregões causados pelo mesmo.
> - Use uma lanterna quando estiver escuro.
> - Certifique-se de que os animais de estimação não estão sob seus pés.
> - Seque imediatamente líquidos derramados.
> - Use varas ou objetos como pinça para alcançar objetos em prateleiras altas, evitando subir em cadeiras.

tratamento convencional ou nessa dosagem para a condição do paciente, mas que são usados para controlar o comportamento ou a liberdade de movimento do paciente. Estes geralmente são necessários para controlar o comportamento violento ou autodestrutivo, que põe em risco a segurança física imediata do paciente, dos funcionários ou de outros. Os dispositivos de contenção física que podem ser utilizados para a segurança do paciente incluem aqueles que protegem o paciente de cair do leito ou que permitem que ele realize atividades sem o risco de danos físicos (The Joint Commission, 2009).

Considerações gerontológicas

- A perambulação não é uma justificativa para restringir o paciente. O idoso com confusão mental ou outras deficiências cognitivas, que não tenha consciência ou que não valorize a segurança pessoal, pode precisar de cuidados alternativos para evitar a perambulação. Os dispositivos úteis incluem prender com Velcro uma rede especialmente projetada com um sinal de parada em frente à porta de saída, usar sinos sobre as portas para alertar os cuidadores ou esconder a porta de saída, cobrindo-a com uma cortina ou papel de parede que combine com o ambiente ao redor. Existem vários tipos diferentes de dispositivos de monitoramento, pulseiras de identificação (que incluem um número de telefone) e dispositivos de alerta/alarme para uso em idosos em risco de perambulação.
- Pode-se projetar ambientes especiais, em que os corredores formam um círculo ao redor dos postos de enfermagem, permitindo que os idosos deambulem, ainda que permanecem à vista da equipe de enfermagem, em vez de ter as portas de saída colocadas nas extremidades dos corredores.
- Os cuidadores devem estar cientes de que é necessário a identificação precoce para que as devidas precauções possam ser realizadas. É útil registrar diariamente o que o paciente está usando, caso ele se perca e precise ser procurado.
- A Alzheimer's Association patrocina um programa chamado "Retorno Seguro", que facilita o registro e o retorno de pessoas com prejuízos cognitivos que se perdem. O departamento de polícia local pode fornecer um serviço de fotografia digital de idosos e colocação de pulseiras de identificação codificadas. As fotos e códigos de identificação são armazenados nos computadores mantidos pelo departamento de polícia para a identificação de um adulto encontrado vagando. Os pacientes com demência podem também ser equipados com um dispositivo de posicionamento global por satélite (GPS) para facilitar a localização da pessoa desaparecida.

Embora o uso das restrições tenha a intenção de prevenir quedas e outras lesões, em muitos casos seus riscos excedem seus benefícios. Pesquisas indicam que pacientes restritos ficam mais confusos; sofrem com constipação crônica, incontinência, infecções, como pneumonia, e úlceras por pressão; e apresentam um progressivo declínio em sua capacidade de realizar atividades da vida diária. Os pacientes restritos estão também mais predispostos a morrer durante sua internação do que aqueles que não foram restritos.

Usar restrições físicas ou químicas por motivos disciplinares ou para compensar a falta de funcionários é antiético e uma violação das normas da Joint Commission. As restrições devem ser consideradas como a última intervenção a ser usada, após todas as outras medidas terem sido tentadas para solucionar o problema. Os enfermeiros devem tomar medidas para proteger a saúde, a segurança, a dignidade, os direitos e o bem-estar dos pacientes restritos.

QUADRO 19.4 Lei OBRA referente às restrições

O Omnibus Budget Reconciliation Act (OBRA) de 1987 especifica que:
O residente (paciente) tem o direito de ser liberado de quaisquer restrições físicas impostas ou de fármacos psicoativos administrados com o propósito de disciplina ou conveniência, e não exigida para tratar seus sintomas médicos. As restrições só podem ser impostas para garantir a segurança física do residente ou de outros residentes e somente mediante prescrição escrita de um médico, que especifique a duração e as circunstâncias sob as quais as restrições devam ser usadas (exceto nas situações de emergência que precisam ser solucionadas dentro da política de restrição física da instituição).

Legislação

Após pesquisas revelarem o uso indiscriminado de restrições físicas em instituições de cuidados prolongados, uma lei federal, conhecida como Lei Nursing Home Reform, foi incorporada ao Omnibus Budget Reconciliation Act (OBRA), em 1987 (Quadro 19.4). A submissão à lei foi obrigatória a partir de 1990.

Padrões de acreditação

A Joint Commission seguiu as especificações do OBRA, por intermédio do desenvolvimento de padrões de exclusão e restrição, em 1991. Eles continuam a revisar essas padronizações, que diferem entre si, quando aplicadas a instituições psiquiátricas e não psiquiátricas; a revisão mais recente ocorreu em 2009. Os padrões tratam de três áreas: agência de protocolos de restrições, prescrições médicas e monitoramento de pacientes e documentação dos cuidados de enfermagem.

Protocolos de restrição

Um *protocolo* é um plano ou conjunto de passos a ser seguido, quando for implementada uma intervenção. Durante a inspeção da Joint Commission, a equipe de acreditação examina os protocolos da instituição quanto ao uso de restrições, que tenha sido aprovado pelo seu corpo clínico. O protocolo deve identificar os critérios que justifiquem a aplicação e a interrupção do uso das restrições. Preferem-se intervenções não físicas, como reorientar a pessoa em relação ao lugar e às circunstâncias, ou "dar um tempo", que envolve a remoção do paciente do ambiente atual para um quarto silencioso. Caso o paciente tente remover o tubo endotraqueal que permite a ventilação mecânica, os profissionais devem primeiro tentar medidas menos restritivas, como colocar alguém sentado junto ao paciente.

Prescrições médicas

O médico deve prescrever o tipo de restrição. Se um médico não estiver disponível, o enfermeiro que tenha conhecimento, treinamento e experiência nas técnicas que exigem o uso de restrições pode iniciar o uso da restrição com base na avaliação adequada do paciente.

Se for necessário e estiver sendo usado um sistema de restrição para proteger a segurança física de um paciente não violento ou não destrutivo, o médico deve renovar a prescrição médica de acordo com o protocolo da instituição.

Monitoramento e documentação

O prontuário deve conter evidências documentadas de investigações frequentes e regulares, por parte da enfermagem, dos sinais vitais, circulação, condições da pele e comportamento do paciente restrito. Além disso, o enfermeiro deve registrar os cuidados de enfermagem realizados acerca das eliminações, nutrição, hidratação e amplitude de movimentos, enquanto o paciente permanecer restrito. O cuidado documentado deve refletir o protocolo institucional estabelecido. O enfermeiro pode incluir em seus registros a comunicação com os familiares do paciente sobre a necessidade das restrições. Quando os achados indicarem que o paciente melhorou, o enfermeiro remove a restrição, mesmo que a prescrição vigente não tenha expirado.

Restrições alternativas

As instituições têm sido desafiadas a implementar intervenções que protejam os pacientes de lesões, garantindo sua liberdade, mobilidade e dignidade. A intenção do OBRA, assim como das normas da Joint Commission, é promover o uso de **restrições alternativas** (dispositivos de proteção ou de adaptação que promovem a segurança do paciente e apoio postural, mas dos quais ele pode desprender-se sozinho) e, eventualmente, o cuidado do paciente sem o uso de restrições.

As restrições alternativas costumam ser indicadas aos pacientes que tendem a necessitar de reposicionamento para manter seu corpo alinhado ou para melhorar sua independência e seu estado funcional. Alguns exemplos incluem inserções ao assento da cadeira ou materiais para segurar que evitem escorregões, travesseiros de apoio, cintas de segurança ou espécie de arreios com fecho frontal de velcro ou fechos de cintas, além de calços ajustáveis (Fig. 19.8). Se o paciente não sabe como se livrar de uma dessas alternativas em uso, ou não consegue liberar-se dela sozinho, esta passa a ser considerada uma restrição.

Outras medidas suplementares também podem reduzir a necessidade das restrições. Os funcionários são encorajados a melhorar o treinamento do andar, oferecer exercícios físicos, reorientar os pacientes, estimular o uso de recursos auxiliares para andar, como andadores e corrimãos nos corredores, além do uso de monitores eletrônicos para cadeiras e camas que soem um alarme quando os pacientes se levantam sem auxílio. Antes de se considerar o uso de restrições, o enfermeiro observa e documenta a reação do paciente a outras alternativas. Quando os pacientes permanecem em cadeira de rodas, os enfermeiros devem posicioná-los corretamente (Tab. 19.5).

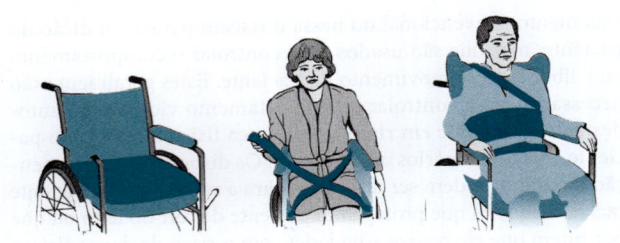

FIGURA 19.8 Exemplos de restrições alternativas.

Uso de restrições

Quando o uso de restrições é justificado, o enfermeiro e os demais funcionários que supervisionam o uso das restrições devem demonstrar competência em sua aplicação de forma segura. A Habilidade 19.1 explica como aplicar restrições e como usá-las adequadamente.

> ▶ *Pare, Pense e Responda – Quadro 19.1*
> *Cite alguns métodos para evitar uma ação judicial quando for necessário o uso de restrições.*

IMPLICAÇÕES PARA A ENFERMAGEM

Os enfermeiros devem reconhecer os riscos à segurança e identificar aqueles pacientes que correm os maiores riscos de acidentes. Uma vez reunidos e analisados os dados, eles identificam vários diagnósticos de enfermagem:

- Risco de Resposta Alérgica ao Látex
- Risco de Lesão
- Risco de Trauma
- Deambulação Prejudicada
- Percepção Sensorial Perturbada
- Confusão Aguda
- Confusão Crônica
- Síndrome da Interpretação Ambiental Prejudicada
- Manutenção do Lar Prejudicada

O Plano de Cuidados de Enfermagem 19.1 dá um exemplo das intervenções para um paciente com diagnóstico de enfermagem de Risco de Lesão, definido na taxonomia da NANDA (2012, p. 497) como o estado em que uma pessoa apresenta "Ris-

TABELA 19.5 Princípios básicos de posicionamento em cadeiras de rodas

ESTRUTURA	VISÃO FRONTAL	VISÃO LATERAL
Cabeça	Cabeça/pescoço centralizados sobre a linha média do corpo	Cabeça/pescoço centralizados sobre o quadril
Ombros	Nivelados com a horizontal	Parte superior dos ombros sobre o quadril
Tronco	Esterno perpendicular ao centro da pelve	Coluna vertebral perpendicular ao quadril
Pelve	Parte superior do quadril nivelada com a horizontal	Curvatura lombar preservada
Coxas	Joelhos nivelados com a horizontal	Quadril e joelhos nivelados com a horizontal
Joelhos	Joelhos não se tocam; pernas perpendiculares ao chão	Joelhos flexionados a 90°; limite do assento a 7 cm da dobra dos joelhos
Pés	Hálux e dedo mínimo nivelados com a horizontal	Calcanhar e antepé colocados sobre a planta do pé; tornozelos em posição neutra

Disponível de Posey Co. J.T., & Arcadia, CA. *Positioning in wheelchairs*, http://www.posey.com/Products/Positioning-In-Wheelchairs_8509.aspx.

co de Lesão como resultado de condições ambientais interagindo com recursos adaptativos e defensivos do indivíduo".

Apesar de levantamentos adequados e planos de prevenção de lesões não intencionais, ainda assim ocorrem acidentes. E, quando isso acontece, a primeira preocupação do enfermeiro é com a segurança e o potencial de alegações judiciais de imperícia. Assim, se um acidente ocorrer, o enfermeiro toma as seguintes medidas:

- Verifica imediatamente a condição do paciente.
- Pede ajuda, se o paciente estiver em perigo.
- Inicia medidas de reanimação, se necessário.
- Conforta e restabelece a confiança do paciente.
- Evita movimentar o paciente até que isso seja seguro.
- Relata o acidente e os achados da avaliação ao médico.
- Preenche um relatório sobre o incidente assim que o paciente estiver estabilizado (Cap. 3).

PLANO DE CUIDADOS DE ENFERMAGEM 19.1 | Risco de lesão

Investigação

- Perceba se há evidência de alteração do estado mental.
- Determine sinais de mobilidade, equilíbrio e coordenação prejudicados.
- Verifique os sinais vitais e relate alterações posturais com relação à pressão sanguínea.
- Consulte bibliografia sobre medicamentos, para identificar aqueles que causam déficits ou efeitos colaterais motores ou sensoriais.
- Verifique se o paciente usa algum aparelho auxiliar a nível ambulatorial, como muletas, bengalas ou andador.
- Fale com o paciente sobre sua autoavaliação do estado funcional.

Diagnóstico de enfermagem: Risco de Lesão relacionado à mobilidade prejudicada e à hipotensão postural, evidenciada por uma diferença de 20 mmHg na pressão sistólica quando o paciente sai da posição deitada para a em pé (135/65 deitado; 115/80 em pé), queda anterior resultando em fratura de quadril, uso inconsistente do andador e verbalização do paciente: "Tive algumas quedas próximas de casa, desde minha cirurgia. Fico tonto quando me apresso e meus pés ficam descoordenados".

Resultado esperado: O paciente permanecerá sem lesões por toda a duração de seus cuidados.

Intervenções	Justificativas
Verifique a pressão sanguínea enquanto o paciente permanece deitado e em pé, diariamente, por volta das 8h.	Determinar os efeitos das alterações posturais na regulação da pressão sanguínea.
Mantenha o leito baixo.	Permitir maior segurança quando o paciente for sair da cama para a cadeira ou for deambular.
Reforce a necessidade de usar a campainha.	A obtenção de assistência para deambular reduz os riscos de quedas.
Auxilie o paciente a ficar sentado e a permanecer assim, até que a tontura cesse, antes de levantar.	Com tempo, os barorreceptores que regulam a pressão sanguínea podem se ajustar para acomodar os reservatórios venosos.
Mantenha o andador ao alcance do paciente, todo o tempo.	Aumentar sua possibilidade de utilizar o aparelho auxiliar.
Ajude o paciente a colocar sapatos ou chinelos antiderrapantes e seus óculos para, então, deambular.	Calçados com tração e apoio e a maximização da acuidade visual ajudam a reduzir os riscos de queda.

Avaliação dos resultados esperados:

- A deambulação é brevemente adiada até que a tontura tenha passado.
- O paciente é equipado com chinelos antiderrapantes e óculos de grau antes de deambular.
- O paciente deambula com assistência e uso do andador.
- Não ocorrem quedas.

EXERCÍCIOS DE PENSAMENTO CRÍTICO

1. Que justificativa você daria como o motivo pela qual a Joint Commission identifica as Metas Nacionais de Segurança do Paciente como um critério para obter a acreditação por essa instituição?
2. Se alguém que você conhece está pensando em seguir a carreira de enfermagem, mas está hesitante por causa de uma alergia ao látex, que informações você daria?
3. Ao dar alta a um paciente idoso que ficará aos cuidados de algum familiar, quais medidas de segurança são apropriadas para incluir nas instruções da alta?
4. Sem que haja o uso de restrições, como você pode evitar as quedas de um paciente com marcha irregular?

QUESTÕES DE REVISÃO – ESTILO DO NCLEX

1. Ao examinar um paciente inconsciente, qual achado é mais significativo de uma intoxicação por monóxido de carbono?
   1. Pupilas dilatadas bilateralmente
   2. Pele com coloração avermelhada
   3. Roupas com cheiro de fumaça
   4. Pulso rápido, irregular
2. Durante a orientação a um auxiliar de enfermagem, qual descrição do enfermeiro em relação a uma restrição alternativa é a mais correta?
   1. Amarrá-la atrás do paciente.
   2. Fazer a restrição com um pano ou *nylon*.
   3. O paciente deve estar apto a desvencilhar-se da restrição.
   4. O paciente deve fornecer consentimento, permitindo o uso da restrição.
3. Quando promover a educação para saúde a cuidadores de pacientes idosos, o enfermeiro mostra-se mais correto ao identificar qual dos seguintes problemas de segurança como o mais importante?
   1. Envenenamento por substância química
   2. Queimaduras térmicas
   3. Choque elétrico
   4. Quedas acidentais
4. Qual das seguintes ações de enfermagem é a mais apropriada a ser implementada inicialmente, ao descobrir uma pessoa que está alerta após ingerir uma elevada quantidade de medicamentos prescritos?
   1. Induzir o vômito.
   2. Administrar um antiácido.
   3. Transportar a pessoa ao setor de emergência.
   4. Chamar imediatamente a equipe médica que a atende.
5. Se um técnico ou auxiliar de enfermagem determina que uma restrição física é necessária para manter a segurança de um paciente, qual das seguintes medidas é essencial?
   1. Obter uma prescrição médica que permita o seu uso.
   2. Comunicar ao enfermeiro.
   3. Administrar um sedativo leve.
   4. Responsabilizar o paciente pelo uso da restrição.

HABILIDADE 19.1 Usando restrições físicas

Ação sugerida	Justificativa
INVESTIGAÇÃO	
Avalie o estado físico e mental do paciente na busca de sinais que sugiram perigo a si e a outros.	Fornecer dados para determinar a necessidade de restrições físicas.
Consulte os profissionais e a família sobre opções que não o uso de restrições.	Apoiar o princípio de inicialmente usar o mínimo de métodos restritivos.
Observe a reação do paciente a medidas alternativas.	Determinar a necessidade de revisar o atual plano de cuidados.
Contate o médico para uma prescrição para o uso de restrições.	Obedecer às exigências da Joint Commission.
Revise a política ou os procedimentos da instituição quanto ao uso de restrições, se não for possível contatar o médico.	Seguir os padrões de cuidados.
Avalie a pele e a circulação do paciente.	Fornecer dados iniciais para comparações futuras.
Examine a restrição que será usada e evite a que não estiver em boas condições.	Garantir a segurança.
PLANEJAMENTO	
Escolha uma restrição compatível com o tamanho do paciente.	Evitar traumatismos.
Aproxime-se do paciente lenta e calmamente. Fale de modo suave, mas com controle.	Reduzir a agitação.
Use o nome do paciente e faça contato visual.	Ajudar a manter sua atenção.
Explique o porquê do uso das restrições.	Promover a compreensão e a cooperação.
Reassegure ao paciente que as restrições serão retiradas quando não houver mais possibilidade de danos.	Indicar os critérios para a retirada das restrições.
Planeje a remoção ou o afrouxamento das restrições em certos momentos estabelecidos pela política da instituição, para avaliar a circulação, permitir a mobilidade das articulações, realizar cuidados à pele, auxiliar nas eliminações, oferecer alimento e líquidos e avaliar se as circunstâncias continuam a exigir o uso de restrições.	Demonstrar atenção a necessidades fisiológicas e de segurança básicas; apoiar o princípio de que as restrições não devem permanecer além do tempo necessário.
IMPLEMENTAÇÃO	
Coloque o paciente em uma posição confortável e em alinhamento correto do corpo.	Manter uma posição funcional e reduzir o desconforto.
Proteja qualquer proeminência óssea ou pele mais frágil que possam ser machucadas pelo restritor.	Reduzir ou prevenir lesões.
Restrições para os membros superiores	
Aplique restrições em forma de luvas em vez de restrições nos punhos, se possível (Fig. A).	Manter a liberdade de movimentos dos cotovelos e dos ombros.

Restrição telada, em formato de luva. (Foto de B. Proud.)

(continua)

Usando restrições físicas *(continuação)*

IMPLEMENTAÇÃO *(continuação)*

Use restrições feitas de tecido macio, em vez de couro mais rígido (Fig. B).	Promover a integridade da pele.
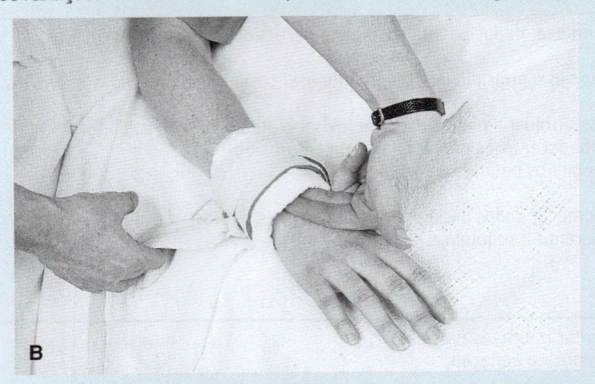	Aplicam-se restrições de punho macias sobre proeminências ósseas acolchoadas. Certifique-se que dois dedos podem ser inseridos entre a restrição e o punho. (Foto de B. Proud.)
Forneça a restrição com o maior comprimento possível que não permita que o paciente puxe sondas ou outros equipamentos utilizados no tratamento.	Facilitar os movimentos.

Restrições para Cadeiras de Rodas

Evite, se possível, almofadas nas costas.	Criar o potencial de relaxamento, no caso de as almofadas saírem do lugar. Promover uma boa postura e um bom alinhamento do esqueleto.
Garanta que os quadris do paciente estejam em pleno contato com as costas da cadeira.	
Aplique cintas de maneira confortável sobre as coxas, com um ângulo de, no mínimo, 45° entre a cinta e os joelhos (Fig C).	Minimizar o deslizamento para frente na direção das costelas, o que compromete a respiração.
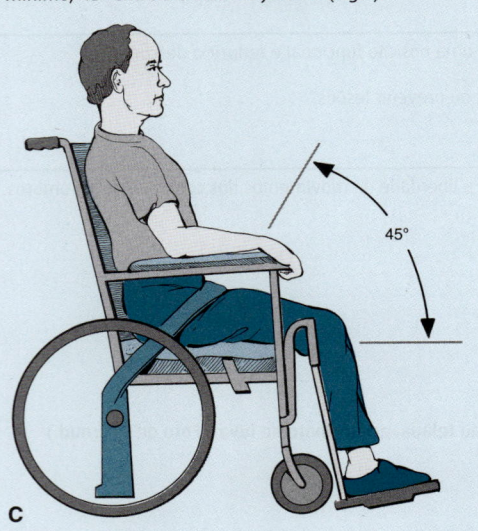	Os quadris ficam fixos junto às costas da cadeira por meio de um cinto sobre o colo, em um ângulo de aproximadamente 45° com os joelhos.
Aplique coletes com velcro ou fecho nas costas; vista coletes trespassados com fechos frontais apenas em pacientes mais dóceis.	Manter os fechos longe do alcance; evitar estrangulamento.
Apoie os pés nos descansos.	Reduzir a pressão na parte de trás dos joelhos e promover a circulação do sangue.

(continua)

Usando restrições físicas *(continuação)*

IMPLEMENTAÇÃO *(continuação)*

Amarre as restrições debaixo da cadeira, e não atrás, nas costas (Fig. D).	Evitar sufocamento, caso o paciente deslize para os lados.
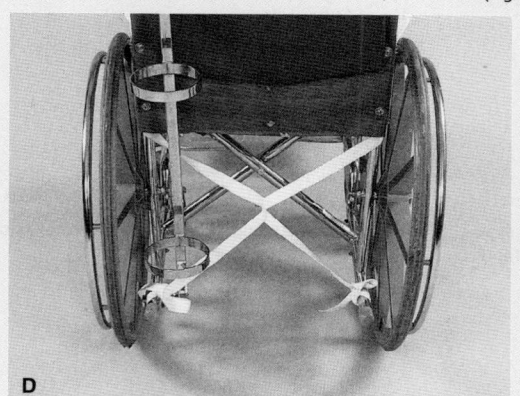	As laçadas das restrições são fixadas sob a cadeira. (Foto de B. Proud.)
Faça um laço fácil de ser desfeito ao prender todo tipo de restrição (Fig. E).	Facilitar a retirada, caso a segurança do paciente fique comprometida.
	Seguir a sequência dos passos A, B e C para fazer um laço fácil de ser desfeito.
Mantenha o paciente ao alcance da vista sempre que as restrições forem empregadas.	Auxiliar no monitoramento de sua segurança.
Jamais restrinja um paciente ao vaso sanitário.	Evitar afogamento ou quedas.

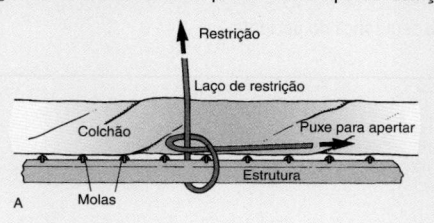

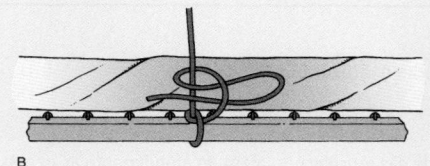

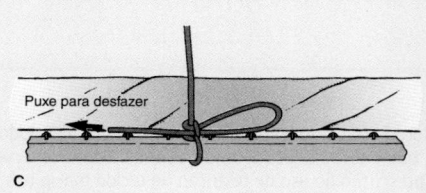

Restrições ao Leito

Coloque o paciente no centro do colchão.	Permitir o máximo de movimento e o alinhamento adequado do corpo.
Use as grades laterais e as mantenha erguidas enquanto o paciente estiver restrito.	Evitar lesão decorrente de deslizamentos sob ou entre as laterais da cama.
Aplique coberturas nas grades ou forreas com material macio, se o paciente estiver muito inquieto.	Reduzir o potencial de ele ser machucado ou ficar preso nas partes abertas das grades do leito.
Aplique capas de restrição com firmeza suficiente para evitar lesões, mas não tão apertado que comprima o tórax e interfira na respiração.	Garantir a ventilação.

(continua)

Usando restrições físicas   *(continuação)*

IMPLEMENTAÇÃO *(continuação)*

Firme as tiras na parte móvel da estrutura do leito, e não nas suas grades laterais ou na parte fixa (Fig. F).	Evitar o escorregamento e a compressão do tórax.
	Os laços das restrições são feitos na porção móvel da estrutura do leito. (Foto de B. Proud.)
Monitore frequentemente os pacientes agressivos, agitados ou inquietos.	Promover a segurança do paciente.

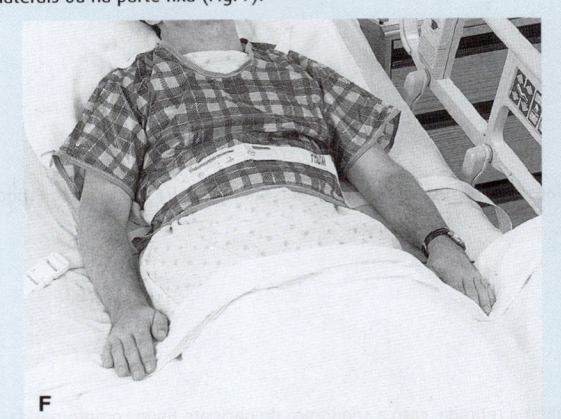

Avaliação

- As restrições estão aplicadas corretamente.
- O paciente permanece livre de lesões.
- As restrições são retiradas conforme a política institucional.
- As necessidades básicas estão atendidas.
- As restrições são retiradas quando não são mais necessárias.

Documentação

- Achados da avaliação do paciente que indicam necessidade de restrições.
- Tipos de restrições alternativas e reação do paciente.
- Condição da pele, circulação, sensações e mobilidade das articulações antes da aplicação das restrições.
- Tipo de restrição aplicada.
- Comunicação com o médico e o membro da família responsável.
- Frequência da liberação e achados da avaliação.
- Medidas de enfermagem usadas para promover a integridade da pele e a flexibilidade das articulações, além do atendimento às necessidades nutricionais e de eliminação.
- Avaliações indicativas da necessidade atual de uso da restrição.

EXEMPLO DE DOCUMENTAÇÃO

Data e hora   Puxando a sonda vesical. Lembrado de deixar a sonda no lugar. Colocado próximo ao posto de enfermagem, de modo que as intervenções sejam realizadas rapidamente. Dado ao paciente algo que o distraia, esquecendo a sonda. Continua a mexer na sonda. A sonda está desobstruída, mas há sangue na urina. Obtida prescrição de uso de restrição de tecido macio nos punhos. Pele em torno dos punhos intacta, sem edema, mobilidade total, dedos quentes e rosados, consegue diferenciar sensações agudas de difusas. Restrições presas aos braços da cadeira de rodas. Filha avisada quanto à necessidade de usar as restrições neste momento, estando de acordo com o plano de tratamento. _____ ASSINATURA/FUNÇÃO

20

Manejo da Dor

OBJETIVOS DO ENSINO

Ao término deste capítulo o leitor deverá:

1. Fornecer uma definição geral de dor.
2. Listar as quatro fases do processo da dor.
3. Explicar a diferença entre percepção da dor, limiar da dor e tolerância à dor.
4. Discutir o modo como os opioides endógenos reduzem a transmissão da dor.
5. Citar pelo menos cinco tipos de dor.
6. Citar, no mínimo, três características que diferenciam a dor aguda da dor crônica.
7. Listar cinco componentes de uma avaliação básica da dor.
8. Citar quatro ferramentas comuns de avaliação da intensidade da dor utilizadas pelos enfermeiros.
9. Identificar pelo menos três ocasiões em que é essencial realizar uma avaliação da dor e documentar os achados da avaliação.
10. Citar quatro mecanismos fisiológicos de manejo da dor.
11. Nomear três categorias de fármacos usados, de modo isolado ou combinado, para controlar a dor.
12. Identificar dois procedimentos cirúrgicos usados para controlar a dor quando outros métodos não são eficazes.
13. Citar pelo menos cinco métodos não farmacológicos e não cirúrgicos para controlar a dor.
14. Discutir a razão mais comum pela qual os pacientes solicitam administrações frequentes de fármacos para aliviar a dor.
15. Definir dependência.
16. Discutir como o medo da dependência afeta o manejo da dor.
17. Definir placebo e explicar a justificativa de seu efeito positivo.

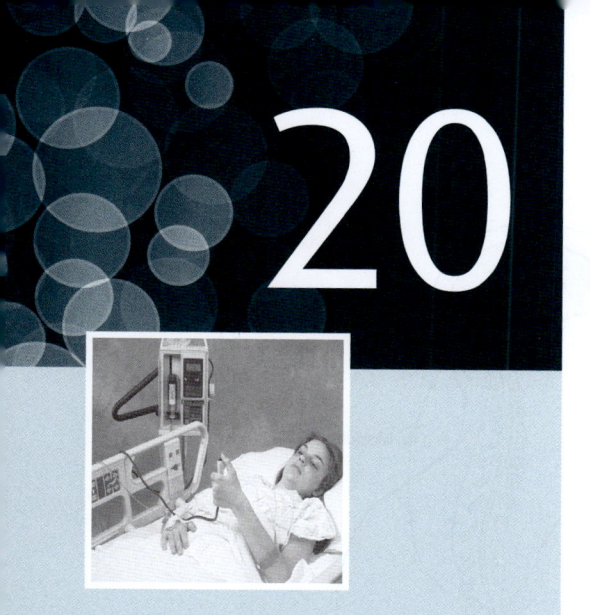

TERMOS PRINCIPAIS

Acupressão
Acupuntura
Adjuvantes
Analgesia controlada pelo paciente (PCA)
Analgesia intraespinal
Analgésico
Bio*feedback*
Bolus
Cordotomia
Dissimulador
Distração
Dor
Dor aguda
Dor crônica
Dor cutânea
Dor intratável
Dor neuropática
Dor referida
Dor somática
Dor visceral
Dose de ataque
Dose equianalgésica
Estimulação nervosa elétrica percutânea (PENS)
Estimulação nervosa elétrica transcutânea (TENS)
Hipnose
Imaginação guiada
Limiar de dor
Manejo da dor
Meditação
Modulação
Não opioides
Nociceptores
Opioides
Opioides endógenos
Percepção
Placebo
Quinto sinal vital
Relaxamento
Rizotomia
Sofrimento
Substâncias controladas
Terapias médicas alternativas
Tolerância à dor
Transdução
Transmissão

A dor é, provavelmente, a principal causa de sofrimento físico entre os pacientes. De acordo com a American Pain Society (2004), os clientes "devem ter acesso ao melhor tratamento para alívio da dor que possa ser proporcionado, de forma segura". Este capítulo fornece informações sobre a dor e técnicas para aliviá-la.

DOR

A dor é uma sensação desagradável, normalmente associada a uma doença ou lesão. Ela causa desconforto físico e também é acompanhada pelo **sofrimento**, que é o componente emocional da dor. Como não existe um método eficiente para confirmar ou negar a existência de dor, Margo McCaffery (1968), uma enfermeira especialista em dor, define a dor como "aquilo que a pessoa diz ter, existindo quando a pessoa disser que ela existe". Compreender a maneira como a dor é produzida e percebida é fundamental para que sejam encontrados mecanismos para seu alívio. Amplas pesquisas estão sendo conduzidas para descobrir mais sobre a transmissão da dor, seus tipos e suas modalidades de tratamento.

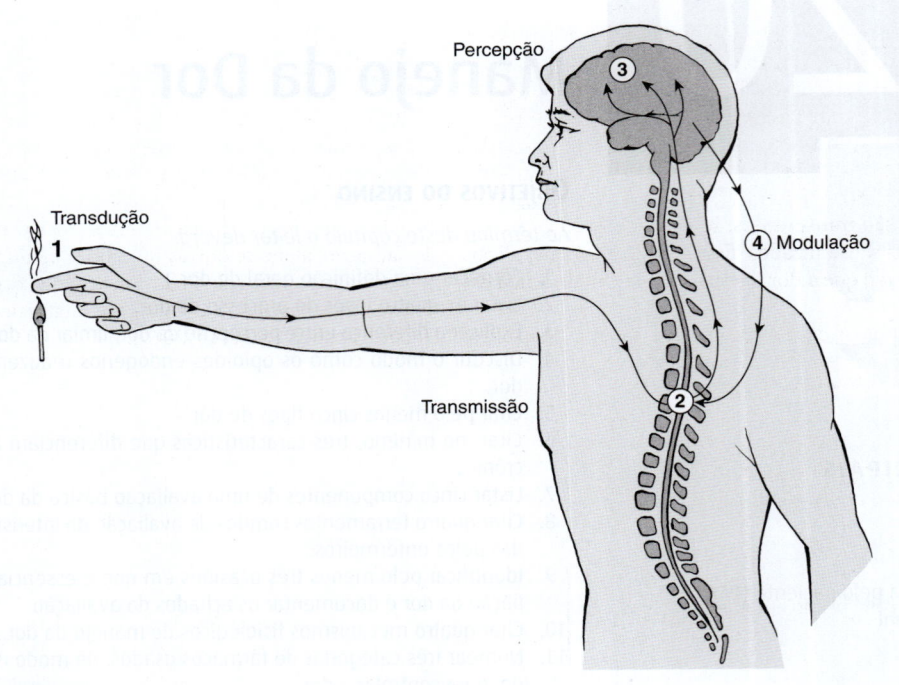

FIGURA 20.1 Fases da dor.

O processo da dor

O processo pelo qual as pessoas sentem dor ocorre em quatro fases: transdução, transmissão, percepção e modulação (Fig. 20.1).

Transdução

A **transdução** refere-se à conversão de informações químicas a nível celular em impulsos elétricos, que se deslocam ao longo da medula espinal. A transdução começa quando células lesadas liberam substâncias químicas, como a substância P, as prostaglandinas, a bradicinina, a histamina e o glutamato. Essas substâncias estimulam os **nociceptores** (um tipo de receptor de nervo sensitivo ativado por um estímulo nocivo) localizados na pele, nos ossos, nas articulações, nos músculos e nos órgãos internos (Fig. 20.2).

Transmissão

A **transmissão** é a fase durante a qual os estímulos são levados do sistema nervoso periférico até o encéfalo. A transmissão ocorre quando os nociceptores periféricos formam sinapses com os neurônios localizados na medula espinal, que conduzem os impulsos de dor e outras informações sensitivas, como alterações de temperatura e pressão, por meio de fibras nervosas rápidas e lentas. As fibras A-delta, que são fibras mielinizadas de grosso calibre, transportam impulsos rapidamente, na frequência de 5 a 30 metros por segundo (m/s) (Porth & Matfin, 2008). Os impulsos de dor que transitam pela via rápida resultam em sensações bem definidas e agudas, como a sensação percebida quando tocamos um ferro quente. O resultado é que a pessoa retrai-se quase imediatamente devido ao estímulo que provoca a dor. Após uma transmissão rápida, impulsos transportados por fibras de pequeno calibre não mielinizadas, conhecidas como fibras C, conduzem os impulsos de forma mais lenta, à frequência de 0,5 a 2 metros por segundo. Elas são responsáveis pela sensação de latejar, pela

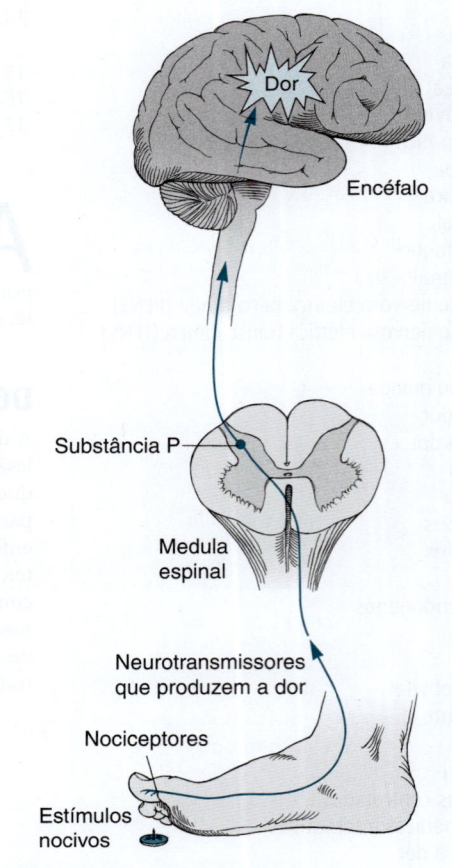

FIGURA 20.2 Via de transmissão da dor.

sensação de palpitação, de dor incômoda ou de queimação que persistem após o desconforto imediato inicial.

Com o auxílio da substância P, os impulsos de dor movimentam-se sequencialmente a níveis mais elevados no encéfalo, como o sistema de ativação reticular, o tálamo, o córtex cerebral e o sistema límbico. A prostaglandina, uma substância química liberada pelas células lesadas, acelera a transmissão. À medida que os impulsos de dor são transmitidos, seus receptores tornam-se gradativamente mais sensibilizados. Esse achado ajuda a explicar a observação clínica de que a dor já estabelecida é mais difícil de ser suprimida.

Quando os impulsos da dor alcançam o tálamo dentro do encéfalo, ocorrem duas respostas. Primeiro, o tálamo transmite a mensagem ao córtex, onde são identificadas a localização e a gravidade da lesão. Segundo, notificam-se os nociceptores de que a mensagem está sendo recebida e que não é mais necessário manter a transmissão. Um mau funcionamento nessa segunda parte pode ser uma das razões pelas quais a dor crônica perdura.

Percepção

A **percepção** (experiência consciente de desconforto) ocorre quando o **limiar de dor** (ponto em que uma quantidade suficiente de estímulos de dor transmitidos chega ao encéfalo) é alcançado. Uma vez que a dor é percebida, estruturas cerebrais determinam sua intensidade, atribuem significado ao evento e provocam respostas emocionais.

O limiar de dor tende a ser o mesmo entre pessoas saudáveis, mas cada pessoa tolera e transmite a sensação de dor de modo diferente. A **tolerância à dor**, quantidade de dor que uma pessoa suporta, é influenciada pela genética; por comportamentos aprendidos, específicos de cada gênero, idade e cultura (Cap. 6); e por outros fatores biopsicossociais individuais, como o nível de ansiedade vivenciado, as experiências de dor pregressas e, especialmente, a saúde emocional geral (Mayo Clinic, 2009).

Considerações gerontológicas

- Os dados relativos às mudanças relacionadas à idade na percepção da dor, na sensibilidade e na tolerância são conflitantes. Portanto, é um pressuposto perigoso acreditar que os idosos são menos sensíveis a estímulos dolorosos. Os idosos podem experimentar sofrimento desnecessário ou subtratamento como resultado dessa suposição.
- Idosos com depressão, doenças crônicas ou elevados níveis de estresse têm, de modo geral, uma menor tolerância à dor, pois possuem menos energia para lidar com ela.
- Os idosos podem suportar a dor por várias razões. Podem não querer ser vistos como um incômodo ou um queixoso, podem acreditar que a dor é esperada com o envelhecimento ou indica fraqueza, podem temer os exames ou tornar-se dependente de analgésicos ou podem acreditar que estão sofrendo de uma doença grave.

Modulação

A **modulação** é a última fase na transmissão do impulso doloroso, durante a qual o encéfalo interage com os nervos espinais de forma decrescente para, a seguir, alterar a experiência de dor. Nesse momento, a liberação de substâncias neuroquímicas inibidoras da dor reduzem a sensação álgica. Entre as substâncias neuroquímicas citam-se os opioides endógenos (discutidos posteriormente neste capítulo), o ácido γ-aminobutírico (GABA) e outros.

Têm sido realizadas pesquisas objetivando desenvolver novos tipos de fármacos moduladores da dor. Os esforços atuais estão sendo direcionados a medicamentos que (1) ocupam os receptores para neurotransmissores na célula, como a acetilcolina e a serotonina, (2) bloqueiam os receptores de glutamato e peptídeos (componente proteico), como a taquiquinina-neuroquinina e a substância P, (3) reduzem as citocinas (tipo de proteína do sistema imune) que precipitam a dor mediante a promoção da inflamação, além de outras investidas científicas para descobrir novos métodos para alívio da dor, sem que ocorram os efeitos colaterais indesejáveis observados nos analgésicos existentes (Pain–Hope Through Research, 2009).

Teorias da dor

Várias teorias tentam explicar como a dor é transmitida e reduzida. Nenhuma teoria é completamente abrangente.

Uma hipótese para explicar como a percepção da dor é diminuída envolve os **opioides endógenos** (substâncias químicas similares à morfina, produzidas naturalmente). Os opioides endógenos – a endorfina, a dinorfina e a encefalina – reduzem a dor. Dois neurotransmissores, a serotonina e a norepinefrina, estimulam sua liberação (Cap. 5). Quando os opioides endógenos são liberados, são diretamente agregados aos sítios localizados na membrana das células nervosas, bloqueando a transmissão dos neurotransmissores condutores da dor, como a substância P e as protaglandinas (Fig. 20.3).

Tipos de dor

Nem todas as dores são iguais. Foram descritos cinco tipos de dor, de acordo com sua fonte (cutânea, visceral e neuropática) ou duração (aguda e crônica).

Dor cutânea

A dor cutânea, desconforto que tem origem ao nível da pele, é uma sensação comumente vivenciada como resultado de alguma modalidade de trauma. A profundidade do trauma determina o tipo de sensação experimentada. Os danos restritos à epiderme produzem uma sensação de queimação. Ao nível da derme, a dor é localizada e superficial. As lesões no tecido subcutâneo produzem um tipo de dor incômoda e latejante. A **dor somática**

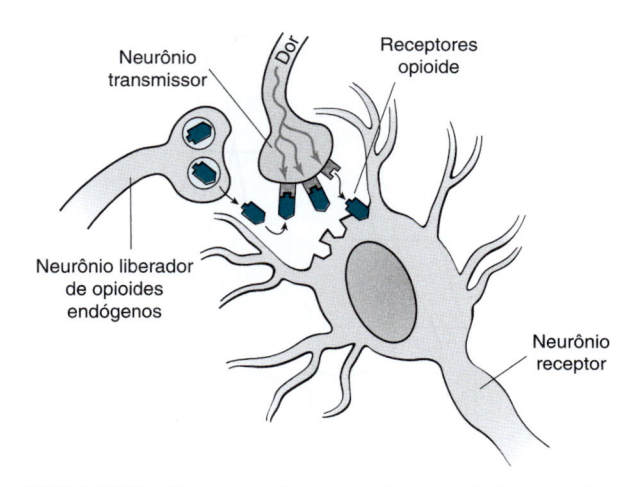

FIGURA 20.3 Mecanismo de transmissão e interferência na dor.

(desconforto produzido nas estruturas mais profundas do tecido conectivo) desenvolve-se a partir de lesões de certas estruturas, como os músculos, os tendões e as articulações.

Dor visceral

A **dor visceral** (desconforto oriundo de órgãos internos) está associada a doenças ou lesões. Algumas vezes, a dor visceral é referida ou mal localizada. A **dor referida** (desconforto percebido em uma área geral do corpo, normalmente distante do local de estimulação) não é percebida no local exato em que o órgão está localizado (Fig. 20.4). Outros sintomas provenientes do sistema nervoso autônomo, como náuseas, vômitos, palidez, hipotensão e sudorese, acompanham a dor visceral.

Dor neuropática

A **dor neuropática** (dor com características atípicas) é também chamada de dor funcional. Esse tipo de dor costuma ser sentido dias, semanas ou, até mesmo, meses após sua origem ter sido tratada e solucionada (Copstead-Kirkhorn & Banasik, 2010). Isso leva alguns a especularem que o circuito da transdução é disfuncional, permitindo que os estímulos dolorosos continuem ocorrendo mesmo na ausência de lesão ou doença.

Um exemplo de dor neuropática é a dor do membro-fantasma ou a sensação de membro-fantasma, na qual as pessoas que tiveram membros amputados percebem-nos como se ainda estivessem presentes. Os pacientes sentem ardência, prurido e dor profunda em tecidos que foram removidos cirurgicamente. Alguns pesquisadores acreditam que a dor associada à fibromialgia é um distúrbio no processamento da dor, causado pela ruptura no modo como o corpo percebe e comunica a dor (Roan, 2005).

Dor aguda

A **dor aguda** (desconforto de curta duração) dura de alguns segundos a menos de 6 meses. Ela está associada a trauma tissular, incluindo cirurgias ou alguma outra etiologia identificada recentemente. Embora seja inicialmente intensa, a dor aguda extingue-se com a cura e algumas vezes desaparece com facilidade. A redução gradual da dor promove o enfrentamento do desconforto, pois há uma crença reforçando que a dor desaparecerá em um certo momento. Tanto a dor aguda quanto a dor crônica são resultantes de infortúnios físicos e emocionais e podem ser intermitentes (incorporando períodos de alívio), sabendo-se que esse é o único ponto de similaridade entre ambas.

Dor crônica

As características da **dor crônica** (desconforto que dura mais de 6 meses) são quase totalmente opostas àquelas presentes na dor aguda (Tab. 20.1). Quanto maior for a duração da dor, mais longo é o alcance de seus efeitos sobre o indivíduo (Quadro 20.1). As outras pessoas começam a mostrar reações negativas ao indivíduo com dor crônica quando:

- Verbalizam que estão cansados de ouvir falar em dor
- Ignoram as preocupações e queixas do sofredor
- Ficam irritadas
- Sugerem que a dor é psicológica
- Dizem ao indivíduo que ele está usando a dor para manipular os outros, com propósitos egoístas
- Criticam o indivíduo por usar fármacos como "muletas"
- Sugerem que o indivíduo está dependente de medicação para dor (American Chronic Pain Association, 2004)

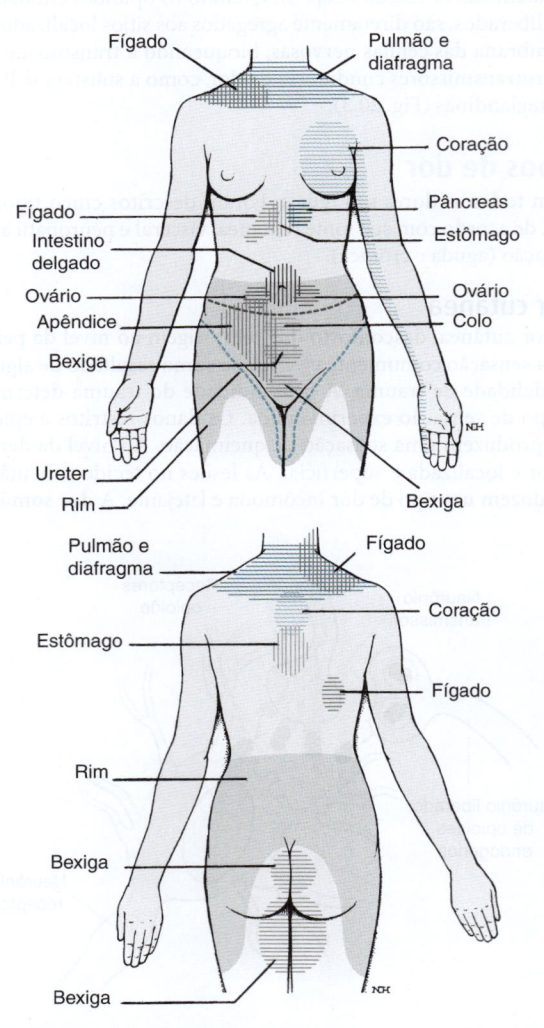

FIGURA 20.4 Áreas da dor referida.

QUADRO 20.1	Atividades que promovem a qualidade de vida e que são afetadas pela dor crônica

- Exercício
- Atividades domésticas
- Sono
- Passatempos e atividades de lazer
- Atividades de socialização
- Caminhada
- Concentração
- Relação sexual
- Atividades de relacionamento com amigos e familiares
- Jornada de trabalho integral
- Cuidados com crianças

TABELA 20.1 Características da dor aguda e crônica

DOR AGUDA	DOR CRÔNICA
Início recente	Início remoto
Sintoma de doença ou lesão primária	Não é característica de doença ou lesão primária
Específica e localizada	Não específica e generalizada
Gravidade associada à agudeza da lesão ou ao processo de doença	Gravidade desproporcional ao estágio da lesão ou da doença
Responde bem ao tratamento farmacológico	Resposta insatisfatória ao tratamento farmacológico
Requer cada vez menos farmacoterapia	Requer cada vez mais farmacoterapia
Diminui com a cicatrização	Persiste além do estágio de cicatrização
O sofrimento diminui com o tempo	O sofrimento intensifica-se com o tempo
Associada a reações do sistema nervoso simpático, como hipertensão, taquicardia, inquietação e ansiedade	Ausência de reações do sistema nervoso autônomo; manifesta depressão e irritabilidade

PADRÕES PARA AVALIAÇÃO DA DOR

A American Pain Society tem proposto que a avaliação da dor seja o **quinto sinal vital**. Em outras palavras, o enfermeiro verifica e documenta a dor do paciente a cada vez em que lhe verificar a temperatura, o pulso, a frequência respiratória e a pressão arterial. Em agosto de 1999, a Joint Commission estabeleceu os Padrões de Avaliação e Manejo da Dor, que todas as organizações de cuidados de saúde credenciadas devem atender. Os aspectos incorporados aos padrões da Joint Commission incluem:

- Toda a pessoa atendida em um hospital, instituição de cuidados prolongados, agência de cuidado domiciliar, clínica ambulatorial ou organização de gerenciamento de cuidados acreditado tem o direito à avaliação e manejo da dor.
- A dor é avaliada usando-se uma ferramenta apropriada à idade, nível de desenvolvimento, condição de saúde e identidade cultural de cada indivíduo. Consultar a Tabela 20.2 para obter informações relacionadas à dor que estão incluídas em uma avaliação inicial abrangente.
- A dor é avaliada regularmente durante todo o atendimento de saúde.
- A dor é tratada na própria instituição de cuidados de saúde ou o paciente é encaminhado a algum local em que possa ser atendido.
- Os profissionais de saúde são instruídos a avaliar e tratar a dor.
- Os pacientes e seus familiares são orientados em relação ao manejo eficaz da cor como uma parte importante do cuidado.
- As escolhas do paciente acerca do manejo da dor devem ser respeitadas.

Para atender aos padrões de cuidado estabelecidos, o enfermeiro avalia a dor sempre que considerar apropriado e rotineiramente nas seguintes circunstâncias:

- Quando o paciente é admitido
- Sempre que o enfermeiro verificar os sinais vitais
- No mínimo uma vez por turno, quando a dor for um problema real ou potencial
- Quando o paciente estiver em repouso e quando estiver envolvido em alguma atividade de enfermagem
- Após cada procedimento ou tratamento potencialmente doloroso

TABELA 20.2 Componentes de uma avaliação abrangente da dor*

COMPONENTE	FOCO DA AVALIAÇÃO
Intensidade	Classificação da dor atual, da pior e da menor dor, usando uma escala consistente
Localização	Local da dor ou identificação marcada em um diagrama
Qualidade	Descrição nas próprias palavras do paciente
Início	Quando a dor surgiu
Duração	Há quanto tempo a dor existe
Variações	Como variam as características da dor
Padrão	Repetividade ou não
Fatores de alívio	Técnicas ou circunstâncias que reduzem ou abrandam a dor
Fatores de agravo	Técnicas ou circunstâncias que fazem com que a dor retorne ou aumente de intensidade
Técnicas atuais de manejo da dor	Abordagens usadas no manejo da dor, com seus resultados e eficácia
História de técnicas de manejo da dor	Medicamentos ou intervenções passadas, bem como suas respostas; modo de expressão da dor; crenças pessoais, culturais, espirituais ou étnicas que afetem o manejo da dor
Efeitos da dor	Alterações no autocuidado, sono, ingestão alimentar, processo de pensamento, estilo de vida e relacionamentos
Metas pessoais de controle da dor	Expectativas quanto ao nível de alívio da dor, tolerância ou restabelecimento de capacidades funcionais
Avaliação física da dor	Avaliação das estruturas que tem relação com o local da dor

*Se os pacientes apresentam dor em mais de um local, coletam-se os dados de avaliação para cada um deles.

- Antes da implementação de uma intervenção para manejo da dor, como a administração de um analgésico (fármaco para alívio da dor) e 30 minutos após sua implementação

DADOS PARA INVESTIGAÇÃO DA DOR

Um levantamento básico ou breve da dor inclui a descrição, pelo paciente, de seu início, qualidade, intensidade, localização e duração (Tab. 20.3). Os enfermeiros também fazem perguntas sobre outros sintomas que a acompanham e sobre o que, caso exista algo, fazem ela piorar ou melhorar. Durante a avaliação da admissão, o enfermeiro também faz questões como:

- Quais atividades você não consegue realizar por causa da dor?
- Você sempre toma medicações para a dor? Se as toma, quando o faz?
- Quais são os nomes e as dosagens dos medicamentos para dor que você toma?
- Quais métodos não medicamentosos, como o repouso, que você utiliza para aliviar sua dor?
- Como os autotratamentos afetam a sua dor?
- Quais são suas preferências para manejar a dor?
- Qual nível de dor é aceitável para você, se o alívio total não for possível?

Considerações gerontológicas

- As doenças crônicas aumentam o risco de ocorrência de dor em pessoas idosas. Várias doenças crônicas (p. ex., a doença vascular periférica, as neuropatias diabéticas, os problemas ortopédicos, o câncer) podem contribuir para a dor. A dor muitas vezes é subnotificada entre os idosos, por causa de muitos fatores. Por exemplo, a pessoa idosa pode acreditar que a dor é uma parte normal do processo de envelhecimento, que é uma punição por ações passadas, que resulta em uma perda de independência ou que indica que a morte está próxima, ou que nada pode ser feito em relação a ela.

Ao atender o paciente, especialmente aquele subavaliado e subtratado (Quadro 20.2), o enfermeiro observa os sinais comportamentais que normalmente são indicadores não verbais de dor, como gemidos, choro, caretas, posição de defesa, elevação dos sinais vitais, redução na interação social, irritabilidade, dificuldade de concentração e alterações nos padrões alimentar e de sono. Podem ser percebidas respostas do sistema nervoso autônomo, como taquicardia, hipertensão, pupilas dilatadas, transpiração, palidez, respiração rápida e superficial, retenção urinária, motilidade intestinal diminuída e níveis elevados de glicose no sangue. Os pacientes com dor crônica provavelmente não manifestam reações do sistema nervoso autônomo.

QUADRO 20.2 Populações cuja dor é subavaliada e subtratada

- Bebês
- Crianças com menos de sete anos de idade
- Pacientes de outras culturas
- Pacientes com distúrbios mentais
- Pacientes com demência (função cerebral diminuída)
- Pacientes com deficiências auditivas ou de fala
- Pacientes com distúrbios psicológicos

Considerações gerontológicas

- Independentemente de sua origem, a dor é uma das queixas mais comuns em idosos, que são mais propensos a ter manifestações atípicas de dor.
- Os idosos com prejuízos cognitivos podem não ser capazes de se queixar de dor ou desconforto. Alterações no estado mental e no comportamento são as principais manifestações de dor entre as pessoas com demência. Ao avaliar a dor em idosos, foque a atenção em como a dor ou o desconforto interferem nas atividades de vida diária e na qualidade de vida.
- A avaliação hábil de mudanças de comportamento, como o aumento do pulso, da frequência respiratória, da inquietação, da agitação e da perambulação, pode fornecer as únicas pistas para a presença de dor em idosos com alterações cognitivas ou expressivas.

FERRAMENTAS DE AVALIAÇÃO DA INTENSIDADE DA DOR

Não há uma forma perfeita de determinar se a dor existe e quão severa ela é. Pelo fato de não existirem máquinas ou testes laboratoriais que possam medir a dor, os enfermeiros estão limitados a dados subjetivos que somente os pacientes podem fornecer. Características individuais, familiares, culturais e de etnia influenciam a tolerância e a expressão da dor.

Os enfermeiros geralmente usam uma das quatro ferramentas básicas de avaliação para quantificar a intensidade da dor apresentada pelo paciente: uma escala numérica, uma escala nominal, uma escala linear (Fig. 20.5) e uma escala ilustrada (Fig. 20.6). Os pacientes identificam como sua dor se compara às escolhas possíveis em cada escala.

Uma escala não é melhor do que outra. A escala numérica é a ferramenta comumente usada para avaliar adultos. A escala de FACES de Wong-Baker é mais apropriada a crianças e pessoas de culturas diferentes ou com distúrbio mental. As crianças menores de 3 anos podem utilizar a escala de FACES. Independentemente

TABELA 20.3 Componentes básicos para avaliação da dor

CARACTERÍSTICA	DESCRIÇÃO	EXEMPLOS
Início	O momento ou as circunstâncias sob as quais a dor fica aparente	Após comer, enquanto retirava neve, durante a noite
Qualidade	As experiências sensoriais e o grau de sofrimento	Latejante, em esmagamento, agonizante, perturbadora
Intensidade	A magnitude da dor	Nenhuma, muito leve, leve, moderada, grave; ou em escala numérica, de 0 a 10
Localização	O local anatômico	Tórax, abdome, mandíbula
Duração	O intervalo de tempo da dor	Contínua, intermitente, horas, semanas, meses

FIGURA 20.5 Ferramentas de avaliação da dor: escala nominal (*acima*), escala numérica (*meio*), escala linear (*abaixo*).

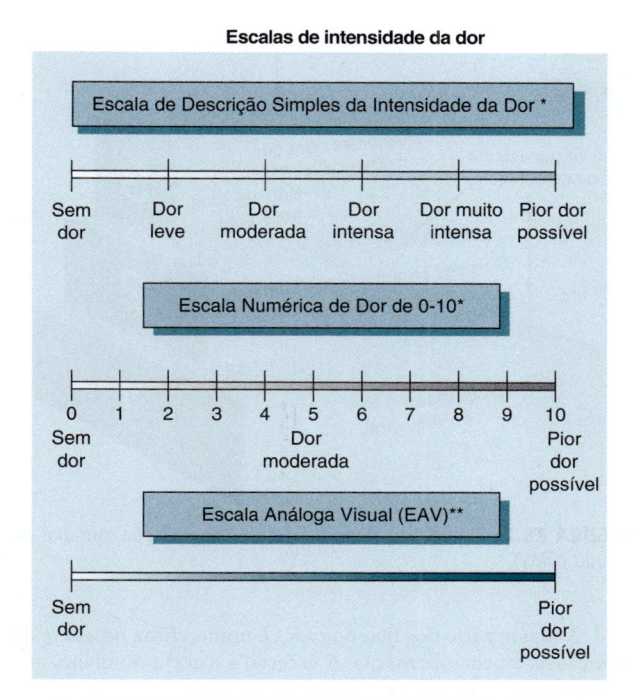

* Se usar uma escala de classificação gráfica, recomenda-se o uso de uma linha de 10 cm.
** Recomenda-se uma linha de 10 cm para as EAV.

Escalas de intensidade da dor:
- Escala de Descrição Simples da Intensidade da Dor *: Sem dor | Dor leve | Dor moderada | Dor intensa | Dor muito intensa | Pior dor possível
- Escala Numérica de Dor de 0-10*: 0 (Sem dor) — 5 (Dor moderada) — 10 (Pior dor possível)
- Escala Análoga Visual (EAV)**: Sem dor — Pior dor possível

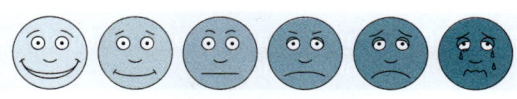

FIGURA 20.6 Escala de dor de FACES de Wong-Baker. Instruções: Explique à pessoa que cada face corresponde a alguém que se sente feliz, pois não sente dor (ferimento), ou triste, pois está sentindo dor em um ou mais lugares. A face 0 está muito feliz porque não sente dor alguma. A face 1 sente apenas um pouco de dor. A face 2 sente um pouco mais de dor. A face 3 sente bem mais dor. A face 4 sente muita dor. A face 5 sente a pior dor que se possa imaginar, embora a pessoa não precise estar chorando para sentir-se assim tão mal. Solicite ao paciente que escolha a figura que mais bem descreve como ele está se sentindo. Essa escala é recomendada para crianças de 3 anos ou mais. (Fonte: Wong, D. L., Hockenberry-Eaton, M., Wilson, D., Winkelstein, M. L., Ahmann, E. & DiVito-Thomas, P. A. Whaley & Wong's nursing care of infants and children. 6a edição, p. 1153. St. Louis: Mosby, 1999. Reproduzida do Mosby-Year Book, Inc. Reimpresso com permissão.)

da ferramenta de avaliação empregada, muitos pacientes subestimam ou minimizam a intensidade de sua dor.

MANEJO DA DOR

Visto que há uma ampla variedade de tipos de dor e de efeitos no estilo de vida e relacionamentos individuais, o manejo dos pacientes com dor é uma prioridade. Embora o paciente seja a única fonte fidedigna para a quantificação da dor, os enfermeiros não tem uma resposta consistente ao relato dos pacientes por causa de seus vieses pessoais.

Viés de tratamento

De acordo com McCaffery e Ferrell (1999), os enfermeiros algumas vezes demoram a tomar medidas para alívio da dor porque "... (eles) esperam que alguém com dor forte se pareçam com alguém com dor". Contudo, nem mesmo dados comportamentais ou fisiológicos são indicadores irrefutáveis de dor. As respostas à dor e às técnicas de enfrentamento são aprendidas, e os pacientes podem expressá-las de vários modos. Se as expressões de dor do paciente são incongruentes com as expectativas do enfermeiro, o manejo da dor pode não ser prontamente disponibilizado. Por consequência, a dor do paciente pode ser subtratada.

Técnicas de manejo da dor

O **manejo da dor** (técnicas para prevenir, reduzir ou aliviar a dor) é o principal foco dos programas de melhoria da qualidade das instituições de cuidados de saúde. A American Pain Society, em conjunto com a Agency for Health Care Policy and Research (uma divisão do Department of Health and Human Services), desenvolveu os Padrões para Alívio da Dor Aguda e da Dor de Câncer (Quadro 20.3). O objetivo desse esforço coordenado é melhorar a maneira como a dor é avaliada e controlada. O esforço original tem sido expandido de modo a incluir a avaliação e o tratamento da dor em todas as populações de pacientes.

A maior parte das técnicas para manejo da dor está incluída em uma das quatro categorias fisiológicas gerais (Tab. 20.4).

Tratamento farmacológico

O tratamento farmacológico, usado de modo isolado ou em combinação a outras medidas terapêuticas, é o alicerce para o manejo da dor. A Organização Mundial de Saúde (OMS) (WHO, 2010) recomenda o seguimento de três abordagens medicamentosas lineares, baseadas na intensidade da dor e na reação do paciente à terapia (Fig. 20.7). O alvo original da escada analgésica da OMS era abordar métodos para aliviar a dor do câncer. No entanto, os princípios continuam sendo aplicáveis para controlar a dor de câncer, bem como a dor por outras causas (American Pain Society, 2005). A OMS acredita que, se as recomendações para o manejo da dor forem seguidas, 80 a 90% dos clientes estará livre de dor (WHO, 2009).

Utilizando uma abordagem em camadas, os médicos prescrevem uma ou mais das seguintes classes de fármacos: **não opioides** (fármacos não narcóticos), **opioides** (fármacos narcóticos) e **adjuvantes** (fármacos que auxiliam no aperfeiçoamento do efeito desejado do fármaco principal). A escolha do medicamento, sua dose e os horários de sua administração são essenciais para obtenção do alívio ideal da dor.

Considerações gerontológicas

- Os efeitos adversos dos analgésicos, mesmo aqueles de venda sob prescrição, costumam ser mais pronunciados nos idosos. Os efeitos adversos mais comuns são confusão mental, desorientação, gastrite, constipação, retenção urinária, visão turva e sangramento gastrintestinal.

QUADRO 20.3	Padrões para alívio da dor aguda e da dor do câncer

Padrão I
A dor aguda e a dor do câncer são reconhecidas e tratadas de modo eficaz.

Padrão II
As informações em relação a analgésicos estão prontamente disponíveis.

Padrão III
Na admissão, os pacientes são informados, oralmente e por escrito, de que o alívio efetivo da dor é parte importante de seu tratamento, de que é fundamental que ele informe em caso de dor não aliviada e de que os profissionais de saúde reagirão rapidamente a seus relatos de dor.

Padrão IV
Definem-se políticas explícitas de uso de tecnologias avançadas de analgesia.

Padrão V
A adesão aos padrões é monitorada por um comitê interdisciplinar.

Reimpresso com a permissão de American Pain Society (2008). *Principles of analgesic use in the treatment of acute pain and chronic cancer pain* (6th ed.) Skokie, IL: Author.

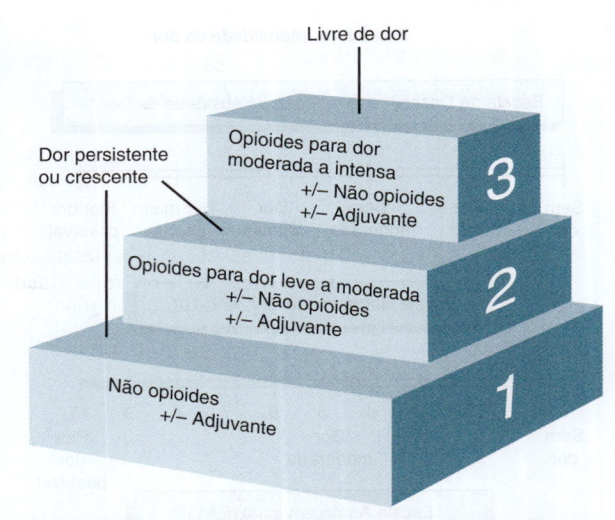

FIGURA 20.7 Escada de alívio da dor da Organização Mundial de Saúde (OMS).

Fármacos não opioides

Os não opioides são fármacos não narcóticos, incluindo a aspirina, o acetaminofeno (Tylenol) e fármacos anti-inflamatórios não esteroides (AINEs), como o ibuprofeno (Motrin, Advil, Ibufran), o cetoprofeno (Profenid) e o naproxeno sódico (Naprosyn, Flanax), aliviam a dor pela alteração da neurotransmissão periférica no local da lesão.

Outra categoria de fármacos não opioides é a dos inibidores da ciclooxigenase-2 (COX-2). A COX é uma enzima: a COX-1 protege o trato gastrintestinal e o sistema urinário; a COX-2 promove a produção das substâncias químicas inflamatórias e transmissoras da dor, como as prostaglandinas. A inibição da COX-2 resulta em alívio da dor. Os inibidores da COX-2 são superiores aos antigos AINEs, que suprimem ambas as enzimas, COX-1 e COX-2. A inibição da COX-2 a um grau superior ao da COX-1 causa menos efeitos colaterais indesejáveis, como a irritação gástrica. No entanto, todos os inibidores da COX-2, com exceção do celecoxib (Celebrex), foram retirados do mercado, quer voluntariamente pelo fabricante ou pelo Food and Drug Administration norte-americano, porque houve mortes relacionadas a condições cardíacas entre alguns usuários.

A maior parte dos não opioides é muito eficaz no alívio da dor causada pela inflamação. A exceção é o acetaminofeno, que possui uma atividade anti-inflamatória limitada; contudo, ele ainda é um analgésico efetivo. Quase todos os AINEs causam irritação e sangramento gastrintestinal, de modo que devem ser administrados junto às refeições.

Fármacos opioides

Quando a dor não é mais controlada com fármacos não opioides, estes são combinados a um opioide – por exemplo, aspirina com codeína ou acetaminofeno com codeína ou um medicamento adjuvante, que será discutido depois. Os opioides (narcóticos sintéticos) e os analgésicos opioides, narcóticos que contêm ópio ou seus derivados, são **substâncias controladas** (fármacos cuja prescrição e dispensação são reguladas por lei federal, devido ao potencial risco de uso abusivo). São exemplos:

- Sulfato de morfina
- Sulfato de codeína
- Meperidina (Demerol)
- Fentanil (Duragesic, Sublimaze)

Os narcóticos interferem na percepção central da dor (no encéfalo) e geralmente são reservados para o tratamento da dor moderada à grave. São administrados por via oral, retal, transdérmica ou parenteral (injetada). Os opioides causam sedação, náuseas, constipação e depressão respiratória.

TABELA 20.4 Métodos de manejo da dor

MÉTODO	INTERVENÇÃO	EXEMPLOS
Suspensão da ação dos elementos químicos transmissores da dor no local da lesão	Anestésicos locais, fármacos anti-inflamatórios	Procaína, lidocaína, aspirina, ibuprofeno, acetominofeno, naproxeno, indometacina
Alteração das transmissões na medula espinal	Anestesia e analgesia intraespinal, neurocirurgia	Epidural, caudal, rizotomia, cordotomia, simpatectomia
Substituição dos estímulos que produzem dor por estímulos sensitivos	Estímulos cutâneos	Massagem, acupuntura, acupressão, calor, frio, toque terapêutico, estimulação elétrica
Bloqueio da percepção da dor	Narcóticos, técnicas não farmacológicas	Morfina, codeína, hipnose, imaginação, distração

Considerações farmacológicas

- A normeperidina, um metabólito da meperidina, é um convulsivante potente, especialmente em pessoas que não são capazes de quebrar ou excretar o fármaco corretamente. Por isso, alguns médicos estão menos aptos a prescrevê-la.
- O fentanil é 100 vezes mais potente que a morfina. É atualmente um dos opioides sintéticos mais amplamente prescritos por causa das várias opções de métodos de administração. Um dos mais populares é o sistema transdérmico, que é especialmente útil para o controle da dor crônica. Outra forma de fentanil que está disponível é uma película bucal solúvel que se dissolve quase imediatamente quando em contato com a mucosa da bochecha. Alguns pacientes preferem o fentanil em forma de pirulito com sabor de frutas silvestres que se dissolve lentamente para a absorção transmucosa.

Considerações gerontológicas

- Alterações fisiológicas em idosos, como a diminuição da produção de ácido gástrico, a diminuição da motilidade gastrintestinal, as alterações na taxa de gordura do corpo e as mudanças na função de órgãos (p. ex., diminuição do fluxo sanguíneo hepático e redução da taxa de filtração glomerular) afetam a absorção, o metabolismo e a excreção do fármaco. A medicação pode ser absorvida mais lentamente pela via intramuscular em idosos, resultando em atraso no início da ação, prolongamento da duração e alteração da absorção, com potencial de toxicidade. As vias dérmica, oral e sublingual podem ser mais eficazes.
- Os idosos têm maior sensibilidade aos narcóticos. A dose inicial deve ser mais baixa (começar com metade da dose recomendada) e ajustada à dose mais eficaz. "Começar baixo, aumentar devagar" é uma regra de ouro para a administração de analgésicos.

Em razão do medo exagerado de causarem dependência (a seguir), os narcóticos tendem a não ser prescritos, mesmo nos casos em que os pacientes poderiam se beneficiar de seu uso. Quando são usados, os vieses de tratamento levam alguns enfermeiros a administrar a menor dose do intervalo de prescrição ou adiar a administração até que seja transcorrido o intervalo máximo entre as dosagens. Consequentemente, muitos pacientes vivenciam um controle inadequado da dor, o que contribui para o sofrimento e a incapacidade prolongada. Além disso, a dor não aliviada pode levar à pneumonia, devido à respiração superficial, tosse suprimida e movimentação reduzida. Os efeitos psicológicos dessa dor incluem ansiedade, depressão e desesperança, chegando até mesmo a ponto de levar ao suicídio.

Analgesia controlada pelo paciente

A **analgesia controlada pelo paciente (PCA)** é uma intervenção que permite aos pacientes autoadministrarem medicação narcótica para dor, utilizando um dispositivo de infusão (Fig. 20.8). A PCA é primeiramente utilizada para aliviar a dor aguda após um procedimento cirúrgico; porém, essa tecnologia está obtendo espaço na área de cuidado domiciliar, em que está sendo usada por pacientes com câncer não hospitalizados.

A PCA apresenta inúmeras vantagens tanto para os pacientes quanto para os enfermeiros:

- O alívio da dor é obtido rapidamente, porque o fármaco é administrado por via intravenosa.
- A dor é mantida em um nível constante e tolerável (Fig. 20.9).
- Na verdade, utiliza-se uma menor quantidade de fármacos, porque o desconforto do paciente é continuamente controlado com pequenas doses.
- Os pacientes são poupados do desconforto de injeções repetidas.
- A ansiedade é reduzida porque o alívio da dor não depende de esperar enquanto o enfermeiro prepara e administra alguma injeção.
- Os efeitos colaterais são reduzidos com dosagens individuais e dosagens totais menores.
- Os pacientes tendem a deambular e a movimentar-se pelo ambiente, reduzindo seu potencial de complicações associadas à imobilidade.
- Os pacientes conseguem assumir um papel ativo no controle de sua dor.
- O enfermeiro fica livre para assumir outras responsabilidades de enfermagem.

O enfermeiro programa a infusão de forma que o paciente receba um **bólus** ou uma **dose de ataque** (dose maior de fármaco administrada no início ou quando a dor está excepcionalmente intensa) e doses menores adicionais em intervalos frequentes, dependendo do seu nível de desconforto (Habilidade 20.1). Uma vez liberada a dose, ele não pode administrar outra por um intervalo específico de tempo; esse período, conhecido como *lockout*, evita uma *overdose*.

▶ *Pare, Pense e Responda – Quadro 20.1*
Discutir as ações de enfermagem apropriadas quando um paciente usa o máximo de doses de medicamento de uma infusão de PCA.

Analgesia intraespinal

A **analgesia intraespinal** é um método de alívio da dor que consiste na instilação de um narcótico ou anestésico local por meio de um cateter localizado no espaço subaracnóideo ou epidural na medula espinal. Trata-se de uma outra técnica de manejo da dor. A analgesia intraespinal é administrada várias vezes ao dia ou por meio de uma infusão contínua de baixa dosagem. Ela alivia a dor com efeitos colaterais sistêmicos mínimos. No paciente que necessita de analgesia em longo prazo, seu uso diminui os riscos de lesões do tecido subcutâneo, pois evita as repetidas injeções que podem eventualmente reduzir a absorção do medicamento.

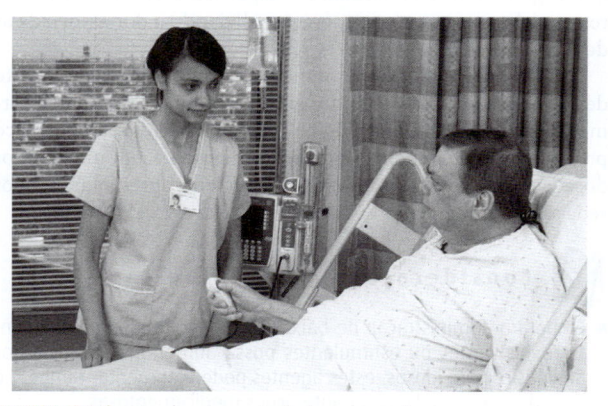

FIGURA 20.8 Analgesia controlada pelo paciente.

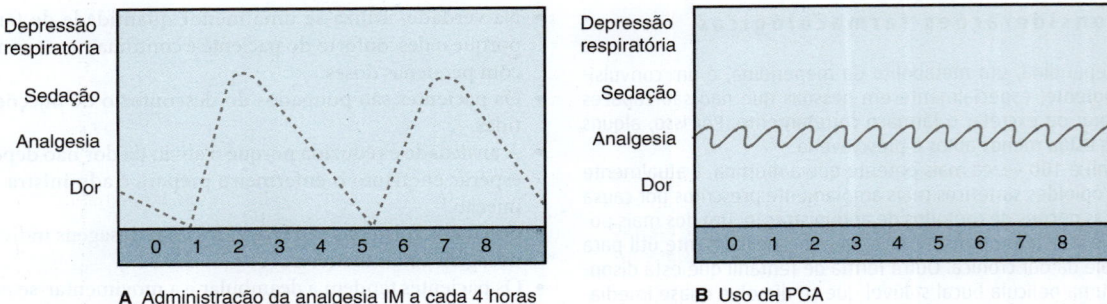

FIGURA 20.9 A dor é menos controlada de maneira eficaz e produz mais efeitos colaterais com a (A) analgesia intramuscular do que com a (B) analgesia controlada pelo paciente (PCA). (Adaptada de Hormer, M., Rosen, M., Vickers, M. D. Eds. Patient-controlled analgesia. St. Louis, CV Mosby, 1985.)

Fármacos adjuvantes

Os fármacos analgésicos são combinados a uma vasta gama de fármacos adjuvantes para melhorar o manejo da dor. As categorias de fármacos adjuvantes e exemplos de cada categoria envolvem:

- Antidepressivos: antidepressivos tricíclicos, como a amitriptilina (Tryptanol); inibidores seletivos da recaptação da serotonina, como a fluoxetina (Prozac) e a paroxetina (Pondera), e inibidores seletivos da recaptação da serotonina e da noradrenalina, como a duloxetina (Cymbalta).
- Anticonvulsivantes: carbamazepina (Tegretol), gabapentina (Neurontin).
- Antagonistas do receptor de N-metil-D-aspartato (NMDA): dextrometofano, cetamina (Ketalar).
- Suplementos nutricionais, como as glucosaminas.

Cada categoria de fármacos adjuvantes age por diferentes mecanismos. Os antidepressivos podem produzir seu efeito de potencialização da analgesia mediante a elevação dos níveis de serotonina e norepinefrina, que aumenta a liberação de endorfinas. Acredita-se que os anticonvulsivantes inibam a transmissão da dor por meio da regulação e potencialização do neurotransmissor inibitório GABA (Cap. 5). Os fármacos NMDA interferem na função das fibras nervosas nociceptivas, possivelmente pelo bloqueio da liberação da substância P, de suas propriedades nervo-sensibilizadoras e de outras substâncias químicas inflamatórias. Aqueles que são a favor de terapias médicas alternativas (tratamento fora das correntes da medicina tradicional) afirmam que as glucosaminas retardam o colapso das cartilagens articulares e colaboram na sua regeneração, aliviando a dor associada às doenças articulares.

Os fármacos adjuvantes nunca são usados como tratamento de primeira escolha. Contudo, quando são utilizados sob a forma de tratamento farmacológico combinado, a dose do fármaco principal frequentemente pode ser diminuída. Com uma menor dosagem de opioides, por exemplo, o paciente apresentará menor sedação e menos efeitos colaterais indesejáveis.

Considerações gerontológicas

- Embora a administração de baixas doses de antidepressivos, anticonvulsivantes ou estimulantes possa aumentar a eficácia dos analgésicos em idosos, estes agentes podem aumentar também o risco de reações adversas e interações medicamentosas.

Tratamento com toxina botulínica

A toxina botulínica (Botox®) é um agente produzido a partir da bactéria *Clostridium botulinum*, que é encontrada no solo e na água. Dos sete tipos de neurotoxinas que ela produz, a toxina botulínica do tipo A (BTX-A) foi aprovada para o tratamento de condições musculoesqueléticas dolorosas e de vários tipos de cefaleia.

Ao ser injetada diretamente no músculo, a toxina bloqueia a ação da acetilcolina. Sob condições normais, a acetilcolina, um neurotransmissor, provoca a contração do músculo esquelético quando é liberada na sinapse dos nervos motores. Seu bloqueio resulta em uma paralisia temporária do músculo injetado. Quando os músculos são paralisados, inibem-se os espasmos e a transdução nociceptiva, causando alívio da dor. O efeito é local e específico, em vez de sistêmico, e dura cerca de 2 a 6 meses ou mais (Childers, 2009; M.D. Anderson Cancer Center, 2009). As injeções devem ser repetidas para dar continuidade aos efeitos terapêuticos. A duração do efeito de cada injeção tende a tornar-se menor com o passar do tempo. A resistência clínica talvez seja resultante do desenvolvimento de anticorpos que neutralizam a BTX-A.

Os indivíduos que se candidatam ao uso da terapia com toxina botulínica podem apresentar dor local, equimose ou infecção no local da injeção. A fraqueza muscular pode ser algo que perturbe alguns deles; raros pacientes desenvolvem novos padrões de dor. Pelo fato de este tipo de terapia ter sido aprovado somente em 1989, e seu uso aumentado progressivamente desde 1997, os benefícios e riscos em longo prazo ainda estão sendo compilados.

Abordagens cirúrgicas

A **dor intratável** (dor que não responde a outros métodos de manejo da dor) pode ser aliviada com uma cirurgia. A rizotomia e a cordotomia são procedimentos neurocirúrgicos que proporcionam esse alívio.

A **rizotomia** consiste na secção cirúrgica da raiz nervosa, próximo à medula espinal. Isso evita que os impulsos sensoriais alcancem a medula e sejam transportados ao encéfalo. Geralmente, mais de um nervo precisa ser seccionado para que se atinja o resultado desejado. A rizotomia química, em que se utiliza álcool ou fenol, e a rizotomia percutânea, que utiliza ondas de radiofrequência, são alternativas não cirúrgicas para destruição das fibras nervosas. A **cordotomia** é a interrupção cirúrgica da via da dor na medula espinal. É realizada pela secção do feixes de fibras nervosas. Os dois procedimentos interrompem a sensação de dor, mas inibem também a percepção da pressão e da temperatura na região inervada pelos nervos seccionados. Desse modo, há maior risco de efeitos colaterais indesejáveis.

Intervenções não farmacológicas e não cirúrgicas

Existem várias outras intervenções que podem ser empregadas para auxiliar no manejo da dor. Algumas medidas de enfermagem independentes incluem educação, imaginação, distração, técnicas de relaxamento ou aplicações de frio ou calor. Outras intervenções, como a estimulação nervosa elétrica transcutânea (TENS), a acupuntura e a acupressão, a estimulação nervosa elétrica percutânea, o bio*feedback* e a hipnose, requerem a colaboração de pessoas que tenham treinamento e conhecimento especializado. Essas últimas intervenções tem maior probabilidade de serem usadas por pacientes com dor crônica ou por aqueles para os quais as técnicas de manejo da dor aguda não foram bem-sucedidas ou são contraindicadas.

Educação

A educação dos pacientes sobre a dor e os métodos para seu controle vai ao encontro do princípio de que aqueles que assumem um papel ativo em seu tratamento obtêm resultados positivos antes dos outros. Consulte o quadro Ensinando o paciente e a família 20.1. Esse método pode ser impraticável com os que esperam ficar totalmente livres da dor, mas eles também não devem tolerar o convívio com a dor severa.

Imaginação

O uso da imaginação consiste no emprego da mente para visualizar uma experiência, o que algumas vezes é chamado de sonhar acordado intencional. A pessoa escolhe imagens, baseando-se em memórias agradáveis. Na imaginação guiada, o enfermeiro ou outra pessoa sugere a imagem a ser usada, como caminhar em uma floresta, e descreve detalhadamente experiências sensoriais. Existem gravações sonoras para a imaginação guiada e relaxamento (discutido a seguir), mas o tema abordado e as descrições podem se tornar cansativas quando essas gravações são utilizadas repetidas vezes. Alguns preferem utilizar apenas fitas com sons da natureza, facilitando a evocação de diferentes cenários a cada sessão.

Do ponto de vista psicológico, o processo de imaginação produz uma alteração na consciência que possibilita ao paciente esquecer as sensações desagradáveis vivenciadas, como a dor. Há quem acredite que a imaginação estimule a porção visual do córtex cerebral, localizada no hemisfério direito, onde se abstraem conceitos e ocorrem atividades criativas (Fig. 20.10). Enquanto o indivíduo exercita a imaginação, liberam-se neurotransmissores, que acalmam fisicamente o corpo e promovem uma sensação de bem-estar emocional.

Meditação

A **meditação** é a concentração em uma palavra ou ideia que promova tranquilidade e é similar à imaginação, exceto pelo fato de que o assunto abordado tende a ser mais espiritual. Algumas meditações envolvem a repetição, em silêncio, de uma palavra, como, por exemplo, "amor" ou "paz", uma oração ou uma afirmação que reflita a força individual ou a crença religiosa. As pessoas que usam essa técnica de forma bem-sucedida tendem a vivenciar um estado de relaxamento, com redução na pressão arterial e na frequência cardíaca.

Ensinando o paciente e a família 20.1
Dor e seu manejo

O enfermeiro ensinará os seguintes pontos ao paciente ou a seus familiares:
- Pergunte ao médico qual a expectativa em relação à doença e ao seu tratamento.
- Discuta métodos de manejo da dor que tenham funcionado bem ou não tão bem anteriormente.
- Converse com o médico e com os enfermeiros sobre quaisquer preocupações que você tenha em relação aos medicamentos para a dor.
- Identifique quaisquer alergias a medicamentos que você possa ter.
- Informe o médico e os enfermeiros sobre outras medicações que você esteja usando, caso elas possam interagir com os medicamentos para a dor.
- Ajude o médico e os enfermeiros a mensurarem sua dor em uma escala dizendo um número ou uma palavra que melhor a descreva.
- Solicite ou tome medicamentos que aliviem a dor logo no início ou antes de uma atividade que possa causá-la.
- Estabeleça uma meta de controle da dor, como não ter uma dor com numeração além de 4, em uma escala de 0 a 10.
- Informe o médico e os enfermeiros caso o medicamento para a dor não esteja funcionando.
- Realize técnicas simples, como respiração abdominal e relaxamento mandibular, para aumentar seu conforto.
- Consulte o médico ou os enfermeiros sobre a possibilidade de usar bolsas de água quente ou fria ou outras técnicas não medicamentosas capazes de aumentar o controle sobre a dor.

Distração

Entende-se por **distração** o desvio intencional da atenção, mudando o foco do indivíduo de uma experiência sensorial desagradável para algo neutro ou mais prazeroso. A distração ocorre no "aqui e agora": ela não é imaginada. Por exemplo, falar com alguém, assistir à televisão, realizar um passatempo e ouvir música. A mente pode prestar atenção a apenas um estímulo de cada vez: enquanto a pessoa se ocupa com uma atividade de entretenimento, o encéfalo é bloqueado quanto à percepção do estímulo doloroso.

Relaxamento

O **relaxamento** é uma técnica para diminuição da tensão muscular e sossego da mente, que ajuda a reduzir a dor, aliviar a ansiedade e promover uma sensação de bem-estar. O relaxamento consciente interrompe o circuito entre os neurônios que estão sobrecarregando o encéfalo com pensamentos aflitivos e estímulos dolorosos. Consulte o quadro Ensinando o paciente e a família 20.2 e veja os procedimentos pelos quais o paciente pode aprender o relaxamento.

Calor e frio

Aplicações de calor ou frio (termoterapia e crioterapia, respectivamente) são técnicas bem estabelecidas para alívio da dor. Em alguns locais em que são praticadas, o enfermeiro deve obter a autorização do médico antes de sua utilização.

Inicialmente, a dor causada por uma lesão é mais bem tratada com aplicações de frio (bolsa de gelo ou bolsa química). O frio reduz o edema local e promove a vasoconstrição, reduzindo a circulação de substâncias químicas causadoras da dor.

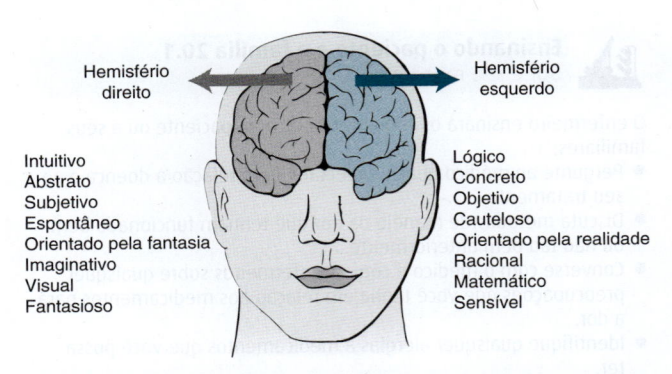

Hemisfério direito
Intuitivo
Abstrato
Subjetivo
Espontâneo
Orientado pela fantasia
Imaginativo
Visual
Fantasioso

Hemisfério esquerdo
Lógico
Concreto
Objetivo
Cauteloso
Orientado pela realidade
Racional
Matemático
Sensível

FIGURA 20.10 As funções do hemisfério direito são usadas durante as técnicas de imaginação e meditação.

Muitos acreditam que as aplicações de frio aliviam a dor de forma mais rápida e sustentam essa condição por mais tempo. As aplicações de calor (garrafas com água quente, bolsa de arroz – saco de tecido cheio de arroz não cozido, que é aquecido no forno de micro-ondas – ou panos umedecidos) são colocadas sobre a região dolorida, 24 a 48 horas após ter ocorrido a lesão.

As aplicações quentes ou frias nunca são usadas por um período superior a 20 minutos por sessão (Cap. 28). A pele é sempre protegida com uma cobertura isolante, como um pano ou uma toalha. O paciente nunca deve adormecer enquanto a bolsa quente ou fria está sendo aplicada. Além disso, essas aplicações são contraindicadas em áreas do corpo em que há prejuízo circulatório ou sensitivo.

O mentol (Bálsamo, Bengué, Benegel) e a capsaicina (Zostrix™; um componente encontrado nas pimentas vermelhas) são substâncias químicas algumas vezes aplicadas topicamente. Ambas aumentam o fluxo sanguíneo na região em que são aplicadas, criando uma sensação de calor/frio que dura por várias horas.

Considerações gerontológicas

- Para garantir a segurança, é importante avaliar a condição da pele e o nível cognitivo dos idosos antes de utilizar a aplicação tópica de calor ou frio.

Estimulação nervosa elétrica transcutânea

A **estimulação nervosa elétrica transcutânea (TENS)**, uma técnica de manejo da dor prescrita pelo médico, que transmite descargas elétricas à pele e aos nervos subjacentes, é uma intervenção implementada pelos enfermeiros (Habilidade 20.2). O estímulo elétrico é percebido pelo paciente, em geral por meio de um estimulador à bateria, como uma sensação prazerosa de batidas leves, formigamento, vibração ou zunido. Essa técnica é utilizada de modo intermitente por 15 a 30 minutos ou mais, sempre que o paciente precisar dela.

O TENS tem sido empregado por pacientes com dores crônicas há algum tempo, mas atualmente pacientes cirúrgicos também passaram a utilizá-lo. Os relatos sobre sua eficácia variam de "inútil" a "fantástico".

Ainda não se sabe ao certo como o TENS funciona. É provável que a transmissão de estímulos elétricos por meio de nervos mielinizados de grosso calibre ocorra antes da transmissão dos estímulos de dor ao encéfalo. Outros acreditam que o TENS estimule o corpo a liberar opioides endógenos, ao passo que outros ainda sugerem que seu sucesso se baseia no poder da sugestão.

O TENS é um método não invasivo e não narcótico, sem efeitos colaterais tóxicos. É contraindicado em gestantes, uma vez que seu efeito sobre o feto ainda não foi determinado. Os pacientes que utilizam marca-passo cardíaco (especialmente o marca-passo por demanda), os que tendem a ter batimentos cardíacos irregulares e aqueles que já tiveram infarto do miocárdio prévio não são candidatos ao TENS.

> **Pare, Pense e Responda – Quadro 20.2**
> Dê algumas razões para que uma pessoa seja candidata a usar uma unidade de TENS para manejo da dor.

Acupuntura e acupressão

A **acupuntura** é uma técnica de manejo da dor na qual agulhas longas e finas são inseridas na pele; a **acupressão** é uma técnica que envolve a compressão tissular, em vez das agulhas, para reduzir a dor. Ambas são baseadas em antigas tradições da medicina chinesa e têm demonstrado evitar ou aliviar a dor. Entretanto, seus mecanismos analgésicos exatos não são totalmente compreendidos. Alguns especulam que essas técnicas estimulam a produção de opioides endógenos pelo organismo ou que a vibração e a torção das agulhas e a pressão aplicada são modalidades de estimulação cutânea que interferem nas substâncias neuroquímicas transmissoras da dor. Outros acreditam que o alívio da dor é decorrente de um efeito placebo (veja discussão posteriormente); no entanto, a combinação da acupuntura com o tratamento convencional mostrou resultados melhores do que o tratamento convencional isolado. A acupuntura e a acupressão estão se tornando mais aceitas como modalidades legítimas de tratamento da dor nos Estados Unidos (National Center for Complementary and Alternative Medicine, 2009).

Ensinando o paciente e a família 20.2
Relaxamento

O enfermeiro ensinará os seguintes pontos ao paciente ou a seus familiares:
- Fique em uma posição confortável, seja ela sentada ou deitada.
- Feche seus olhos e não pense em nada.
- Solte seu peso na cadeira ou na cama.
- Fique atento ao que seu corpo sente.
- Realize respirações abdominais e profundas.
- Concentre-se no ritmo de suas respirações.
- Relaxe a cada inspiração e expiração.
- Contraia e relaxe os músculos em partes sequenciais de seu corpo, como, por exemplo, os dedos dos pés, pés, pernas, coxas e nádegas. Prossiga, a seguir, com os músculos da face e do couro cabeludo.
- Visualize a energia da cura fluindo de seus pés até a cabeça. Esqueça suas preocupações e desconfortos e deixe-as para trás.
- Adormeça, se possível.
- Ao fim da sessão, levante-se e mova-se vagarosamente.

Estimulação nervosa elétrica percutânea

Uma das mais recentes inovações no manejo da dor aguda e crônica é a estimulação nervosa elétrica percutânea (PENS), uma técnica de manejo da dor que envolve uma combinação das agulhas da acupuntura e do TENS. As agulhas, do tipo que são usadas na acupuntura, são inseridas no tecido macio e um estímulo elétrico é conduzido ao longo delas (Fig. 20.11). A terapia de neuromodulação percutânea é uma variação de pesquisa da PENS; a diferença é que os filamentos-agulha são de diferentes comprimentos e são colocados em marcos anatômicos e não no local da dor.

A PENS é considerada superior ao TENS no alívio da dor, pois as agulhas são colocadas próximas das terminações nervosas. A terapia por PENS é administrada três vezes por semana, durante 30 minutos, por um período de 4 semanas ou mais. Pode-se obter uma analgesia mantida durante um período de tempo pela realização de PENS por pelo menos 8 semanas (Yokoyama et al., 2004; Johnson & Martinson, 2007). Essa técnica foi bem-sucedida em ensaios clínicos com pacientes com dor lombar, dor causada por metástase óssea, dor por infecção viral aguda, por herpes-zóster, dor por neuropatia diabética e dor por enxaqueca.

Biofeedback

Com o **biofeedback**, o paciente aprende a controlar ou a alterar um fenômeno psicológico (p. ex., dor, pressão arterial, cefaleia, frequência e ritmo cardíaco, convulsões) como um meio de auxiliar as técnicas tradicionais de manejo da dor. Inicialmente, o paciente é conectado a um instrumento que mede algum parâmetro fisiológico, como um oxímetro de pulso ou um aparelho de eletromiografia. O instrumento produz um sinal sonoro ou visual, que está associado ao batimento cardíaco, à temperatura da pele ou à tensão muscular. O paciente é estimulado a reduzir ou extinguir o sinal, utilizando qualquer mecanismo a seu alcance – em geral, por meio do relaxamento físico. O *feedback* da máquina demonstra ao paciente o quão bem ele está atingindo essa meta. Algumas vezes, os pacientes podem aprender a controlar seus sintomas sem o auxílio do equipamento, usando apenas a autosugestão.

Hipnose

A **hipnose** é uma técnica terapêutica na qual a pessoa assume um estado que lembra um transe, resultante da alteração da memória e da percepção. Durante a hipnose, é dada a pessoa uma sugestão de que a dor será eliminada ou de que ela terá uma sensação mais agradável.

Embora a auto-hipnose seja possível, na maior parte das vezes ela é facilitada pela ajuda de um hipnoterapeuta. Esses profissionais recebem treinamento clínico especial; são pessoas certificadas em organizações que incluem a American Society of Clinical Hypnosis e a International Society for Medical and Psychological Hypnosis.

IMPLICAÇÕES PARA A ENFERMAGEM

Os enfermeiros devem incrementar seus conhecimentos em relação à dor, considerar de modo sério a dor de seus pacientes e implementar medidas efetivas para seu tratamento. Toda vez que a dor de um paciente não for controlada satisfatoriamente, o enfermeiro deve prosseguir tentando controlá-la, com a colaboração de profissionais especialistas (Orientações de Enfermagem 20.1).

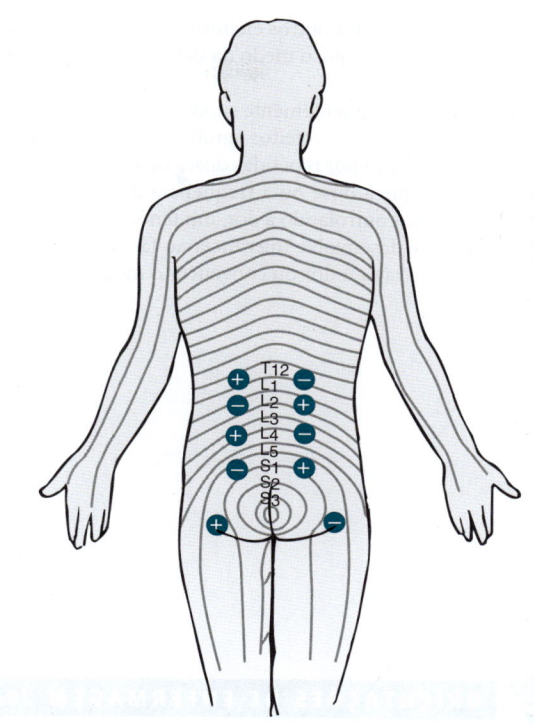

FIGURA 20.11 Na terapia por estimulação nervosa elétrica percutânea (PENS), cinco pares de eletrodos de estimulação elétrica (alternando correntes positivas e negativas) são conectados a agulhas inseridas nas regiões lombar e sacral da coluna vertebral.

Os pacientes com dor são passíveis de ter vários diagnósticos de enfermagem, incluindo os listados abaixo:

- Dor Aguda
- Dor Crônica
- Ansiedade
- Medo
- Enfrentamento Ineficaz
- Déficit de Conhecimento

O Plano de Cuidados de Enfermagem 20.1 é um exemplo de como um enfermeiro pode seguir as etapas do processo de enfermagem ao planejar o cuidado de um paciente com dor aguda, um diagnóstico de enfermagem definido na taxonomia da NANDA (2012, p. 548) como "experiência sensorial e emocional desagradável que surge de lesão tissular real ou potencial, ou descrita em termos de tal lesão (Associação Internacional para o Estudo da Dor); envolve o início súbito ou lento de dor de intensidade leve a intensa, com término antecipado ou previsto e duração de menos de seis meses".

Dependência

Um dos fatores que interfere no controle adequado da dor é o medo da dependência. A American Pain Society (2008) define a dependência como "um padrão de uso compulsivo de fármacos, caracterizado pelo anseio ininterrupto por um opioide e pela necessidade de usá-lo para outros efeitos que não o alívio à dor". Estatísticas demonstram que o medo da dependência é maior do que a realidade.

Os enfermeiros frequentemente supõem que o desejo de um paciente de experimentar os efeitos agradáveis de um fármaco é o que motiva seu desejo por repetidas doses de narcóticos. O que pode acontecer é que a dose ou a frequência de administração prescritas não estão controlando a dor, um fenômeno que ocorre quando o paciente desenvolve tolerância ao fármaco. Os enfermeiros podem subtratar a dor ou convencer o médico a prescrever um placebo.

Placebo

O **placebo** é uma substância inativa que às vezes é administrada como um substituto a um fármaco analgésico ou técnica terapêutica tradicional. Os placebos podem aliviar a dor, especialmente quando os pacientes confiam em seus provedores de cuidados. A confiança do paciente no enfermeiro ou médico provavelmente tem mais relação com a eficácia do placebo do que qualquer outro fator. Por essa razão, é incorreto pressupor que um paciente cuja dor é aliviada por um placebo seja dependente ou um dissimulador (alguém que finge estar doente ou com dor). Enganar o paciente e suspender sua medicação para dor é considerada uma atitude não ética (American Pain Society, 2005).

ORIENTAÇÕES DE ENFERMAGEM 20.1

Tratando a dor

- Jamais duvide da descrição de dor do paciente ou de sua necessidade de alívio. *O viés do enfermeiro pode levar à negação da medicação prescrita ou ao subtratamento dos sintomas do paciente.*
- Siga as prescrições médicas escritas para administrar as medicações para dor. *Essa prática demonstra obediência do enfermeiro às práticas de enfermagem.*
- Administre os fármacos para alívio da dor assim que a necessidade se tornar evidente. *A pronta administração dos medicamentos reduz o sofrimento do paciente.*
- Consulte o médico caso o tratamento farmacológico atual não esteja controlando a dor do paciente. *Consultar o médico demonstra amparo ao paciente.*
- Coopere com o médico no desenvolvimento de várias opções de manejo da dor, envolvendo combinações de fármacos, vias alternativas de administração e horários diferenciados para dosagens específicas. *Ao desenvolver opções, individualiza-se o manejo da dor.*
- Apoie a formação de uma equipe interdisciplinar de manejo da dor (médicos, cirurgiões, enfermeiros, farmacêuticos, anestesistas, fisioterapeutas, massoterapeutas, entre outros) que possa ser consultada em caso de problemas de difícil manejo envolvendo a dor. *Dessa forma, disponibilizam-se conhecimentos especializados a partir de uma variedade de profissionais.*
- Administre medicação para dor antes de uma atividade que a produza ou que a intensifique. *Essa sincronização evita a dor, o que é muito mais fácil do que tratá-la.*
- Quando a dor do paciente for contínua, administre analgésicos em um horário regular, em vez de fazê-lo de maneira irregular. *Ao administrar regularmente os medicamentos, controla-se a dor enquanto sua intensidade é menor.*
- Monitore os efeitos colaterais da medicação, como a depressão respiratória, a redução do nível de consciência, a náusea, o vômito e a constipação. *O monitoramento cuidadoso demonstra preocupação com a segurança e o conforto do paciente.*
- Consulte a literatura especializada ou os especialistas em relação à **dosagem equianalgésica** (dose oral que produz os mesmos níveis de alívio da dor que uma dose parenteral). *Essa medida evita o subtratamento da dor, em função das alterações na absorção ou no metabolismo do fármaco.*
- Mude o paciente de posição, eleve o membro edemaciado para reduzir o edema, afrouxe um curativo apertado e o auxilie a evacuar ou urinar. *Essas medidas reduzem os fatores que intensificam a sensação de dor.*
- Use intervenções independentes ou não farmacológicas, como a promoção de orientações, a imaginação, a meditação, a distração e o TENS, como técnicas adicionais para o manejo da dor. *Essas técnicas reduzem a dor leve a moderada quando usadas isoladamente ou potencializam os resultados do manejo da dor quando associadas ao tratamento farmacológico.*
- Proporcione períodos de repouso entre as atividades. *A exaustão reduz a capacidade do paciente de lidar com a dor.*

PLANO DE CUIDADOS DE ENFERMAGEM 20.1 — Dor aguda

Investigação

- Determine a fonte da dor do paciente; quando ela começou; sua intensidade, localização, características; e fatores relacionados como, por exemplo, o que a faz piorar ou melhorar.
- Questione como a dor interfere na vida do paciente como, por exemplo, diminuindo a capacidade de atender às suas próprias necessidades de higiene, alimentação, sono, atividade, interações sociais, estabilidade emocional, concentração, etc.
- Identifique qual o nível de dor que o paciente é capaz de tolerar.
- Mensure os sinais vitais do paciente.
- Observe os comportamentos relacionados à dor como, por exemplo, caretas, choro, grunhidos e colocação em posição de defesa.
- Realizar um exame físico, tomando cuidado para apoiar e assistir delicadamente o paciente ao virá-lo para examinar as diversas estruturas do corpo. Utilize uma palpação delicada nas áreas sensíveis. Mostre preocupação quando as técnicas de investigação aumentarem a dor. Adie avaliações não essenciais até que a dor diminua.

Diagnóstico de enfermagem: **Dor Aguda** relacionada à lesão celular ou à doença, como manifestado pela declaração "Estou com muita dor", classificada como 10 em uma escala numérica, por apontar o quadrante abdominal inferior esquerdo, descrevendo-a como "contínua e latejante, que teve início pela manhã", sem saber qual sua causa.

Resultado esperado: O paciente classificará a intensidade da dor ao seu nível de tolerância de "5" dentro de 30 minutos após a implementação de uma técnica de manejo da dor.

Intervenções	Justificativas
Avalie a dor do paciente e suas características, pelo menos, a cada 2 horas, ao despertar e 30 minutos após a implementação de uma técnica de manejo da dor.	Intervenções rápidas evitam ou diminuem a dor.
Modifique ou elimine fatores que contribuem para a dor, como bexiga cheia, posição desconfortável, atividade que agrave a dor, ambiente excessivamente quente ou frio, barulho ou isolamento social.	Múltiplos estressores diminuem a tolerância à dor.
Determine a escolha do paciente quanto às técnicas para alívio da dor entre aquelas disponíveis.	Essa medida estimula e respeita a participação do paciente no processo de tomada de decisão.
Administre os analgésicos prescritos ou as técnicas alternativas de manejo da dor tão logo seja possível.	O sofrimento contribui para a experiência de dor; eliminando as demoras no cuidado de enfermagem pode-se reduzir o sofrimento.
Defenda o paciente quando houver interesse de sua parte em utilizar fármacos analgésicos ou adicionar tratamento farmacológico adjuvante se a dor não for satisfatoriamente aliviada.	As diretrizes da Joint Commission determinam que os enfermeiros e os demais profissionais de saúde envolvidos no cuidado promovam o alívio da dor a todos os pacientes.
Administre um analgésico prescrito antes de um procedimento ou atividade que costume resultar em dor ou intensificar uma dor já existente.	Intervenções profiláticas facilitam a manutenção da dor em um nível controlável.
Planeje períodos de descanso entre as atividades.	A fadiga e a exaustão interferem na tolerância à dor.
Reafirme ao paciente que existem várias formas de controlar uma experiência dolorosa.	A sugestão de que existem opções que ainda não foram tentadas reduz a frustração ou o desespero daqueles que não têm mais esperança em aliviar sua dor.
Ajude o paciente a visualizar uma experiência prazerosa.	A imaginação interrompe a percepção da dor.
Ajude o paciente a concentrar-se em uma respiração profunda, no relaxamento dos músculos, em assistir à televisão, na montagem de um quebra-cabeça ou, simplesmente, no conversar com alguém ao telefone.	Diversificar a atenção para alguma outra coisa que não seja a dor reduz a percepção dela.
Aplique compressas quentes ou frias no local dolorido.	O fluir de estímulos sensoriais alternativos ao encéfalo interrompe os impulsos que transmitem a dor.
Massageie delicadamente a região dolorida ou a área exatamente oposta do corpo (massagem contralateral).	A massagem promove a liberação de endorfinas e encefalinas, que controlam a sensação de dor.
Estimule o riso, sugerindo que o paciente conte uma história engraçada ou assista a um filme ou programa humorístico de sua escolha.	O riso libera endorfinas e encefalinas, que promovem uma sensação de bem-estar.

Avaliação dos resultados esperados:

- O paciente relata que a dor se foi ou se reduziu a um nível tolerável.
- O paciente percebe a experiência dolorosa de forma realista e a enfrenta efetivamente.
- O paciente consegue participar das atividades de autocuidado, sem que haja excesso de dor.

EXERCÍCIOS DE PENSAMENTO CRÍTICO

1. Descreva fatores que podem intensificar a dor.
2. Como você responderia a um colega de trabalho que diz que sente que um paciente está "fingindo" estar com dor para receber medicação?

QUESTÕES DE REVISÃO – ESTILO DO NCLEX

1. Quando o enfermeiro observa que o paciente com dor abdominal alta está curvado, em posição fetal, balançando-se para frente e para trás, qual ação seria mais útil na avaliação de sua dor?
   1. Determinar se o paciente consegue parar de se mover.
   2. Pedir ao paciente que classifique sua dor em uma escala de 0 a 10.
   3. Observar se o paciente está transpirando abundantemente.
   4. Dar ao paciente algum analgésico prescrito pelo médico.
2. Que tipo de dor o paciente com um braço amputado experimenta quando diz "sei que meu braço não está aqui, mas o sinto pulsando"?
   1. Dor referida
   2. Dor fantasma
   3. Dor visceral
   4. Dor cutânea
3. O enfermeiro pode esperar que uma dor aguda talvez cause qual dos seguintes efeitos nos sinais vitais de um paciente?
   1. A temperatura pode estar elevada.
   2. A frequência de pulso pode estar acelerada.
   3. A frequência respiratória pode estar diminuída.
   4. A pressão arterial pode estar baixa.
4. Qual das seguintes opções descreve a ação a ser tomada pelo enfermeiro que trabalha em um lar de idosos ao fornecer alívio máximo da dor a um paciente com câncer terminal?
   1. Dar-lhe um fármaco analgésico sempre que for solicitado.
   2. Administrar medicação para dor a cada 3 horas, conforme a prescrição.
   3. Solicitar ao médico que prescreva medicação para dor em altas doses.
   4. Dar medicação para dor ao paciente, quando esta for grave.
5. Qual das categorias de medicamentos a seguir seria considerada adjuvante? Selecione todas que se aplicam.
   1. Fármacos anti-inflamatórios não esteroides (AINEs)
   2. Toxina botulínica
   3. Antidepressivos
   4. Anticonvulsivantes
   5. Opioides (narcóticos)

HABILIDADE 20.1 Preparando uma bomba de infusão para analgesia controlada pelo paciente (PCA)

Ação sugerida	Justificativa
INVESTIGAÇÃO	
Verifique a prescrição médica escrita para o uso de uma bomba de infusão de PCA, o fármaco prescrito, a dose de ataque, a dose da autoadministração e o intervalo de bloqueio.	Fornecer dados para programação da bomba de infusão.
Verifique a pulseira de identificação do paciente.	Evitar erros de medicação.
Obtenha duas formas de identificação, como perguntar o nome do paciente e sua data de nascimento.	Apoiar a Meta Nacional de Segurança do Paciente da Joint Commission para a identificação correta do paciente.
Avalie a compreensão do paciente acerca da PCA.	Indicar o tipo e a quantidade de orientação a ser fornecida.
Verifique se a solução intravenosa (IV) atualmente infundida é compatível com o analgésico prescrito.	Evitar reações de incompatibilidade.
PLANEJAMENTO	
Obtenha os seguintes itens: infusor, equipo apropriado e recipiente previamente cheio com o medicamento.	Promover a organização e o controle eficiente do tempo.
Conecte o fio de força à tomada da parede.	Prolongar a duração da bateria.
Explique o que é o equipamento e seu funcionamento.	Reduzir a ansiedade e promover a independência.
IMPLEMENTAÇÃO	
Lave as mãos ou realize antissepsia por meio da fricção com álcool (Cap. 10).	Reduzir a disseminação de microrganismos.
Acople o equipo da bomba infusora à seringa já montada (Fig. A).	Fornecer uma via para administrar o medicamento.

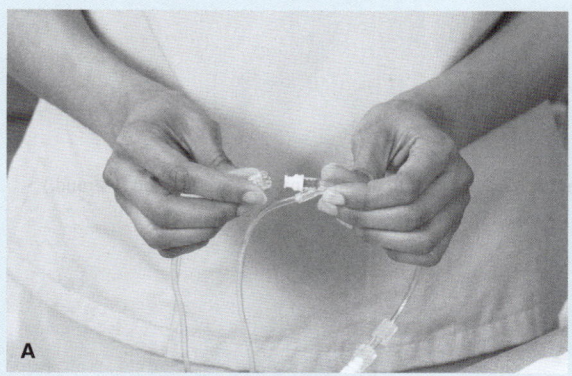

Conexão do equipo. (Copyright B. Proud.)

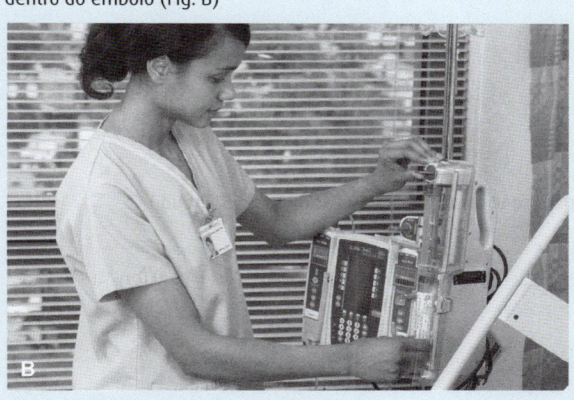	
Abra a tampa ou o compartimento da bomba e carregue a seringa para dentro do êmbolo (Fig. B)	Estabilizar a seringa com a bomba de infusão.
Encha o equipo da bomba com a solução.	Deslocar o ar de dentro do equipo.
Conecte o equipo da bomba ao equipo intravenoso.	Facilitar a administração intermitente do medicamento.
Avalie a dor do paciente.	Oferecer dados a partir dos quais irá avaliar-se a eficácia do fármaco.

(continua)

Preparando a bomba de infusão para analgesia controlada pelo paciente (PCA) *(continuação)*

IMPLEMENTAÇÃO *(continuação)*

Ajuste o volume do fármaco à dose de ataque prescrita (Fig. C).	Administrar uma dose um pouco maior da medicação para estabelecer um nível menor de dor em vez de maior rapidez.

Ajuste da dose de ataque. (Foto de B. Proud.)

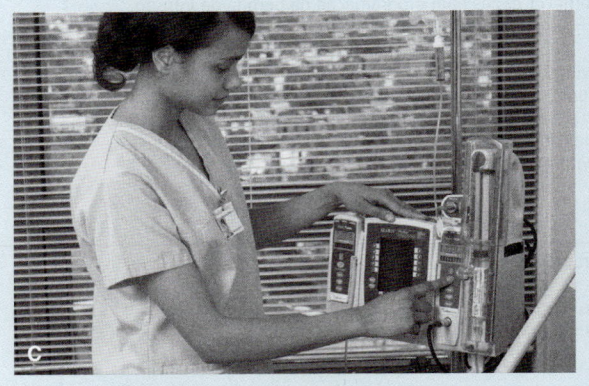

Programe a bomba infusora de acordo com a dosagem individual e o período de bloqueio.	Evitar *overdoses*.
Feche a porta de segurança e tranque-a com a chave.	Evitar adulterações.

Trancar o infusor dentro da máquina de PCA. (Foto de B. Proud.)

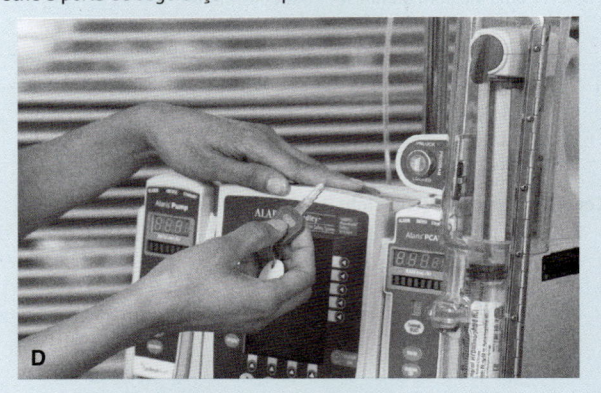

Oriente o paciente a pressionar e soltar o botão de controle sempre que o alívio da dor for necessário (Fig. E).	Orientá-lo sobre a maneira de operar o equipamento.

Explicar o uso do infusor de PCA. (Foto de B. Proud.)

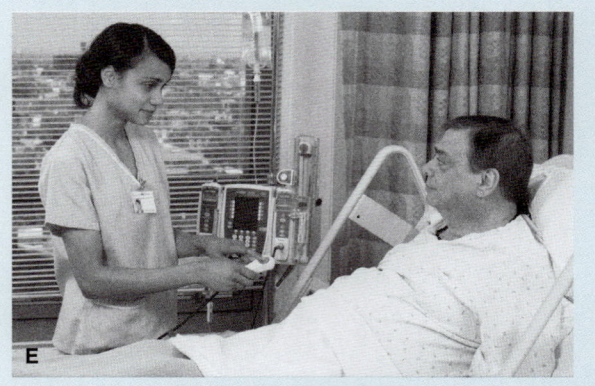

Explique que soará uma campainha quando a bomba liberar medicamento.	Oferecer reforço sensorial de que a máquina está em funcionamento.
Avalie a dor do paciente no mínimo a cada duas horas.	Obedecer aos padrões de cuidados.
Reponha a seringa com medicamento sempre que ela esvaziar.	Manter um controle contínuo da dor.
Troque o frasco de solução intravenosa primária a cada 24 horas.	Atender à política de controle de infecções.

(continua)

Conceitos e Habilidades Fundamentais no Atendimento de Enfermagem **435**

Preparando uma bomba de infusão para analgesia controlada pelo paciente (PCA) *(continuação)*

Avaliação

- O paciente autoadministra o medicamento para dor.
- A dor do paciente está controlada, dentro de um nível tolerável.

Documentação

- Data e hora.
- Volume e tipo de solução analgésica.
- Nome do fármaco analgésico.
- Avaliação inicial da dor.
- Dose de ataque.
- Dosagem individual e horário.
- Reavaliação da dor.
- Volume total autoadministrado, por turno.

EXEMPLO DE DOCUMENTAÇÃO

Data e hora   30 mL de seringa com solução salina, com 30 mg de sulfato de morfina inserido na bomba de PCA. Descreve a dor em torno da incisão abdominal como contínua e dilacerante. Classifica a dor como 7, em uma escala de 0 a 10. Administrada dose de ataque de 2 mg. Bomba programada para administrar 0,1 mL – o equivalente a 0,1 mg – a intervalos não superiores a 10 minutos. Classifica a dor em 5, dentro dos 10 minutos subsequentes à dose de ataque. Orientado e observado no sentido de autoadministrar uma dosagem posterior. _____ ASSINATURA/FUNÇÃO

HABILIDADE 20.2   Operando uma unidade de estimulação elétrica nervosa transcutânea (TENS)

Ação sugerida	Justificativa
INVESTIGAÇÃO	
Verifique a prescrição médica escrita antes de oferecer a unidade de TENS ao paciente.	Demonstrar colaboração com o controle médico dos cuidados com o paciente.
Pergunte ao médico ou ao fisioterapeuta qual o melhor local para a colocação dos eletrodos. Algumas variações possíveis incluem: • sobre o local dolorido ou próximo a ele • de cada lado de uma incisão • sobre os nervos cutâneos • sobre uma das articulações	Otimizar o manejo da dor, pela individualização da colocação dos eletrodos.
Leia o prontuário do paciente para determinar se há condições que possam contraindicar o uso do TENS.	Demonstrar preocupação por sua segurança.
Verifique a pulseira de identificação no punho do paciente, peça a ele que se identifique e confirme sua data de nascimento.	Evitar erros e garantir sua identificação adequada.
Avalie o que o paciente sabe a respeito do TENS.	Indicar o tipo e a quantidade de orientações que devem ser fornecidas.
PLANEJAMENTO	
Obtenha a unidade de TENS e 2 a 4 eletrodos autoadesivos (Fig. A).	Promover a organização e o controle eficiente do tempo.
A	Aparelho de TENS.

(continua)

Operando uma unidade de estimulação elétrica nervosa transcutânea (TENS) *(continuação)*

PLANEJAMENTO *(continuação)*

Explique o que é o equipamento e seu funcionamento.	Reduzir a ansiedade e promover a independência.
Estabeleça uma meta com o paciente quanto ao nível de manejo da dor desejado.	Ajudar na avaliação da eficácia da intervenção.

IMPLEMENTAÇÃO

Lave as mãos ou realize antissepsia por meio de fricção com álcool (Cap. 10).	Reduzir a transmissão de microrganismos.
Retire o papel da parte adesiva dos eletrodos.	Promover o contato com a pele.
Coloque cada eletrodo na pele no nível correto (Fig. B).	Intensificar o contato com a pele para obter o máximo de efeito.

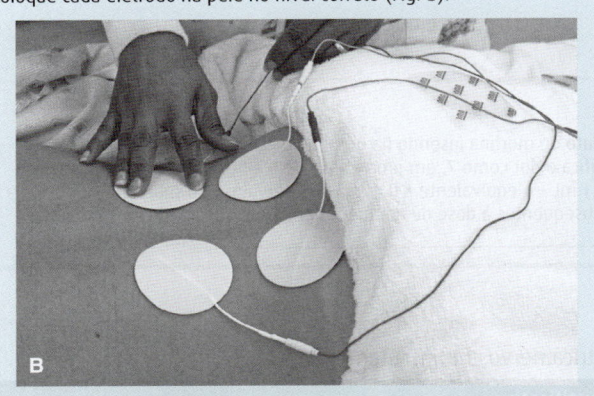

Fixando os eletrodos.

Disponha os eletrodos com, pelo menos, sua largura de distância entre um e outro.	Evitar o potencial de queimaduras causadas pela proximidade dos eletrodos.
Garanta que a unidade de TENS esteja desligada.	Evitar a estimulação prematura da pele.
Una o(s) fio(s) dos eletrodos à(s) porta(s) de entrada na unidade de TENS, como os fones de ouvido conectados a um rádio.	Completar o circuito dos eletrodos até a unidade, que é alimentada por bateria.
Gire o botão de controle da amplitude (intensidade) até a intensidade mínima e avalie se o paciente consegue sentir um tremor, zumbido ou vibração.	Auxiliar a compatibilizá-lo com a sensação produzida pela unidade de TENS.
Aos poucos, aumente a intensidade até o ponto em que o paciente tenha uma sensação agradável, leve ou moderada (Fig. C).	Ajustar a intensidade de acordo com a reação do paciente – uma intensidade elevada nem sempre proporciona o maior alívio da dor; na verdade, pode causar desconforto, contrações musculares ou prurido.

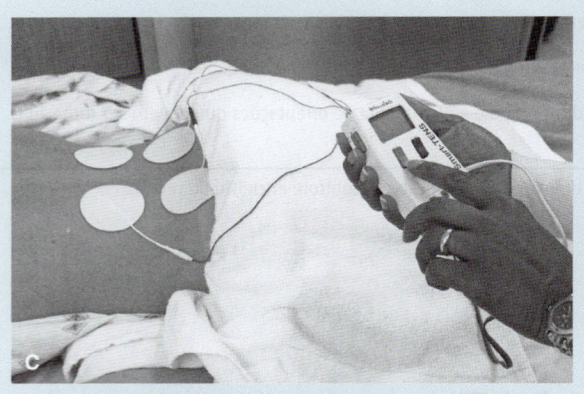

Ajustando a carga da unidade de TENS.

Ajuste a frequência (pulsações por minuto) no nível baixo e aumente aos poucos; uma frequência de 80 a 125 pulsações por segundo é um ajuste convencional.	Ajustar a frequência dos estímulos conforme o conforto e a tolerância do paciente.
Ajuste o alcance das pulsações (a duração de cada uma); uma pulsação de 60 a 100 microssegundos costuma ser empregada para dores agudas, porém o uso de 220 a 250 microssegundos, em amplitudes maiores; pode ser necessário em dores crônicas ou intensas.	Proporcionar uma estimulação mais ampla e profunda à medida que se aumenta a largura de pulso.

(continua)

Operando uma unidade de estimulação elétrica nervosa transcutânea (TENS) *(continuação)*

IMPLEMENTAÇÃO *(continuação)*

Desligue a unidade quando atingir um nível suficiente de alívio da dor e ligue-a novamente quando ela reaparecer.	Testar se a unidade de TENS pode ser suficiente para um uso mais intermitente do que contínuo.
Desligue a unidade e retire o fio das conexões antes de dar banho no paciente.	Reduzir riscos decorrentes do potencial de contato do equipamento elétrico com a água.
Retire periodicamente os eletrodos para examinar a pele; reaplique-os, se afrouxarem.	Auxiliar na avaliação da pele.
Altere discretamente a posição dos eletrodos, caso ocorra irritação da pele.	Promover a integridade da pele.
Recoloque ou recarregue as baterias, conforme a necessidade.	Manter o funcionamento da unidade.

Avaliação

- A dor é controlada no nível estabelecido pelo paciente.
- A atividade é aumentada.
- Há menos necessidade de medicamento para a dor.
- Há melhora do aspecto emocional.

Documentação

- Data e hora.
- Avaliações iniciais da dor.
- Localização dos eletrodos.
- Potência utilizada.
- Tempo de utilização da unidade de TENS.
- Reavaliação da dor 30 minutos após a aplicação da unidade e no mínimo uma vez a cada turno.
- Horário em que foi interrompido ou finalizado o uso do equipamento de TENS.

EXEMPLO DE DOCUMENTAÇÃO

Data e hora A intensidade da dor foi classificada como "10" em uma escala de 0 a 10. A dor é descrita como contínua e "penetrante". Indica a região lombar da coluna vertebral quando solicitado a identificar o local da dor. Os eletrodos são colocados próximos aos lados esquerdo e direito das vértebras lombossacras. A unidade de TENS foi inicialmente ajustada para uma taxa de 80 pulsações por segundo, com uma largura de pulso de 60 ms. Usada por 30 minutos, período após o qual a dor foi classificada como "moderada". Frequência aumentada para 100 pulsações por segundo, com uma largura de pulso de 150.
_____ ASSINATURA/FUNÇÃO

21 Oxigenação

Objetivos do ensino

Ao término deste capítulo o leitor deverá:

1. Explicar a diferença entre ventilação e respiração.
2. Diferenciar respiração externa de respiração interna.
3. Citar dois métodos para avaliação do estado de oxigenação do paciente à beira do leito.
4. Listar pelo menos cinco sinais de oxigenação inadequada.
5. Citar duas intervenções de enfermagem que podem ser usadas para melhorar a ventilação e a oxigenação.
6. Identificar quatro itens que podem ser necessários durante o oferecimento da oxigenoterapia.
7. Citar quatro fontes de oxigênio suplementar.
8. Listar cinco dispositivos comuns de administração de oxigênio.
9. Discutir dois riscos que acompanham a administração de oxigênio.
10. Descrever duas técnicas terapêuticas adicionais relacionadas à oxigenação.
11. Discutir pelo menos dois fatos relativos à oxigenação que afetem os cuidados dos idosos.

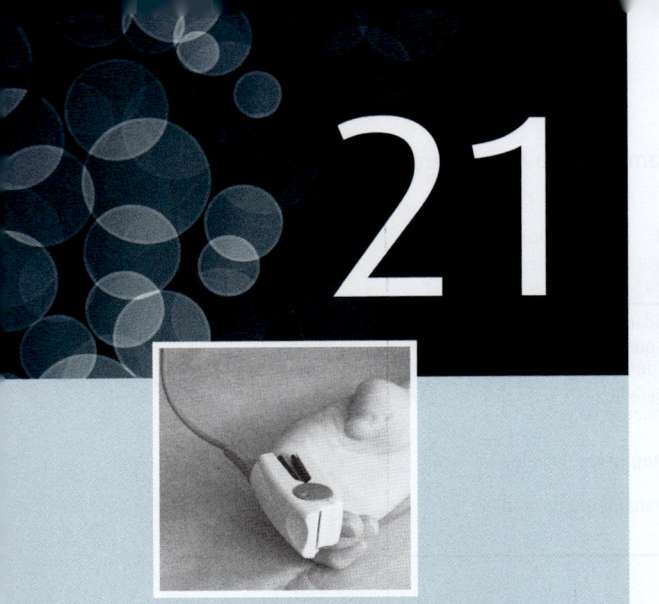

Termos principais

Analisador de oxigênio
Apneia
Cânula de traqueostomia
Cateter nasal
Cateter transtraqueal
Colar de traqueostomia
Concentrador de oxigênio
Drenagem de tórax com selo d'água
Espirometria de incentivo
Expiração
Fluxômetro
Fração de oxigênio inspirado
Gasometria arterial
Hipercarbia
Hipoxemia
Hipoxia
Inspiração
Máscara de reinalação parcial
Máscara de CPAP
Máscara de venturi
Máscara não reinalante
Máscara simples
Óculos nasal
Oscilação
Oxigenoterapia
Oximetria de pulso
Pneumotórax de tensão
Posição de Fowler
Posição ortopneica
Respiração
Respiração com frenolabial
Respiração diafragmática
Surfactante
Tenda de oxigênio
Tenda facial
Terapia com oxigênio hiperbárico
Toxicidade pelo oxigênio
Tubo T
Umidificador
Unidade de oxigênio líquido
Ventilação

O oxigênio, que compõe aproximadamente 21% da atmosfera terrestre, é essencial para a manutenção da vida. Cada célula do corpo humano utiliza oxigênio para metabolizar os nutrientes e produzir energia. Sem oxigênio, a morte das células ocorre rapidamente.

Este capítulo descreve os aspectos anatômicos e fisiológicos da respiração, técnicas para avaliação e monitoramento da oxigenação, tipos de equipamentos usados na oxigenoterapia e habilidades necessárias para manter a função respiratória. Técnicas para manutenção das vias respiratórias, como a aspiração e outros métodos para manter essas vias permeáveis, encontram-se no Capítulo 36.

ANATOMIA E FISIOLOGIA DA RESPIRAÇÃO

A elasticidade do tecido pulmonar permite que os pulmões se expandam, enchendo-se de ar durante a **inspiração** (puxar o ar para dentro), e voltem à posição inicial após a **expiração** (expulsar o ar para fora). A **ventilação**, que consiste no movimento do ar para dentro e para fora dos pulmões, facilita a **respiração** (troca de oxigênio e dióxido de carbono). A respiração externa acontece na porção mais distal das vias respiratórias, entre as membranas dos capilares alveolares (Fig. 21.1). A respiração interna ocorre ao nível celular, por meio da hemoglobina e das células do organismo. Nas pessoas que não possuem qualquer doença, níveis sanguíneos elevados de dióxido de carbono e de íons hidrogênio precipitam o estímulo do respirar, tanto química quanto neurologicamente.

A ventilação resulta das mudanças de pressão dentro da cavidade torácica, causadas pela contração e relaxamento dos músculos respiratórios (Fig. 21.2).

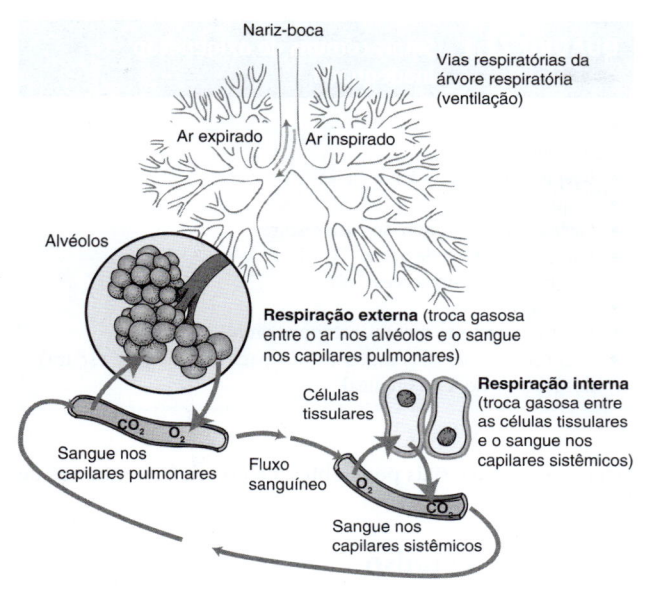

FIGURA 21.1 Respiração externa e interna.

Durante a inspiração, o diafragma (que possui formato côncavo) se contrai e se move para baixo em direção ao tórax. Os músculos intercostais movem o tórax para fora pela elevação das costelas e do esterno. Essa combinação expande a caixa torácica. A expansão, por sua vez, cria um maior espaço no tórax, fazendo com que a pressão no interior dos pulmões diminua para valores menores do que a pressão atmosférica. Como o ar flui das áreas de maior pressão para aquelas de menor pressão, o ar é puxado pelo nariz, enchendo os pulmões. Quando há uma necessidade aguda de oxigênio, músculos adicionais, conhecidos como músculos acessórios da respiração (o peitoral menor e o esternocleidomastóideo), se contraem para auxiliar na maior expansão do tórax.

Durante a expiração, os músculos respiratórios relaxam, a cavidade torácica diminui, o tecido elástico distendido dos pulmões se encolhe, a pressão intratorácica aumenta em função do espaço pulmonar comprimido e o ar se move para fora do trato respiratório. A pessoa pode forçar a expiração de ar adicional contraindo os músculos abdominais, como o reto do abdome, o transverso do abdome e os oblíquos interno e externo.

Considerações gerontológicas

- A redução nas trocas gasosas e na eficiência da ventilação são as principais alterações no sistema respiratório relacionadas à idade.
- As mudanças estruturais relacionadas à idade que afetam o trato respiratório do idoso incluem: os músculos respiratórios se tornam mais fracos e a caixa torácica se torna mais rígida, em função da calcificação das cartilagens intercostais, da cifoescoliose e das alterações artríticas de articulações costovertebrais; as costelas e as vértebras perdem cálcio; os pulmões ficam menores e menos elásticos; os alvéolos se alargam; e as paredes dos alvéolos ficam mais delgadas.
- Ocorrem as seguintes alterações funcionais no trato respiratório relacionadas à idade: diminuição do reflexo de tosse e faríngeo; aumento do uso dos músculos acessórios na respiração; diminuição da eficiência das trocas gasosas nos pulmões; e aumento da respiração pela boca e do ronco.
- Ocorrem algumas alterações nos volumes pulmonares, resultando em um leve decréscimo na eficiência geral e em um aumento do gasto energético pelos idosos. Os idosos não apresentam alterações no volume de ar nos pulmões após uma inspiração máxima (chamada de capacidade pulmonar total), em função do uso dos músculos acessórios para respirar.

AVALIANDO A OXIGENAÇÃO

O enfermeiro pode determinar a qualidade da oxigenação do paciente coletando dados de exame físico, monitorando os gases sanguíneos arteriais e utilizando um oxímetro de pulso. A combinação destes dados ajuda a identificar sinais de **hipoxemia** (oxi-

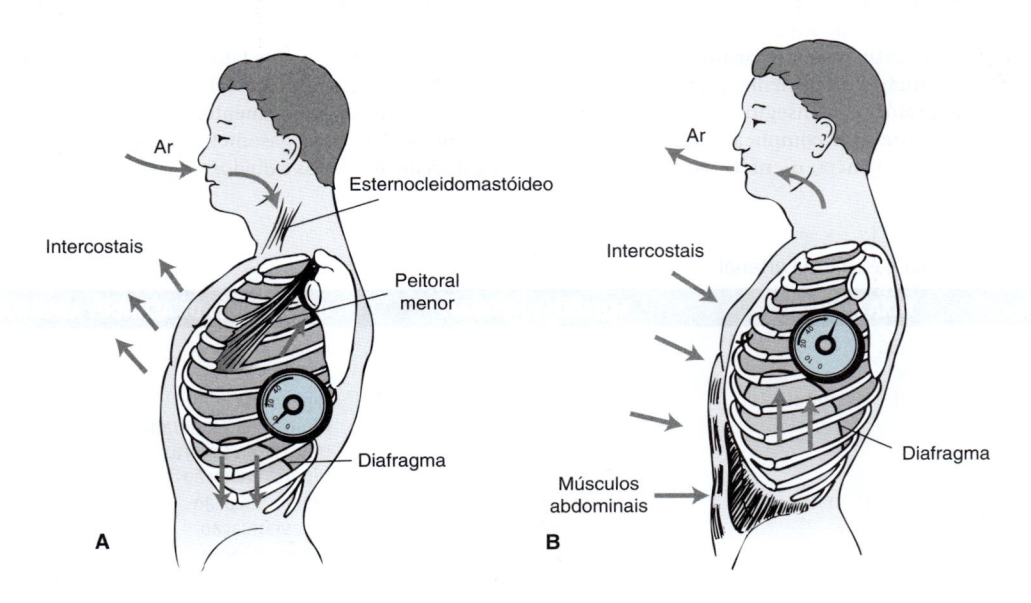

FIGURA 21.2 Alterações de pressão torácica e ventilatória. (**A**) Inspiração. (**B**) Expiração.

gênio insuficiente do sangue arterial) e de **hipóxia** (oxigenação celular inadequada).

Exame físico

O enfermeiro avalia fisicamente a oxigenação por meio do monitoramento da frequência respiratória do paciente, observando o padrão e o esforço respiratório, verificando a simetria do tórax e auscultando os sons pulmonares (Cap. 13). Outros exames incluem o registro da frequência cardíaca e da pressão arterial, a determinação do nível de consciência do paciente e a observação da cor da pele, das mucosas, dos lábios e dos leitos ungueais (Quadro 21.1).

> **QUADRO 21.1 Sinais comuns de oxigenação inadequada**
>
> - Energia diminuída
> - Inquietação
> - Respiração rápida e superficial
> - Taquicardia
> - Necessidade de sentar-se para respirar
> - Batimento de asa de nariz
> - Uso da musculatura acessória
> - Hipertensão
> - Insônia, confusão mental, estupor, coma
> - Cianose da pele (das mucosas nos pacientes de pele escura), dos lábios e do leito ungueal

Considerações gerontológicas

- A avaliação cuidadosa dos idosos que demonstram inquietação ou confusão mental é fundamental para diferenciar com precisão os sinais de oxigenação inadequada dos sinais precoces de delírio ou demência.

Gasometria arterial

A **gasometria arterial** é um exame laboratorial que utiliza sangue arterial para avaliar a oxigenação, a ventilação e o equilíbrio ácido-base. O exame mede a pressão parcial do oxigênio dissolvido no plasma (PaO_2), a porcentagem de hemoglobina saturada com oxigênio (SaO_2), a pressão parcial de dióxido de carbono plasmático ($PaCO_2$), o pH do sangue e o nível de íons bicarbonato (HCO_3) (Tab. 21.1). O sangue arterial é preferido como amostra porque as artérias possuem maior quantidade de oxigênio que as veias e são responsáveis por conduzi-lo a todas as células. Prescrevem-se gasometrias arteriais inicial e subsequente para avaliar o paciente em situações de dificuldade respiratória aguda ou para estimar seu progresso durante o tratamento medicamentoso.

Na maior parte das situações, um técnico de laboratório e um enfermeiro colaboram na coleta do sangue arterial. O enfermeiro notifica o laboratório da necessidade do teste sanguíneo, registra avaliações pertinentes no formulário de solicitação do exame e no prontuário do paciente, prepara o paciente, ajuda o técnico de laboratório a conseguir uma amostra e implementa medidas para prevenir complicações após a punção arterial. Em casos de emergência, o enfermeiro treinado em fazer punções arteriais pode obter a amostra (Orientações de Enfermagem 21.1).

Oximetria de pulso

A **oximetria de pulso** é uma técnica não invasiva, transcutânea, utilizada para o monitoramento periódico ou contínuo da saturação de oxigênio no sangue (Habilidade 21.1). O oxímetro de pulso é composto por um sensor, um emissor de luz vermelha e infravermelha e por um microprocessador. O sensor é conectado ao dedo da mão ou do pé, ao lóbulo da orelha ou à ponte nasal, por meio da tensão de uma mola ou adesivo. O sensor detecta a quantidade de luz absorvida pela hemoglobina. O microprocessador, então, computa a informação e mostra-a em um monitor de beira de leito. A medida de saturação de oxigênio obtida pelo oxímetro de pulso é abreviada e registrada como SO_2, como uma forma de distingui-la da medida SaO_2, obtida pela gasometria arterial.

De acordo com a curva de dissociação de oxigênio-hemoglobina (Fig. 21.4), é possível inferir a PaO_2 a partir da medida capturada pelo oxímetro de pulso. A SO_2 normal fica em torno de 95 a 100%. A manutenção de um nível inferior a 90% é motivo de preocupação. Se a SO_2 permanecer baixa, o paciente necessita da oxigenoterapia. Vários fatores, no entanto, afetam a precisão das informações exibidas (Tab. 21.2). Após a identificação dos problemas com o equipamento, a realização de um exame físico e a obtenção de uma gasometria arterial ajudam a confirmar o significado dos dados exibidos no visor.

TABELA 21.1 Valores da gasometria arterial

COMPONENTE	TAXA NORMAL	ACHADOS ANORMAIS	INDICADORES DE ACHADOS ANORMAIS
pH	7,35 – 7,45	< 7,35	Acidose
		> 7,45	Alcalose
PaO_2	80 – 100 mmHg	60 – 80 mmHg	Hipoxemia leve
		40 – 60 mmHg	Hipoxemia moderada
		< 40 mmHg	Hipoxemia severa
		> 100 mmHg	Hiperoxigenação
$PaCO_2$	35 – 45 mmHg	< 35 mmHg	Hiperventilação
		> 45 mmHg	Hipoventilação
SaO_2	95 – 100%	< 95%	Hipoventilação
			Anemia
HCO_3	22 – 26 mEq	< 22 ou > 26 mEq	Compensação de desequilíbrios ácido-base

ORIENTAÇÕES DE ENFERMAGEM 21.1

Auxiliando uma gasometria arterial

- Realize um teste de Allen antes de puncionar uma artéria, seguindo os seguintes passos:
- Flexione o cotovelo do paciente e eleve seu antebraço, no momento em que a punção arterial for feita.
- Comprima as artérias radial e ulnar simultaneamente (Fig. 21.3A).
- Oriente o paciente a abrir e fechar o punho, até que a palma da mão pareça esbranquiçada.
- Libere a pressão da artéria ulnar enquanto mantém a pressão sobre a artéria radial (Fig. 21.3B).
- Observe se a pele retoma sua coloração normal ou se permanece pálida.
- Libere a pressão sobre a artéria radial.

O teste de Allen determina se a mão possui uma irrigação sanguínea adequada pela artéria ulnar, em caso de dano ou oclusão da artéria radial. Essa artéria não deve ser puncionada se o teste de Allen demonstrar fluxo de sangue arterial colateral ausente ou escasso, como fica evidenciado pela manutenção da palidez após a liberação da pressão sobre a artéria ulnar. São locais alternativos as artérias braquial, femoral ou dorsal do pé.

- Mantenha o paciente em repouso por, no mínimo, 30 minutos antes de obter uma amostra, a menos que o procedimento seja emergencial. *Como a gasometria arterial reflete o estado do paciente no momento da coleta da amostra, a atividade pode transitoriamente diminuir os níveis de oxigênio no sangue e levar à interpretação incorreta dos resultados obtidos.*
- Registre a temperatura, a frequência respiratória e o nível de atividade (caso ele não esteja em repouso) apresentados pelo paciente. *O metabolismo e a atividade aumentados afetam a demanda de oxigênio celular. Consequentemente, os dados ajudam na interpretação dos resultados dos exames laboratoriais.*
- Registre a quantidade de oxigênio que o paciente está recebendo no momento do exame (entenda-se ar ambiente ou a quantidade de oxigênio prescrita) e os padrões ventilatórios. *Essa informação ajuda a determinar se a oxigenoterapia é necessária ou auxilia na avaliação de sua efetividade atual.*
- Hiperestenda o punho do paciente sobre uma toalha enrolada. *A hiperextensão aproxima a artéria radial da superfície da pele, facilitando a penetração.*
- Conforte o paciente durante a punção. *A gasometria arterial tende a ser um procedimento doloroso, a não ser que seja utilizado um anestésico local.*
- Após obter uma amostra, retire todas as bolhas de ar presentes nela. *Essa medida garante que somente o gás da própria amostra permaneça contido no sangue.*
- Movimente a amostra coletada. *A movimentação mistura o sangue ao anticoagulante contido no tubo de coleta, assegurando que a amostra sanguínea não coagule antes de ser examinada.*
- Coloque a amostra no gelo imediatamente. *As células sanguíneas deterioram-se fora do organismo, causando alterações no conteúdo de oxigênio contido na amostra. A refrigeração do espécime retarda o metabolismo celular e garante mais precisão aos resultados do exame.*
- Aplique pressão manual direta sobre o local da punção arterial por 5 a 10 minutos. *O sangue arterial flui sob pressão muito maior do que o sangue venoso. Por essa razão, a pressão manual prolongada é essencial no controle do sangramento.*
- Cubra o local puncionado com um curativo compressivo, feito com várias camadas de gaze de 10 x 10 cm e fita adesiva. *A compressão mecânica firme proporciona a continuidade da pressão feita anteriormente, reduzindo os riscos de sangramento arterial.*
- Avalie o local da punção periodicamente quanto à presença de sangramento ou formação de hematoma (coleção de sangue capturado) sob a pele. *A inspeção periódica ajuda na identificação precoce de sangramento arterial, o que pode levar a substancial perda sanguínea, além de desconforto.*
- Relate os achados laboratoriais ao médico assistente, tão logo eles estejam disponíveis. *A colaboração com o médico auxilia no processo de alteração no plano de tratamento, a fim de melhorar as condições do paciente.*

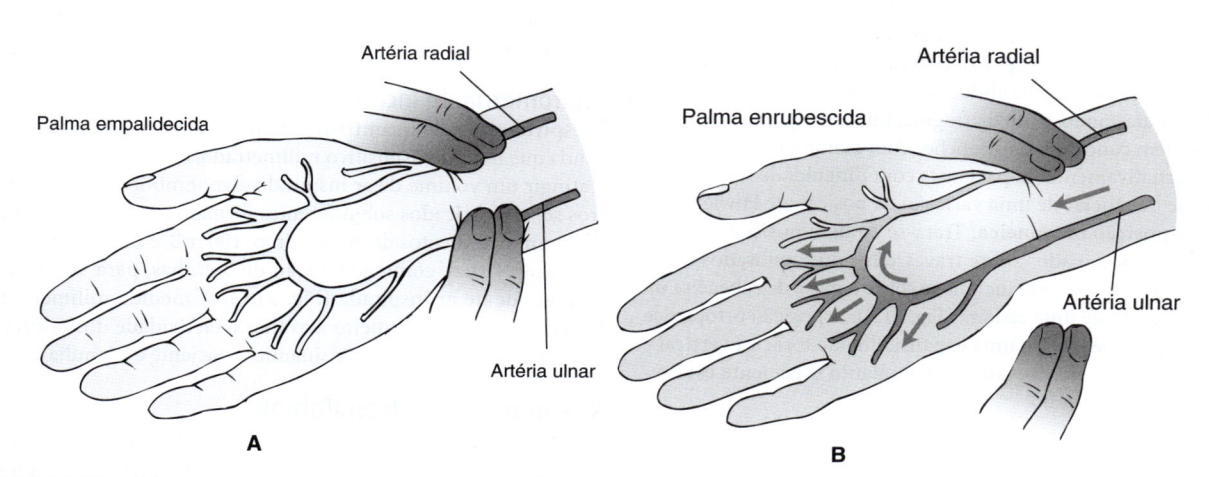

FIGURA 21.3 (**A**) Compressão simultânea das artérias radial e ulnar. (**B**) A pressão sobre a artéria radial é liberada.

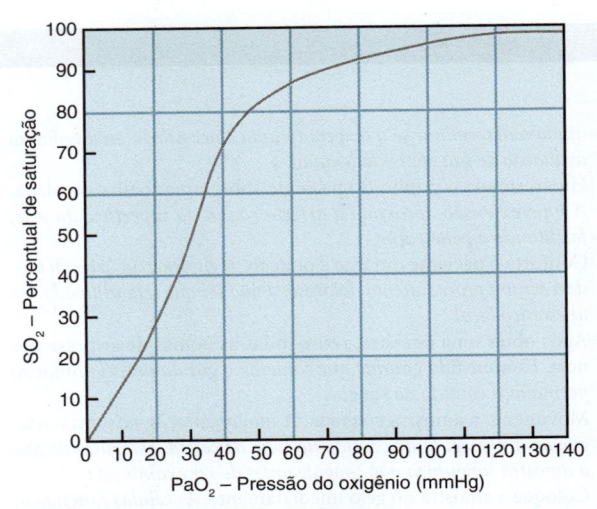

FIGURA 21.4 Trace uma linha horizontal da SO$_2$ no eixo y até o ponto de intersecção com a curva. Utilize a escala numérica da parte inferior do gráfico para calcular a PaO$_2$. Neste exemplo, uma SO$_2$ de 95% corresponde a uma PaO$_2$ de aproximadamente 98 mmHg.

> **▶ Pare, Pense e Responda – Quadro 21.1**
> Quais ações são apropriadas caso o paciente fique hipoxêmico, mas o oxímetro indique uma SO$_2$ normal? Qual(is) ação(ões) é (são) adequada(s) se o oposto ocorrer – isto é, o paciente parece normal, mas a leitura da oximetria de pulso for preocupante?

TABELA 21.2 Fatores que interferem na verificação precisa da oximetria de pulso

FATOR	CAUSA	SOLUÇÃO
Movimento do sensor	Tremor Inquietação Perda da aderência	Recolocar o sensor em outro lugar. Trocar o sensor ou prendê-lo com fita adesiva no local.
Circulação insuficiente no local do sensor	Doença vascular periférica Edema Efeito torniquete do sensor preso com fita adesiva Efeitos de fármacos vasoconstritores	Trocar o local ou o tipo de sensor. Afrouxar ou trocar o local do sensor.
Barreira à luz	Esmalte de unhas Unhas dos pés muito grossas Unhas postiças	Interromper a oximetria temporariamente. Retirar o esmalte da unha. Recolocar o sensor. Retirar a unha postiça.
Luz anômala	Luz solar direta Fototerapia	Cobrir o sensor com uma toalha.
Saturação de hemoglobina com outras substâncias	Intoxicação por monóxido de carbono	Interromper a oximetria temporariamente.

PROMOVENDO A OXIGENAÇÃO

Muitos fatores afetam a ventilação e, consequentemente, a respiração (Tab. 21.3). O ensino de técnicas de posicionamento e de respiração são duas intervenções de enfermagem usadas com frequência para promover a oxigenação. Dilatadores nasais (tiras adesivas coladas sobre o nariz) podem ser usados para melhorar a oxigenação, por meio da redução da resistência das vias respiratórias e da melhora da ventilação.

Posicionamento

A menos que haja contraindicação devido à condição apresentada, os pacientes com hipóxia são colocados em **posição de Fowler** (posição sentada ereta; Cap. 23). Essa posição facilita a respiração, permitindo que os órgãos abdominais se movimentem no sentido inferior afastando-se do diafragma. Em consequência disso, os pulmões têm condições de se encher com maior volume de ar.

Alternativamente, os pacientes com dificuldade respiratória podem se beneficiar de uma variação da posição de Fowler, chamada de **posição ortopneica**. Trata-se de uma posição sentada, com os braços apoiados sobre travesseiros ou repousados sobre uma cadeira, e o paciente inclina-se sobre a mesa de cabeceira ou sobre o encosto de uma cadeira (Fig. 21.5). A posição ortopneica proporciona espaço para uma expansibilidade torácica vertical e lateral máxima e oferece conforto enquanto o paciente está repousando ou dormindo.

Técnicas respiratórias

Técnicas respiratórias como a respiração profunda com ou sem um espirômetro de incentivo, a respiração com frenolabial e a respiração diafragmática ajudam os pacientes a respirarem de maneira mais eficiente.

Respiração profunda

A **respiração profunda** é uma técnica para maximizar a ventilação. Ao inspirar um grande volume de ar, inflam-se os alvéolos com maior capacidade, o que melhora as trocas gasosas.

A respiração profunda é terapêutica para pacientes que respiram superficialmente, como os que estão inativos ou que estão sentindo dor. Para estimulá-la, oriente o paciente a inspirar a maior quantidade possível de ar, segurar a respiração por breves instantes e expirar lentamente. Em alguns casos, é útil utilizar um espirômetro de incentivo; contudo, a respiração profunda sozinha, se realizada de modo efetivo, é suficientemente benéfica.

Espirometria de incentivo

A **espirometria de incentivo**, uma técnica para respiração profunda que usa um dispositivo milimetrado, encoraja os pacientes a atingir um volume de ar inspirado alvo. Embora os espirômetros sejam fabricados sob diferentes formatos, todos são marcados com incrementos de, no mínimo, 100 mL, e incluem alguma indicação visual, como a elevação de bolinhas, para verificar a quantidade de ar inspirada (Fig. 21.6). A medida milimetrada também ajuda o enfermeiro a avaliar a efetividade dos esforços respiratórios do paciente (Ensinando o paciente e a família 21.1).

Respiração com frenolabial

A **respiração com frenolabial** é uma forma de ventilação controlada em que o paciente conscientemente prolonga a fase expiratória da respiração. Essa é outra técnica para melhorar as trocas gasosas que, se feita corretamente, ajuda o paciente a eliminar dos

TABELA 21.3 Fatores que afetam a oxigenação

FATO	IMPLICAÇÃO PARA A ENFERMAGEM
A respiração adequada depende de uma quantidade mínima de 21% de oxigênio no ar ambiente e do normal funcionamento do sistema cardiopulmonar.	Ter o conhecimento de que os pacientes com distúrbios cardiopulmonares requerem mais do que 21% de oxigênio para manter uma oxigenação sanguínea e celular adequada.
A respiração pode ser controlada voluntariamente.	Auxiliar os pacientes que estão hiperventilando a reduzir sua frequência respiratória; ensiná-los a realizar a respiração com frenolabial, para expirar o ar de modo mais completo.
Os pacientes com doenças pulmonares crônicas são estimulados a respirar pelos baixos níveis de oxigênio sanguíneo, uma prática chamada impulso respiratório.	Lembrar que altas porcentagens de oxigênio podem deprimir a respiração de pacientes com doenças pulmonares crônicas. Não é seguro administrar mais do que 2 a 3 L de oxigênio ao paciente, a menos que ele esteja sob ventilação mecânica.
O tabagismo provoca a elevação da quantidade de monóxido de carbono inspirado, que compete e se fixa com mais facilidade à hemoglobina do que o oxigênio.	Considerar que os pacientes tabagistas têm maior potencial de apresentar comprometimento das trocas gasosas e de desenvolver doenças pulmonares e cardíacas crônicas.
A nicotina aumenta a frequência cardíaca e contrai as artérias.	Orientar as pessoas para que nunca comecem a fumar. Identificar os produtos disponíveis que ajudam a parar de fumar, como adesivos transdérmicos e chicletes de nicotina.
Gestantes tabagistas apresentam maior risco de ter bebês com baixo peso ao nascer, devido ao fato de que a baixa oxigenação do sangue afeta o metabolismo e o crescimento fetal.	Estimular a interrupção do tabagismo entre as gestantes que já possuem esse vício.
A presença de secreções pulmonares nas vias respiratórias e de líquidos dentro do espaço intersticial, entre os alvéolos e os capilares, interfere nas trocas gasosas.	Estimular a tosse, a respiração profunda, a mudança de decúbito e a deambulação, para manter os alvéolos insuflados e as vias respiratórias desobstruídas. Antibióticos, diuréticos e fármacos que incrementam as contrações cardíacas reduzem a quantidade de líquido dentro dos pulmões.
As trocas gasosas se intensificam durante a expansão pulmonar máxima e ficam comprometidas quando há qualquer condição que comprima o diafragma, como a obesidade, a presença de gases intestinais, a gravidez e o aumento do fígado.	Auxiliar os pacientes a sentarem de modo a manter os órgãos abdominais inferiores distantes do diafragma. Estimular a perda de peso, a liberação de gases pela deambulação e pela eliminação intestinal, e auxiliar na remoção de líquidos abdominais por meio de uma paracentese (Cap. 14), a fim de melhorar a respiração.
A atividade física e o estresse emocional elevam as necessidades metabólicas, exigindo grandes quantidades de oxigênio.	Proporcionar períodos de repouso e ensinar ao paciente técnicas de redução do estresse, assim como de relaxamento muscular, para promover a manutenção dos níveis sanguíneos de oxigênio.
A dor associada aos movimentos musculares em torno de incisões cirúrgicas abdominais e nos flancos reduz a motivação do paciente em respirar profundamente e tossir vigorosamente.	Ensinar e supervisionar a técnica de respiração profunda antes do procedimento cirúrgico. Apoiar a incisão com um travesseiro e administrar fármacos analgésicos, facilitando a ventilação.

pulmões mais dióxido de carbono do que o normal. A respiração com frenolabial e a respiração diafragmática são particularmente úteis para pacientes com doenças pulmonares crônicas, como o enfisema pulmonar, que é caracterizado por hipoxemia crônica e **hipercarbia** (níveis excessivos de dióxido de carbono no sangue). O paciente realiza a respiração com frenolabial do seguinte modo:

- Inspirar lentamente pelo nariz, enquanto conta até três.
- Franzir os lábios, como se fosse assobiar.
- Contrair os músculos abdominais.
- Expirar em frenolabial, enquanto conta até seis ou mais.

A expiração deve ser 2 a 3 vezes mais demorada do que a inspiração. Nem todos os pacientes conseguem atingir, logo de início, essa meta. A prática, no entanto, é capaz de aumentar a duração da expiração.

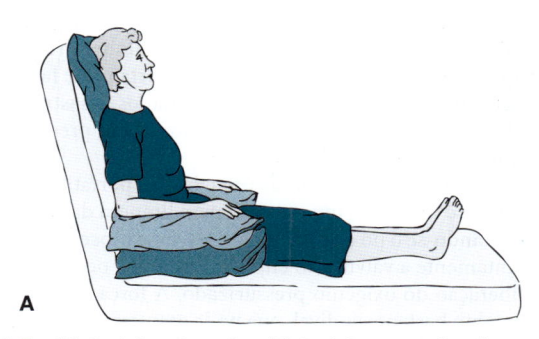

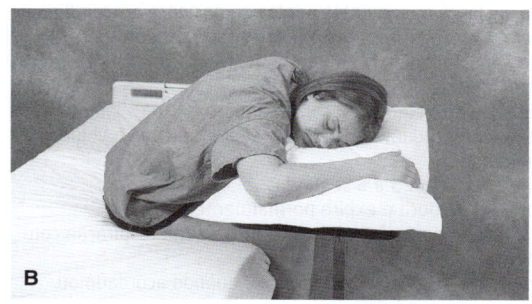

FIGURA 21.5 (**A**) Posição ortopneica. (**B**) Posição ortopneica alternativa.

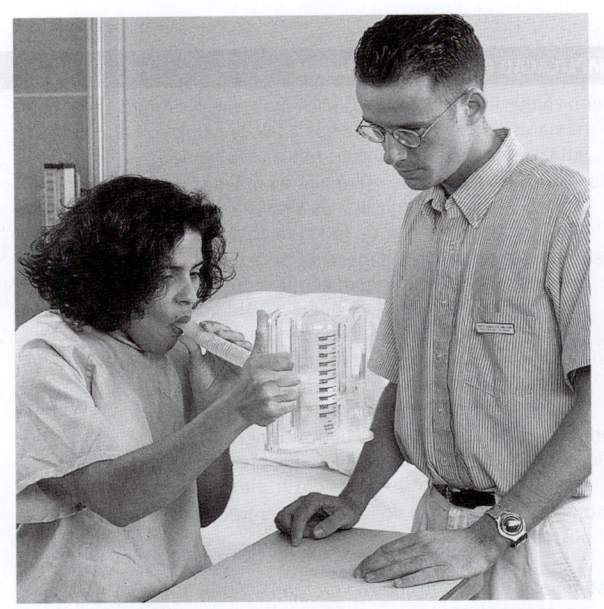

FIGURA 21.6 Durante a inspiração profunda, uma bola eleva-se no espirômetro de incentivo. (Cortesia do *Swedish Hospital Medical Center*.)

Respiração diafragmática

A **respiração diafragmática** é uma respiração que promove o uso do diafragma em vez dos músculos torácicos superiores. Ela é utilizada para aumentar o volume de ar trocado durante a inspiração e a expiração. Com a prática, a respiração diafragmática reduz o esforço respiratório e alivia a respiração rápida e ineficaz (Ensinando o paciente e a família 21.2).

Dilatadores nasais

Dilatadores nasais adesivos, disponíveis comercialmente, são usados para reduzir a resistência ao fluxo de ar pela ampliação do espaço de passagem do ar pelo nariz. Aumentar o diâmetro nasal facilita a respiração. As pessoas com respiração ineficaz, assim como atletas cujas necessidades de oxigenação aumentam durante a realização de exercícios, são usuários costumeiros de dilatadores nasais. Esses adesivos também são úteis para diminuir ou eliminar o ronco.

Ensinando o paciente e a família 21.1
Usando um espirômetro de incentivo

O enfermeiro ensinará os seguintes pontos ao paciente e à família:
- Sente-se em posição ereta, se não houver contraindicação.
- Identifique a marca indicativa da meta de inspiração.
- Expire normalmente.
- Insira o bucal do aparelho na boca, vedando-o entre os lábios.
- Inspire lenta e profundamente, até que seja alcançado o volume predeterminado.
- Segure a respiração por 3 a 6 segundos.
- Remova o bucal da boca e expire normalmente.
- Descanse e respire normalmente antes da próxima respiração com o espirômetro.
- Repita o exercício 10 a 20 vezes por hora, quando acordado ou segundo a prescrição médica.

Ensinando o paciente e a família 21.2
Respiração diafragmática

O enfermeiro ensinará os seguintes pontos ao paciente e à família:
- Deite-se com os joelhos levemente flexionados.
- Coloque uma mão sobre o abdome e a outra, no tórax.
- Inspire vagarosa e profundamente pelo nariz, enquanto deixa o abdome erguer mais do que o tórax.
- Franza os lábios.
- Contraia os músculos abdominais e comece a expirar.
- Pressione o abdome, para dentro e para cima, com a mão sobre ele enquanto continua a expirar.
- Repita o exercício por um minuto completo; descanse no mínimo por 2 minutos.
- Pratique exercícios respiratórios pelo menos duas vezes por dia, por um período de 5 a 10 minutos.
- Continue a realizar a respiração diafragmática enquanto se levanta e movimenta.

OXIGENOTERAPIA

Quando as técnicas de posicionamento e respiração são inadequadas para manter o sangue apropriadamente saturado com oxigênio, faz-se necessária a oxigenoterapia. A **oxigenoterapia** é uma intervenção para administrar mais oxigênio do que o que está presente na atmosfera, para evitar ou aliviar a hipoxemia. Essa terapia requer uma fonte de oxigênio, um fluxômetro e, em alguns casos, um analisador de oxigênio ou um umidificador, além de um aparelho de fornecimento de oxigênio.

Fontes de oxigênio

O oxigênio é obtido a partir de qualquer uma destas quatro fontes: uma saída de parede, um cilindro portátil, uma unidade de oxigênio líquido ou um concentrador de oxigênio.

Saída de parede

As instituições de saúde mais modernas oferecem oxigênio por meio de uma saída de parede colocada no quarto dos pacientes. Essa saída é conectada a um grande reservatório central, mantido cheio de oxigênio.

Cilindros portáteis

Quando o oxigênio não é conduzido aos quartos ou nos casos em que o paciente precise sair temporariamente de seu quarto, o oxigênio é oferecido em cilindros portáteis similares a cilindros de aço (Fig. 21.7), que contêm volumes variados, sob pressão extrema. Um cilindro grande de oxigênio contém 2.000 libras de pressão por polegada quadrada. Por isso, os cilindros vêm com uma tampa protetora para prevenir pressão acidental contra seu mecanismo de saída. Qualquer pressão acidental aplicada a uma saída parcialmente aberta pode fazer o cilindro decolar como um foguete, com resultados desastrosos. Por isso, eles são transportados e armazenados bem presos a um carrinho com rodas.

Antes de o oxigênio de um cilindro portátil ser administrado, ele é "fendido", uma técnica para limpeza da válvula de saída, retirando-se o pó e outras sujidades. Esse processo é feito girando lentamente a válvula do cilindro, para que ocorra uma pequena liberação do oxigênio pressurizado. A força causa um ruído de assobio bastante audível, que pode assustar o paciente. Portanto, é melhor abrir o cilindro longe do leito do paciente.

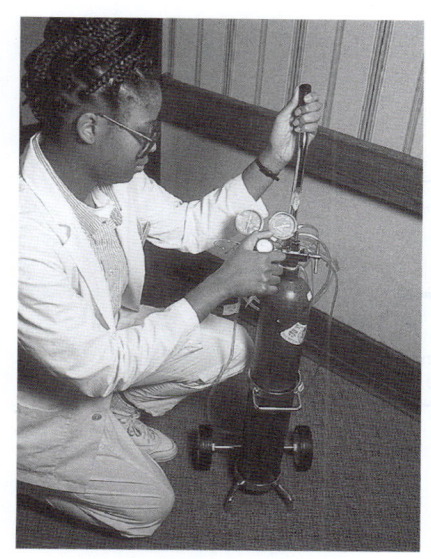

FIGURA 21.7 Tanque de oxigênio portátil.

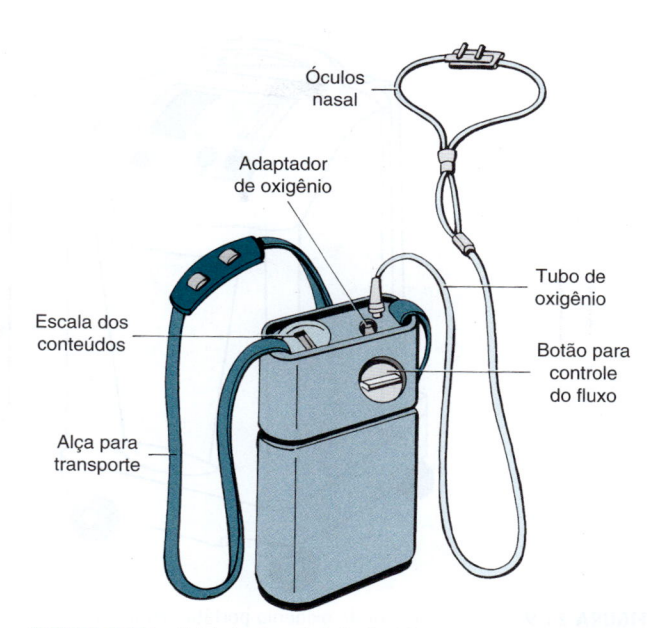

FIGURA 21.8 Unidade de oxigênio líquido.

Unidade de oxigênio líquido

Uma **unidade de oxigênio líquido** é um equipamento que converte o oxigênio líquido resfriado em gás, ao fazer o líquido passar pelas espirais aquecidas (Fig. 21.8). Pacientes que permanecem em casa e deambulam são os principais usuários dessas unidades pequenas, leves e portáteis, pois elas permitem grande mobilidade dentro e fora de casa. Cada unidade contém aproximadamente 4 a 8 horas de oxigênio. Problemas potenciais incluem o fato de o oxigênio líquido ser mais caro, a unidade poder vazar em temperaturas mais elevadas e a válvula de saída poder ocluir-se devido à umidade congelada.

Considerações gerontológicas

- Os idosos que requerem uso de oxigênio em casa precisam de estímulo para continuar a socialização com os outros fora de casa, a fim de evitar o isolamento e a depressão.

Concentrador de oxigênio

O **concentrador de oxigênio** é uma máquina que coleta e concentra o oxigênio do ar ambiente, armazenando-o para uso do paciente. Para que isso ocorra, o concentrador usa uma substância chamada zeolita, encontrada dentro de duas câmaras. A máquina comprime o ar atmosférico e desvia-o para dentro de uma câmara com zeolita. A zeolita, por sua vez, absorve o nitrogênio do ar, deixando o composto praticamente de oxigênio puro, que é armazenado numa segunda câmara. Quando a câmara em que foi absorvido o nitrogênio fica saturada, a máquina libera o gás de volta para a atmosfera e o processo se repete, garantindo um suprimento constante de oxigênio (Fig. 21.9).

O concentrador elimina a necessidade de um reservatório central de oxigênio encanado ou o uso de grandes cilindros, que precisam de constante substituição. Esse tipo de fonte de oxigênio é usada em instituições domiciliares e em instituições de cuidados prolongados, principalmente por sua conveniência e economia.

Embora mais econômico do que o oxigênio fornecido em cilindros portáteis, esse aparelho aumenta as despesas do paciente com eletricidade. Outras desvantagens são o fato de ele gerar calor proveniente do motor e de produzir um odor ou paladar desagradável se o filtro não for limpo semanalmente. Além disso, é aconselhável que os pacientes tenham uma fonte secundária de oxigênio à disposição, caso ocorra falta de energia elétrica.

Equipamentos usados na administração de oxigênio

Além da fonte de oxigênio, outros itens do equipamento usado para administrá-lo são o fluxômetro, o analisador de oxigênio e o umidificador.

Fluxômetro

O fluxo de oxigênio é medido em litros por minuto (L/min). O **fluxômetro** é um calibrador usado para regular a quantidade administrada ao paciente, que fica preso à própria fonte de oxigênio (Fig. 21.10). Para ajustar a taxa de fluxo, o enfermeiro gira o medidor até que o indicador esteja diretamente ao lado da quantidade prescrita.

O médico prescreve a concentração do oxigênio, também chamada de **fração de oxigênio inspirado** (FIO_2; a fração de oxigênio em relação ao total de gás inspirado), em dados percentuais ou decimais (p. ex., 40% ou 0,40). A prescrição é feita com base nas condições do paciente. A Joint Commission recomenda que o oxigênio seja prescrito sob a forma percentual, e não como quantidade de L/min porque, dependendo do equipamento utilizado, os mesmos L/min podem significar percentuais diferentes de oxigênio.

Analisador de oxigênio

O **analisador de oxigênio** é um aparelho que mede a porcentagem de oxigênio entregue, com a finalidade de determinar se

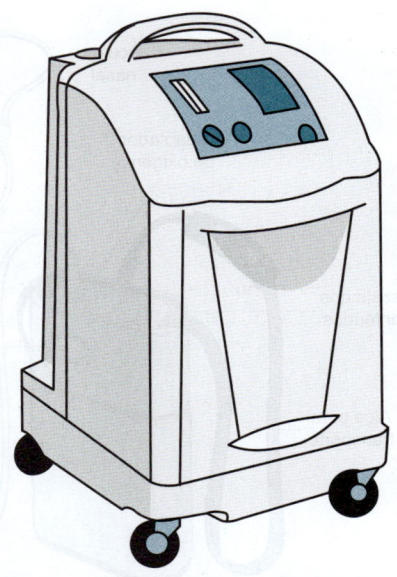

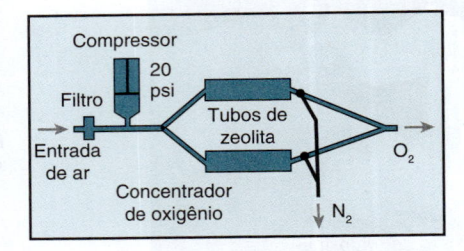

FIGURA 21.9 O concentrador de oxigênio portátil extrai o nitrogênio e concentra o oxigênio do ar para os pacientes que necessitam de oxigenoterapia para viajar ou manter seus estilos de vida, sem necessitar de múltiplos cilindros de oxigênio.

o paciente está recebendo a quantidade correta prescrita pelo médico (Fig. 21.11). O enfermeiro ou fisioterapeuta verifica primeiro a porcentagem de oxigênio no ar ambiente com o analisador. Se houver uma mistura normal de oxigênio com outros gases no ambiente, o analisador indica 0,21 (21%). Quando ele for posicionado próximo ou dentro do aparelho que está fornecendo o oxigênio, a leitura deverá ser igual à quantidade prescrita (superior a 0,21). Caso haja discrepância, o enfermeiro ajusta o fluxômetro de forma a atingir o volume desejado. Os analisadores de oxigênio são usados com mais frequência quando se prestam cuidados a recém-nascidos em incubadoras, a crianças sob tratamento em tendas plásticas ou ao paciente em ventilação mecânica.

Umidificador

O **umidificador** é um equipamento que produz pequenas quantidades de gotículas de água e que pode ser usado durante a administração de oxigênio, pois o gás resseca as mucosas. Na maior parte dos casos, o oxigênio é umidificado somente quando mais de 4 L/min são administrados durante um período prolongado. Para fazer isso, enche-se uma garrafa com água destilada, acoplando-a ao fluxômetro (Fig. 21.12). O nível da água é verificado diariamente e reposto, conforme a necessidade, pelo enfermeiro.

▶ *Pare, Pense e Responda – Quadro 21.2*
Explique a diferença entre um fluxômetro e um analisador de oxigênio.

Dispositivos comuns de fornecimento de oxigênio

Os dispositivos de fornecimento de oxigênio mais comuns são o cateter nasal, as máscaras, a tenda facial, o colar de Traqueos-

FIGURA 21.10 Fluxômetro preso a uma saída de parede para administração de oxigênio.

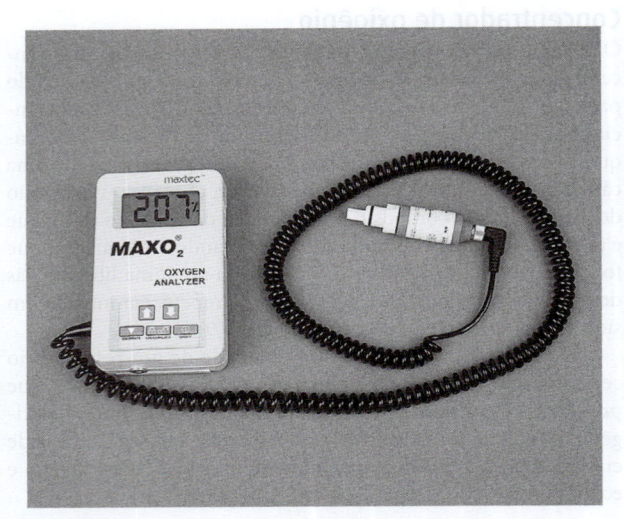

FIGURA 21.11 Analisador de oxigênio. (Foto de B. Proud.)

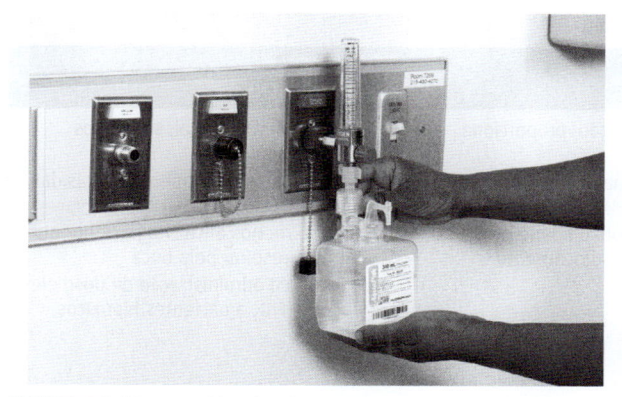

FIGURA 21.12 Umidificador de oxigênio preso a um fluxômetro.

tomia e o tubo T (Tab. 21.4). O equipamento prescrito depende do estado de oxigenação do paciente, de sua condição física e da quantidade de oxigênio necessária. A Habilidade 21.2 descreve como administrar o oxigênio pelos métodos de fornecimento comuns.

Óculos nasal

O **óculos nasal** é um tubo oco com prolongamentos de 1,3 cm colocados nas narinas do paciente. Ele é fixado colocando-se o tubo ao redor das orelhas e ajustando-o sob o queixo. O óculos proporciona um meio para a administração de baixas concentrações de oxigênio. Portanto, é ideal para o paciente que não são extremamente hipóxicos ou que têm doenças pulmonares crônicas. Porcentagens elevadas de oxigênio são contraindicadas para pacientes com doença pulmonar crônica, porque eles se adaptaram a níveis excessivos de dióxido de carbono retido e baixos níveis de oxigênio no sangue estimulam-no a respirar. Consequentemente, se o paciente com doença pulmonar crônica receber mais de 2 a 3 L de oxigênio durante um longo período, a frequência respiratória diminui ou até mesmo para.

Considerações gerontológicas

- Se o equipamento de administração de oxigênio for fixado por tubos ou elásticos, a pele atrás da orelha de idosos e de outros pacientes deve ser avaliada em busca de ruptura.

Máscaras

O oxigênio pode ser administrado com o uso de uma máscara simples, máscara de reinalação parcial, máscara não reinalante e ou máscara de Venturi.

Máscara simples

A **máscara simples** é encaixada sobre o nariz e a boca, permitindo que o ar atmosférico entre e saia pelas entradas laterais. Uma tira elástica a mantém no lugar. Essa máscara, bem como outros tipos de máscaras, permite a administração de níveis mais elevados de oxigênio do que é possível com um óculos nasal. A máscara facial às vezes é substituída pelo óculos quando o paciente apresenta algum trauma nasal ou respira pela boca. Quando a máscara é utilizada, o oxigênio é fornecido a, no mínimo, 5 L/min.

A eficiência de qualquer máscara, todavia, é afetada pelo modo como ela se adapta ao rosto do paciente. Se não há uma boa vedação, o oxigênio vaza da máscara, o que diminui sua concentração. Existem ainda outros problemas associados às máscaras. Todas elas interferem no ato de alimentar-se e dificultam a compreensão da comunicação verbal. Além disso, alguns pacientes ficam ansiosos quando o nariz e a boca ficam cobertos, uma vez que isso lhes dá uma sensação de sufocamento. Cuidados com a pele também passam a ser uma prioridade, já que as máscaras criam pressão e retêm umidade.

Máscara de reinalação parcial

A **máscara de reinalação parcial** é um dispositivo de fornecimento de oxigênio pelo qual o paciente inala uma mistura de ar atmosférico, de oxigênio oriundo da fonte e de oxigênio contido dentro uma bolsa reservatório. Trata-se de um meio para reciclar o oxigênio e excluir todo o dióxido de carbono durante a expiração pela máscara. Durante a expiração, o primeiro terço do ar expirado entra nessa bolsa reservatório. Esse ar contém uma grande proporção de oxigênio, pois ele vem diretamente das vias respiratórias superiores; o gás contido não participa das trocas gasosas ao nível alveolar. Uma vez enchida a bolsa reservatório, o restante do ar expirado é liberado na atmosfera por meio de pequenos orifícios da máscara. Quando é utilizada uma máscara simples, uma porção do dióxido de carbono permanece sempre dentro dela, sendo, então, inspirado novamente.

Considerações gerontológicas

- Os idosos com perda de peso e de gordura subcutânea nos seios da face ou que não estão usando sua dentadura podem não receber a quantidade prescrita de oxigênio pela máscara, porque pode haver uma vedação inadequada da região facial.

Máscara não reinalante

A **máscara não reinalante** é um dispositivo de fornecimento de oxigênio onde *todo* o ar expirado sai dela, em vez de permanecer parcialmente na bolsa reservatório. Essa máscara visa a administração de uma FIO_2 de cerca de 90 a 100%. Esse tipo de máscara contém uma válvula unidirecional que permite a inspiração somente do oxigênio da fonte, além do oxigênio da bolsa reservatório. Não se inspira ar atmosférico. Todo o ar expirado sai da máscara. Nenhum ar entra na bolsa reservatório. É evidente que os pacientes que requerem o uso dessa máscara são aqueles que necessitam de elevadas concentrações de oxigênio. Costumam ser pacientes graves, que algumas vezes podem necessitar de ventilação mecânica.

Não se usa umidificação com a máscara com reservatório, apesar das altas concentrações de oxigênio envolvidas. Os pacientes que usam máscaras de reinalação parcial ou reinalante também devem ser monitorados atentamente, a fim de garantir que a bolsa reservatório permaneça parcialmente inflada durante todo o tempo.

Máscara de Venturi

A **máscara de Venturi** mistura quantidades precisas de oxigênio e ar atmosférico. Algumas vezes chamada de máscara Venti, ela apresenta um grande tubo, que se estende a partir da máscara. Adaptadores em seu interior, que são codificados por cor ou regulados por um sistema de medição, permitem que somente quantidades específicas de ar ambiente se misturem ao oxigênio. Essa característica garante que a máscara de Venturi administre um volume exato de oxigênio. Diferentemente do que ocorre com as máscaras com reservatório, a máscara de Venturi permite o uso associado a um umidificador.

TABELA 21.4 Comparativo entre dispositivos fornecedores de oxigênio

DISPOSITIVO	TAXA COMUM DE ADMINISTRAÇÃO	VANTAGENS	DESVANTAGENS
Óculos nasal	2 – 6 L/min FIO_2 24 – 40% [a]	É de fácil colocação; proporciona conforto Não interfere na alimentação ou na fala Tem menor probabilidade de causar sensação de sufocamento	Resseca a mucosa nasal, sob fluxos elevados Pode irritar a pele do queixo e atrás das orelhas Mostra-se menos eficaz no paciente que tende a respirar pela boca Não facilita a administração de dose elevada de FIO_2 a pacientes hipóxicos
Máscaras Simples	5 – 8 L/min FIO_2 35 – 50% [a]	Fornece concentrações de oxigênio superiores àquelas administradas com o óculos nasal Mostra-se eficaz para pacientes que respiram pela boca ou que possuem distúrbios nasais	Requer umidificação Interfere na alimentação e na fala Pode causar ansiedade no paciente claustrofóbico Há risco de respirar novamente o CO_2 retido no interior da máscara

(continua)

TABELA 21.4 Comparativo entre dispositivos fornecedores de oxigênio *(continuação)*

DISPOSITIVO	TAXA COMUM DE ADMINISTRAÇÃO	VANTAGENS	DESVANTAGENS
De reinalação parcial	6 – 10 L/min FIO_2 35 – 60%[a]	Aumenta a quantidade de oxigênio fornecida com baixo fluxo	Requer a administração de no mínimo 6 L/min Há risco de sufocação Requer monitoramento para verificar se a bolsa reservatório permanece inflada todo o tempo
Não reinalante	6 – 10 L/min FIO_2 60 – 90%[a]	Oferece a maior dose de FIO_2 possível com uma máscara	Ver as observações da máscara com reinalação parcial Há risco de toxicidade pelo oxigênio

(continua)

TABELA 21.4 Comparativo entre dispositivos fornecedores de oxigênio *(continuação)*

DISPOSITIVO	TAXA COMUM DE ADMINISTRAÇÃO	VANTAGENS	DESVANTAGENS
Venturi	4 – 8 L/min FIO_2 24 – 40%[a]	Administra uma dose de FIO_2 exata	Permite que se forme condensação dentro do tubo, o que diminui o fluxo de oxigênio
Tenda Facial	8 – 12 L/min FIO_2 30 – 55%[a]	Promove um ajuste confortável É útil para pacientes com traumas e queimaduras faciais Facilita a umidificação	Interfere na alimentação Pode resultar numa inconsistente FIO_2, dependendo da perda para o ambiente

TABELA 21.4 Comparativo entre dispositivos fornecedores de oxigênio *(continuação)*

DISPOSITIVO	TAXA COMUM DE ADMINISTRAÇÃO	VANTAGENS	DESVANTAGENS
Colar de Traqueostomia	4 – 10 L/min FIO₂ 24 – 100% [a]	Facilita a umidificação e o aquecimento do oxigênio	Permite que o vapor d'água se acumule no tubo, o qual pode escorrer para dentro da via respiratória
Tubo T	4 – 10 L/min FIO₂ 24 – 100% [a]	Fornece a FIO₂ desejada com umidade elevada	Pode adentrar o tubo de traqueostomia Permite que a umidade se acumule e umedeça o curativo de gaze

[a] Fonte: American Association for Respiratory Care (AARC).

Tenda facial

A **tenda facial** fornece oxigênio pelo nariz e pela boca, sem o desconforto de uma máscara. Visto que ela é aberta e colocada com folga ao redor do rosto, os pacientes apresentam menor probabilidade de sentir claustrofobia. Uma vantagem adicional é que ela pode ser usada em pacientes com traumas ou queimaduras faciais. A desvantagem é que a quantidade de oxigênio que eles realmente recebem pode ser inconsistente com a que foi prescrita, devido às perdas ambientais.

Colar de traqueostomia

O **colar de traqueostomia** fornece oxigênio por meio de um orifício aberto artificialmente no pescoço. Trata-se de um dispositivo aplicado sobre uma traqueostomia, uma abertura na traqueia por meio da qual o paciente respira (Cap. 36). Pelo fato das funções aquecedoras e umidificadoras do nariz estarem desviadas, o colar de traqueostomia desempenha ambas as funções de oxigenação e umidificação. A umidade coletada, no entanto, tende a saturar o curativo de gaze que fica em torno da traqueostomia, fazendo com que haja necessidade de troca frequente.

Tubo T

O **tubo T** ajusta-se com segurança a uma cânula de traqueostomia ou a um tubo endotraqueal. É similar ao colar de traqueostomia, mas é preso diretamente à via aérea artificial. Embora a gaze ao redor da traqueostomia costume permanecer seca, a umidade que se forma no tubo tende a se condensar, podendo penetrar nas vias respiratórias durante mudanças de posição, caso não seja feita a drenagem periódica. Outra desvantagem é que o peso do tubo T, ou sua manipulação, pode exercer pressão sobre a cânula de traqueostomia, fazendo com que o paciente tussa ou sinta algum desconforto.

Outros recursos para administrar oxigênio

Outros métodos para administração de oxigênio são usados com menor frequência. Ocasionalmente, pode-se oferecer oxigênio a um paciente via cateter nasal, tenda de oxigênio, cateter transtraqueal ou máscara de ventilação por pressão positiva contínua (CPAP).

Cateter nasal
O **cateter nasal** é um pequeno tubo para administração de oxigênio inserido no nariz em direção à região nasal posterior e faringe (Fig. 21.13). O cateter é usado nos pacientes que tendem a respirar pela boca ou que apresentam claustrofobia quando têm o rosto coberto por uma máscara. Ele tende a ser irritante à nasofaringe; por essa razão, alguns pacientes o consideram desconfortável. Caso seja prescrito, o enfermeiro prende-o ao nariz do paciente, para evitar seu deslocamento, e limpa a narina regularmente com um cotonete flexível para remover o muco seco.

Tenda de oxigênio
A **tenda de oxigênio** é um protetor fechado de plástico transparente que oferece oxigênio resfriado e umidificado. As tendas, quando utilizadas, costumam ser empregadas no cuidado de pré-escolares ativos. Nessa idade, é mais difícil mantê-los usando uma máscara ou óculos, ainda que possam precisar de oxigenação e umidificação para condições respiratórias como crupe ou bronquite. Pode ser usado um capuz facial em crianças pequenas menos agitadas.

As concentrações de oxigênio são difíceis de controlar quando se utiliza uma tenda desse tipo. Por essa razão, ao cuidar de uma criança na tenda de oxigênio, é fundamental manter as extremidades da tenda presas de modo bem firme sob o colchão; limitar a abertura dos orifícios de acesso com fecho, de modo que o oxigênio não seja perdido em demasia. Os níveis de oxigênio devem ser monitorados com um analisador.

Máscara CPAP
Uma **máscara de CPAP** mantém a pressão positiva dentro da via respiratória durante todo o ciclo respiratório (Fig. 21.14). Isso conserva os alvéolos parcialmente inflados, mesmo durante a expiração. A máscara facial é ligada a um ventilador portátil.

Os pacientes geralmente usam esse tipo de máscara à noite, para manter a oxigenação, quando apresentam **apneia** do sono (períodos durante o qual param de respirar). O oxigênio residual dentro dos alvéolos continua sendo dissipado no sangue durante os períodos de apneia, que podem durar 10 segundos ou mais, além de ocorrerem cerca de 10 a 15 vezes por hora. A apneia do sono é uma condição perigosa, pois a queda nos níveis de saturação de oxigênio precipita uma parada cardíaca e, até mesmo, a morte.

Oxigenação transtraqueal
Alguns pacientes que requerem oxigenoterapia em longo prazo podem preferir que ele seja administrado por um **cateter transtraqueal** (tubo oco inserido na traqueia para administrar oxigênio; Fig. 21.15). Trata-se de um dispositivo menos perceptível se comparado ao óculos nasal. O paciente é oxigenado de maneira adequada com baixos fluxos, reduzindo os custos de reposição da fonte de oxigênio.

Antes de utilizar o oxigênio transtraqueal, uma **cânula** (pequena válvula que mantém um canal aberto) é inserida em um orifício cirurgicamente criado, ali permanecendo até que ocorra a cicatrização da ferida. A cânula é, então, retirada e o cateter é inserido e mantido no local por meio de um elo que se assemelha a um colarinho. Os pacientes aprendem a limpar o orifício da traqueia e o cateter, procedimento que é feito várias vezes ao dia. Durante a higiene, eles podem administrar o oxigênio com um óculos nasal.

> ▶ **Pare, Pense e Responda – Quadro 21.3**
> Qual evidência indica que o paciente está bem oxigenado?

Riscos da oxigenoterapia
Independentemente do dispositivo utilizado, a administração do oxigênio envolve riscos potenciais: o primeiro, e mais sério, é sua capacidade de fomentar incêndios; o segundo é seu potencial para intoxicação.

Potencial incendiário
O oxigênio em si não incendeia, mas ele auxilia a combustão; em outras palavras, ele contribui para o processo de queima. Por esse motivo, é necessário controlar todas as fontes possíveis de chamas acesas ou de eletricidade sem aterramento (Orientações de Enfermagem 21.2).

Toxicidade pelo oxigênio
A **toxicidade pelo oxigênio** refere-se aos danos pulmonares que ocorrem quando são administradas concentrações de oxigênio

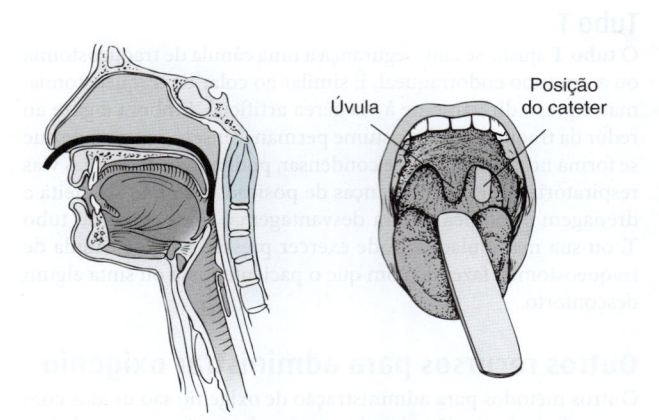

FIGURA 21.13 Localização do cateter nasal.

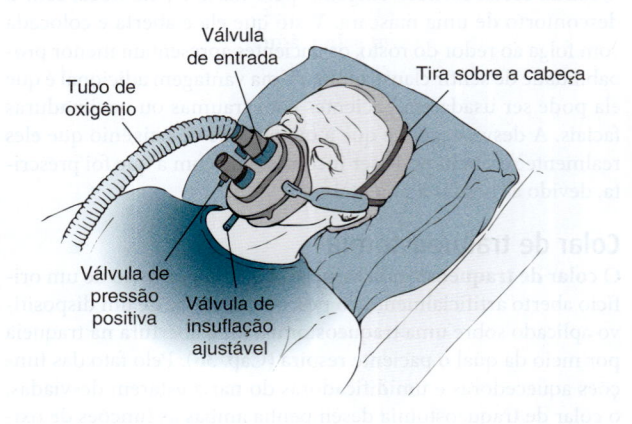

FIGURA 21.14 Máscara de CPAP.

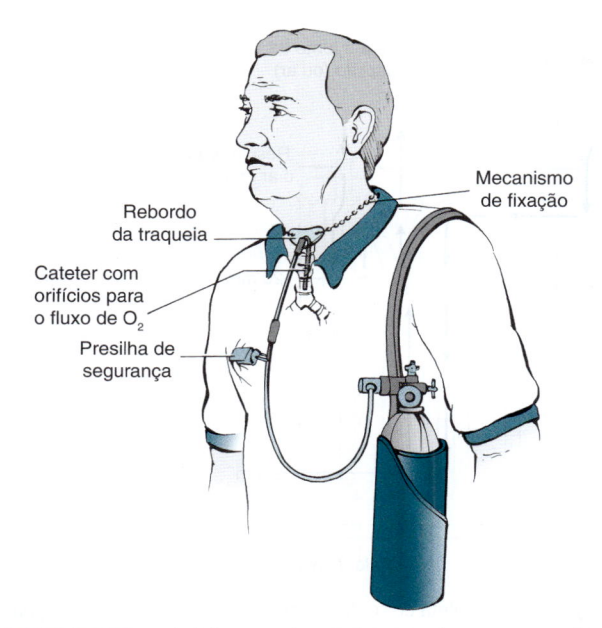

FIGURA 21.15 Administração de oxigênio por via transtraqueal.

ORIENTAÇÕES DE ENFERMAGEM 21.2

Administrando oxigênio com segurança

- Coloque avisos de "Uso de Oxigênio" sempre que o gás estiver armazenado ou em uso. *O aviso alerta os outros sobre os riscos potenciais de incêndio.*
- Proíba o uso de velas incandescentes durante rituais religiosos. *Essa medida elimina uma fonte com chamas acesa.*
- Verifique se os aparelhos elétricos possuem um plugue de três pinos (Cap. 19). *Esse tipo de plugue oferece aterramento para dispersão da eletricidade.*
- Examine os aparelhos elétricos na busca de fios danificados ou conexões soltas. *A inspeção ajuda a evitar faíscas ou alguma via para a eletricidade que passou despercebida.*
- Evite o uso de derivados do petróleo, produtos em aerossol (como *sprays* para cabelo), além de produtos que contenham acetona (como removedor de esmalte de unhas) onde for utilizado o oxigênio. *Essa medida evita a combustão de substâncias inflamáveis.*
- Prenda os cilindros de oxigênio portáteis em suportes firmes. *Isso evita a ruptura do cilindro.*

---

superiores a 50%, por mais de 48 a 72 horas. O mecanismo exato pelo qual a hiperoxigenação causa danos aos pulmões não é totalmente conhecido. Uma teoria de que ele reduz o **surfactante**, uma lipoproteína produzida pelas células presentes nos alvéolos, que promove a elasticidade pulmonar e melhora a difusão dos gases.

Uma vez ocorrida a toxicidade pelo oxigênio, é difícil revertê-la. Infelizmente, são bastante sutis os sintomas iniciais (Quadro 21.2). A melhor prevenção é a administração da menor taxa possível de FIO$_2$, pelo menor período de tempo possível.

TÉCNICAS RELACIONADAS À OXIGENOTERAPIA

Existem duas outras técnicas relacionadas à oxigenoterapia: o sistema de drenagem torácica em selo d'água e a terapia com oxigênio hiperbárico.

Drenagem de tórax em selo d'água

A **drenagem de tórax em selo d'água** é uma técnica de retirada de ar ou sangue da cavidade pleural que ajuda a restaurar a pressão intrapleural negativa e a reinsuflar o pulmão. Os pacientes que necessitam dessa drenagem possuem um ou dois drenos no tórax, conectados ao sistema de drenagem.

Vários fabricantes oferecem esse tipo de equipamento. Todos se assemelham no item referente ao sistema com três câmaras (Fig. 21.16):

- Uma câmara coleta o sangue ou funciona como uma via de saída para o ar pleural.
- Um segundo compartimento armazena a água, que evita o reingresso do ar atmosférico no espaço pleural (daí a origem do termo "selo d'água").
- Uma terceira câmara que, quando utilizada, possibilita o uso da sucção, que pode acelerar a drenagem do sangue ou do ar.

Um dos princípios mais importantes no cuidado do paciente com drenagem em selo d'água é que o dreno torácico jamais deve ser desconectado do sistema de drenagem, a não ser que seja pinçado. Mesmo assim, o dreno só pode ser pinçado por um breve período de tempo. Outras responsabilidades de enfermagem estão descritas na Habilidade 21.3.

▶ *Pare, Pense e Responda – Quadro 21.4*
Discuta como um pulmão colapsado afeta a oxigenação.

Terapia com oxigênio hiperbárico

A **terapia com oxigênio hiperbárico** (HBOT) consiste na administração de oxigênio a 100%, com o triplo da pressão atmosférica normal, dentro de uma câmara totalmente fechada (Fig. 21.17). Os tratamentos, com a duração aproximada de 90 minutos, são repetidos durante dias, semanas ou meses. A administração de oxigênio pressurizado fornece 15 vezes mais oxigênio aos tecidos do que pode ser obtido em ar ambiente (Mayo Clinic, 2009). O fornecimento de breves períodos de respiração de ar ambiente ao paciente ajuda a evitar a toxicidade pelo oxigênio.

A terapia com oxigênio hiperbárico auxilia na regeneração de novos tecidos com muito mais rapidez; dessa forma, seu uso mais difundido é para a promoção da cicatrização de ferimen-

---

QUADRO 21.2 Sinais e sintomas de intoxicação por oxigênio

- Tosse não produtiva
- Dor torácica subesternal
- Entupimento nasal
- Náuseas e vômitos
- Fadiga
- Cefaleia
- Dor de garganta
- Hipoventilação

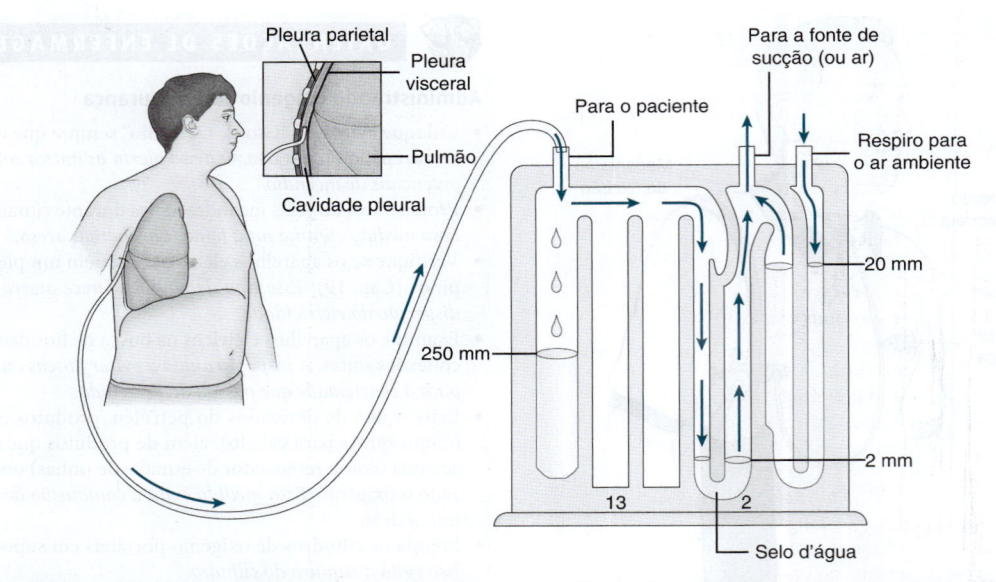

FIGURA 21.16 Sistema de drenagem em selo d'água com três câmaras: (1) câmara de coleta do conteúdo drenado do paciente, (2) a câmara de selo d'água e (3) câmara de controle da sucção, que é conectada a uma fonte de sucção e contém um respiro para o ar ambiente.

tos. Todavia, ela também é utilizada no tratamento de intoxicação por monóxido de carbono, gangrena associada ao diabetes, ou outras condições de insuficiência vascular, mal-estar por descompressão, que ocorre com mergulhadores a grande profundidade, infecções anaeróbias (especialmente as que ocorrem em pacientes queimados) e uma variedade de outras condições médicas.

IMPLICAÇÕES PARA A ENFERMAGEM

Os enfermeiros avaliam o estado de oxigenação dos pacientes diariamente e a cada turno. Sendo assim, não é raro identificar um ou mais dos seguintes diagnósticos de enfermagem nos pacientes com hipoxemia ou hipóxia:

- Padrão Respiratório Ineficaz
- Trocas Gasosas Prejudicadas
- Ansiedade
- Risco de Lesão (relacionado a riscos pelo uso do oxigênio)

Achados anormais nos exames realizados muitas vezes levam a uma conversa com o médico e à prescrição de oxigenoterapia. O Plano de Cuidados de Enfermagem 21.1 é um exemplo de como o processo de enfermagem é aplicado a um paciente com um diagnóstico de enfermagem de Padrão Respiratório Ineficaz. Essa categoria diagnóstica é definida pela taxonomia da NANDA (2012, p. 294) como "a inspiração e/ou expiração que não proporciona ventilação adequada".

Considerações gerontológicas

- Aconselhe os idosos a receber vacinas contra gripe (*influenza*) anualmente e imunização contra pneumonia após os 65 anos ou antes, se houver história de doença crônica. As diretrizes atuais recomendam uma dose de reforço aos idosos que receberam sua primeira imunização contra pneumonia há 5 anos ou mais.

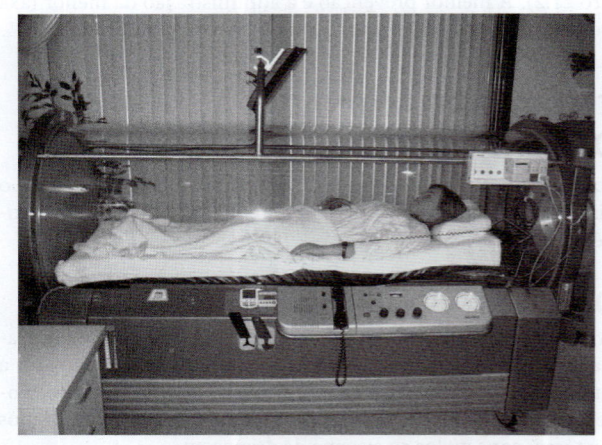

FIGURA 21.17 Câmara para administração de oxigênio hiperbárico. (Foto cortesia de Moose Jaw Union Hospital, Saskatchewan, Canada.)

PLANO DE CUIDADOS DE ENFERMAGEM 21.1 — Padrão respiratório ineficaz

Investigação
- Determine a frequência e o esforço respiratório do paciente.
- Verifique a frequência do pulso radial ou apical.
- Verifique a pressão arterial do paciente.
- Observe o nível de consciência e o estado mental do paciente.
- Procure por evidências de tosse e suas características.
- Observe os músculos torácicos e abdominais acessórios utilizados na respiração.
- Observe o contorno torácico do paciente.
- Inspecione a pele, as mucosas orais e os leitos ungueais na busca de sinais de cianose.
- Palpe o abdome do paciente, procurando por evidências de distensão que possa comprimir o diafragma.
- Observe a posição corporal do paciente, que pode ou não estar facilitando a respiração.
- Verifique a SO_2 do paciente com um oxímetro de pulso.
- Revise os resultados da gasometria arterial.
-Ausculte o murmúrio vesicular lateral, posterior e anterior.
- Solicite ao paciente que descreva sua condição atual de oxigenação.
- Realize uma avaliação da dor.
- Pergunte sobre a história de saúde do paciente quanto a disfunções respiratórias ou outras condições que possam afetar a ventilação.
- Identifique a história de tabagismo do paciente.
- Revise o uso atual de medicamentos, na busca por fármacos que possam estar prejudicando a oxigenação.

Diagnóstico de enfermagem: **Padrão Respiratório Ineficaz** relacionado à retenção de dióxido de carbono, secundário a dano pulmonar crônico causado por tabagismo de longa data, manifestado por respiração rápida e superficial, frequência de 40 mpm, acompanhada pelo uso de músculos acessórios na respiração; tosse produtiva frequente; história de tabagismo (1 a 2 maços de cigarro por dia, durante 30 anos); tórax em forma de barril; murmúrio vesicular diminuído bilateralmente; e pela seguinte declaração do paciente: "Parece tão difícil respirar. Não consigo sequer trabalhar em meu jardim, pois fico sem fôlego ao tentar fazer qualquer coisa. Não consigo dormir deitado porque não posso respirar, então preciso dormir sentado".

Resultado esperado: O paciente demonstrará um padrão respiratório eficaz de 5/10, conforme evidenciado por uma frequência respiratória não superior a 32 enquanto realiza atividades leves, como lavar o rosto, os braços e o tórax.

Intervenções	Justificativas
Proporcione períodos de descanso entre as atividades.	O repouso diminui a demanda por oxigênio e facilita a manutenção ou o restabelecimento da oxigenação sanguínea.
Eleve a cabeceira do leito a 90°.	A elevação da cabeça abaixa os órgãos abdominais pela força da gravidade e proporciona um aumento da área para expansão torácica quando o diafragma se contrai.
Ensine como realizar a respiração diafragmática e com frenolabial e a realizá-las pelo menos duas vezes ao dia	A respiração com frenolabial diminui a frequência respiratória, aumenta o volume corrente, diminui o CO_2 arterial, eleva o oxigênio arterial e melhora o desempenho nos exercícios.
Ofereça um mínimo de 2.000 mL de líquidos orais a cada 24 horas.	A hidratação adequada umidifica as secreções respiratórias e facilita a expectoração. A expectoração desobstrui as vias respiratórias e promove a ventilação.
Garanta uma ingestão alimentar diária de aproximadamente 2.000 a 2.500 calorias.	O ato de respirar cria uma demanda adicional por energia.
Administre oxigênio por óculos nasal a 2 L/min, conforme a prescrição médica, se a SO_2 cair a menos de 90% e assim permanecer.	A suplementação de oxigênio alivia a hipoxemia. A administração de 2 a 3 L/min evita que a hipóxia impeça a retomada do fôlego nos pacientes com doenças respiratórias crônicas.
Incentive a terapia para abandono da nicotina com o uso de adesivos transdérmicos.	Os adesivos transdérmicos de nicotina reduzem os sintomas associados à abstinência de nicotina. A dose de nicotina pode ser reduzida gradualmente até que se promova a interrupção de seu uso.

Avaliação dos resultados esperados:
- A frequência respiratória decresce de 34 para 26 mpm ao ser colocado em posição de Fowler alta.
- A SO_2 aumenta de 86 para 90% com a administração de 2 L de oxigênio por minuto.
- O paciente demonstra e realiza a respiração com frenolabial.
- O paciente consome três latas de suplemento nutricional líquido, cada qual com 350 calorias, três vezes ao dia, para atingir a meta calórica mínima de 2.000 calorias.
- A ingestão hídrica em 24 horas é de cerca de 1.800 a 2.200 mL.
- O paciente expectora quantidades significativas de escarro.

EXERCÍCIOS DE PENSAMENTO CRÍTICO

1. Quais níveis de saturação de oxigênio e de frequência do pulso são motivos de preocupação para a enfermagem e indicam a necessidade de avaliação adicional?
2. Discuta algumas diferenças entre a oxigenoterapia oferecida em uma instituição de saúde e em ambiente domiciliar.
3. Quais orientações de saúde você forneceria para reduzir potenciais problemas com a oxigenação?
4. Quais ações de enfermagem podem ser apropriadas se o alarme do oxímetro de pulso soa com frequência porque o sensor não fica no dedo do paciente?

QUESTÕES DE REVISÃO – ESTILO DO NCLEX

1. Quando um paciente retorna de uma cirurgia, qual das alternativas é um indício precoce de que seu estado de oxigenação está comprometido?
   1. O curativo do paciente apresenta sangramento.
   2. O paciente mostra-se cansado.
   3. A frequência cardíaca do paciente está irregular.
   4. O paciente refere sede.
2. Se o paciente está adequadamente oxigenado, o oxímetro de pulso, preso em seu dedo, deverá indicar uma saturação de oxigênio de
   1. 80 a 100 mmHg
   2. 95 a 100 mmHg
   3. 80 a 100%
   4. 95 a 100%
3. Ao administrar oxigênio por uma máscara de reinalação parcial, qual das observações a seguir é mais importante relatar ao serviço de fisioterapia?
   1. A umidade acumula-se no interior da máscara.
   2. A bolsa reservatório colaba durante a inspiração.
   3. A máscara cobre o nariz e a boca do paciente.
   4. A tira sobre a cabeça está apertada.
4. Qual dos seguintes fluxos é o mais apropriado para um paciente com enfisema pulmonar, uma doença pulmonar crônica?
   1. 2 L/min
   2. 5 L/min
   3. 8 L/min
   4. 10 L/min
5. Quando o enfermeiro monitora um frasco com selo d'água de um sistema de drenagem torácica que está drenando por gravidade, qual destes achados sugere que o sistema está funcionando adequadamente?
   1. O líquido sobe e desce, de acordo com os movimentos respiratórios.
   2. O nível de água está inferior àquele colocado inicialmente.
   3. A água borbulha continuamente.
   4. O líquido parece formar uma espuma branca.

Conceitos e Habilidades Fundamentais no Atendimento de Enfermagem 457

HABILIDADE 21.1 Usando um oxímetro de pulso

Ação sugerida	Justificativa
INVESTIGAÇÃO	
Avalie possíveis locais para colocação do sensor, considerando a qualidade da circulação, a presença de edema, os tremores, a inquietação, o esmalte de unhas ou unhas postiças (Fig. A).	Determinar qual o melhor local para o sensor. Os dedos das mãos são os locais preferidos, seguido dos dedos dos pés, do lóbulo da orelha e da ponte nasal. Auxiliar no controle de possíveis fatores que possam invalidar os achados do monitoramento.
Avaliar o local de colocação do sensor.	
Revise a história de saúde buscando por dados indicativos de doença vascular ou de outra natureza, como anemia ou inalação de monóxido de carbono.	Determinar se há possibilidade de os dados do oxímetro não serem confiáveis. Para a obtenção de dados confiáveis, deve haver circulação adequada, hemácias e hemoglobina oxigenada.
Verifique os fármacos prescritos buscando por efeitos vasoconstritores.	O fluxo sanguíneo prejudicado interfere na precisão do oxímetro de pulso.
Determine qual o nível de compreensão do paciente quanto ao uso da oximetria de pulso.	Determinar a necessidade de orientações e o tipo exigido; o melhor aprendizado ocorre quando são fornecidas orientações individualizadas.
PLANEJAMENTO	
Explique o procedimento ao paciente.	Reduzir a ansiedade e promover a cooperação e a noção de segurança para enfrentamento de situações não usuais.
Obtenha o equipamento.	Promover a organização e o controle eficiente do tempo, evitando movimentos cansativos e ações repetitivas.
IMPLEMENTAÇÃO	
Lave as mãos ou realize antissepsia por meio de fricção com álcool (Cap. 10).	Reduzir a transmissão de microrganismos.
Posicione o aparelho de modo que o fotossensor esteja em oposição direta à fonte de emissão de luz (Fig. B).	Garantir um monitoramento preciso; o alinhamento correto do fotossensor e da fonte de emissão de luz garantem uma verificação precisa da absorção das luzes vermelha e infravermelha pela hemoglobina.
Posicionando o fotossensor.	

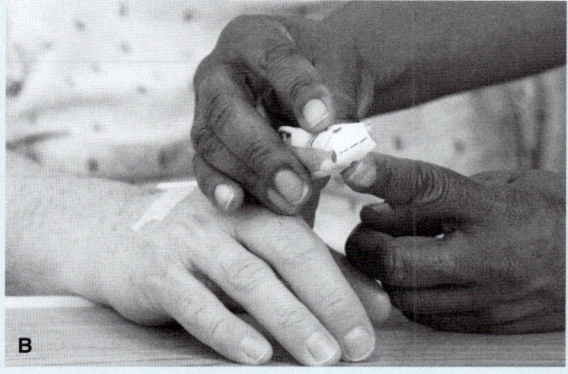

(continua)

Usando um oxímetro de pulso *(continuação)*

IMPLEMENTAÇÃO *(continuação)*

Prenda o cabo do sensor ao aparelho (Fig. C).	Conectar o sensor ao microprocessador para assegurar o funcionamento correto.
Conectando o sensor ao equipamento.	
Observe os dados numéricos exibidos, o volume dos alarmes e a forma das ondas no aparelho (Fig. D).	Indicar se o equipamento está funcionando.
Verificando os dados exibidos.	
Ajuste os alarmes, de acordo com o nível de saturação e frequência de pulso, conforme as indicações do fabricante.	Programar a máquina para alertar o enfermeiro a avaliar o paciente. A verificação esporádica da SO_2 é adequada para pacientes estáveis e que estão em uso de oxigenoterapia; a oximetria de pulso contínua é recomendada para pacientes instáveis e que podem apresentar dessaturação abrupta.
Movimente o sensor adesivo nos dedos da mão se estes ficarem pálidos, inchados ou frios; remova-o e recoloque o sensor com mola a cada 2 horas.	Evitar danos vasculares e a ruptura da pele devido à pressão superior a 32 mmHg, que leva o tecido à hipóxia e à necrose celular.

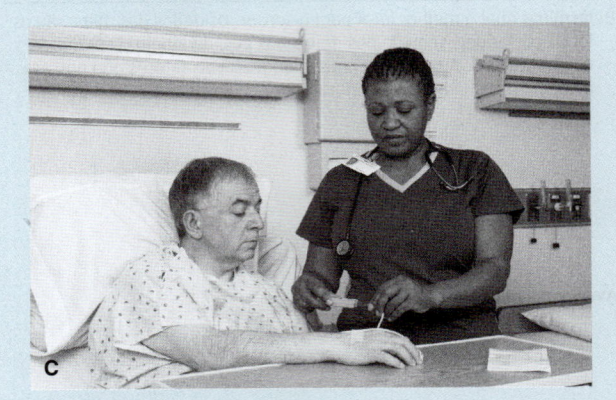

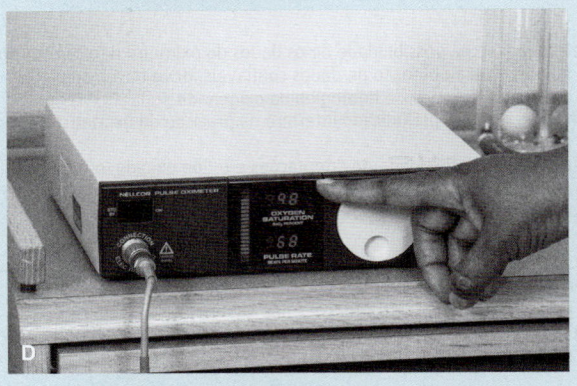

Avaliação
- As medidas do SO_2 permanecem entre 95 e 100%.
- O paciente não apresenta evidências de hipoxemia ou hipoxia.
- As medidas de SO_2 correlacionam-se às medidas de SaO_2.

Documentação
- Medidas normais de SO_2 uma vez a cada turno, a menos que haja outra recomendação.
- Medidas de SO_2 anormais, quando estas forem mantidas.
- Medidas de enfermagem para melhorar a oxigenação se os níveis de SO_2 estiverem abaixo de 90% e caso permaneçam assim por tempo prolongado.
- Pessoa a quem foram relatadas as medidas anormais e a consequência da comunicação.
- Retirada e recolocação do sensor.
- Condição da pele no local do sensor.

(continua)

Conceitos e Habilidades Fundamentais no Atendimento de Enfermagem

Usando um oxímetro de pulso *(continuação)*

EXEMPLO DE DOCUMENTAÇÃO

Data e hora A SO₂ permanece constante em 95 a 98%, com a frequência de pulso em torno de 80 a 92 bpm, enquanto recebe oxigênio por óculos nasal a 4 L/min. Não há dificuldade respiratória. A pele sob o sensor está intacta e aquecida. O leito ungueal sob o sensor está rosado e o enchimento capilar é inferior a 2 segundos. O sensor de mola foi mudado do indicador esquerdo para o indicador direito. _____ ASSINATURA/FUNÇÃO

HABILIDADE 21.2 Administrando oxigênio

Ação sugerida	Justificativa
INVESTIGAÇÃO	
Faça um exame físico voltado à oxigenação.	Oferecer uma base de dados para comparações futuras.
Monitore o nível de SO₂ com um oxímetro de pulso.	Oferecer uma base de dados para futuras comparações.
Verifique a prescrição médica quanto ao tipo de aparelho para administrar oxigênio, fluxo em litros ou percentual prescrito e se o oxigênio deve ser administrado ininterruptamente ou somente quando necessário.	Assegurar obediência ao plano de tratamento médico, uma vez que a oxigenoterapia é prescrita pelo médico (exceto em situações de emergência).
Verifique a existência ou não de saída de parede ou a possibilidade de obter outra fonte de oxigênio.	Promover a organização e o controle eficiente do tempo.
Determine qual o nível de compreensão do paciente quanto à oxigenoterapia.	Indicar a necessidade e o tipo de orientações que devem ser prestadas.
PLANEJAMENTO	
Obtenha o equipamento, que costuma ser composto por um fluxômetro, um aparelho de administração e, em alguns casos, um umidificador.	Promover a organização e o controle eficiente do tempo.
Entre em contato com o serviço de fisioterapia respiratória para solicitar o equipamento, caso essa seja a política da instituição.	Seguir as orientações interdepartamentais; assegurar a colaboração da enfermagem com os vários profissionais envolvidos na assistência do cuidado com o paciente.
Rompa o lacre do cilindro de oxigênio portátil, caso seja essa a fonte de oxigênio utilizada.	Evitar assustar o paciente.
Explique o procedimento ao paciente.	Reduzir a ansiedade e promover a cooperação.
Elimine os riscos à segurança que possam levar a um incêndio ou a uma explosão.	Demonstrar preocupação com a segurança, pois a presença de chamas vivas, faíscas elétricas, tabagismo e derivados do petróleo é contraindicada quando o oxigênio está sendo usado.
IMPLEMENTAÇÃO	
Lave as mãos ou realize antissepsia por meio de fricção com álcool (Cap. 10).	Reduzir a transmissão de microrganismos.
Auxilie o paciente a ficar na posição de Fowler ou em posição alternativa.	Promover a ventilação ideal.
Conecte o fluxômetro à fonte de oxigênio.	Propiciar um meio de regular a quantidade prescrita de oxigênio.

Conectando o fluxômetro. (Foto de B. Proud.)

(continua)

Administrando oxigênio *(continuação)*

IMPLEMENTAÇÃO *(continuação)*

Encha o frasco do umidificador com água destilada no nível adequado, caso sejam administrados 4 L/min ou mais.	Proporcionar umidificação, pois o oxigênio resseca as mucosas. O potencial de ressecamento aumenta à medida que o percentual de oxigênio também está sendo elevado.
Conecte o frasco do umidificador ao fluxômetro (Fig. B).	Proporcionar uma via pela qual o oxigênio será umidificado.

Conectando o frasco umidificador. (Foto de B. Proud.)

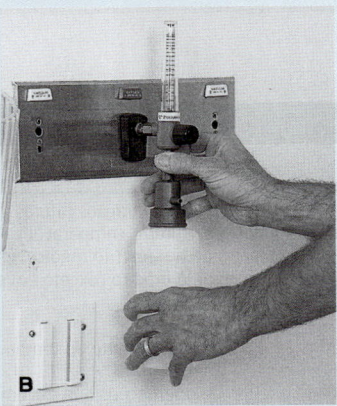

Insira a válvula com o código de cor adequado, ou regule o percentual prescrito caso esteja sendo usada uma máscara de Venturi.	Regular a FIO_2.
Acople a extremidade distal do tubo oriundo do aparelho de oxigênio ao fluxômetro ou ao frasco do umidificador.	Oferecer uma via de passagem do oxigênio de sua fonte para o paciente.

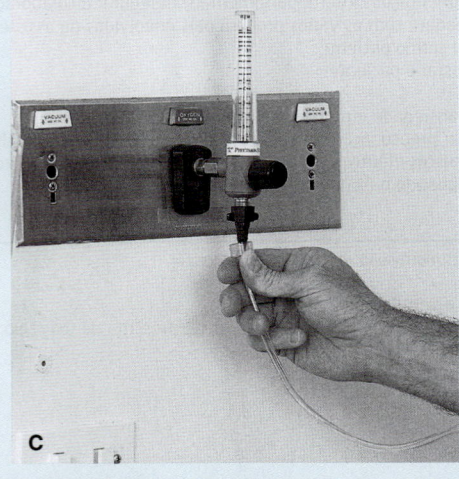

Fixação da extensão à fonte de administração do oxigênio. (Foto de B. Proud.)

Libere o oxigênio, adaptando o fluxômetro ao volume prescrito.	Encher o dispositivo com ar rico em oxigênio.
Verifique se surgem bolhas no frasco do umidificador, caso ele seja usado, ou se o ar é sentido na extremidade proximal do equipamento de administração.	Indicar se o oxigênio está sendo liberado.
Caso esteja sendo usada uma bolsa reservatório, certifique-se que ela esteja parcialmente cheia e que permaneça assim durante toda a oxigenoterapia.	Evitar a asfixia e promover uma oxigenação elevada. A bolsa reservatório nunca deve estar totalmente desinflada durante a inspiração.
Conecte o equipamento de oxigênio ao paciente.	Fornecer a oxigenoterapia.
Drene toda a condensação acumulada no tubo.	Manter uma via desobstruída para o oxigênio e evitar a aspiração acidental ao virar o paciente.
Retire o equipamento de oxigênio e ofereça higiene da pele oral e nasal, no mínimo a cada 4 a 8 horas.	Manter intactas a pele e as mucosas; reduzir a proliferação de microrganismos.
Reavalie o estado de oxigenação do paciente a cada 2 a 4 horas.	Indicar quão bem o paciente está reagindo à oxigenoterapia.
Avise o médico caso o paciente manifestar sinais de hipoxemia ou hipóxia, apesar da oxigenoterapia.	Demonstrar preocupação com sua segurança e bem-estar.

(continua)

Administrando oxigênio *(continuação)*

Avaliação

- A frequência respiratória permanece entre 12 a 24 respirações por minuto, em repouso.
- A respiração não requer esforço.
- A frequência cardíaca é inferior a 100 bpm.
- O paciente está alerta e orientado.
- A pele e as mucosas estão com coloração normal.
- A SO_2 é igual ou superior a 90%.
- A FIO_2 e o dispositivo de oxigênio correspondem à prescrição médica.

Documentação

- Dados da avaliação.
- Percentual ou fluxo de oxigênio administrado, em litros.
- Tipo de dispositivo usado para administração de oxigênio.
- Tempo de uso.
- Resposta do paciente à oxigenoterapia.

EXEMPLO DE DOCUMENTAÇÃO

Data e hora — Inquieto, frequência de pulso de 120, frequência respiratória de 32, com batimento de asa de nariz. Colocado na posição de Fowler elevada. SO_2 de 85 a 88%. Colocada máscara simples para administração de oxigênio a 6 L/min. Após 15 minutos de oxigenoterapia, mostra-se menos agitado, frequência de pulso de 100, frequência respiratória de 28, sem batimento de asa de nariz. SO_2 de 90 a 92%. O oxigênio continua sendo administrado. _____ASSINATURA/FUNÇÃO

HABILIDADE 21.3 Mantendo um sistema de drenagem de tórax em selo d'água

Ação sugerida	Justificativa
INVESTIGAÇÃO	
Revise a prescrição médica do paciente para determinar a necessidade de inserção de um dreno torácico.	Indicar se há expectativa de drenagem de ar, sangue ou ambos; qualquer condição que cause uma abertura entre a atmosfera e o espaço pleural resulta na perda de pressão negativa intrapleural e subsequente desinsuflação pulmonar.
Determine se o médico inseriu 1 ou 2 drenos torácicos (Fig. A).	Auxiliar uma avaliação direta; os locais usuais para inserção de drenos torácicos são o segundo espaço intercostal, na linha média clavicular, e entre o quinto e o oitavo espaços intercostais, na linha média axilar.
[Figura A: Ar / Drenagem de sangue]	Determinando se o médico inseriu 1 ou 2 drenos torácicos.
Observe a data de inserção do(s) dreno(s). Verifique as prescrições médicas para determinar se a drenagem está sendo coletada por gravidade ou com o acréscimo de aspiração.	Oferecer um ponto de referência para analisar os dados da avaliação. Oferecer orientações para a implementação do tratamento médico; a aspiração mecânica é usada quando há um grande vazamento de ar ou a possibilidade de um acúmulo grande de drenagem.

(continua)

Mantendo um sistema de drenagem de tórax em selo d'água *(continuação)*

PLANEJAMENTO

Combine a realização da avaliação física do paciente e do equipamento assim que possível, após o recebimento do relatório.	Estabelecer uma base de dados e uma oportunidade de resolver antes achados anormais.
Localize o rolo de fita adesiva e o recipiente de água destilada.	Facilitar o controle eficiente do tempo para a manutenção geral do sistema de drenagem.

IMPLEMENTAÇÃO

Apresente-se ao paciente e explique o que pretende fazer.	Reduzir a ansiedade e promover a cooperação.
Lave as mãos ou realize antissepsia por meio de fricção com álcool (Cap. 10).	Reduzir a transmissão de microrganismos; a lavagem cuidadosa das mãos é um dos métodos mais eficazes para prevenção de infecções.
Verifique a existência ou não de um par de pinças hemostáticas (instrumentos para pinçar) junto ao leito do paciente.	Facilitar a verificação de vazamentos de ar no dreno ou o pinçamento do dreno torácico caso o sistema de drenagem precise ser trocado, a fim de prevenir a reentrada de ar atmosférico no espaço pleural, mantendo, então, a expansão do tórax.
Desligue a sucção, caso ela esteja sendo usada, antes de avaliar o paciente.	Eliminar o ruído que pode interferir na ausculta do tórax.
Avalie o murmúrio vesicular do paciente.	Oferecer uma base para comparações futuras; como o murmúrio vesicular não pode ser auscultado em áreas não insufladas, quando ele é auscultado em regiões previamente silenciosas, isso indica reexpansão pulmonar.
Examine o curativo verificando se ele está soltou ou saturado com conteúdo drenado.	Avaliar a necessidade de trocar o curativo.
Palpe a pele em torno do local da inserção do dreno torácico para sentir e ouvir o ar crepitando nos tecidos (Fig. B).	Indicar a presença de enfisema subcutâneo e deslocamento interno do dreno.

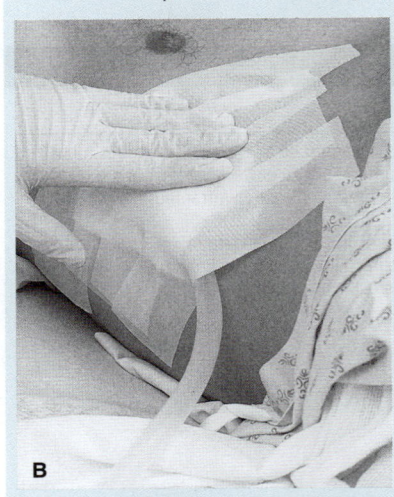

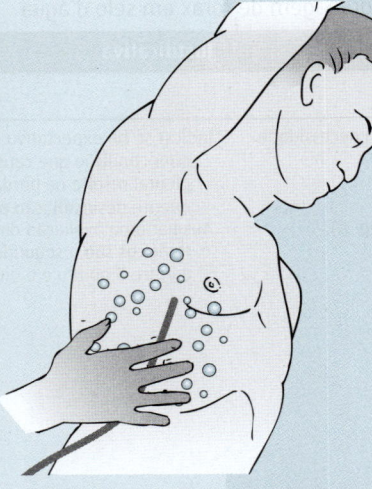

Palpando a pele ao redor do ponto de inserção do dreno torácico, buscando por enfisema subcutâneo palpável ou audível no tecido. (Foto de B. Proud.)

B

Inspecione todas as conexões para determinar se estão fixas e seguras.	Indicar que está sendo feito um cuidado adequado e garantir que o sistema de drenagem não se separará acidentalmente.
Reforce as conexões nos locais em que a fita adesiva afrouxou.	Evitar uma separação acidental.

(continua)

Mantendo um sistema de drenagem de tórax em selo d'água *(continuação)*

PLANEJAMENTO *(continuação)*

Verifique se todos os drenos e conexões estão sem dobras e posicionados livremente para o sistema de drenagem (Fig. C).	Garantir a evacuação do ar e a drenagem do sangue, pois os fluidos não podem ser drenados para cima, contra a gravidade; nem o ar nem os líquidos podem passar por uma obstrução física.
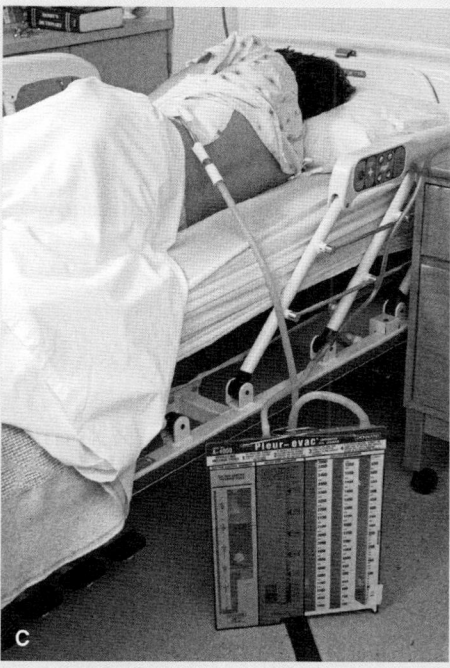	Manter os drenos torácicos desobstruídos do paciente até o sistema de drenagem.
Observe o nível de líquido no sistema de selo d'água para verificar se está na marca de 2 cm e se a água no equipamento de sucção está na marca de 20 cm ou na pressão prescrita pelo médico (Fig. D).	Manter o selo d'água, evitando a passagem de ar atmosférico para dentro do espaço pleural. Fornecer o nível de água normal para a sucção.
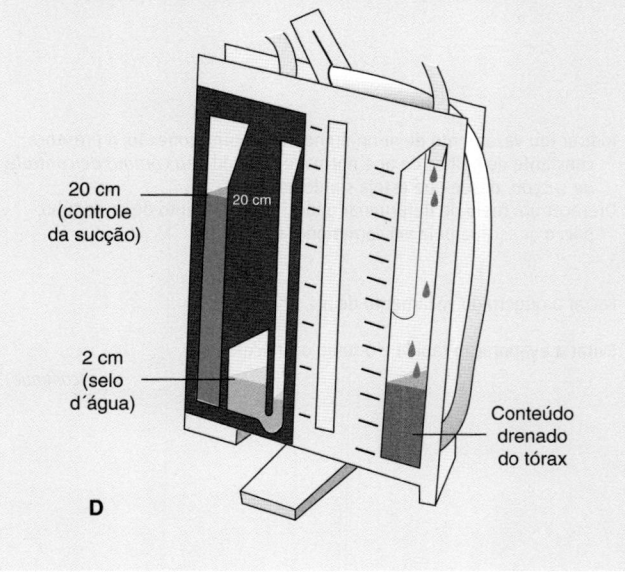	**Observando os níveis de água.**

(continua)

Mantendo um sistema de drenagem de tórax em selo d'água *(continuação)*

PLANEJAMENTO *(continuação)*

Adicionar água destilada estéril até a marca de 2 cm no sistema de selo d'água ou até a marca de 20 cm no sistema de controle de sucção se o líquido estiver abaixo do padrão (Fig. E).

E

O selo d'água é mantido com 2 cm de água; a profundidade da água de 20 cm na câmara de sucção determina a quantidade de pressão negativa e *não* a configuração da pressão na fonte de sucção.

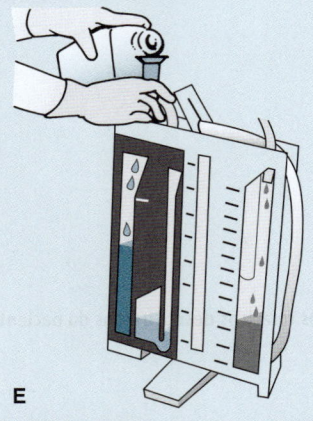

Adicionado água no equipamento de controle da sucção.

Observe se a água está **oscilando**, isto é, está aumentando e diminuindo a cada respiração (Fig. E).

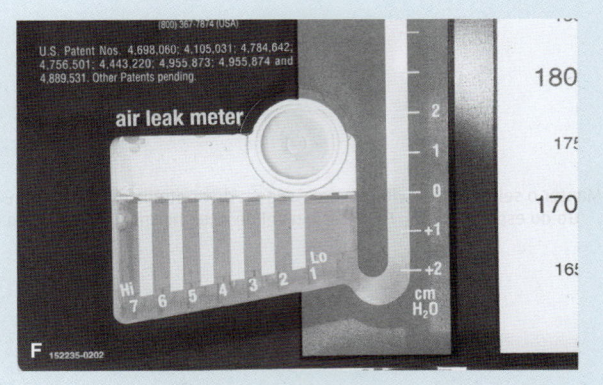

Indicar que o dreno está desobstruído e que o pulmão não está totalmente insuflado; as alterações na pressão intratorácica durante a respiração permitem que os líquidos subam e desçam.

Observando o movimento de oscilação – subir e descer da água no sistema de selo d'água.

Observe a presença de borbulhamento contínuo no sistema *de selo d'água*.

Se for observada presença de borbulhamento contínuo, coloque pinças hemostáticas a alguns centímetros do tórax; observe se as bolhas cessam; retire e recoloque as pinças hemostáticas na direção do sistema de drenagem, até que as bolhas cessem.

Aplique fita adesiva em torno do dreno, acima de onde a pinça foi colocada pela última vez quando cessaram as bolhas de ar.

Regular a sucção de parede de modo a produzir borbulhamento *leve*.

Indicar um vazamento de ar no dreno ou em uma conexão; a presença constante de bolhas de ar é normal e esperada *na câmara de controle de sucção,* desde que esteja sendo usada.

Oferecer um meio de determinar o local de vazamento de ar no tubo, pois o ar escapa pela via com menor resistência.

Lacrar a origem do vazamento de ar.

Evitar a evaporação rápida e o ruído desnecessário.

(continua)

Mantendo um sistema de drenagem de tórax em selo d'água *(continuação)*

PLANEJAMENTO *(continuação)*

Observe a natureza e a quantidade do conteúdo drenado na câmara de coleta (Fig. G).	Proporcionar dados comparativos; mais de 100 mL/h ou conteúdo drenado vermelho vivo devem ser comunicados imediatamente.

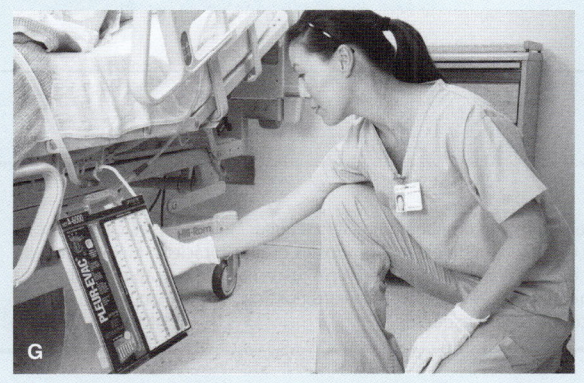

Observando as características do conteúdo drenado.

Mantenha o sistema de drenagem abaixo do nível do tórax.	Manter o fluxo gravitacional da drenagem.
Coloque o paciente em posição que evite a compressão do dreno.	Facilitar a drenagem.
Enrole e prenda a parte que sobra do dreno sobre a cama.	Evitar voltas dependentes, para facilitar a drenagem.
Ordenhe o dreno, um processo de compressão e desobstrução com o objetivo de movimentar coágulos estacionários, somente se absolutamente necessário.	Criar uma pressão intrapleural negativa bastante elevada; a ordenha nunca é feita rotineiramente.
Estimule a tosse e a respiração profunda pelo menos a cada 2 horas enquanto o paciente estiver desperto.	Promover a reexpansão pulmonar, pois os mecanismos da respiração e da tosse forçada ajudam a evacuar o ar e os líquidos.
Oriente o paciente a movimentar-se no leito, deambular carregando o sistema de drenagem e a exercitar o ombro em que se encontra(m) o(s) dreno (s).	Evitar os prejuízos da imobilidade e manter a flexibilidade articular sem riscos ao paciente enquanto o dreno está desconectado da sucção, ao mesmo tempo em que o selo d'água permanece intacto.
Jamais mantenha o dreno torácico pinçado durante um período prolongado.	Isso predispõe ao desenvolvimento de um **pneumotórax de tensão** (pressão extrema de ar dentro do pulmão, quando não há via de escape); pinçar o dreno de tórax *brevemente* é seguro como, por exemplo, quando for necessária a troca de todo o sistema de drenagem.
Se o dreno se desconectar do sistema de drenagem, insira o dreno torácico dentro da água estéril até que ele possa ser reacoplado e fixado ao sistema de drenagem.	Fornecer um selo d'água temporário para evitar a entrada de ar atmosférico, o que pode fazer o pulmão colabar novamente.
Evite que o ar entre no local de inserção do dreno, cobrindo-o com uma mão enluvada ou um tecido apropriado, caso o dreno seja puxado acidentalmente.	Reduzir a quantidade de pulmão colapsado.
Marque o nível da drenagem na câmara de coleta ao término de cada turno (Fig. H).	Fornecer dados das perdas de líquido, sem o risco de novo colapso pulmonar; *jamais* esvazie o frasco de drenagem.

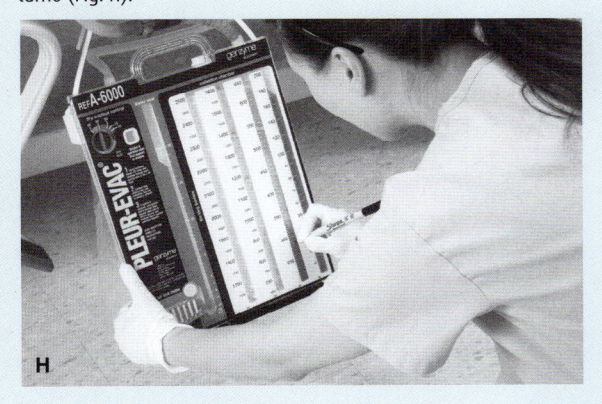

Marcação do nível de drenagem.

(continua)

Mantendo um sistema de drenagem de tórax em selo d'água *(continuação)*

Avaliação
- Paciente não mostra evidências de dificuldade respiratória.
- O curativo está seco e intacto.
- O equipamento está funcionando adequadamente.
- A água está nos níveis recomendados.

Documentação
- Achados da avaliação.
- Cuidados prestados.
- Quantidade drenada durante o turno de cuidado.

EXEMPLO DE DOCUMENTAÇÃO

Data e hora — Drenos na parte superior e inferior do tórax conectados ao sistema de drenagem em selo d'água. Murmúrio vesicular presente em todo o tórax, exceto no ápice e na base do pulmão esquerdo, onde estão inseridos os drenos torácicos. Movimentos de ondulação do nível da água ainda observados no sistema de selo d'água. Marca de 20 cm na câmara de sucção mantida. Drenagem torácica vermelha-escura, em volume não superior a 50 mL. Deambulou pelo corredor ao ser desconectado da sucção. Realizou movimentos de amplitude de movimento total com o ombro esquerdo. _____ASSINATURA/FUNÇÃO

22

Controle de Infecções

OBJETIVOS DO ENSINO

Ao término deste capítulo o leitor deverá:

1. Explicar o significado de doença infecciosa.
2. Diferenciar infecção e colonização.
3. Listar cinco estágios do curso de uma doença infecciosa.
4. Definir "medidas para controle de infecções".
5. Citar duas das principais técnicas de controle de infecções.
6. Identificar os três novos elementos de precauções padrão.
7. Discutir situações em que os enfermeiros usam as precauções padrão e as precauções baseadas na transmissão.
8. Descrever a justificativa para uso das precauções para transmissão pelo ar, por gotículas e precauções de contato.
9. Explicar o propósito do uso dos equipamentos de proteção individual (EPI).
10. Discutir a razão pela qual os equipamentos de proteção individual devem ser removidos em uma sequência específica após o cuidado de um paciente portador de infecção.
11. Explicar a forma como os enfermeiros realizam o duplo ensacamento.
12. Listar dois problemas psicológicos comuns entre pacientes com doenças infecciosas.
13. Oferecer pelo menos três sugestões de orientações para prevenir infecções.
14. Discutir uma característica peculiar aos idosos relativa às doenças infecciosas.

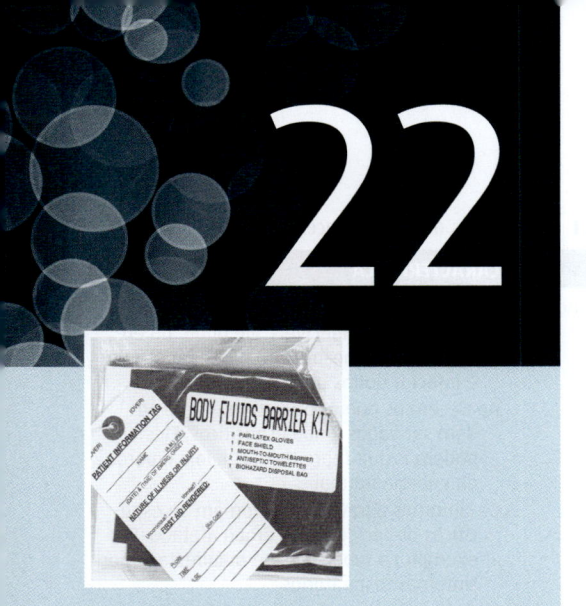

TERMOS PRINCIPAIS

Colonização
Doenças infecciosas
Duplo ensacamento
Equipamentos de proteção individual
Higiene brônquica/etiqueta de tosse
Infecção
Infecções hiperendêmicas
Máscara N95 (bico de pato)
Máscara purificadora de ar à bateria
Práticas de injeção segura
Precauções baseadas na transmissão
Precauções de contato
Precauções para controle de infecções
Precauções para transmissão pelo ar
Precauções para transmissão por gotículas
Precauções padrão

As **doenças infecciosas** (doenças transmitidas de uma pessoa para outra) também são chamadas *doenças contagiosas* ou *transmissíveis*, além de *infecções adquiridas na comunidade*. Elas já foram a principal causa de mortes, mas, devido ao desenvolvimento de vacinas, à implementação de medidas agressivas de saúde pública e aos avanços nas terapias medicamentosas, isso não é mais uma realidade. Apesar disso, as doenças infecciosas não desapareceram. Na verdade, os microrganismos causadores da tuberculose (TB), da gonorreia e de algumas formas de infecções em ferimentos e no aparelho respiratório têm desenvolvido cepas resistentes ao fármacos (Cap. 21). Acrescentando-se a isso o atual problema de saúde pública da aids, uma doença infecciosa disseminada pela presença do HIV no sangue e em fluidos corporais (Quadro 22.1), da síndrome respiratória aguda severa (SARS) e do potencial de gripe aviária, fica evidente que os seres humanos ainda não venceram a guerra contra os patógenos.

Este capítulo trata das precauções que confinam o reservatório de agentes infecciosos e bloqueiam sua transmissão de um hospedeiro a outro. Para compreender os conceitos de controle de infecções, é importante que se entenda o ciclo do processo infeccioso (Cap. 10) e o curso de uma infecção.

INFECÇÃO

A **infecção** é uma condição que ocorre quando os microrganismos causam alguma lesão a seu hospedeiro. Ela difere da **colonização**, uma condição em que eles estão presentes, mas o hospedeiro não manifesta quaisquer sinais ou sintomas de infecção. Isso não significa, todavia, que um hospedeiro infectado ou colonizado não possa transmitir microrganismos patógenos e infecções a outras pessoas.

QUADRO 22.1 Fatos e mitos em relação à transmissão do HIV

Fatos

O HIV é transmitido pelo(a):

- Contato com o sangue, o sêmen ou as secreções vaginais de uma pessoa infectada pelo vírus HIV durante relação sexual vaginal, anal ou oral desprotegida.
- Compartilhamento de agulhas ou seringas com uma pessoa infectada.
- Ocorrência de acidente punctório com materiais que contenham sangue de uma pessoa infectada (Cap. 34).
- Recebimento de transfusão de sangue contaminado, ou de seus derivados.
- Nascimento de um bebê de mãe infectada pelo HIV, bem como por seu aleitamento.
- Contato com o sangue de uma pessoa infectada por meio de materiais não esterilizados usados para furar as orelhas (para colocação de brincos), fazer tatuagens, praticar a acupuntura, realizar procedimentos dentários, barbear-se ou escovar os dentes.
- Contato com o sangue de uma pessoa infectada por intermédio de feridas abertas ou de esguichos diretamente nas mucosas, como a ocular ou aquela presente no interior das narinas.
- Inseminação artificial com sêmen infectado.
- Transplante de órgão doado por uma pessoa infectada pelo HIV.

Mitos

O HIV não é transmitido pelo(a):

- Doação de sangue.
- Picada de insetos.
- Compartilhamento de xícaras, talheres e pratos.
- Inalação de gotículas oriundas de espirros ou tosses.
- Abraço, toque ou beijo em uma pessoa infectada.
- Compartilhamento de telefones ou teclados de computador.
- Presença em lugar público com pessoas infectadas pelo HIV.
- Utilização de bebedouros ou assentos sanitários públicos.
- Natação em piscina.

De Centers for Disease Control and Prevention. *HIV and its transmission.* Acessado em abril de 2010 em http://www.cdc.gov/hiv/resources/ factsheets/transmission.htm, last updated July 2007, accessed 4/10; Ten things everyone should know about HIV; Symptom checker. Accessed April 2010, from, http://symptomchecker.about.com/od/Diagnoses.hivaids. htm, last modified February 2005.

Considerações gerontológicas

- Muitos idosos que moram em instituições de cuidados prolongados, idosos hospitalizados e profissionais de saúde são colonizados com bactérias resistentes a antibióticos, possivelmente com poucos ou nenhum sintoma.

As infecções desenvolvem-se em estágios distintos (Tab. 22.1). As características e as durações de cada estágio podem diferir, dependendo do agente infeccioso. Por exemplo, o período de incubação de um resfriado comum é de cerca de 2 a 4 dias até o aparecimento dos sintomas, ao passo que pode levar meses ou anos para que uma pessoa infectada pelo HIV demonstre sintomas da aids.

TABELA 22.1 Curso das doenças infecciosas

ESTÁGIO	CARACTERÍSTICA
Período de Incubação	O agente infeccioso reproduz-se, mas não há sintomas reconhecíveis. Ele pode, no entanto, sair do hospedeiro nesse momento e infectar outras pessoas
Estágio Prodômico	Aparecem os primeiros sintomas, que podem ser vagos e não específicos. Eles podem incluir febre leve, cefaleia e perda da energia normal
Estágio Agudo	Os sintomas agravam-se e tornam-se específicos do tecido ou do órgão afetado. Por exemplo, a tuberculose é manifestada por sintomas respiratórios
Estágio Convalescente	Os sintomas desaparecem à medida que o hospedeiro domina o agente infeccioso
Restabelecimento	O microrganismo patógeno é destruído. A saúde melhora ou é restaurada

Considerações gerontológicas

- Os idosos são mais suscetíveis a infecções causadas pela diminuição do funcionamento do sistema imune e inadequações na alimentação e na ingestão de líquidos.
- Os sintomas das infecções tendem a ser mais sutis entre os idosos, visto que os idosos tendem a apresentar uma temperatura basal "normal" mais baixa, uma temperatura considerada normal pode ser, na verdade, elevada para eles.
- As infecções são mais propensas a ter um curso rápido e consequências ameaçadoras na vida, uma vez que tenham se estabelecido. Alterações de comportamento e no estado mental são manifestações comuns de infecção entre eles.

PRECAUÇÕES NO CONTROLE DE INFECÇÕES

As **precauções para controle de infecções** são medidas físicas designadas a reduzir a disseminação de doenças infecciosas. Elas são essenciais ao cuidado dos pacientes. Requerem conhecimento dos mecanismos pelos quais essas doenças são transmitidas e dos métodos que interferirão no ciclo do processo infeccioso.

Considerações gerontológicas

- O emagrecimento, o ressecamento e a diminuição da vascularização da pele predispõe a pessoa idosa a infecções cutâneas. Manter a pele intacta é uma excelente defesa de primeira linha contra infecções.
- As infecções são frequentemente transmitidas para os idosos vulneráveis por meio de reservatórios de equipamentos, como cateteres urinários, umidificadores e equipamentos de oxigênio, ou por meio de locais de incisão, como aqueles para o equipo intravenoso, nutrição parenteral ou alimentação por sonda. A utilização de técnica asséptica apropriada é importante para evitar a introdução de microrganismos. A avaliação diária para detectar quaisquer sinais de infecção é essencial.
- Os idosos, cuidadores e familiares em contato próximo com o idoso e todos os funcionários de saúde precisam vacinar-se anualmente contra a gripe. Aqueles com 65 anos ou mais e os mais jovens com doenças crônicas devem receber uma dose inicial da vacina pneumocócica.

- Visitantes com infecções respiratórias precisam usar uma máscara ou evitar o contato com o idoso em sua casa ou na instituição de cuidados prolongados até que os sintomas tenham desaparecido. Além de uma máscara, a higiene das mãos frequente e minuciosa pode ajudar a prevenir a transmissão de organismos.
- Os profissionais de saúde que estão doentes devem tirar uma licença médica, em vez de expor os clientes suscetíveis a organismos infecciosos.

Sob os auspícios do Centers for Disease Control and Prevention (CDC), o Healthcare Infection Control Practices Advisory Committee (2007) têm recomendado diretrizes para duas categorias principais de precauções de controle de infecção: as precauções padrão e as precauções baseadas na transmissão.

Precauções padrão

As **precauções padrão** são medidas para redução dos riscos de transmissão de microrganismos a partir de fontes conhecidas ou desconhecidas de infecção. Os profissionais da área da saúde as seguem ao assistir todos os pacientes, independentemente da suspeita ou confirmação do estado infeccioso (Quadro 22.2). Esse sistema preventivo combina métodos anteriormente conhecidos como *precauções universais* e *isolamento de substâncias corporais*. O uso de precauções padrão reduz o potencial de transmissão de agentes infecciosos no sangue, fluidos corporais, secreções e excreções (exceto suor), pele não intacta, mucosas e equipamentos ou itens no ambiente do paciente que podem conter agentes infecciosos transmissíveis, quer contenham sangue visível ou não. Os profissionais da saúde seguem as precauções padrão ao cuidar de todos os pacientes em todos os contextos em que são prestados cuidados de saúde. As precauções padrão inclui a higiene das mãos, o uso de luvas, um avental, uma máscara, uma proteção para os olhos ou protetor facial e as práticas de injeção segura (Cap. 34). O tipo de **equipamento de proteção individual** (EPI) utilizado é determinado pela natureza da interação com o paciente e pela quantidade de exposição ao sangue, fluido corporal ou patógenos prevista.

Pode-se colocar uma sinalização que alerte todos os profissionais da saúde nas diversas áreas da instituição (Fig. 22.1).

Novas recomendações de precaução padrão

O CDC identificou três novas precauções padrão para controle de infecção. Elas incluem a higiene brônquica/etiqueta de tosse, as práticas de injeção segura e as práticas para procedimentos especiais de punção lombar.

Higiene brônquica/etiqueta de tosse

A **higiene brônquica/etiqueta de tosse** (Fig. 22.2) refere-se às medidas de controle de infecção utilizadas no primeiro contato com pacientes, familiares ou amigos de pessoas com sinais de doença que sugerem uma infecção respiratória transmissível não diagnosticada. Inclui:

- Cobrir a boca/nariz com um lenço ao tossir; tossir ou espirrar em uma parte de cima da manga da blusa ou cotovelo é outra alternativa, quando não tiver um lenço.
- Eliminar prontamente os lenços utilizados.
- Realizar a higienização das mãos após o contato com secreções respiratórias.
- Usar uma máscara cirúrgica no paciente com tosse que possa tolerar esta medida.
- Manter o paciente com sintomas respiratórios a uma distância de pelo menos 1 m de outras pessoas em áreas de espera comuns.

Práticas de injeção segura

As **práticas de injeção segura** são as medidas de controle de infecção que impedem a transmissão do vírus da hepatite B (HBV) e da hepatite C (HCV) por meio da utilização de técnicas assépticas na preparação e na administração de medicamentos parenterais (Cap. 34). Os profissionais de saúde são aconselhados a (1) usar uma seringa estéril descartável de uso único para cada injeção, (2) evitar a contaminação de equipamentos de injeção

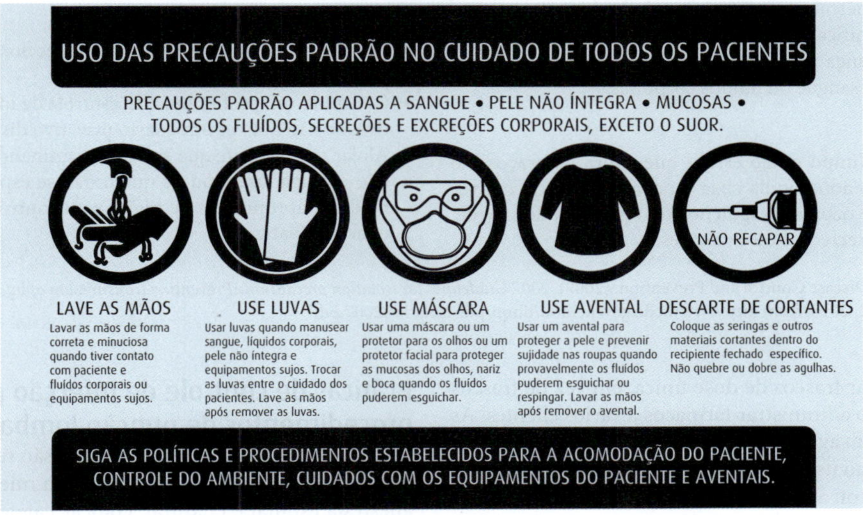

FIGURA 22.1 Placa identificando as precauções padrão.

QUADRO 22.2 Precauções padrão

Higiene das mãos
- Usar um produto à base de álcool ou sabonete simples (não antimicrobiano) para a higienização das mãos de rotina.
- Realizar a higienização das mãos após o contato com sangue, fluidos corporais, secreções, excreções e materiais contaminados, independentemente de usar luvas ou não.
- Realizar a higienização das mãos imediatamente após a retirada das luvas, entre os contatos com pacientes e quando indicado por outro motivo; realizar a higienização das mãos entre as tarefas e procedimentos em um mesmo paciente, para evitar a contaminação cruzada de diferentes locais do corpo.
- Usar um agente antimicrobiano ou um agente antisséptico sem água para controlar surtos ou **infecções hiperendêmicas** (infecções que são altamente infecciosas em todas as faixas etárias).

Luvas
- Usar luvas não estéreis limpas que se encaixem perfeitamente em torno do punho ao entrar em contato com sangue, fluidos corporais, secreções, excreções e materiais contaminados; as luvas de látex ou borracha nitrílica são preferidas para procedimentos clínicos que exigem destreza manual ou que envolvem mais do que um breve contato com o paciente
- Trocar de luvas entre as tarefas no mesmo paciente após o contato com material que possa conter uma alta concentração de microrganismos e antes de tocar em teclados de computador portátil ou outro equipamento móvel que é transportado de um quarto para outro.
- Retirar as luvas e higienizar as mãos imediatamente, antes de atender outro paciente.

Máscara, proteção ocular, protetor facial
- Usar uma máscara e proteção para os olhos (óculos) ou protetor facial para proteger os olhos, o nariz e a boca quando houver probabilidade que ocorram esguichos ou respingos de sangue, fluidos corporais, secreções ou excreções; os óculos e as lentes de contato não são adequados para proteção dos olhos.
- Realizar uma verificação da vedação (também chamado de "cheque de ajuste") para minimizar o vazamento de ar ao redor da máscara facial de um respirador; a reutilização de um respirador particulado pela mesma pessoa é aceitável, desde que o respirador não esteja danificado ou sujo, o ajuste não esteja comprometido pela mudança na forma e o respirador não tenha sido contaminado com sangue ou fluidos corporais.

Avental
- Usar um avental limpo e não estéril que cubra os braços e o corpo, do pescoço ao meio da coxa ou abaixo, quando houver probabilidade que ocorram esguichos ou respingos de sangue, fluidos corporais, secreções ou excreções.
- Remover um avental sujo imediatamente e realizar a higienização das mãos.

Equipamentos de cuidado do paciente
- Dispor o recipiente para EPI descartáveis ou reutilizáveis usados em um local que seja conveniente para a remoção e descarte de materiais contaminados.
- Segurar equipamentos contaminados com sangue, fluidos corporais, secreções e excreções corporais de modo a evitar a disseminação de microrganismos para si próprio, para outros ou para o ambiente.
- Assegurar que equipamentos reutilizáveis sujos sejam limpos e desinfetados ou esterilizados antes de serem usados novamente.
- Descartar corretamente equipamentos de uso único sujos.

Controle ambiental
- Assegurar que sejam seguidos os procedimentos para a limpeza e desinfecção de rotina de superfícies ambientais, leitos, grades laterais, equipamentos de cabeceira e outros locais frequentemente tocados.

Roupas de cama
- Manipular, transportar e processar os lençóis sujos de modo a evitar a exposição de si mesmo, dos outros e do ambiente.

Saúde ocupacional e patógenos veiculados pelo sangue
- Prevenir lesões ao utilizar agulhas, bisturis e outros dispositivos cortantes.
- Nunca recapar agulhas usadas.
- Usar o método de "encaixe" de mão única ou um dispositivo mecânico para cobrir agulhas.
- Colocar todos os itens cortantes descartáveis no recipiente resistente a perfurações mais próximo do local de utilização; transportar seringas e agulhas reutilizáveis em um recipiente resistente a perfurações para o reprocessamento.
- Usar bocais, bolsas de reanimação ou outros dispositivos de ventilação como métodos alternativos à respiração boca a boca, nos locais em que o procedimento de ressuscitação for prognosticado.

Alojamento do paciente
- Alojar o paciente potencialmente infeccioso em um quarto privativo, sempre que possível.
- Consultar um profissional de controle de infecção sobre alternativas se não houver um quarto privativo disponível.
- Alojar um paciente que esteja contaminando o ambiente ou que não consiga fazer (ou de quem não se espera que faça) uso de medidas apropriadas de higiene ou controle ambiental em um quarto privativo.

Adaptado de Centers for Disease Control and Prevention. (2007). *2007 Guidelines for isolation precautions: Preventing transmission of infectious agents in healthcare settings*. Accessed April 12, 2010, from http://www.cdc.gov/ncidod/dhqp/pdf/isolation2007.pdf.

e medicação e (3) usar frascos de dose única, em vez de frascos de doses múltiplas, ao administrar fármacos a vários clientes. As medidas para lidar com agulhas e outros dispositivos cortantes de modo a evitar lesões ao usuário e a outros que possam encontrar o dispositivo durante ou após um procedimento continuam sendo uma prática padrão (Caps. 34 e 35).

Práticas de controle de infecção para procedimentos de punção lombar especial

Os procedimentos de punção lombar são realizados por uma série de razões, como para realizar uma mielografia, administrar anestesia espinal e epidural, colocar cateteres espinais e injetar fármacos dentro do canal espinal. Como houve um aumento na incidência de meningite bacteriana provavelmente transmitida

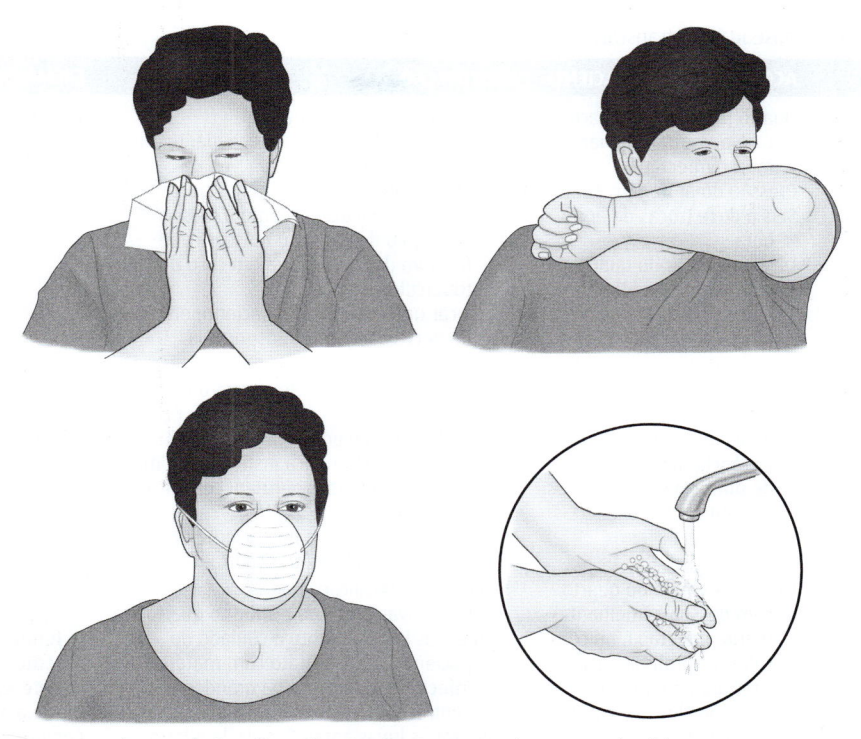

FIGURA 22.2 Técnicas para prevenir ou reduzir a disseminação de agentes patógenos respiratórios.

por gotículas respiratórias no momento em que esses procedimentos eram realizados, atualmente recomenda-se que a pessoa que realiza o procedimento use uma máscara, além do equipamento de proteção que já era utilizado.

Precauções baseadas na transmissão

As **precauções baseadas na transmissão** são medidas para controlar a disseminação de agentes infecciosos altamente transmissíveis ou epidemiologicamente importantes de pacientes quando a via(s) de transmissão conhecida ou suspeita não é completamente interrompida com as precauções padrão isoladamente. Elas também são chamadas de *precauções de isolamento*. Existem três tipos de precauções baseadas na transmissão: precauções para transmissão pelo ar, precauções para transmissão por gotículas e precauções de contato (Tab. 22.2). Essas três modalidades substituem as categorias anteriores de isolamento rigoroso, isolamento de contato, isolamento respiratório, isolamento para tuberculose (BAAR), precauções entéricas e precauções devido a drenagem/secreções. A equipe de saúde baseia sua decisão de utilizar uma das precauções, ou a combinação de mais de uma delas, observando o mecanismo de transmissão do microrganismo patógeno. A equipe usa uma ou mais categorias de precauções baseada na transmissão simultaneamente quando as doenças têm múltiplas vias de transmissão.

Considerações gerontológicas

- Os idosos com prejuízos cognitivos precisam de mais assistência para atender às medidas de controle de infecções.

As precauções baseadas na transmissão são necessárias por períodos variados de tempo, dependendo de quanto tempo o risco de transmissão do agente infeccioso persiste ou da duração da doença. Algumas precauções, com exceção das precauções padrão, podem ser interrompidas pela equipe quando os resultados da cultura ou outros achados laboratoriais documentarem que a doença foi resolvida, quando uma ferida ou lesão parar de drenar, após a introdução de tratamento eficaz ou quando as leis e regulamentos do estado ditaram a interrupção. Às vezes, a equipe de saúde empregam-nas durante todo o tratamento de um paciente.

Precauções para transmissão pelo ar

As **precauções para transmissão pelo ar** são medidas que reduzem o risco de transmissão de patógenos que permanecem infecciosos por longas distâncias quando suspensos no ar (Tab. 22.2). Elas bloqueiam os elementos patógenos que medem 3 microns ou menos e que estão presentes nos resíduos de gotículas evaporadas que permanecem suspensas no ar, assim como aquelas que estão presas a partículas de poeira.

A tuberculose é um exemplo de uma doença transmitida pelo ar. Os cuidadores devem usar um tipo específico de máscara ao cuidar de pacientes com tuberculose. A **máscara N95 (bico de pato)**, que se ajusta individualmente a cada cuidador, pode filtrar partículas de 1 micron (menor do que 1 mm), com uma eficiência de 95% ou mais, desde que o dispositivo se ajuste confortavelmente à face (Fig. 22.3A). A **máscara purificadora de ar à bateria** (PAPR) é uma alternativa se o profissional não se ajustar à máscara bico de pato ou tiver pelos no rosto ou uma deformidade facial que impeça a vedação com uma máscara N95 (Fig. 22.3B). A PAPR sopra ar atmosférico de um dispositivo purificador de ar preso na cintura à máscara facial, por meio de um tubo flexível. A PAPR também pode ser utilizada para o resgate de vítimas expostas a produtos químicos perigosos ou substâncias de bioterrorismo.

TABELA 22.2 Precauções baseadas na transmissão

TIPO DE PRECAUÇÃO	ACOMODAÇÃO DO PACIENTE	PROTEÇÃO	EXEMPLOS DE DOENÇAS
Pelo ar	Quarto privativo ou quarto com pessoa semelhantemente infectada Pressão do ar negativa [a] Seis a doze trocas de ar por hora Descarga de ar do quarto para o ambiente ou filtragem antes de ser devolvido	Seguir as precauções padrão. Manter a porta do quarto fechada; restringir o paciente ao quarto. Usar máscara contra patógenos transmissíveis por via aérea, como a máscara N95 (bico de pato) ou máscara purificadora de ar à bateria em caso de tuberculose. Colocar uma máscara no paciente em caso de necessidade de transportá-lo.	Tuberculose pulmonar Rubéola Varicela Síndrome respiratória aguda severa (SARS)
Por gotícula	Quarto privativo ou quarto com pessoa semelhantemente infectada, ou quarto onde se mantenha a uma distância mínima de 1 m de outros pacientes e dos visitantes	Seguir as precauções padrão. Deixar a porta do quarto aberta ou fechada. Usar máscara ao entrar no quarto, dependendo da política institucional, mas sempre que puder permanecer a 1 m do paciente. Colocar uma máscara no paciente em caso de necessidade de transportá-lo.	*Influenza* Rubéola Pneumonia estreptocóccica Meningite meningocócica Coqueluche
Por contato	Quarto privativo ou quarto com pessoa semelhantemente infectada, ou consultar os profissionais do controle de infecções, caso essas opções não estejam disponíveis.	Seguir as precauções padrão. Colocar luvas antes de entrar no quarto. Trocar as luvas durante o cuidado do paciente, após contato com material infectado que contenha grandes concentrações de microrganismos. Retirar as luvas antes de sair do quarto. Realizar a lavagem das mãos ou esfregar as mãos com álcool e um agente antimicrobiano imediatamente após a remoção das luvas. Não tocar as superfícies ou materiais potencialmente contaminados no ambiente ao redor após a retirada das luvas e da realização da lavagem das mãos. Usar um avental ao entrar no quarto, caso haja possibilidade de suas roupas tocarem no paciente, em superfícies do ambiente ou em objetos no quarto, ou se o paciente estiver incontinente ou com diarreia, tiver uma colostomia ou secreção de ferida que não seja contida pelo curativo. Retirar o avental antes de deixar o ambiente. Evitar o transporte do paciente, mas, se ele for necessário, usar precauções que minimizem a transmissão. Limpar o equipamento junto ao leito e os objetos de cuidado com o paciente diariamente. Usar artigos como o estetoscópio, o esfigmomanômetro e outros instrumentos de avaliação exclusivamente no paciente infectado; limpá-los e desinfetá-los antes do uso em outro paciente.	Infecções gastrintestinais, respiratórias, de pele ou em ferimentos que sejam resistentes aos medicamentos Gangrena gasosa Diarreia aguda Conjuntivite viral aguda Abscessos com drenagem

[a] A pressão negativa do ar puxa o ar do corredor para dentro do quarto quando a porta está aberta, em oposição à pressão do ar positiva, que leva o ar do quarto para o corredor.
De Centers for Disease Control and Prevention (2007). 2007 *Guidelines for isolation precautions: Preventing transmission of infectious agents in healthcare settings*. Accessed April 12, 2010, from http:__www.cdc.gov_ncidod_dhqp_pdf_isolation2007.pdf

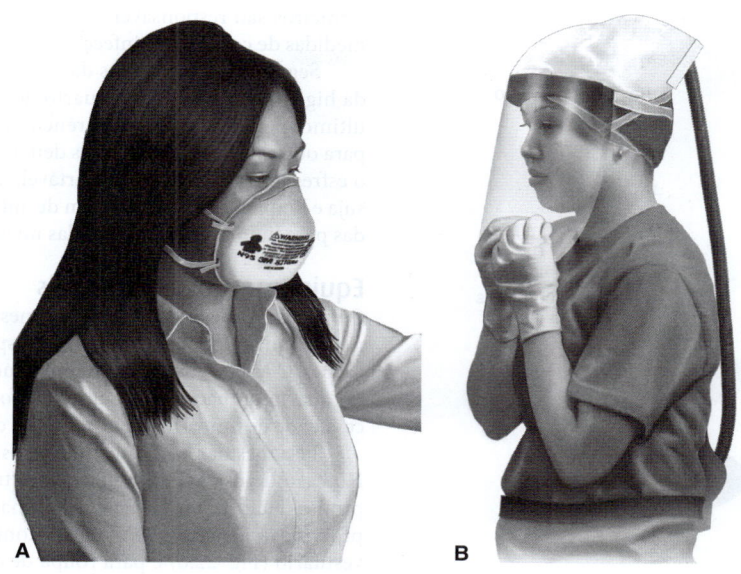

FIGURA 22.3 (**A**) A máscara N95 (bico de pato) deve se encaixar firmemente em torno da boca e do nariz, com alças prendendo-a à cabeça. A vedação segura é evidenciada por um ligeiro abaulamento na expiração e uma leve depressão após a inspiração. (**B**) A máscara purificadora de ar à bateria usa um ventilador para remover o ar contaminado por meio de um filtro e fornece ar purificado para a máscara facial.

Considerações gerontológicas

- A incidência de TB em idosos não institucionalizados é duas vezes maior que na população geral (Miller, 2008). É necessário que todas as instituições de cuidados prolongados testem por TB cada residente na admissão e cada novo funcionário.

Precauções para transmissão por gotículas

As **precauções para transmissão por gotículas** consistem nas medidas usadas para bloquear elementos patógenos presentes em gotas de umidade maiores que 5 microns. Elas são usadas para reduzir a transmissão de patógenos quando há proximidade (cerca de 1 metro ou menos) com secreções respiratórias ou mucosas entre o indivíduo infectado ou uma pessoa que é portadora de um microrganismo que se propaga por gotículas e as outras pessoas. Os microrganismos conduzidos por gotículas geralmente deixam o corpo durante a tosse, o espirro, a fala e certos procedimentos, como a aspiração das vias respiratórias (Cap. 36) e a broncoscopia. As precauções para transmissão pelo ar não são utilizadas porque as gotículas não permanecem suspensas no ar.

Precauções de contato

As **precauções de contato** são medidas usadas para bloquear a transmissão de elementos patógenos pelo contato direto ou indireto com eles. Essa é a última categoria de precauções baseadas na transmissão. O contato direto envolve o contato pele a pele com uma pessoa infectada ou colonizada. O indireto, por sua vez, ocorre pelo toque num objeto intermediário contaminado presente no ambiente em que o paciente está. Precauções adicionais são necessárias se o microrganismo envolvido for resistente a antibióticos.

Algumas doenças infecciosas, como a varicela, a varíola e a síndrome respiratória aguda severa (SARS), requerem o emprego de precauções para transmissão pelo ar e por contato.

> ▶ *Pare, Pense e Responda – Quadro 22.1*
> *Que tipos de precauções de transmissão precisam ser seguidas pelos profissionais da saúde ao cuidar de pacientes com os seguintes diagnósticos médicos: (1) tuberculose pulmonar, (2) pneumonia estreptocóccica, (3) ferimento infectado, (4) diarreia aguda e (5) meningite meningocóccica?*

MEDIDAS PARA O CONTROLE DE INFECÇÕES

As medidas para o controle de infecções envolvem o uso de **equipamentos de proteção individual** (peças do vestuário que impedem a transferência de microrganismos patógenos de uma pessoa, lugar ou objeto para si mesmo ou para os outros) e de técnicas que servem como barreiras à transmissão (Fig. 22.4). Dependendo do tipo de precauções utilizadas, os enfermeiros implementam todas ou algumas das seguintes medidas:

- Alojar o paciente e equipar um quarto de modo a restringir os patógenos a uma só área.
- Usar equipamentos de proteção individual, como aventais, protetor facial ou óculos de proteção, máscaras ou respiradores de papel ou tecido (Cap. 10) e luvas, para evitar a disseminação de microrganismos por meio do contato direto e indireto.
- Acomodar a roupa de cama, os equipamentos e outros materiais contaminados de modo a evitar que os enfermeiros transfiram os patógenos para os outros.
- Usar medidas de controle de infecções para que os microrganismos patógenos não se disseminem durante o transporte de amostras laboratoriais ou dos próprios pacientes.

Ambiente do paciente

O ambiente inclui o quarto designado à realização dos cuidados de um paciente com doença infecciosa, os equipamentos e todos

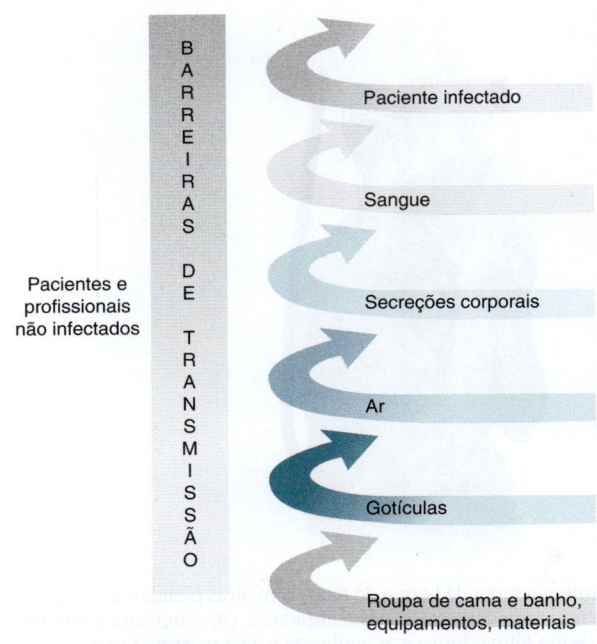

FIGURA 22.4 Bloqueio das fontes transmissoras de doenças infecciosas.

os materiais essenciais ao controle da transmissão dos microrganismos patógenos.

Quarto de controle de infecções

A não ser em caso de uso das precauções padrão, a maior parte das instituições de saúde designam os pacientes infectados (ou potencialmente contaminados) a quartos privativos. A equipe do controle de infecções pode empregar medidas alternativas, caso não haja disponibilidade de um quarto desse tipo (Tab. 22.2). Ela mantém a porta do quarto fechada para controle das correntes de ar e da circulação das partículas de poeira.

O quarto possui também banheiro privativo, para que os profissionais possam descartar, no vaso sanitário, líquidos e sólidos biodegradáveis contaminados. A pia também fica dentro do quarto, para a lavagem das mãos.

Os membros da equipe afixam, ainda, um cartão de instruções na porta ou próximo ao nível dos olhos, indicando a necessidade do uso de precauções de isolamento (Fig. 22.5). Os enfermeiros são responsáveis por orientar os visitantes quanto às medidas de controle de infecções.

Seguindo os princípios da assepsia médica, os funcionários da higienização limpam o quarto de um paciente infectado por último, para evitar a transferência de organismos do esfregão para outras áreas onde estão os demais pacientes. Eles depositam o esfregão, caso não seja descartável, junto com a roupa de cama suja e limpam seu cabo com um desinfetante. As soluções utilizadas para limpeza são desprezadas no vaso sanitário.

Equipamentos e materiais

O quarto de isolamento contém os mesmos equipamentos e materiais de qualquer outro quarto do hospital, com algumas modificações. O estetoscópio e o esfigmomanômetro devem permanecer no quarto do paciente, sempre que for possível. Isso evita a necessidade de limpá-los e desinfetá-los cada vez que são retirados.

Pela mesma razão, preferem-se os termômetros descartáveis. No caso de uso de termômetros eletrônicos ou timpânicos, os profissionais devem desinfetá-los, mantendo a segurança a seus próximos pacientes. Recipientes como *hampers* para peças do vestuário (Fig. 22.6) e para roupa de cama suja e dispensadores de sabão líquido também são colocados no quarto.

Equipamentos de proteção individual

As medidas para controle de infecções envolvem o uso de um ou mais equipamentos de proteção individual (EPIs). Esses artigos, também chamados "vestuário de barreira" (Fig. 22.7), incluem aventais, máscaras, respiradores, óculos ou protetor facial e luvas (Cap. 10). Eles ficam localizados à porta do quarto do paciente, pelo lado de fora, ou em uma antessala (Fig. 22.8).

Aventais de proteção

Os aventais de proteção são usados por duas razões: primeiro, eles evitam a contaminação das roupas e protegem a pele do contato com sangue e fluidos corporais; segundo, quando eles são removidos após o cuidado direto de um paciente infectado, reduz-se a possibilidade de transmitir os elementos patógenos do paciente, do seu ambiente ou de objetos contaminados. Existem muitos tipos de aventais de proteção, mas todos devem apresentar as seguintes características:

- Possuir abertura nas costas, para reduzir o contato inadvertido com o paciente e com os objetos.
- Possuir punhos bem ajustados, ajudando a evitar a contaminação da pele dos antebraços.

Visitantes – Passem pelo Posto de Enfermagem Antes de Entrar no Quarto

1. As máscaras são indicadas a todos que entram no quarto.
2. Os aventais são indicados a todos que entram no quarto.
3. As luvas são indicadas a todos que entram no quarto.
4. AS MÃOS PRECISAM SER LAVADAS APÓS TOCAR O PACIENTE OU EM OBJETOS POTENCIALMENTE CONTAMINADOS E ANTES DE CUIDAR DE OUTRO PACIENTE.
5. Os objetos contaminados com matéria infectada devem ser descartados ou embalados antes de serem descontaminados ou reprocessados.

FIGURA 22.5 Cartão de instruções para ser colocado na porta do quarto do paciente.

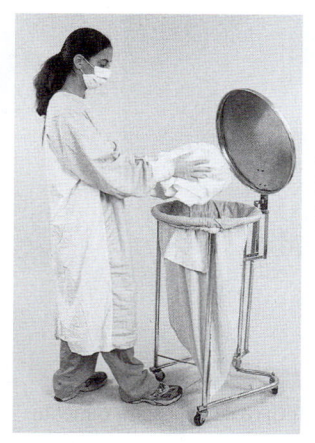

FIGURA 22.6 Recipiente (hamper) das roupas sujas a serem enviadas à lavanderia. (Foto de B. Proud.)

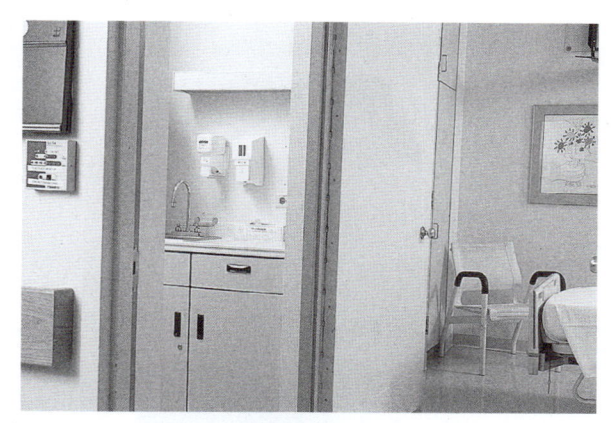

FIGURA 22.8 Antessala fora do quarto de controle de infecções. (Foto de B. Proud.)

- Fechar bem na região do pescoço e da cintura, para manter bem preso o avental, cobrindo assim todas as roupas de quem o está vestindo.

Os enfermeiros usam o avental de proteção somente uma vez, retirando-o a seguir. Ele é colocado no *hamper* de roupas sujas, removido junto com a roupa de cama também suja. Os aventais de tecido são lavados antes de serem usados novamente. Os aventais de papel são descartáveis e são colocados no recipiente para resíduos levados à incineração.

Dispositivos de proteção facial

Dependendo do modo de transmissão do patógeno, os profissionais da saúde usam uma máscara ou um respirador (Cap. 10), óculos ou um protetor facial. Eles sempre colocam esses itens antes de entrar no quarto do paciente.

Luvas

Há necessidade do uso de luvas quando uma doença infecciosa for transmissível pelo contato direto com o paciente ou pelo contato com o sangue ou os fluídos corporais. Os profissionais sempre devem calçar luvas antes ou imediatamente após a entrada no quarto do paciente. Elas são descartadas depois de serem usadas apenas uma vez.

As luvas não são uma barreira total e completa aos microrganismos. Elas são facilmente perfuradas e podem vazar; o potencial de vazamentos aumenta com o estresse decorrente de seu uso.

O uso das luvas não substitui a necessidade de realizar a antissepsia das mãos (Cap. 10) após sua remoção. As mãos podem ser contaminadas durante a retirada das luvas; os microrganismos que estavam presentes nelas antes da colocação das luvas desenvolvem-se e multiplicam-se rapidamente no ambiente aquecido e úmido de seu interior.

▶ *Pare, Pense e Responda – Quadro 22.2*
Quais itens de proteção individual você deveria usar ao prestar cuidados a um paciente que apresenta um abscesso que está drenando secreção?

Remoção do equipamento de proteção individual

Independentemente das peças de roupa que foram utilizadas como barreira, os enfermeiros seguem uma sequência ordenada durante a sua remoção (Habilidade 22.1). O objetivo é sair do quarto do paciente sem contaminar a si mesmo ou seu uniforme. O procedimento envolve o contato entre duas superfícies contaminadas ou duas superfícies limpas. Os enfermeiros retiram primeiro as peças mais contaminadas, preservando a limpeza do uniforme sob elas (Fig. 22.9).

Essa técnica pode ser modificada pelos enfermeiros para adaptar a remoção de qualquer combinação de equipamentos. A ação de enfermagem mais importante é a realização da lavagem completa das mãos antes de sair do quarto do paciente e antes de tocar qualquer outro paciente, funcionário da instituição, superfícies do ambiente ou materiais para cuidado do paciente.

Descarte de roupa de cama, equipamentos e materiais contaminados

Os recipientes presentes no quarto do paciente são usados para coletar itens contaminados. Os recipientes para resíduos são es-

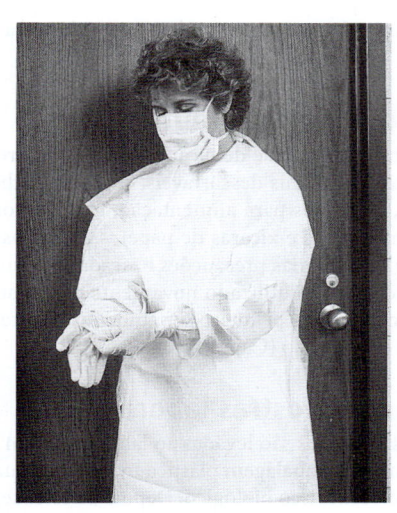

FIGURA 22.7 A colocação de equipamentos de proteção individual ajuda a evitar a disseminação de microrganismos infecciosos. (Foto de B. Proud.)

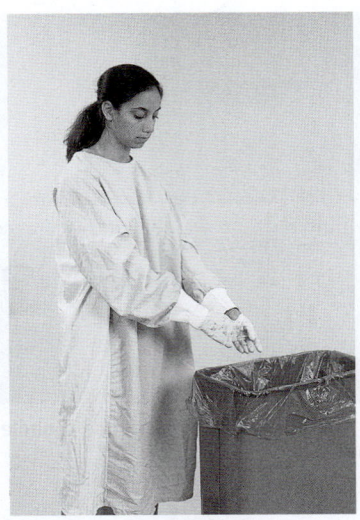

FIGURA 22.9 Remover e descartar primeiro as peças do vestuário mais contaminadas. (Foto de B. Proud.)

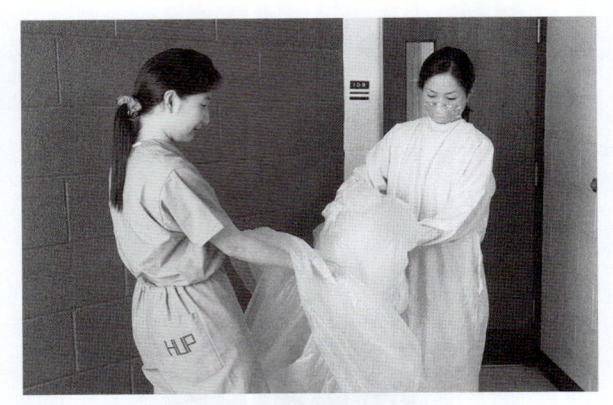

FIGURA 22.11 Técnica de duplo ensacamento.

vaziados ao término de cada turno ou com mais frequência caso ocorra acúmulo de conteúdos (Fig. 22.10). Para evitar a disseminação de patógenos, alguns itens são duplamente ensacados.

O **duplo ensacamento** é uma medida para controle de infecções no qual um saco com materiais contaminados, seja lixo ou sejam roupas que vão para a lavanderia, é colocado dentro de outro. Essa técnica requer a participação de duas pessoas. Uma delas embala os itens e deposita o saco dentro de uma segunda unidade, que é segurada por outra pessoa, posicionada fora do quarto do paciente. A pessoa que segura o segundo saco evita sua contaminação manipulando a embalagem de fora por meio de uma dobra sobre suas mãos (Fig. 22.11).

Os Centers for Disease Control and Prevention (2007) estão relaxando sua recomendação em relação ao duplo ensacamento. Eles revisaram sua posição, verificando que uma só embalagem é adequada, desde que seja resistente e que os artigos sejam colocados sem contaminar seu exterior. Caso contrário, o duplo ensacamento é utilizado.

Ao término das precauções baseadas na transmissão, o equipamento que será utilizado novamente para o atendimento de outro paciente deve, primeiro, ser cuidadosamente limpo e desinfectado.

Descarte de resíduos biodegradáveis

Os resíduos biodegradáveis são os refugos que se decomporão naturalmente em componentes menos complexos. Trata-se de bebidas não consumidas, lenços de papel, conteúdos de coletores de drenagem, urina e fezes. Todos esses podem ser colocados no vaso sanitário do quarto do paciente e dada a descarga. As substâncias químicas e os métodos de filtragem nos centros de tratamento de esgoto são suficientes para destruir os elementos patógenos das fezes humanas.

Os enfermeiros colocam os resíduos maiores em recipientes forrados e os removem do quarto mediante técnica de ensacamento duplo ou simples. Os materiais úmidos, como curativos sujos, são envoltos de modo que, durante sua contenção, insetos voadores ou rastejantes não possam transferir os microrganismos patógenos. Eventualmente, a embalagem e o seu conteúdo são destruídos por incineração ou são autoclavados. Os itens autoclavados podem ser descartados com segurança em aterros sanitários.

Remoção de artigos reutilizáveis

Para reduzir a necessidade de desinfecção de itens reutilizáveis, equipamento e materiais descartáveis, como comadres (ou urinol), bacias, utensílios para alimentação, todos feitos de plástico, bem como pratos e xícaras de papel, são usados o máximo possível. Ao término das precauções baseadas na transmissão, o equipamento que será utilizado novamente para o atendimento de outro paciente deve primeiro ser cuidadosamente limpo, desinfectado e esterilizado (Cap. 10).

Entrega de amostras laboratoriais

As amostras coletadas são levadas ao laboratório em recipientes lacrados, em uma embalagem plástica indicando tratar-se de artigos que oferecem risco biológico. Depois do teste ser realizado, a maioria das amostras é eliminada no vaso sanitário, incinerada ou esterilizada.

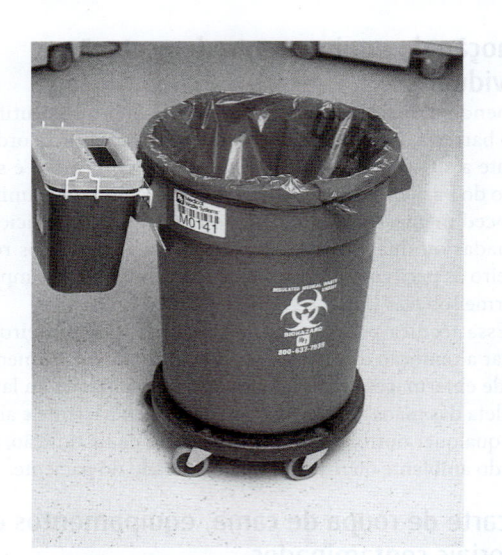

FIGURA 22.10 Recipiente de descarte usado para resíduos infecciosos. (Foto de B. Proud.)

Transporte de pacientes

Os pacientes com doenças infecciosas podem necessitar de transporte para outros locais, como o setor de radiografia. Durante o transporte, os enfermeiros usam métodos para prevenir a disseminação, direta ou indireta, dos microrganismos patógenos do paciente. Por exemplo, para evitar a contaminação do próprio equipamento de transporte pelos patógenos do paciente, os enfermeiros forram a superfície da cadeira de rodas ou da maca com um lençol ou uma toalha de banho limpos, protegendo-a do contato direto com o doente. Eles usam um segundo lençol ou cobertor para cobrir o máximo possível do corpo do paciente durante o transporte. Também vestem uma máscara ou respirador com filtro de partículas nos casos em que o elemento patógeno é transmitido por via aérea ou por gotículas. Todos os funcionários de hospitais que têm contato direto com o paciente usam equipamentos de proteção individual similares aos empregados no cuidado ao paciente.

A coordenação interdepartamental é importante. O setor para o qual o paciente é transportado é avisado de que este possui uma doença infecciosa. Isso facilita a diligência do cuidado com ele e reduz as esperas desnecessárias em áreas utilizadas por outros pacientes.

Quanto o paciente retorna, o enfermeiro deposita a roupa de cama suja no *hamper* apropriado, que se encontra no quarto dele, tocando somente a superfície externa dos cobertores protetores. Algumas instituições ainda lavam ou borrifam com líquido desinfetante o veículo de transporte antes de sua reutilização.

IMPLICAÇÕES PSICOLÓGICAS

Embora as medidas para controle de infecções sejam necessárias, elas frequentemente fazem os pacientes sentirem-se abandonados ou evitados. Aqueles com doenças infecciosas continuam carecendo de contato e interação com outros seres humanos, sendo que ambos costumam ser mínimos, devido às difíceis precauções que precisam ser empregadas quando se entra e sai do quarto do paciente. Familiares e amigos receosos podem evitar as visitas aos que estão proibidos de deixar a área de seus quartos. Por tudo isso, são necessárias medidas para aliviar os sentimentos de isolamento do paciente, proporcionando-lhe interação social e estimulação sensorial.

Promoção de interação social

Enquanto estão sendo empregadas precauções baseadas na transmissão, é importante planejar contatos frequentes com o paciente. Os enfermeiros encorajam os visitantes a vir com mais frequência, sempre que as condições do paciente e a política da instituição permitirem. Eles usam todas as oportunidades para enfatizar aos visitantes que, seguidas as precauções para o controle da infecção, não há possibilidade deles adquirirem a doença.

Combate à privação sensorial

A privação sensorial resulta do fato de a pessoa experimentar quantidades insuficientes de estimulação sensorial ou quando a estimulação sensorial é contínua e monótona. A meta é oferecer uma variedade de experiências sensoriais em intervalos intermitentes (Orientações de Enfermagem 22.1).

IMPLICAÇÕES PARA A ENFERMAGEM

O cuidado de pacientes com doenças infecciosas requer habilidades que atendam às suas necessidades físicas e emocionais. Alguns diagnósticos de enfermagem identificados com frequência incluem:

- Risco de Infecção
- Proteção Ineficaz
- Risco de Transmissão de Infecção (atualmente fora da lista da NANDA)
- Interação Social Prejudicada
- Isolamento Social
- Risco de Solidão
- Atividades de Lazer Deficientes
- Sentimento de Impotência
- Medo

O Plano de Cuidados de Enfermagem 22.1 demonstra a forma como os enfermeiros aplicam o processo de enfermagem durante os cuidados com um paciente com diagnóstico de en-

---

ORIENTAÇÕES DE ENFERMAGEM 22.1

Proporcionando estimulação sensorial

- Mova a cama para locais diferentes no quarto ou mude o mobiliário de lugar periodicamente. *Essas mudanças oferecem novas perspectivas ao paciente.*
- Posicione o paciente de modo que possa olhar além das janelas. *Ter algo diferente para olhar reduz a monotonia.*
- Estimule o paciente a usar o telefone. *As ligações telefônicas propiciam interação social.*
- Comunique-se via sistema interno de comunicação, caso seja inconveniente a entrada no quarto. *Isso demonstra que o enfermeiro está prestando atenção ao paciente.*
- Converse com o paciente sobre o que está ocorrendo atualmente no mundo. *As conversas estimulam a variação dos processos de pensamento.*
- Ajude o paciente a selecionar programas de rádio ou de televisão. *Assistir a televisão ou ouvir rádio ocupa sua atenção.*
- Mude o local de equipamentos que produzem sons monótonos. *A mudança de local variará o volume ou a frequência dos ruídos.*
- Estimule o paciente a ser ativo, dentro dos limites do quarto. *A atividade proporciona um meio de estimulação.*
- Estimule as atividades que o paciente possa realizar de modo independente, como ler, fazer palavras cruzadas, jogar paciência e montar quebra-cabeças. *Essas atividades proporcionam diversão.*
- Forneça alimentos variados, que proporcionem sabores, temperaturas e texturas diferentes. *A ingestão de alimentos variados estimula as sensações olfativas e gustativas.*
- Use o tato adequadamente, oferecendo uma massagem nas costas ou mudando o paciente de posição. *O toque produz estimulação tátil.*

PLANO DE CUIDADOS DE ENFERMAGEM 22.1 — Risco para transmissão de infecção

Investigação

- Monitore os resultados laboratoriais na busca de evidências de infecção, como uma elevada contagem de leucócitos ou resultados de cultura indicando o crescimento de um patógeno.
- Verifique a temperatura do paciente regularmente e observe se há elevação persistente.
- Inspecione a pele, as mucosas, as feridas, o escarro, a urina e as fezes, na busca de sinais de purulência ou drenagem não usuais.
- Ausculte os pulmões na busca por sons anormais, especialmente se o paciente apresentar tosse.
- Inspecione a área ao redor de dispositivos invasivos, como cateteres intravenosos, drenos de feridas, sondas gástricas para alimentação, etc.
- Pergunte se o paciente está com o apetite diminuído, se perdeu peso ou se tem sentido fraqueza e cansaço.
- Pergunte sobre viagens recentes a um país ou área em que haja incidência de doenças infecciosas ou se houve contato com outras pessoas que estiveram doentes nos últimos tempos.
- Pergunte sobre a história de imunizações do paciente.
- Interprete os resultados do teste cutâneo de tuberculose atual ou consulte o profissional certificado para tal.

Diagnóstico de enfermagem: Risco para Transmissão de Infecção relacionado à disseminação aérea de microrganismos patógenos causadores de tuberculose (teste positivo de tuberculose e radiografia de tórax suspeita).

Resultado esperado: O paciente se comprometerá com as medidas para controle de infecções e descreverá precisamente a terapia medicamentosa a ser usada após a alta, assim como o acompanhamento médico que deverá ser feito após.

Intervenções	Justificativas
Siga as precauções para transmissão pelo ar até que a cultura de escarro seja negativa; siga a precauções padrão por toda a internação.	As precauções para transmissão pelo ar são as medidas para controle de infecções padrão para prevenir a disseminação da tuberculose a indivíduos suscetíveis. Os enfermeiros implementam as precauções padrão durante o cuidado de todos os pacientes. Uma vez que as amostras de escarro estejam livres de microrganismos, o paciente não requererá mais o emprego de precauções para transmissão pelo ar.
Afixe as medidas para controle de infecções na porta do quarto do paciente, mas não identifique sua doença.	A colocação de instruções na porta do quarto do paciente mantém equipe, familiares e amigos informados sobre como se protegerem do contato com microrganismos que causam a doença infecciosa. As regras de privacidade requerem que os problemas de saúde do paciente sejam mantidos confidenciais.
Use um respirador com filtro de partículas durante os cuidados do paciente.	Um respirador com filtro de partículas é mais eficiente que uma máscara de tecido ou papel, pois é capaz de filtrar partículas que meçam 0,3 microns, com eficiência mínima de 95%.
Oriente o paciente a cobrir o nariz e a boca com um lenço de papel ao tossir, espirrar ou rir, e a descartá-lo num saco de papel.	Um lenço de papel coleta as secreções respiratórias úmidas e diminui a transmissão por via aérea. O papel é descartado e incinerado para que sejam destruídos os microrganismos presentes nas secreções.
Observe diretamente se o paciente está tomando os medicamentos prescritos.	A combinação de vários medicamentos pode eliminar organismos infecciosos que causam a tuberculose quando o paciente estiver comprometido com a terapia medicamentosa.
Explique o propósito do tratamento farmacológico combinado e a necessidade de continuar sua administração ininterruptamente para evitar falhas no tratamento e o desenvolvimento de resistência aos fármacos.	Um paciente informado e esclarecido adere melhor ao tratamento.
Oriente o paciente a levar uma amostra de escarro ao departamento de saúde pública dentro de 2 a 3 semanas após sua alta.	O monitoramento contínuo do escarro do paciente oferece um meio para avaliar se ele não está infectado e se está respondendo ao tratamento.
Recomende o teste cutâneo de tuberculose a familiares e amigos próximos.	A tuberculose é normalmente disseminada entre aqueles que mantêm contato próximo com a pessoa infectada. Qualquer pessoa que tenha um teste previamente negativo e que agora o apresente positivo é submetida à terapia medicamentosa profilática.

Avaliação dos resultados esperados:

- O paciente permaneceu em um quarto privativo para controle de infecções.
- O paciente usou um lenço de papel ao tossir, espirrar e falar.
- O paciente tomou todas as medicações prescritas.
- Os familiares e amigos do paciente seguiram as instruções para controle de infecções estabelecidas.
- A esposa e os filhos do paciente realizaram teste para tuberculose com resultado negativo.
- O paciente verbalizou como tem autoadministrado seus medicamentos e a importância de permanecer comprometido com o tratamento.
- O paciente identificou a data de sua consulta de acompanhamento, junto ao Departamento de Saúde Pública, para repetir a análise do escarro.

Ensinando o paciente e a família 22.1
Prevenindo infecções

O enfermeiro ensinará os seguintes pontos ao paciente e a sua família:
- Tome banho diariamente e pratique outras formas de higiene pessoal, como o cuidado oral.
- Mantenha o ambiente doméstico limpo e organizado.
- Use alvejante doméstico diluído (1:10 ou 1:100) como desinfetante.
- Obtenha as imunizações adequadas a adultos (vacina do tétano em intervalos de 10 anos, vacina contra *influenza* anualmente). A imunização contra pneumonia pneumocóccica vale por toda a vida ou deve ser reforçada a cada 5 anos em pessoas de risco extremo.
- Verifique as vacinas necessárias, as técnicas de purificação da água e os alimentos a serem evitados, quando viajar para fora do país.
- Pratique um modo de vida saudável, ingerindo o número de porções recomendadas pelas diretrizes do programa MyPlate (Cap. 15).
- Faça a lavagem adequada das mãos com frequência, especialmente antes de se alimentar, após contato com secreções nasais e após o uso do vaso sanitário.
- Use lenços de papel descartáveis, em vez de reutilizar um lenço de pano, para conter secreções nasais e orais.
- Evite partilhar objetos de uso pessoal, como toalhas de banho, toalhas de rosto, lâminas de barbear e xícaras.
- Permaneça em casa, evitando o trabalho e a escola, quando estiver doente, em vez de expor outras pessoas a agentes patógenos.
- Isente o familiar doente da responsabilidade de preparar as refeições, quando esta for uma tarefa usual sua.
- Mantenha os alimentos refrigerados até o seu uso.
- Cozinhe bem os alimentos.
- Evite multidões e locais públicos durante surtos locais de *influenza*.
- Siga as orientações para controle de infecções ao visitar familiares e amigos hospitalizados.
- Obedeça à terapia medicamentosa, quando prescrita.

fermagem de Risco de Transmissão de Infecção. A North American Nursing Diagnosis Association atualmente não possui um diagnóstico aprovado a essa categoria, mas Carpenito-Moyet (2010, p. 331) define-a como "o estado em que um indivíduo apresenta risco de transferir um agente infeccioso para outras pessoas".

Os enfermeiros também desempenham um papel fundamental no ensino de medidas para prevenir infecções (Ensinando o paciente e a família 22.1).

EXERCÍCIOS DE PENSAMENTO CRÍTICO

1. Explique porque existe a dificuldade em controlar a propagação de doenças infecciosas entre crianças atendidas em creches.
2. Discuta algumas justificativas para a ocorrência de novos casos de aids, mesmo seu modo de transmissão já sendo conhecido.
3. Que medidas(s) é/são apropriadas se houver vários residentes de uma unidade de cuidados prolongados que adquiriram uma infecção por um patógeno transmissível e não há quartos privativos suficientes para realocá-los?
4. Se houver um surto de gripe A H1N1 (gripe suína) na comunidade, que medidas uma unidade de saúde de cuidados prolongados poderia tomar para proteger seus pacientes?

QUESTÕES DE REVISÃO – ESTILO DO NCLEX

1. Quando o enfermeiro esvazia um recipiente de drenagem de secreções de uma ferida, qual das seguintes medidas para controle de infecções é a mais importante?
   1. Usar uma máscara.
   2. Vestir um avental.
   3. Usar óculos de proteção.
   4. Usar luvas.
2. Quando uma pessoa chega ao pronto-socorro com sintomas respiratórios, qual das medidas de controle de infecção a seguir é adequada inicialmente?
   1. Precauções de contato
   2. Precauções para transmissão pelo ar
   3. Higiene brônquica/etiqueta de tosse
   4. Precauções para transmissão por gotículas
3. Ao sair do quarto de um paciente que está sendo cuidado sob medidas de precaução de contato, o primeiro passo a ser tomado na remoção dos equipamentos de proteção individual é:
   1. Tirar a máscara ou respirador com filtro de partículas.
   2. Desatar o laço do avental na cintura.
   3. Desamarrar o avental no pescoço.
   4. Descartar as luvas uma de cada vez.
4. A melhor recomendação a ser dada pelo enfermeiro a alguém que é alérgico a látex, mas que precisa usar luvas para atender às precauções padrão, é:
   1. "Enxágue as luvas de látex com água corrente antes de colocá-las."
   2. "Passe óleo nas mãos antes de colocar as luvas."
   3. "Não use as luvas, mas lave ambas as mãos vigorosamente com álcool mais tarde."
   4. "Use dois pares de luvas de vinil, caso haja potencial de contato com sangue ou fluidos corporais."
5. Além de fazer a imunização contra *influenza*, qual a melhor recomendação a ser feita pelo enfermeiro para que a pessoa de alto risco evite adquirir essa infecção?
   1. "Consuma uma quantidade adequada de vitamina C."
   2. "Evite frequentar lugares com aglomeração de pessoas."
   3. "Vista roupas quentes quando estiver frio."
   4. "Reduza o estresse diário e a ansiedade."

HABILIDADE 22.1 Removendo o equipamento de proteção individual

Ação sugerida	Justificativa
INVESTIGAÇÃO	
Determine qual tipo de precauções de controle de infecções está sendo utilizado.	Indicar se as roupas devem ser retiradas e descartadas no quarto.
Observe se no quarto há suprimentos suficientes para lavagem das mãos, toalhas de papel, um *hamper* para roupas e uma lixeira forrada.	Oferecer um meio de antissepsia das mãos e descartar roupas e materiais sujos.
PLANEJAMENTO	
Certifique-se de que todo o cuidado direto do paciente foi realizado.	Evitar vestir roupas protetoras uma segunda vez.
IMPLEMENTAÇÃO	
Desamarre o laço da cintura se ele estiver na parte frontal do avental de proteção; se o laço estiver na parte de trás, retire antes as luvas.	A parte da frente do avental é considerada muito contaminada.
Remova uma luva segurando no punho e puxando a luva de dentro para fora com a mão enluvada (Fig. A).	Contém a superfície contaminada no interior da luva.
	Removendo a primeira luva.
Inserir os dedos da mão sem luva sob o punho da luva restante.	Reduz o contato com a superfície mais contaminada das luvas.
Puxe a luva restante de dentro para fora, segurando com a primeira luva removida (Fig. B)	Envolve a superfície contaminada dentro da luva.
	Removendo a segunda luva.

(continua)

Removendo o equipamento de proteção individual *(continuação)*

IMPLEMENTAÇÃO *(continuação)*

Lave as mãos ou realize antissepsia por meio de fricção com álcool (Cap. 10).	Remover os microrganismos da superfície das mãos anteriormente enluvadas.
Retire a máscara (Cap. 10) ou outros itens de proteção de rosto descartáveis tocando apenas os laços ou faixas elásticas e descarte-os no recipiente de resíduos (Fig. C).	Os laços ou outros materiais usados para prender a máscara ou outros itens de proteção facial são considerados "limpos" e podem ser tocados com as mãos sem luvas; a superfície que recobre os olhos e o rosto é considerada contaminada.

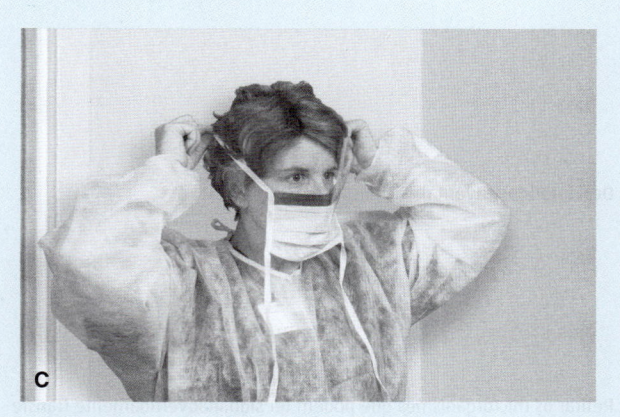

Desatando os laços.

Desamarre ou solte o laço do pescoço e, em seguida, o fechamento de trás do avental.	A parte de trás do avental é considerada menos contaminada do que a frente e pode ser tocada com as mãos sem luvas.
Retire o avental inserindo os dedos no ombro e puxando o avental para frente, de modo a virá-lo de dentro para fora (Fig. D).	Evita a contaminação grosseira das mãos com as áreas contaminadas do avental.

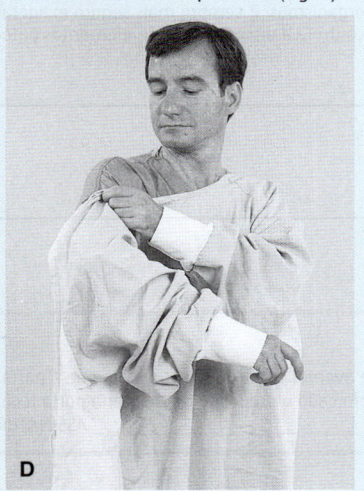

Removendo o avental. (Foto de B. Proud.)

(continua)

Removendo o equipamento de proteção individual *(continuação)*

IMPLEMENTAÇÃO *(continuação)*

Dobre o lado sujo do avental para dentro, ao mesmo tempo em que o segura longe do uniforme.	Evitar a contaminação das mãos e do uniforme.
Enrole o avental e coloque-o na lixeira, caso seja feito de papel. Sendo de tecido, descarte-o no recipiente que é levado para a lavanderia (*hamper*) e que está dentro do quarto (Fig. E).	Confinar as roupas contaminadas.

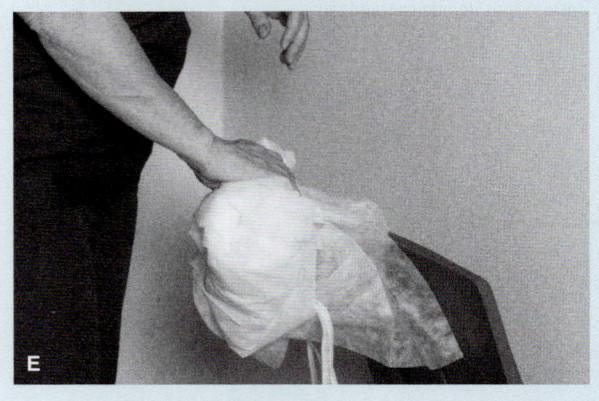

Descartando o avental.

Lave as mãos ou realize antissepsia por meio de fricção com álcool.	Retirar os microrganismos que podem ter sido inadvertidamente transferidos durante a remoção dos protetores faciais e do avental.
Use uma toalha de papel limpa para abrir a porta do quarto.	Proteger as mãos limpas de ser novamente contaminadas.
Descarte a toalha de papel na lixeira que está no quarto.	Confinar o material contaminado.
Saia do quarto, cuidando para não tocar em nada.	Evitar uma nova contaminação.
Vá diretamente para a sala de utilidades e realize antissepsia das mãos uma última vez.	Retirar os microrganismos; é sempre mais seguro exagerar qualquer prática que controle a disseminação de elementos patógenos do que subjulgá-la.

Avaliação

- Os equipamentos de proteção individual foram adequadamente vestidos.
- As roupas foram retiradas com o mínimo de contaminação possível.
- A lavagem das mãos foi realizada de modo apropriado.

Documentação

- Tipo de precauções baseadas na transmissão que foram seguidas.
- Cuidado prestado.
- Resposta do paciente.

EXEMPLO DE DOCUMENTAÇÃO

Data e hora   Precauções de contato obedecidas. Auxiliado no banho usando luvas e avental protetor. Diz "Gostaria que a porta do meu quarto fosse deixada aberta. Está chato ficar aqui sozinho". Reforçado o propósito de manter a porta fechada.
_____ ASSINATURA / FUNÇÃO

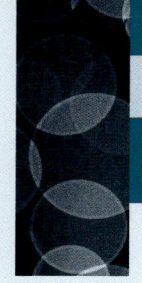

UNIDADE 5
Exercícios finais da Unidade 5 – Capítulos 15, 16, 17, 18, 19, 20, 21 e 22

Seção I: Revisando o que você aprendeu

Atividade A: Preencha as lacunas escolhendo a palavra correta entre as opções dadas entre parênteses.

1. O (A) _____ pode resultar de uma combinação de açúcar, placa e bactérias erosando o esmalte dentário. (cárie, gengivite, tártaro)

2. Um (a) _____ trata clínica e cirurgicamente os distúrbios de olhos. (oftalmologista, optometrista, podólogo)

3. O (A) _____ é um estado de vigília, caracterizado pela atividade reduzida e diminuição da estimulação mental. (conforto, repouso, sono)

4. A _____ se refere a perturbações no ciclo sono-vigília no qual há despertar ou despertar parcial, normalmente durante as transições entre os períodos de sono NREM. (hipersonia, insônia, parasomnia)

5. O (A) _____ pode resultar de obstrução das vias respiratórias, afogamento ou inalação de gases nocivos, como a fumaça ou o monóxido de carbono. (asfixia, macrochoque, intoxicação)

6. Um (a) _____ é uma substância que confina correntes elétricas de modo que elas não se dispersam. (condutor, fio terra, isolante)

7. A _____ é a conversão da informação química ao nível celular em impulsos elétricos que se movem em direção à medula espinal. (percepção, transdução, transmissão)

8. A dor _____ é o desconforto decorrente da lesão ou ferimento de órgãos internos. (cutânea, neuropática, visceral)

9. A _____ é a perda de apetite associada a doença, alteração do paladar e do olfato, problemas bucais ou tensão e depressão. (anorexia, caquexia, náusea)

10. O (A) _____, que normalmente acompanha a náusea, é a perda do conteúdo do estômago por meio da boca. (vômito, regurgitação, náusea)

11. Os eletrólitos com carga positiva são chamados _____. (ânions, cátions, íons)

12. A _____ é o desequilíbrio hídrico com um volume crescente de água no compartimento intravascular. (hipervolemia, hipoalbuminemia, hipovolemia)

13. A insuficiência de oxigênio no sangue arterial é chamada de _____. (hipocarbia, hipoxemia, hipóxia)

14. Um cuidador deve usar _____ para evitar doenças infecciosas transmitidas pelo contato direto com o corpo, sangue ou substâncias corporais de um cliente. (luvas, loção hidratante, toalhas)

15. A _____ é o desvio intencional da atenção de uma experiência sensorial desagradável para uma que seja neutra ou mais agradável. (distração, imaginação, meditação)

Atividade B: Classifique cada sentença como V (Verdadeira) ou F (Falsa). Corrija as sentenças falsas.

1. V_____ F_____ As células da epiderme são continuamente eliminadas e substituídas pela derme.

2. V_____ F_____ A contração dos pequenos músculos eretores do pelo em torno dos folículos pilosos é comumente chamada de arrepio.

3. V_____ F_____ Os sedativos produzem um efeito relaxante e calmante em clientes idosos, promovendo o repouso.

4. V_____ F_____ As ondas EEG produzidas durante o sono REM parecem semelhantes àquelas produzidas durante a vigília.

5. V_____ F_____ O dióxido de carbono é um gás inodoro liberado durante a combustão incompleta de combustíveis fósseis utilizados para aquecer as casas.

6. V_____ F_____ As pessoa com a pele intacta geralmente não se sente microchoques.

7. V_____ F_____ A escala de faces de Wong-Baker pode ser usada para avaliar a dor em clientes com barreiras linguísticas.

8. V_____ F_____ Os fármacos adjuvantes são utilizados como um tratamento de primeira linha para a dor.

9. V_____ F_____ O flato é a descarga de gás a partir do estômago por meio da boca.

10. V_____ F_____ A desidratação é um déficit de líquidos nos compartimentos extracelulares e intracelulares do corpo humano.

11. V_____ F_____ A difusão passiva é um equilíbrio idêntico de cátions e ânions em um dado compartimento de líquido.

12. V_____ F_____ A respiração com frenolabial é uma forma de ventilação controlada em que o cliente prolonga conscientemente a fase expiratória.

13. V_____ F_____ A toxicidade por oxigênio é o dano pulmonar que se desenvolve quando são administradas concentrações de oxigênio de mais de 20% durante mais de 24 horas.

14. V_____ F_____ As precauções para controle de infecção são medidas físicas projetadas para reduzir a propagação de doenças contagiosas.

15. V_____ F_____ Ao se preparar para auxiliar um procedimento cirúrgico ou obstétrico, a enfermeira deve lavar braços e mãos antes de colocar a máscara e o gorro.

Atividade C: Escreva o termo correto para cada descrição abaixo.

1. Práticas que promovem a saúde por meio da higiene pessoal_____.
2. Crostas secas contendo muco, microrganismos e células epiteliais desprendidas das mucosas _____.
3. Perda súbita do tônus muscular desencadeada por uma alteração emocional, como riso ou raiva _____.
4. Hormônio secretado pela glândula pineal na ausência de luz clara _____.
5. Condição em que o líquido ocupa as vias respiratórias e interfere na ventilação _____.
6. Substância inativa que se assemelha a um medicamento e que pode aliviar sintomas, como a dor, a despeito da ausência de quaisquer produtos químicos ativos _____.
7. Receptor de nervo sensitivo ativado por estímulos nocivos_____.
8. Medidas antropométricas que ajudam a determinar a massa muscular esquelética do cliente_____.
9. Líquido no espaço entre o tecido e em torno das células_____.
10. Produtos químicos semelhantes à morfina que reduzem a dor, produzidos naturalmente pelo corpo _____.

Atividade D: 1. Combine os termos relacionados à nutrição da Coluna A com as suas descrições na Coluna B.

Coluna A

1. _____ Proteínas
2. _____ Carboidratos
3. _____ Minerais
4. _____ Gorduras

Coluna B

A. Substâncias não calóricas dos alimentos que são essenciais a todas as células.
B. Nutrientes que contêm moléculas de glicerídeos e são conhecidos coletivamente como lipídeos.
C. Nutrientes compostos por aminoácidos (compostos químicos contendo nitrogênio, carbono, hidrogênio e oxigênio).
D. Nutrientes que incluem açúcares e amidos.

Conceitos e Habilidades Fundamentais no Atendimento de Enfermagem

2. Combine os tipos de extintores de incêndio da Coluna A com os seus usos na Coluna B.

Coluna A
1. _____ Classe A
2. _____ Classe B
3. _____ Classe C
4. _____ Classe ABC

Coluna B
A. Incêndios causados por gasolina, óleo, tinta, graxa e outros líquidos inflamáveis.
B. Incêndios causados por eletricidade.
C. Incêndios de qualquer tipo.
D. Incêndios causados pela queima de papel, madeira ou roupas.

3. Combine os termos relacionados ao equilíbrio hídrico e químico da Coluna A com suas descrições na Coluna B.

Coluna A
1. _____ Punção venosa
2. _____ Emulsão
3. _____ Edema
4. _____ Osmose

Coluna B
A. Processo pelo qual os líquidos corporais são distribuídos de um local para outro.
B. Método de acesso ao sistema venoso, pela perfuração de uma veia com uma agulha.
C. Mistura de dois líquidos, um dos quais é insolúvel no outro.
D. Condição que se desenvolve quando o excesso de líquido é distribuído para o espaço intersticial.

Atividade E:

1. Diferencie as soluções cristaloides das coloides.

	Solução cristaloide	Solução coloide
Definição		
Efeitos		
Exemplos		

2. Diferencie a dor aguda da crônica.

	Dor aguda	Dor crônica
Duração		
Causa		
Local da dor		
Fatores de alívio		

3. Diferencie a inspiração da expiração.

	Inspiração	Expiração
Definição		
Processo		
Músculos adicionais envolvidos		

Atividade F: *Considere a figura a seguir.*

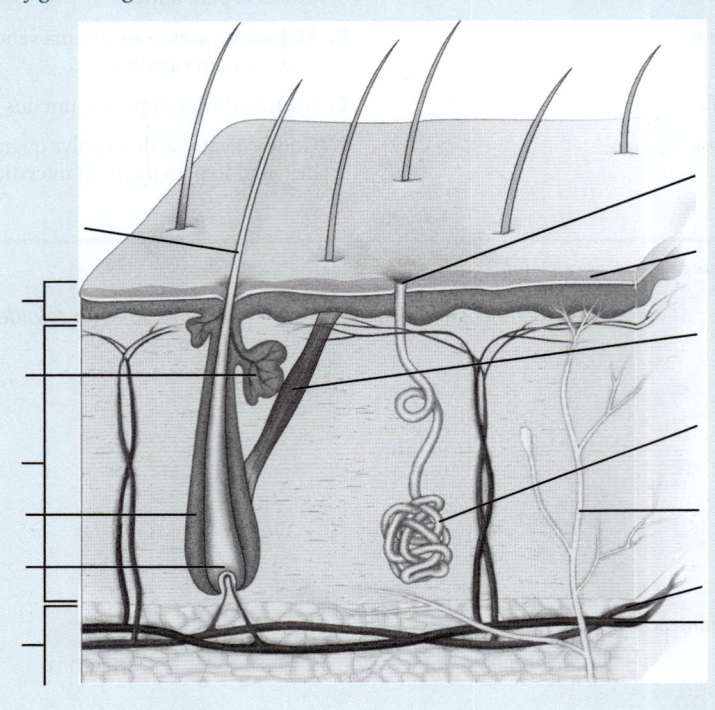

1. Preencha com os nomes correspondentes às estruturas.

Atividade G:

1. A dor é uma sensação desagradável geralmente associada a uma doença ou lesão. As pessoas experimentam a dor em quatro fases. Anote nos quadros abaixo a sequência correta das fases do processo de dor.

   a. Percepção
   b. Transmissão
   c. Modulação
   d. Transdução

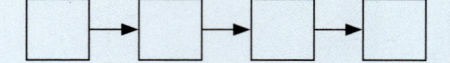

   ☐ → ☐ → ☐ → ☐

Conceitos e Habilidades Fundamentais no Atendimento de Enfermagem   **487**

2. A espirometria de incentivo, uma técnica de respiração profunda usando um aparelho milimetrado, incentiva os clientes a atingir um volume de ar inspirado predeterminado. Anote nos quadros abaixo a sequência correta para o uso do espirômetro de incentivo.

   a. Prenda a respiração por 3 a 6 segundos.
   b. Sente-se ereto, a menos que contraindicado.
   c. Insira o bucal na boca, vedando-o entre os lábios.
   d. Expire normalmente.
   e. Relaxe e respire normalmente antes da próxima respiração com o espirômetro.
   f. Identifique a marca que indica a meta de inspiração a ser atingida.
   g. Remova o bucal e expire normalmente.
   h. Inspire lenta e profundamente até que o volume predeterminado tenha sido alcançado.

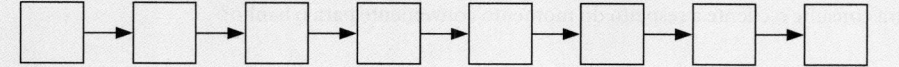

   □ → □ → □ → □ → □ → □ → □ → □

Atividade H: *Responda as seguintes perguntas.*

1. No que consiste um aparelho de audição por infravermelho?

2. Como deve ser a assistência de enfermagem à prótese dentária de um cliente?

3. Quais são os benefícios do sono?

4. Quais são as quatro categorias de medicamentos que promovem ou interferem no sono?

5. O que é uma queimadura térmica?

6. Quais são os riscos ambientais? Dê exemplos.

7. Quais são os seis componentes nutricionais dos alimentos?

8. Quais são as sete dietas hospitalares mais comuns?

9. O que é nutrição parenteral?

10. Quais são as razões para a administração de soluções intravenosas?

11. Quais são os dois procedimentos cirúrgicos que podem ser usados quando os outros métodos de tratamento da dor forem ineficazes?

12. O que é dependência?

13. Para que são usadas as tiras nasais adesivas?

14. Quais são os usos e as características comuns dos aventais médicos?

Seção II: Aplicando seus conhecimentos

Atividade I: *Dê justificativas para as perguntas a seguir.*

1. Por que é importante que a enfermeira consulte o cliente a respeito do momento conveniente para o banho?

2. Por que os diuréticos são administrados no início da manhã?

3. Por que a enfermeira sugere ao cliente com um padrão de sono perturbado que ele reduza ou elimine o consumo de cafeína?

4. Por que as vítimas de afogamento em água fria têm maior propensão a serem reanimadas?

5. Por que a lipoproteína de alta densidade (HDL) é conhecida como bom colesterol?

6. Porque as bolsas plásticas de soluções intravenosas não precisam de equipo com respiro?

7. Qual o momento preferido para a administração de analgésicos em esquema de dosagem contínua?

8. Por que é importante utilizar um umidificador ao administrar 4 L ou mais de oxigênio?

9. Qual é a finalidade de implementar precauções de contato durante o atendimento ao cliente?

Conceitos e Habilidades Fundamentais no Atendimento de Enfermagem

Atividade J: *Responda as perguntas a seguir com foco nos papéis e responsabilidades de enfermagem.*

1. A enfermeira está prestando cuidados bucais a um cliente em coma.

    a. Quais são os riscos envolvidos na prestação de cuidados bucais a este cliente?

    b. Quais precauções devem ser tomadas enquanto a enfermeira presta cuidados bucais ao cliente?

2. A enfermeira está cuidando de um cliente com um padrão de sono perturbado, que não consegue dormir mais de quatro horas na maioria das noites.

    a. Que medidas a enfermeira poderia tomar para promover o sono do cliente?

    b. Que métodos a enfermeira poderia usar para promover o relaxamento dos músculos e melhorar a circulação sanguínea do cliente com sono perturbado?

3. A enfermeira está atendendo um cliente que fica puxando o cateter que está sendo usado para terapia intravenosa.

    a. O que a enfermeira deveria fazer antes de considerar o uso de alguma restrição?

    b. Quais são as responsabilidades da enfermeira se for aplicada restrição ao cliente?

4. A enfermeira está se preparando para prestar cuidados perineais a uma cliente que passou por um parto vaginal.

    a. Que precauções a enfermeira deve tomar ao prestar cuidados perineais à cliente?

    b. Por quais motivos um banho de assento seria benéfico a essa cliente?

5. Um cliente foi instruído a realizar respiração diafragmática para reduzir o esforço respiratório e aliviar a respiração rápida e ineficaz. Como a enfermeira deve instruir esse cliente a realizar a respiração diafragmática?

6. A enfermeira de um centro de cuidados prolongados está usando precauções baseadas na transmissão ao atender um cliente com diarreia aguda causada por um microrganismo infeccioso.

   a. Que precauções baseadas na transmissão a enfermeira deve tomar ao atender esse cliente?

   b. Quais ações a enfermeira deve realizar ao descartar o lixo biodegradável deste cliente e de seu quarto?

7. A enfermeira de um centro de cuidados prolongados está cuidando de um cliente que tem dificuldades em mastigar e deglutir alimentos.

   a. Que tipo de dieta é melhor para esse cliente?

   b. Quais intervenções a enfermeira deve realizar ao alimentar o cliente?

8. A enfermeira está cuidando de um cliente com prescrição para terapia intravenosa.

   a. Quais ações a enfermeira deve realizar antes de preparar a solução intravenosa?

   b. Que técnica a enfermeira deve seguir para remover as bolhas de ar do equipo?

Atividade K: *Considere as perguntas a seguir. Discuta-as com seu instrutor ou colegas.*

1. A enfermeira está cuidando de uma cliente idosa com doença de Alzheimer em uma instituição de cuidados prolongados. Às vezes, a cliente está alerta e orientada; em outros momentos, está agitada ou inconsciente de seus arredores. Durante os períodos de confusão mental e desorientação, a cliente precisa de ajuda com as atividades de vida diária e higiene.

   a. Como a enfermeira deve ajudar a cliente com suas atividades de vida diária?

   b. Quais ações a enfermeira deve tomar em relação à higiene da cliente?

2. A enfermeira está cuidando de um cliente que será submetido a uma cirurgia no dia seguinte. O cliente está ansioso e não consegue dormir.

   a. Quais intervenções a enfermeira deve realizar para ajudar o cliente a relaxar?

   b. Como a enfermeira pode garantir que o cliente tenha um sono adequado?

3. Um incêndio irrompe no depósito da unidade de saúde depois de um curto-circuito elétrico. O local contém papéis, livros e suprimentos para curativo. O fogo se espalha rapidamente para os quartos dos clientes.

   a. Como a enfermeira pode garantir a segurança dos clientes nesta situação?

   b. Quais são as responsabilidades da enfermeira durante um incêndio?

4. A enfermeira está atendendo um cliente que sofreu uma amputação da perna esquerda e está com dor no local de amputação.

   a. Que métodos a enfermeira deve utilizar para desviar a atenção do cliente para a dor?

   b. Quais ações a enfermeira deve realizar ao administrar os fármacos prescritos para alívio da dor?

5. Durante a avaliação de uma adolescente em seu primeiro trimestre de gravidez, a enfermeira descobre que a cliente fuma regularmente. A cliente pretende cuidar do bebê sozinha.

   a. Quais são as possíveis implicações à saúde respiratória da cliente e à saúde do bebê?

   b. Que orientações a enfermeira deve fornecer à cliente?

6. Um médico prescreveu uma transfusão para compensar a perda de sangue em um cliente após um acidente grave.

   a. Quais procedimentos a enfermeira deve realizar antes da transfusão de sangue?

   b. Quais ações a enfermeira deve realizar durante a transfusão?

7. A enfermeira precisa limpar e colocar curativos em úlceras de pressão nos pés de um cliente com mobilidade restrita.

   a. Quais ações a enfermeira deve tomar para promover a cicatrização das úlceras de pressão?

   b. Que precauções a enfermeira deve tomar ao trocar os lençóis contendo drenagem serosa deste cliente?

Seção III: Preparando-se para o NCLEX

Atividade L: *Responda as perguntas a seguir.*

1. Qual das medidas a seguir é a mais apropriada para limpar óculos de plástico?

   a. Usar um lenço de papel para limpar as lentes.

   b. Lavar as lentes em água corrente.

   c. Mergulhar as lentes em água quente e sabão.

   d. Permitir que as lentes sequem ao ar livre.

2. Foi prescrita fototerapia a um cliente com hiper-sonolência relacionada a transtorno afetivo sazonal. Qual dos seguintes pontos a enfermeira deve incluir nas orientações ao cliente?

   a. Usar óculos ou lentes de contato com filtro ultravioleta.

   b. Sentar-se a 1,5 m da luz artificial durante a fototerapia.

   c. Olhar continuamente para a luz artificial.

   d. Repetir a exposição à luz artificial por até 3 a 6 horas por dia.

3. Durante uma consulta pediátrica de rotina, a enfermeira precisa orientar aos pais das medidas de segurança para evitar o envenenamento. Qual dos seguintes a enfermeira deve dizer aos pais?

   a. Descartar medicamentos antigos no lixo.

   b. Dizer à criança que remédio é doce, para ajudá-la a tomá-los.

   c. Manter a casa ventilada ao usar sprays aerossol.

   d. Carregar medicamentos de uso contínuo em sua bolsa.

4. Um cliente com câncer está recebendo analgesia controlada pelo paciente (ACP). Durante as orientações ao cliente sobre o equipamento, qual dos seguintes a enfermeira deve dizer a ele?

   a. O alívio da dor é lento e de longa duração.

   b. Em geral, a ACP requer menos medicamentos para controlar a dor.

   c. A deambulação pode ser difícil.

   d. Podem surgir complicações da imobilidade.

5. A enfermeira está cuidando de um cliente com hipóxia. Que posição a enfermeira deve auxiliar o cliente a assumir para facilitar uma respiração melhor?

   a. Deitar-se em decúbito dorsal.

   b. Sentar-se com o leito inclinado em 15 graus.

   c. Deitar-se em decúbito lateral esquerdo.

   d. Inclinar-se para frente sobre a mesa de cabeceira.

6. A enfermeira está cuidando de um cliente que está se recuperando de uma tuberculose. Quais intervenções para controle de infecções a enfermeira deve seguir? Selecione todas que se aplicam.
    a. Peça aos membros da família e amigos que façam um teste cutâneo de tuberculose.
    b. Peça ao cliente que use lenços de papel ao tossir e depois elimine-os.
    c. Mantenha a cadeira de rodas ou maca do cliente coberta com um lençol limpo.
    d. Analise e interprete o resultado do teste cutâneo para tuberculose mais recente do cliente.
    e. Use uma máscara com filtro de partículas durante o atendimento do cliente.
7. Um cliente que foi hospitalizado e está se recuperando de pneumonia está se queixando de gases no estômago. Qual das seguintes intervenções a enfermeira deve realizar? Selecione todas que se aplicam.
    a. Incentive a deambulação, se possível.
    b. Sugira a ingestão de bebidas gaseificadas.
    c. Forneça um canudo para a ingestão de líquidos.
    d. Peça ao cliente que evite gomas de mascar.
    e. Relembre o cliente de mastigar com a boca fechada.
8. Qual das seguintes intervenções de enfermagem é apropriada a um cliente com restrições de líquidos? Selecione todas que se aplicam.
    a. Sugira enxaguar a boca, sem engolir a água.
    b. Administre líquidos em um frasco de plástico ou pulverizador.
    c. Explique a necessidade de limitar os líquidos na dieta.
    d. Incentive a ingestão de alimentos com um teor moderadamente elevado de sal.

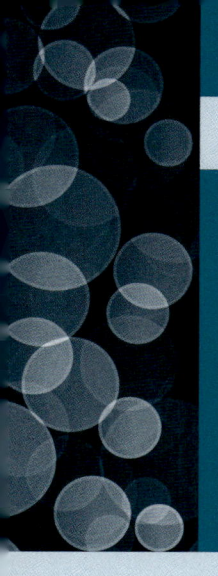

UNIDADE 6
Auxiliando o Paciente Inativo

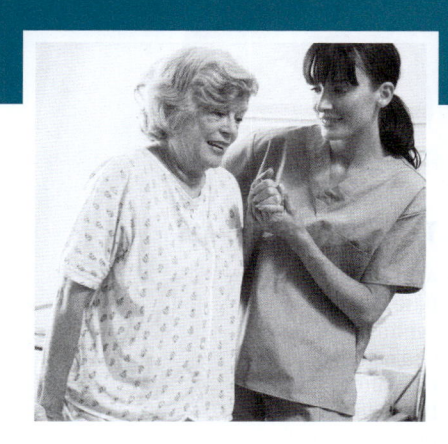

23	Mecânica Corporal, Posicionamento e Movimento 494
24	Exercício Terapêutico 519
25	Imobilização Mecânica 537
26	Auxiliares da Deambulação 560

23 Mecânica Corporal, Posicionamento e Movimento

Objetivos do ensino

Ao término deste capítulo o leitor deverá:

1. Identificar características de uma boa postura em posição sentada, deitada ou em pé.
2. Descrever três princípios da mecânica corporal correta.
3. Explicar o propósito da ergonomia.
4. Dar pelo menos dois exemplos de recomendações ergonômicas no local de trabalho.
5. Descrever, pelo menos, 10 sinais ou sintomas associados à síndrome do desuso.
6. Descrever seis posições comuns dos pacientes.
7. Explicar o propósito de cinco diferentes recursos de posicionamento usados para segurança e conforto.
8. Citar uma vantagem de cada um dos três diferentes dispositivos que aliviam a pressão.
9. Discutir quatro tipos de dispositivos de transferência.
10. Listar, pelo menos, cinco orientações gerais que se aplicam à transferência dos pacientes.

A inatividade leva à deterioração da saúde. Várias complicações podem ocorrer entre as pessoas com limitação de atividades e de movimento (Tab. 23.1).

Considerações gerontológicas

- A força muscular, a resistência e a coordenação declinam durante a septuagésima e octagésima décadas de vida. Os pacientes idosos precisam manter a maior mobilidade possível para evitar as incapacidades.
- O risco de isolamento social do idoso aumenta conforme a limitação da mobilidade.

As consequências da inatividade são coletivamente conhecidas como **síndrome do desuso** (sinais e sintomas que resultam da inatividade). As ações de cuidado de enfermagem, como posicionamento e movimentação dos pacientes, reduzem os riscos da síndrome do desuso. Contudo, os enfermeiros podem se lesionar se não utilizarem uma boa postura e mecânica corporal enquanto realizam essas atividades.

Este capítulo descreve como posicionar e mobilizar os pacientes de modo a prevenir complicações associadas à inatividade. Também apresenta os métodos para proteger os enfermeiros de lesões relacionadas ao trabalho. Os termos básicos são definidos na Tabela 23.2.

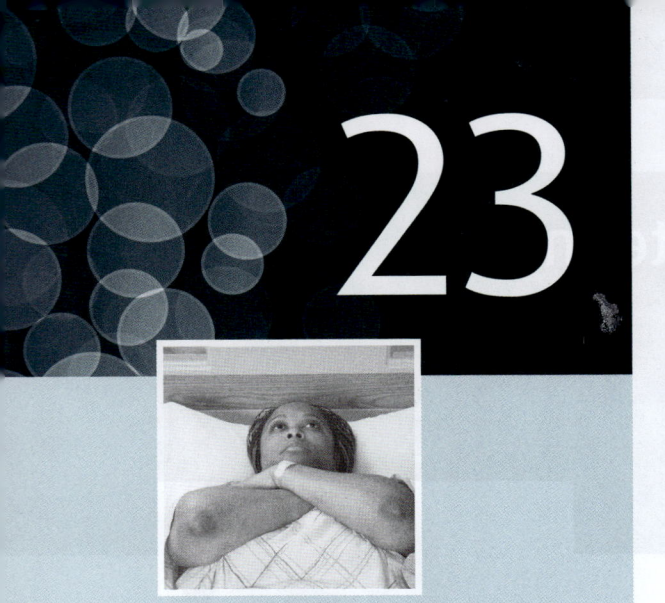

Termos principais

Alinhamento
Base de apoio
Centro de gravidade
Cisalhamento
Contraturas
Decúbito dorsal
Decúbito lateral
Decúbito lateral oblíquo
Decúbito ventral
Energia
Equilíbrio
Ergonomia
Espasmos musculares
Gravidade
Lesões por esforço repetitivo
Linha de gravidade
Mecânica corporal
Mobilidade funcional
Paciente bariátrico
Pé equino
Posição anatômica
Posição de Fowler
Posição de Sims
Posição funcional
Posição neutra
Postura
Prancha para o leito
Síndrome do desuso
Transferência

TABELA 23.1 Perigos da inatividade

SISTEMAS	EFEITOS
Muscular	Fraqueza Tônus/força diminuídos Tamanho reduzido (atrofia)
Esquelético	Má postura Contraturas Pé equino
Cardiovascular	Prejuízo circulatório Formação de trombos (coágulos) Edema dependente
Respiratório	Acúmulo de secreções Respirações superficiais Atelectasias (colapso de alvéolos)
Urinário	Oligúria (urina escassa) Infecções do trato urinário Formação de cálculos (pedras) Incontinência (incapacidade de controlar a micção)
Gastrintestinal	Anorexia (perda do apetite) Constipação Impactação fecal
Tegumentar	Úlceras de pressão
Endócrino	Taxa metabólica reduzida Secreções hormonais reduzidas
Nervoso central	Distúrbios do padrão do sono Mudanças psicossociais

MANUTENÇÃO DE UMA BOA POSTURA

A **postura** (posição do corpo ou maneira como ela é mantida) afeta a aparência da pessoa, sua resistência e a capacidade de usar o sistema musculoesquelético com eficiência. Uma boa postura, em pé, sentada ou deitada, distribui a gravidade pelo centro do corpo sobre uma base ampla de apoio (Fig. 23.1). A boa postura é importante para pacientes e enfermeiros.

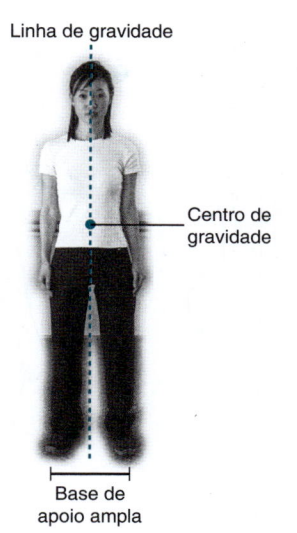

FIGURA 23.1 Uma boa postura ajuda a alinhar a gravidade ao centro do corpo. Uma base de apoio ampla oferece mais estabilidade.

Quando uma pessoa faz um trabalho utilizando uma má postura, resulta muitas vezes em **espasmos musculares** (contrações musculares involuntárias, repentinas e vigorosas). Os espasmos ocorrem com mais frequência quando os músculos são exigidos e forçados a trabalhar além de sua capacidade.

Em pé

Para manter uma boa postura na posição em pé (Fig. 23.2):

- Mantenha os pés paralelos, em ângulo reto com as pernas e afastados em cerca de 10 a 20 cm.
- Distribua o peso igualmente sobre ambos os pés para proporcionar uma base de apoio ampla.
- Flexione levemente os joelhos para evitar forçar as articulações.

TABELA 23.2 Terminologia básica

TERMO	DEFINIÇÃO E EXEMPLO
Gravidade	Força que atrai objetos para o centro da Terra. A atração da gravidade faz um objeto, como algo que cai da mão, atingir o solo. Também faz a água ser drenada a seu nível mais baixo.
Energia	Capacidade de realizar um trabalho. Energia utilizada para movimentar o corpo de um local a outro. Há necessidade de energia para vencermos a força da gravidade.
Equilíbrio	Peso apoiado em posição firme. Uma pessoa cai quando está desequilibrada.
Centro de gravidade	Ponto em que a massa de um objeto está centralizada. O centro de gravidade de uma pessoa que está em pé é o centro da pelve, cerca de metade da distância entre o umbigo e o púbis.
Linha da gravidade	Linha vertical imaginária que passa pelo centro de gravidade. A linha da gravidade de uma pessoa que está em pé é uma linha reta entre a cabeça e os pés que passa pelo centro de gravidade do corpo.
Base de apoio	Área sobre a qual repousa um objeto. Os pés constituem a base de apoio quando uma pessoa está em pé.
Alinhamento	Relação adequada entre as partes de um objeto. O corpo está com um bom alinhamento quando está em uma posição de boa postura.
Posição neutra	Posição de um membro que não está afastado nem torcido em relação à linha média do corpo.
Posição anatômica	Vistas anterior e posterior do corpo, com os braços posicionados ao longo dele e as palmas das mãos voltadas para frente.
Posição funcional	Posição na qual uma atividade é realizada de modo apropriado e normal. Nas mãos, os punhos estão levemente dorsiflexionados entre 20 a 35°, e as articulações proximais dos dedos estão flexionadas entre 45 e 60°, com o polegar em oposição e alinhado à parte "acolchoada" dos dedos.

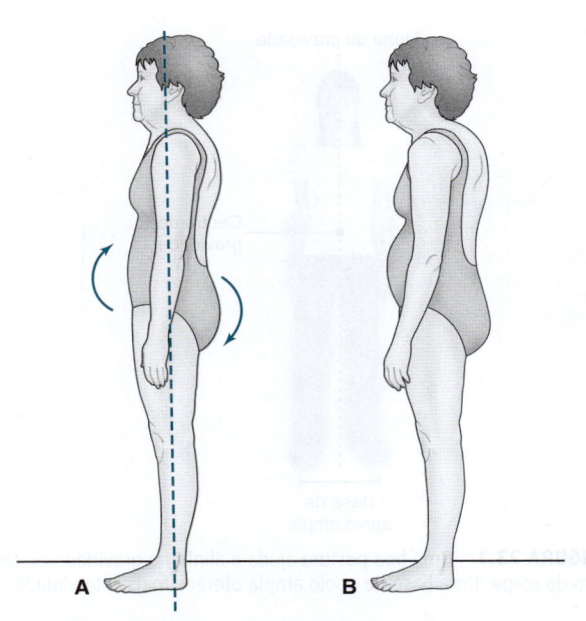

FIGURA 23.2 (**A**) Uma boa postura em pé ocorre quando os músculos abdominais e glúteos estão contraídos. (**B**) Uma postura ruim em pé ocorre quando os músculos abdominais estão relaxados, causando alteração do alinhamento do corpo.

- Mantenha os quadris em um mesmo nível.
- Contraia as nádegas e mantenha o abdome ereto e contraído para que a coluna vertebral fique adequadamente alinhada. Essa posição oferece apoio aos órgãos abdominais e reduz o esforço sobre a musculatura das costas e do abdome.
- Mantenha o tórax ereto e levemente inclinado para frente, além de estender e esticar a cintura de modo a dar mais espaço aos órgãos internos e manter um bom alinhamento da coluna.
- Mantenha os ombros em uma mesma linha e centrados acima dos quadris.
- Mantenha a cabeça ereta com o rosto voltado para frente e o queixo levemente contraído.

Sentado

Em uma boa posição sentada (Fig. 23.3), as nádegas e a parte superior das coxas passam a ser a base de apoio. Ambos os pés repousam sobre o chão. Os joelhos estão flexionados, ao mesmo tempo em que a região poplítea está livre da extremidade da cadeira, evitando a interferência na circulação distal.

Deitado

Uma boa postura deitada é semelhante à em pé, exceto pelo fato de que a pessoa está na posição horizontal (Fig. 23.4). A cabeça e os músculos do pescoço se encontram em posição neutra, centrados entre os ombros. Os ombros estão nivelados, ao passo que os braços, os quadris e os joelhos estão levemente flexionados, sem compressão dos braços ou das pernas sob o corpo. O tronco está reto e os quadris nivelados. As pernas ficam paralelas, uma em relação à outra, com os pés formando ângulo reto com elas.

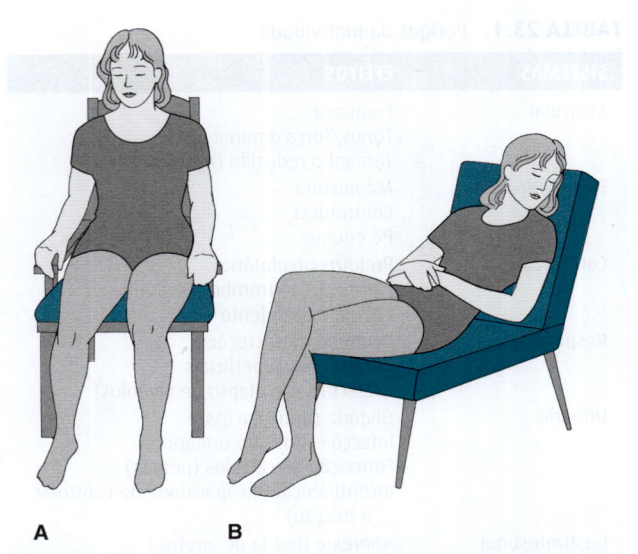

FIGURA 23.3 (**A**) Postura sentada correta. (**B**) Postura sentada incorreta. (Cortesia de Lowren West, Nova York, NY.)

Considerações gerontológicas

- Alterações esqueléticas, como a cifose, a lordose ou a escoliose, mudam o centro de gravidade do paciente idoso. Além disso, a pressão sobre as vértebras cervicais por alterações cifóticas enquanto em decúbito dorsal pode ser minimizada pela utilização de um pequeno rolo de toalha ou um travesseiro cilíndrico de pescoço.

MECÂNICA CORPORAL

O uso da **mecânica corporal** adequada (uso eficiente do sistema musculoesquelético) aumenta a efetividade muscular, reduz a fadiga e ajuda a evitar **lesões por esforço repetitivo** (enfermidades que resultam de traumas cumulativos às estruturas musculoesqueléticas). Os princípios básicos da mecânica corporal são importantes independentemente da ocupação ou das atividades diárias do indivíduo, mas a mecânica corporal por si só não vai

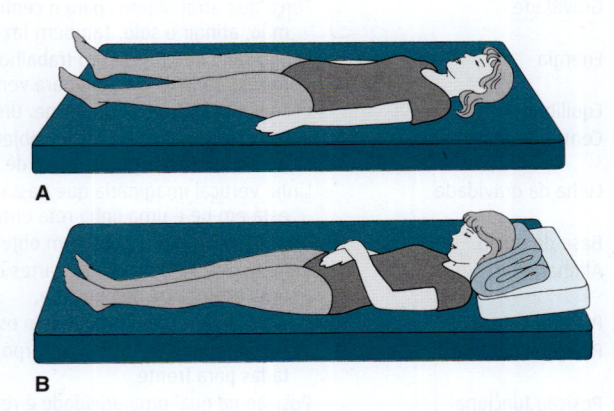

FIGURA 23.4 (**A**) Postura deitada correta. (**B**) Postura deitada incorreta. (Cortesia de Lowren West, Nova York, NY.)

> **ORIENTAÇÕES DE ENFERMAGEM 23.1**
>
> **Utilizando a boa mecânica corporal**
>
> - Use os músculos mais longos e mais fortes dos braços e das pernas. *O uso desses músculos oferecem maior força e maior potencial para a realização do trabalho.*
> - Ao erguer uma carga pesada, centralize-a sobre os pés. *Certas posições criam uma base de apoio.*
> - Segure os objetos próximos ao corpo. *Isso melhora o equilíbrio.*
> - Flexione os joelhos. *A flexão dos joelhos prepara a coluna vertebral para receber o peso da carga.*
> - Contraia os músculos abdominais e alongue o diafragma. *Isso protege os músculos do abdome e da pelve e evita forçar e lesionar a parede abdominal.*
> - Empurre, puxe ou role os objetos, sempre que for possível, em vez de erguê-los. *O erguer requer maior esforço.*
> - Use o peso do corpo como uma alavanca para auxiliar a empurrar ou puxar um objeto. *Isso reduz a tensão muscular.*
> - Mantenha os pés afastados para oferecer uma ampla base de apoio. *Essa posição rebaixa o centro da gravidade, o que, por sua vez, oferece estabilidade.*
> - Flexione os joelhos e mantenha as costas retas sempre que erguer um objeto, em vez de dobrar o corpo a partir da cintura, com os joelhos esticados. *Essa posição faz se usar melhor os músculos mais longos e mais fortes do corpo e melhora o equilíbrio, mantendo o peso do objeto próximo ao centro da gravidade.*
> - Evite torcer e esticar os músculos durante o trabalho. *A torção pode forçar os músculos, pois a linha de gravidade fica fora da base de apoio corporal.*
> - Descanse entre os períodos de esforço. *O repouso promove a resistência no trabalho.*

necessariamente reduzir as lesões musculoesqueléticas (Orientações de Enfermagem 23.1).

Considerações gerontológicas

- O paciente idoso pode ser ensinado a usar uma mecânica corporal apropriada, como sentar-se em uma cadeira para levantar um objeto diretamente em frente a ele. Enfatizar que os objetos devem ser levantados somente quando estiverem diretamente em frente ao paciente, a fim de evitar tracionar os músculos das laterais das costas ou comprimir o disco vertebral.

ERGONOMIA

A utilização apropriada da mecânica corporal é um componente essencial à preservação da integridade corporal, embora a mecânica corporal por si só não necessariamente reduza as lesões musculoesqueléticas. Outro componente é a aplicação e implementação da **ergonomia** (uma especialidade da engenharia voltada à promoção do conforto, execução e saúde no local de trabalho). A ergonomia é usada para melhorar a configuração do ambiente e dos equipamentos ocupacionais. O National Institute for Occupational Safety and Health (NIOSH), uma divisão dos Centers for Disease Control and Prevention, exige que as empresas cumpram uma série de recomendações ergonômicas. Entre elas, estão os seguintes exemplos:

- Uso de aparelhos auxiliares para erguer ou transportar materiais ou pacientes pesados.
- Uso de equipamentos alternativos em tarefas que requeiram movimentos repetitivos – por exemplo, telefones com fones de ouvido e grampeadores automáticos.
- Posicionamento de equipamentos a não mais do que 20 a 30° de distância – em relação ao comprimento dos braços – para evitar a extensão ou o contorcer do tronco ou do pescoço.
- Uso de uma cadeira com bom apoio para as costas. A cadeira deve ser alta o suficiente para que seu usuário possa colocar seus pés firmemente apoiados no chão. Deve haver um espaço, de cerca de dois dedos, entre a beira do assento e a região poplítea. Os braços devem repousar de forma a permitir uma posição relaxada dos ombros.
- Mantenha os cotovelos flexionados até 100 a 110°, ou use descansos para os punhos, a fim de que eles permaneçam em posição neutra durante o trabalho no computador.
- Trabalhe sob iluminação não ofuscante.

Apesar de aprender princípios de boa mecânica corporal, os profissionais de saúde, principalmente os enfermeiros, são vulneráveis a riscos ergonômicos no ambiente de trabalho, como consequência direta (1) de levantar cargas pesadas (ou seja, os pacientes), (2) de estender e levantar peso longe do corpo, (3) de girar carregando peso, (4) de mudanças inesperadas na demanda de carga ao carregar peso, (5) de pegar carga que está em posição alta ou baixa e (6) de mover-se ou transportar uma carga a uma distância significativa (Fragala et al., 2005). A equipe de enfermagem está entre os trabalhadores ocupacionais com maior risco de lesões musculoesqueléticas (de Castro, 2004), um fato apoiado pelo Departamento de Saúde e Serviços Humanos, que constatou que os enfermeiros experimentam 12,6 lesões por 100 trabalhadores de tempo integral, em comparação com 4,0 acidentes relacionados ao trabalho em 100 trabalhadores na mineração, 7,9 na construção e 8,1 na fabricação (Pascale, 2007).

Devido à abrangência do problema e de sua relação direta com a falta de enfermeiros, a American Nurses Association (ANA) tomou a iniciativa de reduzir as lesões a enfermeiros (e seus pacientes) recomendando a "política de não levantar peso" no local de trabalho, conhecida como *Handle With Care Campaign*. A campanha é um esforço para reduzir as lesões por meio do uso de equipamentos e dispositivos de assistência. O uso de dispositivos de assistência tem muitas vantagens (Quadro 23.1).

As instituições de saúde já começaram a implementar as diretrizes da ANA. Em 2009, foram introduzidas dois projetos de lei federais, H.R. 2381 e S. 1788, intitulados Nurses and Healthcare Worker Protection Act of 2009. As leis propostas exigem que seja praticada a movimentação segura do paciente por enfermeiros licenciados que prestam cuidados diretos e outros profissionais da saúde como um componente essencial para a proteção dos profissionais da saúde e para aumentar a segurança do paciente (http://www.asphp.org/pdfs/SPH_Legislation_Update_March_2011.pdf). Os projetos de lei do Congresso apoiam métodos para reduzir os riscos associados à movimentação de

QUADRO 23.1 Vantagens dos dispositivos de assistência

Enfermeiros
- Diminui o esforço físico durante o posicionamento, a movimentação e a transferência de pacientes
- Reduz as lesões musculoesqueléticas
- Diminui o tempo que o enfermeiro passa doente ou ausente
- Reduz os gastos com saúde, dor e sofrimento
- Diminui os pedidos de indenização do trabalhador
- Mantém a força de trabalho de enfermeiros empregados

Paciente
- Proporciona maior segurança durante o reposicionamento e transferências do leito, de cadeiras, do banheiro e de macas
- Resulta em menos acidentes de manuseio e lesões secundárias
- Alivia a ansiedade em relação à segurança
- Promove o conforto, reduzindo a movimentação manual estranha ou forçada
- Mantém a dignidade e a autoestima
- Promove uma recuperação mais rápida

Adaptada de American Nurses Association (2003). Handle with care campaign. Available at http://www.nursingworld.org/handlewithcare.)

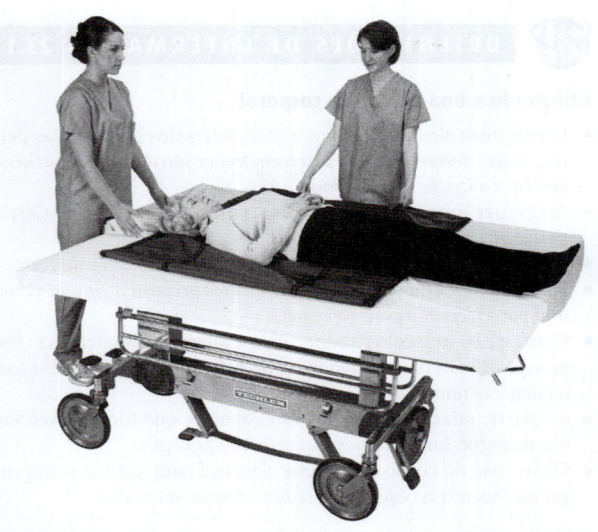

FIGURA 23.5 Estes enfermeiros estão usando o Sistema de Manuseio de Pacientes Phil-e-slide para transferir um paciente. (Foto cedida por ErgoSafe Products, LLC. St. Louis, MO.)

pacientes e para avaliar alternativas ou restringir o levantamento manual a circunstâncias emergenciais, envolvendo risco de perder a vida ou excepcionais (Anderson, 2006). As mudanças voluntárias na prática de enfermagem, no entanto, não devem e não foram adiadas durante a espera pela ação da legislação federal; a partir de 2011, nove estados aprovaram leis de manuseio seguro do paciente.

POSICIONAMENTO DO PACIENTE

A boa postura e mecânica corporal, associados ao uso de dispositivos projetados ergonomicamente, são muito úteis quando pacientes inativos necessitam ser posicionados e movimentados. A posição de um paciente inativo é modificada para aliviar a pressão sobre as protuberâncias ósseas do corpo e para promover a **mobilidade funcional** (alinhamento que mantém a capacidade de movimento e deambulação) e atender às necessidades terapêuticas. Os princípios gerais para o posicionamento são os seguintes:

- Mudar o paciente inativo de decúbito pelo menos a cada 2 horas.
- Solicitar a assistência de pelo menos mais um funcionário.
- Elevar o leito na altura do cotovelo do funcionário.
- Remover travesseiros e dispositivos de posicionamento.
- Soltar as sondas de drenagem da roupa de cama.
- Usar um lençol de tecido de baixo atrito ou folha de plástico preenchida com gel, um lençol deslizante com alças ou um assento de reposicionamento para deslizar, em vez de arrastar ou levantar, o paciente enquanto estiver virando-o ou transferindo-o do leito para a maca (Fig. 23.5).
- Virar o paciente em um bloco único, para evitar a torção da coluna vertebral.
- Colocar o paciente em um bom alinhamento, com as articulações levemente flexionadas.
- Recolocar os travesseiros e os dispositivos de posicionamento.
- Apoiar os membros em uma posição funcional.
- Usar a elevação para aliviar o edema ou promover o conforto.
- Oferecer cuidados à pele após o reposicionamento.

Considerações gerontológicas

- Os idosos com prejuízos cognitivos geralmente têm maior dificuldade de seguir orientações com relação ao posicionamento e à transferência. As orientações devem ser dadas utilizando palavras claras e simples, fornecendo uma informação de cada vez. O uso de demonstrações é muito útil na transmissão da mensagem se o paciente não se lembrar das palavras. Também podem ser usadas fotografias ilustrando a ação pretendida.

Posições comuns

Os enfermeiros normalmente usam seis posições corporais no cuidado de pacientes acamados: decúbito dorsal, decúbito lateral, decúbito lateral oblíquo, decúbito ventral, posição de Sims e posição de Fowler (Fig. 23.6).

Decúbito dorsal

No **decúbito dorsal**, a pessoa deita-se sobre as costas. Há duas preocupações básicas associadas ao uso dessa posição: pressão prolongada, especialmente sobre a área distal da coluna vertebral, levando a rupturas na pele; e pressão da gravidade, que quando combinada à pressão sobre os artelhos pela roupa de cama os força a assumir uma posição para baixo, conhecida como **pé equino** (uma posição disfuncional permanente causada pelo encurtamento dos músculos da panturrilha e pelo alongamento da musculatura oposta na porção anterior da perna; Fig. 23.7). O pé equino interfere na deambulação porque implica na capacidade da pessoa de colocar o calcanhar no solo. Contudo, o decúbito dorsal é recomendado como uma forma de diminuir a incidência de morte súbita infantil entre recém-nascidos (National Institute of Child Health and Human Development, 2006).

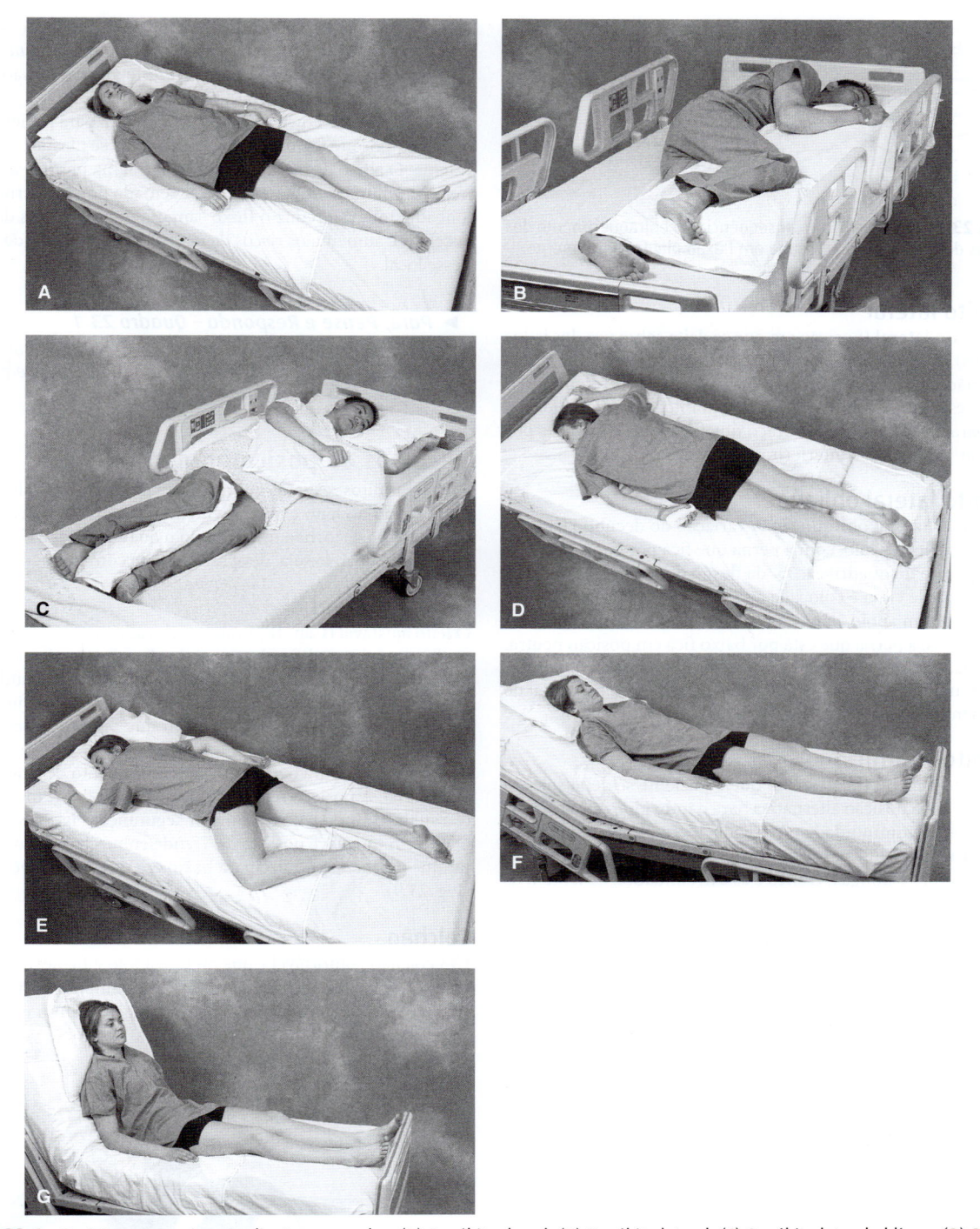

FIGURA 23.6 Posições corporais para clientes acamados. (**A**) Decúbito dorsal. (**B**) Decúbito lateral. (**C**) Decúbito lateral oblíquo. (**D**) Decúbito ventral. (**E**) Posição dos Sims. (**F**) Posição de Fowler baixa. (**G**) Posição de Fowler alta.

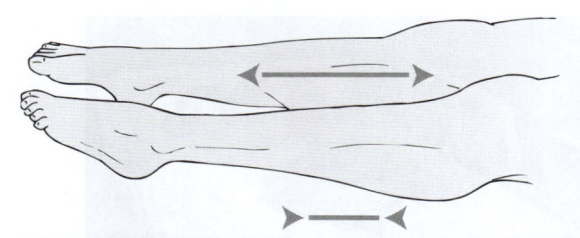

FIGURA 23.7 O pé equino é consequência do enfraquecimento dos músculos dorsiflexores, que resulta em flexão plantar permanente.

Decúbito lateral

No **decúbito lateral** (posição em que se deita sobre um dos lados do corpo), o pé equino é uma preocupação menor, pois a gravidade não empurra os pés para baixo, como ocorre quando o paciente está em decúbito dorsal. No entanto, a não ser que haja apoio para o ombro e para o braço que ficam em cima, eles podem girar para frente e interferir na respiração.

Decúbito lateral oblíquo

No **decúbito lateral oblíquo** (uma variação do decúbito lateral), o paciente deita de lado, com a perna que fica por cima colocada a 30° da flexão do quadril e a 35° da flexão do joelho. A panturrilha da perna de cima é colocada atrás da linha intermediária do corpo, sobre um apoio, como um travesseiro. As costas também são apoiadas e a perna que está por baixo fica em posição neutra. Essa posição impõe menos pressão sobre o quadril, se comparada ao decúbito lateral tradicional, além de reduzir o potencial de rompimento da pele.

Decúbito ventral

O **decúbito ventral** (posição em que o paciente se deita sobre o abdome) é uma posição alternativa para o indivíduo que apresenta soluções de continuidade na pele devido a úlceras de pressão (Cap. 28). O decúbito ventral também oferece uma boa drenagem dos bronquíolos, alonga o tronco e as extremidades, e mantém os quadris em posição estendida. Nessa posição, melhora-se a oxigenação arterial dos pacientes graves com síndrome do desconforto respiratório do adulto submetidos à ventilação mecânica, mas não necessariamente resulta em maiores taxas de sobrevivência (Taccone et al., 2009). Entretanto, o decúbito ventral é desafiador para os enfermeiros que precisam avaliar e se comunicar com os pacientes e é desconfortável para aqueles submetidos a cirurgias abdominais recentes ou que apresentam dores nas costas, além de interferir na alimentação.

Posição de Sims

Na **posição de Sims** (posição de semipropo), o paciente deita-se sobre o lado esquerdo do corpo, com o joelho direito flexionado em direção ao tórax. O braço esquerdo é posicionado ao longo das costas do paciente e o tórax e abdome ficam inclinados para frente. A posição de Sims também é utilizada em procedimentos e exames que envolvem o acesso ao reto e a vagina (Cap. 14).

Posição de Fowler

A **posição de Fowler** (posição semissentada) permite que o paciente coma, fale e possa olhar a sua volta com mais facilidade. Há três variações comuns da posição de Fowler. Na *posição de Fowler baixa*, a cabeça e o tronco são elevados a 30°. Na *posição de Fowler média* ou *semifowler*, há uma elevação de 45°. Quando a elevação é de 60 a 90°, tem-se a *posição de Fowler alta*. Os joelhos podem não ser elevados, mas fazê-lo alivia a tensão sobre a porção lombar da coluna vertebral.

A posição de Fowler é especialmente útil para pacientes com dispneia, porque faz os órgãos abdominais se afastarem do diafragma. O alívio da pressão sobre o diafragma permite a troca de maiores volumes de ar. Permanecer sentado por um período prolongado, todavia, reduz o fluxo sanguíneo nos tecidos da região coccígea e aumenta os riscos de ocorrência de úlceras de pressão nesse local.

> ▶ **Pare, Pense e Responda – Quadro 23.1**
> Cite uma vantagem e uma desvantagem dos decúbitos dorsal, lateral e lateral oblíquo, ventral, posição de Sims e posição de Fowler.

Recursos de posicionamento

Existem muitos recursos que ajudam a manter o bom alinhamento do corpo no leito e que previnem o desconforto ou a pressão. Qualquer posição, não importando o quão confortável ou anatomicamente correta seja, deve ser mudada com frequência.

Leito ajustável

O leito ajustável (Cap. 18) pode ser elevado ou rebaixado, permitindo que seja modificada a posição da cabeça e dos joelhos do paciente. A posição elevada facilita a realização dos cuidados de enfermagem. A elevação da parte superior do leito ajuda o paciente a observar seu ambiente, sem que precise se contorcer e se curvar. Também promove a drenagem dos lobos pulmonares superiores e prepara o paciente para o momento de ficar em pé e deambular. A posição rebaixada capacita o paciente independente a subir e sair do leito com maior segurança (Fig. 23.8). Colocar o leito em uma leve posição de Trendelenburg pode ajudar a evitar que o paciente deslize para baixo em direção aos pés do leito (Fig. 23.9).

Colchão

Um colchão confortável e que oferece apoio é firme, mas flexível o suficiente para permitir um bom alinhamento corporal. Um colchão que não oferece apoio causa uma curvatura não natural da coluna vertebral.

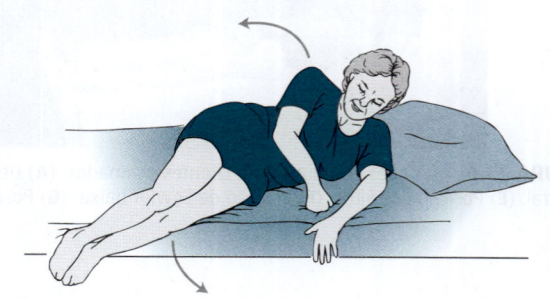

FIGURA 23.8 Segurar o colchão com uma mão e empurrá-lo para baixo com a outra mão é uma técnica que auxilia o paciente a se sentar à beira do leito de modo independente, em preparação para a deambulação.

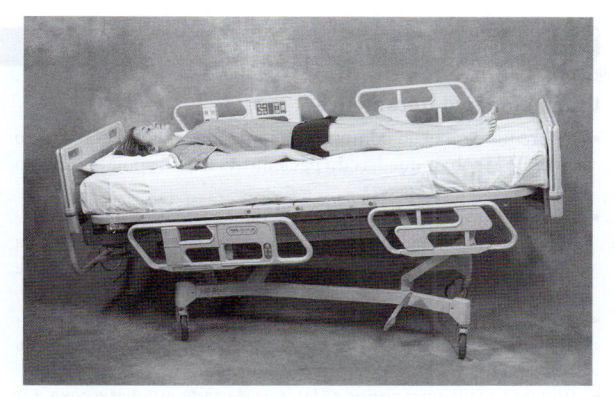

FIGURA 23.9 Na posição de Trendelenburg, a cabeça está em posição mais baixa que os pés.

Prancha para leito

Uma **prancha para leito** (estrutura rígida colocada debaixo do colchão) serve para oferecer apoio adicional ao esqueleto. Essas pranchas geralmente são feitas de madeira compensada ou outro material firme. O tamanho varia de acordo com as necessidades da situação. Se certas partes do leito (como a cabeceira e os pés) forem móveis, a prancha precisa ser dividida em seções, unidas por dobradiças. Para uso doméstico, podem ser adquiridas pranchas inteiras ou elas podem ser feitas de lâminas de compensado.

Travesseiros

Os travesseiros são usados para apoiar e elevar uma parte do corpo. Travesseiros pequenos, como os de contorno, com cantos triangulares e os coxins, são ideais para elevar ou apoiar a cabeça, os membros e os ombros. Para uso doméstico, travesseiros maiores são úteis para erguer a parte superior do corpo quando não houver disponibilidade de uma cama ajustável.

Lençol deslizante

O lençol deslizante (também conhecido como lençol móvel), que vai da parte superior das costas até a metade das coxas, é um recurso útil para o posicionamento. Alguns são projetados com alças nas laterais. Quando confeccionado com substâncias que reduzem o atrito, o lençol deslizante diminui o trabalho de virar o paciente e evita a ocorrência de lesões de pele. É usado para deslizar e rolar, em vez de levantar, o paciente. Ajuda a mover o paciente para cima no leito quando em decúbito dorsal, do centro do leito para uma das laterais, a passar o paciente para o decúbito lateral ou a transferi-lo do leito para a maca. Recomenda-se o uso de um elevador mecânico, que será discutido mais tarde, ou de um assento de reposicionamento quando for necessário um reposicionamento mais complexo. Coloca-se o lençol deslizante nas laterais do corpo do paciente durante o reposicionamento (Fig. 23.10). Trabalhando em equipe, os enfermeiros usam o lençol para deslizar e rolar o paciente para uma posição alternativa, evitando qualquer ação de inclinação, de levar adiante ou de torção. O lençol é removido depois de ser utilizado ou mantido seco e sem vincos, para prevenir lesões na pele.

Mudar de decúbito e movimentar pacientes

Em alguns casos, o paciente pode ser totalmente capaz de auxiliar na mudança de decúbito ou no movimento. A quantidade de as-

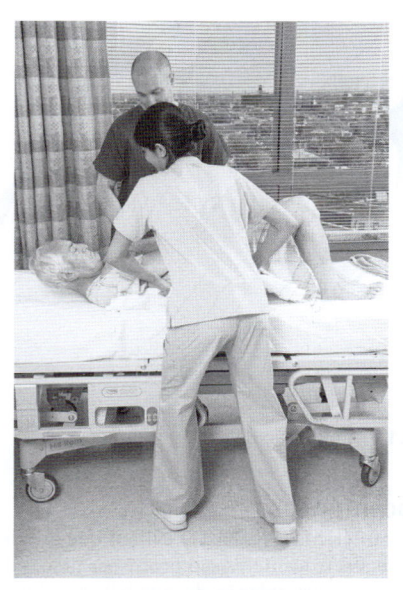

FIGURA 23.10 Utiliza-se um lençol deslizante para virar, mover e reposicionar o paciente.

sistência ao paciente depende de fatores como o tamanho, o peso, o estado mental e a força.

Considerações gerontológicas

- Assentos sanitários elevados e com corrimãos podem ser úteis para possibilitar que os idosos usem os músculos dos braços, em vez dos músculos das pernas, para ajudar a sentar e a levantar.
- Os pacientes idosos precisam de tempo e assistência extras durante posicionamentos, transferências e deambulação. Podem precisar de modificações no posicionamento devido a limitações causadas pela dor ou pela degeneração articular. Aguarde alguns minutos para mudar o idoso de posição, como ao passar de decúbito dorsal para sentado ou em pé, a fim de permitir mudanças compensatórias na pressão arterial, evitando, assim, a hipotensão ortostática. Ensine o paciente a esperar até que qualquer tontura passe antes de movimentar-se, diminuindo o risco de quedas.
- Os idosos podem ter medo de cair e, portanto, podem limitar a sua mobilidade. Corrimãos podem ser estrategicamente colocados para promover a confiança na deambulação. Além disso, a colocação de cadeiras próximo de uma passagem frequente da casa ou instituição fornece uma "parada de descanso", aumentando, assim, a confiança na deambulação.

Se todos os critérios sugerem que o enfermeiro e o paciente podem realizar a tarefa exigida, o enfermeiro pede a cooperação do paciente, explicando o plano e como ele pode ajudar. São necessários dispositivos auxiliares e funcionários extras ao mudar de decúbito ou mover um paciente que não é capaz de passar de uma posição para outra de modo independente ou que precisa de ajuda para fazê-lo. Boas habilidades de mudança de decúbito e movimentação são importantes para evitar lesões aos enfermeiros e aos pacientes. A Habilidade 23.1 descreve o processo de reposicionamento e movimentação de pacientes.

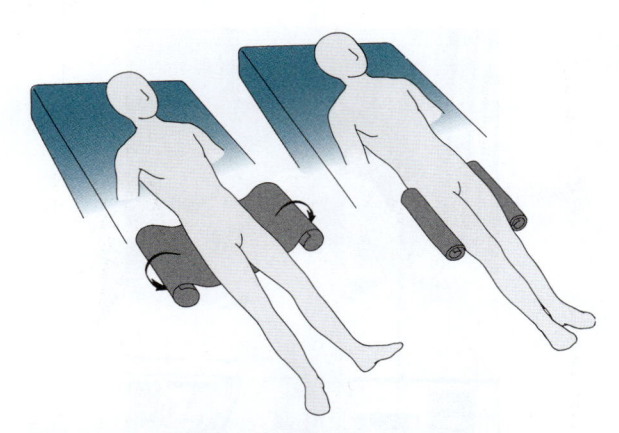

FIGURA 23.11 Colocação de rolos trocantéricos.

Rolos trocantéricos

Os rolos trocantéricos (Fig. 23.11) evitam que os quadris rodem externamente. Os trocanteres são protusões ósseas da cabeça do fêmur, próximas à articulação do quadril. A colocação do rolo trocantérico junto ao trocanter ajuda a evitar que o quadril rode externamente (Ver Orientações de Enfermagem 23.2).

Rolos para as mãos

Os rolos para as mãos (Fig. 23.12) são recursos que preservam a capacidade funcional do paciente de agarrar e pegar objetos. Eles previnem as **contraturas** (encurtamento permanente dos músculos, que resistem ao alongamento) dos dedos das mãos. Esses rolos mantêm o polegar posicionado um pouco afastado do resto da mão, a um ângulo moderado dos demais dedos. Os dedos são mantidos em posição levemente neutra, em vez de cerrados com firmeza. Uma toalha de rosto enrolada ou uma bola podem ser usadas como alternativa aos rolos manuais industrializados. Esses rolos para as mãos são removidos regularmente para possibilitar os movimentos e o exercício.

Botas, pranchas e talas para os pés

As botas, pranchas e talas para os pés são dispositivos que previnem a ocorrência do pé equino, por meio da manutenção dos pés numa posição funcional (Fig. 23.13). Algumas apresentações comerciais de pranchas para os pés possuem apoios que evitam a rotação externa do pé e da perna.

ORIENTAÇÕES DE ENFERMAGEM 23.2

Usando um rolo trocantérico

- Dobre um lençol ao comprido, na metade ou em três partes, e coloque-o sob os quadris do paciente. O lençol apoiará o corpo em uma posição correta.
- Coloque um cobertor enrolado ou duas toalhas de banho enroladas sob cada uma das extremidades do lençol, ocupando cada uma das laterais do paciente. Essa medida evita que os rolos se desmanchem.
- Enrole o lençol em torno do cobertor de forma que a extremidade do rolo fique sob ele. Essa medida evita que os rolos se desmanchem.
- Prenda os rolos próximos as laterais de cada quadril e coxa. Os rolos previnem a rotação externa do quadril.
- Permita que a perna repouse contra o rolo trocantérico. Essa posição permite o alinhamento normal dos quadris e evita rotação interna ou externa.

Se o paciente tem baixa estatura e não alcança a prancha, utiliza-se uma tala. A tala para os pés permite maior variedade de posições ao corpo, enquanto mantém o pé em posição funcional. Alguns enfermeiros têm pacientes que usam tênis com cabedal mais alto, mesmo enquanto permanecem na cama, para prevenir o pé equino. Eles os removem regularmente, sendo oferecidos os cuidados adequados aos pés.

Não havendo prancha ou tala para os pés, o enfermeiro pode usar um travesseiro ou um lençol grande para substituí-los. Ele enrola o travesseiro no lençol e torce as suas extremidades, antes de serem colocados sob o pé do colchão. Um apoio feito com travesseiro não proporciona a firmeza da prancha ou da tala, e o enfermeiro deve substituí-lo assim que possível por um dispositivo mais adequado.

▶ *Pare, Pense e Responda – Quadro 23.2*
Além da normal cama hospitalar, que outros recursos poderão ser obtidos para facilitar a movimentação e o reposicionamento do paciente que se encontra fraco e não consegue sequer ajudar a virar-se ou a mudar de posição?

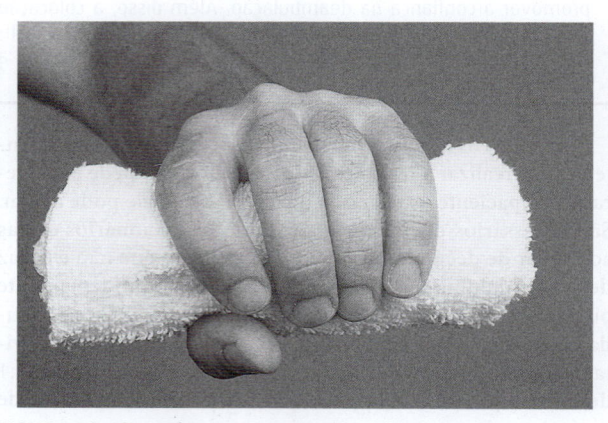

FIGURA 23.12 Rolo para as mãos. (Foto de B. Proud.)

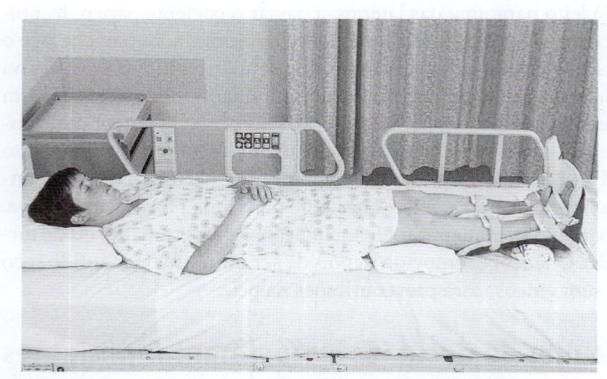

FIGURA 23.13 Botas protetoras para evitar o pé equino. (Foto de B. Proud.)

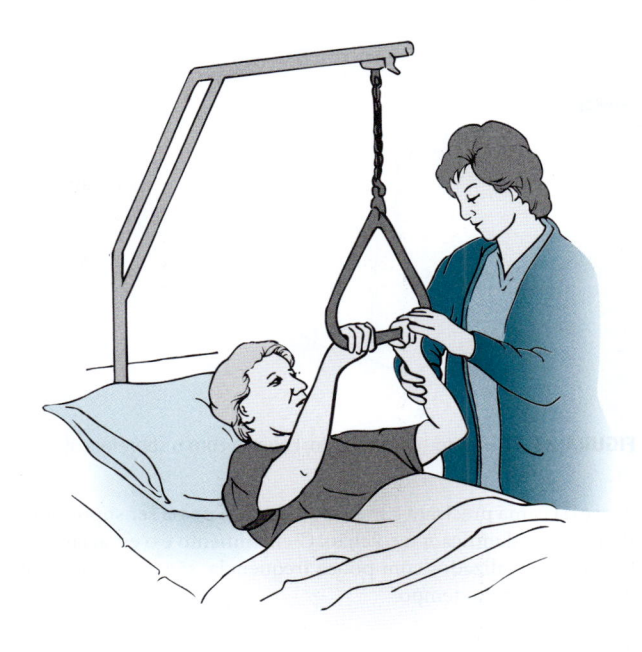

FIGURA 23.14 O uso do trapézio facilita o movimento.

Trapézio

O trapézio é uma peça metálica triangular presa por meio de uma corrente colocada acima da cabeceira do leito (Fig. 23.14). O paciente agarra-se ao trapézio para elevar o corpo e movimentar-se na cama. A não ser que a elevação ou a movimentação dos braços seja indesejável, o trapézio constitui um dispositivo excelente para auxiliar o paciente acamado a melhorar seu nível de atividade.

DISPOSITIVOS DE PROTEÇÃO

Itens como grades laterais da cama, coberturas de colchão, armações e, especialmente, os leitos, ajudam a proteger o paciente inativo de danos ou complicações.

Grades laterais

As grades laterais (Fig. 23.15) são dispositivos valiosos no auxílio de pacientes que mudam de posição e que se movimentam no leito. Com as grades laterais colocadas, o paciente consegue, com segurança, virar-se de um lado para outro e sentar-se na cama. Essas atividades os ajudam a manter ou recuperar a força muscular e a flexibilidade das articulações.

Coberturas de colchão

As coberturas de colchão são dispositivos acessórios, feitos de espuma ou contendo gel, ar ou água, que os enfermeiros colocam sobre o colchão hospitalar padrão. Eles as utilizam para reduzir a pressão e restaurar a integridade da pele (Cap. 28).

Colchões de espuma e gel

Vários tipos de colchão de espuma, de látex ou de polietileno estão disponíveis. A espuma funciona como uma camada de tecido subcutâneo, pois se adapta à forma do corpo do paciente e age como uma almofada. Consequentemente, ela redistribui a pressão sobre uma área maior, diminuindo, assim, o efeito compressivo sobre a pele e os tecidos. A espuma também contém canais e células cheias de ar, o que permite a evaporação da umidade e a fuga do calor.

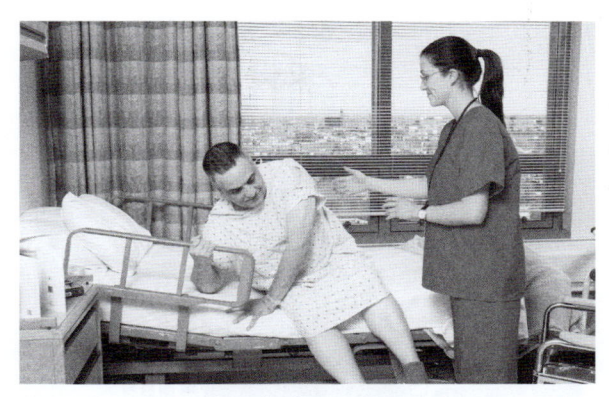

FIGURA 23.15 Uso de grades laterais para preparar para a deambulação e a mudança de decúbito.

Alguns colchões de espuma são feitos com uma série de elevações e depressões, que se assemelham a uma embalagem para ovos (Cap. 18) ou a um *waffle*. A densidade da espuma e a maneira como ela é formada determinam o grau de redução da pressão.

Os colchões piramidais oferecem uma redução mínima da pressão e são recomendados apenas para conforto. Os colchões mais espessos, semelhantes a um *waffle*, oferecem uma redução de pressão bem maior; os enfermeiros podem usá-los para prevenir rupturas na pele.

O gel é uma substância alternativa usada como enchimento de almofadas e colchões. Ele difere da espuma no sentido de que suspende e apoia as partes do corpo. Os enfermeiros colocam almofadas de gel e de espuma nas cadeiras de rodas para prevenir o "efeito rede" – uma compressão posterior e lateral que ocorre quando o paciente se senta em uma cadeira com assento que cede ao seu peso, semelhante a uma rede.

Colchão de ar estático

O colchão de ar estático tem como enchimento um volume fixo de ar. Assemelha-se, na aparência, àqueles utilizados com fins recreativos. Ele deixa o paciente suspenso, sobre uma superfície flutuante, distribuindo a pressão sobre o tecido subjacente. Contudo, se começa a desinflar, o colchão perde sua efetividade como dispositivo para aliviar a pressão. Pelo fato de o plástico não ser absorvente, os colchões de ar permitem menor evaporação da umidade do que os de espuma. Além disso, objetos pontiagudos podem danificar sua integridade.

Colchão de ar alternado

O colchão de ar alternado (Fig. 23.16) assemelha-se ao estático, com uma exceção: enquanto um canal infla o colchão, outro, em contrapartida, o desinfla. Depois, o processo é invertido. Por intermédio da redistribuição de ar como ondas, a pressão sobre as proeminências ósseas é mudada ciclicamente. Esse processo repetitivo promove o fluxo sanguíneo e mantém o tecido suprido com oxigênio. Os tubos conectados ao colchão e ao compressor

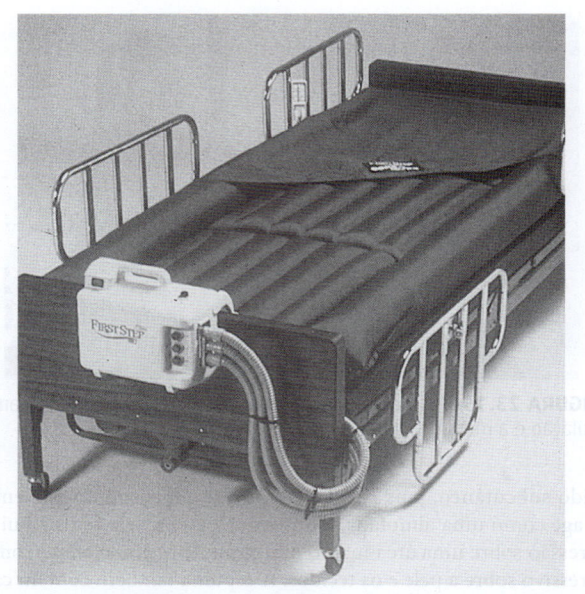

FIGURA 23.16 Colchão de ar alternado. (*First Step Plus*. Cortesia do KCI Therapeutic Services, San Antonio, TX.)

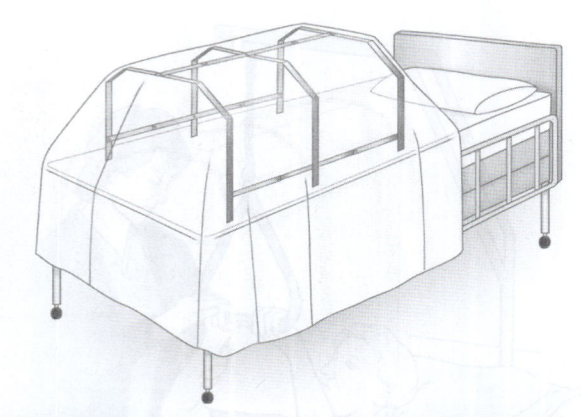

FIGURA 23.17 Leito com armação, coberto com o sobrelençol.

nunca devem ser dobrados. O barulho produzido pelo compressor pode incomodar alguns pacientes.

Colchão d'água

O colchão d'água não apenas oferece apoio ao peso do corpo, mas também equaliza a pressão por polegada quadrada sobre sua superfície. O efeito aliviador da pressão é mantido independentemente de qualquer troca de posição do paciente. Muitos comentam que dormir em um colchão d'água produz uma sensação de tranquilidade, que pode trazer efeitos emocionais benéficos. Esses colchões são muito pesados; por essa razão, a estrutura do piso e da cama precisam garantir que o peso possa ser suportado. Perfurações danificam o colchão. O enchimento e o esvaziamento, embora realizados com pouca frequência, são operações que demandam muito tempo.

Armações

A armação é uma estrutura metálica firmada ou colocada sobre a parte superior do colchão. Ela forma uma espécie de proteção para as pernas e os pés, para mantê-los longe do contato com os lençóis e cobertores (Fig. 23.17). A armação é normalmente utilizada em pacientes com queimaduras, doenças articulares que causem dores fortes e fraturas da perna.

Leitos especiais

Os leitos especiais, como os com pouca perda de ar, os com ar fluidificado, os de apoio oscilante e os circulares, oferecem mais funções do que um leito hospitalar comum. Assim como as coberturas de colchão, eles são utilizados para aliviar a pressão e

TABELA 23.3 Recursos para alívio da pressão

RECURSO	EXEMPLOS	INDICAÇÕES DE USO
Colchão de espuma ou almofada com gel	Casca de ovo Geo-Matt	Pele intacta e risco mínimo de ruptura. Mudanças na posição ocorrem espontaneamente ou requerem um mínimo de auxílio.
Colchão com ar estático, de ar alternado ou d'água	TENDER Cloud Sof-Care Pulsair Lotus	Existência de certo risco de ruptura na pele. Ruptura superficial ou profunda na pele, mas pressão facilmente aliviada. Necessidade de repouso prolongado no leito, com imobilização.
Leito de apoio oscilante	Roto Rest Tilt and Turn Paragon 9000	Alto risco de efeitos sistêmicos da imobilidade, como pneumonia e ruptura de pele.
Leito com pouca perda de ar	KinAir FLEXICAIR Mediscus	Combinação dos seguintes: Pele prejudicada. Existência de fatores de risco de ruptura de pele futura. Alternância de posições limitada, inferior ao adequado, ou impossível. Necessidade de auxílio para transferências frequentes do leito.
Leito com ar fluidificado	CLINITRON FluidAir	Combinação dos seguintes: Pele prejudicada. Existência de fatores de risco de ruptura de pele futura. Alternância de posições limitada, inferior ao adequado, ou impossível. Raramente transferido do leito.
Leito circular	CircOletric	Risco atual ou elevado de ruptura de pele devido a traumas múltiplos ou envolvimento da cabeça, do pescoço ou da coluna vertebral. Queimadura que requer trocas de curativo ou aplicações tópicas frequentes.

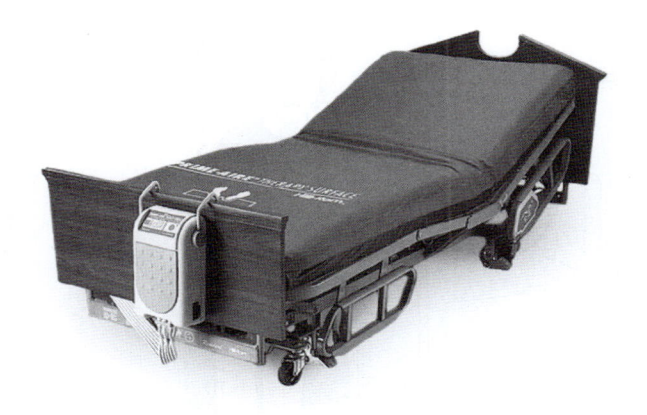

FIGURA 23.18 Leito com pouca perda de ar. (Cortesia de Hill-Rom Company, Inc., Batesville, Indiana.)

para prevenir outros problemas associados à inatividade e à imobilidade (Tab. 23.3).

Leito com pouca perda de ar
O leito com pouca perda de ar (Fig. 23.18) contém sacos inflados com ar no interior de seu colchão. Isso mantém a pressão capilar bastante abaixo daquela capaz de interferir no fluxo sanguíneo. Independentemente das mudanças na posição do corpo, o colchão reage mediante redistribuição seletiva do ar, de modo a manter baixa pressão em todas as áreas da pele.

Leito com ar fluidificado
O leito com ar fluidificado (Fig. 23.19) contém inúmeras bolinhas minúsculas no interior de uma cobertura para colchão. Elas são mandadas para cima com ar quente. Quando suspensas, as bolinhas secas assumem as características de elementos fluidificados, permitindo que o paciente flutue sobre as bolinhas em suspensão. As excreções e secreções são drenadas para longe do corpo e por meio das bolinhas evitando, assim, irritações na pele e macerações decorrentes da umidade. Os efeitos aliviadores da pressão, em consequência desse tipo de colchão, mostraram-se capazes de acelerar a cicatrização de tecidos gravemente danificados.

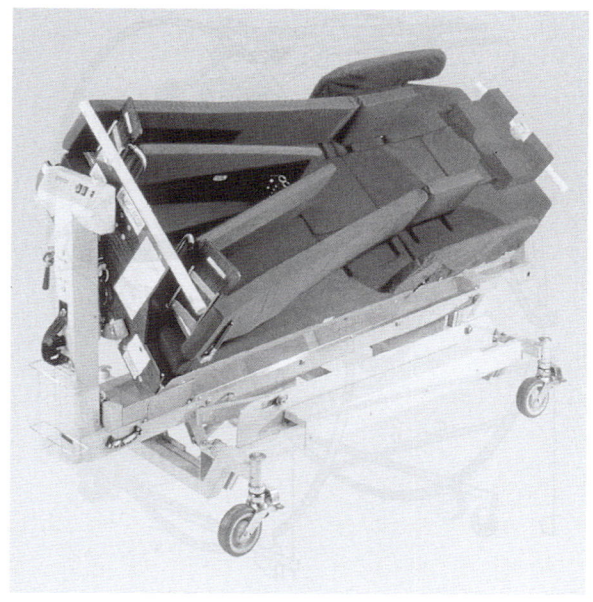

FIGURA 23.20 Leito oscilante. (Cortesia de Kinetic Concepts, Inc., San Antonio, TX.)

O leito com ar fluidificado é mais bem utilizado por aquele paciente com possibilidade de permanecer nele por longos períodos de tempo. O equilíbrio hídrico pode se tornar um problema nos cuidados ao paciente, devido à evaporação acelerada causada pelo ar quente em suspensão. Perfurações ou rasgões no colchão também constituem um problema potencial.

Leito de apoio oscilante
O leito oscilante (Fig. 23.17) balança o paciente, lenta e continuamente, de um lado para outro, em um arco de 124°. A oscilação alivia a pressão sobre a pele e ajuda a mobilizar secreções respiratórias. Suportes forrados de espuma colocados na cabeça, nos braços e nas pernas evitam escorregões e o **cisalhamento** da pele (força exercida contra a superfície e as camadas da pele conforme os tecidos deslizam em direções opostas, ainda que paralelas). Os compartimentos no interior do leito são temporariamente removidos para facilitar a avaliação e o cuidado da parte posterior do corpo.

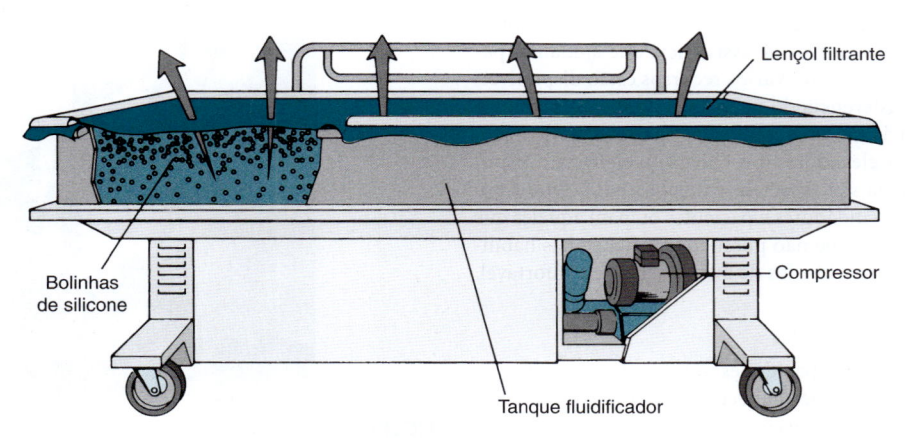

FIGURA 23.19 Leito com ar fluidificado.

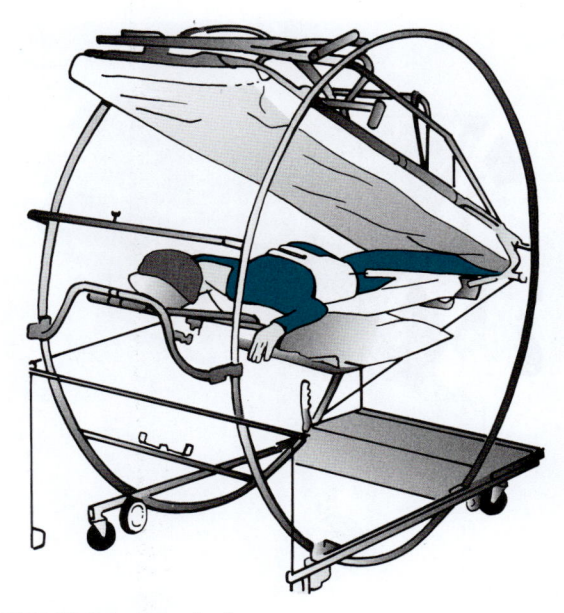

FIGURA 23.21 Leito circular.

Leito circular
O leito circular suporta o paciente sobre uma plataforma anterior ou posterior de 1,80 a 2,10 m, suspensa pelo diâmetro da estrutura do leito (Fig. 23.21). Esse tipo de leito permite que o paciente permaneça imobilizado passivamente durante uma troca de posição. Ele possui a capacidade de girá-lo, preso entre as estruturas anterior e posterior, em um arco de 180°. O giro permite o acesso para que sejam realizados os cuidados de enfermagem. Os pacientes aprendem como operar o leito para pequenos ajustes em sua própria posição. Isso promove uma sensação de controle entre pacientes que, de outra forma, poderiam sentir-se dependentes.

TRANSFERÊNCIA DO PACIENTE
A **transferência** (movimento do paciente de um local para outro) refere-se à movimentação do paciente do leito para uma cadeira, vaso sanitário ou maca e novamente para o leito. Ele auxilia quando se trata de uma transferência *ativa*. Quando se tem uma transferência totalmente feita por outros ou com auxílio de recursos mecânicos, ela se chama transferência *passiva*. Os auxílios à transferência são dispositivos de assistência que ajudam o paciente a mover-se lateralmente. Vários recursos estão disponíveis para auxiliar na transferência do paciente. Alguns exemplos de auxílios à transferência são as barras, cintas ou pranchas de transferência ou, ainda, os elevadores mecânicos ou elétricos. Dispositivos de transferência são especialmente úteis para diminuir o potencial de lesão aos cuidadores e pacientes ou para aqueles que sentem medo de cair ou que não possuem confiança nas habilidades da equipe para transferi-los de forma segura e confortável.

Barra de transferência
Alguns pacientes com incapacidades acham que as barras de transferência os ajudam a permanecer ativos e independentes (Fig. 23.22). A barra de transferência é adaptada entre o colchão e a estrutura do leito ou os sacos de mola e serve como uma trave

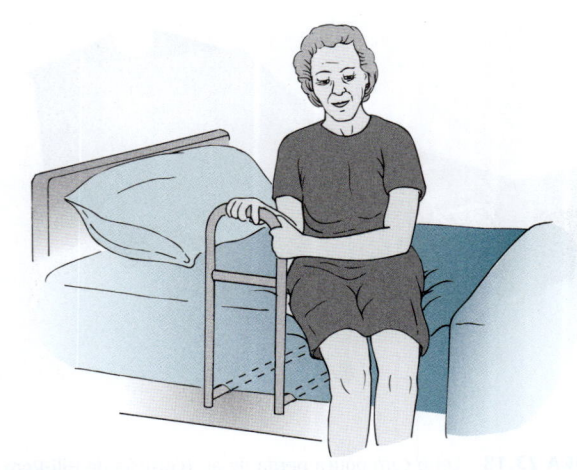

FIGURA 23.22 Barra de transferência.

em que ele pode se agarrar como um corrimão, que suporta seu peso, enquanto sai e retorna ao leito. A barra de transferência não é considerada um recurso restritivo como as grades laterais, pois o paciente fica livre para se movimentar. Ela favorece a atividade e a mobilidade para várias pessoas que se encontram fisicamente desafiadas.

Cinta de transferência
A cinta de transferência é um dispositivo acolchoado fixado ao redor da cintura do paciente. Suas alças oferecem um meio de segurá-lo e apoiá-lo (Fig. 23.23). Esse recurso é destinado a pacientes que podem carregar peso e auxiliar em sua transferência, mas de forma instável. A cinta de transferência também pode ser usada como uma cinta de marcha, proporcionando proteção e segurança enquanto o paciente é assistido na deambulação (Cap. 26).

Prancha de transferência
A prancha de transferência serve como uma ponte de apoio entre duas superfícies, como o leito e a cadeira de rodas, o leito e a

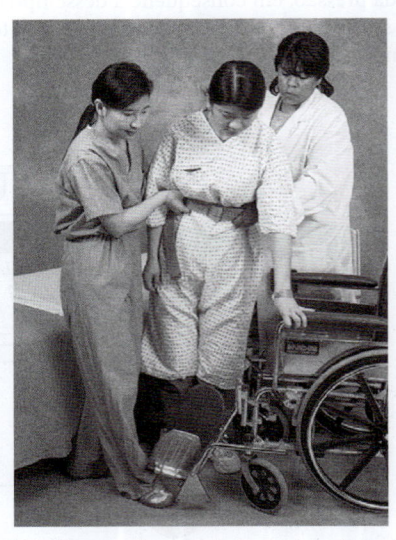

FIGURA 23.23 Cinta usado para ajudar na transferência do paciente do leito para a cadeira de rodas e de volta para o leito.

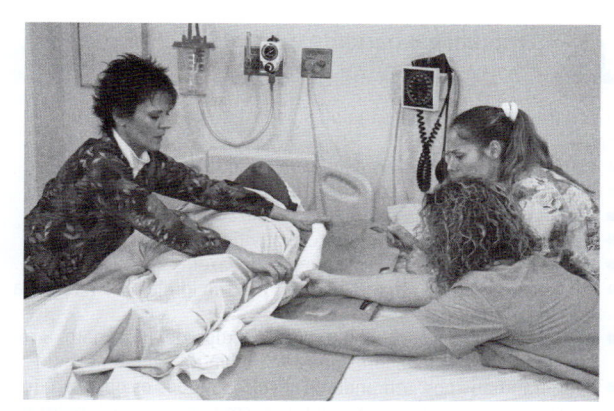

FIGURA 23.24 A prancha de transferência é usada para mover o paciente do leito para a maca.

maca, a cadeira de rodas e o assento de um automóvel e a cadeira de rodas e o assento sanitário. A prancha pode ter várias larguras e comprimentos. Algumas são curvadas para facilitar a transferência em torno de apoios de braço fixos; outras podem ter rodas em seu lado de baixo.

As pranchas de transferência são posicionadas de tal maneira que as nádegas ou o corpo do paciente podem deslizar transversalmente ao que de outra forma seria um espaço aberto ou uma lacuna entre as duas superfícies (Fig. 23.24). Alguns pacientes com força muscular nos braços e na parte superior do tronco podem usar a prancha de transferência sozinho. Para aqueles que necessitam de assistência, o enfermeiro usa-a em conjunto com uma cinta de transferência. Pranchas de transferência que apoiam todo o corpo também estão disponíveis, para quando for preciso mover pacientes, em decúbito dorsal, para uma maca ou mesa de radiografia. Pode-se usar um lençol deslizante de baixo atrito em conjunto com a prancha de transferência.

Elevador mecânico

O elevador mecânico (Fig. 23.25) ajuda a mover pacientes muito pesados ou que têm capacidades limitadas de se moverem do leito para a cadeira, o vaso sanitário ou a banheira, e vice-versa. Existem modelos elétricos e hidráulicos disponíveis, com capacidade de erguer 160 a 280 kg. O uso de um elevador mecânico permite que o cuidador erga ou abaixe os pacientes, que ficam

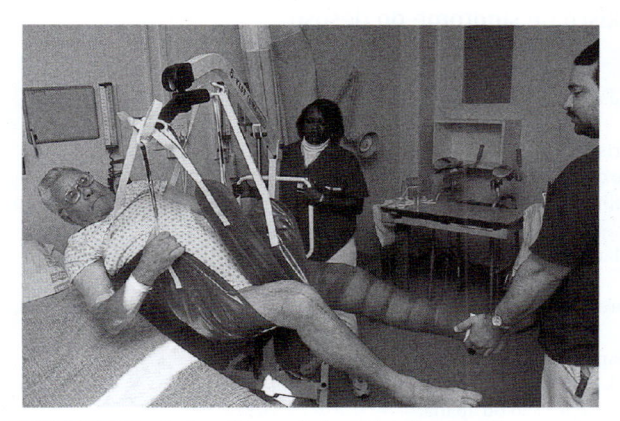

FIGURA 23.25 O elevador mecânico hidráulico é usado para elevar e transferir um paciente obeso ou dependente para outro local e para devolvê-lo ao leito.

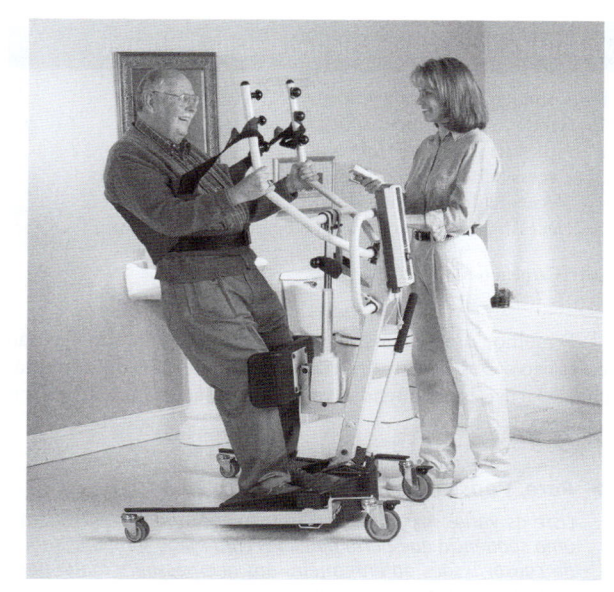

FIGURA 23.26 Elevador que ajuda a colocar em pé o paciente que tem a capacidade de descarregar um pouco do peso corporal. Também facilita o abaixamento do paciente à posição sentada em uma cadeira ou vaso sanitário.

acomodados em um assento de lona, movendo-os em torno de uma estrutura com rodízios. Esses rodízios são travados quando se deseja obter uma posição estacionária, como quando o paciente está sendo colocado em um determinado lugar. Os elevadores que ajudam a colocar o paciente em pé são uma alternativa quando o paciente tem a capacidade de descarregar um pouco do peso corporal (Fig. 23.26).

ORIENTAÇÕES DE ENFERMAGEM 23.3

Auxiliando na transferência de um paciente

- Seja realista quanto ao peso que você consegue erguer sem se machucar. *Não exceder suas próprias capacidades demonstra bom senso.*
- Pratique sempre uma boa mecânica corporal. *Ela reduz o potencial de lesões.*
- Coloque dispositivos para transferências ou outros recursos de apoio antes de retirar um paciente do leito. *Essa medida maximiza o controle do tempo.*
- Faça com que o paciente calce sapatos ou chinelos antiderrapantes. *Calçados apropriados oferecem apoio e evitam lesões nos pés.*
- Planeje transferir os pacientes por distâncias curtas. *Uma curta transferência reduz o potencial de lesão.*
- Certifique de que, caso o paciente tenha uma perna mais forte, ela seja posicionada mais próxima da cadeira para onde ele está sendo transferido. *Isso garante a segurança.*
- Coloque-se de pé ao lado do leito para qual o paciente estará se movimentando. *Essa posição ajuda o enfermeiro a assistir o paciente.*
- Explique ao paciente o que será feito passo a passo, e solicite sua máxima ajuda. *Essas ações instruem o paciente, encorajam que ele ajude a si mesmo e reduzem a carga de trabalho.*

QUADRO 23.2 — Níveis de capacidade funcional

0 = Completamente independente
1 = Requer o uso de um dispositivo auxiliar
2 = Necessita de ajuda mínima
3 = Necessita de um pouco de assistência e/ou supervisão
4 = Necessita de supervisão total
5 = Necessita de assistência total ou é incapaz de ajudar

Fonte: (Carpenito-Moyet, 2005).

É melhor usar dispositivos de assistência quando eles são necessários. Observe as diretrizes em Orientações de Enfermagem 23.3 e use as recomendações da Habilidade 23.2 ao transferir pacientes.

▶ Pare, Pense e Responda – Quadro 23.3
Liste os vários métodos para transferência de pacientes, em uma sequência que parta daqueles com menor probabilidade de causar lesões ao enfermeiro aos que possuem maior potencial de causar danos.

IMPLICAÇÕES PARA A ENFERMAGEM

Durante as avaliações iniciais e subsequentes do paciente, o enfermeiro determina o nível de dependência dele em relação à assistência de enfermagem. Uma escala para quantificação do estado do paciente é mostrada no Quadro 23.2. O enfermeiro seleciona os recursos de posicionamento, transferência e proteção, de acordo com o grau de independência do paciente ou sua necessidade de assistência parcial ou total.

Vários diagnósticos de enfermagem podem ser aplicados a pacientes inativos.

- Mobilidade Física Prejudicada
- Risco de Lesão
- Risco de Síndrome do Desuso
- Risco de Lesão por Posicionamento Perioperatório
- Capacidade de Transferência Prejudicada
- Mobilidade no Leito Prejudicada
- Risco de Integridade da Pele Prejudicada

Ensinando o paciente e a família 23.1
Promovendo a atividade e a mobilidade

O enfermeiro ensinará os seguintes pontos ao paciente e a sua família:
- Equilibre períodos de atividade com períodos de descanso.
- Esteja alerta quanto aos perigos da inatividade.
- Permita o tempo adequado para a realização das atividades.
- Associe-se a um clube que ofereça atividades sociais.
- Desenvolva *hobbies* ou passatempos de lazer.
- Torne-se voluntário em um hospital, em sua igreja ou em alguma entidade municipal.
- Integre um grupo local – clube do café, grupo de artesanato, amigos do futebol ou jogadores de carta ou bingo.
- Evite traumatismos, retirando de circulação todos os objetos que possam ser uma ameaça à segurança, como pequenos tapetes e fios elétricos. Certifique-se de que pernas de cadeiras não estão pelo caminho. Seque prontamente qualquer água derramada ou respingada no chão.
- Alugue ou compre equipamentos hospitalares de uma companhia que os fabrique ou forneça.
- Obtenha informações sobre o empréstimo de equipamentos para pacientes terminais que se encontrem em casa, junto a instituições nacionais, como a American Cancer Society.
- Pergunte sobre serviços comunitários que auxiliem a implementar uma vida mais independente, como serviços domésticos, cães treinados, entrega de refeições, assistência social e organizações religiosas.

O Plano de Cuidados de Enfermagem 23.1 ilustra como os enfermeiros aplicam as etapas do processo de enfermagem ao cuidar de um paciente com o diagnóstico de enfermagem Risco de Síndrome do Desuso. A taxonomia da NANDA (2012, p. 285) descreve essa categoria diagnóstica como o estado no qual um indivíduo está "em risco de deterioração dos sistemas do corpo como resultado de inatividade musculoesquelética prescrita ou inevitável".

Ao propiciar os cuidados de enfermagem, podem haver oportunidades para ensinar técnicas, que promovam a atividade ou que reduzam os potenciais de complicação devido à inatividade, aos pacientes e seus cuidadores. Consultar Ensinando o Paciente e a Família 23.1.

PLANO DE CUIDADOS DE ENFERMAGEM 23.1 — Risco de síndrome do desuso

Investigação

- Avalie a movimentação independente do paciente e seu nível de atividade.
- Inspecione a integridade da pele.
- Pergunte como está o padrão de eliminações do paciente e as características de suas fezes.
- Observe a profundidade das respirações do paciente e sua capacidade de expelir as secreções pulmonares.
- Verifique a cor da pele, o enchimento capilar nos leitos ungueais e a eliminação urinária do paciente, na busca de evidências de perfusão circulatória.
- Palpe os pulsos periféricos distais para avaliar sua frequência e qualidade.
- Verifique o sinal de Homans.
- Determine se há potencial para infecção de qualquer tipo, como a presença de um cateter urinário ou venoso, uma via aérea artificial, feridas, etc.
- Observe se o paciente tem suficiente força muscular e coordenação para se proteger de uma lesão potencial.
- Avalie se há qualquer prejuízo visual, de audição ou de percepção tátil.
- Observe o estado mental do paciente, em busca de sinais de demência, depressão ou apatia.

(continua)

Plano de cuidados de enfermagem 23.1   Risco de síndrome do desuso   *(continuação)*

Diagnóstico de enfermagem: Risco de Síndrome do Desuso (um diagnóstico de síndrome contém apenas a etiologia do diagnóstico; consequentemente, quando um diagnóstico de síndrome é feito, é identificado em uma declaração de uma parte [Carpenito-Moyet, 2010, p. 20]).

Resultado esperado: O paciente não apresentará evidências de complicações associadas ao desuso, o que será evidenciado pela preservação da integridade da pele e dos tecidos; completa mobilidade das articulações; murmúrio vesicular sem ruídos adventícios; enchimento capilar inferior a 3 segundos; pulsos periféricos fortes; sinal de Homans negativos; movimentos intestinais regulares e fezes moles; eliminação urinária superior a 1.500mL por dia, por toda a duração dos cuidados.

Intervenções	Justificativas
Mude o paciente de decúbito a cada 2 horas, durante as 24 horas do dia.	As mudanças de decúbito aliviam a pressão e mantêm uma circulação capilar suficiente para garantir a integridade celular e tecidual.
Providencie um leito sempre seco, limpo e livre de rugas.	Roupas de cama limpas e secas evitam a maceração da pele pelo contato prolongado com a umidade. A manutenção de um leito sem dobras nos lençóis previne o comprometimento circulatório causado pelo aumento da pressão por cm^2 de pele.
Use e verifique os absorventes para incontinência a cada 2 horas; troque-os imediatamente quando estiverem sujos.	Os absorventes para incontinência afastam a umidade do paciente e mantêm a roupa de cama seca. A troca dos absorventes sujos evita a maceração da pele, causada pelo contato com a umidade, e remove o produto das eliminações.
Ajude o paciente a usar a cadeira sanitária a cada 4 horas, quando ele estiver desperto.	A transferência do leito para a cadeira sanitária promove o uso do sistema musculoesquelético, melhora a circulação e a respiração e alivia a pressão sobre a pele causada pela permanência no leito em posições deitadas. O uso da cadeira sanitária promove a continência e a dignidade.
Use um colchão de espuma no leito.	A espuma age como uma camada de tecido subcutâneo e redistribui a pressão sobre uma grande área, reduzindo o potencial de danos à pele.
Use rolos trocantéricos quando ele estiver em decúbito dorsal.	Os rolos trocantéricos evitam a rotação externa dos quadris e das pernas. A manutenção de uma posição neutra facilita o potencial de deambulação e a independência.
Coloque uma prancha ou talas nos pés, bilateralmente.	Esses recursos previnem o pé equino e ajudam a garantir o potencial de uma deambulação normal.
Encoraje a realização de exercícios ativos, com auxílio do trapézio preso ao leito, participando nas atividades da vida diária, como auxiliar durante o banho, realizar as atividades de higiene pessoal, escovar os dentes e alimentar-se.	As atividades reduzem o potencial de complicações associadas ao desuso.
Varie a rotina diária, quando possível.	Variações na rotina estimulam a mente e o processo cognitivo.
Inclua o paciente no planejamento da rotina diária.	Dar-lhe uma posição de controle mantém sua dignidade e sua autoestima.
Oriente a família a como virar e posicionar o paciente.	O envolvimento da família proporciona uma sensação de satisfação pessoal pela participação nos cuidados do ente querido. As orientações ajudam a prepará-los para cuidar do paciente quando eventualmente ele receber alta ou for transferido para outro nível de cuidados.

Avaliação dos resultados esperados:

- A pele do paciente está rosada, seca e íntegra em todas as regiões.
- O paciente apresenta amplitude de movimento completa em todas as articulações.
- Os pulmões do paciente estão limpos à ausculta anterior, posterior e lateral.
- Os pulsos pediosos estão presentes e fortes, bilateralmente.
- O sinal de Homans é negativo em ambos os pés, quando são dorsifletidos.
- O enchimento capilar nos leitos ungueais dos artelhos maiores dos pés é de 2 a 3 segundos.
- O paciente evacua diariamente, sem esforço.
- A urina do paciente possui coloração amarela clara, eliminando um volume diário entre 2.000 e 2.200 mL.
- Não se observa ocorrência de pé equino ou rotação externa dos quadris e pernas, quando se utilizam pranchas para os pés e rolos trocantéricos.

EXERCÍCIOS DE PENSAMENTO CRÍTICO

1. Você observa um colaborador usando incorretamente a mecânica corporal enquanto cuida de um paciente. Como poderia abordá-lo? Quais sugestões poderia lhe dar?
2. Relacione atividades de enfermagem que predispõem a lesões relacionadas ao trabalho. Como o enfermeiro pode reduzir os riscos de lesão em cada uma delas?
3. Quais precauções você defende ao reposicionar ou mover um paciente bariátrico, aquele que é definido pela American Obesity Association (2005) como muito acima do peso (com um índice de massa corporal [IMC] de 30 a 39,9) ou com obesidade mórbida (com IMC acima de 40)?
4. Quais fatores impõem desafios únicos no posicionamento e movimentação de pacientes geriátricos?

QUESTÕES DE REVISÃO – ESTILO DO NCLEX

1. O enfermeiro que auxilia um procedimento diagnóstico envolvendo o trato gastrintestinal inferior, como uma sigmoidoscopia, mostra-se mais coerente em colocar o paciente na
   1. Posição de litotomia
   2. Posição de Sims
   3. Decúbito dorsal
   4. Posição de Fowler
2. Qual das seguintes posições corporais é melhor para que o enfermeiro promova a drenagem de uma ferida abdominal?
   1. Posição de litotomia
   2. Posição de Fowler
   3. Decúbito dorsal
   4. Posição de Trendelenberg
3. Antes de virar um paciente no pós-operatório do decúbito dorsal para o lateral, qual a orientação de enfermagem mais apropriada?
   1. "Prenda a respiração enquanto está sendo virado."
   2. "Dobre seu joelho do outro lado sobre o outro joelho."
   3. "Enrole-se como uma bola antes que eu o ajude a virar-se."
   4. "Deixe-me rolá-lo como se você fosse um manche."
4. O propósito do uso do rolo trocantérico, ao posicionar um paciente, é prevenir a
   1. Adução
   2. Abdução
   3. Flexão
   4. Rotação
5. Qual dos seguintes recursos é mais útil no auxílio da movimentação independente de um paciente?
   1. Uma armação de leito.
   2. Uma prancha para o leito.
   3. Um trapézio sobre o leito.
   4. Grades laterais abaixadas.

HABILIDADE 23.1 Virando e movimentando o paciente

AÇÃO SUGERIDA	JUSTIFICATIVA
INVESTIGAÇÃO	
Avalie os fatores de risco que podem contribuir para a inatividade.	Indicar a necessidade de reposicionamento mais frequente.
Determine a hora da última mudança de decúbito.	Garantir o cumprimento do plano de cuidados.
Avalie a capacidade física, mental e emocional para auxiliar nas mudanças de decúbito, nos posicionamentos ou nas movimentações.	Determinar se pode haver necessidade de ajuda adicional.
Examine a presença de sondas e equipamentos.	Garantir que eles não serão deslocados nem causarão desconforto ao paciente.
PLANEJAMENTO	
Explique o procedimento ao paciente.	Aumentar a cooperação e reduzir a ansiedade.
Retire todos os travesseiros e dispositivos de posicionamento que estão sendo empregados, como rolos troncantéricos.	Reduzir a interferência durante o reposicionamento.
Eleve o leito a uma altura confortável para trabalhar.	Evitar a tensão nas costas, mantendo o centro da gravidade.
Solicite dois ou três funcionários extras, dispositivos de posicionamento e movimentação (p. ex., lençol deslizante, assento de reposicionamento, elevador mecânico) ou ambos, conforme necessário.	Garantir a segurança.
Feche a porta ou a cortina em volta do leito.	Demonstrar respeito pela privacidade.
IMPLEMENTAÇÃO	
Virar o paciente de decúbito dorsal para lateral ou ventral	
Lave as mãos ou realize antissepsia por meio de fricção com álcool, quando apropriado (Cap. 10).	Reduzir a transmissão de microrganismos.
Mova o paciente para um dos lados do leito ou ajude-o a fazê-lo.	Oferecer espaço para quando virar.
Eleve a grade lateral.	Garantir a segurança.
Flexione o joelho do paciente que se encontra mais distante sobre o mais próximo, com os braços sobre o tórax.	Ajudar a virar e proteger os braços do paciente.
Separe os pés do paciente, deixe seus joelhos fletidos e coloque um pé atrás do outro.	Oferecer uma ampla base de apoio.
Coloque uma das mãos sobre o ombro do paciente e a outra sobre o quadril.	Facilitar a mudança de decúbito.
Role o paciente em direção à grade lateral (Fig. A).	Reduzir o esforço.

Direcionando o paciente a virar.

(continua)

Virando e movimentando o paciente *(continuação)*

IMPLEMENTAÇÃO *(continuação)*

Reponha os travesseiros sob as costas, entre as pernas e sob o braço de cima.	Auxiliar a manter a posição e oferecer conforto.

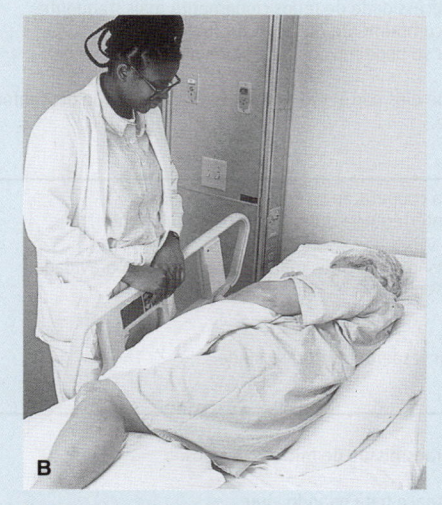

Apoiando os braços e pernas com travesseiros.

Eleve as grades laterais e abaixe o leito.	Garantir a segurança.
Lave as mãos ou realize antissepsia por meio de fricção com álcool, quando apropriado (Cap. 10).	Reduzir a transmissão de microrganismos.

Para o decúbito ventral

Inicie conforme descrito anteriormente para o decúbito lateral.	Seguir os mesmos princípios.
Faça o paciente virar sua cabeça em oposição à direção da rolagem e deixe os braços estendidos de cada lado (Fig. C).	Evitar pressão sobre o rosto e braços durante e após o reposicionamento.

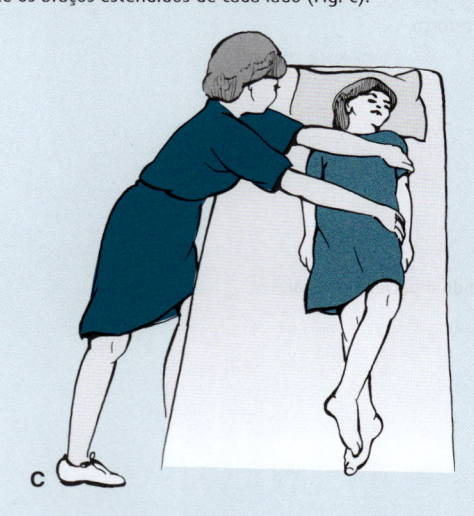

Preparando a paciente para colocá-la em decúbito ventral.

(continua)

Conceitos e Habilidades Fundamentais no Atendimento de Enfermagem   513

Virando e movimentando o paciente   *(continuação)*

IMPLEMENTAÇÃO   *(continuação)*

Desloque suas mãos da parte posterior do ombro e quadril para a região anterior, enquanto o paciente rola independente sobre seu abdome (Fig. D).	Controlar a rapidez com que o paciente é reposicionado.
	Apoiando o paciente enquanto ele é virado.
Centralize o paciente no leito. Arrume os travesseiros. Eleve as grades laterais e abaixe o leito. Lave bem as mãos ou realize antissepsia por meio de fricção com álcool, quando apropriado (Cap. 10).	Evitar pressão sobre os braços. Oferecer conforto e apoio. Garantir a segurança. Reduzir a transmissão de microrganismos.
Movimentar o paciente para cima no leito (técnica com um só enfermeiro) Lave as mãos ou realize antissepsia por meio de fricção com álcool, quando apropriado (Cap. 10).	Reduzir a transmissão de microrganismos.
Retire o travesseiro que está sob a cabeça do paciente. Coloque o travesseiro contra a cabeceira. Eleve o leito até a altura do cotovelo do enfermeiro. Coloque um lençol deslizante sob as nádegas para facilitar o movimento se necessário ou se o paciente for fraco ou incapaz de ajudar plenamente.	Evitar a tensão no pescoço e na cabeça durante o movimento. Proteger a cabeça do contato contra a cabeceira. Reduzir o esforço nas costas. Promover o deslizamento e reduz o atrito.
Oriente o paciente a flexionar ambos os joelhos e segurar no trapézio, se houver um. Peça ao paciente para empurrar para baixo com os pés, estendendo as pernas (Fig. E). Repita novamente, se necessário.	Auxiliá-lo a participar, usando os músculos mais fortes dos braços e das pernas. Criar impulso para facilitar a movimentação.
	Movendo-se para cima no leito.

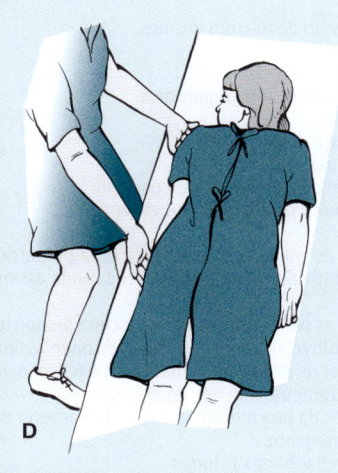

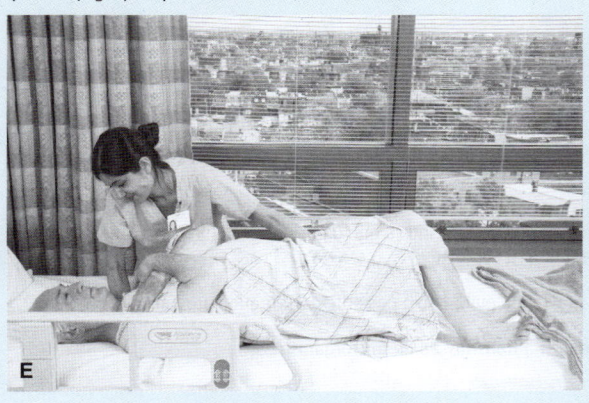

(continua)

Virando e movimentando o paciente *(continuação)*

IMPLEMENTAÇÃO *(continuação)*

Reorganize os travesseiros e retire o lençol deslizante, a menos que ele vá ser usado novamente em um futuro próximo.	Restaurar o conforto.
Coloque o paciente em uma posição de Trendelenburg baixa se ele estiver escorregando persistentemente para baixo no leito.	A gravidade evita que o paciente escorregue para baixo.
Lave bem as mãos ou realize antissepsia por meio de fricção com álcool, quando apropriado (Cap. 10).	Reduzir a transmissão de microrganismos.
Técnica com dois enfermeiros e lençol deslizante	
Lave bem as mãos ou realize antissepsia por meio de fricção com álcool, quando apropriado (Cap. 10).	Reduzir a transmissão de microrganismos.
Proteja a cabeceira com um travesseiro.	Garantir a segurança do paciente.
Eleve o leito até a altura do cotovelo do enfermeiro.	Reduzir o esforço nas costas.
Coloque um lençol deslizante sob as nádegas e ombros do paciente.	Facilita deslizar, em vez de levantar, o paciente.
Fique em pé, um funcionário de frente para o outro, em lados opostos do leito, entre os quadris e os ombros do paciente.	Auxilia no movimento coordenado dos enfermeiros.
Enrole o lençol deslizante para os lados do paciente.	Uma pegada com as palmas das mãos para cima proporciona mais força, mantendo os cotovelos junto ao corpo, reduzindo assim a carga de trabalho.
Segure o lençol enrolado com as palmas das mãos para cima e os nós dos dedos em contato com o lençol.	Uma pegada com as palmas das mãos para cima proporciona mais força, mantendo os cotovelos junto ao corpo, reduzindo assim a carga de trabalho. Manter os dedos em contato com o lençol garante um movimento de deslizamento, em vez de elevação.
Flexione os quadris e joelhos; separe os pés.	Seguir os princípios da boa mecânica corporal e fornecer impulso para facilitar o deslizamento.
Mova o paciente para cima no momento de um sinal combinado (Fig. F), que pode ser uma contagem até três.	Promover a coordenação dos esforços.
Lave bem as mãos ou realize antissepsia por meio de fricção com álcool, quando apropriado (Cap. 10).	Reduzir a transmissão de microrganismos.

Movendo o paciente para cima no leito com o lençol enrolado e o auxílio de duas pessoas.

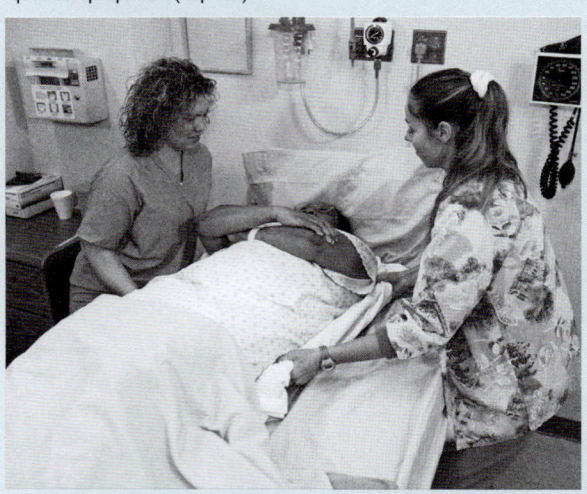

Evite encolher os ombros enquanto move o paciente.	Encolher os ombros indica que o paciente está sendo levantado.
Reorganize os travesseiros; retire o lençol deslizante, a menos que ele vá ser usado novamente em um futuro próximo.	Restaurar o conforto.
Coloque o paciente em uma posição de Trendelenburg baixa se ele estiver escorregando persistentemente para baixo no leito.	A gravidade evita que o paciente escorregue para baixo.
Lave bem as mãos ou realize antissepsia por meio de fricção com álcool, quando apropriado (Cap. 10).	Reduzir a transmissão de microrganismos.

Avaliação

- O paciente foi movimentado.
- O paciente está confortável.
- A pressão foi aliviada.
- As articulações e os membros estão apoiados.

(continua)

Virando e movimentando o paciente *(continuação)*

Documentação
- Frequência de mudanças de decúbito e movimentos.
- Posições utilizadas.
- Uso de recursos de posicionamento.
- Auxílio necessário.
- Resposta do paciente.

EXEMPLO DE DOCUMENTAÇÃO

Data e hora Posição mudada a cada duas horas, de decúbito dorsal para o decúbito lateral direito e esquerdo, com auxílio do paciente. Travesseiros utilizados para apoiar os membros e manter as posições. Utilizada prancha para os pés. Não foi verificada dispneia. Ausência de evidências de desconforto durante o reposicionamento. _____ ASSINATURA / FUNÇÃO

HABILIDADE 23.2 Transferindo pacientes

AÇÃO SUGERIDA	JUSTIFICATIVA
INVESTIGAÇÃO	
Verifique o prontuário, o plano de cuidados de enfermagem e as prescrições médicas quanto ao nível de atividade.	Atender ao plano de cuidados.
Avalie a força e a mobilidade do paciente, bem como seu estado mental e emocional.	Determinar a necessidade de funcionários adicionais ou de um elevador mecânico.
PLANEJAMENTO	
Consulte o paciente quanto ao horário preferido para sair do leito.	Ajudá-lo a participar do processo de tomada de decisão.
Localize uma cadeira de espaldar reto, uma cadeira de rodas ou uma maca para a qual o paciente será transportado.	Facilitar o controle eficiente do tempo.
Coloque a cadeira ou a maca próxima do leito ou junto a ele, no lado mais forte do paciente, caso haja um.	Garantir a segurança.
Trave as rodas da cadeira, da maca ou do leito.	Evitar deslizamentos e garantir a segurança.
Explique a maneira como a transferência será feita. Implementação.	Reduzir a ansiedade e promover a cooperação.
Do leito para a cadeira	
Lave as mãos ou realize antissepsia por meio de fricção com álcool, quando apropriado (Cap. 10).	Reduzir a transferência de microrganismos.
Ajude o paciente a ficar sentado em um dos lados do leito.	Reduzir a tontura; capacitá-lo a ficar em pé.
Ajude o paciente a vestir um roupão e chinelos antiderrapantes.	Garantir o aquecimento, o pudor e a segurança.
Coloque a cadeira paralela ao leito, no lado mais forte do paciente; eleve o descanso para os pés, se o paciente estiver usando uma cadeira de rodas.	Oferecer acesso fácil.
Coloque uma cinta de transferência ou outro equipamento auxiliar, havendo necessidade (Fig. A).	Reduzir o risco de queda.

Colocação de uma cinta de transferência.

(continua)

Transferindo pacientes *(continuação)*

PLANEJAMENTO *(continuação)*

Segure pela cinta ou sob os braços do paciente. Oriente o paciente a segurar o enfermeiro pelos ombros. Curve os quadris e os joelhos; apoie os joelhos do paciente (Fig. B).	Ajudar a apoiar a parte superior do corpo. Oferecer-lhe uma espécie de alavanca para levantar-se. Estabilizá-lo e seguir os princípios de uma boa mecânica corporal.

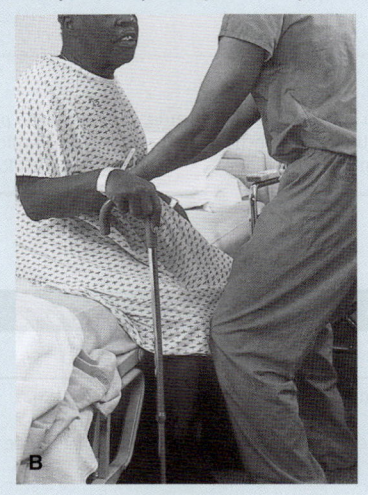

Apoiando os joelhos do paciente.

Balance o paciente até chegar à posição em pé, diante de um sinal combinado, ao mesmo tempo em que o incentiva a colocar-se em posição ereta em relação a seus quadris e joelhos.	Proporcionar o momento certo e reduzir a necessidade de levantá-lo.
Faça o paciente girar sobre si mesmo com as costas na direção da cadeira.	Posicioná-lo para sentar-se.
Peça ao paciente que dê um passo para trás até que sinta a cadeira na parte de trás das pernas.	Colocá-lo bem próximo à cadeira.
Oriente o paciente para segurar os braços da cadeira, enquanto você estabiliza os joelhos dele e o abaixa para alcançar o assento (Fig. C).	Promover a segurança.

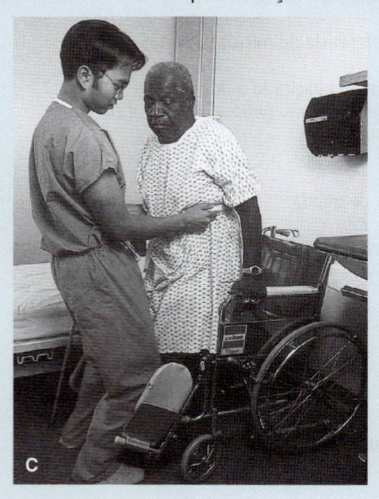

Retornando à cadeira de rodas.

Apoie os pés sobre o descanso.	Facilitar uma boa postura.
Utilizando uma tábua de transferência	
Lave as mãos ou realize antissepsia por meio de fricção com álcool, quando apropriado (Cap. 10).	Reduzir a transmissão de microrganismos.
Retire um dos braços da cadeira de rodas.	Reduzir as interferências no processo de transferência.
Trave os freios do leito e da cadeira de rodas.	Impedir que a cadeira se desloque e garantir a segurança.
Deslize o paciente até a beira do leito.	Manter uma menor distância para a transferência.

(continua)

Transferindo pacientes *(continuação)*

PLANEJAMENTO *(continuação)*

Faça um ângulo entre a prancha de transferência, as nádegas e quadril do paciente, com ela inclinada na direção do assento da cadeira.	Colocar a prancha onde há maior carga de peso.
Posicione a prancha de transferência atrás do paciente.	Apoiar a parte superior do tronco.
Apoie e bloqueie o joelho do paciente com suas pernas, enquanto mantém uma apropriada mecânica corporal.	Evitar lesão.
Deslize o paciente para a prancha de transferência, na direção do assento da cadeira, no momento do sinal combinado (Fig. D).	Reduzir a necessidade de erguê-lo.

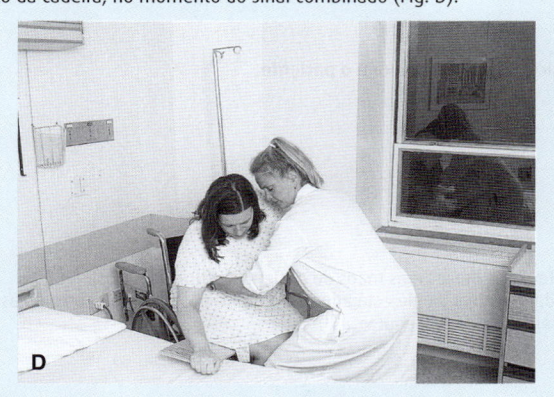

Usando uma prancha de transferência. (Foto de B. Proud.)

Lave as mãos ou realize antissepsia por meio de fricção com álcool, quando apropriado (Cap. 10).	Reduzir a transmissão de microrganismos.
Usando um elevador mecânico	
Lave as mãos ou realize antissepsia por meio de fricção com álcool, quando apropriado (Cap. 10).	Reduzir a transmissão de microrganismos.
Eleve o leito a uma altura que coloque o paciente próximo do centro de gravidade do enfermeiro.	Reduzir o risco de lesão nas costas.
Trave os freios do leito.	Evitar que ele se movimente e cause uma lesão.
Coloque o assento de lona sob o paciente, desde os ombros até a parte mediana das coxas (Fig. E).	Posicionar o assento nos locais onde se concentrará o maior peso do paciente.

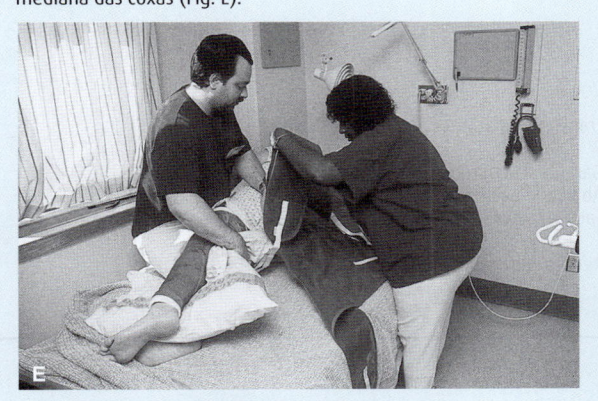

Posicionando o assento do elevador.

Mova a grua para o mesmo lado do leito em que está a cadeira ou maca para o qual o paciente será transferido.	Proporcionar segurança enquanto o paciente e o equipamento são colocados próximos.
Posicione a coluna de sustentação do elevador atrás do tronco do paciente.	Permitir a conexão do elevador ao assento de lona.
Trave as rodas do elevador.	Estabilizá-lo no lugar.

(continua)

Transferindo pacientes *(continuação)*

PLANEJAMENTO *(continuação)*

Prenda os ganchos do elevador nos elos do assento de lona (Fig. F).	Conectar o elevador ao paciente.

F

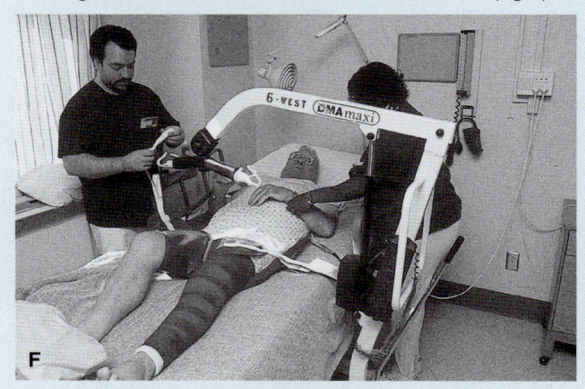

Posicione os braços do paciente próximo ao tórax. Bombeie a alavanca para elevar o paciente cerca de 15 cm sobre o colchão (Fig. G).	Posicionando o elevador e o paciente. Proteger os braços e as mãos do paciente contra lesões. Ajudar a avaliar se ele está adequadamente posicionado dentro do assento, de modo seguro.

G

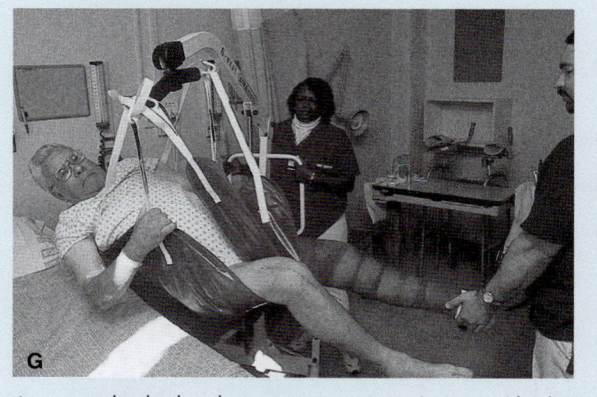

Destrave as rodas do elevador e mova-o, com o paciente erguido, diretamente para a cadeira ou maca. Trave novamente as rodas do elevador. Solte a alavanca levemente. Remova as presilhas do elevador, mas deixe o assento de lona no local, embaixo do paciente. Lave as mãos ou realize antissepsia por meio de fricção com álcool, quando apropriado (Cap. 10).	Elevando o paciente. Transferir o paciente para o local desejado. Garantir a segurança do paciente. Abaixar o paciente da posição suspensa em que encontra. Facilitar seu retorno ao leito. Reduzir a transmissão de microrganismos.

Avaliação

- O paciente foi transferido.
- Não houve lesão ao paciente ou aos funcionários.

Documentação

- Método de transferência.
- Resposta do paciente.

EXEMPLO DE DOCUMENTAÇÃO

Data e hora — Transferido do leito para a cadeira de rodas, levantando-se e girando sobre o próprio corpo, com apoio sobre a perna direita. Dor passageira, classificada com nota 1 em uma escala de 0 a 10, sentida no quadril esquerdo durante a transferência. Recusou medicação para dor. Ficou na cadeira por cerca de 1 hora._____ ASSINATURA / FUNÇÃO

24

Exercício Terapêutico

OBJETIVOS DO ENSINO

Ao término deste capítulo o leitor deverá:

1. Listar pelo menos cinco benefícios dos exercícios regulares.
2. Definir condicionamento cardiorrespiratório.
3. Identificar sete fatores que interferem no condicionamento cardiorrespiratório.
4. Citar, pelo menos, dois métodos de avaliação do condicionamento cardiorrespiratório.
5. Descrever como é calculada a frequência cardíaca alvo.
6. Definir equivalente metabólico.
7. Diferenciar exercício de condicionamento cardiorrespiratório de exercício terapêutico.
8. Diferenciar exercício isotônico de exercício isométrico.
9. Dar, no mínimo, um exemplo de exercício isotônico e um de exercício isométrico.
10. Diferenciar exercício ativo de exercício passivo.
11. Discutir como e por que são realizados exercícios de amplitude de movimento.
12. Fornecer pelo menos duas sugestões para ajudar os idosos a tornarem-se ou permanecerem fisicamente mais ativos.

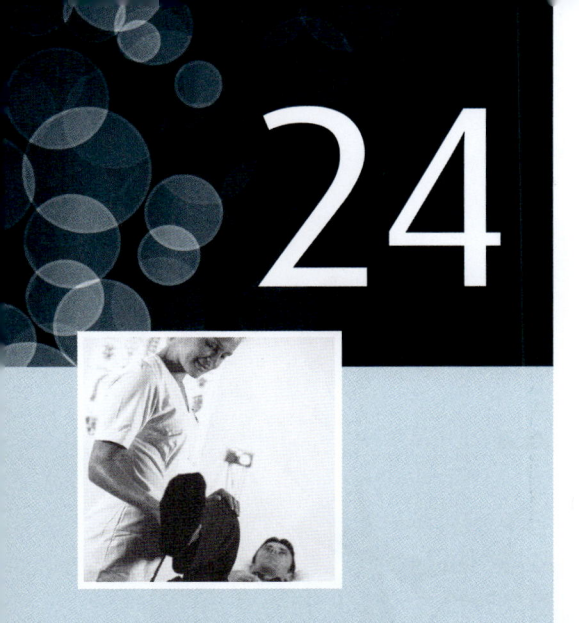

TERMOS PRINCIPAIS

Anquilose
Aparelho de movimentação passiva contínua
Composição corporal
Condicionamento cardiorrespiratório
Eletrocardiograma ambulatorial
Eletrocardiograma de esforço
Equivalente metabólico
Exercício
Exercício aeróbico
Exercício ativo
Exercício de amplitude de movimentos
Exercício de condicionamento cardiorrespiratório
Exercício isométrico
Exercício isotônico
Exercício passivo
Exercício terapêutico
Frequência cardíaca alvo
Frequência cardíaca máxima
Índice de recuperação
Isquemia cardíaca
Teste de caminhada de 1.600 m
Teste de esforço submáximo
Teste de *step*

O **exercício** (atividade física intencional) é benéfico a pessoas de todas as idades (Quadro 24.1); os riscos à saúde causados por um estilo de vida sedentário são bem documentados. Este capítulo aborda as técnicas para melhorar e manter a saúde e restaurar as funções dos músculos e das articulações por meio da promoção do exercício. Mas, pelo fato de que o exercício deve sempre ser individualizado, os enfermeiros são responsáveis por avaliar o nível de condicionamento cardiorrespiratório antes de iniciar um programa de exercícios com o paciente.

AVALIAÇÃO DO CONDICIONAMENTO CARDIORRESPIRATÓRIO

O **condicionamento cardiorrespiratório** refere-se à capacidade da pessoa de exercitar-se. Existem vários fatores que podem interferir no condicionamento cardiorrespiratório e na resistência do paciente, como um estilo de vida sedentário, problemas de saúde, função musculoesquelética comprometida, obesidade, idade avançada, tabagismo e pressão arterial elevada. Eles podem até mesmo resultar em uma lesão durante o exercício. Por essa razão, antes que um paciente decida iniciar um programa de exercícios, é preciso avaliar seu nível de condicionamento. Algumas técnicas de avaliação incluem a medida da composição corporal, a avaliação das tendências nos sinais vitais e a realização de testes de condicionamento cardiorrespiratório.

Composição corporal

A **composição corporal** refere-se à quantidade de tecido do corpo considerado magro em contraste com o que é entendido como gordura. Os fatores usados para sua determinação incluem a medida de dados antropométricos, como a altura, o peso, o índice de massa corporal, a espessura de dobras cutâneas e a circunferência muscular do braço (Cap. 13). A inatividade sem ajustes na ingestão calórica tende a promover a obesidade. As pessoas obesas ou com sobrepeso estão menos aptas do que as pessoas mais magras e necessitam proceder com mais calma ao iniciar um programa de exercícios.

QUADRO 21.1 — Benefícios do exercício físico
• Melhora da função cardiopulmonar • Redução da pressão arterial • Aumento do tônus e da força muscular • Maior resistência física • Aumento da massa magra e perda de peso • Redução do nível de glicose sanguínea • Diminuição dos lipídeos de baixa densidade no sangue • Melhora da aparência física • Aumento da densidade óssea • Regularidade das evacuações • Promoção do sono • Redução da tensão e da depressão

Sinais vitais

Os sinais vitais – temperatura, frequência cardíaca, frequência respiratória e pressão arterial – refletem o estado físico do indivíduo (Cap. 12). A elevação da frequência cardíaca, da frequência respiratória e da pressão arterial em repouso constituem sinais de que o indivíduo pode apresentar sintomas cardiovasculares ameaçadores à vida durante a realização de exercícios. Todavia, após um período de exercícios modificados, é possível que os sinais vitais diminuam, reduzindo assim o potencial de complicações associadas ao coração.

Testes de condicionamento cardiorrespiratório

Os testes de condicionamento cardiorrespiratório oferecem uma medida objetiva do nível atual de condicionamento cardiorrespiratório do indivíduo e seu potencial de se exercitar com segurança. Eles também ajudam a estabelecer parâmetros seguros quanto ao tipo e duração do exercício. Dois métodos de testes de condicionamento cardiorrespiratório são o eletrocardiograma de esforço e o eletrocardiograma ambulatorial. Outro exemplo é o **teste de esforço submáximo**, que consiste em um teste de exercícios que não estressa o paciente à exaustão. Exemplos de testes de esforço submáximo são o teste de *step* e o teste de caminhada de 1.600 m. Como eles são menos utilizados, a validade de seus resultados não é tão confiável quanto os resultados obtidos nos testes com eletrocardiograma.

Eletrocardiograma de esforço

O **eletrocardiograma de esforço** testa a condução elétrica através do coração durante uma atividade extrema e é realizado em instituições de cuidados agudos ou clínicas ambulatoriais (Fig. 24.1). Inicialmente o paciente caminha lentamente em uma esteira plana. A medida que o teste progride, a velocidade e a inclinação da esteira aumentam. O avaliador observa a frequência e o ritmo cardíaco, bem como sua pressão arterial, respiração e alguns sintomas, como tontura e dor torácica. Utiliza-se um oxímetro de pulso (Cap. 20) para verificar a oxigenação periférica. O avaliador interrompe o teste se o paciente apresentar ritmo cardíaco anormal, **isquemia cardíaca** (prejuízo do fluxo sanguíneo ao coração), pressão arterial elevada ou exaustão.

Eletrocardiograma ambulatorial

O **eletrocardiograma ambulatorial** consiste em um registro contínuo da frequência e do ritmo cardíaco durante as atividades normais do dia a dia. O exame exige que o paciente use um apa-

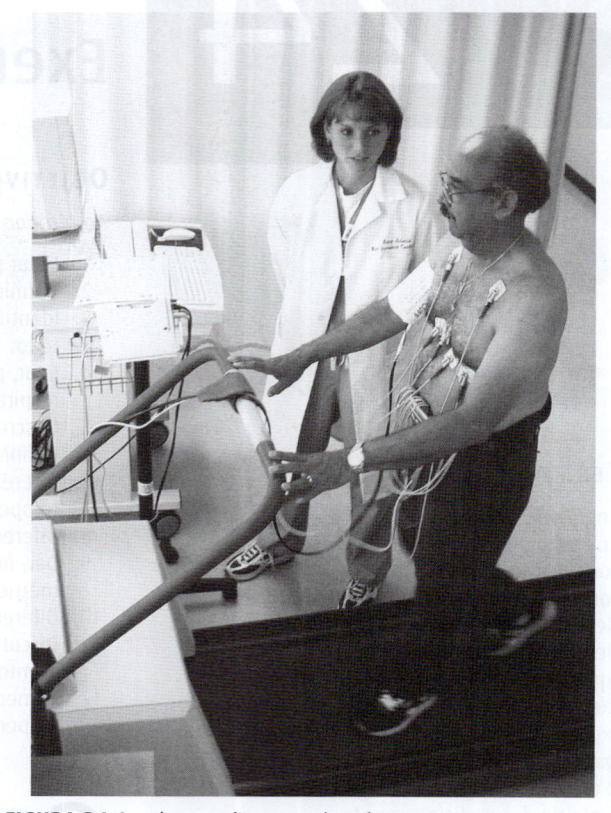

FIGURA 24.1 Eletrocardiograma de esforço.

relho chamado monitor de *Holter* por um período de 24 horas. Essa versão menos desgastante do eletrocardiograma de esforço é utilizada quando a pessoa apresentou anteriormente sintomas cardíacos, como dor torácica, ou possui problemas mais graves de saúde que contraindiquem o eletrocardiograma de esforço.

O eletrocardiograma ambulatorial ajuda na avaliação da resposta cardíaca a uma atividade normal, ao contrário do que acontece no eletrocardiograma de esforço, em que a atividade é imposta. Ele também ajuda a avaliar como o indivíduo está respondendo à reabilitação cardíaca e ao tratamento médico.

O monitor de *Holter*, que fica conectado a eletrodos torácicos, é preso a um cinto ou a uma presilha no ombro ou, ainda, pode ser carregado em um bolso (Fig. 24.2). Durante o eletrocardiograma ambulatorial, o paciente não deve tomar banho ou nadar; é permitido, sim, um banho de esponja, desde que o monitor não seja molhado. O paciente também deve evitar o contato com ímãs, detectores de metais, cobertores elétricos e áreas de alta tensão, que podem causar alterações nos registros de gravação, interferindo em uma precisa interpretação dos resultados obtidos.

O paciente mantém um diário com os registros de duração e tipo de atividades realizadas, os horários em que tomou suas medicações e se apresentou algum sintoma. Após o período do teste, ele devolve o monitor, cujas informações são passadas a um computador e o médico verifica as informações elétricas armazenadas. O médico compara o diário do paciente ao resultado do eletrocardiograma. Os resultados da avaliação contribuem para determinar se a oxigenação do músculo cardíaco foi temporariamente prejudicada durante uma atividade ou se foi desenvolvido um ritmo cardíaco anormal. A presença de qualquer achado indica que o exercício deve ser iniciado de modo muito lento, por curtos períodos de tempo.

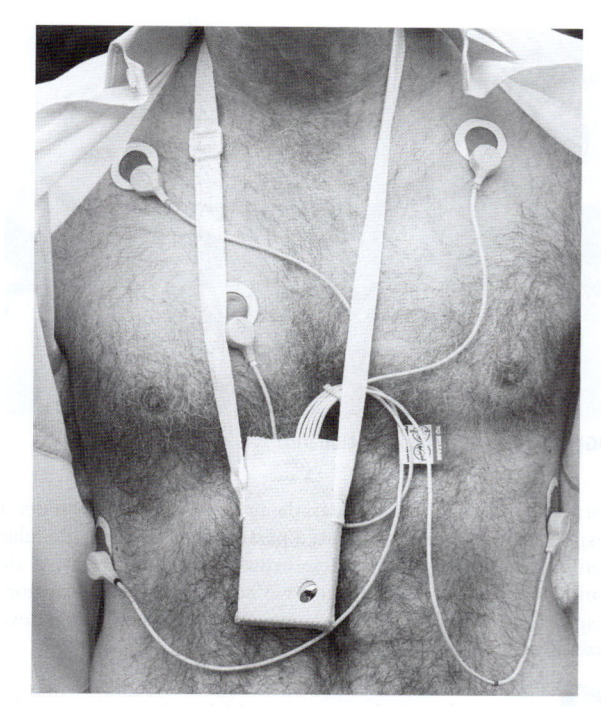

FIGURA 24.2 Eletrocardiograma ambulatorial.

Teste de step

O **teste de *step*** é um teste de esforço submáximo e envolve uma atividade cronometrada de subir e descer degraus. Esse teste possui muitas variações: teste de *step* de Harvard, o teste de *step* do *Queens College* e o teste de *step* de Chester. A pessoa submetida a esse tipo de avaliação do condicionamento cardiorrespiratório sobe e desce de uma plataforma de altura predeterminada (50 cm para homens e 40 cm para mulheres) por 3 a 5 minutos, a uma frequência de, pelo menos, 76 passos por minuto. O subir e descer completo é considerado um passo. A duração do teste é diminuída quando o paciente não consegue sustentar a frequência prescrita ou apresenta desconforto. O avaliador utiliza um metrônomo e um cronômetro para rastrear a frequência e o tempo.

Os avaliadores calculam o **índice de recuperação** do paciente (um guia para determinação do nível de condicionamento cardiorrespiratório do indivíduo), verificando a frequência de pulso por 30 segundos nos intervalos de 1, 2 e 3 minutos após o teste e empregando a seguinte fórmula:

$$\text{Índice de recuperação} = \frac{(100 \times \text{duração do teste em segundos})}{(2 \times \text{total das 3 verificações do pulso})}$$

O avaliador compara os resultados com níveis padronizados de condicionamento cardiorrespiratório (Tab. 24.1). Uma pessoa em forma possui um pequeno declínio na frequência cardíaca a cada verificação. Outro indicador de condicionamento cardiorrespiratório é o quão próximo o pulso verificado ao fim da recuperação chega da frequência obtida antes do teste. Quanto mais similares forem essas medidas, mais em forma está a pessoa.

O teste de *step* deve ser usado com cautela. Profissionais aptos em reanimação cardiopulmonar e certificados no uso de desfibriladores cardíacos automáticos (Cap. 37) devem estar disponíveis para atender o paciente, caso ocorra algum efeito cardíaco adverso.

TABELA 24.1 Níveis de condicionamento cardiorrespiratório

PONTUAÇÃO	CLASSIFICAÇÃO DO CONDICIONAMENTO CARDIORRESPIRATÓRIO
≥ 90	Excelente
89 – 80	Boa
79 – 65	Intermediária
64 – 56	Abaixo da média
≤ 55	Ruim

De *Fitness testing; Harvard step test*. Accessed April 27, 2010, from http://www.topendsports.com/testing/tests/step-harvard.htm.

Teste de caminhada de 1.600 metros

O **teste de caminhada de 1.600 m**, criado pelo American College of Sports Medicine (2009), mede o tempo que uma pessoa leva para percorrer, caminhando, 1.600 metros. A pessoa é orientada a caminhar os 1.600 m tão rápido quanto for possível, em superfície plana. O avaliador calcula o tempo desde o início até o final da caminhada e interpreta os resultados utilizando as instruções contidas na Tabela 24.2.

Prescrições de exercício

A prescrição de um programa de exercícios envolve a determinação da frequência cardíaca alvo da pessoa e os equivalentes de energia metabólica (METs) de atividades específicas, com base no nível de condicionamento cardiorrespiratório dela.

Frequência cardíaca alvo

A **frequência cardíaca alvo** corresponde à meta de frequência cardíaca durante a realização de exercícios. Ela é determinada, primeiro, pelo cálculo da **frequência cardíaca máxima** (maior frequência cardíaca obtida durante um exercício). Essa frequência é calculada subtraindo-se a idade da pessoa de 220. Portanto, um indivíduo com 20 anos possui frequência cardíaca máxima de 200 batimentos por minuto (bpm), enquanto alguém com 50 anos tem a frequência cardíaca máxima igual a 170 bpm. A frequência cardíaca alvo corresponde a 50 a 70% da frequência cardíaca máxima (Centers for Disease Control and Prevention, 2010). Em relação à frequência cardíaca máxima, os iniciantes não devem exceder 50% dela, os intermediários podem se exercitar até 70% e os atletas profissionais podem tolerar até 70 a 85% dessa frequência durante atividade física intensa vigorosa.

▶ *Pare, Pense e Responda – Quadro 24.1*
Qual é a frequência cardíaca máxima e mínima alvo para uma pessoa de 25 anos e um atleta profissional de 32 anos?

TABELA 24.2 Critérios de avaliação para o teste de caminhada de 1.600 metros

TEMPO DE DESEMPENHO PARA HOMENS (MINUTOS)	TEMPO DE DESEMPENHO PARA MULHERES (MINUTOS)	NÍVEL DE CONDICIONAMENTO CARDIORRESPIRATÓRIO
≥ 15:3	≥17:3	Ruim
14:01 – 14:42	15:07 – 16:06	Médio
12:54 – 14:00	14:12 – 15:06	Bom
< 12:54	< 14:12	Excelente

TABELA 24.3 Níveis de atividade física

EQUIVALENTE METABÓLICO (MET)	EXEMPLOS DE ATIVIDADES
1 MET	Costurar Assistir televisão Vestir-se
1–2 METs	Andar 2,4 km/h em terreno plano Jogar boliche
2–3 METs	Jogar golfe com carrinho Cortar a grama com máquina elétrica
3–4 METs	Jogar *badminton* (duplas) Varrer folhas com ancinho
4–5 METs	Nadar em ritmo lento Carregar 30 kg
5–6 METs	Dançar quadrilha Retirar a neve acumulada
6–7 METs	Praticar esqui aquático Movimentar mobiliário pesado
7–8 METs	Jogar basquete Jogar handebol não profissional
8–9 METs	Praticar esqui *cross-country* Jogar futebol americano
≥ 10 METs	Correr a 10 km/h ou mais rápido

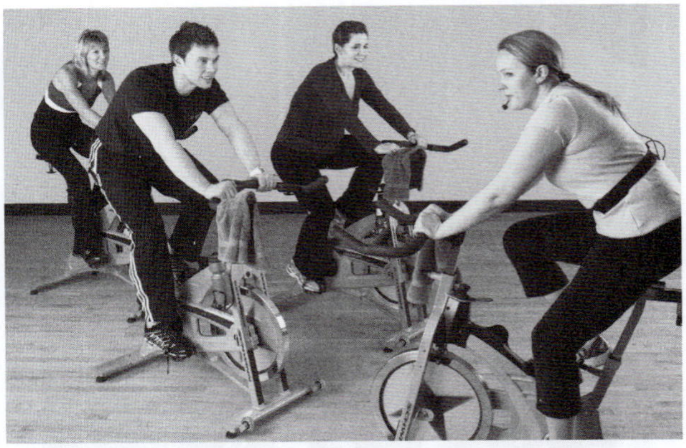

FIGURA 24.3 Ciclismo estacionário.

O exercício praticado na frequência alvo por 15 minutos (excluindo os períodos de aquecimento e de alongamento), três ou mais vezes por semana, fortalece o músculo cardíaco e promove o uso das reservas de gordura como energia. O exercício que ultrapassa o limite da frequência cardíaca alvo reduz a resistência, aumentando a fadiga.

Equivalente metabólico

Uma vez que os níveis de condicionamento cardiorrespiratório variam, os exercícios também podem ser prescritos de acordo com seu **equivalente metabólico** (medida de consumo de energia e oxigênio durante a realização de uma atividade). O equivalente metabólico é a quantidade prescrita que o sistema cardiovascular de uma pessoa pode suportar com segurança. Atividades físicas leves a vigorosas, com seus respectivos METs, estão descritas na Tabela 24.3.

TIPOS DE EXERCÍCIO

Os exercícios são feitos para promover o condicionamento cardiorrespiratório ou para obter resultados terapêuticos. Os dois tipos principais de exercícios são o de condicionamento cardiorrespiratório e o terapêutico.

Exercícios de condicionamento cardiorrespiratório

Os **exercícios de condicionamento cardiorrespiratório** se referem às atividades físicas realizadas por adultos saudáveis. O exercício de condicionamento cardiorrespiratório desenvolve e mantém a função cardiorrespiratória, a força muscular e a resistência (Fig. 24.3). As duas categorias de exercícios de condicionamento cardiorrespiratório são: isotônicos e isométricos.

O **exercício isotônico** é a atividade que envolve movimento e trabalho. Um dos melhores exemplos é o **exercício aeróbico**, que compreende a movimentação rítmica de todas as partes do corpo a uma velocidade moderada a rápida, sem interromper a respiração. Em outras palavras, a pessoa deve ser capaz de falar confortavelmente se o exercício estiver dentro de seu nível de condicionamento. Para promover o condicionamento cardiorrespiratório e aumentar a massa muscular magra, a pessoa deve fazer exercícios isotônicos em sua frequência cardíaca alvo.

Considerações gerontológicas

- Os idosos precisam eliminar a ingestão de bebidas alcóolicas e que contenham cafeína antes e durante a atividade física, para evitar a perda de volume de líquidos. A água é a bebida preferida para a reposição de líquidos.
- Incentive os familiares e os cuidadores de idosos com comprometimento cognitivo a ajudá-los a realizar atividades físicas, como caminhar e arremessar bolas. Se o idoso tem dificuldade de equilíbrio, os exercícios podem ser feitos na posição sentada ou deitada. Devem-se programar exercícios ativos de amplitude de movimento diariamente, que podem ser divididos em sessões curtas. Se o idoso não for capaz de participar ativamente de um programa de exercícios, o cuidador pode realizar exercícios de amplitude de movimento passivo pelo menos uma vez por dia, para evitar a atrofia muscular e a síndrome do desuso.
- Muitos *shopping centers* permitem, e até estimulam, que as pessoas caminhem por seus ambientes antes da abertura das lojas.
- Natação ou hidroginástica causam menos estresse às articulações e são benéficas aos idosos.
- Muitos esportes fisicamente desafiadores, como o boliche, o golfe, as caminhadas em maratonas e a musculação, possuem categorias de competição específicas para idosos.
- Precauções, como o uso de sapatos seguros, com solas antiderrapantes, são necessárias para evitar quedas enquanto os idosos se exercitam. As complicações decorrentes de quedas contribuem para a mortalidade e a morbidade de pessoas dessa faixa etária.

O **exercício isométrico** consiste na realização de um exercício com o indivíduo parado em um lugar, em geral contra uma força de resistência. Exemplos incluem o fisiculturismo, a musculação e as atividades de menor intensidade, como simplesmente contrair e relaxar grupos musculares enquanto sentado ou em pé. Os exercícios isométricos aumentam a massa muscular, a força e o tônus muscular e definem os grupos musculares. Embora eles melhorem a circulação sanguínea, *não* aprimoram a função cardiorrespiratória. Na verdade, os exercícios isométricos extenuantes elevam temporariamente a pressão arterial (Ensinando o paciente e a família 24.1).

Ensinando o paciente e a família 24.1
Um programa de exercícios seguro

O enfermeiro ensinará os seguintes pontos ao paciente e a sua família:
- Realize uma avaliação do condicionamento cardiorrespiratório antes de exercitar-se, em uma instituição de saúde ou em uma academia certificada.
- Determine a frequência cardíaca alvo, de acordo com seu nível de condicionamento cardiorrespiratório.
- Determine o nível apropriado de MET.
- Escolha uma modalidade de exercício que pareça agradável e envolva o maior número de grupos musculares possível.
- Planeje exercitar-se por períodos de pelo menos 20 minutos, em um horário conveniente, 3 a 5 dias por semana (American College of Sports Medicine, 2009).
- Aumente o tempo para 30 minutos ou mais de atividade física moderada a intensa na maior parte (preferencialmente todos) dos dias da semana (Thompson et al., 2003).
- Exercite-se com um companheiro, por questões de segurança e motivação.
- Evite exercitar-se em condições de tempo extremas (muita umidade, cerração).
- Vista-se com roupas que possam ser retiradas conforme mudam a temperatura e as condições climáticas.
- Use calçados que se ajustem bem ao pé.
- Após o entardecer, use roupas refletivas.
- Ande ou corra na contramão do tráfego; ande de bicicleta na mesma direção do tráfego.
- Ingira carboidratos complexos (massas, arroz, cereais cozidos) em vez de jejuar ou comer açúcares simples (biscoitos, chocolate, bebidas adoçadas) antes de se exercitar.
- Evite a ingestão de álcool, que dilata os vasos sanguíneos, promove a perda de calor e interfere no raciocínio.
- Aqueça-se por 5 minutos, alongando os grupos musculares ou fazendo exercícios aeróbicos leves.
- Monitore a frequência cardíaca 2 a 3 vezes enquanto se exercita.
- Reduza o ritmo caso a frequência cardíaca ultrapasse a meta preestabelecida.
- Tente manter a frequência cardíaca alvo durante pelo menos 12 a 15 minutos.
- Jamais interrompa o exercício abruptamente.
- Alongue-se por pelo menos 5 minutos, do mesmo modo como foi feito o aquecimento.

Exercício terapêutico

O **exercício terapêutico** é a atividade realizada por pessoas que apresentam riscos à saúde ou que estão tratando um problema de saúde já instalado. Os pacientes fazem exercícios terapêuticos para prevenir complicações associadas à saúde ou para restaurar funções perdidas (consulte Realizando Exercícios com as Pernas, no Cap. 27, e Fortalecendo os Músculos do Assoalho Pélvico, no Cap. 30). Os exercícios terapêuticos podem ser isométricos ou isotônicos, sendo que estes podem ser realizados ativa ou passivamente.

Exercício ativo

O **exercício ativo** é uma atividade terapêutica que o paciente realiza sozinho, após ser apropriadamente instruído. Por exemplo, a paciente submetida a uma mastectomia aprende a exercitar o braço do lado da cirurgia penteando o cabelo, apertando uma bolinha macia, escalando uma parede com os dedos e balançando uma corda presa à maçaneta de uma porta.

O exercício terapêutico ativo costuma ser limitado à parte do corpo acometida. Acredita-se que o paciente usa seus grupos musculares não acometidos durante a realização de atividades da vida diária, como tomar banho e se vestir.

Exercício passivo

O **exercício passivo** é uma atividade terapêutica que o paciente realiza com assistência, utilizada por indivíduos que não podem mover uma ou mais partes do corpo. Por exemplo, em pacientes comatosos ou paralisados após um AVE ou lesão medular, os enfermeiros fazem exercícios que mantenham o tônus muscular e a flexibilidade das articulações. Uma modalidade de exercício terapêutico passivo frequentemente utilizada é o exercício de amplitude de movimentos. Outro tipo é oferecido por intermédio de um aparelho de movimentação passiva contínua.

Exercícios de amplitude de movimentos

Os **exercícios de amplitude de movimentos** são atividades terapêuticas que movimentam as articulações. Esses exercícios costumam ser realizados pelas seguintes razões:

- Para avaliar a flexibilidade das articulações, antes de iniciar um programa de exercícios
- Para manter a mobilidade e a flexibilidade das articulações em pacientes inativos
- Para prevenir a **anquilose** (perda permanente do movimento articular)
- Para alongar as articulações antes da realização de atividades mais extenuantes
- Para avaliar a resposta do paciente ao programa de exercícios terapêuticos

Durante os exercícios de amplitude de movimentos, os pacientes movimentam, com ou sem auxílio, as articulações em desuso, colocando-as em posições que elas permitiriam em con-

TABELA 24.4 Posições articulares

POSIÇÃO	DESCRIÇÃO
Flexão	Inclinar-se de modo a reduzir o ângulo entre dois ossos adjacentes
Extensão	Esticar-se de modo a aumentar o ângulo entre dois ossos adjacentes até 180°
Hiperextensão	Aumentar o ângulo entre dois ossos adjacentes além de 180°
Abdução	Afastar-se da linha média
Adução	Movimentar-se na direção da linha média
Rotação	Virar-se de um lado a outro como em um arco
Rotação externa	Virar-se para fora, longe da linha média do corpo
Rotação interna	Virar-se para dentro, na direção da linha média do corpo
Circundução	Formar um círculo
Pronação	Virar-se para baixo
Supinação	Virar-se para cima
Flexão plantar	Inclinar o pé na direção de sua sola
Dorsiflexão	Inclinar o pé na direção do dorso ou do lado anterior
Inversão	Virar a sola do pé na direção da linha média
Eversão	Virar a sola do pé para longe da linha média

ORIENTAÇÕES DE ENFERMAGEM 24.1

Executando exercícios de amplitude de movimento

- Use uma boa mecânica corporal (Cap. 23). *Isso conserva a energia e evita esforço e lesão aos músculos.*
- Retire travesseiros e outros recursos de posicionamento. *Alguns materiais podem interferir nos exercícios.*
- Posicione o paciente de modo a facilitar a movimentação da articulação em todas as suas posições usuais. *Esse posicionamento torna mais fácil a realização de um programa completo de exercícios.*
- Siga um padrão repetitivo, sistemático – tal como iniciar pela cabeça e movimentar-se para as partes inferiores do corpo. *A rotina evita que uma articulação seja esquecida.*
- Realize movimentos similares em cada extremidade. *Isso faz as articulações serem exercitadas bilateralmente.*
- Apoie a articulação que está sendo exercitada. *O apoio reduz o desconforto.*
- Movimente cada uma das articulações até que haja resistência, mas não dor. *Esse método exercita cada articulação até seu ponto de limitação.*
- Esteja atento à comunicação não verbal. *Os sinais não verbais podem indicar a reação do paciente.*
- Evite exercitar uma articulação dolorida. *Isso pode contribuir para uma lesão.*
- Interrompa o exercício caso surjam espasmos, que se manifesta por uma contração muscular súbita e contínua. *As pausas fazem com que os músculos tenham tempo para descansar e se recuperar.*
- Faça uma leve pressão ao músculo ou movimento mais lentamente a articulação que sofreu o espasmo. *Essas medidas aliviam a espasticidade.*
- Espere que as frequências cardíaca e respiratória do paciente aumentem durante os exercícios, mas que retornem aos valores de repouso posteriormente. *Essa é a resposta cardiopulmonar normal ao exercício.*
- Ensine os familiares a fazerem os exercícios de amplitude de movimentos com o paciente. *Um programa regular de exercícios melhora o potencial de recuperação da função.*

dições normais (Tab. 24.4). Sempre que houver oportunidade, o paciente deve movimentar tantas articulações quanto for possível, enquanto o enfermeiro o auxilia naquelas que estão comprometidas (Orientações de Enfermagem 24.1).

Os enfermeiros realizam os exercícios de amplitude de movimentos sempre que cuidam de pacientes inativos (Habilidade 24.1).

▶ **Pare, Pense e Responda – Quadro 24.2**
Por que o enfermeiro deveria realizar exercícios de amplitude de movimentos na porção superior do corpo de um paciente paralisado da cintura para baixo após uma colisão automobilística?

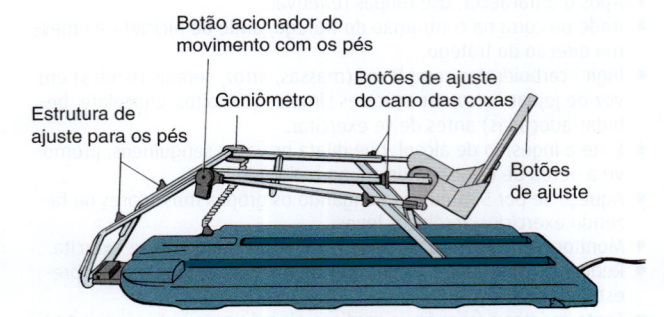

FIGURA 24.4 Aparelho de movimentação passiva contínua.

TABELA 24.5 Diretrizes de atividade física para os norte-americanos

META	RECOMENDAÇÃO	ESTRATÉGIAS	EXEMPLOS
Aumentar as atividades aeróbicas	Faça pelo menos 2,5 horas de atividades moderadas ou 75 minutos de atividades intensas por semana	Aumente o tempo lentamente Faça pelo menos 10 minutos de cada vez Combine atividades moderadas e intensas	*Moderada* (consegue falar, mas não cantar durante a atividade) Caminhar rapidamente Dança de salão ou danças coreografadas Andar de bicicleta em terreno plano ou com pouca inclinação Jardinagem leve (rastelar, aparar arbustos) Esportes envolvendo pegar e arremessar bola (beisebol, *softbol*, vôlei) Hidroginástica *Vigorosa* (é capaz de dizer algumas palavras sem parar para respirar) Trote Dança rápida ou aeróbica Pedalar mais rápido do que 16 km/h Jardinagem pesada (escavar, capinar) Pular corda Nadar ou dar braçadas em ritmo rápido Esportes que envolvem muita corrida (basquete, futebol, hóquei)
Aumentar as atividades de fortalecimento muscular	Exercitar-se pelo menos 2 dias/semana	Exercitar todos os grandes grupos musculares (pernas, quadris, costas, tórax, abdome, ombros e braços) Exercitar cada grupo muscular 8 a 12 vezes por sessão	

De From US Department of Health and Human Services (2008). *Be active your way: A fact sheet for adults.* Accessed April 28, 2010, from http://www.health.gov/paguidelines/factSheetAdults.aspx.

Exercícios em um aparelho de movimentação passiva contínua

O **aparelho de movimentação passiva contínua** é uma máquina elétrica usada como suplemento ou substituto aos exercícios de amplitude de movimentos realizados manualmente (Fig. 24.4). O aparelho de exercícios de amplitude de movimentos assistida às vezes é preferido durante a reabilitação de pacientes queimados ou que foram submetidos a artroplastias de quadril ou joelho, pois o aparelho controla precisamente os graus de movimento articular e pode aumentá-los à medida que o paciente se recupera.

Além do restabelecimento e melhora da amplitude de movimentos da articulação, o movimento criado pelo aparelho evita o acúmulo de sangue venoso, diminuindo, assim, os riscos de formação de coágulos sanguíneos. Ele também acelera a cicatrização de feridas porque faz o líquido sinovial circular ao redor das articulações.

A maior parte dos aparelhos produz 0 a 110 graus de movimento, de 2 a 10 vezes por minuto. No início, o enfermeiro programa o aparelho para baixas velocidades e graus menores de movimento – é comum iniciar com 5 ou 10 graus de exercício tipo bicicleta, duas vezes por minuto, pelo menos seis vezes ao dia. O enfermeiro incrementa a programação a cada dia, à medida que a tolerância do paciente aumenta. Ele posiciona as extremidades do paciente no aparelho e estabelece a velocidade e os graus de flexão desejados às articulações, de acordo com a prescrição médica do exercício (Habilidade 24.2).

> ▶ **Pare, Pense e Responda – Quadro 24.2**
> Relacione os achados da avaliação que indicam uma resposta positiva ao uso de um aparelho de movimentação passiva contínua.

IMPLICAÇÕES PARA A ENFERMAGEM

Poucas pessoas se exercitam o suficiente para promover um nível ótimo de saúde. Tendo isso em mente, o Department of Health and Human Services estabeleceu as Diretrizes de Atividade Física para os Norte-Americanos (Tab. 24.5). Os enfermeiros podem estabelecer um exemplo para os demais membros da comunidade, melhorando seu próprio condicionamento cardiorrespiratório e encorajando os outros a fazerem o mesmo.

PLANO DE CUIDADOS DE ENFERMAGEM 24.1 — Negligência unilateral

Investigação

- Observe a ausência de movimentos uni ou bilateralmente.
- Observe se o paciente usa ambos os lados do corpo de modo integrado e coordenado.
- Determine se o paciente preterre, ignora ou favorece, atividades ou objetos, constantemente, em um dos lados do corpo.
- Verifique a visão e a sensibilidade do paciente, bilateralmente.

Diagnóstico de Enfermagem: Negligência Unilateral relacionada à falta de percepção de objetos no campo visual esquerdo, secundária a um acidente vascular encefálico, manifestada pela falta de atenção com o alimento do lado esquerdo do prato e da bandeja, pela incapacidade de ver objetos colocados a sua esquerda, ao pentear os cabelos somente do lado direito, à ausência de reação ao toque ou a estímulos dolorosos no lado esquerdo e à incapacidade de distinguir entre quente e frio nesse lado.

Resultado Esperado: O paciente identificará as partes do lado esquerdo de seu próprio corpo, atenderá às suas necessidades de cuidado e incorporará objetos a seu ambiente extrapessoal localizados no lado esquerdo, em 21.04.

Intervenções	Justificativas
Aborde o paciente sempre pelo lado direito.	Sua percepção e atenção estão limitadas ao lado não afetado.
Coloque os dispositivos de segurança, como a campainha para chamar a enfermagem, e os artigos para o autocuidado, como um copo de água, no lado direito do paciente.	O déficit neurológico o predispõe a ignorar os objetos colocados no lado afetado.
Sugira que o paciente vire a cabeça de um lado a outro, para obter uma visão panorâmica do ambiente.	Orientá-lo a observar cuidadosamente o ambiente faz usar as áreas visuais das estruturas não afetadas do encéfalo.
Mostre ao paciente três objetos no lado direito do campo visual, a cada turno; a seguir, recoloque-os do lado esquerdo e estimule-o a virar a cabeça e a identificar onde eles estão localizados.	A repetição do movimento de observação do ambiente, em ambos os lados, ajuda-o a desenvolver habilidades de atenção.
Faça com que o paciente localize e toque o braço esquerdo e a outras estruturas do corpo nesse lado.	A atenção ao lado afetado ajuda a treinar o encéfalo a reconhecer e integrar suas partes.
Acrescente uma tarefa de autocuidado por vez como, por exemplo, lavar o braço afetado, colocar o braço dentro de um avental ou de uma camiseta, e segurar e exercitar a mão afetada com a mão sadia, como uma forma de desenvolver a atenção e a competência do paciente.	A prática e a repetição facilitam o progresso no alcance das metas.

Avaliação dos resultados esperados:

- O enfermeiro transfere o paciente para um quarto cuja porta fique no seu lado direito, para facilitar sua atenção.
- O paciente localiza e identifica um de três objetos, como uma caneta, relógio ou banana, após observá-los em seu campo visual direito e, a seguir, a sua esquerda.
- O paciente responde "Estes são meu braço e minha perna", ao ser orientado a olhar para o lado esquerdo de seu corpo.
- O paciente toca e movimenta o braço esquerdo afetado, usando o braço direito.
- O paciente realiza exercícios de amplitude de movimentos, com assistência do enfermeiro, nas extremidades afetadas.
- O paciente continua a tomar banho sozinho e a exercitar-se.

Considerações gerontológicas

- Os idosos, principalmente os incapacitados, precisam equilibrar períodos de atividade física com períodos de descanso. A falta de ar ou um aumento da frequência cardíaca indicam que o nível de atividade está além da tolerância do paciente.

No caso das pessoas que já apresentam problemas de saúde, os enfermeiros podem identificar um ou mais dos diagnósticos de enfermagem que, a seguir são tratados com atividades ou com um programa de exercícios:

- Mobilidade Física Prejudicada
- Risco de Síndrome do Desuso
- Negligência Unilateral
- Risco de Recuperação Cirúrgica Retardada
- Intolerância à Atividade

O Plano de Cuidados de Enfermagem 24.1 ilustra como um enfermeiro pode incorporar o exercício aos cuidados de um paciente que sofreu um acidente vascular encefálico utilizando o diagnóstico de enfermagem de Negligência Unilateral. A taxonomia da NANDA (2012, p. 319) define esse diagnóstico como "Prejuízo na resposta sensorial e motora, nas representações mentais e na atenção espacial do corpo e do ambiente correspondente, caracterizado por desatenção a um dos lados e atenção excessiva ao lado oposto. Negligência do lado esquerdo é mais grave e persistente do que do lado direito".

EXERCÍCIOS DE PENSAMENTO CRÍTICO

1. Relacione no mínimo cinco justificativas que podem ser dadas por pessoas que não praticam exercícios, oferecendo contra-argumentos a cada uma delas.
2. Um paciente com paralisia dos membros inferiores está deprimido e questiona o propósito da realização de exercícios de amplitude de movimentos passivos na parte de baixo do corpo. Considerando que a paralisia é permanente e que o paciente jamais voltará a andar, o que você poderia responder?
3. Quais vantagens você tem a oferecer a um amigo que é sedentário e que poderia se beneficiar do exercício?
4. Quais são algumas das razões pelas quais o governo federal define metas e objetivos para a atividade física e condicionamento cardiorrespiratório em suas campanhas *Healthy People*?

QUESTÕES DE REVISÃO – ESTILO DO NCLEX

1. Se um paciente realiza corretamente exercícios isométricos do músculo quadríceps, o enfermeiro observará que ele:
   1. Movimenta os dedos dos pés afastando-os e aproximando-os da cabeça.
   2. Contrai e relaxa os músculos da coxa.
   3. Ergue e abaixa a perna do leito.
   4. Flexiona e estende o joelho.
2. Quando uma equipe de enfermagem desenvolve um plano de cuidados para um paciente que sofreu um acidente vascular encefálico, qual área do cuidado de enfermagem é mais importante para sua reabilitação?
   1. Regulação da evacuação e da micção.
   2. Comportamento frente a problemas relacionados com distúrbios de imagem corporal.
   3. Prevenção de contraturas e deformidades articulares.
   4. Facilitação de resultados positivos em virtude do luto.
3. A orientação de enfermagem que melhor descreve o propósito principal de um aparelho de movimentação passiva contínua é que ele é usado para:
   1. Fortalecer os músculos das pernas.
   2. Aliviar o edema dos pés.
   3. Reduzir a dor pós-cirúrgica.
   4. Restabelecer a função articular.
4. Ao documentar o progresso do paciente enquanto ele faz uso de um aparelho de movimentação passiva contínua, é fundamental que o prontuário indique os graus da flexão articular, o número de movimentos por minuto e:
   1. A condição das suturas em torno da incisão cirúrgica.
   2. O grau de flexão da articulação.
   3. O tempo que o paciente utilizou o aparelho.
   4. As características da drenagem de uma ferida.
   5. O número de ciclos por minuto.
   6. A presença e a qualidade dos pulsos arteriais.
5. Quando um paciente pergunta por qual razão será submetido a um eletrocardiograma de esforço (ECG), a resposta mais adequada a ser dada é que o exame:
   1. Mostrará como o coração dele se comporta durante o exercício.
   2. Determinará sua frequência cardíaca alvo potencial.
   3. Verificará qual a necessidade que ele possui de incrementar seus exercícios.
   4. Poderá predizer se ele tem chances, em breve, de sofrer um infarto do miocárdio.

HABILIDADE 24.1 Executando exercícios de amplitude de movimento

Ação sugerida	Justificativa
INVESTIGAÇÃO	
Revise o prontuário e o plano de enfermagem relativo aos cuidados.	Determinar se foram identificados problemas para a realização de atividades.
Avalie o nível de atividade e a mobilidade das articulações do paciente.	Indicar se, e em que extensão, as articulações devem ser exercitadas passivamente.
Avalie a compreensão que o paciente tem dos riscos da inatividade e dos propósitos do exercício.	Determinar o tipo e a quantidade de educação para saúde necessários.
PLANEJAMENTO	
Explique o procedimento para a realização dos exercícios de amplitude de movimento.	Reduzir a ansiedade e promover a cooperação.
Verifique com o paciente o melhor horário para a realização dos exercícios de amplitude de movimento.	Mostrar respeito pelo processo decisório independente.
Sugira a realização dos exercícios de amplitude de movimento durante um momento que requeira atividade geral, como o banho.	Demonstrar controle eficiente do tempo.
Realize os exercícios de amplitude de movimento pelo menos duas vezes ao dia.	Promover a recuperação ou manter o uso funcional.
Exercite cada articulação pelo menos duas a cinco vezes durante cada período de exercícios.	Melhorar os benefícios do exercício.
IMPLEMENTAÇÃO	
Lave as mãos ou realize antissepsia por meio de fricção com álcool (Cap. 10).	Reduzir o potencial de transmissão de microrganismos.
Ajude o paciente a sentar-se ou deitar-se.	Promover o relaxamento e o acesso ao corpo.
Feche as cortinas para assegurar a privacidade.	Demonstrar respeito pelo pudor.
Afrouxe as roupas do paciente ou sugira o uso de roupa de baixo ou shorts mais folgados.	Evitar sua exposição.
Comece pela cabeça.	Facilitar a organização.
Apoie o pescoço do paciente e traga o queixo na direção do peito e, depois, o mais para trás possível, na posição oposta.	Fletir e hiperestender o pescoço (Fig. A).

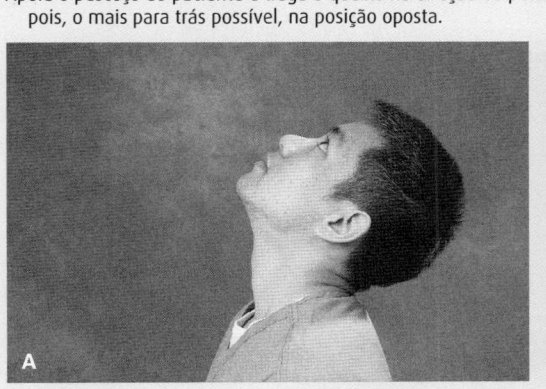

Hiperextensão do pescoço. 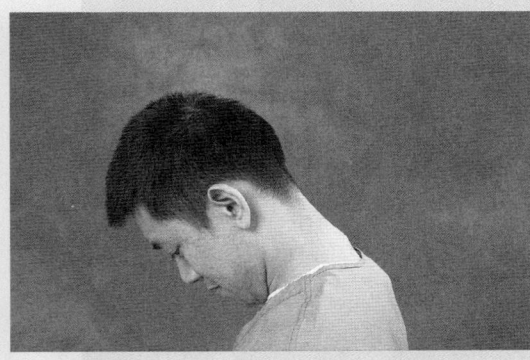   Flexão do pescoço.

| Coloque as mãos de cada lado da cabeça e incline o pescoço de um lado para o outro. | Rodar o pescoço (Fig. B). |

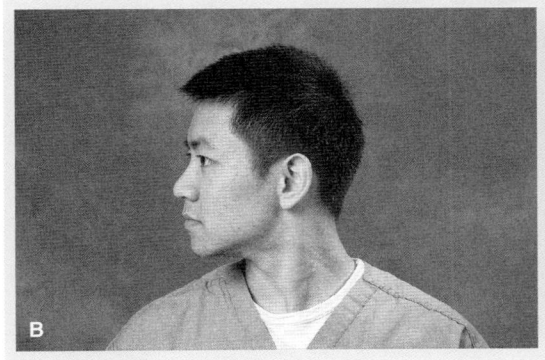

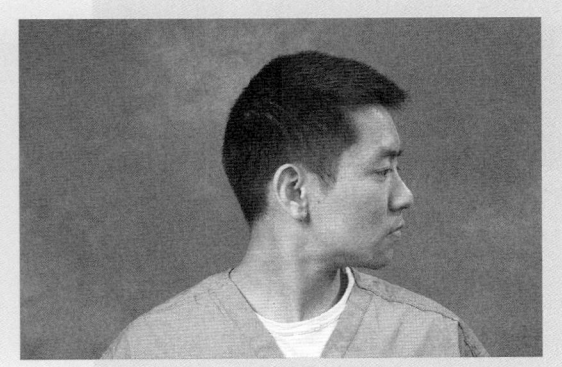

Rotação do pescoço.

(continua)

Executando exercícios de amplitude de movimento (ADM) *(continuação)*

IMPLEMENTAÇÃO *(continuação)*

Gire a cabeça de forma circular.	Colocar a cabeça e o pescoço em circundução (Fig. C).
Circundução do pescoço.	
Apoie o cotovelo e o punho ao mesmo tempo em que movimenta o braço estendido acima da cabeça e atrás do corpo.	Flexionar, estender e depois hiperestender o ombro (Fig. D).
Flexão e extensão do ombro.	
Movimente o braço esticado para longe do corpo e depois na direção da linha média.	Abduzir e aduzir o ombro (Fig. E).
Abdução e adução do ombro.	

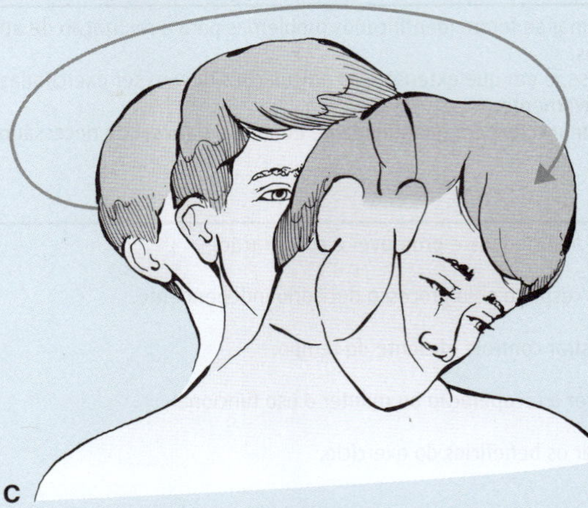

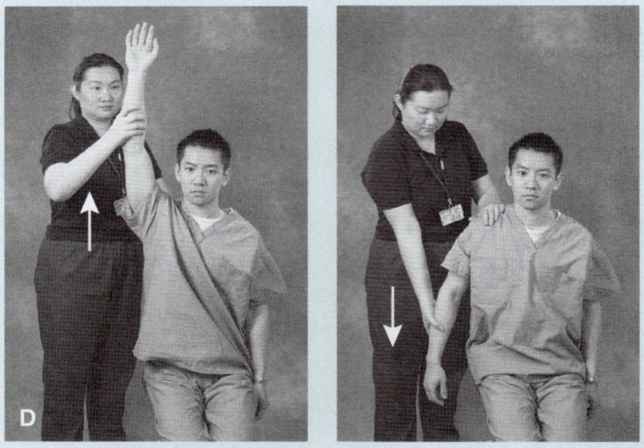

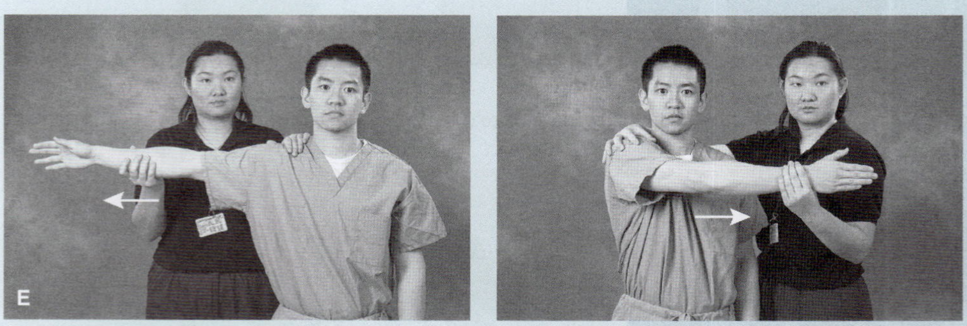

(continua)

Conceitos e Habilidades Fundamentais no Atendimento de Enfermagem **529**

Executando exercícios de amplitude de movimento *(continuação)*

IMPLEMENTAÇÃO *(continuação)*

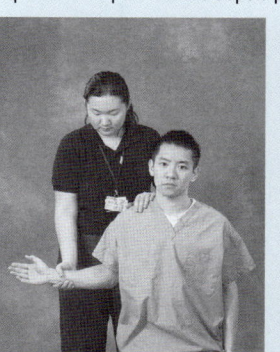

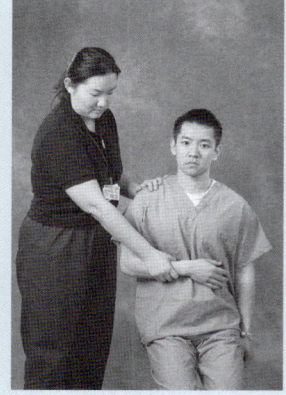

Dobre o cotovelo e movimente o braço de modo que a palma da mão fique voltada para cima e depois para baixo.	Produzir rotação interna e externa do ombro (Fig. F).
	Rotação interna e externa do ombro.
Movimente o braço em um círculo completo.	Circunduzir o ombro (Fig. G).
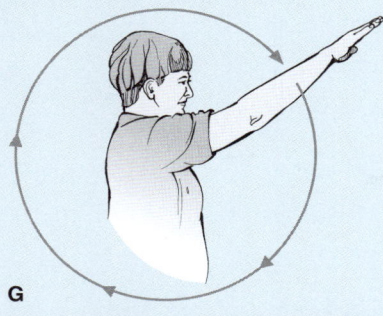	Circundução do ombro.
Coloque o braço ao lado do paciente, dobre o antebraço na direção do ombro e depois estenda-o novamente.	Flexionar e estender o cotovelo (Fig. H).
	Flexão e extensão do cotovelo.

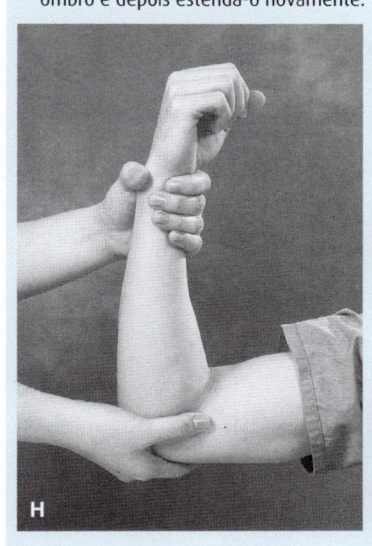

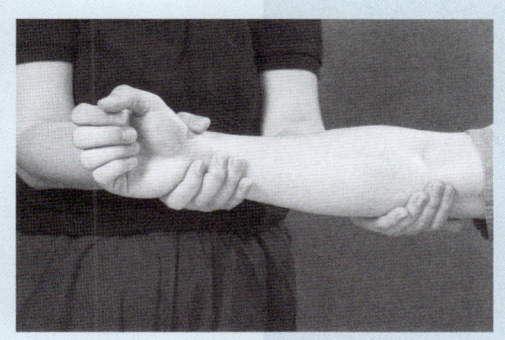

(continua)

Executando exercícios de amplitude de movimento *(continuação)*

IMPLEMENTAÇÃO *(continuação)*

Dobre o punho para trás e depois para frente.	Movimentar o punho da flexão para a extensão e depois para a hiperextensão (Fig. I).

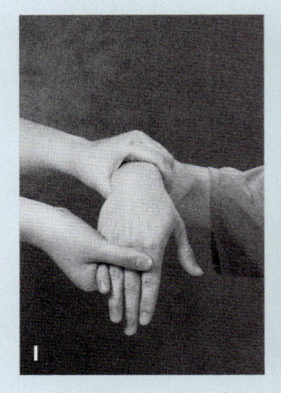

Flexão e extensão do punho.

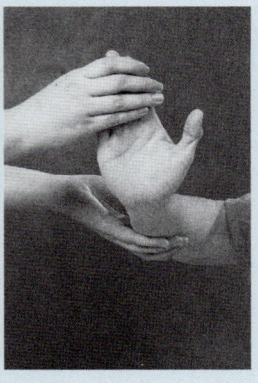

Gire o punho para a direita e depois para a esquerda.	Rotar a articulação do punho (Fig. J).

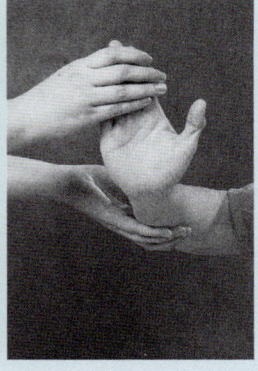

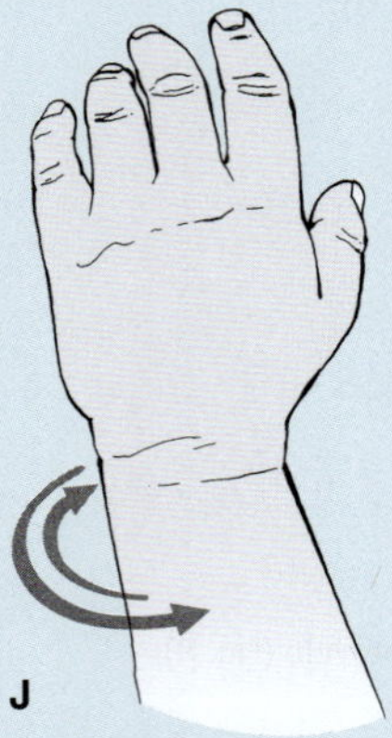

Rotação do punho.

Dobre o lado do polegar na direção do punho e depois na direção oposta.	Abduzir e aduzir o punho (Fig. K).

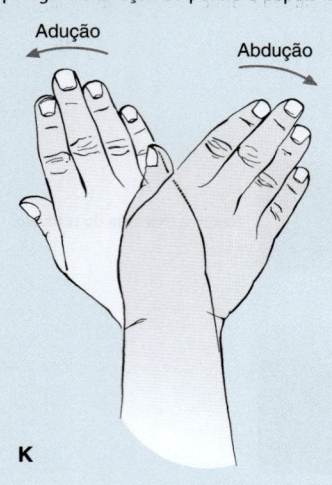

Adução Abdução

Abdução e adução do punho.

(continua)

Conceitos e Habilidades Fundamentais no Atendimento de Enfermagem **531**

Executando exercícios de amplitude de movimento *(continuação)*

IMPLEMENTAÇÃO *(continuação)*

Gire a palma da mão para cima e depois para baixo.

Supinar e pronar o punho (Fig. L).

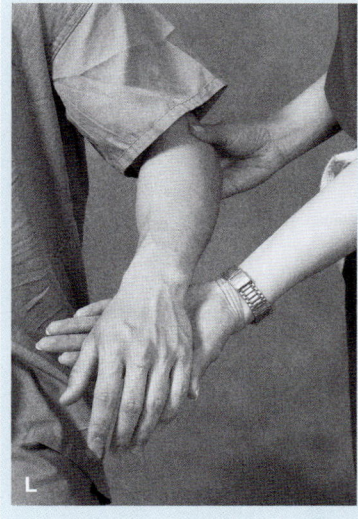

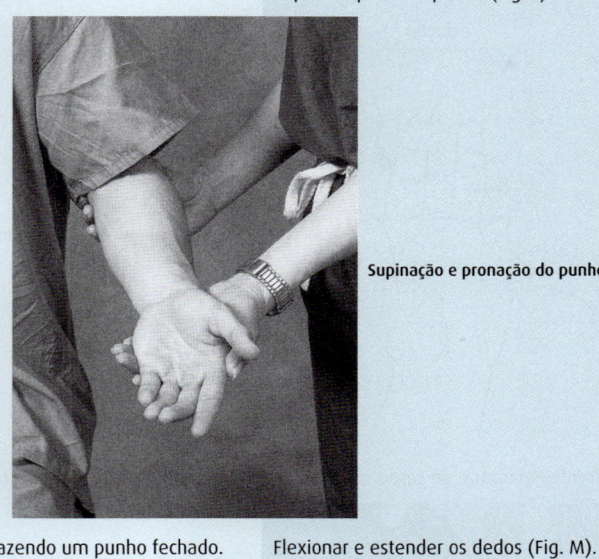

Supinação e pronação do punho.

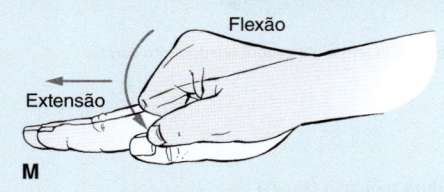

Abra e feche os dedos, como se estivesse fazendo um punho fechado.

Flexionar e estender os dedos (Fig. M).

Flexão e extensão dos dedos.

Dobre o polegar na direção do centro da palma da mão e depois para trás, em sua posição original.

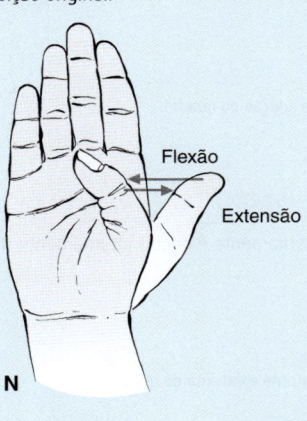

Flexionar e estender o polegar (Fig. N).

Flexão e extensão do polegar.

(continua)

Executando exercícios de amplitude de movimento *(continuação)*

IMPLEMENTAÇÃO *(continuação)*

Separe os dedos e o polegar o máximo possível e depois volte a uni-los.	Abduzir e aduzir os dedos e o polegar (Fig. O).
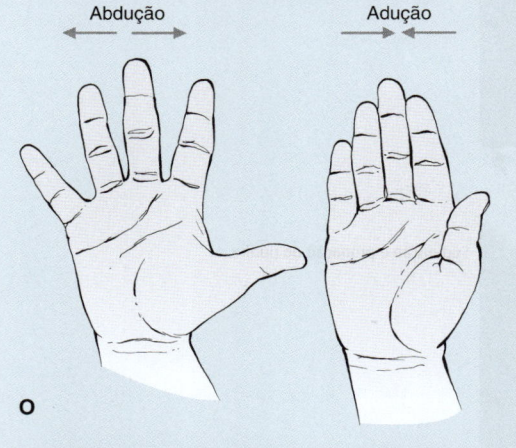 *Abdução / Adução*	**Abdução e adução dos dedos e do polegar.**
Movimente a perna esticada para frente e para trás do corpo.	Flexionar, estender e hiperestender o quadril (Fig. P).
	Flexão e extensão do quadril em decúbito dorsal.
Movimentar a perna esticada para fora e para dentro, em relação a linha média do corpo.	Abduzir e aduzir o quadril (Fig. Q).
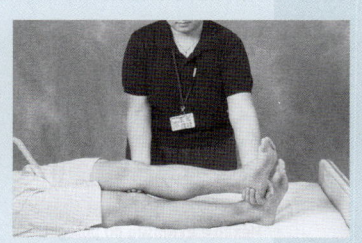	**Abdução e adução do quadril.**
Vire a perna, afastando-a da outra e depois aproximando.	Rotar o quadril externamente e depois internamente (Fig. R).
	Rotação interna e externa do quadril.

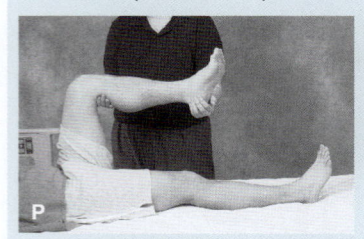

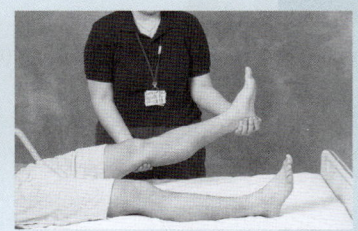

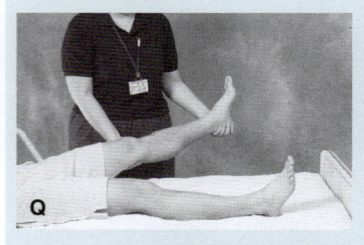

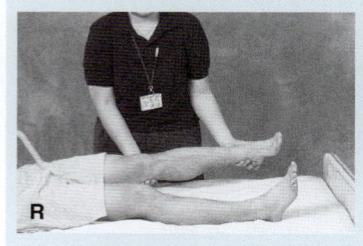

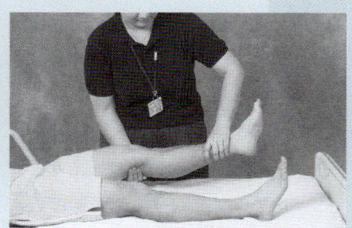

(continua)

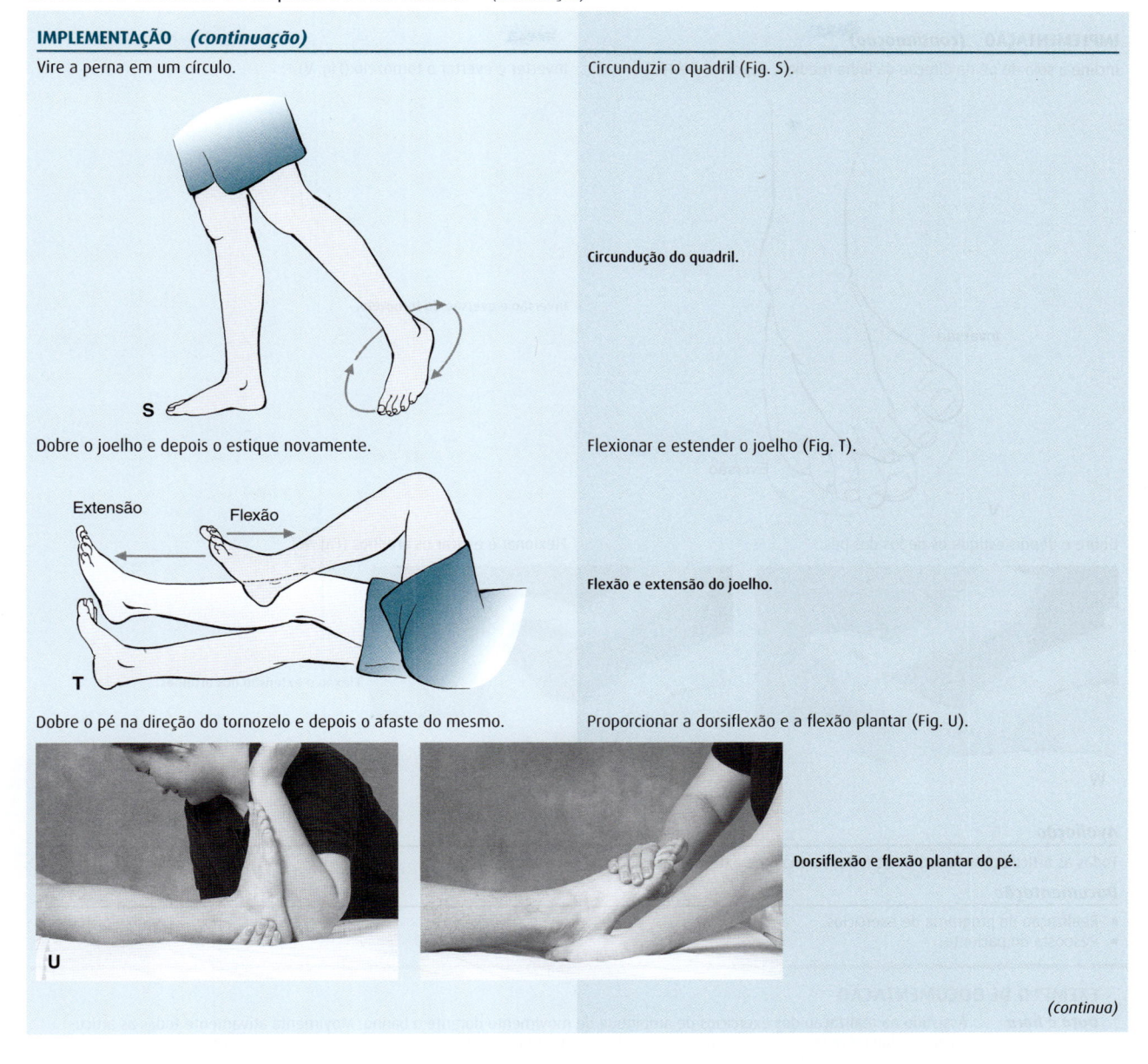

Conceitos e Habilidades Fundamentais no Atendimento de Enfermagem **533**

Executando exercícios de amplitude de movimento *(continuação)*

IMPLEMENTAÇÃO *(continuação)*

Vire a perna em um círculo.	Circunduzir o quadril (Fig. S).
	Circundução do quadril.
Dobre o joelho e depois o estique novamente.	Flexionar e estender o joelho (Fig. T).
	Flexão e extensão do joelho.
Dobre o pé na direção do tornozelo e depois o afaste do mesmo.	Proporcionar a dorsiflexão e a flexão plantar (Fig. U).
	Dorsiflexão e flexão plantar do pé.

(continua)

534 Barbara Kuhn Timby

Executando exercícios de amplitude de movimento *(continuação)*

IMPLEMENTAÇÃO *(continuação)*

Incline a sola do pé na direção da linha média e depois a afaste.

Inverter e everter o tornozelo (Fig. V).

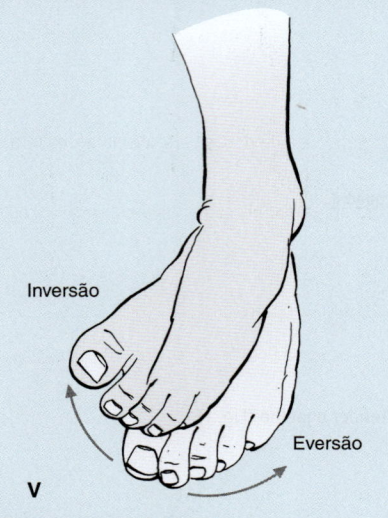

Inversão e eversão do tornozelo.

V — Inversão / Eversão

Dobre e depois estique os dedos dos pés.

Flexionar e esticar os artelhos (Fig. W).

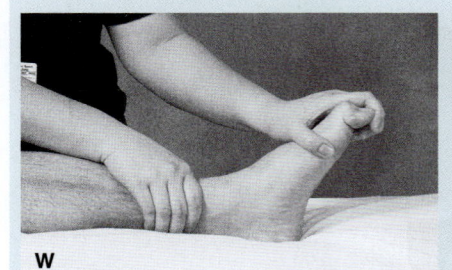

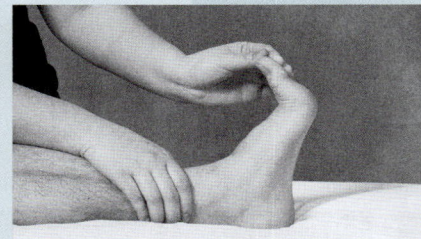

Flexão e extensão dos artelhos.

W

Avaliação
Todas as articulações foram exercitadas na máxima extensão possível.

Documentação
- Realização do programa de exercícios.
- Resposta do paciente.

EXEMPLO DE DOCUMENTAÇÃO

Data e hora   Assistido na realização dos exercícios de amplitude de movimento durante o banho. Movimenta ativamente todas as articulações do lado direito do corpo. Articulações do lado esquerdo exercitadas passivamente com movimentos amplos. Não apresentou resistência ou dor. _____ ASSINATURA / FUNÇÃO

HABILIDADE 24.2   Usando um aparelho de movimentação passiva contínua

Ação sugerida	Justificativa
INVESTIGAÇÃO	
Revise o prontuário e o plano de cuidados de enfermagem para verificar a quantidade de flexões das articulações, os ciclos por minuto, a frequência e a duração dos exercícios.	Determinar a prescrição de exercícios para cada paciente.
Investigue o quanto o paciente compreende do aparelho de movimentação passiva contínua, especialmente se for a primeira vez em que ele a utiliza.	Determinar o nível e o tipo de orientação de saúde a ser fornecida.
Avalie a qualidade dos pulsos periféricos, o enchimento capilar, o edema, a temperatura, a sensibilidade e a mobilidade do membro afetado.	Proporcionar uma base de dados para comparações futuras.
Compare os dados da avaliação com o membro não afetado.	Oferecer dados comparativos.
Determine a necessidade de o paciente receber medicamentos para alívio da dor antes do uso do aparelho de movimentação passiva contínua.	Controlar a dor antes que ela se intensifique com o exercício.
PLANEJAMENTO	
Elabore um horário com o paciente para o uso do aparelho, conforme for mais apropriado.	Envolver o paciente no processo decisório.
Oriente o paciente quanto às técnicas de relaxamento muscular e controle da dor, como respiração profunda, audição de fitas de áudio, assistir a televisão ou aplicação de bolsa de gelo.	Fortalecer o paciente com técnicas para controle da dor.
Obtenha o aparelho de movimentação passiva contínua e prenda uma pele de carneiro ou flanela pela extensão das barras horizontais, de modo a formar uma estrutura (tipoia) para a panturrilha.	Preparar o aparelho para apoiar a perna.
Lave as mãos ou realize antissepsia por meio de fricção com álcool (Cap. 10).	Reduzir a transmissão de microrganismos.
Ponha luvas e esvazie todos os recipientes com drenagens; troque ou reforce os curativos (Cap. 28).	Evitar vazamentos durante o exercício, quando há probabilidade de aumentar a drenagem.
IMPLEMENTAÇÃO	
Explique o propósito, a aplicação e o uso do aparelho de movimentação passiva contínua.	Reduzir a ansiedade e promover a cooperação.
Coloque o paciente na posição horizontal ou eleve um pouco a cabeceira do leito.	Promover conforto durante o exercício.
Coloque o aparelho de movimentação passiva contínua sobre o leito e posicione o pé do paciente de modo que o repouse sobre a estrutura de apoio (Fig. A).	Prepará-lo para os exercícios.

Amplitude de movimento do joelho, usando um aparelho de movimentação passiva contínua. (Foto de B. Proud.)

Verifique se a articulação do joelho corresponde ao botão acionador do pé e ao *goniômetro*, um recurso para medir a amplitude dos movimentos.	Posicionar o joelho corretamente.
Use tiras de velcro ou lona para prender a perna na tipoia de tecido que está no aparelho.	Apoiar e estabilizar a perna.
Configure o aparelho para uma velocidade e grau de flexão inferiores aos prescritos.	Oferecer progressão gradativa até os parâmetros prescritos.
Ligue o aparelho e observe a reação do paciente.	Indicar o nível de tolerância.
Reajuste o alinhamento da perna ou posicione o aparelho para um conforto máximo.	Demonstrar preocupação com o bem-estar do paciente.
Aumente o grau de flexão e os ciclos por minuto gradativamente, até serem alcançados os níveis prescritos.	Facilitar a adaptação.
Desligue o aparelho com a perna em posição estendida ao final do período prescrito para o exercício.	Facilitar a elevação da perna, para retirá-la do aparelho.
Solte as tiras de lona e apoie as articulações sob o joelho e o tornozelo, ao mesmo tempo em que eleva a perna.	Reduzir o desconforto.
Retire o aparelho do leito; estimule a realização de exercícios ativos de amplitude de movimentos e exercícios isométricos.	Potencializar os efeitos do aparelho de movimentação passiva contínua.

(continua)

Usando um aparelho de movimentação passiva contínua *(continuação)*

Avaliação
Aparelho de movimentação passiva contínua utilizado conforme a prescrição de exercícios.

Documentação
- Dados da avaliação.
- Uso do aparelho.
- Quantidade atual de flexões, ciclos por minuto e duração.
- Tolerância ao exercício.

EXEMPLO DE DOCUMENTAÇÃO

Data e hora — Incisão no joelho seca e intacta. Dedos dos dois pés quentes com enchimento capilar < 3 segundos. Pulsos pediosos presentes e intensos bilateralmente. Aparelho de movimentação passiva contínua utilizada por 15 minutos com exercícios de amplitude de movimentos a 30° de flexão do joelho, durante 5 ciclos por minuto. Desconforto aumentado a partir do nível 4, antes do exercício, para o nível 7, durante o exercício. Dor em nível 5, após 15 minutos de descanso, depois do exercício. _____
_____ ASSINATURA / FUNÇÃO

25

Imobilização Mecânica

OBJETIVOS DO ENSINO

Ao término deste capítulo o leitor deverá:

1. Listar, no mínimo, três propósitos da imobilização mecânica.
2. Nomear quatro tipos de talas.
3. Discutir os motivos do uso de tipoias e aparelhos ortopédicos.
4. Explicar o objetivo do uso de um gesso.
5. Citar três tipos de gesso.
6. Descrever, pelo menos, cinco ações de enfermagem adequadas ao cuidado de pacientes engessados.
7. Discutir o modo como os gessos são removidos.
8. Explicar no que consiste uma tração.
9. Listar três tipos de tração.
10. Relacionar sete princípios que se aplicam à manutenção de uma tração eficaz.
11. Descrever o propósito do uso de um fixador externo.
12. Identificar as justificativas para a realização de cuidados com o local dos pinos.

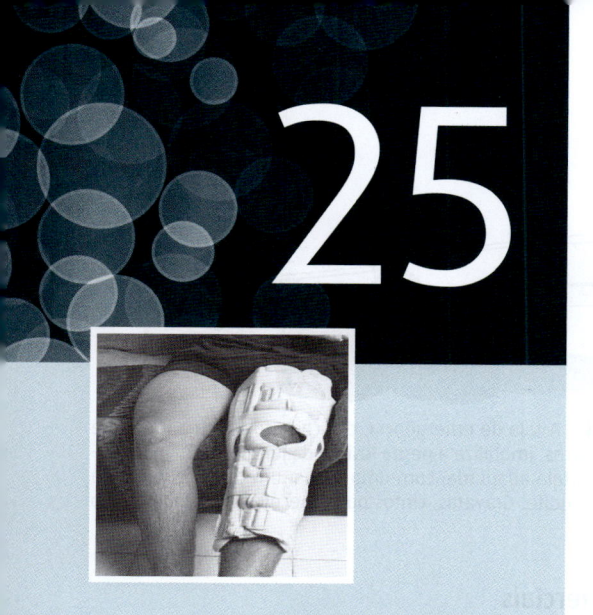

TERMOS PRINCIPAIS

Aparelhos ortopédicos
Aparelhos ortopédicos de reabilitação
Aparelhos ortopédicos funcionais
Aparelhos ortopédicos profiláticos
Colar cervical
Fixador externo
Gesso
Gesso bipartido
Gesso cilíndrico
Gesso em "spica"
Gesso para o corpo
Imobilizadores
Janela
Local dos pinos
Órteses
Pétalas
Síndrome compartimental
Tala
Talas infláveis
Talas moldadas
Talas de tração
Tipoias
Tração
Tração esquelética
Tração manual
Tração percutânea

Alguns pacientes estão em inatividade e fisicamente imóveis devido a uma condição geral debilitada. Outros, por sua vez, têm a mobilidade prejudicada em consequência de algum trauma ou tratamento. É esse o caso dos pacientes que usam **órteses**, que são dispositivos ortopédicos que apoiam ou alinham uma determinada parte do corpo e evitam ou corrigem deformidades. Exemplos de órteses incluem as talas, os imobilizadores e os aparelhos ortopédicos. Alguns pacientes, ainda, possuem limitação de movimentos quando necessitam usar tipoias, gessos, trações e fixadores externos. O cuidado de pacientes que se apresentam mecanicamente imobilizados por dispositivos ortopédicos requer habilidades especializadas de enfermagem, que estão descritas neste capítulo.

PROPÓSITOS DA IMOBILIZAÇÃO MECÂNICA

A maior parte dos pacientes que precisa utilizar uma imobilização mecânica sofreu algum trauma no sistema musculoesquelético. Essas lesões são dolorosas e não cicatrizam rapidamente, como as da pele e dos tecidos moles. Elas requerem um período de inatividade para permitir que novas células restaurem a integridade das estruturas danificadas.

A imobilização mecânica de partes do corpo é aplicada com os seguintes propósitos:

- Aliviar a dor e o espasmo muscular
- Apoiar e alinhar os danos ao esqueleto
- Restringir os movimentos, enquanto as lesões cicatrizam
- Manter a posição funcional, até que a cicatrização esteja concluída
- Permitir a atividade, enquanto restringe os movimentos na área lesionada
- Evitar outros danos estruturais e deformidades

DISPOSITIVOS DE IMOBILIZAÇÃO MECÂNICA

O uso de vários dispositivos de imobilização pode atingir resultados benéficos. Exemplos desses dispositivos incluem talas, tipoias, aparelhos ortopédicos, gessos e trações.

Considerações gerontológicas

- Como atualmente os idosos vivem mais, muitos convivem com a dor e com a perda da função causadas pela artrite. As opções de tratamento envolvem a reabilitação utilizando vários tipos de dispositivos mecânicos, em casa ou em serviços de reabilitação.
- Algumas fraturas em idosos, particularmente as dos membros superiores, são tratadas de modo conservador com imobilização. Os terapeutas ocupacionais e fisioterapeutas são úteis para ajudar os idosos a recuperarem a função e a amplitude de movimento após algum período de imobilização, a fim de evitar uma diminuição ou uma perda permanente da função.
- Por causa da sensibilidade tátil diminuída, os idosos podem não estar cientes da pressão causada por uma tala, um gesso, uma tração ou outro dispositivo mecânico, na pele. Avalie a pele do paciente idoso diariamente quanto à presença de vermelhidão ou outros sinais de pressão (uma área avermelhada que não se resolve em 30 minutos depois de aliviada a pressão). Se o idoso não for capaz de mudar de decúbito sozinho, o cuidador é responsável por assegurar que a pressão seja aliviada pelo menos a cada 2 horas.

Talas

Algumas condições são tratadas com uma **tala**, que é um dispositivo que imobiliza e protege uma parte do corpo lesionada. As talas são usadas antes ou em vez da colocação de um gesso ou uma tração.

Talas de emergência

As talas são frequentemente empregadas como uma medida de primeiros socorros, quando há suspeita de uma torção ou fratura (Fig. 25.1) (Orientações de Enfermagem 25.1).

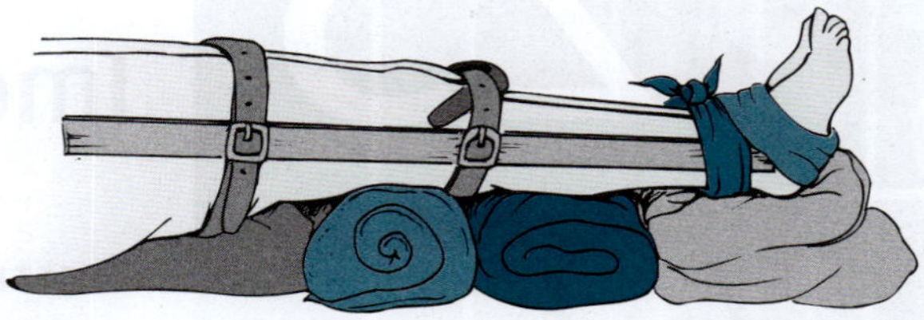

FIGURA 25.1 A tala de emergência, colocada como uma forma de primeiros socorros, imobiliza a perna lesionada junto à perna não afetada com uma tala adaptada, com uma tábua, um cabo de vassoura ou um taco de golfe. Gravatas, cintos ou cachecóis mantêm a tala no lugar.

Talas comerciais

As talas vendidas no comércio são mais eficazes do que aquelas improvisadas. Elas estão disponíveis em uma variedade de modelos, dependendo da lesão. Exemplos incluem talas infláveis, talas de tração, imobilizadores, talas moldadas e colares cervicais. As talas infláveis e para tração são usadas por curtos períodos; normalmente são colocadas logo após a lesão e são removidas assim que for feita uma avaliação mais abrangente dela. As talas moldadas e os imobilizadores são usados por períodos mais longos.

Talas infláveis

As **talas infláveis**, também chamadas de *talas pneumáticas*, são dispositivos de imobilização que se tornam rígidos quando cheios de ar (Fig. 25.2). Além de limitar os movimentos, elas controlam o sangramento e o edema. A parte lesionada do corpo é inserida dentro da tala desinflada. Quando o ar é bombeado, a tala se molda ao contorno da parte lesionada, impedindo o movimento. A tala é enchida com ar até que possa ser inserido 1,3 cm das pontas dos dedos. A lesão deve ser examinada e tratada dentro de 30 a 45 minutos após a colocação da tala; caso contrário, a circulação pode ser afetada.

Talas de tração

As **talas de tração** são dispositivos de metal que imobilizam e revestem os músculos contraídos. Não são de colocação tão fácil

ORIENTAÇÕES DE ENFERMAGEM 25.1

Colocando uma Tala de Emergência

- Evite mudar a posição da parte lesionada, mesmo que ela pareça muito deformada. *Isso evita lesões adicionais.*
- Utilize um calçado de cano alto ou uma bota de esqui caso haja lesões envolvendo o tornozelo. *Um calçado ou bota é capaz de limitar os movimentos, reduzir a dor e o edema.*
- Cubra qualquer ferida aberta com um material limpo. *Essa cobertura absorve o sangue e previne a entrada de sujeira e de microrganismos patógenos adicionais no local.*
- Procure uma tala de material rígido, como tábuas planas, cabos de vassoura e rolos de jornal. *Materiais rígidos oferecem apoio e restringem o movimento.*
- Forre as saliências ósseas com material macio. *Esse coxim almofadado alivia a pressão e evita o atrito sobre a pele.*
- Disponha a tala de modo a abranger a área lesionada, incluindo a articulação acima e a articulação abaixo dela. *Isso imobiliza o tecido lesionado.*
- Use uma área não lesionada do corpo próxima à parte lesionada, caso não haja disponibilidade de outro material firme para confecção da tala. *A parte não lesionada pode servir como um substituto à tala externa.*
- Use uma fita adesiva larga ou tiras de tecidos largas para prender a parte lesionada à tala. *Fixar a parte lesionada evita seu deslocamento, o que reduz o risco de comprometimento da circulação.*
- Afrouxe a tala ou o material utilizado para prendê-la caso os dedos dos pés ou das mãos fiquem pálidos, azulados ou frios. *Afrouxar a tala facilita a circulação.*
- Eleve a parte imobilizada, caso seja possível, para que a parte mais inferior fique acima do nível do coração. *A manutenção do membro elevado reduz o edema e melhora o retorno venoso ao coração.*
- Mantenha o paciente aquecido e seguro. *Há risco de choque.*
- Busque assistência para transportar o paciente a uma instituição de saúde. *Ele necessita de tratamento mais sofisticado.*

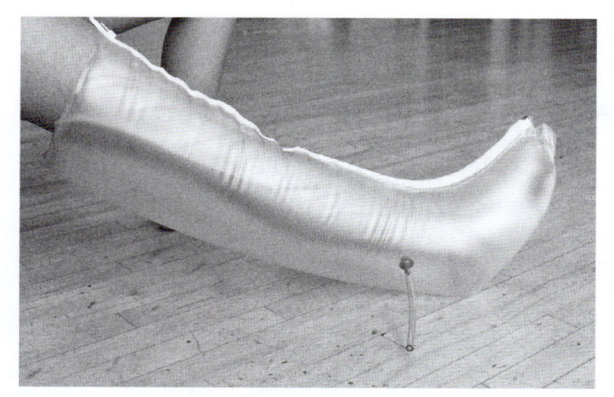

FIGURA 25.2 Tala inflável.

quanto as infláveis. A *tala de Thomas* é um exemplo de tala de tração, cuja colocação requer treinamento especial para evitar lesões adicionais (Fig. 25.3).

Imobilizadores

Os **imobilizadores** são talas comerciais feitas de tecido e espuma, que são mantidos no local por meio de tiras ajustáveis de velcro (Fig. 25.4). Como o nome já diz, os imobilizadores limitam os movimentos do local de lesão que está dolorido, mas que está cicatrizando, como acontece nas regiões do pescoço e do joelho. Eles são removidos por curtos períodos de tempo, durante curativos e práticas de higiene.

Talas moldadas

As **talas moldadas** são órteses feitas de material rígido, usadas em caso de lesão ou doença crônica. Podem ser adequadas a pacientes com lesões por esforços repetitivos, como a síndrome do túnel do carpo. As talas moldadas oferecem apoio prolongado e limitam os movimentos de modo a evitar mais danos e dor (Fig. 25.5). Mantêm a parte do corpo em posição funcional, para prevenir contraturas e atrofia muscular durante o período de imobilização.

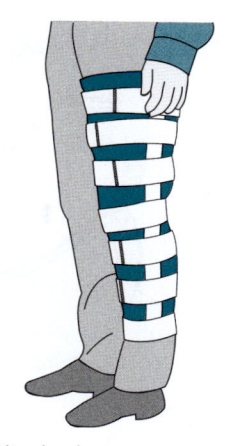

FIGURA 25.4 Imobilizador de perna.

Colares cervicais

O **colar cervical** consiste em uma tala rígida ou feita de espuma, colocada ao redor do pescoço. É usado para tratar lesões desportivas do pescoço e outros traumas resultantes de entorses ou distensões (Fig. 25.6). Essa distensão no pescoço às vezes é chamada de *chicote* ou *lesão em chicote*. A incidência de lesões dessa natureza tem diminuído principalmente por duas razões: o aumento do uso de equipamentos de proteção por atletas e o uso de protetores para os ombros e de apoios para o pescoço nos automóveis.

Quando a lesão do pescoço – que é em geral mais dolorosa no dia posterior ao trauma – é leve ou moderada, utiliza-se um colar de espuma coberto com malha (uma espécie de tecido de algodão elástico). Quando o paciente usa esse colar, é como se ele fosse lembrado a limitar os movimentos do pescoço e da cabeça. Para lesões mais sérias, uma tala rígida, feita de poliuretano, é usada para controlar o movimento do pescoço e apoiar a cabeça, reduzindo a carga de força sobre a coluna cervical.

Para determinar o tamanho do colar, o enfermeiro mede a circunferência do pescoço do paciente e a distância entre o ombro e o queixo (Fig. 25.7). Ele compara as medidas com o guia de tamanhos oferecido pelo fabricante do colar. Por exemplo, uma pessoa que possui a circunferência do pescoço medindo entre 38 e 50 cm e com a distância do ombro ao queixo de cerca de 7,5 cm, provavelmente irá requerer um tamanho adulto regular. Os tamanhos adultos vêm, ainda, com as seguintes medidas: pequeno, alto e super alto. Colares pediátricos também estão disponíveis.

Quando um colar cervical é colocado, a cabeça é colocada na posição neutra (Cap. 23). A parte frontal do colar é posicio-

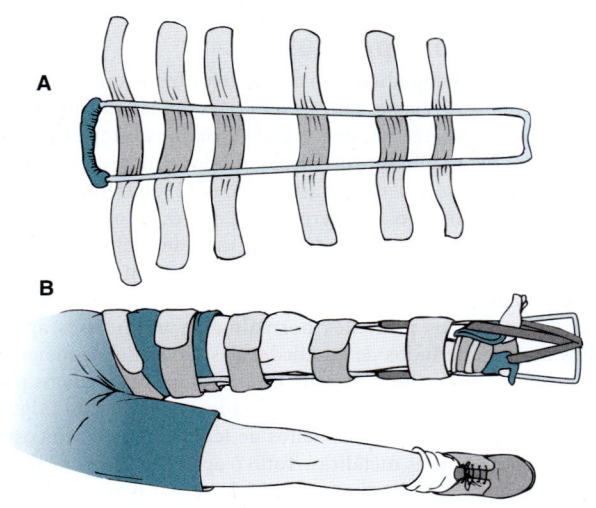

FIGURA 25.3 (**A**) Tala de Thomas. (**B**) Tala de Thomas aplicada ao membro inferior.

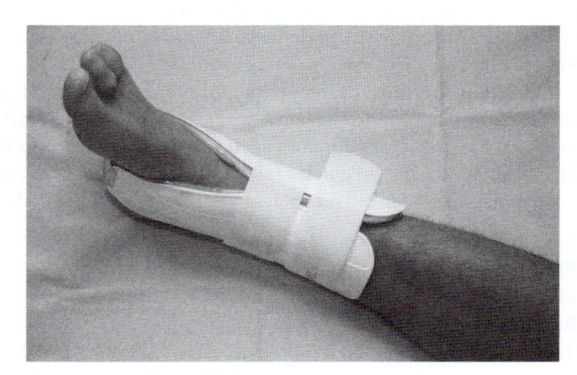

FIGURA 25.5 Tala moldada.

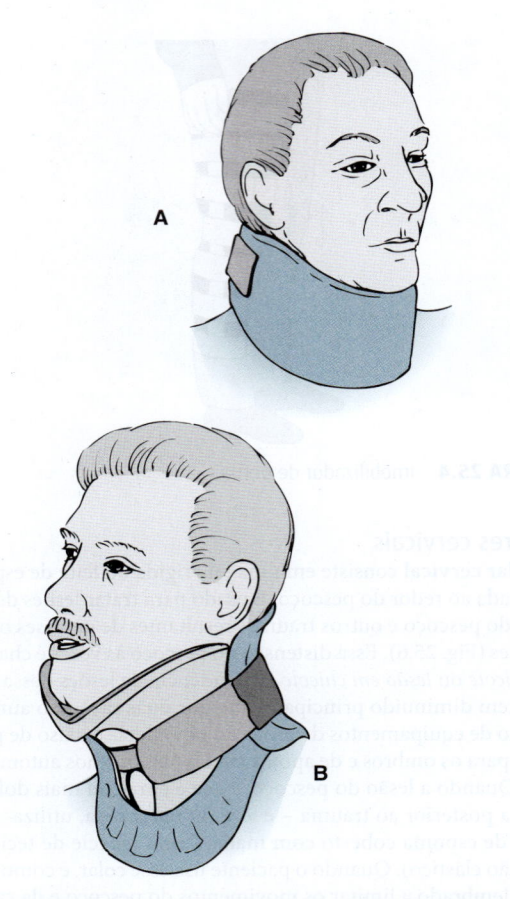

FIGURA 25.6 (A) Colar cervical de espuma. (B) Colar cervical rígido.

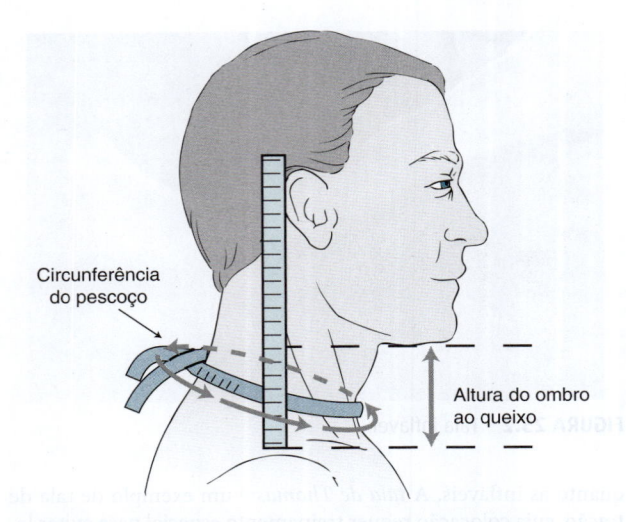

FIGURA 25.7 Medidas vertical e circunferencial para um colar cervical.

nada bem abaixo do queixo e ajustada até que ele esteja bem apoiado. A abertura do colar é centralizada na parte posterior do pescoço. Tiras de velcro, ou de outros materiais, são usadas para fixá-lo na posição desejada. Quando é colocado corretamente, o paciente consegue respirar e engolir sem fazer esforço enquanto usa o colar.

Os pacientes permanecem com o colar cervical quase continuamente, até mesmo enquanto dormem, de 10 dias a 2 semanas. Eles o removem para realizar exercícios suaves de amplitude de movimento no pescoço (Cap. 24). Quanto mais cedo o paciente conseguir realizar os exercícios (dentro de seu nível de tolerância à dor), mais rápida é a revascularização da região e sua recuperação. A dependência prolongada do colar para garantir conforto pode levar à rigidez permanente do pescoço.

Durante o período de recuperação, o enfermeiro avalia o estado neuromuscular do paciente, fazendo com que ele realize movimentos correlacionados com as funções musculares controladas pela coluna cervical e pelas raízes nervosas periféricas. Se a função neuromuscular estiver intacta, o paciente será capaz de:

- Elevar ambos os ombros
- Flexionar e estender os cotovelos e os punhos
- Dar um forte aperto de mão
- Esticar os dedos da mão
- Tocar o dedo mínimo com o polegar, em cada uma das mãos

O enfermeiro documenta e comunica ao médico sobre quaisquer diferenças observadas na força ou nos movimentos, em um ou ambos os lados.

Tipoias

As **tipoias** são dispositivos de tecido usados para erguer, acomodar e apoiar partes do corpo. Elas costumam ser aplicadas nos braços (Fig. 25.8), nas pernas ou na pelve, após imobilização e avaliação de lesões. Muitos pacientes ambulatoriais usam tipoias comerciais para o braço; um pedaço triangular de tecido fino (como musseline) eventualmente pode ser usado como uma tipoia. Para serem eficazes, as tipoias precisam ser colocadas de modo adequado (Habilidade 25.1).

▶ **Pare, Pense e Responda – Quadro 25.1**
Relacione as vantagens e desvantagens do uso de tipoias comerciais feitas de lona e de uma tipoia triangular feita de tecido.

Aparelhos ortopédicos

Os **aparelhos ortopédicos** são dispositivos feitos sob medida ou com recursos de ajuste, que servem para apoiar estruturas enfraquecidas. São três as categorias de aparelhos ortopédicos: (1) **aparelhos ortopédicos profiláticos**, usados para prevenir ou reduzir a gravidade de lesões às articulações; (2) **aparelhos ortopédicos de reabilitação**, que permitem o movimento protegido da articulação lesionada e tratada cirurgicamente (Fig. 25.9); e (3) **aparelhos ortopédicos funcionais**, que oferecem estabilidade a uma articulação instável.

Visto que os pacientes normalmente usam esses aparelhos durante períodos de atividade, eles são feitos de materiais duráveis, como metal ou couro. Os aparelhos ortopédicos para membro inferior podem ser incorporados a um calçado. Alguns aparelhos para as costas são feitos de tecido em que são costuradas hastes ou tiras metálicas. Todo o aparelho usado de modo inadequado ou não bem ajustado pode causar desconforto, deformidades e úlceras de pressão pelo atrito e pressão prolongada.

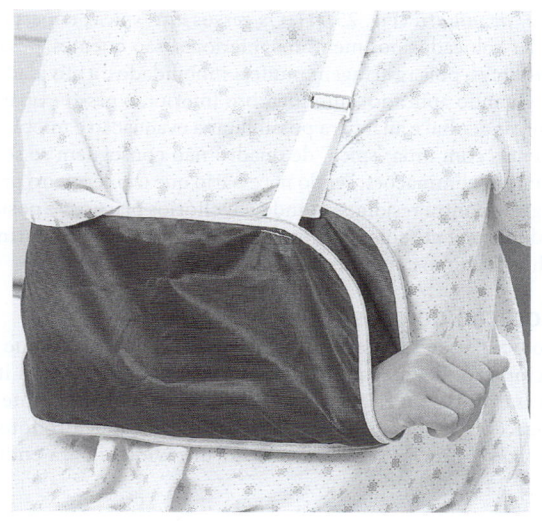

FIGURA 25.8 Tipoia comercial usada para suspender o braço. (Foto de B. Proud.)

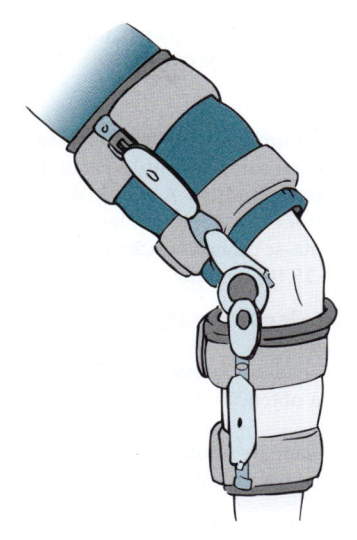

FIGURA 25.9 O aparelho ortopédico de reabilitação garante um controle apropriado dos movimentos do joelho após um procedimento cirúrgico.

Gessos

Um **gesso** é um molde rígido colocado ao redor de uma parte do corpo lesionada, após ela ter sido recuperada para corrigir o alinhamento anatômico. O propósito do engessamento é imobilizar a estrutura danificada. Os gessos normalmente são colocados a ossos fraturados (quebrados). Eles são feitos com rolos umedecidos de gesso calcinado de Paris ou com rolos pré-umedecidos de fibra de vidro (Tab. 25.1).

Considerações gerontológicas

- As fraturas de quadril são comuns em idosos, especialmente em mulheres na pós-menopausa não tratadas para a osteoporose. A fratura pode resultar de fraqueza óssea e levará a uma queda, ou a queda pode causar a fratura de um osso enfraquecido.
- Com o envelhecimento, os ossos se tornam quebradiços e fracos, resultando em maior tempo de consolidação de fraturas.

Tipos de gesso

Existem, basicamente, três tipos de gesso: o cilíndrico, o feito para o corpo e o "spica". Os gessos para o corpo e cilíndricos podem ser bipartidos.

Gesso cilíndrico

O **gesso cilíndrico** envolve um braço ou uma perna, deixando os dedos expostos. Ele engloba as articulações acima e abaixo do osso fraturado. Isso evita os movimentos na área lesionada e, assim, mantém o alinhamento correto enquanto ocorre a consolidação. A medida que a consolidação evolui, o gesso pode ser aparado ou encurtado.

Gesso para o corpo

O **gesso para o corpo** é uma forma maior de gesso cilíndrico que envolve o tronco em vez de um membro. Geralmente se estende desde a região do umbigo até os quadris. No caso de pessoas com problemas na coluna, o gesso para o corpo abrange a parte

TABELA 25.1 Materiais dos gessos

SUBSTÂNCIA	VANTAGENS	DESVANTAGENS
Gesso calcinado de Paris	Barato Fácil de aplicar Baixa incidência de reações alérgicas	Precisa de 24 a 48 horas para secar; gessos extensos podem precisar de mais de 72 horas A descarga de peso só pode ser realizada após a secagem completa É pesado É suscetível a fissuras ou a esfacelamento, especialmente nas extremidades Amolece quando molhado
Fibra de vidro	Leve Poroso Seca em 5 a 15 minutos Permite a descarga de peso imediata Durável Não é afetado pela água	É caro Não é recomendado para lesões graves ou aquelas acompanhadas de excessivo edema Macera a pele se o forro umedecer As extremidades podem ser cortantes e causar abrasão na pele

posterior da cabeça e a área do queixo, indo até os quadris, com modificações feitas para expor os braços.

Gesso bipartido

O médico pode criar um **gesso bipartido** (gesso cortado em duas partes, ao longo de seu comprimento) a partir de um gesso para o corpo ou de um gesso cilíndrico. A criação de um gesso com duas partes, uma posterior e outra anterior, facilita o banho e os cuidados com a pele. Opta-se pela colocação de um gesso bipartido em um membro (Fig. 25.10) quando:

- Houver edema e ele estiver comprimindo o tecido e interferindo na circulação
- O gesso estiver sendo progressivamente retirado
- For necessária a obtenção de uma imagem radiográfica mais precisa
- Houver necessidade de imobilizar temporariamente articulações dolorosas no paciente com artrite

A elaboração de um gesso com duas partes, uma posterior e outra anterior, facilita o banho e os cuidados com a pele. Com a autorização do médico, uma das metades do gesso pode ser removida temporariamente para que seja feita a higiene do paciente, enquanto a outra metade permanece no lugar. O processo é repetido para o cuidado da área oposta do corpo. Uma vez concluído o cuidado, a parte removida é recolocada e as duas metades são fixadas por meio do enfaixamento com uma atadura elástica.

Gesso em "spica"

Um **gesso em "spica"** envolve um ou ambos os braços ou pernas e o tórax ou tronco. Pode conter uma barra de abdução para ajudar a manter o posicionamento da lesão reparada. Quando usado nos membros superiores, o gesso é conhecido como *"spica" de ombro*; quando aplicado nos membros inferiores, é conhecido como *"spica" de quadril* (Fig. 25.11). Os gessos em "spica", em especial aqueles colocados nos membros inferiores, são quentes, pesados e frustrantes, pois restringem muito a mobilidade e a atividade.

Quando aplicado a um membro inferior, o gesso é aparado nas áreas genital e anal para possibilitar a evacuação e micção. Os pacientes com uma "spica" de quadril não conseguem se sentar durante as eliminações, sendo necessário que o enfermeiro proteja o gesso contra resíduos, usando envoltórios plásticos e posicionando o paciente sobre um tipo menor de comadre (ou urinol), conhecida como comadre para fraturas (Cap. 30).

Colocação do gesso

A colocação de um gesso geralmente requer mais do que um funcionário. O enfermeiro prepara o paciente, reúne os itens necessários para o engessamento e ajuda o médico durante sua colocação (Habilidade 25.2). O gesso de fibra de vidro fotopolimerizável precisa ser exposto à luz ultravioleta para endurecer.

Cuidados básicos com o gesso

Alguns pacientes precisam de cuidados extras após uma cirurgia em que tenha sido aplicado um gesso. O enfermeiro é responsável pelos cuidados com o gesso e a realização das avaliações adequadas para evitar complicações (Orientações de Enfermagem 25.3). Consulte as Diretrizes de Enfermagem 25.2 e a Figura 25.12 para obter instruções sobre como fazer e aplicar **pétalas**, que são tiras de fita adesiva ou moletom com a finalidade de reduzir a irritação da pele pelas arestas ásperas de um gesso.

▶ **Pare, Pense e Responda – Quadro 25.2**
Discuta as orientações para alta de um paciente utilizando um gesso.

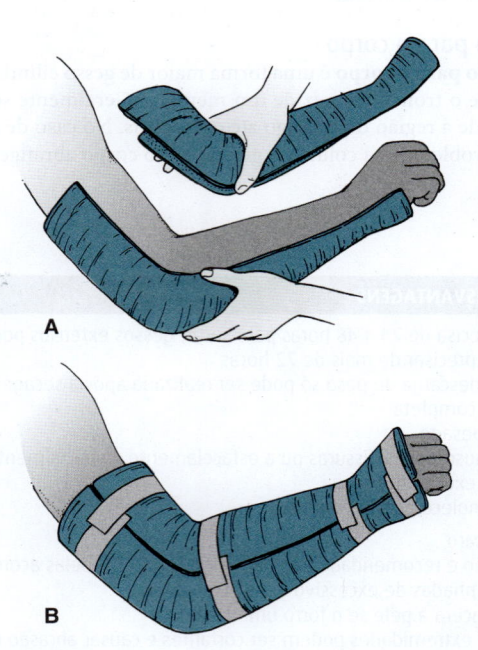

FIGURA 25.10 (**A**) Gesso bipartido. (**B**) As duas metades são reconectadas.

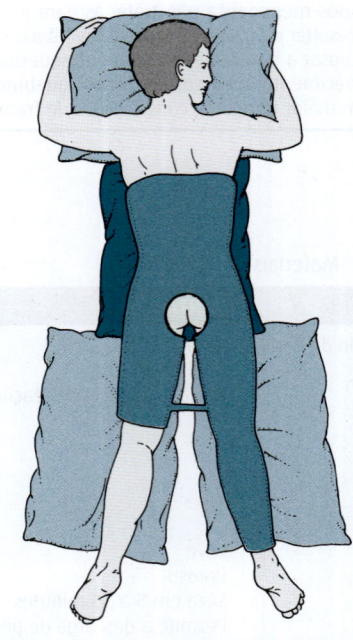

FIGURA 25.11 Gesso em "spica" de quadril. (Timby, B.K., & Smith, N. [2010]. *Introductory medical-surgical nursing* [10th ed., p. 970]. Philadelphia: Lippincott Williams & Wilkins.)

ORIENTAÇÕES DE ENFERMAGEM 25.2

Elaboração e colocação de pétalas

- Corte várias tiras de fita adesiva de aproximadamente 5 cm de largura por 5 a 8 cm de comprimento ou use retalhos ovais pré-cortados de moletom. *A largura da fita é opcional, dependendo da circunferência do gesso que precisa ser coberta. Cada pétala deve ter um comprimento suficiente para a colocação na borda do lado de dentro e do lado de fora do gesso.*
- Arredonde a extremidade de cada tira de fita adesiva como uma pétala de flor ou apare de modo a criar bifurcações que se assemelham a flechas; o moletom já pode estar em formato oval. *Modificar as extremidades da fita reduz a possibilidade de ocorrência de rugas.*
- Dobre uma extremidade da fita ou moletom para dentro da borda do gesso, tendo o cuidado de evitar rugas. *As rugas podem causar atrito na pele e levar a abrasões.*
- Sobreponha as tiras de fita ou moletom em torno da borda áspera do gesso (Fig. 25.12.). *A sobreposição assegura que não restem lacunas de área áspera que continuem irritando a pele.*
- Continue monitorando a pele para detectar sinais de lesão. *Se as pétalas não aliviarem a irritação da pele, o médico pode precisar alisar a borda com tiras adicionais de gesso.*

Remoção do gesso

Na maior parte dos casos, os gessos são removidos quando precisam ser substituídos e reaplicados ou quando a lesão preexistente já tenha cicatrizado o suficiente, de forma que ele não seja mais necessário. O gesso também pode ser removido precocemente se ocorrerem complicações.

A maior parte dos aparelhos gessados é removida com um cortador de gesso elétrico, um instrumento parecido com uma serra circular (Fig. 25.13). Esse instrumento é barulhento e pode assustar o paciente. Existe uma expectativa natural de que um instrumento tão afiado, capaz de cortar um gesso, possa também cortar a pele e os tecidos. Todavia, quando corretamente usado, um cortador de gesso elétrico deixa a pele intacta.

Quando o gesso é removido, o músculo não exercitado normalmente está menor e mais fraco. As articulações podem apresentar limitação na amplitude de movimento. A pele costuma mostrar-se empalidecida e sem brilho, podendo apresentar resíduos ou manchas de pele morta. Ela deve ser lavada de forma normal, com água morna e sabão, mas as áreas de pele semipresas não devem ser retiradas à força. A aplicação de uma loção pode ajudar a hidratá-la e tende a prevenir que saliências ásperas prendam-se às roupas. Por fim, os fragmentos de pele morta se desprenderão sozinhos.

Tração

A **tração** é a aplicação de uma força extensora sobre determinada parte do sistema esquelético. Trata-se de uma medida de tratamento de traumas e disfunções musculoesqueléticas. A tração é utilizada para:

- Reduzir espasmos musculares
- Realinhar os ossos
- Aliviar dores
- Prevenir deformidades

O puxar da tração geralmente é compensado pelo contrapeso do próprio peso do corpo do paciente. Exceto na tração exercida pelas mãos, a aplicação desse recurso envolve o uso de pesos conectados ao paciente por meio de um sistema de roldanas, polias, tipoias e outros equipamentos.

Tipos de tração

Há três tipos básicos de tração: manual, percutânea e esquelética. As categorias refletem a maneira como a tração é aplicada.

Tração manual

A **tração manual** é obtida alongando-se o corpo com as mãos e com a força muscular da pessoa (Fig. 25.14). Esse tipo de tração é o mais frequentemente usado, de forma breve, no realinhamento de um osso fraturado. Também pode ser utilizada na recoloca-

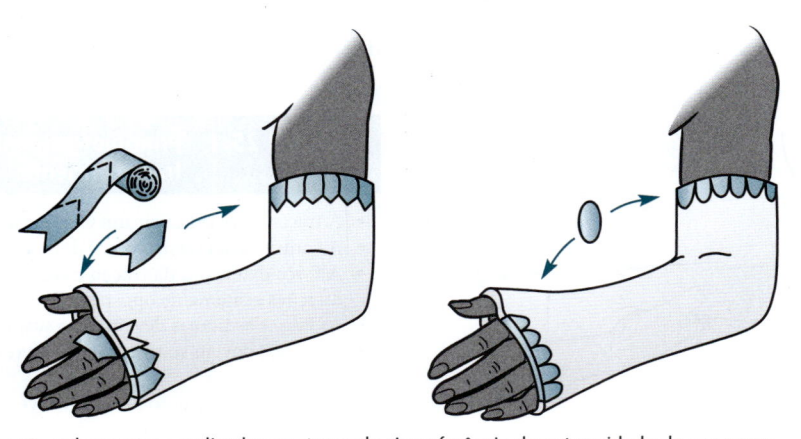

FIGURA 25.12 As pétalas são sobrepostas e aplicadas em torno da circunferência da extremidade de um gesso.

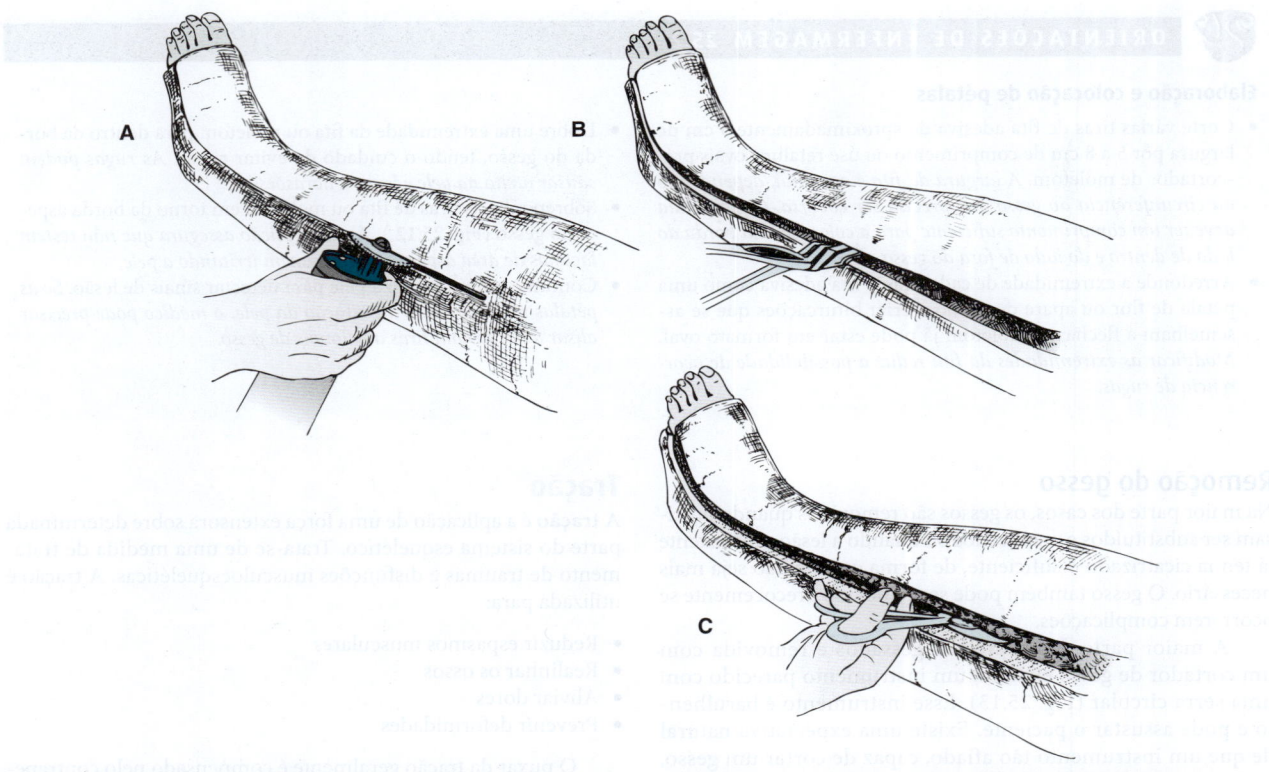

FIGURA 25.13 Remoção do gesso. (**A**) O gesso é bipartido com um cortador elétrico. (**B**) O gesso é separado. (**C**) O algodão é cortado manualmente.

ção de um osso luxado de volta a sua posição original em uma articulação.

Tração percutânea

A **tração percutânea** produz um efeito extensor sobre o sistema esquelético, pela aplicação de certos mecanismos à pele como uma cinta pélvica ou tração cervical (Fig. 25.15). Essa tração também recebe outros nomes, de acordo com suas formas mais usuais de aplicação, como tração de Buck e tração de Russell (Fig. 25.16).

Tração esquelética

A **tração esquelética** alonga diretamente o sistema esquelético por meio de fios, pinos ou pinças colocados no interior ou ao longo dos ossos (Fig. 25.17). Esse tipo de tração é aplicado continuamente, por um período prolongado.

Cuidados com a tração

Independentemente do tipo de tração usada, sua eficácia depende da aplicação de alguns princípios durante os cuidados dispensados ao paciente (Quadro 25.1 e Habilidade de Enfermagem 23.4).

Fixadores externos

O **fixador externo** é um dispositivo de metal inserido dentro e por meio de um ou mais ossos fraturados a fim de estabilizar os fragmentos durante a consolidação (Fig. 25.18). Embora o fixador externo imobilize a área da lesão, o paciente é encorajado a

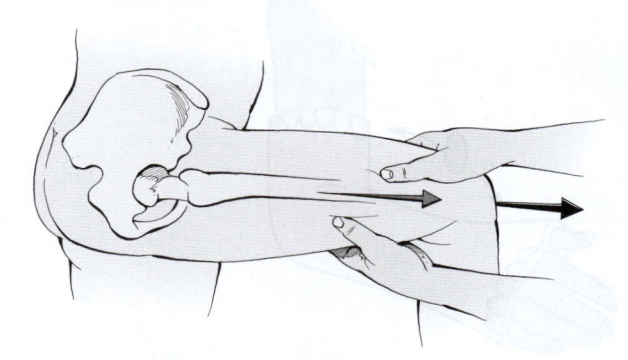

FIGURA 25.14 Tração manual.

QUADRO 25.1 Princípios para manutenção de uma tração eficiente

- A tração deve produzir um efeito extensor sobre o corpo.
- A contratração (contrapeso) deve ser mantida.
- A força extensora da tração e seu contrapeso devem estar em direções exatamente opostas.
- As talas e as tipoias devem estar suspensas sem interferência.
- Os cabos devem se movimentar livremente por meio de cada roldana.
- A quantidade de peso prescrita deve ser aplicada.
- Os pesos devem pender livremente.

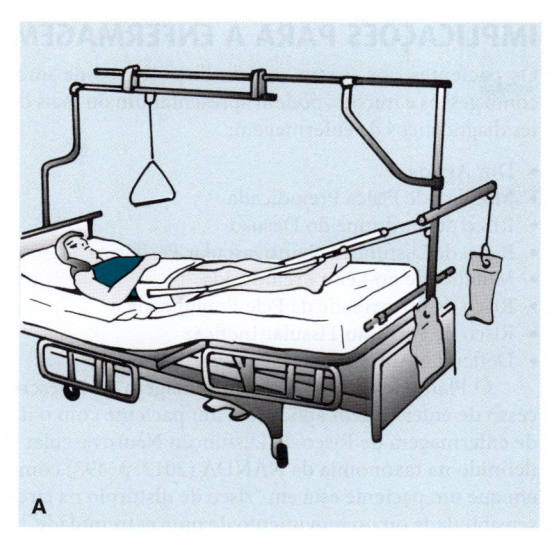

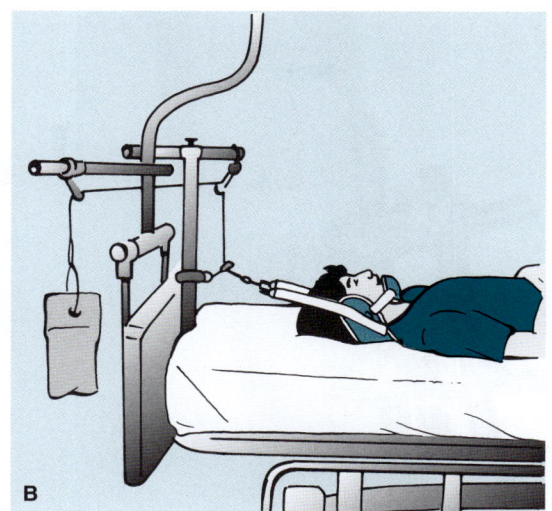

FIGURA 25.15 (**A**) Cinta pélvica. (**B**) Tração cervical.

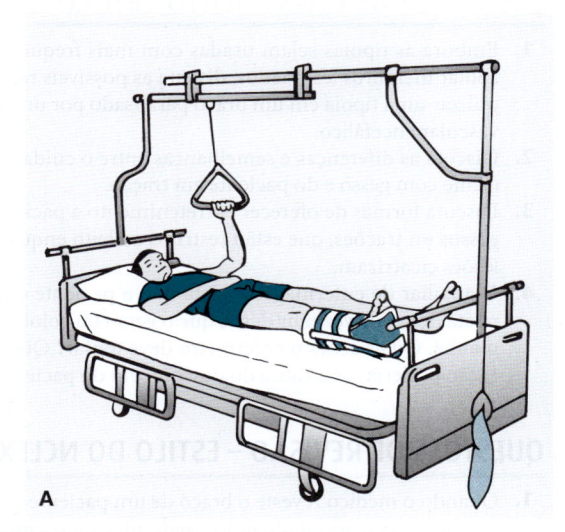

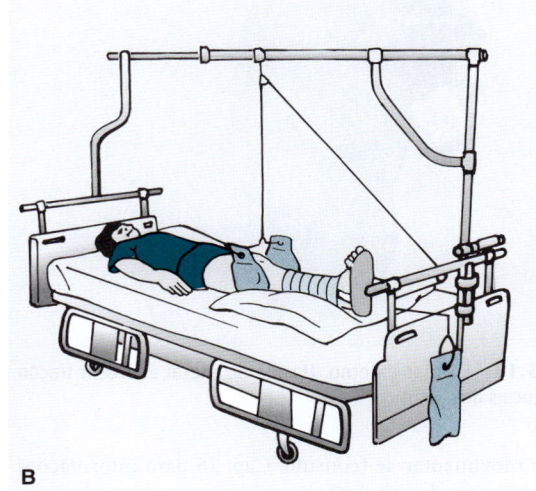

FIGURA 25.16 (**A**) Tração de Buck. (**B**) Tração de Russell.

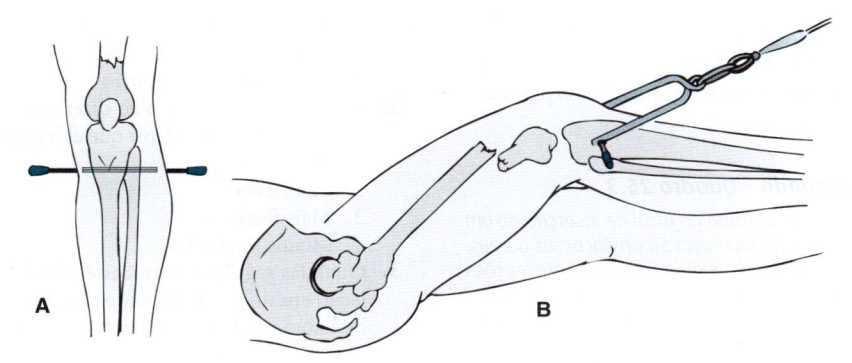

FIGURA 25.17 Aplicação de uma tração esquelética. (**A**) O pino transfixa o osso. (**B**) Aplica-se tração.

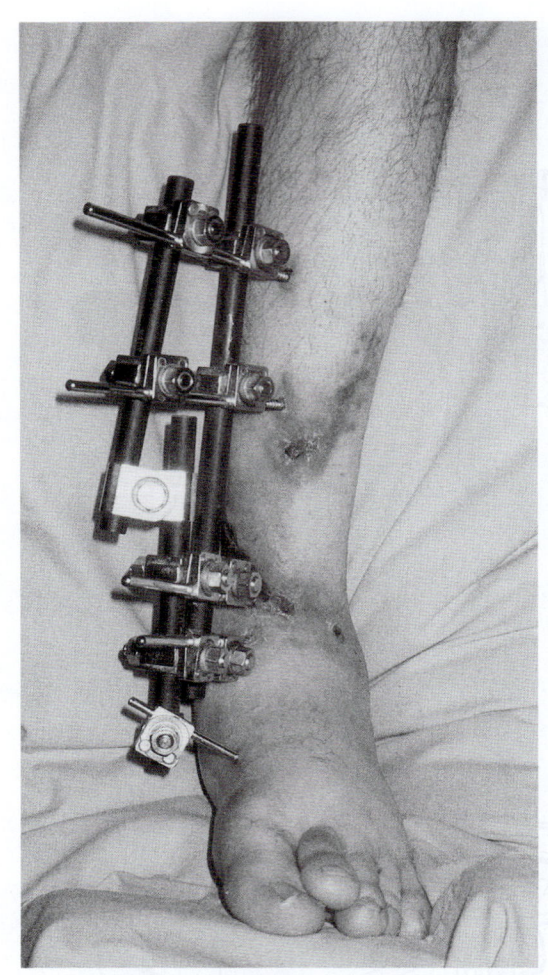

FIGURA 25.18 Fixador externo. Hastes de metal exercem tração entre dois locais dos pinos.

ser ativo e movimentar-se (consulte Cap. 26 para informações sobre recursos para deambulação).

Durante a recuperação, o enfermeiro proporciona cuidados ao **local dos pinos** (local onde os pinos, fios ou pinças entram ou saem da pele). Junto com o fixador externo e com a tração esquelética, o cuidado com o local dos pinos é essencial para evitar uma infecção. A inserção dos pinos danifica a integridade da pele e oferece uma porta de entrada aos microrganismos patógenos. Esse cuidado é descrito na Habilidade 25.5.

> ▶ *Pare, Pense e Responda – Quadro 25.3*
> *A cultura de uma amostra coletada no local de inserção de um pino revela que ele está infectado com Staphylococcus aureus. Quais ações de enfermagem são exigidas para as precauções de contato para controlar a disseminação desse patógeno? (Use as informações presentes no Cap. 22 como fonte de consulta ou para revisão.)*

IMPLICAÇÕES PARA A ENFERMAGEM

Os pacientes que fazem uso de dispositivos de imobilização, como gessos e trações, podem apresentar um ou mais dos seguintes diagnósticos de enfermagem:

- Dor Aguda
- Mobilidade Física Prejudicada
- Risco de Síndrome do Desuso
- Risco de Disfunção Neurovascular Periférica
- Mobilidade no Leito Prejudicada
- Risco de Integridade da Pele Prejudicada
- Risco de Perfusão Tissular Ineficaz
- Déficit no AutoCuidado: Banho/Higiene

O Plano de Cuidados de Enfermagem 25.1 descreve o processo de enfermagem aplicado a um paciente com o diagnóstico de enfermagem de Risco de Disfunção Neurovascular Periférica, definido na taxonomia da NANDA (2012, p. 493) como o estado em que um paciente está em "risco de distúrbio na circulação, na sensibilidade ou no movimento de uma extremidade".

EXERCÍCIOS DE PENSAMENTO CRÍTICO

1. Embora as tipoias sejam usadas com mais frequência para apoiar membros lesionados, discuta as possíveis razões para utilizar uma tipoia em um braço paralisado por um acidente vascular encefálico.
2. Discuta as diferenças e semelhanças entre o cuidado do paciente com gesso e do paciente em tração.
3. Discuta formas de oferecer entretenimento a pacientes com gessos ou trações, que estão restritos ao leito enquanto suas lesões cicatrizam.
4. O auxiliar de enfermagem relata que o paciente engessado relata dor cada vez pior desde que o gesso foi colocado nesta manhã. Quais ações o enfermeiro deve tomar? Que complicação poderia ser a causa do desconforto do paciente?

QUESTÕES DE REVISÃO – ESTILO DO NCLEX

1. Quando o médico reveste o braço de um paciente com rolos de gesso calcinado molhado, é mais adequado que o enfermeiro apoie o gesso úmido
   1. Em um colchão macio.
   2. Em uma superfície rígida.
   3. Com as pontas dos dedos.
   4. Com as palmas das mãos.
2. O enfermeiro é preciso ao dizer que uma das vantagens dos gessos de fibra de vidro é que eles geralmente são
   1. Mais baratos.
   2. Mais leves.
   3. Mais flexíveis.
   4. Menos limitantes.
3. Qual das seguintes técnicas é a melhor para avaliar a circulação em uma extremidade engessada, em um paciente que está com um gesso calcinado longo na perna?

1. Perguntar ao paciente se o gesso parece excepcionalmente pesado
2. Tocar o gesso para determinar se ele está mais frio do que o normal.
3. Comprimir o leito ungueal e verificar o tempo até que demora para a cor voltar ao normal.
4. Ver se há espaço para inserir um dedo dentro do gesso.

4. Qual achado é mais sugestivo de que um paciente, usuário de tração esquelética, possui uma infecção no local dos pinos?
   1. Presença de drenagem serosa no local de inserção dos pinos.
   2. Presença de drenagem sanguinolenta no local de inserção dos pinos.
   3. Presença de drenagem mucoide no local de inserção dos pinos.
   4. Presença de drenagem purulenta no local de inserção dos pinos.

5. Enquanto assiste um paciente com tração percutânea de Buck, qual das seguintes alternativas indica a necessidade de uma intervenção imediata?
   1. Os pesos da tração estão suspensos acima do chão.
   2. A perna está alinhada com o alongamento da tração.
   3. O pé do paciente está tocando a beira do leito.
   4. O cabo está encaixado na polia da tração.

PLANO DE CUIDADOS DE ENFERMAGEM 25.1 — Risco para disfunção neurovascular periférica

Investigação

- Monitore a circulação periférica:
- Verifique a presença e a qualidade dos pulsos periféricos nos membros afetados e não afetados.
- Sinta a temperatura dos dedos ou artelhos expostos e compare os achados com o membro oposto.
- Comprima os leitos ungueais e determine o tempo necessário para o retorno da coloração normal.
- Observe a presença de edema na extremidade afetada, em comparação àquela sadia.
- Observe a coloração da pele e compare diferenças nos membros.
- Avalie o estado neurológico do paciente em ambos os membros:
- Solicite ao paciente que movimente os dedos ou artelhos dos membros.
- Toque os membros do paciente com objetos pontiagudos, losangos (rombos), quentes ou frios para determinar se ele é capaz de diferenciar os estímulos sem visualizar a fonte de estimulação.
- Quantifique o nível de dor do paciente, sua localização, características e o que é capaz de aumentá-la ou diminuí-la, entre as medidas usuais de alívio da dor.

Diagnóstico de enfermagem: Risco de Disfunção Neurovascular Periférica relacionada a edema tissular e a compressão dos vasos sanguíneos e nervos, secundário a lesão e recente colocação de um gesso na perna esquerda.

Resultado esperado: O estado neurovascular do paciente se normalizará, como evidenciado pelo relato de alívio da dor, do atual grau 9 para um grau menor ou igual a 7. Os pulsos pediosos estarão simetricamente fortes. A motricidade e a sensibilidade também serão simétricas bilateralmente. O enchimento capilar hoje (20.08) será menor ou igual a 3 segundos, bilateralmente, dentro de 3 horas.

Intervenções	Justificativas
Eleve a perna esquerda, engessada, de forma que os dedos do pé fiquem em um nível acima do coração do paciente.	O uso da gravidade facilita o retorno venoso do sangue das áreas distais para o coração.
Faça com que o paciente realize exercícios com os dedos do pé a cada 15 minutos, durante o período em que estiver acordado.	A contração dos músculos esqueléticos comprime os capilares e as veias, que impulsionam o sangue venoso em direção ao coração.
Aplique uma bolsa de gelo sobre o gesso, acima da região lesionada; esvazie e encha a bolsa com gelo a cada 20 minutos.	A aplicação de crioterapia leva os vasos sanguíneos à constrição e reduz o edema tissular.
Monitore o estado circulatório, a sensibilidade dolorosa e tátil e a motricidade dos artelhos do membro afetado a cada 30 minutos.	A falta de melhora ou piora nos sinais sugestivos de dano neurovascular indicam uma emergência médica.
Comunique imediatamente sintomas de piora ao enfermeiro de plantão e ao médico.	A falha na comunicação e na implementação de intervenções adicionais pode levar o paciente a perder permanentemente a função do membro ou necessitar a amputação cirúrgica do mesmo.

Avaliação dos resultados esperados:

- O pulso pedioso está diminuído no membro engessado; o pulso é forte e regular no pé não afetado, apesar de a perna engessada estar sobre três travesseiros. O paciente realiza exercícios ativos com os artelhos a cada 15 minutos. Uma bolsa de gelo é aplicada no gesso, sobre a lateral do tornozelo.
- O paciente avalia a dor em nível 10, mesmo após receber Demerol 75 mg IM.
- O enfermeiro notifica o médico, que orienta a obtenção de um cortador elétrico para transformá-lo em gesso bipartido.
- O enchimento capilar é de 2 segundos, nos artelhos de ambos os pés. Os pulsos pediosos são palpáveis e simétricos, bilateralmente. O paciente move e percebe as sensações da mesma forma nos dois membros, e avalia sua dor em nível 5, após o gesso ter sido convertido em bipartido.
- A perna afetada permanece elevada, com aplicação de uma bolsa de gelo. O paciente realiza exercícios conforme orientação.

HABILIDADE 25.1 Colocando uma tipoia no braço

Ação sugerida	Justificativa
INVESTIGAÇÃO	
Verifique as prescrições médicas.	Integrar as atividades de enfermagem com o tratamento médico.
Avalie a cor e a temperatura da pele, o tempo de enchimento capilar e a quantidade de edema; verifique a presença de pulsos periféricos no braço lesionado (coloque luvas, se houver potencial para contato com sangue ou com pele não íntegra).	Fornecer uma base de dados objetivos para futuras comparações.
Peça ao paciente que descreva como sente os dedos da mão ou braço, além de avaliar a dor, se existir, em uma escala de 0 a 10.	Fornecer uma base de dados subjetivos para futuras comparações.
Determine se o paciente já necessitou anteriormente de uma tipoia para o braço.	Indicar o nível e o tipo de orientações de saúde necessárias.
PLANEJAMENTO	
Explique o objetivo da tipoia.	Acrescentar informações às que o paciente já possui.
Obtenha uma tipoia de lona ou triangular, dependendo da disponibilidade ou da prescrição de uso.	Atender à prática médica.
IMPLEMENTAÇÃO	
Lave as mãos ou realize antissepsia por meio de fricção com álcool (Cap. 10).	Reduzir o potencial de transmissão de microrganismos.
Posicione o antebraço do paciente transversalmente ao peito, com o polegar apontando para cima.	Flexionar o cotovelo.
Evite mais do que 90° de flexão, especialmente se o cotovelo tiver sido lesionado.	Facilitar a circulação.
Tipoia de lona	
Introduza o braço flexionado na tipoia de lona, de modo que o cotovelo se acomode exatamente no canto da tipoia (Fig. A).	Envolver o antebraço e o punho.
	Posicionando uma tipoia comercial de braço.
Passe a tira de apoio ao redor do ombro oposto e prenda-a à tipoia (Fig. B).	Oferecer um meio para o apoio.
	Colocando a tira ao redor do pescoço.

(continua)

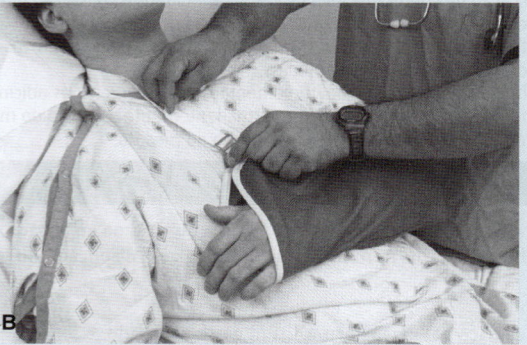

Conceitos e Habilidades Fundamentais no Atendimento de Enfermagem **549**

Colocando uma tipoia no braço   *(continuação)*

IMPLEMENTAÇÃO   *(continuação)*

Acolchoe e aperte a correia o suficiente (Fig. C).	Reduz o atrito e a pressão de modo a preservar a integridade da pele.
C	**Colocando um acolchoamento entre a tira e o pescoço.**
Mantenha o cotovelo flexionado e o punho elevado (Fig. D).	Promover a circulação.
D	**Paciente utilizando a tipoia.**
Tipoia triangular Coloque o lado mais comprido da tipoia a partir do ombro oposto ao braço lesionado até o punho.	Posicionar a tipoia onde o maior comprimento é necessário.

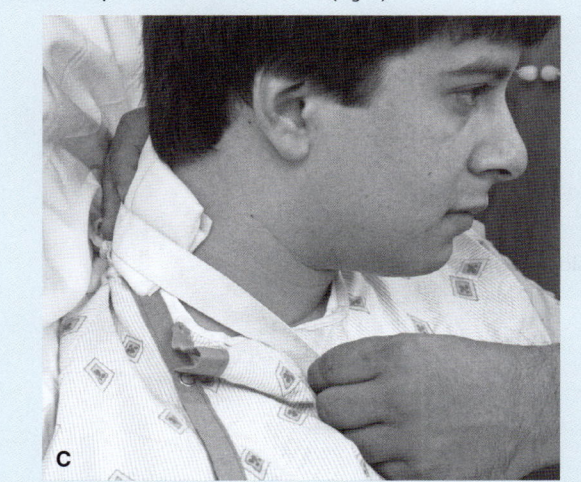

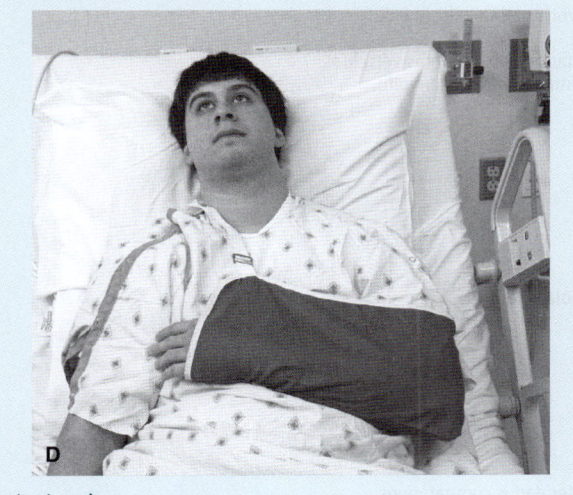

(continua)

Colocando uma tipoia no braço *(continuação)*

IMPLEMENTAÇÃO *(continuação)*

Coloque o ápice ou a ponta do triângulo sob o cotovelo (Fig. E).	Fazer um apoio para o braço.
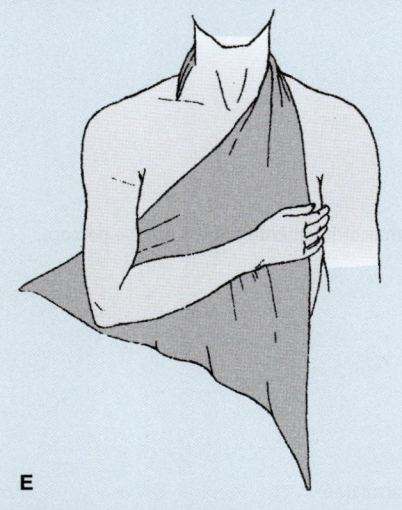 **E**	Posicionando uma tipoia triangular.
Traga a ponta do punho para cima, até uni-la à ponta do pescoço e amarre-as.	Envolver o braço lesionado.
Coloque o nó em um dos lados do pescoço.	Evitar pressão sobre as vértebras.
Dobre e prenda o excesso de tecido na região do cotovelo; pode haver necessidade de um alfinete de segurança (Fig. F).	Manter o cotovelo envolto.
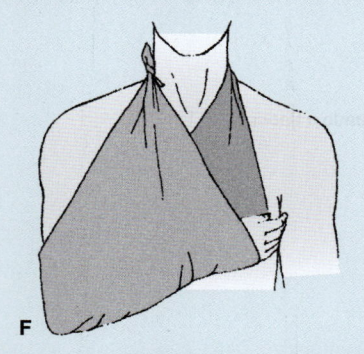 **F**	Tipoia finalizada.
Examine as condições da pele na região do pescoço, além da circulação, da mobilidade e da sensibilidade dos dedos, pelo menos uma vez a cada turno.	Obter dados comparativos.
Proteja a pele junto ao pescoço com gaze ou com material atoalhado macio, caso esteja irritada.	Reduzir a pressão e o atrito.
Solicite ao paciente que relate alterações nas sensações, especialmente em caso de dor com limitação do movimento ou pressão.	Indicar o surgimento de complicações.

(continua)

Colocando uma tipoia no braço *(continuação)*

Avaliação
- O antebraço está apoiado.
- O punho está elevado.
- A dor e o edema estão reduzidos.
- A circulação, a mobilidade e a sensibilidade estão mantidas.

Documentação
- Dados de avaliação de base e comparativos.
- Tipo de tipoia colocada ou usada.
- Pessoa à qual os achados anormais significativos foram comunicados.
- Resultados do relato verbal.

EXEMPLO DE DOCUMENTAÇÃO

Data e hora — Dedos da mão direita pálidos, frios e edemaciados. Enchimento capilar lento, sendo que a cor retornou em 4 segundos. Consegue movimentar todos os dedos. Consegue discriminar estímulos cortantes e rombos. Ausência de parestesia. Dor avaliada como 8 em uma escala de 0 a 10. Todos os dados anteriores comunicados ao Dr. Stuckey. Recebidas prescrições para uso de medicamento para a dor e tipoia de lona. Administrado Demerol 75 mg IM no vasto lateral. Tipoia colocada.
_____ ASSINATURA / FUNÇÃO

HABILIDADE 25.2 Auxiliando na colocação de um gesso

Ação sugerida	Justificativa
INVESTIGAÇÃO	
Verifique as prescrições médicas.	Integrar as atividades de enfermagem e o tratamento médico.
Examine o aspecto da pele que será coberta pelo gesso; verifique também a circulação, a mobilidade e a sensibilidade.	Fornecer dados de base para comparações futuras.
Peça ao paciente que descreva o local, o tipo e a intensidade de qualquer dor.	Determinar se há necessidade de medicação analgésica.
Determine o que o paciente sabe sobre a aplicação de gesso.	Indicar o tipo de orientações de saúde necessárias.
Verifique com o médico se o gesso a ser aplicado é o calcinado de Paris ou o de fibra de vidro.	Facilitar a reunião dos itens necessários.
PLANEJAMENTO	
Obtenha assinatura em formulário de consentimento relativo ao tratamento, caso seja necessário.	Garantir proteção legal.
Administre medicamento analgésico, se prescrito.	Aliviar o desconforto.
Retire as roupas do paciente que não poderão ser retiradas depois que o gesso tiver sido colocado.	Evitar ter de cortar ou destruir peças de roupa.
Dê um avental ou lençol ao paciente.	Preservar a dignidade e proteger as roupas.
Reúna os materiais, os quais podem incluir tecido de malha, forro de feltro, algodão cru, rolos de gesso, luvas e aventais.	Facilitar a organização e o controle eficiente do tempo.
Antecipe que, se o gesso for colocado no membro inferior, o paciente necessitará de muletas e orientações para seu uso (Cap. 26).	Mostrar atenção ao plano de alta hospitalar.
Tenha uma tipoia de braço disponível, se o gesso for colocado no membro superior.	Mostrar atenção ao plano de alta hospitalar.
IMPLEMENTAÇÃO	
Explique o modo como o gesso será aplicado. Se for usado o gesso comum (de Paris), certifique-se de dizer ao paciente que ele sentirá calor durante certo tempo.	Reduzir a ansiedade e promover a cooperação.
Lave as mãos ou realize antissepsia por meio de fricção com álcool (Cap. 10).	Reduzir o potencial de transmissão de microrganismos.
Lave a pele do paciente com água e sabão e seque bem.	Retirar a sujeira, a gordura e alguns microrganismos.

(continua)

Auxiliando na colocação de um gesso *(continuação)*

IMPLEMENTAÇÃO *(continuação)*

Cubra a pele com a malha tubular e acolchoamento protetor, conforme orientação (Fig. A).	Proteger a pele do contato direto com o material do engessamento; fornecer um tecido acolchoado para proteger a pele.

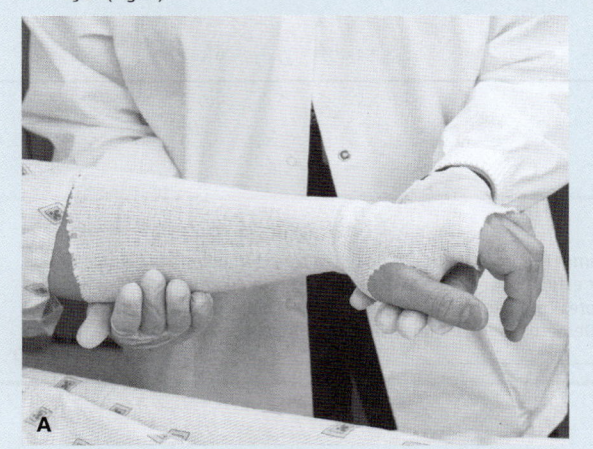

Malha tubular colocada.

Se for aplicado um gesso comum (de Paris), abra os rolos e as tiras de gaze gessada. Mergulhe-os, um a um, rapidamente na água e esprema o excesso de umidade.	Preparar o material do gesso para a aplicação no paciente.
Se for usada fibra de vidro, abra as embalagens, uma de cada vez.	Reduzir o risco de secagem rápida e deformidade do material.
Apoie o membro enquanto o médico enrola o gesso ao redor da perna ou do braço (Fig. B).	Facilitar o envolvimento da área lesionada; garantir um apropriado alinhamento, pois a fibra de vidro é mais difícil de moldar.

Rolos de gesso sendo aplicados.

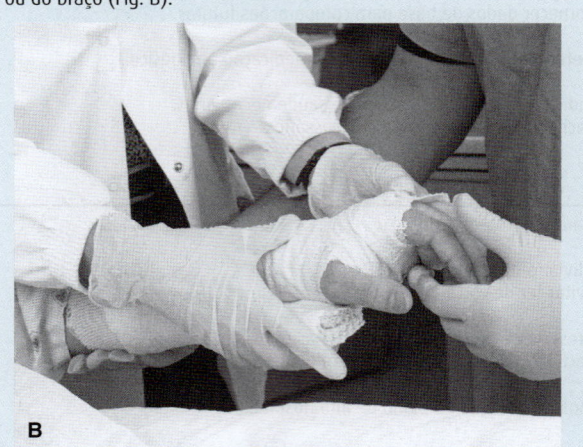

No caso da fibra de vidro, segure o membro nessa posição até que o gesso esteja seco (aproximadamente 15 minutos).

(continua)

Conceitos e Habilidades Fundamentais no Atendimento de Enfermagem **553**

Auxiliando na colocação de um gesso *(continuação)*

IMPLEMENTAÇÃO *(continuação)*	
Ajude a dobrar para fora as extremidades da malha em cada extremidade do aparelho gessado momentos antes da aplicação da última camada de gesso (Fig C).	Formar extremidades macias nos limites do gesso, o que pode proteger a pele de irritações.
	A malha dobrada abaixo do gesso protege a pele das bordas ásperas do aparelho gessado.
Eleve o gesso sobre travesseiros ou outro tipo de apoio.	Ajudar a reduzir o edema e a dor.
Se tiver sido aplicado gesso comum, use uma pia especial com revestimento para desprezar a água em que os rolos de gaze gessada foram imersos.	Evitar entupimentos no encanamento.
Dê instruções escritas e verbais sobre os cuidados com o gesso.	Facilitar a independência e o autocuidado seguro.

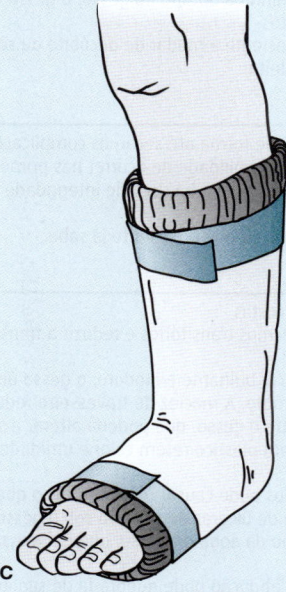

Avaliação
- A pele foi limpa e protegida.
- O gesso foi aplicado e está secando ou já secou.
- A circulação e a sensibilidade estão dentro de parâmetros aceitáveis.
- O paciente consegue repetir as orientações da alta hospitalar.

Documentação
- Dados da avaliação.
- Tipo de gesso.
- Material usado para o gesso.
- Nome do médico que aplicou o gesso.
- Orientações para a alta hospitalar.

EXEMPLO DE DOCUMENTAÇÃO

Data e hora   O punho parece edemaciado, mas a pele está quente, seca e intacta. Tempo de enchimento capilar < 3 segundos. Setor de radiografia relata fratura do punho. Dr. Roberts foi notificado. Gesso de fibra de vidro, cilíndrico, aplicado pelo Dr. Roberts, da metade da mão até acima do cotovelo. Dados da avaliação permanecem imutáveis após a aplicação do gesso. Braço engessado apoiado em uma tipoia de lona. Oferecidas orientações padrão para cuidados com o gesso (cópia anexa). Orientado a chamar Dr. Roberts se a dor ou o edema aumentarem e marcar consulta no consultório após 2 semanas.

_____ ASSINATURA / FUNÇÃO

HABILIDADE 25.3 Prestação de cuidados básicos ao paciente com gesso

Ação sugerida	Justificativa
AVALIAÇÃO	
Determine o tipo de gesso, o local do corpo e quando o gesso foi inicialmente colocado.	O gesso não está completamente seco em 24 a 72 horas ou mais, dependendo do tamanho e do tipo do gesso; o gesso de fibra de vidro seca em 30 minutos.
Verifique se há um trapézio no leito do paciente.	O trapézio ajuda o paciente a mudar de decúbito ou se mover para cima ou para baixo no leito.
PLANEJAMENTO	
Planeje verificar a condição do gesso, o estado neurovascular e a condição da pele do membro envolvido pelo gesso inicialmente a cada 30 minutos e, depois de seco, duas vezes por turno.	O gesso pode mudar de forma até secar; as complicações neurovasculares têm maior probabilidade de ocorrer nas primeiras horas após a colocação inicial do gesso e há risco de integridade da pele prejudicada e infecção.
Explique a finalidade e os métodos de avaliação para o paciente.	Adicionar informações ao que o paciente já sabe.
IMPLEMENTAÇÃO	
Coloque o leito a uma altura confortável.	Evitar o esforço nas costas.
Lave as mãos ou realize antissepsia por meio de fricção com álcool (Cap. 10).	Remover microrganismos transitórios e reduzir a transmissão de agentes patogênicos.
Observe e palpe a condição do gesso nas superfícies anterior e posterior. Coloque o gesso novo e fresco apoiado em travesseiros sem cobertura plástica.	O gesso seco é branco, brilhante e inodoro; o gesso úmido é cinza, fosco e com cheiro de mofo. A maciez do travesseiro reduz a força direta do colchão duro contra o gesso, que poderia alterar a sua forma. Travesseiros cobertos com plástico retêm calor e umidade, o que retarda a secagem.
Use as palmas das mãos, e não os dedos, para mover ou reposicionar o gesso antes de ele estar completamente seco.	A utilização dos dedos pode causar reentrâncias, o que pode levar ao desenvolvimento de úlceras de pressão sob o gesso.
Deixe o gesso recém-colocado descoberto até que esteja seco; vire o paciente periodicamente para expor todas as superfícies do gesso ao ar.	Auxiliar a evaporação da água do gesso, que é necessária para secá-lo.
Evite segurar na barra de abdução do gesso em "spica" de quadril para virar o paciente.	Segurar na barra de abdução pode quebrá-la de sua inserção no gesso.
Observe a cor, a temperatura e o tamanho dos dedos ou artelhos no membro engessado; compare com os dedos do membro oposto.	Dedos rosados, quentes e de tamanho similar bilateralmente sugerem que há um suprimento sanguíneo distal adequado.
Avalie o enchimento capilar nos dedos ou artelhos expostos (Fig. A); compare com os dedos não engessados.	A cor deve reaparecer em 2 a 3 segundos, conforme os capilares se reenchem depois do branqueamento; verificar os leitos ungueais opostos fornece dados comparativos.

Avaliação do enchimento capilar. (Foto de B. Proud.)

Eleve o membro que parecer edemaciado.	A elevação promove o retorno de sangue venoso ao coração, que pode estar aprisionado distalmente em um membro edemaciado.
Circule as áreas em que o sangue se infiltrou através do gesso; anote a hora no gesso. Recircule qualquer expansão que tenha ocorrido por escoamento de sangue e identifique a hora.	A identificação ajuda a avaliar a significância da perda de sangue.

(continua)

Prestação de cuidados básicos ao paciente com gesso *(continuação)*

IMPLEMENTAÇÃO *(continuação)*

Aplique compressas de gelo ao gesso ao nível da lesão ou onde a cirurgia foi realizada, caso seja observado edema (Fig. B).	O frio é conduzido através da pele, causando vasoconstrição, que ajuda a controlar o edema e o sangramento.

Aplicação de compressa de gelo. (Foto de B. Proud.)

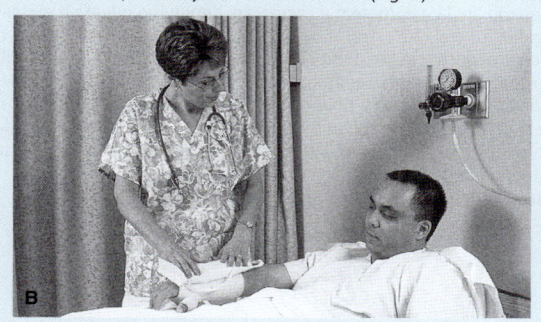

Monitore a mobilidade dos dedos ou artelhos (Fig. C).	A capacidade de mover os dedos ou artelhos quando solicitado reflete um estado neuromuscular intacto.

Verificação da mobilidade. (Foto de B. Proud.)

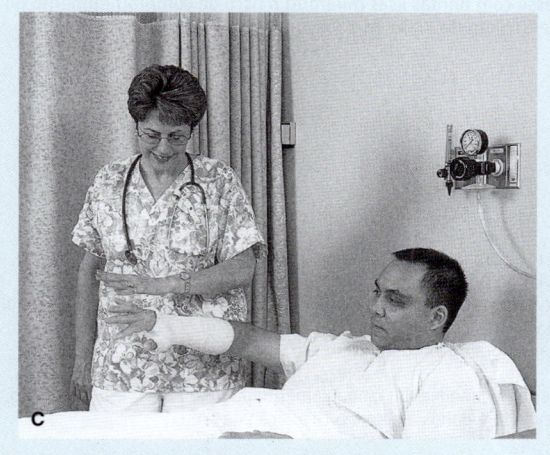

Avalie a sensibilidade nos dedos ou artelhos expostos (Fig. D).	A presença de sensibilidade indica um estado neurológico intacto.

Avaliação da sensibilidade nos dedos expostos. (Foto de B. Proud.)

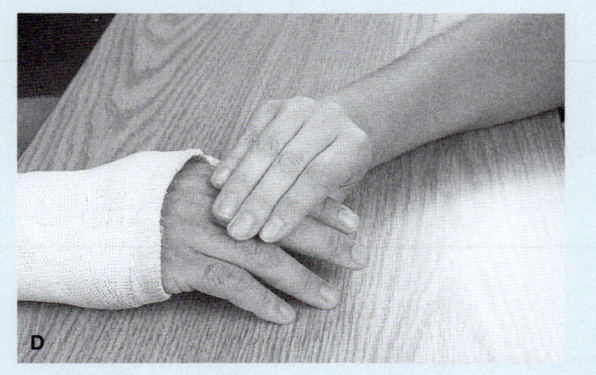

Avalie a presença e a qualidade da dor na área coberta pelo gesso, especialmente se esta não for aliviada pela elevação, compressa com gelo e medicação analgésica. Relate a dor que se agrava e não responde às medidas de alívio da dor.	A dor não aliviada de intensidade crescente sugere uma complicação conhecida como **síndrome compartimental**, que é causada pela pressão devido ao edema dentro da fáscia inelástica que envolve os músculos. A pressão da síndrome compartimental, se não aliviada, interrompe a circulação e danifica os nervos, o que pode causar incapacidade permanente.

(continua)

Prestação de cuidados básicos ao paciente com gesso *(continuação)*

IMPLEMENTAÇÃO *(continuação)*

Esteja ciente de qualquer odor fétido ou drenagem purulenta vindo de dentro do gesso.	O odor fétido e a drenagem purulenta sugerem uma possível infecção.
Incentive o paciente a exercitar os dedos ou artelhos com frequência.	O exercício ajuda a aumentar a circulação, diminuir o edema e evitar a rigidez.
Retire os restos de gesso da pele com um pano úmido; remova a resina de fibra de vidro da pele com álcool ou acetona.	A água umedece o gesso, permitindo que ele seja removido; o álcool e a acetona são solventes químicos.
Evite umedecer o gesso. Se ele for molhado, seque a área usando um secador de cabelo configurado para ar frio.	A água amolece o gesso e pode saturar o acolchoamento próximo da pele de aparelhos de gesso e fibra de vidro. A umidade prolongada enfraquece o gesso; a umidade do acolchoamento pode macerar a integridade da pele.
Assegure que as bordas do gesso são lisas e acolchoadas (Fig. E).	O acolchoamento reduz o risco de irritação e ruptura da pele.
	O gesso com bordas lisas minimiza o risco de comprometimento da pele. (Foto de B. Proud.)
As bordas ásperas podem ser revestidas com pétalas feitas de fita adesiva ou moleton (Diretrizes de Enfermagem 25.2).	
Alerte o paciente sobre não inserir objetos (p. ex., canudos, pentes, utensílios de cozinha) dentro do gesso.	Objetos estranhos podem lesionar a pele, causando escoriações ou pressão prolongada, se mantidos dentro do gesso.
Relate pruridos, que podem ser tratados com medicação oral ou com um jato de ar frio de um secador de cabelo para dentro do gesso.	Fármacos antipruriginosos aliviam o prurido, mas podem causar sonolência. O ar frio não é prejudicial nem causa efeitos colaterais.
Aconselhe o paciente a não pintar a fibra de vidro, mas os amigos podem escrever ou desenhar em qualquer tipo de aparelho.	Pintar a fibra de vidro interfere em sua porosidade.
Reponha a **janela**, um pequeno corte quadrado no gesso com a finalidade de inspecionar a pele ou incisão sob o gesso, colocando-a de volta no lugar.	Repor uma janela evita o abaulamento da pele para o espaço aberto, levando a danos à pele e à circulação da área.
Coloque o paciente para deambular o mais rápido possível ou faça com que se exercite no leito.	O movimento previne complicações da imobilidade.

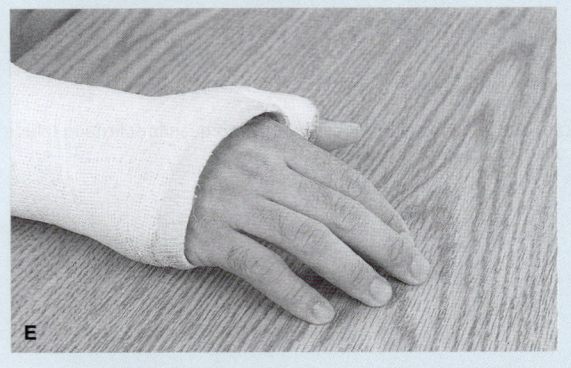

Avaliação

- O gesso está seco, sem qualquer evidência de amassados ou rachaduras.
- A pele está quente e rosada, sem evidências de edema.
- Não há dor ou ela foi reduzida utilizando medidas analgésicas.
- O paciente é capaz de mover os dedos ou artelhos e tem sensibilidade normal.
- A pele exposta nas bordas do gesso está intacta.
- Não há nenhuma evidência de drenagem purulenta.

Documentação

- Data, hora e resultados das avaliações.
- Medidas utilizadas para aliviar o inchaço ou o prurido, se for o caso.
- Nível de dor, técnicas de alívio da dor e os resultado após sua utilização.
- Cuidados com a pele fornecidos.
- Para quem os achados anormais foram comunicados, o conteúdo das informações relatadas e a resposta do cuidador que recebeu a informação.

EXEMPLO DE DOCUMENTAÇÃO

Data e hora — O gesso longo de perna à esquerda está seco e brilhante; foi elevado com dois travesseiros. Não há evidências de fissuras ou rachaduras no gesso. Os artelhos estão rosados, quentes e de tamanho similar aos contralaterais. O enchimento capilar dos artelhos à esquerda é de 2 segundos. O paciente é capaz de mover todos os artelhos e percebe que está sendo tocado. A dor é de nível 3 e o paciente recusou quaisquer medidas de alívio da dor. _____ ASSINATURA / FUNÇÃO

HABILIDADE 25.4   Cuidados ao paciente em tração

Ação sugerida	Justificativa
AVALIAÇÃO	
Verifique a prescrição médica para determinar o tipo de tração e a quantidade de peso que foi prescrito.	Integrar as atividades de enfermagem ao tratamento médico.
Verifique se há um trapézio no leito do paciente.	Facilitar a mobilidade e o autocuidado.
Inspecione o equipamento mecânico utilizado para aplicar a tração.	Determinar a condição do equipamento.
Verifique se os cabos de tração se movem livremente pelas polias.	O desgaste ou a presença de nós nos cabos de tração podem interferir na força de tração.
Determine se os pesos estão pendendo livremente do leito ou do chão.	Pesos desobstruídos e não apoiados garantem a eficácia da tração.
Observe a posição do corpo do paciente.	A tração eficaz ocorre quando o corpo está posicionado em uma linha oposta à força do equipamento de tração.
Lave as mãos ou realize antissepsia por meio de fricção com álcool (Cap. 10).	Remover microrganismos transitórios e reduzir a transmissão de agentes patogênicos.
Inspecione a pele e os locais dos pinos.	A pressão do equipamento de tração, a imobilidade e o tecido comprometido por pinos esqueléticos predispõem o paciente à integridade da pele prejudicada e a risco de infecção.
Avalie a circulação e a sensibilidade do paciente na área à qual a tração foi aplicada.	Pode ocorrer complicação neurovascular quando uma parte do corpo se encontra imobilizada.
Determine a última vez que o paciente evacuou.	A imobilidade e a necessidade de usar uma comadre predispõe o paciente à constipação e à impactação fecal.
Observe a frequência, o volume e a coloração da urina.	Certas posições de tração interferem no esvaziamento completo da bexiga; a estase urinária predispõe o paciente à formação de cálculos renais e à infecção da bexiga.
Ausculte os pulmões do paciente.	O paciente imobilizado tende a respirar superficialmente, o que leva a risco de pneumonia.
Revise as tendências de temperatura do paciente.	Uma elevação na temperatura corporal é sugestiva de infecção.
Avalie o nível de dor ou desconforto do paciente.	A dor é o quinto sinal vital.
Observe o estado emocional do paciente.	A restrição ao leito prolongada, a imobilização e a diminuição da estimulação sensorial colocam o paciente em risco de tédio, depressão e solidão.
PLANEJAMENTO	
Explique a finalidade da tração e os cuidados que se seguirão.	Adicionar informações ao que o paciente já sabe.
IMPLEMENTAÇÃO	
Mantenha a tração aplicada continuamente, a menos que haja prescrições médicas em contrário.	A tração contínua promove a obtenção dos resultados desejados.
Eleve o leito para garantir que os pesos estejam pendentes acima do assoalho.	Os pesos fornecem a força de tração musculoesquelética.
Limite as posições do paciente às indicadas nas prescrições médicas ou padrões de cuidado.	As posições que alteram a força e a contraforça de tração interferem no tratamento.
Atenda às necessidades orais e de higiene do paciente.	Os pacientes são incentivados a realizar o máximo possível de suas atividades de autocuidado de modo independente.
Lave as costas do paciente que precisa permanecer em decúbito dorsal ou outras posições deitadas pressionando o colchão o suficiente para inserir uma mão.	Facilitar os cuidados com a pele e a higiene.
Retire e recoloque o lençol a partir dos pés do leito, em vez de virar o paciente de um lado para outro.	Manter o alinhamento corporal.
Evite prender sobrelençóis, cobertores ou colchas debaixo do colchão.	Não interferir na força do equipamento de tração.
Não use travesseiros se a cabeça ou o pescoço do paciente estiver em tração, a menos que as prescrições médicas indiquem o contrário.	Usar um travesseiro poderia perturbar a linha de tração e a contraforça.
Utilize dispositivos de alívio de pressão (Caps. 23 e 28) e um regime de cuidados consciente e frequente com a pele se o paciente estiver restrito ao leito por um tempo prolongado.	Impedir o prejuízo da integridade da pele.
Insira um acolchoamento dentro de tipoias se elas tenderem a enrugar.	Ajudar a amortecer e a distribuir a pressão, impedir a interferência na circulação e reduzir o risco de ruptura da pele.
Limpe a pele em torno dos pinos de inserção óssea usando um agente antimicrobiano (veja a Habilidade 25.5).	Reduzir o risco de infecção.
Cubra as pontas dos pinos de metal salientes ou outros dispositivos de tração pontiagudos com rolhas ou outros materiais protetores.	Evitar lesões acidentais.
Use uma comadre pequena, chamada de "comadre de fratura", se a elevação dos quadris alterar a linha de tração.	Garantir o alinhamento e manter a eficácia da tração.

(continua)

Cuidados ao paciente em tração *(continuação)*

IMPLEMENTAÇÃO *(continuação)*

Incentive a realização de exercícios isométricos, isotônicos e de amplitude de movimento ativo.	Manter o tônus, a força muscular e a flexibilidade do sistema musculoesquelético.
Proporcione atividades recreativas com a maior frequência possível.	Aliviar o tédio e a privação sensorial.

Avaliação

- O tipo de tração e a quantidade de peso da tração correlacionam-se com a prescrição médica.
- Os pesos pendem livremente acima do assoalho.
- Não existem nós nos cabos de tração próximos das polias.
- Os cabos de tração não estão gastos e movem-se livremente ao longo das polias.
- O paciente encontra-se no centro do leito, em alinhamento adequado com a força da tração.
- Há um trapézio ao alcance do paciente.
- Os dados do exame físico são normais.
- A higiene é realizada regularmente.

Documentação

- Data e hora do cuidado.
- Tipo de tração e local de aplicação.
- Quantidade de peso aplicada atualmente.
- Resultados do exame físico.
- A quem foram relatados os achados anormais e as alterações recomendadas como resultado do relato.

EXEMPLO DE DOCUMENTAÇÃO

Data e hora — Aplicada tração de Buck à perna esquerda com peso de 2 kg. As cordas se movem livremente ao longo das polias e os pesos pendem livremente, não tocando o assoalho. Paciente em decúbito dorsal com a perna esquerda alinhada à força da tração. Os pulsos periféricos estão presentes e fortes em ambos os membros; o enchimento capilar é inferior a 2 a 3 segundos nos artelhos do membro esquerdo, que são quentes e se movem quando solicitados; a sensibilidade do pé esquerdo é normal. A pele permanece intacta e livre de vermelhidão. A micção e a evacuação são normais. O murmúrio vesicular está presente, sem ruídos adventícios. A dor é avaliada em 2, que está dentro de uma faixa tolerável. O humor é apropriado para a situação.

_____ ASSINATURA / FUNÇÃO

HABILIDADE 25.5 Cuidados com o local de inserção do pino da tração

Ação sugerida	Justificativa
INVESTIGAÇÃO	
Verifique as prescrições médicas ou os cuidados padrão a respeito da frequência com que o local dos pinos deve ser cuidado, bem como o agente de limpeza indicado.	Demonstrar colaboração com o tratamento médico.
Revise o prontuário do paciente analisando as tendências de temperatura, contagem de leucócitos, relatos de dor e frequência com que ela é tratada.	Analisar os dados que reflitam indicações de infecção.
Inspecione a região ao redor da inserção do pino quanto à presença de rubor, edema, aumento da sensibilidade e secreção.	Proporcionar dados de base para comparações futuras.
Examine os pinos, buscando por sinais de curvatura ou deslocamento.	Identificar problemas potenciais com a manutenção da tração e com a posição desejada.
PLANEJAMENTO	
Explique ao paciente o objetivo e a técnica a ser utilizada no cuidado com o local dos pinos.	Adicionar informações aos seus atuais conhecimentos.
Reúna luvas, o agente de limpeza prescrito (normalmente peróxido de hidrogênio ou iodo-povidona) e cotonetes estéreis. Algumas vezes, cotonetes já impregnados com o agente de limpeza estão disponíveis.	Contribuir para a organização e o eficiente controle do tempo.
Posicione o leito em uma altura confortável.	Evitar esforços às costas.
IMPLEMENTAÇÃO	
Lave as mãos ou realize antissepsia por meio de fricção com álcool (Cap. 10).	Remover os microrganismos transitórios e reduzir a transmissão de patógenos.
Coloque luvas; luvas limpas podem ser usadas para segurar a haste do cotonete.	Evitar o contato da pele com sangue ou fluidos corporais.

(continua)

Cuidados com o local de inserção do pino da tração *(continuação)*

INVESTIGAÇÃO *(continuação)*

Abra a embalagem com os cotonetes sem tocar a extremidade com algodão.	Evitar a contaminação do ponto de contato entre a ponta do cotonete e a pele do paciente.
Despeje o agente de limpeza sobre o cotonete seco, em quantidade suficiente para saturá-lo, enquanto o segura sobre uma bacia ou cesto de lixo.	Preparar o cotonete para o uso, ao mesmo tempo em que mantém a esterilidade de sua ponta.
Limpe a pele no local dos pinos, de forma circular, a partir do local de inserção para fora (Fig. A).	Evitar o deslocamento de microrganismos para dentro da pele aberta. **Cuidados ao local de inserção do pino.**
Remova delicadamente as secreções encrustadas.	Remover os resíduos que sustentam o crescimento de microrganismos.
Use um novo cotonete para a limpeza do local de cada pino ou se o local necessitar mais de um movimento circular de limpeza.	Evitar a reintrodução de microrganismos nas áreas já higienizadas.
Evite a aplicação de lubrificantes ao local dos pinos, a menos que esteja prescrito.	Reduzir a umidade retida no local e absorver as drenagens, pois ambas aumentam o risco de crescimento microbiano.
Verifique junto ao médico ou às políticas de controle de infecções, a necessidade de obter uma cultura da lesão, se houver *drenagem purulenta* (que contém pus) no local.	Ajudar a determinar a identidade dos microrganismos patógenos e a necessidade de instituir medidas para controle de infecções, como as precauções de contato (Cap. 22).
Oriente o paciente a não tocar no local de inserção dos pinos.	Evitar a introdução de microrganismos transitórios e resistentes na lesão.
Descarte materiais sujos em um recipiente apropriado, forrado; remova as luvas e lave as mãos ou realize antissepsia por meio de fricção com álcool.	Demonstrar princípios de assepsia médica (Cap. 10).

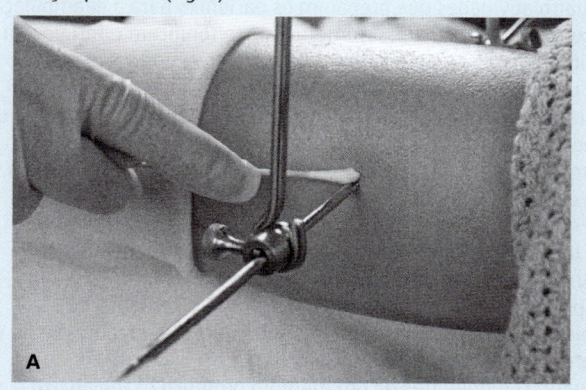

Avaliação

- A pele e o tecido em torno do local de inserção dos pinos não apresentam rubor, edema ou dor.
- Não há evidências de drenagem purulenta.
- A temperatura do paciente e a contagem de leucócitos estão dentro de padrões normais.

Documentação

- Data, hora e local dos pinos em que foram realizados os cuidados.
- Tipo de agente de limpeza.
- Aparência do local de inserção dos pinos e observações subjetivas feitas pelo paciente acerca da presença de sensibilidade ou dor no local.
- Coleta de amostra da lesão para realização de uma cultura, se assim estiver prescrito, e tempo até sua entrega no laboratório.
- Para quem foram comunicados os achados anormais, o conteúdo da informação relatada e a resposta do cuidador ao recebê-la.

EXEMPLO DE DOCUMENTAÇÃO

Data e hora   Local de inserção dos pinos nos lados medial e lateral da coxa esquerda limpos com iodo-povidona. Os locais parecem secos e sem evidência de inflamação. Não apresenta queixas de dor ou desconforto. _____ ASSINATURA / FUNÇÃO

26

Auxiliares da Deambulação

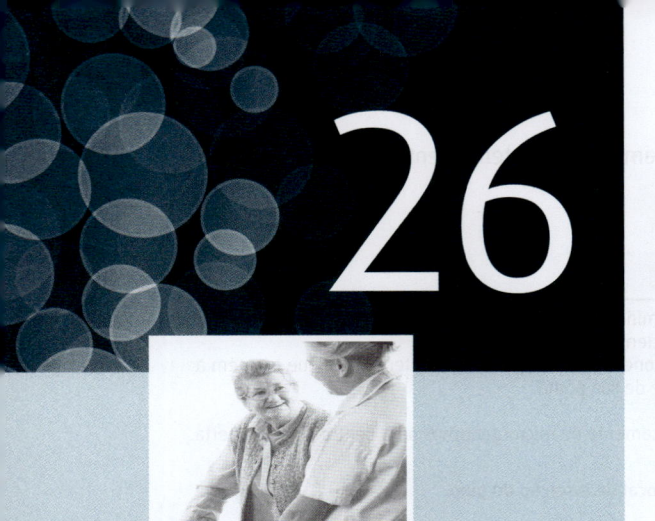

TERMOS PRINCIPAIS

Andador
Barras paralelas
Bengala
Cinta de deambulação
Força
Fortalecimento do quadríceps
Fortalecimento dos glúteos
Membro protético
Mesa ortostática
Muletas
Muletas axilares
Muletas com plataforma
Muleta de antebraço
Paralisia pelo uso de muletas
Protético
Sentar-se na beira do leito e balançar os pés
Tônus

OBJETIVOS DO ENSINO

Ao término deste capítulo o leitor deverá:

1. Nomear quatro atividades que preparam os pacientes para a deambulação.
2. Dar dois exemplos de exercícios isométricos que tonificam e fortalecem os membros inferiores.
3. Identificar uma técnica para desenvolver a força dos braços.
4. Explicar a razão de os pacientes equilibrarem-se à beira do leito ou do uso de uma mesa ortostática.
5. Citar dois recursos utilizados para auxiliar os pacientes na deambulação.
6. Dar três exemplos de auxiliares da deambulação.
7. Identificar o tipo mais estável de auxiliar da deambulação.
8. Descrever três características de muletas de tamanho adequado.
9. Listar quatro tipos de marcha com muletas.
10. Explicar o propósito do uso de um membro protético temporário.
11. Discutir dois critérios que precisam ser seguidos antes da fabricação de um membro protético permanente.
12. Nomear quatro componentes de um membro protético usado abaixo e acima do joelho.
13. Descrever como um membro protético é aplicado.
14. Discutir as mudanças associadas à idade que afetam a marcha e a deambulação de pacientes idosos.

Os pacientes com doenças ou lesões do sistema musculoesquelético e aqueles que ficam enfraquecidos ou instáveis devido a problemas neurológicos ou associados à idade, podem apresentar dificuldades para deambular. Esse capítulo apresenta informações sobre as atividades de enfermagem e os recursos utilizados para promover ou aumentar a mobilidade.

Considerações gerontológicas

- Manter a independência é importante para a pessoa idosa. A mobilidade facilita que o paciente permaneça ativo e independente.
- A autopercepção de um paciente idoso muitas vezes está ligada à sua capacidade funcional. A capacidade funcional envolve tanto a mobilidade quanto fazer adaptações para compensar as mudanças que ocorrem com os processos de envelhecimento ou doença. Os idosos podem precisar de encorajamento e apoio para integrar adaptações de mobilidade para manter suas atividades de vida diária.
- Podem ser necessários assentos sanitários elevados e barras de segurança para melhorar a capacidade do idoso de se transferir e manter sua independência.

PREPARO PARA A DEAMBULAÇÃO

Os pacientes debilitados (aqueles que estão fracos ou fragilizados em decorrência de inatividade prolongada) necessitam de condicionamento físico antes de conseguirem deambular novamente. Algumas técnicas para melhorar a força muscular e a capacidade de descarga de peso incluem realizar exercícios isométricos com os membros inferiores, realizar exercícios isotônicos com os braços, sentar-se na beira do leito e balançar os pés, além do uso de um recurso chamado mesa ortostática.

Exercícios isométricos

Os exercícios isométricos (Cap. 24) são utilizados para promover o tônus e a força muscular. O **tônus** refere-se à capacidade do músculo de reagir quando estimulado; a **força** é a potência para desempenhar funções. Tanto o tônus quanto a força muscular são inerentes à manutenção da mobilidade. A contração frequente das fibras musculares mantém ou melhora os músculos. As pessoas ativas mantêm essas duas qualidades por meio das atividades diárias, mas as pessoas inativas e as que estiveram imobilizadas (quando engessadas ou em tração) podem necessitar de períodos específicos de exercício, a fim de restabelecer sua capacidade anterior de deambular.

Os exercícios de fortalecimento do quadríceps e dos glúteos consistem em dois tipos de exercícios isométricos que promovem o tônus e a força nos músculos de sustentação de peso. Ambos são de fácil realização no leito ou em uma cadeira. São iniciados muito antes do período previsto para iniciar a deambulação. A maior parte dos pacientes é capaz de realizar esses exercícios de modo independente, desde que sejam instruídos a respeito (Ensinando o paciente e a família 26.1).

Fortalecimento do quadríceps

O **fortalecimento do quadríceps** consiste em um exercício isométrico em que o paciente tensiona e relaxa alternadamente os músculos do quadríceps. Esse tipo de exercício é, às vezes, chamado de "fortalecimento de extensores de joelho". Os músculos do quadríceps (reto femoral, vasto intermédio, vasto medial e vasto lateral) revestem a parte frontal e lateral da coxa. Juntos, auxiliam na extensão da perna. Por essa razão, o exercício dos músculos do quadríceps capacita os pacientes a colocarem-se em pé e a sustentarem o peso do próprio corpo.

> **Ensinando o paciente e a família 26.1**
> Exercícios de fortalecimento do quadríceps e dos glúteos

O enfermeiro ensinará os seguintes pontos ao paciente e a sua família:
- Enrijeça (contraia) os músculos do quadríceps, encostando a parte posterior dos joelhos no colchão. Se isso não for possível, coloque uma toalha enrolada sob os joelhos ou calcanhares antes de tentar contrair os músculos.
- Verifique se as patelas se movimentam para cima. Isso indica que o paciente está realizando o exercício corretamente.
- Mantenha a posição contraída e conte até cinco.
- Relaxe e repita o exercício 2 a 3 vezes por hora.
- Enrijeça (contraia) os músculos glúteos, apertando as nádegas uma contra a outra.
- Mantenha a posição contraída e conte até cinco.
- Relaxe e repita o exercício 2 a 3 vezes por hora.

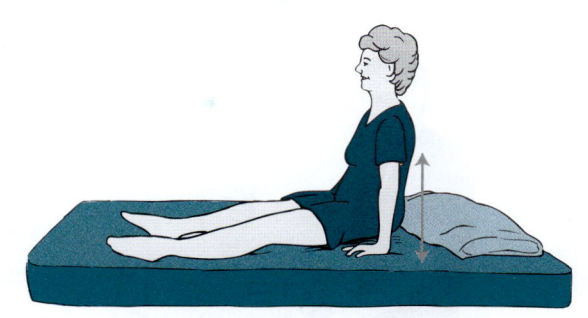

FIGURA 26.1 Os exercícios de apoio modificado com as mãos no leito são realizados estendendo os cotovelos e flexionando os punhos para levantar delicadamente as nádegas do colchão.

Fortalecimento dos glúteos

O **fortalecimento dos glúteos** compreende a contração e o relaxamento dos músculos glúteos (glúteo máximo, glúteo médio e glúteo mínimo), para melhorar a força e o tônus. Como um grupo, os músculos das nádegas auxiliam na extensão, na abdução e na rotação da perna – funções essenciais para a marcha.

Fortalecimento do braço

Os pacientes que farão uso de um andador, de uma bengala ou de muletas precisam fortalecer os braços. Um programa de exercícios com esse objetivo normalmente inclui a flexão e extensão dos braços e dos punhos, erguer e baixar pesos com as mãos, apertar uma bola ou agarrar uma mola e realizar exercícios modificados de apoio com as mãos no leito (Fig. 26.1).

Os pacientes realizam os exercícios de apoio modificados (exercícios em que apoiam a parte superior de seus corpos sobre os braços) de várias formas, dependendo de sua idade e condição. Sentado no leito, o paciente pode erguer o quadril, empurrando o colchão para baixo com as mãos. Se o colchão for macio, o enfermeiro coloca livros ou um bloco no leito, debaixo das mãos do paciente. Havendo uma poltrona firme disponível, ele pode erguer seu corpo do assento, enquanto empurra os braços da poltrona.

Se o paciente for capaz de ficar em decúbito ventral, os apoios podem ser realizados na seguinte sequência:

1. Flexione os cotovelos
2. Coloque as mãos, com as palmas viradas para baixo, aproximadamente ao nível dos ombros
3. Estique os cotovelos, de modo erguer a cabeça e o tórax do leito

Para que sejam eficazes, os pacientes devem realizar os apoios 3 a 4 vezes ao dia.

Sentar-se na beira do leito e balançar os pés

Sentar-se na beira do leito e balançar os pés (Fig. 26.2) ajuda a normalizar a pressão sanguínea, que pode cair quando o paciente se levanta a partir de uma posição reclinada (consulte a seção sobre hipotensão postural no Cap. 11) (Orientações de Enfermagem 26.1).

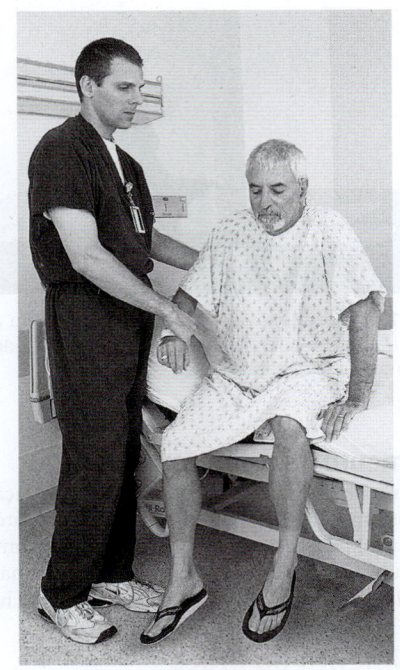

FIGURA 26.2 Paciente balançando os pés sentado na beira do leito. (Foto de B. Proud.)

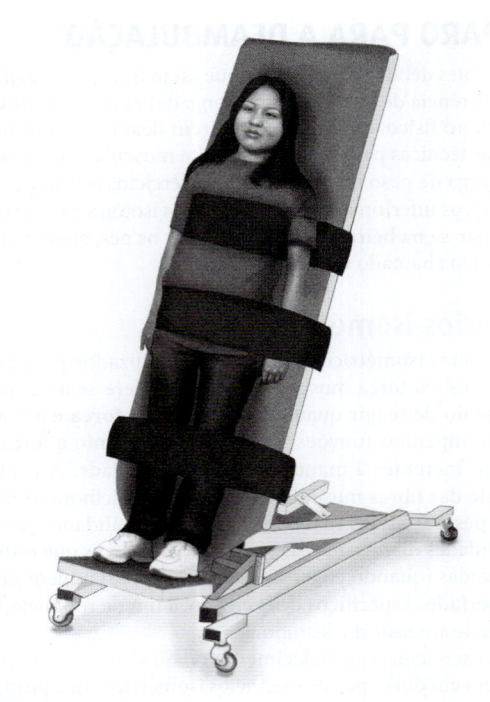

FIGURA 26.3 Mesa ortostática.

Usando uma mesa ortostática

A **mesa ortostática** é um recurso que eleva o paciente do decúbito dorsal para a posição ortostática. Auxilia os pacientes a se acostumarem à posição ortostática e a suportarem o peso do próprio corpo sobre os pés. Embora a mesa ortostática geralmente esteja localizada no setor de fisioterapia, os enfermeiros com frequência preparam o paciente para esse tipo de terapia pré-deambulação, comunicando aos fisioterapeutas a sua resposta.

Imediatamente antes do uso desse recurso, o enfermeiro coloca meias elásticas no paciente (consulte a seção sobre meias elásticas antiembolia no Cap. 27). Essas meias ajudam a comprimir as paredes venosas, evitando assim o acúmulo de sangue nas extremidades, que pode desencadear desmaios.

Depois de ser transferido do leito ou da maca para a mesa ortostática, que está em posição horizontal, o paciente é preso de maneira firme para evitar quedas. Os pés são colocados sobre o apoio especial para eles. A seguir, toda a mesa é inclinada, em progressões sucessivas de 15 a 30°, até que esteja em posição vertical. Se sintomas como tonturas e hipotensão aparecerem, a mesa é abaixada um pouco ou colocada novamente na horizontal.

RECURSOS DE ASSISTÊNCIA

Alguns pacientes ainda necessitam de assistência para deambular, mesmo depois de realizar exercícios de fortalecimento. As barras paralelas e a cinta de deambulação (também conhecida como cinto de marcha) são dois recursos usados para lhes oferecer apoio e assistência.

Os pacientes usam as **barras paralelas** (duas barras fixas, uma ao lado da outra) como corrimãos, a fim de adquirir prática para deambular. Em alguns casos, a mesa ortostática é posicionada logo à frente das barras paralelas, de modo que o paciente possa progredir da posição ortostática à deambulação (Fig. 26.4).

A **cinta de deambulação** é colocada em torno da cintura do paciente. Se ele perder o equilíbrio, o enfermeiro pode ampará-lo e evitar lesões. Enquanto o ajuda a deambular, o enfermeiro caminha ao lado dele, segurando a cinta ou o próprio cinto para calças que ele esteja usando e apoiando-o pelo braço (Fig. 26.5).

ORIENTAÇÕES DE ENFERMAGEM 26.1

Auxiliando o paciente a sentar na beira do leito e balançar os pés

- Realize essa atividade antes da deambulação sempre que o paciente tiver permanecido inativo durante um longo período de tempo. *Essa prática, realizada antes da deambulação, demonstra preocupação com a segurança do paciente.*
- Coloque o paciente na posição de Fowler durante alguns minutos. *Essa posição mantém a segurança caso ele fique tonto ou desmaie.*
- Abaixe a cabeceira do leito. *Com a cabeceira do leito abaixada, o paciente consegue usar o chão como apoio.*
- Providencie uma escadinha se os pés do paciente não alcançarem o chão. *A escadinha é uma alternativa para o apoio dos pés.*
- Dobre o sobrelençol até os pés do leito. *O lençol pode interferir nos movimentos.*
- Ofereça um roupão e chinelos ao paciente. *Essa atitude mantém o calor e mostra respeito pelo seu pudor.*
- Ajude o paciente a dar um quarto de volta sobre si mesmo, de modo a sentar-se na borda do leito e balançar as pernas na lateral. *Essa posição ajuda-o a acostumar-se à posição sentada.*
- Permaneça com o paciente até que ele não se sinta mais tonto ou com vertigem. *O enfermeiro pode oferecer auxílio imediato.*

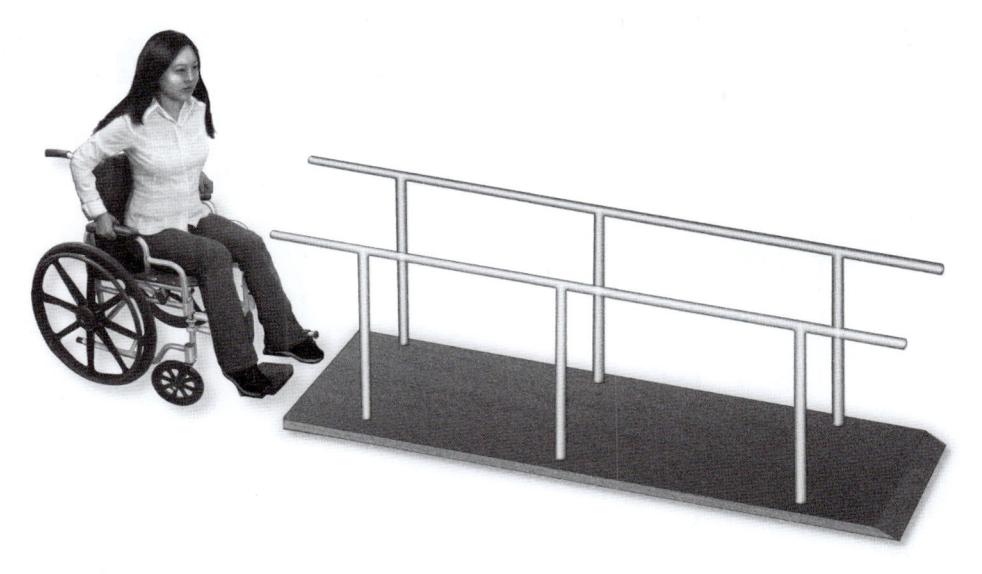

Conceitos e Habilidades Fundamentais no Atendimento de Enfermagem   **563**

FIGURA 26.4   Barras paralelas.

Considerações gerontológicas

- O cinto de marcha (ou cinto de deambulação) pode ser usado para ajudar o paciente idoso nas transferências, mesmo que ele não deambule. O idoso se equilibra no membro mais forte ao ser apoiado com o cinto de marcha. O paciente nunca deve ser forçado a deambular se não conseguir.

Ao auxiliar um paciente a deambular, o enfermeiro o observa quanto à presença de palidez, fraqueza ou tonturas. Caso seja percebida a iminência de um desmaio, ele ampara o paciente, passando um dos braços sob sua axila e colocando um dos pés ao seu lado, formando uma base ampla de apoio. Com o peso do paciente escorado, consegue equilibrá-lo sobre o quadril até que chegue mais ajuda ou faz com que deslize por sua perna, até que atinja o chão (Fig. 26.6).

Considerações gerontológicas

- A mobilidade limitada ou instável pode ser um problema para alguns idosos, decorrente de alterações posturais relacionadas à idade. Pode levar ao desenvolvimento de uma marcha oscilante ou arrastada. Conforme a pessoa envelhece, ela pode desenvolver flexão da coluna, o que pode alterar o centro de gravidade e resultar em um aumento das quedas.
- Se o paciente parece ter uma marcha incomum, avalie os pés por calos, calosidades, joanetes e unhas encravadas ou muito compridas. Se alguma destas condições for encontrada, pode ser indicada uma consulta a um podólogo. Alterações vasculares podem provocar dormência e uma capacidade diminuída de perceber o contato com o solo, o que também pode alterar a marcha de uma pessoa.

AUXILIARES DA DEAMBULAÇÃO

Existem três recursos auxiliares da deambulação: bengalas, andadores e muletas.

Bengalas

O paciente que apresenta fraqueza em um dos lados do corpo utiliza uma **bengala,** que é um recurso para deambulação segurado pela mão, feito de madeira ou alumínio. As bengalas de alumínio são mais comuns. Todas possuem ponteiras de borracha na base, para reduzir o risco de escorregar.

Os pacientes podem usar diferentes tipos de bengalas, dependendo dos seus déficits físicos. Para aqueles que precisam de um apoio mínimo, uma bengala com cabo em semicírculo é apropriada. Uma bengala com apoio para mão em forma de T possui esse apoio com uma haste levemente inclinada, oferecendo ao usuário maior estabilidade. Uma bengala de quatro pontos

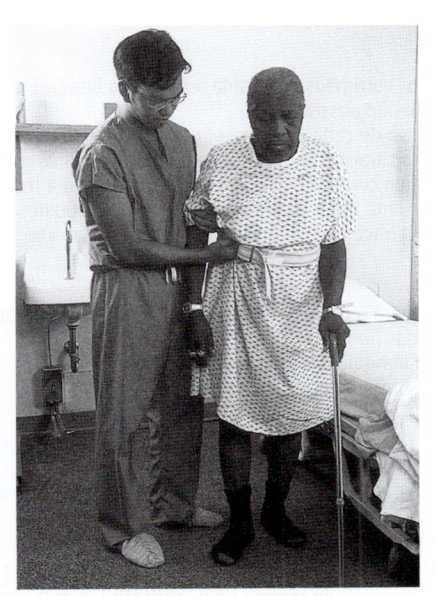

FIGURA 26.5   Uso de uma cinta de deambulação.

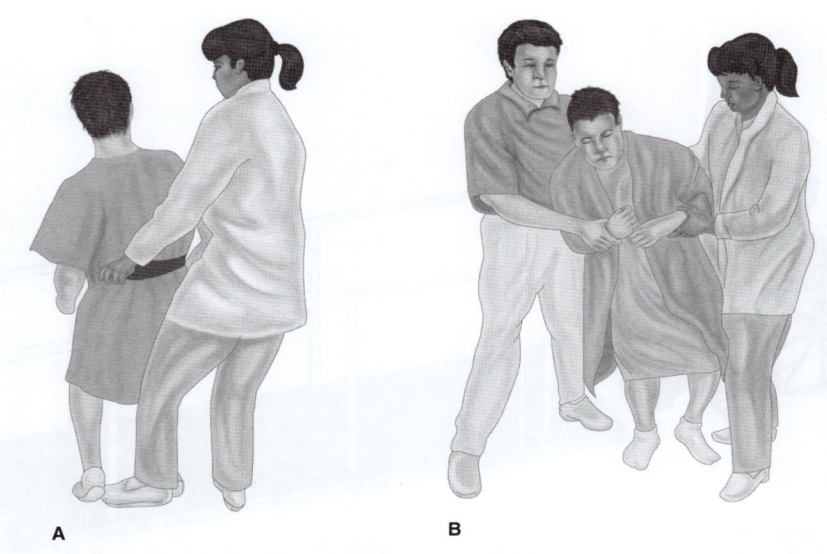

FIGURA 26.6 (**A**) Uma enfermeira guia o paciente até o chão. (**B**) O paciente é abaixado até o chão por duas enfermeiras. (De Taylor, C., Lillis, C., LeMone, P., et al., [2008]. Fundamentals of nursing [6th ed. p. 1304]. Philadelphia: Lippincott Williams & Wilkins.)

tem, como o nome diz, quatro apoios na base e oferece mais estabilidade do que qualquer outro tipo (Fig. 26.7).

A bengala deve ser ajustada à altura do paciente. Seu apoio para mão precisa ficar paralelo ao quadril do paciente, proporcionando uma flexão do cotovelo de aproximadamente 30°. As bengalas de madeira podem ser encurtadas, retirando-se parte de seu comprimento na extremidade inferior. As de alumínio podem ser aumentadas ou encurtadas, pressionando-se os botões metálicos da haste (Ensinando o paciente e a família 26.2).

Quando os pacientes estão começando a usar uma bengala, o enfermeiro os auxilia, colocando-lhes uma cinta de deambulação e ficando um pouco mais atrás, junto ao lado mais forte.

Andadores

Os pacientes que necessitam de muito apoio e assistência em termos de equilíbrio utilizam um **andador**, o mais estável dos re-

Ensinando o paciente e a família 26.2
Uso de uma Bengala

O enfermeiro ensinará os seguintes pontos ao paciente e a sua família:

- Coloque a bengala do lado mais forte do corpo.
- Fique em pé com a bengala a 10 ou 15 cm lateralmente aos artelhos.
- Movimente a bengala para frente, ao mesmo tempo em que movimenta o membro mais fraco.
- Dê o próximo passo com o membro mais forte.

Em escadas:

- Use um dos corrimãos da escada, em vez da bengala, ao subir ou descer, quando possível.
- Dê um passo de cada vez, primeiro com a perna mais forte, seguida pela mais fraca. Inverta esse padrão ao descer as escadas.
- Não havendo corrimão, use a bengala, colocando-a mais à frente, imediatamente antes do movimento de subida ou descida com a perna mais fraca.

Para sentar:

- De costas para a cadeira, mova-se até que o assento toque a parte posterior das pernas.
- Coloque a bengala bem perto da cadeira.
- Segure os braços da cadeira com as duas mãos.
- Sente-se.

Para levantar-se da cadeira:

- Segure os braços da cadeira, ao mesmo tempo em que segura a bengala junto ao lado mais forte.
- Coloque a perna mais forte à frente.
- Incline-se para frente.
- Empurre os braços da cadeira para baixo com ambos os braços.
- Fique parado em pé até sentir-se equilibrado e até que desapareçam todos os sintomas de tontura.

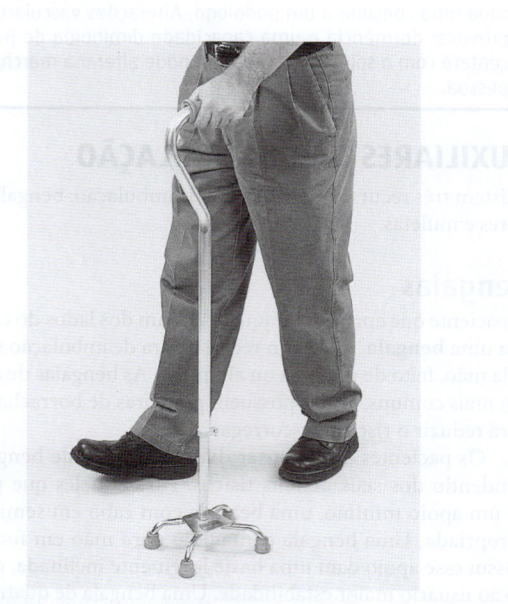

FIGURA 26.7 Bengala de quatro pontos. Observe que o apoio para a mão está paralelo ao quadril do paciente. (Foto de B. Proud.)

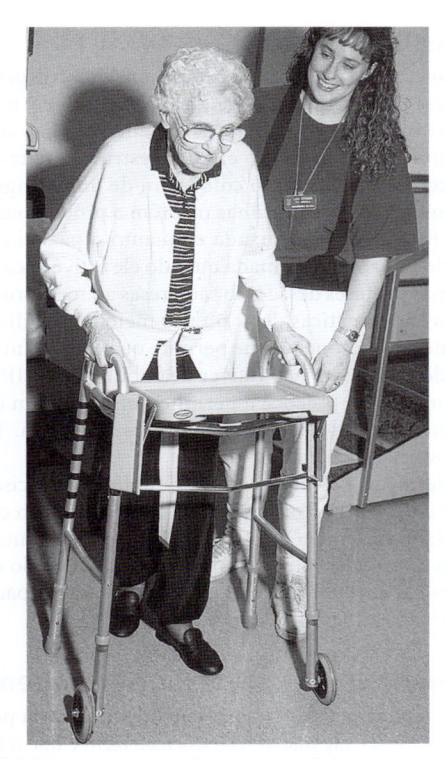

FIGURA 26.8 Uso de um andador com rodinhas.

cursos de deambulação. Exemplos de pacientes que normalmente usam andadores são aqueles que estão começando a deambular após um prolongado período de repouso no leito ou que se recuperam após uma cirurgia de quadril.

Os andadores convencionais são construídos com barras curvas de alumínio que formam um cercado limitado por três lados, tendo quatro pernas de apoio. Alguns têm rodinhas na parte anterior (Fig. 26.8) ou um assento. Outras adaptações são feitas para os pacientes com comprometimento em um ou ambos os braços ou, ainda, para as pessoas que precisam utilizar escadas. A altura de um andador, assim como das bengalas, pode ser adaptada.

Os enfermeiros orientam os pacientes que utilizam o andador a:

- Colocar-se em pé no centro do andador.
- Segurar-se nele, colocando as mãos nos pegadores acolchoados.
- Erguer o andador e avançá-lo cerca de 15 a 20 cm.
- Dar um passo à frente.
- Apoiar o peso do corpo sobre os pegadores ao movimentar a perna mais fraca (indicado aos pacientes com incapacidade, parcial ou total, de descarregar o peso sobre uma das pernas).

Quando o paciente que faz uso do andador deseja se sentar, a técnica utilizada é similar à empregada por aqueles que possuem uma bengala, com uma exceção: quando as pernas estão à frente do assento da cadeira, ele segura um dos braços da poltrona com uma das mãos, ao mesmo tempo em que mantém a outra mão sobre o andador, usando a perna mais forte como apoio. Então se solta do andador enquanto usa sua mão livre para segurar o braço oposto da poltrona, abaixando-se na sua direção. Para levantar-se, ele movimenta-se até o limite do assento e reposicio-

na o andador. Após empurrar os braços da poltrona com as duas mãos, até que o peso do corpo seja centralizado, uma das mãos é usada para segurar o andador, sendo seguida pela outra.

Considerações gerontológicas

- Os idosos às vezes usam um padrão "um passo de cada vez" ao utilizar um auxiliar à deambulação; ou seja, eles dão um passo, então param e repetem novamente. Se for esse o caso, estimule uma cadência progressiva e suave.
- Alguns idosos desenvolvem o hábito de levantar e carregar o andador em vez de deixá-lo em contato com o chão. Nestas situações, a pessoa pode se beneficiar de outro tipo de andador, como um com rodas ou com três rodas. Um fisioterapeuta pode avaliar a situação e recomendar um andador apropriado.
- As pontas de borracha e os pegadores para mão dos auxiliares de deambulação devem ser mantidos limpos e devem ser trocados quando estiverem gastos. Ponteiras e pegadores gastos ou sujos contribuem para quedas e mobilidade insegura.
- Antes de dar alta a um paciente idoso que utilizará um auxiliar de deambulação, aconselhe os familiares a tornar a casa mais segura, retirando tapetes soltos e garantindo que a iluminação é adequada e que não há fios elétricos nas passagens. Pode ser necessário reorganizar os móveis e acrescentar grades ou barras de apoio aos banheiros e entradas externas.
- A rampa com corrimão ajuda os idosos a entrar e sair de sua residência de modo mais conveniente e seguro quando eles estão usando um auxiliar de deambulação.

Muletas

As **muletas**, um recurso auxiliar de deambulação que costumam ser utilizadas em pares, são feitas de madeira ou de alumínio. Como seu uso requer muita força nos braços e equilíbrio, normalmente elas não são usadas por pessoas idosas ou por pacientes mais enfraquecidos.

Há três tipos básicos de muletas: axilares, de antebraço e com plataforma (Fig. 26.9). O tipo mais comum são as **muletas axilares**, que possuem uma barra que se adapta sob a axila; é o tipo mais familiar. Os pacientes que necessitam de um auxílio breve e temporário na deambulação preferem utilizar as muletas axilares. As muletas de Lofstrand e as canadenses são exemplos de **muletas de antebraço**; essas muletas possuem uma espécie de braçadeira em torno do antebraço, sem barra axilar. Em geral são usadas por pacientes que necessitam de auxílio permanente para deambular. As **muletas com plataforma** (muletas que apoiam o antebraço) são especialmente úteis para os que não conseguem suportar seu peso com as próprias mãos e punhos. Muitos pacientes com osteartrite as utilizam. Às vezes, o paciente pode usar uma muleta axilar e outra com plataforma – por exemplo, quando um dos braços está fraturado.

Uma vez que o auxiliar de deambulação foi prescrito pelo médico, o paciente é medido (Habilidade 26.1).

Marcha com muletas

O termo *marcha* refere-se ao modo individualizado de deambular. A marcha com muletas indica o padrão empregado durante a deambulação com o auxílio de muletas; os pacientes usam algumas dessas marchas com andadores ou bengalas.

Os quatro tipos de marcha com muletas são a marcha de quatro pontos, a marcha de três pontos (sem descarga de peso

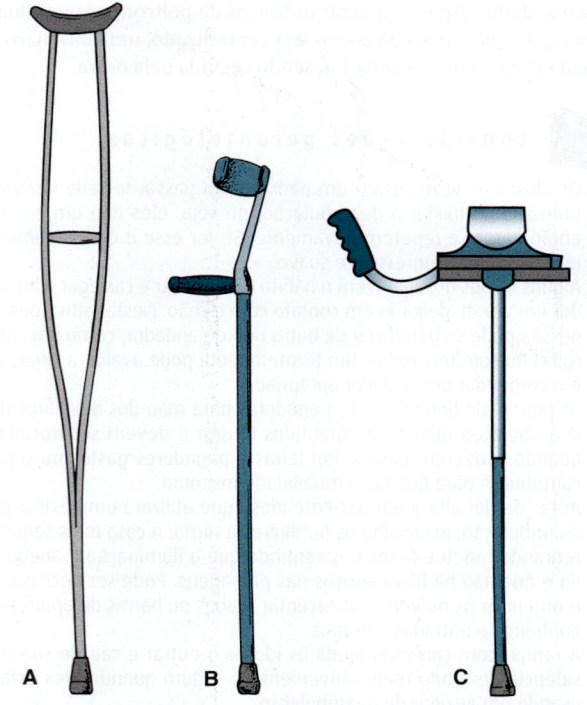

FIGURA 26.9 Três tipos de muletas: **(A)** axilar. **(B)** de antebraço e **(C)** com plataforma.

ou com descarga de peso parcial), a marcha de dois pontos e a marcha pendular (Tab. 26.1). O termo *ponto* refere-se à soma das muletas e das pernas usadas ao deambular. Os enfermeiros são responsáveis por assistir os pacientes que estão aprendendo a deambular com muletas (Habilidade 26.2).

Considerações gerontológicas

- Os idosos que têm dificuldade em subir e descer escadas podem considerar reorganizar suas casas de modo que todos os acessórios necessários estejam em um só andar. A cadeira sanitária diminui o número de vezes em que se sobe e desce escadas se o banheiro não estiver no mesmo andar do quarto ou da sala de estar.

▶ *Pare, Pense e Responda – Quadro 26.1*
Que consequências negativas podem ocorrer quando um paciente faz uso de um auxiliar da deambulação?

MEMBROS PROTÉTICOS

Alguns pacientes que sofreram amputação de uma ou ambas as pernas andam com um **membro protético** (substituto para um braço ou perna), sem necessitar do auxílio de muletas ou outro auxiliar de deambulação. O formato do membro protético varia, dependendo se a amputação do membro inferior ocorreu ao nível do pé (amputação de Symes), abaixo ou acima do joelho, ou se toda a perna e parte do quadril (hemipelvectomia) foram removidos.

Próteses temporárias

Em muitos casos, os pacientes retornam da cirurgia já com uma *prótese pós-operatória imediata* (IPOP), que é um membro artificial temporário. Ele consiste em um pilão de deambulação, um tubo leve fixado em uma estrutura feita de gesso ou plástico colocada sobre o coto, além de um pé rígido (Fig. 26.10). Uma cinta com presilhas mantém a prótese temporária no local. Essa cinta é afrouxada enquanto o paciente está no leito, sendo novamente firmada quando ele estiver deambulando. Algumas próteses desse tipo são presas ao membro residual com bolsas pneumáticas de ar ou por meio de um dispositivo semelhante a uma concha, que permite que elas sejam removidas quando o paciente não estiver deambulando. A IPOP facilita a deambulação precoce e permite que a imagem corporal se mantenha intacta imediatamente após a cirurgia. Também ajuda a controlar o edema do coto.

O enfermeiro é responsável por garantir que a incisão cirúrgica cicatrize e que não ocorram complicações, como contraturas articulares ou infecções. As complicações retardam a reabilitação. As contraturas interferem no alinhamento do membro e da prótese, o que, por fim, afetará a capacidade do paciente de deambular.

Componentes das próteses permanentes

A construção de uma prótese permanente é protelada por várias semanas ou meses, até que as feridas cicatrizem e que o tamanho do coto esteja relativamente estável. Ela é feita sob medida para ajustar-se ao coto e atender às necessidades do paciente.

As próteses permanentes para amputações abaixo do joelho incluem um soquete, uma perna e um sistema que compõe o tornozelo/pé. As próteses para amputações acima do joelho também incluem um sistema de joelho para substituir a articulação do joelho (Fig. 26.11).

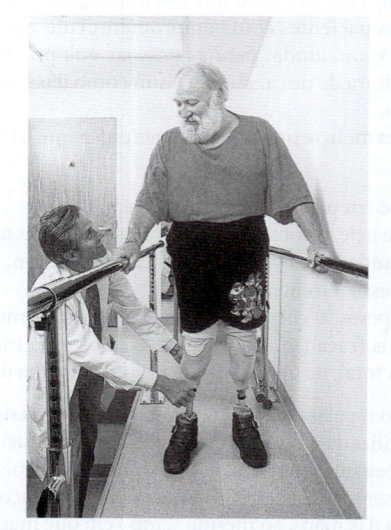

FIGURA 26.10 Muitos pacientes amputados recebem próteses logo após suas cirurgias e começam a aprender a usá-las na deambulação, com apoio da equipe de reabilitação.

TABELA 26.1 Tipos de marcha com muletas

TIPO DE MARCHA	INDICAÇÕES DE USO	PADRÃO DA MARCHA	ILUSTRAÇÃO
Quatro pontos	Fraqueza ou incapacidade bilateral, como osteoartrite ou paralisia cerebral	Uma muleta, pé oposto, outra muleta, pé remanescente	
Dois pontos	A mesma da marcha de quatro pontos, mas o paciente apresenta mais força, equilíbrio e coordenação	Movimento associado da muleta e do pé oposto, seguidos do par remanescente.	
Três pontos, sem descarga de peso	Um membro amputado, lesionado ou incapacitado (perna fraturada ou distensão grave do tornozelo)	Ambas as muletas movem-se para frente, seguidas da perna que suporta o peso do corpo	
Três pontos, com apoio parcial ao peso do corpo	Paciente amputado que está aprendendo a usar uma prótese, lesão leve em uma perna ou lesão prévia que mostra sinais de cicatrização	Ambas as muletas são movimentadas para frente com a perna mais fraca; a perna mais forte é colocada paralelamente a perna mais fraca	
Pendular	Lesão ou doença que afeta uma ou as duas pernas, como o paciente plégico com aparelhos ortopédicos ou um paciente amputado antes da colocação da prótese	Ambas as muletas movimentadas para frente; uma ou ambas as pernas são colocadas à frente das muletas	

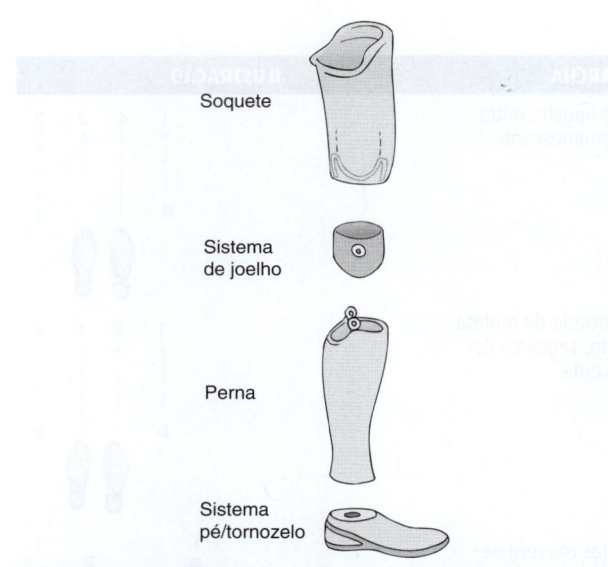

FIGURA 26.11 Componentes de um membro protético permanente; a prótese para amputação abaixo do joelho não contém o sistema de joelho nem o soquete para a coxa.

O soquete, um cone moldado, segura o coto e permite que o amputado movimente a prótese. Ele é fixado no local por sucção ou por meio de uma cinta de couro, também chamada tipoia. Vários pacientes usam uma ou mais meias sobre o coto, como uma forma de acolchoamento entre a pele e o soquete. Meias próprias para cobrir o coto, feitas de lã ou algodão, estão disponíveis em uma série de espessuras, a fim de acomodar alterações discretas no tamanho do coto. Meias tubulares não são substitutos apropriados. Apesar do alto custo que isso representa, as meias para coto devem ser trocadas sempre que apresentarem buracos ou estiverem gastas: meias cerzidas podem causar fissuras na pele, em decorrência do atrito dentro do soquete. Alguns amputados também usam coberturas de *nylon* sob a meia do coto, para que a meia absorva a transpiração da pele e reduza o atrito contra ela.

Para os pacientes com amputações acima do joelho, o sistema protético de joelho permite que se realize a flexão e extensão do membro, possibilitando o sentar e o marchar natural durante a deambulação. O sistema de joelho conecta o soquete à perna da prótese.

A perna normalmente tem a forma de um membro inferior normal. Ela transfere o peso do corpo para a superfície de deambulação. Além disso, a perna é pintada para ficar semelhante à cor da pele do paciente.

Há dois tipos básicos de sistemas de tornozelo/pé: aqueles que têm um ou mais movimentos articulares (sistemas articulados) e os sistemas que não os possuem. Embora os sistemas articulados possibilitem uma maior movimentação, o tipo não articulado tem um coxim no calcanhar que permite a compressão durante a marcha. O paciente usa meia e sapato sobre o pé protético. Ele pode variar os modelos de sapatos utilizados, desde que eles tenham altura similar, para assegurar o alinhamento da prótese e um padrão de marcha próximo do normal.

Cuidado do paciente
Os enfermeiros são responsáveis por gerenciar o cuidado do coto e garantir a manutenção das próteses (Habilidade 26.3).

Deambulação com próteses de membro inferior
A deambulação com uma prótese de membro inferior requer força e persistência. Quanto mais articulações naturais forem preservadas, mais normal será a marcha e mais facilmente ela será realizada. Para garantir que isso aconteça, os pacientes aprendem a permanecer eretos e a olhar para frente, em direção ao horizonte, enquanto caminham. Eles devem manter os pés próximos e dar cada passo sem mover o quadril de forma não usual, movimentando o membro artificial para frente. Se usar uma bengala, o paciente deve segurá-la com a mão do lado oposto ao da prótese. Quando for subir ou descer escadas, meios-fios ou ladeiras, é adequado que ele mova a perna não afetada primeiro, seguida por aquela com a prótese.

Desejando participar de atividades que requeiram esforço, como o esqui, os pacientes amputados podem utilizar uma prótese modificada, de maior resistência.

> ▶ **Pare, Pense e Responda – Quadro 26.2**
> Cite alguns motivos pelos quais o paciente amputado abandona a reabilitação e o uso das próteses; discuta como ele pode superar essas dificuldades.

IMPLICAÇÕES PARA A ENFERMAGEM
Muitos diagnósticos de enfermagem são possíveis aos pacientes que precisam usar um auxiliar de deambulação. Entre os aplicáveis, incluem-se os seguintes:

- Mobilidade Física Prejudicada
- Risco de Síndrome do Desuso
- Negligência Unilateral
- Risco de Trauma
- Risco de Disfunção Neurovascular Periférica
- Risco de Intolerância à Atividade

O Plano de Cuidados de Enfermagem 26.1 demonstra como o enfermeiro elaboraria um plano de cuidados para um paciente com o diagnóstico de enfermagem de Mobilidade Física Prejudicada, definido na taxonomia da NANDA (2012, p. 283) como uma "limitação no movimento físico independente e voluntário do corpo ou de uma ou mais extremidades". Esse diagnóstico pode ser aplicado aos pacientes que são completamente independentes; aos que necessitam de ajuda de outra pessoa para assistência, supervisão ou orientação; àqueles que precisam de auxílio de outra pessoa para assistência, além de um auxiliar de deambulação; e aos pacientes que são totalmente dependentes.

PLANO DE CUIDADOS DE ENFERMAGEM 26.1 — Mobilidade física prejudicada

Investigação

- Avalie a força muscular e a amplitude de movimentos de ambos os membros inferiores.
- Observe a capacidade do paciente de girar em seu próprio eixo, erguer-se a partir da posição sentada ou deitada e mover-se de um local para outro.
- Observe o paciente deambulando, atentando para a estabilidade ou instabilidade de sua marcha.
- Pergunte ao paciente se ele usa algum tipo de recurso de assistência à deambulação, como muletas, bengala ou andador.
- Examine os membros inferiores do paciente para determinar se ele faz uso de um membro inferior protético ou um aparelho ortopédico mecânico.
- Revise a história de saúde do paciente, buscando por distúrbios que afetem ou prejudiquem a mobilidade, como um acidente vascular encefálico prévio; uma doença articular como uma osteoartrite; ou déficits neurológicos que afetem o equilíbrio e a coordenação, como a doença de Parkinson.
- Reúna informações sobre os medicamentos atualmente em uso, prescritos e não prescritos; investigue possíveis ações ou efeitos colaterais que causem sedação, tontura ou instabilidade física.

Diagnóstico de enfermagem: Mobilidade Física Prejudicada relacionada à restrição no posicionamento, à limitação na descarga de peso, à dor e ao medo de deambular, decorrente de cirurgia de artroplastia de quadril realizada há 3 dias; posição da articulação do quadril limitada à extensão, flexão leve e abdução contínua; descarga parcial de peso sobre a perna operada, por meio de uma marcha de três pontos após orientação fisioterapêutica e pela seguinte declaração: "Meu quadril dói e eu tenho medo de caminhar".

Resultado esperado: O paciente deambulará 1,5 m com auxílio de um andador após fisioterapia em 10/02.

Intervenções	Justificativas
Oriente e supervisione o paciente a realizar dorsiflexão, flexão plantar e exercícios de quadríceps bilateralmente, a cada hora enquanto acordado.	Exercícios ativos e de amplitude de movimentos favorecem a flexibilidade articular e o tônus muscular.
Mantenha a cunha de abdução entre as pernas, a fim de manter os joelhos separados durante todo o tempo em que o paciente estiver no leito.	Manter a abdução evita que a prótese de quadril se desloque, até que a cicatrização esteja completa.
Mantenha o corpo estendido, com uma elevação leve da cabeça (30 – 45°).	A prevenção da flexão do quadril ajuda a manter a localização adequada da prótese de quadril, até que a cicatrização esteja completa.
Estimule o paciente a usar a bomba de analgesia controlada pelo paciente (PCA) em intervalos frequentes, para controlar a dor.	O alívio da dor promove o conforto do paciente, assim como sua cooperação na execução dos exercícios de reabilitação e na mobilidade.
Transfira-o do leito para a posição em pé ao lado do leito, seguindo estas orientações: • Deslizar a perna esquerda afetada para a beira do leito; remover a cunha de abdução. • Fazer o paciente usar o trapézio, ou os cotovelos e as mãos, para escorregar as nádegas e as pernas perpendicularmente ao leito. Lembrar de evitar a inclinação do corpo para frente e elogiar os esforços feitos na movimentação. • Abaixar o pé direito (não afetado) até o chão e ajudar a fazer o mesmo com o pé esquerdo (operado), mantendo os joelhos separados. • Permitir que o paciente balance as pernas sentado na lateral do leito por aproximadamente 5 minutos. • Aplicar uma cinta de deambulação de segurança, ao redor da cintura. • Deixar que o paciente apoie firmemente os pés e faça força contra a cinta. • O paciente deve ficar em pé ao lado do leito, descarregando somente uma parte do peso sobre a perna esquerda. • Fazer todas as ações na sequência contrária quando for retornar ao leito.	Evitar a flexão de quadril ajuda a manter a prótese de quadril no lugar até que a cicatrização esteja completa.

Avaliação dos resultados esperados:

- O paciente mantém as posições pós-operatórias, conforme as orientações médicas.
- A cunha de abdução está no lugar, enquanto o paciente permanece no leito.
- O paciente realiza exercícios ativos, isotônicos e isométricos de quadríceps.
- O uso da bomba de analgesia controlada pelo paciente reduz a dor a um nível que facilita a realização dos exercícios.
- O paciente consegue se transferir do leito para a posição em pé, ao lado do leito, seguindo os procedimentos resumidos no plano de cuidados.
- O paciente alterna a descarga de peso total na perna direita com a descarga parcial na perna esquerda durante o preparo para a deambulação, no setor de fisioterapia.

EXERCÍCIOS DE PENSAMENTO CRÍTICO

1. Compare as diferenças, quanto ao uso, de dois tipos de auxiliares de deambulação, como as muletas e o andador.
2. Discuta os estereótipos das pessoas que usam auxiliares de deambulação.
3. Quais são algumas das vantagens da implementação de um regime de exercícios para promover a deambulação precoce?
4. Quais justificativas o enfermeiro poderia oferecer a um paciente para o uso de uma prótese pós-operatória imediata em um membro amputado?

QUESTÕES DE REVISÃO – ESTILO DO NCLEX

1. A melhor evidência de que um paciente está realizando uma marcha de três pontos com descarga de peso parcial é que ele projeta o andador e sua perna mais forte ao mesmo tempo em que apoia a maior parte do seu peso sobre
   1. Os pegadores manuais do andador
   2. As pernas traseiras do andador
   3. Os artelhos da perna operada
   4. O calcanhar de sua perna não operada
2. Quando o enfermeiro observa um paciente com osteoartrite usando uma bengala, qual dos achados a seguir indica que ele precisa de mais orientação em relação à utilização desse recurso?
   1. A ponteira da bengala do paciente está coberta por uma capa de borracha.
   2. O paciente usa sapatos esportivos com solados antiderrapantes.
   3. O paciente utiliza a bengala no lado com dor.
   4. O paciente mantém sua cabeça erguida e olha para frente.
3. Depois que um paciente se submeteu a uma artroplastia total de quadril, é fundamental que o enfermeiro mantenha o quadril operado em posição de
   1. Adução
   2. Abdução
   3. Flexão
   4. Rotação
4. Qual destas atividades é a melhor de ser planejada imediatamente após uma cirurgia visando o fortalecimento dos músculos do paciente, antes que ele comece a deambular com o auxílio de muletas?
   1. Ficar em pé ao lado do leito
   2. Balançar-se entre barras paralelas
   3. Erguer-se com auxílio de um trapézio
   4. Transferir-se do leito para uma cadeira
5. Qual das seguintes observações é a mais indicativa de que as muletas usadas por um paciente estão precisando de mais ajustes?
   1. O paciente permanece em pé de forma firme, sem que antes precise se equilibrar à beira do leito.
   2. Os cotovelos estão levemente flexionados quando o paciente permanece no mesmo lugar.
   3. As barras de apoio superiores das muletas acomodam-se confortavelmente sob suas axilas.
   4. Os punhos estão hiperestendidos enquanto seguram os pegadores.

Conceitos e Habilidades Fundamentais no Atendimento de Enfermagem

HABILIDADE 26.1 Determinando medidas para muletas, bengalas e andadores

Ação sugerida	Justificativa
INVESTIGAÇÃO	
Verifique as prescrições médicas.	Conciliar as atividades de enfermagem com o tratamento médico.
Determine o tipo de auxiliar de deambulação que o paciente usará.	Indicar o tipo de medidas necessárias.
Verifique a política institucional sobre a responsabilidade profissional pela medição e fornecimento de auxiliares da deambulação.	Atender aos procedimentos institucionais; os pacientes internados em instituições de saúde às vezes são encaminhados à equipe de fisioterapia.
Determine a força muscular dos braços e pernas do paciente.	Indicar seu potencial para suportar a descarga de peso; fraqueza sugere a necessidade de avaliá-lo no leito ou de buscar maior colaboração com o médico acerca do fortalecimento muscular.
PLANEJAMENTO	
Obtenha uma fita métrica longa.	Facilitar a medição dos pacientes com alturas diversas.
Lave as mãos ou realize antissepsia por meio de fricção com álcool (Cap. 10).	Reduzir a transmissão de microrganismos.
Auxilie o paciente a colocar as meias e os sapatos, se ele conseguir ficar em pé para ser medido.	Ajudar na obtenção de uma medida mais precisa, que acomode a altura adicionada ao calcanhar.
IMPLEMENTAÇÃO	
Muletas Axilares	
Auxilie o paciente, que é capaz de suportar seu próprio peso, a ficar em pé ao lado do leito, com sapatos que ofereçam um bom apoio.	Posicioná-lo na postura em que ele usará as muletas.
Meça a distância entre a dobra cutânea anterior da axila até cerca de 10 a 20 cm do pé, diagonalmente (Fig. A).	Trata-se de uma medida aproximada do comprimento necessário das muletas para uso apropriado.

Prega axilar anterior

10-20 cm

A

Medição para uso de muletas, na posição em pé.

(continua)

Determinando medidas para muletas, bengalas e andadores *(continuação)*

IMPLEMENTAÇÃO *(continuação)*

Coloque o paciente enfraquecido em decúbito dorsal. Meça a distância entre a prega cutânea axilar anterior até o calcanhar e adicione 5 cm ou subtraia 40 cm da altura do paciente (Fig. B).	Simular sua altura quando está na posição em pé. Acomodar a altura adicionada ao calcanhar.

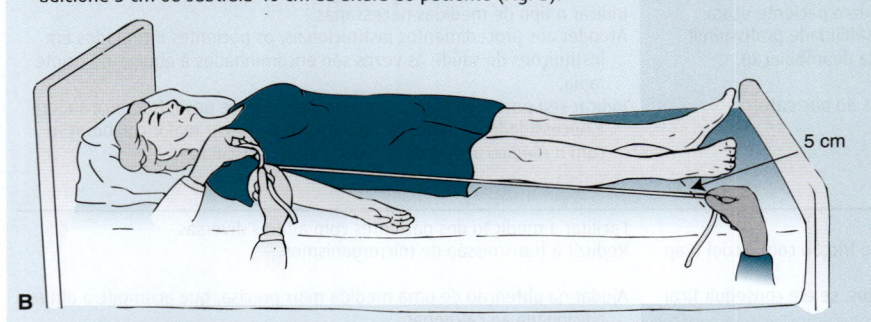

Medição para uso de muletas, na posição supina.

Ajuste os pegadores de modo que os cotovelos fiquem flexionados a 30° e os punhos se hiperestendam a 15° quando o paciente segurá-los em pé (Fig. C).	Garantir o potencial para extensão do cotovelo e apoio do peso corporal.

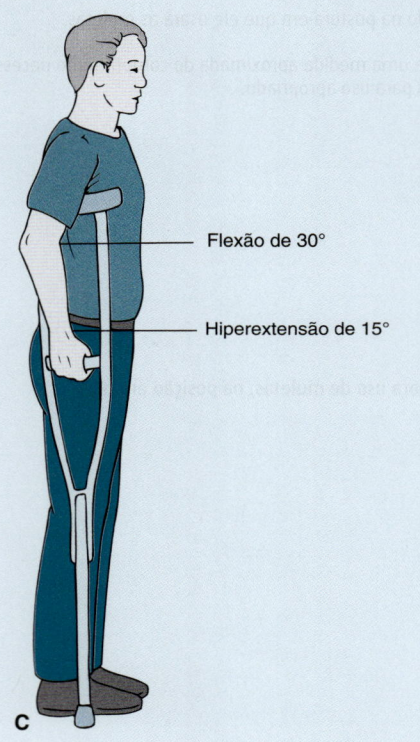

Flexão de 30°
Hiperextensão de 15°

Posição apropriada dos pegadores.

(continua)

Conceitos e Habilidades Fundamentais no Atendimento de Enfermagem

Determinando medidas para muletas, bengalas e andadores *(continuação)*

IMPLEMENTAÇÃO *(continuação)*

Aumente ou diminua a altura das muletas, removendo as porcas e colocando os parafusos no espaço apropriado, na base da muleta. Ajuste os pegadores da mesma forma (Fig. D).	Adaptar o comprimento das muletas de acordo com a altura do paciente.

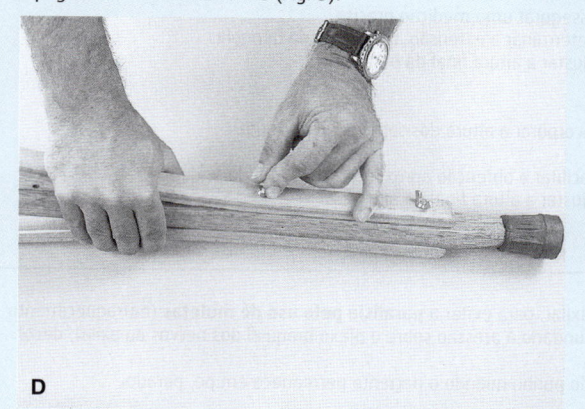

Ajustando o comprimento de uma muleta axilar. (Foto de B. Proud.)

D

Muleta de antebraço

Colocar o paciente em pé, com sapatos, com os cotovelos flexionados de modo que a dobra do punho fique na altura do quadril.	Simular a postura adequada quando forem usadas muletas de antebraço.
Meça o antebraço a partir de 7,5 cm abaixo do cotovelo e acrescente a distância entre o punho e o chão.	Ajustar o comprimento total de modo a acomodar a flexão do cotovelo e do punho.

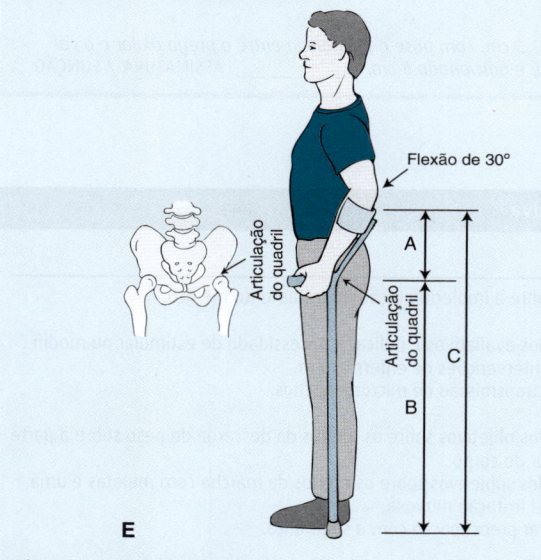

Medição das muletas de antebraço. Extensão total: C = soma de A (7,5 abaixo do cotovelo até o punho) + B (do punho até o chão).

E

Adapte o comprimento das muletas de antebraço encaixando-a para cima ou para baixo.	Adaptar o encaixe final.

(continua)

Determinando medidas para muletas, bengalas e andadores *(continuação)*

IMPLEMENTAÇÃO *(continuação)*	
Bengalas	
Faça com que o paciente fique em pé, ereto, com o calçado que usa com mais frequência ao deambular.	Incorporar a altura do calçado do paciente.
Oriente o paciente a evitar inclinar-se para frente ou elevar os ombros.	Assegurar uma medição precisa.
Meça a distância do punho até o chão.	Determinar a extensão apropriada da bengala.
Ajuste o comprimento da bengala, de modo a proporcionar uma flexão do cotovelo de 30°, com a mão sobre o pegador.	Ajustar a altura final da bengala.
Andadores	
Faça com que o paciente permaneça em pé, usando sapatos que ofereçam um bom apoio.	Incorporar a altura dos sapatos do paciente.
Meça a distância da metade das nádegas até o chão.	Facilitar a obtenção aproximada da altura do andador.
Ajuste as pernas do andador de modo a oferecer uma flexão de cotovelo de aproximadamente 30°.	Ajustar a altura final do andador.
Avaliação	
• O paciente fica em pé com os ombros relaxados. • Com muletas axilares, há um espaço de dois dedos entre a axila e a barra axilar, para evitar a **paralisia pelo uso de muletas** (enfraquecimento dos músculos do antebraço, punho e mão, decorrente de dano nervoso secundário à pressão sobre o plexo braquial dos nervos na axila), decorrente da adaptação incorreta das muletas ou de uma má postura. • Há um ângulo de 30° de flexão do cotovelo e uma discreta hiperextensão do punho quando o paciente permanece em pé, parado.	
Documentação	
• Tipo de auxiliar de deambulação. • Medidas do auxiliar da deambulação. • Método utilizado para medir o paciente.	

EXEMPLO DE DOCUMENTAÇÃO

Data e hora Medição para muletas axilares. Comprimento aproximado de 132,5 cm, com base na distância entre a prega axilar e o calcanhar (127,5 cm), enquanto o paciente está em decúbito dorsal, e adicionado 5 cm. _____ ASSINATURA / FUNÇÃO

HABILIDADE 26.2 Auxiliando a marcha com muletas

Ação sugerida	Justificativa
INVESTIGAÇÃO	
Revise as prescrições médicas em relação ao tipo de atividade e ao modo de deambular com muletas.	Refletir sobre a implementação do tratamento médico.
Leia qualquer registro de enfermagem anterior acerca dos esforços do paciente para deambular com muletas.	Obter dados avaliativos e indicar a necessidade de estimular ou modificar as intervenções de enfermagem.
Lave as mãos ou realize antissepsia por meio de fricção com álcool (Cap. 10).	Reduzir a transmissão de microrganismos.
Observe a condição das axilas do paciente e das palmas de suas mãos.	Obter dados objetivos sobre os efeitos da descarga de peso sobre a parte superior do corpo.
Pergunte ao paciente se ele sente dores nos músculos ou nas articulações, entorpecimento ou parestesia nos dedos das mãos.	Obter dados subjetivos sobre os efeitos da marcha com muletas e uma possível irritação nervosa.
Examine a condição dos forros das muletas na zona das axilas e das extremidades de borracha.	Demonstrar preocupação com a segurança.
PLANEJAMENTO	
Veja com o paciente o horário preferido para a deambulação.	Mostrar respeito pelo processo decisório individual.
Auxilie o paciente a colocar as roupas, ou um roupão, e os sapatos, ou os chinelos de apoio com solado antiderrapante.	Demonstrar preocupação com a privacidade e a segurança.
Coloque uma cinta de deambulação se o paciente estiver debilitado ou não tiver experiência com o uso de muletas.	Demonstrar preocupação com a segurança.
Libere um caminho em que o paciente possa deambular.	Demonstrar preocupação com a segurança.
Revise a técnica para o desempenho da marcha com muletas.	Reforçar a aprendizagem anterior.

(continua)

Auxiliando a marcha com muletas *(continuação)*

IMPLEMENTAÇÃO

Ajude o paciente a ficar em pé.	Prepará-lo para a deambulação.
Dê as muletas e observe se são colocadas de 10 a 20 cm da lateral dos pés (Fig. A).	Formar um triângulo para um bom equilíbrio.

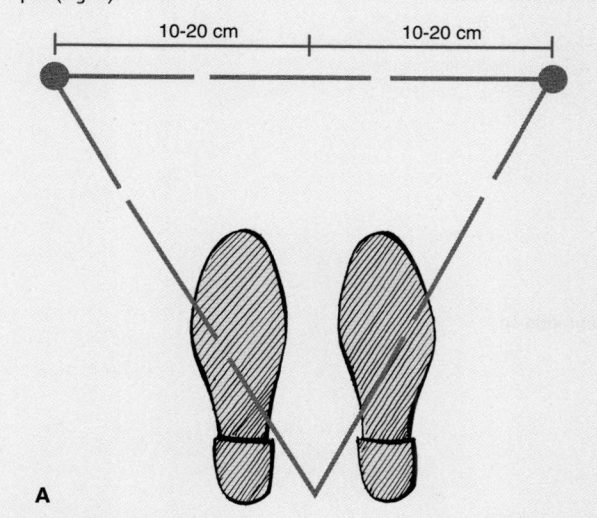

(Fig. A: diagrama mostrando tríade de apoio com muletas a 10-20 cm da lateral de cada pé)

Tríade de apoio.

Lembre o paciente para colocar-se em pé com os ombros relaxados.	Reduzir a tensão muscular.
Coloque-se ao lado e um pouco atrás do paciente, em seu lado mais fraco (Fig. B).	Facilitar a assistência sem causar interferência.

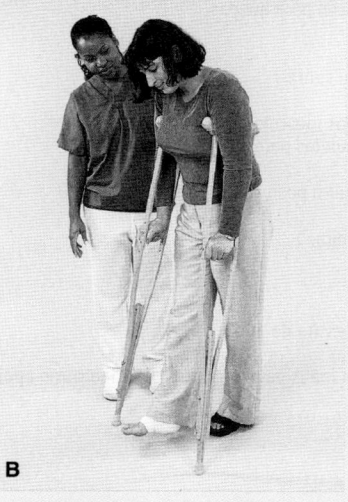

(Fig. B: fotografia do profissional posicionado ao lado do paciente com muletas)

Posicionamento para assistência. (Foto de B. Proud).

Segure a cinta de deambulação.	Ajudar a apoiar o paciente ou a equilibrá-lo.
Oriente o paciente a avançar as muletas, inclinar-se para frente, colocar um pouco do peso sobre os pegadores e movimentar um ou ambos os pés, dependendo do tipo de marcha prescrito.	Promover a marcha.
Lembre o paciente para ir devagar, caso haja evidências de fadiga ou intolerância à atividade.	Demonstrar preocupação com seu bem-estar.

(continua)

Auxiliando a marcha com muletas *(continuação)*

IMPLEMENTAÇÃO *(continuação)*

Para sentar-se

Recomende apoiar-se de costas no assento da cadeira.	Promover uma posição para o paciente sentar.
Faça com que o paciente coloque ambas as muletas em uma só mão, do mesmo lado da perna mais fragilizada (Fig. C).	Liberar a mão oposta.

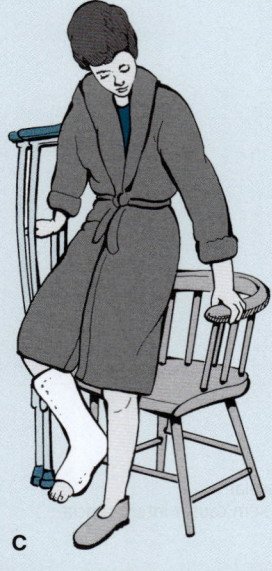

Sentando-se.

C

Ao mesmo tempo em que usa os pegadores das muletas como apoio, faça com que o paciente segure um dos braços da cadeira com a mão livre.	Reduzir o potencial para quedas.
Ao senti-lo equilibrado, diga ao paciente para ir se aproximando do assento da cadeira.	Facilitar o ato de sentar.
Para ficar em pé, ajude o paciente a alcançar a extremidade da cadeira.	Facilitar o uso dos músculos mais fortes das coxas.
Oriente o paciente para segurar as muletas retas, junto ao lado mais frágil, equilibrando-as com uma das mãos.	Posicionar as muletas para oferecer apoio.
Diga ao paciente para colocar a perna mais fraca adiante do corpo e a perna mais forte na direção da base da cadeira.	Ajudar a distribuir o peso sobre a perna mais forte.
Peça ao paciente que empurre os pegadores das muletas e o braço da cadeira para baixo, incline-se para frente e faça pressão com a perna mais forte.	Erguê-lo da cadeira.

Para subir escadas

Faça com que o paciente use o corrimão junto ao lado mais forte do corpo, caso seja possível.	O equilíbrio necessita de apoio.
Faça com que o paciente transfira ambas as muletas para a mão oposta ao corrimão.	Liberar uma das mãos para agarrar o corrimão como apoio.

(continua)

Auxiliando a marcha com muletas *(continuação)*

IMPLEMENTAÇÃO *(continuação)*

Peça ao paciente que pressione o corrimão para baixo e suba um degrau com a perna saudável (Fig. D).	Usar os músculos mais fortes para suportar o peso.

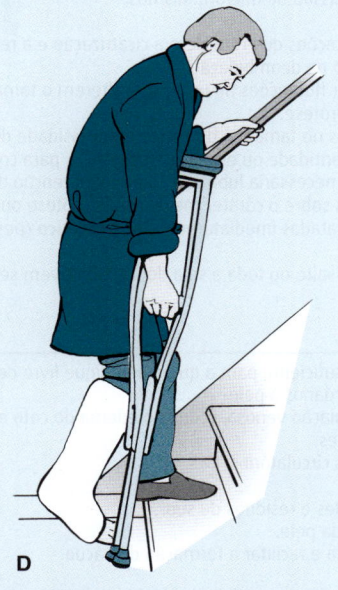

Subindo escadas.

Em seguida, erga a perna mais fragilizada até o degrau. Lembre o paciente que, quando descer as escadas, a perna mais fraca é descida primeiro, com o apoio das muletas ou do corrimão; em seguida, desce-se a perna mais forte.	Fazer as duas pernas ficar no mesmo degrau. Possibilitar a segurança ao descer as escadas.

Avaliação
- As muletas são de tamanho adequado.
- O paciente realiza a marcha com muletas corretamente.
- Não há fadiga ou outros sintomas.
- O paciente permanece sem lesões.

Documentação
- Distância percorrida na deambulação.
- Marcha empregada.
- Resposta do paciente.

EXEMPLO DE DOCUMENTAÇÃO

Data e hora Deambulou pelo corredor do hospital (cerca de 300 m), usando muletas e apoio do corpo sobre três pontos. Não foi percebida dificuldade respiratória. Diz que a parte superior dos braços "dói" e atribui o desconforto à "tensão muscular" decorrente das tentativas de deambulação no dia anterior. Recusa medicamento para o desconforto muscular.

ASSINATURA / FUNÇÃO

HABILIDADE 26.3 Colocando uma prótese de perna

Ação sugerida	Justificativa
INVESTIGAÇÃO	
Lave as mãos ou realize antissepsia por meio de fricção com álcool (Cap. 10).	Reduzir a transmissão de microrganismos.
Inspecione o coto procurando por evidências de sangramento, secreção na ferida, abrasões cutâneas, pústulas e edema.	Detectar complicações que retardem a cicatrização e a reabilitação ou que interfiram na deambulação.
Pese o paciente em intervalos regulares.	Ajudar a detectar flutuações no peso, que alterem o tamanho do coto e seu ajuste à prótese.
Observe a facilidade ou dificuldade em colocar o coto no soquete.	Indicar alterações no tamanho do coto e a necessidade de aumentar ou diminuir a quantidade ou espessura das meias para coto.
Examine as conexões articulares no membro protético.	Determinar se é necessária lubrificação ou manutenção da prótese; considerações sobre o caráter mecânico da prótese ou sua adaptação devem ser relatadas imediatamente ao **protético** (pessoa que fabrica próteses).
Inspecione o sapato no membro protético, na busca de sinais de desgaste ou umidade.	Estabelecer se o salto ou toda a sola do sapato devem ser substituídos ou secos.
PLANEJAMENTO	
Limpe a pele sobre o coto todas as noites, nunca pela manhã.	Permitir tempo suficiente para a que a pele fique livre de umidade.
Enxágue o sabão presente no coto e seque-o muito bem.	Evitar irritação e danos à pele.
Estimule o paciente a deitar em decúbito dorsal ou ventral periodicamente ao longo do dia.	Promover a circulação venosa, reduzir o edema do coto e evitar contraturas articulares.
Oriente o paciente a evitar cruzar as pernas ou manter a flexão natural do joelho por período prolongado.	Evitar problemas circulatórios.
Lave o soquete todas as noites, com água e sabão suave.	Remover sujidades e resíduos de suor.
Seque bem o soquete antes de aplicá-lo.	Evitar a ruptura da pele.
Use uma pequena escova para limpar a válvula na prótese com soquete a vácuo.	Remover a poeira e facilitar a formação do vácuo.
Mantenha um estoque de meias para coto limpas para facilitar a troca diária das mesmas, assim como uma cobertura de *nylon*, se ela estiver sendo usada.	Promover a higienização e o conforto.
Armazene as meias para coto de lã limpas por vários dias antes de usá-las.	Permitir a restauração da elasticidade da fibra de lã.
Lave a cobertura de *nylon* em água morna com sabão, enxágue-a bem e aperte-a ao longo de sua extensão, antes de secá-la ao ar ambiente; nunca remova a água torcendo a cobertura.	Manter a forma e a integridade.
Recomende ao paciente usar a nova prótese, inicialmente, por breves períodos de tempo e, então, aumentar o tempo de permanência com ela a cada dia.	Prevenir esforço excessivo e danos à integridade da pele.
IMPLEMENTAÇÃO	
Cubra o pé protético com uma meia e um sapato da preferência do paciente.	Coordenar o vestuário e ajudar a conciliar a aparência do membro protético.
Aplique a cobertura de *nylon*, se usada, e a apropriada quantidade ou espessura de meias para coto.	Promover o conforto e ajustar o coto dentro da prótese.
Coloque a cobertura de *nylon* sobre a meia para coto, permitindo que uma longa porção fique sobrando na base do coto (Fig. A).	Ajudar a deslizar o coto para dentro do soquete.

Cobertura de *nylon* cobre a meia para o coto.

(continua)

Conceitos e Habilidades Fundamentais no Atendimento de Enfermagem **579**

Colocando uma prótese de perna   *(continuação)*

IMPLEMENTAÇÃO   *(continuação)*

Fique em pé e posicione o membro protético próximo ao membro residual.	Facilitar a aplicação.
Puxe a sobra da cobertura de *nylon* pela válvula na base do soquete (Fig. B).	Localizar bem o coto dentro da parte mais inferior do soquete.

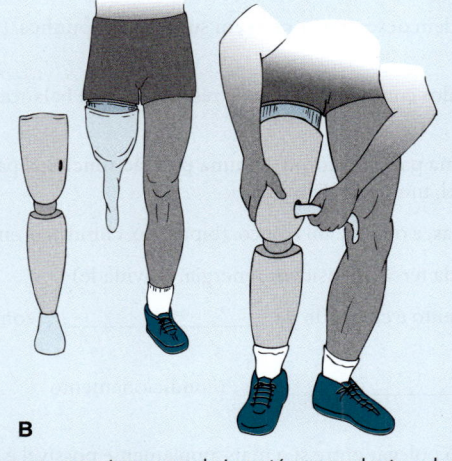

A cobertura de *nylon* é puxada pela válvula do soquete da prótese.

B

Bombeie o coto para cima e para baixo, até que a cobertura de *nylon* seja completamente removida.	Expulsar o ar e criar o vácuo que manterá a prótese fixa ao coto.
Reponha o pino dentro da abertura da válvula.	Assegurar a retenção da sucção a vácuo.
Firme todas as amarras, se estiver sendo usada uma prótese com outro tipo de soquete que não o de sucção.	Fixar a prótese ao coto.

Avaliação

- O tamanho do coto não se modificou.
- A pele está intacta.
- A circulação está adequada, com base na observação de similaridade da cor da pele no coto e no membro remanescente.
- As articulações acima da amputação apresentam amplitude de movimento total.
- A prótese está mecanicamente sólida.
- O paciente deambula sem apresentar desconforto ou lesões.

Documentação

- Cuidado prestado ao coto, bem como suas condições.
- Cuidado prestado ao soquete para o coto.
- Cuidado prestado à prótese, bem como suas condições.
- Nível de desempenho do paciente nos cuidados com o coto e na colocação da prótese.
- Desempenho do paciente na deambulação.

EXEMPLO DE DOCUMENTAÇÃO

Data e hora   Coto lavado e seco pelo paciente. Não há evidências de ruptura da pele. Meias para coto sujas trocadas pela esposa por outras limpas. O interior do soquete da prótese foi limpo e seco. Paciente observado enquanto coloca a prótese sem ajuda. Procedimento completado de modo preciso e apropriado. Deambulou por cerca de 15 minutos, sem perder o equilíbrio ou apresentar outras dificuldades. _____ ASSINATURA / FUNÇÃO

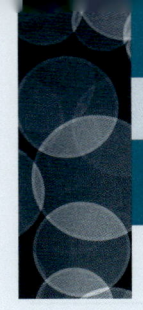

UNIDADE 6
Exercícios finais da Unidade 6 – Capítulos 23, 24, 25 e 26

Seção 1: Revisando o que você aprendeu

Atividade A: *Preencha as lacunas escolhendo a palavra correta entre as opções dadas entre parênteses.*

1. As muletas _____ são usadas por pacientes que não podem descarregar peso em suas mãos e punhos. (axilares, de antebraço, com plataforma)
2. Exercícios _____ são movimentos estacionários realizados contra uma força de resistência. (de balançar os pés na beira do leito, isométricos, isotônicos)
3. A tala _____ é feita de materiais rígidos que mantêm uma parte do corpo em uma posição funcional para evitar contraturas e atrofia muscular durante períodos de imobilidade. (inflável, moldada, de tração)
4. O gesso _____ envolve um ou ambos os braços, ou pernas, e o tórax, ou tronco. (bipartido, cilíndrico, em "*spica*")
5. A força da _____ puxa os objetos na direção do centro da terra. (densidade, energia, gravidade)
6. O encurtamento permanente dos músculos que é resistente ao alongamento é chamado de _____. (contração, contratura, fratura)
7. A capacidade de realizar exercícios físicos de uma pessoa é chamada de _____. (condicionamento cardiorrespiratório, potência, força)
8. O exercício de amplitude de movimento que envolve afastar os dedos e o polegar entre si o mais amplamente possível é chamado de _____. (abdução, adução, flexão)

Atividade B: *Assinale V (Verdadeiro) ou F (Falso) para cada uma das frases abaixo. Corrija as sentenças falsas.*

1. V____ F____ A capacidade dos músculos de responder à estimulação é chamada de força.
2. V____ F____ Os músculos glúteos das nádegas auxiliam na extensão, abdução e rotação da perna.
3. V____ F____ Os aparelhos ortopédicos são dispositivos personalizados ou feitos sob medida para apoiar estruturas enfraquecidas.
4. V____ F____ O gesso bipartido consiste em um gesso para o corpo ou cilíndrico dividido longitudinalmente em duas partes.
5. V____ F____ O cisalhamento da pele é a força exercida contra a superfície e as camadas da pele quando os tecidos deslizam em direções opostas, mas paralelas.
6. V____ F____ O trapézio é uma estrutura metálica retangular pendurada por uma corrente na parte dos pés do leito.
7. V____ F____ A frequência cardíaca alvo indica a frequência cardíaca a ser alcançada durante o exercício.

Atividade C: *Escrever o termo correto para cada descrição abaixo.*

1. Amputação do pé _____.
2. Aparelho metálico inserido através de um ou mais ossos fraturados para estabilizar os fragmentos durante a consolidação _____.
3. Grande gesso cilíndrico que circunda o tronco, em vez de um membro _____.
4. Efeito de tração exercido diretamente sobre o osso pelos fios, pinos ou pinças que se inserem no osso ou através dele _____.
5. Área da engenharia dedicada a promover o conforto, o desempenho e a saúde no trabalho _____.

Conceitos e Habilidades Fundamentais no Atendimento de Enfermagem

Atividade D: *1. Combine os tipos de dispositivos de imobilização mecânica da Coluna A com seus usos na Coluna B.*

Coluna A

1. _____ Talas infláveis
2. _____ Aparelho ortopédico profilático
3. _____ Tração manual
4. _____ Gesso cilíndrico

Coluna B

A. Evita ou reduz a gravidade de uma lesão articular.
B. Impede o movimento para manter o alinhamento durante a consolidação.
C. Controla o sangramento e o edema.
D. Realinha brevemente um osso fraturado ao tracionar o corpo usando a força muscular.

2. Combinar as posições corporais comuns da Coluna A com suas descrições na Coluna B.

Coluna A

1. _____ Decúbito dorsal
2. _____ Decúbito lateral
3. _____ Decúbito ventral
4. _____ Posição de Sims
5. _____ Posição de Fowler
6. _____ Decúbito lateral oblíquo

Coluna B

A. Deitado de barriga para baixo em posição inclinada, com o joelho direito em direção ao tórax.
B. Semissentado.
C. Deitado de lado com o quadril e o joelho da perna de cima flexionados.
D. Deitado de costas.
E. Deitado de barriga para baixo.
F. Deitado de lado.

Atividade E: *1. Diferencie os gessos feitos de gesso de Paris e de fibra de vidro nas categorias identificadas abaixo.*

	Gesso de Paris	*Fibra de vidro*
Aplicação		
Custo		
Durabilidade		
Peso		
Descarga de peso		
Efeito da água		

2. Diferencie o exercício ativo do exercício passivo nas categorias listadas abaixo.

	Exercício ativo	*Exercício passivo*
Definição		
Usos		
Exemplos		

Atividade F: Considere a figura a seguir.

1.

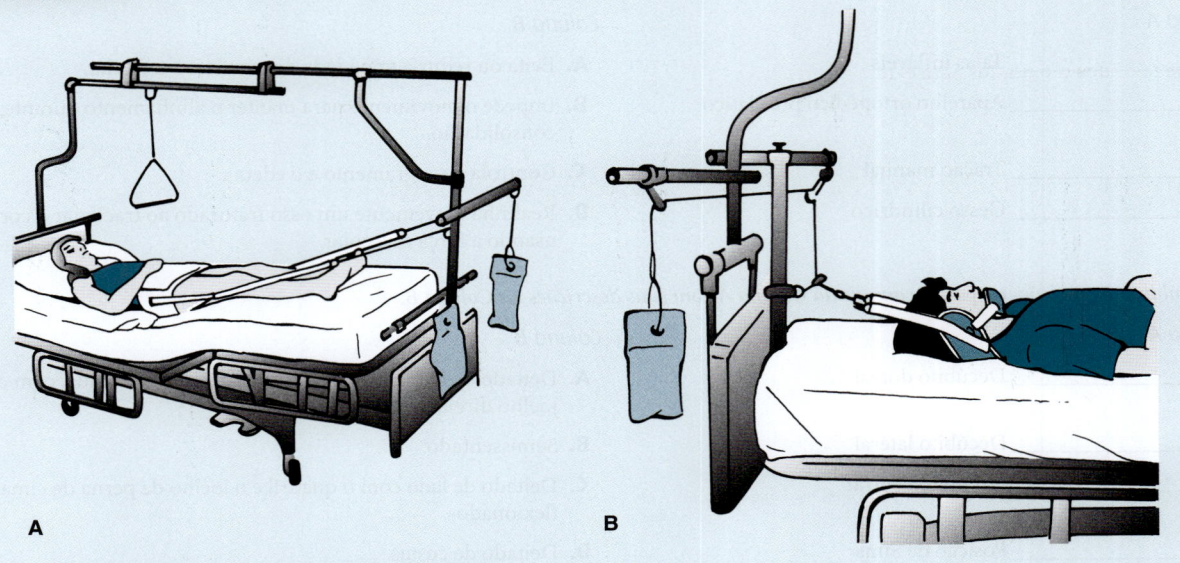

A B

a. Identifique os dispositivos ilustrados na figura.

b. Para que eles são usados?

Atividade G:
O trocanter maior é uma saliência óssea da cabeça do fêmur, perto da articulação quadril. O rolo de trocanter evita que o quadril rode externamente. Escreva nos quadros fornecidos abaixo a sequência correta para uso dos rolos de trocanter.

1. Enrole o lençol em torno do cobertor, de modo que a ponta de cada rolo fique por baixo.

2. Dobre um lençol longitudinalmente em duas ou três partes e coloque-o sob os quadris do paciente.

3. Prenda os rolos próximo de cada quadril e coxa.

4. Permita que a perna se apoie contra o rolo de trocanter.

5. Coloque um protetor de banho enrolado em cada extremidade do lençol, que se estende de cada lado do paciente.

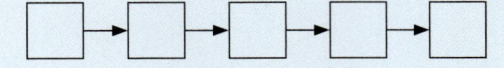

☐ → ☐ → ☐ → ☐ → ☐

Atividade H: Responda as perguntas a seguir.

1. Qual é o propósito de uma mesa ortostática?

2. Quais são as funções da imobilização mecânica de uma parte do corpo?

3. O que é um gesso? Quando ele é usado?

4. Quais são os diagnósticos de enfermagem comuns aplicáveis ao paciente com um dispositivo imobilizador?

5. Como o indivíduo pode manter uma boa postura em pé?

6. Que métodos são usados para evitar o pé equino?

7. Quais são os sete fatores que podem comprometer o condicionamento cardiorrespiratório e a resistência de um paciente?

Seção 2: Aplicando seus conhecimentos

Atividade I: *Dê justificativas para as perguntas a seguir.*

1. Por que o enfermeiro incentiva o paciente que está se ajustando a um membro protético a ficar em decúbito dorsal ou ventral periodicamente durante o dia?

2. Por que os idosos acamados estão propensos a desenvolver problemas de pressão na pele?

3. Por que é importante que o enfermeiro preste um cuidado meticuloso ao local de um pino?

4. Por que a posição de Fowler é útil para o paciente com dispneia?

5. Por que o aparelho de movimentação passiva contínua é usado para a reabilitação de pacientes submetidos à cirurgia de artroplastia do quadril?

Atividade J: *Responda as perguntas a seguir com foco nos papéis e responsabilidades de enfermagem.*

1. O enfermeiro está cuidando de um paciente que está se recuperando de uma cirurgia de quadril e que está aprendendo a deambular com um andador.
    a. Que instruções o enfermeiro deve dar ao paciente em relação ao uso do andador?

    b. Como o enfermeiro ensina as técnicas de sentar e levantar de uma cadeira a esse paciente?

2. O enfermeiro está cuidando de um paciente com uma lesão em chicote.
    a. Como o enfermeiro deve determinar o tamanho do colar cervical para este paciente?

    b. Como o enfermeiro deve avaliar a função neuromuscular do paciente durante a recuperação?

3. O enfermeiro está se preparando para transferir um paciente idoso do leito para a cadeira. Que diretrizes gerais o enfermeiro deve seguir ao auxiliar na transferência desse paciente?

4. O enfermeiro está cuidando de um paciente obeso com sintomas cardiovasculares. O médico prescreveu uma dieta equilibrada e um programa de exercícios que visa a redução do peso do paciente.

    a. Que métodos o enfermeiro pode usar para avaliar o nível de condicionamento cardiorrespiratório do paciente?

    b. Como é calculada a frequência cardíaca alvo do paciente e como o seu condicionamento cardiorrespiratório influencia na prescrição de um equivalente metabólico?

5. O enfermeiro está cuidando de pacientes idosos em uma instituição de cuidados prolongados que conseguem realizar um pouco de atividade física e exercícios regularmente.

    a. Como o enfermeiro pode ajudar a garantir que a ingestão de líquidos é apropriada a esses pacientes?

    b. Como o enfermeiro pode ajudar esses pacientes a se manterem fisicamente ativos?

6. O enfermeiro está cuidando de um paciente que vai precisar usar muletas.

    a. Como o enfermeiro pode garantir que o paciente terá força suficiente para usar as muletas?

    b. Que tipo de exercícios de flexão o enfermeiro deve ensinar ao paciente que ainda está acamado?

Atividade K: *Considere as perguntas a seguir. Discuta-as com seu instrutor ou colegas.*

1. O enfermeiro está cuidando de um paciente de 32 anos que está se adaptando a uma prótese após uma amputação abaixo do joelho direito. O paciente está lutando para aceitar sua condição.
    a. Que ações o enfermeiro pode tomar para garantir que a prótese seja confortável para o paciente?
    b. Como o enfermeiro pode ajudar o paciente a começar a aceitar a amputação e a necessidade de usar a prótese?
2. O enfermeiro está cuidando de uma paciente de 64 anos, com uma perna engessada após uma fratura por queda. A paciente está tomando os analgésicos prescritos para a dor. Ela não tem comido bem e sua mobilidade é restrita.
    a. Que ações o enfermeiro podem tomar em relação à ingestão nutricional e ao uso de analgésicos da paciente?
    b. Quais são as principais preocupações ao cuidar de pacientes idosos engessados?
3. O enfermeiro está cuidando de um paciente com paraplegia, que requer assistência nas atividades de vida diária.
    a. Como o enfermeiro pode ajudar a prevenir a síndrome do desuso?
    b. Que dispositivos de posicionamento podem ser utilizados nesse paciente?
4. O enfermeiro está trabalhando com um paciente que perdeu o movimento de um lado do seu corpo após um acidente vascular encefálico. Que intervenções o enfermeiro pode realizar para manter ou restaurar o uso funcional ao cuidar desse paciente?

Seção 3: Questões de revisão - estilo do NCLEX

Atividade L: *Responda as perguntas a seguir.*

1. O enfermeiro está ensinando um paciente com uma fratura na perna direita a subir escadas com um par de muletas. O que o enfermeiro deve dizer ao paciente?

    a. Suba o degrau com a perna direita

    b. Use o corrimão se ele estiver no lado direito

    c. Segure ambas as muletas pelo pegador com a mão direita

    d. Avance a perna esquerda depois da perna direita

2. O enfermeiro está medindo uma bengala para um paciente idoso que sofreu uma entorse de tornozelo. Qual das seguintes ações do enfermeiro é a correta?

    a. Instruir o paciente a se inclinar para frente

    b. Pedir ao paciente que fique descalço com um apoio

    c. Manter 40 graus de flexão do cotovelo com a mão no cabo da bengala

    d. Mensurar a distância do punho do paciente ao chão

3. Que diretrizes o enfermeiro deve seguir ao colocar uma tala de emergência no paciente? Selecione todas que se aplicam.

    a. Cobrir todas as feridas abertas com material limpo

    b. Limpar a pele com álcool ou acetona

    c. Selecionar um material rígido para fornecer apoio

    d. Usar uma fita adesiva larga para restringir a parte lesada com a tala

    e. Incentivar o paciente a movimentar os dedos ou artelhos com frequência

4. O enfermeiro está cuidando de um paciente com fratura no punho em um gesso cilíndrico. Qual das ações a seguir o enfermeiro deve realizar para obter informações sobre a função neuromuscular do paciente? Selecione todas que se aplicam.

    a. Monitorar a mobilidade dos dedos

    b. Avaliar a sensibilidade nos dedos expostos

    c. Elevar o gesso em travesseiros ou outro apoio

    d. Aplicar uma compressa de gelo no nível da lesão

    e. Pressionar o leito ungueal e observar o tempo que leva para a coloração retornar

5. O enfermeiro está cuidando de um paciente com redução na motricidade, que deve ser transferido para outra unidade do hospital. Que princípios de mecânica corporal o enfermeiro deve seguir para evitar lesionar-se ao transferir o paciente para uma cadeira de rodas? Selecione todas que se aplicam.

    a. Alongue os músculos, tanto quanto possível

    b. Mantenha os pés afastados, fornecendo uma ampla base de apoio

    c. Descanse entre os períodos de esforço

    d. Mantenha os joelhos flexionados

    e. Evite contrair os músculos abdominais

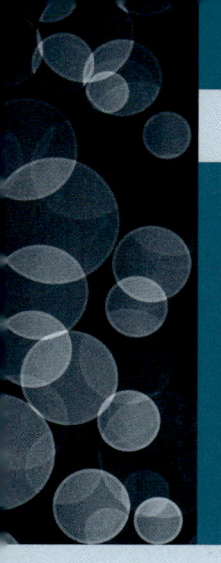

UNIDADE 7
O Paciente Cirúrgico

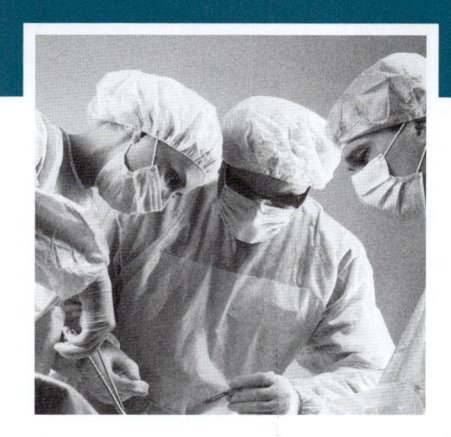

27   Cuidado Perioperatório   588
28   Cuidado de Feridas   610
29   Sondagem Gastrintestinal   635

27 Cuidado Perioperatório

OBJETIVOS DO ENSINO

Ao término deste capítulo o leitor deverá:

1. Definir cuidado perioperatório.
2. Identificar as três fases do cuidado perioperatório.
3. Distinguir a cirurgia no paciente ambulatorial e no paciente internado.
4. Listar, pelo menos, quatro vantagens da cirurgia a *laser*.
5. Discutir dois métodos para doação de sangue antes de um procedimento cirúrgico.
6. Identificar quatro atividades importantes que os enfermeiros realizam em todos os pacientes imediatamente antes da cirurgia.
7. Nomear três assuntos a serem abordados nas orientações pré-operatórias.
8. Explicar a finalidade do uso de meias antiembolismo.
9. Citar três métodos para retirar pelos durante o preparo da pele para uma cirurgia.
10. Relacionar, pelo menos, cinco itens que são verificados no *checklist* pré-operatório.
11. Nomear três partes do departamento cirúrgico utilizadas durante o período transoperatório.
12. Descrever o foco dos cuidados de enfermagem durante o período pós-operatório imediato.
13. Oferecer quatro exemplos de complicações pós-operatórias comuns.
14. Discutir o propósito do uso de um aparelho de compressão pneumática.
15. Descrever, pelo menos, dois itens presentes nas informações incluídas nas orientações para alta de pacientes pós-cirúrgicos.
16. Discutir, no mínimo, duas maneiras em que os cuidados cirúrgicos dos idosos diferem daqueles oferecidos a outras faixas etárias.

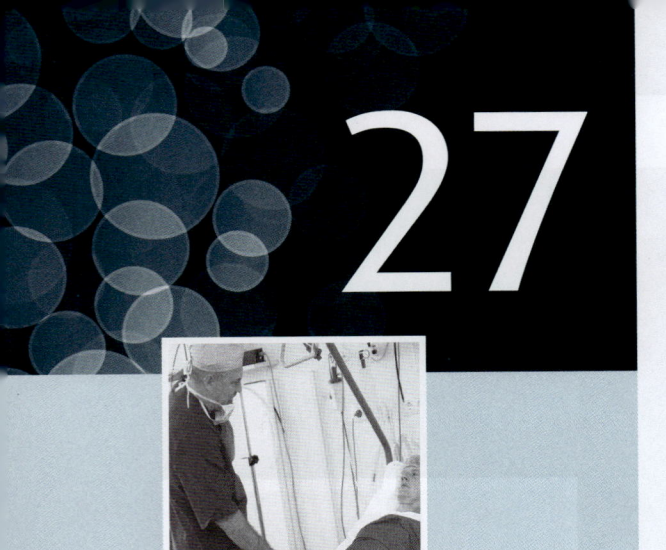

TERMOS PRINCIPAIS

Anestesiologista
Anestesista
Aparelho de compressão pneumática
Atelectasia
Checklist pré-operatório
Cirurgia em paciente ambulatorial
Cirurgia em paciente internado
Consentimento informado
Creme depilatório
Cuidado perioperatório
Cuidado pós-operatório
Doadores direcionados
Êmbolos
Fármacos de reversão
Julgamento substituto
Meias antiembolismo
Menores emancipados
Microabrasões
Orientações para a alta
Período pós-operatório
Período pré-operatório
Período transoperatório
Plumagem
Pneumonia
Sala de espera da ala cirúrgica
Sala de preparo
Sedação consciente
Tosse forçada
Transfusão autóloga
Tromboflebite
Trombos
Unidade de cuidados pós-anestésicos

O **cuidado perioperatório** (cuidado que os pacientes recebem antes, durante e depois de uma cirurgia) é único. A tendência atual é fazer esse período ser o mais curto possível. Esta tendência é conduzida pelos esforços para controlar os custos dos cuidados com a saúde, facilitando a recuperação do paciente no conforto e apoio de seu ambiente doméstico. Este capítulo discute as responsabilidades gerais que os enfermeiros assumem quando assistem pacientes nos períodos pré, trans e pós-operatório, que compõem o cuidado perioperatório.

Considerações gerontológicas

- Os idosos podem apresentar problemas crônicos de saúde, o que pode aumentar a complexidade do cuidado nos períodos pré, trans e pós-operatório.

TABELA 27.1 Tipos de cirurgias de acordo com sua urgência

TIPO	DESCRIÇÃO	EXEMPLO
Opcional	A cirurgia é realizada por solicitação do paciente.	Cirurgia com fins estéticos
Eletiva	A cirurgia é planejada conforme a conveniência do paciente. A desistência de realizá-la não resulta em uma catástrofe.	Cirurgia para remoção de um cisto superficial
Necessária	A cirurgia é necessária e deve ser feita sem demora.	Cirurgia para remoção de uma catarata
Urgente	É necessário realizar a cirurgia o quanto antes, em 1 ou 2 dias, se possível.	Cirurgia para remoção de um tumor maligno
De emergência	É necessário realizar a cirurgia imediatamente para a sobrevivência.	Cirurgia para aliviar uma obstrução intestinal

PERÍODO PRÉ-OPERATÓRIO

O **período pré-operatório** tem início quando os pacientes ou seus familiares, em uma situação de emergência, são informados da necessidade da cirurgia, sendo concluído quando eles são transportados para a sala cirúrgica. Esse período pode ser curto ou longo; um dos principais fatores que afetam sua duração é a urgência relativa à realização da cirurgia (Tab. 27.1).

Cirurgia no paciente internado

A cirurgia é realizada por vários motivos (Tab. 27.2). **Cirurgia em paciente internado** é o termo empregado para os procedimentos realizados no paciente internado no hospital, cuja expectativa é permanecer pelo menos uma noite, e que necessita de cuidados de enfermagem por mais de um dia após a cirurgia. Todos, a não ser os pacientes graves, costumam ser internados na manhã do dia da cirurgia.

Muitos pacientes internados para serem submetidos a uma cirurgia realizam exames laboratoriais e testes diagnósticos antecipadamente. Alguns já terão até conversado com um **anestesiologista** (médico que administra os agentes químicos que eliminarão temporariamente a sensibilidade e a dor; Tab. 27.3) ou com um **NR** (enfermeiro especialista que administra anestesia sob a supervisão de um médico). A maior parte deles terá recebido orientações pré-operatórias do enfermeiro que trabalha junto com o cirurgião, no consultório, ou de um enfermeiro do próprio hospital.

Cirurgia no paciente ambulatorial

A **cirurgia no paciente ambulatorial**, também chamada de *cirurgia em paciente externo* ou *cirurgia ambulatorial*, refere-se aos procedimentos cirúrgicos realizados nos pacientes que retornam para casa no mesmo dia. Em geral, ela é reservada para aqueles que se encontram em ótimo estado de saúde, nos quais espera-se que a recuperação não tenha surpresas. As vantagens e desvantagens das cirurgias em pacientes ambulatoriais estão listadas na Tabela 27.4.

As unidades de cirurgia ambulatorial estão localizadas dentro do hospital ou em um prédio anexo de propriedade da instituição. Outras unidades estão localizadas em centros independentes, não pertencentes a um hospital. O paciente permanece no quarto apenas por breve período, tendo alta no meio da tarde ou no começo da noite quando (1) mostrar-se desperto e alerta, (2) os sinais vitais estiverem estáveis, (3) a dor e as náuseas estiverem controladas, (4) houver absorção de líquidos orais, (5) eliminar uma quantidade satisfatória de urina e (6) tiver recebido orientações para alta. Caso ocorra alguma complicação, o paciente é transferido e admitido em uma unidade hospitalar.

Os procedimentos ambulatoriais têm aumentado drasticamente em função dos avanços as técnicas (como aquelas utilizando endoscópios, um instrumento para a realização de procedimentos internos, no lugar de procedimentos que requerem uma incisão; Cap. 14) e *lasers*; métodos de anestesia; reembolsos esperados; do *managed care*; e de modificações nas coberturas do plano de saúde (Smeltzer & Bare, 2009).

Cirurgia a *laser*

O acrônimo *laser* significa "*l*ight *a*mplification by the *s*timulated *e*mission of *r*adiation" (amplificação luminosa pela emissão estimulada de radiação). O *laser* converte uma substância líquida, sólida ou gasosa em luz. Quando focalizada, a energia luminosa é convertida em calor, causando a evaporação do tecido e a coagu-

TABELA 27.2 Razões para uma cirurgia

TIPO DE CIRURGIA	PROPÓSITO	EXEMPLOS
Diagnóstica	Remoção e exame de tecido para realização de diagnóstico	Biópsia mamária Biópsia de lesão cutânea
Exploratória	Meio mais abrangente para diagnosticar um problema; normalmente envolve a exploração de uma cavidade corporal ou o uso de endoscópios inseridos através de pequenas incisões	Exploração abdominal devido a dor não explicada Laparoscopia exploratória
Curativa	Remoção ou substituição de um tecido defeituoso, a fim de restaurar sua função	Colecistectomia Artroplastia total de quadril
Paliativa	Alívio de sintomas ou melhora da função, sem ocorrência de cura	Ressecção de um tumor para aliviar a compressão e a dor
Estética	Correção de defeitos, melhora da aparência ou alteração dos traços físicos	Rinoplastia Correção de fenda labial Mamoplastia

TABELA 27.3 Tipos de anestesia

TIPO	DESCRIÇÃO
Anestesia geral	Elimina toda a sensibilidade e a consciência, assim como a memória relacionada ao evento
Inalatórios	Incluem gases ou líquidos voláteis
Injetáveis	Administrados por via intravenosa
Anestesia regional	Bloqueia a sensibilidade em uma área, mas a consciência não é afetada
Espinal (inclui a epidural)	Elimina a sensibilidade nos membros inferiores, no abdome inferior e na pelve
Local	Bloqueia a sensibilidade em uma área circunscrita de pele e tecido subcutâneo
Tópica	Inibe a sensibilidade nos tecidos epiteliais, como a pele e as mucosas, no local em que foi aplicada

lação dos vasos sanguíneos. Exemplos incluem o *laser* de dióxido de carbono, o de argônio, o de rubi e o de ítrio-alumínio-granada (YAG).

A cirurgia a *laser* é empregada como uma alternativa a muitas técnicas cirúrgicas convencionais anteriores, como a correção de descolamento da retina, a remoção de tatuagens e a revascularização do músculo cardíaco isquêmico (em vez de um enxerto cirúrgico de *bypass* de artéria coronariana). A cirurgia a *laser* oferece vantagens como:

- Custo-efetividade
- Menor necessidade de anestesia geral
- Incisões menores
- Perda mínima de sangue
- Redução do edema
- Menos dor
- Menor incidência de infecção nas incisões
- Cicatrizes menores
- Menor período de recuperação

TABELA 27.4 Vantagens e desvantagens da cirurgia ambulatorial

VANTAGENS	DESVANTAGENS
Reduz os custos cirúrgicos, devido ao menor uso dos serviços hospitalares	Reduz o tempo para o estabelecimento da relação enfermeiro-paciente
Reduz o tempo longe de casa, da escola ou do local de trabalho	Exige uma orientação pré-operatória intensiva em um curto período de tempo
Interfere menos na rotina diária do paciente	Reduz a oportunidade de reforço da orientação e de resposta a questionamentos
Proporciona potencial para mais repouso e sono antes e após a cirurgia	Permite menos atrasos na avaliação e no preparo do paciente, quando ele chega para a cirurgia
Permite mais oportunidade para contato com a família e seu apoio	Requer que os cuidados do paciente após a alta sejam realizados por pessoas não preparadas

A tecnologia a *laser* exige precauções singulares quanto à segurança, como proteção ocular, contra fogo, calor e vapores. Dependendo do tipo de *laser* usado, todos – inclusive o paciente – devem usar óculos de proteção. Em alguns casos, o uso de óculos de grau com proteção lateral é suficiente, mas não é permitida a utilização de lentes de contato.

Visto que o *laser* produz calor, fogo e descarga elétrica, a segurança contra incêndios deve ser maior. Substâncias voláteis, como o álcool e a acetona, não são usadas nas proximidades do *laser*, pela sua inflamabilidade. Os instrumentos cirúrgicos podem ser esmaltados em negro para evitar a absorção da luz dispersada, que os aquecem. Por vezes, mesmo os dentes dos pacientes são cobertos com protetores bucais plásticos ou de borracha para resguardar as obturações metálicas. Pelo mesma razão, não podem ser usadas joias.

Quando o *laser* é usado, libera uma **plumagem** (substância composta de tecido vaporizado, dióxido de carbono e água) que pode conter células intactas. A plumagem é acompanhada de fumaça, odor forte e (em algumas pessoas) causa ardência e prurido nos olhos. Os efeitos tardios não são prejudiciais e normalmente podem ser reduzidos com o uso de eliminadores de fumaça. A maior preocupação envolve as consequências da inalação da plumagem. As células que sobrevivem na plumagem inalada podem conter vírus, incluindo possivelmente o HIV. Embora não haja documentação de casos de transmissão do HIV por meio dos *lasers*, as máscaras respiratórias de alta eficiência (Cap. 22) são melhores do que as cirúrgicas convencionais na redução do risco de transmissão de infecções.

Consentimento informado

Independentemente de a cirurgia ser realizada do modo convencional por endoscópio ou a *laser*, os pacientes, em geral, sentem medo e ansiedade. Eles têm, com frequência, vários questionamentos e ideias preconcebidas sobre o que envolve uma cirurgia. Os profissionais que oferecem os cuidados de saúde podem responder a algumas dessas questões. Todavia, o médico é responsável por fornecer informações sobre o **consentimento informado** (permissão dada pelo paciente depois que os riscos, os benefícios e as alternativas foram explicados; consulte o Cap. 14). Um formulário assinado, comumente testemunhado por um enfermeiro, constitui evidência de que o consentimento foi obtido (Fig. 27.1).

Caso o paciente esteja confuso, inconsciente ou com alterações mentais, seu cônjuge, parente consanguíneo próximo ou a pessoa portadora de uma procuração permanente de cuidados de saúde deve assinar o termo de consentimento. Se ele estiver sob efeito de fármacos psicoativos, como um narcótico, ou intoxicado por álcool, a obtenção do consentimento precisa ser adiada até que o fármaco seja metabolizado. Em situações de risco iminente à vida, a justiça pode dispensar a necessidade de obter um consentimento escrito ou verbal por parte do paciente que requer cirurgia de urgência, com base no julgamento substituto; isto é, o juiz acredita que se o paciente tivesse condições de dar seu consentimento, ele o daria. Consulte o Capítulo 14 para verificar os elementos que constituem um consentimento informado.

Se o paciente é menor de 18 anos, um dos pais ou responsável legal pode assinar o termo de consentimento. Em casos de emergência, a equipe de saúde esforça-se ao máximo para tentar consegui-lo, por telefone, telegrama ou fax. Adolescentes com menos de 18 anos, que vivem sozinhos e proveem seus sustentos,

THREE RIVERS AREA HOSPITAL
THREE RIVERS, MICHIGAN 49093

AUTORIZAÇÃO PARA TRATAMENTO MÉDICO
E/OU
CIRÚRGICO

Data *18 de julho 1988* Hora *14h 30min*

Eu, abaixo assinado, paciente do Three Rivers Area Hospital, por meio deste autorizo o *Dr. Robert Morrison, M.D.* (e quem quer que ele possa designar como seu assistente) a administrar o tratamento que for necessário e a realizar a seguinte cirurgia: *Laparotomia Exploratória e Apendicectomia*

(Nome da cirugia e/ou do procedimento)

e as cirurgias ou procedimentos adicionais considerados necessários terapeuticamente, com base nos achados durante o curso da acima mencionada cirurgia, com a seguinte exceção: *Nenhuma.*

Eu ainda permito a administração de anestesias necessárias, com exceção de *Nenhuma.*

(Nenhuma, espinal ou outra).

Por meio deste, certifico que li e compreendi na íntegra a AUTORIZAÇÃO PARA TRATAMENTO MÉDICO E/OU CIRÚRGICO, as razões pelas quais a cirurgia acima citada é necessária, suas vantagens e possíveis complicações, caso ocorram, bem como possíveis modos alternativos de tratamento, que forem explicados a mim pelo Dr. *Morrison.*

Também certifico que não foi dada qualquer garantia ou certeza de que os resultados venham a ser obtidos.

Gary Holmes — (Paciente ou parente mais próximo)

Judi Ebbert RN — (Testemunha)

(Parentesco)

Eu, por meio deste, certifico que expliquei a *Gary Holmes* um paciente do Three Rivers Area Hospital) as razões pelas quais a cirurgia acima citada é entendida como necessária, suas vantagens e prováveis complicações, caso venham a ocorrer, bem como possíveis modos alternativos de tratamento.

Robert Morrison, M.D. — (Assinatura do Cirurgião)

18/07/88 — (Data)

FIGURA 27.1 Termo de consentimento cirúrgico.

são considerados **menores emancipados** e podem assinar seus próprios termos de consentimento.

Cada enfermeiro deve estar familiarizado com as políticas institucionais e leis estaduais acerca do termo de consentimento. O paciente precisa assiná-lo antes de receber qualquer sedativo pré-operatório. Quando o paciente ou pessoa designada tiver assinado a permissão, uma testemunha adulta também deve fazê-lo, de modo a indicar que a assinatura foi dada de modo voluntário. Essa testemunha normalmente é um membro da equipe de saúde ou um funcionário do setor de admissão. O enfermeiro é responsável por assegurar que todas as partes envolvidas tenham assinado o termo de consentimento e que este permaneça no prontuário do paciente antes que ele vá à sala cirúrgica.

Doação de sangue pré-operatória

O risco baixo de se contrair o HIV a partir de uma transfusão de sangue é, às vezes, discutido durante o período pré-operatório. Embora o sangue doado pelas pessoas seja testado para vários elementos patógenos, incluindo HIV e hepatite B, o potencial, embora pequeno, para aquisição de uma doença de origem sanguínea ainda existe. Por isso, alguns pacientes que serão submetidos a procedimentos cirúrgicos doam seu próprio sangue antes de realizá-lo. O sangue pré-doado é mantido em reserva para a eventualidade de o paciente necessitar de transfusão sanguínea durante ou após uma cirurgia. A recepção do próprio sangue é chamada de **transfusão autóloga** (autodoação de sangue). Ela também pode ser obtida reciclando-se o sangue do paciente perdido, durante ou imediatamente após o procedimento cirúrgico.

Esse sangue reciclado é aspirado, purificado e filtrado por dispositivos de coleta.

Os pacientes que não tenham tempo hábil ou as condições de saúde exigidas para a autodoação podem selecionar **doadores direcionados** (doadores de sangue escolhidos entre amigos e parentes). Irmãos de pacientes não devem fazer essa doação. Isso pode excluí-los como futuros doadores de órgãos ou tecidos para o paciente, já que os antígenos presentes no sangue transfundido sensibilizam o receptor, aumentando os riscos de rejeição desses elementos. Parceiros sexuais de uma mulher em idade fértil também não devem fazer a doação direcionada, a fim de evitar a possibilidade de reações de anticorpos contra o feto, no caso de uma futura gestação.

A maior parte das autoridades acredita que receber sangue de doadores direcionados não é mais seguro do que recebê-lo de estranhos. Embora a pré-doação de sangue seja comum nos Estados Unidos, os critérios para doadores autólogos e direcionados (Tab. 27.5) podem variar entre as regiões e os hospitais. Já que os doadores direcionados devem atender aos mesmos critérios das doações em geral, se o receptor intencionado não usar o sangue, ele é liberado para o público e pode ser usado por qualquer outra pessoa.

Cuidado pré-operatório imediato

Apesar de algumas atividades pré-cirúrgicas serem feitas nas semanas anteriores, outras devem ser realizadas imediatamente antes do procedimento. Durante o período pré-operatório imediato – poucas horas antes da cirurgia – várias tarefas importantes devem ser realizadas: realização da avaliação de enfermagem, fornecimento de orientações pré-operatórias, execução de métodos de preparação física, administração de medicamentos, assistência no preparo psicossocial e no preenchimento da lista de cuidados pré-operatórios (*checklist*).

Avaliação de enfermagem

Os enfermeiros partilham com os médicos a responsabilidade pela avaliação pré-operatória dos pacientes. A avaliação varia dependendo da urgência da cirurgia e se o paciente é admitido no mesmo dia do procedimento ou antes desta data. Embora a avaliação do paciente cirúrgico seja sempre necessária, circunstâncias particulares ditam a extensão desse processo. Pode não haver tempo suficiente para a realização de uma avaliação detalhada.

Quando a cirurgia não for de urgência, o enfermeiro coleta uma história abrangente e realiza um amplo exame físico do paciente. Ele avalia seu nível de compreensão quanto ao procedimento cirúrgico, suas expectativas em relação ao pós-operatório e a capacidade que ele possui de participar da própria recuperação. O enfermeiro também leva em consideração as necessidades culturais do paciente, especialmente aquelas relacionadas às crenças sobre a cirurgia, sua privacidade individual e a presença de familiares nas fases pré e pós-operatória. O profissional pode, ainda, questionar o paciente que vive sob fortes influências culturais acerca de seus sentimentos sobre a extirpação de partes de seu corpo e sobre as transfusões sanguíneas.

Na admissão, o enfermeiro revisa as orientações pré-operatórias, como as restrições dietéticas e de ingestão de líquidos, o preparo da pele e intestinal, e a restrição ou autoadministração de medicamentos, para garantir que o paciente as siga corretamente. Caso ele não tenha realizado alguma delas, o enfermeiro deve informar o cirurgião imediatamente.

Considerações gerontológicas

- O paciente idoso deve ser orientado a tomar os medicamentos habituais antes de procedimentos cirúrgicos e em relação a retomar a medicação habitual ou utilizar novos fármacos após a cirurgia.

Considerações farmacológicas

- Muitos pacientes fazem uso de terapia anticoagulante – incluindo a autoadministração de baixas doses de aspirina – e pode ser preciso que isso seja abordado como uma consideração pré-operatória. Avalie se o paciente usa aspirina e fármacos contendo salicilatos. O ibuprofeno (Advil) e o naproxeno (Aleve) também podem aumentar o risco de efeitos colaterais gastrintestinais (GI), como as hemorragias. É necessário investigar as terapias alternativas, como os fitoterápicos (p. ex., *ginkgo*, *ginseng*), porque elas podem aumentar o risco de hemorragia pós-operatória.

O enfermeiro também identifica os riscos potenciais do paciente para apresentar complicações durante ou após a cirurgia. Certos fatores de risco cirúrgicos aumentam a probabilidade de ocorrência de complicações perioperatórias:

TABELA 27.5 Critérios para doação de sangue autóloga e direcionada

DOAÇÃO DE SANGUE AUTÓLOGA	DOAÇÃO DE SANGUE DIRECIONADA
Para prover o sangue para si mesmo, o doador deve:	**Para ser um doador direcionado, a pessoa deve:**
Ter uma recomendação médica	Ter no mínimo 18 anos de idade
Apresentar um hematócrito dentro de uma variação segura	Atender a todos os critérios necessários a um doador comum
Não ter infecções no momento da doação	Ter o mesmo tipo sanguíneo do receptor potencial ou um dos tipos que seja compatível
Atingir o peso mínimo requerido pelo centro de coleta de sangue	Não ter recebido uma transfusão sanguínea nos últimos 6 meses
Doar entre 40 de 3 dias antes da data prevista de uso	Doar 20 a 3 dias antes da data prevista de uso
Doar com uma frequência inferior de 3 a 5 dias; de preferência, uma vez por semana	Não apresentar patógenos sanguíneos nem comportamentos de risco
Assumir a responsabilidade pelos custos dos procedimentos descritos anteriormente, mesmo que o sangue não seja usado	
Ser alertado de que o sangue será descartado se não for usado	

- Extremos de idade
- Desidratação
- Desnutrição
- Obesidade
- Tabagismo
- Diabetes
- Doenças cardiopulmonares
- Uso abusivo de álcool ou uso de drogas ilícitas
- Predisposição a sangramentos
- Baixa contagem de hemácias e de hemoglobina
- Gravidez

Alguns problemas, como uma elevação inexplicável da temperatura, dados laboratoriais anormais, presença de doença infecciosa ou desvios significativos nos sinais vitais, são motivos para o adiamento ou cancelamento do procedimento cirúrgico (Tab. 27.6).

Orientação pré-operatória

A orientação pré-operatória varia conforme o tipo de cirurgia e a duração da hospitalização. Os pacientes no período pré-operatório estão alertas, com pouca ou nenhuma dor, o que facilita sua participação neste processo. Saber o que esperar dos pacientes e seus familiares pode otimizar a recuperação cirúrgica.

São exemplos de informações que fazem parte da orientação pré-operatória:

- Fármacos pré-operatórios – quando eles são administrados e quais seus efeitos
- Controle da dor pós-operatória
- Explicação e descrição da sala de recuperação pós-anestésica ou da área pós-cirúrgica
- Discussão da frequência da avaliação dos sinais vitais e do uso de equipamentos de monitoramento

O enfermeiro também explica e demonstra como realizar a respiração profunda, a tosse e os exercícios com as pernas.

Respiração profunda

A respiração profunda, um modo de ventilação controlada que abre e preenche passagens de ar de pequeno calibre dos pulmões (Cap. 21), é especialmente vantajosa aos pacientes cirúrgicos submetidos à anestesia geral ou que respiram de maneira superficial após uma cirurgia devido à dor. A respiração profunda reduz o risco pós-operatório de complicações respiratórias como a **atelectasia** (áreas do pulmão em colapso, sem ar) e a **pneumonia** (infecção pulmonar), sendo que ambas podem levar à hipoxemia.

O enfermeiro pratica a respiração profunda com os pacientes antes que eles sejam submetidos à cirurgia (Fig. 27.2). Essa

TABELA 27.6 Fatores de risco cirúrgico e possíveis complicações

VARIÁVEL	POSSÍVEL COMPLICAÇÃO
Idade Muito jovem – Imaturidade dos sistemas de órgãos e mecanismos de regulação	Obstrução respiratória, sobrecarga de líquidos, desidratação, hipotermia e infecção
Idoso – Degeneração de múltiplos órgãos e mecanismos regulatórios desacelerados	Diminuição do metabolismo e da excreção dos anestésicos e analgésicos, sobrecarga de líquidos, insuficiência renal, formação de coágulos sanguíneos, cicatrização retardada, infecção, confusão mental e complicações respiratórias
Estado Nutricional Desnutrido – Baixo peso e deficiências nutricionais	Desequilíbrios hidroeletrolíticos, arritmias cardíacas, cicatrização retardada e infecções de feridas
Obeso – Sistema cardiovascular sobrecarregado, circulação diminuída e função pulmonar reduzida	Atelectasia, pneumonia, coágulos sanguíneos, cicatrização retardada, infecção da ferida, metabolismo lento e excreção de anestésicos e analgésicos
Uso Abusivo de Substâncias Álcool, tabaco, sedativos – Alteração na função respiratória, no estado nutricional ou na função hepática	Atelectasia, pneumonia, eficácia alterada de anestésicos e analgésicos, interações medicamentosas e abstinência de drogas
Problemas Médicos *Imunológicos* – Alergias e imunodepressão secundárias à corticoterapia, transplantes, quimioterapia ou doenças como a aids	Reações adversas a medicamentos, a transfusões de sangue ou a látex; infecção
Respiratórios – Problemas respiratórios agudos e crônicos e história de tabagismo	Atelectasia, broncopneumonia e insuficiência respiratória
Cardiovasculares – Hipertensão, doença arterial coronariana e doença vascular periférica	Hipotensão, hipertensão, sobrecarga de líquidos, insuficiência cardíaca congestiva, choque, arritmias, infarto do miocárdio, acidente vascular encefálico e coágulos sanguíneos
Hepáticos – Disfunção hepática	Atraso no metabolismo do fármaco levando à toxicidade por fármacos, alteração nos mecanismos de coagulação levando a sangramento ou hemorragia excessiva, confusão mental e aumento do risco de infecção
Renais – Doença renal, insuficiência renal crônica e falência renal	Desequilíbrios hidroeletrolíticos, insuficiência cardíaca congestiva, arritmias, excreção lenta de fármacos levando à toxicidade por fármacos
Endócrinos – Diabetes	Hipoglicemia, hiperglicemia, hipocalemia, infecção e cicatrização de feridas retardada

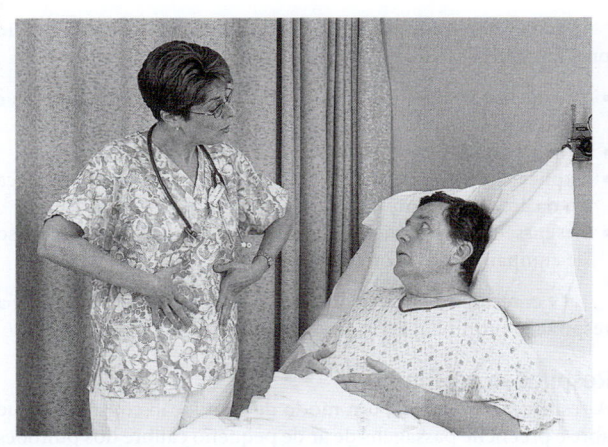

FIGURA 27.2 Ensinando como realizar uma respiração profunda. (Foto de B. Proud.)

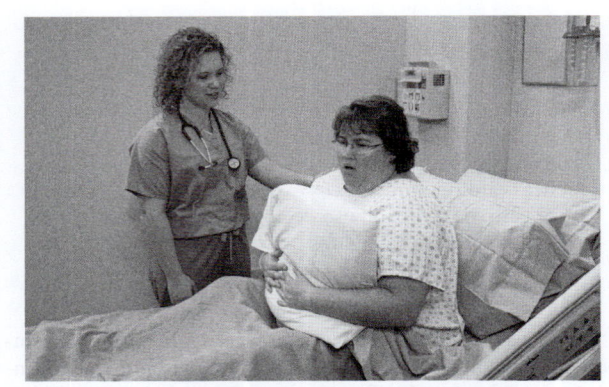

FIGURA 27.3 Ensinando o paciente a firmar a incisão cirúrgica enquanto tosse. (Foto de Ken Kasper.)

técnica envolve inspirar profundamente, usando a musculatura abdominal, segurar o ar por alguns segundos e expirá-lo lentamente. Entreabrir os lábios pode prolongar o período de expiração. Além disso, também podem ser usados espirômetros de incentivo (Cap. 21) para promover a respiração profunda.

Tosse

Secreções respiratórias espessas frequentemente acompanham uma ventilação prejudicada. Tossir é um método natural de remoção dessas secreções das vias respiratórias. A respiração profunda isolada, às vezes, é suficiente para produzir uma tosse espontânea. A **tosse forçada** (tosse proporsital) pode não ser necessária a todos os pacientes no pós-operatório. Ela é mais adequada no caso de pacientes com sons pulmonares reduzidos ou úmidos ou que produzem um muco espesso. Todavia, todos os pacientes precisam ser preparados para a possibilidade de terem de realizar essa técnica e receber orientações sobre ela (Ensinando o paciente e a família 27.1).

A tosse é dolorosa para os pacientes com incisões torácicas ou abdominais. A administração de medicação para dor aproximadamente 30 minutos antes do exercício de tosse ou a compressão da incisão (como forma de apoio) durante a tosse pode reduzir o desconforto. Os métodos de compressão incluem a pressão da incisão com ambas as mãos, a pressão de um travesseiro colocado sobre a incisão ou o enrolar de uma toalha de banho em volta do paciente (Fig. 27.3).

Exercícios com as pernas

Os exercícios com as pernas ajudam a promover a circulação e a reduzir a possibilidade da formação de **trombos** (coágulos sanguíneos estacionários) no interior das veias. Os coágulos sanguíneos formam-se quando a circulação venosa é lenta e quando o componente líquido do sangue se encontra reduzido. Os pacientes cirúrgicos têm predisposição a essas duas condições. Esses pacientes apresentam um volume circulatório reduzido devido à restrição de líquidos e alimentos antes da cirurgia e em consequência de perdas sanguíneas durante a mesma. Além disso, o sangue tende a se acumular nos membros inferiores em função da posição estacionária mantida durante a cirurgia e à relutância do paciente em movimentar-se logo após o procedimento. Com o uso de exercícios de pernas, os esforços para reduzir as complicações circulatórias podem ser implementados precocemente, assim que o paciente se recuperar da anestesia (Ensinando o paciente e a família 27.2).

As **meias antiembolismo** são meias elásticas compressivas que vão até os joelhos ou até as coxas. Às vezes, elas são chamadas de meias para doenças embólicas (TED). Seu uso ajuda a prevenir o surgimento de trombos e **êmbolos** (coágulos san-

---

Ensinando o paciente e a família 27.1
Realizar uma tosse forçada

O enfermeiro ensinará os seguintes pontos ao paciente e à sua família:
- Sente-se ereto.
- Faça uma respiração lenta e profunda pelo nariz.
- Faça com que a porção inferior do abdome se eleve o máximo possível.
- Incline-se levemente para frente.
- Expire lentamente pela boca.
- Encolha a musculatura abdominal para dentro.
- Repita, mas dessa vez tussa três vezes em sequência, ao mesmo tempo em que expira.

Ensinando o paciente e a família 27.2
Realizar exercícios com as pernas

O enfermeiro ensinará os seguintes pontos ao paciente e a sua família:
- Sente-se com a cabeça levemente elevada e as pernas estendidas.
- Flexione um dos joelhos. Eleve e segure a perna acima do colchão por alguns segundos (Fig. 27.4).
- Estenda a perna erguida.
- Baixe gradativamente a perna de volta ao leito.
- Faça o mesmo com a outra perna.
- Repouse ambas as pernas sobre o leito.
- Incline os artelhos na direção do colchão e, depois, na direção da cabeça.
- Movimente ambos os pés em círculos, em sentido horário e, depois, na direção contrária.
- Repita os exercícios cinco vezes, pelo menos a cada duas horas, enquanto estiver acordado.

Preparação física

Dependendo de quando o paciente é internado no hospital ou na instituição em que será realizado o procedimento cirúrgico, o enfermeiro pode realizar alguns preparativos para a cirurgia, que incluem o preparo da pele, a observação das eliminações, a restrição da ingesta hídrica e alimentar, o cuidado com os bens do paciente, a colocação das roupas cirúrgicas no paciente e a organização das próteses.

Preparo da pele

Esse preparo envolve a limpeza da pele e, em alguns casos, a remoção dos pelos, pois ambos são reservatórios de microrganismos (Habilidade 27.2). A meta é reduzir a presença de bactérias transitórias e residentes, sem comprometer a integridade da pele. A redução das bactérias ajuda a prevenir infecções das feridas pós-operatórias.

Nas cirurgias eletivas, o paciente pode ser solicitado a tomar banho em casa duas vezes ao dia com gluconato de clorexidina, com tempo de contato de no mínimo 2 minutos; secar-se com uma toalha limpa, seca e fresca; e vestir roupas limpas depois (AORN, 2008). Os pelos normalmente não são removidos antes de procedimentos cirúrgicos, a não ser que possam interferir na incisão. A tricotomia provoca **microabrasões** (cortes minúsculos que oferecem uma porta de entrada a microrganismos). Por essa razão, muitas instituições estão trocando as lâminas por tricotomizadores elétricos ou à bateria para remover os pelos. Os **cremes depilatórios**, produtos químicos que removem pelos, são outra alternativa, mas seu uso está associado à irritação da pele e reações alérgicas. Alguns especialistas acreditam que a simples lavagem da pele e dos pelos é suficiente para prevenir infecções (Joanna Briggs Institute, 2007; Pfiedler Enterprises, 2009).

> ▶ *Pare, Pense e Responda - Quadro 27.2*
> *Correlacione o potencial para transmissão de uma infecção usando uma lâmina de barbear no preparo pré-cirúrgico da pele com o ciclo do processo infeccioso discutido no Capítulo 10.*

Eliminações

O enfermeiro pode necessitar inserir uma sonda vesical de demora (Cap. 30) como preparo pré-operatório para algumas cirurgias, em especial aquelas realizadas na porção inferior do abdome. Uma bexiga distendida aumenta os riscos de traumas a esse órgão e dificulta a realização do procedimento. A sonda mantém a bexiga vazia durante a cirurgia. Se ela não for inserida, o enfermeiro orienta o paciente a urinar imediatamente antes de receber a medicação pré-operatória.

Enemas ou laxantes podem ser prescritos para promover a limpeza intestinal (Cap. 31), caso o paciente seja submetido a uma cirurgia abdominal ou pélvica. Um intestino limpo permite a melhor visualização do campo operatório e evita que ele seja traumatizado ou que haja contaminação acidental da cavidade abdominal com fezes. Um enema de limpeza ou laxantes são prescritos na noite anterior à cirurgia e podem ser repetidos na manhã do procedimento. Se uma cirurgia intestinal estiver agendada, talvez sejam prescritos antibióticos para destruir os microrganismos do local.

Ingestão hídrica e alimentar

O médico fornece orientações específicas sobre o tempo de duração das restrições alimentar e hídrica no período pré-operatório. O jejum de alimentos e de água a partir da meia-noite antes da

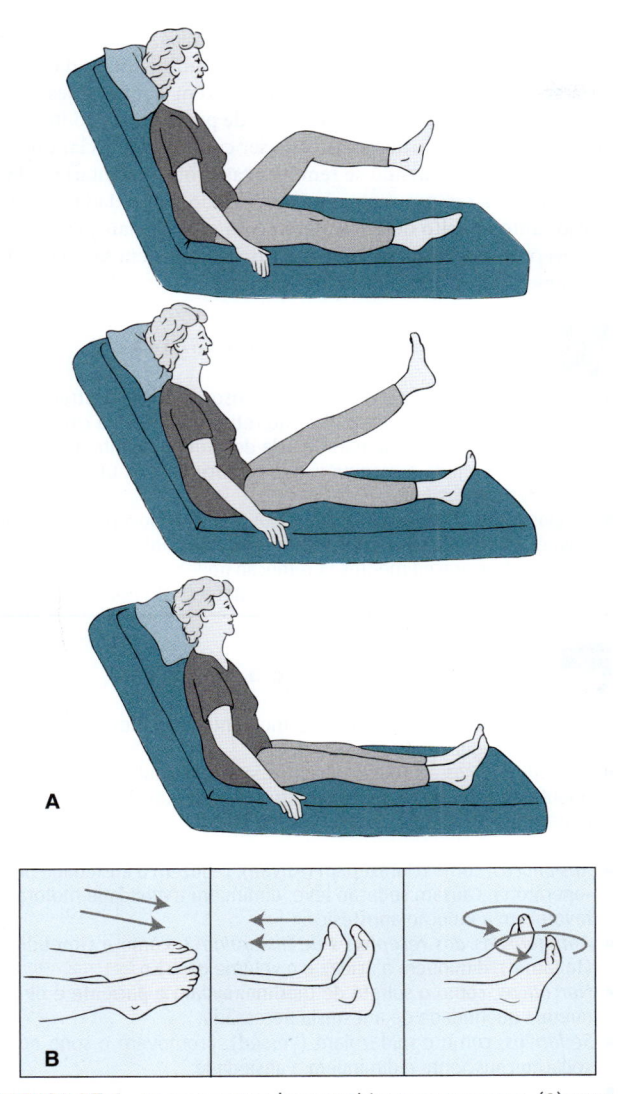

FIGURA 27.4 Componentes dos exercícios com as pernas: (**A**) exercitando as pernas; (**B**) exercitando os pés.

guíneos em movimento), pela compressão de veias e capilares superficiais, redirecionando, dessa forma, mais sangue às veias maiores e mais profundas, nas quais ele flui de maneira mais eficiente na direção do coração. Aparelhos de compressão pneumática intermitente (abordados posteriormente neste capítulo) são usados para o mesmo propósito, mas são aplicados no pós-operatório.

As meias elásticas devem ajustar-se bem ao paciente e ser colocadas corretamente (Habilidade 27.1). Quando as meias sujas são lavadas, deve-se utilizar um outro par. Se lavadas manualmente, elas devem ser secas sobre uma superfície plana para evitar a perda da elasticidade.

> ▶ *Pare, Pense e Responda - Quadro 27.1*
> *Discutir as razões pelas quais os pacientes cirúrgicos não são tão ativos e móveis quanto os pacientes não cirúrgicos.*

cirurgia é comum, mas a justificativa para essa prática agora é questionável. O jejum é usado para reduzir o potencial de aspiração (inalação) do conteúdo do estômago enquanto o paciente está anestesiado. No entanto, atualmente é rara a ocorrência de aspiração, por causa das práticas padrão utilizadas por aqueles que administram a anestesia geral. Consequentemente, a American Society of Anesthesiology (1999) recomenda que os pacientes pré-operatórios saudáveis podem consumir líquidos claros duas horas antes da cirurgia eletiva, tomem um café da manhã leve seis horas antes de um procedimento cirúrgico e ingiram uma refeição completa com 6 a 8 horas de antecedência (deAguilar-Nascimento e Dock-Nascimento, 2010). Apesar dessas recomendações mais recentes, velhas práticas persistem. O enfermeiro estimula o paciente a manter uma boa alimentação e hidratação até a chegada do período de restrição, para que sejam fornecidos os nutrientes, como proteínas e ácido ascórbico (vitamina C), necessários à cicatrização.

Considerações gerontológicas

- O período de restrição hídrica antes da cirurgia pode ser abreviado para reduzir o risco de desidratação e de hipotensão em idosos. Os sinais vitais, o peso e o turgor da pele do esterno devem ser avaliados antes da restrição de líquidos para servir como uma base para comparação.

Bens particulares

O enfermeiro instrui o paciente, no pré-operatório, a deixar seus pertences de valor em casa. Se ele esquecer ou não seguir as orientações fornecidas, o enfermeiro deve confiar os bens a um familiar. Caso contrário, os funcionários da instituição os relacionam, colocam-nos em um envelope e guardam-nos em um local específico para este fim. O paciente assina um recibo e o enfermeiro anota, no prontuário dele, onde os pertences se encontram.

Se o paciente se mostrar relutante em remover uma aliança de casamento, o enfermeiro pode passar uma gaze sobre o anel e circundar o dedo e o punho com ela ou aplicar um pedaço de fita adesiva sobre a aliança comum. Também devem ser removidos óculos de grau e lentes de contato, os quais o enfermeiro guarda em um local seguro ou entrega a um membro da família.

Roupas cirúrgicas

Geralmente, os pacientes vestem um avental hospitalar e um gorro cirúrgico para serem levados à sala cirúrgica. O médico talvez prescreva o uso de meias antiembolismo até o joelho ou coxa ou ordene que as pernas do paciente sejam envoltas com uma atadura elástica (Cap. 28) antes da cirurgia, a fim de prevenir a estase venosa.

Enfeites de cabelo são removidos para evitar lesões com os equipamentos usados para administrar oxigênio e anestésicos inalatórios. Maquiagem e esmalte de unha são removidos, visando facilitar a avaliação da oxigenação. Caso o paciente possua unhas postiças, uma delas normalmente é retirada para que o oxímetro de pulso possa ser fixado, o que permitirá a medição da saturação de oxigênio (Cap. 21).

Dentaduras e próteses dentárias

Dependendo da política institucional e das preferências do anestesiologista ou do cirurgião, o paciente retira próteses dentárias parciais ou totais. Essa medida evita que elas causem alguma obstrução das vias respiratórias durante a administração da anestesia geral. Alguns anestesiologistas preferem que próteses bem ajustadas permaneçam no lugar, a fim de preservar os contornos faciais, mas essa informação precisa ser comunicada e claramente documentada. Quando se removem as próteses dentárias, elas são colocadas em um recipiente apropriado e guardadas no armário junto ao leito do paciente ou com seus demais pertences. Outras próteses, como membros artificiais, também são removidas, a menos que haja prescrição contrária.

Considerações gerontológicas

- Os idosos também estão mais propensos a ficar constrangidos quando suas próteses dentárias são retiradas antes da cirurgia. A colaboração dos profissionais da sala de cirurgia quanto a retirada desses itens ajuda a assegurar que os pacientes os utilizem pelo maior tempo possível.
- Os idosos que usam óculos e aparelhos auditivos podem apresentar privação sensorial caso estes sejam removidos antes de uma cirurgia ou outros procedimentos. A remoção pode interferir na comunicação ou contribuir para a confusão e alteração do estado mental.

Considerações farmacológicas

Os fármacos pré-operatórios mais comumente prescritos incluem um ou mais dos seguintes fármacos:
- *Anticolinérgicos*, como o glicopirrolato (Robinul), diminuem a quantidade de secreções respiratórias, ressecam as mucosas e evitam a estimulação do nervo vago durante a entubação endotraqueal.
- *Ansiolíticos*, como o lorazepam (Ativan), reduzem a ansiedade pré-operatória, causam sedação leve, diminuem a atividade motora e favorecem a indução anestésica.
- *Antagonistas dos receptores de histamina-2*, como a cimetidina (Tagamet), diminuem a acidez e o volume gástrico.
- *Narcóticos*, como o sulfato de morfina, sedam o paciente e diminuem a quantidade de anestesia necessária.
- *Sedativos*, como o midazolam (Versed), promovem o sono ou a sedação consciente e diminuem a ansiedade.
- *Antibióticos*, como a kanamicina (Kantrex), destroem microrganismos entéricos.

Medicações pré-operatórias

O anestesiologista ou o cirurgião prescreve medicações pré-operatórias parenterais.

Antes da administração de quaisquer medicações pré-operatórias, o enfermeiro utiliza, pelo menos dois, métodos para identificar o paciente. Ele verifica a pulseira de identificação e pede ao paciente que diga seu nome e a sua data de nascimento (Caps. 32 e 34). O enfermeiro também questiona sobre alergias a medicamentos, mensura os sinais vitais, pergunta se ele quer urinar e assegura-se de que o termo de consentimento para a cirurgia foi assinado.

Preparo psicossocial

O preparo emocional e espiritual do paciente é tão importante quanto o preparo físico. A preparação psicossocial deve iniciar tão logo ele saiba que terá de fazer a cirurgia. A ansiedade e o medo, quando extremos, podem afetar sua condição antes e depois do procedimento. Pacientes ansiosos apresentam uma má resposta à cirurgia e são propensos a complicações (Heisler,

2009). Muitos pacientes sentem medo porque desconhecem ou têm pouco conhecimento sobre o que acontece antes, durante e depois da cirurgia. Escutar com atenção as explicações fornecidas pelo enfermeiro sobre o que irá acontecer e o que esperar podem ajudar a abrandar alguns desses medos e ansiedades. O enfermeiro também deve avaliar os métodos que o paciente utiliza como forma de enfrentamento. As crenças religiosas são uma fonte de força para muitos pacientes; por isso, os enfermeiros devem facilitar o contato deles com seus respectivos orientadores espirituais ou com o religioso do hospital, caso seja solicitado.

Checklist pré-operatório

O *checklist* **pré-operatório** (Fig. 27.5) é um formulário que apresenta as atividades pré-cirúrgicas essenciais e é preenchido antes da cirurgia. O enfermeiro verifica os seguintes aspectos:

- Se a história e o exame físico foram documentados.
- Se o nome do procedimento que consta no termo de consentimento cirúrgico combina com o agendado na sala de cirurgia.
- Se o termo de consentimento para a cirurgia foi assinado e testemunhado.
- Se todos os resultados dos exames laboratoriais e testes diagnósticos, como, por exemplo, o teste de glicemia em jejum ou o eletrocardiograma (ECG), foram entregues e verificados para anormalidades.
- Se alergias foram identificadas.
- Se o paciente está usando uma pulseira de identificação e um bracelete de identificação de alergias, caso haja alguma.
- Se o paciente não ingeriu nada pela boca (NPO– nada por via oral) desde a meia-noite ou pelo número de horas prescrito.
- Se o preparo da pele está concluído.
- Se os sinais vitais foram verificados e registrados.
- Se esmalte de unhas, óculos, lentes de contato e prendedores de cabelo foram retirados.
- Se joias e alianças de casamento foram retiradas e guardadas em segurança.
- Se as próteses dentárias foram removidas ou deixadas no lugar, se solicitado pelo funcionário que administra a anestesia por inalação.
- Se o paciente está usando somente um avental hospitalar e um gorro.
- Se o paciente urinou.
- Se a localização do cateter intravenoso, o tipo de solução intravenosa e o gotejamento da infusão estão identificados.

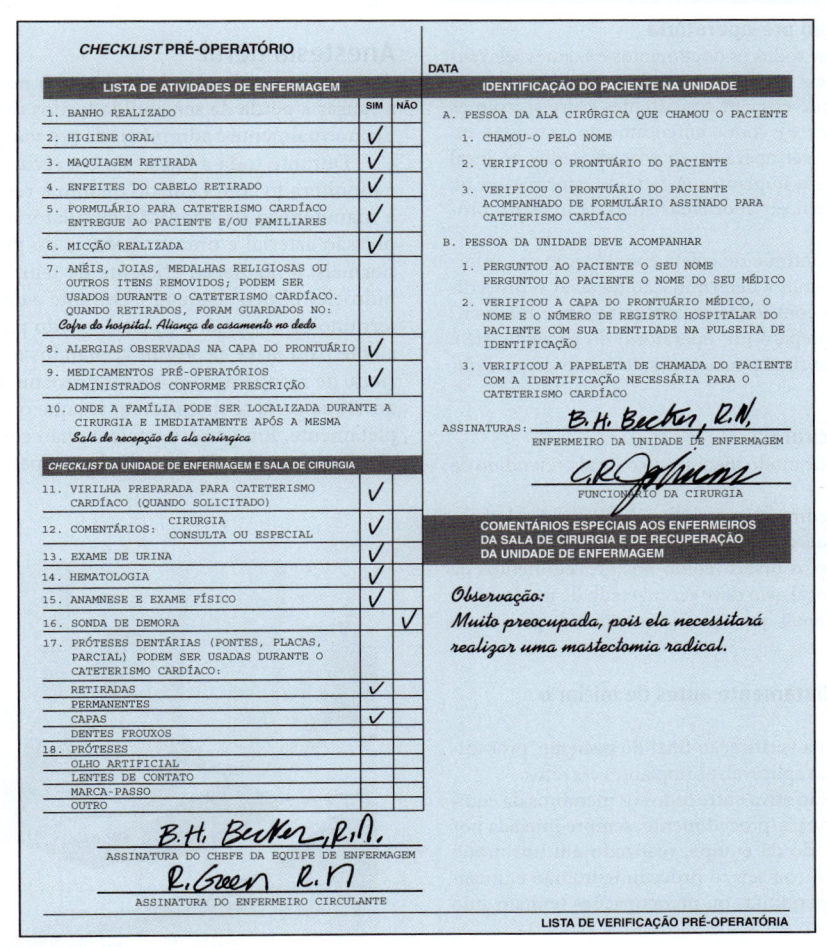

FIGURA 27.5 *Checklist* pré-operatório.

- Se a medicação pré-operatória prescrita foi administrada.

O enfermeiro é responsável por preencher e assinar o *checklist*. Este é revisado pelos funcionários da sala de cirurgia ao chegarem para transportar o paciente. A cirurgia pode ser postergada, caso *checklist* esteja incompleto.

Aumentou-se a ênfase dada em garantir o direito do paciente de receber o procedimento adequado no lado correto (se aplicável). Veja o Quadro 27.1 para o protocolo universal desenvolvido pela Joint Commission (2010) para evitar erros nesse sentido.

PERÍODO TRANSOPERATÓRIO

O **período transoperatório** (tempo durante o qual o paciente é submetido à cirurgia) inicia no bloco cirúrgico. Ele envolve o transporte do paciente da sala de preparo à sala cirúrgica, onde a anestesia é administrada e o procedimento é realizado. A família é orientada a aguardar na sala de espera da ala cirúrgica durante esse período.

Sala de preparo

A **sala de preparo** (Fig. 27.6) é uma área dentro do centro cirúrgico onde os pacientes ficam em observação até que a sala de cirurgia e a equipe estejam prontos. Em alguns hospitais, a medicação pré-operatória é administrada quando os pacientes chegam à sala de preparo, em vez de fazê-lo antes de deixar a enfermaria. Essa prática coordena a sedação do paciente de maneira que ela seja mais aproximada ao horário real de realização da cirurgia.

O preparo da pele também pode ser adiado até esse momento. Há uma relação direta entre o horário de preparo da pele e a taxa de proliferação microbiana (Centers for Disease Control and Prevention, 2008; OdomForren, 2006).

Sala de cirurgia

Finalmente, os pacientes são levados à sala de cirurgia, onde seu cuidado e segurança se encontram nas mãos de uma equipe de especialistas que inclui médicos e enfermeiros. A anestesia é administrada na sala de cirurgia.

Vários tipos de anestesia provocam a perda parcial ou total da sensibilidade, com ou sem a perda da consciência. Eles incluem as anestesias geral, regional e local.

Anestesia geral

A anestesia geral age sobre o sistema nervoso central, de modo a causar a perda da sensibilidade, dos reflexos e da consciência. Ela normalmente é administrada por via inalatória e intravenosa.

Durante toda a anestesia e a recuperação dela, o paciente é monitorado com cuidado quanto à respiração e à oxigenação; à manutenção da condição circulatória eficaz, incluindo uma pressão arterial e uma frequência do pulso dentro dos valores normais; à regulação eficiente da temperatura; e ao equilíbrio hidroeletrolítico adequado. Durante o despertar da anestesia, ao término da cirurgia, a consciência do paciente retornará o suficiente para fazer ele seguir comandos e respirar sozinho. O período de recuperação pode ser breve ou longo. Muitos efeitos da anestesia geral se manifestam até que o paciente a elimine completamente. Em geral, o paciente não consegue recordar muitos detalhes do início do período de recuperação.

QUADRO 27.1 Protocolo universal para prevenção de cirurgias com local de intervenção errado, procedimento errado ou paciente errado

Processo de verificação pré-operatória
- Objetivo: Garantir que todos os documentos e exames relevantes estejam disponíveis antes do início do procedimento; que foram revisados; e que estejam consistentes entre si, com as expectativas do paciente e com o entendimento da equipe em relação ao paciente a ser operado, ao procedimento, ao local e, conforme o caso, aos implantes. A falta de informações ou as discrepâncias devem ser abordadas antes de iniciar o procedimento.
- Processo: Processo contínuo de coleta e verificação das informações, começando com a determinação de fazer o procedimento, continuando com todas as configurações e intervenções envolvidas no preparo pré-operatório do paciente, até e incluindo a checagem final pouco antes do início do procedimento.

Marcando o local da cirurgia
- Objetivo: Identificar de modo inequívoco o local pretendido de incisão ou inserção.
- Processo: Para procedimentos envolvendo distinção de lateralidade (direita/esquerda), estruturas múltiplas (como dedos e artelhos) ou múltiplos níveis (como nos procedimentos da coluna vertebral), o local alvo deve ser marcado de modo que a marca esteja visível depois que o paciente tenha sido preparado e coberto.

Checagem final imediatamente antes de iniciar o procedimento
- Objetivo: Realizar uma verificação final do paciente, procedimento, local e, quando aplicável, os implantes corretos.
- Processo: Comunicação ativa entre todos os membros da equipe que realizará a cirurgia/procedimento, sempre iniciada por um membro designado da equipe, realizado em um modo "seguro contra falhas" (ou seja, o procedimento não é iniciado até que todas as perguntas ou preocupações tenham sido resolvidas).

Adaptado de The Joint Commission (2010). Accessed May 26, 2010, from http://www.jointcommission.org/patientsafety/universalprotocol.

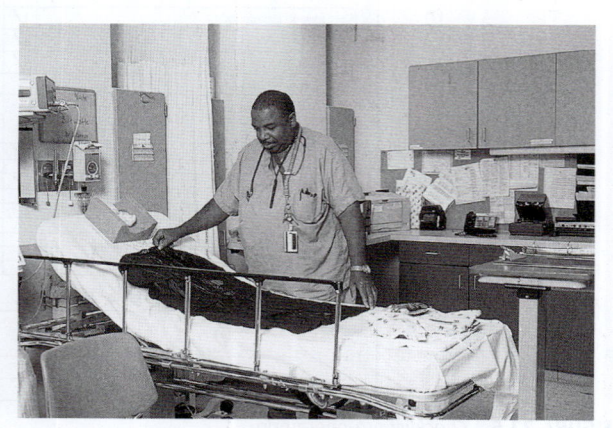

FIGURA 27.6 Sala de preparo sendo organizada para receber um paciente. (Foto de B. Proud.)

Anestesia regional

A anestesia regional interfere na condução dos impulsos nervosos sensitivos e motores a uma determinada área do corpo. O paciente apresenta perda da sensibilidade e diminuição da mobilidade na área específica que foi anestesiada. Ele não perde a consciência. Dependendo da cirurgia, o paciente talvez receba um sedativo para que fique mais relaxado e confortável durante o procedimento. As anestesias local e espinal, assim como os bloqueios epidural e de nervos periféricos, são tipos de anestesia regional.

A principal vantagem da anestesia regional é a diminuição dos riscos de complicações respiratórias, cardíacas e gastrintestinais. Os membros da equipe monitoram o paciente na busca de sinais de reações alérgicas, alterações nos sinais vitais e reações tóxicas. Além disso, eles devem proteger a região anestesiada enquanto houver ausência de sensibilidade, pois o paciente fica mais exposto a lesões.

Sedação consciente

A **sedação consciente** refere-se à condição em que os pacientes são sedados, ficando em um estado de relaxamento e conforto emocional, mas não ficam inconscientes. Não sentem dor, medo ou ansiedade e são capazes de tolerar pequenos procedimentos cirúrgicos diagnósticos e terapêuticos, como endoscopias ou punções lombares, ao mesmo tempo em que mantêm a função cardiorrespiratória independente. Eles conseguem responder física e verbalmente.

A via intravenosa é usada para administrar medicamentos que promovem a sedação consciente. Caso sejam utilizadas outras vias, o paciente deve, assim mesmo, manter um acesso venoso permeável para o tratamento de possíveis efeitos adversos, como a hipoxemia e a depressão do sistema nervoso central. A responsabilidade por garantir a segurança e o conforto durante a sedação é do enfermeiro que está diretamente envolvido nos cuidados do paciente. Embora numerosos equipamentos para seu monitoramento estejam disponíveis, nenhum deles substitui as cuidadosas observações do enfermeiro. O paciente recebe alta logo após o procedimento no qual é usada a sedação consciente.

> **Considerações farmacológicas**
>
> - Os **fármacos de reversão**, medicamentos que neutralizam os efeitos dos fármacos usados na sedação consciente, devem estar prontamente disponíveis no caso de o paciente ficar demasiadamente sedado. A naloxona (Narcan), um antagonista dos opioides, como a morfina, e o flumazenil (Romazicon), um reversor dos ansiolíticos, como o midazolam (Versed), são exemplos de fármacos de reversão.

Sala de espera da ala cirúrgica

A **sala de espera da ala cirúrgica** é o local onde os familiares e amigos do paciente aguardam informações sobre ele. Ela conta com o trabalho de voluntários, que oferecem conforto, apoio e informações sobre como está evoluindo a cirurgia. Muitas instituições disponibilizam alimentos e bebidas, telefones públicos, televisão e revistas nesse local. É bastante frequente o cirurgião vir logo após o procedimento conversar com a família. Ambos normalmente se dirigem a um espaço reservado, onde o cirurgião discute as condições do paciente e do procedimento, como uma forma de assegurar a confidencialidade.

PERÍODO PÓS-OPERATÓRIO

O **período pós-operatório** tem início quando a cirurgia acaba e o paciente é transferido para a sala de recuperação anestésica, e termina quando ele recebe a alta. A **unidade de cuidados pós-anestésicos**, também conhecida como *sala de recuperação pós-anestesica* ou *sala de recuperação* (SR), é um local do centro cirúrgico onde os pacientes são monitorados intensivamente (Fig. 27.7). Os enfermeiros da SR garantem a recuperação segura dos pacientes cirúrgicos após a anestesia.

Cuidado pós-operatório imediato

O foco do **cuidado pós-operatório** (cuidados de enfermagem após uma cirurgia) é diferente durante o período pós-operatório imediato, se comparado ao cuidado posterior, quando os pacientes estão mais estáveis. O período pós-operatório imediato refere-se às primeiras 24 horas após a cirurgia. Durante esse período, os enfermeiros monitoram o paciente quanto à presença de complicações, conforme ele se recupera da anestesia e se está suficientemente estável para ser transferido a unidade de enfermagem para avaliação continuada.

Avaliações pós-operatórias iniciais

O enfermeiro que acompanhou o procedimento cirúrgico ou o anestesiologista relatam as informações pertinentes sobre a cirurgia e as condições do paciente ao enfermeiro da SR. Uma vez que os cuidados do paciente são transferidos ao enfermeiro da sala de recuperação, as principais responsabilidades desse enfermeiro são assegurar a permeabilidade das vias respiratórias; ajudar a manter uma circulação adequada; prevenir ou ajudar no atendimento do choque; manter o posicionamento adequado do paciente, bem como o apropriado funcionamento dos drenos, sondas e infusões intravenosas; e detectar as evidências que sinalizem quaisquer complicações. O enfermeiro sistematicamente avalia:

- O nível de consciência

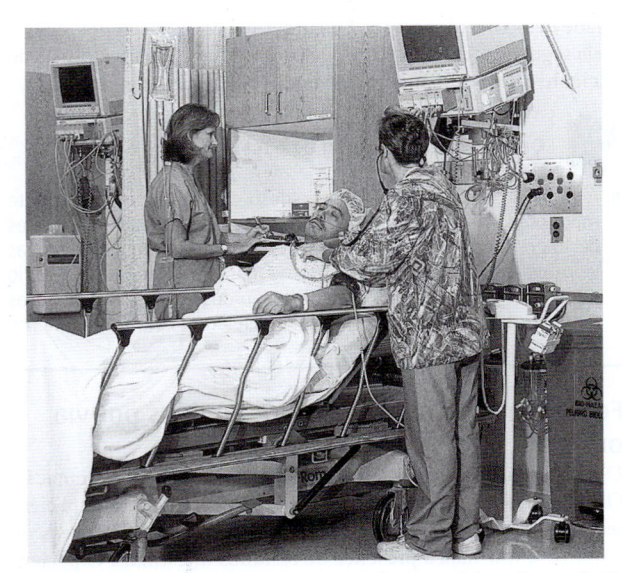

FIGURA 27.7 Sala de recuperação pós-anestésica. (Foto de B. Proud.)

- Os sinais vitais
- A efetividade das respirações
- A presença ou necessidade de oxigênio suplementar
- As condições da ferida operatória e do curativo
- A localização dos drenos e as características das drenagens
- O local, o tipo e a frequência de administração de líquidos intravenosos
- O nível de dor e a necessidade de analgesia
- A presença de sonda vesical e o volume de urina.

Cuidado pós-operatório continuado

Quando o paciente está estável, ele é preparado para o transporte para a unidade de cirurgia geral, onde seu o quarto está preparado. As avaliações continuarão sendo realizadas para prevenir, detectar ou minimizar complicações.

Preparo do quarto

A próxima etapa do cuidado começa com o preparo do leito e do ambiente do paciente.

Os enfermeiros dobram o sobrelençol na direção dos pés ou de uma das laterais do leito. Eles colocam o leito na posição mais elevada para facilitar a transferência do paciente, oriundo da maca. Em geral, eles mantêm cobertores extras prontos para o uso, porque alguns pacientes sentem frio em consequência do repouso e da inatividade.

Além disso, os enfermeiros ainda reúnem os materiais e os equipamentos que facilitam os cuidados do paciente. Artigos potencialmente úteis incluem o equipamento de oxigênio (Cap. 21), um suporte para as infusões intravenosas ou bombas de infusão, para a continuidade da administração de fluidos intravenosos (Cap. 16); uma bacia para êmese, no caso do paciente vomitar; lenços de papel e um urinol/comadre para coleta e um frasco para mensuração da urina (Cap. 30). Frascos de aspiração podem ser necessários para os pacientes com sondas gástricas (Cap. 29).

Monitoramento de complicações

Os pacientes em pós-operatório estão em risco de muitas complicações (Tab. 27.7), algumas das quais apresentam maior probabilidade de ocorrer logo após a cirurgia. A recuperação pós-operatória segura é facilitada por avaliações frequentes e focalizadas do paciente e do equipamento (Orientações de Enfermagem 27.1).

Considerações gerontológicas

- A condição cardíaca do paciente idoso deve ser cuidadosamente monitorada após uma cirurgia, porque eles podem não ser capazes de tolerar ou eliminar os líquidos intravenosos administrados nas velocidades padronizadas. Da mesma maneira, pode ser necessário reajustar a velocidade de administração dos líquidos intravenosos para esses pacientes, em especial se eles têm comprometimento da função renal e cardíaca.

Fornecimento de alimentos e líquidos por via oral

Depois da cirurgia, o paciente necessita retomar sua alimentação. Os alimentos e líquidos permanecem restritos até que os pacientes cirúrgicos estejam despertos e não apresentem náuseas ou vômitos, e que haja a presença de resíduos intestinais. O paciente em pós-operatório normalmente inicia sua ingesta oral com uma dieta à base de líquidos claros, progredindo para uma dieta branda, a menos que apresente complicações. Os enfermeiros monitoram a ingesta hídrica e as eliminações, para garantir que os pacientes tenham a hidratação adequada.

Considerações nutricionais

- A dieta pós-operatória prescrita pode ser "Progredir de líquidos claros para uma dieta normal, conforme tolerado". A progressão rápida para alimentos comuns escolhidos pelo paciente na segunda refeição pós-cirúrgica é segura para a maior parte dos pacientes, mesmo para aqueles submetidos a uma cirurgia gastrintestinal de grande porte, e pode até mesmo acelerar a recuperação.

Considerações gerontológicas

- Se uma sonda urinária de demora tiver sido inserida antes da cirurgia, o melhor é removê-la assim que for possível, para evitar infecções do trato urinário. Indica-se a atenção imediata ao cronograma de esvaziamento da bexiga para garantir o esvaziamento de quantidades adequadas de urina e no momento correto, especialmente se for necessário o uso da comadre durante o período de restrição à deambulação.

Promoção da circulação venosa

Os pacientes cirúrgicos devem deambular com auxílio tão logo seja possível, visando reduzir o potencial de complicações pulmonares e vasculares. Contudo, após alguns procedimentos cirúrgicos, o uso de meias antiembolismo, a realização de exercícios para as pernas, a deambulação e a elevação dos membros inferiores podem não ser suficientes para diminuir o edema nas pernas e pés e o potencial de formação de trombos.

Considerações gerontológicas

- Observa-se a ocorrência de atrofia muscular no paciente idoso que está em repouso no leito, mesmo que por apenas 1 ou 2 dias. A amplitude de movimento e o tônus muscular podem ser mantidos com exercícios ativos ou passivos de amplitude de movimento rotineiros.

Para os pacientes que apresentam potencial para circulação prejudicada em um ou ambos os membros inferiores, o médico pode prescrever um **aparelho de compressão pneumática** (máquina que promove a circulação do sangue venoso e a transferência dos líquidos em excesso aos vasos linfáticos). Muitas empresas fabricam esses aparelhos, mas todos os modelos consistem em uma espécie de manga para o membro, com tubos que se conectam a uma bomba de ar elétrica (Fig. 27.8). O aparelho comprime a extremidade coberta, de modo intermitente ou sequencial, da área distal para a proximal. A maior parte dos ciclos dura poucos segundos, permanecendo desativados por um longo período. Dependendo do fabricante, as bombas podem repetir o processo de uma a quatro vezes por minuto. O enfermeiro é responsável pela colocação desse aparelho (Habilidade 27.3).

Outras medidas para evitar a formação de trombos incluem ingerir líquidos em abundância, evitar permanecer longos períodos sentado, manter as pernas descruzadas (especialmente nos joelhos), deambular e mudar de posição com frequência.

TABELA 27.7 Complicações pós-operatórias

COMPLICAÇÃO	DESCRIÇÃO	TRATAMENTO
Oclusão das vias respiratórias	Obstrução da garganta	Inclinar a cabeça e erguer o queixo. Introduzir uma via aérea artificial.
Hemorragia	Perda de sangue intensa e rápida	Controlar o sangramento. Administrar líquido intravenoso. Repor o sangue.
Choque	Fluxo sanguíneo inadequado	Colocar o paciente na posição de Trendelenburg modificada. Repor líquidos. Administrar oxigênio. Administrar fármacos de emergência.
Embolia pulmonar	Obstrução da circulação através do pulmão devido a um coágulo sanguíneo em cunha, que iniciou como um trombo	Administrar oxigênio. Administrar fármacos anticoagulantes.
Hipoxemia	Oxigenação inadequada do sangue	Administrar oxigênio.
Íleo paralítico	Ausência de motilidade intestinal	Tratar a causa. Não ingerir nada pela boca. Inserir uma sonda nasogástrica e conectar ao sistema de sucção. Administrar líquido intravenoso.
Retenção urinária	Incapacidade para urinar	Inserir uma sonda.
Infecção da ferida operatória	Proliferação de microrganismos patógenos na incisão ou sob ela	Limpar com agente antimicrobiano. Abrir e drenar a incisão. Administrar antibióticos.
Deiscência	Abertura da incisão	Reforçar as bordas da incisão. Aplicar uma atadura.
Evisceração	Protrusão dos órgãos abdominais através da ferida aberta	Cobrir com curativo úmido. Reaproximar as bordas da incisão.

Posição de Trendelenburg modificada.

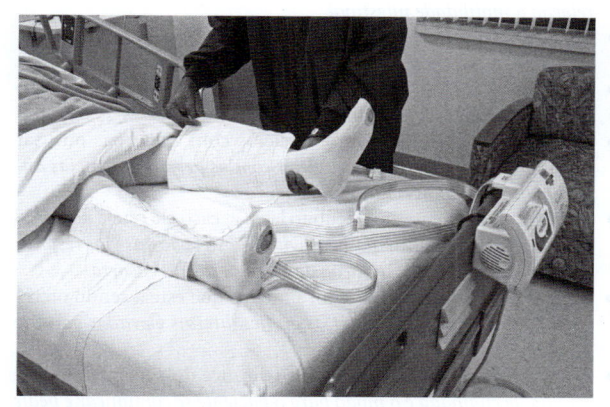

FIGURA 27.8 Aparelho de compressão pneumática.

▶ *Pare, Pense e Responda – Quadro 27.3*
Compare o uso de meias antiembólicas com o uso de um aparelho de compressão pneumática; relacione as vantagens e desvantagens de cada um.

Manejo de feridas

Os enfermeiros avaliam as condições da ferida operatória e as características da drenagem, no mínimo, uma vez ao turno. Eles reforçam ou trocam os curativos, caso estejam soltos ou saturados. Eventualmente, as suturas ou os pontos são retirados (Cap. 28). A maior parte dos pacientes hospitalizados recebe alta em 3 a 5 dias após a cirurgia ou antes, para continuarem sua recuperação em casa.

Considerações gerontológicas

- A cicatrização de feridas é mais lenta nos idosos devido às alterações da pele relacionadas a idade e à circulação e oxigenação prejudicadas. Problemas de hidratação e nutrição também interferem no processo de cicatrização da ferida cirúrgica. Um nutricionista pode recomendar intervenções nutricionais, como proteína, zinco e vitamina C, que melhorem o processo de cicatrização.
- Se os idosos desenvolverem infecções pós-operatórias, as manifestações tendem a ser mais sutis e demoradas. Como eles costumam apresentar a temperatura "normal" mais baixa, é indispensável documentar seu nível de temperatura basal, para que possam ser avaliados os desvios dessa faixa de normalidade. A alteração no estado mental do idoso é um indicador precoce da presença de uma infecção.

Orientações para a alta

O enfermeiro providencia as **orientações para a alta** (instruções para o controle do autocuidado e do acompanhamento médico) antes que o paciente deixe a instituição. As áreas mais comuns de interesse no momento da alta após realização de um procedimento cirúrgico, incluem:

- Como cuidar o local da incisão
- Sinais de complicações a serem relatados
- Quais fármacos usar para aliviar a dor
- Como autoadministrar os fármacos prescritos
- Quando podem ser reiniciadas as atividades anteriores à cirurgia
- A possibilidade de erguer peso e em que quantidade
- Quais alimentos consumir ou evitar
- Quando e onde retornar para uma consulta médica

O enfermeiro deve fornecer informações escritas e verbais.

Considerações gerontológicas

- A avaliação completa do sistema de apoio do paciente idoso deve ser feita bem antes da alta. Deve incluir a capacidade do sistema de suporte de prestar assistência após sua alta hospitalar. As pessoas de apoio do paciente devem ser incluídas nas orientações para alta, com tempo de sobra para fornecer qualquer demonstração de retorno em relação às necessidades aprendidas da pessoa idosa. Além disso, antes da alta, deve-se avaliar as condições de segurança do ambiente domiciliar (p. ex., o uso de tapetes soltos, iluminação, corrimões, barras de apoio).
- Se o paciente idoso não é capaz de gerenciar seu próprio cuidado pós-operatório de modo independente ou com o auxílio de familiares ou amigos, devem ser exploradas e discutidas as opções em relação a cuidados de enfermagem prolongados ou especializados. As opções de serviços de cuidados de enfermagem ou de reabilitação especializados podem estar disponíveis na modalidade de cuidados domiciliares.

ORIENTAÇÕES DE ENFERMAGEM 27.1

Prestação de cuidados pós-operatórios

- Obtenha um relato resumido do enfermeiro da sala de recuperação pós-anestésica. *Esse relato proporciona dados de avaliação atualizados em relação ao progresso do paciente.*
- Verifique as prescrições médicas pós-operatórias que se encontram no prontuário. *As prescrições médicas oferecem instruções para o cuidado individualizado.*
- Auxilie os funcionários da SR a transferirem o paciente para o leito. *O paciente deve ser observado continuamente neste momento.*
- Observe o padrão respiratório do paciente e ausculte seus pulmões. *A manutenção da respiração é uma prioridade dos cuidados.*
- Verifique a saturação de oxigênio, utilizando um oxímetro de pulso, caso o paciente pareça estar com hipóxia (Cap. 21). *O oxímetro de pulso indica a qualidade da respiração interna.*
- Administre oxigênio se a saturação estiver inferior a 90% ou se for prescrito pelo médico. *Essa administração aumenta a quantidade de oxigênio disponível para ligar-se à hemoglobina e dissolver-se no plasma.*
- Observe o nível de consciência do paciente e sua resposta aos estímulos. *Esses achados indicam seu estado neurológico.*
- Oriente o paciente e instrua-o a fazer várias respirações profundas, conforme foi ensinado antes da cirurgia. *A respiração profunda melhora a ventilação e as trocas gasosas.*
- Verifique os sinais vitais. *Esses achados proporcionam dados para avaliar a condição geral e atual do paciente.*
- Repita a avaliação dos sinais vitais pelo menos a cada 15 minutos, até sua estabilização; depois, siga a política institucional e volte a avaliá-los a cada quatro horas, dependendo das condições do paciente ou das prescrições médicas. *A repetição da avaliação dos sinais vitais fornece dados para comparação.*
- Verifique se há secreção na área da incisão e no curativo. *Esses achados fornecem dados em relação à condição da ferida operatória e à perda de sangue.*
- Examine todas as sondas, locais de inserção e conexões. *Para alcançar resultados ideais, os equipamentos devem funcionar adequadamente.*
- Verifique o tipo de líquido intravenoso, a velocidade de administração e o volume remanescente no frasco. *Esses achados fornecem dados em relação à fluidoterapia.*
- Monitore a micção; relate se o paciente não urinar em 8 horas após a cirurgia. *A falha em urinar indica retenção de urina.*
- Ausculte os ruídos intestinais. *Esses achados oferecem dados em relação à motilidade intestinal.*
- Avalie a intensidade de dor do paciente, sua localização e características. *A dor indica a necessidade de analgesia.*
- Administre analgésicos, conforme a prescrição médica, se isso for seguro. *Os analgésicos aliviam a dor.*
- Lembre o paciente de fazer exercícios com as pernas ou usar meias antiembolismo. *Os exercícios com as pernas e as meias antiembolismo promovem a circulação.*
- Mantenha o paciente em decúbito lateral, caso ele esteja letárgico ou não responsivo. *Essa posição evita a obstrução das vias respiratórias pela língua e a aspiração do vômito, caso ele ocorra.*
- Erga as grades laterais do leito, a menos que esteja sendo oferecido cuidado direto. *Manter as grades laterais elevadas garante a segurança.*
- Deixe a campainha de chamada ao alcance do paciente. *A campainha de chamada é o modo para o paciente se comunicar e pedir ajuda.*

IMPLICAÇÕES PARA A ENFERMAGEM

Os pacientes cirúrgicos apresentam problemas peculiares quanto aos cuidados de enfermagem. Os diagnósticos de enfermagem aplicáveis incluem:

- Conhecimento Deficiente
- Medo
- Dor Aguda
- Integridade da Pele Prejudicada
- Risco de Infecção
- Risco de Déficit no Volume de Líquidos
- Padrão Respiratório Ineficaz
- Desobstrução Ineficaz das Vias Aéreas
- Risco de Trocas Gasosas Prejudicadas
- Distúrbio na Imagem Corporal
- Risco de Controle Ineficaz do Regime Terapêutico

O Plano de Cuidados de Enfermagem 27.1 mostra como o enfermeiro pode usar o processo de enfermagem para identificar e solucionar o diagnóstico de Distúrbio na Imagem Corporal, definido na taxonomia da NANDA (2012, p.352) como "confusão na imagem mental do eu físico de uma pessoa". Esse diagnóstico é especialmente pertinente em pacientes que tiveram sua aparência alterada em decorrência do procedimento cirúrgico.

PLANO DE CUIDADOS DE ENFERMAGEM 27.1 — Distúrbio na imagem corporal

Investigação

- Observe a resposta do paciente quanto às alterações corporais.
- Observe se o paciente recusa-se a tocar ou olhar a parte do corpo que foi alterada.
- Verifique o envolvimento do paciente, ou a falta dele, no aprendizado de técnicas para o autocuidado ou a reabilitação.
- Observe se o paciente busca a ajuda de outras pessoas para realizar seu cuidado, quando é capaz de fazê-lo.
- Observe a quantidade e a qualidade das interações sociais do paciente ou se ele evita outras pessoas.
- Preste atenção a comentários autodepreciativos ou de hostilidade em relação a outras pessoas.

Diagnóstico de enfermagem: **Distúrbio na Imagem Corporal** relacionado ao medo de rejeição, baseado na alteração das eliminações, secundária a realização de uma colectomia com ileostomia, evidenciada pela solicitação de que o quarto seja ventilado com ar fresco frequentemente, pela aplicação excessiva de perfume, pelo posicionamento do paciente a 1,5 m de distância de suas visitas e pela seguinte afirmação: "Eu me odeio por ter concordado com esta cirurgia. Esta *coisa* enche, fica protuberante e cheira mal. Ninguém mais vai querer se aproximar de mim de novo".

Resultado esperado: O paciente demonstrará aceitação e menor autoconscientização sobre a imagem corporal modificada, interagindo com os visitantes com, no mínimo, 1 m de distância, até 9/10.

Intervenções	Justificativas
Passe, pelo menos, 15 minutos com o paciente no meio da manhã, da tarde e no início do anoitecer, sem realizar qualquer cuidado direto.	A interação social não associada à realização de uma tarefa demonstra interesse e aceitação do paciente como uma pessoa na qual vale realmente a pena investir.
Durante a interação, sente com 1 m de distância dele.	O sentar próximo do paciente oferece evidências de que a proximidade não é um problema.
Admita verbalmente que a ostomia e a modificação nas eliminações resultantes são difíceis de aceitar.	A verbalização daquilo que o paciente está insinuando de modo não verbal e demonstrando ativamente, manifesta empatia.
Coloque o paciente em contato com outro paciente ostomizado, por meio da United Ostomy Association.*	A interação com outra pessoa que vem enfrentando bem uma alteração similar pode ajudar o paciente a partilhar sentimentos e adquirir uma perspectiva diferente a partir de um modelo de comportamento.
Ofereça encaminhamento ao enfermeiro especialista no tratamento de ostomizados.	Esse enfermeiro possui conhecimento e habilidades para gerenciar os problemas apresentados pelos pacientes com ostomias, como o controle do odor e outras feridas, além de danos à pele.
Durante as sessões de orientação em relação à ostomia e como cuidá-la, evite expressões faciais que possam demonstrar repulsa ou asco.	O comportamento não verbal é mais preciso do que as expressões verbais durante a comunicação.
Use terminologia como "seu estoma" e evite quaisquer nomes despersonalizados ou gírias para a parte do corpo alterada.	O uso de termos inapropriados banaliza a importância do problema que o paciente está enfrentando.

Avaliação dos resultados esperados:

- O paciente se afasta para diminuir a proximidade durante a interação.
- O paciente olha para o ostoma enquanto os cuidados com a pele e a troca da bolsa são demonstrados.
- O paciente lê informativos fornecidos pela United Ostomy Association.
- O paciente concorda em consultar o profissional especialista.

* N. de R. T: O Brasil possui várias Associações de Ostomizados nos diferentes estados e municípios.

EXERCÍCIOS DE PENSAMENTO CRÍTICO

1. Os dados a seguir são analisados por um enfermeiro que prepara um paciente para a cirurgia: O paciente tem 60 anos, pesa 93 kg e tem uma história de doença pulmonar crônica; parou de fumar há 10 anos; os sinais vitais são PA 140/88, temperatura 38,8°C, frequência cardíaca 92 batimentos por minuto e frequência respiratória de 28 respirações por minuto. Que achado é mais importante relatar ao cirurgião?
2. O paciente relata ter tomado apenas um banho com gluconato de clorexidina, em vez dos dois solicitados, na noite anterior da cirurgia. Que ações o enfermeiro poderia tomar?
3. Um enfermeiro avalia um paciente no pós-operatório e obtém os seguintes dados: pressão arterial 102/64, frequência cardíaca de 90, frequência respiratória de 32 e respiração superficial. O paciente responde quando sacudido e apresenta náuseas. Qual desses achados é o mais preocupante neste momento e quais as ações de enfermagem apropriadas?
4. Um paciente pré-operatório, que é norte-americano de origem indígena, quer que você prenda um apanhador de sonhos (objeto circular com uma teia tramada) no equipo de soro. Qual o modo apropriado de responder à solicitação do paciente?

QUESTÕES DE REVISÃO – ESTILO DO NCLEX

1. Supondo que o paciente foi internado na noite anterior à cirurgia, quando é melhor que o enfermeiro realize a antissepsia da pele no pré-operatório e a remoção dos pelos, se isso for necessário, no paciente cujo procedimento está previsto para 13 horas?
   1. Na noite anterior à cirurgia.
   2. Após o banho matinal.
   3. Antes do transporte para a sala de preparo.
   4. Na sala cirúrgica.
2. Qual das alternativas indica a pessoa de quem é mais apropriado obter um termo de consentimento para a realização de uma cirurgia em um adolescente que está com a tíbia fraturada?
   1. O próprio paciente.
   2. O médico do paciente.
   3. O líder religioso do paciente.
   4. Os pais do paciente.
3. Se o paciente que será submetido a uma cirurgia estiver usando um anel, qual a medida mais correta?
   1. Colocar o anel no armário ao lado do leito.
   2. Deixar o anel no dedo do paciente.
   3. Dar o anel ao segurança.
   4. Guardar o anel com os pertences de valor do paciente.
4. Após a administração da medicação pré-operatória, que contém um narcótico, a medida de enfermagem mais importante é:
   1. Elevar as grades laterais do leito.
   2. Ajudar o paciente a ir ao banheiro.
   3. Oferecer higiene oral.
   4. Ensinar exercícios para as pernas.
5. Quando o enfermeiro avalia um paciente no período pós-operatório, qual dos seguintes achados mais indica a presença de choque?
   1. Pulso irregular.
   2. Respirações lentas.
   3. Hipotensão arterial.
   4. Hipertermia.

HABILIDADE 27.1 Colocando meias antiembolismo

Ação sugerida	Justificativa
INVESTIGAÇÃO	
Revise as prescrições médicas e o plano de cuidados de enfermagem.	Orientar o cuidado do paciente.
Lave as mãos ou realize antissepsia por meio de fricção com álcool (Cap. 10).	Reduzir a transmissão de microrganismos.
Verifique o *sinal de Homans* dorsiflexionando o tornozelo do paciente e observando se há dor na panturrilha. Relate achados positivos.	Indicar a possibilidade de **tromboflebite** (inflamação de uma veia devido à presença de um trombo).
Meça a perna do paciente desde a base do calcanhar até a dobra do joelho ou a metade da coxa.	Determinar o comprimento necessário para uma meia até o joelho ou até a coxa.
Meça a circunferência da panturrilha ou da coxa.	Determinar o tamanho necessário.
Verifique a compreensão do paciente sobre o propósito e o uso das meias antiembolismo.	Determinar o tipo e a quantidade de orientação para saúde necessários.
Verifique o ajuste das meias atualmente usadas pelo paciente.	Identificar as complicações potenciais decorrentes de meias apertadas, frouxas ou com dobras.
PLANEJAMENTO	
Obtenha o tamanho correto das meias antes da cirurgia ou logo que possível, após sua prescrição.	Facilitar o tratamento preventivo precoce.
Planeje a retirada das meias durante 20 minutos, uma vez a cada turno ou no mínimo duas vezes ao dia, recolocando-as depois.	Permitir a avaliação e a higiene.
Eleve as pernas por pelo menos 15 minutos antes de colocar as meias, se o paciente esteve sentado ou em pé durante muito tempo.	Promover a circulação venosa e evitar o aprisionamento de sangue venoso nas extremidades inferiores.
IMPLEMENTAÇÃO	
Lave e seque os pés.	Retirar sujidades, oleosidade da pele e alguns microrganismos.
Aplique amido de milho ou talco, se desejado.	Reduzir o atrito ao colocar as meias.
Evite massagear as pernas.	Prevenir o deslocamento de um trombo, caso haja algum.
Vire a meia de dentro para fora (Fig. A).	Facilitar sua colocação sobre os pés e pernas.

Virando a meia do avesso e colocando o calcanhar para dentro. (Foto de B. Proud.)

(continua)

Colocando meias antiembolismo *(continuação)*

IMPLEMENTAÇÃO *(continuação)*

Insira os artelhos e puxe a meia para cima alguns centímetros, até cobrir o pé (Fig. B).	Reduzir amontoados e expansões.
Ajustando a parte da meia que fica sobre os artelhos e no calcanhar. (Foto de B. Proud.)	
Pegue o restante da meia e puxe para cima, poucos centímetros de cada vez (Fig. C).	Facilitar a colocação e evitar a formação de pregas.
Subindo a meia até a parte restante da perna. (Foto de B. Proud.)	

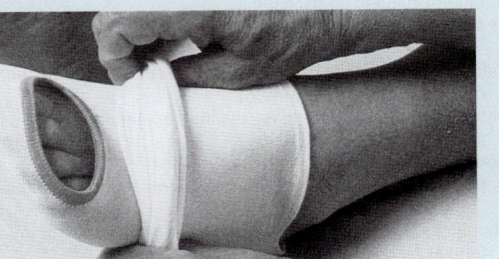

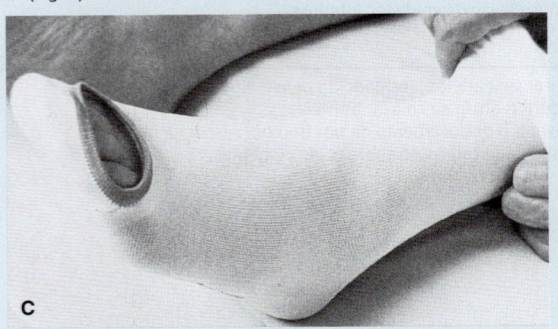

Avaliação
- A pele permanece intacta e a circulação é adequada.
- Não há dor na panturrilha durante a dorsiflexão do tornozelo.
- As meias são retiradas e recolocadas no mínimo duas vezes ao dia.

Documentação
- Achados da avaliação.
- Remoção e recolocação das meias antiembolismo.
- A quem foram relatados os achados anormais da avaliação e as consequências da comunicação.

EXEMPLO DE DOCUMENTAÇÃO

Data e hora   Artelhos quentes. Sangue retorna aos leitos ungueais em 3 segundos após a compressão. A pele sobre as pernas está lisa e intacta. Sinal de Homans negativo. Meias antiembolismo colocadas após o banho. _____ ASSINATURA / FUNÇÃO

Conceitos e Habilidades Fundamentais no Atendimento de Enfermagem 607

HABILIDADE 27.2 Realizando o preparo da pele no pré-operatório

Ação sugerida	Justificativa
INVESTIGAÇÃO	
Determine se o paciente seguiu as instruções relacionadas ao banho e a evitar depilar o local da cirurgia antes de vir para a instituição.	Lavar e enxaguar com um antisséptico remove os microrganismos da pele; depilar a área cirúrgica horas antes ou no dia anterior à cirurgia aumenta significativamente o risco de infecção do sítio cirúrgico.
Consulte as prescrições médicas pré-operatórias para determinar se é necessário remover os pelos da provável área de incisão cirúrgica.	Estudos indicam que as infecções cirúrgicas são reduzidas ao não depilar os pelos ou apenas removê-los sem usar uma lâmina de barbear no local de incisão ou em torno dele, se os pelos forem interferir no procedimento.
Lave as mãos ou realize antissepsia por meio de fricção com álcool (Cap. 10).	Reduzir a transmissão de microrganismos.
Examine as condições da pele, procurando especialmente por lesões.	Indicar áreas que possam sangrar, se irritadas, ou constituir um reservatório de microrganismos.
Investigue o que o paciente sabe a respeito do propósito e da extensão do preparo da pele.	Ajudar a identificar a extensão e o nível de orientações à saúde necessários.
PLANEJAMENTO	
Providencie a realização do preparo da pele antes que o paciente seja transportado para a cirurgia.	Reduzir o intervalo de tempo durante o qual os microrganismos podem recolonizar a pele.
Explique o procedimento.	Reduzir a ansiedade e promover a cooperação.
Oportunize ao paciente vestir um avental hospitalar.	Proteger as roupas pessoais e oferecer acesso aos cuidados.
Obtenha um tricotomizador elétrico ou movido à bateria ou um agente depilatório, se prescrito, uma toalha, um protetor de banho e luvas.	Fornecer os materiais essenciais.
Trance os cabelos do paciente ou use um gel não inflamável para mantê-los afastados antes de procedimentos cirúrgicos nos quais será realizada uma incisão no couro cabeludo.	Não foi demonstrado que não raspar os cabelos aumenta a incidência de infecções no sítio cirúrgico; além disso, a conduta citada promove a autoestima do paciente no pós-operatório.
IMPLEMENTAÇÃO	
Lave as mãos ou realize antissepsia por meio de fricção com álcool (Cap. 10) e coloque luvas limpas.	Reduzir a transmissão de microrganismos.
Proporcione privacidade.	Mostrar respeito à dignidade.
Posicione o paciente de modo que o local a ser preparado esteja acessível.	Facilitar a realização do procedimento.
Enrole o paciente com um protetor de banho.	Manter a privacidade e o aquecimento
Proteja o leito com toalhas ou almofadas absorventes.	Conter a dispersão dos pelos cortados.
Use um tricotomizador descartável ou com uma cabeça reutilizável que possa ser desinfectada para remover os pelos da área designada.	Evitar a transmissão de microrganismos para outros pacientes.
Se utilizar um creme depilatório, siga as instruções do fabricante em relação ao teste de sensibilidade em uma área pequena de pele.	Determinar se há hipersensibilidade ou irritação da pele.
Mantenha o creme depilatório longe dos olhos e da genitália do paciente.	Reduzir o potencial de irritação da pele e do tecido.
Deposite ou descarte os itens usados para antissepsia da pele e depilação em recipientes adequados.	Confinar fontes de transmissão de doenças infecciosas e restaurar o conforto e a organização.
Retirar a cabeça reutilizável do tricotomizador não descartável e seguir a política da instituição para a desinfecção.	Reduzir a transmissão de microrganismos.
Retire as luvas e lave as mãos.	Reduzir a transmissão de microrganismos.
Retornar os tricotomizadores reutilizáveis ao local designado e recarregar a bateria.	Garantir que os tricotomizadores reutilizáveis estejam em condição de trabalho para uso futuro.

Avaliação

- A pele foi preparada de acordo com a política da instituição e as prescrições médicas.
- A pele permanece essencialmente intacta.

Documentação

- Achados das avaliações.
- Técnica utilizada para antissepsia da pele no pré-operatório (ou seja, banho, ducha, pelos removidos com tricotomizadores, com creme depilatório ou não removidos).
- Área preparada.

EXEMPLO DE DOCUMENTAÇÃO

Data e hora   Paciente relata ter tomado duas duchas com gluconato de clorexidina na noite antes da cirurgia. Os pelos não foram retirados do possível local de incisão. A pele está intacta. Não há evidência de lesões ou *piercings* no corpo.

_____ ASSINATURA / FUNÇÃO

HABILIDADE 27.3 Aplicando um aparelho de compressão pneumática

Ação sugerida	Justificativa
INVESTIGAÇÃO	
Revise as prescrições médicas e o plano de cuidados de enfermagem.	Orientar os cuidados com o paciente.
Determine se o aparelho será aplicado em um ou ambos os membros.	Orientar a coleta de dados de avaliação e a aplicação do aparelho.
Lave as mãos ou realize antissepsia por meio de fricção com álcool (Cap. 10).	Reduzir o potencial de transmissão de microrganismos.
Avalie a circulação nos artelhos e a integridade da pele.	Fornecer dados de base para comparações futuras.
Verifique a presença do sinal de Homans (Habilidade 27.1) e relate se for positivo.	Indicar a possibilidade de tromboflebite; se o sinal for positivo, é contraindicada a utilização do aparelho de compressão pneumática.
Meça a circunferência da panturrilha e avalie a formação de edema depressível nas extremidades.	Fornecer dados de base para comparações futuras.
Palpe os pulsos pediosos.	Ratificar a presença e a intensidade do fluxo sanguíneo arterial nos pés.
Avalie a compreensão do paciente quanto ao propósito e uso do aparelho de compressão pneumática.	Determinar o tipo e a quantidade de orientações de saúde necessárias.
PLANEJAMENTO	
Obtenha a manga para o membro, a bomba de ar elétrica e os tubos de condução de ar.	Facilitar a implementação rápida da prescrição médica.
Ajude o paciente com quaisquer necessidades de eliminação.	Evitar ter de desconectar o equipamento logo depois de ele ter sido colocado.
Organize os materiais que o paciente necessita de modo que eles fiquem a seu alcance, incluindo a campainha de chamada.	Promover a independência, além de garantir que ele possa pedir ajuda.
Auxilie o paciente a colocar-se em posição confortável, como a posição supina ou de Fowler baixa.	Promover o conforto e o relaxamento.
IMPLEMENTAÇÃO	
Envolver a manga para o membro confortavelmente ao redor da panturrilha (Fig. A).	Posicioná-la onde a compressão for desejada.
A Colocando a manga no membro inferior. (Foto de B. Proud.)	
Firme a manga depois de envolver a perna; a maior parte das mangas é fixada com velcro.	Garantir que ela permanecerá aplicada na posição desejada.
Prenda a bomba de ar sob o leito ou em uma superfície estável.	Proteger o aparelho contra danos e evitar lesões à equipe ou aos visitantes.

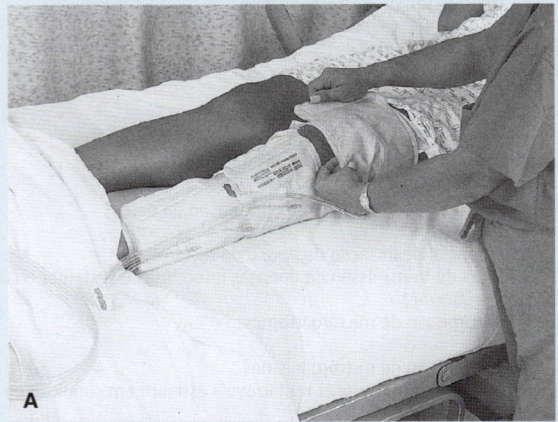

(continua)

Aplicando um aparelho de compressão pneumática *(continuação)*

IMPLEMENTAÇÃO *(continuação)*

Conecte os tubos de condução de ar às entradas que partem da manga e se adaptam à bomba de ar.	Proporcionar um canal pelo qual o ar consiga chegar à manga que cobre o membro.

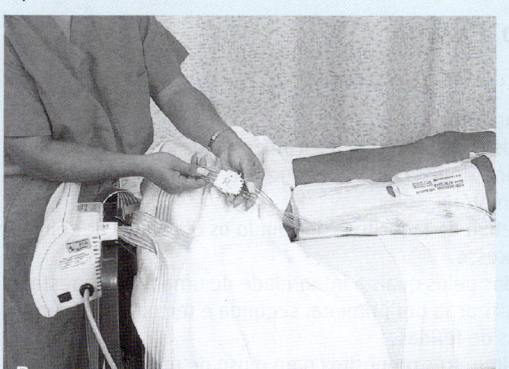

Conectando os tubos de condução de ar de modo a preservar o alinhamento (Foto de B. Proud.)

Certifique-se de que os tubos de condução de ar estão desdobrados e não estão comprimidos sob o paciente ou sob os rodízios do leito.	Garantir a desobstrução para chegada do ar.
Plugue a bomba de ar a uma fonte de eletricidade.	Fornecer energia ao motor.
Ajuste a pressão na bomba de ar à quantidade prescrita (a maior parte das prescrições médicas varia de 35 a 55 mmHg, com uma média comum de 40 mmHg).	Proporcionar compressão intermitente, na pressão apropriada, para promover a circulação venosa.
Ligue o interruptor e observe se as luzes que indicam o funcionamento da bomba estão acesas durante a compressão e se elas se apagam nos intervalos desta.	Indicar que a máquina está funcionando.
Avalie as condições circulatórias do paciente, bem como seu conforto, a cada 2 a 4 horas, por todo o tratamento terapêutico, que é contínuo para alguns pacientes.	Focar a avaliação dos sinais que indiquem a ocorrência de efeitos adversos.
Remova a manga do membro antes da deambulação ou de outras atividades fora do leito.	Permitir liberdade de movimentos, desprendendo-se dos tubos e da bomba de ar.
Interrompa as compressões se houver prejuízo significativo à circulação e à sensibilidade, ocorrência de parestesia, dormência ou dor na perna.	Ajudar a evitar complicações sérias.
Remova a manga do membro e avalie o tamanho da panturrilha e a circulação nas áreas distais do membro, pelo menos uma vez ao dia.	Proporcionar dados comparativos com os quais se possa avaliar a resposta terapêutica.
Coloque meias elásticas e reforce a necessidade de realizar exercícios com as pernas a cada hora, quando o aparelho não estiver sendo usado.	Promover a circulação venosa.
Coloque o equipamento em um local seguro, onde fique disponível para o próximo uso.	Demonstrar respeito pela segurança e controlar de maneira eficiente o tempo.

Avaliação

- O tamanho da panturrilha está reduzido ou não aumentou de diâmetro.
- O sinal de Homans é negativo.
- A pele do membro inferior está intacta, aquecida e apresenta coloração adequada à etnia do paciente.
- O enchimento capilar é inferior a 2 - 3 segundos.
- Os pulsos pediosos estão fortes e presentes.

Documentação

- Achados da avaliação antes e depois da aplicação.
- Membro no qual foi colocado o aparelho.
- Colocação e duração do procedimento.
- A quem foram relatados os achados anormais da avaliação e as consequências da comunicação.

EXEMPLO DE DOCUMENTAÇÃO

Data e hora Panturrilha direita mede 45 cm. Panturrilha esquerda mede 50 cm. Os artelhos estão aquecidos. O retorno sanguíneo aos leitos ungueais ocorre dentro de 3 segundos após a compressão. A pele sobre as pernas está rosada, aquecida e intacta. O sinal de Homans é negativo bilateralmente. Aparelho de compressão pneumática aplicado sobre as panturrilhas, a uma pressão de 40 mmHg. _____ ASSINATURA / FUNÇÃO

Data e hora Aparelho de compressão pneumática retirado após 2 horas de uso, para facilitar o banho, e recolocado a uma pressão de 40 mmHg. _____ ASSINATURA / FUNÇÃO

28

Cuidado de Feridas

Objetivos do Ensino

Ao término deste capítulo, o leitor deverá:

1. Definir o termo "ferida".
2. Citar as três fases do processo de cicatrização das feridas.
3. Identificar cinco sinais e sintomas que são tradicionalmente associados à resposta inflamatória.
4. Discutir o objetivo da fagocitose, incluindo os dois tipos de células envolvidas nesse processo.
5. Citar três modos pelos quais a integridade de uma ferida é restabelecida.
6. Explicar a cicatrização por primeira, segunda e terceira intenção.
7. Citar dois tipos de feridas.
8. Listar, no mínimo, três propósitos para o uso de um curativo.
9. Explicar a justificativa para manter as feridas umedecidas.
10. Descrever os dois tipos de drenos, além do objetivo de cada um deles.
11. Nomear os dois principais métodos pelos quais as feridas cirúrgicas são mantidas unidas até sua cicatrização.
12. Explicar três razões para o uso de uma atadura ou faixa.
13. Discutir o propósito do uso de um tipo de faixa.
14. Dar exemplos de quatro métodos usados para remover tecidos mortos de uma ferida.
15. Listar três estruturas comumente irrigadas.
16. Citar dois usos para a aplicação de calor e dois para a aplicação de frio.
17. Identificar pelo menos quatro métodos para aplicação de calor e frio.
18. Listar, pelo menos, cinco fatores de risco para o surgimento de úlceras de pressão.
19. Discutir três técnicas para a prevenção de úlceras de pressão.

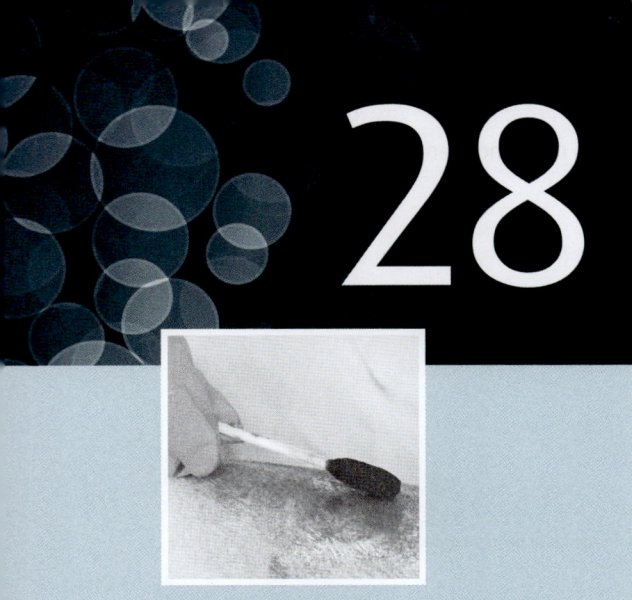

Termos principais

Almofada aquatérmica
Atadura
Banho de assento
Banhos terapêuticos
Bolsa de água quente
Capilaridade
Cicatrização por primeira intenção
Cicatrização por segunda intenção
Cicatrização por terceira intenção
Colágeno
Compressas
Curativo
Deiscência
Desbridamento
Drenagem purulenta
Drenagem serosa
Drenos
Ducha vaginal
Esfacelos
Evisceração
Fagocitose
Faixa
Ferida
Ferida aberta
Ferida fechada
Força de cisalhamento
Formação de cicatriz
Grampos
Hidroterapia
Imersão
Inflamação
Irrigação
Laceração da pele
Leucócitos
Leucocitose
Macrófagos
Proliferação
Regeneração
Remodelagem
Resolução
Sepse
Suturas
Tecido de granulação
Tecido necrótico
Tiras de Montgomery
Trauma
Tunelização
Úlcera de pressão

Os tecidos do corpo possuem uma capacidade admirável de recuperação quando lesionados. Este capítulo discute os vários tipos de tecidos lesionados, incluindo aqueles decorrentes de uma incisão cirúrgica e da pressão prolongada. Também são abordadas as intervenções de enfermagem que facilitam o processo de cicatrização e as possíveis ações para prevenir lesões tissulares.

FERIDAS

A **ferida** (pele ou tecido mole danificado) ocorre em consequência de um **trauma** (termo genérico relacionado a lesão). Os traumas tissulares incluem, por exemplo, cortes, contusões, má circulação, substâncias químicas fortes e calor ou frio em excesso. Esses traumas produzem dois tipos básicos de feridas: abertas e fechadas (Tab. 28.1).

A **ferida aberta** é aquela em que a superfície da pele ou da mucosa não se encontra mais intacta. Pode ser causada de maneira acidental ou intencional, como quando um cirurgião secciona o tecido. Na **ferida fechada**, não há abertura da pele ou da mucosa. As feridas fechadas ocorrem mais frequentemente por trauma contuso ou por pressão.

PROCESSO DE CICATRIZAÇÃO DAS FERIDAS

Seja qual for o tipo de ferida, o corpo imediatamente tenta reparar o dano e cicatrizá-la. O processo de cicatrização das feridas ocorre em três fases sequenciais: inflamação, proliferação e remodelamento.

TABELA 28.1 Tipos de feridas

TIPO DE FERIDA	DESCRIÇÃO
Feridas Abertas	
Incisão	Separação limpa da pele e dos tecidos, com bordas lisas e regulares
Laceração	Separação da pele e dos tecidos na qual as bordas são dilaceradas e irregulares
Abrasão	Ferida em que as camadas superficiais da pele são fragmentadas
Avulsão	Destruição de grandes áreas de pele e de tecido subjacente, com exposição de cartilagem e ossos
Ulceração	Lesão superficial em que há perda de pele e de mucosa
Perfuração	Abertura na pele, no tecido subjacente ou na mucosa causada por um objeto estreito, pontiagudo e afiado
Feridas Fechadas	
Contusão	Lesão nos tecidos moles subjacentes à pele, decorrente de força de contato com objeto pesado, às vezes chamada de equimose

Inflamação

A **inflamação**, processo fisiológico que ocorre imediatamente após o tecido sofrer uma lesão, dura cerca de 2 a 5 dias. Seus objetivos são (1) limitar o dano local, (2) remover células lesionadas e resíduos e (3) preparar a ferida para a cicatrização. A inflamação evolui em várias fases (Fig. 28.1).

Durante o primeiro estágio, ocorrem mudanças locais. Logo após a ocorrência da lesão, os vasos sanguíneos contraem-se para controlar as perdas sanguíneas e restringir a extensão do dano. Logo em seguida os vasos se dilatam para liberar as plaquetas, que formam uma espécie de coágulo frouxo. As membranas das células danificadas ficam mais permeáveis, causando a liberação de plasma e de substâncias químicas, que propiciam uma sensação de desconforto. A resposta local produz os sinais e sintomas característicos da inflamação: *edema, rubor, calor, dor* e *perda da função*.

Uma segunda onda de defesa segue as alterações locais, quando os **leucócitos** e os **macrófagos** (tipos de leucócitos) migram para o local da lesão e o organismo produz mais e mais leucócitos para ocupar os seus lugares. A **leucocitose** (aumento na produção de leucócitos) é confirmada e monitorada por meio da contagem do número e do tipo dessas células encontradas em uma amostra de sangue do paciente. Esse teste laboratorial é chamado de contagem diferencial de leucócitos. Uma elevação na contagem de leucócitos, especialmente de neutrófilos e monócitos, sugere um processo inflamatório e, em alguns casos, um processo infeccioso.

Os neutrófilos e os monócitos, tipos específicos de leucócitos, são os principais responsáveis pela **fagocitose**, que é um processo pelo qual essas células consomem microrganismos patógenos, sangue coagulado e resíduos celulares. Coletivamente, os neutrófilos e monócitos limpam a área lesionada e preparam o local para a cicatrização da ferida.

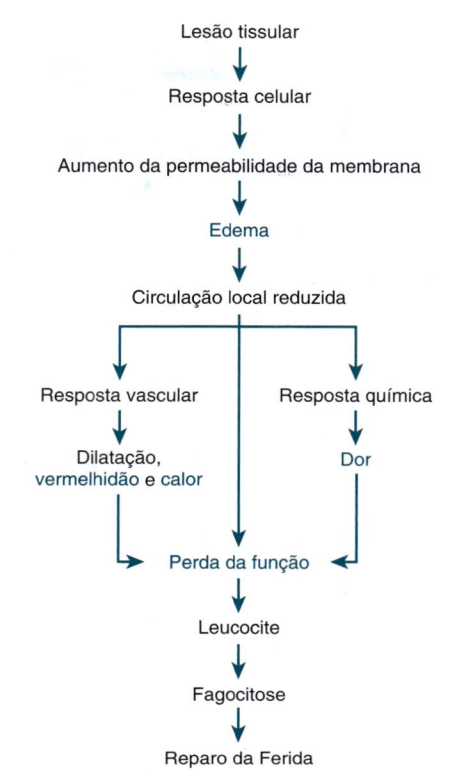

FIGURA 28.1 Resposta inflamatória. Os termos em vermelho são os cinco sinais e sintomas clássicos da inflamação.

Proliferação

A **proliferação** (período durante o qual novas células preenchem e vedam a ferida) ocorre 2 a 3 semanas após a fase inflamatória. Ela é caracterizada pelo surgimento de **tecido de granulação** (combinação de novos vasos sanguíneos, fibroblastos e células epiteliais), que possui coloração rosada brilhante a avermelhada, devido à extensa projeção de capilares no local.

O tecido de granulação cresce a partir das bordas da ferida, na direção de seu centro. Ele é frágil e fácil de ser rompido, por meios físicos ou químicos. Enquanto mais e mais fibroblastos produzem **colágeno** (uma substância proteica resistente, mas inelástica), a força de adesão da ferida aumenta. Próximo do fim da fase de proliferação, os novos vasos sanguíneos se degeneram, fazendo com que a cor rosada presente previamente desapareça.

Em geral, a integridade da pele do tecido danificado é restaurada por meio da (1) **resolução** (processo pelo qual as células lesionadas recuperam e restabelecem sua função normal), (2) **regeneração** (duplicação celular) ou (3) **formação de cicatriz** (substituição das células lesionadas por tecido fibroso). A cicatriz de tecido fibroso age como um remendo sem função. A extensão da cicatriz formada depende da magnitude do dano que atingiu o tecido e do modo como ocorreu a cicatrização (discutida posteriormente neste capítulo).

Remodelagem

A **remodelagem** (período durante o qual a ferida sofre alterações e maturação) ocorre após a fase de proliferação e pode durar 6

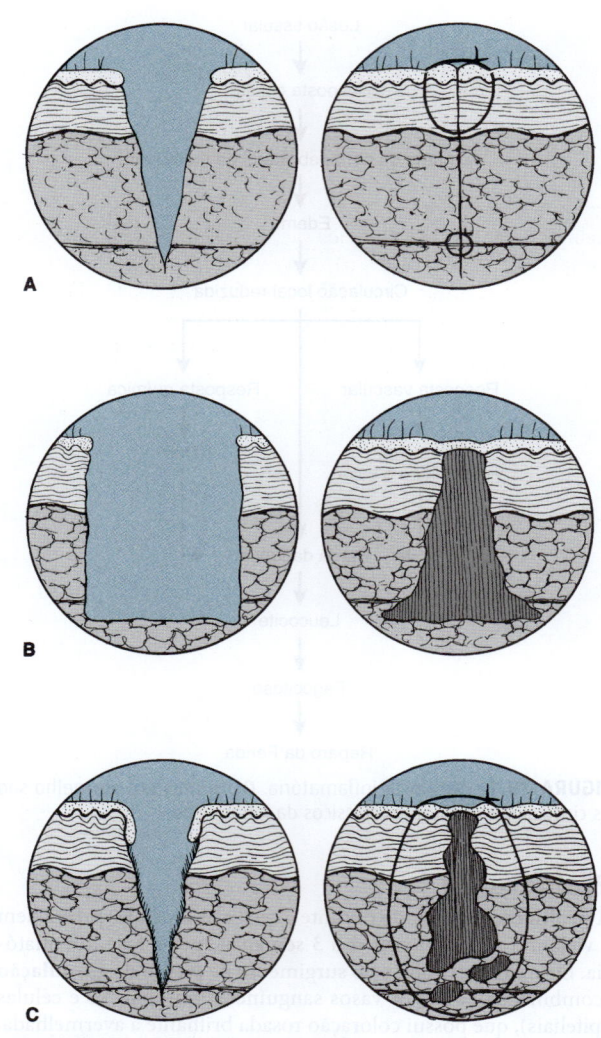

FIGURA 28.2 (A) Cicatrização por primeira intenção. (B) Cicatrização por segunda intenção. (C) Cicatrização por terceira intenção.

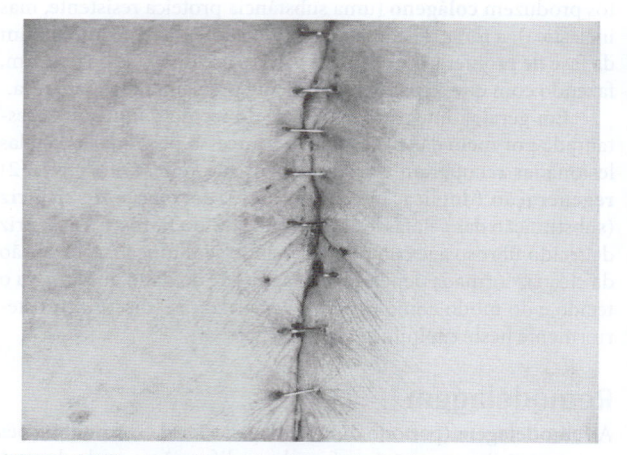

FIGURA 28.3 Exemplo de cicatrização de ferida por primeira intenção.

meses a 2 anos (Porth & Matfin, 2008). Durante esse período, a ferida se fecha e a cicatriz diminui.

CICATRIZAÇÃO DAS FERIDAS

Vários fatores afetam a cicatrização das feridas:

- Tipo de lesão
- Amplitude e profundidade da ferida
- Qualidade da circulação
- Quantidade de resíduos junto à ferida
- Presença de infecção
- Condição de saúde do paciente

A velocidade com que ocorre a cicatrização da ferida e a extensão do tecido cicatricial dependem de como ocorre a cicatrização: por primeira, segunda ou terceira intenção (Fig. 28.2).

A **cicatrização por primeira intenção**, também chamada de cicatrização por intenção primária, é um processo de reparação em que as bordas da ferida estão diretamente próximas uma da outra. Pelo fato de o espaço entre elas ser bastante estreito, forma-se somente uma pequena quantidade de tecido cicatricial. A maior parte das feridas cirúrgicas, que está com as bordas muito aproximadas, cicatriza por primeira intenção (Fig. 28.3).

Na **cicatrização por segunda intenção**, as bordas da ferida estão muito separadas, levando a um consumo maior de tempo e um complexo processo de cicatrização. Visto que as margens da ferida não estão em contato direto entre si, o tecido de granulação precisa de tempo adicional para formar-se transversalmente à extensão da lesão. Em geral, isso resulta em uma cicatriz mais proeminente. A cicatrização por segunda intenção é prolongada quando a ferida possui algum tipo de fluido corporal ou outros resíduos. O cuidado da ferida deve ser realizado com cautela, a fim de evitar romper o tecido de granulação e atrasar o processo de cicatrização.

Com a **cicatrização por terceira intenção**, as bordas da ferida estão amplamente afastadas e, mais tarde, são unidas com algum tipo de material de sutura. Esse processo de reparação resulta em uma cicatriz profunda e larga. Via de regra, as feridas que cicatrizam por terceira intenção são profundas e propensas a conter muita secreção e resíduos tissulares. Para apressar a cicatrização, dispositivos de drenagem podem ser colocados na ferida ou ela pode ser protegida com gaze absorvente.

Considerações gerontológicas

- A cicatrização de feridas é retardada nos idosos. A regeneração da pele saudável leva duas vezes mais tempo para uma pessoa de 80 do que para uma de 30 anos.
- Mudanças relacionadas à idade que afetam a cicatrização das feridas incluem a redução do colágeno e do suprimento sanguíneo, além da diminuição da qualidade da elastina. A exposição prolongada aos raios solares ultravioletas integra essas mudanças.
- Fatores como a depressão, a falta de apetite, prejuízos cognitivos e barreiras econômicas ou físicas interferem na alimentação adequada dos idosos, prejudicando a cicatrização das feridas. Esses fatores podem ser levados ao conhecimento de um nutricionista, que pode sugerir intervenções dietéticas apropriadas, assim como realizar encaminhamentos a serviços comunitários, como serviços de entrega domiciliar de refeições ou de preparo delas na própria residência.

Observações nutricionais

- As feridas podem exigir maiores quantidades de proteína, dependendo da sua gravidade e do estado nutricional do paciente. Por exemplo, úlceras de pressão podem aumentar as necessidades de proteína em 50 a 100%, dependendo da fase e do número de úlceras, enquanto uma pequena cirurgia pode não ter impacto sobre as necessidades nutricionais. Deve ser fornecida uma quantidade adequada de calorias, para que as proteínas não sejam utilizadas para produção de energia, mas para a cicatrização tecidual. Muitas vezes, administram-se bebidas com alto teor de proteína para potencializar a ingestão desse nutriente; essas bebidas são fáceis de consumir e podem conferir menor sensação de enchimento do que os alimentos sólidos.
- A vitamina C e o zinco desempenham papéis importantes na reparação tecidual e podem ser administrados como suplementos para facilitar a cicatrização.

COMPLICAÇÕES DA CICATRIZAÇÃO DE FERIDAS

A chave para a cicatrização de feridas é o fluxo sanguíneo adequado ao tecido lesionado. Os fatores que podem interferir no fluxo sanguíneo incluem o comprometimento da circulação, a infecção e o acúmulo de líquido purulento, sanguinolento ou seroso que impede a aproximação da pele e dos tecidos. Além disso, uma tensão ou tração excessiva das bordas da ferida contribui para a ruptura da ferida e demora na cicatrização. Um ou vários desses fatores podem ser secundários à má alimentação, à resposta inflamatória ou imunológica prejudicada em decorrência de fármacos como os corticoides e à obesidade (veja a discussão sobre os riscos cirúrgicos no Cap. 27).

Considerações gerontológicas

- Uma redução na resposta imunológica decorrente da diminuição das células T predispõe os idosos a infecções nas feridas.
- Os sinais de inflamação podem ser sutis em idosos (Cap. 22).
- O diabetes ou outras condições que possam interferir na circulação aumentam a susceptibilidade da pessoa idosa à cicatrização retardada e à infecção de feridas.

O enfermeiro avalia a ferida para determinar se ela está intacta ou mostra evidências de edema anormal, vermelhidão, calor, secreção e desconforto crescente. Ao avaliar a ferida, é importante procurar por **tunelização**, a erosão do tecido sob a pele intacta na borda da ferida; **esfacelos**, tecido morto na superfície da ferida que é úmido, pegajoso, amarelo, bege, cinza ou verde; e **tecido necrótico**, que é um tecido desvitalizado seco, marrom ou preto (Fig. 28.4). Os dois últimos devem ser removidos para facilitar a cicatrização da ferida (veja posteriormente a discussão a respeito do desbridamento).

Duas complicações potencialmente graves das feridas cirúrgicas incluem a **deiscência** (a separação das bordas da ferida) e a **evisceração** (separação da ferida com a protrusão de órgãos) (Fig. 28.5). Essas complicações têm maior probabilidade de ocorrer dentro de 7 a 10 dias após a cirurgia. Podem ser causadas por ingestão insuficiente de proteínas e de fontes de vitamina C; remoção prematura de suturas ou grampos; tensão incomum na incisão por tosse grave, espirros, vômitos, ânsia de vômito ou soluços; tecido ou apoio muscular fraco secundário à obesidade; distensão do abdome por acúmulo de gases intestinais; ou integridade tecidual comprometida por procedimentos cirúrgicos prévios na mesma área.

O paciente pode descrever que "parece que algo cedeu". Pode surgir repentinamente uma secreção rosada sobre o curativo. Em caso de suspeita de abertura da ferida, o enfermeiro posiciona o paciente de modo colocar menos pressão sobre a área operada. Se ocorrer a evisceração, o enfermeiro coloca curativos estéreis umedecidos com soro fisiológico sobre os órgãos e tecidos protrusados. Caso haja ruptura da ferida, o enfermeiro avisa o médico imediatamente. O enfermeiro deve estar alerta para os sinais e sintomas de fluxo sanguíneo prejudicado, como edema, palidez localizada ou aparência manchada e frieza do tecido da área ao redor da ferida.

▶ *Pare, Pense e Responda – Quadro 28.1*
Discuta os sinais e sintomas que uma pessoa pode apresentar se uma ferida estiver infectada.

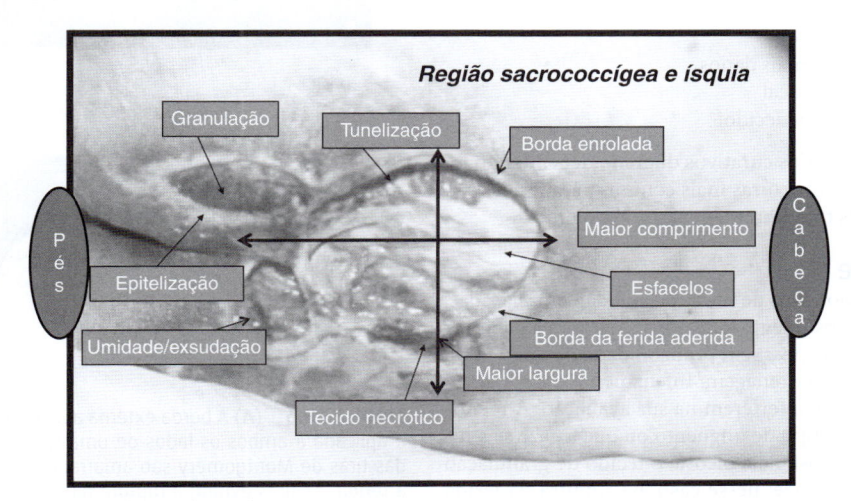

FIGURA 28.4 Componentes da avaliação da ferida.

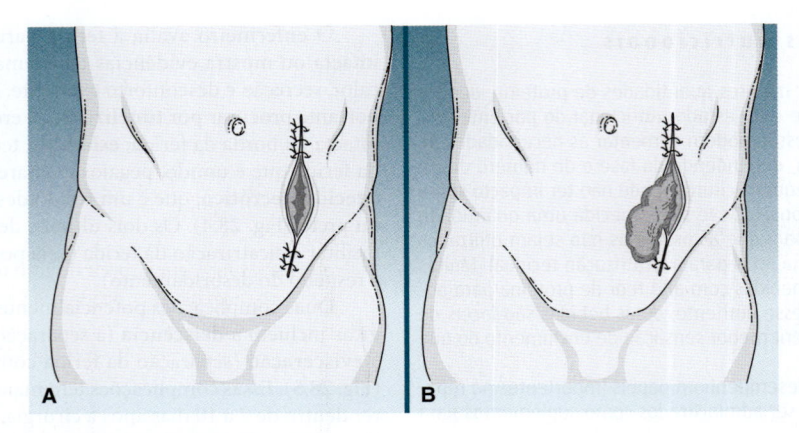

FIGURA 28.5 (A) Deiscência da ferida. (B) Evisceração da ferida.

CUIDADO DAS FERIDAS

O cuidado das feridas envolve técnicas que promovem sua cicatrização. As feridas operatórias resultam de uma incisão no tecido, feita com *laser* (Cap. 27) ou com um instrumento chamado bisturi. A meta principal do cuidado com feridas abertas ou operatórias é reaproximar o tecido para restaurar sua integridade.

A **úlcera de pressão** é uma lesão causada pela compressão capilar prolongada em intensidade suficiente para prejudicar a circulação na pele e no tecido subjacente. O principal objetivo no cuidado das úlceras de pressão é a sua prevenção. Todavia, uma vez que ela se forme, o enfermeiro instala medidas para reduzir seu tamanho e restaurar a integridade da pele e do tecido.

O cuidado das feridas envolve a troca dos curativos, o cuidado nos drenos, a remoção de suturas ou grampos, quando orientado pelo cirurgião, a aplicação de ataduras e faixas e a realizações de irrigações.

Curativos

O **curativo** (cobertura sobre uma ferida) serve para um ou mais dos seguintes propósitos:

- Manter a ferida limpa
- Absorver a drenagem
- Controlar o sangramento
- Proteger a ferida contra mais danos
- Manter a medicação no local
- Manter um ambiente umedecido

Os tipos e tamanhos dos curativos diferem, dependendo do objetivo de seu uso. As coberturas mais comuns para feridas são os curativos de gaze, os transparentes e os hidrocoloides.

Curativos de gaze

Os curativos de gaze são feitos de fibras de algodão entrelaçadas. Sua natureza bastante absorvente torna-os ideais para a cobertura de feridas recentes, que possuem probabilidade de sangrar, ou para aquelas que exsudam drenagem. Infelizmente, esses curativos obscurecem a ferida e interferem na sua avaliação. A menos que seja utilizado algum tipo de unguento ou que a gaze seja lubrificada com alguma substância oleosa, o tecido de granulação pode aderir às fibras da gaze; nesse caso, há ruptura da ferida quando a gaze for removida.

Os curativos de gaze costumam ser fixados com fita adesiva. Se houver necessidade de trocá-los frequentemente, podem ser utilizadas **tiras de Montgomery** (tiras de material aderente com ilhoses) (Fig. 28.6). Pode haver necessidade de utilizar algum outro método, caso o paciente seja alérgico à fita adesiva (veja a discussão sobre ataduras e faixas mais adiante nesse capítulo).

Curativos transparentes

Os curativos transparentes, como o Op-Site, são coberturas para feridas que permitem a sua visualização. Uma de suas principais vantagens é permitir que o enfermeiro avalie a ferida sem precisar removê-los. Além disso, são menos volumosos do que os curativos de gaze e não exigem o uso da fita adesiva, pois consistem em uma única lâmina de material aderente (Fig. 28.7). Normalmente são empregados para cobrir os locais de inserção de cateteres intra-

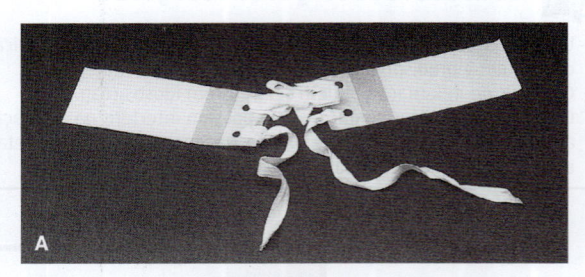

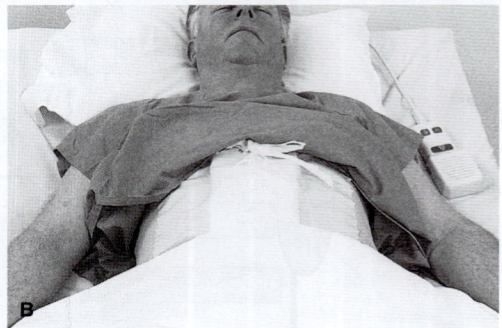

FIGURA 28.6 (A) A borda externa adesiva das tiras de Montgomery é aplicada a ambos os lados de uma ferida. (B) As bordas internas das tiras de Montgomery são amarradas para fixar o curativo sobre a ferida. As tiras evitam a ruptura da pele e da ferida pela remoção repetida da fita para verificar ou trocar um curativo.

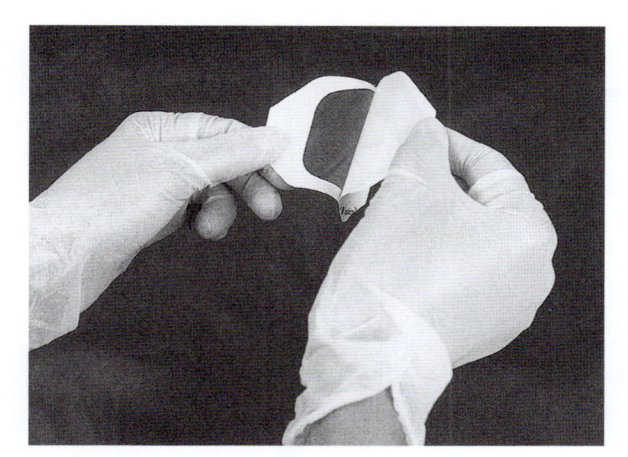

FIGURA 28.7 Curativo transparente. (Foto de B. Proud.)

venosos centrais e periféricos. Os curativos transparentes não são absorventes, de modo que, havendo acúmulo de secreção na ferida, eles tendem a se soltar. Uma vez que o curativo não se encontre mais intacto, muitos de seus objetivos originais deixam de ser atendidos.

Curativos hidrocoloides

Os curativos hidrocoloides, como o DuoDerm, são autoadesivos, opacos e impedem a entrada de ar e de água no ferimento (Fig. 28.8). Eles mantêm as feridas umedecidas, o que permite uma cicatrização mais rápida porque novas células proliferam com maior rapidez em um ambiente úmido. Se o curativo hidrocoloide permanecer intacto, pode ser mantido no local por até uma semana. Sua natureza oclusiva repele a entrada de outras substâncias corporais na ferida, como urina e fezes. Para que seja usado de forma adequada, esse curativo deve ter um tamanho razoável, permitindo que haja uma borda mínima de 2,5 cm de pele saudável ao redor da ferida.

Troca de curativos

Os profissionais da equipe de saúde trocam os curativos quando a ferida requer avaliação ou cuidados, e quando eles se soltam ou ficam saturados de secreção. Em alguns casos, o médico pode optar por assumir a total responsabilidade pela troca do curativo – pelo menos na primeira vez. Contudo, os enfermeiros normalmente os *reforçam* (aplicam camadas absorventes adicionais), quando eles se mostram úmidos. O reforço de um curativo evita que microrganismos "inoportunos" se dirijam para dentro da ferida (Cap. 21).

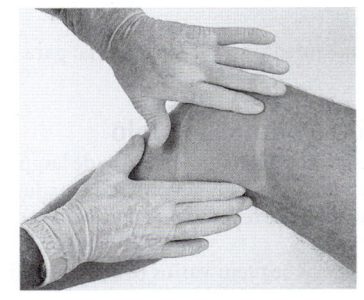

FIGURA 28.8 O curativo hidrocoloide absorve a drenagem da ferida em sua própria matriz.

Como a maior parte das feridas cirúrgicas é coberta com curativos de gaze, um exemplo é utilizado na descrição da técnica para a troca de um curativo, presente na Habilidade 28.1. Quando são usados curativos feitos de outros materiais, os enfermeiros podem modificar a técnica, seguindo as orientações do fabricante.

Drenos

Os **drenos** são tubos que proporcionam uma maneira de remover sangue e secreções de uma ferida. Eles promovem a cicatrização pela remoção de fluidos e resíduos celulares. Embora alguns drenos sejam colocados diretamente na ferida, a tendência atual é inseri-los de modo que sua saída fique em um local separado, ao lado da ferida. Essa medida permite a aproximação das bordas da ferida e evita a entrada direta de microrganismos patógenos no local. O médico pode optar pelo uso de um dreno aberto ou fechado.

Drenos abertos

Os drenos abertos são tubos achatados e flexíveis que proporcionam uma via de drenagem da ferida para o curativo. A drenagem ocorre passivamente, por gravidade e por **capilaridade** (movimentação de um líquido no ponto de contato com um sólido, que no caso é o curativo de gaze). Algumas vezes, prende-se um alfinete de segurança ou um clipe comprido ao dreno, no local em que ele ultrapassa a ferida. Isso evita que deslize para o interior do tecido. A medida que a drenagem diminui, o médico pode orientar o enfermeiro a encurtar o dreno, tracionando-o para fora da ferida. Para encurtá-lo, o enfermeiro puxa-o da ferida, até obter o comprimento especificado. A seguir, reposiciona o alfinete de segurança ou clipe próximo à ferida, para evitar que o dreno escorregue para dentro dela (Fig. 28.9).

Drenos fechados

Os drenos fechados são tubos que terminam em um recipiente. Alguns exemplos de sistemas de drenagem fechada incluem os

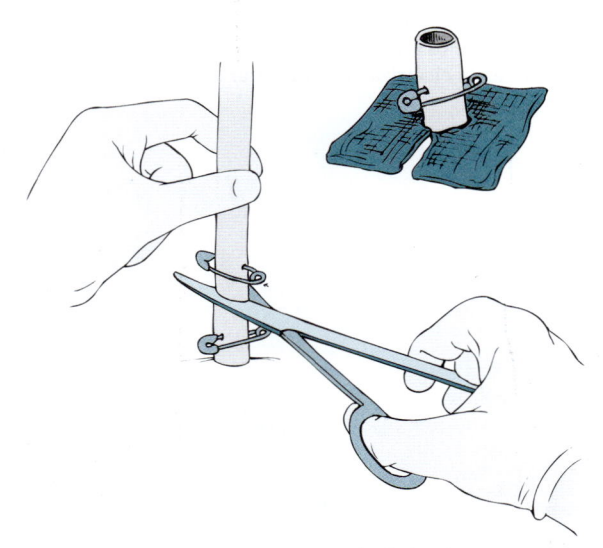

FIGURA 28.9 O dreno aberto é puxado da ferida e a porção excedente é cortada. Coloca-se uma esponja absorvente ao seu redor e a ferida é coberta com um curativo de gaze.

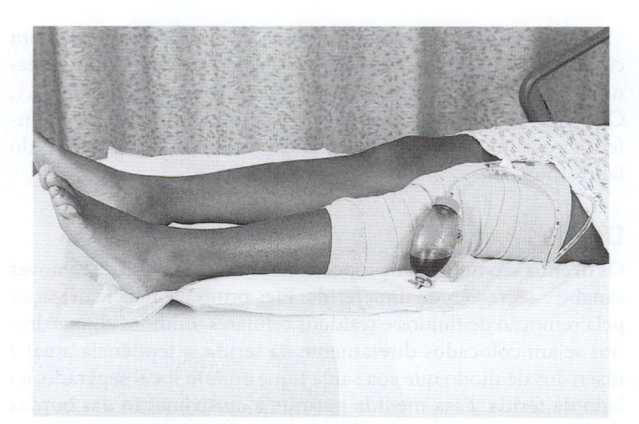

FIGURA 28.10 Dreno de Jackson-Pratt (dreno fechado). (Foto de B. Proud.)

drenos Hemovac e de Jackson-Pratt (Fig. 28.10). Os drenos fechados são mais eficientes do que os abertos porque sugam os líquidos, criando vácuo ou pressão negativa. Isso é feito abrindo o escape do receptáculo, pressionando a câmara de coleta de secreção e, então, cobrindo o escape (Fig. 28.11).

Ao cuidar de uma ferida com dreno, o enfermeiro limpa o local de inserção de modo circular, do centro para fora. Depois da limpeza, posiciona uma gaze ou esponja para dreno pré-cortada, que é aberta na parte central, em torno da base do dreno. O dreno aberto pode necessitar de camadas adicionais de gaze, uma vez que sua secreção não é coletada em um receptáculo.

Suturas e grampos

As **suturas**, pontos com nós que mantêm uma incisão unida, geralmente são feitas de seda ou de material sintético, como o náilon. Os **grampos** (clipes metálicos largos) realizam uma função similar. Eles não envolvem a ferida, como as suturas; em vez disso, formam uma ponte que mantém unidas as duas margens da ferida. Os grampos são vantajosos porque não comprimem o tecido, caso a ferida edemacie.

As suturas e os grampos ficam no local até que a ferida esteja suficientemente cicatrizada, para evitar sua reabertura. Dependendo do local da incisão, isso pode envolver alguns dias até duas semanas.

O médico pode orientar o enfermeiro a retirar as suturas e os grampos (Fig. 28.12), às vezes metade em um dia e a outra metade em outro. Adesivos do tipo *Steri-strips*, também conhecidos como *borboletas*, devido à sua aparência alada, podem manter uma incisão enfraquecida temporariamente unida. Algumas vezes, esses adesivos são usados no lugar dos grampos ou suturas para fechar lacerações superficiais.

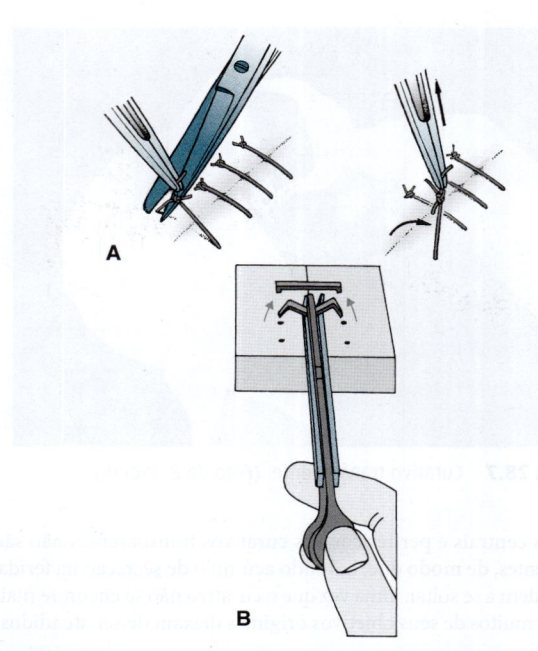

FIGURA 28.12 (A) Técnica para remoção de sutura. (B) Técnica para remoção de grampos.

Ataduras e faixas

A **atadura** é uma tira ou rolo de bandagem de algodão que é enrolada ao redor de uma parte do corpo. Um exemplo é a atadura Ace. A **faixa** é um tipo de atadura geralmente aplicada em uma parte específica do corpo, como o abdome ou as mamas. As ataduras e as faixas podem ser feitas de gaze, algodão fino, rolos elásticos e malha (Cap. 25).

Elas atendem a vários objetivos, como:

- Manter os curativos no lugar, especialmente quando a fita adesiva não pode ser usada ou o curativo é muito grande.
- Apoiar a área em torno de uma ferida ou lesão, para reduzir a dor.
- Limitar os movimentos na área da ferida, para promover a cicatrização.

Aplicação de ataduras em rolo

A maior parte das ataduras vem em rolos de larguras variadas. O enfermeiro prende a extremidade final da atadura em uma das mãos, enquanto o rolo é repetidamente passado em torno da parte a ser protegida.

Os enfermeiros seguem vários princípios durante a aplicação de uma atadura em rolo:

- Elevar e apoiar o membro.

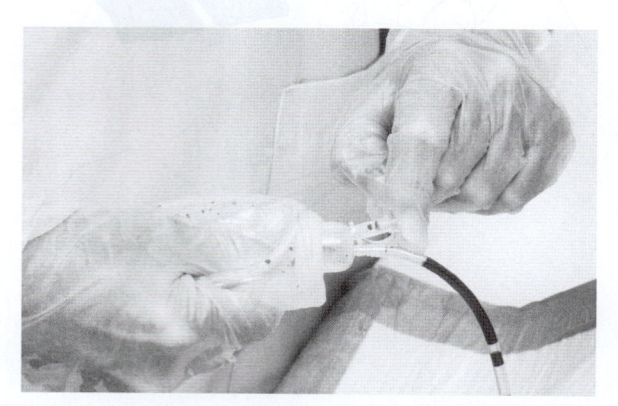

FIGURA 28.11 Comprimir o bulbo do dreno de Jackson-Pratt e fechar a abertura restabelece a pressão negativa que permite a coleta de secreção da ferida.

- Enrolar do sentido distal para o proximal.
- Evitar lacunas entre cada volta da atadura.
- Exercer tensão igual, mas não excessiva, a cada volta.
- Manter a atadura sem dobras.
- Fixar a extremidade do rolo da atadura com clipes metálicos.
- Verificar a cor e a sensibilidade dos dedos das mãos e dos pés expostos, com frequência.
- Retirar a atadura para as medidas de higiene e recolocá-la, pelo menos, duas vezes ao dia.

Há seis técnicas básicas para o uso de uma atadura em rolo (Fig. 28.13): o enfaixamento em círculo, em espiral, em espiral reversa, em oito, em *"spica"* e recorrente.

O *enfaixamento em círculo* é utilizado para ancorar e fixar a atadura em seu início e fim. Ele simplesmente envolve segurar com uma das mãos a extremidade livre do rolo e colocar a atadura em torno da área, trazendo-a de volta ao ponto de partida.

O *enfaixamento em espiral* envolve a sobreposição parcial da faixa da volta anterior. A quantidade de sobreposições varia de metade a três quartos da largura da atadura. O enfaixamento em espiral é utilizado ao enfaixar uma parte cilíndrica do corpo, como o braço e a perna.

O *enfaixamento em espiral reverso* é uma modificação do enfaixamento em espiral. Nessa modalidade, o rolo é invertido ou retornado a meio caminho da volta anterior.

O *enfaixamento em oito* é mais bem empregado ao revestir uma articulação, como o cotovelo ou o joelho. Trata-se de um padrão feito por meio de voltas oblíquas que, de maneira alternada, sobem e descem, simulando o número "8".

O *enfaixamento em "spica"* constitui uma variação do enfaixamento em oito. Difere no sentido de que inclui uma parte do tronco ou do peito (veja o gesso em *"spica"*, Cap. 25).

O *enfaixamento recorrente* é feito passando-se o rolo para trás e para frente sobre a extremidade de uma parte do corpo. Uma vez feita várias voltas recorrentes, a atadura é ancorada finalizando a aplicação com outro enfaixamento básico, como o em oito. O enfaixamento recorrente é especialmente benéfico ao revestir o coto de um membro amputado ou a cabeça.

Aplicação de faixas

As faixas não têm utilização tão comum quanto as ataduras; muitas já foram amplamente substituídas por outros materiais industrializados, mais modernos e convenientes. Por exemplo, os sutiãs frequentemente substituem as faixas para os seios. Às vezes, após uma cirurgia vaginal ou retal, os enfermeiros aplicam uma faixa T, que, como o nome sugere, se parece com a letra "T" (Fig. 28.14). Essas faixas são usadas para fixar um curativo no ânus ou no períneo ou na dobra da virilha. Para aplicar uma faixa T, o enfermeiro prende a tira transversal do T em torno da cintura. Depois, passa uma única ou duas tiras, entre as pernas do paciente, fixando-as na cinta. Absorventes higiênicos adesivos utilizados no interior das roupas íntimas são uma alternativa à faixa T para manter materiais absorventes no lugar.

Desbridamento

A maior parte das feridas cicatriza rapidamente utilizando somente cuidados convencionais. Entretanto, algumas delas precisam de **desbridamento** (remoção do tecido morto) para promover a cicatrização. Existem quatro métodos de desbridamento da ferida: cirúrgico/cortante, enzimático, autolítico e mecânico.

Desbridamento cirúrgico/cortante

O desbridamento cirúrgico/cortante consiste na remoção do **tecido necrótico** (não vivo) de áreas saudáveis da ferida usando tesouras, pinças ou outros instrumentos estéreis (Fig. 28.15). Esse método é mais utilizado quando a ferida está infectada, pois ajuda na sua cicatrização de modo mais rápido e eficiente. O procedimento é feito no leito ou no centro cirúrgico, caso se trate de uma lesão extensa. Esse tipo de desbridamento é doloroso e a ferida pode apresentar sangramento posterior.

Desbridamento enzimático

O desbridamento enzimático envolve o uso de substâncias químicas, aplicadas topicamente, que quebram e dissolvem os resíduos da ferida. Um curativo é usado para manter a enzima em contato com a lesão e para ajudar a absorver a secreção. Esse modo de desbridamento é apropriado para feridas não infectadas ou para pacientes que não conseguem tolerar o desbridamento cirúrgico/cortante.

Desbridamento autolítico

O desbridamento autolítico, ou autodissolução, é um processo indolor, fisiológico e natural que possibilita às enzimas do corpo amaciar, liquefazer e soltar o tecido desvitalizado. É usado quando a ferida é pequena e não apresenta sinais de infecção. A principal desvantagem da autólise é o longo tempo que ela necessita para alcançar os resultados desejados. Para acelerá-la, um curativo oclusivo, ou semioclusivo, mantém o ferimento úmido. Como a remoção dos resíduos tissulares é lenta, o enfermeiro acompanha o paciente atentamente, buscando por sinais de infecção da ferida.

Desbridamento mecânico

O desbridamento mecânico envolve a remoção física de detritos de uma ferida profunda. Uma técnica consiste na aplicação de curativos úmidos-secos. A ferida é encoberta com gaze umedecida, que é retirada aproximadamente 4 a 6 horas depois, quando já estiver seca ou quase seca. O tecido morto adere à malha da gaze e é removido quando o curativo é trocado. Recentemente, o uso de curativos úmido-seco para o desbridamento vem sendo questionado. Algumas desvantagens incluem: (1) impedimento da cicatrização pelo resfriamento tecidual local, (2) interrupção da angiogênese (formação de novos vasos sanguíneos) e (3) aumento do risco de infecção pelas trocas frequentes de curativo (Moisés, 2009). Esses curativos também têm sido descritos como sendo não seletivos, traumáticos, dolorosos, dispendiosos e demorados. Uma alternativa aos curativos úmido-seco é a utilização de um curativo com alginato de cálcio, como o Algiderm, que consiste em fibras absorventes, não aderentes, biodegradáveis e não entrelaçadas, derivadas de algas e outros produtos químicos. Seus conteúdos formam um gel quando em contato com a secreção da ferida, facilitando assim o desbridamento quando o curativo é removido. Os curativos de alginato de cálcio podem ser encontrados em placas e tiras, dependendo das exigências da ferida.

Outra forma de fazer a remoção mecânica de resíduos da ferida é a **hidroterapia** (uso terapêutico da água), no qual a parte do corpo onde está localizada a ferida é submersa em turbilhões (um tanque com jatos de água). A agitação da água, que contém um antisséptico, amolece o tecido morto. Os resíduos soltos que permanecem presos são removidos em seguida, com um instrumento cortante.

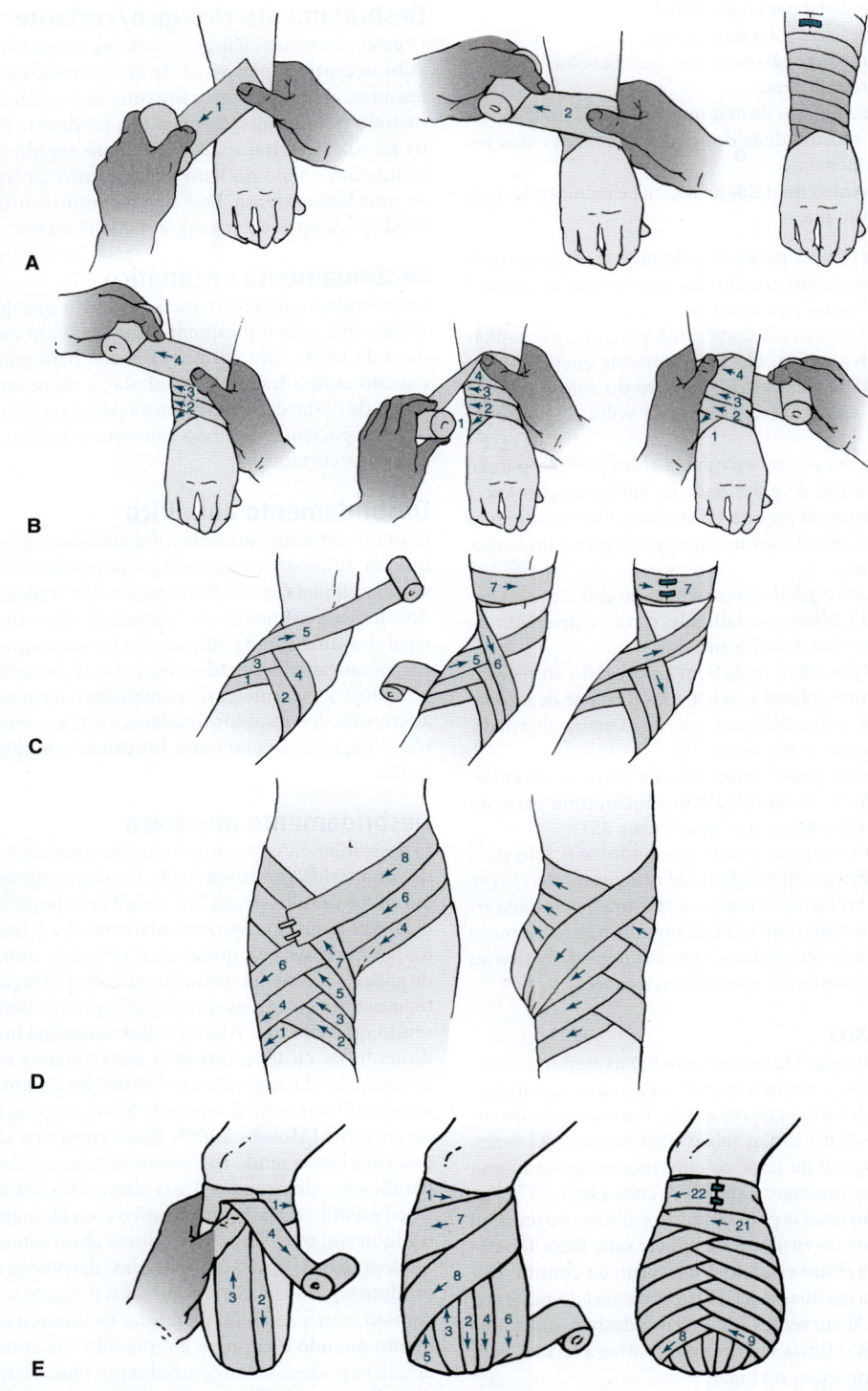

FIGURA 28.13 (**A**) Enfaixamento circular e espiral. (**B**) Enfaixamento espiral reverso. (**C**) Enfaixamento em oito. (**D**) Enfaixamento em *"spica"*. (**E**) Enfaixamento recorrente.

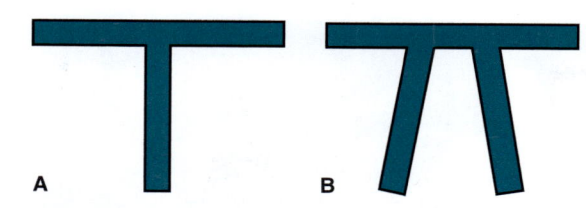

FIGURA 28.14 (**A**) Faixa T única. (**B**) Faixa T dupla.

A **irrigação** (técnica para remover resíduos) é um terceiro método de remoção mecânica de resíduos de uma ferida. É usada nos cuidados diretos da lesão e também quando se necessita limpar certas áreas do corpo, como os olhos, as orelhas e a vagina.

> ▶ *Pare, Pense e Responda – Quadro 28.2*
> *Relacione uma vantagem e uma desvantagem para cada método usado para desbridar uma ferida.*

Irrigação de feridas. A irrigação de uma ferida (Habilidade 28.2) costuma ser feita imediatamente antes da aplicação de um novo curativo. Essa técnica é mais bem empregada quando o tecido de granulação já está formado. Os resíduos superficiais devem ser removidos com delicadeza, sem prejudicar a proliferação das células saudáveis.

Irrigação ocular. A irrigação ocular remove substâncias químicas tóxicas de um dos olhos, ou de ambos, ou ainda desloca muco ressecado ou outro tipo de secreção que se acumula em decorrência de estruturas oculares inflamadas ou infectadas (Orientações de Enfermagem 28.1).

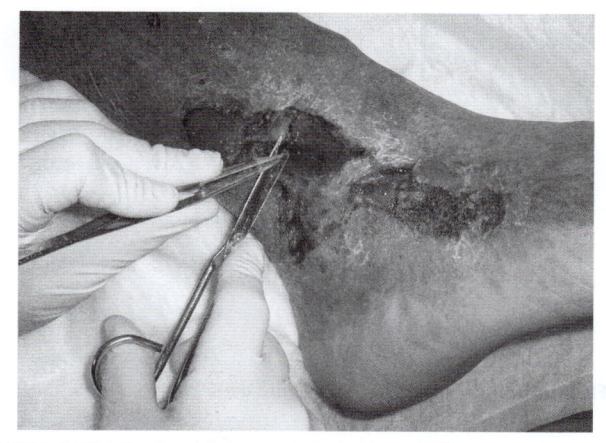

FIGURA 28.15 Debridamento cirúrgico/cortante na beira do leito.

Irrigação auricular. A irrigação auricular remove resíduos das orelhas. Ela é contraindicada se a membrana timpânica (tímpano) estiver perfurada. É importante fazer um exame superficial da orelha diante da suspeita da presença de corpo estranho no local, pois um grão de feijão, de ervilha ou de outra substância desidratada pode inchar no interior da orelha, caso seja irrigada, fazendo com que fique mais preso. Objetos sólidos talvez precisem ser removidos com um instrumento.

Não havendo contraindicação da irrigação, ela é feita da mesma forma que a irrigação ocular, exceto pelo fato de que o enfermeiro direciona a solução para a parte superior do canal auditivo (Fig. 28.17). Ele também toma cuidado para evitar a oclusão do canal auditivo com a ponta da seringa, já que a pressão da so-

ORIENTAÇÕES DE ENFERMAGEM 28.1

Irrigação ocular

- Reúna os materiais: seringa com bulbo, solução para irrigação, folhas de gaze, luvas e outros materiais associados às precauções padrão, absorventes higiênicos e, ao menos, uma toalha. *A reunião dos materiais que serão usados assegura a organização e o manejo eficiente do tempo.*
- Aqueça a solução até atingir aproximadamente a temperatura do corpo, colocando o recipiente com a solução na água quente, a não ser quando administrar primeiros socorros emergenciais. *A solução aquecida é mais confortável para o paciente.*
- Posicione o paciente com a cabeça levemente inclinada para o lado. *Essa posição facilita a drenagem.*
- Coloque um absorvente higiênico na área do ombro. *O uso do material absorvente evita a saturação do avental do paciente e da roupa de cama.*
- Dê ao paciente uma cuba de vômito para que ele a segure sob a bochecha. *A cuba pode ser usada para coletar a solução de irrigação.*
- Lave as mãos ou use fricção com produto à base de álcool e coloque as luvas. *A higiene das mãos e o uso de luvas reduzem a transmissão de microrganismos.*
- Abra e prepare os materiais. *Essa medida capacita o enfermeiro a realizar a irrigação com eficiência.*
- Esfregue uma folha de gaze umedecida a partir do canto do olho próximo ao nariz em direção à têmpora; use mais gazes, uma de cada vez, conforme a necessidade. *Isso remove os resíduos maiores.*
- Afaste bem as pálpebras com os dedos de uma das mãos. *Essa medida amplia a superfície exposta.*
- Direcione a solução sobre a conjuntiva, segurando a seringa ou o recipiente com a solução de irrigação cerca de 2,5 cm acima do olho (Fig. 28.16). *Manter a seringa longe do olho evita danos à córnea.*
- Oriente o paciente a piscar periodicamente. *O piscar distribui a solução sob as pálpebras e em toda a região do olho.*
- Continue a irrigar, até que os resíduos sejam removidos. *Isso leva ao resultado desejado.*
- Seque o rosto do paciente e substitua o avental ou a roupa de cama molhados. *Essas medidas visam promover seu conforto.*
- Descarte os materiais sujos e as luvas; lave as mãos. *Essas medidas reduzem a transmissão de microrganismos.*
- Registre os dados do exame, especifique o procedimento e os resultados. *A documentação registra a realização da intervenção de enfermagem e a resposta do paciente.*

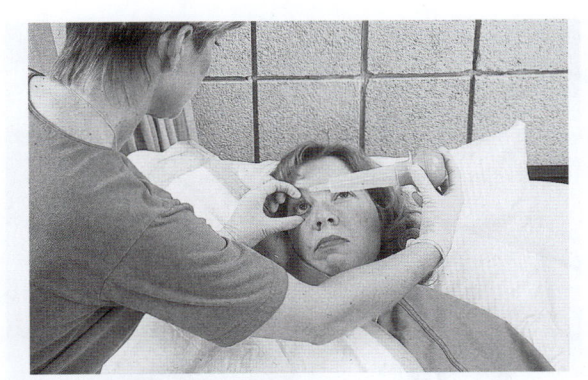

FIGURA 28.16 Irrigação ocular. (Foto de B. Proud.)

lução ali acumulada pode romper o tímpano. Após a irrigação, o enfermeiro coloca frouxamente uma bola de algodão no interior da orelha para absorver a secreção, mas sem obstruir seu fluxo.

Irrigação vaginal. A irrigação vaginal, também conhecida como **ducha vaginal** (procedimento para limpar o canal vaginal), algumas vezes é necessária para tratar uma infecção (Ensinando o paciente e a família 28.1).

Ensinando o paciente e a família 28.1
Ducha vaginal

O enfermeiro ensinará os seguintes pontos ao paciente e à sua família:
- Evite realizar duchas vaginais rotineiramente, pois elas removem micróbios, chamados bacilos de Döderlein, que ajudam a evitar infecções vaginais.
- Evite fazer uma ducha vaginal 24 a 48 horas antes do teste de papanicolau (Cap. 14). A ducha vaginal pode remover células importantes para o diagnóstico.
- Consulte um médico sobre sintomas como prurido, ardência ou secreção, em vez de tentar o autodiagnóstico.
- Descubra com o médico se os parceiros sexuais também necessitam ser tratados com medicamentos, para evitar a reinfecção.
- Adquira equipamentos para a ducha vaginal em uma farmácia; recipientes descartáveis que já contêm solução estão disponíveis.
- Aqueça a solução a uma temperatura confortável (não mais do que 43,5°C).
- Pince a sonda (no equipamento reutilizável) e encha a bolsa reservatória.
- Tire as roupas e recline-se na banheira.
- Erga a bolsa da ducha vaginal (se usada), até cerca de 45 a 60 cm acima do quadril.
- Insira a extremidade lubrificada do esguicho ou o recipiente já cheio de solução para baixo e para trás, na vagina, na mesma distância de um absorvente interno.
- Solte a pinça da sonda e gire o esguicho à medida que o fluido for instilado.
- Contraia a musculatura do períneo, como se estivesse tentando parar de urinar, e depois relaxe os músculos. Repita o exercício quatro ou cinco vezes enquanto faz a ducha vaginal.
- Sente-se para facilitar a secreção ou tome um banho de chuveiro logo em seguida.
- Use um papel higiênico ou absorvente perineal para absorver os resíduos da solução.

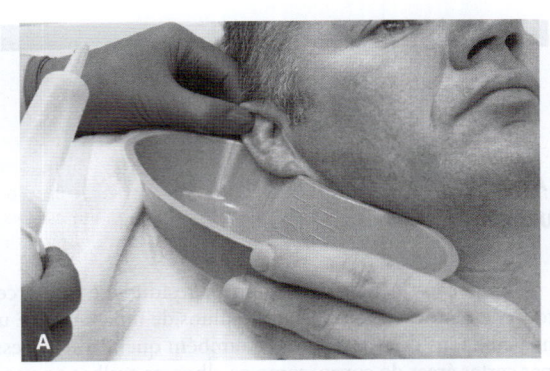

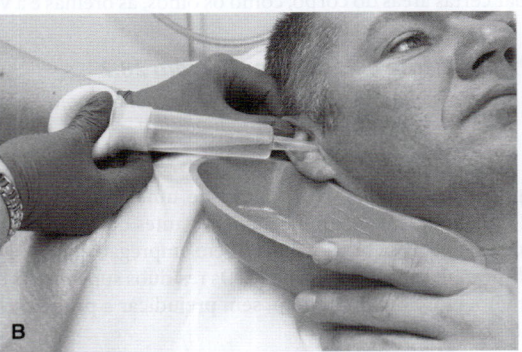

FIGURA 28.17 (**A**) e (**B**) Irrigação auricular.

Aplicações de calor e frio

Há inúmeros usos terapêuticos para o calor e o frio (Quadro 28.1) e cada um deles pode ser usado de vários modos. Exemplos incluem bolsa de gelo, colar de crioterapia, bolsas químicas, compressas e almofada aquatérmica. O calor pode, ainda, ser aplicado por imersões, bolsas de água quente e banhos terapêuticos.

Os termos "quente" e "frio" estão sujeitos a amplas interpretações. A Tabela 28.2 correlaciona expressões comuns com as variações de temperatura. Visto que a pele exposta a extremos de temperatura pode ser lesionada, o enfermeiro avalia a temperatura da aplicação e monitora as condições da pele com frequência. O contato direto entre a pele e o recurso que fornece frio ou calor deve ser evitado. Aplicações de frio e calor são usadas com ressalva em crianças menores de 2 anos, idosos e pacientes diabéticos, além daqueles que se apresentam comatosos ou com prejuízo neurológico.

QUADRO 28.1 Usos comuns para as aplicações de frio e calor

USOS PARA O CALOR	USOS PARA O FRIO
Proporciona aquecimento	Reduz as febres
Promove a circulação	Previne edema
Acelera a cicatrização	Controla o sangramento
Alivia os espasmos musculares	Alivia a dor
Reduz a dor	Entorpece as sensações

Considerações gerontológicas

- O risco de ocorrência de lesões cutâneas pela temperatura é maior em pacientes idosos com problemas na sensibilidade tátil e danos ao nervo sensitivo decorrentes e problemas circulatórios ou neurológicos. Os idosos com problemas na sensibilidade térmica precisam que sejam tomadas precauções especiais, como o uso de um termômetro para garantir que a água do banho está a uma temperatura menor do que 38°C, a fim de evitar queimaduras ou lesões.

Colar de crioterapia e bolsa de gelo

O colar de crioterapia e a bolsa de gelo são recipientes em que são colocados cubos ou lascas de gelo (Fig. 28.18). O colar de crioterapia costuma ser colocado após a remoção das tonsilas. As bolsas de gelo são aplicadas em qualquer lesão pequena que esteja edemaciada. Embora as bolsas de gelo estejam disponíveis comercialmente, elas podem ser improvisadas. Podem ser usadas luvas de borracha ou de plástico, sacos plásticos com fechamento hermético ou uma embalagem de vegetais pequenos congelados, como ervilhas. A orientação ao paciente minimiza o risco de lesão (Ensinando o paciente e a família 28.2).

Bolsas químicas

As bolsas químicas frias comercializadas são pressionadas ou sacudidas para ativar as substâncias químicas em seu interior, fazendo com que elas fiquem geladas. A maior parte dos *kits* de primeiros socorros normalmente inclui esse tipo de material. Embalagens com gel, indicadas para aplicações de frio ou calor, são reutilizáveis. Elas são guardadas em um *freezer*, até serem necessárias, ou aquecidas em um forno de micro-ondas.

Compressas

As **compressas** (pedaços de tecido úmidos, quentes ou frios) são aplicadas à pele. Antes da aplicação da compressa, o enfermeiro embebe-a em água corrente ou em uma solução medicamentosa à temperatura apropriada e, então, torce-a para eliminar o excesso de líquido. Para manter a umidade e a temperatura, um pedaço ou envoltório plástico é usado para cobri-la, sendo o local de aplicação protegido com uma toalha. Conforme o material da compressa esfria ou aquece além da variação de temperatura desejada, o enfermeiro remove-a e reaplica-a se for necessário.

Se a pele não estiver intacta, como no caso de uma ferida com secreção, os enfermeiros usam luvas para aplicar as compressas. Ao aplicá-las sobre uma ferida aberta, eles devem fazer uso da técnica de assepsia cirúrgica.

TABELA 28.2 Variações de temperatura para as aplicações de frio e calor

NÍVEL DE FRIO OU CALOR	VARIAÇÃO DA TEMPERATURA
Muito quente	40,5 a 46,1°C
Quente	36,6 a 40,5°C
Morno e neutro	33,8 a 36,6°C
Tépido	26,6 a 33,8°C
Frio	18,3 a 26,6°C
Gelado	10 a 18,3°C
Muito frio	Abaixo de 10°C

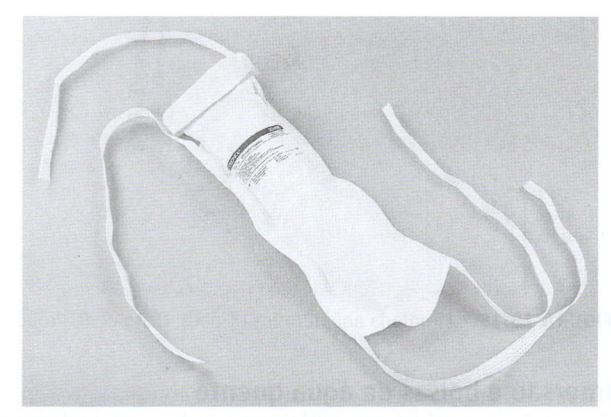

FIGURA 28.18 Bolsa de gelo preenchida com gelo triturado. (Foto de B. Proud.)

Almofada aquatérmica

A **almofada aquatérmica** (equipamento elétrico para aquecer ou resfriar) é, às vezes, chamada de *almofada K*. Assemelha-se a uma pequena esteira, embora contenha canaletas pelas quais circula água destilada, quente ou fria (Fig. 28.19). Ela é usada sozinha ou cobrindo uma compressa. Um termostato também é usado para manter a temperatura da água em uma variação específica. Assim como acontece com outros equipamentos terapêuticos de frio e calor, o enfermeiro avalia a pele frequentemente e remove o equipamento em intervalos periódicos.

Antes de colocar a almofada aquatérmica sob o paciente ou enrolá-la em volta do seu corpo, o enfermeiro cobre-a para ajudar a evitar danos térmicos à pele. Uma atadura em rolo pode ajudar a segurá-la no lugar. O enfermeiro posiciona a unidade elétrica um pouco mais elevada do que o paciente, a fim de promover a circulação do líquido por gravidade.

Almofadas maiores são usadas para aquecer pacientes hipotérmicos ou resfriar pacientes que sofreram um acidente vascular encefálico. Uma vez que esses pacientes possuem temperaturas corporais perigosamente alteradas, o enfermeiro deve monitorar seus sinais vitais continuamente.

Ensinando o paciente e a família 28.2
Usando uma bolsa de gelo

O enfermeiro ensina os seguintes pontos ao paciente e a sua família:
- Teste a bolsa de gelo quanto a vazamentos.
- Encha-a pela metade a até dois terços com gelo triturado ou em cubos menores, de modo que possa moldar-se facilmente à área lesionada.
- Elimine todo o ar possível da bolsa.
- Coloque água sobre o gelo para que ele derreta um pouco. Isso tende a suavizar as superfícies cortantes dos cristais de gelo congelados.
- Cubra a bolsa de gelo com um pano antes de colocá-la sobre o corpo.
- Deixe a bolsa de gelo no local por não mais do que 20 a 30 minutos. Permita que a pele e o tecido se recupere por, pelo menos, 30 minutos, antes de reaplicá-la.
- Se a pele tornar-se moteada ou adormecida, remova a bolsa de gelo – isso significa que ela está muito fria.

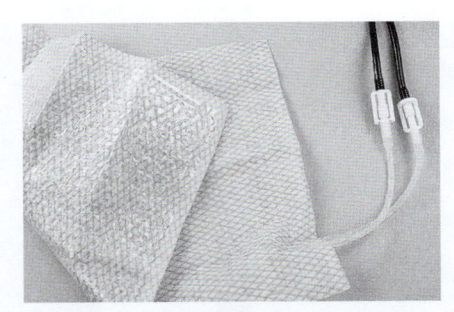

FIGURA 28.19 Almofada aquatérmica (K-pad). (Foto de B. Proud.)

Imersão e bolsas de água quente

A **imersão** é uma técnica na qual uma parte do corpo é submersa em um líquido, para que haja fornecimento de calor ou aplicação de uma solução medicamentosa. A **bolsa de água quente** (dispositivo comercial para aplicação de calor úmido) também pode ser usada. O calor úmido é mais confortável e terapêutico do que o calor seco.

A imersão costuma durar de 15 a 20 minutos. O enfermeiro mantém a temperatura do líquido o mais constante possível, o que requer que o recipiente seja esvaziado e cheio novamente com maior frequência. A água acrescentada não deve estar muito quente; a água demasiadamente quente é capaz de causar desconforto ou dano tissular.

As bolsas de água quente diferem das imersões em dois pontos principais: a duração da aplicação costuma ser maior e a primeira aplicação de calor em geral é mais intensa. Usualmente, essas bolsas são aplicadas a temperaturas toleráveis pelo paciente, o mais quente possível. Devido ao potencial para causar queimaduras, elas jamais são utilizadas em pacientes não responsivos ou paralisados, e que não conseguem perceber as temperaturas. O enfermeiro deve fazer avaliações rotineiras e remover a bolsa de água quente, se houver qualquer probabilidade de lesão térmica.

Banhos terapêuticos

Os **banhos terapêuticos** (aqueles realizados com outros objetivos que não a higiene) ajudam a diminuir a febre alta ou a aplicar substâncias medicamentosas à pele para tratar doenças cutâneas ou desconforto. Alguns exemplos incluem banhos em que há a adição de bicarbonato de sódio, amido de milho ou pasta de aveia.

O tipo mais comum de banho terapêutico é o **banho de assento** (imersão da região perineal). Ele reduz o edema e as inflamações, além de promover a cicatrização de feridas após uma *hemorroidectomia* (remoção cirúrgica de veias obstruídas por sangue, dentro e fora do esfíncter anal) ou uma *episiotomia* (incisão que facilita o parto vaginal). Algumas instituições de saúde possuem equipamentos especiais para que esses banhos sejam administrados, mas a maior parte dos pacientes recebe equipamento descartável (Habilidade 28.3).

> ▶ *Pare, Pense e Responda – Quadro 28.3*
> Qual achado da avaliação sugere que um banho de assento esteja apresentando um efeito terapêutico?

ÚLCERAS DE PRESSÃO

A maior parte das úlceras de pressão, também conhecidas como *úlceras de decúbito*, aparece sobre as proeminências ósseas na região sacra, nos quadris e nos calcanhares. Elas também podem surgir em outros locais, como nos cotovelos, na região das escápulas, na parte posterior da cabeça e nos locais onde a pressão é constante devido à pouca movimentação (Fig. 28.20). O tecido nessas áreas é particularmente vulnerável, porque existe mínima gordura corporal para agir como uma espécie de almofada que absorva a pressão. Em consequência, o tecido é comprimido entre a massa óssea e uma superfície rígida, como a de uma cadeira ou o colchão de uma cama. Se a compressão reduz a pressão nos capilares locais a menos de 32 mmHg, por 1 a 2 horas sem alívio intermitente, as células morrem por falta de oxigênio e nutrição.

Considerações gerontológicas

- Alterações relacionadas à idade (ou seja, um adelgaçamento da derme, uma diminuição do tecido subcutâneo) resultam em um aumento da susceptibilidade do paciente idoso a úlceras de pressão e lesões em cisalhamento. Por causa da diminuição do suprimento sanguíneo para a pele, um idoso pode precisar de mudança de decúbito a cada 60 a 90 minutos, em vez de a cada 120 minutos. Deve-se ter cuidado especial ao movimentá-los, de forma a evitar a fricção sobre a pele.
- Absorventes íntimos podem contribuir para a ruptura da pele, porque podem não permitir a circulação de ar. A presença de urina ou fezes próximas da pele causará danos e possível ruptura da pele. Assim, qualquer pessoa idosa incontinente deve ser verificada a cada 60 a 90 minutos para evitar danos à pele. Se a incontinência urinária interferir significativamente na cicatrização de feridas, pode ser necessária a utilização de uma sonda de demora (Cap. 30). No entanto, esta deve ser removida tão rapidamente quanto possível, esforçando-se para restaurar a continência.
- Os idosos com mobilidade reduzida exigem mais cuidados com a pele para evitar úlceras de pressão. Os cotovelos, calcanhares, cóccix, escápulas e quadris são áreas especialmente vulneráveis, bem como a dobra acima da orelha se estiver sendo usado óculos nasais para oxigênio. Precauções especiais incluem protetores de calcanhar e cotovelo, almofadas de alívio de pressão e colchões, e uma rotina rigorosa de mudança de decúbito, pelo menos a cada duas horas ou em maior frequência se a pele da pessoa tornar-se avermelhada em um curto período. A avaliação das áreas de pontos de pressão em risco deve ser feita antes do período de 2 horas.

Estágios das úlceras de pressão

As úlceras de pressão estão categorizadas em quatro estágios, conforme a extensão da lesão tissular (Fig. 28.21). Os cuidados e a cicatrização dependem do estágio em que ela se encontra. Sem um rigoroso cuidado de enfermagem, úlceras de pressão em fase inicial podem facilmente evoluir para estágios muito mais graves.

O estágio I é caracterizado pela pele intacta, mas hiperemiada. O que identifica o dano celular é a pele que permanece vermelha e não consegue retomar sua cor normal quando ocorre alívio da pressão.

A úlcera de pressão no estágio II apresenta-se hiperemiada, estando acompanhada de vesículas ou por uma espécie de **laceração da pele** (ruptura superficial da pele), sem esfacelos. Esse dano pode levar à colonização e à infecção da ferida.

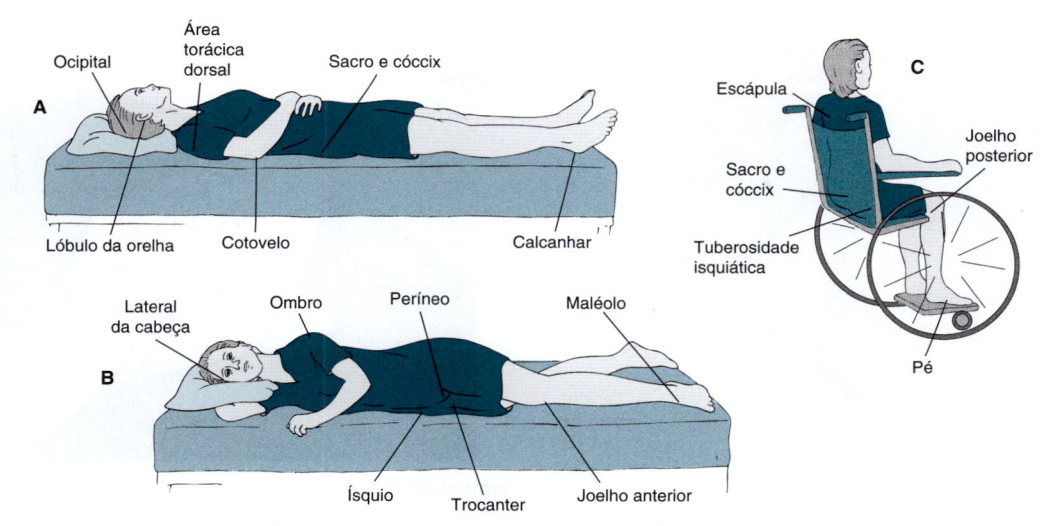

FIGURA 28.20 Locais onde as úlceras de pressão normalmente ocorrem: (**A**) Em decúbito dorsal. (**B**) Em decúbito lateral. (**C**) Na posição sentada.

A úlcera de pressão no estágio III possui uma depressão superficial da pele que vai até o tecido subcutâneo. Ela pode estar acompanhada de **secreção serosa** (extravasamento de plasma) ou de **secreção purulenta** (líquido de coloração esbranquiçada ou esverdeada), causada por uma infecção local. Embora a úlcera de pressão de estágio III seja uma lesão grave, a área apresenta-se relativamente indolor.

As úlceras de pressão no estágio IV representam um risco à vida. O tecido está profundamente ulcerado, expondo músculos e ossos (Fig. 28.22). Pode-se observar esfacelos e tecido necrótico. O tecido morto ou infectado pode produzir um odor desagradável. Em caso de infecção, ela se dissemina com facilidade pelo corpo, causando uma **sepse** (uma infecção sistêmica, potencialmente fatal).

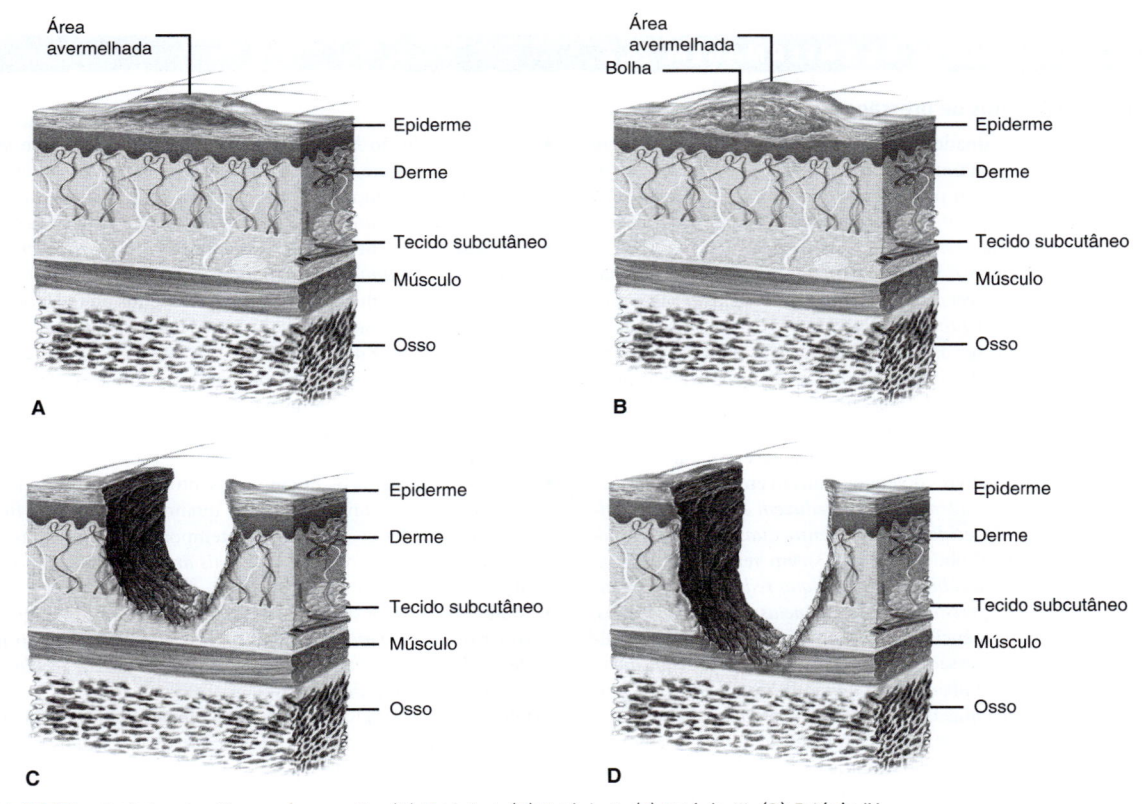

FIGURA 28.21 Estágios das úlceras de pressão: (**A**) Estágio I. (**B**) Estágio II. (**C**) Estágio III. (**D**) Estágio IV.

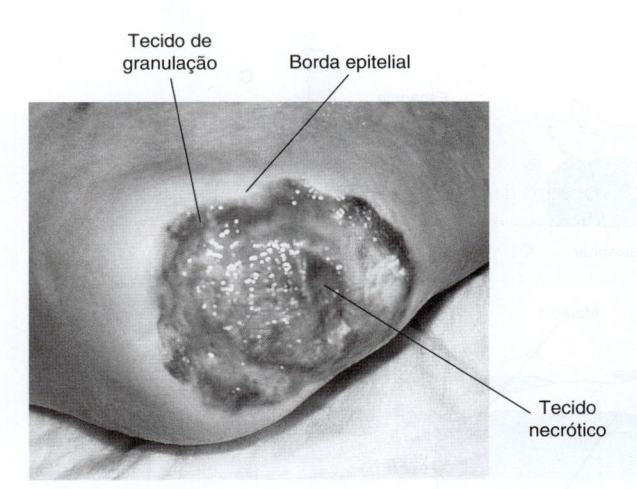

FIGURA 28.22 Exemplo de úlcera de pressão em estágio IV.

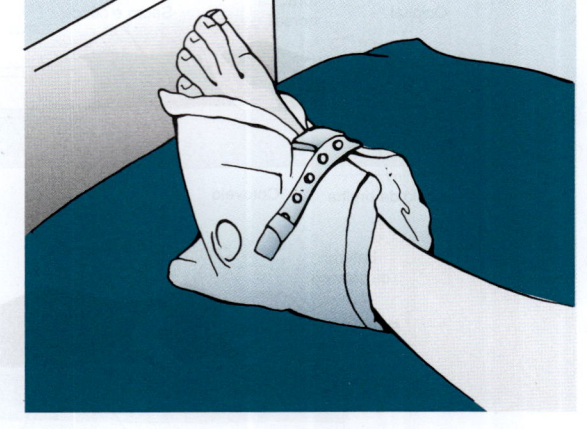

FIGURA 28.23 Proteção para calcanhar e tornozelo.

Prevenção das úlceras de pressão

O primeiro passo na prevenção das úlceras de pressão é identificar os pacientes com maior risco de desenvolvê-las (Quadro 28.2). O segundo passo é implementar medidas que reduzam as condições que predispõem ao seu aparecimento (Orientações de Enfermagem 28.2 e Fig. 28.23).

QUADRO 28.2	Fatores de risco para o surgimento de úlceras de pressão
• Inatividade	• Incontinência
• Imobilidade	• Doença vascular
• Desnutrição	• Edema localizado
• Emagrecimento	• Desidratação
• Sudorese	• Sedação

ORIENTAÇÕES DE ENFERMAGEM 28.2

Prevenindo as úlceras de pressão

- Mude o paciente acamado em decúbito com frequência. Lembre o paciente sentado em uma cadeira de ficar em pé e se movimentar de hora em hora ou pelo menos deslocar o peso corporal a cada 15 minutos enquanto estiver sentado. *As mudanças de posição aliviam a pressão e restauram a circulação.*
- Erga o paciente em vez de arrastá-lo, durante seu reposicionamento. *O arrastar provoca atrito, o que gera abrasão da pele e causa danos aos vasos sanguíneos subjacentes.*
- Evite o uso de travesseiros cobertos com capas plásticas ao posicionar os pacientes. *O plástico impede a evaporação da transpiração, porque não é poroso. Ele também eleva a temperatura da pele, além de contribuir para o crescimento de microrganismos.*
- Use recursos de posicionamento, como travesseiros, para manter duas partes do corpo livres do contato direto entre si. *Alguns desses recursos absorvem a transpiração, reduzem o calor local e evitam a compressão do tecido localizado entre duas partes do corpo.*
- Use o decúbito lateral oblíquo (Cap. 23), em vez do decúbito lateral tradicional. *O decúbito lateral oblíquo reduz de modo mais eficaz o potencial de pressão sobre as saliências ósseas vulneráveis.*
- Massageie as proeminências ósseas, somente se a pele esbranquiçar com o alívio da pressão. *A massagem melhora a circulação do tecido normal, mas também causa danos às áreas onde as úlceras de pressão – mesmo aquelas de estágio I – já estão estabelecidas.*
- Mantenha a pele limpa e seca, especialmente quando o paciente não for capaz de controlar a função urinária e intestinal. *A higiene serve para retirar substâncias que podem causar lesões químicas à pele.*
- Use uma solução hidratante para limpeza da pele, em vez de sabão ou sabonete, quando possível. *Um higienizante desse tipo mantém a hidratação da pele e evita a ocorrência de alterações na sua acidez natural, que a protege de colonizações bacterianas.*
- Enxágue e seque bem a pele. *A limpeza e posterior secagem removem resíduos químicos e a umidade da superfície.*
- Use recursos de alívio da pressão, como leitos ou colchões especiais (Cap. 23). *Esses recursos especiais mantêm o fluxo sanguíneo capilar, ao reduzir a pressão.*
- Acolchoe certas áreas do corpo, como calcanhares, tornozelos e cotovelos, que são vulneráveis ao atrito e à pressão (Fig. 28.23). *O acolchoamento evita o atrito e acrescenta camadas protetoras às proeminências ósseas.*
- Use recursos que acolchoem os assentos, como almofadas com gel, disponíveis comercialmente, quando os pacientes ficarem sentados por longos períodos de tempo. *Essas almofadas distribuem a pressão sobre uma área mais ampla, aliviando a pressão direta sobre o cóccix.*
- Mantenha a parte superior do leito elevada em um ângulo não superior a 30°. *O ato de deslizar sobre o leito pode produzir **forças de cisalhamento** (efeito que movimenta camadas de tecido em direção oposta umas das outras).*
- Ofereça uma dieta balanceada e uma ingestão hídrica adequada. *Uma adequada nutrição mantém e restaura as células e conserva os tecidos hidratados.*

IMPLICAÇÕES PARA A ENFERMAGEM

Os pacientes com feridas cirúrgicas, úlceras de pressão e outros tipos de lesão tissular estão propensos a apresentar um ou mais dos seguintes diagnósticos de enfermagem:

- Dor Aguda
- Integridade da Pele Prejudicada
- Perfusão Tissular Ineficaz
- Integridade Tissular Prejudicada
- Risco de Infecção

O Plano de Cuidados de Enfermagem 28.1 mostra como os enfermeiros usam o processo de enfermagem na assistência de um paciente com Integridade Tissular Prejudicada, definida na taxonomia da NANDA de 2012 (p. 496) como "dano às mucosas, córnea, pele ou tecidos subcutâneos".

PLANO DE CUIDADOS DE ENFERMAGEM 28.1 — Integridade tissular prejudicada

Investigação

- Inspecione a pele, especialmente sobre proeminências ósseas.
- Busque sinais de vermelhidão na pele, que não clareiam com o alívio da pressão, evidências de rompimentos na pele ou ulcerações.
- Observe a capacidade do paciente de se movimentar e reposicionar-se de modo independente.
- Investigue o estado nutricional e de hidratação do paciente.
- Determine se o paciente está incontinente ou febril ou se apresenta outros fatores que contribuam para rachaduras na pele e nos tecidos, como certas condições acompanhadas por edema; aquelas situações que requerem a aplicação de alguns dispositivos, como gessos ou trações ou, ainda, tratamentos que aumentem o potencial para prejuízo da pele, como a radioterapia para o câncer.

Diagnóstico de enfermagem: Integridade Tissular Prejudicada relacionada a pressão não aliviada, secundária à imobilidade decorrente de lesão medular ao nível de C7 (sétima vértebra cervical) há dois anos, como está evidenciado pela presença de úlcera de pressão de estágio III sobre o cóccix e de estágio I sobre os tornozelos e calcanhares.

Resultado esperado: A integridade tissular na região onde há a úlcera de pressão coccígea será restaurada, conforme evidenciado, pelo desenvolvimento de tecido de granulação ao redor da circunferência da ferida, por volta de 30/08, e fechamento até o dia 01/10. Os tornozelos e calcanhares clarearão, com o alívio da pressão, até 18/08.

Intervenções	Justificativas
Reposicione o paciente a cada 2 horas, até que uma cama com ar fluidificado possa ser obtida.	O frequente reposicionamento mantém a pressão capilar abaixo de 32 mmHg para facilitar a oxigenação tecidual.
Evite deixá-lo na posição supina ou em Fowler, na medida do possível.	Essas posições aumentam o potencial de forças de cisalhamento e pressão sobre as proeminências ósseas nas áreas posteriores do corpo, como o cóccix, os ombros e os calcanhares.
Após dar o banho, borrife *Bard Barrier Film*™ sobre os tornozelos e calcanhares.	Produtos para a pele como o *Bard Barrier Film*™ formam uma película clara e que permite a respiração, mas são impermeáveis a líquidos e potenciais irritantes e a protegem contra abrasão e atrito.
Até que sejam obtidos exames culturais da ferida, cuide da lesão coccígea do seguinte modo: • Misture uma solução antimicrobiana na água e limpe a ferida. • Enxágue a lesão com soro fisiológico. • Proteja a ferida com uma tira de gaze frouxa e umedecida com soro fisiológico. • Cubra-a com uma almofada abdominal. • Repita os passos anteriores a cada 4 horas, quando a cobertura secar.	O antimicrobiano reduz a quantidade de microrganismos transitórios e residentes que aumentam a extensão e a gravidade da úlcera de pressão e retardam a cicatrização. A proteção com uma gaze umedecida é uma modalidade de desbridamento mecânico que remove o tecido desvitalizado e promove a granulação da ferida.
Se a cultura da ferida for negativa para a presença de microrganismos patógenos: • Retire o curativo úmido-seco colocado anteriormente. • Limpe, seque e cubra a ferida com um curativo transparente (Op-Site™) e deixe-o no local por 5 dias. • Se houver acúmulo de secreção, fure o Op-Site™ e aspire o líquido depositado. Lacre a área aberta com um pequeno reforço de Op-Site™ sobre a área perfurada. Medir a úlcera de pressão a cada 3 dias (18/08, 21/08, etc.), durante o turno diurno.	O curativo transparente cria um ambiente úmido que acelera o processo de cicatrização. O acúmulo de líquido sob o curativo aumenta o potencial de afrouxamento da cobertura da ferida. A aspiração do líquido pelo curativo reduz o volume da secreção. A vedação da região perfurada restaura a natureza oclusiva do curativo, sem precisar trocá-lo. A avaliação regular da ferida ajuda a determinar a necessidade de continuar ou revisar o plano de cuidados da lesão.

Avaliação dos resultados esperados:

- A úlcera de pressão na região do cóccix mede 5 cm × 7,5 cm × 1,25 cm em 18/08, com a presença de cerca de 0,15 cm de tecido de granulação ao redor da circunferência da ferida.
- Os tornozelos e calcanhares não se apresentam mais hiperemiados.

EXERCÍCIOS DE PENSAMENTO CRÍTICO

1. Quais achados da avaliação de enfermagem sugerem que a ferida está cicatrizando?
2. O enfermeiro observa que a gaze que cobre uma ferida se solta repetidamente. Que medidas o enfermeiro poderia tomar?
3. Descreva o cuidado apropriado com feridas em três diferentes pacientes: um com uma úlcera de pressão de estágio I, outro com uma incisão cirúrgica abdominal e o terceiro com uma punção para infusão intravenosa periférica.
4. Um paciente de 75 anos é admitido em uma instituição geriátrica, pois fará uma cirurgia para reparar uma fratura de quadril. Discuta os fatores que podem interferir na cicatrização da lesão desse paciente.

QUESTÕES DE REVISÃO – ESTILO DO NCLEX

1. Qual das seguintes posições corporais favorecerá a drenagem de uma ferida gerada por uma incisão abdominal, em que está sendo usado um dreno aberto?
   1. Posição de litotomia
   2. Posição de Fowler
   3. Posição reclinada
   4. Posição de Trendelenburg
2. Quando o enfermeiro troca o curativo de um paciente, qual destas ações é a mais correta?
   1. O enfermeiro remove o curativo sujo, utilizando luvas estéreis.
   2. O enfermeiro solta a fita adesiva, puxando-a na direção oposta à ferida.
   3. O enfermeiro enrola o curativo sujo com uma luva de látex.
   4. O enfermeiro limpa a ferida de modo circular, na direção da incisão.
3. Quando o enfermeiro esvazia a secreção de um recipiente de um dreno de Jackson-Pratt, qual ação de enfermagem é essencial para restabelecer a pressão negativa dentro do dispositivo de drenagem?
   1. O enfermeiro comprime o bulbo reservatório e fecha o escape.
   2. O enfermeiro abre o escape, permitindo que o bulbo se encha de ar.
   3. O enfermeiro enche o bulbo reservatório com solução fisiológica estéril.
   4. O enfermeiro prende o bulbo reservatório na pele do paciente, em um local próximo à incisão.
4. Quando um paciente pergunta o motivo pelo qual o enfermeiro está aplicando curativos úmido-seco sobre uma úlcera cutânea, a melhor explicação seria que esses curativos
   1. Ajudam a prevenir a ocorrência de infecções na ferida.
   2. Removem as células mortas e os resíduos.
   3. Absorvem o sangue e outras drenagens.
   4. Protegem a pele de possíveis lesões.
5. A melhor evidência de que uma úlcera de pressão está cicatrizando é que o seu tamanho está ficando menor e que
   1. Há mais secreção.
   2. Não há mais desconforto.
   3. As bordas da ferida estão rosadas.
   4. Há um túnel sob a margem da ferida.

Conceitos e Habilidades Fundamentais no Atendimento de Enfermagem   **627**

HABILIDADE 28.1   Trocando um curativo de gaze

Ação sugerida	Justificativa
INVESTIGAÇÃO	
Examine o curativo utilizado quanto à presença de secreção, integridade e tipo de materiais usados para curativo.	Proporcionar avaliações que indiquem a necessidade de troca do curativo e quais materiais podem ser utilizados.
Verifique as prescrições médicas na busca de orientação para trocar o curativo.	Mostrar colaboração com o tratamento médico prescrito.
Determine se o paciente tem alergias à fita adesiva ou a agentes antimicrobianos a serem usados na ferida.	Ajudar a determinar materiais a serem usados no curativo.
Avalie o nível e as características da dor do paciente.	Determinar se a analgesia será benéfica antes da troca do curativo.
PLANEJAMENTO	
Explique a necessidade e a técnica para a troca do curativo.	Aliviar a ansiedade e promover a cooperação.
Consulte o paciente sobre o horário preferido para a troca do curativo, caso não haja uma necessidade imediata para tal.	Encorajá-lo a participar do processo de tomada de decisão.
Administre medicamento para dor, se necessário, 15 a 30 minutos antes da troca do curativo.	Permitir tempo para absorção e eficácia do medicamento.
Reúna o material necessário, que provavelmente incluirá um saco de papel para o curativo sujo, luvas limpas e estéreis, curativos de gaze em embalagens individuais, fita adesiva e, em alguns casos, um agente antimicrobiano, como cotonetes com iodo-povidine, para a limpeza da ferida.	Facilitar a organização e o controle eficiente do tempo.
IMPLEMENTAÇÃO	
Lave as mãos ou realize antissepsia por meio de fricção com álcool (Cap. 10).	Reduzir a transmissão de microrganismos.
Feche a cortina de privacidade.	Mostrar respeito à dignidade do paciente.
Posicione o paciente de modo a permitir o acesso ao curativo.	Facilitar o conforto e a destreza.
Dobre o lençol sobre o paciente, de modo a expor apenas a área da ferida.	Assegurar o pudor, mas facilitar o cuidado.
Solte a fita adesiva que prende o curativo; puxe-a na direção da ferida (Fig. A).	Facilitar a retirada, sem separar a ferida em cicatrização.
	Soltando a fita adesiva. (Foto de B. Proud.)

(continua)

Trocando um curativo de gaze *(continuação)*

IMPLEMENTAÇÃO *(continuação)*

Coloque pelo menos uma das luvas e retire o curativo da ferida (Fig. B).	Oferecer uma barreira contra o contato com o sangue e as substâncias do corpo.

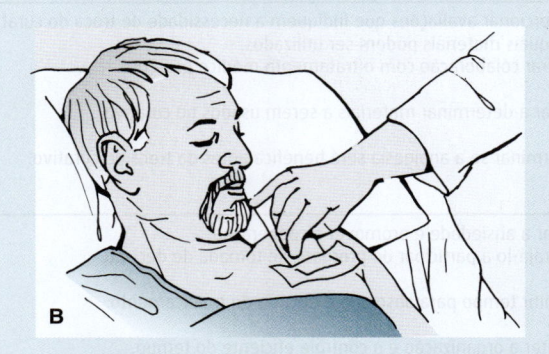

B

	Remoção do curativo.
Umedeça a gaze com solução salina fisiológica estéril, se houver aderência à ferida.	Evitar o rompimento do tecido de granulação.
Descarte o curativo sujo no saco de papel ou em outro recipiente, juntamente com a(s) luva(s) (Fig. C).	Confinar fontes de microrganismos patógenos.

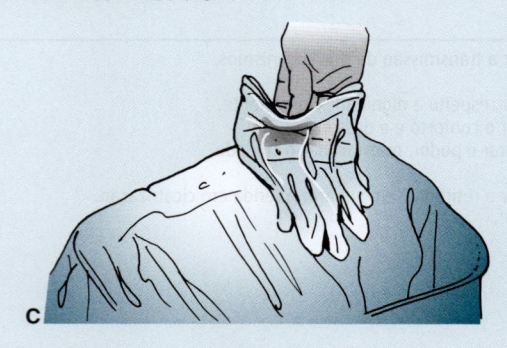

C

	Descarte do curativo.
Lave novamente as mãos ou repita a antissepsia por meio de fricção com álcool.	Retirar microrganismos transitórios.
Corte várias tiras longas de fita adesiva e dobre as extremidades sobre elas, formando presilhas (Fig. D).	Facilitar o manuseio posterior, quando estiver usando luvas, e facilitar a retirada durante a próxima troca.

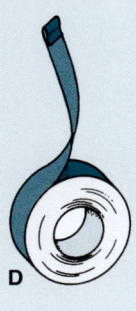

D

Prepare a fita adesiva.

(continua)

Trocando um curativo de gaze *(continuação)*

IMPLEMENTAÇÃO *(continuação)*

Abra os materiais esterilizados, usando a embalagem interna dos pacotes de gaze como um campo estéril, se necessário.	Garantir o uso de técnica asséptica.
Coloque as luvas estéreis.	Garantir a esterilidade.
Examine a ferida.	Proporcionar dados para descrição e comparação.
Limpe a ferida com o agente antimicrobiano.	Remover drenagens e microrganismos.
Use uma técnica que evite a transferência de microrganismos de volta à área limpa (Fig. E).	Apoiar princípios de assepsia médica.

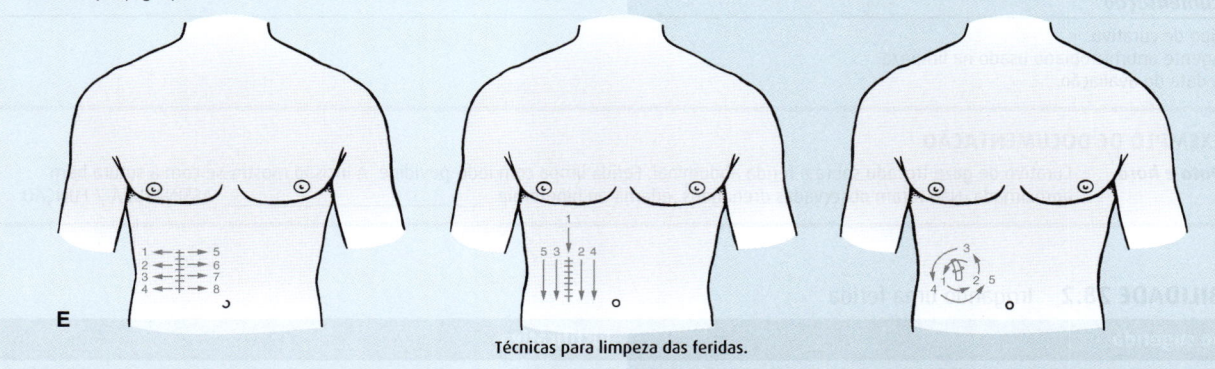

Técnicas para limpeza das feridas.

Use um único cotonete ou folha de gaze pequena para cada movimento de limpeza.	Evitar a transferência de microrganismos para as áreas limpas.
Deixe o agente antimicrobiano secar.	Garantir que a fita adesiva ficará presa quando aplicada.
Cubra a ferida com o curativo de gaze (Fig. F).	Proteger a ferida.

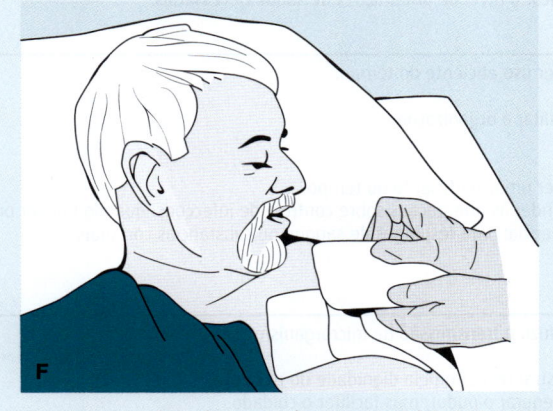

Aplicação do curativo.

Fixe o curativo com a fita adesiva, na direção oposta à incisão ou transversalmente à articulação. Coloque uma tira de fita adesiva nas porções finais do curativo e na parte central, se for necessário (Fig. G).	Evitar o desprendimento do curativo com a atividade; manter o curativo no local, sem expor a ferida ou a incisão.

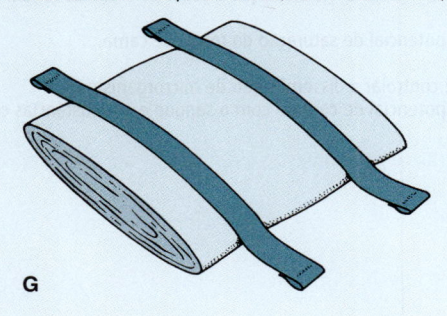

Posicionamento da fita adesiva.

(continua)

Trocando um curativo de gaze

IMPLEMENTAÇÃO *(continuação)*	
Retire e descarte as luvas.	Confinar fontes de microrganismos.
Lave novamente as mãos ou repita a fricção com álcool.	Remover microrganismos transitórios.
Avaliação	
• O curativo cobre toda a ferida. • O curativo está firme, seco e intacto.	
Documentação	
• Tipo de curativo. • Agente antimicrobiano usado na limpeza. • A data de avaliação.	

EXEMPLO DE DOCUMENTAÇÃO

Data e hora — Curativo de gaze trocado sobre a ferida abdominal. Ferida limpa com iodo-povidine. A incisão mostra-se com a sutura bem aproximada. Não foram observadas drenagens, edema ou hiperemia. _____ ASSINATURA / FUNÇÃO

HABILIDADE 28.2   Irrigando uma ferida

Ação sugerida	Justificativa
INVESTIGAÇÃO	
Verifique as prescrições médicas em busca de uma orientação para irrigação da ferida.	Mostrar colaboração com o tratamento médico prescrito.
Determine o que o paciente sabe a respeito do procedimento.	Indicar o nível de orientações de saúde necessárias.
PLANEJAMENTO	
Planeje a irrigação da ferida para o mesmo momento da troca do curativo.	Fazer uso eficiente do tempo.
Reúna o equipamento necessário, o que provavelmente inclui recipiente com solução, uma cuba-rim, uma seringa com bulbo, luvas e material absorvente, incluindo uma toalha para secar a pele.	Facilitar a organização.
Traga os materiais para a troca do curativo.	Fazer um uso eficiente do tempo.
Considere outros materiais associados às precauções-padrão, como óculos de proteção ou uma máscara facial, além de um protetor para a roupa ou um avental.	Atender às orientações sobre controle de infecções, quando houver potencial para respingos de sangue ou substâncias corporais.
IMPLEMENTAÇÃO	
Lave as mãos ou realize antissepsia por meio de fricção com álcool (Cap. 10).	Reduzir a transmissão de microrganismos.
Puxe a cortina de privacidade.	Mostrar respeito pela dignidade do paciente.
Cubra o paciente, deixando exposta a área da ferida.	Assegurar o pudor, mas facilitar o cuidado.
Siga as orientações da Habilidade 28.1 quanto à remoção do curativo.	Proporcionar acesso à ferida.
Lave as mãos ou repita a fricção com álcool.	Reduzir a transmissão de microrganismos.
Posicione o paciente de modo a facilitar o enchimento da cavidade da ferida com a solução.	Assegurar o contato entre a solução e todas as áreas da ferida.
Forre o leito com material absorvente e coloque uma cuba para êmese junto à ferida e abaixo da mesma.	Reduzir o potencial de saturação da roupa de cama.
Abra e prepare os materiais, seguindo os princípios de assepsia cirúrgica.	Confinar e controlar a disseminação de microrganismos.
Coloque as luvas e atenda às precauções padrão.	Reduzir o potencial de contato com o sangue e as substâncias corporais.

(continua)

Irrigando uma ferida *(continuação)*

IMPLEMENTAÇÃO *(continuação)*

Encha a seringa com a solução e instile-a dentro da ferida, sem tocá-la diretamente (Fig. A).	Diluir e afrouxar os resíduos.
	Instilação da solução de irrigação.
A	
Segure a cuba-rim e próxima ao corpo do paciente, de modo a captar a solução, à medida que ela é drenada da ferida (Fig. B).	Coletar e juntar a solução de irrigação.
	Posicionamento do paciente para drenar a solução irrigadora.
B	
Repita o processo até que a solução drenada pareça limpa. Incline o paciente na direção da cuba-rim. Seque a pele. Descarte a solução drenada, os equipamentos sujos e a roupa de cama. Retire as luvas, lave as mãos e prepare-se para trocar o curativo.	Indicar que os resíduos foram retirados. Drenar a solução restante da ferida. Facilitar a aplicação do curativo. Reduzir o potencial de disseminação de microrganismos. Proporcionar a absorção dos resíduos da solução e a cobertura da ferida.

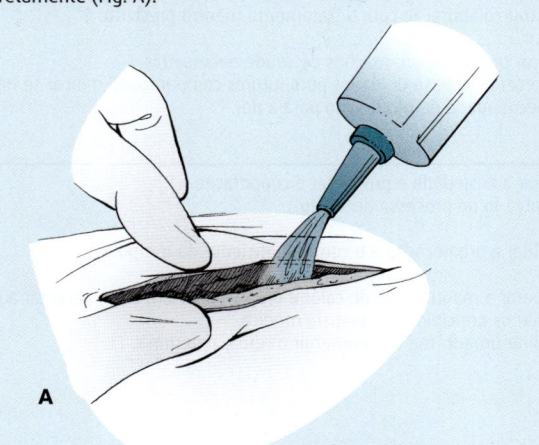

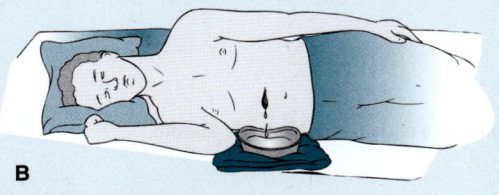

Avaliação

- A solução de irrigação mostrou evidências de remoção de detritos.
- A ferida mostra evidências de cicatrização.

Documentação

- Dados da avaliação.
- Tipo e quantidade de solução.
- Resultado do procedimento.

EXEMPLO DE DOCUMENTAÇÃO

Data e hora Curativo retirado. Quantidade moderada de secreção purulenta no curativo sujo. A ferida está separada cerca de 6 cm. Aproximadamente 300 mL de solução fisiológica estéril instilada no interior da ferida. Solução drenada mostra-se turva, com partículas de detritos. _____ ASSINATURA / FUNÇÃO

HABILIDADE 28.3 Preparando um banho de assento

Ação sugerida	Justificativa
INVESTIGAÇÃO	
Verifique as prescrições médicas na busca de orientação quanto à administração do banho de assento.	Mostrar colaboração com o tratamento médico prescrito.
Determine o que o paciente sabe a respeito do procedimento.	Indicar o nível de orientações de saúde necessárias.
Avalie as condições da ferida retal ou perineal e a intensidade da dor do paciente.	Oferecer uma base de dados para futuras comparações; indicar se há necessidade de medicação para a dor.
PLANEJAMENTO	
Explique o procedimento.	Aliviar a ansiedade e promover a cooperação.
Pergunte se o paciente prefere fazer o banho de assento antes ou depois da higiene de rotina.	Envolvê-lo no processo decisório.
Obtenha equipamento descartável, a não ser que haja equipamento especialmente instalado disponível.	Facilitar a organização e o controle eficiente do tempo.
Reúna os demais materiais, como lençol e toalhas de banho.	Preparar a manutenção de calor e proporcionar um meio de secar a pele.
Examine e limpe a área do banho.	Apoiar os princípios de assepsia médica.
Coloque a bacia dentro do vaso sanitário, estando o assento erguido (Fig. A).	Facilitar uma forma de submergir o reto e o períneo.

Posicionando a bacia para o banho de assento.

A

IMPLEMENTAÇÃO	
Lave as mãos ou realize antissepsia por meio de fricção com álcool (Cap. 10).	Reduzir a transmissão de microrganismos.
Ajude o paciente a colocar o roupão e os chinelos.	Manter o calor, a segurança e o conforto.
Ajude o paciente a andar até o local onde será realizado o banho de assento.	Demonstrar preocupação com a segurança.
Feche a porta do banheiro.	Proporcionar privacidade.
Pince a sonda anexada à bolsa de água.	Evitar a perda de líquido.

(continua)

Preparando um banho de assento *(continuação)*

IMPLEMENTAÇÃO *(continuação)*

Encha o recipiente com água morna, a uma temperatura abaixo de 43,5°C (Fig. B).	Proporcionar conforto, sem o risco de queimar a pele do paciente.
	Encha o frasco de solução.
Prenda a bolsa acima do assento do vaso sanitário (Fig. C).	Facilitar o fluxo por gravidade.
	Pendure a bolsa e coloque a sonda dentro da bacia.
Insira a sonda desde o equipo da bolsa até a parte da frente da bacia. Ajude o paciente a sentar-se na bacia e retire a pinça da sonda. Cubra os ombros do paciente com um lençol, caso ele sinta frio. Oriente o paciente a como pedir ajuda, caso precise. Deixe o paciente sozinho, mas verifique periodicamente se há necessidade de adicionar água morna à bolsa reservatória.	Proporcionar uma forma de encher a bacia. Facilitar o enchimento da bacia. Promover o conforto. Garantir a segurança. Proporcionar uma aplicação prolongada de água morna.

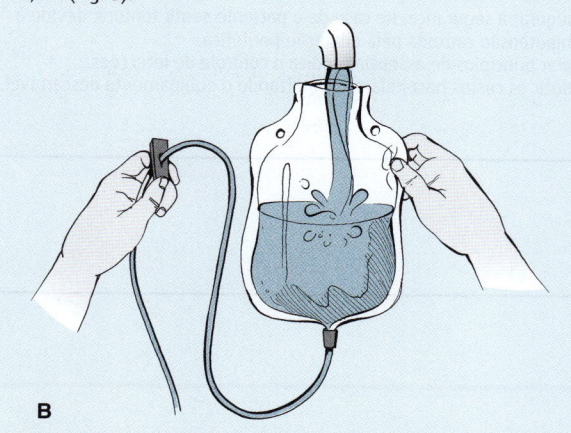

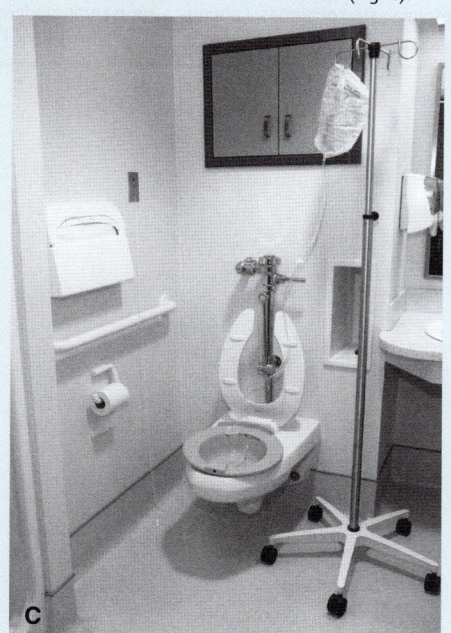

(continua)

Preparando um banho de assento *(continuação)*

IMPLEMENTAÇÃO *(continuação)*

Ajude o paciente a dar palmadinhas em sua pele após a imersão de 20 a 30 minutos.	Restaurar o conforto.
Ajude o paciente a voltar para o leito.	Assegurar a segurança, no caso de o paciente sentir tontura, devido à hipotensão causada pela dilatação periférica.
Coloque luvas e limpe o equipamento descartável e a área do banho.	Apoiar princípios de assepsia médica e controle de infecções.
Reponha o equipamento para o banho de assento no armário do quarto do paciente ou deixe-o no banheiro privativo do quarto.	Reduzir os custos hospitalares, reutilizando o equipamento descartável.

Avaliação

- O banho de assento foi administrado conforme a política ou os padrões de cuidado.
- A segurança foi mantida.
- O paciente relata que os sintomas foram aliviados.

Documentação

- Procedimento.
- Reação do paciente.
- Dados da avaliação.

EXEMPLO DE DOCUMENTAÇÃO

Data e hora — Banho de assento realizado durante 30 minutos. O paciente verbaliza: "Sempre me sinto tão bem após este tratamento". O períneo apresenta-se levemente edemaciado. As bordas da episiotomia estão próximas. Continua a apresentar moderada secreção vaginal sanguinolenta. _____ ASSINATURA / FUNÇÃO

29

Sondagem Gastrintestinal

Objetivos do Ensino

Ao término deste capítulo o leitor deverá:

1. Definir sondagem e listar seis razões para a realização de uma sondagem gastrintestinal.
2. Identificar quatro tipos gerais de sondas gastroenterais.
3. Nomear, pelo menos, quatro avaliações que são necessárias antes da inserção de uma sonda nasal.
4. Explicar o objetivo da medida NEX e a forma de obtê-la.
5. Descrever três técnicas para verificar a posição distal da sonda no estômago.
6. Discutir três maneiras pelas quais as sondas nasoenterais e sua inserção diferem das sondas gástricas.
7. Nomear quatro cronogramas de horário para administração da alimentação por sonda.
8. Explicar o objetivo da avaliação do resíduo gástrico.
9. Citar cinco atividades de enfermagem envolvidas no manejo do cuidado de pacientes que são alimentados por sonda.
10. Nomear duas responsabilidades de enfermagem inerentes à inserção de uma sonda de descompressão intestinal com peso de tungstênio.

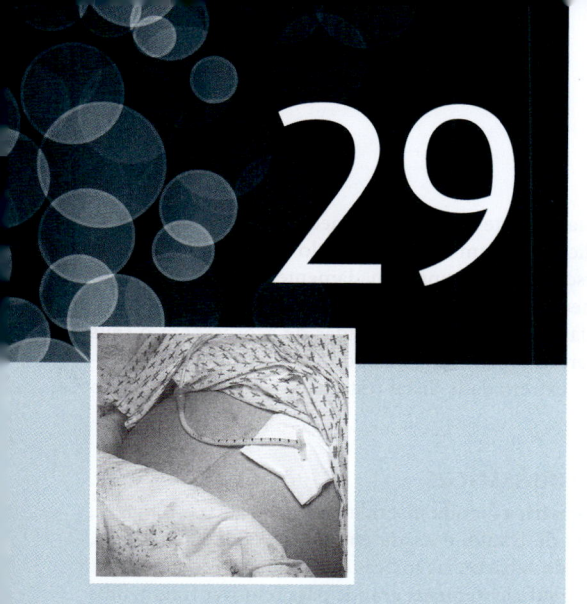

Termos principais

Alimentação cíclica
Alimentação contínua
Alimentação em bólus
Alimentação intermitente
Descompressão
Descompressão intestinal
Gavagem
Lavagem
Lúmen
Mandril
Medida NEX
Nutrição enteral
Ostomia
Refluxo gástrico
Resíduo gástrico
Síndrome do esvaziamento rápido
Sonda de gastrostomia
Sonda de gastrostomia percutânea endoscópica (PEG)
Sonda de jejunostomia
Sonda de jejunostomia percutânea endoscópica (PEJ)
Sonda nasogástrica
Sonda orogástrica
Sondagem
Sondagem nasoenteral
Sondagem nasogástrica
Sondagem orogástrica
Sondas coletoras
Sondas nasoenterais
Sondas transabdominais
Tamponamento

Os pacientes, especialmente aqueles submetidos à cirurgia abdominal ou gastrintestinal (GI), podem necessitar de algum tipo de sonda colocada em seu estômago ou intestino. O uso de uma sonda gástrica ou intestinal reduz ou elimina problemas associados à cirurgia ou a condições que afetam o trato gastrintestinal, como peristaltismo prejudicado, vômitos ou acúmulo de gás. As sondas também podem ser usadas para nutrir pacientes que não podem comer. Este capítulo discute os múltiplos usos das sondas gástricas e intestinais, bem como as orientações e as habilidades de enfermagem para a condução dos cuidados relacionados ao paciente.

SONDAGEM

Sondagem em geral significa a colocação de uma sonda numa estrutura do corpo; neste capítulo, o termo se refere especificamente à inserção de uma sonda no estômago ou no intestino, pelo nariz ou boca. A **sondagem orogástrica** (inserção de uma sonda através da boca até o estômago), a **sondagem nasogástrica** (inserção de uma sonda através do nariz, até o estômago; Fig. 29.1) e a **sondagem nasoenteral** (inserção da sonda pelo nariz até o intestino) são realizadas para remover gases ou fluidos ou para administrar alimentação sob forma líquida.

Uma sonda pode ser inserida através de uma **ostomia** (orifício criado cirurgicamente). Um prefixo identifica o local anatômico da ostomia; por exemplo, a gastrostomia é um orifício artificial no estômago.

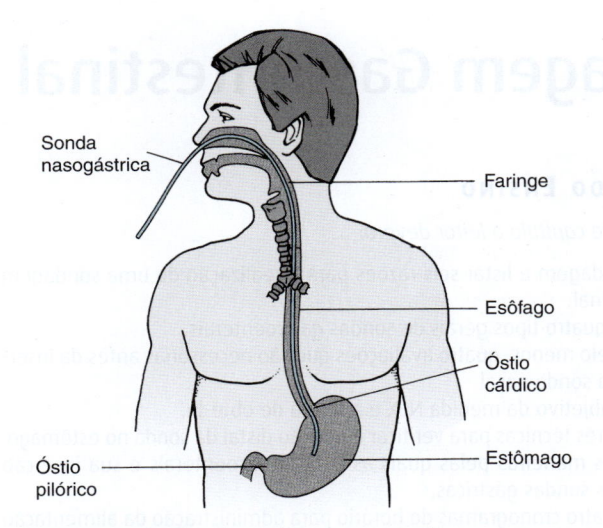

FIGURA 29.1 Trajeto da sondagem nasogástrica.

As sondas gástricas ou intestinais são usadas por inúmeras razões, incluindo:

- Realização de **gavagem** (proporcionar nutrição)
- Administração de medicamentos orais que não podem ser engolidos pelo paciente
- Obtenção de uma amostra de secreções para testes diagnósticos
- Realização de **lavagem** (remoção de substâncias do estômago, normalmente venenosas)
- Promoção da **descompressão** (remoção de gases e conteúdo líquido do estômago ou do intestino)
- Controle de sangramento gástrico, um processo chamado de compressão ou **tamponamento** (pressão)

TIPOS DE SONDAS

Embora todas as sondas gástricas e intestinais tenham uma extremidade distal e proximal, seu tamanho, fabricação e composição variam bastante de acordo com seu uso (Tab. 29.1). O diâmetro externo da maior parte das sondas é medido usando-se a escala francesa, indicada por um número seguido da letra "F". Cada número nessa escala equivale aproximadamente a 0,33 mm. Quanto maior o número, maior o diâmetro da sonda.

As sondas podem ser identificadas de acordo com o seus locais de inserção (boca, nariz ou abdome) ou conforme a localização de sua extremidade distal (estômago – gástrica; intestino – enteral).

Sondas orogástricas

A **sonda orogástrica** (sonda inserida pela boca até o estômago), como a sonda de Ewald, é usada em situações de emergência, para remoção de substâncias tóxicas que tenham sido ingeridas. Seu diâmetro é suficientemente grande para remover fragmentos de pílulas e resíduos estomacais. Devido ao seu tamanho, a sonda é introduzida pela boca, em vez de ser passada pelo nariz.

Sondas nasogástricas

A **sonda nasogástrica** (sonda inserida pelo nariz, que progride até o estômago) possui um diâmetro menor do que a orogástrica, embora seja maior e mais curta do que a sonda nasoenteral. Algumas sondas nasogástricas têm mais de um **lúmen** (via) em seu interior.

A sonda Levin é comumente usada e tem apenas um lúmen, mas com múltiplas finalidades, sendo a descompressão uma delas. As **sondas coletoras** gástricas (de duplo lúmen) são usadas quase que exclusivamente para remover líquidos e gases do estômago (Fig. 29.2). Seu segundo lúmen funciona como um escape. O uso da sonda coletora diminui a possibilidade de a parede do estômago aderir e obstruir os orifícios de drenagem durante a aplicação da sucção.

Como as sondas nasogástricas são deixadas no local por alguns dias ou mais, muitos pacientes se queixam de desconforto nasal e na garganta. Se o diâmetro da sonda for muito grande ou a pressão decorrente de sua localização for prolongada, podem ocorrer irritação tissular ou uma lesão. Além disso, as sondas gástricas tendem a dilatar o esfíncter esofágico inferior, também conhecido como óstio cárdico, um músculo circular entre o esôfago e o estômago. O alargamento desse orifício pode contribuir para a ocorrência de **refluxo gástrico** (fluxo invertido dos conteúdos gástricos), especialmente quando as sondas são

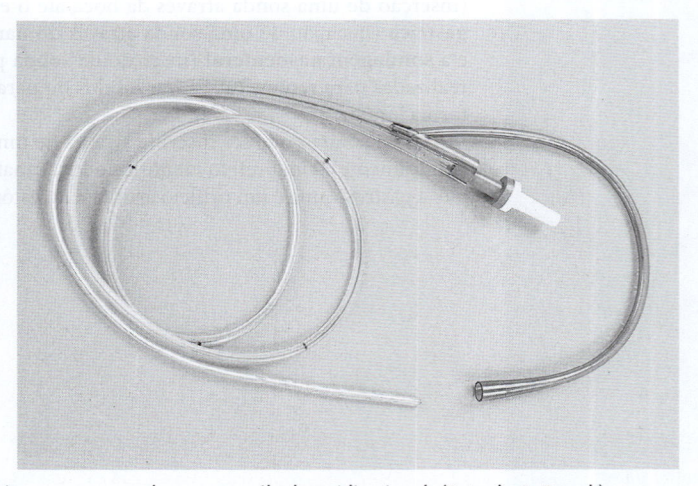

FIGURA 29.2 Sonda nasogástrica com escape de ar, com válvula unidirecional. (Foto de B. Proud.)

TABELA 29.1 Tipos de sondas gastroenterais

SONDA	FUNÇÃO	CARACTERÍSTICAS
Orogástrica		
Ewald	Lavagem	Diâmetro grande: 36-40 F
		Um só lúmen
		Múltiplos orifícios distais para drenagem
Nasogástrica		
Levin	Lavagem	Tamanho adulto usual: 14-18 F
	Gavagem	Um só lúmen
	Descompressão	107-127 cm de comprimento
	Diagnóstico	Múltiplos orifícios de drenagem
Coletora Salem	Descompressão	O mesmo diâmetro da Levin
		Duplo lúmen
		Abertura *pig tail* (rabo de porco)
		122 cm de comprimento
		Marcada em incrementos para indicar a profundidade da inserção
		Radiopaca
Sengstaken–Blakemore	Compressão	Diâmetro usual: 20F
	Drenagem	90 cm de comprimento
		Lúmen triplo; dois conduzem balões no esôfago e no estômago e o terceiro é para a remoção de secreção gástrica; um quarto lúmen pode ser usado para a remoção de secreções faríngeas
Nasoenteral		
Keofeed	Gavagem	Diâmetro pequeno: 8F
		90 cm de comprimento
		Poliuretano ou silicone
		Extremidade com peso
		Muito flexível, podendo exigir o uso de um mandril durante a inserção
		Radiopaca
		Com lubrificante que pode ser ativado com umidade
Maxter	Descompressão intestinal	Tamanho usual: 18F
		250 cm de comprimento
		Duplo lúmen
		Extremidade com peso de tungstênio
		Marcas de graduação a cada 25 cm
Transabdominal		
Gastrostomia	Gavagem; pode ser usada para a descompressão enquanto o paciente é alimentado por meio de sonda de jejunostomia	Tamanhos 12-24 F para adultos
		Borracha ou silicone
		Pode haver orifícios secundários para inflar o balonete, mantendo-a, assim, no lugar
		Pode ser fechada ou pinçada entre as refeições
		Radiopaca
Jejunostomia	Gavagem	Tamanhos 5-14 F para adultos
		Silicone ou poliuretano
		Radiopaca

utilizadas para administrar fórmulas líquidas. Se ocorrer refluxo, o líquido pode entrar nas vias aéreas e interferir na função respiratória.

Sondas nasoenterais

As **sondas nasoenterais** (sondas inseridas pelo nariz, com sua porção distal localizada além do estômago) são mais compridas do que as gástricas. O comprimento adicional permite que sejam posicionadas no intestino delgado. Essas sondas são utilizadas para permitir a nutrição (sondas alimentares) ou para remover gases e líquidos do intestino delgado (sondas de descompressão).

Sondas alimentares

As sondas nasoenterais utilizadas para nutrição, como a sonda Keofeed, geralmente têm diâmetro pequeno e são feitas de materiais flexíveis, como poliuretano ou silicone. Sua largura menor e composição mais macia permitem que permaneçam na mesma narina por quatro semanas ou mais. Além disso, elas reduzem a probabilidade de ocorrer refluxo gástrico porque o líquido nutritivo é deixado além do estômago.

As sondas estreitas, no entanto, não estão isentas de desvantagens. Elas tendem a enrolar-se durante a inserção, pois são muito flexíveis. Portanto, algumas possuem um **mandril** (guia metálico) que auxilia a alongá-las, apoiando-as durante sua inserção. Quase todas elas têm um peso em sua extremidade, que as ajuda a progredir além do estômago. A verificação do posicionamento da extremidade distal é mais difícil; essas sondas também ficam obstruídas mais facilmente.

Apesar dos problemas associados à manutenção, as sondas de diâmetro menor são preferidas devido a seu conforto. Elas são ideais para infusão contínua de dietas.

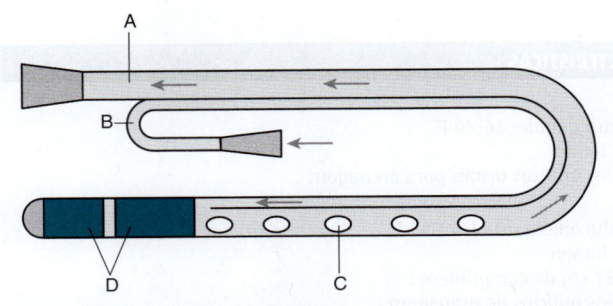

FIGURA 29.3 Sonda para descompressão intestinal. **(A)** Lúmen de aspiração. **(B)** Lúmen de ventilação. **(C)** Orifícios de sucção. **(D)** Ponteira radiopaca de tungstênio.

Sondas de descompressão intestinal

Embora a cirurgia seja a intervenção mais comum quando um paciente apresenta obstrução parcial ou total do intestino, a **descompressão intestinal** (remoção de gases e conteúdo entérico) também pode ser realizada. A sonda usada nesse procedimento possui duplo lúmen e um peso em sua extremidade distal (Fig. 29.3). Um deles é utilizado para aspirar o conteúdo intestinal; o outro age com um escape de ar para reduzir a sucção que induza traumas ao tecido intestinal. O peso na ponta da sonda e o peristaltismo, quando presente, impulsionam a sonda além do estômago, para dentro do intestino. A progressão da ponteira radiopaca através do trato gastrintestinal é monitorada por radiografias.

Antigamente, as sondas nasoenterais, como a Cantor e a Miller-Abbott, eram pesadas devido à presença de mercúrio. Entretanto, uma vez que esse metal é perigoso para pacientes e meio ambiente, as sondas com peso de mercúrio não são mais usadas. Em vez delas, as sondas intestinais, como a sonda Maxter (Tab. 29.1), têm seu peso dado pelo tungstênio.

Sondas transabdominais

As **sondas transabdominais** (sondas introduzidas através da parede abdominal) oferecem acesso a várias partes do trato gastrintestinal. Dois exemplos são a **sonda de gastrostomia** ou sonda G (sonda transabdominal localizada no estômago) e a **sonda de jejunostomia** ou sonda J (sonda transabdominal que vai até o jejuno, no intestino delgado).

A sonda de gastrostomia é colocada cirurgicamente ou com o uso de um endoscópio. A sonda G, inserida cirurgicamente, assemelha-se a um longo cateter de borracha que é suturado ao abdome. A **sonda de gastrostomia percutânea endoscópica** (PEG; sonda transabdominal inserida sob orientação de um endoscópio) é ancorada com barras cruzadas internas e externas, conhecidas como amortecedores (*bumpers*; Fig. 29.4A). A **sonda de jejunostomia percutânea endoscópica** (PEJ; sonda que é passada através da sonda PEG até o intestino delgado) possui diâmetro menor, de forma que possa ser inserida pelo interior de uma sonda PEG maior (Fig. 29.4B).

As sondas transabdominais são utilizadas no lugar das nasogástricas ou nasoenterais, quando os pacientes requerem uma alternativa à alimentação oral por tempo superior a um mês.

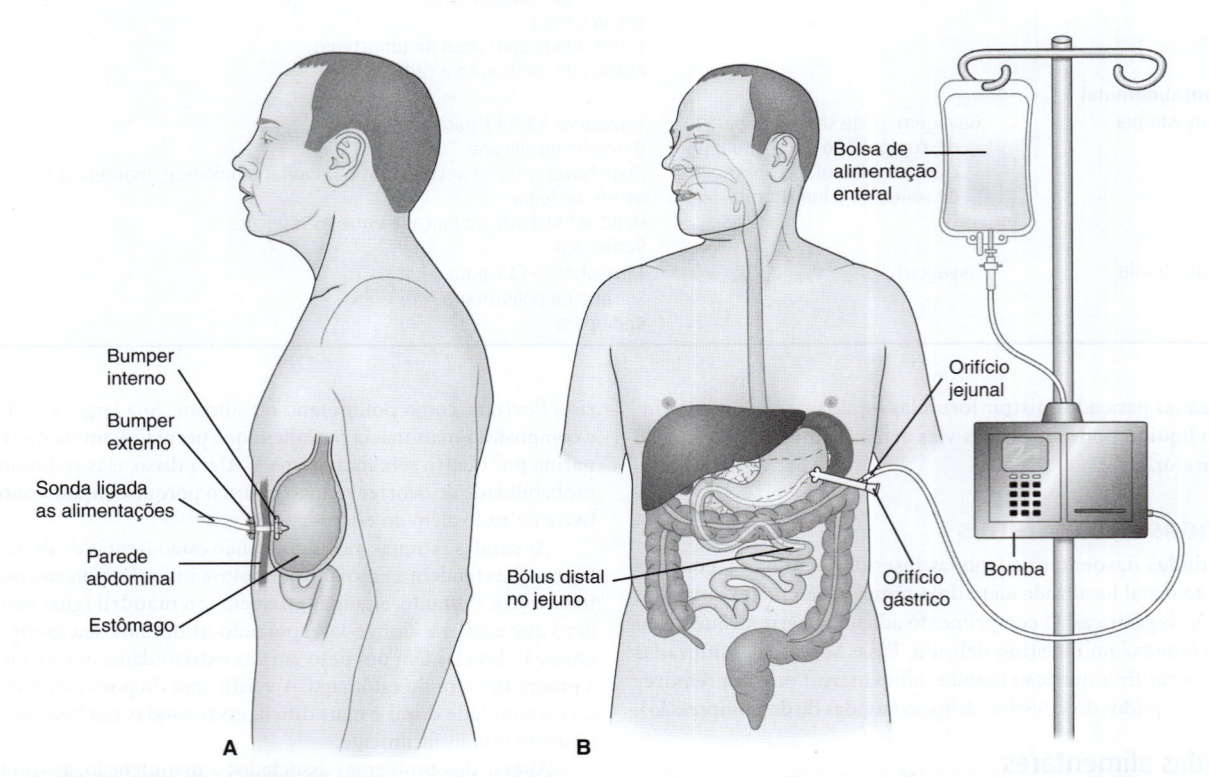

FIGURA 29.4 Sondas transabdominais. **(A)** Sonda de gastrostomia percutânea endoscópica (PEG). **(B)** Sonda de jejunostomia percutânea endoscópica (PEJ). (Cortesia do IVAC Corporation, San Diego, CA.)

MANEJO DAS SONDAS NASOGÁSTRICAS

As sondas nasogástricas são normalmente inseridas pelos enfermeiros. Responsabilidades de enfermagem adicionais incluem a manutenção das sondas permeáveis (ou desobstruídas), a implementação de seu uso prescrito e remoção delas quando forem atingidos seus objetivos terapêuticos.

Inserção

A inserção de uma sonda nasogástrica envolve o preparo do paciente, a realização de avaliação pré-sondagem e a colocação da sonda.

Preparo do paciente

A maior parte dos pacientes sente-se ansiosa quanto a ter de engolir uma sonda. A sugestão de que seu diâmetro é menor do que a maior parte dos pedaços de alimento pode favorecer um resultado positivo. A ansiedade dos pacientes pode ser significativamente reduzida, oferecendo-se uma breve explicação do procedimento e orientações quanto à maneira pela qual eles podem auxiliar enquanto a sonda está sendo inserida. Um dos mecanismos mais importantes de apoio aos pacientes é proporcionar-lhes algum meio de controle. O enfermeiro pode estabelecer com eles um sinal, como pedir que levantem a mão, indicando a necessidade de uma pausa durante a passagem da sonda.

Avaliação pré-sondagem

Antes da inserção da sonda, o enfermeiro realiza uma avaliação direcionada, que inclui as seguintes observações sobre o paciente:

- Nível de consciência
- Peso
- Ruídos intestinais
- Distensão abdominal
- Integridade da mucosa oral e nasal
- Capacidade de deglutir, tossir e regurgitar
- Presença de náuseas e vômitos

Os achados dessa avaliação servem como uma base de dados para futuras comparações e podem sugerir a necessidade de modificar o procedimento ou os materiais usados. O principal objetivo da avaliação é determinar qual a melhor narina a ser usada durante a inserção da sonda, e até que comprimento ela será inserida.

Inspeção do nariz. Depois de limpar o nariz, retirando resíduos, assoando-o com um lenço de papel, o enfermeiro inspeciona cada narina, para verificar o tamanho, a forma e a permeabilidade de cada uma. O paciente deve expirar o ar através de cada narina, ocluindo a outra. A presença de pólipos nasais (pequenas excrescências tissulares), desvio de septo (deslocamento da cartilagem nasal da linha central do nariz) ou estreitamento da passagem nasal excluem a narina para passagem da sonda.

Medida da sonda. Algumas sondas já são marcadas, de modo a indicar o comprimento aproximado que a extremidade distal alcançará no interior do estômago. Todavia, se estiverem presentes essas marcas podem não corresponder exatamente à anatomia do paciente. Por isso, antes da inserção de uma sonda, o enfermeiro obtém a **medida NEX** (comprimento do nariz [*Nose*] ao lóbulo da orelha [*Earlobe*] e ao processo **X**ifoide [ponta do esterno]) do paciente (Fig. 29.5) e marca adequadamente a sonda.

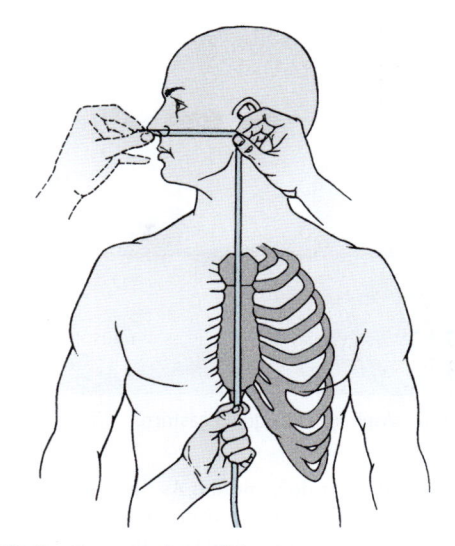

FIGURA 29.5 Obtenção da medida NEX.

A primeira marca na sonda é colocada na distância medida do nariz ao lóbulo da orelha. Ela indica a distância até a faringe nasal, o local que posiciona a extremidade na parte posterior da garganta, mas acima de onde é estimulado o reflexo faríngeo. Uma segunda marca é feita no ponto em que a sonda atinge o processo xifoide, indicando a profundidade necessária para alcançar o estômago.

Passagem da sonda

Ao introduzir uma sonda nasogástrica, as principais preocupações do enfermeiro são causar o mínimo de desconforto possível, preservar a integridade do tecido nasal e posicionar a sonda dentro do estômago, não nas vias respiratórias.

Considerações gerontológicas

- Uma redução no número de terminações do nervo laríngeo, relacionada à idade contribui para diminuir a eficiência do reflexo faríngeo. Outras condições que enfraquecem esse reflexo incluem distúrbios neurológicos, como a demência e o acidente vascular encefálico, além da inserção e remoção repetida de próteses dentárias.

Uma vez que a sonda tenha chegado a sua marca final, o enfermeiro deve verificar sua posição no interior do estômago. Os métodos de avaliação física que os enfermeiros usam para determinar a localização distal de uma sonda nasogástrica são os seguintes:

- Aspiração de líquidos: Se o líquido aspirado mostrar-se transparente, amarelo-amarronzado ou esverdeado, o enfermeiro pode presumir que sua origem é o estômago (Fig. 29.6).
- Ausculta do abdome: O enfermeiro instila 10 mL ou mais de ar, ao mesmo tempo em que escuta, com um estetoscópio, sobre o abdome. Se for escutado um som como de esguicho, o enfermeiro pode inferir que ele foi causado pela entrada do ar no estômago. A eructação costuma indicar que a extremidade da sonda ainda se encontra no esôfago.

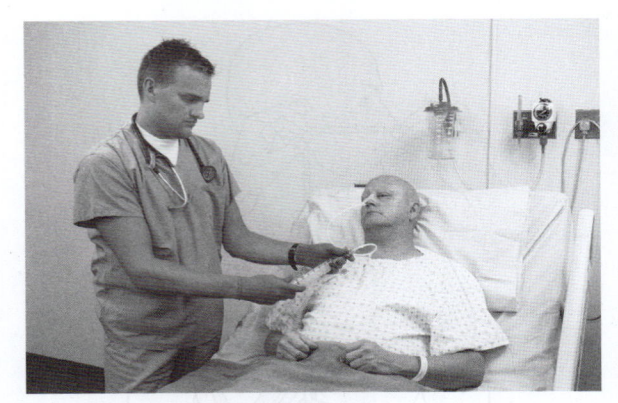

FIGURA 29.6 Aspiração de líquido gástrico.

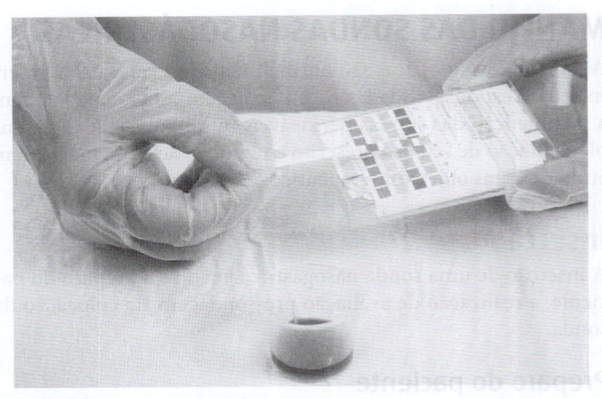

FIGURA 29.7 Verificação do pH.

- Teste do pH do líquido aspirado: As duas primeiras técnicas oferecem apenas sinais presumíveis de que a sonda esteja no estômago; o teste do pH confirma a acidez do conteúdo gástrico. Além da obtenção de uma radiografia abdominal, o teste de pH é a técnica mais apurada para confirmar o posicionamento de uma sonda (Orientações de Enfermagem 29.1 e Fig. 29.7).

Tendo o enfermeiro, depois de confirmada a localização da sonda no estômago (o uso de dois métodos é aconselhável), a fixa para evitar sua migração para o meio interno ou externo (Fig. 29.8). A sonda está, então, pronta para uso de acordo com seu propósito inicial. Os passos a serem seguidos para a inserção de uma sonda nasogástrica estão descritos na Habilidade 29.1.

> ▶ **Pare, Pense e Responda – Quadro 29.1**
> Discuta as consequências da inserção de uma sonda nasogástrica nas vias respiratórias.

Uso e manutenção

As sondas nasogástricas são conectadas a um sistema de aspiração, para fins de descompressão gástrica, ou são utilizadas para dietoterapia via sonda.

Descompressão gástrica

A aspiração pode ser contínua ou intermitente. A aspiração contínua com uma sonda sem escape de ar pode causar aderência à mucosa estomacal, ocasionando irritação local, além de interferência na drenagem. O uso de sonda com escape de ar ou da aspiração intermitente previnem ou diminuem esses efeitos.

A sonda é conectada a uma saída de parede ou a um equipamento de sucção portátil (Fig. 29.9). O ajuste da aspiração é prescrito pelo médico ou indicado nos padrões de cuidados da instituição. Normalmente, utiliza-se uma pressão baixa (40 a 60 mmHg).

A sonda é clampeada ou fechada durante a deambulação ou após a instilação de medicamentos (Cap. 32).

Promoção da permeabilidade. Mesmo com a aspiração intermitente, a sonda pode ficar obstruída. Ocasionalmente, oferecer lascas de gelo ou pequenos goles de água ao paciente, que não se encontra em NPO (nada por via oral), favorece a permeabilidade da sonda. O líquido ajuda a diluir as secreções gástricas. Ambos, no entanto, devem ser dados em doses mínimas, pois a água é hipotônica e carreia eletrólitos para o líquido gástrico. Visto que o líquido diluído é por fim retirado, oferecer ao paciente quantidades ilimitadas pode depletar os eletrólitos séricos (Cap. 16).

Restauração da permeabilidade. Frequentemente, o enfermeiro avalia a permeabilidade da sonda, monitorando o volume e as características da drenagem e observando sinais e sintomas que sugiram uma obstrução (náuseas, vômitos e distensão abdominal). A inspeção do equipamento ajuda a identificar possíveis causas dos achados da avaliação (Tab. 29.2). Uma vez identificada a causa, o problema pode ser solucionado com uma variedade de intervenções simples de enfermagem. Algumas vezes, pode haver necessidade de irrigar a sonda nasogástrica

---

ORIENTAÇÕES DE ENFERMAGEM 29.1

Avaliando o pH do líquido aspirado

- Lave as mãos ou realize fricção com produto à base de álcool (Cap. 10). *A higiene das mãos reduz a transmissão de microrganismos.*
- Coloque luvas. *Elas proporcionam uma barreira física entre as mãos do enfermeiro e os fluidos corporais.*
- Aspire um pequeno volume de líquido da sonda, com uma seringa limpa. *Isso assegura resultados válidos do teste.*
- Pingue uma amostra do líquido gástrico sobre uma tira com indicadores. *Esse passo inicia uma reação química por contato e saturação.*
- Compare a cor da tira de teste com o guia de cores do recipiente que acompanha as tiras reagentes (Fig. 29.7). *A cor na tira de teste muda de acordo com a concentração de íons hidrogênio presente no líquido. O líquido gástrico normalmente possui um pH de 1 a 3 – muito ácido na escala de pH. Se o pH for 5 ou 6, o paciente deve receber medicamentos para diminuir a acidez gástrica ou o líquido pode ser proveniente do duodeno. Um pH de 7 ou superior indica que a sonda se encontra no trato respiratório.*

Conceitos e Habilidades Fundamentais no Atendimento de Enfermagem

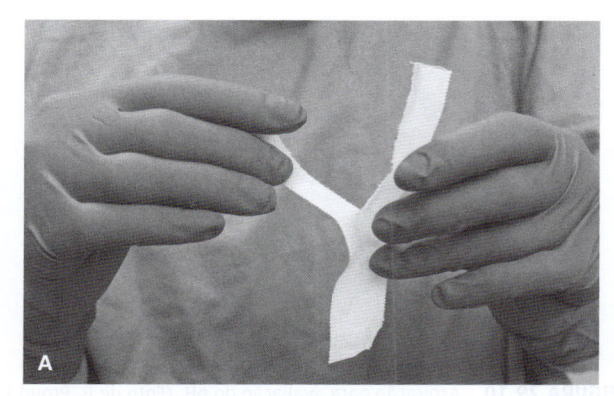

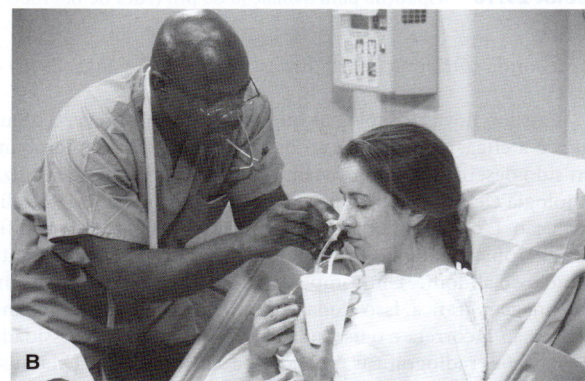

FIGURA 29.8 (**A**) Uma das extremidades de um pedaço de fita é dividida, formando duas tiras estreitas, e a extremidade oposta é deixada intacta. (**B**) A extremidade intacta mais larga da fita é colocada no nariz e as tiras estreitas são enroladas em torno da sonda em direções opostas para prender a sonda nasogástrica.

para manter ou restaurar a permeabilidade (Habilidade 29.2). O enfermeiro deve obter uma prescrição médica antes de realizar uma irrigação.

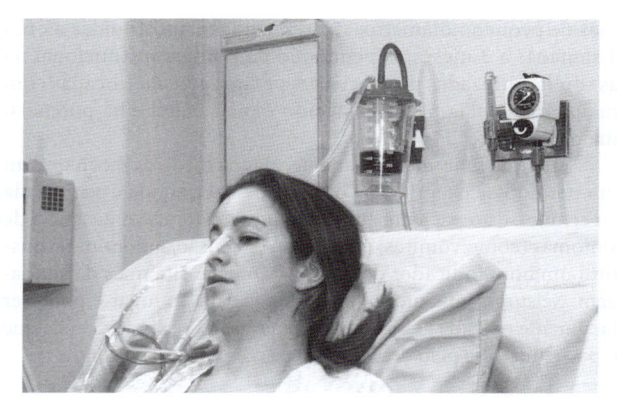

FIGURA 29.9 A sucção remove líquidos e gás do estômago.

▶ *Pare, Pense e Responda – Quadro 29.2*
Explique a razão pela qual se deve usar uma solução salina isotônica para irrigar uma sonda nasogástrica, em vez de uma solução hipo ou hipertônica.

Nutrição enteral

A **nutrição enteral** (alimentação oferecida por via estomacal ou no intestino delgado, em vez da via oral) é feita por meio de uma sonda. Embora uma sonda nasogástrica possa ser usada, há maior probabilidade de a dieta líquida ser administrada por uma sonda nasoenteral ou transabdominal. Ambas são discutidas posteriormente neste capítulo.

Retirada

Os enfermeiros retiram uma sonda nasogástrica (Habilidade 29.3) quando as condições do paciente melhoram, quando a sonda está obstruída sem possibilidade de reversão ou de acordo com os padrões institucionais quanto à manutenção da integridade da mucosa nasal. Sondas com diâmetro grande, desobstruídas, normalmente são retiradas e trocadas, pelo menos, a cada 2 a 4 semanas nos pacientes adultos. Sondas flexíveis,

TABELA 29.2 Descobrindo o problema de uma sonda nasogástrica que não está drenando adequadamente

POSSÍVEIS CAUSAS	SOLUÇÕES
Os orifícios de drenagem estão aderidos à parede da mucosa gástrica.	Desligue a sucção por alguns instantes. Mude a posição do paciente.
A sonda está deslocada acima do óstio cárdico.	Se a marca medida não está na extremidade nasal, retire a fita adesiva, insira mais a sonda, verifique o posicionamento e fixe novamente.
A máquina de sucção portátil está desconectada ou desligada.	Reponha o plugue na tomada ou ligue o equipamento.
O recipiente de drenagem está mais cheio do que sua capacidade.	Esvazie e registre a quantidade de drenagem do recipiente de sucção.
O orifício de ventilação está agindo como um sifão.	Instile um bólus de ar no orifício para restaurar a permeabilidade.
O orifício de ventilação está tampado ou entupido.	Retire a tampa e restaure a pressão do orifício à pressão atmosférica.
A sonda está dobrada ou desconectada.	Endireite a sonda ou reconecte à máquina de sucção.
A sucção está inadequada.	Verifique se a pressão se encontra entre 40 e 60 mmHg.
A tampa do recipiente de sucção está frouxa.	Prenda novamente a tampa ao recipiente.
Partículas sólidas ou muco espesso obstruem o lúmen.	Aumente momentaneamente a pressão da sucção.
	Obtenha e implemente uma prescrição médica para irrigação.

mas de pequeno diâmetro, são removidas e substituídas a cada 4 semanas a 3 meses, dependendo da política institucional. Já as sondas utilizadas por pacientes pediátricos são trocadas com maior frequência porque o tecido é mais frágil e há potencial maior de infecção.

Antes da retirada permanente, alguns médicos recomendam um período de experiência, durante o qual a sonda é clampeada e permite-se ao paciente consumir líquidos orais. A ausência de sintomas (como vômitos, náuseas ou distensão abdominal) constitui um bom indicador de que ele não necessita mais da sondagem. Se surgirem sintomas, a sonda já está no lugar e pode ser facilmente religada ao sistema de aspiração. Essa prática evita que o paciente passe pelo desconforto da recolocação da sonda.

> ▶ **Pare, Pense e Responda – Quadro 29.3**
> Se um paciente que acabou de ter a sonda nasogástrica removida pede algo para comer, quais ações de enfermagem são mais apropriadas?

MANEJO DAS SONDAS NASOENTERAIS

As sondas nasoenterais, usadas para alimentação enteral, também são inseridas pelos enfermeiros.

Inserção

As técnicas de preparo do paciente, posicionamento e progressão da sonda nasoenteral são similares àquelas descritas na passagem de uma sonda nasogástrica. No entanto, algumas modificações são necessárias, pois as sondas nasoenterais são fabricadas de outro modo.

Para estimar o comprimento de sonda necessário à colocação no intestino, o enfermeiro determina a medida NEX e acrescenta 23 cm. Essa medida adicionada também é marcada na sonda (Orientações de Enfermagem 29.2 e Figs. 29.10 e 29.11).

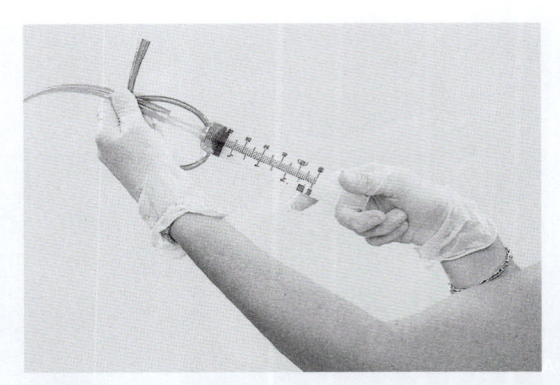

FIGURA 29.10 Aspiração para avaliação do pH. (Foto de B. Proud.)

Existem novas tecnologias que prometem promover a segurança e a eficácia na colocação da sonda nasoenteral. Também tem sido desenvolvido um sistema computadorizado que utiliza tecnologia eletromagnética para guiar e localizar a sonda de alimentação. É constituído por uma sonda de alimentação modificada eletronicamente e um receptor que é colocado externamente no meio do abdome. Um computador, então, converte o sinal em uma imagem gráfica. Isso ajuda a identificar imediatamente uma localização incorreta e o uso subsequente elimina a necessidade de avaliações radiográficas repetidas de sua localização (Mathus-Vliegen et al., 2010; Young et al., 2005).

Verificação do posicionamento da sonda

A verificação inicial da localização da sonda é tradicionalmente feita por via radiográfica. Eventualmente, a localização pode ser verificada em tempo real usando um sistema eletromagnético,

---

ORIENTAÇÕES DE ENFERMAGEM 29.2

Inserindo uma sonda de alimentação nasoenteral

- Lave as mãos ou realize fricção com produto à base de álcool (Cap. 10). *A higiene das mãos reduz a transmissão de microrganismos.*
- Coloque luvas. *Elas proporcionam uma barreira física entre as mãos do enfermeiro e os fluidos corporais.*
- Siga as sugestões do fabricante para ativar o lubrificante acoplado à sonda. Duas técnicas comuns são instilar água através da sonda e imergir sua ponta na água. *A ativação do lubrificante confere uma consistência gelatinosa à cola ressecada.*
- Prenda o mandril dentro da sonda. *Essa medida enrijece a sonda e facilita a inserção.*
- Insira a sonda até a segunda marca. *Ao fazer isso, posiciona-se a sonda na área em que se presume que seja o estômago.*
- Aspire o líquido, utilizando uma seringa de 50 mL (Fig. 29.10) e teste seu pH. *Os resultados fornecem dados para determinar a localização gástrica.*
- Faça voltas na sonda e prenda-a com fita adesiva temporariamente a uma das bochechas, caso o teste de localização sugira que a extremidade está no estômago. *Enrolar a sonda permite uma folga na mesma, de modo que ela pode avançar até o intestino delgado.*

- Oriente o paciente para andar ou coloque-o deitado sobre o lado direito do corpo durante, pelo menos, uma hora ou pelo tempo especificado pela política institucional. *Esse período permite que a sonda se mova pelo óstio pilórico, pela ação da gravidade.*
- Prenda a sonda junto ao nariz quando a terceira marca medida estiver na ponta do nariz. *Isso evita que a sonda migre para além da distância desejada.*
- Verifique a posição da sonda por meio de uma radiografia, especialmente em pacientes inconscientes ou naqueles com reflexo faríngeo deficiente. *A radiografia confirma a localização distal da sonda.*
- Retire o mandril, usando tração suave (Fig. 29.11) ou siga as instruções do fabricante. *A abertura do lúmen permite que se introduza água ou líquido nutritivo.*
- Guarde o mandril em uma embalagem limpa, no armário de cabeceira do paciente. *Essa medida evita que ele precise pagar por uma nova sonda, caso a atual precise ser removida ou reintroduzida.*
- Jamais recoloque o mandril enquanto a sonda estiver no paciente. *A reinserção pode causar-lhe traumas e danificar a sonda.*
- Meça e registre o comprimento da sonda, desde o nariz. *A documentação fornece dados para reavaliar o posicionamento distal.*

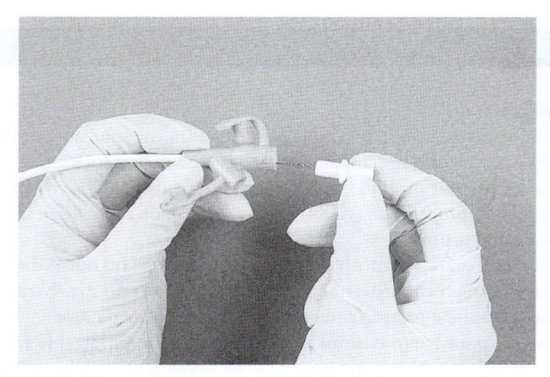

FIGURA 29.11 Remoção do mandril. (Foto de B. Proud.)

QUADRO 29.1 Causas de vazamento nas gastrostomias

- Desconexão entre o frasco da dieta e a sonda de gastrostomia.
- Sonda de gastrostomia clampeada, enquanto está sendo infundida a dieta.
- Desproporção entre o tamanho da sonda de gastrostomia e o estoma.
- Pressão abdominal aumentada devido ao acúmulo da dieta, à ânsia de vômito, a espirros e à tosse.
- Subinflação do balão abaixo da pele.
- Localização do estoma ou estoma inferior ao ideal.

uma vez que essa tecnologia tem sido mais amplamente utilizada. Outras técnicas para determinar a localização da sonda de alimentação nasogástrica de pequeno diâmetro são menos confiáveis. O uso da ausculta do ar para verificar sua posição pode ser inconclusivo, pois, devido ao pequeno diâmetro da sonda, pode haver escape de ar menos pronunciado a partir de sua extremidade. A aspiração do conteúdo gástrico, a partir de sondas de diâmetros pequenos, nem sempre é possível, pois a pressão negativa criada faz com que a sonda colabe. No entanto, uma vez que a sonda de alimentação é inserida e fixada para evitar que escorregue, sua manutenção em uma posição segura exige verificações frequentes. Radiografias repetidas para reavaliar essa localização são dispendiosas, não são práticas e são potencialmente prejudiciais. Atualmente os enfermeiros verificam o posicionamento da porção distal da sonda durante o uso, modificando a técnica de aspiração após a radiografia inicial. Essa modificação envolve o uso de uma seringa para grandes volumes (50 mL), em vez daquelas para pequenos volumes (3 a 5 mL), para obter uma amostra do líquido. A seringa maior cria menos pressão negativa durante a aspiração e, por isso, obtém líquido suficiente para testar o pH. O posicionamento da sonda de alimentação com peso na ponta também é confirmado por meio da ultrassonografia na beira do leito (Duggan et al., 2008; Vigneau et al., 2005). Em uma pesquisa com uma pequena amostra de adultos, a técnica provou ter precisão de 97% para determinar a localização exata da porção distal da sonda.

MANEJO DAS SONDAS TRANSABDOMINAIS

As sondas transabdominais, como as de jejunostomia e de gastrostomia, são inseridas pelo médico, mas o enfermeiro tem a responsabilidade de examinar e prestar cuidados à sonda, bem como de observar seu local de inserção. É necessário um cuidado consciencioso, porque as sondas de gastrostomia podem vazar (Quadro 29.1) e causar rupturas na pele (Orientações de Enfermagem 29.3 e Fig. 29.12).

ALIMENTAÇÃO POR SONDA

Sempre será melhor se a alimentação for proporcionada por via oral. Contudo, no caso disso ser impossível ou colocar em risco a segurança do paciente, os nutrientes são fornecidos por via enteral ou parenteral (Nutrição Parenteral Total, Cap. 16). A alimentação por sonda é utilizada quando os pacientes possuem uma função estomacal ou intestinal intacta, mas estão inconscientes ou sofreram cirurgia bucal extensa, apresentam dificuldades para engolir ou possuem doenças gástricas ou esofágicas. A Habilidade 29.4 descreve a técnica para administração da alimentação por sonda.

Considerações gerontológicas

- O uso prolongado de sondas alimentares por idosos com demência ou outras condições debilitantes crônicas envolve muitas considerações éticas. A recusa em comer (jejum intencional) pode ser vista como um possível meio de suicídio no paciente idoso ou como um sintoma de depressão. Os cuidadores devem avaliar cuidadosamente a decisão de um dado paciente de recusar alimentos ou seu desejo de ter a sonda de alimentação removida. Os pacientes idosos institucionalizados têm poder de decisão mais limitado nesses casos do que aqueles que vivem em sua própria casa. Os enfermeiros devem seguir as diretrizes de posicionamento da American Nurses Association de 2001, em relação ao desejo de um paciente de recusar alimentação e hidratação artificiais. Os enfermeiros, especialmente aqueles que atuam no segmento de cuidado domiciliar (*home care*) e em instituições de cuidados prolongados, precisam manter seus conhecimentos atualizados quanto a discussões éticas e legais relacionadas ao uso de sondas alimentares (Cap. 3).

Benefícios e riscos

A alimentação por sonda é implementada através de uma sonda nasogástrica, nasoenteral ou transabdominal. Todas elas apresentam vantagens e desvantagens (Tab. 29.3)

A instilação de fórmulas nutritivas no estômago utiliza o reservatório natural dos alimentos. Isso também reduz o potencial para enterite (inflamação do intestino) porque as substâncias químicas do estômago tendem a destruir os microrganismos. Entretanto, as alimentações gástricas criam um potencial maior de refluxo gástrico, devido ao maior volume e à retenção temporária do alimento no estômago.

Embora as sondas colocadas no intestino reduzam o risco de refluxo gástrico, ele não é totalmente eliminado. Há problemas adicionais associados ao fornecimento de alimento por sondas intestinais. Por exemplo, a colocação de uma sonda no intestino pode levar à **síndrome do esvaziamento rápido** (conjunto de sintomas que ocorre quando há rápida deposição de um alimento rico em calorias no intestino delgado). Os sintomas, que incluem fraqueza, tontura, transpiração e náusea, são causados pela troca de líquidos entre o sangue circulante e o intestino e pela redução do nível de glicose sanguínea, relacionada ao aumento repentino de insulina. Também pode ocorrer diarreia quando houver administração de soluções com dietas hipertônicas.

ORIENTAÇÕES DE ENFERMAGEM 29.3

Lidando com uma gastrostomia

- Lave as mãos ou realize fricção com produto à base de álcool (Cap. 10). *A higiene das mãos reduz a transmissão de microrganismos.*
- Coloque luvas. *Elas proporcionam uma barreira física entre as mãos do enfermeiro e os fluidos corporais.*
- Avalie e recoloque o curativo de gaze que cobre a nova gastrostomia, caso ele fique umedecido; a presença de um discreto sangramento ou de drenagem serosa límpida na ferida é normal por algumas semanas após o procedimento. *Essas medidas reduzem as condições que favorecem o crescimento de microrganismos e a maceração da pele.*
- Remova e interrompa o uso do curativo após as primeiras 24 horas, a menos que o médico determine o contrário. *Isso facilita a avaliação.*
- Examine diariamente a pele em torno da sonda. *A monitoração regular oferece dados avaliativos sobre o estado de cicatrização da ferida.*
- Certifique-se de que as suturas, que prendem a sonda colocada cirurgicamente, estejam intactas. *Isso evita a migração da sonda.*
- Relate qualquer hiperemia ou maceração tissular. *Esses achados indicam precocemente o dano à pele.*
- Aplique um unguento protetor da pele, como óxido de zinco, adesivo de goma de karaya, curativo hidrocoloide ou bolsa de ostomia, se a pele parecer irritada (consulte a seção sobre Cuidados com uma Ostomia, Cap. 31). *Essas barreiras protegem a pele e promovem a cicatrização.*
- Pressione para baixo a pele da base da sonda (Fig. 29.12A). Se o paciente possuir uma sonda PEG, comprima os braços do amortecedor externo e erga-os cerca de 2,5 cm (Fig. 29.12B). *Esses passos ajudam na avaliação da secreção, que normalmente desaparece ao final da primeira semana.*
- Limpe a pele com peróxido de hidrogênio ou solução salina a 0,9%. Após uma semana, o uso de água e sabão é suficiente. Seque bem a pele usando um secador de ar, na posição fria ou morna. *Uma apropriada higiene remove secreções e reduz a presença de microrganismos.*
- Gire a direção do amortecedor externo em 90°, ou outro dispositivo de retenção externa, pelo menos uma vez ao dia. *Fazendo isso, alivia-se a pressão e mantém-se a integridade da pele.*
- Deslize para baixo o amortecedor externo, de modo que fique novamente embutido na pele. *O deslizamento reestabiliza a sonda.*
- Evite colocar qualquer tipo de curativo sob os braços do amortecedor externo. *Isso ajuda a não criar pressão sobre o amortecedor interno e a evitar danos ao tecido.*
- Substitua a água do balonete semanalmente, usando uma seringa especial. *Isso mantém o balonete completamente cheio e evita a migração da sonda.*
- Fixe a sonda de gastrostomia junto ao abdome com fita adesiva ou prenda-a com uma atadura ou estabilizador comercial para sonda. *A fixação apropriada a mantém no lugar.*
- Certifique-se de que a sonda não se dobre ou que a pele fique esticada. *Essas avaliações asseguram a permeabilidade da sonda e a integridade da pele.*
- Insira um cateter de Foley (Cap. 30), se o paciente não for sensível ao látex, 5 a 10 cm no orifício, e infle o balonete, caso a sonda se exteriorize. *Essas medidas mantêm acesso temporário ao estômago e, se feitas em até três horas da saída acidental da sonda, evitam que o local se feche.*
- Use a sonda de gastrostomia de maneira semelhante à forma como uma sonda nasogástrica é utilizada para administração de alimento. *A sonda possibilita a alimentação.*

Considerações sobre as fórmulas

Além do tipo de sonda e do local de acesso, o tipo de dieta também é individualizado, conforme as necessidades nutricionais do paciente (Tab. 29.4). O peso, o estado nutricional e as condições médicas concorrentes, assim como a duração estimada da terapia nutricional, são fatores levados em consideração. O ho-

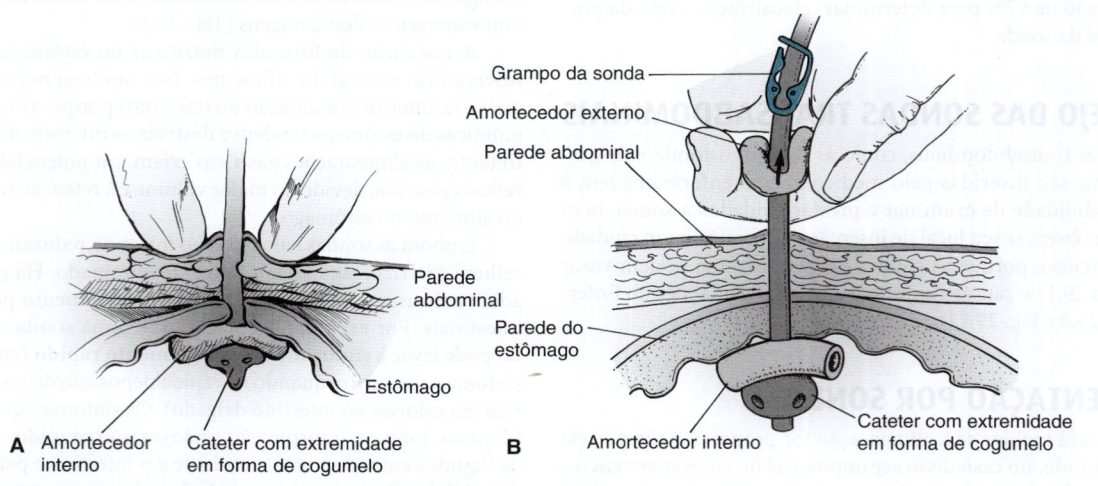

FIGURA 29.12 Inspeção. (**A**) Inspecionando por secreção. (**B**) Inspecionando a pele.

TABELA 29.3 Comparação entre as sondas alimentares

SONDA	VANTAGENS	DESVANTAGENS
Nasogástrica	Baixa incidência de obstrução Permite o uso de medicamentos esmagados Facilita as alimentações em bólus e intermitente Fácil verificação do posicionamento distal e do resíduo gástrico	Pode danificar a mucosa nasal e faríngea devido a pressão ou atrito Dilata o óstio cárdico, potencializando o refluxo gástrico Risco de aspiração Requer reposicionamento frequente para assegurar a integridade do tecido nasal
Nasoenteral	Fácil de inserir Confortável Proporciona apenas uma leve dilatação do óstio cárdico Risco reduzido de aspiração Pode permanecer no local por quatro semanas ou mais	Requer radiografia para verificação do posicionamento Obstrui-se facilmente É mais bem usada para alimentação contínua
Gastrostomia	Sem sonda nasal Fácil de ocultar Permite uso em longo prazo Reposição infrequente da sonda O paciente pode aprender o autocuidado	Devem-se aguardar 24 horas para uso após a colocação inicial Pode vazar e causar ruptura da pele Incidência elevada de infecção Requer cuidados com a pele no local da inserção da sonda Pode migrar ou deslocar-se, se a sonda não estiver fixa Possibilidade de aspiração e superenchimento gástrico
Jejunostomia	As mesmas da gastrostomia Baixo risco de refluxo e aspiração	As mesmas da gastrostomia

rário das refeições também afeta a escolha da dieta: pode haver necessidade de as calorias serem concentradas, caso o paciente esteja sendo alimentado várias vezes ao dia, em vez de continuamente. A maior parte das dietas oferece 0,5 a 2,0 kcal/mL em sua fórmula.

Considerações nutricionais

- Estão disponíveis fórmulas especiais, com perfis nutricionais alterados para estados de doença específicos, como as fórmulas para pacientes com diabetes, insuficiência renal, insuficiência hepática, insuficiência respiratória e feridas em cicatrização. Fórmulas pediátricas também estão disponíveis.
- Produtos como o Boost, o Carnation Breakfast e o Ensure são primariamente suplementos orais, não produzidos para a alimentação por sonda.

Considerações gerontológicas

- As fórmulas de alimentação por sonda podem variar de acordo com a condição do paciente idoso (ou seja, síndromes de má absorção, intolerância à glicose). Atualmente existem no mercado várias fórmulas de alimentação por sonda sem lactose, benéfica para idosos com síndromes de má absorção.
- Os pacientes com úlceras de pressão, ou que estão em risco de desenvolvê-las, se beneficiam do uso de fórmulas enriquecidas com zinco, proteínas e outros nutrientes.
- No domicílio ou nas instituições de cuidados prolongados, nutricionistas podem ser úteis na avaliação continuada da alimentação por sonda.

Cronogramas de horário da alimentação por sonda

As alimentações por sonda podem ser administradas em bólus, em horários intermitentes, cíclicos ou contínuos.

TABELA 29.4 Fórmulas de alimentação por sonda

TIPO	EXEMPLOS	USO
Isotônica convencional	Osmolite Isocal Nutren 1.0	Fórmulas de rotina para pacientes com digestão e absorção normais; não alteram a distribuição de água. Fornece aproximadamente 1,0 cal/mL
Hipercalórica	Comply Nutren 1.5 Nutren 2.0 Deliver 2.0	Fornece até o dobro da quantidade de calorias das fórmulas convencionais, para pacientes que necessitam de uma restrição de líquidos ou têm altas necessidades calóricas.
Hiperproteica	Promote Isocal HN Ultracal HN plus	Fornece até o dobro da quantidade de proteína das fórmulas convencionais.
Rica em fibras	Jevity Compleat Ultracal	Fornece fibras para normalizar a função intestinal em pacientes com constipação e diarreia
Parcialmente hidrolizada	Criticare HN Optimental Vivonex T.E.N.	Fornece nutrientes fundamentais que requerem pouca ou nenhuma digestão, para pacientes com dificuldades de digestão ou absorção.

Alimentação em bólus

A **alimentação em bólus** (instilação de um líquido nutritivo 4 a 6 vezes ao dia, em menos de 30 minutos) normalmente envolve a administração de 250 a 400 mL de dieta. Esse tipo de programação é o menos desejável, uma vez que distende rapidamente o estômago, causando desconforto gástrico e risco de ocorrência de refluxo. A alimentação em bólus pode ser usada porque imita, de certa forma, o enchimento e o esvaziamento naturais do estômago. Alguns pacientes sentem desconforto decorrente do rápido oferecimento de tal quantidade de líquido. Quando esse método é utilizado, pacientes inconscientes ou com demora no esvaziamento gástrico correm grande risco de regurgitação, vômito e aspiração.

Alimentação intermitente

A **alimentação intermitente** (instilação gradual de líquido nutritivo, 4 a 6 vezes ao dia) é administrada ao longo de 30 a 60 minutos, o tempo que a maior parte das pessoas gasta fazendo uma refeição. O volume usual é de 250 a 400 mL por administração. As alimentações intermitentes costumam ser oferecidas por gotejo por gravidade a partir de um recipiente suspenso, ou pelo uso de uma bomba de infusão para dietas enterais. O enchimento gradual do estômago, a um volume mais lento, reduz a sensação de distensão que acompanha a alimentação em bólus. O recipiente onde é colocada a dieta deve ser limpo após cada administração, para reduzir o crescimento de microrganismos. Os equipos de administração de dieta devem ser substituídos em intervalos de 24 horas, independentemente do horário das dietas.

Alimentação cíclica

A **alimentação cíclica** (infusão contínua de líquido nutritivo, por 8 a 12 horas) é seguida de uma pausa de 16 a 12 horas. Essa é uma rotina frequentemente utilizada no desmame de pacientes que fazem uso de uma sonda de alimentação, ao mesmo tempo em que é mantida uma nutrição adequada. A alimentação por sonda é oferecida durante a noite e durante o sono. Ao longo do dia, os pacientes ingerem alguns alimentos por via oral. A medida que aumenta a ingestão oral, o volume e a duração das refeições por sonda diminuem de modo gradativo.

Alimentação contínua

A **alimentação contínua** (infusão de líquido nutritivo sem interrupção) é administrada a uma velocidade de, aproximadamente, 1,5 mL/minuto. Utiliza-se uma bomba de infusão para dieta enteral para regular a administração. Como apenas uma pequena quantidade de líquido é infundida a cada momento, a dieta não precisa ser mantida no reservatório estomacal; ela pode ser encaminhada diretamente ao intestino delgado. A introdução de pequenas quantidades de líquido para além do estômago reduz os riscos de vômito e aspiração. A alimentação contínua apresenta, no entanto, alguns inconvenientes, pois a bomba de infusão deve acompanhar o paciente a todos os lugares.

Considerações gerontológicas

- Os idosos tendem a tolerar melhor pequenas refeições contínuas.

Avaliação do paciente

As avaliações diárias listadas a seguir acompanham a maior parte dos pacientes que recebem alimentação por sonda: peso, ingestão e eliminação de líquidos, ruídos intestinais, sons pulmonares, temperatura, condição das mucosas oral e nasal, padrão respiratório, queixas gástricas, distensão abdominal, vômitos, padrão de eliminação intestinal e condição da pele no local de uma sonda transabdominal. Uma vez iniciadas as alimentações por sonda, há ainda a necessidade de avaliar rotineiramente o **resíduo gástrico** (volume de líquido dentro do estômago) do paciente. O enfermeiro mede o resíduo gástrico para determinar se o gotejo ou o volume alimentar ultrapassam ou não a capacidade fisiológica do paciente. Encher demasiadamente o estômago pode ocasionar refluxo gástrico, regurgitação, vômitos, aspiração e pneumonia. Como regra de ouro, o resíduo gástrico não deve ultrapassar 100 mL ou ir além de 20% do volume da alimentação administrada na hora anterior. Se o resíduo gástrico estiver elevado, a alimentação é interrompida e o resíduo gástrico é reverificado a cada 30 minutos, até que esteja dentro de um volume seguro para retomar a alimentação (Orientações de Enfermagem 29.4).

> ▶ *Pare, Pense e Responda – Quadro 29.4*
> *Se as necessidades nutricionais de um paciente são atingidas completamente com a alimentação enteral, quais efeitos físicos, emocionais e sociais podem ocorrer com a pessoa?*

ORIENTAÇÕES DE ENFERMAGEM 29.4

Verificando o resíduo gástrico

- Lave as mãos ou realize fricção com produto à base de álcool (Cap. 10). *A higiene das mãos reduz a transmissão de microrganismos.*
- Coloque luvas. *Elas proporcionam uma barreira física entre as mãos do enfermeiro e os fluidos corporais.*
- Interrompa a infusão da fórmula administrada por sonda. *Essa medida facilita a avaliação.*
- Aspire o líquido da sonda de alimentação, usando uma seringa de 50 mL. *Isso permite a coleta de um grande volume de líquido.*
- Continue a aspirar até que não seja mais obtido líquido. *Isso assegura uma avaliação precisa.*
- Meça o líquido aspirado e registre a quantidade. *A documentação oferece dados objetivos para avaliação.*
- Reinfunda o líquido aspirado. *Essa medida faz retornar ao paciente os nutrientes parcialmente digeridos, assim como os eletrólitos.*
- Postergue a alimentação por sonda e relate as quantidades residuais que ultrapassam as orientações da instituição ou aquelas fixadas pelo médico. *Essa atitude reduz o risco de aspiração.*
- Verifique novamente o resíduo gástrico, dentro de 30 minutos. *Esse período dá tempo para que uma porção dos conteúdos estomacais se esvazie no intestino delgado.*
- Ofereça ou reinicie a alimentação por sonda, caso o resíduo gástrico esteja em uma variação aceitável. *Essa medida evita a superalimentação do paciente.*

> **ORIENTAÇÕES DE ENFERMAGEM 29.5**
>
> **Limpando uma sonda de alimentação obstruída**
> - Selecione uma seringa com a capacidade mínima de 50 mL. *Essa capacidade reduz a pressão negativa durante a aspiração, o que poderia levar ao colapso das paredes da sonda.*
> - Lave as mãos ou realize fricção com produto à base de álcool (Cap. 10). *A higiene das mãos reduz a transmissão de microrganismos.*
> - Coloque luvas. *Elas proporcionam uma barreira física entre as mãos do enfermeiro e os fluidos corporais.*
> - Aspire o máximo possível a sonda de alimentação. *A aspiração desobstrui a via acima dos resíduos que obstruem a sonda.*
> - Instile 5 mL da solução selecionada. *A instilação permite o contato direto entre a solução irrigadora e os resíduos.*
> - Pince a sonda e aguarde 15 minutos. *Esse período dá tempo, a substância na solução, para que haja fisicamente sobre os resíduos que obstruem a sonda.*
> - Aspire ou limpe a sonda com água. Repita, se necessário. *O uso da pressão negativa ou positiva restaura a permeabilidade.*

Manejo de enfermagem

O cuidado com pacientes que estão sendo alimentados por sonda normalmente envolve a manutenção da permeabilidade da sonda, a remoção de quaisquer obstruções, o oferecimento de hidratação adequada, o manejo de problemas comuns associados às dietas e o preparo dos pacientes para os cuidados domiciliares.

Manutenção da permeabilidade da sonda

As sondas alimentares, em especial aquelas menores de 12 F, são suscetíveis à obstrução. Causas comuns incluem o uso de fórmulas com nutrientes com moléculas grandes, a realimentação com o resíduo gástrico parcialmente digerido, a administração da dieta a uma velocidade inferior a 50 mL/hora e a administração de medicamentos triturados ou hidrofílicos (absorvíveis por meio da água) via sonda. Para manter a permeabilidade, o melhor é lavar a sonda com cerca de 30 a 60 mL de água, imediatamente antes e depois de administrar uma dieta e medicamentos, de 4 em 4 horas, se o paciente estiver sendo alimentado continuamente, e após realimentar o resíduo gástrico.

Ainda que a água fresca seja eficaz como solução de lavagem, podem ser usados suco de oxicoco (*cranberry*) e bebidas gaseificadas. A fórmula tende a coalhar em contato com suco de oxicoco, o que diminui a eficácia desse método.

Promovendo a desobstrução

Ocorrendo uma obstrução, o enfermeiro deve consultar o médico. Ocasionalmente, é possível desobstruir a sonda com uma solução de amaciante de carne ou com uma enzima pancreática, mas ambos os métodos exigem prescrições médicas escritas (Orientações de Enfermagem 29.5).

Quando nada pode ser feito diante de uma obstrução, a sonda é removida e outra é inserida, em vez de comprometer a nutrição devido a atrasos.

Fornecendo hidratação adequada

Embora as alimentações por sonda tenham cerca de 80% de água, os pacientes em geral necessitam de hidratação adicional. Os adultos precisam de 30 mL de água por quilograma de peso ou 1 mL/kcal diariamente (Dudek, 2009).

Para determinar o quanto as necessidades do paciente estão ou não sendo atendidas, o enfermeiro identifica a quantidade de água presente nos rótulos das dietas. Ele pode, então, adicionar essa quantidade ao volume total da solução de irrigação e comparar à quantidade recomendada. Havendo um déficit significativo, o enfermeiro revisa o plano de cuidados, de forma a oferecer um aumento de volume ou, o que é preferível, a irrigação da sonda. No caso de o volume de líquidos ser excessivo, ele monitora a eliminação urinária e os sons pulmonares, a fim de determinar a capacidade ou não do paciente de excretar quantidades comparáveis (Cap. 16).

Considerações gerontológicas

- A maior parte das fórmulas de alimentação por sonda é altamente concentrada; portanto, o estado de hidratação do paciente idoso deve ser atentamente acompanhado.

Lidando com problemas variados

Há vários problemas comuns ou potenciais experimentados pelos pacientes que necessitam de nutrição enteral. Muitos estão associados às dietas enterais ou aos efeitos mecânicos das próprias sondas (Tab. 29.5). Os enfermeiros rapidamente relatam os problemas e fazem os ajustes necessários no plano de cuidados do paciente.

Considerações gerontológicas

- Pelo fato de os idosos apresentarem maior risco para distúrbios hidroeletrolíticos, eles podem desenvolver hiperglicemia (níveis elevados de glicose no sangue) ao receber a alimentação por sonda.
- Se o paciente idoso está recebendo alimentação por sonda com fórmulas altamente concentradas, é importante verificar os níveis de glicemia do sangue capilar a cada 4 horas por um período de 48 horas, até que os resultados do paciente estejam dentro dos limites normais.
- Monitore os idosos quanto à agitação ou confusão mental, o que pode levá-los a remover as sondas alimentares inadvertidamente. Além disso, uma alteração no estado mental é um indicador precoce de desequilíbrio hídrico ou eletrolítico.

Preparo para os cuidados domiciliares

Devido à permanência cada vez mais breve nos hospitais, alguns pacientes, que necessitarão continuar se alimentando por sonda, recebem alta, sendo orientados a cuidar de si mesmos em seu domicílio. Antes de demonstrar o procedimento, o enfermeiro oferece ao paciente uma folha com orientações escritas, que incluem:

- Locais onde pode obter equipamentos e dietas
- A quantidade e os horários de cada alimentação e irrigação, utilizando medidas caseiras
- Orientações para retardar uma refeição
- Instruções especiais para cuidados da pele, do nariz e do ostoma, incluindo a frequência e os tipos de produtos a serem usados

TABELA 29.5 Problemas comuns das sondas alimentares

PROBLEMA	CAUSAS COMUNS	SOLUÇÕES
Diarreia	Fórmula muito concentrada	Diluir a concentração da primeira alimentação por sonda para $1/4$ a $1/2$.
	Administração rápida	Iniciar com 25 mL/hora e aumentar o volume em torno de 25 mL a cada 12 horas. Pendurar fórmula para não mais do que 4 horas.
	Contaminação bacteriana	Lavar as mãos. Trocar a bolsa com a fórmula e o equipo a cada 24 horas. Refrigerar a dieta não utilizada.
	Intolerância à lactose	Consultar o médico quanto ao uso de dietas sem leite.
	Conteúdo proteico inadequado	Elevar os níveis de albumina sérica com soluções nutricionais parenterais totais que contenham suplementação proteica ou administrar albumina por via intravenosa.
	Efeitos colaterais de medicamentos	Consultar o médico a respeito da adaptação da terapia medicamentosa ou da administração de um antidiarreico.
Náuseas e vômitos	Alimentação rápida	Administrar alimentação em bólus e intermitente por gravidade.
	Excesso de alimentação	Retardar a alimentação até que o resíduo gástrico seja inferior a 100 mL ou menor que 20% do volume/hora.
	Ar no estômago	Manter a posição sentada por, no mínimo, 30 minutos após a alimentação. Consultar o médico quanto à prescrição de medicamento que facilite o esvaziamento gástrico. Administrar alimentação contínua. Administrar a alimentação no intestino delgado. Manter a sonda cheia de dieta ou de água.
	Efeitos colaterais de medicamentos	Consultar o médico quanto ao ajuste da terapia medicamentosa ou à administração de fármacos para controlar os sintomas.
Aspiração	Posição incorreta da sonda	Verificar o posicionamento antes de instilar líquidos.
	Vômito	Manter a cabeceira elevada no mínimo a 30° durante a administração da dieta e por 30 minutos após a infusão da mesma. Manter inflados os balonetes da cânula de traqueostomia e do tubo endotraqueal. Consultar as medidas para controle do vômito.
Constipação	Falta de fibras	Trocar a dieta.
	Desidratação	Aumentar a suplementação de água. Consultar o médico quanto ao uso de laxante, enema ou supositório.
Elevação do nível de açúcar no sangue	Fórmula rica em calorias	Administrar dieta diluída e aumentar gradativamente a concentração. Administrar insulina conforme prescrição médica.
Perda de peso	Calorias inadequadas	Aumentar as calorias na fórmula. Aumentar o volume ou a frequência das refeições.
Elevação de eletrólitos	Desidratação	Aumentar a suplementação de água.
Mucosa oral e nasal ressecadas	Respiração pela boca Muco nasal ressecado	Realizar higiene oral e nasal frequentes.
Inflamação da orelha média	Estreitamento ou obstrução da tuba auditiva pelo posicionamento da sonda na faringe	Mudar o paciente de lado a cada 2 horas. Inserir uma sonda de alimentação de diâmetro pequeno.
Dor de garganta	Pressão e irritação decorrente da sonda	Usar uma sonda de alimentação com diâmetro pequeno.
Sonda de alimentação obstruída	Administração de medicação esmagada ou em pó através da sonda	Usar medicamentos líquidos. Diluir os medicamentos esmagados. Irrigar bastante a sonda após a administração de medicamentos.
	Coagulação da fórmula devido a interações entre medicamento e alimentos	Irrigar a sonda com água antes e após a administração de medicamentos. Seguir a política institucional quanto ao uso de soluções alternativas de irrigação, como bebidas gaseificadas ou soluções com amaciante de carne.
	Sonda dobrada	Manter o pescoço em posição neutra ou mudar frequentemente a posição.
	Moléculas grandes na fórmula	Diluir a fórmula. Irrigar a sonda pelo menos a cada 4 horas. Usar uma sonda de alimentação com diâmetro maior.
Síndrome do esvaziamento rápido	Introdução rápida e de grande volume de dieta altamente concentrada no intestino	Administrar volume pequeno e contínuo. Ajustar o conteúdo de glicose da fórmula.

ORIENTAÇÕES DE ENFERMAGEM 29.6

Inserindo uma sonda de descompressão intestinal

- Reúna todo o equipamento necessário, como se fosse inserir qualquer sonda por via nasal. *Fazendo isso, garante-se a organização e o controle eficiente do tempo.*
- Siga as técnicas descritas na Habilidade 29.1, para inserção de uma sonda nasogástrica. *Os mesmos princípios estão envolvidos durante a parte inicial da inserção.*
- Enrole a porção excedente da sonda numa espécie de manga de gaze dobrada, fixando-a sobre a testa do paciente (Fig. 29.13), assim que o posicionamento gástrico for confirmado. *A manga apoia a sonda à medida que ela avança.*
- Coloque o paciente para deambular, se possível. *A deambulação ajuda a mover a sonda através do óstio pilórico até o intestino delgado.*
- Quando a radiografia indicar que a sonda enteral progrediu além do estômago, coloque o paciente em decúbito lateral direito por 2 horas, em seguida na posição Fowler também por 2 horas e, então, em decúbito lateral esquerdo por mais duas horas. *A gravidade e o posicionamento promovem o movimento ao longo das curvas intestinais.*
- Siga as políticas institucionais ou as orientações do médico quanto à progressão manual da sonda alguns centímetros por hora. *Essa progressão complementa o avanço peristáltico natural.*
- Observe as marcas graduadas na sonda. *Elas fornecem um meio de monitorar a progressão da sonda e a localização anatômica aproximada.*
- Solicite uma radiografia para confirmar quando a sonda atingiu a distância prescrita. *O exame fornece evidências objetivas da localização terminal da extremidade distal.*
- Fixe a sonda ao nariz, uma vez que tenha sido confirmada a localização distal. *Essa medida estabiliza e evita a migração posterior.*
- Enrole o excesso de sonda e prenda-o ao pijama ou avental hospitalar do paciente. *O enrolar e a fixação evitam a extubação acidental.*
- Conecte a extremidade proximal ao sistema de sucção de parede ou portátil. *Essa medida produz pressão negativa para aspirar substâncias a partir do intestino.*

- Problemas a serem relatados, como perda de peso, diminuição da urina, fraqueza, diarreia, náuseas e vômitos e dificuldade respiratória
- Números de telefone e nomes de pessoas para ligar, caso surjam dúvidas
- A data, a hora e o local do acompanhamento médico a ser mantido

Dependendo da autoconfiança e da aptidão do paciente quanto à autoadministração de sua dieta pela sonda, a instituição de saúde frequentemente providencia encaminhamentos a instituições de cuidado domiciliar, na busca de suporte de enfermagem após a alta.

Considerações gerontológicas

- Ao ensinar um idoso ou o cuidador de um idoso a maneira de lidar com uma sonda de gastrostomia ou administrar refeições por sonda em casa, planeje o horário das sessões de ensino de modo a permitir mais tempo para o processamento das informações e inclua várias sessões de prática. O encaminhamento a um enfermeiro especialista, para o qual o Medicare/Medicaid e os planos de saúde privados podem dar cobertura, pode ser apropriado para dar seguimento à orientação e avaliação dos pacientes que estão recebendo alta com uma sonda de alimentação.
- No caso dos idosos com baixa renda, os nutricionistas podem sugerir formas de preparo de dietas caseiras de baixo custo que atendam às necessidades nutricionais do paciente.

DESCOMPRESSÃO INTESTINAL

A maior parte das sondas nasogástricas, nasoenterais e transabdominais é utilizada para nutrição enteral ou para descompressão gástrica. Contudo, há ocasiões em que os pacientes necessitam de descompressão intestinal, que é feita com uma sonda com peso de tungstênio (Tab. 29.1). A descompressão intestinal às vezes pode fazer com que se evite a realização de uma cirurgia.

Inserção da sonda

A sonda nasoenteral de descompressão é inserida da mesma maneira que a sonda nasogástrica. O enfermeiro após, promove e monitora sua movimentação até o intestino. Na presença de peristaltismo, o peso de tungstênio impulsiona a extremidade da sonda para além do estômago. Orifícios por toda a extremidade distal proporcionam canais através dos quais os conteúdos intestinais são aspirados. Essa sonda é normalmente mantida no local até que o lúmen intestinal esteja desobstruído ou o tratamento cirúrgico seja instituído (Orientações de Enfermagem 29.6).

Remoção

Quando a sonda de descompressão intestinal cumpriu sua função, o enfermeiro inicia o processo de sua remoção. Ela deve ser removida lentamente, pois a retirada ocorre na direção oposta às curvas do intestino e às válvulas presentes nas porções inferior e superior do estômago.

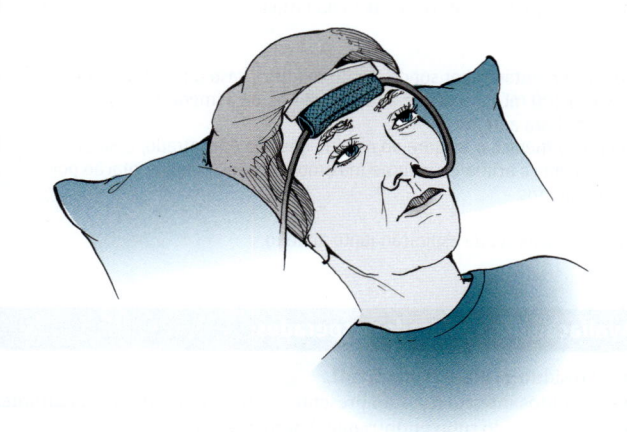

FIGURA 29.13 Adaptação de uma manga de gaze.

Primeiro, a sonda é desconectada da fonte de aspiração. Depois, a fita adesiva que a prende ao rosto do paciente é retirada e removida cerca de 15 a 25 cm, a intervalos de 10 minutos. Quando chegar aos 45 cm finais, ela é delicadamente puxada do nariz. A seguir, providenciam-se cuidados de higiene oral e nasal. A sonda não pode ser removida por via nasal se a extremidade distal descer além da válvula ileocecal, entre o intestino delgado e o grosso. Em vez disso, a extremidade proximal é seccionada e o tubo é gradualmente removido manualmente ou por peristaltismo quando desce através do ânus.

IMPLICAÇÕES PARA A ENFERMAGEM

Dependendo dos dados coletados durante os cuidados do paciente, o enfermeiro pode identificar um ou mais dos seguintes diagnósticos de enfermagem:

- Nutrição Desequilibrada: Menos do que as Necessidades Corporais
- Déficit no Autocuidado: Alimentação
- Deglutição Prejudicada

PLANO DE CUIDADOS DE ENFERMAGEM 29.1 — Risco de aspiração

Investigação

- Observe o nível de consciência do paciente e a terapia medicamentosa prescrita que possa causar sedação.
- Verifique o reflexo de tosse e faríngeo.
- Determine a capacidade do paciente de deglutir ou revise os resultados do teste de deglutição prescrito pelo médico.
- Meça o resíduo gástrico, caso o paciente esteja recebendo alimentação por sonda.
- Ausculte os ruídos intestinais.
- Palpe o abdome e meça a circunferência abdominal, na busca de evidências de distensão.
- Pergunte, a um paciente alerta, sobre sensações de plenitude gástrica, náuseas ou vômitos.
- Verifique se quaisquer prescrições médicas restringem o posicionamento do paciente à posição de Fowler.

Diagnóstico de enfermagem: Risco de Aspiração relacionado a esvaziamento gástrico lento, manifestado pela medição do resíduo gástrico de 150 mL, de uma sonda nasogástrica nº 16, 4 horas após alimentação em bólus de 400 mL; não responsividade, exceto pela abertura ocular e resposta a estímulos dolorosos, devido a trauma na cabeça sofrido em acidente automobilístico, e ventilação mecânica sob entubação orotraqueal.

Resultado esperado: O risco de aspiração do paciente será reduzido como evidenciado pela presença de resíduo gástrico inferior a 100 mL, dentro de 1 hora após a alimentação.

Intervenções	Justificativas
Mantenha o balonete do tubo endotraqueal inflado à pressão prescrita.	O balonete inflado age como uma barreira que evita que o conteúdo gástrico entre na via respiratória.
Mantenha a cabeça elevada a, pelo menos, 30º todo o tempo.	A elevação da porção superior do corpo promove a deposição da dieta por sonda dentro do estômago e seu movimento em direção ao intestino delgado.
Monitore os ruídos intestinais; relate sua ausência ou número inferior a cinco movimentos por minuto.	Ruídos intestinais ativos sugerem que a peristalse é suficiente para facilitar o esvaziamento gástrico e a absorção intestinal, além da eliminação da alimentação líquida.
Verifique a posição da terminação distal da sonda gástrica, antes de administrar substâncias líquidas.	A verificação do posicionamento distal da sonda fornece evidências de que sua porção final está localizada dentro do estômago, em vez do esôfago, da via respiratória ou do intestino delgado.
Meça o resíduo gástrico antes de todas as refeições por sonda.	Esse padrão de cuidado ajuda a determinar a resposta do paciente à alimentação líquida via sonda gástrica.
Reinsira o resíduo gástrico, seguido da instilação de 30 mL de água morna.	O resíduo gástrico contém nutrientes parcialmente digeridos que não devem ser descartados; a lavagem da sonda após a reinserção do resíduo ajuda a prevenir sua obstrução e fornece ingesta hídrica adicional.
Adie a alimentação por sonda por 30 minutos, caso o resíduo gástrico meça 100 mL ou mais de 20% do volume da alimentação administrada na hora anterior.	A distensão do estômago com a fórmula alimentar predispõe o paciente à regurgitação e ao potencial para aspiração.
Relate ao médico o volume do resíduo gástrico encontrado, caso ele permaneça acima do volume máximo após adiar a alimentação por 30 minutos.	Partilhar os achados avaliativos com o médico facilita a colaboração na modificação do plano de cuidados, pela mudança do tipo, do volume ou da frequência da alimentação por sonda, ou administração de medicação que promova o esvaziamento gástrico.
Manter o sistema de aspiração junto ao leito.	Ter equipamento à disposição para realização de aspiração orofaríngea garante uma rápida resposta à obstrução do trato gastrintestinal e das vias respiratórias superiores após episódios de vômitos.

Avaliação dos resultados esperados:

- O resíduo gástrico mede 50 mL.
- Os ruídos intestinais estão presentes e ativos em todos os quadrantes.
- O balonete do tubo endotraqueal permanece inflado.
- A cabeça está elevada a 30º.
- A sonda de alimentação está infundindo 100 mL/h com o uso de uma bomba de infusão, em vez da utilização da alimentação em bólus, atendendo à modificação da prescrição médica.

- Risco de Aspiração
- Mucosa Oral Prejudicada
- Diarreia
- Constipação

O Plano de Cuidados de Enfermagem 29.1 é um modelo para o gerenciamento dos cuidados de um paciente com um grande resíduo gástrico, com o diagnóstico de enfermagem de Risco de Aspiração, definido pela taxonomia da NANDA (2012, p.489) como "estar em risco de entrada de secreções gastroenterais, de secreções orofaríngeas, sólidos ou fluidos nas vias traqueobrônquicas".

EXERCÍCIOS DE PENSAMENTO CRÍTICO

1. Que sugestões nutricionais o enfermeiro pode fazer ao paciente com uma doença crônica que prejudica a capacidade de engolir alimentos?
2. Quando um paciente experimenta ânsia de vômito persistente durante as tentativas de inserir uma sonda nasogástrica, quais ações o enfermeiro pode tomar?
3. Descreva as semelhanças e diferenças entre a inserção de uma sonda para descompressão gástrica e uma para descompressão intestinal.
4. Quais perguntas poderiam ser importantes, caso um paciente que faz uso de dieta por sonda em casa ligue para relatar o início de diarreia?

QUESTÕES DE REVISÃO – ESTILO DO NCLEX

1. Para determinar o comprimento de uma sonda nasogástrica a ser inserida, o enfermeiro está correto quando posiciona a extremidade distal da sonda no nariz do paciente e mede a distância daí até:
   1. O queixo e, então, à metade do esterno.
   2. A boca e, após, até o nível dos mamilos.
   3. A metade do esterno e dele até o umbigo.
   4. A orelha e dela até o apêndice xifoide.
2. Quando o auxiliar de enfermagem ajuda na inserção de uma sonda nasogástrica de lúmen único, qual das seguintes instruções está correta, no momento em que a sonda estiver na orofaringe?
   1. "Respire profundamente à medida que a sonda progride".
   2. "Firme sua cabeça como se estivesse fungando".
   3. "Pressione seu queixo contra a porção superior do seu tórax".
   4. "Evite tossir até que a sonda tenha descido".
3. A técnica mais apropriada para determinar se a terminação distal da sonda para descompressão gástrica está no estômago é:
   1. Solicitar uma radiografia do estômago do paciente, no leito.
   2. Verificar o pH do líquido aspirado.
   3. Instilar 100 mL de água morna pela sonda.
   4. Sentir a presença de ar na extremidade proximal da sonda.
4. Imediatamente após a inserção da uma sonda de gastrostomia transabdominal, qual destes achados o enfermeiro deve considerar normal ao avaliar o local dela?
   1. Drenagem similar a leite
   2. Drenagem serossanguinolenta
   3. Drenagem com coloração esverdeada
   4. Drenagem de sangue vivo
5. Quando um paciente que faz uso de uma sonda nasogástrica, com a finalidade de promover a descompressão gástrica, relata que está sentindo muita sede, qual destas intervenções de enfermagem é a mais apropriada para ser adicionada ao plano de cuidados?
   1. Oferecer líquidos, no mínimo, a cada 2 horas.
   2. Oferecer lascas de gelo em quantidades esparsas.
   3. Aumentar a ingesta hídrica na bandeja de refeição.
   4. Encher a garrafa de água duas vezes ao turno.

HABILIDADE 29.1 Inserindo uma sonda nasogástrica

Ação sugerida	Justificativa
INVESTIGAÇÃO	
Verifique a existência de uma prescrição médica por escrito. Determine o objetivo da sonda nasogástrica. Identifique o paciente. Determine o que o paciente sabe a respeito do procedimento. Examine o nariz, após o paciente assoá-lo em um lenço de papel (Fig. A).	Garantir que o cuidado se enquadre no alcance legal da prática. Facilitar a avaliação dos resultados. Assegurar que o procedimento será feito no paciente correto. Indicar o nível de orientações de saúde necessárias. Proporcionar dados que determinarão qual a narina a ser usada.
Assoando o nariz. (Foto de B. Proud.)	
Desenrole e alongue a sonda. Obtenha a medida NEX (Fig. B).	Alongar a sonda e desfazer as dobras do produto embalado. Determinar o comprimento da sonda.
Medindo a sonda. (Foto de B. Proud.)	

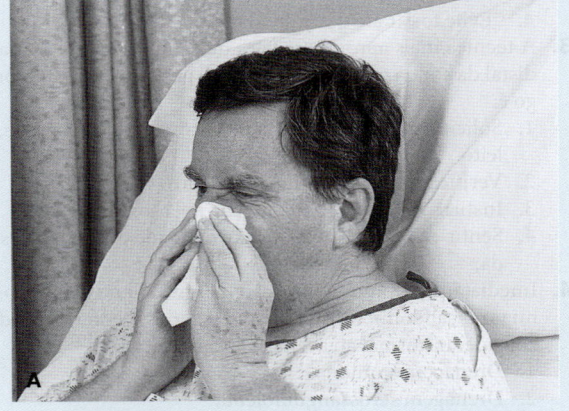

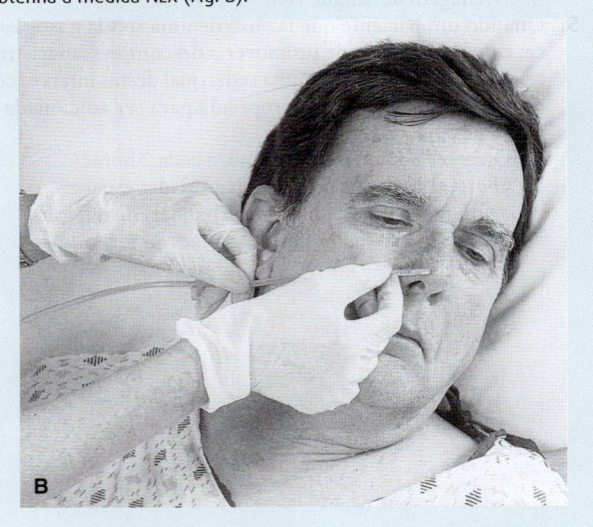

(continua)

Inserindo uma sonda nasogástrica *(continuação)*

INVESTIGAÇÃO *(continuação)*

Marque a sonda nas medidas do nariz até a orelha (NE) e do nariz ao apêndice xifoide (NX) (Fig. C).	Proporcionar uma guia durante a inserção.
	Marcação da sonda. (Foto de B. Proud.)

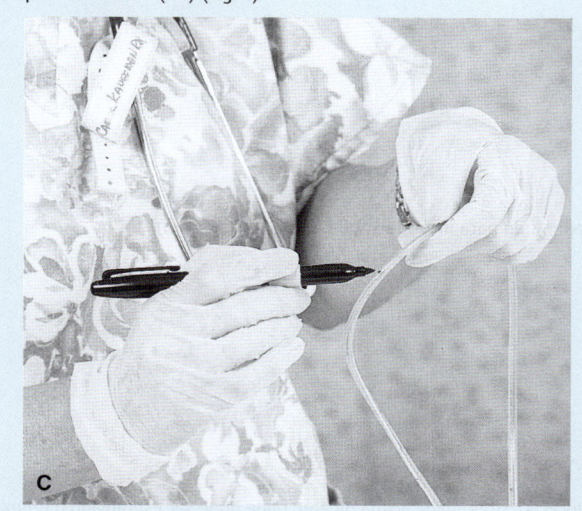

PLANEJAMENTO

Se a sonda plástica parecer muito rígida, coloque-a na água quente ou enxágue-a com água aquecida.	Promover a flexibilidade.
Reúna os seguintes materiais, além da sonda: água, canudinho, toalha, lubrificante, lenços, fita adesiva, cuba para êmese, lanterna, estetoscópio, luvas limpas e seringa de 50 mL.	Contribuir para a organização e o controle eficiente do tempo.
Coloque o aparelho de sucção junto à cabeceira da cama, se o paciente estiver não responsivo ou tiver dificuldades para engolir.	Proporcionar um método de desobstrução das vias respiratórias ocluídas em decorrência de vômito.
Remova as próteses dentárias.	Evitar sufocamento, se elas se soltarem ou se deslocarem.
Combine um sinal manual de interrupção.	Aliviar a ansiedade, oferecendo ao paciente alguma forma de controle.

IMPLEMENTAÇÃO

Lave as mãos ou realize antissepsia por meio de fricção com álcool (Cap. 10).	Reduzir a transmissão de microrganismos.
Feche a cortina de privacidade.	Demonstrar respeito à dignidade.
Auxilie o paciente a sentar em posição de semifowler ou de Fowler elevada e a hiperestender o pescoço, como se estivesse em posição para farejar.	Garantir a visualização da passagem aérea pela narina, para facilitar a inserção da sonda.
Proteja o paciente e a roupa de cama com uma toalha.	Evitar a troca de lençóis.
Coloque luvas.	Reduzir a disseminação de microrganismos.
Lubrifique a sonda com gel hidrossolúvel por 15 a 20 cm na extremidade distal.	Reduzir a fricção e o trauma tissular.

(continua)

Inserindo uma sonda nasogástrica *(continuação)*

IMPLEMENTAÇÃO *(continuação)*

Insira a sonda na narina, ao mesmo tempo em que aponta a extremidade para trás e para baixo (Fig. D).	Seguir o contorno normal do orifício nasal.

Preparando para inserir a sonda. (Foto de B. Proud.)

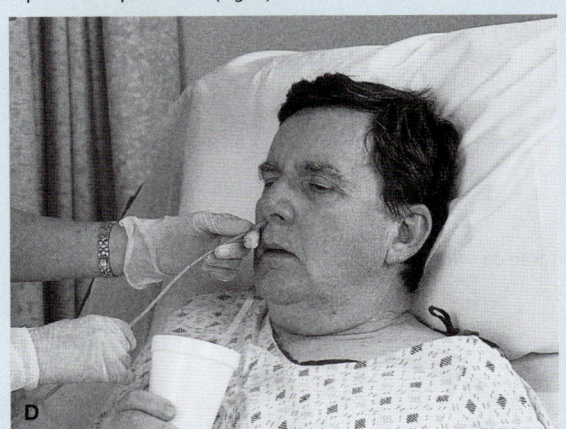

Não force a sonda. Lubrifique-a novamente ou gire-a, caso haja alguma resistência.
Pare quando a primeira marca na sonda estiver na ponta do nariz.

Use uma lanterna para examinar a parte posterior da garganta.
Oriente o paciente a baixar o queixo na direção do peito e a engolir pequenos goles de água.
Introduza a sonda 7,5 a 12,5 cm, cada vez que o paciente engolir.
Faça uma pausa, caso o paciente realize o sinal preestabelecido.
Interrompa o procedimento e erga a sonda até a primeira marca caso haja sinais de sofrimento, como dificuldade para respirar, tosse, ruborização ou incapacidade para falar ou murmurar.
Avalie a localização, quando a segunda marca for alcançada (Fig. E).

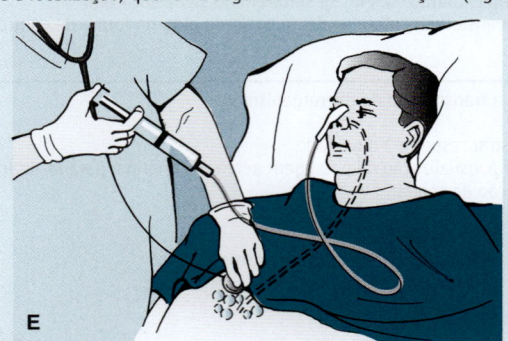

Prevenir trauma.

Colocar a extremidade acima da área onde pode ser estimulado o reflexo faríngeo.
Confirmar que a sonda foi colocada em torno da curvatura nasal.
Estreitar a traqueia e abrir o esôfago; ajudar a empurrar a sonda.

Coordenar a inserção; reduzir o potencial de regurgitação ou de vômito.
Demonstrar respeito e cooperação.
Indicar que a sonda está provavelmente na via respiratória.

Proporcionar dados sobre a posição distal.

Avaliando o posicionamento.

(continua)

Conceitos e Habilidades Fundamentais no Atendimento de Enfermagem

Inserindo uma sonda nasogástrica *(continuação)*

IMPLEMENTAÇÃO *(continuação)*

Retire a sonda até a primeira marca e tente novamente a inserção, caso os achados da avaliação forem inconclusivos, ou consulte o médico sobre fazer uma radiografia.	Garantir a segurança.
Proceda a fixação da sonda, se os dados indicarem que ela se encontra no estômago (Fig. F).	Evitar sua migração.
	Fixando a sonda. (Foto de B. Proud.)
Conecte a sonda ao sistema de aspiração ou feche-a enquanto aguarda as próximas prescrições.	Promover a descompressão ou o uso potencial.
Retire as luvas e lave as mãos ou use um produto à base de álcool para friccioná-las.	Reduzir a transmissão de microrganismos.
Posicione o paciente com a cabeça erguida a, no mínimo, 30°.	Evitar o refluxo gástrico.
Retire o equipamento da cabeceira da cama.	Restaurar a ordem e apoiar os princípios de assepsia médica.
Meça e registre o volume da drenagem, pelo menos a cada 8 horas.	Proporcionar dados para avaliar o equilíbrio hídrico.

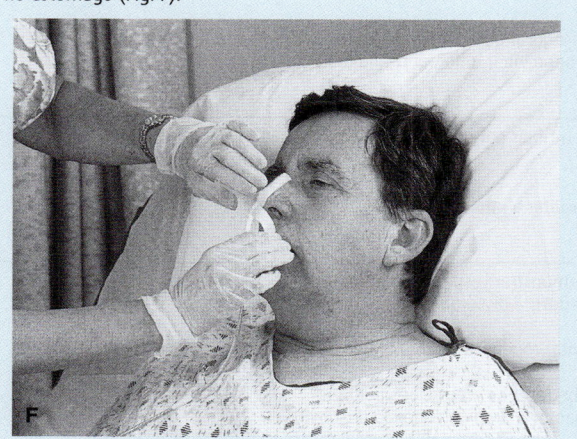

Avaliação

- A localização distal dentro do estômago está confirmada.
- O paciente não exibe evidências de esforço respiratório.
- O paciente consegue falar ou murmurar.
- Sons pulmonares presentes e bilateralmente claros.
- Ausência de sangramento ou dor na área da mucosa nasal.

Documentação

- Tipo de sonda.
- Resultados do procedimento.
- Método para determinar a localização e resultado da avaliação.
- Descrição da drenagem.
- Tipo e quantidade de aspiração, caso a sonda seja usada para descompressão.

EXEMPLO DE DOCUMENTAÇÃO

Data e hora Sonda Salem 16F inserida sem dificuldade. Posição verificada, aspirando as secreções gástricas, que se mostram verde-amareladas e revelam um pH de 3 quando testadas. Sonda Salem fixada ao nariz e conectada ao sistema de aspiração de parede, à sucção baixa e intermitente. Posicionado com a cabeceira da cama elevada a 30°. _____ ASSINATURA / FUNÇÃO

HABILIDADE 29.2 Irrigando uma sonda nasogástrica

Ação sugerida	Justificativa
INVESTIGAÇÃO	
Monitore os sintomas do paciente, o volume e a velocidade da drenagem, além da evidência de distensão abdominal.	Proporcionar dados para futuras comparações.
Verifique a existência de uma prescrição médica escrita, se isso for política da instituição.	Atender aos aspectos legais da prática de enfermagem.
Identifique o paciente.	Assegurar que o procedimento será realizado no paciente correto.
Determine o que o paciente sabe a respeito do procedimento.	Proporcionar uma oportunidade para sua orientação.
PLANEJAMENTO	
Reúna os seguintes equipamentos: Asepto ou seringa irrigadora, líquido de irrigação (solução salina isotônica), recipiente, toalha ou almofada limpa, luvas limpas e tampa ou plugue para a extremidade da sonda.	Contribuir para organização e o controle eficiente do tempo.
Desligue a sucção.	Facilitar a implementação.
IMPLEMENTAÇÃO	
Feche a cortina de privacidade.	Demonstrar respeito à dignidade.
Lave as mãos ou realize antissepsia por meio de fricção com álcool (Cap. 10).	Reduzir a disseminação de microrganismos.
Coloque uma toalha ou uma almofada limpa no local em que a sonda será desconectada.	Evitar mudança da roupa de cama e proteger o paciente de sujidades.
Coloque luvas limpas.	Obedecer às precauções padrão.
Desconecte a sonda nasogástrica do sistema de aspiração e aplique uma tampa ou insira um plugue na sonda de sucção.	Manter a área da conexão desobstruída.
Examine a posição distal da sonda.	Garantir a segurança.
Encha a seringa irrigadora com 30 a 60 mL de solução salina fisiológica.	Oferecer uma quantidade adequada de solução isotônica para desobstruir a sonda.
Insira a ponta da seringa na extremidade proximal da sonda e permita que a solução flua para dentro, pela gravidade, ou faça suave pressão (Fig. A).	Diluir e mobilizar os resíduos.

Instilando a solução irrigadora. (Foto de B. Proud.)

(continua)

Irrigando uma sonda nasogástrica *(continuação)*

IMPLEMENTAÇÃO *(continuação)*

Aspire após introduzir o líquido.	Retirar substâncias capazes de prejudicar drenagem futura.
Reconecte a sonda à fonte de aspiração.	Reiniciar o regime terapêutico.
Observe as características da solução aspirada; meça e jogue fora.	Proporcionar dados para avaliar a eficácia do procedimento.
Monitore o fluxo da drenagem através da sonda de sucção (Fig. B).	Proporcionar evidências de que a permeabilidade está assegurada.

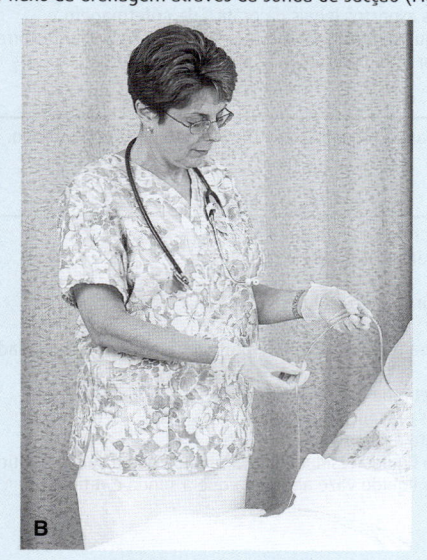

Monitorando a drenagem. (Foto de B. Proud.)

Retire as luvas e realize a higiene das mãos.	Reduzir a transmissão de microrganismos.
Registre o volume de líquido instilado e drenado no formulário à cabeceira do leito, referente à ingestão e à eliminação.	Proporcionar dados precisos para a determinação do equilíbrio hídrico.

Avaliação

- A drenagem está restaurada.
- As náuseas e os vômitos estão aliviados.
- A distensão abdominal está reduzida.

Documentação

- Volume e tipo de líquido introduzido
- Aspecto e volume da drenagem que retornou
- Resposta do paciente

EXEMPLO DE DOCUMENTAÇÃO

Data e hora Sonda Salem irrigada com 60 mL de solução salina fisiológica. Solução introduzida com leve pressão. Retorno de 100 mL de solução, com várias partículas grandes de muco. Religada em sucção baixa e intermitente. Sonda gástrica drenando bem no momento. Abdome não distendido. Ausência de vômitos. _____ ASSINATURA / FUNÇÃO

HABILIDADE 29.3 Removendo uma sonda nasogástrica

Ação sugerida	Justificativa
INVESTIGAÇÃO	
Avalie os ruídos intestinais, a condição da mucosa oral e nasal, o nível de consciência e o reflexo faríngeo.	Proporcionar dados para comparações futuras e que podem afetar a maneira como o procedimento é realizado.
Verifique a existência de uma prescrição médica escrita.	Atender aos aspectos legais da prática de enfermagem.
Identifique o paciente.	Assegurar que o procedimento será realizado no paciente correto.
Avaliar quanto o paciente compreende sobre o procedimento.	Proporcionar uma oportunidade para sua orientação.
PLANEJAMENTO	
Reúna os seguintes equipamentos: toalha, bacia para êmese, cotonetes, artigos para higiene oral e luvas limpas.	Contribuir para a organização e o controle eficiente do tempo.
IMPLEMENTAÇÃO	
Feche a cortina de privacidade.	Demonstrar respeito à dignidade.
Lave as mãos ou realize antissepsia por meio de fricção com álcool (Cap. 10).	Reduzir a transmissão de microrganismos.
Coloque o paciente sentado, se alerta, ou em decúbito lateral, caso contrário.	Evitar a aspiração dos conteúdos estomacais.
Cubra o tórax com uma toalha limpa e coloque a cuba para êmese e lenços ao alcance fácil das mãos.	Preparar para possível vômito e proteger o paciente de sujidades.
Retire a fita adesiva que fixa a sonda ao nariz do paciente.	Facilitar a retirada da sonda do estômago.
Coloque luvas limpas.	Obedecer às precauções padrão.
Desligue a sucção e separe a sonda.	Preparar para a remoção.
Instile um bólus de ar na sonda, de modo a drenar as secreções gástricas.	Evitar que o líquido residual vaze à medida que a sonda é retirada.
Pince, plugue ou aperte a sonda (Fig. A).	Evitar que o líquido vaze à medida que a sonda é retirada.

Ocluindo a sonda. (Foto de B. Proud.)

Oriente o paciente a respirar profundamente e segurar o ar, imediatamente antes da remoção da sonda nasogástrica.	Reduzir o risco de aspiração de fluidos gástricos.
Retire a sonda do nariz do paciente, de forma suave e vagarosa.	Diminuir o potencial de trauma.

(continua)

Removendo uma sonda nasogástrica *(continuação)*

IMPLEMENTAÇÃO *(continuação)*

Envolva a sonda com uma toalha ou luva e descarte-a em um recipiente coberto (Fig. B).	Proporcionar uma barreira contra a transmissão de microrganismos.
Envolvendo a sonda para descarte. (Foto de B. Proud.)	
Esvazie, meça e registre a drenagem do recipiente de sucção.	Proporcionar dados para avaliação da condição do paciente quanto a sua hidratação.
Retire as luvas e realize a higiene das mãos.	Reduzir a transmissão de microrganismos.
Ofereça uma oportunidade para higiene oral.	Remover gostos desagradáveis da boca do paciente.
Encoraje o paciente a limpar o nariz, retirando muco e resíduos com lenços de papel ou cotonetes.	Promover a integridade do tecido nasal.
Despreze os materiais descartáveis; enxágue e guarde no local o equipamento portátil de sucção.	Preservar a limpeza e a ordem na unidade do paciente; demonstrar responsabilidade pelo equipamento.

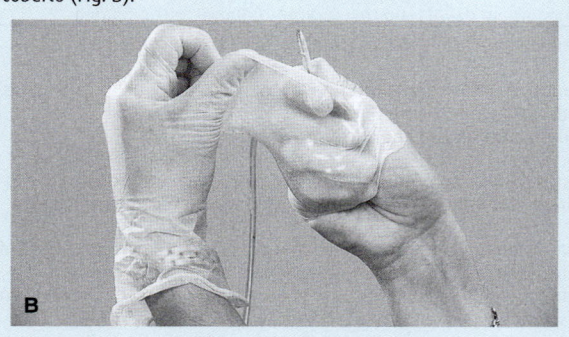

Avaliação

- A sonda foi retirada.
- O paciente voltou a alimentar-se e a ingerir líquidos.
- O paciente não apresenta náuseas ou vômitos.
- As vias respiratórias permanecem desobstruídas.
- A mucosa nasal está úmida e intacta.

Documentação

- Tipo de sonda retirada.
- Resposta do paciente.
- Aspecto e volume da drenagem.
- Aparência do nariz e da nasofaringe.

EXEMPLO DE DOCUMENTAÇÃO

Data e hora   Sonda Salem retirada. Breve período de ânsia de vômito durante a retirada. Total de 75 mL de drenagem líquida clara, esverdeada, retirada do recipiente de sucção. Oferecido cuidado oral. Narina esquerda limpa com aplicador lubrificado com gel de petróleo. Mucosa avermelhada, mas intacta. _____ ASSINATURA / FUNÇÃO

HABILIDADE 29.4 Administrando a dieta por sonda

Ação sugerida	Justificativa
Alimentação em bólus	
INVESTIGAÇÃO	
Verifique a prescrição médica quanto ao tipo de nutrientes, volume e horário a ser seguido.	Atender aos aspectos legais da prática de enfermagem.
Verifique a data e identifique informações no recipiente da fórmula para alimentação por sonda.	Garantir a administração precisa e evitar o uso de fórmulas cujas datas de validade tenham expirado.
Lave as mãos ou realize antissepsia por meio de fricção com álcool (Cap. 10).	Reduzir a transmissão de microrganismos.
Identifique o paciente.	Assegurar que o procedimento será realizado no paciente correto.
Diferencie a sonda para alimentação gástrica ou enteral dos cateteres para administração de soluções intravenosas.	Evitar a administração de fórmulas nutricionais no sistema vascular.
Avalie os ruídos intestinais.	Obter dados indicadores da segurança para introduzir líquidos por sonda.
Meça o resíduo gástrico, caso esteja sendo usada uma sonda 12F ou maior (Fig. A).	Determinar se o estômago tem capacidade de absorver a próxima administração de dieta; a aspiração de líquidos pode ser impossível em sondas de pequeno calibre.

Medição do resíduo gástrico. (Foto de B. Proud.)

Meça a glicose sanguínea capilar ou a glicose na urina.	Proporcionar dados indicadores da resposta à ingestão calórica.
Determine o que o paciente sabe a respeito do procedimento.	Proporcionar uma oportunidade para sua orientação.

(continua)

Administrando a dieta por sonda *(continuação)*

PLANEJAMENTO

Substitua qualquer fórmula não utilizada a cada 24 horas.	Reduzir o potencial de crescimento bacteriano.
Aguarde e verifique novamente o resíduo gástrico em meia hora, caso ele exceda 100 mL.	Evitar encher demasiadamente o estômago.
Reúna os seguintes equipamentos: seringa Asepto, fórmula nutricional e água corrente.	Contribuir para a organização e o controle eficiente do tempo.
Aqueça a dieta refrigerada à temperatura ambiente em uma bacia com água morna.	Evitar calafrios e o espasmo abdominal.

IMPLEMENTAÇÃO

Realize a higiene das mãos.	Reduzir a transmissão de microrganismos.
Coloque o paciente na posição sentada, em ângulo de 30 a 90°.	Evitar a regurgitação.
Reintroduza o resíduo gástrico, por meio do fluxo gravitacional.	Retornar os nutrientes pré-digeridos, sem excesso de pressão.
Pince a sonda imediatamente antes de todo o resíduo ser introduzido (Fig. B).	Evitar a entrada de ar na sonda.

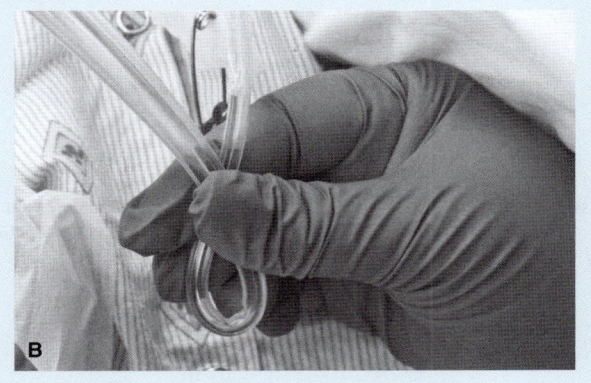

Pinçar a sonda antes do esvaziamento completo.

Adicione a fórmula nova à seringa e ajuste a altura, de modo a permitir uma introdução lenta, mas gradual (Fig. C).

Fornecer nutrientes.

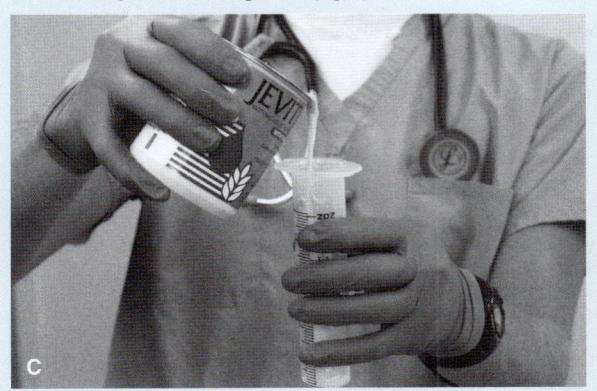

Administrando alimentação em bólus. (Foto de B. Proud.)

Continue a encher a seringa, antes que ela fique vazia.

Evitar a entrada de ar na sonda.

(continua)

Administrando a dieta por sonda *(continuação)*

IMPLEMENTAÇÃO *(continuação)*

Se estiver sendo usada uma sonda de gastrostomia, incline o corpo da seringa durante a alimentação (Fig. D).	Permitir o deslocamento de ar do estômago.

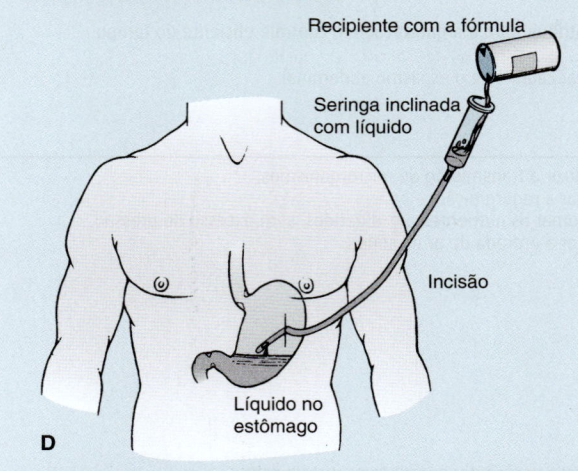

Alimentação em bólus por meio de uma sonda de gastronomia.

Lave a sonda com, no mínimo, 30 a 60 mL de água após cada alimentação ou siga a política institucional quanto às quantidades sugeridas (Fig. E).	Assegurar que todos os nutrientes tenham entrado no estômago; evitar a fermentação e a coagulação da fórmula na sonda; oferecer água para o equilíbrio hídrico.

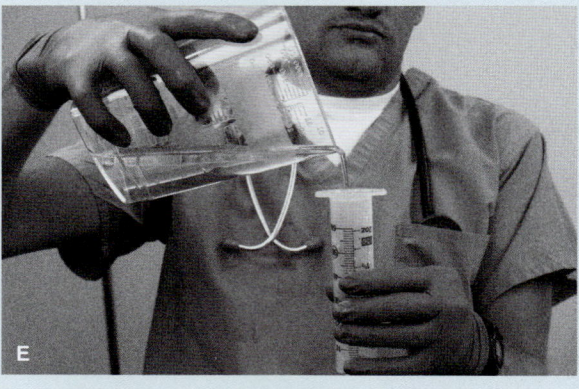

Instilar água para enxaguar a sonda.

Plugue ou pince a sonda à medida que a água sai da seringa.	Evitar que o ar entre na sonda; manter a permeabilidade.
Mantenha a cabeceira da cama elevada pelo menos 30 a 60 minutos após a alimentação.	Evitar o refluxo gástrico.
Lave e seque o equipamento para alimentação. Retorne os materiais à cabeceira da cama.	Apoiar os princípios de assepsia médica.
Registre o volume de dieta e de água administrados no registro de ingestão e eliminação na mesa de cabeceira.	Proporcionar dados precisos para avaliação do equilíbrio hídrico e do valor calórico dos nutrientes.
Ofereça higiene oral ao paciente pelo menos duas vezes ao dia.	Remover microrganismos e promover conforto e higiene.

(continua)

Administrando a dieta por sonda *(continuação)*

Alimentação intermitente

INVESTIGAÇÃO

Siga a sequência anterior para a avaliação.	Os princípios permanecem os mesmos.

PLANEJAMENTO

Além das atividades listadas para a alimentação em bólus, substitua a fórmula não utilizada, os frascos com fórmula e o equipo a cada 24 horas.	Reduzir o potencial de crescimento bacteriano.

IMPLEMENTAÇÃO

Encha o recipiente para alimentação com dieta à temperatura ambiente.	Evitar a administração da dieta fria, que pode causar espasmo; a fórmula à temperatura ambiente será introduzida antes que favoreça o crescimento bacteriano.
Abra gradualmente a pinça do equipo.	Evitar a entrada de ar na sonda.
Conecte o equipo à sonda nasogástrica ou nasoenteral.	Proporcionar acesso à fórmula.
Abra a pinça e regule o volume de gotejo, conforme a prescrição médica ou a política institucional.	Apoiar a administração segura de líquido nutritivo.
Verifique a infusão em intervalos de 10 minutos (Fig. F).	Assegurar a identificação precoce de problemas relacionados à infusão.

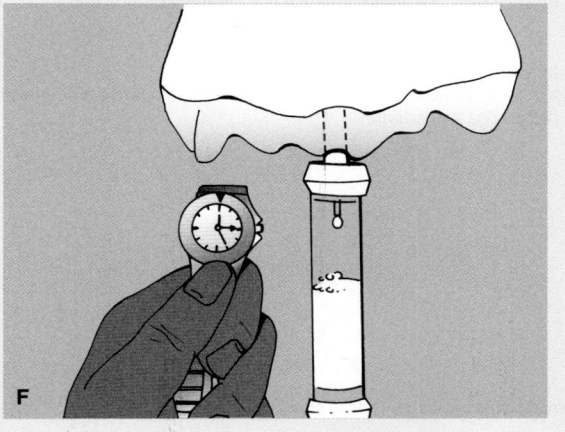

Verificando o gotejamento da infusão.

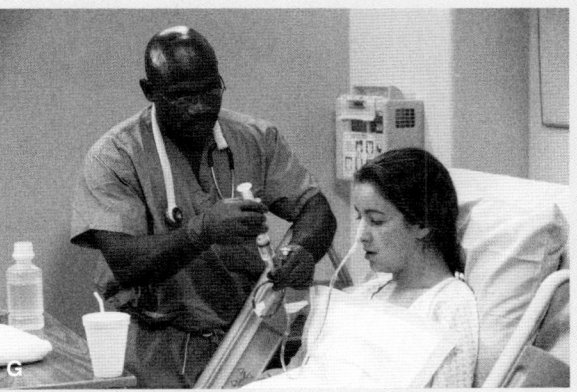

Lave a sonda com água depois da infusão da fórmula (Fig. G).	Lavar o equipo que conduz a fórmula, evitar a obstrução e oferecer água para o equilíbrio hídrico.

Lavando a sonda depois da alimentação.

Pince a sonda de alimentação imediatamente antes do último volume de água ser administrado.	Evitar a entrada de ar na sonda.
Plugue ou pince a sonda de alimentação.	Evitar vazamentos.
Registre o volume de fórmula e de água introduzidos.	Fornecer dados precisos para avaliação do equilíbrio hídrico e do valor calórico da alimentação oferecida.
Siga as recomendações para os cuidados pós-procedimento, conforme descrição na alimentação em bólus.	Os princípios de cuidado permanecem os mesmos.

(continua)

Administrando a dieta por sonda *(continuação)*

Alimentação contínua

INVESTIGAÇÃO

Além das avaliações anteriormente descritas, verifique o resíduo gástrico a cada quatro horas.	Os princípios permanecem os mesmos. Esse método assegura um padrão de rotina para avaliação da compatibilização do horário das alimentações contínuas e evita o inadvertido excesso de nutrição.

PLANEJAMENTO

Além dos planejamentos descritos anteriormente, obtenha equipamento para regular a infusão contínua (em geral, uma bomba de infusão para dieta).	Ajudar na administração precisa e soar um alarme se a infusão for interrompida.
Substitua a dieta não usada, os frascos de dieta e o equipo a cada 24 horas.	Reduzir o potencial de crescimento bacteriano.
Prenda uma fita com horário no frasco de dieta.	Facilitar a avaliação periódica.

IMPLEMENTAÇÃO

Lavar o novo frasco de dieta com água.	Reduzir a tensão superficial dentro da sonda e estimular a passagem de grandes moléculas proteicas.
Encha o recipiente alimentar com não mais do que o equivalente a quatro horas de dieta refrigerada. *Exceção:* Dietas industrializadas, recipientes esterilizados com dietas ou fórmulas mantidas congeladas, pois a infusão pode permanecer suspensa por períodos longos.	Evitar o crescimento de bactérias; o calor do corpo aquecerá fórmulas frias, quando elas forem infundidas a um gotejamento lento.
Retire o ar do equipo.	Evitar a distensão do estômago ou do intestino.
Passe o equipo pelo interior da bomba de infusão, conforme as orientações do fabricante (Fig. H).	Assegurar a correta operação mecânica do equipamento e a administração precisa ao paciente.

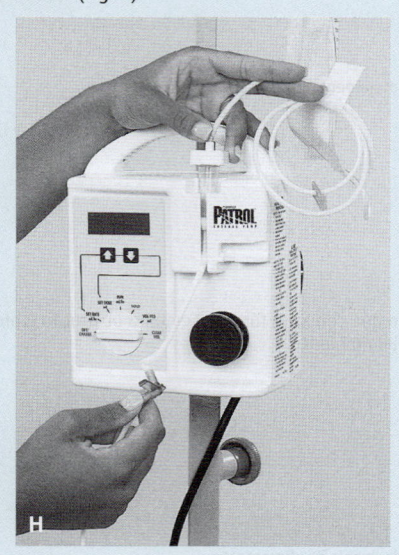

Preparação da bomba. (Foto de B. Proud.)

(continua)

Administrando a dieta por sonda *(continuação)*

IMPLEMENTAÇÃO *(continuação)*

Conecte o equipo da bomba de infusão à sonda de alimentação do paciente (Fig. I).	Proporcionar acesso à fórmula.

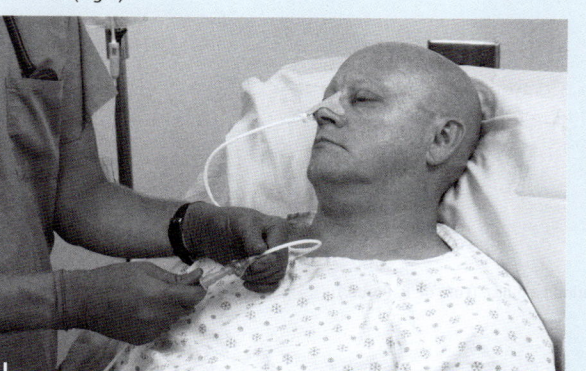

Conectando a sonda de alimentação ao equipo da bomba de infusão.

Ajuste a velocidade prescrita na bomba de infusão (Fig. J).	Atender à prescrição médica.

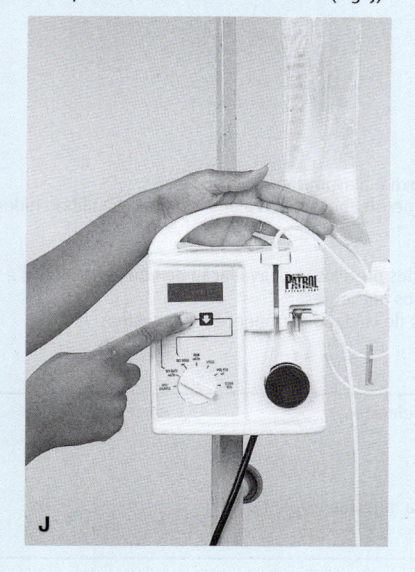

Programação da bomba. (Foto de B. Proud.)

(continua)

Administrando a dieta por sonda *(continuação)*

IMPLEMENTAÇÃO *(continuação)*

Abra a pinça da sonda de alimentação e ligue a bomba (Fig. K).	Iniciar a infusão.

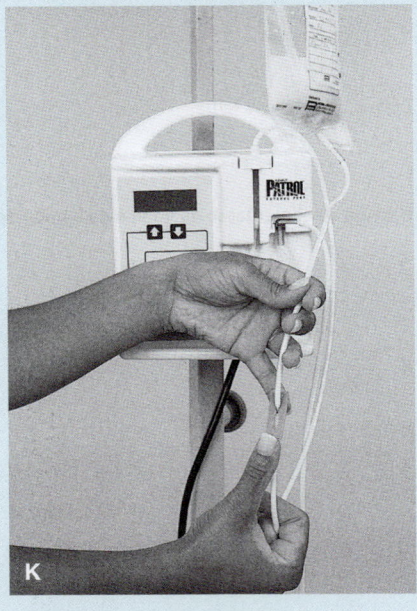

Abrindo a pinça. (Foto de B. Proud.)

Mantenha a cabeça do paciente sempre elevada.	Evitar o refluxo e a aspiração.
Lave o equipo com 30 a 60 mL de água ou mais, a cada quatro horas, depois de verificar e reintroduzir o resíduo gástrico e após a administração de medicamentos.	Promover a permeabilidade e colaborar com o equilíbrio hídrico do paciente.
Registre o volume da fórmula e de água introduzidos.	Fornecer dados precisos para avaliação do equilíbrio hídrico e do valor calórico dos nutrientes.
Siga as recomendações quanto aos cuidados pós-procedimento, conforme descrito na alimentação em bólus.	Os princípios de cuidado permanecem os mesmos.

Avaliação

- O paciente recebe o volume prescrito da fórmula, conforme o horário alimentar estabelecido.
- O peso permanece estável ou o paciente atinge o peso planejado.
- Os pulmões permanecem desobstruídos.
- A eliminação intestinal está dentro dos parâmetros de normalidade do paciente.
- O paciente tem uma ingestão diária de líquidos entre 2.000 e 3.000 mL, a menos que a ingestão esteja restrita.

Documentação

- Volume do resíduo gástrico e ações implementadas, se excessivo.
- Tipo e volume da fórmula.
- Gotejamento da infusão, se contínua.
- Volume de água utilizado para lavagem da sonda.
- Resposta do paciente; havendo sintomas, descrever as ações implementadas e os resultados.

EXEMPLO DE DOCUMENTAÇÃO

Data e hora   50 mL de resíduo gástrico. Resíduo reintroduzido e sonda lavada com 60 mL de água corrente. 480 mL de Enrich com fibra, colocado na bolsa da sonda de alimentação. Fórmula infundida a 120 mL/hora. Ausência de diarreia ou queixas gástricas no momento. _____ ASSINATURA / FUNÇÃO

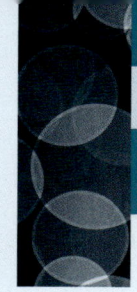

UNIDADE 7
Exercícios finais da Unidade 7 – Capítulos 27, 28 e 29

Seção I: Revisando o que você aprendeu

Atividade A: *Preencha as lacunas escolhendo a palavra correta entre as opções dadas entre parênteses.*

1. O coágulo de sangue estacionário nas veias é chamado de _____. (êmbolo, tromboflebite, trombo)
2. A cirurgia que remove ou substitui o tecido danificado para restaurar a função é chamada_____. (curativa, exploratória, paliativa)
3. A _____ é confirmada e monitorada pela contagem do número e do tipo de leucócitos em uma amostra de sangue do paciente. (leucocitose, fagocitose, pinocitose)
4. Os curativos _____ são revestimentos de ferida autoadesivos, opacos e que vedam o ar e a água. (de gaze, hidrocoloides, transparentes)
5. O uso de sondas gastrintestinais para fornecer alimento é chamado de alimentação _____. (em bólus, gavagem, lavagem)
6. A sonda _____ é inserida por meio do nariz e sua extremidade distal chega até abaixo do estômago. (nasogástrica, nasoenteral, orogástrica)

Atividade B: *Classifique cada sentença como sendo V (Verdadeira) ou F (Falsa). Corrija as sentenças falsas.*

1. V____ F____ O cuidado que o paciente recebe antes, durante e após a cirurgia é chamado de cuidado perioperatório.
2. V____ F____ A ferida consiste em danos à pele ou aos tecidos moles em decorrência de um trauma.
3. V____ F____ A inflamação, a resposta fisiológica imediata à lesão tecidual, dura cerca de 10 dias.
4. V____ F____ O refluxo gástrico é o fluxo reverso do conteúdo gástrico.
5. V____ F____ A nutrição enteral é o fornecimento de alimento por via oral.

Atividade C: *Escreva o termo correto para cada descrição abaixo.*

1. Médico que administra agentes químicos que eliminam temporariamente a sensibilidade e a dor _____.
2. Doadores de sangue escolhidos entre parentes e amigos do paciente _____.
3. Período de 2 dias a 3 semanas após a fase inflamatória, durante o qual as novas células preenchem e vedam uma ferida _____.
4. Processo pelo qual as células danificadas se recuperam e restabelecem a sua função normal _____.
5. Procedimento de limpeza do canal vaginal para o tratamento de uma infecção _____.
6. Medir o comprimento do nariz ao lóbulo da orelha e até o apêndice xifoide _____.

Atividade D: 1. Combine os termos relacionados a ferimentos e cuidados com as feridas da Coluna A com as suas explicações na Coluna B.

Coluna A

1. _____ Colágeno
2. _____ Remodelação
3. _____ Deiscência
4. _____ Desbridamento
5. _____ Capilaridade

Coluna B

A. Remoção de tecido morto.
B. Proteína resistente e inelástica.
C. Movimento de um líquido no ponto de contato com um sólido.
D. Separação das bordas da ferida.
E. Período em que a ferida sofre alterações e maturação.

2. Combine os termos relacionados à alimentação por sonda da Coluna A com suas explicações na Coluna B.

Coluna A

1. _____ Alimentação intermitente
2. _____ Alimentação contínua
3. _____ Alimentação cíclica

Coluna B

A. Instilação contínua de líquido nutritivo a uma velocidade de aproximadamente 1,5 mL/minuto.
B. Instilação de alimento líquido durante 8 a 12 horas, seguido por uma pausa de 12 a 16 horas.
C. Instilação de alimento líquido 4 a 6 vezes por dia.

Atividade E: 1. Diferencie entre drenos abertos e drenos fechados, com base nas categorias indicadas abaixo.

	Dreno aberto	Dreno fechado
Definição		
Método de drenagem		
Cuidado com as feridas		

Atividade F: Considere a figura a seguir.

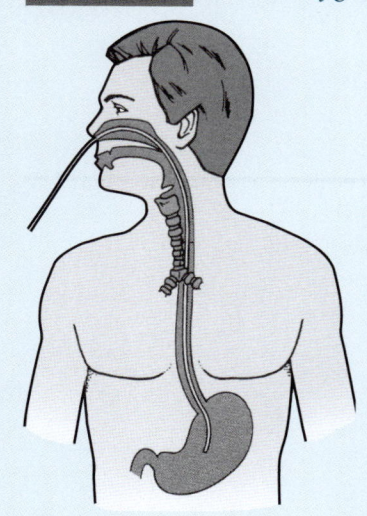

1. Rotule e identifique o que é mostrado na figura.
2. Quais poderiam ser os efeitos adversos deste procedimento?

Atividade G: A tosse é o método natural de remoção de secreções das vias respiratórias. Escreva nos quadros fornecidos abaixo a sequência correta para realização da tosse forçada.

1. Inspire lenta e profundamente pelo nariz.
2. Expire lentamente pela boca.
3. Sente-se ereto.
4. Incline-se ligeiramente para frente.
5. Puxe o abdome para dentro.
6. Encha ao máximo o abdome inferior.

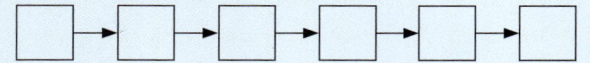

☐ → ☐ → ☐ → ☐ → ☐ → ☐

Atividade H: Responda as perguntas a seguir.

1. No que consiste um aparelho de compressão pneumática?

2. Quais são os três métodos para preparar a pele para a cirurgia?

3. Quais são os três tipos de cicatrização de feridas?

4. Quais são as causas de vazamentos da gastrostomia?

5. Quais são as utilizações das sondas gástricas ou enterais?

Seção II: Aplicando seus conhecimentos

Atividade I: *Dê justificativas para as perguntas a seguir.*

1. Por que evita-se colocar substâncias voláteis, como o álcool e a acetona, próximo de *lasers*?

2. Por que os pacientes cirúrgicos têm um volume circulatório reduzido?

3. Por que os curativos transparentes são menos volumosos do que os curativos de gaze?

4. Por que é importante manter as feridas úmidas?

5. Por que as sondas com peso de mercúrio não são mais usadas?

6. Por que deve ser usada moderação ao fornecer água ao paciente em uso de uma sonda para descompressão gástrica?

Atividade J: *Responda as perguntas a seguir com foco nos papéis e responsabilidades de enfermagem.*

1. O enfermeiro está cuidando de um paciente que será submetido a uma cirurgia no dia seguinte. Quais possíveis fatores de risco aumentam a probabilidade de complicações perioperatórias?

2. O enfermeiro de uma unidade de saúde está cuidando de um paciente de meia-idade que será submetido a uma colecistectomia incisional.

   a. Que informação pré-operatória geral o enfermeiro deve fornecer a este paciente?

b. Que preparação física no pré-operatório o enfermeiro está propenso a realizar neste paciente?

3. O enfermeiro realizará uma irrigação de orelha em um paciente.
   a. Qual procedimento o enfermeiro seguirá?

   b. Que técnica pós-irrigação o enfermeiro deve implementar?

4. Quais são as seis técnicas básicas que o enfermeiro deve seguir para utilizar um rolo de atadura?

5. O enfermeiro de um centro de cuidados prolongados está cuidando de um paciente que recebe alimentação por sonda. O paciente pediu para cuidar de si mesmo sozinho em casa, mesmo que a alimentação por sonda seja necessária.
   a. Que instruções por escrito o enfermeiro deve fornecer ao preparar o paciente para o cuidado domiciliar?

   b. Quais são alguns dos diagnósticos de enfermagem que podem ser apropriados a este paciente?

6. Quais são as orientações de enfermagem comuns aos pacientes com sonda de descompressão intestinal?

Atividade K: *Considere as perguntas a seguir. Discuta-as com seu instrutor ou colegas.*

1. O enfermeiro está cuidando de um paciente que recebeu raquianestesia pré-operatória.
   a. Quais cuidados de enfermagem no pós-operatório serão adequados a este paciente?
   b. Como o atendimento ao paciente difere da anestesia geral para a anestesia regional?
2. Um paciente idoso de uma unidade de cuidados prolongados está experimentando dor lombar crônica.
   a. Que medidas o enfermeiro pode tomar para proporcionar alívio da dor?
   b. Quais ações o enfermeiro deve realizar para ajudar a prevenir úlceras de pressão resultantes da mobilidade restrita neste paciente?
3. Um paciente foi levado à unidade de saúde em um estado semiconsciente depois de uma tentativa de suicídio por overdose de drogas.
   a. Que cuidado imediato o enfermeiro deve fornecer a este paciente?
   b. Que tipo de cuidado o enfermeiro deve fornecer durante o procedimento de lavagem neste paciente?

Seção III: Preparando-se para o NCLEX

Atividade L: *Responda as perguntas a seguir.*

1. O médico prescreveu a aplicação de crioterapia para o paciente com um tornozelo contundido e doloroso. Qual das seguintes explicações o enfermeiro dá ao paciente a respeito do benefício das aplicações de crioterapia?

    a. Acelera a cicatrização

    b. Alivia o espasmo muscular

    c. Promove a circulação

    d. Entorpece a sensibilidade

2. Como o enfermeiro pode limpar uma sonda de alimentação orogástrica de pequeno diâmetro que está obstruída? Selecione todas que se aplicam.

    a. Aspire a sonda tanto quanto possível

    b. Instile 5 mL de uma solução enzimática

    c. Reinstile o líquido aspirado

    d. Meça e registre o líquido aspirado

    e. Pince a sonda e aguarde 15 minutos

3. Um médico prescreveu alimentação por sonda a um paciente hospitalizado. Quais das seguintes opções podem contribuir para o desenvolvimento de diarreia no paciente alimentado por sonda? Selecione todas que se aplicam.

    a. Fórmula altamente concentrada

    b. Administração rápida

    c. Contaminação bacteriana

    d. Posicionamento incorreto da sonda

    e. Calorias inadequadas

4. O enfermeiro está fornecendo informações pré-operatórias a um paciente com cirurgia agendada. Qual das explicações a seguir o enfermeiro deve fornecer ao paciente em relação aos benefícios da respiração profunda?

    a. Reduz o risco de complicações respiratórias pós-operatórias

    b. Ajuda a remover as secreções das vias respiratórias

    c. Alivia a dor e o desconforto no pós-operatório

    d. Diminui o risco de complicações circulatórias

5. Um paciente idoso está com uma cirurgia agendada. Qual das avaliações a seguir o enfermeiro deve realizar antes da restrição de líquidos? Selecione todas que se aplicam.

    a. Ingestão e eliminação de líquidos

    b. Sinais vitais

    c. Nível de consciência

    d. Peso

    e. Turgor da pele

6. O enfermeiro está cuidando de um paciente idoso em alimentação por sonda. Qual dos sinais a seguir o enfermeiro deve acompanhar atentamente para identificar uma hiperglicemia?

    a. Síndrome de má absorção

    b. Estado de hidratação

    c. Mudança no turgor da pele

    d. Temperatura corporal elevada

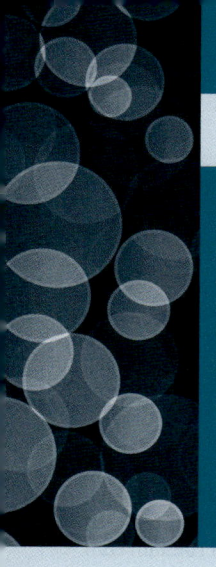

UNIDADE 8
Promovendo a Eliminação

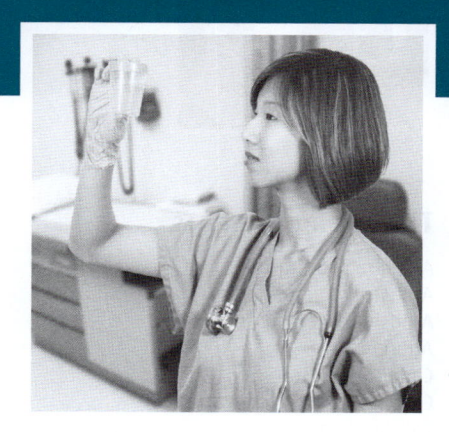

30   Eliminação Urinária   674

31   Eliminação Intestinal   705

30 Eliminação Urinária

OBJETIVOS DO ENSINO

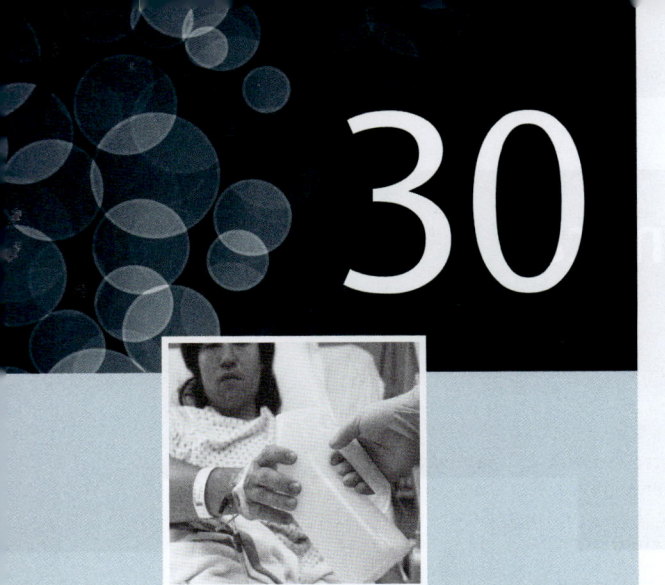

Ao término deste capítulo o leitor deverá ser capaz de:

1. Identificar as funções coletivas do sistema urinário.
2. Descrever as características físicas da urina e os fatores que afetam a micção.
3. Nomear quatro tipos de amostras de urina que os enfermeiros coletam com frequência.
4. Identificar três recursos alternativos para a eliminação urinária.
5. Definir treinamento da continência.
6. Nomear três tipos de cateteres urinários.
7. Descrever dois princípios que se aplicam ao uso de um sistema fechado de drenagem.
8. Explicar o motivo pelo qual o cuidado com o cateter é importante com controle de enfermagem de pacientes com sonda de demora.
9. Discutir o propósito da irrigação de um cateter e os métodos para executar esta habilidade.
10. Definir desvio urinário.
11. Discutir os fatores que contribuem para o comprometimento da integridade da pele em pacientes com urostomia.

TERMOS PRINCIPAIS

Amostra comum
Amostra de jato médio
Amostra de 24 horas
Anúria
Cadeira sanitária
Campo cirúrgico fenestrado
Cateter de alívio
Cateter de demora
Cateter externo
Cateterização
Comadre
Cuidados com o cateter
Desencadeamento cutâneo
Desvio urinário
Disúria
Eliminação urinária
Estase
Exercícios de Kegel
Frequência
Incontinência
Irrigação contínua
Irrigação do cateter
Manobra de credé
Noctúria
Oligúria
Pele periestomal
Poliúria
Reflexo de eliminação
Retenção urinária
Sistema fechado de drenagem
Treinamento da continência
Urgência
Urina
Urina residual
Urinol
Urostomia

Este capítulo faz uma revisão do processo de eliminação urinária e descreve as habilidades de enfermagem para avaliação e manutenção da eliminação da urina.

VISÃO GERAL DA ELIMINAÇÃO URINÁRIA

O sistema urinário (Fig. 30.1) é formado pelos rins, ureteres, bexiga e uretra. Esses componentes principais, juntamente com algumas estruturas acessórias como os músculos em forma de anel, denominados esfíncteres interno e externo, trabalham em conjunto para a produção de **urina** (líquido contido na bexiga), coleta e excreção do organismo.

A **eliminação urinária** (processo de liberação do excesso de líquidos e de resíduos metabólicos), ou ato de urinar, ocorre quando a urina é excretada. Em condições normais, uma pessoa elimina, em média, cerca de 1.500 a 3.000 mL de urina por dia. As consequências do comprometimento da eliminação urinária podem colocar a vida em risco.

O ato de urinar ocorre várias vezes ao dia. A necessidade de urinar torna-se aparente quando a bexiga se distende com aproximadamente 150 a 300 mL de urina. Essa distensão provoca um aumento na pressão de líquidos, estimulando os receptores que se alongam na parede interna da bexiga, criando o desejo de esvaziá-la.

CARACTERÍSTICAS DA URINA

As características físicas da urina incluem volume, cor, transparência e odor. Há uma ampla variação naquilo que é considerado normal (Tab. 30.1).

Coleta de amostras de urina

Os profissionais da área da saúde coletam os espécimes de urina, ou amostras de urina, para identificar seus elementos constitutivos microscópicos ou químicos. Amostras de urina geralmente coletadas pelos enfermeiros incluem amostras comuns, amostras de jato médio, amostras com cateter e amostras de 24 horas.

Amostras comuns

Uma **amostra comum** é uma porção de urina fresca coletada num recipiente limpo. A primeira micção do dia é a preferida, pois ela está mais propensa a conter uma substancial quantidade de componentes urinários, que se acumularam durante a noite. Todavia, a amostra pode ser eliminada e coletada a qualquer hora do dia, conforme a necessidade.

A amostra de urina é transferida para um recipiente de amostras e entregue ao laboratório para ser testada e analisada. Se a amostra não puder ser examinada em menos de uma hora após a coleta, ela deve ser rotulada e colocada sob refrigeração.

Amostras de jato médio

A **amostra de jato médio** é uma amostra comum de urina, considerada estéril, sendo chamada, às vezes, de *amostra de coleta limpa* devido à forma como é coletada. Para evitar a contaminação da amostra comum por microrganismos ou substâncias que não àquelas presentes na urina, as estruturas externas pelas quais ela passa (o meato urinário, que é a abertura para a uretra e os tecidos ao seu redor) são higienizadas. A urina é coletada depois da liberação do primeiro jato.

Há uma preferência pela obtenção de amostras de jato médio em relação às amostras comuns obtidas a esmo. Esse método de coleta também é o preferido sempre que houver necessidade de uma amostra de urina durante o ciclo menstrual de uma paciente. Logo após a coleta, o espécime é rotulado e levado ao laboratório. Uma amostra de jato médio também precisa ser refrigerada, caso sua análise seja postergada por mais de uma hora.

As pesquisas sugerem que as coletas de amostras de jato médio após o uso de sabonete, água corrente e gaze não esterilizada para higienização perineal oferecem resultados tão confiáveis

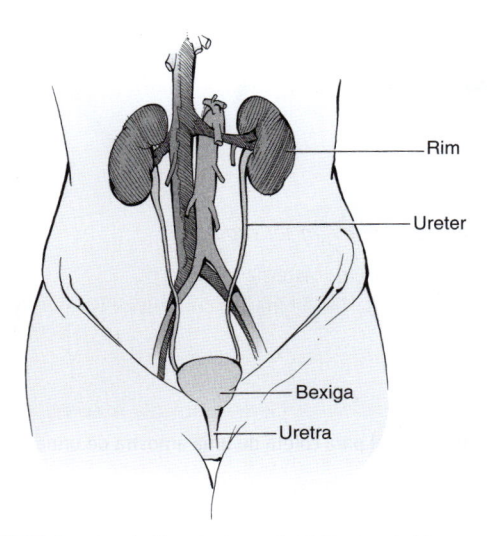

FIGURA 30.1 Principais estruturas do sistema urinário.

FATORES QUE AFETAM A ELIMINAÇÃO URINÁRIA

Os padrões de eliminação urinária dependem de fatores fisiológicos, emocionais e sociais. Alguns exemplos incluem (1) grau de desenvolvimento neuromuscular e integridade da medula espinal; (2) volume de ingestão de líquidos e o volume de perda de líquidos, incluindo aqueles provenientes de outras fontes; (3) quantidade e tipo de alimento consumido; e (4) ritmo circadiano do indivíduo, assim como suas oportunidades para urinar, seus hábitos pessoais e sua ansiedade.

Medidas de caráter geral para promover a eliminação urinária incluem privacidade, adoção de uma postura inerente ao ato de urinar (sentada para as mulheres, em pé para os homens), manutenção de uma ingestão hídrica adequada e uso de estímulos, como ouvir a água corrente de uma torneira para iniciar a micção.

TABELA 30.1 Características da urina

CARACTERÍSTICA	NORMAL	ANORMAL	CAUSAS COMUNS DAS VARIAÇÕES
Volume	500 – 3.000 mL/dia	< 400 mL/dia	Baixa ingestão de líquidos Excesso de perda de líquidos Disfunção renal
	1.200 mL/dia em média	> 3.000 mL/dia	Elevada ingestão de líquidos Medicamentos diuréticos Doenças endócrinas
Cor	Amarela-clara	Âmbar escuro Marrom Marrom-avermelhada Laranja, verde, azul	Desidratação Doença do fígado/da vesícula biliar Sangue Tinturas hidrossolúveis
Transparência	Transparente	Turva	Infecção Estase
Odor	Tenuamente aromatizada	Fétida Forte Acre	Infecção Desidratação Determinados alimentos

Ensinando o paciente e a família 30.1
Coleta de uma amostra de jato médio

O enfermeiro deverá orientar os pacientes do sexo feminino como segue:
- Lavar as mãos.
- Retirar a tampa do recipiente de coleta.
- Deixar a tampa de cabeça para baixo, na superfície externa, tomando cuidado para não tocar as áreas internas.
- Sentar-se no vaso sanitário e abrir as pernas.
- Separar os lábios vaginais com os dedos.
- Limpar cada lado do meato urinário com um chumaço de gaze antisséptico individual, esfregando da frente para trás, na direção da vagina.
- Usar um chumaço final limpo e umedecido para esfregar diretamente na direção do centro do tecido separado e para baixo.
- Iniciar o ato de urinar.
- Após a liberação de uma pequena quantidade de urina no vaso, deve-se coletar uma amostra no recipiente de coleta.
- Tomar cuidado para não tocar a boca do recipiente na pele.
- Colocar o recipiente nas proximidades, em uma superfície plana.
- Retirar os dedos e continuar a urinar normalmente.
- Lavar as mãos.
- Cobrir o recipiente de coleta com a tampa.

Os pacientes do sexo masculino devem seguir os mesmos passos descritos acima, mas deverão realizar a seguinte rotina de higiene:

- Retrair o prepúcio, se não for circuncisado, ou limpar na direção circular em torno da extremidade do pênis, na direção de sua base, utilizando um chumaço de material antisséptico pré-umedecido.
- Repetir com outro chumaço antisséptico.
- Manter a retração do prepúcio enquanto inicia a primeira liberação de urina até a coleta de parte do jato intermediário.

---

como na lavagem com solução antisséptica (Unlu et.al., 2007). Os enfermeiros devem seguir a política institucional.

Quando for necessária a obtenção de uma amostra de jato médio, os enfermeiros podem orientar os pacientes, que se mostram capazes de realizar o procedimento, sobre a técnica de coleta (Ensinando o paciente e a família 30.1).

Amostras com cateter

A amostra de urina pode ser coletada em condições de esterilidade com auxílio de um cateter, mas isso costuma ser feito somente quando os pacientes são cateterizados por outros motivos, como para o controle da incontinência em pacientes inconscientes. Para os que já estão cateterizados, o enfermeiro pode aspirar uma amostra de urina por meio do lúmen de um cateter de látex ou de um orifício autovedante que tenha sido higienizado com álcool (Fig. 30.2).

Amostras de 24 horas

O enfermeiro deve fazer a coleta, rotular e entregar a **amostra de 24 horas** (coleta de toda urina produzida durante o período de 24 horas) no laboratório, para análise. Tendo em vista que a urina se decompõe ao longo do tempo, o enfermeiro deve colocar as frações coletadas num recipiente com conservante químico ou num recipiente que é armazenado em uma bacia de gelo ou no refrigerador.

Para o estabelecimento de um período exato de coleta por 24 horas, o paciente é orientado pelo enfermeiro a urinar logo

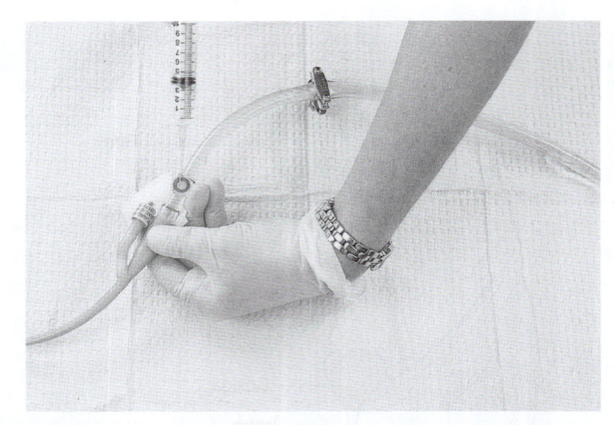

FIGURA 30.2 Local para coleta de uma amostra de urina da sonda

antes do início do teste, e desprezar essa urina. Toda a urina eliminada a intervalos posteriores passa a ser parte da amostra coletada. Exatamente 24 horas após o início do teste, o enfermeiro solicita ao paciente que urine pela última vez, para completar a coleta. A urina final e todo o volume antes coletado representam a amostra total, a qual o enfermeiro rotula e encaminha ao laboratório.

Características da urina anormal

A análise laboratorial é uma ferramenta diagnóstica valiosa para identificação de características anormais na urina. Há termos específicos que descrevem determinadas características de anormalidade na urina e no próprio ato de urinar. Muitos termos usam o sufixo –*uria*, que se refere à urina ou à micção. Por exemplo:

- Hematúria: urina contendo sangue.
- Piúria: urina contendo pus.
- Proteinúria: urina contendo proteínas plasmáticas.
- Albuminúria: urina contendo albumina, uma proteína plasmática.
- Glicosúria: urina contendo glicose.
- Cetonúria: urina contendo cetonas.

PADRÕES ANORMAIS DE ELIMINAÇÃO URINÁRIA

A análise dos dados da avaliação pode indicar alguns padrões anormais de eliminação urinária. Alguns problemas comuns incluem anúria, oligúria, poliúria, noctúria, disúria e incontinência.

Anúria

A **anúria** refere-se à ausência de urina ou a um volume igual ou inferior a 100 mL em 24 horas. Isso indica que os rins não estão formando urina suficiente. Neste caso, é usado o termo "supressão urinária". Na supressão urinária, a bexiga fica vazia; consequentemente, o paciente não sente vontade de urinar. Essa condição diferencia anúria de **retenção urinária**, na qual o paciente produz urina, mas não a libera da bexiga. Um sinal de retenção urinária é a progressiva distensão da bexiga.

Oligúria

A **oligúria**, excreção de urina inferior a 400 mL em 24 horas, indica uma inadequada eliminação urinária. Algumas vezes, a oligúria é um sinal de que a bexiga está apenas sendo parcialmente esvaziada no momento das micções. A **urina residual**, ou um volume de urina superior a 50 mL que permaneça na bexiga após a eliminação, pode favorecer o crescimento de microrganismos, levando à infecção. Além disso, havendo **estase** urinária (falta de movimento da urina), substâncias dissolvidas, como o cálcio, podem precipitar-se, ocasionando a formação de cálculos.

Considerações gerontológicas

- Os idosos são mais propensos a ter urina residual crônica (excesso de urina na bexiga depois de urinar), o que aumenta o risco de infecções no trato urinário. Eles podem se beneficiar do aprendizado da eliminação dupla, pela qual a pessoa elimina e, a seguir, espera alguns minutos para eliminar a urina residual.

Considerações gerontológicas

- A prevenção de infecções no trato urinário é feita com mais eficiência por meio da atenção imediata à higiene perineal. As mulheres devem sempre limpar desde a área urinária até a área retal para evitar que os organismos provenientes das fezes penetrem na bexiga. Além disso, é imprescindível que o cuidador e o paciente lavem bem as mãos.

Poliúria

Poliúria significa volume maior do que a eliminação normal de urina, e pode ser acompanhada de pequenas variações na dieta. Por exemplo, o consumo superior ao usual de quantidades de líquidos, em especial aqueles com efeitos diuréticos suaves (como café e chá), ou o uso de certas medicações, sem dúvida podem aumentar o volume de micção. Habitualmente, a eliminação urinária é quase equivalente à ingestão de líquidos. Quando a causa da poliúria não é aparente, o urinar em excesso pode ser resultante de uma patologia. Doenças comuns associadas à poliúria incluem o *diabetes melito*, uma doença endócrina causada pela insuficiência de insulina ou pela resistência à insulina, e o *diabetes insípido*, uma doença endócrina causada pela insuficiência de hormônio antidiurético.

Noctúria

A **noctúria** (micção durante a noite) não é usual porque a taxa de produção de urina é normalmente reduzida à noite. Consequentemente, a noctúria sugere um problema médico subjacente. Nos homens mais velhos, um aumento na glândula prostática, que circunda a uretra, interfere no completo esvaziamento da bexiga. Como resultado, há necessidade de urinar com mais frequência, mesmo durante as horas usuais de sono.

Disúria

A **disúria** refere-se à dificuldade ou ao desconforto ao urinar, sendo um sintoma comum de traumas à uretra ou de infecção vesical. A **frequência** (necessidade de urinar muitas vezes) e a **urgência** (forte sensação de que a urina deve ser eliminada rapidamente), em geral, acompanham a disúria.

Considerações gerontológicas

- Os idosos podem ter urgência e frequência urinária por causa de alterações fisiológicas normais como redução na capacidade da bexiga e alterações degenerativas no córtex cerebral. Subsequentemente, quando percebem a urgência de urinar, é necessário que tenham acesso ao banheiro o mais rapidamente possível.

Incontinência

Incontinência é a incapacidade de controlar tanto a eliminação urinária quanto a intestinal, sendo considerada anormal depois que a pessoa já foi treinada para o uso do vaso sanitário. O termo "incontinência urinária" não deve ser usado de forma indiscriminada: qualquer pessoa pode ser incontinente, caso sua necessidade de ajuda não seja percebida. Uma vez que a bexiga tenha ficado extremamente distendida, a eliminação espontânea pode ser mais um problema pessoal do que um problema do paciente (O paciente pode não ser incontinente, caso os membros da equipe estejam atentos a sua necessidade de urinar).

Considerações gerontológicas

- As alterações relacionadas à idade, como redução na capacidade da bexiga e relaxamento do tônus dos músculos do assoalho pélvico, aumentam o risco de incontinência.
- A restrição de líquidos pode ser usada como tentativa de controlar a micção, porém, na realidade, poderá contribuir com a incontinência aumentando a concentração urinária e eliminando a percepção normal de bexiga cheia.
- Os idosos devem ser orientados que o odor poderá permanecer nas roupas por causa da amônia do vazamento de urina. O uso de vinagre ou de detergentes para controle de odor pode ser útil para lavar roupas sujas.

Considerações farmacológicas

- A terapia com diuréticos pode aumentar o risco de incontinência urinária, principalmente entre idosos com problemas de mobilidade. O planejamento do uso do vaso sanitário dentro dos 30 a 120 minutos seguintes após a administração da medicação, deve ser incluído na educação ao paciente que faz uso da terapia com diuréticos.
- O diurético deve ser administrado pela manhã para evitar perturbar o sono do paciente devido a necessidade de urinar.

AUXÍLIO AOS PACIENTES NA ELIMINAÇÃO URINÁRIA

Os pacientes estáveis que conseguem andar podem ser auxiliados a ir até o banheiro para a utilização do vaso sanitário. Outros, que se encontram enfraquecidos ou não deambulam até o banheiro, podem necessitar o uso de uma cadeira sanitária. Pacientes restritos ao leito usam o urinol ou a comadre.

Cadeira sanitária

A **cadeira sanitária** (cadeira com uma abertura no assento, sob o qual é colocado um recipiente coletor) é colocada junto ou próximo à cama (Fig.30. 3). Ela é usada para eliminação de urina ou de fezes. Imediatamente após seu uso, o recipiente coletor é retirado, esvaziado, limpo e substituído.

Urinol

O **urinol** é um recipiente cilíndrico para a coleta de urina. Ele é mais facilmente usado por pacientes do sexo masculino. Ao oferecê-lo a um paciente, ele deve estar vazio; caso contrário, a roupa de cama pode ficar molhada e suja. Caso o paciente precise de ajuda para colocar o urinol:

- Use a cortina de privacidade.
- Coloque luvas.
- Solicite ao paciente que abra as pernas.
- Segure o urinol pela alça.
- Direcione-o em um ângulo entre as pernas do paciente, de modo que as nádegas permaneçam sobre a cama (Fig. 30.4).
- Eleve o pênis e coloque-o bem dentro do urinol.

Após seu uso, o enfermeiro prontamente o esvazia. Ele mede e registra o volume de urina obtido, caso esteja sendo monitorada a ingestão e a eliminação do paciente (ver Cap. 16). O enfermeiro higieniza suas mãos e sempre oferece ao paciente a oportunidade para lavar suas próprias mãos, após a micção.

Usando uma comadre

A **comadre** (recipiente similar a um assento, usado para a eliminação) é usada para coletar urina ou fezes. A maioria das comadres é feita de plástico, com alguns centímetros de profundidade. A *comadre rasa ou tipo pá*, uma versão modificada da convencional, é mais plana na extremidade do assento, em vez de circular (Fig. 30.5). Pacientes com problemas musculoesqueléticos, que não conseguem elevar os quadris ou se sentar normalmente sobre uma comadre de formato usual, costumam fazer uso da comadre rasa ou tipo pá. Quando um paciente restrito ao leito sente necessidade de eliminação (de urina ou fezes), o enfermeiro coloca a comadre sob suas nádegas (Habilidade 30.1).

> ▶ *Pare, Pense e Responda – Quadro 30.1*
> Descreva as medidas que podem reduzir as preocupações do paciente quando ele solicita o uso de uma comadre.

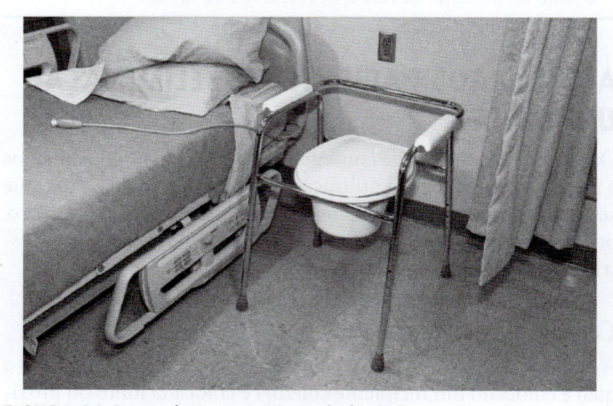

FIGURA 30.3 Cadeira sanitária ao lado do leito.

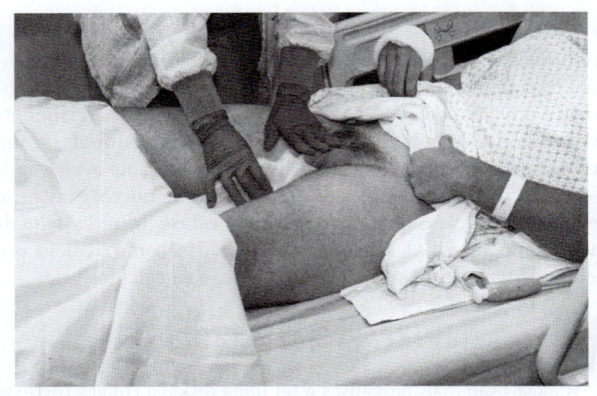

FIGURA 30.4 Colocação do urinol.

CONTROLANDO A INCONTINÊNCIA

A incontinência urinária, dependendo do seu tipo, pode ser permanente ou temporária. Os seis tipos identificados desse problema são a incontinência por estresse, por urgência, reflexa, funcional, por fluxo excessivo e total (Tab. 30.2).

O controle da incontinência é complexo porque existem muitas variações. O tratamento fica mais complicado quando os pacientes apresentam mais de um tipo – por exemplo, a incontinência por estresse costuma acompanhar a incontinência por urgência.

Algumas formas de incontinência reagem a medidas simples, como a modificação das roupas para tornar a eliminação mais fácil. Outras formas melhoram somente com uma abordagem mais regrada, como o treinamento da continência. A inserção de um cateter de demora é a abordagem menos desejável para controlar a incontinência, pois é a principal causa de infecções do trato urinário em hospitais e em lares geriátricos (Centers for Disease Control and Prevention, 2009; National Institute of Diabetes and Digestive and Kidney Diseases, 2005).

Considerações gerontológicas

- Com frequência, a perda de controle sobre o ato de urinar ameaça a independência e a autoestima de idosos. Pode também fazer os idosos restringirem as atividades, possivelmente contribuindo para a depressão. Ensinar os idosos a estruturar as atividades com visitas ao banheiro a cada 60 a 90 minutos resulta em uma menor quantidade de urina na bexiga, o que diminui a incontinência por urgência.

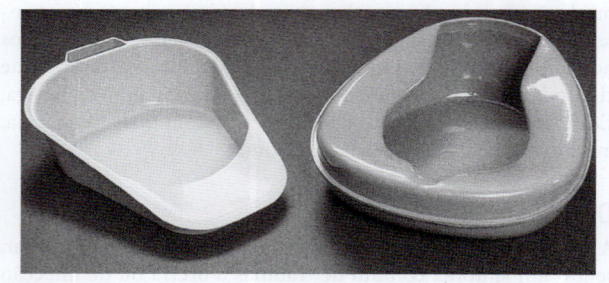

FIGURA 30.5 Dois tipos de comadres: rasa ou tipo pá (esquerda) e convencional (direita). (Copyright B. Proud.)

TABELA 30.2 Tipos de Incontinência

TIPO	DESCRIÇÃO	EXEMPLO	CAUSAS COMUNS	ABORDAGEM DE ENFERMAGEM
Por pressão	A perda de pequenas quantidades de urina durante situações em que aumenta a pressão intra-abdominal.	O gotejar está associado ao ato de espirrar, tossir, erguer peso, rir ou levantar-se de uma cama ou cadeira.	Perda do tônus muscular do períneo e do esfíncter secundária a partos, atrofia na menopausa, prolapso uterino ou obesidade.	Fortalecimento da musculatura do assoalho pélvico. Redução do peso.
Por urgência	A necessidade de eliminação é percebida frequentemente, com uma capacidade de curta duração para manter o controle do fluxo.	A eliminação tem início quando há atraso no acesso ao banheiro.	Irritação da bexiga secundária a uma infecção; perda do tônus da bexiga devido à drenagem contínua recente com uma sonda de demora.	Manter a ingestão de líquidos em um mínimo de 2.000 mL/dia. Excluir irritantes da bexiga, como cafeína e álcool. Administrar diuréticos pela manhã.
Reflexa	Perda espontânea de urina quando a bexiga está distendida com a urina, mas sem a percepção prévia da necessidade de eliminação.	A liberação automática de urina que não pode ser controlada pela pessoa.	Dano aos sistemas motor e sensorial na parte inferior da medula secundário a trauma, tumor ou outra condição neurológica.	Desencadeamento cutâneo. Cateterização direta intermitente.
Funcional	O controle do ato de urinar é perdido devido à inacessibilidade ao vaso sanitário ou a um comprometimento da capacidade de usar um vaso sanitário.	Ocorre a eliminação de urina enquanto tenta vencer as barreiras como portas, transferência da cadeira de rodas, manipulação das roupas, obtenção de auxílio ou fazer algo solicitado por outrem.	Mobilidade prejudicada, cognição prejudicada, limitações físicas, incapacidade de comunicação.	Modificar o vestuário. Facilitar o acesso ao vaso sanitário, cadeira sanitária ou urinol. Auxiliar o alcance do vaso sanitário conforme uma escala preestabelecida.
Total	Perda de urina sem qualquer padrão ou sinal de alerta identificável.	A pessoa perde urina sem qualquer capacidade ou esforço para controlá-la.	Consciência alterada secundária a traumatismo na cabeça, perda do tônus do esfíncter secundária à prostatectomia, vazamento anatômico por meio de fístula uretral/vaginal.	Usar absorventes higiênicos. Cateter externo. Cateter interno.
Por fluxo excessivo	A urina vaza, porque a bexiga não está totalmente vazia e permanece distendida com a urina retida.	A pessoa elimina pequenas quantidades frequentemente ou a urina vaza em torno da sonda.	Bexiga superdistendida ou tônus muscular enfraquecido secundário a obstrução da uretra por resíduos dentro cateter, aumento da próstata, intestino distendido ou espasmos pós-operatórios da bexiga.	Hidratação. Eliminação adequada dos conteúdos do intestino. Manter a permeabilidade do cateter. Fazer a manobra de Credé.

- No caso de idosos com dificuldade para controlar a urina é necessário fazer uma avaliação dos fatores contribuintes, que poderão ser tratados para reverter o controle diminuído da micção. Essas causas incluem constipação, infecção no trato urinário e efeitos colaterais de medicações.
- Os idosos precisam de incentivo para discutir incontinência urinária com um profissional de saúde bem informado e sem julgamentos. Se chegarem à conclusão de que a incontinência urinária é uma condição que, com frequência, responde ao uso de medicamentos ou ao retreinamento comportamental, estarão mais propensos a buscar ajuda profissional.
- Existem muitos recursos à disposição para auxiliar os adultos mais velhos na avaliação e no tratamento de incontinência. Por exemplo, algumas instituições de saúde oferecem clínicas especiais para incontinência e departamentos de fisioterapia para ensinar exercícios para os músculos pélvicos. Além disso, o *biofeedback* tem sido utilizado para reforçar o controle da bexiga. A National Association for Continence (800-252-3337; http://www.nafc.org) é uma excelente fonte de informações para produtos, recursos e programas de continência. Os enfermeiros podem incentivar os idosos a aproveitar as vantagens desses tipos de recursos, em vez de aceitarem a incontinência como uma condição inevitável que compromete a qualidade de vida.

- Quando os esforços para recuperar a continência não forem bem-sucedidos, os enfermeiros poderão incentivar os idosos a externar seus sentimentos e identificar intervenções úteis para manter a dignidade e, em última análise, capacitá-los a participar de atividades importantes.

O **treinamento da continência** para restaurar o controle do ato de urinar envolve o ensino do paciente quanto a conter a micção até que atinja um local e horário apropriados. Esse processo algumas vezes é chamado *retreinamento vesical*, ainda que este seja um termo inapropriado, pois várias técnicas usadas envolvem outros mecanismos que não aqueles específicos à bexiga.

O treinamento da continência beneficia principalmente pacientes com capacidade cognitiva e desejo de participar de programas de reabilitação. Isso inclui aqueles com paralisia da parte inferior do corpo que querem facilitar o ato de urinar sem precisar usar mecanismos de drenagem urinária, como cateteres. Pacientes que não são candidatos ao treinamento da continência requerem métodos alternativos, como o uso de absorventes higiênicos.

Esse treinamento costuma ser um processo lento, que requer a combinação do esforço e da dedicação da equipe de enfermagem, do paciente e da família. Ver Orientações de Enfermagem 30.1.e Figura 30.6.

Considerações gerontológicas

- Programas de higienização de rotina devem ser oferecidos em intervalos de 90 a 120 minutos para pacientes com problemas de incontinência.
- Provavelmente o uso de produtos absorventes interfira na independência da pessoa em fazer a higienização e podem provocar fissuras na pele. Os produtos para incontinência nunca devem ser usados, principalmente para conveniência da equipe em ambientes institucionais. Além disso, as pessoas idosas nunca devem receber reprimendas por algum episódio de incontinência.

CATETERIZAÇÃO

A **cateterização** (ato de aplicação ou inserção de uma sonda oca), neste caso, refere-se ao uso de um dispositivo dentro da bexiga ou externamente ao meato urinário. Um cateter urinário é usado por várias razões:

- Manter os pacientes incontinentes secos (a cateterização é o último recurso, usado somente quando todas as outras medidas de continência já foram esgotadas).
- Aliviar a distensão vesical, quando os pacientes não conseguem urinar.
- Avaliar com precisão o equilíbrio hídrico.
- Evitar que a bexiga torne-se distendida durante certos procedimentos, como uma cirurgia.
- Medir a urina residual.
- Obter amostras estéreis de urina.
- Instilar medicação no interior da bexiga.

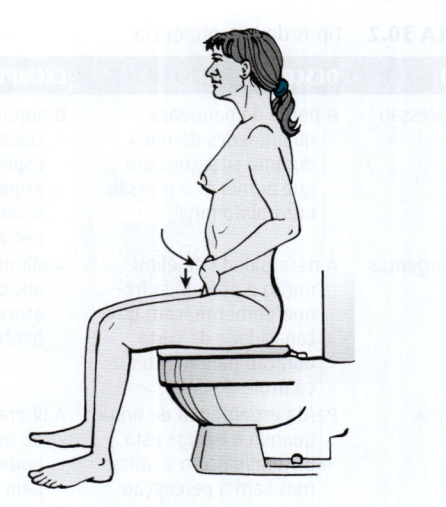

FIGURA 30.6 Manobra de Credé.

Tipos de cateteres

Há três tipos comuns de cateteres: os externos, os de alívio e os de demora. A maioria deles é feita de látex. Para os pacientes que apresentam sensibilidade ou alergia a ele, usam-se cateteres sem látex, como os cateteres de silicone.

Cateteres externos

O **cateter externo** (dispositivo de coleta urinária, aplicado sobre a pele) não é inserido dentro da bexiga; em vez disso, ele circunda o meato urinário. Um tipo de cateter externo é o preservativo (Fig. 30.7); outro é a bolsa urinária ou bolsa em U. Os cateteres externos são mais eficientes nos pacientes do sexo masculino.

Os cateteres tipo preservativo são úteis para pacientes que recebem cuidados em casa, pois eles são fáceis de aplicar. O preservativo possui um envoltório flexível que é desenrolado sobre o pênis. A extremidade menor é conectada a uma extensão, que funciona como um canal para drenagem da urina. Essa extensão é acoplada a uma bolsa na perna (Fig. 30.8) ou conectada a um recipiente maior para coleta da urina.

Três problemas potenciais acompanham o uso de cateteres do tipo preservativo. Primeiro, o envoltório pode ser aplicado com muita pressão, restringindo o fluxo sanguíneo à pele e aos tecidos penianos. Segundo, a umidade tende a se acumular sob o envoltório, levando a rupturas na pele. Terceiro, os preservativos

---

QUADRO 30.1 Técnicas para realização dos exercícios de Kegel

- Retesar os músculos internos usados para evitar o ato de urinar ou interromper o ato urinário assim que ele tiver iniciado.
- Manter os músculos contraídos durante 10 segundos, no mínimo.
- Relaxar a musculatura durante o mesmo período de tempo.
- Repetir o padrão de contração e relaxamento 10 a 25 vezes.
- Implementar o regime de exercício 3 a 4 vezes por dia, por duas semanas a um mês.

ORIENTAÇÕES DE ENFERMAGEM 30.1

Oferecendo treinamento da continência

- Obtenha um diário sobre os padrões de eliminação urinária do paciente. *Os dados ajudam a revelar seu tipo de incontinência.*
- Estabeleça metas realistas, específicas e de curto prazo com o paciente. *As metas de curto prazo evitam consequências de autoderrota e promovem o controle por parte dele.*
- Desencoraje a limitação rígida de ingestão de líquidos. *É a ingestão de líquidos que mantém o equilíbrio hídrico e garante um volume adequado de urina.*
- Planeje um horário inicial para a eliminação, que tenha associação com os horários em que o paciente costuma estar incontinente ou sinta a bexiga distendida. *Esse horário reduzirá o potencial para eliminação acidental ou retenção contínua de urina.*
- Na ausência de qualquer padrão identificável, planeje auxiliar o paciente em sua eliminação a cada duas horas, durante o dia, e a cada quatro horas, durante a noite. *Esses intervalos propiciam o tempo necessário para formar um volume suficiente de urina.*
- Relate o plano aos funcionários da enfermagem, ao paciente e aos familiares. *A colaboração promove a continuidade dos cuidados e a dedicação na obtenção das metas.*
- Auxilie o paciente no uso do vaso sanitário ou da cadeira sanitária; coloque-o sobre a comadre ou forneça o urinol antes do horário marcado para a eliminação inicial. *Essas medidas o preparam para liberar a urina.*
- Estimule o som do ato de urinar, como o da água corrente de uma torneira. *Fazendo isso, estimula-se o relaxamento da musculatura esfincteriana, permitindo a liberação da urina.*
- Sugira a realização da **manobra de Credé** (o ato de inclinar-se para frente e aplicar pressão manual sobre a bexiga; Fig. 30.6). *A manobra de Credé aumenta a pressão abdominal, de modo a vencer a resistência do músculo esfincteriano interno.*
- Oriente os pacientes paralisados a identificarem todas as sensações que antecedem o ato de eliminação, como arrepio, espasmo muscular, inquietação ou ereção peniana espontânea. *Essas dicas podem ajudar o paciente a antecipar o ato de urinar.*
- Proponha a pacientes paralisados, com incontinência reflexa, o uso do **desencadeamento cutâneo** (leve massagem ou suaves palmadinhas na pele, acima da região pubiana). *O desencadeamento cutâneo dá início ao ato de urinar nos pacientes com **reflexo de eliminação** retido (relaxamento espontâneo do esfíncter urinário, em resposta à estimulação física.)*
- Ensine os pacientes com incontinência por estresse a realizarem os **exercícios de Kegel** (exercícios isométricos para melhorar a capacidade de reter a urina dentro da bexiga; Quadro 30.1). *Esses exercícios fortalecem e tonificam os músculos pubianos, coccígeos e elevador do ânus, usados voluntariamente para segurar a urina, os gases intestinais ou as fezes.*
- Auxilie os pacientes com incontinência por urgência a andarem lentamente e se concentrarem em segurar a urina quando se aproximarem da área do vaso sanitário. *Essas medidas revertem o condicionamento mental prévio, no qual a pressa para urinar fica mais forte e mais subjugante, quanto maior a proximidade do vaso sanitário.*

frequentemente vazam. A aplicação correta e o gerenciamento apropriado dos cuidados são capazes de prevenir esses problemas (Habilidade 30.2).

▶ *Pare, Pense e Responda – Quadro 30.2*

Discuta as avaliações que indicam problemas comuns relacionados ao uso de um cateter tipo preservativo e as medidas de enfermagem que podem reduzir ou eliminar os achados anormais.

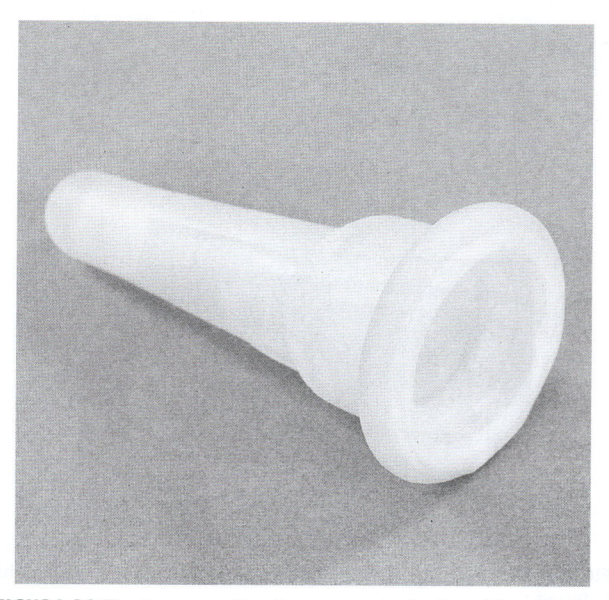

FIGURA 30.7 O preservativo é um exemplo de dispositivo de coleta urinária externo. (Copyright B. Proud.)

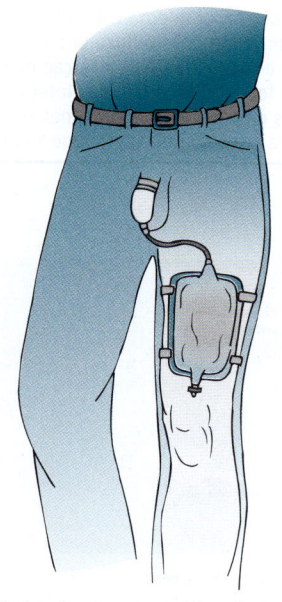

FIGURA 30.8 A bolsa de perna coleta a urina de um cateter, mas fica escondida sob as roupas.

A bolsa urinária (bolsa em U) é mais usada para coleta de amostras de urina em crianças. Ela é presa à pele em torno dos genitais, utilizando-se o adesivo contido em sua parte posterior. A urina é coletada na bolsa autocontenente. Uma vez capturada uma quantidade suficiente de urina, a bolsa é removida.

Cateteres de alívio

O **cateter de alívio** é uma sonda de drenagem de urina inserida na bexiga, mas que não permanece nela. Ele drena a urina temporariamente ou fornece uma amostra de urina estéril (Fig. 30.9).

Cateteres de demora

O **cateter de demora**, também chamado de *sonda de retenção*, permanece no local por um período determinado de tempo (ver Fig. 30.9). O tipo mais comum de cateter de demora é a sonda Foley.

Diferentemente dos cateteres de alívio, os de demora são mantidos no local por um balão, que é inflado quando a extremidade distal da sonda se encontra no interior da bexiga. Ambos os cateteres estão disponíveis em vários diâmetros, medidos de acordo com a escala francesa (F) (ver o Cap. 29). No caso de adultos, os cateteres de tamanho 14, 16 e 18 F são os mais utilizados.

Inserção de um cateter

As técnicas para inserção de um cateter de alívio ou de demora são semelhantes, embora as etapas para inflar o balonete, na sonda de demora, não sejam aplicáveis na sonda de alívio. Quando um desses cateteres é inserido numa instituição de saúde, o enfermeiro faz uso de técnica estéril. Em casa, os enfermeiros podem usar uma técnica limpa, pois o organismo da maior parte dos pacientes está adaptado ao seu próprio ambiente. Devido às diferenças anatômicas, as técnicas para inserção de um cateter diferem entre mulheres e homens, estando descritas nas Habilidades 30.3 e 30.4, respectivamente.

Considerações gerontológicas

- O aumento da próstata, problema comum entre homens mais velhos, pode obstruir totalmente o fluxo urinário e dificultar ou mesmo impossibilitar a cateterização. A inserção de um cateter urinário nunca deverá ser forçada. Às vezes, o cateter é inserido no interior da bexiga através da parede abdominal nas situações em que não for possível fazer a inserção pela uretra que se tornou mais estreita.

> ▶ *Pare, Pense e Responda – Quadro 30.3*
> Discuta os fatores que predispõem uma paciente, que faz uso de uma sonda Foley, a desenvolver uma infecção do trato urinário.

Conectando um sistema fechado de drenagem

O **sistema fechado de drenagem** (recurso utilizado para coletar urina de um cateter) consiste numa bolsa calibrada, que pode ser aberta em sua parte inferior; uma extensão de comprimento suficiente para adaptar-se aos movimentos e às posições dos pacientes e um suporte que permite que a bolsa seja pendurada à cama (Fig. 30.10). O enfermeiro enrola a sobra da extensão sobre a cama, mas a parte da sonda que vai da cama à bolsa coletora é mantida na vertical. Alças pendentes na extensão do tubo interferem no fluxo de gravidade. O enfermeiro também toma cuidado para evitar a compressão do tubo, que pode obstruir a drenagem. A colocação da extensão sobre as coxas do paciente é uma prática aceitável.

O enfermeiro sempre posiciona o sistema de drenagem em nível inferior à bexiga, evitando, assim, o retorno do fluxo de urina para dentro da bexiga. Quando o paciente é transportado em uma cadeira de rodas, o enfermeiro suspende a bolsa coletora na cadeira, também abaixo do nível da bexiga. Quando o paciente é capaz de deambular, o enfermeiro deve fixar a bolsa coletora na parte de baixo de um suporte intravenoso ou permitir que ele a carregue com a mão (Fig. 30.11).

Com o objetivo de reduzir o potencial do sistema de drenagem para tornar-se um reservatório de microrganismos patógenos, todo o sistema é trocado sempre que o cateter for substi-

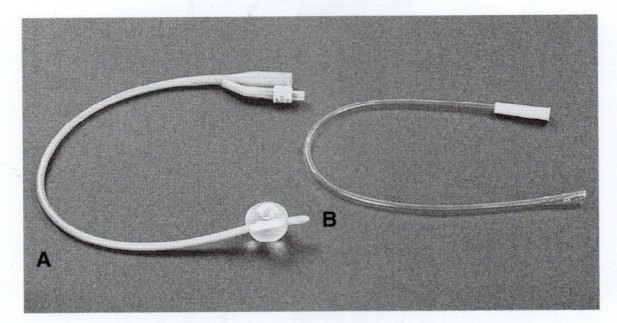

FIGURA 30.9 Tipos de cateteres urinários. (**A**) Sonda de demora com balonete (Foley). (**B**) Sonda de alívio. (Copyright B. Proud.)

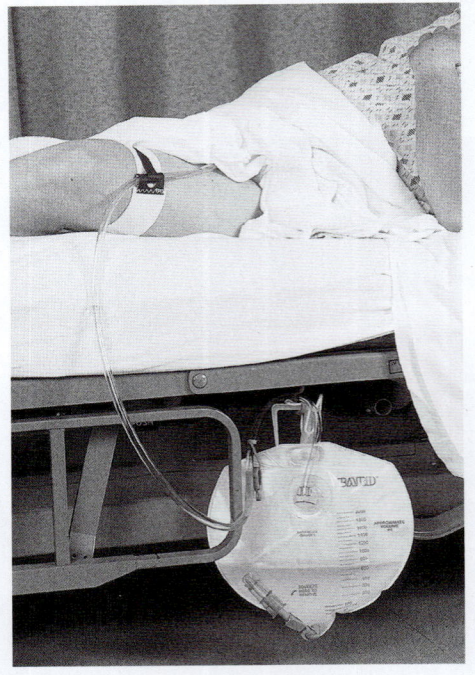

FIGURA 30.10 Sistema fechado de drenagem de urina. (Copyright B. Proud.)

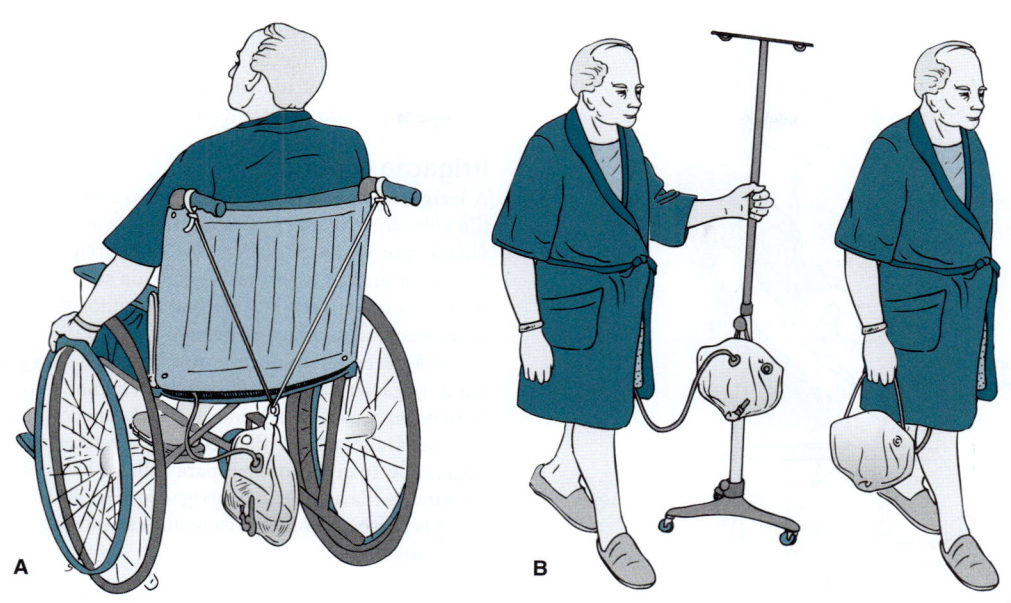

FIGURA 30.11 Técnicas para suspender o sistema de drenagem, de modo que ele fique num nível abaixo da bexiga: **(A)** paciente em cadeira de rodas; **(B)** paciente que deambula, com ou sem auxílio de um suporte de soro.

tuído, pelo menos, a cada 2 semanas, nos pacientes com infecção do trato urinário.

Considerações gerontológicas

- Caso seja possível, deve-se evitar o uso de cateteres de demora porque as pessoas mais velhas são mais suscetíveis a infecções no trato urinário. O treinamento da bexiga é muito mais desejável. Nas situações em que for necessário colocar cateteres de demora, os cuidados diários meticulosos são imprescindíveis. A extensão nunca deverá ser colocada em um nível mais alto que a bexiga, para evitar o contrafluxo para o interior da bexiga.

▶ *Pare, Pense e Responda – Quadro 30.4*
Discuta possíveis esclarecimentos sobre o porquê de a urina não poder retornar para o cateter.

Cuidados com o cateter

O cateter de demora mantém o meato levemente dilatado, permitindo que os microrganismos patógenos fiquem em contato direto com a bexiga, onde uma infecção pode se desenvolver. Além disso, as bactérias que aderem ao cateter urinário formando uma substância viscosa conhecida como biofilme, permitem o crescimento bacteriano e a resistência subsequente aos antibióticos (Lu, 2008; Falkinham, 2007).

Os **cuidados com o cateter** (medidas de higiene usadas para manter limpos o meato e a área adjacente ao cateter) ajudam a conter o crescimento e a disseminação de patógenos colonizantes. As Orientações de Enfermagem 30.2 descrevem a técnica para proporcionar os cuidados ao cateter. Os enfermeiros devem seguir as políticas institucionais quanto ao uso de antissépticos e de agentes antimicrobianos, pois o uso dessas substâncias não é uma recomendação padronizada do Centers for Disease Control and Prevention (2009).

Irrigação de um cateter

A **irrigação do cateter** (lavagem do lúmen da sonda) é uma técnica para restaurar e manter a permeabilidade da sonda. Um cateter com boa drenagem, contudo, não precisa ser irrigado. O oferecimento de uma generosa ingestão oral de líquidos é, por vezes, suficiente para produzir uma urina diluída, evitando que a sonda fique obstruída por muco ou resíduos tissulares. Há momentos, no entanto, em que o cateter pode necessitar de ir-

ORIENTAÇÕES DE ENFERMAGEM 30.2

Praticando cuidados com o cateter

- Planeje a limpeza do meato e da parte do cateter próxima a ele, pelo menos, uma vez ao dia. *A limpeza regular reduz o número de microrganismos colonizadores.*
- Reúna luvas limpas, sabonete, água, pano de limpeza, toalha e almofada de absorção descartável. *A organização facilita o controle eficiente do tempo.*
- Lave as mãos ou realize fricção com produto à base de álcool (ver o Cap. 10). *A higiene das mãos reduz o potencial de transmissão de microrganismos.*
- Coloque a almofada descartável sob os quadris de uma paciente e sob o pênis de um paciente. *A almofada de absorção protege a roupa de cama, evitando que fique úmida ou suja.*
- Coloque as luvas limpas e lave o meato, o cateter (onde ele se liga ao meato), os genitais e o períneo (nessa ordem), com sabonete e água morna. Enxágue e seque. *A higiene de rotina remove as secreções grosseiras e os microrganismos transitórios, ao mesmo tempo em que atende aos princípios de assepsia.*
- Remova os materiais sujos e as luvas e repita as medidas de higiene das mãos. *Esses passos removem os microrganismos colonizantes.*

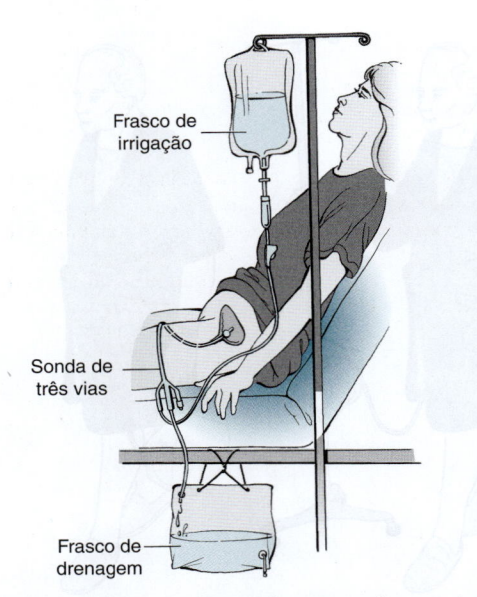

FIGURA 30.12 Irrigação vesical usando uma sonda com três vias.

rigação, como após algum procedimento cirúrgico que acarrete sangramento urinário.

Dependendo do tipo de cateter demora utilizado, os enfermeiros irrigam a sonda continuamente usando um cateter de três vias, ou de forma periódica, utilizando um sistema aberto ou fechado (Habilidade 30.5).

Usando um sistema aberto

Um sistema aberto é aquele em que o cateter de demora é separado da extensão de drenagem, para que se insira a extremidade de uma seringa irrigadora. A abertura do sistema cria potencial para infecções, uma vez que proporciona uma oportunidade de entrada aos elementos patógenos na conexão exposta. A irrigação, desse modo, é o menos desejável entre os três métodos.

Usando um sistema fechado

O sistema fechado é irrigado sem a separação do cateter da extensão de drenagem. Para que isso ocorra, o cateter, ou a extensão de drenagem, deve ter um orifício autovedante. Depois da limpeza do orifício com gaze embebida em álcool, o enfermeiro perfura o orifício com uma agulha com calibre 18 ou 19 (ver o Cap. 34). Ele prende a agulha a uma seringa de 30 a 60 mL, contendo solução de irrigação estéril. O enfermeiro pinça ou clampeia a extensão abaixo do orifício e instila a solução. Ele libera, então, a extensão para dar continuidade à drenagem. O enfermeiro registra o volume da irrigação como entrada de líquidos ou o subtrai da quantidade de urina eliminada, a fim de manter um preciso acompanhamento do balanço hídrico.

Irrigação contínua

A **irrigação contínua** (administração contínua de solução) instila solução irrigadora para dentro do cateter por meio da gravidade, por vários dias (Fig. 30.12). As irrigações contínuas servem para manter a permeabilidade da sonda após uma cirurgia urológica ou da próstata, em que coágulos de sangue e resíduos tissulares se acumulam na bexiga.

Há necessidade de uma sonda de três vias para proporcionar a irrigação contínua. Ela é assim chamada porque possui três lúmens ou canais em seu interior, cada um conduzindo a um orifício separado. Um orifício conecta o cateter ao sistema de drenagem; outro cria um meio para inflar o balonete do cateter; e o terceiro instila a solução de irrigação (Fig. 30.13).

Os passos envolvidos na realização da irrigação contínua são os seguintes:

- Pendurar a solução de irrigação estéril em um suporte de soro.
- Retirar o ar de dentro do equipo da solução.
- Conectar o equipo ao orofício da sonda para a irrigação (Fig. 30.14).
- Regular o gotejamento da infusão, conforme a prescrição médica.
- Monitorar o aspecto da urina e o volume da drenagem urinária.

> ▶ *Pare, Pense e Responda – Quadro 30.5*
> *Discuta quais medidas podem ser apropriadas, caso a irrigação de um cateter não seja bem-sucedida na promoção de sua permeabilidade.*

Remoção de um cateter

O cateter é removido quando há necessidade de ser substituído ou quando seu uso é interrompido. O melhor momento para a remoção da sonda é pela manhã, porque, dessa forma, há mais oportunidades para a solução de quaisquer dificuldades que possam surgir em relação à eliminação urinária, sem privar o paciente do sono (Ver Orientações de Enfermagem 30.3).

DESVIOS URINÁRIOS

No **desvio urinário**, um ou ambos os ureteres são cirurgicamente implantados em outro local. Esse procedimento é feito por várias condições ameaçadoras à vida. Os ureteres podem ser trazidos

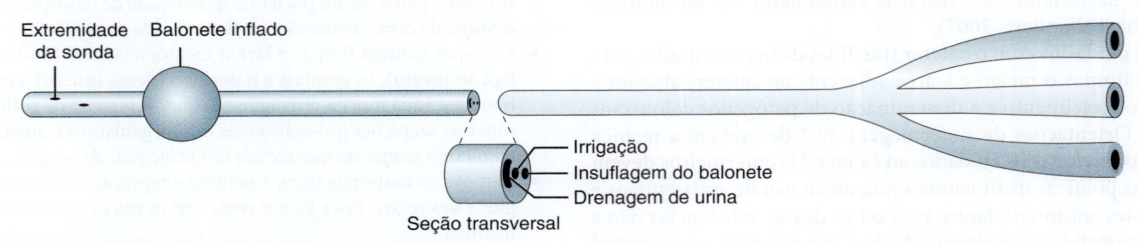

FIGURA 30.13 Componentes de uma sonda de três vias.

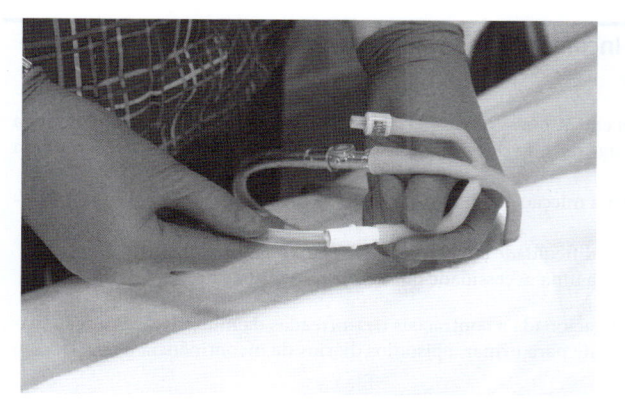

FIGURA 30.14 Inserindo uma solução de irrigação ao orifício de uma sonda de três vias.

> **ORIENTAÇÕES DE ENFERMAGEM 30.3**
>
> **Removendo uma Sonda de Foley**
>
> - Lave as mãos ou realize fricção das mãos com produto à base de álcool (ver o Cap. 10) e coloque luvas limpas. *Estas medidas atendem as precauções padrão.*
> - Esvazie o balonete, aspirando o líquido com uma seringa. *Este passo garante que todo o líquido seja retirado.*
> - Suavemente, puxe a sonda, próximo ao ponto em que ela sai do meato. *Fazendo isso, facilita-se a retirada.*
> - Examine a sonda e descarte-a, caso pareça intacta. *Esta medida assegura a segurança.*
> - Limpe o meato urinário. *Isso promove o conforto e a higiene.*
> - Monitore a eliminação urinária do paciente, especialmente durante as próximas 8 a 10 horas; meça o volume de cada micção. *Os achados determinam se a eliminação está normal ou não, assim como as características da urina.*

até o abdome ou passados através da pele (Fig. 30.15) ou, ainda, implantados no intestino (chamado de conduto ileal). A **urostomia** (desvio urinário que libera urina por um orifício no abdome) é o foco desta discussão.

Os cuidados com uma ostomia, uma abertura cirurgicamente criada, são discutidos com mais detalhes no Capítulo 31, uma vez que as colostomias são mais comuns. O Capítulo 31 também fornece uma descrição detalhada dos recursos para a aplicação de uma ostomia, do material usado para a coleta de fezes ou urina e da forma pela qual ela é aplicada e removida da pele.

Os cuidados com a urostomia e a troca do equipamento urinário são mais desafiadores do que os cuidados envolvidos nos estomas intestinais. A urina drena continuamente a urostomia, potencializando o risco de rupturas na pele. Além disso, como a umidade e o peso da urina coletada tendem a afrouxar o dispositivo junto à pele, pode ser necessária a troca da bolsa de urostomia com maior frequência. Quando ocorre a troca, pode ser útil a colocação de um absorvente interno no estoma, capaz de absorver temporariamente a urina, enquanto a pele é limpa e preparada para a aplicação de outro dispositivo.

Em geral, é difícil a manutenção da integridade da **pele periestomal** (pele em torno do ostoma), devido às trocas frequentes do dispositivo e da amônia presente na urina. Por isso, são usados produtos que agem como barreiras para a pele, sendo, às vezes, aplicados pomadas com esteroides ou antibióticos.

IMPLICAÇÕES PARA A ENFERMAGEM

Pacientes com problemas de eliminação urinária podem apresentar um ou mais dos seguintes diagnósticos de enfermagem:

- Déficit no Autocuidado: Uso do Vaso Sanitário
- Eliminação Urinária Prejudicada
- Risco de Infecção
- Incontinência Urinária de Esforço
- Incontinência Urinária de Urgência
- Incontinência Urinária Reflexa
- Incontinência Urinária Funcional
- Baixa Autoestima Situacional
- Risco de Integridade da Pele Prejudicada

O plano de cuidados de enfermagem 30.1 foi elaborado para um paciente com incontinência urinária de urgência, definida pela NANDA (2012, p. 253) como "perda involuntária de urina que ocorre imediatamente após uma forte sensação de urgência para urinar".

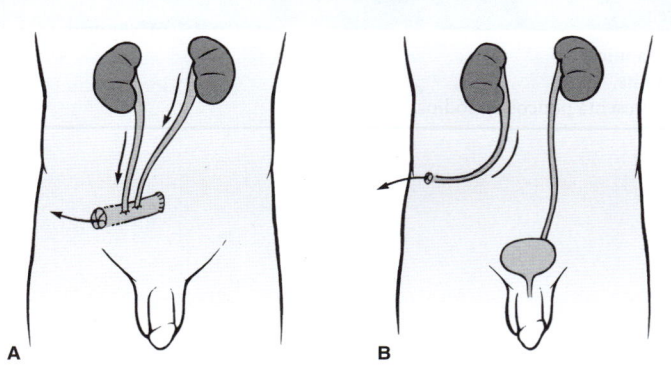

FIGURA 30.15 Exemplos de desvios urinários. (**A**) Conduto ileal. (**B**) Ureterostomia cutânea. (Smeltzer, S.C. & Bare, B. G. [2010] *Brunner and Suddarth's textbook of medical-surgical nursing* [12ª ed] Philadelphia: Lippincott Williams & Wilkins, 2003.)

PLANO DE CUIDADOS DE ENFERMAGEM 30.1 — Incontinência urinária de urgência

Investigação
- Pergunte sobre o número de eliminações por dia: mais de 8 micções em 24 horas ou despertar duas ou mais vezes durante a noite para urinar ou apresentar necessidade de urinar imediatamente após a bexiga ter sido esvaziada, sugerem um padrão de urgência, ou também ter referido uma "bexiga demasiadamente ativa".
- Identifique o intervalo que o paciente consegue esperar para postergar a micção, depois da sensação de precisar esvaziar a bexiga, comumente relatado como período de alerta (Carpenito-Moyet, 2006).
- Pergunte ao paciente se a necessidade de urinar é controlada com mais dificuldade à medida que se aproxima do banheiro.
- Determine se o paciente apresenta perdas acidentais de urina quando há uma necessidade quase incontrolável de urinar.

Diagnóstico de enfermagem: **Incontinência Urinária de Urgência** relacionada a contrações desenfreadas da musculatura vesical, manifestada por 14 a 18 micções por dia, incluindo o despertar 3 vezes à noite para urinar; episódios diários de incontinência urinária, com capacidade prejudicada de retardar a urgência para urinar.

Resultado esperado: O paciente relatará uma diminuição no número de eliminações diárias, para menos de 8 episódios por dia; ausência ou limitação de episódios de nictúria; capacidade de retardar a micção em 15 minutos ou mais, a partir do momento que ela parece iminente, e ausência de incontinência urinária dentro de 6 a 8 semanas após a implementação das intervenções terapêuticas; por exemplo, até 15/9.

Intervenções	Justificativas
Mantenha um registro das frequências das eliminações e do tempo entre o sinal de alerta para a micção e sua ocorrência, por 3 dias, começando em 1/8 até 3/8.	A documentação do padrão individual de eliminação do paciente facilita a implementação de intervenções de enfermagem apropriadas.
Alerte toda a equipe de enfermagem para atender, logo que possível, aos pedidos de assistência feitos pelo paciente.	A pronta resposta reduz episódios de incontinência e demonstra a união dos esforços para ajudá-lo a alcançar o controle das micções.
Oriente o paciente a conter a micção pelo maior tempo possível, assim que perceber o sinal de alerta.	Os esforços para retardar a micção ajudam a reverter um hábito já estabelecido de pronta resposta à necessidade urgente de urinar.
Sugira que o paciente use uma técnica, como respirar profundamente, cantar uma canção ou falar com algum familiar, para retardar a micção.	Ampliar o foco da atenção em algo que não seja a micção pode proporcionar distração suficiente para estender o intervalo entre o sinal de alerta e o ato de urinar em si.
Estimule o paciente a eliminar a ingestão de bebidas que contenham álcool ou cafeína.	A cafeína promove a micção; o álcool inibe o hormônio antidiurético, o que evita a reabsorção de água nos néfrons e leva a uma maior formação de urina.
Assegure uma ingestão hídrica de no mínimo 1.500-2.000 mL/dia.	Uma ingestão hídrica adequada reduz o potencial para infecções urinárias ou formação de cálculos renais.
Ajude o paciente a usar o vaso sanitário para urinar, na frequência que corresponda ao padrão de eliminação urinária pré-condicionado do paciente, isto é, aproximadamente a cada meia hora, e prolongue o tempo em 15 minutos, até que seja alcançado um intervalo de 2 horas entre uma micção e outra.	Aumentando a duração dos intervalos entre as eliminações reduz a formação crônica de baixos volumes de urina, melhora as condições da musculatura vesical e aumenta a capacidade da bexiga, o que potencializa o alcance da continência.
Continue a prolongar os intervalos entre as eliminações até que o paciente esteja urinando não mais do que a cada 4 horas, num período de 24 horas.	O recondicionamento do controle miccional é facilitado pela repetição e gradual aumento dos esforços para controlar as eliminações.
Elogie o paciente toda a vez que uma meta a curto prazo de retardo ou controle da micção for alcançada.	Reforços positivos ajudam a motivar o paciente a manter seus esforços para controlar a incontinência.
Partilhe o progresso do paciente com o médico.	Intervenções médicas, como a prescrição de medicamentos que bloqueiam a acetilcolina (agente anticolinérgico), podem ajudar a inibir as contrações da musculatura vesical e promover a contração do esfincter urinário.

Avaliação dos resultados esperados:
- O paciente é capaz de gradualmente retardar a micção.
- A nictúria está reduzida a um episódio por noite.
- O paciente não apresenta incontinência ou apresenta poucos episódios.

EXERCÍCIOS DE PENSAMENTO CRÍTICO

1. Durante uma avaliação de enfermagem a paciente relata gotejamentos periódicos de urina. Que informações adicionais seria importante obter?
2. Uma paciente idosa confidencia que gostaria de participar de atividades fora de casa, mas está preocupada que outras pessoas percebam seu problema com a incontinência urinária. Qual informação poderia ajudar essa paciente? Quais sugestões poderiam ser dadas?
3. Um residente de um lar geriátrico, que usa um cateter de demora por, no mínimo, 6 meses, diz "Eu faria qualquer coisa se não tivesse de usar este cateter". Quais informações poderiam ser apropriadas neste momento?
4. O médico autoriza a remoção de um cateter urinário de demora. Quais seriam as ações do enfermeiro?

QUESTÕES DE REVISÃO – ESTILO DO NCLEX

1. Qual é a investigação de enfermagem mais importante antes de iniciar um treinamento da continência?
   1. Registrar os momentos em que o paciente fica incontinente.
   2. Verificar os resultados das uroanálises de rotina.
   3. Palpar a extensão da distensão vesical.
   4. Observar as características da urina do paciente.
2. Qual das alternativas sinaliza a ação de enfermagem mais apropriada durante o retreinamento da continência, quando um paciente deseja restringir a ingestão hídrica para permanecer seco por períodos mais longos?
   1. Encorajar essa atitude, pois ela evidencia a cooperação do paciente.
   2. Encorajar essa atitude porque ela conduz ao alcance da meta estabelecida.
   3. Desencorajar essa atitude, pois ela contribui para a ocorrência de constipação.
   4. Desencorajar essa atitude porque ela predispõe ao desequilíbrio hídrico.
3. Ao aplicar um cateter externo tipo preservativo, qual destas ações é a correta?
   1. Lubrificar o pênis antes de aplicar o cateter.
   2. Medir o comprimento e a circunferência do pênis.
   3. Deixar um espaço entre o pênis e a extremidade inferior do cateter.
   4. Retrair o prepúcio e desenrolar o cateter sobre o pênis.
4. Após inserir um cateter de demora num paciente do sexo masculino, qual das seguintes alternativas descreve a técnica apropriada para estabilizar o cateter, de forma a evitar que ele cause uma fístula peni-escrotal?
   1. Fixar o cateter, com fita adesiva, no abdome.
   2. Passar o cateter sob a perna do paciente.
   3. Fixar a extensão da drenagem à cama, com um alfinete de segurança.
   4. Inserir o cateter na extensão da bolsa coletora.
5. Quando o enfermeiro orienta um paciente do sexo feminino sobre a técnica para coleta de uma amostra urinária por jato médio para um exame de rotina, qual das alternativas representa a orientação correta?
   1. "Limpe a região uretral usando vários movimentos circulares."
   2. "Urine dentro do recipiente plástico que se encontra sob o vaso sanitário."
   3. "Após urinar uma pequena quantidade, colete uma amostra de urina."
   4. "Misture a solução antimicrobiana com a amostra de urina coletada."

HABILIDADE 30.1 — Colocando e removendo uma comadre

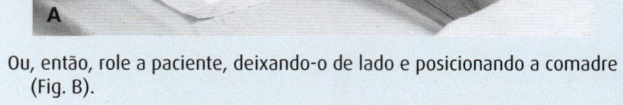

Ação sugerida	Justificativa
INVESTIGAÇÃO	
Pergunte ao paciente se ele sente necessidade de urinar.	Antecipar as necessidades de eliminação.
Palpe a região inferior do abdome em busca de sinais de distensão da bexiga.	Indicar o enchimento da bexiga.
Determine a necessidade ou não do uso de uma comadre tipo pá ou a existência de alguma restrição para virar ou erguer o paciente.	Evitar lesões.
PLANEJAMENTO	
Reúna os itens necessários, como luvas limpas, comadre, papel higiênico e um forro descartável.	Promover a organização e o controle eficiente do tempo.
Aqueça a comadre, derramando água quente sobre ela, especialmente se for de metal.	Demonstrar preocupação com o conforto do paciente.
IMPLEMENTAÇÃO	
Lave as mãos ou realize antissepsia por meio de fricção com álcool (ver o Cap. 10); coloque luvas limpas.	Reduzir a transmissão de microrganismos.
Coloque a cama ajustável na posição elevada.	Promover o uso correto da mecânica corporal.
Feche a porta e puxe a cortina de privacidade.	Demonstrar preocupação pelo direito do paciente a privacidade e dignidade.
Erga o lençol superior o suficiente para determinar a localização dos quadris e das nádegas do paciente.	Evitar exposição desnecessária.
Oriente o paciente a dobrar os joelhos e pressionar a cama para baixo com os pés.	Ajudar a erguer os quadris.
Coloque um forro descartável sobre o lençol inferior, caso necessário.	Proteger a roupa de cama da umidade e da sujeira.
Deslize a comadre para baixo das nádegas do paciente (Fig. A).	Assegurar a colocação correta.
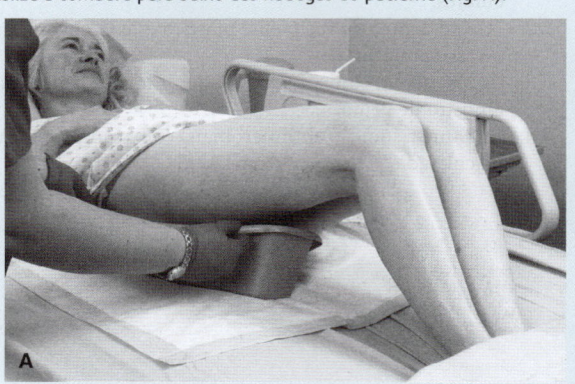 **Colocação da comadre.**	
Ou, então, role a paciente, deixando-o de lado e posicionando a comadre (Fig. B).	Reduzir o esforço da tarefa e o potencial para uma lesão associada ao trabalho; ajudar a posicioná-la, caso ela não possa erguer as nádegas.
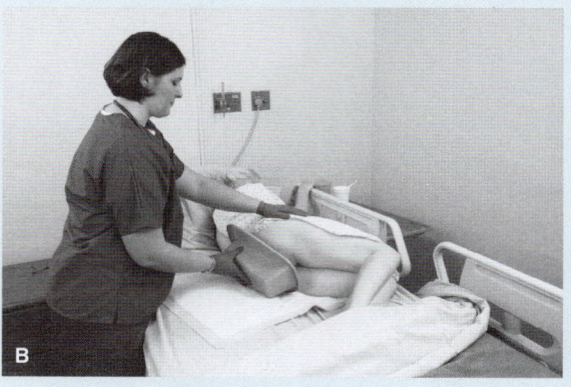 **Colocação da comadre a partir da posição de decúbito lateral.**	

(continua)

Conceitos e Habilidades Fundamentais no Atendimento de Enfermagem

Colocando e removendo uma comadre *(continuação)*

IMPLEMENTAÇÃO *(continuação)*	
Eleve a cabeceira da cama (Fig. C).	Estimular a posição natural para a eliminação.

C

Posição para eliminação.

Assegure que o papel higiênico esteja ao alcance do paciente.	Oferecer artigos para higiene.
Identifique a localização da campainha e deixe o paciente sozinho, caso isso seja seguro.	Respeitar a privacidade e oferecer um mecanismo para comunicação, havendo necessidade de auxílio.
Retorne e retire a comadre.	Evitar desconforto.
Auxilie na remoção dos resíduos de urina da pele, caso haja necessidade.	Evitar odores desagradáveis e irritação da pele.
Envolva a mão enluvada com papel higiênico e limpe (paciente do sexo feminino) a partir do meato para a região anal.	Apoiar os princípios de assepsia médica.
Coloque o papel higiênico usado na comadre, a menos que seja necessário fazer alguma medição.	Colocar o papel usado em recipiente adequado até o momento de ser jogado fora.
Ajude o paciente a obter uma posição confortável.	Assegurar o bem-estar do paciente.
Ofereça material para lavagem das mãos.	Retirar resíduos de urina e os microrganismos colonizantes.
Meça o volume de urina, caso o paciente tenha sua ingestão e eliminação monitoradas.	Garantir a coleta precisa de dados.
Guarde uma amostra da urina se parecer anormal de alguma forma.	Facilitar o exame laboratorial ou a posterior avaliação.
Esvazie a comadre no vaso sanitário e dê descarga.	Facilitar o descarte.
Limpe a comadre e recoloque-a no lugar, que não é o mesmo onde são guardados os materiais de limpeza.	Apoiar os princípios de assepsia.
Tire as luvas e repita a higiene das mãos.	Retirar os microrganismos colonizantes.

Avaliação
A comadre foi colocada sem lesão.
A urina é eliminada.
As medidas de higiene foram implementadas.

Documentação
Volume de urina eliminado (para monitorar a ingestão e a eliminação).
Aspecto e outras características da urina.

EXEMPLO DE DOCUMENTAÇÃO

Data e hora   Auxiliada para usar a comadre. Eliminou 300 mL de urina límpida e âmbar, sem dificuldade. _____ ASSINATURA / FUNÇÃO

HABILIDADE 30.2 Colocando um dispositivo urinário externo

Ação sugerida	Justificativa
INVESTIGAÇÃO	
Lave as mãos ou realize antissepsia por meio de fricção com álcool (ver Cap.10).	Reduzir o potencial para transmissão de microrganismos.
Examine o pênis do paciente, em busca de edema ou fissuras na pele.	Proporcionar dados para futuras comparações ou uma base de dados para o uso de algum outro método de coleta da urina.
Determine a compreensão do paciente sobre a aplicação e o uso de um dispositivo externo.	Proporcionar uma oportunidade de educação para saúde.
Verifique a disposição do paciente quanto ao uso do dispositivo urinário.	Respeitar seu direito de participar na tomada de decisão.

(continua)

Colocando um dispositivo urinário externo *(continuação)*

INVESTIGAÇÃO *(continuação)*

Verifique a prescrição médica para determinar se o paciente é alérgico ao látex.	Manter sua segurança e evitar uma possível reação alérgica.

PLANEJAMENTO

Reúna os materiais como sabonete, água, toalha, preservativo, extensor para drenagem, recipiente de coleta e luvas limpas. Alguns dispositivos vêm embalados com fita adesiva ou velcro para prender o extensor.	Promover a organização e o controle eficiente do tempo.
Proporcione privacidade.	Demonstrar respeito à dignidade.
Coloque o paciente em posição supina e cubra-o com uma toalha de banho.	Facilitar a aplicação do dispositivo e manter a privacidade.

IMPLEMENTAÇÃO

Lave as mãos ou realize antissepsia por meio de fricção com álcool (ver o Cap. 10); coloque luvas limpas.	Reduzir a transmissão de microrganismos e seguir as precauções-padrão.
Lave e seque bem o pênis.	Promover a integridade da pele.
Envolva o pênis com a fita adesiva em espiral da base para a extremidade (Fig. A).	Reduzir o potencial de restrição do fluxo sanguíneo.

A

Aplicação da fita adesiva em espiral.

Enrole a extremidade mais larga do preservativo na direção da extremidade mais estreita (Fig. B).	Facilitar a aplicação ao pênis.

B

Bainha do preservativo enrolada.

(continua)

Colocando um dispositivo urinário externo *(continuação)*

IMPLEMENTAÇÃO *(continuação)*

Mantenha cerca de 2,5 a 5 cm da parte inferior do envoltório abaixo da extremidade do pênis e desenrole o envoltório no sentido da base do pênis (Fig. C).	Deixar espaço abaixo da uretra para evitar irritação do meato.
	Desenrolando a bainha do preservativo sobre o pênis.
C	
Prenda a terminação superior do envoltório ainda enrolado junto à pele, com uma segunda tira de fita adesiva ou Velcro, mas não muito apertado para não interferir na circulação (Fig. D).	Garantir que o dispositivo permanecerá no local.
	Prendendo um cateter tipo preservativo
D	
Conecte a extremidade do preservativo à bolsa coletora (Fig. E).	Permitir a drenagem e a coleta da urina.
	Prendendo o preservativo ao sistema de coleta de drenagem.
E	

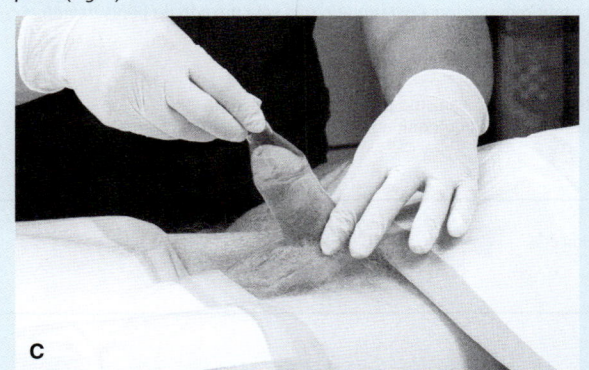

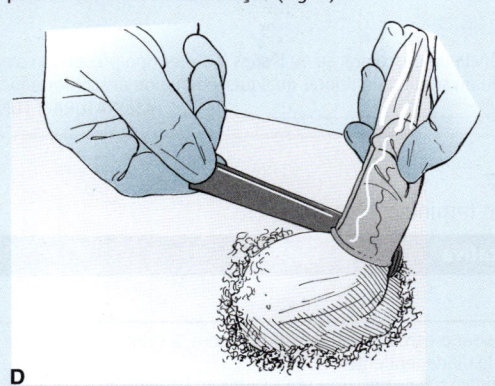

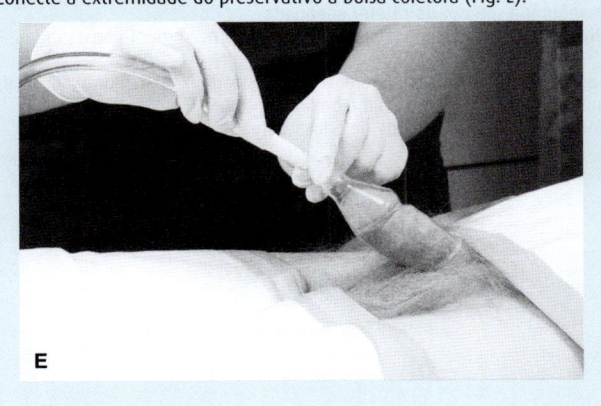

(continua)

Colocando um dispositivo urinário externo *(continuação)*

IMPLEMENTAÇÃO *(continuação)*

Ação	Justificativa
Mantenha o pênis posicionado para baixo.	Promover a drenagem da urina.
Examine o pênis a cada duas horas, no mínimo.	Garantir a pronta atenção a sinais de prejuízo circulatório.
Verifique se o dispositivo urinário não está torcido.	Manter sua permeabilidade.
Esvazie a bolsa junto à perna, caso esteja sendo usada, à medida que ela esteja parcialmente cheia de urina.	Garantir que o dispositivo urinário não seja puxado do pênis devido ao peso da urina coletada.
Retire e troque o preservativo diariamente ou com maior frequência, caso ele afrouxe ou fique apertado.	Manter a integridade da pele.
Substitua por roupas à prova de umidade durante períodos de não uso.	Oferecer um mecanismo para absorção da urina.
Lave o dispositivo urinário e a bolsa coletora com água morna e sabonete e enxágue com uma solução de vinagre e água à proporção de 1:7.	Aumentar o uso do equipamento e reduzir odores desagradáveis.

Avaliação

- O preservativo permanece preso ao pênis.
- O pênis não exibe evidências de fissuras na pele, edema ou circulação prejudicada.
- A roupa de cama e o vestuário permanecem secos.

Documentação

- Dados do levantamento anterior à aplicação.
- Medidas de higiene realizadas.
- Horário da aplicação do preservativo.
- Conteúdo dos ensinamentos de saúde.
- Dados do levantamento pós-aplicação.

EXEMPLO DE DOCUMENTAÇÃO

Data e hora: Pênis lavado com sabonete e água. Pele do pênis intacta. Ausência de descoloração ou lesões. Cateter tipo preservativo aplicado e conectado a uma bolsa coletora junto à perna. Orientado no sentido de relatar qualquer edema ou desconforto locais.
_____ ASSINATURA / FUNÇÃO

HABILIDADE 30.3 — Inserindo uma sonda foley num paciente do sexo feminino

Ação sugerida	Justificativa
INVESTIGAÇÃO	
Verifique os registros da paciente na busca de uma prescrição médica por escrito.	Demonstrar o escopo legal da enfermagem; a cateterização não é uma medida independente.
Inspecione os registros médicos para determinar se a paciente possui alergia ao látex.	Determinar se é seguro usar um cateter de látex ou se é necessário obter um de outro material.
Determine o tipo de sonda que foi prescrito.	Assegurar a seleção do cateter adequado.
Revise o registro da paciente na busca de documentação sobre problemas geniturinários.	Obter dados com os quais seja modificado o procedimento ou o equipamento.
Avalie o tamanho, a idade e a mobilidade da paciente.	Selecionar o tamanho do cateter e a necessidade de assistência adicional.
Avalie o horário da última eliminação.	Indicar quão cheia pode estar a bexiga.
Determine quanto a paciente compreende sobre a cateterização.	Fornecer uma oportunidade de educação para saúde.

(continua)

Inserindo uma sonda Foley em um paciente do sexo feminino *(continuação)*

INVESTIGAÇÃO *(continuação)*	
Familiarize-se com as características anatômicas (Fig.A).	Facilitar a inserção no local adequado.

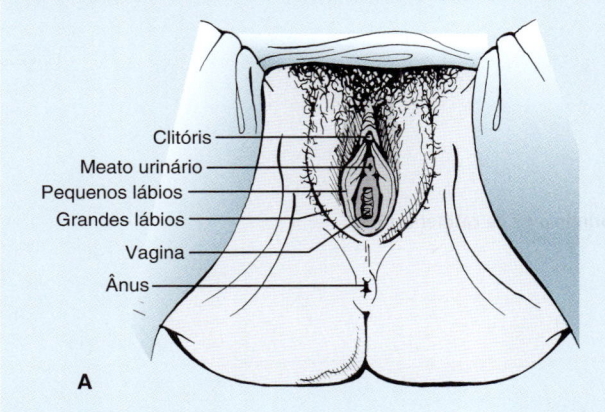

Clitóris
Meato urinário
Pequenos lábios
Grandes lábios
Vagina
Ânus

A

Características anatômicas femininas.

PLANEJAMENTO	
Reúna os materiais, que incluem a bandeja de cateterização, uma toalha de banho e foco de luz adicional, se for necessário.	Promover a organização e o controle eficiente do tempo.

IMPLEMENTAÇÃO	
Feche a porta e puxe a cortina de privacidade.	Demonstrar preocupação com a dignidade da paciente.
Eleve a cama à posição alta.	Evitar tensão nas costas.
Lave as mãos ou realize antissepsia por meio de fricção com álcool (ver o Cap.10).	Reduzir o potencial de transmissão de microrganismos.
Cubra a paciente com a toalha de banho e puxe o lençol superior para os pés da cama.	Evitar exposição desnecessária.
Posicione o foco de luz adicional nos pés da cama ou solicite a um assistente que segure uma lanterna.	Garantir boa visualização.
Use os cantos da toalha de banho para cobrir as pernas.	Proporcionar calor e manter o pudor.
Coloque a paciente em posição dorsal reclinada, com os joelhos dobrados e com os pés separados cerca de 60 cm (Fig. B).	Propiciar acesso ao sistema urinário feminino.

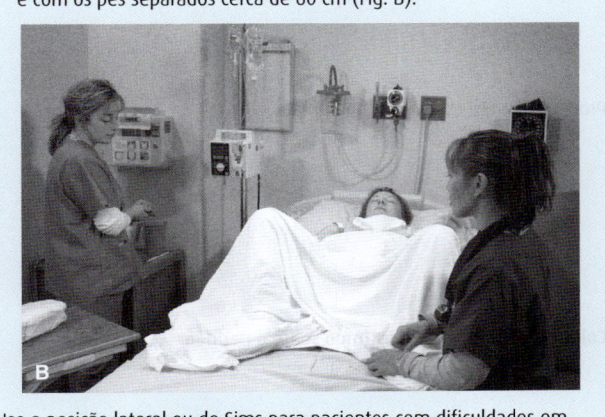

Paciente coberta e colocada em posição dorsal reclinada.

Use a posição lateral ou de Sims para pacientes com dificuldades em manter a posição dorsal reclinada, com os joelhos dobrados.	Proporcionar acesso ao sistema urinário feminino, embora nenhuma posição seja preferida.
Se a paciente apresentar secreções externamente, coloque luvas, lave-a, e novamente realize a higiene das mãos.	Manter os princípios de assepsia.
Retire o invólucro da bandeja de cateterização e coloque-a próximo.	Oferecer um recipiente para coletar os itens sujos.

(continua)

Inserindo uma sonda Foley em um paciente do sexo feminino *(continuação)*

IMPLEMENTAÇÃO *(continuação)*

Desdobre a cobertura estéril, de modo a manter a esterilidade dos demais itens dentro da bandeja (ver o Cap.10) (Fig. C)	Evitar a contaminação e o potencial para infecção.
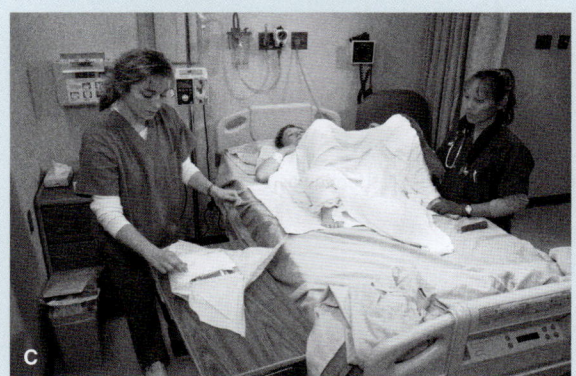 **C**	**Abrindo o *kit* de cateter estéril**
Retire as luvas estéreis do pacote e coloque-as (ver o Cap. 10).	Facilitar o manuseio do equipamento remanescente, sem transferir microrganismos.
Retire a toalha estéril da bandeja e coloque-a sob os quadris da paciente (Fig. D).	Proporcionar um campo estéril.
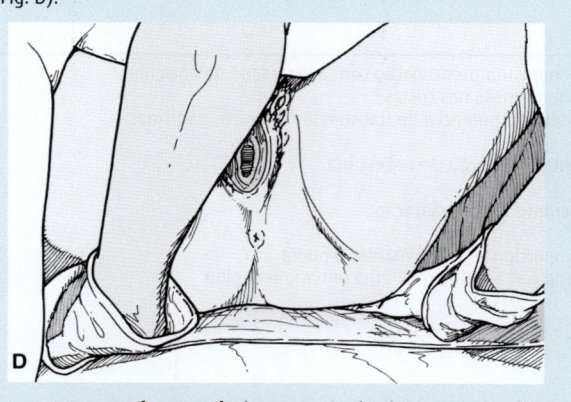 **D**	**Colocação da toalha estéril.**
Coloque um **campo fenestrado** (com um círculo aberto no centro) sobre o períneo (Fig. E).	Proporcionar um campo estéril.
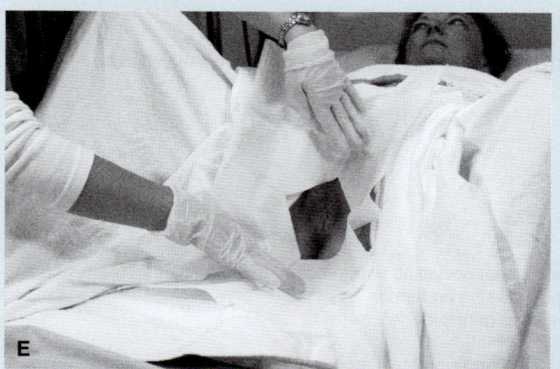 **E**	**Colocando um campo fenestrado sobre o períneo.**

(continua)

Inserindo uma sonda Foley em um paciente do sexo feminino *(continuação)*

IMPLEMENTAÇÃO *(continuação)*

Abra uma embalagem de solução antisséptica (Betadine) e derrame-a em bolas de algodão.	Preparar os itens esterilizados antes de contaminar uma das mãos posteriormente no procedimento.
Teste o balonete do cateter, instilando o líquido da seringa antecipadamente cheia; depois, aspireo de volta com a mesma seringa (Fig. F).	Determinar se o balonete está intacto ou apresenta defeito.

Testando o balonete.

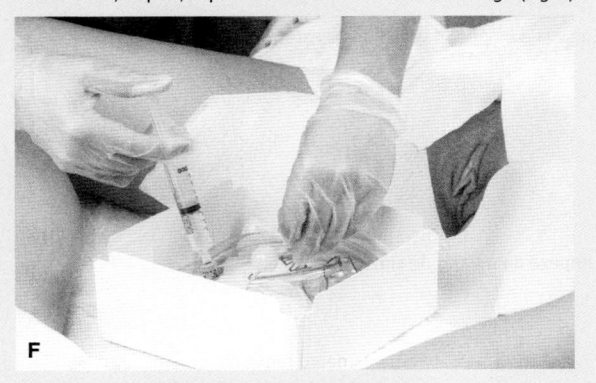

Espalhe lubrificante sobre a extremidade do cateter (Fig. G).

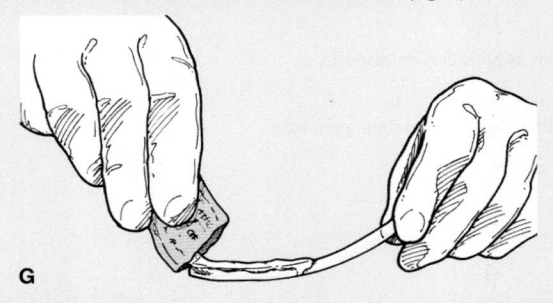

Facilitar a inserção.

Lubrificação do cateter.

Coloque a bandeja de cateterização em cima da toalha estéril, entre as pernas da paciente.

Facilitar o acesso aos materiais e reduzir o potencial de contaminação.

Pegue uma bola de algodão umedecida com uma pinça esterilizada e esfregue um dos lados dos grandes lábios, partindo da parte anterior para a direção posterior.

Limpar a pele externa antes de higienizar as áreas mais profundas do tecido.

Jogue fora a bola de algodão suja na embalagem externa da bandeja, que serve como lixo; repita a limpeza no outro lado dos grandes lábios.

Concluir a limpeza bilateral.

Separe os grandes e os pequenos lábios com o polegar e demais dedos da mão não dominante, expondo o meato urinário (Fig. H).

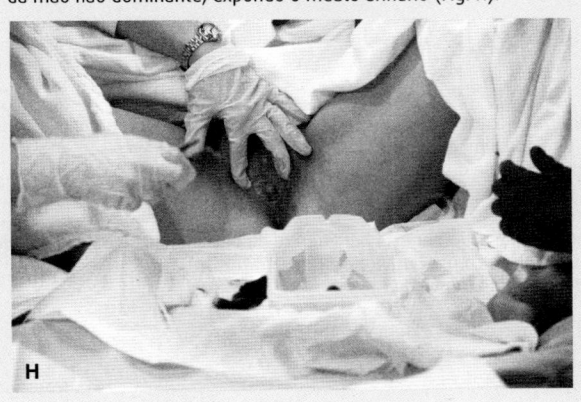

Facilitar a visualização dos aspectos anatômicos e evitar o potencial de contaminação do cateter durante a inserção.

Separação dos lábios vaginais.

(continua)

Inserindo uma sonda Foley em um paciente do sexo feminino *(continuação)*

IMPLEMENTAÇÃO *(continuação)*

Considere contaminada a mão que separou os lábios.	Evitar a transferência de microrganismos ao equipamento e aos materiais esterilizados.
Limpe cada um dos lados dos pequenos lábios com uma bola de algodão separada, ao mesmo tempo em que continua a retrair o tecido com a mão não dominante.	Remover os microrganismos colonizantes.
Use a última bola de algodão para limpar a região central, iniciando acima do meato e indo na direção da vagina (Fig. I).	Concluir a limpeza das estruturas externas.

Limpeza do meato, de cima para baixo.

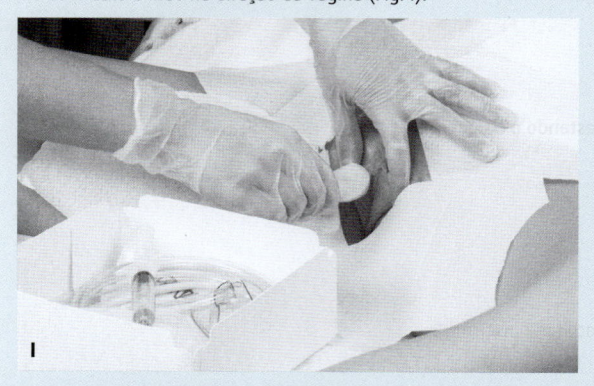

Descarte a pinça com a última bola de algodão na embalagem para itens contaminados.	Seguir os princípios de assepsia.
Mantenha separados os tecidos limpos.	Evitar a recontaminação.
Pegue o cateter, segurando-o a uma distância de, aproximadamente, 7,5 a 10 cm da extremidade (Fig. J).	Facilitar o controle durante a inserção.

Preparo para inserção do cateter.

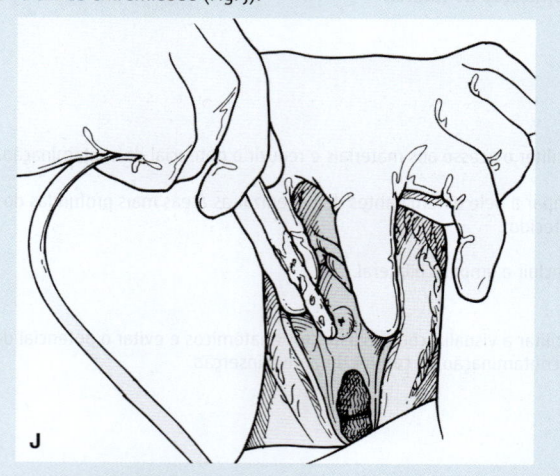

Insira a extremidade do cateter no meato, cerca de 5 a 7,5 cm, ou até que a urina comece a fluir.	Localizar a extremidade para além da extensão da uretra feminina, que tem aproximadamente 4 a 6,5 cm.
Reexamine as características anatômicas, caso não haja evidência de urina; remova um cateter incorretamente aplicado e repita o procedimento, usando um novo cateter estéril.	Indicar uma de duas possibilidades: ou a bexiga está vazia ou o cateter foi colocado na vagina equivocadamente; garantir a esterilidade do material.
Avance o cateter mais 1,3 a 2,5 cm, depois que a urina começar a fluir.	Garantir que o cateter está bem dentro da bexiga, onde o balonete pode ser inflado com segurança.
Direcione a extremidade do cateter de modo que drene para dentro da cuba da bandeja ou do recipiente para coleta de amostras.	Evitar molhar a roupa de cama.
Mantenha o cateter no local com o polegar e os demais dedos que estavam separando os lábios.	Estabilizar o cateter externamente.

(continua)

Inserindo uma sonda Foley em um paciente do sexo feminino *(continuação)*

IMPLEMENTAÇÃO *(continuação)*

Pegue a seringa pré-cheia com a mão dominante, esterilizada, insira-a na abertura do balonete e instile o líquido (Fig. K).	Estabilizar o cateter internamente.

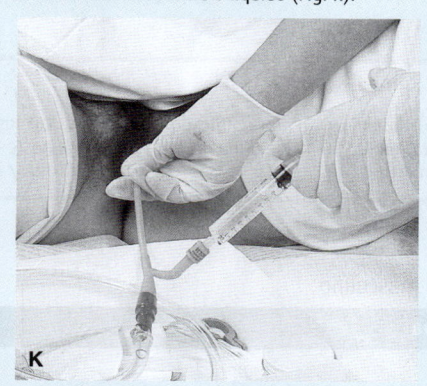

K

Inflando o balonete.

Retire o líquido do balonete, caso a paciente descreva sensação de dor ou de desconforto, empurre o cateter um pouco mais e tente novamente.	Evitar uma lesão interna.
Puxe o cateter suavemente após encher o balonete. Conecte o cateter a uma bolsa coletora de urina. Limpe o meato e os lábios, removendo resíduos de lubrificante. Prenda o cateter junto à perna, com fita adesiva ou outro recurso disponível (Fig. L).	Testar para ver se o cateter está ou não bem firme no interior da bexiga. Proporcionar um meio de avaliar a urina e medir seu volume. Demonstrar preocupação com o conforto da paciente. Evitar puxões no balonete que está na extremidade do cateter.

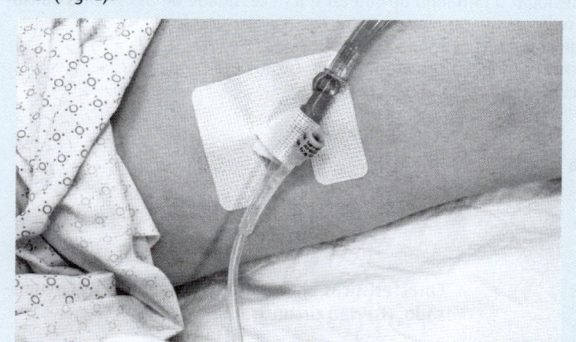

L

Fixação do cateter à coxa.

Pendure a bolsa coletora abaixo do nível da bexiga; enrole as sobras da extensão sobre o colchão.	Garantir a drenagem por gravidade.
Retire a bandeja de cateterização e a embalagem com os itens sujos. Remova as luvas e realize a higiene das mãos. Retire o campo, reponha o lençol de cima, deixe a paciente confortável e abaixe a cama.	Seguir os princípios de assepsia. Remover os microrganismos colonizantes. Restaurar o conforto e a segurança.

Avaliação

- O cateter está inserido mediante condições assépticas.
- A urina está drenando do cateter.
- O paciente não exibe evidências de desconforto durante ou após a inserção.

(continua)

Inserindo uma sonda Foley em um paciente do sexo feminino *(continuação)*

Documentação
Dados do levantamento anterior à aplicação.
Tamanho e tipo de cateter.
Quantidade e aspecto da urina.
Resposta da paciente.

EXEMPLO DE DOCUMENTAÇÃO
Data e hora — Incapaz de eliminar diurese nas últimas oito horas. Sente a bexiga distendida. Dr. Peter notificado. Sonda Foley 16F inserida mediante prescrição e conectada a um sistema de drenagem gravitacional. 550 mL de urina drenada da bexiga neste momento. Urina com aspecto âmbar-claro. Relatou ausência de desconforto. _____ ASSINATURA / FUNÇÃO

HABILIDADE 30.4 Inserindo uma sonda foley em um paciente do sexo masculino

Ação sugerida	Justificativa
INVESTIGAÇÃO	
Verifique os registros do paciente na busca de uma prescrição médica por escrito.	Demonstrar o aspecto legal da enfermagem; a cateterização não é uma medida independente.
Inspecione os registros médicos para determinar se o paciente possui alergia ao látex.	Determinar se é seguro usar um cateter de látex ou se é necessário obter um de outro material.
Determine o tipo de sondagem que está sendo prescrito.	Assegurar a seleção do cateter adequado.
Revise o registro do paciente na busca de documentação sobre problemas geniturinários.	Obter dados com os quais seja modificado o procedimento ou o equipamento.
Avalie o tamanho, a idade e a mobilidade do paciente.	Selecionar o tamanho do cateter e a necessidade de assistência adicional.
Avalie o horário da última eliminação.	Indicar quão cheia pode estar a bexiga.
Determine quanto o paciente compreende sobre a cateterização.	Fornecer uma oportunidade de educação para saúde.
Familiarize-se com as características anatômicas (Fig A).	Facilitar a inserção.

Características anatômicas masculinas. (A) Circuncisado. (B) Não circuncisado.

A — Coroa do pênis; Glande; Escroto
B — Prepúcio; Meato uretral

PLANEJAMENTO	
Reúna os materiais, que incluem a bandeja de cateterização, uma toalha de banho e foco de luz adicional, se for necessário.	Promover a organização e o controle eficiente do tempo.
IMPLEMENTAÇÃO	
Feche a porta e puxe a cortina de privacidade.	Demonstrar preocupação com a dignidade do paciente.
Eleve a cama à posição alta.	Evitar tensão nas costas.
Lave as mãos ou realize antissepsia por meio de fricção com álcool (ver o Cap. 10).	Reduzir o potencial de transmissão de microrganismos.
Colocar o paciente em posição supina.	Propiciar acesso ao sistema urinário masculino.

(continua)

Inserindo uma sonda Foley em um paciente do sexo masculino *(continuação)*

IMPLEMENTAÇÃO *(continuação)*

Cubra a parte superior do corpo do paciente com uma toalha de banho e enrole o lençol de cima, deixando apenas o pênis exposto.	Garantir o mínimo de exposição.
Posicione o foco de luz adicional no pé da cama ou peça a um assistente que segure uma lanterna.	Garantir uma boa visualização.
Se o paciente apresentar secreções externamente, coloque luvas; lave o paciente, retire as luvas e novamente realize a higiene das mãos.	Manter os princípios de assepsia.
Retire o invólucro da bandeja de cateterização e coloque-o próximo.	Proporcionar um recipiente para coletar os itens sujos.
Desdobre a cobertura estéril, de modo a manter a esterilidade dos demais itens dentro da bandeja (ver o Cap10).	Evitar a contaminação e o potencial para infecção.
Retire as luvas estéreis do pacote e coloque-as (ver o Cap. 10).	Facilitar o manuseio do equipamento remanescente, sem transferir microrganismos.
Colocar o **campo fenestrado** (pano com um orifício central) sobre o pênis do paciente, sem tocar a superfície superior desse campo (Fig. B).	Proporcionar um campo estéril.

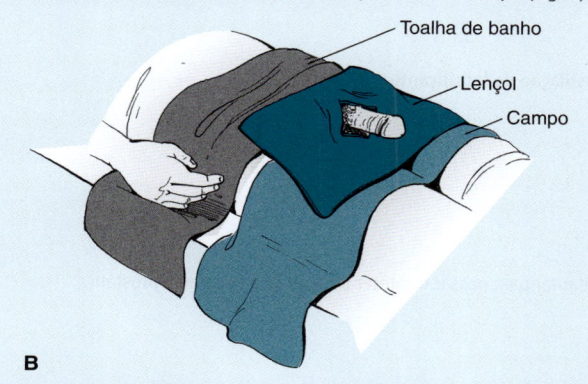

Colocação de um campo fenestrado.

Abra uma embalagem de solução antisséptica (Betadine) e derrame-a em bolas de algodão.	Preparar os itens esterilizados antes de contaminar uma das mãos posteriormente no procedimento.
Teste o balonete do cateter, instilando o líquido da seringa antecipadamente cheia; depois, aspire-o de volta com a mesma seringa.	Determinar se o balonete está intacto ou apresenta defeito.
Coloque a bandeja de cateterização em cima do campo estéril sobre as coxas do paciente.	Promover o fácil acesso aos materiais e reduzir o potencial de contaminação.
Levante o pênis em sua base com a mão não dominante; retraia o prepúcio, se o paciente não for circuncisado.	Promover a visualização e o apoio durante a inserção do cateter.
Levante o pênis em sua base com a mão não dominante; retraia o prepúcio, se o paciente não for circuncisado.	Promover a visualização e o apoio durante a inserção do cateter.
Considere contaminada a mão enluvada que segura o pênis.	Evitar a transferência de microrganismos ao equipamento e aos materiais estéreis.
Pegue uma bola de algodão umedecida com a pinça esterilizada e esfregue o pênis de forma circular, desde o meato, indo na direção da base; repita, utilizando uma nova bola de algodão de cada vez (Fig. C).	Remover microrganismos do meato.

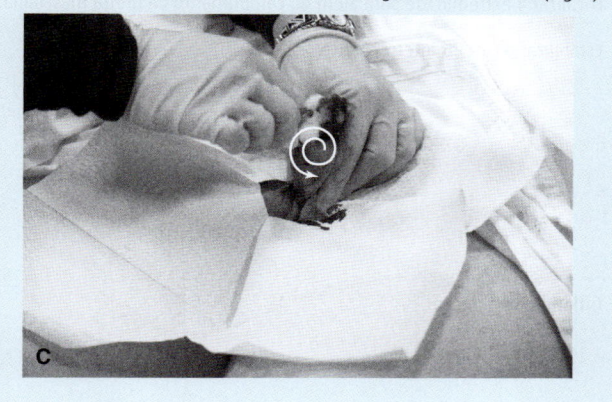

Limpeza do pênis.

(continua)

Inserindo uma sonda Foley em um paciente do sexo masculino *(continuação)*

IMPLEMENTAÇÃO *(continuação)*

Descarte a pinça com a última bola de algodão usada, colocando-as na embalagem para artigos contaminados.	Seguir os princípios de assepsia.
Aplique suave tração ao pênis, puxando-o para cima com a mão não dominante enluvada.	Deixar a uretra reta.
Insira o conteúdo da seringa, preenchida anteriormente com lubrificante, diretamente através do meato, para dentro da uretra (Fig. D).	Evitar traumas à uretra, causados pela lubrificação insuficiente; esta técnica substitui a prática tradicional de lubrificação da superfície externa do cateter, o que apenas resulta em acúmulo de lubrificante no meato (Gerard e Suepple, 1997).

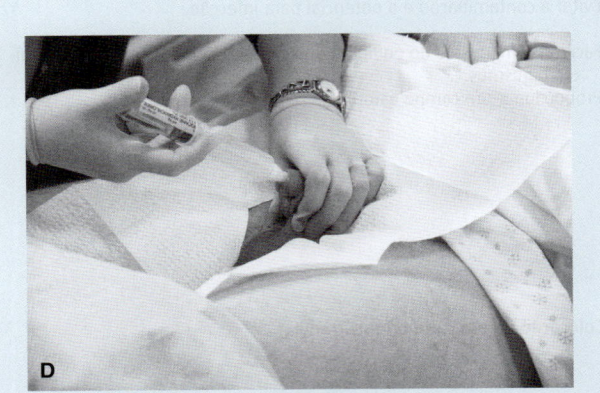

Instilação do lubrificante.

Insira o cateter, mas nunca o force; em vez disso, gire o cateter, aplique mais tração ao pênis, encoraje o paciente a respirar profundamente ou faça um ângulo com o pênis na direção dos dedos dos pés (Fig. E).	Adaptar para passar o cateter para além da glândula prostática.

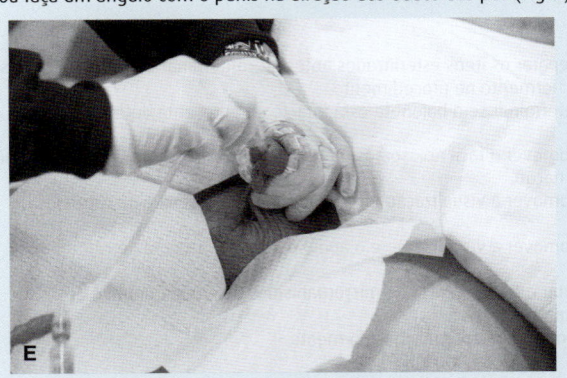

Inserção do cateter.

Continue a inserir o cateter, até que apenas a conexão e a via para inflar o balonete fiquem expostos e a urina comece a fluir.	Localizar a extremidade para além do comprimento da uretra masculina.
Pegue a seringa pré-cheia com a mão dominante, esterilizada, insira-a no orifício do balonete e instile o líquido (Fig. F).	Estabilizar o cateter internamente.

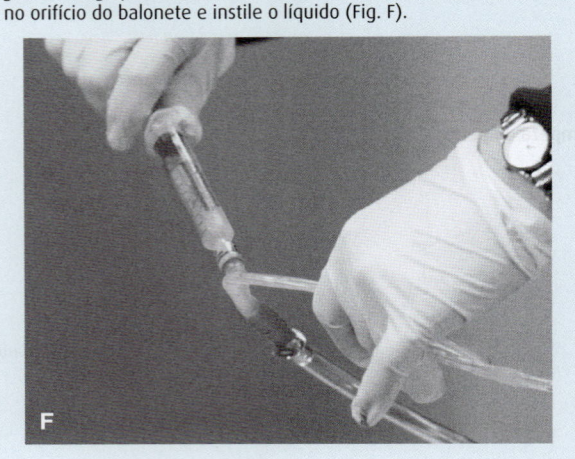

Inflando o balonete.

(continua)

Conceitos e Habilidades Fundamentais no Atendimento de Enfermagem

Inserindo uma sonda Foley em um paciente do sexo masculino *(continuação)*

IMPLEMENTAÇÃO *(continuação)*	
Retire o líquido do balonete, caso o paciente descreva sensação de dor ou de desconforto, empurre o cateter um pouco mais e tente novamente.	Evitar uma lesão interna.
Puxe o cateter suavemente após ter enchido o balonete.	Testar para ver se o cateter está ou não bem firme no interior da bexiga.
Conecte o cateter a uma bolsa coletora de urina.	Proporcionar um meio de avaliar a urina e seu volume.
Limpe o meato e o pênis, removendo resíduos de lubrificante.	Demonstrar preocupação com o conforto da paciente.
Fixe o cateter junto à perna ou no abdome com fita adesiva ou outro recurso disponível (Fig. G).	Evitar puxões no balonete que está na extremidade do cateter.
G	Prendendo o cateter.
Pendure a bolsa coletora abaixo do nível da bexiga; enrole as sobras da extensão sobre o colchão.	Garantir a drenagem por gravidade.
Retire a bandeja de cateterização e a embalagem com os itens sujos.	Seguir os princípios de assepsia.
Remova as luvas e realize a higiene das mãos.	Remover os microrganismos colonizantes.
Remova o campo, reponha o lençol de cima, deixe o paciente confortável e abaixe a cama.	Restaurar o conforto e a segurança.

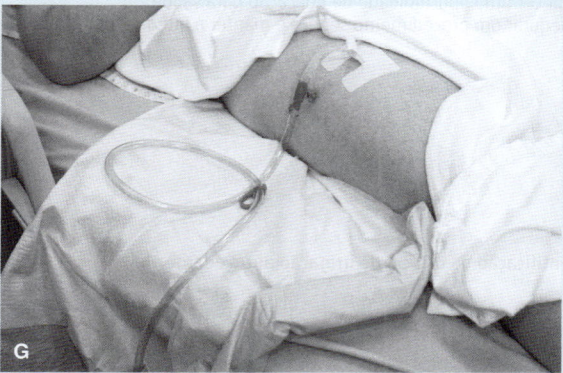

Avaliação
- O cateter foi inserido sob condições de assepsia.
- A urina está drenando do cateter.
- O paciente não exibe evidências de desconforto durante ou após a inserção.

Documentação
- Dados do levantamento anterior à aplicação.
- Tamanho e tipo de cateter.
- Quantidade e aspecto da urina.
- Resposta do paciente.

EXEMPLO DE DOCUMENTAÇÃO

Data e hora Sonda Foley 16F inserida antes da cirurgia, conforme prescrições pré-operatórias. 350 mL de urina obtidos antes de conectar a sonda ao sistema fechado de drenagem gravitacional. Urina com aspecto amarelo-claro e transparente.
_____ ASSINATURA / FUNÇÃO

HABILIDADE 30.5   Irrigação da sonda Foley*

Ação sugerida	Justificativa
INVESTIGAÇÃO	
Verifique os registros do paciente na busca de uma prescrição médica por escrito.	Demonstrar o aspecto legal da enfermagem; a irrigação do cateter não é uma medida independente.
Verifique o tipo de solução de irrigação prescrita ou siga a prática padrão, que costuma aconselhar o uso de solução salina fisiológica estéril.	Atender às orientações médicas ou aos padrões de cuidado.
Examine as características da urina.	Fornecer uma base de dados para avaliação dos resultados do procedimento.
Determine quanto o paciente compreende sobre a irrigação da sonda.	Fornecer uma oportunidade de educação para saúde.
Localize o orifício da extensão de drenagem pela qual o líquido poderá ser instilado (Fig. A).	Assegurar um procedimento seguro e manter a integridade do cateter.
A	Identificação do orifício de irrigação autovedante.
PLANEJAMENTO	
Reúna o equipamento e os materiais necessários: um *kit* de irrigação, um frasco de solução de irrigação estéril, uma seringa de 30 a 60 mL e cotonetes embebidos com álcool e uma tampa esterilizada para a extremidade da sonda de drenagem.	Promover a organização e o controle eficiente do tempo.
IMPLEMENTAÇÃO	
Lave as mãos ou realize antissepsia por meio de fricção com álcool (ver o Cap.10).	Seguir os princípios de assepsia e os padrões da prática.
Eleve a altura da cama.	Reduzir a tensão nas costas.
Puxe a cortina de privacidade.	Demonstrar preocupação com a dignidade do paciente.
Adicione 100 a 200 mL de solução na cuba de irrigação.	Evitar a contaminação e derramar toda a solução na cuba.
Coloque as luvas localizadas à beira do leito ou que estão contidas no *kit* de irrigação.	Atender às precauções padrão.
Coloque uma agulha na ponta da seringa irrigadora encontrada no *kit*. Encha a seringa com 30 a 60 mL de solução (Fig. B).	Garantir um meio para penetrar no orifício autovedante.
B	Enchendo a seringa com solução.

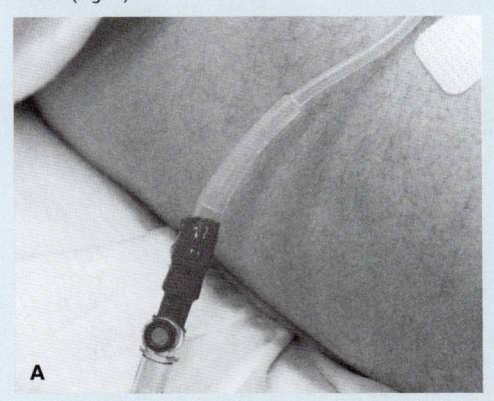

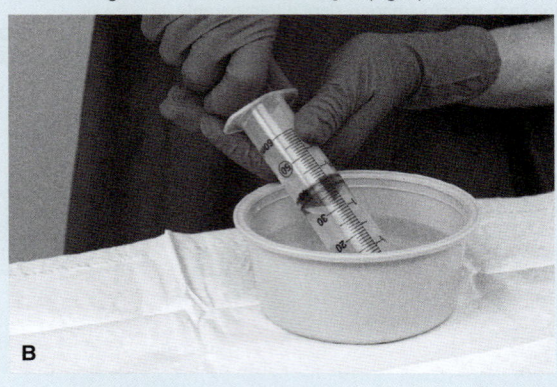

(continua)

---

* N. de R. T.: No Brasil, para a irrigação da sonda Foley, a solução comumente utilizada é a fisiológica a 0,9%.

Irrigação da sonda Foley *(continuação)*

IMPLEMENTAÇÃO *(continuação)*

Limpe o orifício da sonda com cotonetes embebidos em álcool (Fig. C)	Remover resíduos maiores e microrganismos colonizantes.
Limpando o orifício de irrigação.	
Prenda ou dobre a extensão abaixo do orifício através do qual será instilada a solução de irrigação (Fig. D).	Assegurar que a solução se movimente para frente na direção da sonda e não para o sistema de drenagem.
Prendendo a extensão de drenagem.	
Enquanto segura a sonda com uma mão, insira a seringa no orifício (Fig. E).	Manter a esterilidade.
Instilando a solução de irrigação.	
Instile a solução suavemente. Remova a seringa.	Remover os resíduos do cateter e diluir partículas no interior do cateter. Evitar vazamentos.

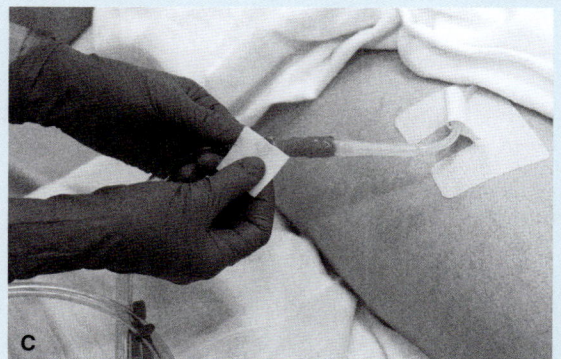

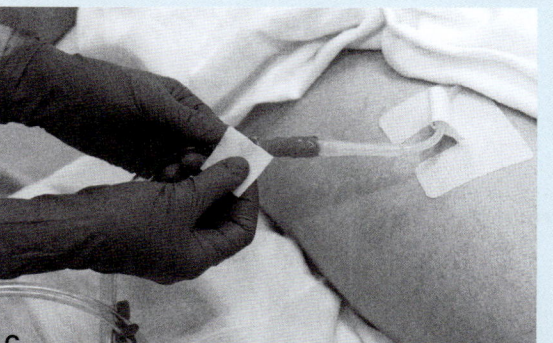

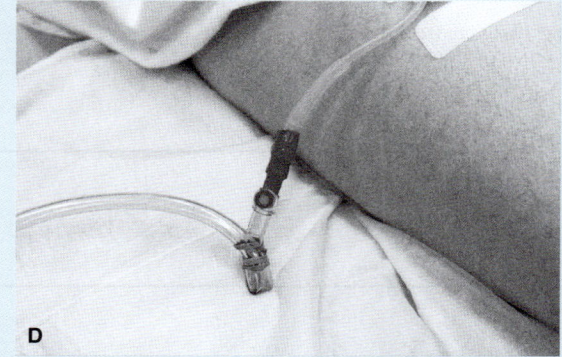

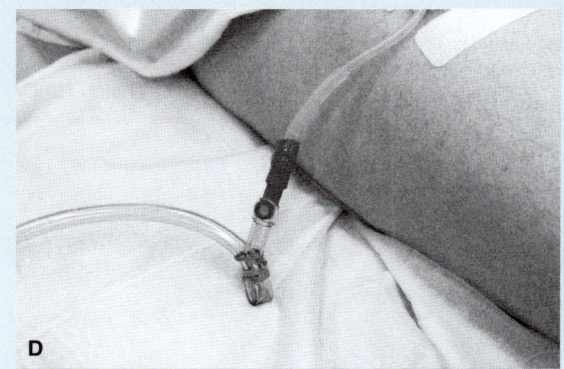

(continua)

Irrigação da sonda Foley *(continuação)*

IMPLEMENTAÇÃO *(continuação)*

Solte o grampo da extensão de drenagem e observe o fluxo de urina pela extensão (Fig.F).	Facilitar a drenagem por gravidade.
	Drenando a solução de irrigação.
Repita a instilação e a drenagem, caso a urina pareça conter uma quantidade considerável de resíduos.	Promover a permeabilidade.
Registre o volume de solução instilada, assim como o líquido ingerido.	Manter dados precisos de avaliação.
Descarte o equipamento de irrigação ou proteja sua esterilidade, pois ele pode ser reutilizado durante as próximas 24 horas, desde que não esteja contaminado.	Atender aos princípios do controle de infecções.

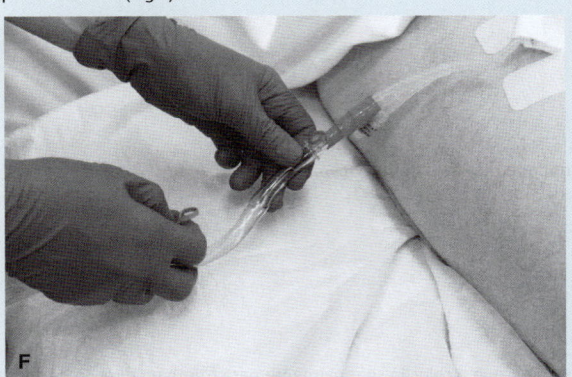

Avaliação

- A quantidade e o tipo prescritos de solução foram instilados.
- Os princípios de assepsia foram mantidos.
- A urina ainda está drenando bem através da sonda.
- O paciente não relata desconforto.

Documentação

- Dados do levantamento inicial.
- Volume e tipo de solução.
- Volume e aspecto da drenagem.

EXEMPLO DE DOCUMENTAÇÃO

Data e hora   Urina parece âmbar com alguma evidência de partículas esbranquiçadas. 60 mL de solução salina fisiológica estéril instilada na sonda. 120 mL de drenagem recuperada. Urina parece ter menos sedimentação. Sonda permanece permeável.
_____ ASSINATURA / FUNÇÃO

31

Eliminação Intestinal

OBJETIVOS DO ENSINO

Ao término deste capítulo o leitor deverá ser capaz de:

1. Descrever o processo de defecação.
2. Nomear dois componentes da avaliação da eliminação intestinal.
3. Listar cinco alterações comuns da eliminação intestinal.
4. Nomear quatro tipos de constipação.
5. Identificar medidas para tratamento da constipação que fazer parte do escopo da prática de enfermagem.
6. Identificar duas intervenções para a promoção da eliminação intestinal quando ela não ocorre naturalmente.
7. Citar duas categorias de administração de enemas.
8. Listar, pelo menos, três soluções comuns usadas em um enema de limpeza.
9. Explicar o propósito de um enema oleoso de retenção.
10. Listar quatro atividades de enfermagem envolvidas no cuidado de uma ostomia.

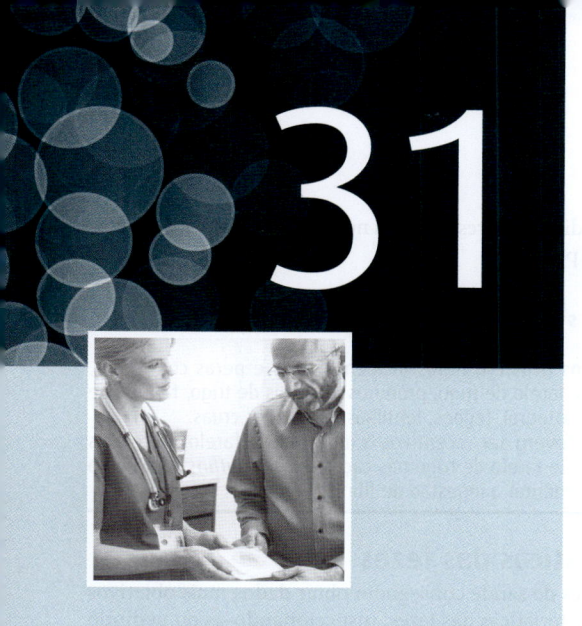

TERMOS PRINCIPAIS

Bolsa coletora
Colostomia
Constipação
Diarreia
Enema
Enema de retenção
Escoriação
Esfincteres anais
Estoma
Evacuação
Fezes
Flato
Flatulência
Ileostomia
Impactação fecal
Incontinência fecal
Manobra de valsalva
Ostomia
Ostomia continente
Peristaltismo
Reflexo gastrocólico
Supositório
Terapeuta enteroestomal

Este capítulo faz uma breve revisão do processo de eliminação intestinal e discute as medidas que ajudam a promovê-la. Ele também descreve as habilidades de enfermagem que podem auxiliar os pacientes com alterações na eliminação intestinal.

EVACUAÇÃO

A **evacuação** (eliminação intestinal) é o ato de expelir excrementos (**fezes**) do organismo. Para que isso ocorra, todas as estruturas do trato gastrintestinal, especialmente os componentes do intestino grosso (também chamado de *colo* ou *vísceras*), devem funcionar de maneira coordenada (Fig. 31.1). É no interior do intestino grosso que um grande volume de água é removido do que resta da digestão, fazendo com que os conteúdos intestinais se tornem uma massa sólida de resíduos antes de serem eliminados.

O **peristaltismo** compreende contrações rítmicas da musculatura lisa do intestino que facilitam a evacuação. O peristaltismo movimenta fibras, água e resíduos nutricionais por meio do colo ascendente, transverso, descendente e sigmoide, na direção do reto. Ele fica ainda mais ativo durante a eliminação; esta atividade peristáltica aumentada denomina-se **reflexo gastrocólico**.

O reflexo gastrocólico geralmente precede a defecação. Seus movimentos acelerados como ondas, às vezes percebidos como um leve espasmo abdominal, impulsionam as fezes para diante, acumulando-as no reto. Quando este se distende, a pessoa sente necessidade de evacuar. As fezes são finalmente liberadas quando os **esfincteres anais** (bandas musculares em forma de anel) relaxam. A realização da **manobra de Valsalva** (fechamento da glote e contração dos músculos pélvicos e abdominais para aumentar a pressão no abdome) facilita esse processo. Vários fatores alimentares, físicos, sociais e emocionais podem influenciar as funções mecânicas do intestino (Tab. 31.1).

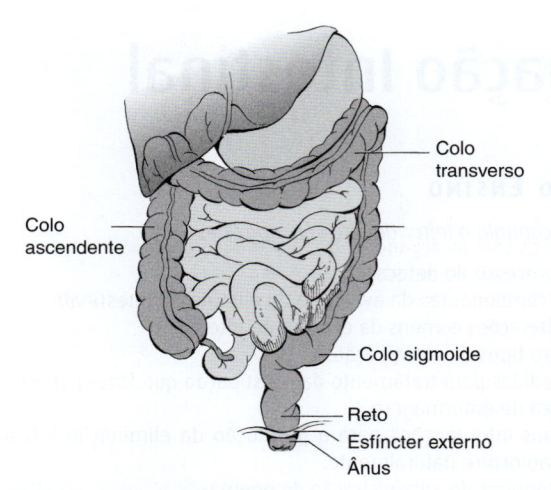

FIGURA 31.1 O intestino grosso.

AVALIAÇÃO DA ELIMINAÇÃO INTESTINAL

Uma avaliação completa da eliminação intestinal inclui a coleta de dados sobre os padrões de eliminação do paciente (hábitos intestinais) e das reais características das próprias fezes.

Padrões de eliminação

Visto que vários padrões de eliminação podem ser normais, é fundamental determinar o que é peculiar a cada paciente, incluindo a frequência de eliminações, o esforço necessário para expelir as fezes e que recursos são utilizados para a eliminação, caso seja utilizado algum. A educação da saúde sobre a eliminação intestinal inclui os seguintes pontos: (1) os adultos devem identificar seus próprios padrões de regularidade intestinal, que poderá variar de 3 vezes ao dia a 3 vezes por semana; (2) inclusão de exercícios diários; (3) ingestão regular de alimentos ricos em fibras; e (3) beber 8 a 10 copos de líquido por dia (a menos que seja contraindicado), e responder à necessidade de defecar o mais rapidamente possível.

> **Considerações nutricionais**
>
> - Os alimentos ricos em fibras incluem maçãs e peras com casca, frutas secas, farelo de trigo, produtos integrais de trigo, farinha de aveia, arroz integral, feijões, lentilhas e cenouras cruas.
> - Os adultos devem ser receptivos à ingestão de farelo de cereais ou à adição de farelo de trigo nas caçarolas ou *muffins* como uma forma de aumentar a ingestão de fibras.

Características das fezes

Os cuidadores de saúde conseguem obter dados mais objetivos sobre as características das fezes, inspecionando-as ou pedindo que o paciente descreva sua aparência. Informações que particularmente auxiliam no diagnóstico incluem a cor, o odor, a consistência, o formato e componentes incomuns das fezes (Tab. 31.2). A incidência de câncer colorretal aumenta com a idade. Um dos sinais iniciais é uma alteração nos padrões de eliminação intestinal e nas características das fezes. Portanto, é importante orientar os adultos mais velhos a fazer exames endoscópicos regulares dos intestinos depois dos 50 anos de idade. Qualquer alteração na eliminação intestinal que não responda a dietas simples ou a mudanças no estilo de vida exige uma investigação mais profunda.

Sempre que as fezes parecem anormais, é guardada uma amostra em recipiente coberto para avaliação pelo médico. Em certos casos, os enfermeiros podem, por sua conta, realizar testes de triagem em amostras de fezes, como aqueles que determinam a presença de sangue (ver Orientações de Enfermagem 31.1). Os enfermeiros, então, relatam os resultados, que podem ser falsamente positivos, ao médico, que pode prescrever testes laboratoriais ou diagnósticos mais específicos.

Pela análise dos dados investigativos, os enfermeiros podem ajudar os médicos a diagnosticar um problema ou usar as conclusões para identificar alterações que estejam dentro do âmbito da prática legal de enfermagem.

TABELA 31.1 Fatores comuns que afetam a eliminação intestinal

FATOR	EFEITO
Tipos de alimentos consumidos	Influenciam a cor, o odor, o volume e a consistência das fezes e a velocidade do bolo fecal.
Ingestão hídrica	Influencia o conteúdo de umidade das fezes.
Medicamentos	Desaceleram ou aceleram a motilidade.
Emoções	Alteram a motilidade intestinal.
Função neuromuscular	Afeta a capacidade de controlar os músculos em torno do reto.
Tônus muscular abdominal	Afeta a capacidade de aumentar a pressão intra-abdominal (manobra de Valsalva).
Oportunidade para defecar	Inibe ou facilita a eliminação.

TABELA 31.2 Características das fezes

CARACTERÍSTICA	NORMAL	ANORMAL
Cor	Marrom	Preta Cor de argila (parda) Amarela Verde
Odor	Agradável	Fétida
Consistência	Macia, com forma	Macia, volumosa Dura, seca Aquosa Pastosa
Forma	Redonda, inteira	Sem forma Achatada Como lápis Empedrada
Componentes	Fibras não digeridas	Vermes Sangue Pus Muco

ORIENTAÇÕES DE ENFERMAGEM 31.1

Pesquisa de sangue oculto nas fezes

- Colete as fezes em um forro especial para vaso sanitário ou em uma comadre. *O uso desses artigos evita que as fezes se misturem com água ou urina.*
- Coloque luvas e use um bastão para coleta de amostras. *Essas medidas reduzem a transmissão de microrganismos.*
- Retire uma amostra da área central das fezes. *A amostra retirada desse local oferece maior valor diagnóstico, pois ela não está superficialmente manchada com sangue de tecido local.*
- Aplique uma camada fina de fezes na área de testes, equipada com um *kit* de triagem. *O correto uso do kit garante o contato amplo com o reagente químico.*
- Cubra todo o espaço destinado à testagem. *Fazendo isso, garantem-se achados mais precisos.*
- Coloque duas gotas de reagente químico sobre a área de teste. *Esse passo promove a reação química.*
- Aguarde 60 segundos. *Esse intervalo é o tempo necessário para que ocorra a reação química com as fezes.*
- Observe a presença de cor azul. *Este achado indica que há presença de sangue.*

ALTERAÇÕES COMUNS NA ELIMINAÇÃO INTESTINAL

Os pacientes costumam apresentar problemas temporários ou crônicos com a eliminação e a função intestinal, como constipação, impactação fecal, flatulência, diarreia e incontinência fecal. Quando essas condições constituem um componente de uma doença grave, busca-se seu alívio por meio da cooperação entre médicos e enfermeiros. Os enfermeiros podem tratar, de forma independente, as alterações que se encontram dentro dos domínios da prática legal de sua profissão.

Constipação

A **constipação** é um problema de eliminação, caracterizada pela presença de fezes secas e endurecidas, que são difíceis de passar. Entre os sinais e sintomas que a acompanham incluem-se:

- Queixas de inchaço ou plenitude abdominal
- Distensão abdominal
- Queixas de volume ou pressão retal
- Dor ao defecar
- Frequência diminuída dos movimentos intestinais
- Incapacidade de expelir as fezes
- Alterações nas características das fezes, como a eliminação de fezes líquidas/pastosas ou pequenas e endurecidas

Eliminações infrequentes de fezes não necessariamente indicam que a pessoa esteja constipada. Alguns indivíduos podem apresentar constipação apesar de terem movimentos intestinais diários, ao passo que outros que defecam irregularmente podem ter uma função intestinal normal.

A incidência de constipação tende a ser bastante grande entre aqueles que possuem hábitos alimentares geralmente excluindo fontes adequadas de fibras (como não comer uma quantidade suficiente de frutas e verduras cruas, grãos integrais, sementes e frutas secas). As fibras alimentares, que se transformam em celulose não digerida, são importantes porque atraem a água dentro do intestino, resultando na formação de fezes mais volumosas, que são eliminadas de forma mais fácil e rápida.

Alguns pesquisadores especulam que um período de trânsito mais curto – isto é, o tempo entre o consumo dos alimentos e a eliminação das fezes – protege as pessoas contra o surgimento de doenças médicas graves. Eles argumentam que, quanto maior o tempo que as fezes ficam retidas, maior o contato e a absorção de substâncias tóxicas, contribuindo para o desenvolvimento de câncer colorretal (Johnson, Barret, Gishan, et al., 2006; Talley, Lasch, & Baum, 2008).

A constipação é classificada em quatro tipos distintos (constipação primária, secundária, iatrogênica e pseudoconstipação), de acordo com sua causa fundamental.

Constipação primária

A constipação primária ou simples encaixa-se bem no domínio de tratamento dos enfermeiros. Ela ocorre em consequência de fatores associados ao estilo de vida, como inatividade, ingestão inadequada de fibras alimentares, consumo insuficiente de líquidos ou indiferença à necessidade de defecar.

Constipação secundária

A constipação secundária é a consequência de algum distúrbio patológico, como uma obstrução parcial do intestino. Normalmente, é solucionada quando a causa principal é tratada.

Constipação iatrogênica

A constipação iatrogênica ocorre em consequência de outro tratamento médico. Por exemplo, o uso prolongado de analgesia narcótica tende a causar constipação. Esses e outros fármacos deixam o peristaltismo lento, retardando o trânsito intestinal. Quanto mais tempo as fezes permanecem no colo, mais elas ressecam, dificultando sua passagem.

Pseudoconstipação

A pseudoconstipação, também chamada de constipação percebida pela North American Nursing Diagnosis Association (NANDA-I, 2012), é um termo empregado quando os pacientes acreditam estar constipados, embora não seja o caso. A pseudoconstipação pode acometer pessoas extremamente preocupadas em ter um movimento intestinal diário. Em seu zelo pela regularidade, costumam usar laxantes, supositórios e enemas em excesso. Tais autotratamentos podem definitivamente, *causar* a constipação em vez de tratá-la. O uso crônico de purgantes acaba por enfraquecer o tônus intestinal; em consequência, a eliminação apresenta menor probabilidade de ocorrer, a menos que estimulada de forma artificial.

Considerações gerontológicas

- Alterações relacionadas à idade, como perda da elasticidade nas paredes intestinais e motilidade mais lenta em todo o trato gastrintestinal, predispõem os idosos à constipação. Entretanto, essas alterações isoladamente não provocam constipação. Outros fatores como efeitos adversos de medicações, atividade física diminuída e consumo excessivo de refeições pré-preparadas, que são fáceis de aquecer e de comer, mas têm baixo teor de fibras e não têm frutas frescas e legumes, contribuem para o desenvolvimento de constipação.
- Os adultos mais velhos têm o hábito de utilizar vários remédios caseiros, como tomar suco de ameixa preta ou água morna pela manhã, para promover a eliminação intestinal. Levar em consideração os benefícios, os riscos potenciais ou a falta de efeito das práticas usuais de saúde das pessoas mais velhas permite colaborar com a eficácia do comportamento de tratamento da saúde com esse grupo de adultos.
- Os idosos podem ser receptivos à ideia de aumentar as fibras alimentares como uma alternativa mais saudável do que usar laxantes para manter a eliminação intestinal.
- Os idosos poderão ser orientados a incorporar os laxantes naturais em sua dieta. A receita do "Pudim Energético" consiste em misturar e colocar na geladeira 1 xícara de farelo de trigo, 1 xícara purê de maçã e 1 xícara de suco de ameixa preta. As pessoas mais velhas poderão iniciar com uma colher de sopa por dia e aumentar a quantidade em pequenos incrementos diários para facilitar o movimento intestinal, de maneira que não ocorram sintomas desagradáveis (Touhy & Jett, 2010).

Considerações farmacológicas

- Alguns adultos poderão se tornar muito preocupados com os intestinos e usar uma quantidade excessiva de laxantes ou praticar um abuso de laxantes. Esses adultos poderão desenvolver hábitos mais saudáveis de eliminação intestinal por meio de produtos formadores de volume contendo psílio e policarbófilo, que são mais eficazes e menos irritantes do que outros tipos de laxantes. Os exemplos desses agentes incluem o Metamucil (Procter & Gamble, Cincinnati, OH) e o FiberCon (Lederle Laboratories, Pearl River, NY).
- Os adultos que usam óleo mineral para evitar ou aliviar a constipação precisam ser informados que o uso prolongado interfere na absorção de vitaminas solúveis em gordura (A, D, E e K).

Impactação fecal

A **impactação fecal** ocorre quando uma massa enorme e endurecida de fezes interfere na defecação, impossibilitando ao paciente passar as fezes voluntariamente. As impactações fecais resultam de uma constipação não resolvida, da retenção de bário em consequência de um raio X intestinal, de desidratação e da fraqueza dos músculos abdominais.

Os pacientes com impactação fecal normalmente relatam o desejo frequente de defecar, mas uma incapacidade impede-os de fazê-lo. Pode haver dor retal em consequência das tentativas malsucedidas de evacuar a parte inferior do intestino. Alguns pacientes afetados passam a ter fezes líquidas, que podem ser mal-interpretadas como diarreia. Violentas contrações musculares de peristaltismo nas áreas intestinais superiores, onde as fezes ainda estão bastante fluidas, causam as fezes líquidas. Essas contrações musculares enviam o líquido em torno das margens das fezes impactadas, mas essa passagem das fezes líquidas não alivia a condição inicial.

Para determinar se há ou não impactação fecal, é necessário inserir um dedo enluvado e lubrificado no reto. Se o reto estiver cheio de massa fecal, o enfermeiro implementa medidas que facilitem sua remoção. Algumas vezes, eles administram enemas, retenção oleosa e depois limpeza. Essas medidas terapêuticas são discutidas posteriormente neste capítulo. Uma outra medida é a remoção digital das fezes (ver Orientações de Enfermagem 31.2 e a Fig. 31.2).

Considerações gerontológicas

- Os adultos mais velhos poderão ter lesões benignas como hemorroidas ou pólipos no intestino inferior, que poderão interferir na passagem das fezes. Nos casos em que for necessário fazer remoção digital de uma impactação, deve-se fazer uma manipulação suave no interior do reto para evitar sangramentos e traumas teciduais.

Flatulência

A **flatulência** ou **flato** (acúmulo excessivo de gases intestinais) resulta da deglutição do ar durante as refeições ou por um peristaltismo moroso. Outra causa é o gás que se forma como subproduto da fermentação bacteriana no intestino. Alguns vegetais, como repolho, pepino e cebolas, são comumente conhecidos por produzirem gases. Feijões também são outros formadores de gases. Comer feijão também gera gases porque os humanos carecem de uma enzima capaz de digerir completamente sua forma peculiar de carboidrato complexo.

Independentemente da causa, os flatos podem ser expelidos via retal, diminuindo, dessa forma, o acúmulo e a distensão intestinal. Às vezes, porém, isso não é suficiente para eliminar a dor espasmódica ou outros sintomas. Quando os pacientes se sentem muito desconfortáveis e a deambulação não é suficiente para eliminá-los, o enfermeiro pode inserir uma sonda retal para ajudar na saída dos gases (Habilidade 31.1).

▶ *Pare, Pense e Responda – Quadro 31.1*
Discuta medidas para incluir no plano de orientação que poderiam ajudar os pacientes a reduzir ou eliminar os gases intestinais.

Diarreia

A **diarreia** é a passagem urgente de fezes aquosas, acompanhadas normalmente de espasmo abdominal. A diarreia simples costuma iniciar de repente e perdura por pouco tempo. Outros sinais e sintomas associados incluem náuseas e vômitos e a presença de sangue ou muco nas fezes.

Geralmente, a diarreia é uma forma de eliminar substâncias irritantes, como alimentos estragados ou patógenos intestinais. Ela também pode resultar de estresse emocional, excessos alimentares, abuso de laxantes ou doenças intestinais.

O descanso temporário dos intestinos pode aliviar a diarreia simples. Isso significa que a pessoa beba apenas líquidos claros, mas evite a ingestão de alimentos sólidos por 12 a 24 horas. Ao reiniciar a ingestão de alimentos, o melhor é começar por pratos cremosos e com reduzido teor residual como bananas, purê de maçã e queijo *cottage*. Se a diarreia não melhorar dentro de 24 horas, o melhor é consultar um médico.

ORIENTAÇÕES DE ENFERMAGEM 31.2

Removendo um Fecaloma

- Lave as mãos ou realize fricção das mãos com produto à base de álcool (ver o Cap. 10). *A higiene das mãos reduz a transmissão de microrganismos.*
- Coloque luvas de procedimento limpas. *Esta atitude atende às precauções padrão, por meio da promoção de uma barreira entre as mãos e alguma substância que contenha fluidos corporais.*
- Proporcione privacidade. *A privacidade demonstra respeito pela dignidade do paciente.*
- Coloque o paciente na posição de Sims (ver o Cap. 14). *Esta posição facilita o acesso ao reto.*
- Cubra o paciente com um lençol e coloque uma almofada absorvente descartável sob seus quadris. *O uso desses materiais evita sujar o local.*
- Coloque uma comadre, de maneira adequada, sobre a cama. *A comadre funciona como um recipiente para as fezes retiradas.*
- Lubrifique o dedo indicador da mão dominante. *A lubrificação facilita a inserção dentro do reto.*
- Insira seu dedo lubrificado no reto, no nível da massa endurecida. *A inserção nesse nível facilita a manipulação digital das fezes.*
- Movimente seu dedo em torno, lenta e cuidadosamente, de modo a romper a massa de fezes. *O movimento facilita a remoção ou a passagem voluntária das fezes.*
- Retire segmentos de fezes (Fig. 31.2) e coloque-as na comadre. *A remoção reduz a massa interna de fezes.*
- Ofereça períodos de descanso, mas continue o procedimento até a remoção da massa ou sua suficiente redução. *Fazendo isso, restaura-se a permeabilidade da porção intestinal inferior.*
- Limpe a região retal do paciente; jogue fora as fezes e as luvas sujas; repita as medidas de higiene das mãos. *Essas medidas dão suporte aos princípios de assepsia médica.*

Considerações gerontológicas

- A diarreia poderá levar facilmente à desidratação e ao desequilíbrio eletrolítico (principalmente hipocalemia) em idosos, que tendem a ter uma reserva menor de líquidos corporais do que as pessoas mais jovens.

Observações Nutricionais

- Os probióticos são bactérias benéficas presentes em alguns produtos comerciais, como o iogurte, que contém culturas vivas. Essas bactérias sobrevivem a digestão e colonizam no interior do intestino, tornando o conteúdo intestinal mais ácido. O pH intestinal mais baixo cria um ambiente hostil para bactérias não audáveis. Ingerindo produtos que contenham probióticos é possível regular e melhorar a eliminação, bem como reduzir os sintomas de diarreia, constipação, gases intestinais e sensação de plenitude.

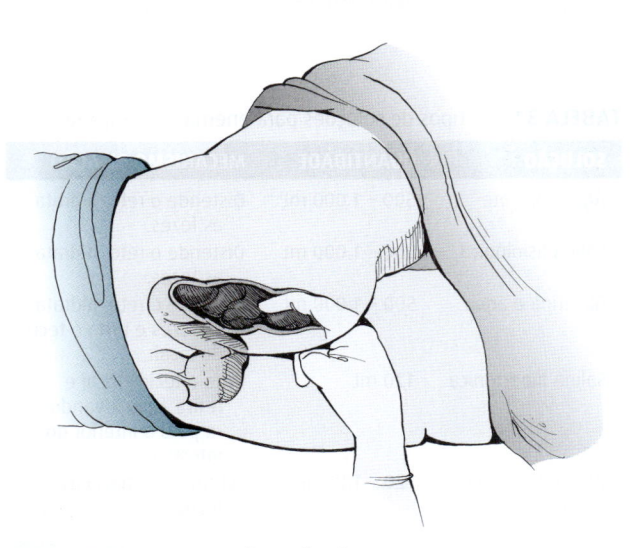

FIGURA 31.2 Remoção de um fecaloma.

Incontinência fecal

A **incontinência fecal** é a incapacidade de controlar a eliminação de fezes. Não implica necessariamente fezes soltas ou aquosas, ainda que possa ser esse o caso. Em muitas situações, a função intestinal é normal, mas a incontinência resulta de mudanças neurológicas que prejudicam a atividade muscular, as sensações e os processos de pensamento. Mesmo uma impactação fecal pode ser uma causa subjacente de incontinência. A incontinência também pode ocorrer quando a pessoa não consegue chegar a tempo ao vaso sanitário para evacuar, como acontece depois de tomar um forte laxante.

A incontinência fecal crônica é capaz de ser social e emocionalmente devastadora. Pacientes que enfrentam esse problema, bem como seus familiares, precisam de muito apoio e compreensão. Eles podem se beneficiar dos ensinamentos oferecidos pelo enfermeiro (Ver Ensinando o paciente e a família 31.1).

MEDIDAS DE PROMOÇÃO DA ELIMINAÇÃO FECAL

Os enfermeiros normalmente usam duas intervenções – a inserção de supositórios e a aplicação de enemas – para promover a eliminação quando ela não ocorre de modo natural ou quando o intestino precisa ser limpo por outros motivos, como o preparo para uma cirurgia e exames endoscópicos ou radiológicos.

Inserindo um supositório retal

O **supositório** (massa oval ou cônica que se dissolve à temperatura corporal) é inserido em uma cavidade do corpo, como o reto. A razão mais comum para a inserção de um supositório é a administração de uma medicação que promoverá a expulsão das fezes. Outros medicamentos, como os que servem para controlar vômitos e reduzir a febre, também estão disponíveis sob a forma de supositório.

> **Ensinando o paciente e a família 31.1**
> Controlando a incontinência fecal

O enfermeiro ensinará os seguintes pontos ao paciente e a sua família:
- Alimente-se com regularidade e de maneira nutritiva.
- Monitore o padrão da incontinência para determinar se ela ocorre em horário similar a cada dia.
- Sente-se no vaso sanitário ou em uma cadeira sanitária um pouco antes da hora em que tende a ocorrer a eliminação de fezes.
- Informe-se com o médico sobre a inserção de um supositório ou a administração de enema a cada 2 a 3 dias para estabelecer um padrão de eliminação intestinal.
- Use roupas íntimas à prova d'água e absorventes higiênicos para proteger o vestuário e as roupas de cama.
- Dê as seguintes orientações aos prestadores de cuidados:
  - Evite qualquer conclusão, verbal ou não verbal, que leve o paciente a sentir-se culpado pela incontinência ou envergonhado por ter de ser limpo.
  - Evite qualquer atitude que se assemelhe ao uso de fraldas, para preservar a dignidade e a autoestima.

> **Considerações farmacológicas**

- Os medicamentos liberados pelo supositório podem ter efeitos locais ou sistêmicos. Dependendo do medicamento, os efeitos locais incluem amaciamento e lubrificação de fezes secas, irritação da parede do reto e do canal do ânus para estimular a contração da musculatura lisa e a liberação de dióxido de carbono, aumentando, consequentemente, a distensão retal e a vontade de defecar.

Os fármacos administrados como supositório são escolhidos quando os pacientes têm dificuldade para reter ou absorver medicamentos orais, devido à cronicidade dos vômitos ou à capacidade de deglutição prejudicada, ou quando não for desejável adiar a defecação enquanto o paciente aguarda a ação de uma medicação oral. O uso de supositórios é uma forma de administrar um medicamento (Habilidade 31.2). Para obter informações adicionais, consultar os Capítulos 32 e 33.

> ▶ *Pare, Pense e Responda – Quadro 31.2*
> Discuta ações apropriadas caso o bolo fecal seja percebido durante a inserção de um supositório.

Aplicando um enema

O **enema** introduz uma solução no reto (Habilidade 31.3). Os enfermeiros aplicam os enemas para:

- Limpar a porção intestinal inferior (motivo mais comum).
- Amaciar as fezes.
- Expelir flatos.
- Aliviar mucosas irritadas.
- Delinear o colo durante um raio X diagnóstico.
- Tratar infestações de vermes e de parasitas.

Enemas de limpeza

Os enemas de limpeza usam diferentes tipos de solução para remover as fezes do reto (Tab. 31.3). Em geral, causam defecação dentro de 5 a 15 minutos após sua administração.

Enemas de limpeza em grande volume podem causar desconforto porque distendem a porção inferior do intestino. Os enfermeiros devem administrá-los com cuidado em pacientes com distúrbios intestinais, como a colite (inflamação do colo), porque enemas em grande volume podem romper o intestino ou ocasionar outras complicações secundárias. Em muitas instituições de saúde e no domicílio, *kits* descartáveis, comercialmente preparados, têm se tornado o método de escolha para limpeza do intestino. O pequeno volume destas apresentações torna-os menos fatigantes e desconfortáveis do que os enemas em grande volume, além de serem facilmente autoadministrados.

Enemas com água corrente e soluções salinas fisiológicas

A água da torneira e as soluções salinas fisiológicas são as preferidas devido a seus efeitos não irritantes, especialmente para os pacientes com doenças retais ou aqueles que estão sendo preparados para exames retais. Ambas parecem ter o mesmo grau de eficácia na limpeza do intestino.

A água da torneira, por ser hipotônica, pode ser absorvida pelo intestino. Desse modo, se forem administrados muitos enemas sucessivos, talvez ocorra desequilíbrio hidreletrolítico (ver o Cap. 16). Portanto, para que seja mantida a segurança do paciente, no caso das fezes ainda serem expelidas após a administração de três enemas, o enfermeiro deve consultar o médico antes de aplicar mais algum.

Enemas com soluções glicerinadas

O enema com solução glicerinada é uma mistura de água e glicerina. Muitos *kits* descartáveis para enema contêm um envelope pré-embalado com glicerina que é misturada a 1.000 mL de água. No caso de esses pacotes não estarem disponíveis, uma mistura comparável seria 1 mL de sabão líquido suave, para 200 mL de solução, ou uma proporção de 1:200. Consequentemente, 5 mL de sabão poderiam ser adicionados a um volume de 1.000 mL.

A glicerina causa irritação química das mucosas. O acréscimo de glicerina em demasia ou o uso de um sabão mais forte pode potencializar o efeito irritante.

TABELA 31.3 Tipos de soluções para enemas de limpeza

SOLUÇÃO	QUANTIDADE	MECANISMO DE AÇÃO
Água corrente	500 – 1.000 mL	Distende o reto, hidrata as fezes.
Salina fisiológica	500 – 1.000 mL	Distende o reto, hidrata as fezes.
Glicerina e água	500 – 1.000 mL	Distende o reto, hidrata as fezes e irrita o tecido local.
Salina hipertônica	120 mL	Irrita o tecido local e retira água levando-a para o interior do intestino.
Óleo mineral, de oliva ou de semente de algodão.	120 – 180 mL	Lubrifica e amacia as fezes.

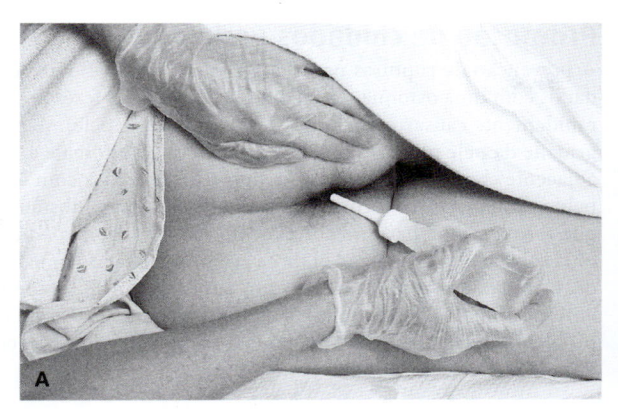

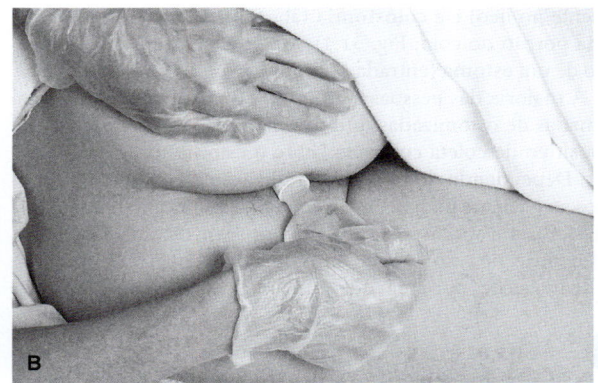

FIGURA 31.3 (A) A extremidade do enema é inserida totalmente no interior do reto. (B) A compressão da câmara com o líquido instila a solução.

Enemas com solução salina hipertônica

Um enema com solução salina hipertônica (fosfato de sódio) retira líquido dos tecidos do organismo, levando-o para dentro do intestino. Isso aumenta o volume de líquidos intestinais para além daquilo que foi originalmente instilado. A solução concentrada também age sobre as mucosas, como um irritante local.

As soluções de enema hipertônicas estão disponíveis comercialmente, em recipientes prontos para o uso e descartáveis, com volume aproximado de 120 mL de solução (Fig. 31.3). O recipiente, que já vem com uma extremidade lubrificada, substitui o equipamento e a sonda usados no enema (Ver Orientações de Enfermagem 31.3).

Enemas de retenção

O **enema de retenção** usa uma solução que permanece dentro do intestino grosso por um período determinado, normalmente, pelo menos, 30 minutos. Alguns enemas de retenção não são expelidos totalmente. Um tipo de enema de retenção é chamado de *enema de retenção oleoso*, pois o fluido instilado é óleo mineral, de semente de algodão ou de oliva. Os óleos lubrificam e amaciam as fezes, possibilitando que sejam expelidas com mais facilidade.

O óleo pode vir em um recipiente pré-cheio, similar aos que contêm solução salina hipertônica. Não havendo equipamento descartável, o enfermeiro lubrifica e insere no reto do paciente uma sonda de 14 a 22F. Um pequeno funil ou uma seringa grande é acoplado à sonda, e o enfermeiro instila, de forma lenta, aproximadamente 100 a 200 mL de óleo aquecido, a fim de estimular a vontade de evacuar. A defecação prematura acaba com o propósito da retenção do óleo.

▶ *Pare, Pense e Responda – Quadro 31.3*
Relacione medidas para prevenir a constipação.

CUIDADOS COM UMA OSTOMIA

O paciente com uma **ostomia** (orifício criado cirurgicamente no intestino ou em outra estrutura; ver o Cap. 30) requer cuidados adicionais para promover a eliminação intestinal. Dois exemplos de ostomias intestinais são a **ileostomia** (abertura criada cirurgi-

---

ORIENTAÇÕES DE ENFERMAGEM 31.3

Aplicando um Enema com Solução Hipertônica

- Aqueça o recipiente com a solução (se ela estiver gelada), colocando-a numa pia ou bacia com água quente. *O aquecer promove o conforto.*
- Ajude o paciente a ficar na posição de Sims ou na posição genupeitoral (ver o Cap. 14). *Estas posições promovem a distribuição da solução pela gravidade.*
- Lave as mãos ou realize fricção das mãos com produto à base de álcool (ver o Cap. 10) e coloque luvas. *A higiene das mãos reduz a transmissão de microrganismos; as luvas proporcionam uma barreira ao contato com substâncias que contenham fluidos corporais.*
- Retire a tampa da extremidade pré-lubrificada. *Este passo facilita a administração da solução.*
- Cubra a extremidade com mais lubrificante. *O lubrificante facilita a inserção.*
- Inverta o recipiente. *A inversão faz o ar no interior do recipiente subir na direção da outra extremidade.*
- Insira toda a extremidade no reto. *Este posicionamento coloca a extremidade em um nível que promove a eficácia do procedimento.*
- Suavemente, aplique pressão firme sobre o recipiente com a solução, por 1 a 2 minutos ou até que ela tenha sido completamente administrada. *Este método instila um fluxo constante de solução.*
- Comprima o recipiente, à medida que instila a solução. *A compressão propicia pressão positiva, em vez de gravidade, para instilar o fluido.*
- Estimule o paciente a reter a solução por 5 a 15 minutos. *Este período promove a efetividade do procedimento.*
- Limpe o paciente e coloque-o em posição confortável. *Esta medida demonstra preocupação pelo bem-estar do paciente.*
- Descarte o recipiente, tire as luvas e realize as medidas de higiene das mãos. *Fazendo isso, atende-se aos princípios de assepsia médica.*

camente no íleo) e a **colostomia** (abertura feita cirurgicamente numa porção do colo; Fig. 31.4). Materiais entram e saem por meio de um **estoma** (entrada à abertura).

A maioria das pessoas com uma ostomia, que também são chamadas de ostomizadas, utiliza uma **bolsa coletora** (saco ou dispositivo de coleta colocado sobre o estoma) para coletar as fezes. Dependendo do tipo e da localização da ostomia, os cuidados ao paciente podem envolver a implementação de cuidados periestomais, a aplicação da bolsa, a drenagem de uma ileostomia continente e, no caso de pacientes com colostomia, a administração de irrigações por meio do estoma.

Considerações nutricionais

- Levando-se em consideração que, normalmente, grandes quantidades de líquido, sódio e potássio são absorvidas no colo, o risco de desequilíbrio hídrico e eletrolítico aumenta tendo em vista que há uma redução no comprimento do colo remanescente. Os pacientes com ileostomias correm mais risco de incidência de problemas nutricionais do que os pacientes com colostomias, nos quais o colo é preservado.
- Pacientes com ileostomias devem ser incentivados a ingerir entre 8 a 10 copos de líquidos diariamente para manter a produção normal de urina e minimizar o risco de formação de cálculos renais. Assegure-se de que os pacientes façam a excreção do excesso de líquido por meio dos rins, não do ostoma. A ingestão liberal de sal ajuda a repor as perdas.
- As ileostomias devem ser colocadas antes do íleo terminal onde ocorre a absorção de vitamina B12. O uso de *sprays* nasais ou a aplicação de injeções parenterais de vitamina B12 previnem contra anemia por deficiência desta vitamina.

Promoção de cuidados periestomais

A prevenção de rupturas na pele é o principal desafio dos cuidados com uma ostomia. As enzimas presentes nas fezes podem rapidamente causar **escoriação** (lesão química à pele). A integridade da pele pode ser preservada, lavando o estoma e a pele adjacente com sabão suave e água morna, secando-a com leves palmadinhas. Outra forma de protegê-la é aplicar substâncias que formam uma barreira ao redor do estoma, como a *karaya*, uma substância vegetal que se torna gelatinosa quando umedecida, e preparados comerciais próprios para a pele. Um **terapeuta enteroestomal**, enfermeiro certificado para cuidar de ostomias e problemas relacionados à pele, poderá ser consultado a respeito de cuidados estomais e cutâneos.

Aplicação de dispositivo para ostomias

Vários tipos de bolsas coletoras estão disponíveis, mas todas consistem em uma espécie de bolsa para coleta das fezes e uma proteção externa, ou disco, que fica presa ao abdome. Um orifício no centro do dispositivo oferece o espaço por meio do qual se projeta o ostoma (Fig. 31.5). A bolsa fica presa no local quando pressionada sobre o apoio circular da proteção externa. Alguns pacientes preferem um tipo que também é preso a uma cinta elástica, que é colocada em torno da cintura. Essa cinta ajuda a apoiar o peso do material fecal e evita que a proteção seja retirada do abdome. O paciente esvazia a bolsa, liberando o clampe que se situa em sua parte inferior.

A proteção em forma de disco pode permanecer no local por três a cinco dias, a menos que afrouxe ou cause desconforto à pele. As bolsas podem ser esvaziadas e enxaguadas ou podem

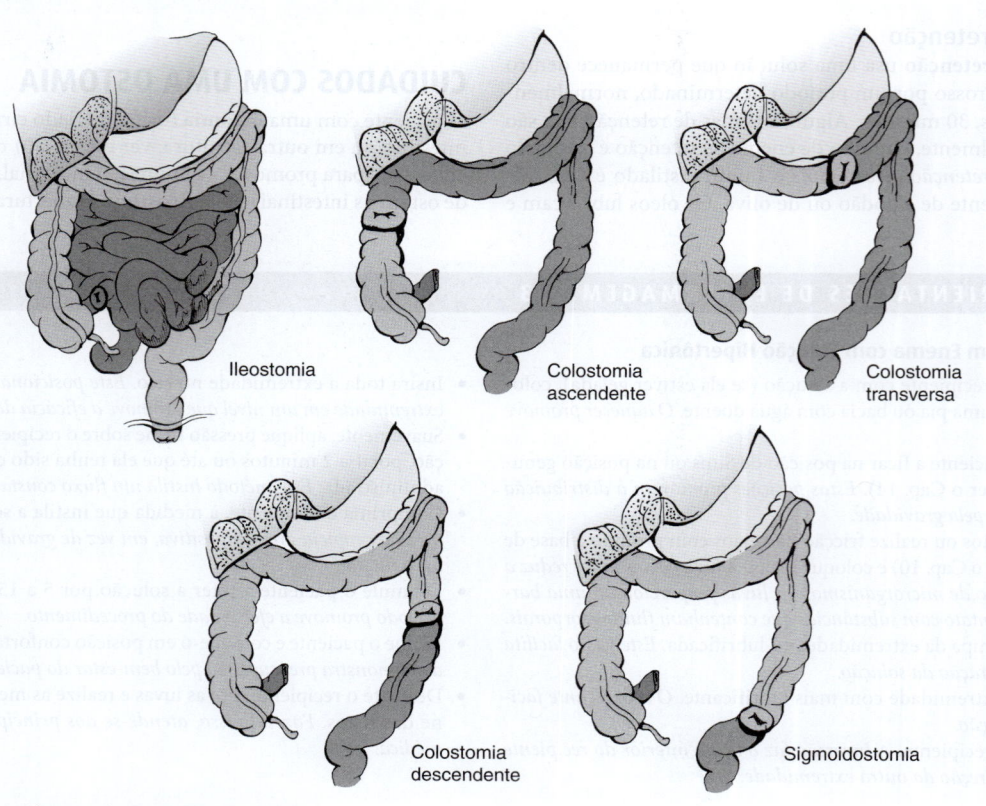

FIGURA 31.4 Localização das ostomias intestinais.

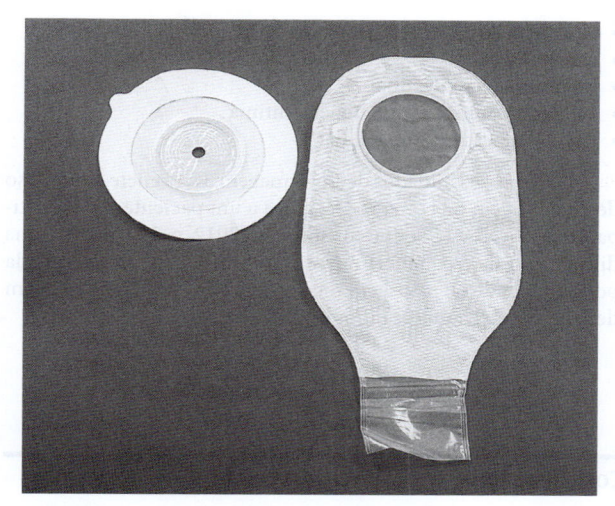

FIGURA 31.5 Bolsa coletora para uma ostomia: placa e saco coletor. (Copyright B. Proud.)

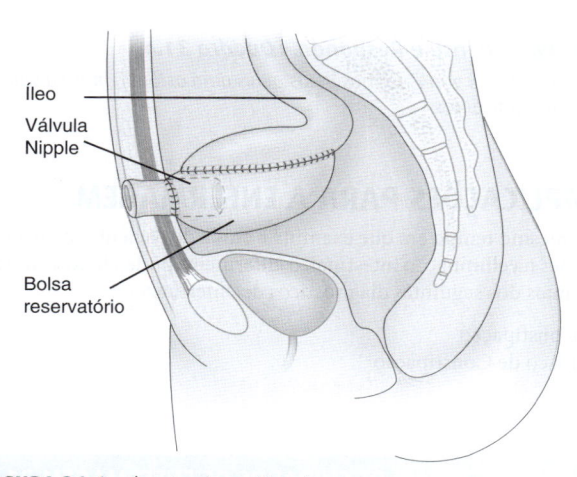

FIGURA 31.6 Ileostomia continente.

ser soltas e trocadas periodicamente. O paciente é orientado a esvaziar a bolsa sempre que um terço ou metade esteja cheia; caso contrário, ela pode se tornar pesada demais e soltar a proteção da pele. Embora haja variações no modelo do equipamento, quase todos os tipos de bolsas coletoras são trocados da mesma forma (Habilidade 31.4).

Drenagem de ileostomia continente

A **ostomia continente** (abertura cirurgicamente criada que controla a drenagem de fezes líquidas ou de urina por meio de um sifão, que age sobre ela a partir de um reservatório interno) também é conhecida como *bolsa coletora de Koch*, depois que se identificou o cirurgião que desenvolveu a técnica (Fig. 31.6). Esse tipo de ostomia não exige o uso de uma bolsa coletora; contudo, o paciente deve drenar as fezes líquidas acumuladas ou a urina a cada 4 a 6 horas. Ele pode usar um sistema de drenagem gravitacional durante a noite (Ver Ensinando o paciente e a família 31.2).

Irrigando uma colostomia

Os pacientes que têm uma colostomia, cujas fezes se apresentam eventualmente mais sólidas, requerem a instilação de líquidos para promover a eliminação. A irrigação da colostomia envolve o instilar de solução por meio do estoma até o colo, um processo similar ao da administração de um enema (Habilidade 31.5).

O propósito da irrigação é remover as fezes formadas e, em alguns casos, regular o horário dos movimentos intestinais. Com a regulagem, o paciente com uma sigmoidostomia pode não precisar do uso de um dispositivo coletor. A irrigação da colostomia ajuda a treinar o intestino a eliminar as fezes formadas logo após a irrigação. Uma vez que tenha eliminado as fezes, o paciente não as expelirá mais até a próxima irrigação. Isso imita o padrão natural de eliminação intestinal da maioria das pessoas. Pelo fato de predizer a eliminação intestinal, alguns pacientes com sigmoidostomias sentem que é desnecessário usar uma bolsa coletora.

Considerações gerontológicas

- Distúrbios musculoesqueléticos, como artrite nas mãos, podem interferir na capacidade de pessoas idosas de cuidar do dispositivo de ostomia ou fazer irrigações de colostomia. Um terapeuta ocupacional ou enteroestomal poderá fazer sugestões para promover o autocuidado.

Ensinando o paciente e a família 31.2
Drenar uma ileostomia continente

O enfermeiro ensinará os seguintes pontos ao paciente e a sua família:
- Fique na posição sentada.
- Insira um cateter de 22 a 28F, lubrificado, no estoma.
- Espere certa resistência após a inserção do cateter, a cerca de 5 cm; esse é o local da válvula que controla a retenção das fezes líquidas ou da urina.
- Suavemente, continue a inserir o cateter através da válvula ao final da expiração, enquanto tosse ou com o paciente abaixado, como se estivesse evacuando.
- Baixe a extremidade externa do cateter, em um mínimo de 30 a 50 cm abaixo do estoma.
- Direcione a extremidade do cateter para um recipiente ou vaso sanitário, à medida que as fezes ou a urina comecem a fluir.
- Dê cerca de 5 a 10 minutos para o esvaziamento completo.
- Remova o cateter e limpe-o com água quente e sabão.
- Coloque o cateter limpo em uma bolsa plástica, lacrada, até o próximo uso.
- Cubra o estoma com gaze ou com uma faixa grande.
- Se o cateter ficar obstruído com fezes ou muco:
  - Abaixe o paciente, como se experimentasse um movimento intestinal.
  - Gire a extremidade do cateter no interior do estoma.
  - Drene o cateter.
  - Se isso não for suficiente, remova o cateter, enxágue-o e tente novamente.
  - Notifique o médico, caso as tentativas não resultem em drenagem.
- Nunca aguarde por mais de seis horas sem obter a drenagem.

> **Pare, Pense e Responda – Quadro 31.4**
> Discuta as várias formas pelas quais uma ostomia afeta a vida dos pacientes.

IMPLICAÇÕES PARA A ENFERMAGEM

Ao mesmo tempo em que examina e cuida de pacientes com alterações na eliminação intestinal, o enfermeiro pode identificar um ou mais dos seguintes diagnósticos de enfermagem:

- Constipação
- Risco de Constipação
- Constipação Percebida
- Diarreia
- Incontinência Intestinal
- Déficit no autocuidado: higiene íntima
- Baixa Autoestima Situacional

O Plano de Cuidados de Enfermagem 31.1 reflete o processo de enfermagem tal como ele se aplica a um paciente com constipação. A NANDA-I define constipação (2012, p. 260) como "uma diminuição na frequência normal de evacuação, acompanhada por dificuldade ou passagem incompleta das fezes e/ou passagem de fezes excessivamente duras e secas".

PLANO DE CUIDADOS DE ENFERMAGEM 31.1 — Constipação

Investigação

- Observe a frequência, a quantidade e a consistência das fezes expelidas.
- Pergunte ao paciente sobre os esforços necessários para eliminar as fezes.
- Perguntar como o paciente se sente quando esvazia o intestino, durante a eliminação das fezes, e se há qualquer desconforto na região retal.
- Ausculte os ruídos intestinais diariamente.
- Palpe o abdome para determinar se há alguma distensão.
- Determine se algum medicamento tomado pelo paciente causa constipação.
- Questione o paciente sobre as medidas que usa para promover a eliminação intestinal, bem como a frequência de sua aplicação.
- Peça ao paciente que descreva diariamente sua ingestão alimentar e hídrica, incluindo a descrição dos tipos de bebidas e alimentos que costumam ser consumidos.
- Investigue os padrões do estilo de vida do paciente que podem interferir na eliminação intestinal, como a falta de privacidade ou viagens prolongadas, que afetam o acesso a um banheiro quando há necessidade de evacuar.
- Observe se quaisquer problemas físicos podem comprometer a eliminação intestinal, como mobilidade física prejudicada ou demência.

Diagnóstico de enfermagem: **Constipação** relacionada a hábitos de ingestão alimentar inadequada, manifestada por abdome distendido; ruídos intestinais hipoativos em todos os quatro quadrantes e a seguinte declaração do paciente: "Tenho um problema. Não percebo movimento em meu intestino há 4 dias, apesar de sentir vontade de evacuar. Sento no vaso sanitário e faço força, mas só consigo passar uma pequena quantidade de fezes endurecidas. Tenho apresentado este problema agora e quando era criança; mas, desde que passei a morar sozinho, isto tem sido cada vez mais frequente. Talvez seja porque eu não como regularmente e, quando o faço, ingiro muita comida pronta".

Resultado esperado: O paciente apresentará movimento intestinal dentro de 24 horas e relacionará três formas de melhorar a eliminação intestinal com regularidade até 25/10.

Intervenções	Justificativas
Forneça um enema de retenção oleoso ao paciente, conforme prescrição.	Esse tipo de enema lubrifica o intestino e amacia as fezes, para facilitar a expulsão.
Dê ao paciente o laxante prescrito na hora de dormir, em 23/10, caso não tenham ocorrido movimentos intestinais.	Os laxantes facilitam a eliminação intestinal de várias formas; alguns mecanismos comuns de ação incluem o aumento do peristaltismo intestinal, a irritação do intestino e a atração da água para dentro do intestino grosso.
Estimule a ingestão de, pelo menos, 8 a 10 copos de líquidos ao dia; ofereça suco de ameixa preta ou maçã.	Os líquidos orais promovem a hidratação e previnem o ressecamento das fezes; o suco de ameixa preta tem efeito laxativo; o suco de maçã contém pectina, que também dá volume às fezes.
Oriente o paciente sobre o consumo de alimentos ricos em fibras e sobre o aumento gradual em sua ingestão, de acordo com a tolerância, até atingir o efeito desejado.	Fibras intestinais dão volume e puxam água para as fezes; excrementos volumosos e macios distendem o reto e favorecem o desejo de evacuar.

Avaliação dos resultados esperados:

- O paciente eliminou uma quantidade moderada de fezes marrons, com formato, aproximadamente 6 horas depois da administração do enema de retenção oleoso.
- O paciente identificou a meta mínima de consumo de 8 copos de líquido ao dia.
- O paciente consegue mencionar alimentos, como farelo de trigo, pão integral, cereais integrais, frutas frescas e sucos, vegetais crus, ervilhas e feijões desidratados e frutas secas.
- O paciente verbaliza que o aumento de exercícios ativos, em um total de 30 minutos por dia, feitos de uma só vez, ou divididos e realizados várias vezes ao dia, favorece a eliminação intestinal.

EXERCÍCIOS DE PENSAMENTO CRÍTICO

1. O enfermeiro sente uma massa de fezes endurecidas durante a inserção de um supositório retal. Quais as próximas ações que deverão ser executadas?
2. Quais são algumas possíveis consequências da constipação crônica?
3. Elabore sugestões para promover a continência fecal entre idosos que apresentam prejuízo cognitivo, como acontece com aqueles portadores de doença de Alzheimer.
4. Quais ações de enfermagem são mais adequadas nos casos em que a pele periestomal apresentar aparência vermelha e tiver escoriações?

QUESTÕES DE REVISÃO – ESTILO DO NCLEX

1. Quando um paciente diz ao enfermeiro que não tem movimentos intestinais sem usar diariamente um laxante, qual informação é fundamental que o profissional dê a ele?
   1. O uso crônico de laxantes prejudica o tônus natural do intestino.
   2. Agentes que amaciam as fezes têm maior probabilidade de causar menos irritação.
   3. Enemas diários são preferidos em vez do uso de laxantes.
   4. A dilatação do esfíncter anal pode ajudar na eliminação intestinal.
2. Qual das seguintes avaliações é a melhor indicação de que um paciente apresenta impactação fecal?
   1. O paciente libera frequentemente fezes líquidas.
   2. O paciente possui uma respiração extremamente ofegante.
   3. O paciente requer o uso de medicação para cefaleia.
   4. O paciente não tem se alimentado bem ultimamente.
3. Antes de inserir uma sonda retal, qual das seguintes medidas de enfermagem é mais útil na eliminação de gases intestinais?
   1. Andar com o paciente pelo corredor.
   2. Oferecer uma bebida carbonada.
   3. Restringir a ingestão de alimentos sólidos.
   4. Administrar um analgésico narcótico.
4. Durante a administração de um enema de limpeza glicerinado, o paciente apresenta cólicas e necessidade de evacuar. Qual ação de enfermagem é a mais adequada neste momento?
   1. Terminar rapidamente a instilação da solução remanescente.
   2. Dizer ao paciente que segure sua respiração e deixe fluir as fezes.
   3. Interromper momentaneamente a administração da solução de enema.
   4. Retirar do reto a extremidade do frasco com a solução de enema.
5. Quando o enfermeiro avalia o estoma de um paciente com uma ostomia, uma aparência normal assemelha-se à coloração:
   1. Rosa pálida
   2. Vermelho viva
   3. Parda escura
   4. Azulada opaca

HABILIDADE 31.1 Inserindo uma sonda retal

Ação sugerida	Justificativa
INVESTIGAÇÃO	
Verifique as prescrições médicas.	Garantir a colaboração entre as atividades de enfermagem e o tratamento médico.
Utilize dois métodos para identificar o paciente.	Dar suporte aos princípios de segurança recomendados pela Joint Commission.
Inspecione o abdome, ausculte os ruídos intestinais e palpe-o suavemente em busca de distensão ou plenitude.	Proporcionar uma base de dados para futuras comparações.
Determine quanto o paciente compreende sobre o procedimento.	Proporcionar uma oportunidade de educação para saúde.
PLANEJAMENTO	
Obtenha um cateter 22 a 32F e lubrificante.	Garantir um cateter em tamanho apropriado e facilitar a inserção.
IMPLEMENTAÇÃO	
Lave as mãos ou realize antissepsia por meio de fricção com álcool (ver o Cap. 10); coloque luvas.	Reduzir a transmissão de microrganismos.
Feche a cortina de privacidade.	Demonstrar respeito pela dignidade do paciente.
Coloque o paciente na posição de Sims.	Facilitar o acesso ao reto.
Lubrifique a ponta da sonda generosamente (Fig. A).	Facilitar a inserção.
	Lubrificando a sonda retal.
Separe as nádegas, de forma a deixar o ânus bem exposto (Fig. B).	Ajudar na visualização do local de inserção.
	Separação das nádegas.

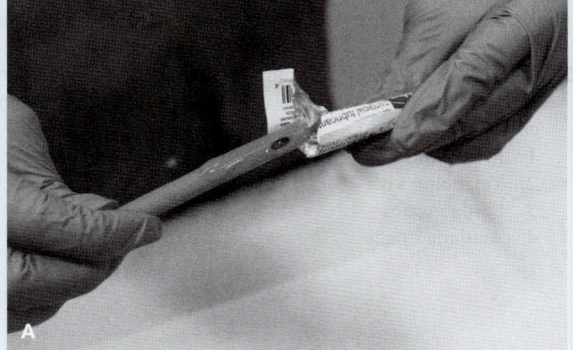

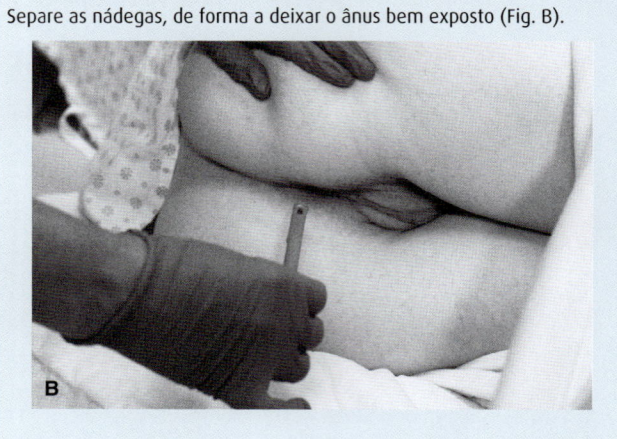

(continua)

Inserindo uma sonda retal *(continuação)*

IMPLEMENTAÇÃO *(continuação)*

Insira a sonda 10 a 15 cm, nos pacientes adultos (Fig. C).	Colocar a extremidade distal da sonda acima dos músculos esfincterianos, estimular o peristaltismo e evitar o deslocamento do cateter.
Inserção de uma sonda retal.	
Encerre a extremidade livre da sonda em uma compressa limpa e macia ou numa gaze (Fig. D).	Proporcionar um meio de absorver as fezes que podem ser drenadas pela sonda.
Encerrando a sonda retal.	
Fixe a sonda com fita adesiva às nádegas ou na parte interna da coxa.	Permitir que o paciente deambule ou mude de posição, sem deslocar a sonda.
Deixe a sonda retal no local por não mais do que 20 minutos. Reinsira a sonda, a cada 3 ou 4 horas, se o desconforto voltar.	Reduzir o risco de dano aos esfincteres. Reinstituir o regime terapêutico.

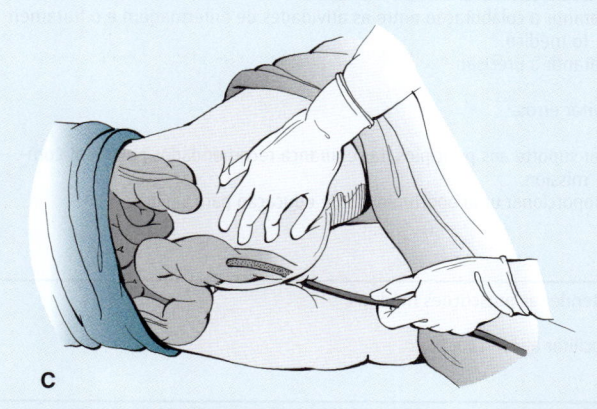

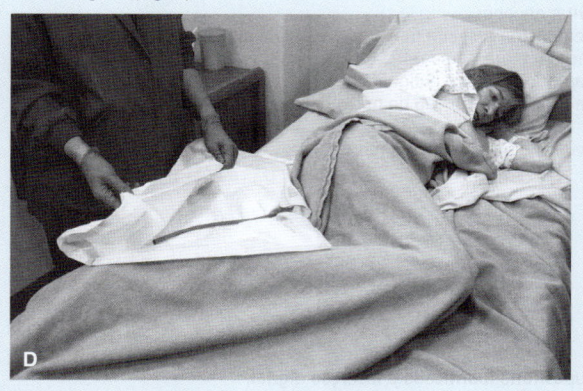

Avaliação

- Os gases intestinais foram eliminados.
- O paciente refere que os sintomas foram aliviados.
- O paciente não relata efeitos desagradáveis.

Documentação

- Dados da avaliação.
- Intervenção.
- Intervalo de tempo que a sonda permaneceu no local.
- Resposta do paciente.

EXEMPLO DE DOCUMENTAÇÃO

Data e hora Abdome globoso, firme e timpânico. Ruídos intestinais presentes nos quatro quadrantes, mas difíceis de serem audíveis devido a distensão. Paciente diz que "não consegue mais suportar a dor". Deambulou, sem alívio. Sonda de alívio 26F inserida no reto por 20 minutos. Flatos expelidos durante a inserção da sonda. Abdome mais macio.

_____ ASSINATURA / FUNÇÃO

HABILIDADE 31.2 Inserindo um supositório retal

Ação sugerida	Justificativa
INVESTIGAÇÃO	
Verifique as prescrições médicas.	Garantir a colaboração entre as atividades de enfermagem e o tratamento médico.
Compare o registro de administração de medicamentos (MAR – *Medication Administration Record*) com a prescrição médica por escrito.	Garantir a precisão.
Leia e compare o rótulo do supositório com o MAR, pelo menos, três vezes – antes, durante e após a preparação do medicamento.	Evitar erros.
Use dois métodos para identificar o paciente.	Dar suporte aos princípios de segurança recomendados pela Joint Commission.
Determine quanto o paciente compreende sobre o propósito e a técnica de administração de um supositório.	Proporcionar uma oportunidade de educação para saúde.
PLANEJAMENTO	
Prepare-se para administrar o supositório, conforme o horário prescrito pelo médico.	Atender às prescrições médicas.
Obtenha luvas limpas e lubrificante.	Facilitar a inserção.
IMPLEMENTAÇÃO	
Lave as mãos ou realize antissepsia por meio de fricção com álcool (ver o Cap. 10).	Reduzir a transmissão de microrganismos.
Leia o nome do paciente na pulseira de identificação.	Evitar enganos.
Feche a cortina de privacidade.	Demonstrar respeito pelo pudor e pela dignidade do paciente.
Coloque o paciente na posição de Sims.	Facilitar o acesso ao reto.
Cubra o paciente, expondo apenas suas nádegas.	Garantir o pudor e a dignidade.
Coloque as luvas.	Reduzir a transmissão de microrganismos e atender às precauções padrão.
Lubrifique o supositório e o dedo indicador da mão dominante e separe as nádegas, de forma a expor amplamente o ânus (Fig. A).	Reduzir o atrito e os traumas tissulares e melhorar a visualização.

Supositório lubrificado e inserção digital.

(continua)

Inserindo um supositório retal   *(continuação)*

IMPLEMENTAÇÃO *(continuação)*	
Oriente o paciente a respirar lenta e profundamente, várias vezes. Introduza o supositório, primeiro a extremidade afunilada, para além do esfíncter interno, cerca da extensão do dedo (Fig. B).	Promover o relaxamento muscular e colocar o supositório no melhor local, para atingir um efeito local.
(Figura B: ilustração mostrando Reto, Supositório e Esfíncter retal)	Inserção do supositório.
Evite colocar o supositório dentro das fezes.	Reduzir a eficácia.
Limpe o excesso de lubrificante ao redor do ânus com papel higiênico.	Oferecer conforto.
Peça ao paciente para reter o supositório durante pelo menos 15 minutos.	Aumentar a eficácia.
Sugira a contração dos músculos glúteos, caso exista uma necessidade urgente de expelir o supositório.	Fortalecer os esfincteres anais.
Peça ao paciente que aguarde para dar descarga no vaso sanitário, até que as fezes tenham sido examinadas.	Fornecer uma oportunidade para avaliação da eficácia da droga.
Retire as luvas e lave as mãos.	Reduzir a transmissão de microrganismos.

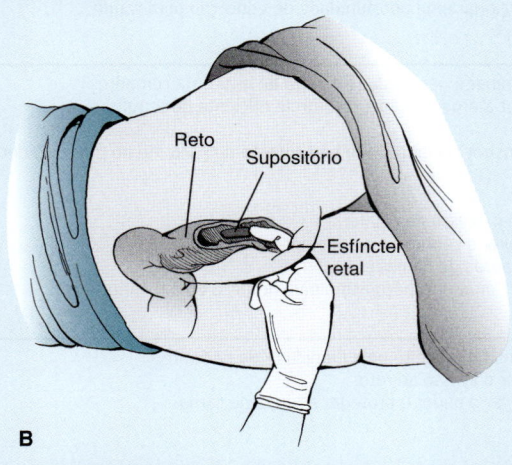

Avaliação

- O paciente retém o supositório por 15 minutos.
- A eliminação intestinal ocorreu.

Documentação

- Fármaco, dosagem, via e horário (ver o Cap. 32).
- Consequência da administração do fármaco.

EXEMPLO DE DOCUMENTAÇÃO

Data e hora: Supositório de Bisacodil (Dulcolax®) inserido no reto. Expelida grande quantidade de fezes amarronzadas.
_____ ASSINATURA / FUNÇÃO

HABILIDADE 31.3   Administrando um enema de limpeza

Ação sugerida	Justificativa
INVESTIGAÇÃO	
Verifique as prescrições médicas quanto ao tipo de enema e solução específicos.	Assegurar a colaboração entre as atividades de enfermagem e o tratamento médico.
Verifique a data do último movimento intestinal do paciente.	Ajudar a determinar a necessidade de verificar a existência de impactação fecal ou uma base de resultados esperados realistas.
Use dois métodos para identificar o paciente.	Dar suporte aos princípios de segurança recomendados pela Joint Commission.

(continua)

Administrando um enema de limpeza *(continuação)*

INVESTIGAÇÃO *(continuação)*	
Lave as mãos ou realize antissepsia por meio de fricção com álcool (ver o Cap. 10).	Reduzir a transmissão de microrganismos.
Ausculte os ruídos intestinais.	Estabelecer o estado do peristaltismo.
Determine quanto o paciente compreende sobre o procedimento.	Proporcionar uma oportunidade de educação para saúde.

PLANEJAMENTO	
Planeje o local onde o paciente expelirá a solução do enema e as fezes.	Determinar a necessidade ou não de usar uma comadre.
Obtenha o equipamento apropriado, incluindo um *kit* para enema, solução, almofada absorvente, lubrificante, toalha de banho e luvas.	Facilitar a organização e o controle eficiente do tempo.
Planeje a realização do procedimento conforme o horário estabelecido pelo médico ou quando parecer mais adequado durante os cuidados ao paciente.	Demonstrar colaboração e participação do paciente no processo decisório.
Prepare a solução e o equipamento na sala de procedimentos.	Propiciar acesso aos materiais.
Aqueça a solução a aproximadamente 40 a 43°C.	Promover o conforto e a segurança.
Clampeie a sonda no *kit* para enema.	Evitar perda de líquido.
Encha o recipiente com a solução especificada.	Proporcionar um mecanismo para limpeza do intestino.

Implementação	
Feche a cortina de privacidade.	Demonstrar respeito pela dignidade do paciente.
Coloque o paciente na posição de Sims.	Facilitar o acesso ao reto.
Cubra o paciente, expondo as nádegas, e coloque um forro impermeável sob os quadris (Fig. A).	Preservar o pudor e proteger a roupa de cama.

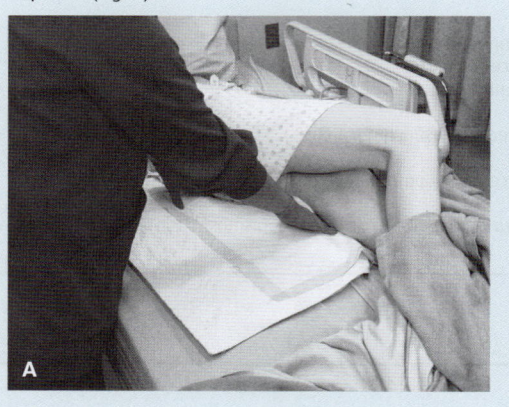

Cobrindo o paciente para aplicação do enema.

Coloque as luvas.	Reduzir a transmissão de microrganismos e atender às precauções padrão.
Coloque (ou pendure) o recipiente com a solução cerca de 30 a 50 cm acima do nível do ânus do paciente.	Facilitar o fluxo gravitacional.
Abra o clample e encha a sonda com a solução (Fig. B). Clampeie novamente.	Retirar o ar de dentro da sonda.

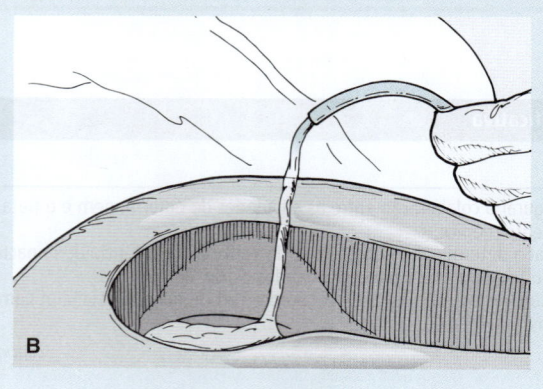

Retirada do ar.

(continua)

Administrando um enema de limpeza *(continuação)*

IMPLEMENTAÇÃO *(continuação)*

Lubrifique generosamente a ponta da sonda (Fig. C).	Facilitar a inserção.
C	**Lubrificação da sonda.**
Separe as nádegas, de modo a deixar o ânus bem visível. Insira a sonda de 7 a 10 cm, num adulto. Direcione a sonda em um ângulo apontando para o umbigo (Fig. D).	Ajudar a visualizar a inserção. Colocar a extremidade distal acima dos esfíncteres. Seguir o contorno do reto.
D	**Direcionamento para inserção da sonda.**
Segure a sonda no lugar com uma das mãos (Fig. E).	Evitar o deslocamento.
E	**Segurando a sonda no lugar.**

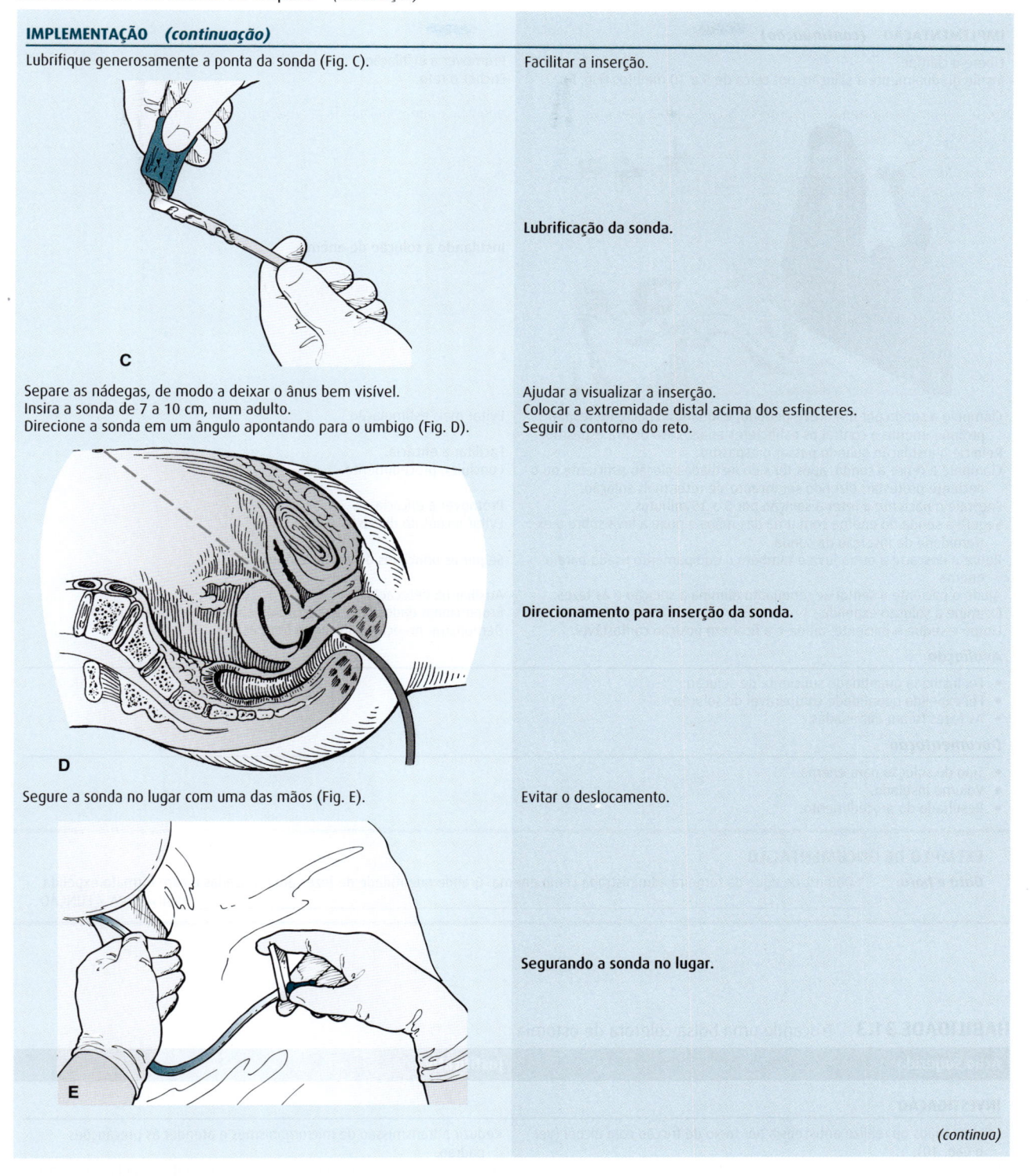

(continua)

Administrando um enema de limpeza *(continuação)*

IMPLEMENTAÇÃO *(continuação)*

Ação	Justificativa
Libere o clampe. Instile gradualmente a solução, por cerca de 5 a 10 minutos (Fig. F).	Promover a instilação. Encher o reto.

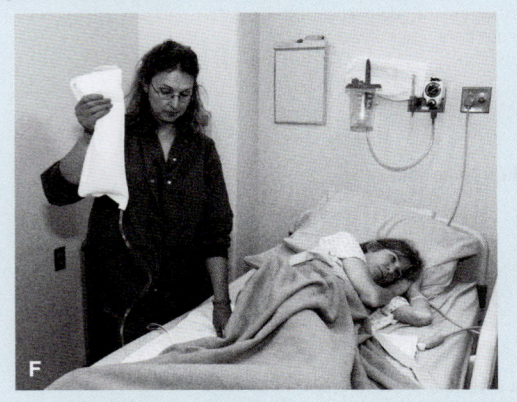

Instilando a solução de enema.

Ação	Justificativa
Clampeie a sonda por um breve período, enquanto o paciente respira profundamente e contrai os esfíncteres anais, caso ocorra espasmo.	Evitar mais estimulação.
Reinicie a instilação quando passar o espasmo.	Facilitar a eficácia.
Clampeie e retire a sonda, após ter sido instilada solução suficiente ou o paciente protestar, dizendo ser incapaz de reter mais solução.	Concluir o procedimento.
Encoraje o paciente a reter a solução por 5 a 15 minutos.	Promover a eficácia.
Segure a sonda do enema com uma das mãos e puxe a luva sobre a extremidade de inserção da sonda.	Evitar o contato direto.
Retire e descarte a outra luva e também o equipamento usado para o enema.	Seguir os princípios de assepsia médica.
Ajude o paciente a sentar-se, enquanto elimina a solução e as fezes.	Auxiliar na defecação.
Examine a solução expelida.	Proporcionar dados para avaliação da eficácia do procedimento.
Limpe e seque o paciente; ajude-o a ficar em posição confortável.	Demonstrar preocupação com o bem-estar.

Avaliação
- Foi instilada quantidade suficiente de solução.
- Foi expelida quantidade comparável de solução.
- As fezes foram eliminadas.

Documentação
- Tipo de solução para enema.
- Volume instilado.
- Resultado do procedimento.

EXEMPLO DE DOCUMENTAÇÃO

Data e hora: 1.000 mL de água da torneira administrada como enema. Grande quantidade de fezes amarronzadas e com formato expelida
_____ ASSINATURA / FUNÇÃO

HABILIDADE 31.3 Trocando uma bolsa coletora de ostomia

Ação sugerida	Justificativa
INVESTIGAÇÃO	
Lave as mãos ou realize antissepsia por meio de fricção com álcool (ver o Cap. 10).	Reduzir a transmissão de microrganismos e atender às precauções padrão.
Use dois métodos para identificar o paciente.	Dar suporte aos princípios de segurança recomendados pela Joint Commission.

Trocando uma bolsa coletora de ostomia *(continuação)*

INVESTIGAÇÃO *(continuação)*

Examine a proteção externa, a bolsa e a pele periestomal.	Determinar a necessidade de troca da bolsa coletora e proporcionar dados sobre a condição do estoma e da pele adjacente.
Determine quanto o paciente compreende sobre os cuidados com o estoma e a troca da bolsa coletora da ostomia.	Proporcionar uma oportunidade de educação para saúde; preparar o paciente para assumir o autocuidado.
Lave as mãos e realize as medidas para higiene depois de retirar as luvas.	Remover os microrganismos transitórios.

PLANEJAMENTO

Obtenha equipamento de reposição, materiais para remoção do adesivo (como o solvente recomendado pelo fabricante, se adequado), além de produtos para cuidados da pele.	Facilitar a organização e o controle eficiente do tempo.
Planeje a reposição imediata da bolsa, caso o paciente apresente sintomas localizados.	Evitar complicações.
Agende a troca da bolsa coletora para o momento em que o paciente esteja assintomático, antes de uma refeição.	Coincidir com o horário em que o reflexo gastrocólico esteja menos ativo.
Planeje esvaziar o saco logo antes da troca da bolsa coletora.	Evitar sujidades.

IMPLEMENTAÇÃO

Feche a cortina de privacidade.	Demonstrar respeito pela dignidade do paciente.
Coloque o paciente na posição supina ou na posição dorsal reclinada.	Facilitar o acesso ao estoma.
Lave as mãos ou realize antissepsia por meio de fricção com álcool; coloque as luvas.	Reduzir a transmissão de microrganismos; atender às precauções padrão.
Retire o saco e descarte-o num recipiente forrado ou à prova d'água.	Facilitar o acesso à proteção externa.
Suavemente, descole a proteção externa da pele (Fig. A).	Prevenir traumas à pele.
A	**Remoção da proteção externa. (Copyright B. Proud.)**
Lave a área periestomal com água e sabão suave, com um pano macio ou uma gaze.	Retirar muco e fezes da pele e do estoma.
Sugira ao paciente que tome banho nesse momento.	Proporcionar uma oportunidade de higiene diária, não afetando o estoma exposto.
Após o banho, ou em seu lugar, seque a pele com suaves palmadinhas.	Promover potencial de aderência durante a aplicação da proteção externa.
Meça o estoma usando um medidor estomal (Fig. B).	Determinar o tamanho do orifício do estoma na placa de proteção externa.
B	**Medição do estoma. (Copyright B. Proud.)**

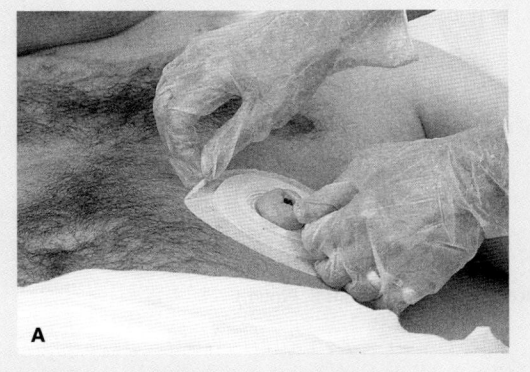

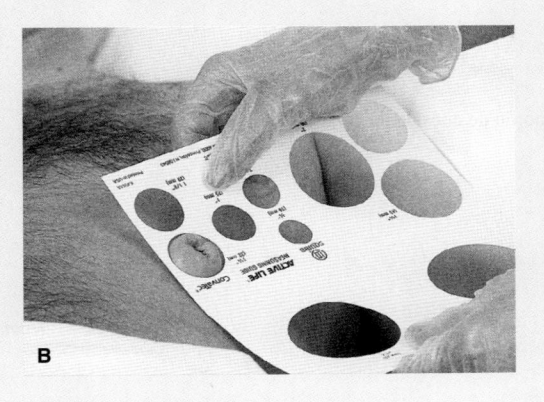

(continua)

Trocando uma bolsa coletora de ostomia   *(continuação)*

IMPLEMENTAÇÃO *(continuação)*	
Corte a abertura na placa de proteção no diâmetro medido, com mais aproximadamente 0,3 a 0,63 cm (Fig. C).	Evitar apertar ou pressionar o estoma e causar prejuízos à circulação.
Cortando a abertura para o estoma. (Copyright B. Proud.)	
Prenda o novo saco ao anel da proteção externa (Fig. D).	Evitar forçá-lo no local, depois de ter aplicado a placa de proteção externa.
Fixação do saco coletor. (Copyright B. Proud.)	
Dobre e clampeie a superfície inferior do saco (Fig. E).	Lacrar o saco, evitando a ocorrência de vazamentos.
Vedação do saco. (Copyright B. Proud.)	
Retire a proteção do adesivo na parte posterior da proteção externa (Fig. F).	Preparar o dispositivo para sua aplicação.
Remoção do adesivo posterior. (Copyright B. Proud.)	

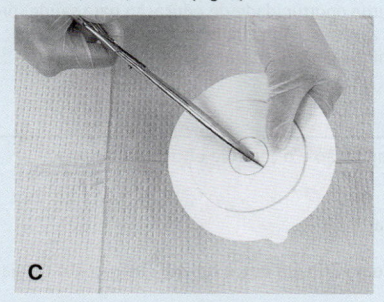

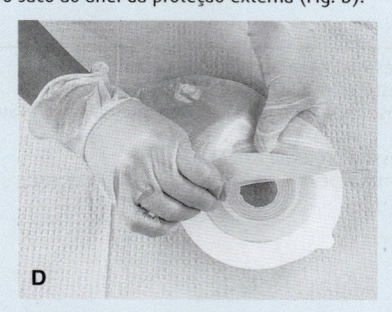

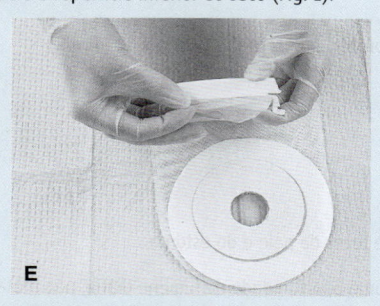

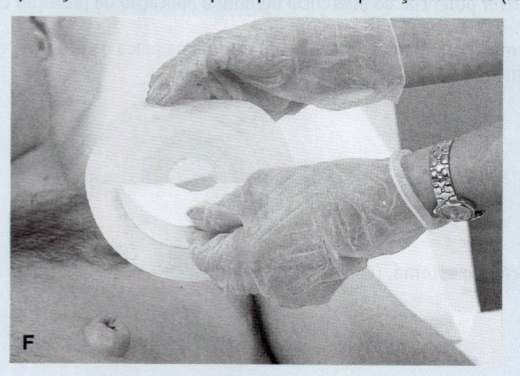

(continua)

Trocando uma bolsa coletora de ostomia *(continuação)*

IMPLEMENTAÇÃO *(continuação)*

Faça o paciente levantar-se ou permanecer deitado. Posicione a abertura sobre o estoma e pressione o local, do centro para fora (Fig. G).	Manter a pele lisa e evitar dobras. Evitar espaços com ar e dobras da pele.
G	Fixação da bolsa coletora. (Copyright B. Proud.)
Realize a higiene das mãos depois de retirar as luvas.	Remover microrganismos transitórios.

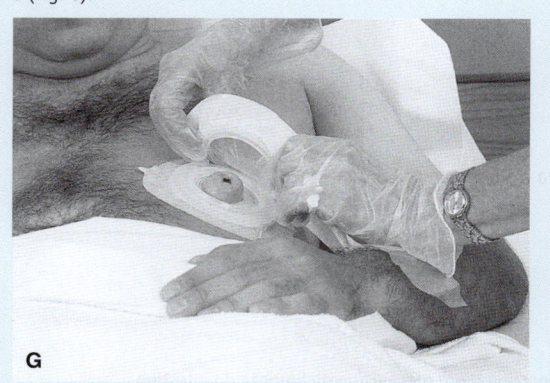

Avaliação

- O estoma parece úmido e rosado.
- A pele está limpa, seca e intacta, sem evidências de hiperemia, irritação ou escoriação.
- A nova bolsa coletora adere à pele sem dobras e espaços com ar.

Documentação

- Dados da avaliação.
- Cuidados periestomais.
- Aplicação da nova bolsa coletora.

EXEMPLO DE DOCUMENTAÇÃO

Data e hora: Bolsa coletora de ostomia removida. Estoma e pele periestomal limpos com água e sabão, secos com palmadinhas suaves. O estoma está rosado e hidratado. A pele periestomal está intacta e sem dor. Nova bolsa aplicada sobre o estoma.
_____ ASSINATURA / FUNÇÃO

HABILIDADE 31.5 Irrigando uma colostomia

Ação Sugerida	Justificativa
INVESTIGAÇÃO	
Verifique as prescrições médicas na busca de informações escritas sobre o tipo de solução a ser usada.	Assegurar a colaboração entre as atividades de enfermagem e o tratamento médico.
Use dois métodos para identificar o paciente.	Dar suporte aos princípios de segurança recomendados pela Joint Commission.
Determine quanto o paciente compreende sobre a irrigação da colostomia.	Fornecer uma oportunidade de educação para saúde; preparar o paciente para assumir o autocuidado.

(continua)

Irrigando uma colostomia *(continuação)*

PLANEJAMENTO

Obtenha uma bolsa e uma luva irrigadoras, lubrificante e cinta (Fig. A). Será necessária uma comadre, caso o paciente esteja restrito ao leito.	Promover a organização e o controle eficiente do tempo.

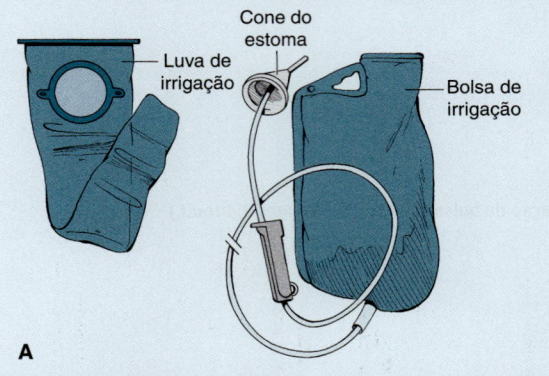

Figura A: Luva de irrigação, Cone do estoma, Bolsa de irrigação.

Luva e a bolsa de irrigação.

Prepare a bolsa irrigadora com solução, da mesma maneira que é preparado o *kit* para enema (ver Habilidade 31.3).	Proporcionar um mecanismo de limpeza do intestino.
Retire o clampe da sonda e encha-a com a solução.	Retirar o ar da sonda.

IMPLEMENTAÇÃO

Coloque o paciente sentado na cama, em uma cadeira diante do vaso sanitário ou ao lado dele, ou no próprio vaso sanitário.	Facilitar a coleta da drenagem.
Coloque forros absorventes ou toalhas no colo do paciente.	Evitar sujar a roupa de cama ou seu vestuário.
Pendure o recipiente cerca de 30 cm acima do estoma.	Facilitar o fluxo gravitacional.
Lave as mãos ou realize antissepsia por meio de fricção com álcool; coloque as luvas.	Reduzir a transmissão de microrganismos; atender às precauções padrão.
Esvazie e remova o saco da placa de proteção externa, caso esteja sendo usada uma.	Propiciar acesso ao estoma.
Firme a luva sobre o estoma e prenda-a em torno do paciente com uma cinta elástica (Fig. B).	Fornecer uma via para drenagem.

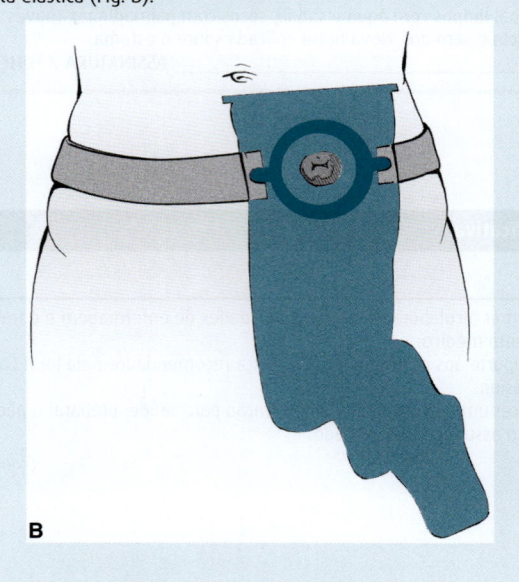

Posição da luva irrigadora.

(continua)

Irrigando uma colostomia *(continuação)*

IMPLEMENTAÇÃO *(continuação)*

Coloque a extremidade inferior da luva dentro do vaso sanitário, da cadeira sanitária ou da comadre (Fig. C).	Coletar a drenagem.
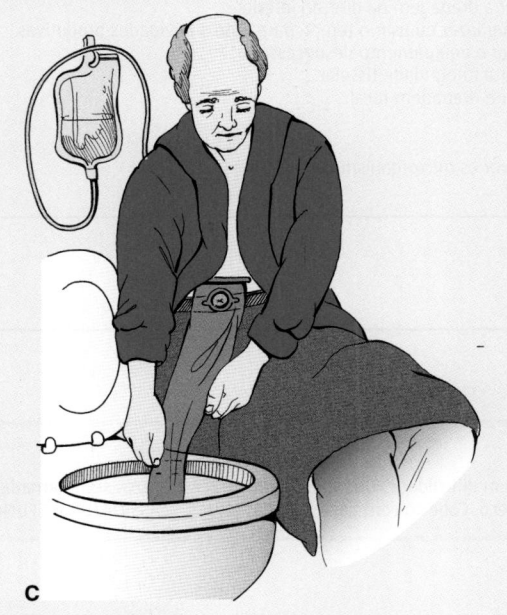	**Colocação da extremidade distal da luva.**
Lubrifique o cone na extremidade da bolsa irrigadora. Abra a parte superior da luva irrigadora. Insira o cone no estoma (Fig. D).	Facilitar a inserção. Propiciar acesso ao estoma. Dilatar o estoma e fornecer um meio de instilar o líquido.
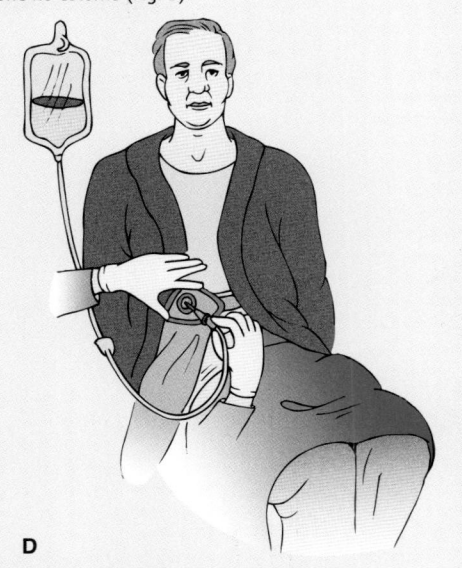	**Inserção do cone de irrigação.**
Mantenha o cone no local e libere o clampe da sonda. Clampeie a sonda e aguarde, caso ocorram espasmos. Solte o clampe e continue, uma vez desaparecido o desconforto.	Evitar a expulsão do cone e iniciar a instilação. Interromper a instilação, enquanto o intestino se adapta. Reiniciar a instilação do líquido, sem causar desconforto ao paciente.

(continua)

Irrigando uma colostomia *(continuação)*

IMPLEMENTAÇÃO *(continuação)*

Clampeie a sonda e remova o cone quando a solução irrigadora foi instilada.	Interromper a administração de solução.
Feche a extremidade superior da luva irrigadora.	Manter a drenagem na direção inferior.
Forneça material de leitura ou artigos de higiene ao paciente.	Propiciar lazer ou usar o tempo para outras atividades produtivas.
Remova a cinta e a luva quando a drenagem estiver concluída.	Eliminar o equipamento desnecessário.
Limpe e seque o estoma.	Manter a integridade tissular.
Caso o paciente esteja usando uma placa de proteção externa, coloque um saco limpo sobre o estoma ou cubra-o temporariamente com uma gaze.	Coletar a drenagem fecal.
Repita a higiene das mãos depois de retirar as luvas.	Remover os microrganismos transitórios.

Avaliação

- Uma quantidade suficiente de solução foi instilada.
- Uma quantidade comparável de solução foi expelida.
- As fezes foram eliminadas.

Documentação

- Tipo de solução irrigadora.
- Volume instilado.
- Resultado do procedimento.

EXEMPLO DE DOCUMENTAÇÃO

Data e hora   Colostomia irrigada com 500 mL de água corrente. Instilada sem dificuldade. Quantidade moderada de fezes semiformadas expelidas com a solução. Estoma limpo com água e sabão e seco. Coberto com gaze. _____ ASSINATURA / FUNÇÃO

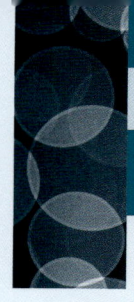

UNIDADE 8
Exercícios finais da Unidade 8 – Capítulos 30 e 31

Seção 1: Revendo o que você aprendeu

Atividade A: *Preencha as lacunas escolhendo a palavra correta entre as opções dadas entre parênteses.*

1. _____ significa maior do que o volume urinário normal. (Anúria, Oligúria, Poliria)
2. As soluções hipertônicas de enema são comercializadas em recipientes descartáveis com aproximadamente _____ mL de solução. (60, 120, 180)
3. _____ constipação resulta de tratamento médico. (Iatrogênica, Pseudo, Secundária)
4. Um _____ é um recipiente tipo assento usado para a eliminação de resíduos corporais. (comadre, cadeira sanitária, urinol)

Atividade B: *Marque cada afirmação com V (Verdadeiro) ou F (Falso). Corrija as afirmações falsas.*

1. V____ F____ Cateterização é a inserção de uma sonda oca no interior da bexiga.
2. V____ F____ Meato urinário é a abertura que dá acesso à uretra.
3. V____ F____ Cateter de alívio é um cateter de demora que permanece no lugar durante um período de tempo.
4. V____ F____ Vegetais como repolho e pepino são conhecidos por impedir a formação de gases intestinais.

Atividade C: *Escreva o termo correto para cada descrição abaixo.*

1. Urina contendo sangue _____.
2. Pele ao redor do estoma _____.
3. Contração rítmica dos músculos lisos do intestino para facilitar a defecação _____.
4. Lesão química na pele resultante das enzimas presentes nas fezes _____.

Atividade D: 1. Compare os termos relacionados a defecação e ostomia da Coluna A com as explicações da Coluna B.

Coluna A
1. Reflexo gastrocólico
2. Esfíncter anal
3. Estoma
4. Manobra de Valsalva

Coluna B
A. Entrada de uma abertura criada cirurgicamente para um órgão de eliminação.
B. Fechamento da glote e contração dos músculos pélvicos e abdominais para aumentar a pressão abdominal.
C. Peristaltismo intestinal acelerado que geralmente ocorre durante ou depois da ingestão de alimentos.
D. Bandas musculares em forma de anel.

730 Barbara Kuhn Timby

Atividade E: *1. Diferença entre impactação fecal e incontinência fecal de acordo com as categorias abaixo.*

	Impactação fecal	*Incontinência fecal*
Definição		
Causas		
Sintomas		

Atividade F: *Considere as seguintes figuras.*

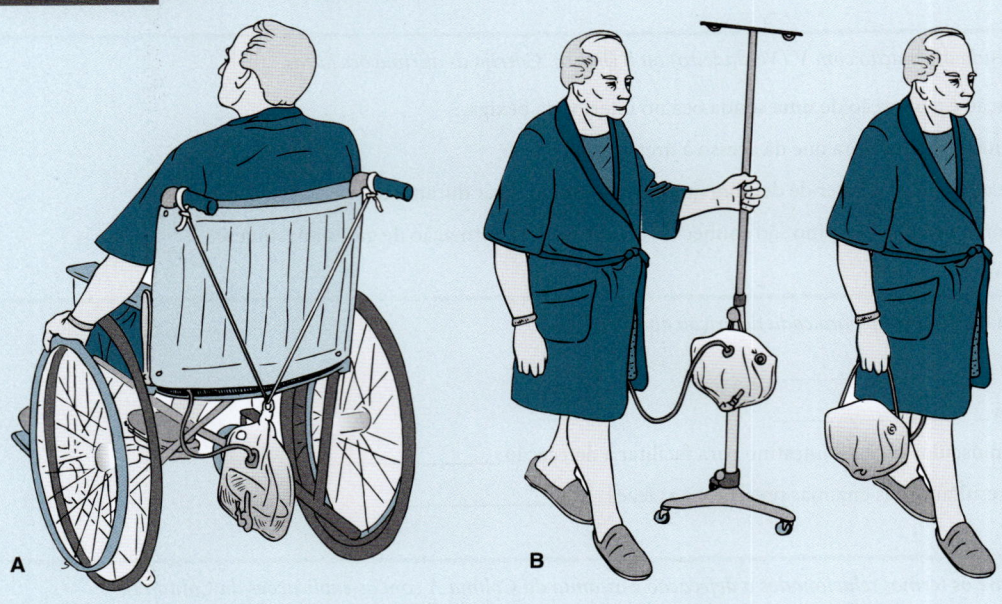

A   B

a. Identifique o que mostram as figuras.
b. Explique as técnicas nas figuras.

Atividade G:
Uma sonda é removida quando precisa ser substituída ou quando sua utilização puder ser descontinuada. Descreva nos quadros abaixo a sequência correta para remoção de uma sonda de Foley.

1. Esvazie o balonete por meio da aspiração do líquido com uma seringa.
2. Meça o volume de cada eliminação durante as próximas 8 a 10 horas.
3. Lave as mãos e coloque luvas limpas.
4. Inspecione a sonda e descarte-a se estiver intacta.
5. Puxe suavemente a sonda até o ponto onde ela sai do meato.
6. Limpe o meato urinário.

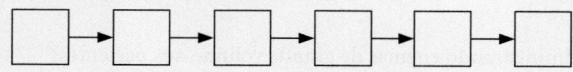

□ → □ → □ → □ → □ → □

Atividade H:
Responda as seguintes perguntas.

1. Quais são as quatro características físicas da urina?

2. Quais são os usos de uma sonda urinária?

3. Quais são os dois componentes da avaliação de uma eliminação intestinal?

4. Quais são os vários sinais e sintomas de constipação?

5. Quais são os problemas potenciais do uso de sondas do tipo preservativo?

Seção II: Aplicando seus conhecimentos

Atividade I: *Explique o fundamento lógico das seguintes perguntas.*

1. Porque o primeiro espécime eliminado do dia é preferido como uma amostra de urina?

2. Porque o ato de urinar durante a noite é considerado incomum?

3. Porque é importante que o enfermeiro tenha cautela quando estiver administrando enemas de grande volume nos pacientes?

4. Porque a água corrente é usada na administração de enemas?

Atividade J: *Responda as seguintes perguntas focando os papéis e responsabilidades da enfermagem.*

1. Um enfermeiro está cuidando de um paciente com incontinência urinária. Quais diagnósticos de enfermagem poderiam ser aplicados nesta situação?

2. Um paciente de meia idade tem um cateter de retenção permanente. Qual cuidado de enfermagem é mais adequado para este paciente?

3. Um enfermeiro está cuidando de um paciente com uma colostomia. Quais são os passos para fazer uma irrigação de colostomia?

4. Um enfermeiro está cuidando de um paciente com constipação.
   a. Quais são as duas intervenções usadas para promover a eliminação intestinal em um paciente com constipação?

   b. Como o enfermeiro deveria administrar um frasco descartável de solução hipertônica de enema preparado comercialmente?

Atividade K: *Considere as seguintes perguntas. Discuta-as com seu instrutor ou com seus pares.*

1. Um enfermeiro está cuidando de um paciente idoso com incontinência urinária e que tem um cateter de demora.
   a. Que problemas possíveis poderiam ocorrer neste paciente?
   b. Descreva os cuidados de enfermagem adequados para este paciente.

2. Um paciente de meia-idade com uma colostomia programada está preocupado sobre como a cirurgia e seus resultados irão afetar sua vida no dia a dia.
   a. Como o enfermeiro poderia preparar o paciente física e emocionalmente para gerenciar a ostomia de forma independente?
   b. Como o enfermeiro poderia preparar a família, que poderá ajudar nos cuidados do paciente com uma ostomia depois da alta?

Seção III: Preparando para o NCLEX

Atividade L: *Responda as seguintes perguntas.*

1. Um paciente que está paralisado da cintura para baixo está tendo perda espontânea de urina. Como o enfermeiro deveria documentar a condição deste paciente?
   a. Incontinência reflexa
   b. Incontinência por estresse
   c. Incontinência funcional
   d. Incontinência de urgência

2. Um enfermeiro está ensinando um paciente a executar a manobra de Credé como parte do treinamento de continência urinária. Qual entre as seguintes instruções o enfermeiro deveria dar ao paciente sobre esta manobra?
   a. Massagear ou dar palmadinhas leves na pele sobre a região púbica
   b. Dobrar-se para frente e aplicar pressão manual sobre a bexiga
   c. Relaxar o esfíncter urinário em resposta a estimulações físicas
   d. Contrair e relaxar os músculos alternadamente por 10 segundos

3. Um paciente idoso com um distúrbio musculoesquelético não consegue elevar os quadris. O enfermeiro está usando uma comadre tipo pá para coletar a urina e as fezes do paciente. Quais intervenções o enfermeiro deveria seguir quando estiver usando uma comadre tipo pá não metálica? Selecione as alternativas que se aplicarem ao caso.
   a. Aquecer a comadre com água corrente aquecida
   b. Palpar a parte inferior do abdome do paciente
   c. Colocar os tecidos sujos em uma comadre tipo pá
   d. Deslizar a comadre tipo pá logo abaixo das nádegas
   e. Elevar a cabeceira do leito do paciente

4. Um paciente de uma unidade de saúde relata uma vontade frequente de defecar, mas tem eliminado fezes líquidas em pequenas quantidades por 2 dias. Que intervenções o enfermeiro deverá seguir para remover a impactação fecal? Selecione as alternativas que se aplicarem ao caso.
   a. Pedir ao paciente para contrair os músculos glúteos
   b. Instruir o paciente a respirar lenta e profundamente
   c. Colocar o paciente na posição de Sims
   d. Usar um dedo indicador enluvado e lubrificado para quebrar a massa fecal
   e. Oferecer períodos de repouso até a massa ser removida

5. Qual das afirmações abaixo descreve com precisão uma ação de enfermagem envolvida na drenagem de urina ou de fezes acumuladas de uma ileostomia continente?
    a. Manter a extremidade externa da sonda no nível do estoma.
    b. Manter o estoma descoberto o tempo todo.
    c. Limpar a sonda removida com água fria e sabonete.
    d. Esperar resistência depois de inserir o tubo aproximadamente 2 polegadas (5,08 cm).

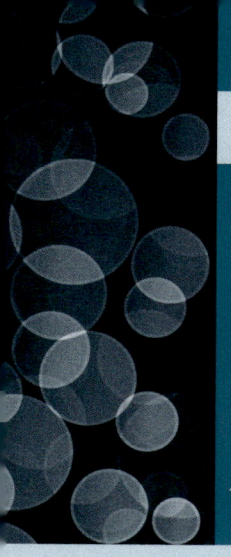

UNIDADE 9
Administração de Medicamentos

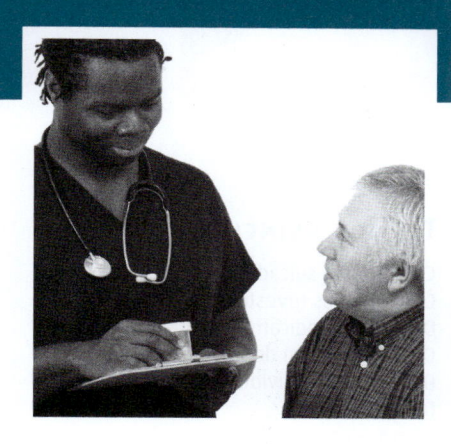

32 Medicamentos Orais   736

33 Medicamentos Tópicos e Inalatórios   751

34 Medicamentos Parenterais   762

35 Medicamentos Intravenosos   783

32

Medicamentos Orais

OBJETIVOS DO ENSINO

Ao término deste capítulo o leitor deverá ser capaz de:

1. Definir o termo "medicamento".
2. Citar sete itens que compõem a prescrição de um medicamento.
3. Explicar a diferença entre o nome comercial e o nome genérico de medicamentos.
4. Nomear quatro vias comuns de administração.
5. Descrever via oral e duas formas de apresentação dos medicamentos administrados por essa via.
6. Explicar o propósito do registro da administração de um medicamento.
7. Citar três formas pelas quais são oferecidos os medicamentos.
8. Discutir duas responsabilidades de enfermagem que se aplicam à administração de narcóticos.
9. Nomear os cinco certos da administração de medicamentos.
10. Dar a fórmula para o cálculo de uma dose de medicamento.
11. Discutir, pelo menos, uma orientação que se aplique à administração segura de medicamentos.
12. Discutir um aspecto importante a ser ensinado aos pacientes sobre a ingestão de medicamentos.
13. Explicar as circunstâncias envolvidas na administração de medicamentos através de uma sonda enteral e um problema comumente associado.
14. Descrever três ações apropriadas, caso ocorra erro na administração de um medicamento.

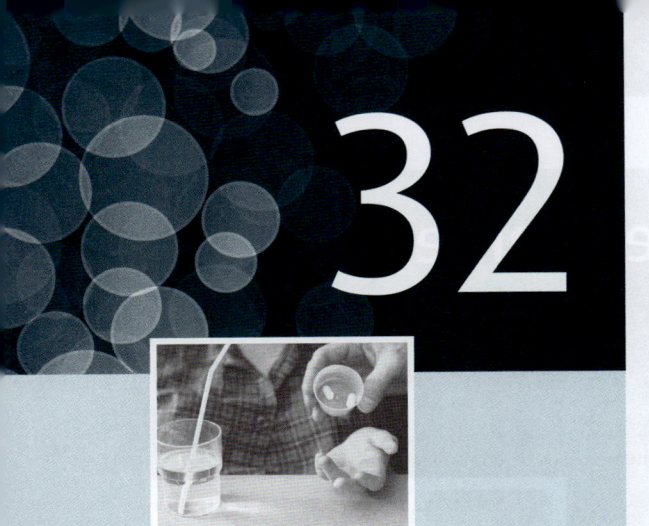

TERMOS PRINCIPAIS

Comprimido sulcado
Comprimidos revestidos
Desvio de medicamentos
Dispensação em dose única
Dispensação individual
Dose
Liberação sustentada
Medicamentos
Medicamentos sem receita médica
Nome comercial
Nome genérico
Polimedicação
Prescrição de medicamentos
Registro de administração de medicamentos
Sistema de administração de medicamentos por código de barras
Suprimento de dose única
Suprimento de estoque
Suprimento individual
Via de administração
Via oral
Xerostomia

A administração de **medicamentos** (substâncias químicas que alteram o funcionamento corporal) é uma das mais importantes responsabilidades dos enfermeiros. Este capítulo enfatiza o preparo e a administração segura dos medicamentos, especialmente aqueles dados por via oral. Este capítulo usa os termos "medicamentos" e "drogas" como sinônimos; informações sobre drogas específicas podem ser encontradas em textos farmacológicos ou manuais de referência sobre os medicamentos.

PRESCRIÇÃO DE MEDICAMENTOS

A **prescrição de medicamentos** lista o nome da droga e as orientações para sua administração. Normalmente, os médicos ou dentistas são responsáveis por sua elaboração. Outros membros da equipe de saúde, como enfermeiros com experiência em prática avançada, também podem redigir prescrições de medicamentos, caso sejam legalmente designados por estatutos estaduais. Aquelas escritas no prontuário do paciente são aqui utilizadas com fins de discussão.

Componentes da prescrição de medicamentos

Todas as prescrições de medicamentos devem conter sete componentes:

1. Nome do paciente.
2. Data e a hora em que a prescrição foi escrita.
3. Nome do medicamento.
4. Dose a ser administrada.
5. Via de administração.

6. Frequência da administração.
7. Assinatura da pessoa que prescreve o medicamento.

Se algum desses componentes estiver ausente, o enfermeiro deve reter a droga até que seja obtida a informação desejada. Erros acerca dos medicamentos são graves. *Os enfermeiros nunca implementam uma prescrição questionável, até que tenham consultado a pessoa que a elaborou.*

Nome do medicamento

Cada droga possui um **nome comercial** (nome utilizado pela indústria farmacêutica para identificar seu medicamento). Por vezes, o nome comercial é também chamado patente ou marca registrada. Ele normalmente é escrito acompanhado pela letra R envolta por um círculo, conhecido pelo símbolo: ®.

Os medicamentos também possuem um **nome genérico** (nome da substância química, que não é protegido pela marca registrada do fabricante), que é escrito em letras minúsculas abaixo do nome comercial. Por exemplo, o Demerol® é a marca registrada usada pela *Winthrop Pharmaceuticals* para o fármaco genericamente conhecido como hipocloreto de meperidina.

A Joint Commission (2010) alerta as instituições de assistência médica – médicos, enfermeiros e farmacêuticos – sobre o fato de que há muitos medicamentos com nomes e sons parecidos. Todas as pessoas envolvidas na prescrição e administração de medicamentos deverão consultar uma lista que geralmente identifica os nomes dos medicamentos que poderão causar confusão. Esta lista deverá ser atualizada pelo menos uma vez por ano. O conhecimento sobre o propósito da administração de um medicamento pode também ajudar a garantir a prescrição mais adequada.

Dose do medicamento

A **dose** compreende a quantidade a ser administrada, que é prescrita usando o sistema métrico. Alguns medicamentos são prescritos também em unidades, miliunidades, unidades internacionais e miliequivalentes (mEq), uma medição exclusiva usada principalmente no casos de compostos químicos como o cloreto de potássio.

Por questões de segurança, a Joint Commission (2010) orienta que as medições apotecárias, um sistema antigo de dosagem de medicamentos, sejam excluídas. Esta medida de segurança foi criada porque, com frequência, as abreviações apotecárias eram lidas erroneamente, mal interpretadas ou confundidas com abreviações do sistema métrico. A Tabela 32.1 apresenta as abreviações que "não devem ser usadas" na prescrição de medicamentos de acordo com as orientações da Joint Commission.

Para uso doméstico, as dosagens dos medicamentos são convertidas em medidas caseiras que poderão ser facilmente interpretadas por pessoas que não sejam profissionais.

Via de administração

A **via de administração** compreende a maneira como a droga é administrada, que pode ser por via oral, tópica, inalatória ou parenteral (Tab. 32.2). A via tópica e a via inalatória de administração são discutidas no Capítulo 33; a via parenteral é descrita nos Capítulos 34 e 35.

TABELA 32.1 Lista oficial de abreviações que "não devem usadas" da Joint Commission

NÃO USAR	PROBLEMA POTENCIAL	USAR
U (unidade)	Pode ser confundida com "0" (zero), o número "4" (quatro), ou "cc" (ver abaixo).	Escrever "unidade".
IU (*International Unit*)	Pode ser confundida com IV (intravenoso) ou com o número 10 (dez).	Escrever "Unidade Internacional" (*International Unit*).
Q.D., QD, q.d., qd (diariamente)	Pode ser confundida com qualquer outra.	Escrever "diariamente"
Q.O.D., QOD, q.o.d, qod (em dias alternados)	O período depois de Q pode ser confundido com "I" e "O" pode ser confundido com "I".	Escrever "em dias alternados"
Zeros à direita (X.0 mg) em qualquer prescrição médica ou documentação relacionada à medicação	Podem faltar as casas decimais.	Escrever X mg
Sem o zero à esquerda (X mg)	Podem faltar as casas decimais.	Escrever 0,X mg
MS	Pode significar sulfato de morfina ou sulfato de magnésio	Escrever "sulfato de morfina" ou "sulfato de magnésio".
Possíveis inclusões futuras na Lista Oficial de "Não Usar"		
>(maior que)	Pode ser interpretado erroneamente como o número "7" ou como a letra "L".	Escrever "maior que".
<(menor que)	Pode ser confundido com "maior que".	Escrever "menor que".
Abreviações dos nomes de medicamentos	Podem ser interpretadas erroneamente por causa de abreviações semelhantes para vários medicamentos.	Escrever o nome completo do medicamento.
Unidades apotecárias	Não é familiar para muitos profissionais; podem ser confundidas com unidades métricas.	Usar unidades do sistema métrico.
@	Pode ser confundida com o número 2 (dois)	Usar "para".
cc (centímetros cúbicos)	Pode ser confundido com U (unidades) quando for mal escrito.	Escrever "ml" ou "mililitros".
μg (microgramas)	Pode ser confundido com mg (miligramas) resultando em uma superdose de 1.000 vezes.	Escrever "mcg" ou "microgramas".

Adaptada da lista *Official "Do Not Use" List* (2010). Disponível *no site* http://www.jointcommission.org.

TABELA 32.2 Vias de administração de medicamentos

VIA	MÉTODO DE ADMINISTRAÇÃO
Oral	Deglutição
	Instilação através de sonda enteral
Tópica	Aplicação na pele ou membrana mucosa
Inalatória	Aerossol
Parenteral	Injeção

A **via oral** (administração de drogas por meio da deglutição ou instilação através de uma sonda enteral) facilita a absorção das drogas através do trato gastrintestinal. É a via mais comum para a administração de medicamentos, pois é mais segura, econômica e confortável, se comparada às demais. Os medicamentos orais apresentam-se em forma líquida e sólida.

Os medicamentos sólidos incluem os comprimidos e as cápsulas. O **comprimido sulcado** (droga sólida fabricada com uma divisão central) é conveniente quando há necessidade de utilizar apenas parte do medicamento. Os **comprimidos revestidos** (drogas sólidas cobertas por uma substância que somente se dissolve depois de passar pelo estômago) são fabricados para drogas que causam irritação estomacal. Esses comprimidos jamais são cortados, triturados ou mastigados, porque, quando a integridade do revestimento é prejudicada, a droga se dissolve prematuramente nas secreções gástricas. Certas cápsulas também contêm pequenas pérolas ou bolinhas de medicamento para uma **liberação sustentada** (a droga se dissolve em intervalos de tempo). As cápsulas para esse tipo de administração nunca são abertas ou partidas; isso afeta a taxa de absorção do medicamento.

Os medicamentos orais líquidos incluem os xaropes, os elixires e as suspensões. Os enfermeiros medem a administram dessas drogas em copos graduados, conta-gotas, seringas ou colheres dosadoras (Fig. 32.1).

Frequência da administração

A frequência da administração do medicamento refere-se á regularidade e intervalos com que ele é administrado. Essa frequência

Considerações farmacológicas

- A **polimedicação** (administração de várias medicações na mesma pessoa) aumenta o risco de interações medicamentosas e de reações adversas a algum medicamento. Indivíduos idosos que tomam mais de uma medicação são mais propensos a desenvolver alterações mentais como um sinal precoce e comum de efeitos adversos. Na realidade, as medicações são as causas fisiológicas mais comuns de alterações mentais em idosos. Portanto, qualquer alteração no estado mental de um paciente idoso deverá ser registrada, incluindo a avaliação dos fatores causativos potenciais.
- Quaisquer alterações nas funções renais e hepáticas aumentam a concentração de vários medicamentos. O aumento na proporção de água e de gordura no organismo e a redução na proporção de tecido magro afetam a concentração de algumas medicações. A redução nos níveis de albumina aumenta os componentes ativos nos casos de medicamentos ligados a proteínas. A redução na acidez gástrica diminui ou retarda a absorção de alguns medicamentos. As alterações urinárias influenciam a excreção de medicamentos através dos rins. Informações sobre o metabolismo de cada medicamento devem ser levadas em conta para qualquer pessoa com função renal, hepática, gastrintestinal ou circulatória alterada.

é escrita com auxílio de abreviaturas padronizadas de origem latina. São alguns exemplos comuns:

- Stat (*statim*) – imediatamente
- b.i.d. (*bis in die*) – 2×/d – duas vezes ao dia
- t.i.d. (*ter in die*) – 3×/d – três vezes ao dia
- q.i.d. (*quater in die*) – 4×/d – quatro vezes ao dia
- q.h. (*quaque hora*) – h/h – de hora em hora
- q4h (*quaque quater hora*) – a cada 4 horas
- p.r.n. (*pro re nata*) – de acordo com a necessidade

O Capítulo 9 e o Apêndice B relacionam outras abreviaturas comuns.

Quando a prescrição do medicamento é implementada, sua administração é programada de acordo com a frequência prescrita. A instituição de saúde estabelece uma tabela de horários predeterminados; as horas de administração podem variar de um local a outro. Por exemplo, se um médico prescreve a administração de um medicamento 4×/d (quatro vezes ao dia), ela pode ocorrer às 8h, às 12h, às 16h e às 20h; pode ser às 10h, às 14h, às 18h e às 22h; ou, ainda, às 6h, às 12h, às 18h e às 24h.

Considerações farmacológicas

- A instituição de saúde responsável por prescrições médicas poderá simplificar os regimes medicamentosos complexos prescrevendo medicamentos de ação mais prolongada para diminuir a frequência de administração, ou uma combinação de medicamentos para diminuir o número de pílulas que o paciente deverá tomar de cada vez.

Instruções verbais e telefônicas

As instruções verbais são orientações quanto aos cuidados do paciente que são dadas em conversas pessoais ou por telefone. Elas apresentam uma maior probabilidade de resultar em interpretações equivocadas, se comparadas às prescrições por escrito. Caso o responsável pela prescrição esteja fisicamente presente, é apropriado solicitar com diplomacia que ela seja feita manualmente. No caso de prescrições por telefone, é importante repetir a dosagem dos medicamentos e soletrar os respectivos nomes para confirmar a precisão. Alguns enfermeiros costumam pedir para um segundo enfermeiro ouvir a prescrição telefônica em uma extensão (ver as orientações de Enfermagem 32.1). A pessoa que prescreveu a medicação deverá assinar a instrução verbal ou

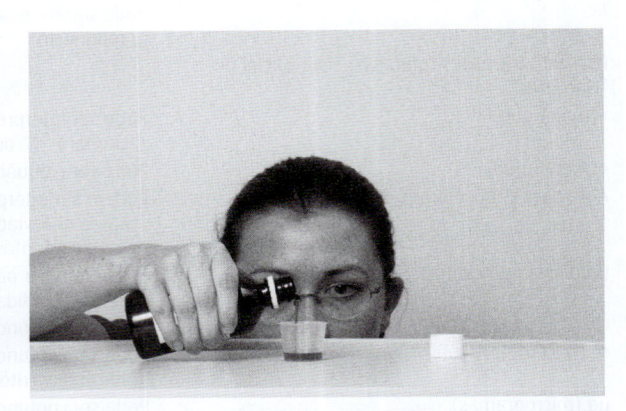

FIGURA 32.1 Medição de medicamento líquido com um copo dosador calibrado, que é segurado ao nível dos olhos. (Copyright B. Proud.)

> **ORIENTAÇÕES DE ENFERMAGEM 32.1**
>
> **Recebendo prescrições médicas por telefone***
>
> - Faça com que um segundo enfermeiro escute simultaneamente em uma extensão de telefone. *O segundo enfermeiro serve como testemunha da comunicação.*
> - Registre a prescrição do medicamento diretamente no prontuário do paciente. *Os registros escritos evitam erros de memória.*
> - Repita a informação escrita novamente para o médico. *A repetição esclarece o que foi compreendido.*
> - Certifique-se que a prescrição possui os componentes essenciais. *Fazendo isso, atende-se aos padrões de cuidado.*
> - Esclareça todos os nomes dos medicamentos que pareçam semelhantes, como Celebrex® e Cerebrex®, Nicobid® e Nitro-Bid®. *A verificação evita erros com medicamentos.*
> - Soletre ou repita números que possam ter sido mal-interpretados, como 15 (um, cinco) e 50 (cinco, zero). *Este passo evita erros com os medicamentos.*
> - Use a abreviatura "O.T." ao final da prescrição. *Esta abreviatura indica que a prescrição foi feita por telefone.*
> - Escreva o nome do médico e assine junto com seu nome e ocupação. *Estes passos atendem aos padrões legais e demonstram responsabilidade pela comunicação.*

telefônica dentro de 48 horas ou de acordo com a política da instituição de saúde.

Registro documental da administração de um medicamento

Uma vez que o enfermeiro obtenha a prescrição dos medicamentos, ele deve transcrevê-la para um **registro de administração de medicamentos** (RAM; formulário institucional utilizado para documentar a administração de drogas). O uso do RAM garante a administração dos medicamentos no horário programado e com segurança. Algumas instituições usam um formulário no qual os enfermeiros transcrevem à mão a prescrição; outras usam um formulário computadorizado (Fig. 32.2). Independentemente do tipo, todos os registros possuem um espaço para documentar quando a droga é administrada, além de um local para a assinatura, ocupação e iniciais de cada profissional que administrou o medicamento. O RAM em uso costuma ser mantido separado do prontuário do paciente, mas, depois, torna-se parte permanente dele.

MÉTODOS DE FORNECIMENTO DE MEDICAMENTOS

Depois de transcrever a prescrição dos medicamentos ao RAM, o enfermeiro solicita as drogas à farmácia. Elas são fornecidas, ou dispensadas, de três formas diferentes. A **dispensação individual** consiste num único recipiente com suprimento suficiente para vários dias ou semanas da droga receitada, sendo mais comum em instituições de cuidados prolongados, como as casas geriátricas (Fig. 32.3). A **dispensação em dose única** (embalagem auto-

---
* N. de R. T.: No Brasil não existe respaldo legal para prescrições por telefone. Em alguns casos de emergência, elas podem acontecer com respaldo de protocolos institucionais.

limitada que tem só um comprimido ou cápsula) é mais comum de ser encontrada nos hospitais que estocam medicamentos para pacientes individuais (Fig. 32.4). O **suprimento de estoque** (drogas estocadas) permanece na unidade de enfermagem para uso em casos de emergência de forma que o enfermeiro possa dar uma medicação sem atraso.

Algumas instituições usam sistemas de dispensação de medicamentos automatizados (Fig. 32.5). Esses sistemas costumam conter medicamentos usados com frequência na unidade, como as drogas "se necessário", medicamentos controlados e de emergência. O enfermeiro acessa o sistema usando uma senha, fazendo, então, a escolha apropriada no menu computadorizado. Esse tipo de sistema mantém automaticamente um registro dos medicamentos fornecidos e registra também a senha, o nome do usuário. Para evitar o **desvio de medicamentos** – termo usado pela U.S. Drug Enforcement Administration (DEA) para indicar furto ou posse de medicamentos – usualmente substâncias controladas prescritas para algum outro paciente, a senha de usuário nunca deverá ser compartilhada com outras pessoas.

Estocagem de medicamentos

Em cada instituição de saúde há uma área em que os medicamentos são armazenados. Algumas instituições mantém as drogas em um carrinho móvel; outras as guardam em uma sala específica. Cada paciente tem uma gaveta ou compartimento exclusivo em que são guardados os medicamentos que lhe são receitados. Independentemente do local, o suprimento de medicamentos deve permanecer trancado até sua administração.

Responsabilidade pelos narcóticos

Os narcóticos são substâncias controladas, o que significa que existem leis federais regulamentando sua posse e administração. Nas instituições de saúde, os narcóticos são guardados em uma gaveta, caixa ou sala, duplamente trancada, ou em um sistema automatizado de suprimento de medicações. Visto que essas drogas são fornecidas para estoque, os enfermeiros são responsáveis pela quantidade exata de seu uso. Eles mantêm um registro de cada narcótico utilizado do estoque fornecido. Qualquer substância controlada que não tiver sido total ou parcialmente usada deve ser assinada por uma testemunha.

Os enfermeiros contam os narcóticos a cada troca de turno. Um deles conta a quantidade no fornecimento, enquanto outro verifica o registro de sua administração ou as quantidades remanescentes. Deve haver concordância entre ambas as contagens, verificando-se, assim que possível, as incoerências.

ADMINISTRAÇÃO DE MEDICAMENTOS

A segurança é a maior preocupação na administração dos medicamentos. A observância de várias precauções, antes, durante e depois de cada administração reduz o potencial de erros. Algumas precauções incluem assegurar os cinco certos da administração de medicamentos, o cálculo preciso das dosagens, o preparo cuidadoso dos medicamentos e o registro de sua administração.

Aplicando os cinco certos

Para garantir que erros de medicação não venham a ocorrer, os enfermeiros seguem os cinco certos da administração de medica-

| | FOLHA DE PRESCRIÇÃO MÉDICA | | | | PÁGINA 1 |
| | | | | | FARMÁCIA/TABELA |

TURNO NOME COMPLETO / TÍTULO INÍCIO

0701 - 1500 _____ ____
0701 - 1500 _____ ____   2/1/05   00010   7
0701 - 1500 _____ ____   TESTDP   IDADE: 041
1501 - 2300 _____ ____   00000000107 DEMPSEY, JAMES
1501 - 2300 _____ ____   ACCT #: 000000108   ADMISSÃO: 31/12/04
1501 - 2300 _____ ____ DIAG: ASMA EXACERBADA POR PNEUMONIA
2301 - 0700 _____ ____ ALERGIAS: CODEÍNA   TETRACICLINA
2301 - 0700 _____ ____
1501   01 / 02 / 11 THRU 1500 DATA 03 / 01 / 11

#	Medicamento	15:00 - 23:00	23 - 07	07 - 15	COMENTÁRIOS
1	(01016) 1/1/05 1800 SOLU-CORTEF 100 MG/2ML-HYDROCORT DOSE: 100 MG 6/6h Dose = 500 MG DURANTE 1 MIN	18:00	00:00 06:00	12:00	
2	(03090) 31/12/04 09:00 ACETAMINOFEN EXTRA ST. CAP DOSE: 1 VO 1X/d TYLENOL			09:00	
3	(04841) 1/1/05 09:00 ATENOLOL 50mg TAB. 50 MG DOSE: 50 MG VO 1X/d			09:00	
4	(03096) 1/1/05 09:00 (DIGOXINA) TAB. 0,25 MG DOSE: 0,25 MG VO 1X/d			09:00	
5	(00543) 1/1/05 18:00 BRETHINE AMP. 1 MG/ML 1 ML DOSE: 0,25 MG SC 6/6h (TERBUTALINA)	18:00	00:00 06:00	12:00	
6					
7					
8					
9					
10					
11					
12					
13					

TESTDP   DON'T DIS 000000000107 DEMPSEY, JAMES   THRU 15:00 3/1/05

FIGURA 32.2 Formato geral de uma folha de registro de administração de medicamentos (RAM) computadorizada.

mentos (Fig. 32.6). Alguns profissionais acrescentam um sexto certo, o direito de recusa. Todo o paciente adulto, no uso de suas funções mentais, tem o direito de recusar um medicamento. Caso isso ocorra, o enfermeiro identifica a razão pela qual ele não administrou a droga, circula o horário programado no RAM e relata a situação ao médico.

No esforço de reduzir erros de medicamentos alguns hospitais estão utilizando o **sistema de administração de medicações por código de barras,** um programa de computador que verifica o nome do medicamento, o horário de administração, a dosagem, a forma do medicamento e o paciente que recebeu a prescrição médica, ou seja, uso dos cinco certos para assegurar a precisão por meio do escaneamento de um código de barras na embalagem não aberta do medicamento e da banda de identificação no paciente. Este programa documenta também o nome e a função do profissional responsável pela administração do medicamen-

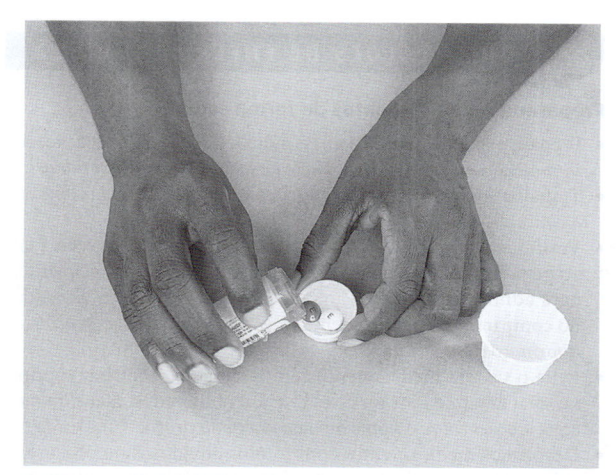

FIGURA 32.3 Medicamento em dose individualizada. (Copyright B. Proud).

to por meio do escaneamento do código de barras no crachá do funcionário.

Calculando as dosagens

Uma das principais responsabilidades dos enfermeiros, e um dos cinco certos, é o preparo correto das doses. O preparo de uma dosagem exata, às vezes, requer que o enfermeiro converta as doses em equivalentes métricos, farmacêuticos ou caseiros. Quando as quantidades receitadas e fornecidas coincidem com o sistema de medida, a quantidade de administração pode ser facilmente calculada usando-se uma fórmula padronizada (Quadro 32.1) (Ver Orientações de Enfermagem 32.2).

Administrando medicamentos orais

Os enfermeiros preparam e levam os medicamentos orais ao paciente em recipientes descartáveis de papel ou de plástico (Habilidade 32.1). O enfermeiro apenas administra aquelas drogas que foram preparadas pessoalmente; *jamais deve administrar medicamentos preparados por outro colega*. Uma vez à cabeceira da cama, também é importante que ele permaneça com o paciente enquanto os medicamentos são tomados. Se o paciente não estiver na unidade no momento da administração do medicamento, o pro-

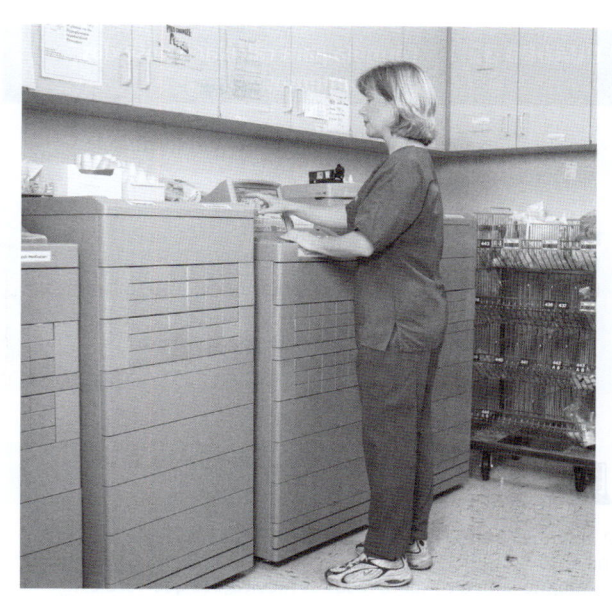

FIGURA 32.5 Sistema automatizado de suprimento de medicamentos.

fissional retorna as drogas ao carrinho ou à sala específica. Deixar os remédios sozinhos no quarto pode resultar na sua perda ou na ingestão acidental por algum outro paciente.

Considerações gerontológicas

- Pessoas idosas que sofreram acidentes vasculares cerebrais (AVC) ou que vivenciaram estágios de demência variando de intermediários a tardios poderão ter problemas de deglutição. Os fonoaudiólogos podem ajudar a avaliar as dificuldades de deglutição (disfagia) e recomendar métodos seguros e eficazes para a administração oral de medicamentos.
- Alguns adultos idosos apresentam secreção diminuída das glândulas salivares e desenvolvem **xerostomia** (boca seca). O oferecimento de um gole de água antes da administração de medicamentos, ou a mistura de medicamentos orais com algum alimento macio (como purê de maçã), pode evitar a aderência do medicamento na língua e, consequentemente, facilitar a administração.

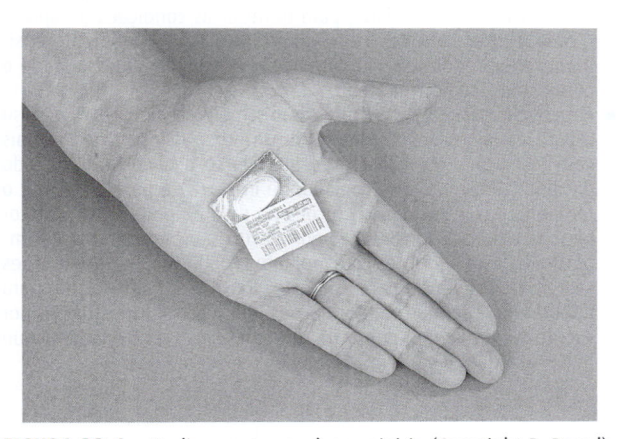

FIGURA 32.4 Medicamento em dose unitária (Copyright B. Proud).

CERTIFIQUE-SE DE QUE VOCÊ POSSUI

A DROGA CERTA
A DOSE CERTA
A VIA CERTA
A HORA CERTA
O PACIENTE CERTO

FIGURA 32.6 Os cinco certos na administração de medicamentos.

QUADRO 32.1 — Fórmula para calcular a dose dos medicamentos

$$\frac{DD}{DH} \times Q = \frac{\text{dose desejada}}{\text{dose de fábrica}} \times \text{quantidade} = \text{dose fornecida}$$

Exemplo
Prescrição: Tetraciclina 500 mg (dose desejada) VO 4×/d.
Dose fornecida: 250 mg (dose disponível) em 5 ml (quantidade)

$$\text{Cálculo}: \frac{500 \text{ mg}}{250 \text{ mg}} \times 5 \text{ mL} = 10 \text{ mL}$$

Ensinando o paciente e a família 32.1 — Tomando os medicamentos

O enfermeiro ensinará os seguintes pontos ao paciente e a sua família:
- Informe o médico sobre todas as medicações que você esteja tomando no momento.
- Tenha receitas aviadas sempre na mesma farmácia, de modo que o farmacêutico possa sinalizar quaisquer interações potenciais entre as drogas.
- Considere solicitar que apenas parte da receita de um novo medicamento prescrito seja aviada. Essa atitude dá oportunidade para que os efeitos da droga sejam avaliados, bem como seus efeitos colaterais, antes da aquisição de uma grande quantidade.
- Leia e siga as orientações da bula com cuidado.
- Tome o medicamento indicado durante todo o tempo prescrito.
- Fale com o médico antes de combinar uma droga não prescrita com aquelas que já foram indicadas.
- Jogue fora drogas pertencentes a receitas antigas e sem receita médica, vencidas; elas tendem a desintegrar-se ou mudar sua ação.
- Entre em contato com seu médico, caso o medicamento não esteja aliviando seus sintomas ou esteja causando desconforto adicional.
- Pergunte ao médico ou ao farmacêutico se seria adequado tomar medicamentos específicos com alimentos ou com o estômago vazio.
- Beba uma quantidade de água ou de outros líquidos diariamente para que as drogas possam ser absorvidas e eliminadas de forma adequada.
- Evite tomar drogas prescritas para outra pessoa, mesmo que seus sintomas sejam semelhantes.
- Use uma etiqueta tipo *Alerta-Médico*, caso as drogas receitadas sejam tomadas regularmente e por longos períodos de tempo.
- Use um organizador de comprimidos, caso tenha problemas em lembrar se você tomou a medicação.

Existem várias oportunidades de ensino quando os medicamentos são administrados. A educação é especialmente importante antes da alta porque o paciente costuma receber receituários com as prescrições dos medicamentos orais. Providenciar ensino de saúde ajuda a garantir que os pacientes se automediquem com segurança e permaneçam comprometidos. Comprometimento significa que o paciente segue as instruções quanto à administração dos medicamentos. Mesmo os pacientes que adquirem **medicamentos sem receita médica** (drogas sem prescrição) podem se beneficiar das orientações (Ver Ensinando o paciente e a família 32.1).

ORIENTAÇÕES DE ENFERMAGEM 32.2

Preparando medicamentos de forma segura

- Prepare os medicamentos em condições de boa iluminação. *A iluminação melhora a capacidade de ler rótulos com exatidão.*
- Trabalhe sozinho, sem interrupções e distrações. *Isso promove a concentração.*
- Verifique o rótulo no frasco do medicamento três vezes: (1) ao pegá-lo, (2) imediatamente antes de colocá-lo no recipiente para administração e (3) ao colocar o medicamento de volta no compartimento do paciente. *A verificação garante atenção a informações importantes.*
- Evite o uso de medicamentos em recipientes com um rótulo no qual faltam dados ou esses estejam obliterados. *Isso elimina especulações sobre o nome ou a dosagem da droga.*
- Devolva os medicamentos com rótulos duvidosos ou obscurecidos à farmácia. *Esse passo facilita a reposição ou a colocação de novos rótulos.*
- Jamais transfira medicamentos de um recipiente a outro. *Certas transferências podem levar a troca de conteúdos.*
- Verifique o prazo de validade de medicamentos líquidos. *Fazer isso garante a administração do medicamento desejado em condições de uso.*
- Examine o medicamento e rejeite os que parecem estar em decomposição de alguma forma. *Essas medidas promovem a absorção adequada.*

Considerações gerontológicas

- Nas situações em que uma pessoa idosa tiver alguma dificuldade para entender as informações sobre as rotinas do uso de medicações é necessário incluir uma segunda pessoa responsável para dar as instruções de alta e assegurar a segurança do paciente. A indicação de visitas de um enfermeiro habilitado é adequada para adultos idosos que permanecem em casa e precisam de instruções adicionais sobre a rotina das medicações depois de terem recebido a alta.
- As pessoas idosas devem ser orientadas a carregar na carteira ou na bolsa uma lista atualizada de todas suas medicações, dosagens, horário de administração e nome do médico que fez a prescrição. Nas situações em que um paciente idoso for encontrado vagando a esmo ou inconsciente, a avaliação de possíveis efeitos adversos das medicações poderá ser feita mais rapidamente, se essas informações estiverem prontamente à disposição.
- As pessoas idosas devem usar óculos e aparelhos de surdez, de acordo com a necessidade, para otimizar as condições de aprendizado. Outras considerações importantes para o ambiente ensinamento-aprendizado são iluminação adequada sem claridade e pouco ruído, se houver algum.
- Para avaliar o nível de compreensão o melhor é pedir para o idoso repetir as instruções. É importante reforçar as instruções verbais com instruções por escrito respeitando-se o nível de leitura do paciente. O uso de uma copiadora é importante para aumentar o tamanho das letras das instruções no caso de pacientes com problemas visuais. As instruções por escrito são particularmente importantes para pacientes com problemas auditivos. Essas instruções servem de referência para os adultos idosos com dificuldades para lembrar ou entender as informações. Além disso, as instruções por escrito servem como ponto de referência para os cuidadores que poderão ajudar na administração dos medicamentos.

- Os idosos que tiverem problemas com destreza ou força manual devem solicitar ao farmacêutico o uso de frascos sem as tampas de segurança para os medicamentos prescritos.
- Os pacientes com problemas visuais poderão se beneficiar de outros métodos de identificação dos frascos de medicações além dos rótulos para leitura. As sugestões incluem o uso de bandas de borracha ou de materiais com texturas em determinados frascos ou o uso de cores vivas para marcar as etiquetas. Existem à disposição muitos sistemas simples de controle de medicações fáceis de usar, também conhecidos por organizadores de pílulas. Com frequência, algum membro da família poderá ajudar a estabelecer sistemas semanais de controle de medicamentos. Por exemplo, um membro da família poderá designar a administração de medicações em frascos especialmente designados para uso semanal. Este método permite que outras pessoas monitorem os padrões e a aderência ao regime da medicação, além de ser especialmente útil para trabalhar com pessoas idosas com problemas de memória.
- Os idosos com cobertura de seguro para pagamento das prescrições podem achar mais fácil e mais econômico que os aviamentos de receitas sejam feitos a cada 3 meses. Talvez seja também mais econômico comprar as prescrições pelo correio ou pela *Internet* se a companhia seguradora aprovar esta opção.
- Os idosos devem questionar a instituição primária de saúde sobre a prescrição de formas genéricas de medicações para reduzir os custos.

> ▶ *Pare, Pense e Responda – Quadro 32.1*
> *Quais medidas são importantes quando um paciente não consegue engolir os medicamentos prescritos por via oral?*

Administrando medicamentos orais por sonda enteral

Quando um paciente não consegue engolir os medicamentos orais, eles podem ser administrados através de uma sonda enteral (Habilidade 32.2). Visto que o lúmen das sondas é menor do que o esôfago, técnicas especiais podem ser necessárias para evitar a obstrução da sonda (Ver Orientações de Enfermagem 32.3).

Os enfermeiros usam técnicas um pouco diferenciadas para administrar os medicamentos por uma sonda enteral do que aquelas utilizadas nas sondas empregadas para descompressão ou alimentação (ver Cap. 29). Eles podem dar os medicamentos através de sondas gástricas usadas para descompressão (com aspiração; ver o Cap. 29). Após administrar a droga, o enfermeiro clampeia ou pinça a sonda por, pelo menos, 30 minutos, a fim de evitar a remoção do medicamento antes que ele abandone o estômago.

Os enfermeiros podem dar os remédios enquanto o paciente recebe dieta através da sonda, mas devem instilá-los separadamente – isto é, eles não são acrescentados à fórmula dada. Isso ocorre por duas razões. Primeiro, algumas drogas podem interagir fisicamente com os componentes da fórmula, fazendo com que ela coagule ou modifique sua consistência. Além disso, uma infusão lenta poderia alterar a dose da droga e a taxa de absorção.

Documentação

Nas situações em que não estiver sendo utilizado o sistema de controle por código de barras para documentar a administração de medicamentos imediata e automaticamente, o enfermeiro poderá fazer o registro manual no RAM, no prontuário do paciente, ou em ambos, o mais rapidamente possível (Fig. 32.7). A documentação feita no momento correto evita erros de medicação: se o profissional não registrar a dose, outro colega pode pressupor que o paciente não recebeu a medicação, dando-lhe uma segunda dose.

Se o profissional de enfermagem não administrar a droga, ele registra sua omissão conforme a política da instituição. Uma forma comum de fazer isso é circular o horário da administração, colocando suas iniciais no registro. Ele pode documentar a razão da omissão na área designada a observações no próprio RAM ou na folha de evolução do prontuário do paciente.

ORIENTAÇÕES DE ENFERMAGEM 32.3

Preparando medicamentos para administração por sonda enteral:

- Use a forma líquida da droga sempre que possível. *Isso promove a permeabilidade da sonda.*
- Adicione de 15 a 60 mL de água aos medicamentos líquidos mais espessos. *A água dilui o medicamento e facilita a administração.*
- Triture os comprimidos, exceto os que possuem revestimento entérico. *A trituração cria pequenos grânulos que podem ser instilados mais rapidamente.*
- Abra a proteção da cápsula para liberar a droga em pó. *Esse passo facilita sua mistura em forma líquida.*
- Evite esmagar os grânulos dos comprimidos de liberação sustentada. *A manutenção desses grânulos íntegros garante sua frequência de absorção em sequência.*
- Misture cada droga separadamente, com um mínimo de 15 a 30 mL de água. *A água fornece um meio de diluir o volume de administração.*
- Use água morna ao misturar drogas em pó. *Isso promove a diluição da forma sólida.*
- Fure a extremidade de uma cápsula gelatinosa lacrada e aperte o líquido ou aspire com agulha e seringa. *Essas medidas facilitam o acesso ao medicamento.*
- Empape uma cápsula gelatinosa macia em 15 a 30 mL de água morna, como uma alternativa, por, aproximadamente, uma hora. *A imersão dissolve o lacre de gel.*
- Evite administrar laxantes formadores de massa fecal por uma sonda. *Certos laxantes podem obstruir a sonda.*
- Interrompa a alimentação pela sonda por 15 a 30 minutos antes e depois da administração de uma droga que deve ser dada com o estômago vazio. *Fazendo isso, facilita-se a ação terapêutica da droga ou sua absorção.*
- Feche por 30 minutos a sonda nasogástrica que estiver sendo utilizada para aspirar secreções gástricas depois da administração de um medicamento. *A manutenção da sonda fechada temporariamente dá um tempo suficiente para o medicamento se movimentar no estômago e ser absorvido.*

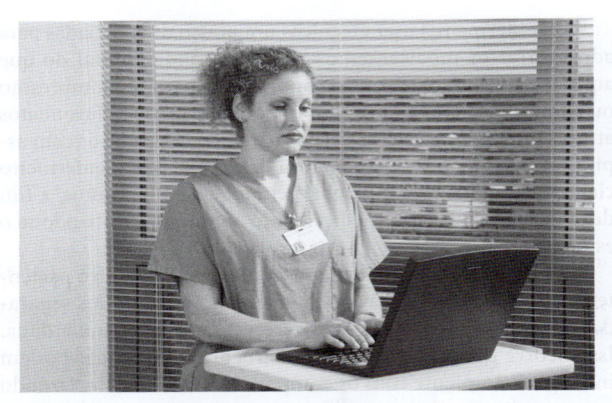

FIGURA 32.6 A documentação da administração de medicamentos é um importante aspecto da enfermagem. (Copyright B. Proud.)

> ▶ **Pare, Pense e Responda – Quadro 32.2**
> *Apresente razões para administrar os medicamentos através de uma sonda gástrica ou enteral, em vez de fazer com que o paciente os engula.*

Erros de medicação

Erros de medicação ocorrem com bastante frequência. Quando isso acontece, os profissionais de enfermagem têm a responsabilidade ética e legal de relatá-los para que seja mantida a segurança do paciente.

Assim que se identifica um erro, deve-se verificar as condições do paciente e relatá-lo imediatamente ao médico e ao enfermeiro supervisor. As instituições de saúde possuem um formulário especial para relatar os erros de medicação, conhecido como folha de incidentes ou de acidentes (ver o Cap. 3). Esse formulário não é parte do prontuário permanente do paciente, nem o enfermeiro faz qualquer referência ao fato que ele acabou de registrar no formulário apropriado.

IMPLICAÇÕES PARA A ENFERMAGEM

Sempre que os cuidados de enfermagem envolvem a administração de medicamentos, um ou mais diagnósticos de enfermagem podem ser aplicáveis:

- Conhecimento Deficiente; Prontidão para Aumentar o Conhecimento,
- Risco de Aspiração,
- Controle Ineficaz do Regime Terapêutico,
- Controle de Saúde Ineficaz,
- Desobediência.

O Plano de Cuidados de Enfermagem 32.1 mostra a forma como os enfermeiros podem seguir as etapas do processo de enfermagem para gerenciar os cuidados a um paciente com o diagnóstico de desobediência, definido pela NANDA-1 (2012, p. 400) como "comportamento de uma pessoa e/ou cuidador total ou parcialmente não aderente e pode levar a resultados clinicamente ineficazes ou parcialmente eficazes".

EXERCÍCIOS DE PENSAMENTO CRÍTICO

1. O enfermeiro está administrando um medicamento a um paciente. Ele diz: "Nunca tomei esta pílula amarela antes". Quais medidas são apropriadas a seguir?
2. Um paciente que mora sozinho diz: "Você deve ser um gênio por conseguir manter todas estas pílulas organizadas". Como você poderia ajudar esse paciente a organizar seu regime medicamentoso?
3. Quais ações seriam mais adequadas se o sistema de administração de medicamentos por código de barras alertar sobre a ocorrência de um problema durante o processo de administração de uma medicação a um paciente?
4. Qual resposta seria a mais adequada se um enfermeiro mais antigo pedisse para você documentar como testemunha de extravio de uma medicação controlada que você não viu?

QUESTÕES DE REVISÃO – ESTILO DO NCLEX

1. Quando o enfermeiro verifica o registro de administração de medicamentos (RAM) e lê "cloridrato de difenoxilato 5 mg V.O. 4×/d.", quantas vezes ao dia deverá administrar a droga?
   1. Uma vez ao dia
   2. A cada dois dias
   3. Três vezes ao dia
   4. Quatro vezes ao dia
2. Se um médico prescreve 250 mg de uma droga e ela é fornecida em comprimidos sulcados de 500 mg, qual das seguintes ações de enfermagem é a mais apropriada?
   1. Solicitar ao farmacêutico que providencie comprimidos de 250 mg em seu lugar.
   2. Consultar o médico quanto à dose prescrita.
   3. Dar a metade do comprimido de 500 mg ao paciente.
   4. Verificar se a droga é fabricada em doses menores.
3. Qual ação é a mais apropriada quando um enfermeiro leva a medicação até o quarto de uma paciente chamada Anna Jones, mas a paciente que está no local não está usando um bracelete de identificação?
   1. O enfermeiro pergunta à paciente: "Você é Anna Jones?".
   2. O enfermeiro pergunta à paciente: "Qual o seu nome?".
   3. O enfermeiro pede a um auxiliar de enfermagem que identifique a paciente.
   4. O enfermeiro pergunta à paciente: "Quais medicamentos você toma?".
4. Quando o enfermeiro observa que um paciente apresenta dificuldades para deglutir uma cápsula de medicamento, qual é a melhor atitude a ser tomada?
   1. Molhe a cápsula na água até que ela fique macia.
   2. Diga ao paciente para mastigar a cápsula.
   3. Esvazie a cápsula na boca do paciente.
   4. Ofereça água ao paciente, antes de lhe dar a cápsula.

PLANO DE CUIDADOS DE ENFERMAGEM 32.1 — Desobediência

Investigação

- Verifique se o paciente tem retornado às consultas com o médico ou cuidador de rotina.
- Avalie o estado atual do problema de saúde do paciente, para determinar se a resposta ao plano de cuidados prescrito tem sido aquela esperada.
- Peça para examinar os frascos dos medicamentos do paciente.
- Revise os rótulos presos aos medicamentos prescritos.
- Faça com que o paciente identifique o número de pílulas ou cápsulas por dose, a frequência da autoadministração e o horário da última dose.
- Determine, por meio das datas dos frascos e do número de medicamentos em cada um deles, se o paciente está usando, parcial ou totalmente, os remédios.
- Estimule o paciente a relatar problemas encontrados com a autoadministração dos medicamentos, como intolerância aos efeitos colaterais, falta de condições para comprá-los novamente, crença de que o remédio não funciona, dificuldade em lembrar a dosagem estabelecida e dificuldades em abrir os frascos.

Diagnóstico de enfermagem: **Desobediência** relacionada à crença duvidosa sobre o uso e benefício da terapia medicamentosa prescrita, manifestado por uma frequência de pulso de 94, em repouso; pressão sanguínea de 178/94, no braço direito, enquanto permanece sentado; dispneia, após realização de cirurgia de *revasoularização coronariana*, e pela seguinte afirmação: "Não aviei minhas receitas semana passada. Não senti dores no peito e acho que a cirurgia estabilizou meu coração".

Resultado esperado: O paciente (1) explicará o propósito da prescrição dos medicamentos e as possíveis consequências, caso eles não sejam tomados, e (2) voltará a tomar os medicamentos prescritos dentro de 24 horas (7/3).

Intervenções	Justificativas
Providencie para que o paciente receba as seguintes informações:	A educação para saúde ajuda a esclarecer as justificativas para a terapia medicamentosa e a promover o comprometimento.
O propósito do uso de um medicamento beta-bloqueador e de uma droga diurética é reduzir o trabalho do coração.	
O diurético ajuda a baixar a pressão sanguínea, para que o coração não precise bombear tanto para fazer com que o sangue circule e possa ejetá-lo com maior facilidade.	
Facilitando o trabalho do coração, reduz-se o potencial de recorrência das dores no peito, um subsequente infarto do miocárdio ou insuficiência cardíaca congestiva	
Faça com que o paciente repita as orientações sobre a terapia medicamentosa com suas próprias palavras.	A reorganização das explicações oferece evidências de que as orientações dadas pelo enfermeiro foram compreendidas.
Observe o nível de compreensão do paciente.	Isso indica se o enfermeiro precisa ou não esclarecer dúvidas.
Reconheça quando as explicações do paciente forem corretas e forneça-as novamente se elas ainda não tiverem sido compreendidas.	Essas medidas reforçam o aprendizado.
Examine os horários de administração dos medicamentos com o paciente.	A revisão dos horários ajuda-o a planejar sua rotina de autoadministração.
Sugira que o paciente discuta qualquer divergência sobre os horários ou dosagens das medicações com o médico.	Isso oferece uma alternativa, caso o paciente sinta necessidade de alterar ou interromper a autoadministração.

Avaliação dos resultados esperados:

- O paciente parafraseou corretamente as informações acerca da terapia medicamentosa.
- O paciente relata: "Eu sei que as pessoas tomam nitroglicerina para problemas cardíacos, mas não sei como estes outros remédios são importantes. Preferia tomar algumas pílulas em vez de ter de voltar para o hospital novamente".
- O paciente planeja aviar suas receitas antes de retornar para casa, após a consulta.
- O paciente diz que tomará um betabloqueador todas as manhãs, se a frequência cardíaca for de, no mínimo, 60 batimentos por minuto, e um comprimido diurético a cada dois dias, o que atende ao regime prescrito.
- O paciente está agendado para outra consulta de acompanhamento, em 1 mês. Ele diz: "Ligarei, caso eu ache que há alguma razão para não tomar minhas medicações".

---

5. Qual das seguintes técnicas está incorreta quando se administra um medicamento oral através de uma sonda nasogástrica, usada para fins de alimentação?
   1. Esmague o medicamento e misture-o a 30 mL de água morna.
   2. Lave a sonda nasogástrica com 30 mL de água antes de instilar a droga.
   3. Adicione a medicação liquefeita à bolsa de dieta.
   4. Lave a sonda nasogástrica com 30 mL de água após instilar a droga.

HABILIDADE 32.1 Administrando medicamentos orais

Ação Sugerida	Justificativa
INVESTIGAÇÃO	
Compare o registro de administração de medicamentos (RAM) com a prescrição médica escrita.	Evitar erros com drogas.
Revise a droga, as alergias e a história médica do paciente.	Evitar potenciais complicações.
Consulte alguma referência bibliográfica atualizada de cada droga quanto a sua ação, aos efeitos colaterais, às contraindicações e à administração.	Garantir a administração adequada, apoiada numa ampla base de conhecimentos.
PLANEJAMENTO	
Planeje administrar os medicamentos dentro de 30 a 60 minutos, no horário programado.	Demonstrar pontualidade na administração e compromisso com a prescrição médica.
Dê tempo suficiente para o preparo das drogas em local em que haja o mínimo de distrações.	Promover o preparo seguro das drogas.
Certifique-se de que há suprimento suficiente de recipientes e copos plásticos ou de papel.	Facilitar a organização e o controle eficiente do tempo.
Aqueça um pouco as drogas oleosas.	Reduzir odores desagradáveis e melhorar o paladar.
IMPLEMENTAÇÃO	
Lave as mãos ou realize antissepsia por meio de fricção com álcool (ver o Cap. 10).	Remover os microrganismos colonizantes.
Leia e compare o rótulo no medicamento com o RAM, no mínimo, três vezes: antes, durante e depois de seu preparo (Fig. A).	Garantir que a *droga certa* está sendo dada no *horário certo* e *pela via certa*.
	Comparando o rótulo do medicamento e o RAM. (Copyright B. Proud.)
Calcule as doses.	Atender à prescrição médica e garantir que *a dose certa* está sendo ministrada.
Coloque os medicamentos ou as embalagens com a dose única em um copo de papel ou de plástico, sem tocar no próprio medicamento.	Apoiar os princípios de assepsia.
Mantenha as drogas que exigem avaliação especial ou técnicas especiais de administração em um recipiente separado.	Ajudar a identificar as drogas que requeiram ações especiais de enfermagem.
Derrame os líquidos, com o rótulo da embalagem na direção da palma da mão.	Evitar que o líquido escorra sobre o rótulo.
Ao verter o líquido da medicação no recipiente, segureo ao nível dos olhos.	Facilitar uma medição precisa.
Prepare um suprimento alimentar de textura média, tipo purê de maçã ou pudim, conforme as necessidades individuais dos pacientes.	Facilitar a administração para aqueles com dificuldades para engolir.
Ajude o paciente a sentar-se.	Facilitar a deglutição e evitar a aspiração.

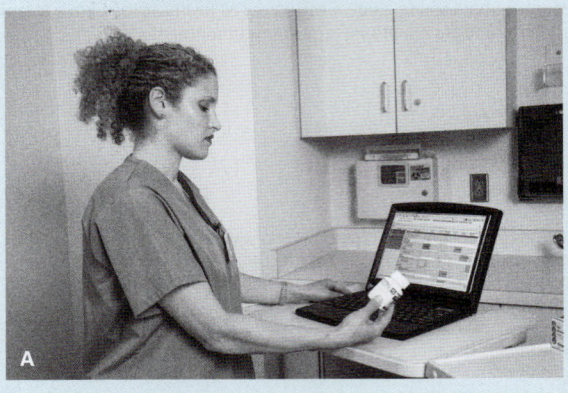

(continua)

Conceitos e Habilidades Fundamentais no Atendimento de Enfermagem **747**

Administrando medicamentos orais *(continuação)*

IMPLEMENTAÇÃO *(continuação)*

Identifique o paciente usando, pelo menos, dois métodos; por exemplo, verificando a pulseira de identificação ou perguntando seu nome (Fig. B).	Garantir que os medicamentos estão sendo dados *ao paciente certo*; atender as diretrizes da *National Patient Safety Goals*.

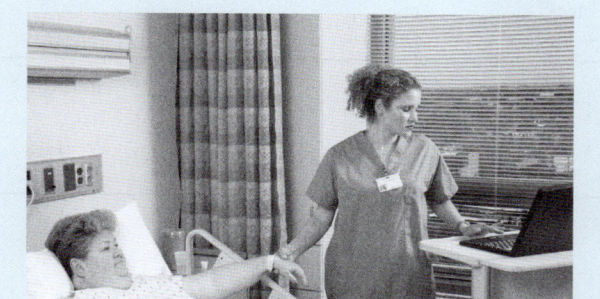

Verificando a pulseira de identificação. (Copyright B. Proud.)

Ofereça um copo de água junto com os medicamentos orais sólidos (Fig. C).	A água umidifica as mucosas e evita que o medicamento grude.

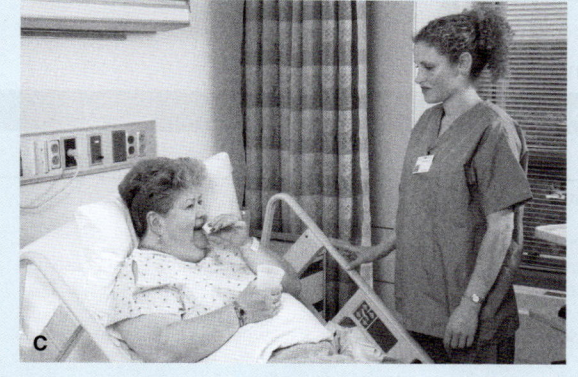

Oferecendo medicação e água ao paciente. (Copyright B. Proud.)

Aconselhe o paciente a ingerir um medicamento de cada vez ou em quantidades que ele possa engolir com facilidade.	Evitar a asfixia.
Estimule o paciente a manter a cabeça em posição normal ou com leve flexão do pescoço, em vez de hiperestender o pescoço (Fig. D).	Proteger as vias aéreas.

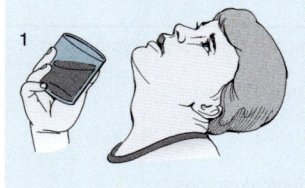

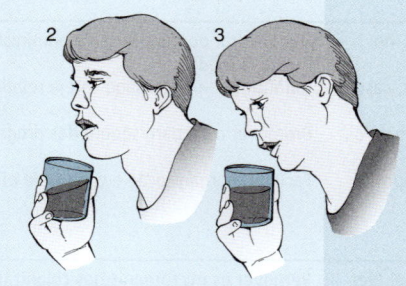

(1) Posicao inapropriada do pescoco.
(2) e (3) Posições apropriadas do pescoco.

D

Permaneça com o paciente até que os medicamentos sejam engolidos. Recoloque o paciente em posição confortável e segura.	Garantir a administração adequada. Demonstrar preocupação com seu bem-estar.

(continua)

Administrando medicamentos orais *(continuação)*

IMPLEMENTAÇÃO	
Registre o volume de líquidos consumidos na folha de controle hídrico.	Demonstrar responsabilidade pela avaliação precisa da ingesta hídrica.
Registre a administração do medicamento.	Evitar erros de medicação.
Avalie o paciente dentro de 30 minutos, na busca de efeitos desejados e indesejados da droga.	Ajudar na avaliação de sua resposta e dos efeitos da terapia medicamentosa.
Avaliação	
Os cinco certos foram respeitados.	
O paciente não apresentou sufocamento ou aspiração.	
O paciente demonstrou resposta terapêutica ao medicamento.	
O paciente não apresentou efeitos colaterais ou eles foram mínimos.	
Documentação	
Dados da pré-avaliação, se indicados.	
Data, hora, droga, dose, via, assinatura, ocupação e iniciais (normalmente no RAM).	
Evidências da reação do paciente, caso possam ser determinadas.	

EXEMPLO DE DOCUMENTAÇÃO

Data e hora — Temperatura de 39,8°C. Comprimidos de Tylenol dados pela boca para alívio da febre. Febre reduzida para 39,4°C, 30 minutos depois. _____ ASSINATURA / FUNÇÃO

HABILIDADE 32.2 Administrando medicamentos através de sonda enteral

Ação sugerida	Justificativa
INVESTIGAÇÃO	
Verifique o registro de administração de medicamentos (RAM) e compare as informações com a prescrição médica escrita.	Evitar erros de medicação.
Revise a droga, as alergias e a história médica do paciente.	Evitar potenciais complicações.
Consulte alguma referência bibliográfica atualizada sobre a droga quanto a sua ação, aos efeitos colaterais, às contraindicações e à administração.	Garantir a administração adequada, apoiada em uma ampla base de conhecimentos.
Verifique a localização da sonda, auscultando o ar instilado ou aspirando secreções.	Assegurar proteção às vias aéreas e a apropriada localização da sonda.
Compare o comprimento da sonda externa com sua medida no momento da inserção.	Determinar se houve migração da sonda.
Examine a boca e a garganta do paciente.	Determinar se a sonda se deslocou e enrolou na porção posterior da orofaringe.
PLANEJAMENTO	
Planeje administrar os medicamentos dentro de 30 a 60 minutos, no horário programado.	Demonstrar pontualidade na administração e compromisso com a prescrição médica.
Separe e clampeie ou feche a sonda gástrica por 15 a 30 minutos, caso a droga interaja com os alimentos.	Garantir que o estômago esteja relativamente vazio.
Dê tempo suficiente para o preparo das drogas em local em que haja o mínimo de distrações.	Promover o preparo seguro das drogas.
Certifique-se de que há suprimento suficiente de recipientes e copos plásticos ou de papel.	Facilitar a organização e o controle eficiente do tempo.
IMPLEMENTAÇÃO	
Lave as mãos ou realize antissepsia por meio de fricção com álcool (ver o Cap. 10).	Remover os microrganismos colonizantes.
Leia e compare o rótulo no medicamento com o RAM, no mínimo três vezes: antes, durante e depois de seu preparo.	Garantir que a *droga certa* está sendo dada no *horário certo* e *pela via certa*.
Prepare cada medicamento separadamente.	Evitar potenciais mudanças físicas quando algumas drogas são combinadas.
Leve os recipientes com medicamentos diluídos para junto da cama, com água para enxágue da sonda, uma seringa de 30 ou 50 mL, uma toalha ou forro descartável e luvas limpas.	Facilitar a administração.

(continua)

Administrando medicamentos através de sonda enteral *(continuação)*

IMPLEMENTAÇÃO *(continuação)*

Identifique o paciente usando pelo menos dois métodos, checando o bracelete de identificação ou perguntando seu nome.	Garantir que os medicamentos sejam dados ao *paciente certo;* atender as diretrizes do *National Patient Safety Goals.*
Ajude o paciente a ficar na posição de Fowler.	Evitar o refluxo gástrico.
Coloque luvas limpas.	Evitar contato com secreções do corpo.
Insira a seringa na sonda e instile de 15 a 30 ml de água por gravidade (Fig. A).	Enxaguar a sonda e reduzir a sua tensão superficial.

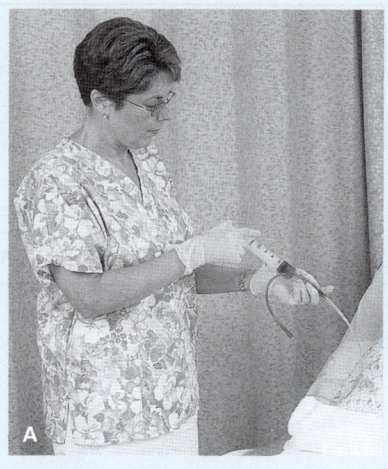

Instilação de medicamento. (Copyright B. Proud.)

Acrescente o medicamento diluído à seringa, quando ela estiver quase vazia.	Evitar a instilação de ar.
Aplique suave pressão com o êmbolo da seringa, caso o medicamento não flua com facilidade.	Propiciar pressão positiva.
Enxágue a sonda com pelo menos 5 ml de água entre cada instilação de medicamento e com até 30 ml depois que todas as drogas tiverem sido instiladas.	Evitar interações medicamentosas e obstrução da sonda; instilar completamente toda a medicação prescrita.
Pince a sonda enquanto a seringa esvazia.	Evitar a distensão do abdome com ar; manter a permeabilidade da sonda.
Clampeie ou feche a sonda por 30 minutos antes de reconectá-la para aspiração (Fig. B).	Evitar a remoção do medicamento após ele ter sido instilado.

Fechamento da sonda gástrica. (Copyright B. Proud.)

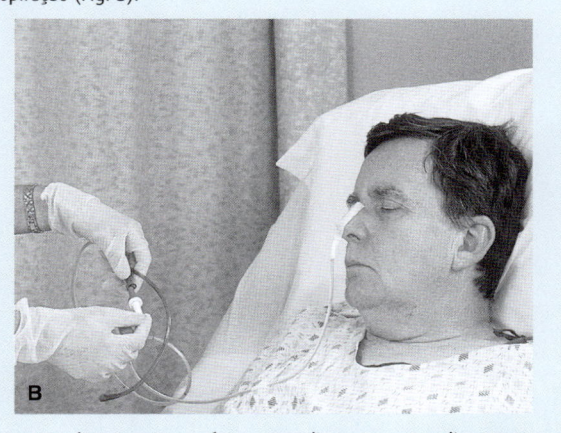

Conecte imediatamente, um frasco com dieta, caso o medicamento e a fórmula não venham a interagir.	Facilitar o propósito principal da sonda enteral.
Mantenha a cabeceira da cama elevada por um mínimo de 30 minutos.	Reduzir o potencial de aspiração.

(continua)

Administrando medicamentos através de sonda enteral *(continuação)*

Avaliação
- A localização da sonda foi testada.
- Os cinco certos foram respeitados.
- Os medicamentos foram administrados sem dificuldade e a sonda lavada imediatamente após.
- O paciente não apresenta distensão abdominal, náuseas, vômitos ou outros efeitos indesejados.
- A sonda permanece permeável.

Documentação
- Dados da pré-avaliação.
- Administração do medicamento registrada no RAM.
- Volume de líquido instilado com o medicamento, assim como aquele usado para enxágue da sonda na folha de controle hídrico e eliminação à beira do leito.
- Resposta do paciente.

EXEMPLO DE DOCUMENTAÇÃO

Data e hora: Posição da sonda nasogástrica verificada por ausculta. Sem evidência de migração da sonda. Medicamentos administrados (ver RAM) pela sonda nasogástrica. Enxaguada com 30 mL após instilar medicamentos. Sonda clampeada no momento. Sem evidências de náusea ou distensão. _____ ASSINATURA / FUNÇÃO

33

Medicamentos Tópicos e Inalatórios

OBJETIVOS DO ENSINO

Ao término deste capítulo o leitor deverá ser capaz de:

1. Explicar a maneira como são administrados os medicamentos tópicos.
2. Dar três exemplos de unguentos.
3. Citar duas formas de medicamentos aplicados por via transdérmica e os princípios que devem ser seguidos na aplicação de adesivos cutâneos.
4. Descrever em que parte os medicamentos oftálmicos são aplicados.
5. Explicar como a administração de medicamentos otológicos difere entre adultos e crianças.
6. Explicar o efeito rebote que acompanha a administração de descongestionantes nasais.
7. Descrever a diferença entre administração sublingual e bucal.
8. Citar uma razão comum para as aplicações vaginais.
9. Citar a forma mais frequentemente usada para administração de medicamentos por via retal.
10. Explicar o motivo pelo qual a inalação é uma boa via de administração de medicamentos.
11. Citar dois tipos de inaladores e de alternativas para administrar medicamentos inalatórios.

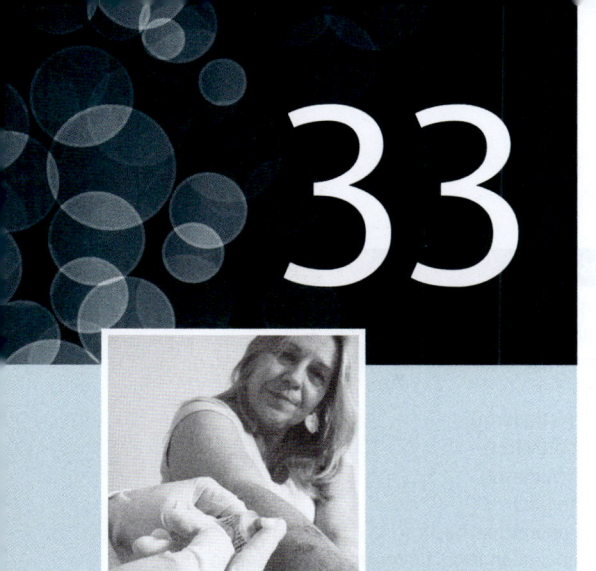

TERMOS PRINCIPAIS

Adesivos cutâneos
Aerossol
Aplicação bucal
Aplicação oftálmica
Aplicação otológica
Aplicação sublingual
Aplicações cutâneas
Aplicações transdérmicas
Efeito rebote
Espaçador
Inalador de pó seco
Inalador dosimetrado
Inaladores
Nebulizador
Pomadas
Unguento
Via inalatória
Via tópica

Os fármacos são administrados por outras vias que não a oral (ver o Cap. 32). Este capítulo descreve as técnicas usadas para administrar fármacos por via tópica e por via inalatória.

VIA TÓPICA

Os fármacos administrados por **via tópica** (administração de medicamentos à pele ou membranas mucosas) podem ser aplicados externa ou internamente (Tab. 33.1). Os fármacos de aplicação tópica possuem um efeito local ou sistêmico. Muitos são administrados para que se alcance um efeito direto sobre o tecido no qual são aplicados.

Aplicações cutâneas

As **aplicações cutâneas** são as substâncias friccionadas na pele ou colocadas em contato com ela. Elas incluem os unguentos, as pomadas e os adesivos transdérmicos.

TABELA 33.1 Medicamentos tópicos

VIAS	LOCAL	VEÍCULO	EXEMPLOS
Cutânea	Pele	Unguento	Hidrocortisona (Cortaid)
	Couro cabeludo	Creme	Benzocaína (Lanacane)
	Couro cabeludo	Líquido	Permetrina (Nix)
	Pele	Loção	Lubriderm*
	Pele	Adesivo	Estrogênio (Estraderm)
	Pele	Pomada	Nitroglicerina (Nitrol)
	Mucosa oral	Gel	Benzocaína (Anbesol)
Oftálmica	No olho	Gotas	Timolol (Timoptic)
		Unguento	Polimixina, neomicina, bacitracina (Neosporin)
Otológica	Na orelha	Gotas	Hidrocortisona, neomicina, polimixina (Corticosporin Otic)
		Irrigação	Peróxido de carbamida (Debrox)
Nasal	No nariz	Spray	Oximetazolina (Afrin)
		Gotas	Oximetazolina (Neo-Sinefrina)
Sublingual	Sob a língua	Comprimido	Nitroglicerina (Nitrostrat)
		Sprays	Nitroglicerina (Nitrolingual)
Bucal	Entre as bochechas e a gengiva	Comprimido	Nitroglicerina (Nitrogard)
		Pastilha	Cepacol®*
Vaginal	Na vagina	Ducha	Iodopovidona (Massengill Ducha Medicamentosa)
		Creme	Clotrimazol (Gyne-Lotrimin)
		Supositório	Fluconazol (Monistat)
Retal	No reto (externa ou internamente)	Irrigação	Fosfato de sódio (Fleet Enema)
		Supositório	Bisacodil (Dulcolax)
		Unguento	Hidrocortisona (Anusol)

*Indica um item não prescrito que é um combinado de ingredientes.

Aplicação de um unguento

O **unguento** é um medicamento incorporado a um veículo (um óleo, uma loção ou um creme) que é administrado pela fricção sobre a pele. Pode-se aceitar que os próprios pacientes apliquem um unguento após receberem orientação apropriada. Nessa situação, o enfermeiro deve ensinar as técnicas corretas de aplicação e verificar se o paciente aplicou o medicamento de maneira apropriada e na frequência prescrita. No caso dos pacientes incapazes de assumir a responsabilidade da autoaplicação, o enfermeiro é quem deve fazê-la (ver Orientações de Enfermagem 33.1).

Aplicações transdérmicas

As substâncias incorporadas em adesivos ou pomadas são administradas como **aplicações transdérmicas** (método de aplicação de um fármaco sobre a pele, permitindo que ela venha a ser absorvida passivamente). Após a aplicação, o fármaco migra pela pele e é finalmente absorvido pela corrente sanguínea.

Adesivos cutâneos

Os **adesivos cutâneos** são substâncias aglutinadas em curativos aderentes, aplicados à pele (Fig. 33.1).

ORIENTAÇÕES DE ENFERMAGEM 33.1

Aplicando um unguento

- Lave as mãos ou realize fricção com produto à base de álcool (ver o Cap. 10). *A higiene das mãos remove os microrganismos colonizantes.*
- Verifique a identidade do paciente. *Isso evita a administração de medicamentos à pessoa errada.*
- Coloque luvas limpas, caso sua pele ou a do paciente não esteja intacta. *As luvas oferecem uma barreira aos elementos patógenos.*
- Limpe a área de aplicação com água e sabão. *A limpeza da pele promove a absorção.*
- Aqueça o unguento, caso ele venha a ser aplicado em uma área sensível da pele, segurando-o, por algum tempo, entre as mãos ou colocando o recipiente bem fechado em água morna. *O aquecimento promove o conforto.*
- Agite os conteúdos de unguentos líquidos. *O sacudir mistura os conteúdos de maneira uniforme.*
- Aplique o unguento na pele com as pontas dos dedos, com uma bola de algodão ou com uma gaze. *A correta aplicação distribui a substância sobre uma área ampla.*
- Friccione o unguento sobre a pele. *A fricção promove a absorção.*
- Aplique calor local à área, se desejado (ver o Cap. 28). *O calor dilata os vasos sanguíneos periféricos e acelera a absorção.*

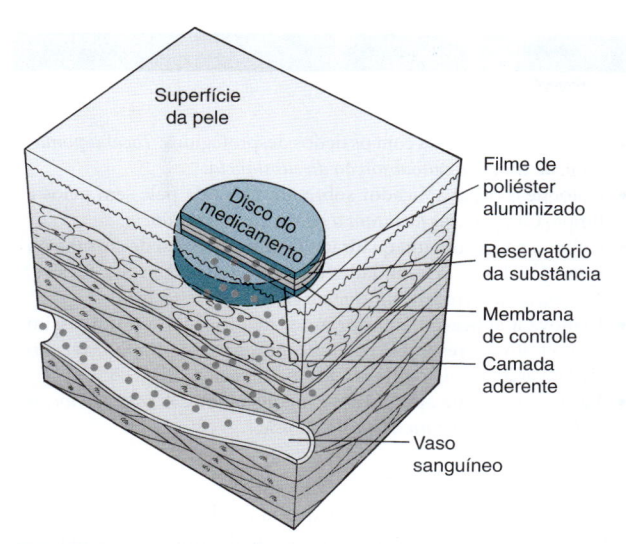

FIGURA 33.1 Rota de absorção de um adesivo cutâneo transdérmico.

Considerações farmacológicas

- Atualmente vários medicamentos são preparados na forma de adesivos, incluindo a nitroglicerina (usada para dilatar as artérias coronárias), a escopolamina (utilizada para aliviar enjoo em viagens), o estrogênio (hormônio utilizado para tratar os sintomas da menopausa) e medicamentos potentes para tratamento da dor (fentanil). A terapia de abstinência de nicotina e os anticoncepcionais também são comercializados na forma de adesivos cutâneos.
- Cefaleia grave, hipotensão e rubor são efeitos colaterais associados ao uso da nitroglicerina. Nas situações em que ocorrerem efeitos colaterais, deve-se consultar um médico que poderá recomendar a remoção da aplicação transdérmica.
- Os pacientes que receberem qualquer forma de prescrição de nitroglicerina não deverão tomar medicamentos para disfunção erétil porque a combinação poderá contribuir para hipotensão devido ao efeito combinado de vasodilatação.
- Usualmente, os adesivos transdérmicos de nitroglicerina têm duração de 12 a 14 horas e, em seguida, devem ser removidos por 10 horas para facilitar a eficácia continuada do medicamento.

Esses adesivos são aplicados em qualquer área da pele onde haja circulação adequada. A maioria deles é aplicada na região superior do corpo, em locais como o peito, os ombros e a parte superior dos braços. Os adesivos menores podem ser aplicados atrás das orelhas. Toda vez que um novo adesivo é aplicado, ele é colocado em um local ligeiramente diverso daquele onde se encontrava. Depilar áreas da pele com muitos pelos, antes da aplicação, pode ajudar na aderência do medicamento.

Considerações gerontológicas

- O início da ação de um medicamento poderá ser atípico nos casos de administração de medicamentos tópicos em idosos por causa da quantidade reduzida de adiposidade subcutânea, que resulta na absorção mais rápida deste tipo de aplicação.

Depois da colocação do adesivo, pode levar cerca de 30 minutos até que o medicamento alcance um nível terapêutico. Daí em diante, ele proporciona um fornecimento contínuo do medicamento. Na verdade, a substância ainda pode estar ativa por até 30 minutos após a remoção do adesivo. Sempre é bom datar e colocar as iniciais no adesivo, de modo que outras pessoas possam determinar quando ele foi aplicado. O adesivo antigo é retirado quando um novo é aplicado.

Pomadas

As **pomadas** contêm uma substância em base viscosa e é aplicada na pele, mas não friccionada nela. A nitroglicerina pode ser aplicada como pomada. Embora algumas vezes o produto seja chamado de unguento, o termo não está correto porque a pele não é massageada quando a substância é aplicada (ver Orientações de Enfermagem 33.2 e Fig. 33.2).

Considerações farmacológicas

- A duração da ação da pomada de nitroglicerina (um tipo de unguento) é mais curta do que a da nitroglicerina fornecida em adesivos transdérmicos. Consequentemente, este tipo de medicamento deve ser aplicado com maior frequência para que o efeito seja sustentado.
- Para evitar o retorno de sintomas como dor torácica durante o processo de descontinuação do uso de nitroglicerina transdérmica, a dose deverá ser reduzida gradualmente em vez de uma interrupção abrupta.

Aplicações oftálmicas

A **aplicação oftálmica** é um método de aplicação de medicamentos sobre a mucosa de um dos olhos ou de ambos (descrita na Habilidade 33.1). A mucosa ocular é chamada de conjuntiva. Ela reveste a parte interna das pálpebras e a superfície anterior da esclerótica (Fig. 33.3).

Os medicamentos oftálmicos são fornecidos em forma líquida, instilados em gotas, ou como pomadas, aplicadas ao longo da margem da pálpebra inferior. Piscar, em vez de esfregar, distribui o fármaco sobre a superfície ocular. O olho é uma estrutura delicada, suscetível a infecções e lesões, como qualquer outro tecido. Por esse motivo, os enfermeiros devem tomar cuidado para manter a extremidade do aplicador do recipiente com o fármaco sempre esterilizada.

Considerações farmacológicas

- Algumas pessoas têm dificuldade para instilar medicamentos nos olhos sem ajuda. Existem dispositivos que diminuem a frequência de instilação ou que poderão facilitar a administração. Por exemplo, inserção de um tipo de medicação para glaucoma dentro da pálpebra inferior, com administração em intervalos de 7 dias. Os centros oftalmológicos que possuem dispositivos de suporte para pessoas com comprometimento visual são excelentes recursos para outros dispositivos que facilitam a instilação de colírios.
- Pacientes que precisam de regimes complexos de medicações oftalmológicas que envolvem a instilação de um ou mais tipos de gotas, até quatro vezes ao dia, podem colaborar com o médico no que diz respeito a medicamentos de ação mais prolongada, diminuindo a frequência das rotinas medicamentosas.
- Nos casos em que uma ou mais medicações oftalmológicas for prescrita, é melhor aguardar 5 minutos entre a instilação de colírios.
- As medicações oftalmológicas podem ter efeitos sistêmicos adversos e poderão interagir com outros medicamentos, com suplementos fitoterápicos, ou com ambos.

ORIENTAÇÕES DE ENFERMAGEM 33.2

Aplicando uma pomada de nitroglicerina

- Lave as mãos ou realize fricção com produto à base de álcool (ver o Cap. 10). *A higiene das mãos remove os microrganismos colonizantes.*
- Verifique a identidade do paciente. *Isso evita a administração de medicamentos à pessoa errada.*
- Pressione o tubo da pomada sobre um papel aplicador (ver a Fig. 33.2). *Isso atende à prescrição médica, que geralmente especifica a dose em centímetros.*
- Dobre o papel ou use um aplicador de madeira para espalhar a pomada sobre, aproximadamente, 5,6 a 8,8 cm da área do papel. *Essas técnicas facilitam a distribuição da substância sobre uma área mais ampla, para uma absorção mais rápida.*
- Não toque a pomada com os dedos desprotegidos. *Tocar a pomada pode causar a autoabsorção da substância.*
- Coloque o papel aplicador sobre uma área da pele sem pelos e limpa. *Certos locais facilitam a absorção da substância.*
- Cubra o papel com um quadrado de filme plástico de cozinha ou prenda todas as extremidades do papel à pele com fita adesiva. *Essa medida lacra o medicamento entre o papel e a pele.*
- Remova a aplicação anterior antes de proceder à outra, assim como todos os resíduos remanescentes na pele. *A aplicação cuidadosa evita níveis excessivos de medicamento.*
- Varie os locais de aplicação do medicamento. *A troca de locais reduz o potencial para irritação da pele.*

Considerações gerontológicas

- Alguns idosos utilizam dois ou mais tipos de medicações oftalmológicas uma ou várias vezes ao dia. Se o topo das medicações não tiver um código colorido, devem-se apresentar sugestões para colorir os frascos para ajudar a distinguir as diferentes medicações.

▶ *Pare, Pense e Responda – Quadro 33.1*
Quais ações poderiam ser tomadas pelo enfermeiro, caso a extremidade do aplicador de medicação oftálmica seja contaminado?

Aplicações otológicas

A **aplicação otológica** consiste na instilação de uma substância na orelha externa. Ela costuma ser administrada para umedecer o cerume impactado ou instilar medicamentos para o tratamento de uma infecção bacteriana ou fúngica local.

Quando um medicamento é instilado na orelha, o enfermeiro inicialmente manipula a orelha, de forma a deixar o canal auditivo mais reto. A técnica varia, dependendo de ser o paciente uma criança pequena (o enfermeiro puxa a orelha para baixo e para trás) ou um adulto (o enfermeiro puxa-a para cima e para trás) (ver o Cap. 13).

Inclinando a cabeça do paciente para trás, o enfermeiro instila o número prescrito de gotas do medicamento dentro da orelha. O paciente permanece nessa posição por pouco tempo, enquanto a solução se desloca na direção do tímpano. O enfermeiro pode colocar uma bola pequena de algodão na orelha, sem apertar, para absorver o excesso do medicamento. Ele aguarda pelo menos 15 minutos antes de instilar o medicamento na outra orelha, se uma administração bilateral tiver sido prescrita. O breve retardo na aplicação na segunda orelha evita o deslocamento do medicamento previamente instilado, quando há reposicionamento do paciente.

Aplicações nasais

Os medicamentos tópicos são aplicados em gotas ou *spray* no interior do nariz (Habilidade 33.2). A instilação adequada é importante para que se evite o deslocamento do medicamento para as estruturas próximas, como a parte mais profunda da garganta. Os adultos costumam autoadministrar seus próprios remédios nasais, embora às vezes os enfermeiros precisem auxiliar os idosos e as crianças.

Considerações farmacológicas

- Os enfermeiros devem alertar os pacientes que fazem uso de descongestionantes nasais em *spray* sem receita médica que o uso frequente desses medicamentos ou em quantidade maior do que a recomendada poderá ocorrer um **efeito rebote** (edemaciação da mucosa nasal em um período curto de uso do medicamento). Os pacientes podem evitar o efeito rebote seguindo as instruções da bula ou usando *sprays* nasais que contenham apenas solução salina fisiológica.
- O uso prolongado de descongestionantes nasais tópicos pode causar irritação nas narinas (*American Academy of Family Physicians*, 2005).

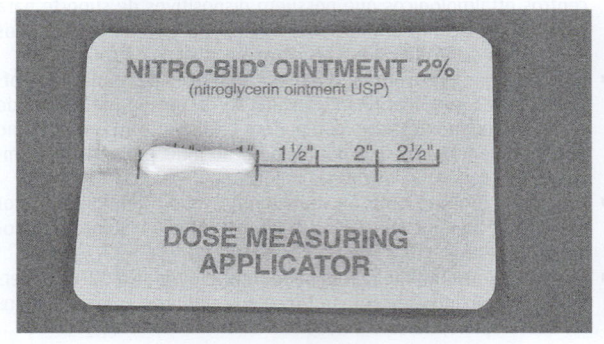

FIGURA 33.2 Pomada e papel aplicador. (Copyright B. Proud.)

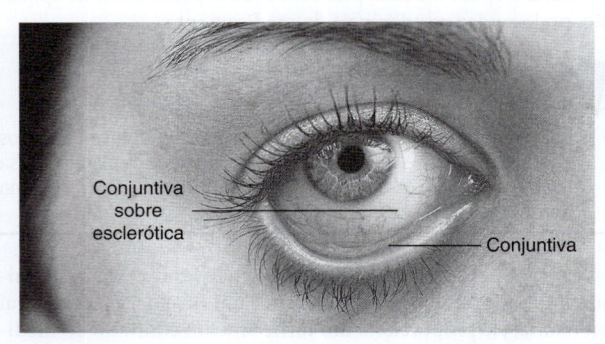

FIGURA 33.3 Locais para aplicações oftálmicas. (Copyright B. Proud.)

Aplicações sublinguais e bucais

Um comprimido dado por **aplicação sublingual** (medicamento colocada sob a língua) é deixado ali para dissolver de forma lenta e ser absorvido pelo rico suprimento de sangue nessa área. Alguns medicamenos em *spray* ou em forma líquida também são administrados desse modo. A **aplicação bucal** (medicamento colocado contra a mucosa da porção interna das bochechas) é um outro método de administrar medicamentos.

Quando ocorrem administrações bucais ou sublinguais de substâncias, os pacientes são orientados pelos enfermeiros a não mastigá-las ou engoli-las. Comer e fumar também são contraindicados durante o curto período de tempo necessário para que o medicamento se dissolva.

Aplicações vaginais

As aplicações tópicas vaginais são usadas com maior frequência para tratar infecções locais, que são bastante comuns e normalmente resultam da colonização do tecido vaginal por microrganismos abundantes nas fezes (como as leveduras). Os microrganismos costumam ser transferidos durante a eliminação intestinal, caso os pacientes limpem as fezes da região retal em direção à vagina (não a partir dela). Sintomas da infecção por leveduras incluem prurido vaginal intenso e corrimento esbranquiçado.

Muitos medicamentos sem prescrição, úteis para o tratamento de infecções vaginais por leveduras, estão disponíveis, na forma de supositórios, comprimidos dissolúveis e cremes. O autotratamento precoce e adequado restaura a integridade normal do tecido. Prover as pacientes com orientações sobre como administrar medicamentos vaginais, a fim de obter uma ação mais eficaz, pode ser útil (ver Ensinando o paciente e a família 33.1 e a Fig. 33.4).

Se a paciente não consegue aplicar os medicamentos vaginais sozinha, o enfermeiro deve usar luvas para evitar contato com as secreções. Após a remoção das luvas, é feita uma boa lavagem das mãos ou fricção com produto à base de álcool. A mesma orientação é válida para as aplicações retais.

Aplicações retais

Normalmente, os medicamentos administrados por via retal vêm na forma de supositórios (ver o Cap. 31); no entanto, cremes e unguentos também podem ser prescritos. A técnica para o uso de aplicadores retais é semelhante à do uso de um aplicador vaginal.

Considerações gerontológicas

- Alguns pacientes idosos têm dificuldade para alcançar áreas do corpo nas quais são aplicados os medicamentos tópicos. Por exemplo, a artrite poderá interferir na aplicação do medicamento no interior da vagina ou do reto, ou em lesões cutâneas nas extremidades inferiores.

VIA INALATÓRIA

A **via inalatória** administra os medicamentos às vias respiratórias inferiores. Esse método de administração de medicamentos é eficaz porque os pulmões proporcionam uma ampla área de tecido pela qual os fármacos podem ser rapidamente absorvidos no sistema circulatório.

Ensinando o paciente e a família 33.1
Administrando medicamentos vaginais

O enfermeiro ensinará os seguintes pontos ao paciente:
- Obtenha um medicamento da sua preferência pessoal; todos vêm com um aplicador vaginal.
- Planeje aplicar o medicamento antes de ir dormir, para facilitar sua retenção por um período de tempo maior.
- Esvazie a bexiga imediatamente antes de aplicar o medicamento.
- Coloque o medicamento no aplicador (Fig. 33.4A).
- Lubrifique a extremidade do aplicador com lubrificante hidrossolúvel, como o Gel K-Y.
- Deite-se de costas, dobre os joelhos e abra as pernas.
- Separe os lábios vaginais e insira o aplicador no interior da vagina, até o comprimento recomendado nas orientações da embalagem, em geral de 5 a 10 cm (Fig. 33.4B).
- Empurre o êmbolo para inserir o medicamento, uma vez que tenha atingido a distância apropriada dentro da vagina.
- Remova o aplicador e coloque-o sobre uma gaze limpa.
- Use um absorvente, se preferir.
- Permaneça deitada por, pelo menos, 10 a 30 minutos.
- Descarte o aplicador, se ele for descartável. Lave o aplicador reutilizável com água e sabão, ao lavar suas mãos.
- Consulte o médico se os sintomas persistirem.

Um método simples de administrar medicamentos em aerossol é por meio de um inalador. Os **inaladores** são dispositivos manuais para a administração das substâncias nas vias respiratórias. Eles consistem em um recipiente com o medicamento e mais uma peça para ser colocada na boca pela qual o aerossol é inalado.

Há dois tipos de inaladores: (1) **inaladores de pó seco** que possuem um reservatório com o medicamento pulverizado e uma substância carreadora, e (2) **inaladores com dosímetro** para aplicação de medicamentos aerossolizados, que é uma forma líquida forçada através de um canal estreito por um propulsor químico.

Considerações farmacológicas

- Tradicionalmente, os propulsores dos inaladores com dosímetro são clorofluorcarbonos, que contribuem para a poluição ambiental. As regulações globais atualmente em vigor exigem que esses dispositivos sejam reformulados para conterem substâncias que não destruam a camada de ozônio.

Os inaladores com pó seco dependem do esforço respiratório do paciente para liberar o medicamento no interior dos pulmões. A dose do medicamento deverá ser reduzida se o esforço respiratório não for suficiente. Os inaladores com dosímetro mantêm o medicamento sob pressão dentro de um recipiente. Coloca-se o recipiente dentro de um suporte que possui um bocal; a compressão do recipiente libera o medicamento aerossolizado (a dose medida). Os pacientes que usam inaladores com dosímetro nem sempre os utilizam de maneira correta. Em função disso, muito do medicamento é perdido pelo ato de engolir o aerossol, em vez de inalá-lo. Os sintomas respiratórios do paciente, consequentemente podem não ser aliviados (ver Ensinando o paciente e a família 33.2 e a Fig. 33.6).

Alguns pacientes acreditam que a substância inalada deixa um gosto desagradável após a administração. Gargarejos com água e sal podem reduzir esse efeito indesejável. O dispositi-

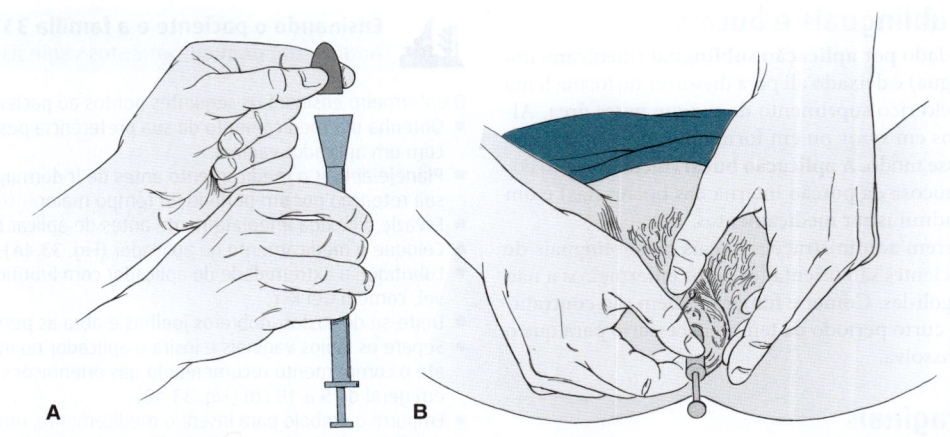

FIGURA 33.4 Administração vaginal de medicamentos. (A) Colocando o medicamento no aplicador. (B) Inserindo o aplicador com o medicamento

vo bucal de um inalador também pode acumular resíduos de medicamentos, devendo o paciente, então, enxaguá-lo com água morna após o uso.

Considerações farmacológicas

- Em algumas situações, duas substâncias inalatórias são prescritas. É importante educar como e quando cada fármaco deverá ser usado, assim como a ação primordial. Por exemplo, um fármaco pode agir expandindo os brônquios e melhorando os resultados quando administrado antes de um medicamento que produz secreções. O fornecimento de instruções simples para cada medicamento é muito útil.

Considerações gerontológicas

- O monitoramento da frequência cardíaca e da pressão arterial em adultos mais velhos que usam broncodilatadores inalatórios é importante porque essas medicações normalmente provocam taquicardia e hipertensão. Qualquer um desses efeitos, ou ambos, aumenta o risco de complicações, principalmente em idosos com doença cardiovascular subjacente.

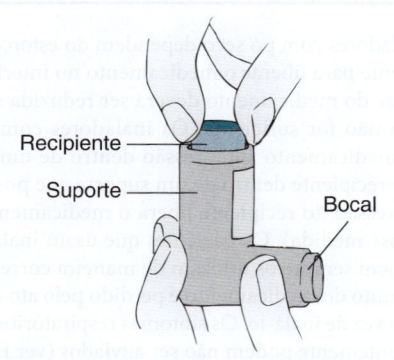

FIGURA 33.5 Partes de um inalador com dosímetro.

Os pacientes que apresentam problemas em coordenar sua respiração ao usar o inalador não recebem a dose total de **aerossol** prescrita. Um **espaçador** (câmara acoplada ao inalador; Fig. 33.7) pode ser útil nessa situação. Os espaçadores funcionam como reservatórios para o medicamento em aerossol. A medida que faz respirações adicionais, o paciente continua a inalar o medicamento que é mantido no reservatório. Isso tende a maximizar

Ensinando o paciente e a família 33.2
Usando um Inalador com Dosímetro

O enfermeiro ensinará os seguintes pontos ao paciente e a sua família:
- Insira o recipiente com o medicamento no suporte.
- Agite o recipiente com o medicamento para distribuí-lo no interior de sua câmara pressurizada.
- Remova a proteção do bocal.
- Incline levemente a cabeça para trás e expire devagar com os lábios franzidos.
- Abra a boca e coloque o inalador a 2,5-5 cm de distância (ver a Fig. 33.6). Se tiver dificuldade com esse método, coloque-o na boca e feche bem os lábios em torno do bocal.
- Comprima o recipiente com o medicamento uma vez, para liberar o medicamento.
- No momento em que o medicamento for liberada, respire lentamente pela boca, por cerca de 3 a 5 segundos.
- Segure a respiração por 10 segundos, para deixar que o medicamento atinja os pulmões.
- Expire lentamente, com os lábios franzidos.
- Espere 1 minuto completo antes de inalar o medicamento novamente, se a repetição estiver prescrita.
- Limpe o inalador (suporte e bocal) diariamente, enxaguando-os com água morna, e semanalmente, com água e sabão suave. Deixe o inalador secar ao ar ambiente. Tenha outro disponível para usar enquanto o primeiro estiver secando.
- Verifique a quantidade de medicamento do recipiente com a substância, deixando-o flutuar numa tigela com água; quanto mais flutuar, menos medicação contém.
- Obtenha um refil do medicamento inalatório quando o frasco atual mostrar sinais de que está ficando vazio.

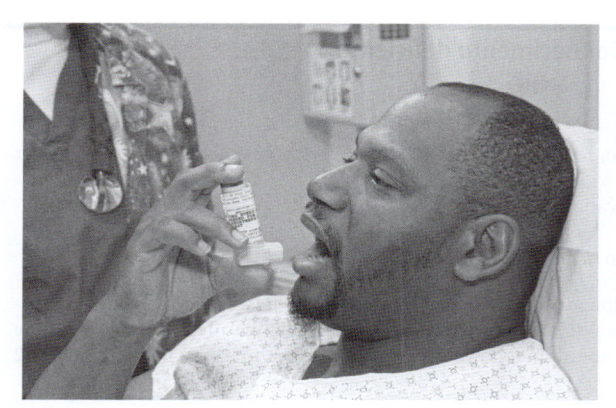

FIGURA 33.6 Para usar o inalador com dosímetro deve-se segurar o bocal a uma distância de 2,5 a 5 cm antes de comprimir o recipiente e fazer a inalação, ou o bocal poderá ser colocado diretamente na boca e vedado pelos lábios antes de administrar o medicamento.

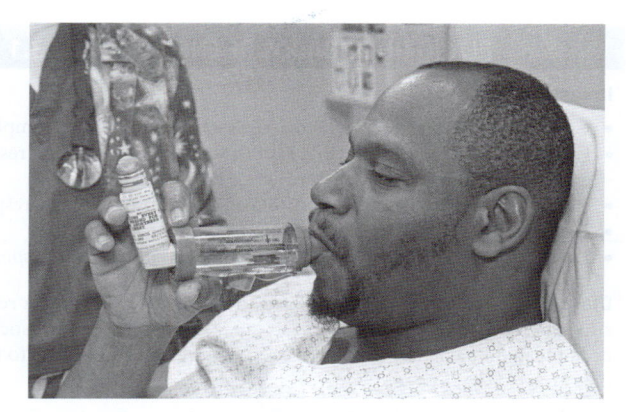

FIGURA 33.7 Usando um inalador com dosímetro e um espaçador.

a absorção da substância, uma vez que evita suas perdas. Alguns pacientes acreditam que, prolongando o tempo de inalação do medicamento, reduzem-se os efeitos colaterais, como a taquicardia ou os tremores.

O uso de nebulizadores para administração de inalantes é uma alternativa para alguns pacientes, como lactentes, crianças mais jovens e idosos com dificuldades para coordenar a expiração com auxílio de inaladores manuais. O **nebulizador**, às vezes conhecido como "aparelho respiratório", é um dispositivo que converte medicamentos líquidos em aerossóis usando ar comprimido. O aerossol é inalado por meio de um bocal ou de uma máscara facial por 10 a 20 minutos, até o vapor não ficar mais visível (Fig. 33.8). Os componentes do nebulizador devem ser limpos depois de cada aplicação com água e sabão e uma escova pequena. Depois de enxaguar, é necessário secar as peças limpas com ar seco antes de acondicioná-las em um recipiente fechado.

IMPLICAÇÕES PARA A ENFERMAGEM

Ao administrar medicamentos tópicos ou por inalação, os enfermeiros com frequência avaliam e tomam medidas para manter a integridade da pele e das mucosas. Educação para saúde pode ser importante para prevenir a imprópria autoadministração. Por isso, os diagnósticos de enfermagem devem incluir o seguinte:

- Conhecimento Deficiente; Disposição para Intensificar os Conhecimentos;
- Controle Ineficaz do Regime Terapêutico;
- Troca de Gases Prejudicada;
- Integridade da Pele Prejudicada;
- Integridade Tissular Prejudicada;
- Padrões Respiratórios Ineficazes.

O Plano de Cuidados de Enfermagem 33.1 mostra como os enfermeiros usam as etapas do processo de enfermagem no gerenciamento dos cuidados a paciente com diagnóstico de Padrão Respiratório Ineficaz, definido na taxonomia da NANDA-I (2012, p. 233) como "a inspiração e/ou expiração que não proporciona ventilação adequada".

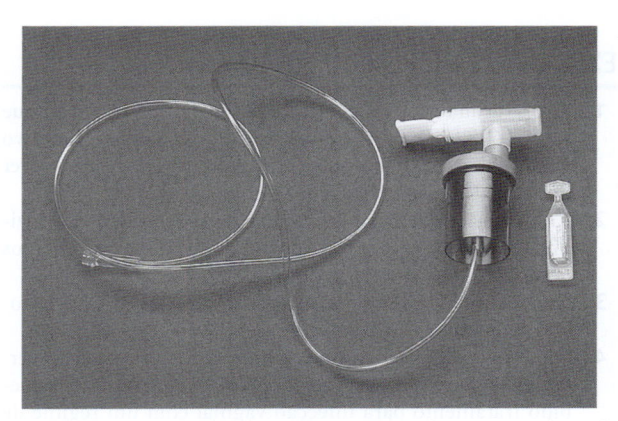

FIGURA 33.8 O nebulizador consiste em um frasco para adição de medicamentos líquidos, um bocal e um tubo que é conectado a uma fonte elétrica ou a uma bateria para geração de ar comprimido.

PLANO DE CUIDADOS DE ENFERMAGEM 33.1 — Conhecimento deficiente

Investigação

- Conte a frequência respiratória do paciente por um minuto completo.
- Observe o padrão respiratório do paciente, como esforço para respirar, respiração pelo nariz ou pela boca, posição usada para melhorar a respiração e uso da musculatura acessória.
- Estabeleça, se o paciente está confortável ou ansioso acerca da respiração.
- Meça a saturação de hemoglobina com o oxímetro de pulso.
- *Determine as técnicas que o paciente usa para recuperar uma respiração silenciosa e sem esforço.*

Diagnóstico de enfermagem: **Padrão Respiratório Ineficaz** relacionado à técnica inapropriada de utilização do inalador com dosímetro, para controlar a respiração curta ou a hipoxemia associada com doença pulmonar subjacente, manifestado pela seguinte declaração do paciente: "Eu me esforço para respirar e meu peito fica apertado toda vez que uso o inalador que meu médico me deu 2 dias atrás".

Resultado esperado: O padrão respiratório do paciente deverá ser eficaz, como evidenciado por uma respiração silenciosa e sem esforço, com uma frequência respiratória de 16 a 28 movimentos por minuto, com o correto uso do inalador com dosímetro.

Intervenções	Justificativas
Demonstre novamente o correto uso do inalador com dose medida.	Técnicas visuais e verbais melhoram o aprendizado.
Observe a técnica do paciente ao usar o inalador com dosímetro, pelo menos quatro vezes depois da demonstração.	A observação fornece um meio para avaliação do seu nível de compreensão.
Monitore a SpO$_2$ com o oxímetro de pulso, antes e depois de usar o inalador com dosímetro.	O resultado ajudará a avaliar a técnica do paciente ao usar o inalador com dosímetro e a efetividade da medicação.

Avaliação dos resultados esperados:

- O paciente demonstra como usar o inalador com dosímetro.
- O paciente foi observado ao realizar apropriadamente a técnica, em cada um dos dois jatos com o inalador.
- Alteração nas respirações, de 32 movimentos por minuto, com esforço e SpO$_2$ de 88% para 28 respirações por minuto, silenciosas e a uma SpO$_2$ de 90%, 15 minutos depois de ter usado o inalador.

EXERCÍCIOS DE PENSAMENTO CRÍTICO

1. Antes da alta hospitalar, um paciente que sofreu um ataque cardíaco diz: "Os enfermeiros sempre colocam meu adesivo de nitroglicerina nas costas. Como eu farei isso quando tiver de aplicá-lo sozinho?". Como você deveria responder?
2. Como você poderia ajudar um paciente cego, que vive sozinho, a identificar dois frascos diferentes de medicamentos oftálmicos?
3. Como um enfermeiro poderia evitar que gotas de colírio rolem pelas faces de um paciente?
4. Quais perguntas seriam importantes fazer nos casos de persistência dos sintomas de uma paciente depois de ter recebido tratamento para infecção vaginal com um regime de automedicação?

QUESTÕES DE REVISÃO – ESTILO DO NCLEX

1. O enfermeiro está certo ao instruir pacientes, usuários de gotas nasais, que para aplicá-las de forma precisa, a melhor posição para instilar o medicamento é
   1. Flexionar a cabeça para frente
   2. Empurrar o nariz lateralmente
   3. Pender a cabeça para trás
   4. Abrir bem a boca
2. Qual destas instruções melhor se aplica ao ensino de uma paciente sobre a inserção de um aplicador vaginal?
   1. Colocar o aplicador exatamente dentro da abertura vaginal.
   2. Inserir o aplicador enquanto permanece sentada no vaso sanitário.
   3. Administrar o medicamento imediatamente antes de deitar-se para dormir.
   4. Colocar luvas descartáveis antes de aplicar a medicação.
3. A melhor técnica para o enfermeiro colocar um medicamento em gotas nos olhos é
   1. Em cima das córneas
   2. Nos cantos internos
   3. Nos cantos externos
   4. Nas bolsas conjuntivais
4. A ação de enfermagem mais apropriada antes de instilar gotas oculares é
   1. Aquecer o medicamento à temperatura ambiente.
   2. Refrigerar o medicamento por 30 minutos.
   3. Limpar a superfície externa do conta-gotas.
   4. Encher o conta-gotas com não mais do que 1 ml.
5. Depois de instilar o medicamento dentro da orelha, qual instrução mais apropriada a ser dada pelo enfermeiro?
   1. Permanecer nesta posição por pelo menos 5 minutos.
   2. Envolver firmemente a orelha com uma compressa de algodão.
   3. Não assoar o nariz por pelo menos 1 hora.
   4. Evitar beber líquidos muito quentes ou frios.

HABILIDADE 33.1 Instilando medicamentos nos olhos

Ação sugerida	Justificativa
INVESTIGAÇÃO	
Compare o registro de administração de medicamentos (RAM) com a prescrição médica escrita.	Evitar erros com medicação.
Revise a medicação, as alergias e a história do paciente.	Evitar potenciais complicações.
Consulte alguma referência bibliográfica atualizada de cada medicação quanto a sua ação, aos efeitos colaterais, às contraindicações e à administração.	Garantir a administração adequada, apoiada numa ampla base de conhecimentos.
PLANEJAMENTO	
Planeje administrar os medicamentos dentro de 30 a 60 minutos, no horário programado.	Demonstrar pontualidade na administração e compromisso com a prescrição médica.
Dê tempo suficiente para o preparo das medicações em local em que haja o mínimo de distrações.	Promover o preparo seguro das medicações.
Aqueça as gotas oftálmicas e os unguentos, segurando-as entre as mãos, caso não tenham sido guardadas à temperatura ambiente.	Promover o conforto.
Leia e compare o rótulo do medicamento com o RAM, pelo menos três vezes – antes, durante e depois do preparo.	Garantir que *a medicação certa* está sendo dada *na hora certa* e pela *via certa*.
IMPLEMENTAÇÃO	
Lave as mãos ou realize antissepsia por meio de fricção com álcool (ver o Cap. 10).	Remover os microrganismos colonizantes.
Identifique o paciente pela pulseira de identificação ou pergunte seu nome.	Garantir que o medicamento será dado ao *paciente certo*.
Coloque o paciente em posição supina ou sentada, com a cabeça levemente inclinada para trás e para o lado do olho em que o medicamento será instilado.	Evitar a passagem da medicação pelo ducto nasolacrimal ou que pingos caiam no rosto ao piscar.
Coloque luvas limpas.	Agir como uma barreira aos patógenos presentes nos fluidos corporais.
Limpe as pálpebras e os cílios, caso haja resíduos. Use uma bola de algodão ou um lenço umedecido com água.	Promover o conforto e maximizar o potencial de absorção.
Esfregue o olho a partir do canto próximo ao nariz, denominado "*canto interno*", na direção do "*canto externo*", o canto do olho próximo à têmpora.	Movimentar os resíduos para longe do ducto lacrimal.
Oriente o paciente para olhar na direção do teto.	Evitar olhar diretamente para o aplicador, o que em geral causa o reflexo de piscar ao aproximar-se do olho.
Faça uma bolsa na pálpebra inferior, puxando a pele sobre a órbita óssea para baixo.	Oferecer um reservatório natural para depositar o líquido terapêutico.
Movimente o recipiente do medicamento a partir da região inferior da linha de visão do paciente ou a partir do lado do olho.	Evitar o reflexo de piscar.
Segure firme o recipiente acima do local da instilação sem tocar a superfície do olho.	Evitar lesões.
Instile a quantidade receitada de gotas do medicamento no olho correto, na bolsa formada pela conjuntiva (Fig. A).	Atender à prescrição médica, administrando a *dose certa*.

Aplicação de colírio.

(continua)

Instilando medicamentos nos olhos *(continuação)*

IMPLEMENTAÇÃO *(continuação)*	
Se for usado unguento, aperte uma faixa sobre a margem da pálpebra inferior (Fig. B).	Aplicar o unguento na conjuntiva.
B	Aplicação de unguento.
Oriente o paciente para que feche as pálpebras suavemente e, depois, pisque várias vezes.	Distribuir o medicamento.
Limpe os olhos com um lenço limpo.	Remover o excesso do medicamento e promover o conforto.
Avaliação	
Os cinco certos foram observados. A ponta do recipiente permanece sem contaminação. Medicamento suficiente está distribuído no olho.	
Documentação	
Dados do levantamento Administração do medicamento no RAM	

EXEMPLO DE DOCUMENTAÇÃO	
Data e hora:	Medicamento oftálmico prescrito instilado no olho esquerdo, antes de cirurgia de catarata (ver RAM). Conjuntiva parece rosada e intacta. Cristalino está opaco. Cílios foram aparados. _____ ASSINATURA / FUNÇÃO

HABILIDADE 33.2 Administrando medicamentos nasais

Ação sugerida	Justificativa
INVESTIGAÇÃO	
Compare o registro de administração de medicamentos (RAM) com a prescrição médica escrita.	Evitar erros com medicações.
Revise a medicação, as alergias e a história médica do paciente.	Evitar potenciais complicações.
Consulte alguma referência bibliográfica atualizada de cada medicação quanto a sua ação, aos efeitos colaterais, às contraindicações e à administração.	Garantir a administração adequada, apoiada numa ampla base de conhecimentos.
PLANEJAMENTO	
Planeje administrar os medicamentos dentro de 30 a 60 minutos, no horário programado.	Demonstrar pontualidade na administração e compromisso com a prescrição médica.
Dê tempo suficiente para o preparo das medicações em local em que haja o mínimo de distrações.	Promover o preparo seguro das medicações.
Leia e compare o rótulo do medicamento com o RAM, pelo menos três vezes – antes, durante e depois do preparo.	Garantir que *a medicação certa* está sendo dada *na hora certa* e pela *via certa*.

(continua)

Administrando medicamentos nasais   *(continuação)*

IMPLEMENTAÇÃO   *(continuação)*

Lave as mãos ou realize antissepsia por meio de fricção com álcool (ver o Cap. 10).	Remover os microrganismos colonizantes.
Identifique o paciente pela pulseira de identificação ou pergunte seu nome.	Garantir que o medicamento será dado ao *paciente certo*.
Ajude o paciente a sentar-se com a cabeça inclinada para trás, ou para o lado, caso a medicação precise alcançar um dos seios da face.	Facilitar o depósito da medicação onde seu efeito é desejado.
Caso o paciente não consiga se sentar, coloque uma toalha enrolada ou um travesseiro sob o pescoço.	Oferecer apoio e ajudar a posicioná-lo.
Retire a tampa do medicamento, à qual costuma estar acoplado um conta-gotas.	Oferecer um meio de administrar o medicamento.
Direcione a ponta do conta-gotas na direção da passagem nasal e aperte a parte de borracha dele, para administrar a quantidade de gotas prescrita (Fig. A).	Depositar a medicação na narina, e não na garganta, e garantir a administração da *dose certa*.

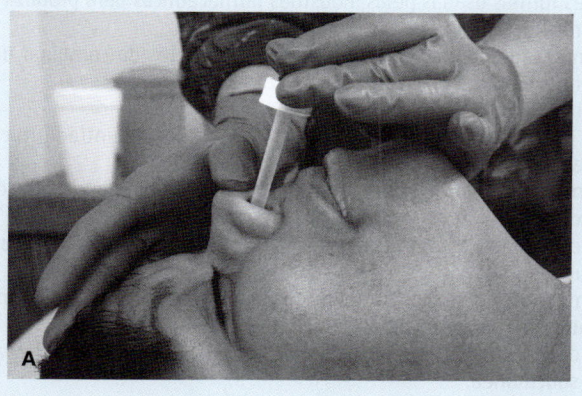

Instilação de medicamento nasal.

Oriente o paciente a respirar pela boca, enquanto as gotas são instiladas.	Evitar a inalação de gotas maiores.
Se a medicação for em *spray*, coloque a extremidade do recipiente exatamente dentro da narina.	Confinar o *spray* à passagem nasal.
Oclua a narina oposta.	Administrar o medicamento em uma passagem nasal e depois na outra.
Oriente o paciente a inalar, à medida que o recipiente é apertado.	Distribuir o aerossol.
Repita o procedimento na narina oposta.	Depositar a medicação bilateralmente, para um máximo efeito.
Aconselhe o paciente a permanecer na posição por aproximadamente 5 minutos.	Promover a absorção local.
Tampe o recipiente e guarde-o em local apropriado.	Seguir os princípios de assepsia e demonstrar responsabilidade pela propriedade do paciente.

Avaliação
- Os cinco certos foram resguardados.
- Medicação suficiente está distribuída no nariz.
- O paciente relata diminuição da congestão nasal.

Documentação
- Dados da investigação
- Administração do medicamento no RAM

EXEMPLO DE DOCUMENTAÇÃO

Data e hora   Indicação de que as passagens nasais estão congestionadas. Observado que o paciente está respirando pela boca. Medicação nasal administrada (ver RAM). Refere que os sintomas foram aliviados. _____ ASSINATURA / FUNÇÃO

34 Medicamentos Parenterais

Objetivos do Ensino

Ao término deste capítulo o leitor deverá ser capaz de:

1. Nomear as três partes de uma seringa.
2. Listar cinco fatores a serem considerados durante a seleção de seringas e de agulhas.
3. Explicar o motivo pelo qual seringas e agulhas convencionais estão sendo remodeladas.
4. Nomear três formas usadas pelas indústrias farmacêuticas para produzir os medicamentos parenterais.
5. Discutir uma ação adequada a ser implementada antes de combinar dois medicamentos em uma única seringa.
6. Listar quatro vias para injeção.
7. Identificar locais comuns para administração de injeções intradérmicas, subcutâneas e intramusculares.
8. Nomear um tipo de seringa comumente usada para administrar injeções intradérmicas, subcutâneas e intramusculares.
9. Descrever os ângulos de entrada das injeções intradérmicas, subcutâneas e intramusculares.
10. Discutir o motivo pelo qual as combinações de insulina devem ser administradas dentro de 15 minutos após a mistura.
11. Descrever duas técnicas para evitar equimoses, quando administrar heparina por via subcutânea.

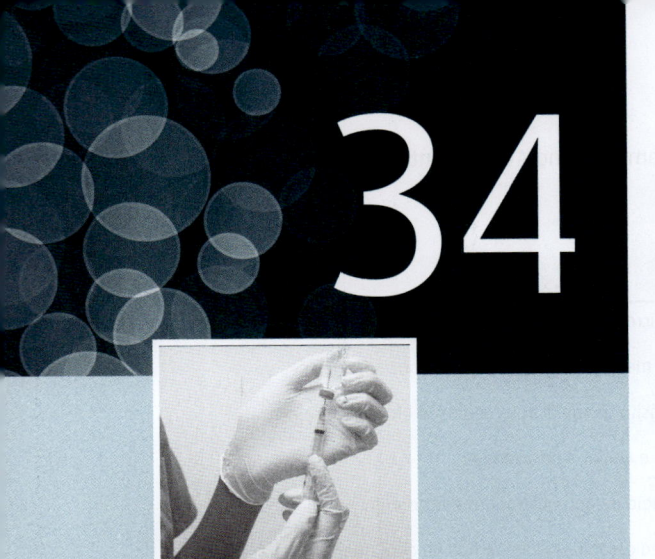

Termos principais

Ampola
Calibre
Cartucho pré-cheio
Cilindro
Êmbolo
Endurecimento
Frasco
Haste
Injeções intradérmicas
Injeções intramusculares
Injeções intravenosas
Injeções subcutâneas
Lipo-hipertrofia
Lipoatrofial
Método de cureta
Pápula
Ponteira
Reconstituição
Seringa de insulina
Seringa tuberculínica
Sítio deltoide
Sítio dorsoglúteo
Sítio reto femoral
Sítio vasto lateral
Sítio ventroglúteo
Técnica em Z
Via parenteral

A **via parenteral** refere-se à via de administração de medicamentos, que não seja a oral ou por meio do trato gastrintestinal. Esse termo costuma ser usado em relação aos medicamentos que são dados por meio de injeções. Este capítulo discute as técnicas para administrá-los. O preparo e a aplicação das injeções seguem os princípios de assepsia e de controle de infecções.

Considerações farmacológicas

- Alterações relacionadas à idade e possíveis doenças crônicas podem comprometer a capacidade das pessoas mais velhas para absorver e metabolizar medicamentos. A indicação de doses mais baixas de medicações parenterais evita a ocorrência de efeitos adversos.
- A avaliação do efeito adverso de um medicamento deve ser levado em conta nas situações em que qualquer alteração mental ou comportamental coincidir com a administração de uma medicação nova, seja qual for a via de administração.

MATERIAIS PARA ADMINISTRAÇÃO PARENTERAL

Os principais materiais usados para administrar as medicações parenterais são as seringas e as agulhas, que estão disponíveis em diversos tipos.

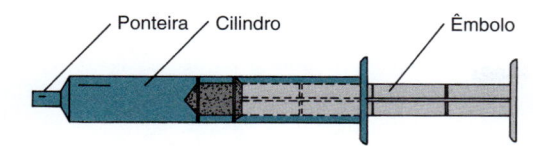

FIGURA 34.1 Partes de uma seringa.

Seringas

Todas as seringas apresentam um **cilindro** (parte da seringa que contém o medicamento), um **êmbolo** (parte da seringa que fica dentro do cilindro e é utilizado para retirar e instilar o medicamento) e uma **ponteira** (parte da seringa onde é acoplada a agulha; Fig. 34.1). As seringas são calibradas em mililitros (mL) ou centímetros cúbicos (cc), e unidades (U).

Algumas seringas podem ainda identificar calibrações em mínimos (m), tipo de medição que caiu em desuso. Quando as drogas são administradas por via parenteral, as seringas que contêm 1 mL, ou seu equivalente em unidades, e aquelas com volumes de 3 a 5 mL são as mais comumente empregadas.

Agulhas

As agulhas são encontradas em vários comprimentos e calibres. A **haste** (comprimento da agulha) depende da profundidade em que o medicamento será instilado. Os comprimentos das agulhas variam de cerca de 1,2 a 6 cm. A extremidade da haste é inclinada ou oblíqua, de modo a perfurar a pele mais facilmente (ver Habilidade 16.3, Iniciando uma Infusão Intravenosa). Agulhas com filtro, que fornecem uma barreira a partículas de vidro, estão disponíveis, quando for retirado medicamento de ampolas de vidro. As ampolas serão discutidas mais adiante neste mesmo capítulo.

O **calibre** (diâmetro) da agulha refere-se a sua largura. Para a maioria das injeções, são usadas agulhas com calibre 18 a 27 g; quanto menor o número, maior o diâmetro. Por exemplo, uma agulha de calibre 18 é maior do que uma de 27. Um diâmetro maior proporciona um lúmen maior, ou orifício, pelo qual os medicamentos são administrados nos tecidos.

Vários fatores são considerados na seleção de uma seringa e de uma agulha:

- Tipo de medicamento;
- Profundidade do tecido;
- Volume da droga prescrita;
- Viscosidade da droga;
- Tamanho do paciente.

A Tabela 34.1 identifica os tamanhos comuns de agulhas e seringas utilizadas para vários tipos de injeções.

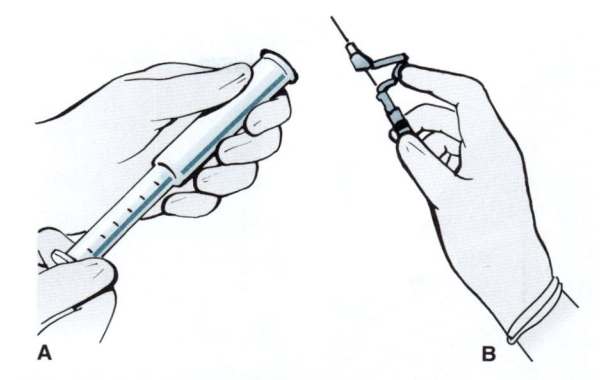

FIGURA 34.2 Injeção com dispositivo de segurança. (A) Seringa com uma conexão protetora circular que cobre a agulha. (B) Seringa com um escudo em forma de alavanca articulada que desliza sobre a agulha após seu uso.

Equipamento para injeção modificado com dispositivo de segurança

As seringas e as agulhas convencionais estão sendo redesenhadas para evitar lesões por picada de agulha e, então, reduzir os riscos potenciais de aquisição de doenças transmissíveis pelo sangue, como a hepatite e a aids. Hoje, são três os modelos disponíveis: (1) aqueles com escudos plásticos, que cobrem a agulha após o uso (Fig. 34.2), (2) os que possuem agulhas que retraem para dentro da seringa e (3) os dispositivos pressurizados com gás, que injetam medicamentos sem o uso de agulhas. A maioria das instituições de saúde já está usando um ou mais tipos de equipamento modificado que encerra ou cobre a agulha. Algumas seringas contêm substitutos rombudos para agulhas, capazes de perfurar orifícios emborrachados cortados a *laser*. Atualmente, vinte e um estados norte-americanos passaram a exigir o uso de agulhas de segurança ou de dispositivos sem agulha para administração de medicamentos e aspiração de líquidos corporais desde que o Estado da Califórnia promulgou em 1998 uma lei que obrigava o uso de agulhas mais seguras (*National Institute for Occupational Safety and Health, 2009*).

Se esses equipamentos ainda não estiverem disponíveis, duas técnicas podem ser usadas para a prevenção de lesões pelas agulhas, mesmo utilizando o equipamento padrão. Antes da administração de uma injeção, a capa protetora que cobre a agulha pode ser recolocada, usando o **método de cureta** (técnica de enfiar a agulha na tampa sem tocar nela; Fig. 34.3). Após aplicar a injeção, a agulha é deixada sem a tampa e depositada no recipiente de descarte mais próximo, apropriado para esse fim, que geralmente fica à cabeceira do paciente.

TABELA 34.1 Tamanhos comuns de seringas e agulhas

TIPO DE INJEÇÃO	TAMANHO DA SERINGA	TAMANHO DA AGULHA
Intradérmica (tuberculínica)	1 mL, calibrada a cada 0,01 mL ou em mínimos	13 x 4,5
Subcutânea	1, 2, 2,5 ou 3 mL, calibrada a cada 0,1 mL	13 x 4,5
Insulina, aplicada por via subcutânea	1 mL, calibrada em unidades	13 x 4,5
Intramuscular	3 ou 5 mL, calibrada a cada 0,2 mL	25 x 7 ou 25 x 8

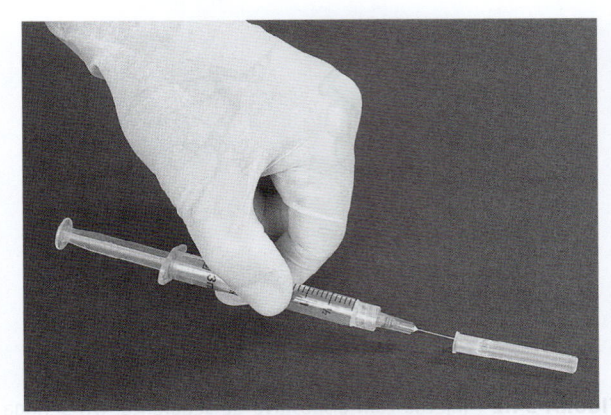

FIGURA 34.3 Método de cureta para cobrir uma agulha. (Copyright B. Proud.)

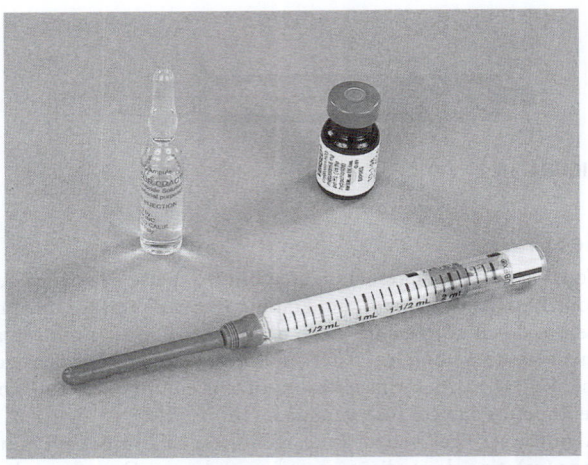

FIGURA 34.4 Ampola, frasco e cartucho pré-cheio. (Copyright B. Proud.)

No caso de ocorrer uma lesão acidental, os profissionais de saúde devem seguir as seguintes recomendações:

- Reportar o ocorrido ao supervisor.
- Documentar a lesão por escrito.
- Identificar o paciente, se possível.
- Obter dados do paciente quanto a infecção pelo HIV ou pelo vírus da hepatite B, se for legal fazê-lo.
- Obter orientação sobre o potencial de infecção.
- Receber a profilaxia pós-exposição mais apropriada.
- Ser testado quanto à presença de anticorpos, em intervalos apropriados.
- Monitorar a ocorrência de sintomas potenciais e obter acompanhamento médico.

PREPARO DOS MEDICAMENTOS

O preparo dos medicamentos envolve sua retirada de uma ampola ou frasco ou, ainda, a montagem de um cartucho pré-cheio (Fig. 34.4).

Ampolas

A **ampola** (recipiente de vidro lacrado) deve ser quebrada para que o medicamento seja retirado (ver Orientações de Enfermagem 34.1 e a Fig. 34.5).

Frascos

O **frasco** (recipiente de vidro ou plástico que contém medicamento parenteral e que possui uma tampa de borracha autovedante) deve ser perfurado com uma agulha ou com um adaptador sem agulha, de modo a remover a medicação. A quantidade de medicamento em um frasco pode ser suficiente para uma ou várias doses. Todo o medicamento não utilizado, mantido para uso futuro, é datado antes de ser guardado (ver Orientações de Enfermagem 34.2 e a Fig. 34.6).

Normalmente, as medicações apresentadas em frascos são líquidas, embora, algumas vezes, elas se apresentam sob a forma de pó, que precisa ser dissolvido. A **reconstituição** (processo de

---

ORIENTAÇÕES DE ENFERMAGEM 34.1

Aspirando o medicamento de uma ampola

- Selecione uma seringa e uma agulha apropriadas. *Os materiais adequados garantem uma apropriada administração do medicamento e evitam que partículas de vidro sejam aspiradas para dentro do cilindro da seringa.*
- Gire a parte superior da ampola. *Isso faz todo o medicamento ser distribuído para a parte inferior da ampola.*
- Proteja seu polegar e os demais dedos com uma gaze ou o papel da agulha. *Esses recursos reduzem o potencial de lesões*
- Insira a agulha com filtro na ampola. Evite tocar a sua parte externa. *Esse método assegura a esterilidade da agulha.*
- Inverta a ampola (Fig. 34.5). *A inversão facilita a retirada do medicamento.*
- Puxe o êmbolo para trás. *Esse passo enche a seringa.*
- Retire a agulha da ampola quando um volume suficiente de medicamento tiver sido aspirado. *Isso prepara a medicação para a administração.*
- Gire o cilindro da seringa próximo ao eixo. *Isso move o ar para fora da seringa.*
- Empurre cuidadosamente o êmbolo. *Isso expele o ar ou o excesso de medicamento.*
- Retire a porção não utilizada do medicamento da seringa. *Fazendo isso, evita-se o uso ilegal de medicamentos.*
- Descarte a ampola no recipiente resistente a punções. *O descarte apropriado previne lesões acidentais.*
- Retire a agulha com filtro e prenda uma nova agulha, estéril, para aplicar o medicamento. *Estas técnicas evitam a injeção de partículas de vidro no paciente.*
- Use a técnica de cureta para colocar a agulha dentro da capa protetora ou providencie um protetor para encerrar a agulha. *Estas medidas reduzem o risco de lesões por picada de agulha.*

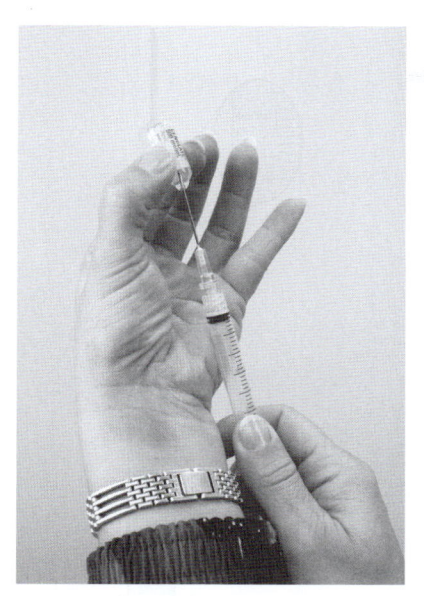

FIGURA 34.5 Retirando o medicamento de uma ampola.

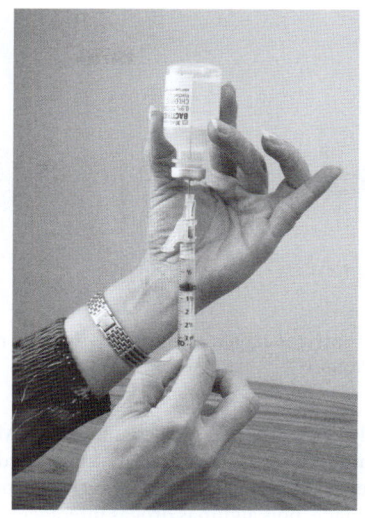

FIGURA 34.6 Retirando o medicamento de um frasco.

adição de líquido, conhecido como diluente, a uma substância em pó) é feita antes da aplicação de uma medicação por via parenteral. A água estéril e a solução salina fisiológica são os diluentes comuns para soluções injetáveis. A reconstituição de um medicamento logo antes de seu uso garante sua máxima potência. Quando há necessidade de realizá-la, o rótulo do medicamento traz as seguintes orientações:

- Tipo de diluente a acrescentar.
- Quantidade de diluente a utilizar.
- Dosagem por volume após a reconstituição.
- Instruções para armazenagem do medicamento.

Caso o medicamento seja usado para mais de uma administração, quem o prepara deve rotular o frasco com data e hora, além de suas iniciais. Em alguns casos, quando as orientações trazem várias opções em volumes de diluentes, ele também deve escrever no frasco a quantidade adicionada.

Cartuchos pré-cheios

As indústrias farmacêuticas fornecem algumas medicações sob a forma de **cartucho pré-cheio** (cilindro de vidro lacrado com medicação parenteral). A cápsula já vem com uma agulha acoplada. O cilindro é feito de forma a servir dentro de uma seringa especialmente desenvolvida (Fig. 34.7).

Combinando medicamentos em uma mesma seringa

Às vezes, é necessário ou apropriado combinar mais de uma medicação em uma única seringa. Quantidades exatas devem ser retiradas de cada recipiente porque, uma vez que as medicações estejam no cilindro da seringa, não há como retirar uma delas

ORIENTAÇÕES DE ENFERMAGEM 34.2

Aspirando o medicamento de um frasco

- Selecione uma seringa e uma agulha apropriadas. *Os materiais adequados garantem uma apropriada administração do medicamento.*
- Retire a parte metálica da tampa junto à cobertura de borracha. *Esse passo facilita a inserção da agulha ou do adaptador sem agulha.*
- Limpe o frasco pré-aberto, esfregando algodão com álcool. *O álcool remove os microrganismos colonizantes.*
- Complete a seringa com volume de ar igual ao volume que será retirado do frasco. *Esse passo oferece um meio de aumentar a pressão no interior do frasco.*
- Perfure a tampa de borracha com a agulha ou com o adaptador e instile o ar. *Isso facilita a retirada do medicamento.*
- Inverta o frasco, segure-o e firme-o enquanto puxa o êmbolo (ver a Fig. 34.6). *Esse passo coloca o medicamento próximo à extremidade da agulha ou do adaptador para facilitar sua retirada.*

- Remova a agulha ou o adaptador quando o volume desejado já estiver no cilindro da seringa. *Fazendo isso, permite-se que o restante do medicamento seja usado em outras administrações.*
- Se o medicamento for uma substância controlada, como um narcótico, aspire todo o conteúdo de dentro do frasco. *A aspiração total da medicação evita seu uso ilegal.*
- Jogue fora qualquer excesso de medicamento; se a medicação for um narcótico, tenha alguém para testemunhar seu descarte. *Essas medidas atendem às leis federais para prevenção do uso ilegal de medicações.*
- Cubra a agulha ou o adaptador e cuide dos materiais usados, como foi descrito nas orientações para a retirada de medicamento de uma ampola. *Os enfermeiros seguem os princípios de assepsia e segurança.*
- Date e rubrique o frasco, caso o restante do medicamento seja utilizado num futuro próximo. *Isso apoia os princípios de assepsia.*

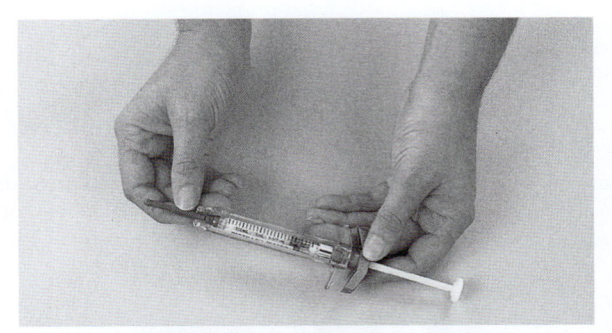

FIGURA 34.7 Inserção de um cartucho pré-cheio de medicamento. (Copyright B. Proud.)

sem expelir algo da outra (ver a discussão sobre "Mistura de Insulinas"). Contudo, antes de misturar quaisquer medicamentos, o enfermeiro deve consultar bibliografia pertinente ou uma tabela de compatibilidade, pois algumas drogas interagem quimicamente quando combinadas. A reação química costuma causar a formação de um precipitado.

VIAS PARA INJEÇÃO

Há quatro vias para administração parenteral: **injeções intradérmicas** (dadas entre as camadas da pele), **injeções subcutâneas** (dadas sob a pele, mas acima do músculo), **injeções intramusculares** (colocadas no interior do tecido muscular) e **injeções intravenosas** (instiladas nas veias; Fig. 34.8). Cada local requer uma técnica de injeção um pouco diferenciada. A administração de medicamentos intravenosos é discutida no Capítulo 35.

Injeções intradérmicas

As injeções intradérmicas são normalmente usadas com propósitos diagnósticos. Os exemplos incluem os testes tuberculínicos e os de alergia. Pequenos volumes, em geral 0,1 a 0,5 mL, são injetados devido ao pequeno espaço no tecido.

Locais para injeção

Um lugar comum para a injeção intradérmica é a parte interna do antebraço. Outras áreas que também podem ser usadas são as costas e a parte superior do tórax.

Materiais para injeção

A **seringa tuberculínica** contém 1 mL de fluido e é calibrada em incrementos de 0,01 mL (Fig. 34.9). Ela é usada para administrar

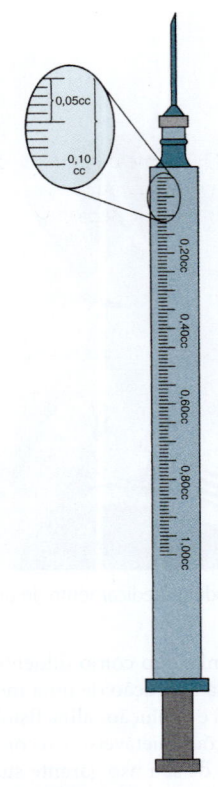

FIGURA 34.9 Seringa tuberculínica.

injeções intradérmicas. Uma agulha de calibre 25 a 27, medindo cerca de 1,25 cm de comprimento, costuma ser utilizada na aplicação das injeções intradérmicas.

Técnica de injeção

Ao dar uma injeção intradérmica, o enfermeiro instila o medicamento em pouquíssima profundidade com um ângulo de entrada de 10 a 15 graus (Habilidade 34.1).

> ▶ **Pare, Pense e Responda – Quadro 34.1**
> Quais medidas são apropriadas caso o paciente mostre sinais de reação alérgica ao agente administrado por via intradérmica?

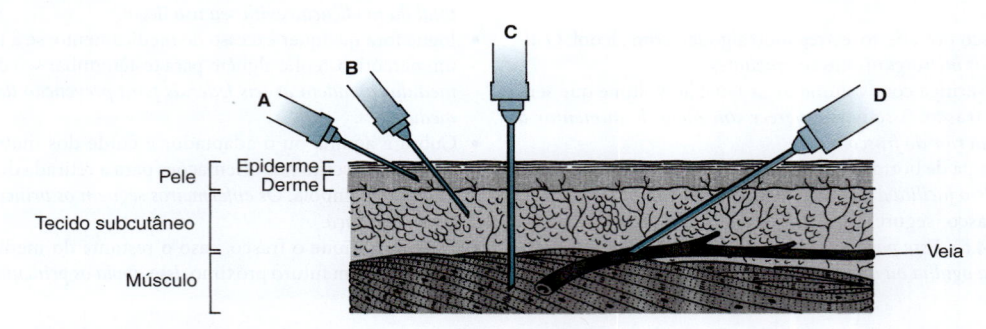

FIGURA 34.8 Vias de injeção. (**A**) Intradérmica; (**B**) Intramuscular; (**C**) Subcutânea, a não ser em pessoas magras; e (**D**) intravenosa.

Injeções subcutâneas

A injeção subcutânea é administrada um pouco mais profundamente, se comparada a uma injeção intradérmica. O medicamento é instilado entre a pele e o músculo e é absorvido com rapidez: a medicação costuma iniciar sua ação em 15 a 30 minutos depois de ter sido aplicada. O volume de uma injeção subcutânea é, em geral, de até 1 mL. A via subcutânea costuma ser utilizada para a administração de insulina e de heparina.

Locais para injeção

O abdome é o local ideal para aplicação de injeções subcutâneas de insulina e de heparina. Sempre que a aplicação for feita no abdome deve-se evitar uma área central de aproximadamente 5 cm ao redor do umbigo. Locais adicionais ou alternativos para aplicação de injeções de insulina são a coxa e a parte superior das nádegas. A Figura 34.10 mostra os sítios para injeções subcutâneas.

Considerações farmacológicas

- A insulina é absorvida a uma taxa mais consistente de uma injeção para a injeção seguinte nos casos em que se utilizar o sítio abdominal. Exercícios com um braço ou com uma perna depois de uma injeção podem aumentar o fluxo sanguíneo e agilizar a absorção da insulina a partir daquelas áreas (*Diabetes Self-Management*, 2006).

A recomendação é fazer o rodízio dos pontos de aplicação dentro de um único sítio de injeção, preferencialmente o abdome, em vez de fazer o rodízio em áreas diferentes a cada injeção (*American Diabetes Association, 2007*). O rodízio dos sítios de injeção deve ocorrer à distância de um dedo (aproximadamente 2,5 cm) em relação ao sítio anterior, para evitar injeções repetidas na mesma área em períodos curto de tempo. A taxa de absorção de medicamentos em vários sítios subcutâneos, variando do mais rápido ao mais lento, é o abdome, braços, coxas e a parte superior das nádegas.

Materiais para injeção

Os materiais utilizados para aplicação de uma injeção subcutânea podem depender do tipo de medicamento prescrito. A insulina é preparada em uma seringa para insulina (ver a seção Administração de Insulina). A heparina é preparada em uma seringa tuberculínica ou pode ser fornecida em um cartucho pré-cheio. A agulha calibre 25 é a mais usada porque os medicamentos administrados pela via subcutânea normalmente não são viscosos. Os comprimentos das agulhas podem variar de 1,25 a 1,6 cm.

Técnica de injeção

Para atingir o tecido subcutâneo em uma pessoa de peso normal ou obesa, que possui espessura tecidual de aproximadamente 5

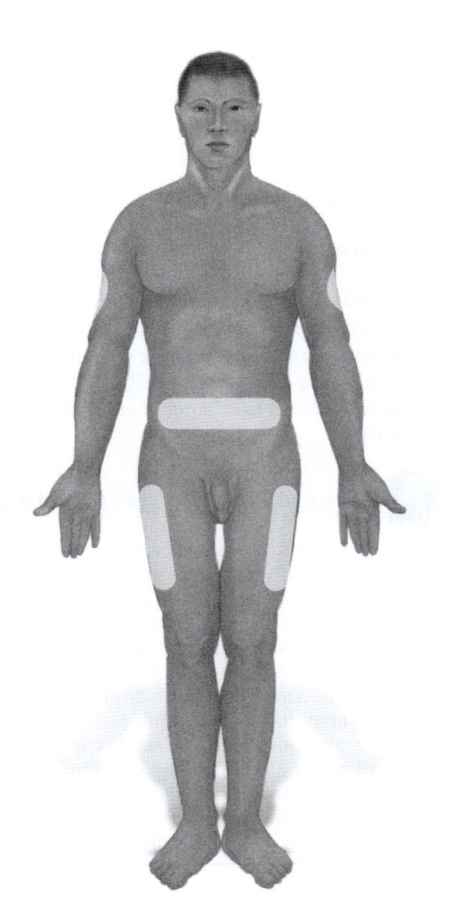

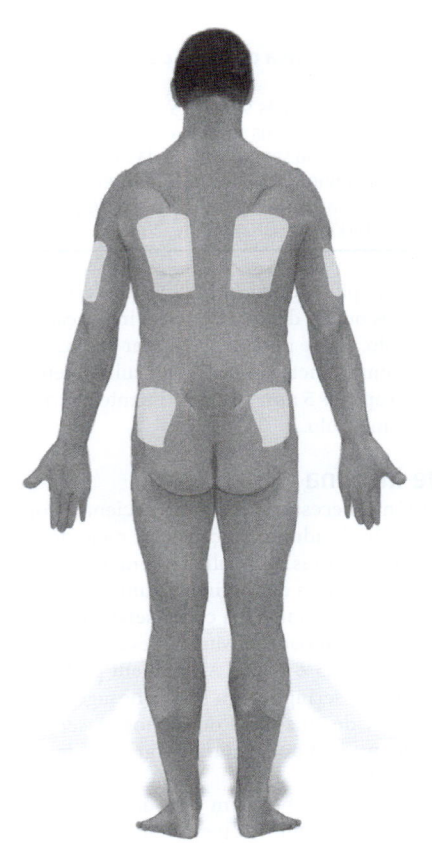

FIGURA 34.10 Locais para injeção subcutânea.

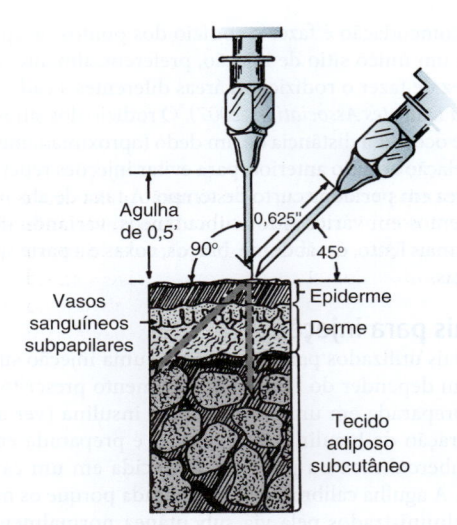

FIGURA 34.11 Ângulos e comprimentos de agulha para injeções subcutâneas.

cm quando pregueado, o enfermeiro insere a agulha a um ângulo de 90°. Nos pacientes mais magros ou com tamanho intermediário, ele deve colocar a agulha em um ângulo de 45° (Fig. 34.11). A Habilidade 34.2 descreve a técnica para administração de uma injeção subcutânea.

Considerações farmacológicas

- A absorção de insulina é acelerada nas situações em que for injetada muito profundamente e atingir os músculos, aumentando o risco de reduzir o nível de açúcar no sangue abaixo da faixa normal. Se a insulina não for injetada numa profundidade suficiente, pode haver vazamento no sítio de aplicação, reduzindo, consequentemente, a eficácia (Becton, Dickinson, & Company, 2008).

Geralmente, antes da aplicação da injeção, o tecido é pregueado entre o polegar e os outros dedos evitando a instilação de insulina dentro do músculo. Não é necessário formar pregas nos casos em que se utilizar uma caneta injetora de insulina, tendo em vista que a agulha tem apenas 5 mm de comprimento e provavelmente não penetra no músculo.

Administração de insulina

A insulina é um hormônio necessário a alguns pacientes com diabetes. A via mais comum de administração é por meio de injeções subcutâneas ou intravenosas. A insulina é comercializada e prescrita em doses concentradas denominadas unidades (U); utiliza-se uma seringa especial, conhecida como **seringa de insulina** (seringa calibrada em unidades). Muitas dessas seringas comportam volumes de 0,3, 0,5 e 1 mL. A dosagem padrão é de 100 U/mL. Normalmente, seringas para baixas dosagens são utilizadas para administrar de 30 a 50 U ou menos. A seringa padrão para aplicação de insulina pode administrar mais de 100 U do medicamento (Fig. 34.12).

O mercado disponibiliza também um tipo de dispositivo previamente enchido, semelhante a uma caneta, que facilita a administração repetida de insulina por meio de canetas injetoras especiais. Dependendo do fabricante, as canetas injetoras de insulina podem ser ajustadas para aplicação de doses de 0,5 a 80 U, sendo necessário apenas digitar a quantidade prescrita na caneta. De maneira geral, a capacidade da caneta é de 1 mL (100 U) de insulina. Troca-se apenas a agulha depois de cada injeção. A insulina em canetas previamente enchidas permanece estável por até 30 dias.

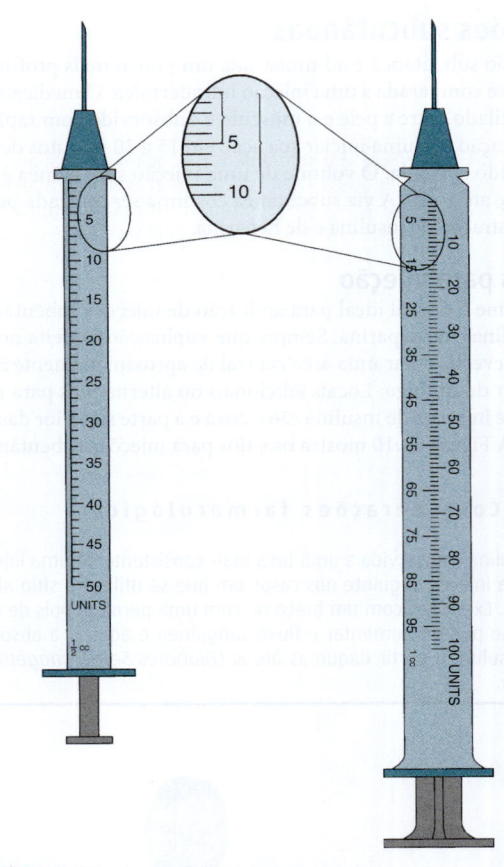

FIGURA 34.12 Seringas de insulina para baixas dosagens e dose-padrão.

Considerações gerontológicas

- Com frequência, os pacientes mais velhos com diabetes apresentam problemas visuais que interferem na capacidade de encher suas próprias seringas. Esses pacientes são candidatos a usar canetas de aplicação ou agulhas calibradas para administração de insulina, que evitam encher a seringa com uma quantidade maior do que a dose prescrita. Os centros oftalmológicos são excelentes alternativas para obtenção de dispositivos auxiliares que facilitam a autoadministração de insulina.
- Após a alta hospitalar, os adultos mais velhos que estiverem aprendendo a aplicar insulina poderão se beneficiar com o encaminhamento para enfermagem especializada ou para a educação em saúde diabética. Às vezes, as companhias de seguro de saúde reembolsam os custos deste tipo de serviço.

Considerações farmacológicas

- Os frascos contendo insulina devem ser mantidos em refrigeração até que sejam abertos; a partir de então devem permanecer estocados à temperatura ambiente.
- Alguns especialistas recomendam deixar a agulha no local durante 5 a 10 segundos depois de cada injeção de insulina, para assegurar que todo o conteúdo esteja dentro do sítio de injeção e que não haverá perdas por vazamentos na pele (Samuels, 2009; Wolfe, 2006).
- As agulhas das canetas de aplicação de insulina devem ser removidas imediatamente após o uso. Se permanecerem no local, poderão provocar a penetração de bolhas de ar na seringa e diminuir a dose seguinte.

Os pacientes que precisam da insulina recebem uma ou mais injeções diárias. Com o passar do tempo, os locais das injeções tendem a passar por mudanças que interferem na absorção do medicamento. Para evitar a **lipoatrofia** (ruptura da gordura subcutânea no local em que foram feitas repetidas injeções de insulina) e a **lipo-hipertrofia** (acúmulo de gordura subcutânea nos locais das repetidas injeções de insulina), faz-se rodízio dos locais, cada vez que uma injeção é aplicada.

▶ **Pare, Pense e Responda – Quadro 34.2**
Além de documentar o local onde a injeção de insulina foi aplicada, discuta técnicas adicionais usadas para garantir o rodízio dos locais nas injeções subsequentes.

Preparando a insulina

Os tipos de insulina variam quanto ao início, o pico e a duração de suas ações. O enfermeiro deve ler com cuidado os rótulos nos frascos, pois eles são muito semelhantes.

Alguns preparados de insulina contêm um aditivo que retarda sua absorção. A insulina e o aditivo tendem a separar-se dentro do frasco parado. Consequentemente, ao preparar uma insulina, que não seja a de ação rápida e a de ação curta ou a glargina de ação prolongada (Lantus), o enfermeiro deve girar o frasco entre as palmas das mãos para redistribuir o aditivo e a insulina antes de encher a seringa.

Misturando insulinas

As insulinas, quando misturadas, tendem a aglutinar-se e equilibrar-se, ou seja, as características peculiares de cada uma são contrabalançadas pela outra. Por essa razão, a maioria dos tipos de insulina é combinada apenas imediatamente antes de sua administração. Quando injetadas, dentro de 15 minutos após terem sido combinadas, elas agem como se tivessem sido injetadas separadamente. Com frequência, a insulina de ação rápida e a insulina de ação curta, que não têm aditivos, são combinadas com uma insulina de ação intermediária. A glargina, insulina de ação prolongada, nunca deverá ser misturada a qualquer outro tipo de insulina (ver Orientações de Enfermagem 34.3 e a Fig. 34.13).

As companhias farmacêuticas oferecem algumas combinações de insulina pré-misturada em um único frasco. A Novolin 70/30* contém 70% de insulina de ação intermediária e 30% de insulina de ação curta. Essas apresentações são estáveis e podem ser administradas sem preocupações quanto ao tempo depois de serem aspiradas do frasco.

Administração de heparina

A heparina é uma substância anticoagulante, isto é, prolonga o tempo de que o sangue necessita para coagular. Ela é frequentemente administrada por via subcutânea, assim como por via intravenosa. As características peculiares da medicação requerem técnicas especiais quando é utilizada a via subcutânea para sua administração.

A heparina pode se apresentar em frascos com doses múltiplas ou em cartuchos pré-cheios. As doses são volumes tão pequenos que requerem uma seringa tuberculínica para assegurar a precisão. O enfermeiro remove a agulha depois de retirar a medicação de um frasco com doses múltiplas e a substitui por outra antes da administração.

Certas modificações são necessárias para evitar contusões na área da injeção. O enfermeiro deve trocar a agulha depois de encher a seringa com a dose de heparina, ou seja, antes da injeção

---

ORIENTAÇÕES DE ENFERMAGEM 34.3

Misturando insulinas

- Gire o frasco de insulina contendo aditivo entre as palmas das mãos. *Rolar o frasco entre as mãos mistura a insulina sem danificar as moléculas de proteína.*
- Limpe a tampa de borracha de ambos os frascos de insulina. *A limpeza remove os microrganismos colonizantes.*
- Instile uma quantidade de ar igual ao volume que será retirado do frasco que contém a insulina com aditivo. Não insira a agulha na insulina em si (Fig. 34.13AB). *Essas medidas evitam a cobertura da agulha.*
- Retire a agulha e use a mesma seringa para repetir a etapa anterior, mas, dessa vez, inverta e retire a quantidade recomendada de unidades de insulina sem aditivo (Fig. 34.13C). *A insulina clara deve sempre ser colocada na seringa antes da insulina turva, para evitar qualquer alteração na insulina sem aditivo que estiver dentro do frasco.*
- Solicite a outro enfermeiro que verifique o rótulo da insulina e o número de unidades na seringa. *Uma verificação adicional ajuda a evitar erros de medicação.*
- Esfregue, com algodão e álcool, a parte de borracha do outro frasco e perfure-a com a agulha da seringa parcialmente cheia. *Esse passo facilita a retirada do outro tipo de insulina.*
- Retire o número especificado de unidades do frasco que contém a insulina com o aditivo. *Isso prepara toda a dose recomendada.*
- Solicite a outro enfermeiro que verifique o rótulo no frasco de insulina e a quantidade de unidades na seringa. *Fazendo isso, evita-se um erro médico.*
- Administre em 15 minutos, a partir do momento da mistura. *A pronta administração das insulinas evita as precipitações.*

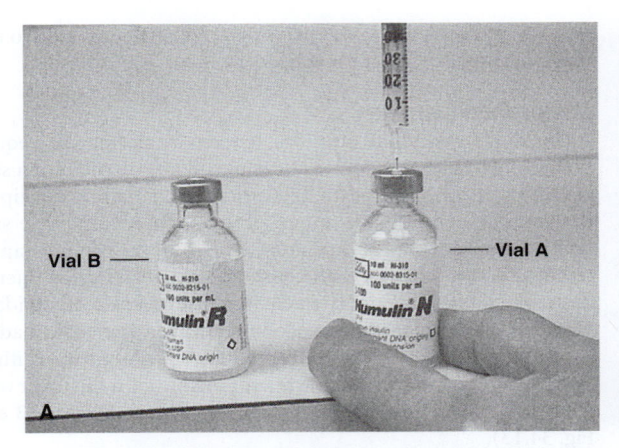

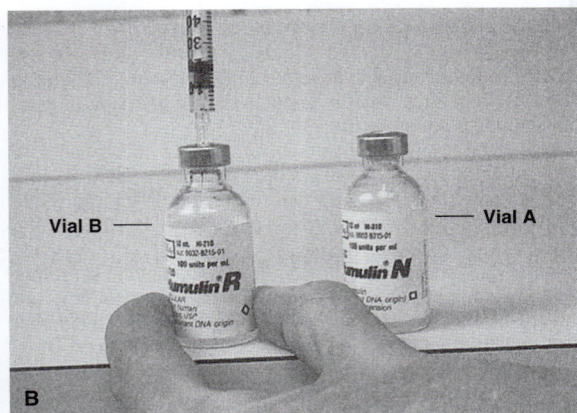

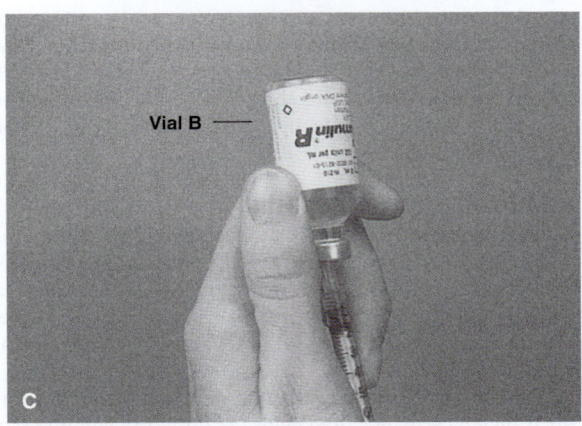

FIGURA 34.13 Combinando insulinas. (A) Instilando ar no frasco da insulina com aditivo. (B) Instilando ar no frasco da insulina sem aditivos. (C) Remoção do frasco de insulina sem aditivos.

no paciente. Ele faz um rodízio dos locais a cada injeção, para evitar uma área anterior em que tenha ocorrido sangramento. O enfermeiro não deve aspirar o êmbolo, uma vez estando a agulha no lugar. Massagear a região é contraindicado porque isso pode aumentar as tendências de sangramento local.

Considerações farmacológicas

- A dose de heparina não fracionada (padrão) poderá ser alterada todos os dias ou mesmo todas as horas dependendo da via de administração. Determina-se a dose depois que forem apresentados ao médico os resultados dos testes laboratoriais do tempo de tromboplastina parcial do paciente.
- Alguns pacientes recebem prescrições de uma ou de várias heparinas de baixo peso molecular (HBPM), como a exoparina (Lovenox). A HBPM tem a vantagem de ser prescrita em doses diárias consistentes com poucos – ou nenhum – testes de anticoagulação sanguínea; apresenta menos risco da ocorrência de efeitos colaterais do que a heparina padrão; e pode ser autoadministrada fora dos hospitais.

Injeções intramusculares

A injeção intramuscular é a administração de até 3 mL[1] de medicamento em um músculo ou em um grupo de músculos. Como há pouquíssimas terminações nervosas na musculatura profunda, os medicamentos irritantes costumam ser dados por essa via. A não ser pelos medicamentos injetados diretamente na corrente sanguínea, a absorção de uma injeção intramuscular ocorre de forma mais rápida do que por outras vias parenterais. Recomenda-se não aplicar injeções em membros paralisados, inativos ou afetados por má circulação. Sempre que for possível, deve-se evitar o braço do lado afetado em pacientes idosos com uma mastectomia ou com um sítio vascular para hemodiálise.

Locais para injeção

Os cinco locais mais comuns para aplicação das injeções intramusculares são designados pelos músculos nos quais os medicamentos são injetados: dorsoglúteo, ventroglúteo, vasto lateral, reto femoral e deltoide.

Região dorsoglútea

O **sítio dorsoglúteo** localiza-se no quadrante superior externo das nádegas. O principal músculo desse lugar é o glúteo máximo, que é grande e, por consequência, capaz de suportar uma boa quantidade de medicamento injetado sem o mínimo desconforto após a aplicação. Esse é um local evitado em pacientes com menos de três anos porque seu músculo não está suficientemente formado nessa idade.

Se o sítio dorsoglúteo não for identificado de forma correta, danos ao nervo ciático, com subsequente paralisia da perna,

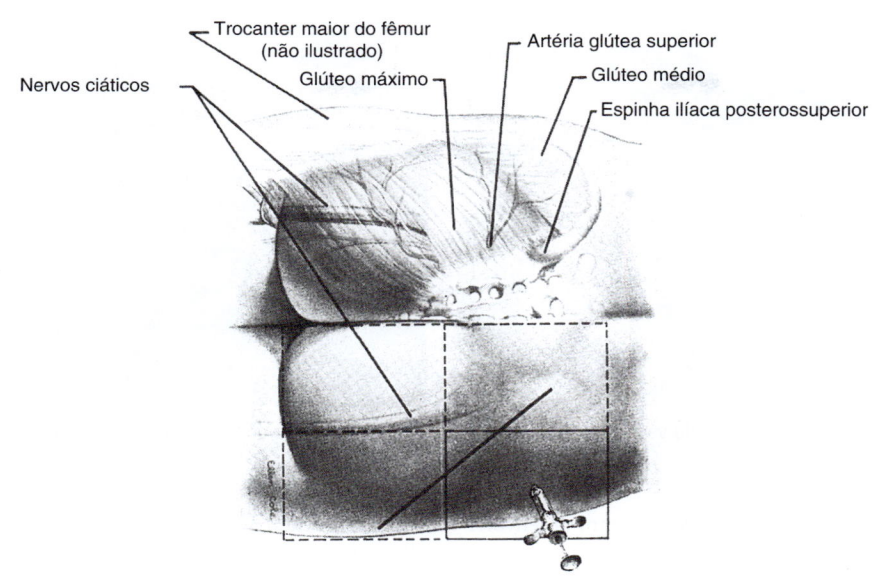

FIGURA 34.14 Sítio dorsoglúteo. (Cortesia do Wyeth Laboratories, Philadelphia, PA.)

podem acontecer. Para localizar os pontos de referência corretos (Fig. 34.14), deve-se proceder como segue:

- Divide-se a nádega em quatro quadrantes imaginários.
- Palpam-se a crista ilíaca posterior e o trocanter maior.
- Traça-se uma linha diagonal imaginária entre as duas marcas.
- Insere-se a agulha superior e lateralmente no ponto intermediário da linha diagonal.

Região ventroglútea

O **sítio ventroglúteo** utiliza o músculo glúteo médio e o músculo glúteo mínimo, localizados no quadril, para aplicar a injeção. Trata-se de um local com muitas vantagens, se comparado ao dorsoglúteo: não há grandes enervações ou vasos sanguíneos na área e geralmente há menos gordura e maior limpeza, pois a contaminação fecal é rara no local. O sítio ventroglúteo também é seguro para uso em crianças. Além de ser o sítio de injeção preferido em adultos, é também muito seguro para uso em crianças.

A única desvantagem é que a área para aplicação de injeções é muito pequena (Hunt, 2008).

Para localizar essa região:

- Coloque a palma da mão sobre o trocanter maior e o dedo indicador sobre a crista ilíaca anterossuperior (Fig. 34.15).
- Movimente o dedo médio, fazendo-o afastar-se do indicador o mais longe possível, ao longo da crista ilíaca.
- Injete no centro do triângulo formado pelos dedos indicador, médio e a crista ilíaca.

Região do músculo vasto lateral

O **sítio vasto lateral** utiliza o músculo vasto lateral, um dos quatro músculos que compõem o quadríceps, na parte externa da coxa. Em geral, grandes enervações e vasos sanguíneos estão ausentes nessa área o que garante relativa segurança ao paciente. Trata-se de um local especialmente preferido para administrar injeções em bebês e crianças pequenas, além de pacientes magros

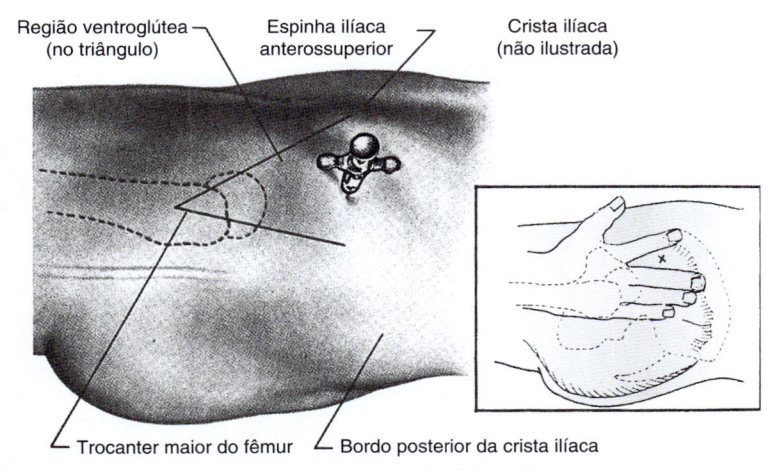

FIGURA 34.15 Sítio ventroglúteo. (Cortesia do Wyeth Laboratories, Philadelphia, PA.)

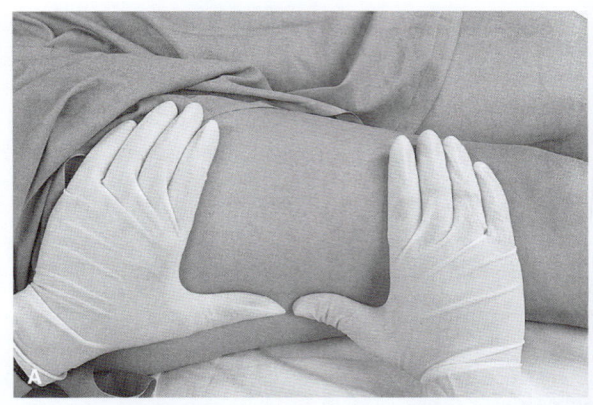

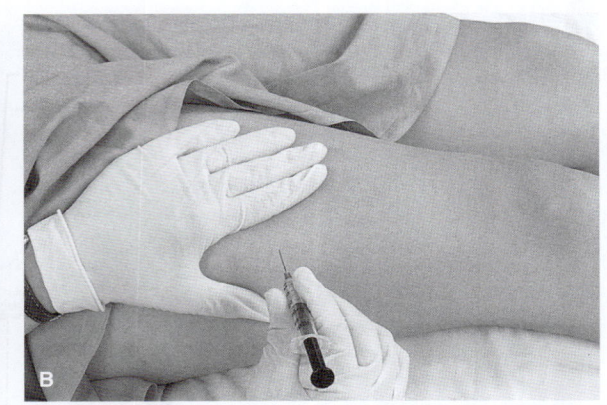

FIGURA 34.16 (**A**) Localização do músculo vasto lateral. (**B**) Estendendo a pele no sítio do vasto lateral e perfurando o tecido (Copyright B. Proud).

ou debilitados, cujos músculos glúteos apresentam desenvolvimento deficiente.

O enfermeiro localiza a região do músculo vasto lateral colocando uma mão exatamente acima do joelho e a outra logo abaixo do trocanter maior, na parte superior da coxa. Ele insere, então, a agulha na área lateral da coxa (Fig. 34.16).

Região do músculo reto femoral

O **sítio reto femoral** localiza-se na face anterior da coxa. Esse local pode ser usado nos bebês. O enfermeiro aplica a injeção, exatamente no terço médio da coxa, com o paciente sentado ou deitado na posição supina (Fig. 34.17).

Região deltoide

O **sítio deltoide**, que fica na face lateral da parte superior do braço (Fig. 34.18), é o local menos usado para aplicar uma injeção intramuscular, pois se trata de um músculo pequeno, se comparado aos demais. É um local utilizado somente nos adultos, uma vez que o músculo não se encontra suficientemente desenvolvido nos bebês e nas crianças. Devido a sua menor capacidade, as injeções intramusculares nessa região estão limitadas a no máximo 1 mL de solução.

Há um potencial de risco de danos ao nervo e à artéria radial, caso o deltoide não seja bem identificado. Para usá-lo de forma segura:

- Coloque o paciente deitado, sentado ou em pé, com o ombro bem exposto.
- Apalpe a extremidade inferior do acrômio.
- Trace uma linha imaginária na axila.
- Injete na área entre esses dois pontos.

Considerações gerontológicas

- A seleção e identificação dos sítios de injeção pode ser difícil em idosos com demência ou deformidades musculoesqueléticas, como contraturas
- Se uma pessoa idosa tiver uma diminuição da gordura subcutânea, poderá ser necessário preguear o tecido junto, para evitar atingir o osso quando aplicar uma injeção intramuscular
- Os músculos deltóide ou ventro glúteo são os sítios preferidos para pacientes idosos com mobilidade prejudicada. O sítio dorsoglúteo deve ser evitado pelo risco de dano ao nervo ciático em musculatura diminuída.

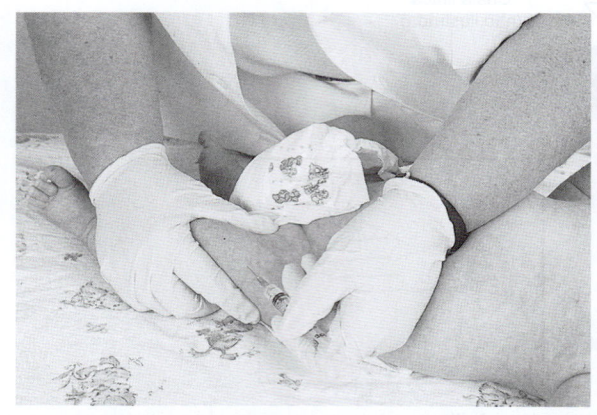

FIGURA 34.17 Localização do sítio de injeção reto femoral (Craven, RF & Himle, CJ [2009]. *Fundamentals of nursing* [6th ed., p. 530] Philadelphia: Lippincott Williams & Wilkins).

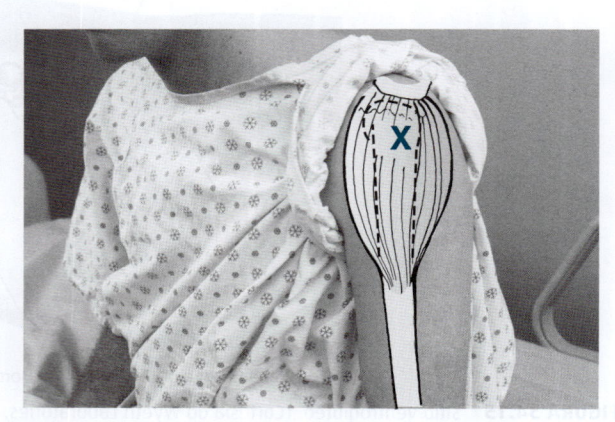

FIGURA 34.18 Sítio deltoide.

Materiais para injeção

Geralmente, seringas de 3 a 5 mL são utilizadas para administrar medicamentos por via intramuscular. Uma agulha calibre 22, que tem 3,8 a 5 cm de comprimento, é apropriada para a administração da substância na maior parte dos locais.

Técnica de injeção

Ao aplicar injeções intramusculares, os enfermeiros usam um ângulo de 90° para perfurar a pele (Habilidade 34.3). Eles podem administrar as substâncias que podem irritar os níveis superiores de tecido pela **técnica em Z** (técnica de manipulação do tecido de modo a lacrar os medicamentos, especialmente os irritantes, no músculo). Às vezes, ela é chamada de técnica de zigue-zague, pois a manobra lembra a letra "Z" (ver Orientações de Enfermagem 34.4 e a Fig. 34.19).

Os enfermeiros podem fazer qualquer injeção por via intramuscular pela técnica em Z. Os pacientes relatam muito menos dor durante e no dia seguinte à administração quando essa técnica é empregada, em comparação com a técnica usual de injeção.

> ▶ **Pare, Pense e Responda – Quadro 34.3**
> O que pode ocorrer caso uma medicação parenteral, destinada à injeção intramuscular, seja instilada num vaso sanguíneo? Como isso pode ser prevenido?

REDUZINDO O DESCONFORTO DA INJEÇÃO

Todas as injeções causam desconforto, algumas mais do que outras. O enfermeiro pode usar uma das seguintes técnicas alternativas para diminuir o desconforto associado às injeções:

- Usar a agulha de menor calibre que seja apropriada à situação.
- Mudar a agulha antes de administrar uma medicação irritante ao tecido.
- Selecionar um local livre de irritação.
- Fazer um rodízio dos locais de injeção.
- Esfregar a pele com uma bolsa de gelo antes da injeção.
- Inserir e retirar a agulha sem hesitação.
- Instilar o medicamento lenta e firmemente.
- Usar o método em Z para todas as injeções intramusculares.
- Aplicar pressão no local durante a retirada da agulha.
- Massagear o local em seguida, se adequado.

O paciente também pode ajudar a minimizar a dor associada com injeções. Instruções focalizando técnicas de posicionamento e relaxamento (ver Ensinando o paciente e a família 34.1).

Considerações farmacológicas

- Poucos produtos que produzem um efeito anestésico quando aplicados à pele ou às mucosas estão disponíveis. Um exemplo é a EMLA (mistura eutética de anestésicos locais), que reduz ou elimina o desconforto local de procedimentos invasivos que perfuram a pele. O creme de EMLA pode levar de 60 a 120 minutos para fazer efeito, depois de ser aplicado. Visto que essas limitações de tempo tornam o EMLA um tanto impraticável na maioria das situações em que o tempo é fundamental para a aplicação de injeções.

IMPLICAÇÕES PARA A ENFERMAGEM

Os enfermeiros que administram medicamentos parenterais podem identificar diagnósticos de enfermagem como os seguintes:

- Dor Aguda
- Ansiedade
- Medo

ORIENTAÇÕES DE ENFERMAGEM 34.4

Aplicando uma injeção pela técnica em Z

- Complete a seringa com a medicação preparada e, então, troque a agulha. *Essa medida evita o contato do tecido com a medicação irritante.*
- Acople uma agulha que tenha pelo menos 3,8 a 5 cm de comprimento. *O correto comprimento da agulha ajuda a depositar a medicação em um local profundo no músculo.*
- Adicione uma bolha de ar de 0,2 mL à seringa. *O ar empurra todo o medicamento que está na seringa durante a injeção.*
- Selecione uma região muscular grande, como a região ventroglútea. *Uma região maior oferece um local com a capacidade necessária para que a medicação possa ser depositada e absorvida.*
- Lave as mãos e coloque luvas. *Essas medidas reduzem a transmissão de microrganismos.*
- Use o lado da mão para puxar o tecido lateralmente, cerca de 2,5 cm, até que ele fique esticado (ver a Fig. 34.19A). *O tecido esticado cria um mecanismo para lacrar a medicação dentro do músculo.*
- Insira a agulha a um ângulo de 90°, ao mesmo tempo em que continua a segurar lateralmente o tecido. *A correta localização direciona a ponta da agulha exatamente ao interior do músculo.*
- Firme o cilindro da seringa com os dedos e use o polegar para manipular o êmbolo (ver a Fig. 34.19B). *Essas medidas evitam afrouxar o tecido que foi firmemente esticado pela mão não dominante.*
- Aspire para que o sangue retorne. *Isso serve para determinar se a agulha está dentro de um vaso sanguíneo.*
- Instile o medicamento, pressionando o êmbolo com o polegar. *Essa ação deposita o medicamento no músculo.*
- Aguarde 10 segundos com a agulha ainda no local e a pele ainda bem esticada. *Esse período proporciona tempo para que o medicamento seja distribuído por uma área maior.*
- Retire a agulha e imediatamente solte a pele esticada. *Isso serve para criar um caminho em diagonal, que evita vazamento para as camadas de tecido subcutâneas e da derme (ver a Fig. 34.19C).*
- Faça pressão, mas não massageie o local. *Isso garante que o medicamento se mantenha selado.*
- Descarte a seringa, sem reencapá-la. *O descarte apropriado reduz o potencial de lesões por picada de agulha.*
- Retire as luvas e lave as mãos ou friccione-as com produto à base de álcool. *Essas medidas reduzem a transmissão de microrganismos.*
- Documente a administração do medicamento. *O apropriado relato mantém um registro atualizado dos cuidados com o paciente.*

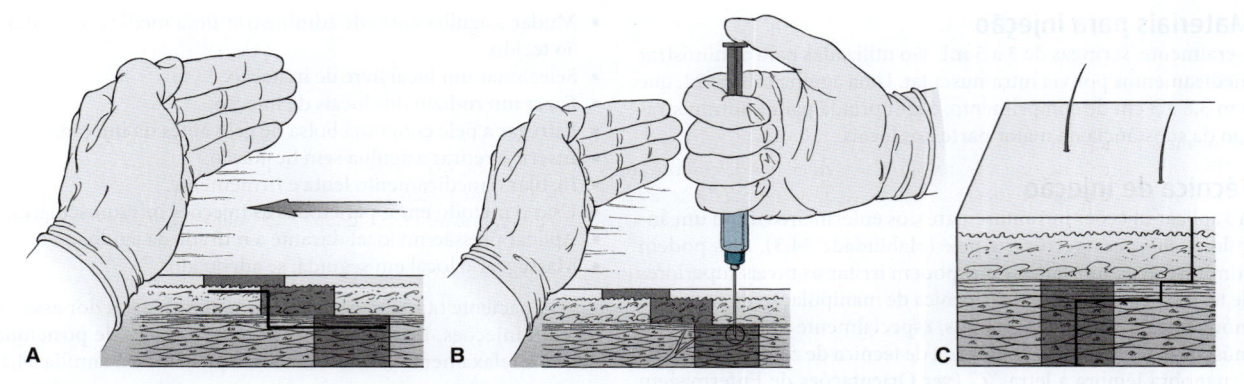

FIGURA 34.19 (**A**) Alongando o tecido no sentido lateral. (**B**) Manipulando o êmbolo. (**C**) Interrupção da via para selar a medicação.

- Risco de Trauma
- Conhecimento Deficiente
- Controle Ineficaz do Regime Terapêutico

O Plano de Cuidados de Enfermagem 34.1 demonstra o processo de enfermagem aplicado a um paciente com o diagnóstico de enfermagem de Controle Ineficaz do Regime Terapêutico, definido na taxonomia da NANDA-I (2012, p.161) como "padrão de regulação e integração à vida diária de um programa de o tratamento de doenças e sequelas de doenças, que é insatisfatório para atingir objetivos específicos de saúde".

> **Ensinando o paciente e a família 34.1**
> Reduzindo o desconforto das injeções

O enfermeiro ensinará os seguintes pontos ao paciente e a sua família:
- Deite-se em pronação e coloque os dedos dos pés para dentro ao receber uma injeção no sítio dorsoglúteo.
- Respire profundamente e use outras técnicas de relaxamento antes de receber uma injeção.
- Evite olhar quando a injeção é aplicada.
- Ande ou movimente a extremidade em que foi dada a injeção, o máximo que for possível.

EXERCÍCIOS DE PENSAMENTO CRÍTICO

1. Como a administração de uma injeção intramuscular numa criança de 3 anos difere de uma aplicada num adulto de 33 anos?
2. Você vai administrar uma injeção intramuscular num paciente de 76 anos. Quais fatores são importantes a considerar antes de escolher os materiais e ou local de aplicação?
3. Que tipo de informação seria mais adequado para um enfermeiro transmitir aos pacientes que administram insulina por repetidas vezes quase que exatamente no mesmo local em cada injeção?
4. Que técnicas o enfermeiro deveria usar para evitar a aplicação de injeções em algum músculo nas situações em que estiver aplicando injeções subcutâneas em pacientes magros?

QUESTÕES DE REVISÃO – ESTILO DO NCLEX

1. O enfermeiro opta por aplicar uma injeção intramuscular prescrita no sítio dorsoglúteo. Se tiver escolhido o local certo, a injeção será administrada no(a)
   1. Quadril
   2. Braço
   3. Coxa
   4. Nádega

PLANO DE CUIDADOS DE ENFERMAGEM 34.1 — Controle ineficaz do regime terapêutico

Investigação

- Determine a vontade do paciente para aprender sobre sua doença.
- Avalie a capacidade e o interesse do paciente em controlar sua doença.
- Revise a história do paciente, na busca de evidências de complicações decorrentes do mau gerenciamento de sua doença.
- Considere a complexidade das habilidades de autocuidado necessárias após a alta do paciente.
- Identifique quaisquer problemas que possam ser uma barreira na condução do regime de autocuidado (p. ex., demência, debilidade física, dor, diminuição da autoconfiança).
- Explore quaisquer crenças de saúde que possam causar conflitos no alcance das metas da terapia.
- Informe-se sobre os recursos financeiros do paciente, para verificar sua correlação com o regime de cuidados com a saúde.
- Observe o grupo de pessoas próximas ao paciente e seus potenciais para fornecer apoio físico e emocional.
- Avalie o nível de compreensão do paciente em dar continuidade aos ensinos de saúde por todo o período em que forem prestados cuidados de enfermagem.

Diagnóstico de enfermagem: Controle Ineficaz do Regime Terapêutico relacionado à confusão acerca das técnicas para equilibrar a terapia insulínica e a dieta alimentar.

Resultado esperado: O paciente descreverá a necessidade de comer um alimento 30 minutos depois de ter aplicado a insulina e as formas de elevar o nível de glicose sanguínea, caso desenvolvam-se sintomas de hipoglicemia.

Intervenções	Justificativas
Revise o início, o pico e a duração da ação da insulina a cada manhã, ao administrar a dose prescrita ao paciente.	A repetição das informações melhora o aprendizado.
Enfatize que o café da manhã é oferecido 30 minutos depois da administração da dose prescrita de insulina.	A demonstração de um padrão regular entre a administração da insulina e a alimentação, não muito tempo depois, reforça o aprendizado.
Avalie o paciente, testando seu nível de glicose sanguínea, antes das refeições e 2 horas depois delas.	O teste de glicose sanguínea capilar oferece uma evidência objetiva da relação entre os níveis de glicose sanguínea antes e depois de comer.
Revise os sinais e sintomas de baixos níveis de glicose sanguínea; solicite ao paciente que relembre quantos sinais e sintomas forem possíveis.	A oferta de informações e o teste da capacidade do paciente para repetir precisamente as orientações medem o nível de seu aprendizado.
Dê ao paciente uma lista de alimentos e bebidas que podem elevar o nível de glicose sanguínea quando ocorrem sinais e sintomas de que ele está baixo.	A identificação de técnicas para resolução do problema dá ao paciente opções para gerenciar o autocuidado.

Avaliação dos resultados esperados:

- O paciente observou o horário de administração da insulina, às 7h30min, e da entrega do café da manhã, às 7h45min.
- O paciente disse: "Comerei minha refeição em até 30 minutos depois de ter me aplicado insulina pela manhã".
- O paciente observou que o nível de glicose sanguínea era 98 mg/dl antes do café da manhã e que aumentou para 122 mg/dl duas horas depois.
- O paciente citou suco de uva, suco de laranja, bolachas e leite como alimentos e bebidas a serem consumidos se ele apresentar sintomas de um baixo nível de glicose sanguínea.

2. A técnica recomendada para ajudar a reduzir o desconforto, durante a administração de uma injeção intramuscular no sítio dorsoglúteo, é fazer o paciente.
   1. Curvar os dedos dos pés para dentro.
   2. Relaxar os músculos glúteos.
   3. Cruzar as pernas, ao nível dos tornozelos.
   4. Flexionar os joelhos.
3. Imediatamente antes de inserir a agulha em um músculo usando a técnica em Z, qual é a direção mais correta para puxar o tecido no sítio de injeção?
   1. Lateralmente.
   2. Diagonalmente.
   3. Para baixo.
   4. Para cima.
4. Quando aplicar um teste tuberculínico cutâneo intradérmico, a técnica de injeção do enfermeiro está correta se ele inserir a agulha num ângulo de
   1. 180°.
   2. 90°.
   3. 45°.
   4. 10°.
5. Qual das seguintes ações melhor indica que o paciente precisa praticar mais a combinação de duas insulinas, de ação curta e intermediária, antes de receber alta?
   1. O paciente rola o frasco da insulina de ação intermediária para misturá-la a seus aditivos.
   2. O paciente instila ar nos frascos das duas insulinas.
   3. O paciente instila a insulina de ação intermediária no frasco da insulina de curta ação.
   4. O paciente inverte os frascos antes de retirar a quantidade determinada de insulina.

Conceitos e Habilidades Fundamentais no Atendimento de Enfermagem

HABILIDADE 34.1 Aplicando injeções intradérmicas

Ação sugerida	Justificativa
INVESTIGAÇÃO	
Verifique as prescrições médicas.	Compartilhar as atividades de enfermagem com o tratamento médico.
Compare o registro de administração de medicamentos (RAM) com a prescrição médica escrita.	Garantir a precisão.
Leia e compare o rótulo do medicamento com o RAM, pelo menos três vezes – antes, durante e depois do preparo.	Evitar erros.
Verifique o registro de alguma alergia a alimentos ou medicamentos.	Garantir a segurança.
Determine quanto o paciente compreende sobre o propósito e a técnica para aplicação de injeção.	Oferecer uma oportunidade de educação para saúde.
PLANEJAMENTO	
Prepare-se para aplicar a injeção no horário prescrito.	Atender às prescrições médicas.
Obtenha luvas limpas, seringa tuberculínica, agulha adequada e algodão com álcool.	Facilitar o preparo e a administração do medicamento.
Prepare a seringa com o medicamento.	Encher a seringa com o volume adequado.
IMPLEMENTAÇÃO	
Lave as mãos ou realize antissepsia por meio de fricção com álcool (ver o Cap. 10); coloque as luvas.	Reduzir a transmissão de microrganismos.
Leia o nome do paciente na pulseira de identificação.	Evitar erros.
Feche a cortina de privacidade.	Demonstrar respeito pela dignidade do paciente.
Selecione uma área na parte interna do antebraço, aproximadamente da largura de uma mão, acima do punho do paciente.	Obter um local conveniente e fácil para acessar o tecido intradérmico.
Limpe a área com o algodão embebido com álcool, usando um movimento circular do centro para o exterior, a partir do local em que a agulha perfurará a pele.	Remover os microrganismos, seguindo os princípios de assepsia.
Deixe a pele secar.	Reduzir a irritação tissular.
Segure o braço do paciente e estique a pele.	Ajudar a penetração da agulha.
Segure a seringa quase paralela à pele, a um ângulo de 10 a 15°, com o bisel apontando para cima.* Então, insira a agulha cerca de 0,3 cm (Fig. A).	Facilitar a administração da medicação entre as camadas de pele e empurrar a agulha até a profundidade desejada.
	Perfurando a pele. (Copyright B. Proud.)

(continua)

*O estudo de um pequeno grupo de jovens aprendizes mostrou que a inserção do bisel para baixo diminui o sangramento do local, evita que a solução seja esguichada no ar, facilita a formação da vesícula e melhora o nível de conforto dos pacientes (Howard et al., 1997).

Aplicando injeções intradérmicas *(continuação)*

IMPLEMENTAÇÃO *(continuação)*

Empurre o êmbolo da seringa e observe o aparecimento de uma pequena **pápula** (círculo elevado) (Fig. B).	Verificar se a medicação foi injetada corretamente.
Formação de uma pápula. (Copyright B. Proud.)	
Retire a agulha no mesmo ângulo da inserção.	Minimizar traumas ao tecido e o desconforto.
Não massageie a área após a retirada da agulha.	Evitar interferir nos resultados do teste.
Deposite a agulha desencapada e a seringa em um recipiente apropriado ao descarte de perfurocortantes.	Evitar lesões.
Retire as luvas e realize a higiene das mãos.	Reduzir o risco para transmissão de microrganismos.
Observe a condição do paciente durante, pelo menos, os primeiros 30 minutos depois da realização de um teste de alergia.	Garantir que o tratamento de emergência possa ser rapidamente administrado.
Observe a área, na busca de sinais de uma reação local em intervalos padrão, como 24 e 48 horas após a injeção.	Determinar se e quanto o paciente reagirá à substância injetada.

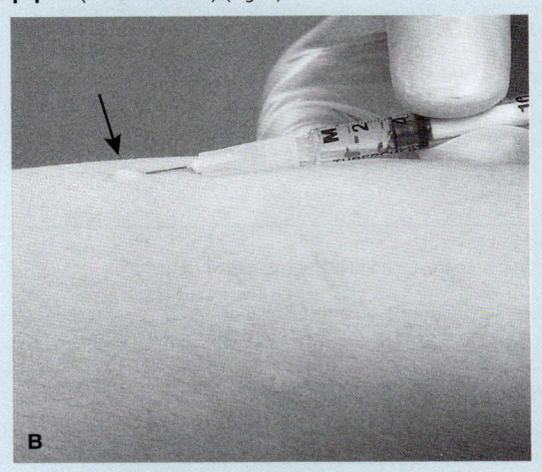

Avaliação
- A injeção foi administrada.
- O paciente permanece sem quaisquer efeitos adversos.

Documentação
- Data, hora, medicamento, dose, via e local específico.
- Resposta do paciente.

EXEMPLO DE DOCUMENTAÇÃO

Data e hora: Teste tuberculínico cutâneo, administrado por via intradérmica no antebraço esquerdo, sem efeitos adversos imediatos. Orientado a retornar em 48 horas para avaliação do local. _____ ASSINATURA / FUNÇÃO.

HABILIDADE 34.2 Aplicando injeções subcutâneas

Ação sugerida	Justificativa
INVESTIGAÇÃO	
Verifique as prescrições médicas.	Compartilhar as atividades de enfermagem com o tratamento médico.
Compare o registro de administração de medicamentos (RAM) com a prescrição médica escrita.	Garantir a precisão.
Leia e compare o rótulo do medicamento com o RAM, pelo menos três vezes – antes, durante e depois do preparo do mesmo.	Evitar erros.
Verifique o registro de alguma alergia a alimentos ou medicamentos.	Garantir a segurança.
Determine onde foi administrada a última injeção para garantir o rodízio dos locais.	Evitar danos tissulares.
Determine quanto o paciente compreende sobre o propósito e a técnica para aplicação de injeção.	Oferecer uma oportunidade de educação para saúde.
Examine o local potencial da injeção, em busca de sinais de trauma, edema, rubor, calor ou sensibilidade.	Indicar as áreas com lesão tissular, para serem evitadas.
PLANEJAMENTO	
Prepare-se para aplicar a injeção no horário prescrito.	Atender às prescrições médicas.
Obtenha luvas limpas, seringa e agulha apropriadas e algodão com álcool.	Facilitar o preparo e a administração do medicamento.
Prepare a seringa com o medicamento.	Encher a seringa com o volume adequado.
Acrescente 0,1 a 0,2 mL de ar à seringa.	Usar todo o medicamento que está na seringa no momento da injeção.
IMPLEMENTAÇÃO	
Lave as mãos ou realize antissepsia por meio de fricção com álcool (ver o Cap. 10); coloque as luvas.	Reduzir a transmissão de microrganismos.
Leia o nome do paciente na pulseira de identificação.	Evitar erros.
Feche a cortina de privacidade.	Demonstrar respeito pela dignidade do paciente.
Selecione e prepare um local apropriado, limpando-o com o algodão embebido com álcool.	Remover os microrganismos colonizantes.
Deixe a pele secar.	Reduzir a irritação tissular.
Forme uma prega de pele.	Facilitar a colocação no nível de tecido subcutâneo.
Perfure a pele a um ângulo de 45° (Fig. A) ou 90° (Fig. B) de entrada.	Facilitar a colocação no nível do tecido subcutâneo, conforme o comprimento da agulha utilizada.

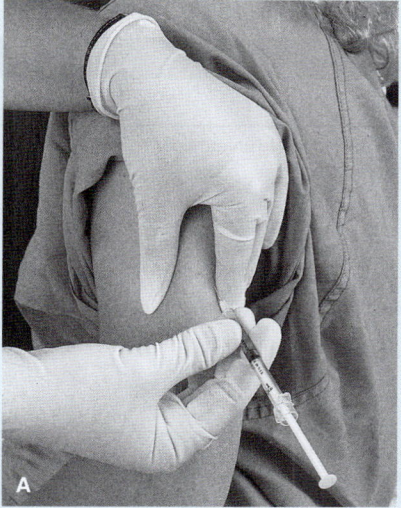

A. Perfurando o tecido a um ângulo de 45°. (Copyright B. Proud.)

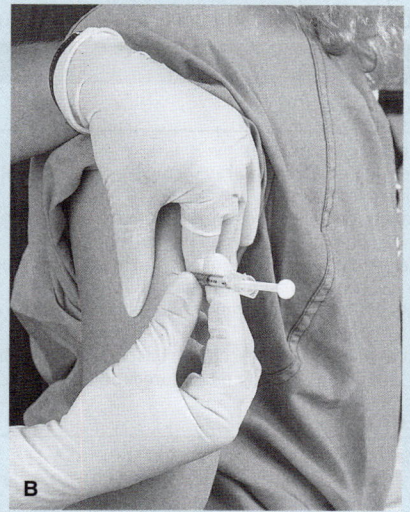

B. Perfurando o tecido a um ângulo de 90°. (Copyright B. Proud.)

(continua)

Aplicando injeções subcutâneas *(continuação)*

IMPLEMENTAÇÃO *(continuação)*	
Libere o tecido, assim que a agulha estiver inserida; use a mão para apoiar a seringa em seu eixo.	Estabilizar a seringa.
Não aspire.	O tecido subcutâneo não possui vasos sanguíneos importantes, o que invalida a necessidade de aspirar, padrão que em épocas passadas foi prática comum (Kohn, 2009).
Injete a medicação empurrando o êmbolo 5 segundos depois que a agulha se encaixar dentro do tecido.	Assegurar a liberação completa de insulina.
Retire a agulha rapidamente, enquanto faz pressão contra o local do medicamento.	Controlar o sangramento.
Massageie o local, a menos que haja contraindicação.	Promover a absorção e aliviar o desconforto.
Deposite a agulha desencapada e a seringa em um recipiente apropriado ao descarte de perfurocortantes.	Evitar lesões.
Retire as luvas; realize a higiene das mãos.	Reduzir a transmissão de microrganismos.
Avalie as condições do paciente pelo menos 30 minutos depois de aplicar a injeção.	Ajudar na avaliação da efetividade da medicação.
Avaliação	
• A injeção foi administrada.	
• O paciente permanece sem quaisquer efeitos adversos.	
Documentação	
• Data, hora, medicamento, dose, via e local específico.	
• Dados da investigação.	
• Resposta do paciente.	

EXEMPLO DE DOCUMENTAÇÃO[a]

Data e hora: 25 U de insulina regular administrada na parte superior do braço esquerdo. Local parece isento de rubor, edema, calor, sensibilidade e trauma. Alerta e orientado 30 minutos depois da injeção. _____ ASSINATURA / FUNÇÃO

[a] Geralmente a administração de medicamentos é documentada no RAM.

HABILIDADE 34.3   Aplicando injeções intramusculares

Ação sugerida	Justificativa
INVESTIGAÇÃO	
Verifique as prescrições médicas.	Compartilhar as atividades de enfermagem com o tratamento médico.
Compare o registro de administração de medicamentos (RAM) com a prescrição médica escrita.	Garantir a precisão.
Leia e compare o rótulo do medicamento com o RAM, pelo menos três vezes – antes, durante e depois do preparo do mesmo.	Evitar erros.
Verifique o registro de alguma alergia a alimentos ou medicamentos.	Garantir a segurança.
Determine o local onde foi administrada a última injeção.	Evitar danos tissulares.
Determine quanto o paciente compreende sobre o propósito e a técnica para aplicação de injeção.	Oferecer uma oportunidade de educação para saúde.
Examine o local potencial da injeção, em busca de sinais de trauma, edema, rubor, calor, sensibilidade ou **endurecimento** (solidez).	Indicar a presença de lesão tissular.
PLANEJAMENTO	
Prepare-se para aplicar a injeção no horário prescrito.	Atender às prescrições médicas.
Obtenha luvas limpas, seringa e agulha apropriadas e algodão com álcool.	Facilitar o preparo e a administração do medicamento.
Prepare a seringa com o medicamento.	Encher a seringa com o volume adequado.
Acrescente 0,2mL de ar à seringa.	Usar todo o medicamento que está na seringa no momento da injeção.

(continua)

Aplicando injeções intramusculares

IMPLEMENTAÇÃO

Lave as mãos ou realize antissepsia por meio de fricção com álcool (ver o Cap. 10); coloque as luvas.	Reduzir a transmissão de microrganismos.
Leia o nome do paciente na pulseira de identificação.	Evitar erros.
Feche a cortina de privacidade.	Demonstrar respeito pela dignidade do paciente.
Selecione e prepare um local apropriado, limpando-o com o algodão embebido com álcool.	Remover os microrganismos colonizantes.
Deixe a pele secar.	Reduzir a irritação tissular.
Estique bem o tecido.	Facilitar a colocação no músculo.
Segure a seringa como um dardo e perfure a pele a um ângulo de 90° (Fig. A).	Reduzir o desconforto.

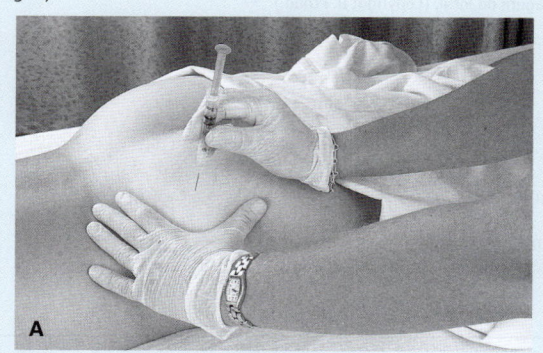

Segurando a seringa como um dardo. (Copyright B. Proud.)

Firme a seringa e aspire, observando a presença de sangue.	Determinar se a agulha está dentro de um vaso sanguíneo.
Instile a medicação, caso não haja sangue aparente.	Administrar o medicamento no músculo.
Retire a agulha rapidamente, observando o mesmo ângulo de sua inserção, ao mesmo tempo em que aplica pressão no local (Fig. B).	Reduzir o desconforto e controlar sangramentos.

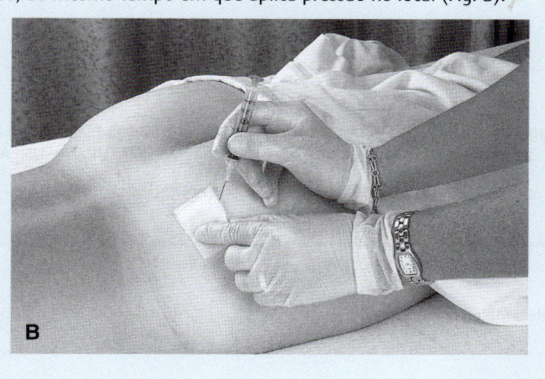

Retirando a seringa. (Copyright B. Proud.)

(continua)

Aplicando injeções intramusculares *(continuação)*

IMPLEMENTAÇÃO *(continuação)*

Massageie o local da injeção com o algodão embebido com álcool, a menos que seja contraindicado (Fig. C).	Distribuir o medicamento e reduzir o desconforto.
Massagem do local. (Copyright B. Proud.)	
Deposite a agulha desencapada e a seringa em um recipiente apropriado ao descarte de perfurocortantes.	Evitar lesões.
Retire as luvas; realize a higiene das mãos.	Reduzir a transmissão de microrganismos.
Avalie as condições do paciente pelo menos 30 minutos depois de aplicar a injeção.	Ajudar na avaliação da efetividade da medicação.

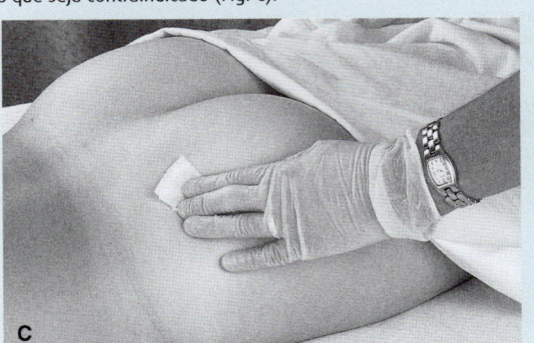

Avaliação
- A injeção foi administrada.
- O paciente permanece sem quaisquer efeitos adversos.

Documentação
- Data, hora, medicamento, dose, via e local específico
- Dados da investigação
- Resposta do paciente

EXEMPLO DE DOCUMENTAÇÃO*

Data e hora: Demerol 50 mg dado por via intramuscular, na região dorsoglútea direita, para dor classificada como 8 em uma escala de 0 a 10. Sem sinais de irritação no local. Classifica a dor como 5, 30 minutos após a injeção. _____ ASSINATURA / FUNÇÃO

*Em geral, a administração de medicamentos é documentada no RAM; medicamentos *se necessário* podem ser documentadas tanto no RAM quanto nas evoluções de enfermagem.

---

* N. de R. T.: Em algumas situações, dependendo da massa muscular pode-se administrar até 4 mL na região glútea.

35 Medicamentos Intravenosos

OBJETIVOS DO ENSINO

Ao término deste capítulo o leitor deverá ser capaz de:

1. Nomear dois tipos de veias nas quais são administrados medicamentos intravenosos.
2. Descrever, pelo menos, três situações nas quais é adequada a administração de medicamentos intravenosos.
3. Nomear duas formas de administração de medicamentos intravenosos.
4. Descrever um método de administração de medicamentos intravenosos em bólus.
5. Descrever dois métodos de administração de soluções medicamentosas intermitentes.
6. Explicar a técnica de administração da infusão superposta.
7. Discutir dois propósitos para o uso de um dispositivo para controle de volume.
8. Descrever um cateter venoso central.
9. Nomear três tipos de cateteres venosos centrais.
10. Discutir duas técnicas para sua própria proteção ao administrar medicações antineoplásicas.

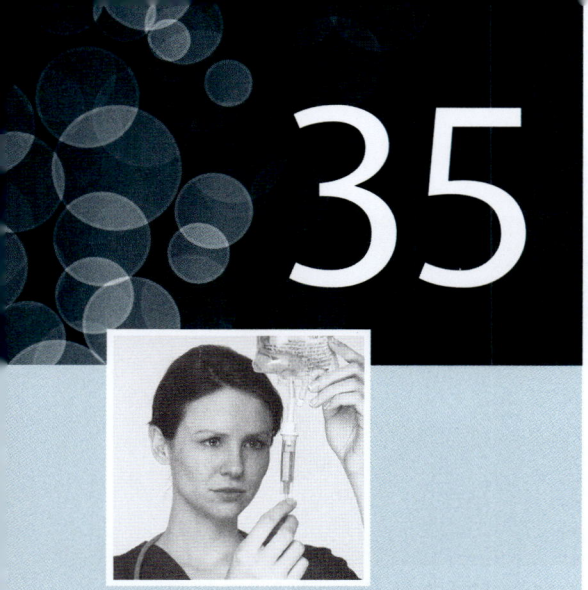

TERMOS PRINCIPAIS

Administração em bólus
Cateter venoso central
Conexão
Dispositivo para controle de volume
Infusão contínua
Infusão intermitente
Infusão secundária
Medicações antineoplásicas
Via intravenosa

A administração de soluções intravenosas (IV) (ver o Cap. 16) pode ser entendida como uma forma de administrar medicamentos intravenosos. O foco deste capítulo, no entanto, recai sobre os métodos de administração de medicamentos intravenosos, e não sobre a reposição de soluções, e as técnicas de uso de vários dispositivos de acesso venoso.

A **via intravenosa** (via para administrar substâncias em veias periféricas e centrais), oferece efeito imediato. Por isso, esta é a via mais perigosa para administração de medicamentos. As substâncias administradas dessa maneira não podem ser anuladas uma vez que tenham sido aplicadas. Dessa forma, apenas enfermeiros muito qualificados podem administrar medicamentos intravenosos. Mesmo os responsáveis por esse tipo de administração devem ter extrema cautela em seu preparo e instilação.

Considerações gerontológicas

- Com frequência, os pacientes idosos relutam em fazer perguntas para os profissionais da saúde. Portanto, é imprescindível que os enfermeiros expliquem a finalidade e os efeitos colaterais potenciais de cada medicamento, em especial nas administrações por via intravenosa.
- Uma parte de muitos medicamentos liga-se a proteínas no sangue. A parte que não faz nenhuma ligação proteica denomina-se medicamento livre, ou seja, é a forma fisiologicamente ativa. Os idosos tendem a ter mais medicamento livre em comparação com o medicamento ligado por causa da quantidade reduzida de proteínas no sangue e, consequentemente, poderão experimentar uma intensificação no efeito do medicamento.
- Os idosos tendem a metabolizar e a eliminar os medicamentos a uma taxa mais lenta. Este fator os predispõe aos efeitos tóxicos do acúmulo de medicações. Essa toxicidade poderá ocorrer mais rapidamente nas administrações IV de medicamentos. Possivelmente seja necessário fazer ajustes na quantidade ou na frequência da dosagem. Os idosos precisam ser avaliados mais amplamente durante e depois da administração IV de medicamentos.

ADMINISTRAÇÃO DE MEDICAMENTO INTRAVENOSO

Apesar dos riscos, a administração intravenosa, contínua ou intermitente, é escolhida quando:

- Há necessidade de uma reação rápida durante uma emergência.
- Os pacientes apresentam doenças (como queimaduras graves) que afetam a absorção ou o metabolismo das medicações.
- Os níveis das medicações no sangue precisam ser mantidos em um nível terapeuticamente consistente, como ocorre no tratamento de infecções causadas por patógenos resistentes às medicações ou quando é oferecido alívio às dores em pós-operatórios.
- For para o bem do paciente, evitando o desconforto de repetidas injeções intramusculares.
- Há necessidade de um mecanismo de administração de terapia medicamentosa durante um período de tempo prolongado, como no caso de pacientes com câncer.

Administração contínua

Uma **infusão contínua** (instilação de substância parenteral durante várias horas), também chamada de gotejamento contínuo, envolve a adição de um medicamento (500 – 1.000 mL) a um grande volume de solução intravenosa (Habilidade 35.1). Os medicamentos podem ser adicionados a um novo recipiente de solução intravenosa ou a uma infusão já existente, caso haja volume suficiente para diluir a medicação. Após sua adição, a solução é administrada por infusão gravitacional ou, como é mais comum, por meio de um dispositivo eletrônico para infusão, do tipo controlador ou bomba (ver o Cap. 16).

> ▶ *Pare, Pense e Responda – Quadro 35.1*
> *Quais são algumas das vantagens da administração de medicamentos por via intravenosa mediante infusão contínua?*

Considerações gerontológicas

- Com frequência, os idosos com demência experimentam mais confusão e desorientação com alguma enfermidade aguda. A avaliação de pessoas idosas é importante para assegurar a administração segura de medicações IV e a manutenção do sítio de inserção intravenosa, assim como garantir que não haja deslocamento do dispositivo de venopunção.

Administração intermitente

A **infusão intermitente** consiste na administração de medicamentos num período relativamente curto de tempo (de minutos a uma hora). As infusões intermitentes são administradas de três formas: administrações em bólus, administrações secundárias e aquelas nas quais um dispositivo para controle de volume é utilizado.

Administração em bólus

O termo bólus refere-se a uma substância aplicada toda de uma só vez. A **administração em bólus** é aquela em que um medicamento não diluído é dado rapidamente pela veia, sendo, algumas vezes, descrita como *push* intravenoso. Embora o termo "*push*" seja usado, o medicamento é administrado na frequência especificada na bibliografia especializada ou a uma taxa de 1mL por minuto, caso não existam informações disponíveis.

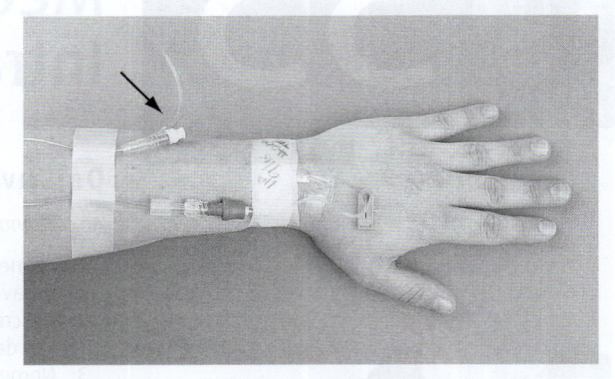

FIGURA 35.1 Conexão intravenosa. (Copyright B. Proud.)

As administrações em bólus ocorrem de duas maneiras: por uma conexão já existente num equipo intravenoso ou por meio de um fecho medicamentoso (ver o Cap. 16).

Usando uma conexão

A **conexão** é uma abertura lacrada que se estende de um equipo intravenoso (Fig. 35.1). O lacre é feito de látex ou outra substância que possa ser perfurada com uma agulha ou com um adaptador sem agulha (ver as Orientações de Enfermagem 35.1 e a Fig. 35.2).

Como toda a medicação é administrada com rapidez, a administração em bólus possui o grande potencial de ocasionar mudanças que colocam a vida em risco, caso ocorra alguma reação ao medicamento. Se, por alguma razão, a condição do paciente se modificar, a administração é imediatamente interrompida e são providenciadas medidas de emergência para proteger sua segurança.

Usando um extensor medicamentoso*

O extensor medicamentoso também é chamado de extensor de heparina ou salino. A inserção e a técnica para manutenção da permeabilidade de uma extensão medicamentosa são descritas no Capítulo 16.

Em poucas palavras, extensor medicamentoso é um conector que, quando inserido na extremidade de um cateter intravenoso, permite o acesso instantâneo ao sistema venoso. Uma de suas principais características é o fato de eliminar a necessidade de uma administração contínua e, por vezes, desnecessária de fluidos intravenosos.

Administrar medicamento intravenoso por meio de um extensor medicamentoso é semelhante à rotina de manutenção de sua permeabilidade (ver Habilidade 16.7). A técnica varia um pouco, dependendo da política da instituição: se for a de manter o extensor desobstruído com solução salina normal a 0,9% ou heparina. A tendência é o uso da solução salina.

---

* N. de R.T.: Existem no mercado vários dispositivos conectores de linha venosa, que são utilizados para aplicar medicamentos intravenosos. Eles podem permanecer entre o dispositivo de punção e o equipo (extensores), ou isolados, fechando o sistema (fechos, dânulas ou torneirinhas).

ORIENTAÇÕES DE ENFERMAGEM 35.1

Administrando medicamentos por meio de uma conexão intravenosa

- Prepare o medicamento em uma seringa. *Isso oferece um meio de acesso à conexão.*
- Verifique a identidade do paciente usando, pelo menos, dois métodos. Por exemplo, verificando a pulseira de identificação e perguntando o nome do paciente. *Isso garante que as medicações serão administradas ao paciente correto; essas providências atendem as diretrizes do National Patient Safety Goals.*
- Localize a conexão mais próxima do local de inserção intravenosa. *Essa localização proporciona uma colocação mais rápida do medicamento no sistema circulatório.*
- Limpe a conexão com gaze e álcool (ver a Fig. 35.2A). *A limpeza com álcool remove os microrganismos colonizantes.*
- Perfure a conexão com uma agulha ou adaptador sem agulha (ver a Fig.35.2B). *A punção oferece acesso ao interior da sonda.*
- Pince o equipo acima da conexão de acesso (ver a Fig. 35.2C). *O pinçamento temporário da sonda interrompe o fluxo do líquido intravenoso.*
- Puxe o êmbolo da seringa para trás. *Isso cria pressão negativa.*
- Observe a presença de sangue no equipo, próximo ao cateter IV ou ao dispositivo de inserção. *O sangue confirma que o cateter intravenoso está na veia.*
- Suavemente, administre alguns décimos de mililitros do medicamento. *Essa quantidade dá início à administração em bólus.*
- Libere o equipo. *Isso permite o fluxo de pouca quantidade de líquido intravenoso.*
- Mantenha o padrão de compressão do equipo, instilando uma quantidade pequena da medicação e liberando-o, até que o medicamento tenha sido administrado durante o período de tempo especificado. *Esse método fornece a medicação de forma gradual e mantém desobstruído o cateter ou o dispositivo de inserção venosa quando o medicamento não estiver sendo administrado. O pinçamento do equipo durante a instilação da medicação garante que ela seja administrada ao paciente em vez de permanecer dentro do equipo.*

Os enfermeiros usam as siglas mnemônicas "SAS" ou "SASH" como guias nas etapas envolvidas na administração de um medicamento intravenoso através de um extensor medicamentoso. SAS significa *Salinizar – Administrar substância – Salinizar;* enquanto SASH significa *Salinizar – Administrar substâncias – Salinizar – Heparinar* (ver Orientações de Enfermagem 35.2 e a Fig. 35.3).

Para manter a permeabilidade do extensor medicamentoso, os enfermeiros costumam lavá-lo a cada 8 a 12 horas com solução

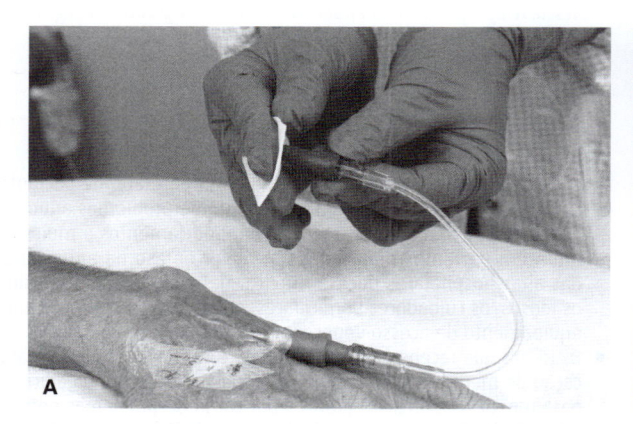

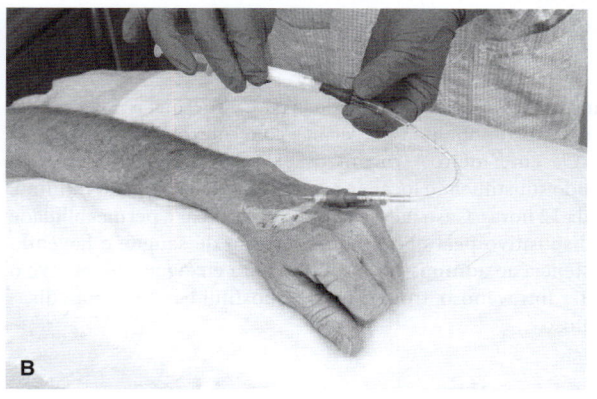

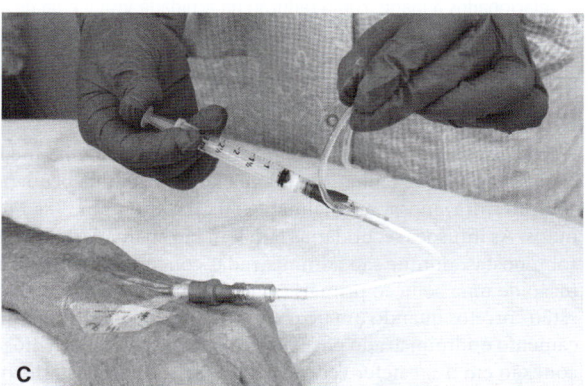

FIGURA 35.2 (**A**) Limpeza da conexão de injeção de uma sonda intravenosa para infusão. (**B**) Inserção da seringa na conexão de injeção. (**C**) Fixação da sonda acima da conexão de injeção.

> **ORIENTAÇÕES DE ENFERMAGEM 35.2**
>
> **Administrando medicamentos por meio de um fecho**
>
> - Prepare três seringas, duas com pelo menos 1 mL de solução salina fisiológica estéril e uma com o medicamento prescrito. *Essa preparação facilita a lavagem do fecho antes e depois da administração do medicamento.*
> - Prepare uma quarta seringa com heparina (10 U/mL), caso seu uso seja a política da instituição. *A heparina mantém a permeabilidade, interferindo na formação de coágulos.*
> - Rotule todas as seringas de alguma maneira, como prendendo uma fita adesiva com as letras "S" e "H". *Os rótulos ajudam a identificar seus conteúdos.*
> - Verifique a identidade do paciente usando pelo menos dois métodos. Por exemplo, verificando a pulseira de identificação e perguntando o nome do paciente. *Isso garante que as medicações serão administradas ao paciente correto; essas providências atendem as diretrizes do National Patient Safety Goals.*
> - Limpe o orifício de entrada do medicamento com álcool. *A limpeza com álcool remove os microrganismos colonizantes.*
> - Insira a agulha ou o adaptador sem agulha de uma das seringas contendo solução salina na marca do lacre emborrachado presente no extensor medicamentoso (Fig. 35.3). *A inserção nesse local oferece menor resistência à introdução da agulha ou do adaptador.*
> - Segure o extensor e puxe o êmbolo da seringa para trás. *Fazendo isso, estabiliza-se o extensor enquanto o sangue é aspirado.*
> - Observe a existência ou não de sangue no equipo conectado ao cateter central ou no cilindro da seringa. *O sangue confirma que o fecho ainda está permeável e na veia (dependendo do calibre da agulha, pode nem sempre ser observado o retorno do sangue).*
> - Instile a solução salina (representante do primeiro "S" na técnica de memorização). *Essa solução desobstrui o extensor e o dispositivo de acesso venoso.*
> - Remova a seringa quando ela estiver vazia, higienize a extremidade do extensor e insira a seringa com o medicamento. *Esses passos facilitam a administração do medicamento.*
> - Suave e gradativamente, administre o medicamento durante o período de tempo especificado (representa a letra "A" na técnica mnemônica). *O seguimento das orientações de um especialista garante a segurança do procedimento.*
> - Remova a seringa quando ela estiver vazia, limpe novamente o extensor, insira a segunda seringa com solução salina e instile o líquido (representa o segundo "S" na técnica de memorização). *Isso empurra a medicação que permanece no extensor para dentro do sistema venoso e preenche-o com solução salina.*
> - Comece a retirar a seringa ao mesmo tempo em que instila a última parte do fluido nela contido. *Isso evita a retirada de sangue, que pode coagular no interior do lúmen do cateter intravenoso, e garante a permeabilidade para um momento futuro.*
> - Limpe, insira e administre a heparina (o "H" na técnica de memorização), caso seja essa a política da instituição, seguindo a mesma técnica de retirada da lavagem final com solução salina. *A heparina mantém a permeabilidade pelo uso de um anticoagulante.*
> - Coloque todas as seringas desencapadas no recipiente para descarte de materiais perfurocortantes que esteja mais próximo. *O descarte apropriado evita lesões decorrentes de picadas de agulha.*

salina ou heparina. A técnica de lavar é a mesma, a não ser pela necessidade de apenas uma seringa com solução de enxágue.

Os enfermeiros trocam os extensores medicamentosos quando substituem o local de acesso intravenoso ou, no mínimo, a cada 72 horas. Caso não seja possível verificar a permeabilidade do dispositivo pela obtenção de retorno de sangue e havendo resistência ao administrar a solução para enxágue, ele remove o cateter intravenoso, troca o local e substitui o extensor medicamentoso.

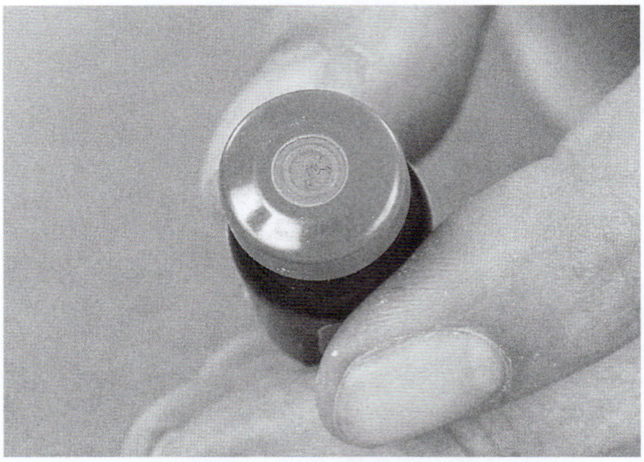

FIGURA 35.3 Marca da inserção num conector medicamentoso. (Copyright B. Proud.)

> **Considerações gerontológicas**
>
> - Os indivíduos idosos abrangem o maior grupo etário de pacientes cuidados em instituições para tratamento de problemas agudos e de longo prazo. A administração IV de medicamentos é muito comum em pacientes mais velhos. A maior ênfase na antecipação das altas hospitalares poderá implicar na necessidade de ensinar os idosos, os cuidadores domiciliares, ou ambos, como higienizar o equipamento de acesso venoso.
> - Os idosos que receberem alta hospitalar com um extensor para aplicação de medicamentos poderão necessitar de um tempo adicional para repetir os exercícios práticos por causa de problemas normais relacionados à idade, como redução na acuidade visual e na destreza manual, ou poderão ser encaminhados para cuidados especiais de enfermagem.

Infusões secundárias

A **infusão secundária** envolve a administração de uma medicação parenteral que tenha sido diluída em um volume pequeno de solução intravenosa, normalmente 50 a 100 mL, por 30 a 60 minutos. As infusões secundárias também são chamadas de infusões sobrepostas, porque são administradas concomitantemente à infusão de uma solução primária (Fig. 35.4). Ambos os nomes não estão corretos quando um pequeno volume de solução com medicamento é administrado por meio de extensor medicamentoso ou conexão em um cateter venoso central (discutido posteriormente). Quando administrados desse modo, os medicamentos são realmente independentes de uma infusão primária. Há situações,

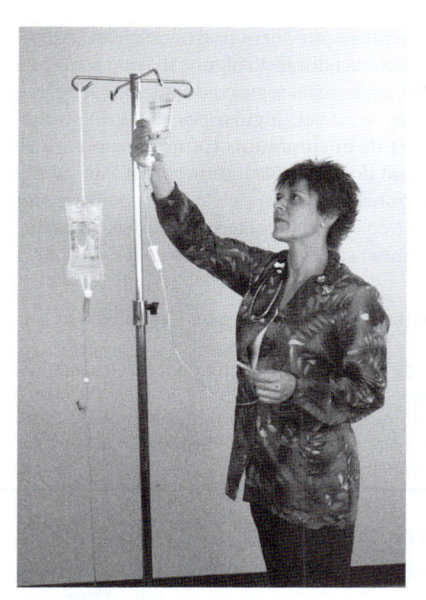

FIGURA 35.4 Infusão secundária.

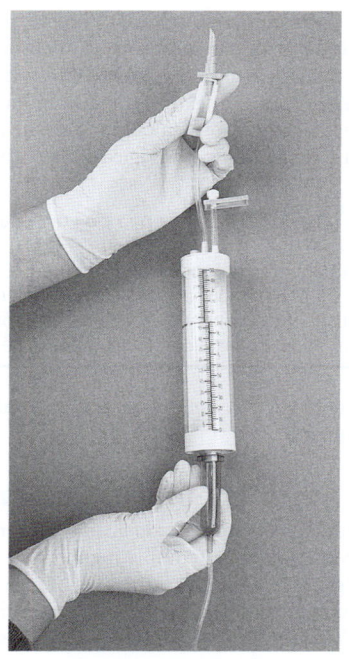

FIGURA 35.5 Dispositivo para controle de volume. (Copyright B. Proud.)

também, em que pequenos volumes de soluções medicamentosas são dados de maneira simultânea a uma infusão primária. Esse é um método que envolve o uso de dois tipos de dispositivos eletrônicos de infusão. A Habilidade 35.2 descreve a maneira como as infusões secundárias são administradas por gravidade, em concomitância a uma solução primária atualmente em infusão.

> ▶ **Pare, Pense e Responda – Quadro 35.2**
> *Além de um guia de referência sobre medicamentos, quem ou o que você poderia consultar para determinar a compatibilidade de duas drogas que serão infundidas por meio do mesmo equipo intravenoso?*

Usando um dispositivo para controle de volume

O **dispositivo para controle de volume** é uma câmara no interior de um equipo intravenoso que contém parte da solução retirada de um recipiente maior (Fig. 35.5). Ele é conhecido por uma variedade de outros nomes comerciais, como Volutrol, Soluset e Buretrol[1].* Um dispositivo de controle de volume é utilizado para administrar medicamentos intravenosos com um volume pequeno de solução, a intervalos intermitentes, e para evitar a sobrecarga acidental do sistema circulatório. Basicamente, ele substitui o recipiente de solução secundária usada separadamente e, assim, elimina a necessidade de líquido adicional.

No cuidado de pacientes com risco ou sinais manifestados de excesso hídrico, é adequado consultar o médico e o serviço de farmácia quanto à possibilidade de administrar medicamentos intravenosos de maneira intermitente (Habilidade 35.3).

> ▶ **Pare, Pense e Responda – Quadro 35.3**
> *Por que a administração de medicamentos intravenosos e fluidos com um dispositivo para controle de volume poderia ser preferível à infusão contínua ou secundária, quando o paciente for um bebê ou uma criança pequena?*

---
* N. de R.T.: No Brasil esse dispositivo é comumente conhecido como equipo-bureta, ou simplesmente Bureta.

CATETERES VENOSOS CENTRAIS

O **cateter venoso central** (CVC; dispositivo de acesso venoso que vai até a veia cava superior) proporciona um meio para administração intravenosa de líquidos ou medicamentos parenterais em grandes volumes de sangue. Utiliza-se um cateter venoso central quando:

- Os pacientes precisam receber medicamentos e líquidos intravenosos por longos períodos.
- As medicações intravenosas são irritantes às veias periféricas.
- É difícil fazer a inserção ou manutenção periférica de um cateter.

Os cateteres venosos centrais apresentam um ou múltiplos lúmens (Fig. 35.6). Com lúmens múltiplos, substâncias incompatíveis ou mais de uma solução, ou droga, podem ser administradas simultaneamente. Cada um infunde por meio de um canal

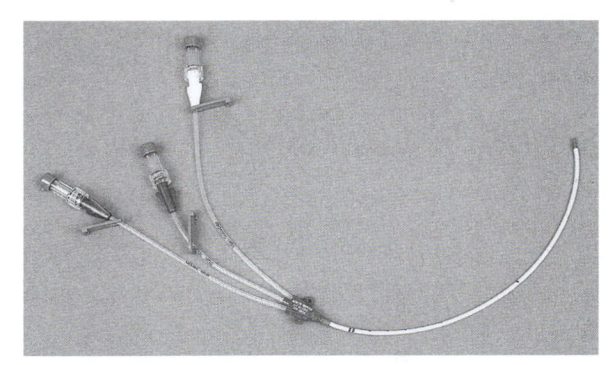

FIGURA 35.6 Cateter venoso central com lúmen triplo (Copyright B. Proud).

separado e sai do cateter em um local diferente, próximo ao coração. As medicações ou soluções, então, jamais interagem umas com as outras. Quando é utilizado apenas intermitentemente um lúmen, é protegido com um extensor medicamentoso. O lúmen não utilizado é mantido desobstruído por meio de irrigações programadas com solução salina fisiológica ou heparina.

Considerações farmacológicas

- O volume normalmente utilizado para lavar um CVC é de 100 U/mL de heparina. Da mesma forma como costuma ocorrer com outros medicamentos, é imprescindível ler três vezes o rótulo da solução a ser aplicada tendo em vista que o volume usual é de 10 U/mL.

Existem três tipos de cateteres centrais: percutâneos, tunelizados e implantáveis.

Cateteres percutâneos não tunelizados

O cateter percutâneo não tunelizado é aquele inserido através da pele em uma veia periférica (como a jugular ou a subclávia; ver o Cap. 16) (Fig. 35.7). Os enfermeiros certificados estão qualificados para introduzir cateteres centrais de inserção periférica (PICCs [*peripheral insertion central catheters*]). Esse tipo de cateter é utilizado quando os pacientes necessitam de terapia hídrica ou medicamentosa por curto prazo, nutrição parenteral ou terapia medicamentosa durante alguns dias ou semanas.

Os PICCs são mais seguros do que os cateteres inseridos na veia subclávia ou na veia jugular por causa do potencial reduzido de ocorrência de pneumotórax (punção na pleura resultando no colapso de um dos pulmões) no momento da inserção. Complicações relacionadas ao uso de cateteres como trombose venosa (formação de coágulos) e bacteremia (infecção bacteriana na corrente sanguínea) são riscos inerentes ao uso de CVCs.

Considerações gerontológicas

- As veias de pacientes idosos tendem a ser bastante frágeis. Com frequência, a inserção de uma linha venosa central percutânea é melhor do que correr o risco de incidência de traumas em consequência de tentativas repetidas de reiniciar ou de trocar sítios intravenosos periféricos.

Cateteres tunelizados

Os cateteres tunelizados são inseridos em uma veia central, com uma parte do cateter presa no tecido subcutâneo. Sua extremidade terminal sai da lateral da pele na direção do apêndice xifóide (Fig. 35.8). Esses cateteres são usados quando os pacientes requerem terapia por longo período de tempo. A tunelização ajuda a estabilizar o cateter e também reduz o potencial de infecção, uma

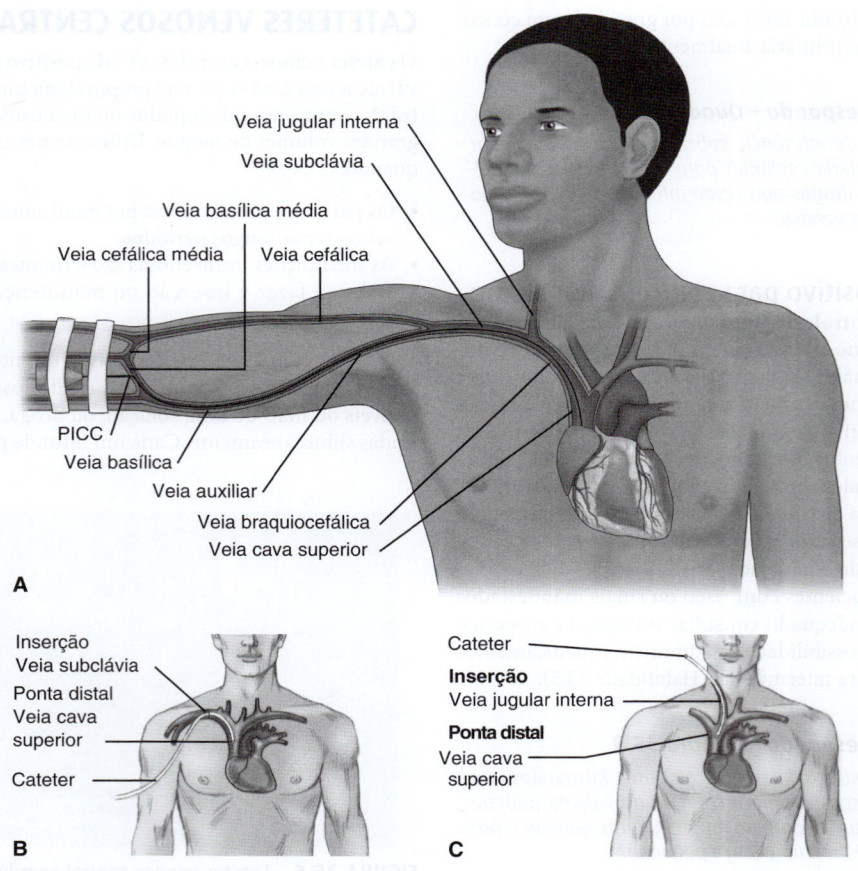

FIGURA 35.7 Cateter inserido em uma veia periférica

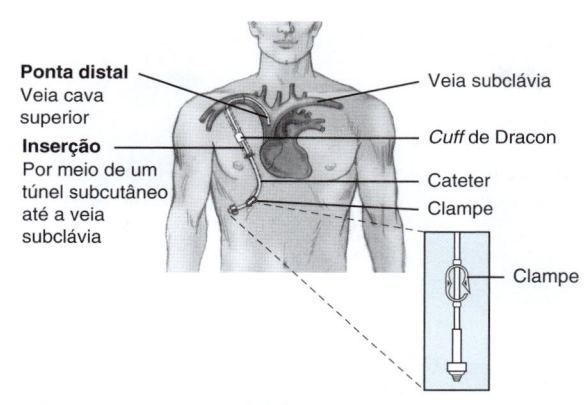

FIGURA 35.8 Cateter tunelizado.

vez que *cuffs* internos funcionam como uma barreira contra microrganismos migratórios. Alguns exemplos de cateteres tunelizados são os de Hickman, Broviac e Groshong.

Cateteres implantáveis

Um cateter implantável (como o Porto-Cath) fica totalmente inserido sob a pele (Fig. 35.9). Ele proporciona maior proteção contra infecções porque permanecem totalmente confinados internamente, sem exposição de qualquer parte externa. Os cateteres implantáveis possuem uma conexão autovedante que é perfurada através da pele com uma agulha especial quando se administram medicamentos ou soluções intravenosos. Para diminuir o desconforto da pele, um anestésico local é aplicado antes, por via tópica. As conexões implantadas são capazes de suportar aproximadamente duas mil punções; isso faz o cateter permanecer no lugar por vários anos, impedindo quaisquer complicações. Um curativo é aplicado somente quando a conexão está puncionada e o cateter está sendo usado. Os cateteres implantáveis permanecem permeáveis com enxágues periódicos de heparina.

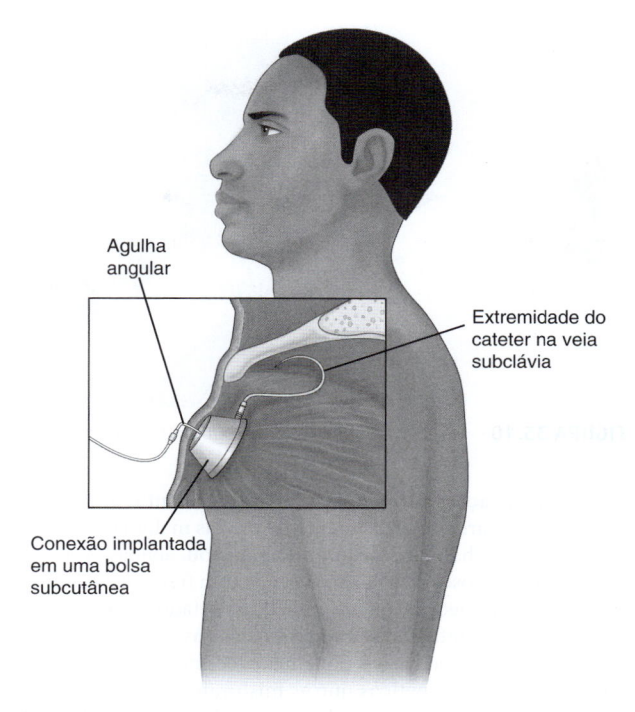

FIGURA 35.9 Colocação de um cateter implantável com acesso por uma conexão e uma agulha angular.

Administração de medicamentos usando um cateter venoso central

Os medicamentos intravenosos podem ser instilados por meio de qualquer tipo de cateter venoso central. Infusões contínuas ou intermitentes podem ser utilizadas (ver Orientações de Enfermagem 35.3 e a Fig. 35.10).

ORIENTAÇÕES DE ENFERMAGEM 35.3

Usando um cateter venoso central

- Prepare a solução intravenosa, o equipo e o medicamento, seguindo as etapas descritas para a administração de uma infusão secundária ou contínua. *Os princípios de preparo permanecem os mesmos.*
- Prepare uma seringa com 3 a 5 mL de solução salina fisiológica estéril. *A solução salina facilita a retirada de heparina do cateter, caso essa tenha sido utilizada para manter-lhe a permeabilidade; volumes maiores deslocam o líquido corrente no interior do lúmen do cateter.*
- Solte o clampe, caso haja um, na porção exposta do cateter. *Essa medida facilita a lavagem do cateter.*
- Higienize o orifício fechado, na extremidade do cateter, com um algodão embebido em álcool. *A limpeza com álcool remove os microrganismos colonizantes.*
- Perfure a conexão com a seringa contendo solução salina e instile-a para lavar o cateter (Fig. 35.10). *Isso retira a solução de enxágue anterior, que estava presente no cateter.*

- Higienize novamente e insira a agulha, o adaptador sem agulha ou a agulha retrátil, que faz a conexão com o medicamento intravenoso preparado, por meio da conexão. *Fazendo isso, providencia-se acesso ao sistema circulatório.*
- Fixe o sistema com fita adesiva. *Isso evita seu deslocamento.*
- Abra o clampe no equipo e regule a taxa de infusão. *Esse passo administra o medicamento conforme a taxa prescrita.*
- Remova a agulha ou o adaptador da conexão, quando a solução medicamentosa tiver sido administrada. *A remoção conclui o uso atual do cateter.*
- Enxágue o cateter com solução salina ou heparina, conforme o protocolo da instituição. *A lavagem do cateter mantém sua permeabilidade.*
- Coloque novamente o clampe no cateter. *Isso evita complicações, como embolia gasosa (ver o Cap. 16).*

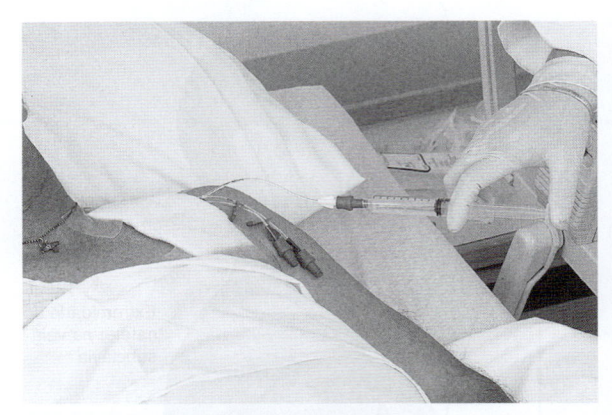

FIGURA 35.10 Lavagem do lúmen. (Copyright B. Proud.)

As **medicações antineoplásicas** (medicamentos usados para destruir ou retardar o crescimento de células malignas) também costumam ser chamadas de quimioterapia ou, apenas, "químio". Os cateteres venosos centrais são usados com frequência para administrar essas medicações em pacientes portadores de câncer.

Os agentes antineoplásicos são tóxicos às células normais e anormais. Essas medicações podem até mesmo ocasionar efeitos adversos aos farmacêuticos que as misturam e aos enfermeiros que as administram. Os cuidadores podem absorvê-las pelo contato com a pele, inalação de pequeninas gotas de líquidos ou partículas de pó em que gotículas tenham caído ou, ainda, pela absorção oral de resíduos das medicações, durante contato mão-boca. Quando transferidas ao provedor de cuidados, elas podem causar cefaleia, náuseas, tonturas e queimaduras ou coceiras na pele. A exposição por longos períodos pode levar a mudanças nas células do organismo de rápido crescimento, o que inclui os espermatozoides, os óvulos ou o tecido fetal. Portanto, é importante que os enfermeiros usem as medidas de segurança ao administrar essas medicações e evitem a exposição e o contato com materiais perigosos.

Na maior parte dos casos, essas medicações são reconstituídas ou diluídas na farmácia com soluções intravenosas estéreis. O farmacêutico usa roupas protetoras no preparo dos medicamentos, que ficam sob um compartimento de fluxo vertical ou num gabinete biologicamente seguro (Fig. 35.11). Ele, em geral, afixa um rótulo especial nos medicamentos, para alertar os enfermeiros no sentido de tomarem precauções especiais durante sua administração.

Recomendações comuns para evitar a autocontaminação com medicações antineoplásicas incluem:

- Cobrir a área de preparo da medicação com papel descartável, que absorverá pequenas gotas que espirrem.
- Vestir um avental de mangas compridas, com punhos bem fechados, de baixa permeabilidade e com a frente fechada.
- Usar um ou dois pares de luvas de látex cirúrgico *sem talco* para reduzir o potencial de contato com a pele, bem como a inalação do pó da medicação.
- Cobrir os punhos do avental com os punhos das luvas.
- Usar uma máscara ou respirador e óculos, caso exista potencial de aerossolização ou borrifo do medicamento.
- Derramar álcool a 70% sobre todos os respingos de medicação, para torná-los inativos.

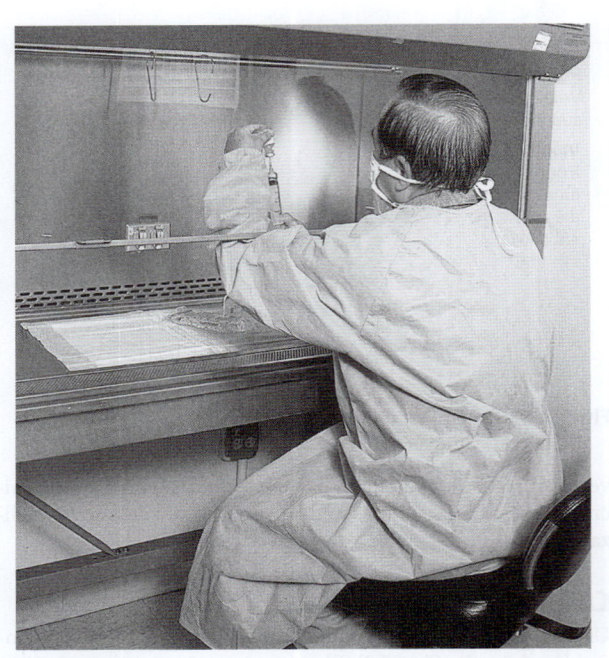

FIGURA 35.11 Preparo farmacêutico de medicamentos antineoplásicos usando roupas e equipamentos de autoproteção (Copyright B. Proud).*

- Limpar a área borrifada com detergente e água, pelo menos três vezes, e depois enxaguar com água limpa.
- Descartar todas as substâncias que contenham resíduos da medicação em recipiente apropriado.
- Fazer uma lavagem cuidadosa das mãos depois de tirar as luvas.

IMPLICAÇÕES PARA A ENFERMAGEM

Embora a administração de todas as medicações parenterais envolva habilidades especiais, a aplicação de medicamentos intravenosos, em geral, e de medicações antineoplásicas, em particular, requer extrema cautela. Os enfermeiros podem identificar os seguintes diagnósticos de enfermagem:

- Ansiedade
- Medo
- Risco de Lesão
- Risco de Infecção
- Volume de Líquidos Excessivo
- Proteção Ineficaz

O Plano de Cuidados de Enfermagem 35.1 demonstra o processo de enfermagem aplicado a um paciente com o diagnóstico de enfermagem de Proteção Ineficaz, definido na taxonomia da NANDA-I de 2012 (p. 160) como "a diminuição na capacidade de proteger-se contra ameaças internas ou externas, como uma doença ou lesões". Esse diagnóstico pode ser associado às consequências indesejáveis da terapia antineoplásica; um exemplo pode ser imunidade deficiente ou uma alteração na capacidade para controlar sangramentos.

---

* N. de R.T.: O local o espaço adequado para preparo de medicações antineoplásicas (quimioterápicos) é chamado "capela de fluxo laminar" (exemplo da Fig. 35.11).

PLANO DE CUIDADOS DE ENFERMAGEM 35.1 — Proteção ineficaz

Investigação

- Revise os achados laboratoriais, em busca de evidências de maturação diminuída das células sanguíneas brancas, número de plaquetas reduzido, quantidades insuficientes de eritrócitos e hemoglobina ou potencial para aumento no tempo de coagulação.
- Leia a história do paciente, em busca de informações que indiquem distúrbios de sangramento decorrentes de uma condição hereditária ou adquirida, em que haja ausência do fator de coagulação.
- Analise o peso do paciente em relação a sua altura ou calcular o índice de massa corporal (IMC), em busca de evidências de nutrição inadequada.
- Consulte o prontuário médico do paciente, em busca dos diagnósticos atuais como câncer, abuso de álcool ou outras substâncias e doenças relacionadas à imunidade.
- Determine se o paciente está sob regime terapêutico das doenças, com o uso de medicamentos que suprimem as funções da medula óssea, causam imunossupressão e interferem na coagulação.

Diagnóstico de enfermagem: Proteção Ineficaz relacionada ao estado debilitado do paciente e à tendência a sangramentos, secundários à quimioterapia para tratamento de um linfoma de Hodgkin, manifestado pelo aumento dos nódulos linfáticos axilares e cervicais; pela contagem sanguínea total, que revela a presença de trombocitopenia; e pela seguinte declaração do paciente: "Não tenho comido muito. Está difícil de engolir; por causa disso, estou perdendo peso e me sentindo muito fraco".

Resultado esperado: O paciente manterá proteção eficaz contra sangramentos, conforme evidências de mínima perda sanguínea, contagem de plaquetas a taxas normais e testes negativos quanto à presença de sangue oculto nas fezes e na urina, durante toda a permanência no hospital.

Intervenções	Justificativas
Monitore a contagem de plaquetas de uma amostra obtida de um cateter venoso central.	As plaquetas desempenham um papel fundamental na coagulação sanguínea; sua variação normal é de 150 a 250 mil/mm^3.
Reporte contagens de plaquetas abaixo do normal e presuma que a quimioterapia as manterá, caso sejam inferiores a 100.000/mm^3.	O enfermeiro informa ao médico os dados que colocam o paciente em risco para complicações; o emprego de uma medicação quimioterápica, que suprime as funções da medula óssea, protege o paciente, ajudando a afastar a possibilidade de declínio das plaquetas.
Avalie a pele, quanto à presença de contusões, e o local de inserção do cateter, em busca de sangramentos, além de testar diariamente, as fezes e a urina, para verificar a presença de sangue oculto.	Avaliações físicas oferecem dados que indicam evidências de perda sanguínea e diminuição da capacidade de coagulação.
Consulte o médico, caso ele inadvertidamente prescreva aspirina, produtos contendo salicilatos ou outros tipos de medicações que interfiram na coagulação.	O questionamento de uma prescrição que interfere na coagulação protege o paciente de fatores que aumentam os riscos de sangramento.
Use uma escova de dentes com cerdas macias ou hastes flexíveis com ponta de espuma para os cuidados orais.	Esses recursos evitam traumas orais e dentários, que podem ocasionar perdas sanguíneas.
Aplique pressão por, pelo menos, 3 minutos, no local de injeção, para controlar o sangramento, caso medicações parenterais forem dadas por outra via que não por meio de um cateter venoso central.	A pressão direta ajuda a controlar o sangramento.

Avaliação dos resultados esperados:

- A contagem de plaquetas permanece em variações abaixo do normal.
- Não há evidências de sangramento no sítio de inserção do cateter venoso central.
- Não são percebidas contusões na pele.
- Os testes de urina e fezes quanto à presença de sangue oculto são negativos.
- Não há evidências de sangramento ativo nas gengivas, depois dos cuidados orais realizados com uma escova dentária de cerdas macias.

EXERCÍCIOS DE PENSAMENTO CRÍTICO

1. Discuta as vantagens e desvantagens da administração de medicamentos intravenosos em idosos.
2. Ao preparar-se para administrar um medicamento intravenoso por meio de uma conexão ou extensor medicamentoso, você não verifica a presença de retorno sanguíneo durante a aspiração. Discuta o significado desse achado e as ações apropriadas
3. Se o volume de uma medicação intravenosa for de 4 mL por administração de bólus, e não houver nenhuma literatura a respeito do período recomendado para aplicação do medicamento, qual o tempo que o enfermeiro deverá deixar transcorrer antes da instilação?
4. Porque muitos departamentos de oncologia adotam a política de excluir a admissão de enfermeiras grávidas?

QUESTÕES DE REVISÃO – ESTILO DO NCLEX

1. Antes de o enfermeiro administrar um medicamento intravenoso em bólus (*push* intravenoso), por meio de uma conexão de uma solução que já está sendo infundida e que também contém uma medicação, é essencial:
   1. Diluir a droga em bólus num pequeno volume de solução.
   2. Verificar que ambas as medicações sejam compatíveis
   3. Interromper a solução que está sendo infundida por aproximadamente 3 minutos.

4. Lavar a conexão com 5 mL de solução salina fisiológica.

2. Quando o enfermeiro instila um medicamento por via intravenosa, por meio de administração em bólus (*push* intravenoso), qual das seguintes técnicas é a mais correta para determinar se um cateter intravenoso está dentro da veia?
   1. O enfermeiro aumenta a frequência da infusão e observa a presença de edema no local.
   2. O enfermeiro inspeciona o local na busca de hiperemia ao longo do curso da veia.
   3. O enfermeiro palpa a área da infusão para observar diferenças na temperatura.
   4. O enfermeiro puxa o êmbolo da seringa e observa se há retorno sanguíneo.

3. O que o enfermeiro deve instilar antes da administração de um medicamento intravenoso por um dispositivo de infusão intermitente inserido perifericamente (extensor medicamentoso)?
   1. Água bacteriostática estéril.
   2. Solução fisiológica estéril.
   3. Álcool isopropílico estéril.
   4. Peróxido de hidrogênio estéril.

4. Quando um paciente pergunta por que o médico recomendou a inserção de um cateter venoso central implantável para administrar medicamentos em tratamento de um câncer, a melhor resposta que o enfermeiro pode dar é que o cateter implantável:
   1. Possui menor incidência de infecção.
   2. É mais apropriado para uso por curtos períodos.
   3. Nunca precisará ser removido.
   4. É fácil de cobrir com um curativo.

5. Qual das seguintes técnicas mais bem descreve a forma de evitar a autocontaminação com medicações intravenosas antineoplásicas?
   1. Permanecer pelo menos a 1,5 m de distância do paciente que recebe a infusão de um medicamento antineoplásico.
   2. Usar um filtro respiratório de alta eficiência enquanto permanece na área em que a medicação antineoplásica está sendo administrada.
   3. Realizar uma meticulosa lavagem de mãos, por aproximadamente 5 minutos, depois de segurar um frasco que contenha medicações antineoplásicas.
   4. Colocar dois pares de luvas, não talcadas, ao preparar-se para administrar um medicamento antineoplásico.

7. Um enfermeiro está cuidando de um paciente com um tumor maligno que recebeu uma prescrição para usar

Conceitos e Habilidades Fundamentais no Atendimento de Enfermagem

HABILIDADE 35.1 Administrando um medicamento intravenoso por infusão contínua

Ação sugerida	Justificativa
INVESTIGAÇÃO	
Verifique as prescrições médicas.	Compartilhar as atividades de enfermagem com o tratamento médico.
Compare o registro de administração de medicamentos (RAM) com a prescrição médica escrita.	Garantir a precisão.
Leia e compare o rótulo do medicamento com o RAM (Fig. A).	Evitar erros.
	Comparando o rótulo do medicamento com o RAM. (Copyright B. Proud.)
Certifique-se de que o rótulo do medicamento indica que ele é para uso intravenoso.	Evitar lesões no paciente.
Verifique o registro em busca de qualquer alergia a medicamentos.	Garantir a segurança.
Revise a ação e os efeitos colaterais do medicamento.	Promover cuidados seguros ao paciente.
Consulte uma tabela de compatibilidades ou uma bibliografia sobre o medicamento.	Determinar a existência ou não de interações entre a solução e o medicamento quando misturados.
Determine quanto o paciente compreende sobre o propósito e a técnica de administração do medicamento.	Oferecer uma oportunidade de educação para saúde.
Faça exames que ofereçam uma base para a avaliação da eficácia do medicamento.	Oferecer uma base de dados para futuras comparações.
Examine se o local da atual infusão apresenta edema, rubor ou sensibilidade.	Determinar se há necessidade de troca de local.
PLANEJAMENTO	
Prepare o medicamento, cuidando para ler seu rótulo pelo menos três vezes.	Evitar erros de medicação.
Tenha um colega auxiliando a verificar os cálculos da medicação.	Garantir a exatidão.
IMPLEMENTAÇÃO	
Lave as mãos ou realize antissepsia por meio de fricção com álcool (ver o Cap. 10).	Reduzir a transmissão de microrganismos.
Identifique o paciente usando pelo menos dois métodos. Por exemplo, verificando a pulseira de identificação e perguntando o nome do paciente (Fig. B).	Assegurar que as medicações estão sendo aplicadas no paciente correto. Atender as diretrizes do National Patient Safety Goals.
	Verificação do bracelete de identificação do paciente. (Copyright B. Proud.)

(continua)

Administrando um medicamento intravenoso por infusão contínua *(continuação)*

IMPLEMENTAÇÃO *(continuação)*

Clampeie ou interrompa a atual infusão de fluido.	Evitar a administração de uma quantidade concentrada de medicamento durante sua adição à solução.
Limpe o orifício indicado no recipiente que contém o líquido intravenoso (Fig. C).	Remover os microrganismos colonizantes.
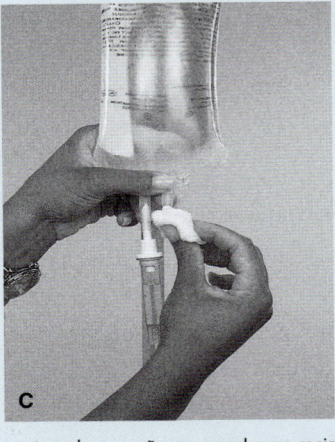 *C*	Limpeza da conexão no recipiente. (Copyright B. Proud.)
Instile o medicamento pela conexão que conduz ao recipiente principal com fluido em infusão (Fig. D).	Promover a diluição do aditivo concentrado.
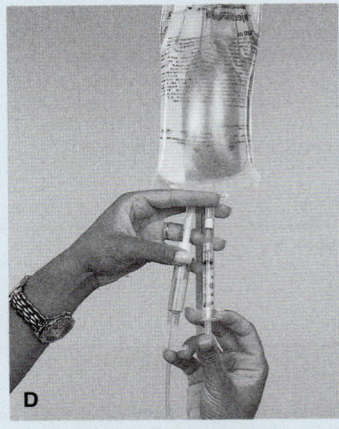 *D*	Instilação do medicamento. (Copyright B. Proud.)
Retire a bolsa do suporte e gire-a suavemente para ambos os lados. Suspenda a solução e solte o clampe.	Distribuir o medicamento igualmente por toda a solução. Facilitar a infusão.

(continua)

Conceitos e Habilidades Fundamentais no Atendimento de Enfermagem **795**

Administrando um medicamento intravenoso por infusão contínua *(continuação)*

IMPLEMENTAÇÃO *(continuação)*	
Regule o gotejo de infusão, usando o rolete ou programando a taxa na bomba de infusão (Fig. E).	Promover a infusão contínua na taxa prescrita.
Programação da frequência. (Copyright B. Proud.)	
Cole uma etiqueta no recipiente da solução, identificando a medicação, sua dose, o horário da adição e suas iniciais (Fig. F).	Oferecer informações aos demais e demonstrar responsabilidade pelas ações de enfermagem.
Colocação da etiqueta do medicamento. (Copyright B. Proud.)	
Registre a administração do medicamento no RAM. Acompanhe o paciente e o processo de infusão de hora em hora, no mínimo.	Documentar os cuidados de enfermagem; evitar erros de medicação. Promover a intervenção precoce em caso de complicação.

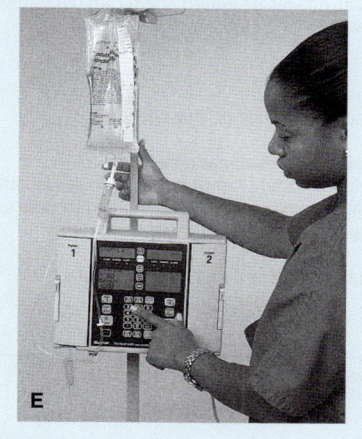

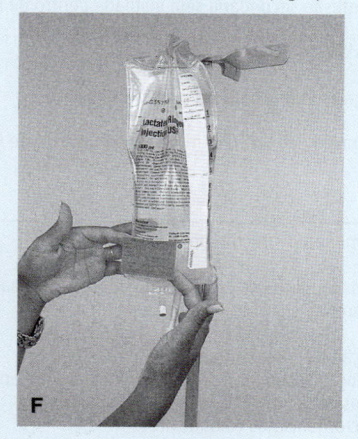

Avaliação
- O medicamento é instilado na taxa prescrita.
- O paciente permanece sem quaisquer efeitos adversos.

Documentação
- Dados sobre o paciente e exame do local.
- Data, hora, medicação, dose e iniciais.
- Solução à qual a medicação foi adicionada.
- Resposta do paciente.

EXEMPLO DE DOCUMENTAÇÃO

Data e hora: Infusão intravenosa no antebraço esquerdo. Não observados rubor, sensibilidade ou edema. KCl 20 mEq adicionados a 1.000 mL de solução glicosada 5%. Infusão intravenosa a 125 mL/hora. Frequência cardíaca é regular e oscila entre 65 e 75 bpm.

_____ ASSINATURA / FUNÇÃO

HABILIDADE 35.2 Administrando uma infusão secundária intermitente

Ação sugerida	Justificativa
INVESTIGAÇÃO	
Verifique as prescrições médicas.	Compartilhar as atividades de enfermagem com o tratamento médico.
Compare o registro de administração de medicamentos (RAM) com a prescrição médica escrita.	Garantir a precisão.
Leia e compare o rótulo do medicamento com o RAM.	Evitar erros.
Verifique o registro em busca de qualquer alergia a medicamentos.	Garantir a segurança.
Examine se o local da atual infusão apresenta edema, rubor ou sensibilidade.	Determinar se há necessidade de troca de local.
Revise a ação e os efeitos colaterais do medicamento.	Promover cuidados seguros ao paciente.
Consulte uma tabela de compatibilidades ou uma bibliografia sobre o medicamento.	Determinar se a medicação presente na solução secundária pode causar interação quando misturada à solução no equipo principal.
Determine quanto o paciente compreende sobre o propósito e a técnica de administração do medicamento.	Oferecer uma oportunidade de educação para saúde.
Faça exames que ofereçam uma base para avaliação da eficácia do medicamento.	Oferecer uma base de dados para futuras comparações.
PLANEJAMENTO	
Planeje a administração da infusão secundária dentro de 30 a 60 minutos do horário programado para a administração da medicação, conforme estabelecido pela instituição.	Atender à política institucional.
Remova uma solução secundária refrigerada pelo menos 30 minutos antes da administração.	Aquecer levemente a solução para promover conforto durante sua instilação.
Verifique o gotejo na embalagem do equipo intravenoso secundário (curto) e calcule a taxa de infusão (ver o Cap. 16).	Garantir que a infusão secundária seja instilada dentro do horário especificado.
Solicite que um colega verifique outra vez seus cálculos da taxa de infusão.	Garantir a exatidão.
Adapte o equipo à solução (ver Habilidade 15.2), preencha a câmara de gotejo e elimine o ar de seu interior.	Preparar a solução medicamentosa a ser administrada.
Adapte uma agulha, uma agulha recuada ou um adaptador sem agulha.	Facilitar a perfuração da conexão, minimizando o risco de lesão perfurocortante.
IMPLEMENTAÇÃO	
Lave as mãos ou realize antissepsia por meio de fricção com álcool (ver o Cap. 10).	Reduzir a transmissão de microrganismos.
Identifique o paciente usando pelo menos dois métodos. Por exemplo, verificando a pulseira de identificação e perguntando o nome do paciente (ver Fig. B).	Assegurar que as medicações estão sendo aplicadas no paciente correto. Atender as diretrizes do National Patient Safety Goals.
Pendure a solução secundária no suporte para soluções.	Preparar a solução para sua administração.
Baixe o recipiente de solução primária cerca de 25 cm abaixo da altura da solução secundária, usando um gancho plástico ou de metal.	Posicionar a solução secundária de modo a instilar mediante maior pressão hidrostática.
Higienize o *orifício de entrada superior* no equipo principal com algodão e álcool.	Remover os microrganismos colonizantes.
Insira a agulha ou o adaptador modificado no interior do orifício.	Oferecer um acesso ao sistema venoso.
Feche a conexão.	Evitar a separação da conexão.
Libere o rolete da solução secundária.	Iniciar a infusão.
Regule a taxa de infusão, contando o gotejo e ajustando o rolete ou programando a taxa na bomba de infusão.	Estabelecer a manutenção da taxa de infusão para instilar a solução no prazo especificado.
Clampeie o equipo quando a solução tiver sido instilada.	Evitar o preenchimento da porção anterior do equipo com a solução primária.
Volte a pendurar na altura anterior o recipiente primário com solução e reajuste a taxa de infusão.	Continuar a terapia de reposição de líquidos na taxa adequada.
Deixe o equipo secundário no lugar, dentro da conexão, caso outra infusão secundária do mesmo medicamento seja novamente programada dentro das próximas 24 horas.	Controlar os custos dos cuidados de saúde sem prejudicar a segurança do paciente; porém, um equipo diferente será utilizado se outras medicações forem administradas como infusões secundárias.

(continua)

Administrando uma infusão secundária intermitente *(continuação)*

Avaliação
A solução secundária é instilada na taxa prescrita.
O paciente permanece sem quaisquer efeitos adversos.

Documentação
Dados das avaliações do paciente e do local.
Data, hora, medicação, dose e iniciais.
Resposta do paciente.

EXEMPLO DE DOCUMENTAÇÃO*

Data e hora: Infusão intravenosa no antebraço esquerdo. Não observados rubor, sensibilidade ou edema. Vancomicina 1 g administrada em 100 mL de solução salina fisiológica, como uma infusão secundária, durante 60 minutos, sem sinais de reação.
_____ ASSINATURA / FUNÇÃO.

* N. de R.T.: Em geral, a administração de medicamentos é documentada no RAM.

HABILIDADE 35.3 Usando um dispositivo para controle de volume

Ação sugerida	Justificativa
INVESTIGAÇÃO	
Verifique as prescrições médicas.	Compartilhar as atividades de enfermagem com o tratamento médico.
Compare o registro de administração de medicamentos (RAM) com a prescrição médica escrita.	Garantir a precisão.
Revise a ação e os efeitos colaterais do medicamento.	Promover cuidados seguros ao paciente.
Consulte uma tabela de compatibilidades ou uma bibliografia sobre o medicamento.	Determinar se a medicação interage quando diluída numa solução intravenosa.
Leia e compare o rótulo do medicamento com o RAM.	Evitar erros.
Verifique o registro na busca de qualquer alergia a medicamentos.	Garantir a segurança.
Avalie o estado de hidratação do paciente (ver o Cap. 16) e realize outras investigações que ofereçam uma base de dados para avaliação da efetividade da medicação.	Oferecer uma base de dados para futuras comparações.
Examine se o local da atual infusão apresenta edema, rubor ou sensibilidade.	Determinar se há necessidade de troca de local.
Determine quanto o paciente compreende sobre o propósito e a técnica de administração do medicamento.	Oferecer uma oportunidade de educação para saúde.
PLANEJAMENTO	
Planeje a administração da infusão secundária dentro de 30 a 60 minutos do horário programado para a administração da medicação, conforme estabelecido pela instituição.	Atender à política institucional.
Obtenha um dispositivo para controle de volume.	Oferecer um meio de instilar a infusão de forma intermitente.
Determine o gotejo na bomba de infusão e calcule a taxa de infusão.	Diferir, em certos aspectos, do tamanho da gota no equipo intravenoso.
Solicite que um colega verifique outra vez seus cálculos da taxa de infusão.	Garantir a exatidão.
IMPLEMENTAÇÃO	
Lave as mãos ou realize antissepsia por meio de fricção com álcool (ver o Cap. 10).	Reduzir a transmissão de microrganismos.
Identifique o paciente usando, pelo menos, dois métodos. Por exemplo, verificando a pulseira de identificação e perguntando o nome do paciente.	Assegurar que as medicações estão sendo aplicadas no paciente correto. Atender as diretrizes do National Patient Safety Goals.

(continua)

Usando um dispositivo para controle de volume *(continuação)*

IMPLEMENTAÇÃO *(continuação)*

Feche todos os clampes no dispositivo de controle de volume e insira a ponteira na solução intravenosa (Fig. A).	Preparar o equipamento para a administração da medicação.
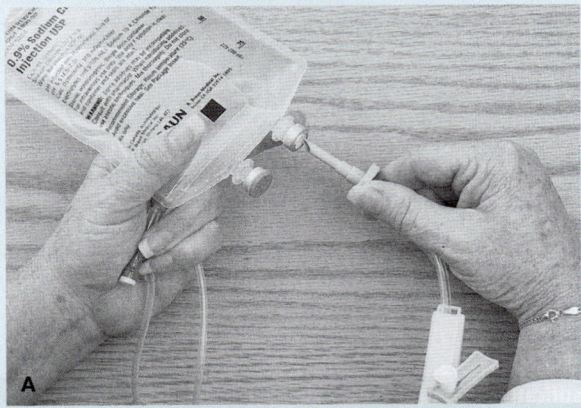 *Inserção da ponteira. (Copyright B. Proud.)*	
Sele o escape de ar, localizado ao lado da ponteira, no dispositivo de controle de volume, caso a solução esteja numa bolsa plástica; no caso de recipientes de vidro, deixe o escape de ar aberto.	Facilitar a administração de fluido oriundo de recipientes que possam ou não colabar.
Solte o clampe acima da bureta.	Permitir que o líquido penetre no recipiente calibrado.
Encha a bureta calibrada com cerca de 30mL de solução intravenosa e reaperte o clampe.	Obter um volume pequeno com o qual preencher a bureta e eliminar o ar do equipo distal.
Aperte e solte a câmara de gotejo até que ela esteja pela metade (Fig. B). **Atenção:** *No caso de dispositivos para controle de volume com filtro membranoso, o clampe abaixo da bureta deve ser aberto quando ela estiver cheia ou quando o conjunto for danificado.*	Preencher a bureta com líquido.
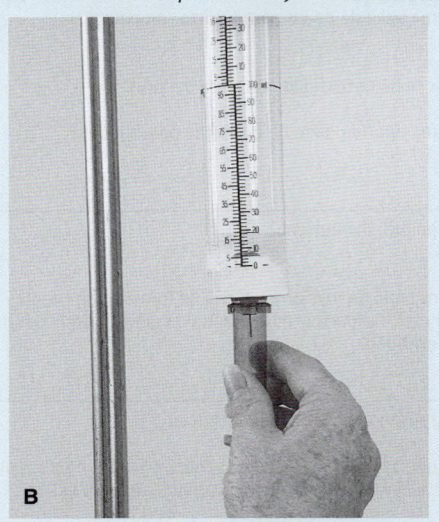 *Apertando a câmara de gotejo. (Copyright B. Proud.)*	
Abra o clampe inferior até que o equipo esteja cheio de líquido; depois, clampeie novamente.	Eliminar o ar do equipo.
Abra o clampe acima do recipiente calibrado, encha a bureta com o volume desejado de líquido e clampeie novamente.	Oferecer diluente para o medicamento.
Higienize a conexão de injeção no recipiente calibrado.	Remover os microrganismos colonizantes.

(continua)

Usando um dispositivo para controle de volume *(continuação)*

IMPLEMENTAÇÃO *(continuação)*

Instile o medicamento preparado (Fig. C).	Preparar a medicação para ser administrada.
Instilando o medicamento. (Copyright B. Proud.)	
Gire a bureta para trás e para frente. Conecte o equipo ao cateter intravenoso do paciente. Abra o clampe inferior e regule o gotejo. Coloque uma etiqueta na bureta, identificando o nome da medicação, a dose, o horário em que foi acrescentada e suas iniciais (Fig. D).	Misturar completamente a medicação e a solução. Completar o circuito para administração do medicamento intravenoso. Continuar a administração da reposição hídrica. Oferecer informações para outros profissionais de saúde.
Fixação do rótulo do medicamento. (Copyright B. Proud.)	
Volte antes do horário em que o medicamento deva terminar de ser instilado. Libere o clampe superior quando a bureta estiver vazia e encha-a novamente com líquido para a próxima hora. Reajuste a taxa, se for necessário. Retire o rótulo do medicamento que está na bureta.	Facilitar a manutenção da terapia hídrica. Continuar a administração da reposição hídrica. Adequar as diferenças entre as taxas de administração de medicamento e de fluido. Não tem mais função após o medicamento ter sido instilado.

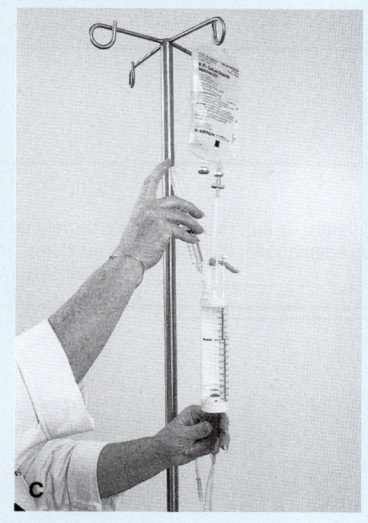

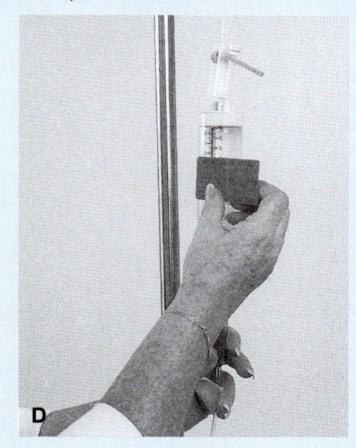

(continua)

Usando um dispositivo para controle de volume *(continuação)*

Avaliação
- A solução medicamentosa é instilada no período especificado.
- O paciente não apresenta efeitos adversos.

Documentação
- Dados sobre a avaliação do paciente e do local.
- Data, hora, medicação, dose e iniciais.
- Solução à qual a medicação foi adicionada.
- Resposta do paciente.

EXEMPLO DE DOCUMENTAÇÃO*

Data e hora: Azactam (Aztreonam) 1 g adicionado a 100 mL de solução glicosa 5 %, dentro da bureta para controle de volume e instilada por via intravenosa por 60 minutos. O local não está irritado, sensível ou edemaciado. Pulmões com sons claros. 100 mL de urina eliminados nos 60 minutos anteriores. _____ ASSINATURA / FUNÇÃO.

* N. de R.T.: Geralmente a administração de medicamentos é documentada no RAM.

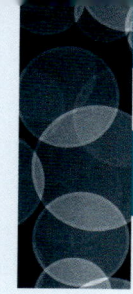

UNIDADE 9
Exercícios finais da Unidade 9 – Capítulos 32, 33, 34 e 35

Seção 1: Revendo o que você aprendeu

Atividade A: *Preencha os espaços escolhendo a palavra correta nas opções entre parênteses.*

1. Os medicamentos têm um nome _____ que é a denominação química e não é protegido pela marca registrada de uma empresa. (marca, genérico, proprietário)

2. A aplicação de um medicamento na pele ou na membrana mucosa é um exemplo de via _____ de administração medicamentosa. (inalatória, parental, tópica)

3. Aplicação _____ é o método de aplicação de um medicamento na pele que permite absorção passiva. (cutânea, inunção, transdérmica)

4. _____ é um medicamento usado para dilatar as artérias coronárias. (Estrogênio, Nitroglicerina, Escopolamina)

5. A parte da seringa que contém o medicamento denomina-se _____. (cilindro, êmbolo, ponteira)

6. Com uma injeção _____, faz-se a administração parenteral entre as camadas da pele. (intradérmica, intravenosa, subcutânea)

7. Uma medicação não diluída aplicada rapidamente numa veia é conhecida por administração _____. (em *bólus*, superposta, *soluset*)

8. Os cateteres _____ são inseridos numa veia central, sendo que parte do cateter é fixada no tecido subcutâneo. (implantável, percutâneo, tunelizado)

Atividade B: *Marque cada afirmação como V (Verdadeira) ou F (Falsa). Corrija as afirmações falsas.*

1. V____ F____ Medicamentos que dissolvem em intervalos de tempo são conhecidos por medicações de liberação sustentada.

2. V____ F____ Comprimidos sulcados são medicamentos sólidos fabricados com um sulco no centro.

3. V____ F____ O enfermeiro solicita ao paciente para engolir o medicamento durante a administração sublingual ou bucal.

4. V____ F____ O comprimento das agulhas varia aproximadamente de 6,35 a 8,90 (2 1/2 a 3 1/2 polegadas).

5. V____ F____ Lipoatrofia é o acúmulo de adiposidade subcutânea no sítio de aplicações repetidas de injeções de insulina.

6. V____ F____ As infusões feitas por buretas de controle de volume exigem que se faça a conexão de uma segunda bolsa de solução intravenosa a uma bolsa de solução primária de infusão.

7. V____ F____ Os cateteres de Hickman e de Broviac são exemplos de cateteres implantáveis.

Atividade C: *Escreva o termo correto para cada uma das descrições abaixo.*

1. Substâncias químicas que alteram as funções do corpo: _____.

2. Termo atribuído aos medicamentos revestidos por uma substância que dissolve no estômago: _____.

3. Edema na mucosa nasal que acompanha o uso excessivo de descongestionantes nasais: _____.

4. Câmara inserida em um inalador: _____.

5. Processo de adicionar um diluente a um medicamento em pó antes da administração parenteral: _____.

6. Medicações usadas para destruir ou para lentificar o crescimento de células malignas: _____.

Atividade D: *1. Compare os termos relacionados a sítios de injeções intramusculares na Coluna A com as explicações na Coluna B.*

Coluna A
1. Sítio dorsoglúteo
2. Sítio ventroglúteo
3. Sítio vasto lateral
4. Sítio reto femoral
5. Sítio deltoide

Coluna B
A. Músculos do grupo do quadríceps da parte externa da coxa.
B. Aspecto lateral da parte superior do braço.
C. Aspecto anterior da coxa.
D. Quadrante superior externo da nádega.
E. Músculos médio e mínimo do quadril.

2. Compare os termos relacionados a medicações intravenosas na Coluna A com as explicações na Coluna B.

Coluna A
1. Cateter venoso central
2. Via intravenosa
3. Administração contínua
4. Administração intermitente

Coluna B
A. Instilação de medicação parenteral por várias horas.
B. Instilação de medicação parenteral por vários minutos até 1 hora.
C. Dispositivo que se estende até a veia cava superior.
D. Administração de medicamentos através de veias periféricas.

Atividade E: *1. Estabelecer a diferença entre turboinalador e inaladores com dosímetro, com base nas categorias abaixo.*

	Turboinalador	*Inalador com dosímetro*
Definição		
Método de liberação dos medicamentos:		
Facilidade para usar:		

2. Estabelecer a diferença entre cateteres tunelizados e cateteres percutâneos com base nas categorias abaixo.

	Cateteres tunelizados	*Cateteres percutâneos*
Método de inserção		
Usos		

Atividade F: *Considere a seguinte figura:*

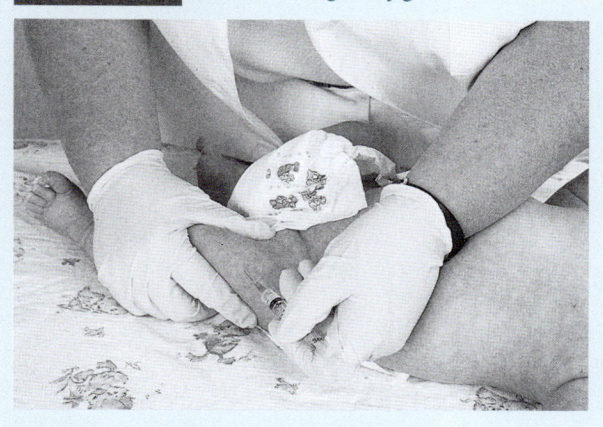

1. Identificar a ilustração apresentada na figura.
2. Explicar a técnica que está sendo usada.

Atividade G: *Para administrar medicamentos tópicos o enfermeiro segue alguns passos para manter a integridade da pele e das membranas mucosas. Escreva nos campos abaixo a sequência correta para administração vaginal tópica.*

1. Pressione o êmbolo uma vez depois que ele atingir a distância adequada no interior da vagina.
2. Insira o aplicador na vagina até atingir a distância recomendada nas orientações da embalagem.
3. Aplique um absorvente sanitário e peça à paciente para permanecer na posição deitada durante pelo menos 10 a 30 minutos.
4. Coloque o medicamento no aplicador e lubrifique a extremidade.
5. Remova o aplicador e coloque-o sobre uma toalha de papel limpa.
6. Peça à paciente para esvaziar a bexiga antes de inserir a medicação.

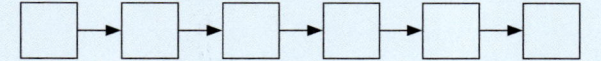

☐ → ☐ → ☐ → ☐ → ☐ → ☐

Atividade H: *Responda as seguintes perguntas.*

1. Quais são os sete componentes de uma prescrição médica?

2. Qual é a finalidade do registro da administração de um medicamento?

3. O que é aplicação por inunção?

4. O que é uma aplicação oftálmica?

5. Quais são os cinco fatores que devem ser levados em consideração na escolha de uma seringa e de uma agulha?

6. O que são cartuchos previamente enchidos?

7. Em que situações as administrações intravenosas são adequadas para os pacientes?

8. Quais são as vantagens do uso de extensores medicamentosos?

Seção II: Revendo o que você aprendeu

Atividade I: *Explique o fundamento lógico das seguintes perguntas.*

1. Porque os comprimidos entéricos revestidos nunca devem ser cortados, triturados ou mastigados?

2. Em que situações as doses métricas podem ser convertidas em medições domésticas?

3. Porque determinados medicamentos são administrados por meio de aplicações cutâneas?

4. Porque as áreas com excesso de pelos devem ser depiladas antes da aplicação de adesivos cutâneos?

5. Porque uma agulha de calibre 18 é mais larga do que uma agulha de calibre 27?

6. Porque as seringas e agulhas convencionais estão sendo redesenhadas?

7. Porque se considera a via intravenosa para administração de medicamentos a mais perigosa?

8. Porque alguns cateteres venosos centrais possuem vários lúmens?

Atividade J: *Responda as seguintes perguntas focando os papéis e as responsabilidades da enfermagem.*

1. Um médico apresenta a lista de medicamentos e as respectivas orientações para aplicação na prescrição para um paciente. Ao transcrever a prescrição dos medicamentos o enfermeiro observa que ela está incompleta.

    a. Que ações imediatas o enfermeiro deveria iniciar nesta situação?

    b. Quais são os cinco "certos" da administração de medicamentos?

2. Um enfermeiro está cuidando de um paciente adulto que está se recuperando de uma apendicectomia e está sentindo dor e desconforto no período pós-operatório. O médico transmite ao enfermeiro instruções por telefone para os cuidados no acompanhamento. Quais os passos que o enfermeiro deverá seguir no momento em que estiver recebendo as instruções telefônicas do médico?

3. Um paciente que está fazendo terapia para abstinência de nicotina recebeu a prescrição na forma de adesivos cutâneos. Como esses adesivos devem ser aplicados?

4. Um médico prescreveu aplicação ótica de neomicina para um paciente com coceira grave na orelha.
   a. Como o enfermeiro poderá instilar esta aplicação?

   b. Qual a diferença entre a administração de medicamentos óticos em adultos e em crianças?

5. Um paciente com diabetes recebeu a prescrição de uma combinação de insulina regular e insulina de ação intermediária.
   a. Que intervenções o enfermeiro deverá seguir no momento em que estiver misturando as insulinas?

   b. Quais iniciativas o enfermeiro deverá tomar na hipótese de lesões por picadas de agulhas?

6. Um enfermeiro está se preparando para aplicar uma injeção intramuscular na região dorsoglútea de um paciente.
   a. Qual processo o enfermeiro deverá seguir para identificar uma marca de referência adequada?

   b. Que danos poderão resultar se o enfermeiro não identificar corretamente o sítio dorsoglúteo?

7. Um médico prescreveu a administração de um medicamento em *bólus* para um paciente. Quais intervenções o enfermeiro deverá executar quando estiver usando um extensor medicamentoso?

Atividade K: *Considere as perguntas abaixo. Discuta-as com seu instrutor ou com seus pares.*

1. Um enfermeiro está cuidando de um adolescente que recebeu prescrição de antibióticos.
   a. Que ações o enfermeiro deverá implementar se o paciente não conseguir engolir os medicamentos?
   b. O enfermeiro poderá usar sondas intestinais ou gástricas para administrar as medicações no paciente?
2. Um médico prescreveu timolol (Timoptic) para um paciente com glaucoma.
   a. Que precauções o enfermeiro deverá tomar ao administrar uma aplicação oftálmica?
   b. O que o enfermeiro deverá fazer se a extremidade do aplicador estiver contaminada?
3. Que ações um enfermeiro deverá iniciar nas situações em que um paciente mostrar sinais de alguma reação alérgica a um medicamento administrado por via parenteral?
4. Um enfermeiro está cuidando de um paciente com queimaduras graves para quem o médico prescreveu medicação para dor por via intravenosa. Qual é o possível fundamento lógico para administrar medicação para dor por esta via?

Seção III: Preparando-se para o NCLEX

Atividade L: *Responda as seguintes perguntas.*

1. Um enfermeiro está cuidando de um paciente cujo registro de administração de medicamentos se refere à amoxilina TID. Com que frequência o enfermeiro deverá administrar este medicamento?
   a. Três vezes ao dia
   b. A cada 3 horas
   c. A cada 3 dias
   d. Durante 3 dias

2. Qual das seguintes intervenções o enfermeiro deverá executar quando estiver administrando medicações líquidas por via oral?
   a. Derramar os líquidos com o rótulo do medicamento na palma da mão
   b. Deixar o copo dosador da medicação sobre uma mesa lateral se o paciente estiver ausente
   c. Oferecer um copo de água junto com a medicação
   d. Pedir ao paciente para hiperestender o pescoço quando estiver tomando o medicamento

3. Que instruções o enfermeiro deverá dar quando estiver ensinando o paciente a usar um inalador com dosímetro? Selecione as alternativas que se aplicarem ao caso.
   a. Agitar o recipiente antes de usar
   b. Expirar rapidamente com os lábios abertos
   c. Flutuar o recipiente em uma vasilha com água
   d. Inalar enquanto estiver pressionando o recipiente
   e. Pedir ao paciente para prender a respiração por 20 segundos

4. Qual é a instrução mais precisa que o enfermeiro poderá transmitir quando estiver ensinando um paciente como usar a medicação nasal prescrita?
   a. Colocar uma toalha enrolada ou um travesseiro sob o pescoço antes da administração
   b. Colocar a extremidade do recipiente à frente da narina
   c. Assegurar que ambas as narinas estejam abertas durante a administração
   d. Permanecer na posição por 1 minuto depois da administração

5. Que considerações importantes o enfermeiro deve ter em mente quando estiver aplicando a técnica em Z para injetar medicações? Selecione as alternativas que se aplicarem ao caso.
   a. Usar a técnica em Z somente nos músculos deltoides
   b. Massagear o sítio da injeção após a aplicação da técnica em Z
   c. Inserir a agulha, aspirar e injetar a medicação
   d. Selecionar um grande sítio muscular para aplicar a injeção
   e. Retirar a agulha e liberar imediatamente a pele esticada

6. Um enfermeiro está se preparando para aplicar uma injeção subcutânea. Que medidas importantes o enfermeiro deverá tomar quando estiver retirando este medicamento de uma ampola?
   a. Segurar a ampola em um ângulo de 45 graus em relação ao corpo
   b. Evitar girar o topo da ampola
   c. Inserir a agulha com filtro ao longo da borda da ampola
   d. Quebrar e retirar o gargalo da ampola

medicamentos antineoplásicos. Qual das seguintes medidas o enfermeiro deverá tomar para evitar sua própria contaminação com os medicamentos antineoplásicos?

   a. Usar um ou dois pares de luvas cirúrgicas sem talco
   b. Derramar álcool a 10% sobre todos os respingos do medicamento
   c. Vestir uma bata cirúrgica com mangas curtas e a parte da frente fechada
   d. Limpar os respingos do medicamento com água

8. Um enfermeiro está cuidando de um paciente que está recebendo uma infusão secundária juntamente com uma solução intravenosa primária. Qual iniciativa o enfermeiro deverá tomar ao administrar a infusão secundária?

   a. Remover a solução secundária refrigerada 10 minutos antes da infusão
   b. Administrar a infusão secundária à mesma taxa que a da infusão primária
   c. Fixar a altura da solução secundária cerca de 25 cm abaixo da solução primária
   d. Limpar a conexão mais superior da sonda primária com algodão embebido em álcool

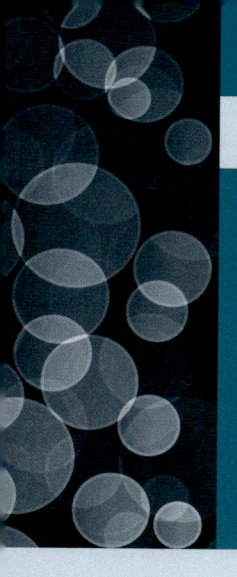

UNIDADE 10
Intervindo em Situações de Emergência

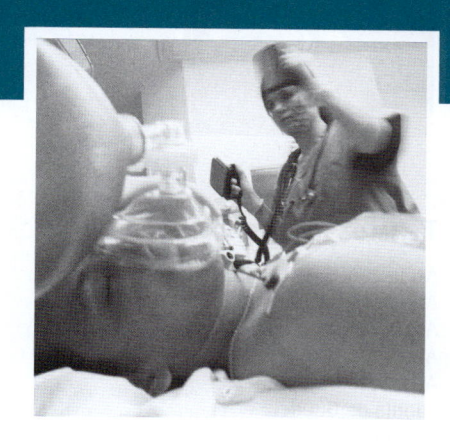

36   Manejo das Vias Aéreas   810

37   Ressuscitação   825

36

Manejo das Vias Aéreas

Objetivos do Ensino

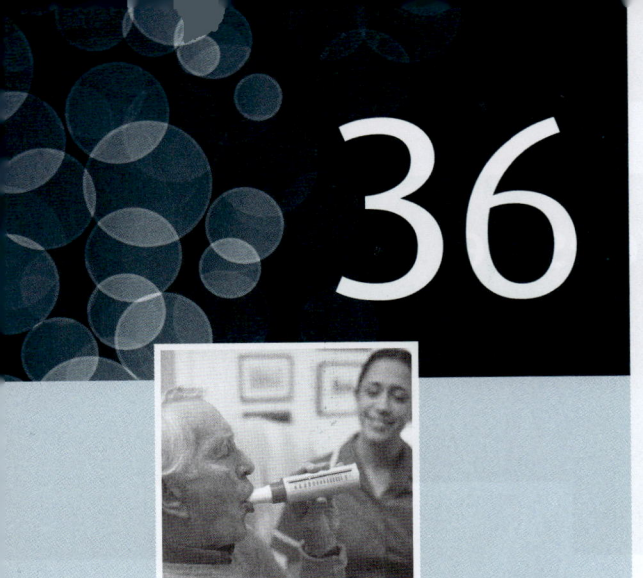

Ao término deste capítulo o leitor deverá ser capaz de:

1. Definir manejo das vias aéreas.
2. Identificar as estruturas que compõem as vias aéreas.
3. Discutir quatro mecanismos naturais que protegem as vias aéreas.
4. Explicar os métodos usados pelos enfermeiros para manter vias aéreas naturais.
5. Citar duas técnicas para liquefazer as secreções respiratórias.
6. Explicar três técnicas de fisioterapia torácica.
7. Descrever, no mínimo, três técnicas de aspiração usadas para retirar secreções das vias aéreas.
8. Discutir duas indicações de inserção de uma via aérea artificial.
9. Citar dois exemplos de vias aéreas artificiais.
10. Identificar três componentes dos cuidados de uma traqueostomia.

Termos principais

Aspiração
Aspiração nasofaríngea
Aspiração nasotraqueal
Aspiração oral
Aspiração orofaríngea
Cânula de Guedel
Cuidados com a traqueostomia
Drenagem postural
Escarro
Fisioterapia torácica
Manutenção das vias aéreas
Muco
Percussão
Terapia inalatória
Traqueostomia
Tubo de traqueostomia
Vias aéreas
Vibração

A principal função do sistema respiratório é permitir a ventilação (movimento de ar para dentro e para fora dos pulmões), de modo que haja uma troca adequada de oxigênio e dióxido de carbono em nível celular (ver o Cap. 21). **Vias aéreas** (sistema coletivo de tubos no trato respiratório superior e inferior) desobstruídas são necessárias para uma adequada ventilação. Muitos fatores podem colocar em risco a permeabilidade das vias aéreas:

- Volume aumentado de **muco** (mistura de água, mucina, células sanguíneas brancas, eletrólitos e células que foram recolhidas por meio do processo natural de substituição tissular)
- Muco espesso
- Fadiga ou fraqueza
- Nível de consciência diminuído
- Tosse ineficaz
- Lesão às vias aéreas

Consequentemente, os enfermeiros às vezes precisam assistir os pacientes com medidas que apoiem ou substituam seus próprios esforços naturais. Este capítulo enfoca a **manutenção das vias aéreas**, ou seja, as habilidades de enfermagem essenciais à manutenção de vias aéreas naturais ou artificiais, em pacientes comprometidos.

Considerações gerontológicas

- Condições que afetam o sistema respiratório estão entre os distúrbios mais comuns que colocam em risco a vida de indivíduos idosos. A gravidade das doenças pulmonares crônicas aumenta com a idade.
- Muitos idosos com alterações pulmonares patológicas possuem história de tabagismo desde a juventude, de trabalho em ocupações que os tenham forçado a inalar poluentes que afetaram seus pulmões, ou de viver por longos anos em áreas industriais conhecidas por emissões tóxicas.
- Na avaliação de idosos é extremamente importante fazer perguntas sobre a presença recente de tosse, sobre o tempo de presença da tosse, além de observar e descrever os tipos de escarro.
- Caso não seja aliviada rapidamente, a tosse seca e persistente poderá consumir energia dos idosos e resultar em fadiga.

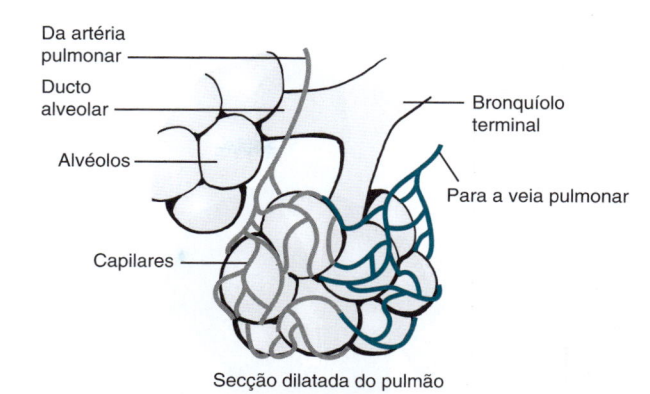

FIGURA 36.1 As vias aéreas e as estruturas associadas.

AS VIAS AÉREAS

As vias aéreas superiores são compostas pelo nariz e pela faringe, que é subdividida em nasofaringe, orofaringe e laringofaringe. As vias aéreas inferiores consistem em traqueia, brônquios, bronquíolos e alvéolos. Os gases circulam por essas estruturas, entrando e saindo do sangue (Fig. 36.1).

Certas estruturas protegem as vias aéreas de uma ampla variedade de substâncias inaladas. Elas incluem a epiglote, a cartilagem traqueal, as mucosas e os cílios. A *epiglote* é uma protusão de cartilagem flexível que se localiza acima da laringe. Ela funciona como uma pálpebra, que se fecha durante a deglutição, ajudando a direcionar líquidos e alimentos ao esôfago, em vez de irem para o trato respiratório. Os anéis da *cartilagem traqueal* asseguram que a traqueia, porção das vias aéreas sob a laringe, permaneça aberta. As *mucosas*, um tipo de tecido do qual é secretado muco, revestem as passagens respiratórias. O muco pegajoso prende matérias particuladas. Projeções que se assemelham a pelos, chamadas *cílios*, expulsam, para fora das vias aéreas inferiores, os resíduos nelas capturados (Fig. 36.2).

Vários mecanismos mantêm as vias aéreas abertas. Por exemplo, espirrar ou assoar o nariz pode remover os resíduos daquele local. A tosse, a expectoração ou a deglutição removem o **escarro** (muco elevado ao nível das vias aéreas superiores).

Considerações gerontológicas

- Troca reduzida de ar e eficiência ventilatória reduzida são as alterações principais relacionadas à idade que afetam o sistema respiratório de indivíduos idosos.
- As estruturas musculares da laringe tendem a atrofiar com o avanço da idade, podendo afetar a limpeza das vias aéreas.
- Geralmente, as bases pulmonares de idosos recebem menos ventilação, contribuindo para a retenção de secreções, troca reduzida de ar e comprometimento da ventilação. Os cílios respiratórios se tornam menos eficientes com a idade, predispondo as pessoas idosas a uma incidência elevada de pneumonia.
- A redução na resistência dos músculos respiratórios acessórios, o aumento na rigidez da parede torácica e a redução no reflexo da tosse faz os idosos sentirem mais dificuldade para tossir produtiva e efetivamente.
- Pessoas idosas com dificuldades para engolir (disfagia), em geral associadas a acidentes vasculares cerebrais ou estágios intermediários e tardios de demência, são mais vulneráveis a pneumonia por aspiração. A avaliação da disfagia é importante na implementação de intervenções adequadas para evitar a aspiração.

MANUTENÇÃO DAS VIAS AÉREAS NATURAIS

Os métodos mais comuns para a manutenção das vias aéreas naturais são a continuidade das secreções respiratórias umidificadas, a promoção da mobilização e da expectoração dessas secreções mediante fisioterapia e a remoção mecânica do muco das vias aéreas por meio de aspiração.

Umidificando as secreções

O organismo produz muco continuamente. O volume de água no muco afeta sua *viscosidade*, ou espessura. A *hidratação*, processo de provimento adequado da ingestão hídrica, tende a manter as mucosas umedecidas e o muco mais fino. Essa consistência facilita a expectoração (ver o Cap. 16). Uma atividade de enfermagem fundamental é garantir que os pacientes estejam bem hidratados.

Além disso, os enfermeiros podem ajudar com a **terapia inalatória** (tratamentos respiratórios que oferecem uma mistura de oxigênio, umidificação e medicamentos em aerossol diretamente aos pulmões). O aerossol é administrado por meio de uma máscara ou de um dispositivo bucal que é segurado manualmente (Fig. 36.3, ver também o Cap. 33). A terapia com aerossol melhora a respiração, estimula a tosse espontânea e ajuda os pacientes a trazerem o catarro para as vias superiores,

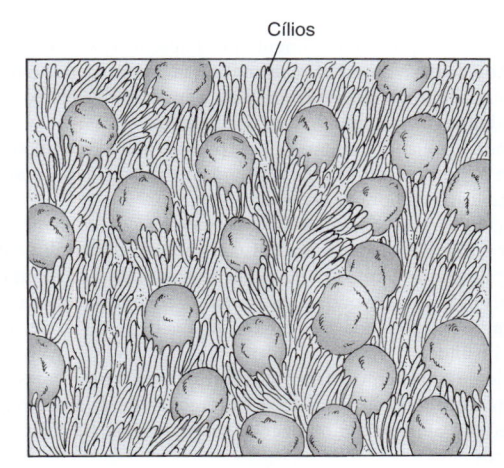

FIGURA 36.2 Cílios e células produtoras de muco.

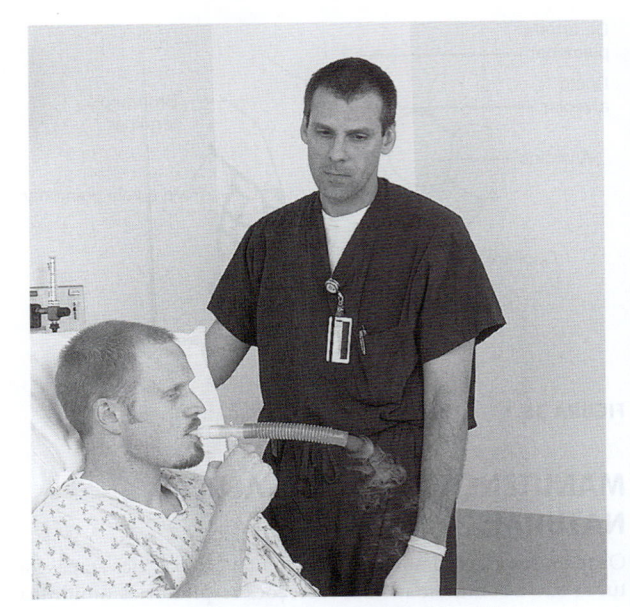

FIGURA 36.3 Terapia inalatória. (Copyright B. Proud.)

com propósitos diagnósticos (ver Orientações de Enfermagem 36.1).

Mobilizando as secreções

Para ajudar os pacientes a mobilizarem as secreções das vias aéreas distais, os profissionais da área da saúde frequentemente usam a **fisioterapia torácica** (técnicas que incluem a drenagem postural, a percussão e a vibração). Ela costuma ser indicada para pacientes com doenças respiratórias crônicas que têm dificuldade para tossir ou trazer para as vias superiores o muco mais espesso.

Ensinando o paciente e a família 36.1
Realizando drenagem postural

O enfermeiro ensinará os seguintes pontos ao paciente e a sua família:

- Planeje realizar a drenagem postural 2 a 4 vezes ao dia (o que pode ser antes das refeições e na hora de dormir).
- Administre os medicamentos inalatórios prescritos (ver o Cap. 33) antes de fazer a drenagem postural.
- Tenha lenços de papel e recipiente à prova d'água por perto para coletar o catarro expectorado.
- Posicione-se de modo a drenar as áreas apropriadas dos pulmões.
- Tussa e expectore as secreções que drenam para as vias aéreas superiores.
- Permaneça em cada uma das posições prescritas por pelo menos 15 a 30 minutos (não mais do que 45 minutos).
- Recoloque-se em posição confortável, após expectorar o volume normal de catarro ou se ficar cansado, sentir-se tonto ou apresentar pulsação rápida, dificuldade respiratória ou dor no peito.

Considerações gerontológicas

- Exercícios de respiração profunda podem melhorar a capacidade de eliminar secreções em pacientes idosos.

Drenagem postural

A **drenagem postural** é uma técnica de posicionamento que promove a drenagem gravitacional das secreções de vários lobos ou segmentos pulmonares (Fig. 36.4). Na maioria dos hospitais, os fisioterapeutas são responsáveis pela drenagem postural. Em instituições de cuidados prolongados, todavia, os enfermeiros podem ensinar os pacientes e seus familiares a realizar essa técnica (ver Ensinando o paciente e a família 36.1). A combinação da drenagem postural com a percussão e a vibração melhora sua efetividade de uma forma geral.

ORIENTAÇÕES DE ENFERMAGEM 36.1

Coletando uma amostra de escarro

- Planeje a coleta de uma amostra de escarro logo após o paciente acordar ou após um tratamento por inalação. Esse intervalo permite a coleta quando há mais muco, em estado menos espesso.
- Obtenha um recipiente estéril para a amostra de escarro. A esterilidade evita a contaminação da amostra.
- Ajude o paciente a sentar-se. Essa posição oferece condições para que ele inspire um volume maior de ar e consiga fazer mais força para tossir na hora de escarrar.
- Encoraje o paciente a enxaguar a boca com água corrente. A água corrente remove alguns microrganismos e resíduos alimentares.
- Explique que a amostra desejada deve vir das vias respiratórias mais profundas, e não da saliva que se encontra na boca. A correta instrução ajuda a evitar resultados de testes inconclusivos ou inválidos.
- Oriente o paciente a fazer várias respirações profundas, tentar uma tosse forçada e expectorar no recipiente da amostra. Essas medidas ajudam a mobilizar as secreções das vias aéreas inferiores.
- Colete pelo menos 1 a 3 mL (cerca de meia colher de chá) como amostra. Essa quantidade é suficiente para análise.
- Ponha luvas e feche bem o recipiente com a amostra em um saco plástico transparente. Esses passos reduzem o potencial para transmissão de microrganismos.
- Ofereça higiene oral ao paciente. Isso promove o conforto e o bem-estar.
- Prenda um rótulo e anexe a solicitação do exame à amostra. Fazendo isso, garante-se uma identificação correta da amostra e do procedimento de teste.
- Leve imediatamente a amostra ao laboratório. A pronta entrega facilita a análise rápida e correta da amostra.
- Documente, no prontuário médico do paciente, a aparência da amostra coletada e sua entrega ao laboratório. Esses registros oferecem dados avaliativos e informações sobre a disposição da amostra.

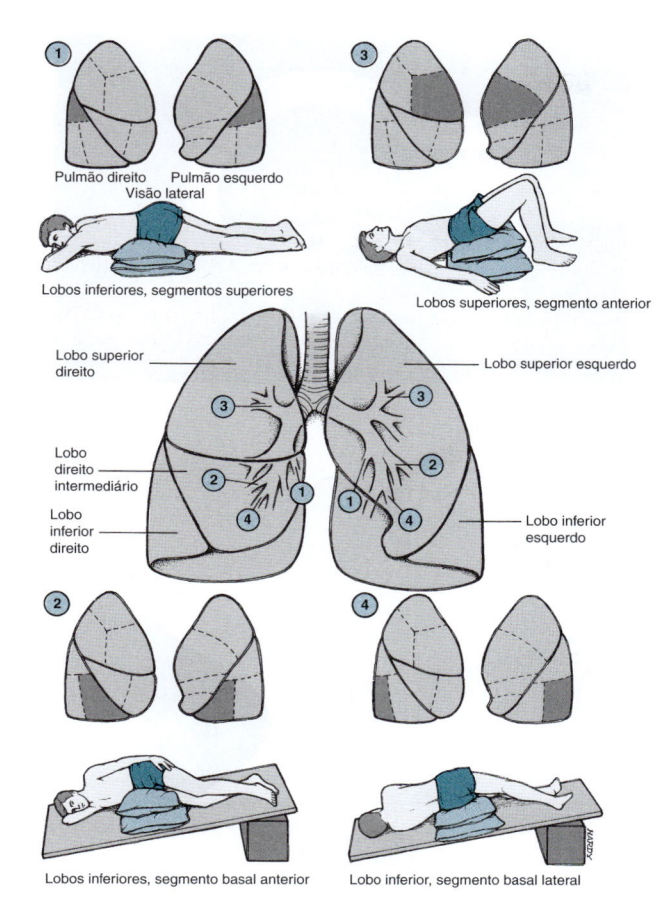

FIGURA 36.4 Segmentos pulmonares e posições correspondentes para drenagem postural. (Rosdahl, C. [2007] Textbook of basic nursing. 9th ed. Philadelphia: Lippincott Williams & Wilkins.)

Percussão

A **percussão** (manobras rítmicas nas paredes do tórax) ajuda a deslocar as secreções respiratórias que aderem às paredes brônquicas. Para realizá-la, o enfermeiro curva as mãos como conchas, como se carregassem água. Aplica as mãos em concha ao peito do paciente como se estivesse prendendo o ar entre elas e a parede torácica do paciente (Fig. 36.5). Ele realiza a percussão

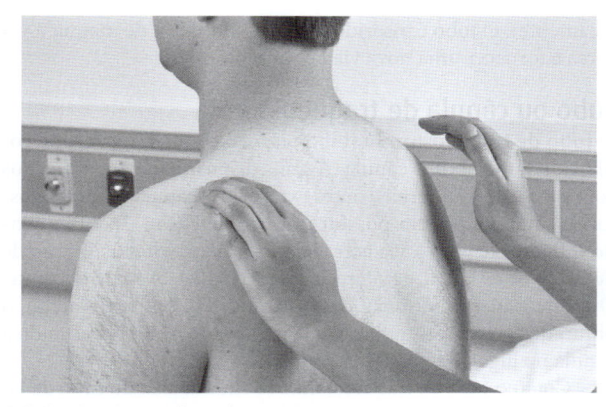

FIGURA 36.5 Realizando a percussão.

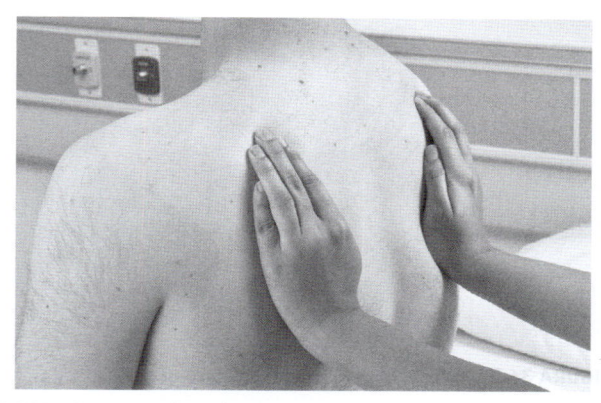

FIGURA 36.6 Realizando a vibração.

por 3 a 5 minutos em cada posição da drenagem postural, tomando cuidado para evitar manobras sobre as mamas das mulheres e sobre áreas em que haja lesões torácicas ou doenças ósseas.

Vibração

A **vibração** usa as palmas das mãos para sacudir o tecido subjacente e afrouxar as secreções retidas. O enfermeiro coloca as mãos sobre o peito ou as costas do paciente durante a inalação e, então, vibra-as enquanto o paciente expira, de modo a aumentar a intensidade da expiração (Fig. 36.6). A vibração é utilizada com a percussão ou como uma alternativa a ela, especialmente em pacientes muito enfraquecidos.

Aspirando as secreções

A **aspiração** conta com a aplicação de pressão negativa (vácuo) para remover secreções líquidas, com o uso de um cateter. A quantidade de pressão negativa varia, dependendo do paciente e do tipo de equipamento para aspiração utilizado (Tab. 36.1). Os enfermeiros podem aspirar as vias aéreas superiores, as vias aéreas inferiores ou ambas. Em todas as situações, eles fazem a aspiração a partir do nariz ou da boca (Habilidade 36.1).

A **aspiração nasofaríngea** (remoção de secreções da garganta por meio de um cateter inserido pelo nariz) é mais comum do que a **aspiração nasotraqueal** (remoção de secreções da porção superior das vias aéreas inferiores, por meio de um cateter inserido pelo nariz). As cânulas nasais conhecidas como cornetas (Fig. 36.7), podem ser usadas para proteger as narinas, caso frequentes aspirações sejam necessárias. Um método alternativo é a **aspiração orofaríngea** (remoção de secreções da garganta por meio de um cateter inserido pela boca). Os enfermeiros realizam a **aspiração oral** (retirada de secreções da boca) com um dispositivo chamado cateter com ponta de sucção Yankaeur ou cateter para aspiração (Fig. 36.8).

TABELA 36.1 Variações na pressão da aspiração

IDADE	ASPIRAÇÃO DE PAREDE	MÁQUINA DE ASPIRAÇÃO PORTÁTIL
Adultos	100 – 140 mmHg	10 – 15 mmHg
Crianças	95 – 100 mmHg	5 – 10 mmHg
Bebês	50 – 95 mmHg	2 – 5 mmHg

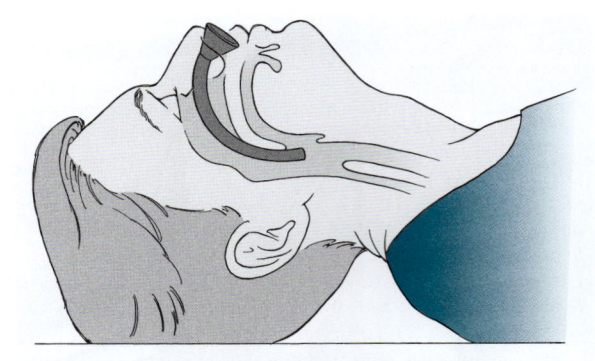

FIGURA 36.7 Colocação de uma corneta nasofaríngea.

> ▶ **Pare, Pense e Responda – Quadro 36.1**
> Além de uma SpO_2 inferior a 90%, quais são os sinais ou sintomas manifestados por uma pessoa com hipóxia?

MANUTENÇÃO DAS VIAS AÉREAS ARTIFICIAIS

Os pacientes que apresentam risco de obstrução das vias aéreas ou que requerem o uso de ventilação mecânica por longos períodos são candidatos a uma via aérea artificial. Dois tipos comuns são via aérea oral e tubo de traqueostomia.

Cânula oral ou de Guedel

A cânula oral é um dispositivo curvo que mantém a língua em repouso posicionada para frente no interior da boca, evitando que ela obstrua as vias aéreas superiores (Fig. 36.9). Em geral, ela é utilizada no cuidado de pacientes inconscientes que não conseguem proteger as próprias vias aéreas, como os que se recuperam de uma anestesia geral ou de uma doença repentina. Os enfermeiros inserem as cânulas orais, que normalmente permanecem no paciente por um curto período de tempo (ver Orientações de Enfermagem 36.2).

Traqueostomia

Os pacientes menos estáveis, que apresentam alguma obstrução nas vias aéreas superiores ou que requerem a utilização prolongada de ventilação mecânica e oxigenação, são os maiores candidatos a uma **traqueostomia** (abertura na traqueia, criada cirur-

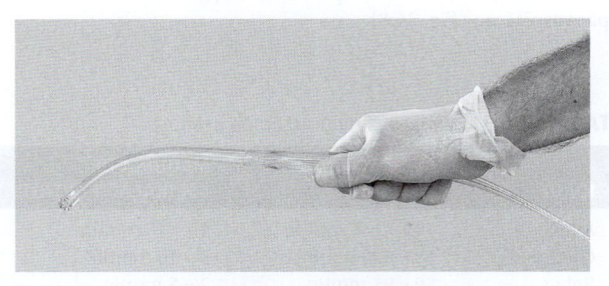

FIGURA 36.8 Dispositivo com ponta de sucção Yankaeur para aspiração oral. (Copyright B. Proud.)

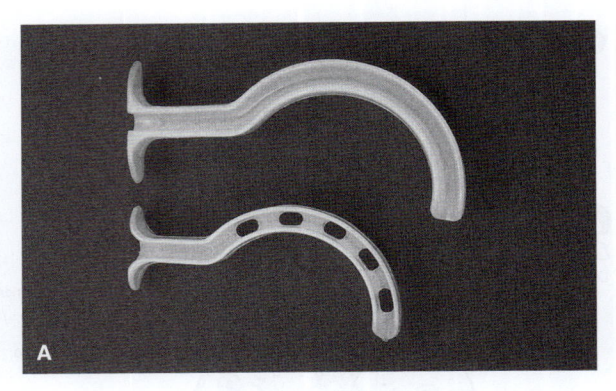

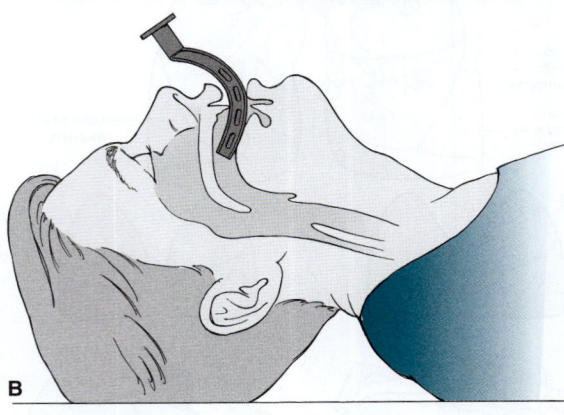

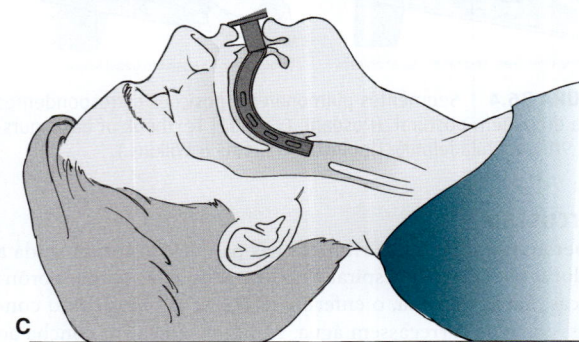

FIGURA 36.9 (**A**) Exemplos de cânulas orais. (**B**) Posição inicial de inserção. (**C**) Posição final depois da rotação.

gicamente). O tubo é inserido pelo orifício, a fim de manter a via aérea e fornecer uma nova via de ventilação.

Tubo ou cânula de traqueostomia

O **tubo de traqueostomia** (tubo plástico côncavo e curvo) é conhecido também por cânula. Alguns dispositivos são fabricados com uma cânula interna e outra externa. As cânulas de traqueostomia também podem possuir um balonete (Fig. 36.10); quando inflado, ele veda a via aérea superior para evitar aspiração de líquidos orais, além de oferecer uma ventilação mais eficiente. Durante a inserção inicial dessa cânula, um outro elemento, o obturador (espécie de guia curva), é utilizado. Uma vez estando a cânula no lugar, o obturador é removido.

Como o tubo de traqueostomia se situa abaixo do nível da laringe, os pacientes não conseguem falar. A comunicação pode envol-

ORIENTAÇÕES DE ENFERMAGEM 36.2

Inserindo uma cânula oral

- Reúna os seguintes itens: cânulas orais de vários tamanhos (a maioria dos adultos sente-se bem com uma de 80 mm), luvas, abaixador de língua e equipamento de aspiração. A reunião antecipada dos materiais promove a organização e o controle eficiente do tempo.
- Coloque a cânula sobre o lado externo da face do paciente, de modo que a frente fique paralela aos dentes frontais. Observe se a parte de trás da cânula alcança o ângulo da mandíbula. A avaliação determina o tamanho adequado a ser usado (uma cânula muito curta será ineficiente. Se ela for muito comprida, irá deprimir a epiglote, potencializando o risco de obstrução de uma via aérea).
- Lave as mãos ou realize fricção com produto à base de álcool (ver o Cap. 10); coloque luvas limpas. Essas medidas reduzem a transmissão de microrganismos.
- Explique o procedimento ao paciente. As orientações oferecem informações que mesmo pacientes inconscientes podem compreender, apesar de não poderem responder verbalmente.
- Faça aspiração oral, se necessário. Ela retira a saliva da boca e evita aspiração pulmonar.
- Coloque o paciente em posição supina, com o pescoço hiperestendido, a menos que contraindicado. Essa posição abre a via aérea e facilita a inserção.
- Abra a boca do paciente, usando um dedo enluvado ou o abaixador de língua. Isso evita lesões aos dentes durante a inserção.
- Segure a cânula de modo que a extremidade curva aponte para cima na direção do céu da boca (ver a Fig. 36.9B) ou na direção da lateral da face. Insira-a até sua metade. Esse posicionamento evita empurrar a língua para a faringe durante a inserção.
- Gire a cânula sobre a parte superior da língua e continue a inserção até que a borda da frente encontre os lábios (ver a Fig. 36.9C). Isto garante que a via aérea artificial siga a curvatura natural da via aérea superior.
- Avalie a respiração. A verificação da respiração indica que a via aérea natural está patente.
- Remova a cânula a cada 4 horas, ofereça higiene oral, limpe e a reinsira. A higiene oral e a limpeza da cânula removem as bactérias transitórias e promovem a integridade da mucosa oral.
- A medida que o nível de consciência do paciente melhora, muitos deles extubam-se sozinhos.

ver a escrita ou a leitura dos lábios do paciente. Estar incapacitado para chamar ajuda, em caso de necessidade, é uma situação assustadora; por essa razão, o enfermeiro deve verificar os pacientes com frequência e responder imediatamente quando eles sinalizarem.

▶ **Pare, Pense e Responda – Quadro 36.2**
Discuta os efeitos físicos e psicológicos que um paciente traqueostomizado pode apresentar em consequência de estar incapacitado de falar.

Aspiração da traqueostomia

A maioria dos pacientes com traqueostomia exige aspirações frequentes. Embora possam tossir, a força da tosse pode ser ineficaz na tarefa de desobstruir completamente suas vias aéreas ou a tosse pode ser inadequada, considerando-se o volume de secreções respiratórias. Sendo assim, a aspiração faz-se necessária sempre que houver abundância de secreções.

A aspiração de uma traqueostomia é feita da mesma maneira que a aspiração nasotraqueal, a não ser pelo fato de o cateter ser inserido por meio do tubo de traqueostomia, em vez do nariz (Fig. 36.11). Ao aspirar uma traqueostomia, o enfermeiro insere o cateter em uma distância menor (aproximadamente 10 a 12,5 cm ou até que haja resistência) porque o tubo já está dentro da traqueia. A resistência é causada pelo contato entre a extremidade do cateter e a carina, o sulco situado na terminação inferior da cartilagem traqueal, onde se localizam os brônquios principais. O enfermeiro, então, sobe o cateter cerca de 1,25 cm e a aspiração é realizada.*

Considerações gerontológicas

- Os idosos correm mais risco de arritmias cardíacas durante as aspirações porque muitos indivíduos têm hipoxemia preexistente causada por enfermidades e por alterações ventilatórias relacionadas à idade.*

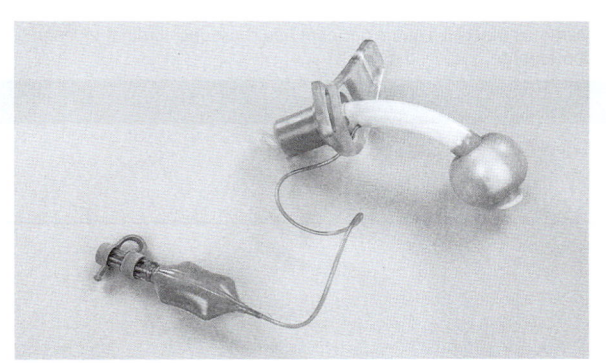

FIGURA 36.10 Tubo de traqueostomia com balonete. (Copyright B.Proud.)

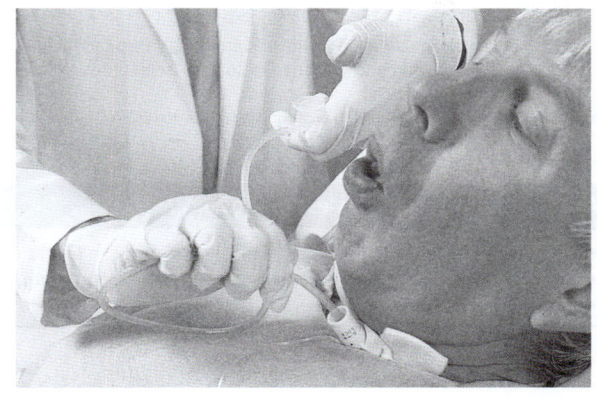

FIGURA 36.11 Aspiração por meio de um tubo de traqueostomia. (Cortesia do Swedish Hospital Medical Center.)

---
* N. de R.T.: Bradicardia durante a aspiração de vias aéreas pode estar também relacionada ao estímulo do nervo vago. O enfermeiro deve estar atento a tal alteração.

Cuidados com a traqueostomia

Os **cuidados com a traqueostomia** envolvem a limpeza da pele em torno do estoma, a troca do curativo e a limpeza da cânula interna (Habilidade 36.2). Os enfermeiros realizam os cuidados com a traqueostomia pelo menos a cada oito horas ou conforme a necessidade dos pacientes, para evitar que as secreções ressequem, o que estreita ou obstrui as vias aéreas. A aspiração traqueal deverá ser feita em separado ou concomitantemente com os cuidados da traqueostomia.

IMPLICAÇÕES PARA A ENFERMAGEM

A manutenção das vias aéreas permeáveis e abertas constitui uma prioridade nos cuidados de enfermagem. A falta de oxigênio, por mais de 4 a 6 minutos, pode resultar em morte ou em danos cerebrais permanentes. Portanto, é fundamental identificar os diagnósticos de enfermagem que se aplicam a problemas respiratórios e planejar os cuidados corretamente, em se tratando de pacientes de risco. Alguns diagnósticos de enfermagem possíveis incluem:

- Desobstrução Ineficaz das Vias Aéreas
- Troca de Gases Prejudicada
- Risco de Infecção
- Ventilação Espontânea Prejudicada
- Ansiedade
- Conhecimento Deficiente

O Plano de Cuidados de Enfermagem 36.1 mostra como o processo de enfermagem se aplica a um paciente com o diagnóstico de enfermagem de Desobstrução Ineficaz das Vias Aéreas, definida na taxonomia da NANDA-I (p. 421), em 2012, como "incapacidade de eliminar secreções ou obstruções do trato respiratório para manter a desobstrução da via aérea".

PLANO DE CUIDADOS DE ENFERMAGEM 36.1 — Desobstrução ineficaz das vias aéreas

Investigação

- Observe as características da respiração do paciente e de sua capacidade de tossir vigorosamente.
- Avalie o escarro em busca de evidências de consistência viscosa.
- Ausculte os pulmões para detectar sons respiratórios adventícios que sugiram a retenção de secreções.
- Verifique os sinais vitais a fim de detectar oxigenação prejudicada
- Revise a história médica do paciente em busca de condições que possam alterar a capacidade de proteger e desobstruir as vias aéreas: diminuição do nível de consciência, fraqueza incomum ou fadiga fácil, dor moderada à severa, incisão cirúrgica sobre o tórax ou abdome.
- Observe se a ingestão hídrica do paciente está adequada.

Diagnóstico de enfermagem: Desobstrução ineficaz das vias aéreas relacionada à retenção de secreções, como manifestado por tosse fraca e persistente, sem suspensão do catarro, respirações rápidas e superficiais, uso dos músculos acessórios, murmúrios inspiratórios audíveis na porção distal do lobo superior direito, anterior e posteriormente, e história de tabagismo de dois maços de cigarro por dia.

Resultado esperado: As vias aéreas do paciente ficarão efetivamente desobstruídas, conforme evidenciado pela suspensão do escarro em quantidade suficiente para manter os sons pulmonares limpos, até 4/12.

Intervenções	Justificativas
Ausculte os pulmões a cada turno e antes e depois de tossir ou realizar outra terapia respiratória.	A ausculta oferece dados indicativos da presença ou ausência de secreções respiratórias retidas.
Mantenha a cabeceira da cama elevada.	A posição de Fowler ajuda a oferecer máxima amplitude durante a expansão pulmonar.
Mantenha uma ingesta hídrica de 2.000 a 3.000 mL em 24 horas, à escolha do paciente (evitar leite).	A manutenção do paciente bem hidratado ajuda a deixar o muco respiratório menos espesso.
Oriente o paciente a fazer três respirações profundas, inspirando pelo nariz e expirando pela boca, inclinando-se para frente e tossindo vigorosamente.	A respiração profunda dilata as vias aéreas, estimula a produção de surfactante e expande a superfície pulmonar. A tosse afrouxa e força as secreções para dentro dos brônquios (Carpenito-Moyet, 2005).
Realize aspiração oral/faríngea, caso as secreções estejam fluidas, mas o paciente não consiga expectorá-las.	A pressão negativa produz um efeito de torque, que pode remover as secreções mucoides que o paciente não consegue eliminar independentemente.

Avaliação dos resultados esperados:

- O paciente está orientado sobre técnicas de respiração profunda e tosse vigorosa.
- O paciente consegue suspender o escarro espesso e purulento, após a respiração e a tosse.
- Os sons pulmonares estão menos congestionados.

EXERCÍCIOS DE PENSAMENTO CRÍTICO

1. Que sugestões você poderia fazer para incentivar um indivíduo a parar de fumar?
2. Quais doenças pulmonares poderiam ser diagnosticadas por meio da análise de uma amostra de escarro, e que ações de enfermagem poderiam facilitar o exame preciso do espécime coletado?
3. Porque as posições do corpo que colocam a abaixo num nível mais baixo do que o tórax facilita a expectoração de secreções pulmonares?
4. Discuta formas de aliviar a ansiedade de um paciente traqueostomizado que necessita fazer aspirações frequentes, mas sente medo de ser incapaz de obter assistência quando for preciso.

QUESTÕES DE REVISÃO – ESTILO DO NCLEX

1. Além de descrever as características da tosse de um cliente, que outras informações seria mais importante documentar?
    1. A história familiar de doença respiratória do paciente.
    2. A avaliação atual dos sinais vitais do paciente.
    3. A aparência das secreções respiratórias.
    4. Tipos de autotratamento que podem ser usados pelo paciente.
2. Se todas as seguintes medidas de enfermagem forem possíveis, qual delas seria mais útil no planejamento de obtenção de uma amostra de escarro?
    1. Oferecer ao paciente uma generosa ingestão hídrica.
    2. Auxiliar o paciente a mudar de posição regularmente.
    3. Solicitar ao nutricionista que envie uma dieta rica em proteínas.
    4. Assegurar que o paciente tenha períodos suficientes de repouso.
3. Qual é a melhor hora do dia para que o enfermeiro consiga obter uma amostra de escarro?
    1. Antes do horário de dormir.
    2. Após uma refeição.
    3. Entre as refeições.
    4. Na hora de acordar.
4. Ao aspirar um paciente traqueostomizado, quando é o momento mais adequado de ocluir o orifício do cateter de aspiração?
    1. Ao inserir o cateter.
    2. Quando estiver dentro da cânula interna.
    3. Quando retirar o cateter.
    4. Quando o paciente começar a tossir.
5. Ao aspirar as vias aéreas de um paciente com traqueostomia, o enfermeiro aplica aspiração por não mais do que
    1. 5 a 7 segundos.
    2. 10 a 15 segundos.
    3. 15 a 20 segundos.
    4. 20 a 30 segundos.

HABILIDADE 36.1 Aspirando as vias aéreas

Ação sugerida	Justificativa
INVESTIGAÇÃO	
Avalie os sons pulmonares, o esforço respiratório e o nível de saturação de oxigênio do paciente.	Determinar a necessidade de aspiração.
Determine quanto o paciente compreende sobre a aspiração das vias aéreas.	Oferecer uma oportunidade de educação para saúde.
Examine o nariz para determinar qual narina está mais desobstruída.	Facilitar a inserção do cateter.
PLANEJAMENTO	
Considere a utilização de um escudo facial e de um avental, além do uso das luvas, ao aspirar um paciente.	O enfermeiro pode optar pelo uso do escudo facial ou do avental como parte das precauções padrão.
Obtenha um *kit* de aspiração. Todos os *kits* contêm uma cuba e uma ou duas luvas estéreis. Alguns pacotes também têm um cateter de aspiração esterilizado.	Promover a organização e o controle eficiente do tempo.
Se o *kit* não incluir o cateter, selecione um que não oclua a narina; normalmente, um cateter de 12 a 18F é adequado para um adulto.	Promover o conforto e reduzir o potencial de lesão.
Tenha um frasco de solução salina fisiológica e um aparelho de aspiração, caso não haja uma tomada na parede.	Obter itens que não estejam pré-embalados.
Acople o frasco à tomada na parede ou conecte a máquina de aspiração portátil a uma tomada elétrica.	Obter uma fonte de pressão negativa.
Conecte a extensão de aspiração ao frasco.	Obter um meio de conectar o frasco ao cateter de aspiração.
Ligue a máquina, oclua a sonda de aspiração e ajuste o calibre da pressão para a quantidade desejada.	Garantir uma pressão segura durante a aspiração.
Abra o recipiente de solução salina.	Reduzir o risco de contaminação posterior.
IMPLEMENTAÇÃO	
Feche a cortina de privacidade.	Demonstrar respeito pelo paciente.
Eleve a cabeceira da cama, a menos que seja contraindicado.	Auxiliar na ventilação.
Lave as mãos ou realize antissepsia por meio de fricção com álcool (ver o Cap.10).	Reduzir a transmissão de microrganismos.
Pré-oxigene o paciente por 1 a 2 minutos, até que a SpO_2 seja mantida entre 95 e 100%.*	Reduzir o risco de hipoxemia.
Abra o *kit* de aspiração, sem contaminar seu conteúdo.	Seguir os princípios de assepsia.
Coloque a(s) luva(s) estéril(éis). Havendo apenas uma no *kit*, ponha uma luva de procedimento limpa na mão não dominante e, então, coloque a estéril na mão dominante.	Evitar a transmissão de microrganismos.
Derrame solução salina fisiológica na bacia, usando a mão não dominante.	Preparar a solução para umedecer e enxaguar o cateter.
Considere contaminada a mão não dominante.	Seguir os princípios de assepsia.
Segure o extensor com sua mão estéril (dominante) e conecte-o ao cateter de aspiração (Fig. A).	Concluir o circuito para aplicação da aspiração.

Conectando o cateter. (Copyright B. Proud.)

(continua)

* N. de R.T.: Em pacientes eupneicos, com saturação de O_2 entre 95 e 100%, respirando ar ambiente, não há necessidade de pré-oxigenar.

Aspirando as vias aéreas *(continuação)*

IMPLEMENTAÇÃO *(continuação)*

Coloque a extremidade do cateter na solução salina e oclua o orifício de ventilação (Fig. B).	Umedecer as superfícies interna e externa do cateter; reduzir a fricção e facilitar a inserção.

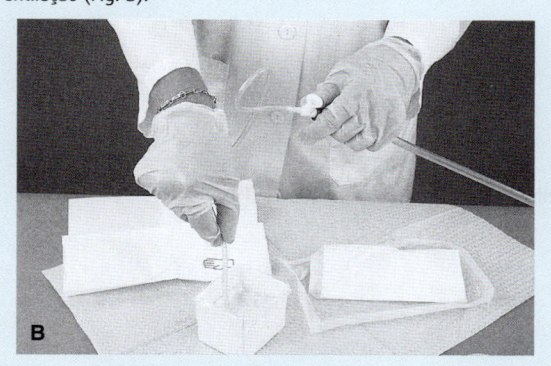

Umedecendo o cateter. (Copyright B. Proud.)

Insira o cateter sem aplicar aspiração por meio do assoalho nasal ou da porção lateral da boca (Fig. C).	Reduzir o potencial de espirros ou de regurgitação.

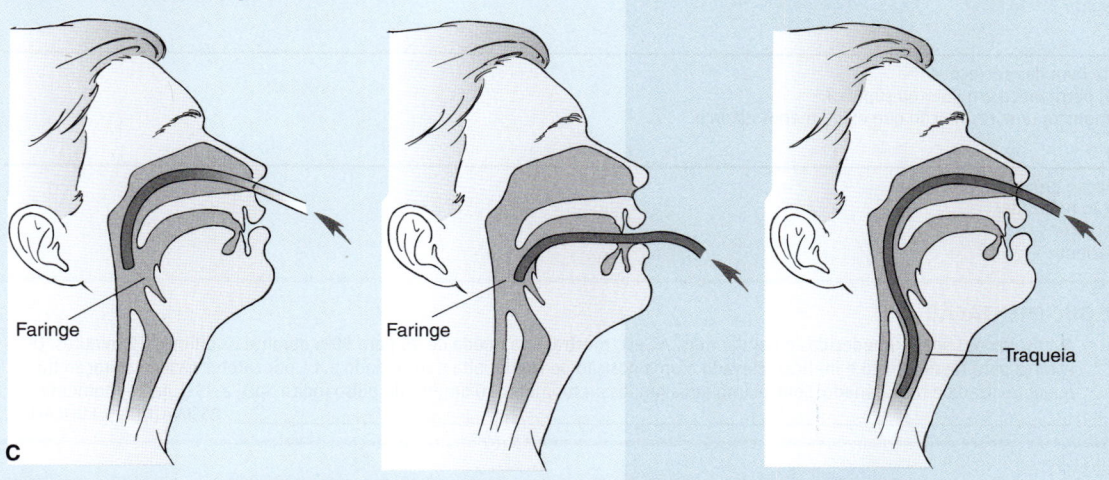

Colocação do cateter: nasofaríngea (esquerda); orofaríngea, (centro); nasotraqueal (direita).

Avance o cateter cerca de 12,5 a 15 cm no nariz ou de 7,5 a 10 cm na boca.	Colocar a extremidade distal na faringe.
No caso de aspiração traqueal, espere até que o paciente faça uma respiração profunda e, então, avance o cateter 20 a 25 cm.	Facilitar a inserção abaixo da faringe.
Encoraje o paciente a tossir, se a tosse não ocorrer espontaneamente.	Fragmentar o muco e fazer subir as secreções.
Oclua a saída do ar e gire o cateter enquanto ele é retirado.	Maximizar os efeitos da aspiração.
Complete o processo em não mais do que 15 segundos, desde o momento da inserção até a remoção do cateter, ocluindo o orifício de ventilação por não mais de 10 segundos.	Evitar a hipoxemia.
Enxágue as secreções do cateter, inserindo sua extremidade na cuba de solução salina e aplicando a aspiração.	Enxaguar o muco de dentro do lúmen interno.
Proporcione 2 a 3 minutos de descanso, enquanto o paciente continua a respirar oxigênio.	Reoxigenar o sangue.
Aspire novamente, se necessário.	Basear a decisão nos dados do exame individual.

(continua)

Aspirando as vias aéreas *(continuação)*

IMPLEMENTAÇÃO *(continuação)*	
Retire as luvas de modo a encobrir o cateter de aspiração no interior de uma luva invertida (Fig. D).	Cobrir o cateter sujo, reduzindo a transmissão de microrganismos.
	Encobrindo o cateter. (Copyright by B. Proud.)
Descarte o *kit* de aspiração, o cateter e as luvas em um recipiente forrado para o lixo.	Seguir os princípios de assepsia.

Avaliação

- A via aérea está livre das secreções.
- O nível de SpO$_2$ permanece em 95% ou superior.
- O paciente demonstra uma respiração que exige menos esforço.

Documentação

- Dados da avaliação prévia.
- Tipo de aspiração realizada.
- Aspecto das secreções.
- Resposta do paciente.

EXEMPLO DE DOCUMENTAÇÃO

Data e hora: As respirações soam umedecidas e barulhentas. A SpO$_2$ mostra uma queda de 95 para 90% durante os últimos 15 minutos. O esforço para tossir é fraco e ineficaz. Elevado a uma posição de Fowler alta e oxigenado a 4 L por cateter nasal. Aspiração traqueal realizada e reoxigenado. Sons pulmonares limpos no momento. Oxímetro de pulso indica SpO$_2$ a 95% neste momento.
_____ ASSINATURA / FUNÇÃO.

HABILIDADE 36.2 Prestando cuidados à traqueostomia

Ação sugerida	Justificativa
INVESTIGAÇÃO	
Verifique o plano de cuidados de enfermagem para determinar o horário dos cuidados com a traqueostomia.	Oferecer a continuidade dos cuidados.
Revise os registros do paciente a respeito da documentação dos cuidados anteriores à traqueostomia.	Obter uma base de dados para comparação.
Examine a condição do curativo e da pele ao redor da cânula de traqueostomia.	Determinar a necessidade de cuidados com a pele e de troca do curativo.
Determine a compreensão do paciente acerca dos cuidados com a traqueostomia.	Oferecer uma oportunidade de educação para saúde.

(continua)

Prestando cuidados à traqueostomia *(continuação)*

PLANEJAMENTO

Consulte o paciente sobre um horário adequado para os cuidados à traqueostomia, caso haja necessidade apenas de cuidados de rotina.	Demonstrar respeito ao direito do paciente de participar do processo decisório.
Considere a utilização de um escudo facial e de um avental, além do uso das luvas, ao aspirar um paciente.	O enfermeiro pode optar pelo uso do escudo facial ou do avental como parte das precauções padrão.
Obtenha um frasco de peróxido de hidrogênio e de solução salina fisiológica. Remova a tampa de cada recipiente.*	Obter itens que não estão pré-embalados e evitar a contaminação de uma mão enluvada mais tarde, durante o procedimento.

IMPLEMENTAÇÃO

Lave as mãos ou realize antissepsia por meio de fricção com álcool (ver Cap. 21).	Remover os microrganismos colonizantes.
Eleve a cama até uma altura adequada.	Evitar tensão nas costas.
Coloque o paciente em posição supina ou em posição de Fowler baixa.	Facilitar o acesso ao tubo de traqueostomia.
Ponha uma luva limpa; remova o curativo sujo do estoma e desacarte-o, juntamente com a luva, em um recipiente forrado para coleta do lixo.	Seguir os princípios de assepsia.
Lave novamente as mãos ou realize antissepsia por meio de fricção com álcool.	Reduzir a transmissão de microrganismos.
Abra o *kit* de traqueostomia, tomando cuidando para não contaminar seu conteúdo.	Oferecer acesso aos itens e manter sua esterilização.
Coloque as luvas estéreis.	Evitar a transferência de microrganismos às vias aéreas inferiores.
Adicione partes iguais de solução salina fisiológica e peróxido de hidrogênio estéril numa cuba e coloque apenas solução salina em outra (Fig. A).	O peróxido de hidrogênio diluído remove as secreções mucoides; a solução salina fisiológica enxágua a solução de peróxido de hidrogênio da pele e do interior da cânula.
	Adicionando as soluções de limpeza. (Cortesia do Swedish Hospital Medical Center.)
Destrave a cânula interna (usando uma mão, que passa a ser considerada contaminada), girando-a no sentido anti-horário; deposite-a na cuba com peróxido de hidrogênio e solução salina (Fig. B).	Soltar as secreções protéicas e reduzir as quantidades de microrganismos colonizantes.
	Remoção da câmula interna. (Cortesia do Swedish Hospital Medical Center.)

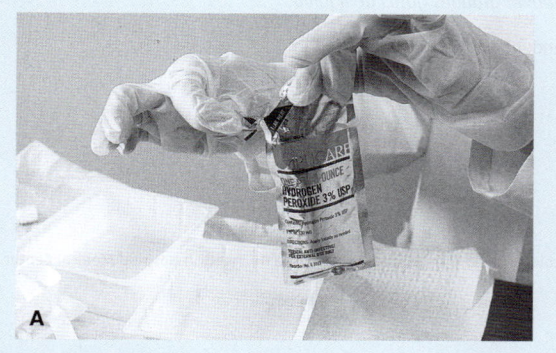

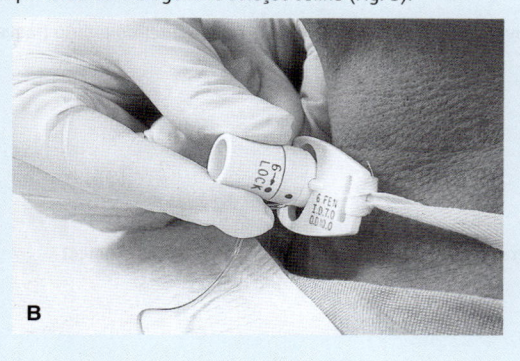

(continua)

---

* N. de R.T.: O peróxido de hidrogênio, também chamado de água oxigenada, deve ser usado na concentração de 10 volumes (V), nunca maior.

prestando cuidados à traqueostomia *(continuação)*

IMPLEMENTAÇÃO *(continuação)*

Ação	Justificativa
Limpe o interior e o exterior da cânula plástica com limpadores de tubos; escovas macias também podem ser usadas para limpeza de cânulas de metal (Fig.C).	Remover resíduos maiores; os limpadores de tubos apresentam menor risco de arranhar a cânula plástica.

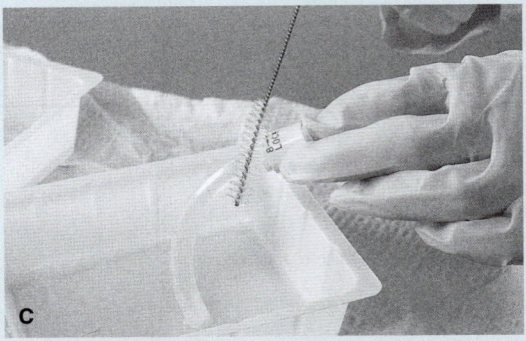

Limpeza da cânula interna. (Cortesia do Swedish Hospital Medical Center.)

Ação	Justificativa
Coloque os itens contaminados em um recipiente para lixo revestido ou impermeável.	Reduzir o potencial de contaminação dos materiais esterilizados.
Enxágue a cânula limpa na bacia com solução salina fisiológica.	Remover os resíduos de peróxido de hidrogênio.
Bata a cânula enxaguada na borda da bacia e seque o excesso de solução com uma gaze.	*Remover grandes gotas de líquido.*
Recoloque a cânula interna e gire-a em sentido horário dentro da cânula externa (Fig. D).	Prender a cânula interna.

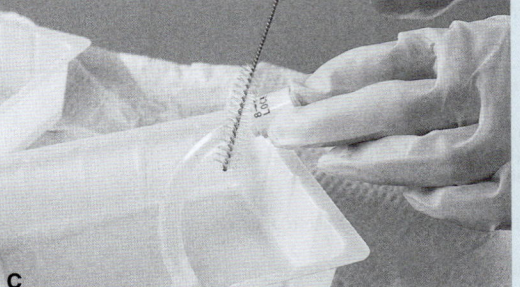

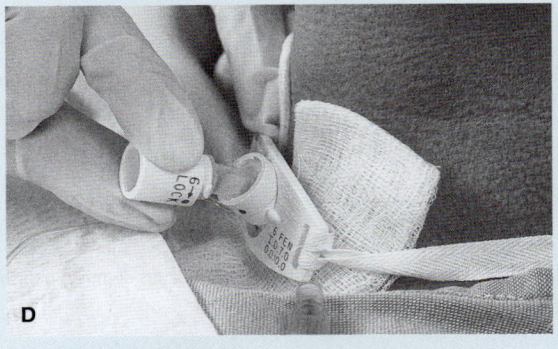

Recolocação da cânula interna. (Cortesia do Swedish Hospital Medical Center.)

Ação	Justificativa
Limpe ao redor do estoma com cotonete® * umidificado com o peróxido diluído (Fig. E). Jamais retorne a uma área que já tenha sido limpa.	Remover secreções e microrganismos colonizantes do orifício traqueal.

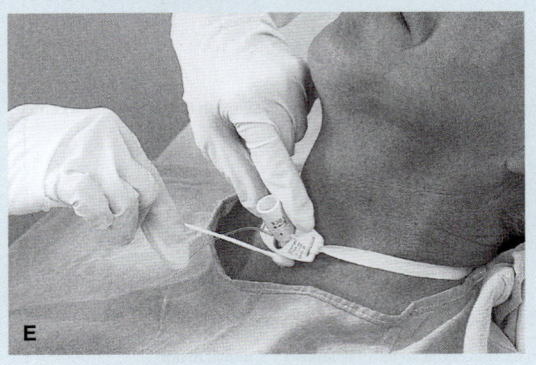

Limpeza do estoma. (Cortesia do Swedish Hospital Medical Center.)

(continua)

---

* N. de R.T.: Cotonete é um nome comercial, que diz respeito a uma haste flexível plásticas com algodões (do inglês "*cotton*", daí o nome comercial) nas duas extremidades.

Conceitos e Habilidades Fundamentais no Atendimento de Enfermagem **823**

Prestando cuidados à traqueostomia *(continuação)*

IMPLEMENTAÇÃO *(continuação)*	
Seque a mesma área, do mesmo modo, com outro cotonete® umedecido em solução salina.	Remover o peróxido de hidrogênio da pele.
Coloque um curativo estéril no estoma, sob os bordos da cânula externa do tubo de traqueostomia (Fig. F).	Absorver as secreções e manter limpa a área do estoma.
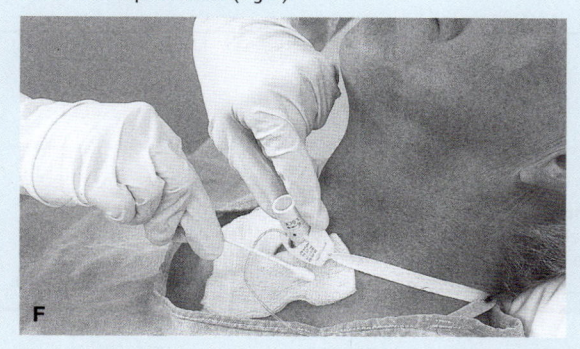	**Aplicação do curativo no estoma. (Copyright B. Proud.)**
Troque os cadarços da traqueostomia, passando-os por meio das fendas nas abas da cânula de traqueostomia e amarrando-os no lugar (Fig. G).	Manter a cânula de traqueostomia no lugar.
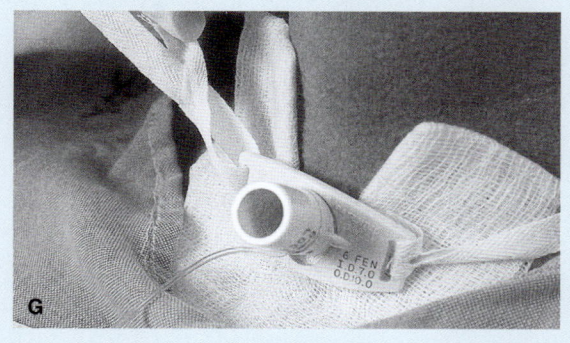	**Fixação dos cadarços da traqueostomia. (Cortesia do Swedish Hospital Medical Center.)**
Aguarde para remover os cadarços anteriores até que os novos estejam firmes, se você estiver trabalhando sozinho. Caso contrário, peça que o assistente estabilize a cânula de traqueostomia enquanto você corta as tiras sujas e novas são aplicadas.	Evitar a extubação acidental.
Amarre as duas extremidades de maneira confortável, mas não apertada, nas laterais do pescoço. Certifique-se de que haja espaço suficiente para que seu dedo mínimo possa ser inserido dentro das laçadas, antes de fixar as amarras.	Evitar danos à pele.
Descarte os materiais sujos, retire suas luvas e lave as mãos ou realize antissepsia por meio de fricção com álcool.	Seguir os princípios de assepsia.
Recoloque o paciente em posição segura e confortável.	Demonstrar preocupação com o bem-estar.
Proporcione novamente ao paciente um meio para usar a campainha, caso precise de assistência (botão de emergência, campainha).	Facilitar o atendimento às necessidades do paciente, em casos emergenciais ou não.

(continua)

Prestando cuidados à traqueostomia *(continuação)*

Avaliação

- O tubo de traqueostomia permanece desobstruído.
- O orifício do estoma está limpo e não há evidência de infecção.
- O curativo está limpo e seco.
- A pele ao redor do pescoço está intacta.

Documentação

- Dados da avaliação prévia.
- Procedimento, tal como foi implementado.
- Aspecto da pele e das secreções.
- Resposta do paciente.

EXEMPLO DE DOCUMENTAÇÃO

Data e hora: Respirações estão silenciosas e sem esforço. Cuidados de rotina com a traqueostomia providenciados. Quantidade moderada de muco removida da cânula interna durante a higiene. Pele do estoma está rosada, mas não há vermelhidão, sensibilidade, edema ou drenagem purulenta. Pele em torno do pescoço está intacta; cor da pele comparável às áreas circunjacentes.
_____ ASSINATURA / FUNÇÃO.

37

Ressuscitação

Objetivos do Ensino

Ao término deste capítulo o leitor deverá ser capaz de:

1. Explicar o motivo pelo qual uma obstrução das vias aéreas é uma ameaça à vida e citar, no mínimo, três sinais de obstrução das vias aéreas.
2. Descrever as ações apropriadas quando um paciente tem uma obstrução parcial das vias aéreas.
3. Explicar o propósito da manobra de Heimlich e descrever as circunstâncias em que as compressões subdiafragmáticas e torácicas são usadas.
4. Identificar a ação recomendada para aliviar obstruções nas vias aéreas de lactentes e de pessoas inconscientes.
5. Listar os cinco passos do Ciclo de Sobrevivência.
6. Explicar a ressuscitação cardiopulmonar (RCP) e o CAB associado.*
7. Descrever o propósito da compressão torácica.
8. Citar duas técnicas para abertura das vias aéreas e listar três maneiras pelas quais um salvador treinado poderá administrar respiração de resgate.
9. Discutir o uso adequado de um desfibrilador externo automático (DEA).
10. Citar, pelo menos, três critérios usados para tomar a decisão de interromper as tentativas de ressuscitação.

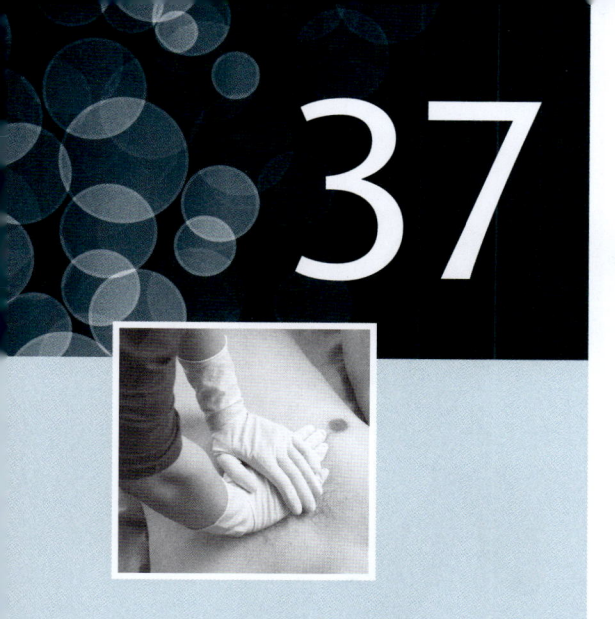

Termos principais

Assistolia
Ciclo de sobrevivência
Código
Compressões subdiafragmáticas
Desfibrilador externo automático
Equipe de ressuscitação
Fibrilação ventricular
Manobra de elevação da mandíbula
Manobra de Heimlich
Parada cardíaca
Posição de recuperação
Respiração de resgate
Ressuscitação cardiopulmonar
Técnica da cabeça inclinada-queixo levantado

Os enfermeiros costumam ser os primeiros a responder às emergências cardíacas ou pulmonares. As informações deste capítulo refletem as diretrizes do International Cardiopulmonary Resuscitation and Emergency Cardiovascular Care (ECC), um subcomitê da American Heart Association, (AHA) publicadas em 2010, para a implementação de técnicas básicas de suporte à vida.

OBSTRUÇÃO DAS VIAS AÉREAS

As vias aéreas superiores podem ficar ocluídas por várias razões (Quadro 37.1). Às vezes, as vias aéreas edemaciam devido a lesões; em certos casos, o paciente pode necessitar de um via aérea artificial para promover e sustentar a respiração (ver Cap. 36). Um bolo de alimento ou outros objetos estranhos podem causar obstruções mecânicas das vias aéreas. Independentemente da causa, uma obstrução nessas vias compromete as trocas gasosas e a subsequente oxigenação das células e dos tecidos. Por essa razão, não desobstruir uma via aérea pode levar à perda de consciência e, consequentemente, à morte.

> ▶ *Pare, Pense e Responda – Quadro 37.1*
> *Discuta as circunstâncias em que uma pessoa apresenta alto risco para obstrução mecânica das vias aéreas.*

---

* N. de R.T.: Até 2005 o Adranced Cardiovascular Life-Support (ACLS) orientava o mnemônico ABC. A partir da revisão de 2010 a prioridade passou a ser o C (Compressão toráxica-circulação), seguido de A (Abertura de via aérea) e B (Boa respiração). Fonte: www.heart.org/ac/s

> **QUADRO 37.1 Causas comuns de obstrução das vias aéreas**
>
> - Deglutição comprometida
> - Aspiração de vômito
> - Mastigação insuficiente
> - Consumo de grandes pedaços de alimento
> - Rir ou falar durante a mastigação
> - Comer durante episódio de intoxicação
> - Inalação de objetos estranhos pela boca

Identificando sinais de obstrução das vias aéreas

Sinais de obstrução das vias aéreas (Quadro 37.2) costumam ocorrer quando a pessoa está comendo. A vítima imediatamente pode apertar a garganta com as mãos (Fig. 37.1) e fazer esforços agressivos para tossir e respirar. Ela pode fazer um som agudo enquanto inspira. O rosto fica a princípio enrubescido, tornando-se pálido ou azulado a seguir.

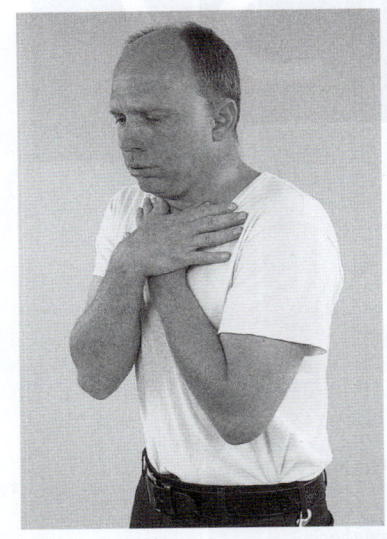

FIGURA 37.1 Sinal universal de sufocamento. (Copyright B. Proud.)

Desobstruindo uma via aérea

Se a vítima consegue falar ou tossir, ela está realizando alguma troca gasosa, o que indica apenas uma obstrução parcial. Como os bebês não conseguem falar ou desempenhar os sinais universais de sufocamento, a capacidade de chorar deles é a melhor evidência de uma obstrução parcial nesse grupo etário. Além de encorajar e apoiar a vítima, a obstrução parcial não requer a realização adicional de manobras de ressuscitação.

Se as tentativas independentes das vítimas para aliviar uma obstrução parcial não obtiverem sucesso ou a situação piorar, é adequado ativar o sistema médico de emergência. No hospital, os profissionais fazem isso por meio de um **código** (forma para chamamento da equipe de profissionais treinada para administrar técnicas avançadas de suporte à vida). Na comunidade, as pessoas podem obter auxílio discando 192 ou outro número de emergência.

Caso a obstrução tornar-se total, é preciso agir imediatamente no sentido de desfazê-la. Quando a vítima está *consciente*, a **manobra de Heimlich** (método usado para o alívio de uma obstrução mecânica das vias aéreas) é apropriada. Ela envolve o uso de **compressões subdiafragmáticas** (pressão sobre o abdome) ou compressões torácicas. A idade da vítima determina como essas compressões devem ser realizadas:

- Os bebês (crianças com menos de um ano de idade) são apoiados pelo socorrista sobre um de seus antebraços. Segurando o bebê em posição de pronação, com a cabeça mantida para baixo, o socorrista usa a base da palma da mão para administrar cinco golpes nas costas, entre as omoplatas (Fig. 37.2A). Ele vira o bebê, deixa-o em posição supina e usa dois dedos para fazer cinco compressões no tórax, uma a cada segundo, no meio do esterno, aproximadamente no nível dos mamilos (ver a Fig. 37.2B). Ele alterna esses dois tipos de compressões repetidas vezes. O socorrista não usa os movimentos com os dedos caso consiga visualizar o objeto que causa a obstrução. Se o bebê começar a ficar inconsciente, ele deve realizar as manobras de ressuscitação cardiopulmonar (descrita posteriormente).
- Em todas as pessoas com mais de 1 ano de idade, o socorrista aplica uma série de cinco compressões subdiafragmáticas (abdominais) ascendentes um pouco acima do umbigo para aumentar a pressão intratorácica, equivalente a tosse (Fig. 37.3). Ele abre a via aérea da vítima com a manobra de inclinação da cabeça-elevação do queixo (descrita mais adiante) e continua a administrar compressões ascendentes, se os esforços iniciais não forem bem-sucedidos. Ele evita fazer movimentos às cegas com os dedos, a menos que o objeto que está na via aérea esteja visível. Ao sinal de inconsciência, o socorrista deve apoiar a vítima no solo, ativar o sistema de respostas de emergência e iniciar a ressuscitação cardiopulmonar (descrita posteriormente). Em cada tentativa de ventilação deve-se inspecionar a boca da vítima para verificar a presença de quaisquer objetos visíveis.

Quando a vítima está *inconsciente*, a AHA recomenda o uso da ressuscitação cardiopulmonar básica (RCP), descrita mais adiante neste capítulo, aplicando compressões torácicas em vez de compressões abdominais. A compressão torácica na RCP cria pressão torácica suficiente para que a vítima inconsciente ejete um corpo estranho das vias aéreas (Berg et al., 2010; Salati, 2006).

> **QUADRO 37.2 Sinais de obstrução parcial ou total das vias aéreas**
>
> - Tosse ou regurgitação durante o ato de comer
> - Respiração ofegante audível
> - Tentativas persistentes de desobstruir a garganta
> - Emitir sons vocais roucos ou úmidos
> - Esforços de resistência a ser alimentado
> - Mostrar-se incapaz de falar
> - Segurar a garganta
> - Mostrar-se incapaz de respirar
> - Ficar cianótico

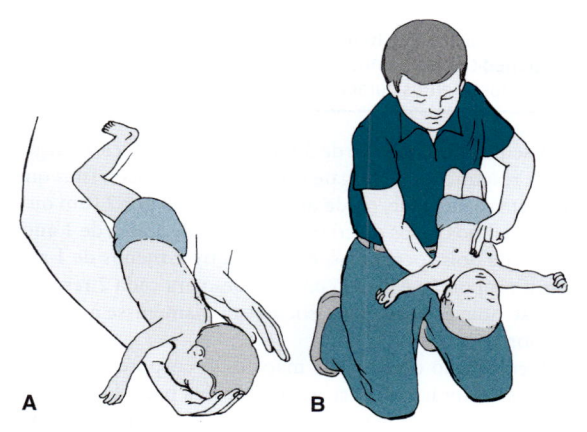

FIGURA 37.2 Atendimento a um bebê com obstrução de via aérea. (A) Aplicando golpes nas costas. (B) Fazendo compressões no tórax.

CICLO DE SOBREVIVÊNCIA

Se a não responsividade de uma pessoa puder ser decorrente de uma **parada cardíaca** (cessação da contração cardíaca ou do ritmo do coração que dá suporte à vida), os socorristas implementam um processo de intervenção de cinco passos, conhecido como **ciclo de sobrevivência.** Os passos envolvem (1) o reconhecimento imediato e o acesso aos serviços de emergência, (2) uma precoce RCP e com foco nas compressões, (3) uma desfibrilação rápida caso seja aplicável; (4) um suporte avançado à vida; (5) cuidados integrados depois de paradas cardíacas. As taxas de sobrevivência após uma parada cardíaca dependem em grande parte da rapidez com a qual os socorristas iniciam o ciclo de sobrevivência. Quanto mais rápidos os passos são implementados, melhores são as chances da vítima. Os resultados são superiores nas situações em que os socorristas executarem esses passos rapidamente.

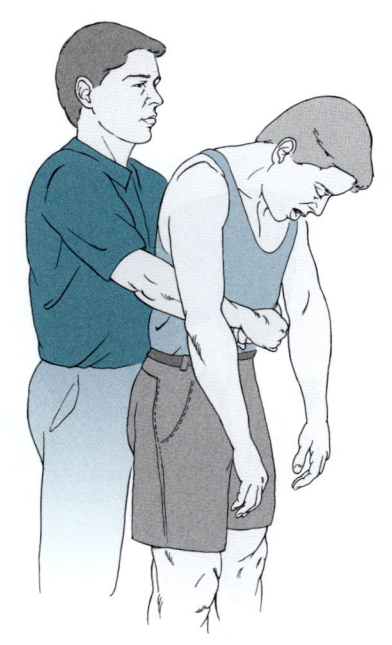

FIGURA 37.3 Fazendo compressões subdiafragmáticas.

Considerações gerontológicas

- Em 1990 o congresso norte-americano criou uma lei que conferia às pessoas o direito de recusar tratamentos médicos. Em 1991 todos os estados americanos adotaram o **Ato de auto-determinação do paciente.**[*] Este texto legal reconhece que, essencialmente, o paciente e não os provedores de assistência médica é a autoridade que poderá tomar decisões sobre tratamentos de sustentação da vida.
- As leis federais estabelecem que as instituições de assistência médica que participarem do Medicare e do Medicaid devem fornecer informações sobre o **Ato de auto-determinação do paciente** levando-se em consideração que este texto legal se aplica ao estabelecimento de orientações antecipadas ou vontade de viver.
- Os adultos poderão precisar de descrições bem claras dos vários tratamentos e das medidas de ressuscitação apresentadas nas orientações antecipadas. As orientações antecipadas aplicáveis aos idosos devem especificar exatamente o tipo de ressuscitação preferido pelo paciente. Por exemplo, alguns pacientes aprovam o uso de medicamentos de emergência, porém podem recusar a aplicação de ventilação mecânica.
- Sempre que for possível, é importante dar aos idosos vários dias para pensar sobre suas orientações antecipadas, antes da assinatura dos documentos legais. Eles podem se beneficiar da consultoria a membros de confiança em sua comunidade religiosa ou de autoridades médicas. Além disso, discutir as implicações dessas orientações e sua aplicação a vários estabelecimentos é importante. Por exemplo, nos casos em que uma orientação antecipada proibir a ressuscitação de uma pessoa em sua própria casa, os familiares e cuidadores precisam entender que não é apropriado ligar para o 192 em algumas circunstâncias ou iniciar a execução de procedimentos básicos de suporte à vida.
- Os enfermeiros são responsáveis por verificar se um paciente idoso tem uma orientação antecipada e por assegurar que as orientações continuem refletindo o desejo do paciente.
- Os cuidadores familiares, em particular aqueles que tenham procuração para tomar decisões sobre a saúde, devem ser incluídos nas discussões que envolverem tentativas de ressuscitação. Uma brochura bastante útil com o título *Hard Choices for Loving People: CPR, Artificial Feeding, Comfort Measures Only and the Elderly Patient*, publicada por Hank Dunn, poderá ser encontrada no site http://www.hardchoices.com.
- Alguns idosos têm receio de declarar que não desejam ser ressuscitados porque poderão receber atendimento e tratamento médico inferior ao nível adequado para sua enfermidade. O prontuário do paciente deve informar o estado de ressuscitação. Caso não seja documentado nenhum tipo de informação, a RCP deverá ser administrada em qualquer situação que coloque em risco a vida do paciente, seja qual for sua idade.
- As orientações antecipadas precisam ser revisadas periodicamente (pelo menos uma vez por ano e sempre que ocorrer alguma alteração importante no estado de saúde de uma pessoa idosa) e atualizadas de acordo com a situação mais recente, com as circunstâncias e com o modo de vida do paciente. Por exemplo, no caso de idosos que estiverem no ambiente institucional de cuidados de longo prazo, a equipe necessita de orientações específicas sobre o momento de enviar um paciente para a sala de emergências. Da mesma forma, nos casos de cuidados domésticos, os cuidadores precisam de orientações específicas sobre o curso de ação a ser seguido em várias circunstâncias.
- Os indivíduos idosos precisam ser informados de que poderão mudar de ideia a qualquer momento sobre as orientações antecipadas e sobre as instruções para ressuscitação. Todas as alterações devem ser comunicadas ao médico e uma cópia escrita deverá ser arquivada em algum local seguro.

[*] N. de R.T.: Título em português "Escolhas difíceis para pessoas amadas: RCP, alimentação artificial, uso exclusivo de medidas de conforto e o paciente idoso".

Reconhecimento rápido e acesso aos serviços de emergência

Mantendo a vítima em uma posição supina sobre uma superfície firme e seca, deve-se fazer uma avaliação rápida de 10 segundos, no máximo, para determinar a insensibilidade e a ausência de respiração normal. Se a vítima não estiver respirando, tossindo ou se movendo, é fundamental obter assistência adicional de resgate, seja dentro ou fora de uma instituição de saúde. Isso poderá ser feito por alguma pessoa que estiver nas proximidades ou por um segundo socorrista. Na maioria dos locais, isso é feito inicialmente pedindo ajuda pelo telefone 192 e oferecendo informações ao operador da central telefônica. A pessoa que faz a ligação relata os seguintes fatos:

- O local onde está sendo necessária a assistência
- A descrição da situação
- As condições atuais da vítima
- Quais medidas foram tomadas

Técnicos especializados em atendimentos de emergência ou paramédicos são designados ao local do incidente. Se a emergência envolver alguém que se encontre dentro de uma instituição de saúde, o socorrista inicial pode alertar a **equipe de ressuscitação** (um grupo de pessoas que se mantém treinadas e certificadas em técnicas cardíacas avançadas de suporte à vida [ACLS; *advanced cardiac life-support*]), notificando o operador da central telefônica de que precisa de assistência e o local onde ocorre a emergência.

Ressuscitação cardiopulmonar imediata

As ressuscitações devem se basear no CAB (sigla para *circulation, airway, breathing*) nas situações em que o socorrista for um profissional treinado em assistência médica, ou somente em compressões manuais do tórax se o profissional não for treinado em desfibrilação ou na **ressuscitação cardiopulmonar** (RCP), técnica utilizada para recuperar tanto a circulação como a respiração.

Estimulando a circulação

A circulação poderá ser estimulada por meio de compressões torácicas. A compressão do tórax estimula a circulação por meio de uma entre duas alternativas. A compressão do coração entre o esterno e as vértebras aumenta a pressão nos ventrículos, empurrando o sangue para as artérias pulmonares e para a aorta. Acredita-se também que as compressões torácicas aumentem a pressão nos vasos sanguíneos do tórax, estimulando o fluxo sanguíneo sistêmico. Para que essas compressões sejam eficazes, o socorrista deverá aplicá-las com força e com rapidez. Inicialmente, são necessárias trinta compressões antes de qualquer tentativa de abrir as vias aéreas e aplicar respirações de socorro. O tórax de pessoas adultas deverá ser comprimido pelo menos 5 cm, a uma frequência de 100 vezes por minuto, o que se compara ao ritmo da canção "*Staying Alive*" dos Bee Gees.

> **Considerações gerontológicas**
>
> - As pessoas idosas correm mais risco de fratura nas costelas durante as compressões torácicas por causa da grande possibilidade de osteoporose. Da mesma forma, indivíduos portadores de doença vascular poderão não receber perfusão sanguínea cerebral adequada durante as RCPs e, como consequência, poderão sofrer lesões cerebrais.
> - Indivíduos idosos que tomam doses diárias de aspirina ou de algum outro medicamento anticoagulante são mais propensos a ter sangramentos internos durante as compressões torácicas.

A sequência correta é de 30 compressões torácicas, seguidas de duas respirações de resgate executadas por socorristas que tenham esta capacidade, ou de uma razão de 30 por 2 (um ou dois socorristas) nos casos de crianças com idade acima de 1 ano. Na hipótese de dois socorristas, e a vítima tiver menos de 1 ano de idade, a proporção é de 15 compressões para cada 2 respirações (15:2); se houver apenas um socorrista mantém-se a proporção de 30 por 2.

A colocação correta das mãos e do corpo é essencial nas compressões torácicas. O socorrista deverá por a base da palma da mão sobre a metade inferior do esterno da vítima, porém acima do processo xifoide, e a outra mão por cima, travando ou estendendo os dedos. A seguir, o socorrista deverá posicionar seu corpo sobre as mãos para aplicar movimentos descendentes com cada compressão e permitir, em seguida, o recuo da parede torácica (Fig. 37.4). As mãos permanecem em contato com o tórax e os cotovelos ficam travados para evitar oscilações para trás e para frente sobre a vítima. A Tabela 37.1 apresenta uma lista de variações da respiração de resgate e nas compressões torácicas para atender as diferenças anatômicas e as necessidades fisiológicas dos vários grupos etários.

A RCP não deve ser interrompida por mais de 10 segundos, excetuando-se os seguintes casos:

- Se houver pulso e a se vítima voltar a respirar.
- O socorrista ficar exausto.
- A condição da vítima se deteriorar a despeito das tentativas de ressuscitação.
- Se houver evidências por escrito informando que a ressuscitação contraria os desejos da vítima.
- Administração de técnicas cardíacas avançadas de suporte à vida como desfibrilação.

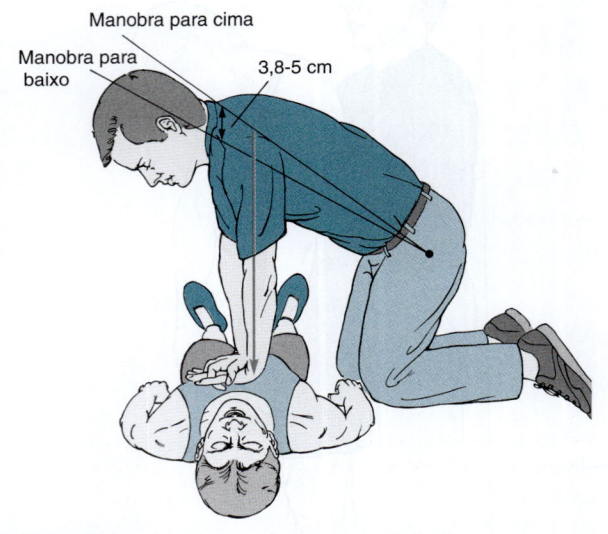

FIGURA 37.4 Posição correta das mãos e do corpo.

TABELA 37.1 Diferenças de RCP entre lactentes, crianças e adultos.

TÉCNICA	LACTENTES (ATÉ 1 ANO DE IDADE)	CRIANÇAS (1 A 8 ANOS)	ADULTOS (ACIMA DE 8 ANOS DE IDADE)
Compressões			
Localização	Na linha média, distância de um dedo abaixo dos mamilos.	Parte central do tórax entre os mamilos.	Parte central do tórax entre os mamilos.
Utilização das mãos	Dois dedos com as mãos envolvendo o tórax para dois socorristas ou dois dedos sobre o esterno para um socorrista.	Base da palma de uma das mãos com a outra mão por cima ou apenas a palma de uma das mãos.	Duas mãos, base da palma de uma delas com a outra por cima.
Frequência	100/min.	100/min.	100/min.
Profundidade	Pelo menos um terço da profundidade do tórax, aproximadamente 3,8 cm.	Pelo menos um terço da profundidade do tórax, aproximadamente 5 cm.	5 cm ou mais.
Respirações de resgate			
Compressões somente quando o socorrista não for treinado ou se for treinado, mas não tiver prática.			
Proporção entre compressões e ventilação até que a via aérea avançada esteja no lugar.	30:2 (um socorrista).	30:2 (um socorrista).	30:2 (um ou dois socorristas).
Tempo de duração	1 segundo com elevação visível do tórax.	1 segundo com elevação visível do tórax.	1 segundo com elevação visível do tórax.

Abertura das vias aéreas

Na ausência de traumatismo no pescoço ou na cabeça, e tomando-se o cuidado de não torcer a coluna na presença de traumatismo não identificado, o socorrista usa a **técnica da cabeça inclinada-queixo levantado** (método de escolha para abertura das vias aéreas; Fig. 37.5A) ou a **manobra de elevação da mandíbula** (método alternativo para abertura das vias aéreas, o qual é realizado segurando a mandíbula inferior e elevando-a enquanto a cabeça é inclinada para trás; Fig. 37.5B). A manobra de compressão da mandíbula não é recomendada para socorristas leigos porque é difícil executá-la com segurança e poderá causar lesões na coluna. Logo após a abertura das vias aéreas, os socorristas removem qualquer artigo estranho que se encontrar na boca da vítima.

Uma vez abertas as vias aéreas, é possível verificar a presença de respiração espontânea, sendo essencial minimizar o tempo sem utilização das mãos. Os socorristas observam a vítima, atentando aos movimentos de elevação e depressão do tórax e sentindo o ar que sai do nariz ou da boca. Eles, então, colocam a vítima que respira em **posição de recuperação** (posição deitada, lateralizada, que ajuda a manter as vias aéreas abertas e evita a aspiração de líquidos). Se a respiração não for restaurada dentro de 10 segundos, a vítima permanece em posição supina e mantém-se ressuscitação cardiopulmonar.

Realizando a respiração de resgate

Os socorristas profissionais realizam a **respiração de resgate** (processo de ventilação dos pulmões) por meio da boca, do nariz ou do estoma da vítima. Eles devem utilizar uma máscara com válvula sem retorno (tipo *one way*) ou outro escudo protetor, caso haja disponibilidade. Teoricamente, esses dispositivos reduzem o potencial de aquisição de doenças infecciosas (como hepatite e aids); no entanto, a falta de um dispositivo protetor de ventilação não deve interferir na tentativa de respiração de resga-

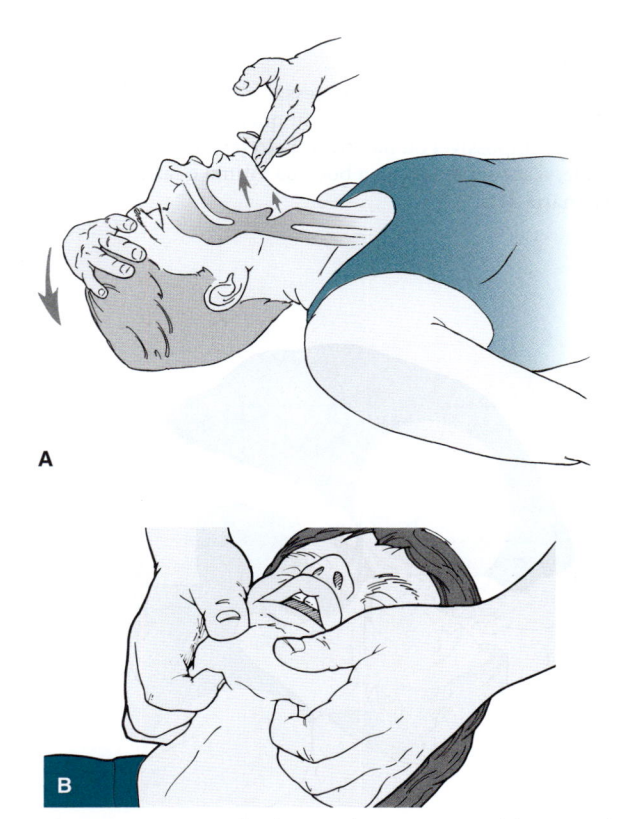

FIGURA 37.5 Técnicas de abertura das vias aéreas. (A) Técnica da inclinação da cabeça-elevação do queixo. (B) Técnica de elevação da mandíbula.

te. Visto que muitos transeuntes se mostram receosos em realizar respiração boca a boca, pois temem transmissão de doenças, a administração de compressões torácicas contínuas é melhor do que evitar totalmente os esforços de ressuscitação. As compressões torácicas contínuas realizadas por leigos produzem sobrevida semelhante em comparação com vítimas que recebem respiração de resgate em combinação com compressões no tórax (Cone, 2010; Bobrow et al., 2010).

Quando um socorrista é treinado, cada respiração de resgate deve durar 1 segundo e causa elevação visível do tórax. A respiração de resgate deverá ser na proporção de duas respirações para cada 30 compressões em um adulto, com um ou dois socorristas; para crianças, a proporção é de duas respirações para 30 compressões com um socorrista, e uma para 15, se dois socorristas. Uma vez instalada uma via aérea avançada, ventilar o paciente 8 a 10 vezes por minuto sem pausas durante compressões, tanto em adultos, jovens ou crianças.

Respiração boca a boca
Na respiração boca a boca, o socorrista veda o nariz da vítima, usa sua boca para cobrir a boca da vítima e assopra ar para ela (Fig. 37.6). A aplicação de uma respiração com um segundo completo de duração reduz o potencial de distensão do esôfago e do estômago, o que pode favorecer a regurgitação e a aspiração. Se a respiração não se restabelecer, a vítima permanece em posição supina, coloca-se uma via aérea avançada e o socorrista continua a respiração, à frequência de uma respiração a cada 6 a 9 segundos, sem interromper as compressões torácicas.

Respiração boca-nariz
A respiração boca-nariz é necessária quando a vítima é um bebê ou uma criança pequena ou quando a respiração boca a boca for impossível ou não tiver dado resultados. Nessa modalidade, o socorrista fecha a boca da vítima e faz as respirações pelo nariz dela.

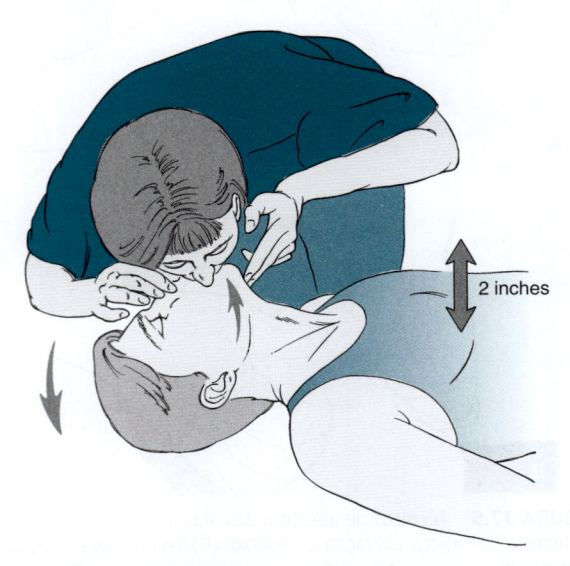

FIGURA 37.6 Respiração de resgate boca a boca.

Respiração boca-estoma
O socorrista pode oferecer a respiração de resgate a um paciente com uma laringectomia, vedando o estoma com sua boca. Uma vez que as vias aéreas superiores são essencialmente sem abertura, não há necessidade de seu fechamento.

No caso de pacientes com cânula de traqueostomia, o socorrista respira pela cânula, com a boca ou uma máscara sem retorno (tipo *one way*). Se a cânula de traqueostomia não possuir um balonete (*cuff*) inflado, precisará fechar o nariz da vítima.

Desfibrilação precoce
Não havendo circulação, respiração ou movimentos depois de cinco ciclos de compressões cardíacas, utiliza-se um **desfibrilador externo automático** (DEA) sem exceder a interrupção de 10 segundos na ressuscitação cardiopulmonar. O DEA é um dispositivo portátil, movido à bateria, que analisa os ritmos cardíacos e emite um choque elétrico para restaurar o batimento cardíaco funcional. A exceção dos recém-nascidos, a desfibrilação deve ser usada, tão logo seja possível, nas vítimas com **fibrilação ventricular,** com ritmo cardíaco ineficaz (Fig. 37.7). Em crianças entre 1 e 8 anos de idade ou que pesem, no mínimo, 25 kg, o DEA deve ter capacidade para liberar doses pediátricas capazes de produzir choque utilizando cabos que diminuem a quantidade de energia direcionada para o coração (Schiammarella & Stoppler, 2007).

O ideal é que o DEA seja utilizado o mais rapidamente possível. As taxas de sobrevivência após uma parada cardíaca diminuem significativamente a cada minuto que a desfibrilação é protelada. **Assistolia**, ausência de qualquer ritmo cardíaco, ocorre de forma muito rápida depois da fibrilação ventricular. Os resultados são bem melhores nas situações em que se fizer a desfibrilação dentro de 3 minutos de compressões torácicas (Berg et al, 2010. Link et al., 2010).

Os DEAs estão localizados em vários locais de acesso público, como escolas, aeroportos e postos de polícia. Uma vez obtido, o usuário liga o DEA, de forma que possa observar a tela de seu monitor. A maioria dos DEAs possui orientações ilustradas e a capacidade de oferecer instruções sonoras.

Fixando os eletrodos
O socorrista fixa os eletrodos pré-conectados à pele da vítima (Fig. 37.8). Se o monitor informar uma mensagem de erro, pode ser porque a pele da vítima está sudorética ou extremamente peluda, o que pode interferir no contato eficaz dos eletrodos. O socorrista pode secar a pele com uma toalha, cortar ou remover os pelos do tórax e aplicar um segundo conjunto de eletrodos.

> **Considerações gerontológicas**
>
> - Nos casos de pessoas com um desfibrilador implantável ou com um marca-passo, evidenciado pela presença de algum objeto rígido sob a pele com uma cicatriz sobrejacente, os eletrodos do DEA deverão ser colocados pelo menos 2,54 cm ao lado do dispositivo implantado.

Analisando o ritmo
Quando os eletrodos estiverem no lugar e a vítima estiver imóvel, o socorrista aperta o botão no DEA ou o processo ocorre automaticamente. Após 5 a 15 segundos, o DEA oferece uma mensa-

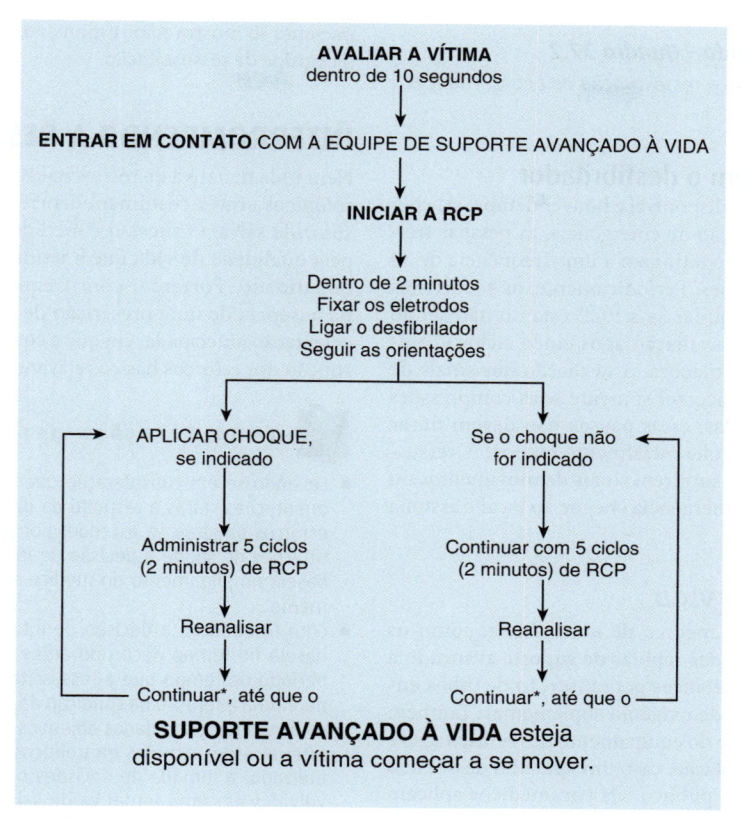

FIGURA 37.7 Algoritmo de ressuscitação.

gem indicando que a vítima "precisa de choque" ou "não precisa de choque".

Administrando o choque

Quando o DEA indicar que o choque é necessário, o socorrista observa a vítima para certificar-se de que ninguém a está tocando. Dizer "afasta" ou "todos afastados", em voz alta, é recomendado, antes de novamente apertar o botão para que o choque ocorra. O DEA faz a descarga, o que é evidenciado por uma rápida contração muscular na vítima. Retoma-se a RCP imediatamente depois do choque, prosseguindo por cinco ciclos (aproximadamente 2 minutos), antes de avaliar novamente o ritmo com o DEA. O socorrista, então, facilita uma nova análise do ritmo e aguarda até a próxima mensagem. O socorrista repete o choque, caso seja indicado, e a seguir 2 minutos de RCP e, na sequência, analisa os passos por repetidas vezes até o DEA exibir a mensagem de "nenhum choque", até a vítima começar a se mover ou até a chegada da equipe com habilidades de suporte avançado à vida para prestar assistência.

Considerações gerontológicas

- Algumas pessoas idosas com história de arritmias crônicas e com ameaça à vida que sejam insensíveis a terapias medicamentosas possuem um desfibrilador cardíaco interno automático implantado por meios cirúrgicos no interior do tórax. Este dispositivo detecta a arritmia e, quase que instantaneamente, libera uma corrente elétrica que restaura o ritmo cardíaco normal. Nesses casos, é necessário aguardar entre 30 a 60 segundos após o desfibrilador implantado terminar de aplicar o choque antes de usar um DEA.

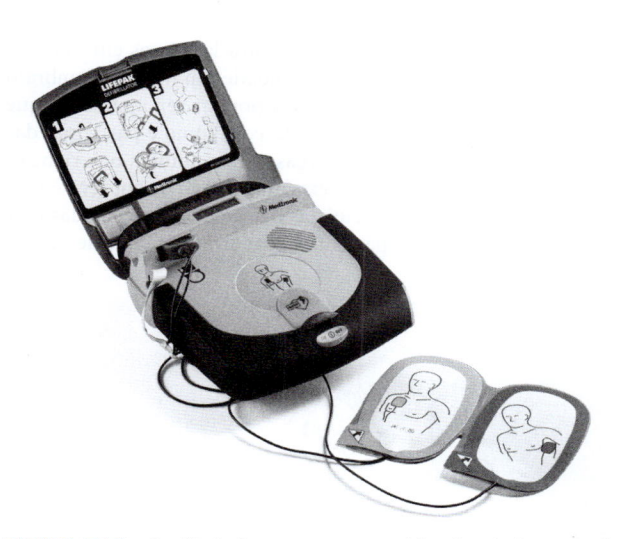

FIGURA 37.8 Desfibrilador externo automático (DEA). (Cortesia de Medtronic, Inc.)

> **Pare, Pense e Responda – Quadro 37.2**
> Revise as diferenças entre a ressuscitação de bebês, crianças e adultos.

Continuando a RCP sem o desfibrilador

Quando um DEA não estiver disponível e houver demora na chegada da equipe de ressuscitação de emergência, as pessoas treinadas e com prática em RCP continuam a uma frequência de 30 compressões para 2 ventilações. Periodicamente, os socorristas avaliam a vítima para determinar se a RCP está ou não sendo eficaz. Eles devem realizar a avaliação após cinco ciclos (2 minutos) de compressões e ventilações. A avaliação dos sinais de respiração espontânea pode ocorrer somente se as compressões torácicas forem interrompidas; essas pausas não devem durar mais do que 10 segundos, preferencialmente menos. A ressuscitação deverá prosseguir até surgirem sinais de movimentos ou até que a equipe médica de emergência chegue ao local e assuma o atendimento à vítima.

Suporte avançado à vida

Os profissionais de suporte médico de emergência, como os paramédicos, oferecem medidas rápidas de suporte avançado à vida. Eles são treinados em técnicas para inserção de tubos endotraqueais e administração de oxigênio suplementar. Também possuem um DEA como parte do equipamento de ressuscitação e podem administrar a desfibrilação, caso um aparelho desses não esteja disponível para acesso público. Os paramédicos aplicam medicações de emergência que podem melhorar o potencial de ressuscitação, antes e durante o transporte da vítima ao serviço de emergência de um hospital.

RESTABELECIMENTO

Quando há evidência de circulação e respiração, os socorristas colocam a vítima em posição de recuperação (Fig. 37.9). Se um DEA estiver sendo usado, os eletrodos devem permanecer no local. Os socorristas continuam a monitorar a vítima e ficam preparados para reativar o desfibrilador, caso suas condições voltem a piorar.

Uma vez estando a vítima estável, os socorristas avaliam suas intervenções e a operação do DEA, na intenção de qualificar a assistência. A autoavaliação interna oferece um meio de melhorar esforços similares em procedimentos de ressuscitação futuros. Os profissionais das instituições de cuidados com a saúde são alertados a seguir os passos no ciclo de sobrevivência e a usar o DEA, tão logo seja possível, quando perceberem que um paciente se mostra não responsivo, em vez de esperar a chegada da equipe de ressuscitação.

INTERROMPENDO A RESSUSCITAÇÃO

Nem toda tentativa de ressuscitação obtém sucesso. Déficits neurológicos graves costumam ocorrer, mesmo que a vítima tenha sua vida salva. O sucesso é medido, de forma mais apropriada, pela qualidade de vida que a vítima apresentará, em vez de sua quantidade. Portanto, com frequência, chega um momento, na ausência de uma prescrição de "Não ressuscitar" ou de uma orientação antecipada, em que a equipe precisa decidir pela interrupção dos esforços básicos e avançados de apoio à vida.

Considerações gerontológicas

- Levando-se em consideração que ainda não foram estabelecidas orientações claras a respeito da interrupção de ressuscitações, os esforços poderão se estender por períodos mais longos. Nas instituições de saúde a decisão de interromper as ressuscitações se baseia no julgamento do médico ou do líder da equipe de salvamento.
- Com frequência, a decisão de interromper uma ressuscitação se baseia no tempo decorrido antes do início do procedimento, no período de tempo que a ressuscitação teve prosseguimento sem nenhuma alteração na condição da vítima, na idade e no diagnóstico da vítima, e em dados objetivos como resultados da gasometria arterial e dos estudos eletrolíticos. Independentemente da base utilizada, a tomada de decisões não é tão fácil e as pessoas envolvidas em uma tentativa de salvamento malsucedida poderão precisar do apoio de seus colegas. Observou-se que a presença da família durante as ressuscitações tem um valor psicológico positivo, seja qual for o resultado. Além disso, o suporte dos membros de uma equipe para os observadores é extremamente importante durante e depois da experiência.

IMPLICAÇÕES PARA A ENFERMAGEM

Os enfermeiros possuem diferentes responsabilidades associadas à ressuscitação. Eles devem aprender a implementar as medidas básicas de suporte à vida, o que inclui o uso correto do DEA, e manter sua certificação para administrá-las. Se os enfermeiros não colocam em práticas essas habilidades ou não as relembram a cada dois anos, pelo menos, elas podem ser menos do que adequadas. Eles também devem oferecer apoio e participar das tentativas de ensinar pessoas leigas, sejam adultos ou crianças, a fazer uma RCP, assim como executar o ciclo de sobrevivência. Os enfermeiros devem discutir as orientações antecipadas (ver o Cap. 3) com todos os pacientes, sem levar em consideração o

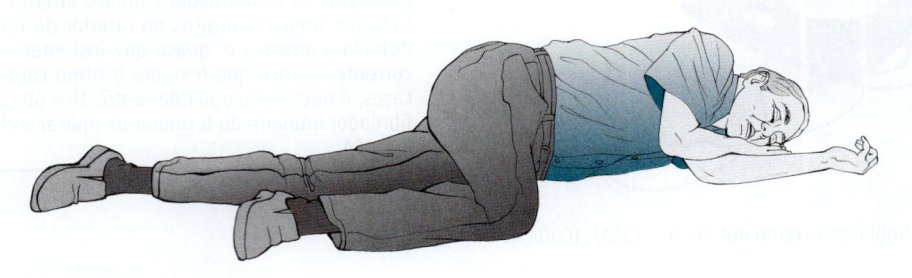

FIGURA 37.9 Posição de recuperação.

motivo da admissão na instituição de saúde. Respeitar o direito do paciente de participar do processo decisório é importante.

Os seguintes diagnósticos de enfermagem podem ser relevantes numa situação de ressuscitação:

- Desobstrução Ineficaz das Vias Aéreas
- Ventilação Espontânea Prejudicada
- Troca de Gases Prejudicada
- Débito Cardíaco Diminuído
- Perfusão Tissular Cardiopulmonar Ineficaz
- Perfusão Tissular Cerebral Ineficaz
- Perfusão Tissular Renal Ineficaz
- Conflito de Decisão

O Plano de Cuidados de Enfermagem 37.1 mostra como os enfermeiros podem usar as etapas do processo de enfermagem para um paciente com Ventilação Espontânea Prejudicada, definida na taxonomia da NANDA-I (2012, p. 239) como "reservas diminuídas de energia resultando na incapacidade individual para manter um nível respiratório adequado para a sustentação da vida".

PLANO DE CUIDADOS DE ENFERMAGEM 37.1 — Risco para incapacidade de manter a ventilação espontânea

Investigação

- Monitore a frequência e o padrão respiratórios.
- Observe a presença de taquipneia, bradipneia e períodos de apneia.
- Observe sinais de angústia respiratória, como o uso de músculos acessórios, sentar-se em posição ereta, batimento de asa de nariz, agitação e cianose.
- Atenda o paciente caso ele esteja sufocando ou busque a presença do sinal universal de mão na garganta.
- Verifique a presença de taquicardia.
- Coloque o oxímetro de pulso e observe o nível de SpO_2.
- Obtenha e analise os achados da gasometria arterial.
- Determine se o paciente recebeu medicação que cause depressão respiratória.
- Verifique a causa do soar do alarme do ventilador mecânico, acusando alta ou baixa pressão; isso pode ser mau funcionamento.
- Avalie o nível de consciência e de responsividade.
- Determine se há ausência de respiração, tosse ou movimento.

Diagnóstico de enfermagem: Risco para Incapacidade de Manter a Ventilação Espontânea relacionada à progressiva fraqueza dos músculos respiratórios, secundária à esclerose amiotrófica lateral (doença de Lou Gehrig), como é manifestado por respirações curtas, a 32 movimentos por minuto; SpO_2 de 85%, com uso de oxigênio a 6 L, por máscara de Venturi; dificuldade para falar e deglutir; ressuscitação realizada por paramédicos, em resposta ao pedido de assistência da família ao 192; e pela declaração: "Está sendo cada vez mais difícil respirar. Meu médico me disse que isso é esperado na minha doença".

Resultado esperado: O paciente respirará espontaneamente a uma frequência respiratória que dê suporte à vida.

Intervenções	Justificativas
Monitore permanentemente a SpO_2 com o oxímetro de pulso.	A oximetria de pulso mede a quantidade de oxigênio carreada pela hemoglobina; níveis de SpO_2 mantidos <90% indicam a necessidade de uso de oxigênio suplementar. Um nível de SpO_2 de 80% equivale a uma PaO_2 de aproximadamente 45 mmHg. Esse achado indica hipoxemia moderada a grave e a necessidade do uso de ventilação mecânica.
Administre oxigênio a 45%, usando a máscara de Venturi.	A máscara de Venturi fornece ao paciente a quantidade exata de oxigênio prescrita; oxigênio a 45% é pouco mais que o dobro do volume de oxigênio encontrado no ar ambiente; a suplementação de oxigênio ajuda a aliviar a hipoxemia.
Mantenha o paciente na posição de Fowler.	Isso facilita a expansão torácica, pelo deslocamento dos órgãos abdominais inferiores, dando mais espaço ao diafragma e aumentando, assim, o potencial para inspiração de um volume maior de ar.
Substitua a máscara de Venturi por uma máscara sem reinalação, se a SpO_2 cair abaixo de 80%.	Uma máscara sem reinalação é capaz de fornecer oxigênio entre 90 e 100%, até que o paciente possa receber assistência ventilatória.
Obtenha uma gasometria arterial quando a SpO_2 se mantiver abaixo de 80% por mais de 10 minutos.	A gasometria arterial identifica várias medidas importantes, como pH do sangue, PaO_2, $PaCO_2$ e HCO_3. Os achados facilitarão o subsequente controle médico do paciente.
A injeção de imunoglobulina sérica é um método de fornecimento temporário de imunidade passiva, quando houver exposição à hepatite A.	
Siga o ciclo de sobrevivência, caso haja uma parada cardíaca ou respiratória.	O ciclo de sobrevivência possui grande potencial para a ressuscitação de uma pessoa em PCR.

Avaliação dos resultados esperados:

- O paciente continua a respirar espontaneamente.
- A SpO_2 é de 90%, com fornecimento de oxigênio a 45% por máscara de Venturi.

EXERCÍCIOS DE PENSAMENTO CRÍTICO

1. Organize, na sequência correta, os seguintes passos da ressuscitação: acionar o serviço de assistência médica; abertura das vias aéreas; administrar compressões torácicas a uma frequência de 100 por minuto; avaliar a responsividade e a presença de respiração; aplicar ressuscitação cardiopulmonar por 2 minutos e reavaliar o ritmo cardíaco; combinar compressões com ventilações a uma frequência de 30:2.
2. Explique a razão porque, nos dias atuais, as compressões torácicas são inicialmente preferíveis antes de administrar duas respirações rápidas ao encontrar alguma pessoa que esteja respondendo e não esteja respirando normalmente.
3. Apresente uma razão para a ênfase em verificar o pulso como método para determinar as contrações cardíacas em indivíduos que não são responsivos.
4. Quais são os critérios utilizados para determinar se a respiração de resgate está sendo aplicada com eficiência.

QUESTÕES DE REVISÃO – ESTILO DO NCLEX

1. O enfermeiro está gerenciando o cuidado de todos os pacientes descritos a seguir. Para qual deles deveria antecipar uma obstrução das vias aéreas?
   1. Paciente A, que sofreu um acidente vascular cerebral (derrame).
   2. Paciente B, que sofreu uma extração total de dentes.
   3. Paciente C, que realizou biópsia de uma lesão na língua.
   4. Paciente D, que se submeteu a uma cirurgia facial estética.
2. Qual das seguintes alternativas representa a instrução que o enfermeiro poderia dar aos pais de uma criança de 6 meses, para evitar a compra de um brinquedo devido a seu risco de ocasionar asfixia acidental?
   1. Mordedores cheios de gel.
   2. Bicho de pelúcia com olhos de botão.
   3. Móbile com objetos suspensos.
   4. Bola medindo 12 cm de diâmetro.
3. Qual das seguintes opções é a melhor evidência de que o enfermeiro deve implementar a manobra de Heimlich para desobstruir as vias aéreas de uma pessoa consciente?
   1. Tosse forçada.
   2. Tentativas para desobstruir a garganta.
   3. Incapacidade de falar.
   4. Ofegância audível.
4. Quando uma pessoa está em parada cardíaca, qual o primeiro passo a ser tomado pelo enfermeiro no ciclo de sobrevivência?
   1. Ressuscitação cardiopulmonar (RCP) precoce.
   2. Desfibrilação cardíaca precoce.
   3. Acesso rápido a serviços de emergência.
   4. Suporte avançado à vida.
5. Antes de aplicar o choque com um desfibrilador externo automático (DEA), qual das seguintes medidas deve ser tomada pelo enfermeiro?
   1. Colocar a vítima em posição de recuperação.
   2. Afrouxar o cinto da vítima.
   3. Gritar: "Todos afastados".
   4. Realizar três respirações de resgate.

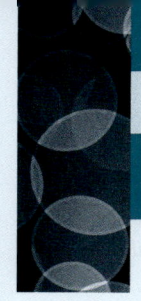

UNIDADE 10
Exercícios finais da Unidade 10 – Capítulos 36 e 37

Seção 1: Revendo o que você aprendeu

Atividade A: *Preencha os espaços escolhendo a palavra correta nas opções entre parênteses.*

1. A via aérea inferior contém _____. (alvéolos, laringofaringe, orofaringe)
2. A remoção de secreções da parte superior da via aérea inferior por meio da inserção nasal de um cateter denomina-se sucção _____. (nasofaríngea, nasotraqueal, orofaríngea)
3. Os profissionais da saúde utilizam a artéria _____ para avaliar a circulação em lactentes. (braquial, carótida, femoral)
4. O CAB da ressuscitação cardipulmonar é _____ vias aéreas, respiração. (circulação, congestão, cianox)

Atividade B: *Marque cada afirmação como V (Verdadeira) ou F (Falsa). Corrija as afirmações falsas.*

1. V____F____Os enfermeiros fazem sucção nasotraqueal com um dispositivo conhecido por aspirador de Yankauer.
2. V____F____A cartilagem da traqueia é uma protrusão de cartilagem flexível sobre a laringe.
3. V____F____A manobra de compressão da mandíbula ajuda a remover qualquer material estranho da boca do paciente.

Atividade C: *Escreva o termo correto para cada uma das descrições abaixo.*

1. Sistema coletor de tubos nos tratos respiratórios superior e inferior: _____.
2. Abertura na traqueia criada por meios cirúrgicos: _____.
3. Em um hospital, a reunião de pessoal treinado em técnicas avançadas de suporte à vida: _____.
4. Posição em decúbito lateral na ressuscitação que ajuda uma pessoa que estiver respirando a manter as vias aéreas abertas e a evitar a aspiração de líquidos: _____.

Atividade D: *Compare os termos relacionados à ressuscitação na Coluna A com as explicações na Coluna B.*

Coluna A
1. Manobra de Heimlich
2. Compressões subdiafragmáticas
3. Ressuscitação cardiopulmonar
4. Técnica de inclinação da cabeça/elevação do queixo
5. Respiração de resgate

Coluna B
A. Usando técnicas para recuperar a respiração e a circulação.
B. Ventilando os pulmões.
C. Método preferido para abertura das vias aéreas.
D. Aliviando uma obstrução mecânica das vias aéreas.
E. Aplicando pressão no abdome.

836 Barbara Kuhn Timby

Atividade E: *Estabelecer a diferença entre respiração boca a boca e respiração boca-estoma com base nas categorias abaixo.*

                                     Respiração boca a boca   *Respiração boca-estoma*

Técnica:

Vedação do nariz do paciente:

Atividade F: *Considere a seguinte figura:*

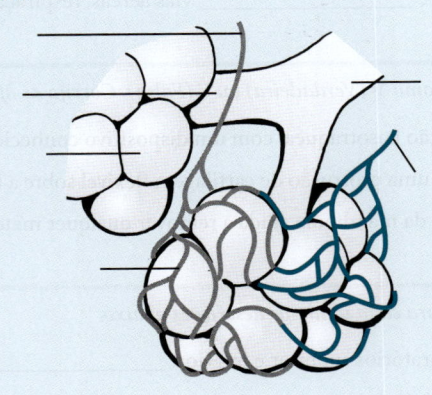

1. Identificar e nomear a figura.
2. Qual é a função dessas estruturas?

Atividade G: *As paradas cardíacas podem resultar na falta de resposta. Os socorristas aplicam um processo de cinco etapas conhecido como Ciclo de Sobrevivência. Escreva nos campos abaixo a sequência correta do ciclo de sobrevivência.*

1. Suporte avançado à vida eficiente.
2. Cuidados integrados pós-parada cardíaca.
3. Ressuscitação cardiopulmonar rápida com foco em compressões.
4. Reconhecimento imediato e acesso aos serviços de emergência.
5. Desfibrilação rápida.

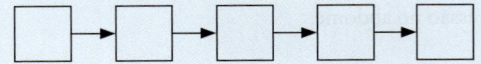

☐ → ☐ → ☐ → ☐ → ☐

Conceitos e Habilidades Fundamentais no Atendimento de Enfermagem   837

Atividade H: *Responda as seguintes perguntas.*

1. Quais são os quatro mecanismos naturais que protegem as vias aéreas?

2. Quais condições poderão resultar na necessidade de inserir uma via aérea artificial?

3. Quais são os vários sinais de obstrução parcial e total das vias aéreas?

4. Por quanto tempo e por quais razões a ressuscitação cardiopulmonar básica poderá ser interrompida?

Seção II: Revendo o que você aprendeu

Atividade I: *Explique o fundamento lógico das seguintes perguntas.*

1. Porque é importante que o enfermeiro avalie com frequência os pacientes com uma traqueostomia?

2. Porque os enfermeiros devem assegurar hidratação adequada para pacientes com tosse grave?

3. Porque se utiliza a máscara com válvula de uma via em respirações de resgate?

4. Em que casos o monitor exibe uma mensagem de erro durante a fixação do eletrodo de um DEA?

Atividade J: Responda as seguintes perguntas focando os papeis e as responsabilidades da enfermagem.

1. Um médico pediu para um enfermeiro fazer fisioterapia torácica usando técnicas de perfusão e de vibração em um paciente com distúrbio respiratório crônico.

    a. Quais intervenções o enfermeiro deveria administrar no caso da técnica de percussão?

    b. Quais intervenções o enfermeiro deveria administrar no caso da técnica de vibração?

2. Descrever as instruções que um enfermeiro deve transmitir quando estiver ensinando drenagem postural para um paciente com muco espesso e para sua família.

3. Um paciente com 8 anos de idade desenvolve uma obstrução nas vias aéreas.

    a. Quais ações imediatas o enfermeiro deverá iniciar para aliviar a obstrução do paciente?

    b. O que o enfermeiro deverá fazer se a criança estiver inconsciente?

Atividade K: Considere as perguntas abaixo. Discuta-as com seu instrutor ou com seus pares.

1. Um lactente de 9 meses de idade inala acidentalmente um botão que era usado como olho de um brinquedo.

    a. Qual a diferença entre a desobstrução das vias aéreas de um lactente e a desobstrução das vias aéreas de um adulto?

    b. Quais sugestões o enfermeiro deveria fazer para a família do paciente para evitar esse tipo de situação?

Seção III: Preparando-se para o NCLEX

Atividade L: Responda as seguintes perguntas.

1. Um enfermeiro precisa obter uma amostra de escarro de um paciente que está recebendo tratamentos com aerossol para uma doença respiratória. Qual entre as seguintes opções o enfermeiro deverá usar quando estiver fazendo a coleta de amostra de escarro?

    a. Pedir ao paciente para evitar enxaguar a boca antes da coleta da amostra.

    b. Orientar o paciente para tentar uma tosse forçada e expectorar.

    c. Obter a amostra de escarro antes de um tratamento com aerossol.

    d. Coletar uma amostra de saliva no interior da boca.

2. Um enfermeiro está cuidando de um paciente com tosse fraca e persistente. Qual intervenção o enfermeiro deverá utilizar quando estiver cuidando deste paciente?

    a. Manter uma ingestão de líquidos entre 2.000 a 3.000 mL por 24 horas.

    b. Orientar o paciente a respirar pela boca.

    c. Assegurar que o paciente esteja numa posição supina o tempo todo.

    d. Oferecer leite quente ao paciente 3 a 4 vezes ao dia.

3. Um paciente fez uma traqueotomia para uma obstrução da via aérea superior. Qual intervenção o enfermeiro deverá aplicar quanto estiver prestando cuidados de traquequeostmia para este paciente?

   a. Remover a cânula interna e colocá-la em uma solução salina.

   b. Limpar a área ao redor do estoma com peróxido diluído.

   c. Secar a cânula depois de limpá-la com solução salina.

   d. Remover os cadarços usados antes de aplicar cadarços novos.

4. Um enfermeiro de triagem está examinando uma criança de 6 anos de idade que não está apresentando nenhuma resposta. Quando estiver fazendo a RCP, qual entre as seguintes opções o enfermeiro deverá escolher?

   a. Aplicar compressão na linha média, com largura de um dedo, abaixo dos mamilos.

   b. Comprimir usando dois polegares e envolvendo o tórax com as mãos.

   c. Colocar a base da palma da mão no centro do tórax entre os mamilos.

   d. Aplicar uma respiração a cada 5 segundos, a uma frequência de 10 respirações por minuto.

5. Um enfermeiro está cuidando de um paciente com comprometimento respiratório. Qual intervenção o enfermeiro deverá aplicar nesse paciente?

   a. Administrar oxigênio a 20% com auxílio de uma mascara Venturi.

   b. Assegurar que o paciente esteja numa posição supina o tempo todo.

   c. Substituir a máscara Venturi por uma máscara unidirecional se a SpO_2 for de 90%.

   d. Monitorar continuamente a SpO_2 do paciente com um oxímetro de pulso.

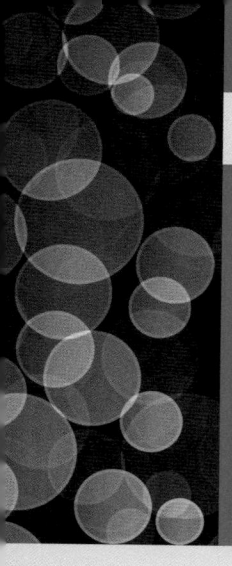

UNIDADE 11
Cuidando de Doentes Terminais

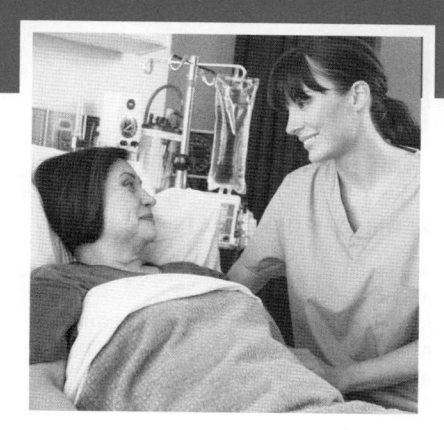

38 Cuidados no Final da Vida 842

38
Cuidados no Final da Vida

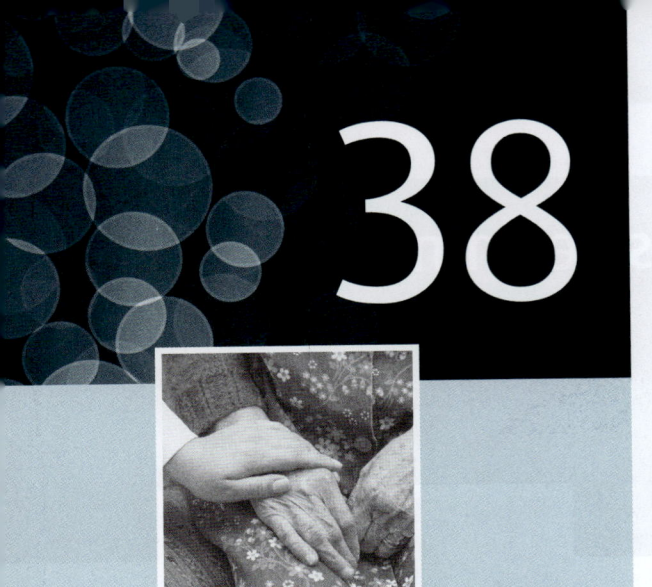

OBJETIVOS DO ENSINO

1. Ao término deste capítulo o leitor deverá ser capaz de:
2. Definir doença terminal.
3. Nomear os cinco estágios do morrer.
4. Descrever dois métodos pelos quais os enfermeiros podem promover a aceitação da morte dos pacientes em iminência de morrer.
5. Definir descanso do cuidador.
6. Discutir a filosofia dos cuidados asilares.
7. Listar, no mínimo, cinco aspectos dos cuidados terminais.
8. Nomear, no mínimo, cinco sinais de falência de múltiplos órgãos.
9. Explicar o motivo pelo qual uma discussão sobre doação de órgãos deve ocorrer o mais breve possível após a morte de um paciente.
10. Citar três componentes dos cuidados pós-morte.
11. Discutir o benefício do luto e um sinal de que o luto de uma pessoa está sendo resolvido.

TERMOS PRINCIPAIS

Aceitação
Agente funerário
Aguardando pelo fenômeno da permissão
Asilo
Atestado de óbito
Atividades do luto
Barganha
Cuidados pós-morte
Depressão
Descanso do cuidador
Doença terminal
Experiências paranormais
Falência de múltiplos órgãos
Legista
Luto
Luto antecipado
Luto patológico
Morrer com dignidade
Mortalha
Morte cerebral
Necropsia
Necrotério
Negação
Raiva
Reação ao luto

Nos Estados Unidos, a expectativa de vida continua a aumentar a cada ano (Fig. 38.1). Apesar disso, a morte é uma certeza para todas as pessoas; só se desconhece quando, onde e como ela ocorrerá.

Considerações gerontológicas

- Os indivíduos idosos costumam ler diariamente obituários e notícias sobre mortes para se atualizarem sobre o que está acontecendo com seus amigos. As famílias podem considerar que esta atividade tenha um grande potencial de morbidez, embora, na realidade, talvez seja um mecanismo eficaz que ajuda a desenvolver uma atitude pacífica e de aceitação em relação à morte.

Os enfermeiros e outros profissionais da saúde provavelmente se envolvem mais do que qualquer outro grupo com pessoas que vivem uma experiência de morte iminente. Este capítulo trata dos aspectos que abrangem os cuidados prestados a pacientes terminais e da experiência de luto, para todos aqueles que se envolvem no processo do morrer.

DOENÇA TERMINAL E CUIDADO

A **doença terminal** compreende uma condição da qual a recuperação está aquém de uma expectativa razoável. Como um diagnóstico, é uma notícia devastadora. Ao saber que a morte é iminente, os pacientes tendem a vivenciar vários estágios à medida que processam essa informação.

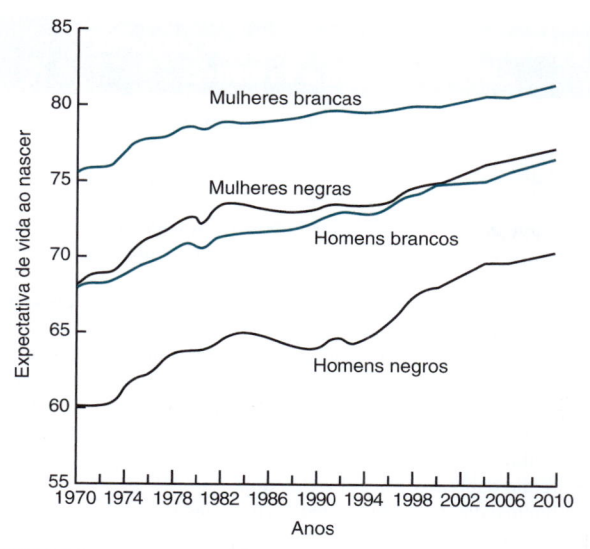

FIGURA 38.1 Expectativa de vida nos Estados Unidos, 1970-2010.

Estágios do morrer

A Dra. Elisabeth Kübler-Ross (1969), uma autoridade sobre o morrer, descreveu os estágios pelos quais passam muitos doentes terminais. São eles: a negação, a raiva, a barganha, a depressão e a aceitação (Tab. 38.1). Esses estágios podem ocorrer de forma progressiva ou a pessoa pode perambular por deles. Não há período de tempo específico para progressão, duração ou conclusão dos estágios.

Negação

A **negação**, um mecanismo psicológico de defesa pelo qual uma pessoa se recusa a acreditar que determinada informação seja verdadeira, ajuda as pessoas a enfrentar inicialmente a realidade da morte. Os pacientes com doenças terminais podem, primeiro, recusar-se a acreditar que seu diagnóstico seja preciso. Eles podem especular que os resultados de seus testes estão errados ou que os relatórios foram confundidos com os de outros pacientes.

Raiva

A **raiva** (reação emocional à sensação de ser vitimizado) ocorre porque não há forma de retaliar o destino. Os pacientes costumam deslocar sua raiva contra os enfermeiros, os médicos, os membros da família e, até mesmo, Deus. Eles podem expressar a raiva de maneiras não tão óbvias – por exemplo, por meio de queixas contra os cuidados ou reações exageradas a problemas mínimos.

TABELA 38.1 Estágios do morrer

ESTÁGIO	REAÇÃO EMOCIONAL TÍPICA	COMENTÁRIO TÍPICO
Primeiro estágio	Negação	"Não, não eu."
Segundo estágio	Raiva	"Por que eu?"
Terceiro estágio	Barganha	"Sim, eu, no entanto..."
Quarto estágio	Depressão	"Sim, eu."
Quinto estágio	Aceitação	"Estou pronto."

Barganha

A **barganha**, um mecanismo psicológico que busca retardar o inevitável, envolve um processo de negociação, em geral com Deus ou com algum poder superior. Costumeiramente, os pacientes que estão morrendo desejam aceitar a morte, mas querem ampliar por algum tempo sua vida até a ocorrência de um evento significante (p. ex., o casamento de um filho).

Depressão

A **depressão** (ânimo triste) indica a percepção de que a morte virá mais cedo do que se espera. O ânimo triste é uma consequência de encarar perdas potenciais.

Aceitação

A **aceitação** (atitude de complacência) ocorre depois que os pacientes lidaram com suas perdas e concluíram seus negócios inacabados. Kübler-Ross descreve os negócios inacabados de duas maneiras. Literalmente, refere-se à finalização de assuntos legais e financeiros, de modo a oferecer a melhor segurança aos que sobrevivem. Também pode-se aplicar a assuntos sociais e espirituais, como dizer adeus às pessoas amadas e ficar em paz com Deus. São resoluções importantes para pacientes terminais, bem como para suas famílias, para dizer "Obrigado a você por..." e "Desculpe-me por...".

Quando todas essas desobrigações se unem, os pacientes terminais sentem-se preparados para morrer. Alguns até mesmo antecipam com alegria a morte, encarando-a como uma ponte para outra dimensão ainda melhor.

Promovendo a aceitação

Os enfermeiros são capazes de ajudar os pacientes a passar de um estágio a outro, oferecendo apoio emocional e sustentando as escolhas pessoais acerca de seus cuidados terminais. A facilitação das orientações do paciente ajuda a manter sua dignidade pessoal e sua condição de controle da situação.

Considerações gerontológicas

- Devem-se incluir todos os indivíduos idosos, assim como outras pessoas que estiverem à beira da morte, em todos os aspectos possíveis dos cuidados médicos. O foco principal é manter a autoestima e a dignidade pessoal.
- Os pacientes de todas as idades possivelmente achem que o uso de aparelhos e de equipamentos destinados a manter o suporte à vida possa ameaçar sua dignidade.
- A morte é uma experiência extremamente individualizada, altamente influenciada por experiências anteriores, por práticas culturais e pelo nível de desenvolvimento pessoal. Muitos indivíduos idosos encaram de uma forma realista a iminência e a inevitabilidade da morte. Com frequência, sentem algum tipo de alívio quando os profissionais da saúde se sentem confortáveis em discutir com eles temas relacionados à morte. Os idosos poderão se beneficiar das orientações sobre sua própria morte e sobre o ato de morrer, em especial se tiverem histórico de aceitar ajuda para enfrentar temas desafiadores.

Apoio emocional

O apoio emocional é sempre parte dos cuidados de enfermagem; contudo, pode ser mais necessário aos pacientes terminais do que em qualquer outro momento de suas vidas. Por vezes, o paciente que está morrendo quer apenas uma oportunidade para mani-

ORIENTAÇÕES DE ENFERMAGEM 38.1

Ajudando os pacientes a enfrentar a morte

- Aceite o comportamento dos pacientes, não importando qual seja. Isso demonstra respeito pela individualidade.
- Ofereça aos pacientes oportunidades de expressarem livremente seus sentimentos. Dar-lhes essa chance demonstra dedicação no atendimento às necessidades individuais.
- Tente compreender os sentimentos dos pacientes. A compreensão reforça que cada pessoa é singular.
- Use afirmações de ampla abertura, como "Deve ser difícil para você" e "Gostaria de conversar a respeito?". Essa linguagem facilita a comunicação e permite que os pacientes escolham o assunto ou sua forma de reação.

festar seus sentimentos e elaborar verbalmente suas emoções. Os enfermeiros podem agir, em certos momentos, como uma espécie de confessor, que os ouvem sem fazer julgamento ou crítica (Orientações de Enfermagem 38.1).

Além de estarem disponíveis para conversar, os enfermeiros oferecem apoio emocional aos pacientes que estão morrendo, reconhecendo-os como únicos e valiosos. O **morrer com dignidade** compreende o processo pelo qual o enfermeiro cuida dos pacientes terminais com respeito, sem levar em consideração seu estado emocional, físico ou cognitivo. Esse processo reflete as premissas estabelecidas na Carta de Direitos da Pessoa na Iminência da Morte (Quadro 38.1).

Organização do cuidado

O respeito aos direitos dos pacientes terminais incluem o auxílio para que escolham como e onde querem receber os cuidados finais. Eles podem considerar confortante preparar uma orientação antecipada (ver o Cap. 3). Muitos ainda apreciam aprender sobre os estabelecimentos em que são prestados cuidados. Geralmente, quatro escolhas: em casa, em uma instituição geriátrica (que pode ser a mesma do cuidado domiciliar), em outras instituições e em um local para atendimento a doentes graves.

Cuidado domiciliar

Muitos pacientes com doenças terminais permanecem em casa (Fig. 38.2). Eles podem ir até o hospital ou clínica para breves tratamentos, exames e avaliações médicas. Os enfermeiros podem auxiliar a coordenar os serviços comunitários, organizar o equipamento a ser usado em casa de forma segura e programar as visitas domiciliares de enfermagem.

Pelo fato de o principal encargo recair sobre o cônjuge, membro da família ou outra pessoa importante, os enfermeiros que cuidam de pacientes tratados em casa precisam avaliar periodicamente as consequências de tal responsabilidade sobre o cuidador principal. O foco do apoio pode ir do paciente ao agente de cuidados e vice-versa. Um **descanso do cuidador** (repouso do cuidador, com um substituto) é importante, pois dá a este uma oportunidade de aproveitar breves períodos de folga fora de casa. Os enfermeiros podem estimular o cuidador a identificar parentes ou amigos que serão voluntários para passar o período de descanso com o paciente. Se não tiver alguém disponível, os enfermeiros podem encaminhar o cuidador a serviços, como agências que oferecem serviços de cuidados domiciliares ou cuidados asilares.

QUADRO 38.1 Carta de direitos da pessoa na iminência da morte

- Tenho o direito de ser tratado como um ser humano com vida até a minha morte.
- Tenho o direito de manter uma sensação de esperança, não importa o quanto seu foco mude.
- Tenho o direito de ser cuidado por aqueles que podem manter uma sensação de esperança, independentemente do quanto ela possa mudar.
- Tenho o direito de expressar meus sentimentos e emoções sobre minha aproximação da morte, da minha maneira.
- Tenho o direito de participar das decisões sobre meu cuidado.
- Tenho o direito de esperar a manutenção da atenção médica e dos enfermeiros mesmo que as medidas "de cura" tenham de ser modificadas para medidas "de conforto".
- Tenho o direito de não morrer sozinho.
- Tenho o direito de ficar livre da dor.
- Tenho o direito de obter respostas honestas às minhas perguntas.
- Tenho o direito de não ser enganado.
- Tenho o direito de ter ajuda de minha família, e para ela, na aceitação de minha morte.
- Tenho o direito de morrer em paz e dignamente.
- Tenho o direito de manter minha individualidade e de não ser julgado por minhas decisões que possam ser contrárias às crenças dos outros.
- Tenho o direito de discutir e aumentar minhas experiências religiosas e/ou espirituais, não importa o que isso possa significar para os outros.
- Tenho o direito de esperar que a inviolabilidade do corpo humano seja respeitada após a morte.
- Tenho o direito de ser cuidado por pessoas interessadas, sensíveis e especializadas, que tentarão compreender minhas necessidades e serão capazes de obter um pouco de satisfação em ajudar-me a enfrentar a morte.

Retirado de Barbus AJ. The Dying Person's Bill of Rights. (c) 1975, American Journal of Nursing Company. Reimpresso mediante permissão do American Journal of Nursing, Janeiro de 1975;75(1):99.

Cuidados asilares

O termo **asilo** é usado para indicar tanto um local para prestação de cuidados a pacientes com doenças terminais como um conceito do cuidado em si.

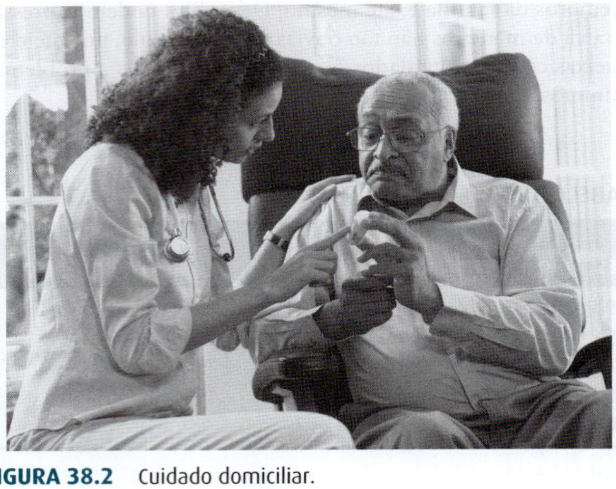

FIGURA 38.2 Cuidado domiciliar.

Conceitos e Habilidades Fundamentais no Atendimento de Enfermagem

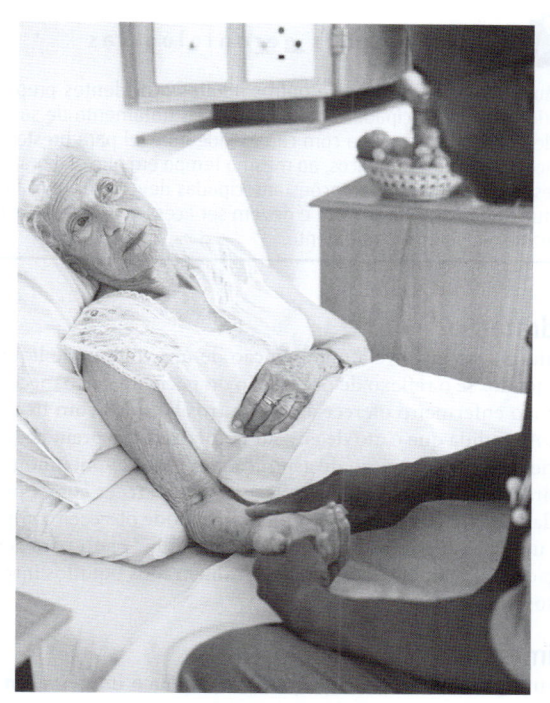

FIGURA 38.3 Paciente e enfermeira de um asilo.

> **QUADRO 38.2** Benefícios do plano de saúde para asilos[a]
>
> - Enfermeiro e médico à disposição 24 horas por dia/7 dias por semana.
> - Assistência asilar e serviços domésticos.
> - Medicações para controle dos sintomas e alívio da dor.
> - Fornecimento de materiais e de equipamentos médicos.
> - Serviços de fisioterapia, terapia ocupacional e fonoaudiologia.
> - Assistência social e serviços de aconselhamento para pacientes e cuidadores.
> - Serviços de orientação dietética.
> - Descanso dos cuidados por curto prazo.[b]
> - Cuidados hospitalares de curto prazo para gerenciamento da dor e dos sintomas.
> - Orientação relacionada ao luto e à perda para o paciente e sua família.
> - Quaisquer outros serviços com cobertura do Medicare necessários para gerenciar a dor e outros sintomas de acordo com a recomendação da equipe asilar.
>
> [a]O Medicare pagará pelos Cuidados Asilares nas seguintes condições: (1) doença terminal, atestada pelo médico; (2) opção do paciente pelo uso dos benefícios dos Cuidados Asilares; (3) certificação do programa de Cuidados Asilares pelo Medicare.
> [b]Poderá haver um pequeno pagamento adicional.
> Fonte: U.S. Department of Health and Human Services. (2010). Medicare hospice benefits. Publication 02154. http://www.medicare.gov/publications/pubs/pdf02154.pdf.

A palavra originalmente deriva de um lugar para refúgio de viajantes. O movimento asilar atual desenhou-se após recursos estabelecidos pela Dra. Cicely Saunders, na Inglaterra, no final dos anos 60; o movimento disseminou-se para os Estados Unidos nos anos 70. A *National Hospice Organization*, atualmente conhecida como *National Hospice and Palliative Care Organization*, foi criada em 1978. Suas metas envolvem o alívio dos sintomas de aflição, o conforto da dor e a melhora da qualidade de vida. Em 1982, o congresso norte-americano adotou o programa de benefícios do *Medicare Hospice Benefits* para angariar fundos para os cuidados nessas instituições (Hall, 2003). Os cuidados asilares compreendem o auxílio aos pacientes, para que eles vivam seus dias finais com conforto, dignidade e em um ambiente de cuidados (Fig. 38.3).

Escolha do asilo Geralmente, pacientes com seis meses de vida ou menos, atestados por um médico, são aceitos para receber tais tipos de cuidados nos Estados Unidos. Se sobreviver por mais de 6 meses, o paciente continua a receber os cuidados pelo período que o médico julgar que se mantém enquadrado nos critérios de cuidado asilar. Ao receber cuidados dessa natureza, o paciente pode ser "transferido para outro programa asilar, mas não pode receber alta, devido a sua incapacidade de pagamento, ao alto custo do tratamento, aos cuidados altamente especializados prescritos pelo médico ou às dificuldades de comportamento" (Hall, 2007, p.5).

Serviços do asilo A maioria dos pacientes dos asilos recebe cuidados nas suas próprias casas. O cuidado dos familiares, no entanto, tem o apoio de uma equipe multidisciplinar de profissionais e de voluntários dessas instituições (Quadro 38.2). As organizações asilares também oferecem programas de apoio aos membros das famílias e outras pessoas significativas. Eles oferecem aconselhamento individual ou de grupo, durante o período de espera ou após a morte, buscando auxiliar os sobreviventes a enfrentar seu luto.

Considerações gerontológicas

- Os idosos com enfermidades crônicas como demência, assim como suas famílias, poderão se beneficiar das abordagens asilares e dos serviços de apoio disponíveis. Com frequência, as famílias e as pessoas idosas sentem algum alívio quando os profissionais discutem assuntos relacionados aos cuidados geriátricos, de forma que podem se envolver no processo de escolha do tipo de atendimento que irão receber.

Cuidados terminais no asilo De acordo com Hall (2003), os serviços asilares podem ser finalizados de duas formas: (1) quando o paciente sai da instituição, por qualquer motivo, para receber um tratamento que não possui cobertura estando ele internado em um local dessa natureza ou (2) quando o paciente não preenche mais os critérios do plano de saúde. Uma vez interrompidos os benefícios do Medicare para pacientes em asilos, o paciente perde os dias restantes do período beneficiado; todavia, caso as circunstâncias se alterem, ele pode reaver os benefícios.

Cuidados em outras instituições Há outros tipos de instituições que oferecem cuidados intermediários. As casas geriátricas ou as instituições para cuidados prolongados são as formas usuais desse tipo de cuidado subagudo. Essas instalações oportunizam atendimento de enfermagem durante as 24 horas do dia, a pacientes que não podem manter uma vida independente (Fig. 38.4). Os familiares têm tranquilidade, sabendo que seu ente querido está sendo cuidado, e ainda têm a oportunidade de visitá-lo sempre que possível. Entretanto, trata-se de um cuidado caro. Uma vez que os pacientes não consigam mais pagar suas despesas, programas como o Medicaid podem pagar esses custos.

Cuidados a pacientes graves Um paciente precisa de cuidados dessa natureza, que consiste no uso de tecnologia mais sofisticada

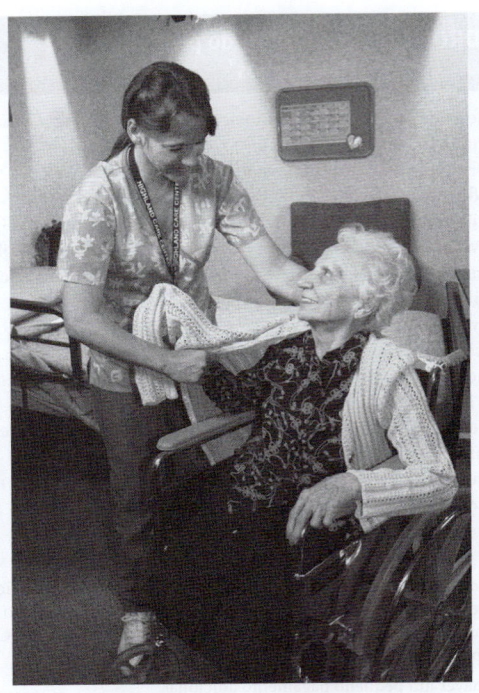

FIGURA 38.4 Paciente em uma instituição de cuidados prolongados.

e horas intensivas de atendimento, em decorrência de sua situação instável (Fig. 38.5). Essa forma de cuidado é a mais dispendiosa. As despesas geradas pelos cuidados especializados a paciente graves, nas horas, dias ou semanas anteriores a sua morte, podem ser significativas.

Realizando os cuidados terminais

Por toda a doença terminal e imediatamente antes da morte do paciente, os enfermeiros continuam a atender suas necessidades físicas básicas quanto à hidratação, à alimentação, à eliminação, à higiene, ao posicionamento e ao conforto. Eles implementam muitas das habilidades descritas ao longo deste capítulo, a fim de atender aos múltiplos problemas vividos pelos pacientes na iminência da morte.

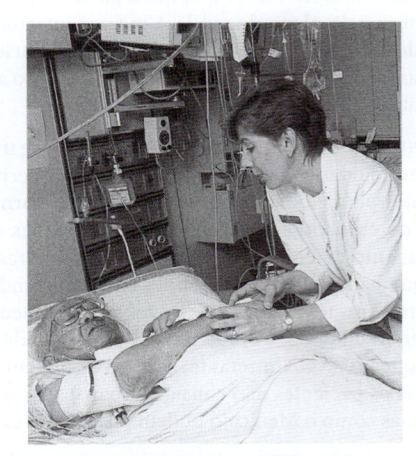

FIGURA 38.5 Cuidado de pacientes críticos.

Considerações gerontológicas

- Muitos indivíduos idosos e outros adultos previdentes preparam orientações antecipadas a respeito de seu tratamento de saúde e identificam uma pessoa com capacidade durável para prestar serviços de cuidados médicos, ao mesmo tempo em que elaboram um testamento. Essas orientações antecipadas devem ser revisadas e atualizadas periodicamente e devem ser acessíveis a todas as pessoas envolvidas no tratamento.

Hidratação

A hidratação envolve a manutenção de um volume de líquidos adequado. Se o reflexo de deglutição do paciente permanecer intacto, o enfermeiro oferece água e outros líquidos com frequência. A medida que o ato de engolir começa a ficar prejudicado, o paciente apresenta risco de aspiração seguido de pneumonia. A aspiração é um dos últimos reflexos a desaparecer com a proximidade da morte. Por isso, o enfermeiro pode oferecer compressas úmidas ou cubos de gelo envolvidos num pano para serem sugados. Finalmente, podem ser administrados líquidos intravenosos.

Alimentação

Alguns pacientes terminais apresentam pouco interesse em alimentar-se. O esforço pode ser tão cansativo ou resultar em náuseas e vômitos, que o consumo de alimentos pode ser inadequado. Uma nutrição deficiente leva à fraqueza, à infecção e a outras complicações, como o desenvolvimento de úlceras de pressão. Consequentemente, o paciente pode necessitar de uma sonda alimentar ou nutrição parenteral total, para manter a ingestão de nutrientes e de líquidos.

Notas de nutrição

- Pacientes que estão morrendo não devem se sentir culpados por não querer comer ou beber. Nutricionistas recomendam medidas de conforto como aliviar uma boca seca com manobras de higiene e umidificação, e oferecendo doces duros (Servodidio & Steed, 2007)

Eliminação

Alguns doentes terminais podem apresentar incontinência urinária e fecal; outros podem ter retenção urinária e constipação. Todas essas condições são desconfortáveis. O médico pode prescrever enemas de limpeza ou supositórios. A cateterização também pode ser necessária. Os cuidados com a pele tornam-se particularmente importantes nos pacientes incontinentes porque a urina e as fezes deixadas em contato com a pele contribuem para rupturas na mesma, além de produzirem odores desagradáveis.

Higiene

A dignidade dos pacientes está relacionada à sua aparência pessoal. Por isso, os enfermeiros esforçam-se para mantê-los à beira da morte higienizados, bem-arrumados e livres de cheiros desagradáveis.

Os cuidados com a boca podem ser necessários em intervalos mais frequentes. A aspiração ajuda a remover o muco e a saliva que o paciente não consegue engolir ou expectorar. O uso da posição lateral mantém a boca e a garganta livres do acúmulo de secreções. Os lábios podem precisar de lubrificação periódica porque ficam ressecados devido à respiração oral ou à administração de oxigênio.

Posicionamento
A posição lateral ajuda a evitar sufocamentos e aspiração. Contudo, o enfermeiro modifica a posição do doente terminal de duas em duas horas (assim como ocorre com qualquer outro paciente), a fim de promover o conforto e a circulação.

Conforto
O alívio da dor pode se constituir no problema mais desafiador envolvido no cuidado de pacientes na iminência da morte. O objetivo é manter o paciente sem dor, mas sem deixá-lo inconsciente, suprimir suas respirações ou inibir sua capacidade de comunicação.

Inicialmente, a maioria dos pacientes recebe medicação não narcótica; depois, o médico pode modificar a prescrição dos medicamentos para uma combinação de medicações narcóticas e não narcóticas ou, por fim, valer-se de um narcótico potente. A via também pode ser modificada por ele, de oral para parenteral ou transdérmica (ver o Cap. 20).

A analgesia pode ser mais eficaz quando o paciente recebe os medicamentos nos horários de rotina. A administração regular de medicação para dor, como a cada quatro horas ou mediante a liberação contínua de um adesivo transdérmico, em vez de sempre que for necessário, ajuda a manter um nível consistente de alívio à dor. É provável que a dosagem precise ser aumentada devido à tolerância à medicação (ver o Cap. 20).

O medo da adição não deve interferir nos esforços para controle da dor. A frequência da adição em pacientes que antes não abusavam dessas substâncias é rara (*National Cancer Institute*, 2008; McCafery et al., 1990). Infelizmente, os enfermeiros e médicos costumam interpretar de forma equivocada um aumento nas solicitações de medicação para dor, considerando-as adição. Na verdade, esse desejo pela medicação pode ser resultante do desenvolvimento de tolerância à mesma ou do aumento da própria dor, relacionado à progressão da doença.

Os pacientes desenvolvem tolerância à propriedade de alívio da dor das substâncias analgésicas; entretanto, aqueles que são tolerantes a opioides ao mesmo tempo desenvolvem resistência à depressão respiratória, um efeito adverso comum dos analgésicos narcóticos (Hall, 2007; McCaffery e Beebe, 1989). A sedação em geral precede a depressão respiratória. Consequentemente, à medida que o paciente está alerta, o potencial de depressão respiratória é minimizado. Antagonistas dos narcóticos podem ser administrados para reverter depressão respiratória grave, caso ela se desenvolva, mas a dosagem deve ser bastante reduzida, para evitar a produção de sintomas de abstinência e a eliminação da condição de analgesia desejada. A constipação pode ser a consequência mais comum da analgesia narcótica contínua.

> **Considerações farmacológicas**
>
> - Com frequência, é importante avaliar o uso de antidepressivos e de outras terapias por adultos seriamente deprimidos. Os indivíduos idosos apresentam as taxas mais elevadas de suicídio, assim como as taxas mais elevadas de suicídios consumados em proporção às tentativas malsucedidas. Os profissionais da saúde precisam avaliar o risco de suicídio dos pacientes e tomar as precauções mais adequadas.

Envolvimento familiar
Os membros da família podem apreciar o envolvimento nos cuidados do paciente porque, frequentemente, se sentem impotentes. O envolvimento tende a manter o elo familiar e ajuda os sobreviventes a enfrentar o luto futuro. Muitos recebem bem a oportunidade de ajudar. Todavia, os enfermeiros não devem sobrecarregá-los com responsabilidades maiores.

Alguns pacientes terminais conseguem antever o fim quando percebem que seus entes queridos ainda não estão preparados para enfrentar a morte. Este fato foi descrito como **aguardando pelo fenômeno da permissão,** porque, com frequência, a morte ocorre imediatamente depois que um membro importante da família comunica que é suficientemente forte e está preparado para "deixar ir". Neste momento, os enfermeiros devem dar apoio aos membros da família, porque poderão ter a sensação de que desistiram e decepcionaram o ente querido.

Aproximação da morte
Com a proximidade da morte, o paciente exibe sinais indicando um decréscimo de suas funções vitais, até que elas finalmente cessem. À medida que esses sinais surgem, o enfermeiro informa os familiares do paciente que a morte está próxima.

Falência de múltiplos órgãos
Os sinais da aproximação da morte são resultados da **falência de múltiplos órgãos** (condição na qual dois ou mais sistemas orgânicos param de funcionar de forma gradativa), que está diretamente associada à qualidade da oxigenação celular. Quando o suprimento de oxigênio começa a cair abaixo dos níveis necessários à manutenção da vida, as células, seguidas dos tecidos e dos órgãos, começam a se deteriorar. Os sistemas cardiovascular, pulmonar, hepático e renal são os mais vulneráveis à falência.

A medida que as funções cessam, as células liberam seus elementos químicos intracelulares. A hipoxia preexistente é, a princípio, complicada por uma reação inflamatória localizada e, depois, generalizada (ver o Cap. 28), o que faz os sinais de falência de múltiplos órgãos anunciar a iminência da morte (Tab. 38.2). Esse processo pode ocorrer lentamente, durante horas ou dias.

Comunicação à família
A medida que o paciente apresenta sinais de morte iminente, o enfermeiro deve agir para a família ser avisada de que o fim está próximo. Todavia, o médico é o primeiro a ser informado. Ver Orientações de Enfermagem 38.2.

Se a morte já tiver ocorrido, o médico é responsável pelo contato com a família e pela informação. A notícia é, às vezes, retardada até que seja possível um contato pessoal com os familiares, evitando-se atos desesperados precipitados, como o suicídio ou o favorecimento de um acidente de trânsito.

Recebendo os parentes
Para propiciar uma transição mais amena, os parentes do paciente à beira da morte são recebidos pelo enfermeiro que os contatou. Se for possível, outra pessoa é designada para oferecer esse apoio.

Na chegada, o enfermeiro mostra aos familiares um local que lhes proporcione privacidade ou os conduz à cabeceira do paciente, dependendo da vontade deles. A privacidade permite que as pessoas expressem livremente seus sentimentos sem quaisquer inibições. As pessoas têm diferentes formas de expressar o luto.

TABELA 38.2 Sinais de falência de múltiplos órgãos

ÓRGÃO	SINAIS
Coração	• Hipotensão • Frequência cardíaca irregular, fraca e rápida • Pele fria, viscosa e moteada
Fígado	• Hemorragia interna • Edema • Icterícia • Digestão prejudicada, distensão, anorexia, náuseas e vômitos
Pulmões	• Dispneia • Acúmulo de líquidos (estertor da morte)
Rins	• Oligúria • Anúria • Prurido (coceira na pele)
Cérebro	• Febre • Confusão e desorientação • Hipoestesia (diminuição das sensibilidades) • Hiporreflexia (diminuição dos reflexos) • Estupor • Coma

TABELA 38.3 Critérios de idade para doação de órgãos*

ÓRGÃO	FAIXA ETÁRIA
Rim	6 meses – 55 anos
Fígado	< 50 anos
Coração	< 40 anos
Pâncreas	2 – 50 anos
Córneas	Aceitáveis de qualquer idade
Pele	15 – 74 anos

Orientações estabelecidas pela Organ Procurement Agency of Michigan, Ann Arbor, MI.
* No Brasil, a resolução CFM 1480/97 orienta avaliação de morte encefálica a partir dos 7 dias de vida.
A doação de órgãos e tecidos para transplantes é retirada pela Lei 9434/97, acrescida das alterações definidas pela Lei 10.211/2001.

Algumas choram e falam palavrões sem controle; outras, não. Os enfermeiros devem lembrar que aquelas que aparentam menos sinais de luto podem estar se sentindo magoadas, que apenas são mais fortes que as pessoas que choram e sofrem abertamente.

A objetividade e o apoio dos enfermeiros são muito importantes nos casos em que a morte estiver cercada de diferenças culturais.

Por exemplo, as mulheres da tribo *Native American Lakota Sioux* choram histericamente enquanto os homens cantam cantos fúnebres ao lado do leito. Os budistas e os hindus de cultura indiana mantêm uma presença tranquila e cantam para promover a passagem do paciente para o nirvana, um estado em que o ser não tem nenhum sofrimento (Servodidio & Steed, 2007). Da mesma forma, os habitantes de Bali, cuja religião é uma combinação conceitual de hinduísmo, budismo e islamismo, mesclada de crenças e costumes antigos, controlam a demonstração de emoções na crença de que seus deuses não ouvirão as orações que forem oferecidas histericamente.

Discutindo a doação de órgãos

Praticamente, qualquer pessoa, desde os mais jovens até os mais idosos, pode ser doadora de órgãos. Se o doador tiver menos de 18 anos, deve assinar um cartão de doação, junto com seus pais ou guardião legal. As exigências quanto à idade e aceitação dos órgãos são determinadas individualmente, no momento de sua procura (Tab. 38.3).

Alguns pacientes já se antecipam à comunicação de seu interesse em doar órgãos; outros, não. Seja qual for o caso, se o paciente estiver prestes a morrer ou já faleceu, a possibilidade de captura de órgãos após a morte é discutida com o parente mais próximo.

A doação de órgãos poderá ou não ser discutida com o parente mais próximo de acordo com a revisão de 2006 do *Uniform Anatomical Gift Act* (UAGA). O UAGA, que foi adotado por quase todos os estados norte-americanos, estipula que: (1) no caso de uma pessoa falecida ou em fase terminal possuir um documento que identifique a intenção de doar órgãos ou que tenha recusado formalmente a doação de órgãos, não é necessário envolver o parente mais próximo ou alguma pessoa com poderes de representação para decidir sobre questões de saúde; (2) se não houver nenhum documento de intenção disponível, deve-se procurar o consentimento para doação de órgãos em nome do paciente; (3) na ausência de uma negação formal, o suporte à vida não poderá

ORIENTAÇÕES DE ENFERMAGEM 38.2

Chamando a família de um paciente em iminência de morte

- Planeje notificar a família enquanto o paciente estiver vivo. O pronto atendimento permite que a família esteja com ele no momento de sua morte.
- Verifique o prontuário médico do paciente na busca do parente mais próximo ou de alguém responsável. Isso garante que o enfermeiro notifique uma pessoa próxima envolvida no bem-estar do paciente.
- Identifique-se pelo nome, ocupação e local. A identificação oferece maior comunicação pessoal.
- Diga o nome do membro da família com quem quer contatar. Isso serve para assegurar uma comunicação clara da informação para a pessoa apropriada.
- Fale com voz calma e controlada. Isso demonstra uma comunicação de conduta séria e competente.
- Use frases curtas para oferecer informações curtas. Esta técnica ajuda o receptor a processar e compreender a notícia.
- Explique que a condição do paciente está piorando. Essa explicação esclarece o propósito do chamado.
- Faça uma pausa após o fornecimento da informação mais importante. A pausa permite que o membro da família responda.
- Dê respostas curtas às perguntas. Enfatize o nível de cuidados que o paciente está recebendo. Essas respostas reforçam que ele está recebendo cuidados adequados.
- Faça com que os familiares venham o mais rápido possível. Isso garante que as pessoas mais importantes para o paciente estejam com ele no momento de sua morte.
- Documente a hora, a pessoa para quem foi dada a informação e a mensagem transmitida. A apropriada documentação oferece um registro permanente.

ser interrompido até que o potencial para doação de órgãos seja determinado, mesmo que isso entre em conflito com as orientações antecipadas da pessoa, tendo em vista que o suporte à vida com potencial de salvar vidas anula a autoridade de manter ou retirar o suporte à vida (Verheijde et al., 2007).

De maneira geral, o envolvimento de um parente próximo ou de uma pessoa com procuração para decidir assuntos de saúde relacionados à doação de órgãos é uma cortesia, mesmo nos casos em que não seja absolutamente necessário. Isso se dá de maneira discreta, pelo responsável pela busca dos órgãos. Essa pessoa é treinada em técnicas de abordagem sensíveis para solicitação da doação de órgãos, pois os familiares estão sob extrema comoção quando enfrentam a morte de um ente querido. A própria instituição de saúde é que seleciona o profissional que irá fazer essa consulta com a família. Geralmente, o coordenador da equipe de transplantes é o responsável pelo serviço de busca de órgãos.

Trata-se de um assunto que não pode ser postergado; alguns órgãos como o coração e os pulmões precisam ser retirados do doador dentro de poucas horas para garantir um transplante bem-sucedido. Em alguns casos, o paciente permanece sob os cuidados da equipe de suporte à vida antes da remoção dos órgãos. Para proteger a instituição de saúde de problemas legais, a permissão é sempre dada por escrito (Fig. 38.6).

Confirmação da morte

A morte é determinada com base na interrupção da respiração e da circulação. Na maioria dos casos, quando são atendidos esses critérios, não resta dúvida sobre a morte do paciente. Legalmente, um médico é responsável por diagnosticar a morte do paciente, embora em alguns estados norte-americanos os enfermeiros estejam autorizados a fazê-lo.

Morte cerebral

Em algumas situações envolvendo danos cerebrais irreversíveis, pode-se manter a respiração com o uso de um ventilador mecânico, e a circulação reflexivamente continua. Em 1968, o Ad Hoc Committee da Harvard Medical School elaborou um documento com a definição de **morte cerebral**, uma condição em que há perda irreversível da função de todo o cérebro, inclusive do tronco cefálico. Suas recomendações serviram de fundamento para o Ato de Definição Uniforme da Morte, elaborado pela *National Conference of Commissioners on Uniform State Laws* e aprovado pela *American Medical Association* e pela *American Bar Association* em 1980.

Consequentemente, a interrupção irreversível das funções circulatórias e respiratórias ou a cessação de todas as funções cerebrais são agora consideradas o critério mais incontestável para a declaração de que uma pessoa está viva ou morta. Embora mais de 30 diferentes tipos de critérios estabelecidos para determinar a "morte cerebral" constem da literatura médica desde 1978, os seguintes critérios são normalmente usados para garantir que a atividade cerebral seja avaliada de forma constante e precisa. A morte cerebral irreversível é considerada presente se, na ausência de hipotermia, depressão do sistema nervoso central ou condições que possam estimulá-la, há:

- Insensibilidade e ausência de responsividade, mesmo com intensa carga de estímulos dolorosos.
- Ausência de movimento ou respiração espontânea após a desconexão do ventilador mecânico, por 8 minutos.
- $PaCO_2$ maior ou igual a 60 mmHg (na ausência de alcalose metabólica), após pré-oxigenação com oxigênio a 100%.
- Completa ausência de reflexos tendinosos centrais ou profundos.
- Eletrencefalograma plano por, no mínimo, 10 minutos, ou confirmação de inatividade neurológica usando outras técnicas padronizadas de neuroimagem.
- Inalteração dos achados clínicos em uma segunda avaliação, 6, 12 ou 24 horas depois da primeira (Byrne, 1999; Sullivan et al., 1999). O tempo varia de acordo com os critérios médicos de cada estado.

Uma vez confirmada a morte, o médico prepara um atestado de óbito e obtém permissão escrita para uma necropsia, caso seja desejável.

Atestado de óbito

O **atestado de óbito** (documento legal que atesta que a pessoa citada no formulário foi considerada morta) também indica a provável causa da morte do indivíduo. Os atestados de óbito são enviados aos departamentos de saúde locais, que utilizam as informações para preencher estatísticas de mortalidade. Essas estatísticas são importantes para a identificação de tendências, necessidades e problemas nos campos da saúde e da medicina.

O **agente funerário** (pessoa que prepara o corpo para o enterro ou a cremação) é responsável pelo encaminhamento do atestado de óbito às autoridades competentes. Esse atestado tem também a assinatura do agente funerário e, em alguns estados norte-americanos, o número de sua licença.

Permissão para necropsia

A **necropsia** consiste em um exame dos órgãos e dos tecidos do corpo humano após a morte. Não há necessidade de necropsia em todos os casos, embora ela seja útil na determinação mais conclusiva da causa exata da morte. Os achados podem influenciar os cuidados médicos dos parentes consanguíneos com risco de contrair a mesma doença ou podem contribuir para a ciência médica. Em geral, é responsabilidade do médico obter permissão para a necropsia.

O **legista** (profissional legalmente nomeado para investigar mortes que podem não ser resultado de causas naturais) tem autorização para ordenar a realização de uma necropsia. O legista, que pode ou não ser médico, não precisa de permissão do parente mais próximo do morto para realizá-la. Geralmente, ele ordena uma necropsia caso a morte tenha envolvido um crime, tenha uma natureza suspeita ou tenha ocorrido sem qualquer consulta médica anterior.

Realizando os cuidados pós-morte

Os **cuidados pós-morte** referem-se aos cuidados com o corpo após a morte e envolvem a limpeza e o preparo para melhorar sua aparência durante o velório, garantindo sua apropriada identificação, e a liberação do corpo aos funcionários do cemitério (Habilidade 38.1).

▶ *Pare, Pense e Responda – Quadro 38.1*
Discuta as atividades de enfermagem que demonstram dignidade e respeito pelo corpo da pessoa morta.

Agência para Obtenção de Órgãos de Michigan

Subsidiária da
SOCIEDADE DE TRANSPLANTES DE MICHIGAN
2203 Platt Road, Ann Arbor, Michigan 48104
(313) 973-1577

1-800-482-4881   Detroit-464-7988

DECLARAÇÃO DE DOAÇÃO DE PARTE ANATÔMICA

Compreendo que, na presente situação de prática médica, vários órgãos e tecidos estão sendo removidos de pessoas que morreram inesperadamente e estão sendo usados para transplantes em indivíduos vivos ou para pesquisa médica ou científica. Compreendo que os órgãos sejam removidos após a morte de meu parente antes que sofram qualquer dano (normalmente, dentro de oito [8] horas) e que essa doação autoriza todos os exames do corpo necessários para garantir a aceitação médica dessa doação. Agradeço os benefícios advindos da doação de órgãos e também compreendo os critérios utilizados na determinação da morte no caso do falecido.

(1) _____ Cônjuge
(2) _____ Filho ou filha adultos
(3) _____ Mãe ou pai
(4) _____ Irmão ou irmã adultos
(5) _____ Protetor do paciente em sua morte
(6) _____ Outra pessoa autorizada ou obrigada a liberar o corpo

_____
Parente

Parentes ou pessoas de uma classe* anterior à minha não estão disponíveis para assinar este formulário (ou já assinaram tal formulário). Não tenho conhecimento de que, durante sua vida, o falecido, _____, tenha se oposto ou dito algo contra a efetivação da doação anatômica ou doação de órgãos, como abaixo descrita. Desconheço qualquer parente na mesma minha classe que se oponha a essa doação. Eu, por meio destes, faço a seguinte doação anatômica do corpo de

( ) Qualquer órgão ou partes necessário(a/s), ou
( ) Somente os seguintes órgãos ou partes:

_____
(Favor especificar o(s) órgão(s) ou parte(s)

O(s) órgão(s) e/ou parte(s) especificado(s) pode(m) ser usado(s) para qualquer propósito permitido por lei, isto é: transplante, terapia, pesquisa médica e educação médica.

TESTEMUNHAS:

_____   _____
                                                        Nome

_____
Parentesco

_____
Data

FIGURA 38.6 Formulário para obtenção de órgãos.

---

* N. de R.T.: Classe (de class) refere-se ao grau de parentesco nesse caso.

LUTO

O **luto** compreende o processo de sentir um sofrimento forte diante de uma perda. Trata-se de uma experiência dolorosa, mas que ajuda aqueles que sobrevivem a resolver a perda. Algumas pessoas vivenciam o **luto antecipado**, aquele que tem início antes da ocorrência da perda. Quanto mais cedo há antecipação do luto, mais rápido ele é resolvido. As **atividades do luto** (atividades envolvidas na resolução do luto propriamente dito) incluem a participação nos rituais de enterro comuns à cultura em questão. Embora esses rituais sejam diferentes, a **reação de luto** (fenômenos psicológicos e físicos vivenciados pelas pessoas enlutadas) é universal. As reações psicológicas em geral são identificadas com o decorrer dos estágios do luto:

- Choque e descrença: recusa em aceitar que alguém amado está morrendo ou morreu.
- Conscientização: reações físicas e emocionais, como se sentir doente, triste, vazio ou com raiva.
- Período de restabelecimento: reconhecimento da perda.
- Idealização: exagero das boas qualidades da pessoa falecida.

Alguns dos sobreviventes vivenciam **experiências paranormais** (experiências que não têm uma explicação científica), como ver, ouvir ou

Os sobreviventes sentem sintomas físicos mais fortes logo após a morte de alguém amado. Algumas pessoas de luto relatam sintomas como anorexia, aperto no peito e na garganta, dificuldade para respirar, falta de forças e perturbações do sono. Nenhum estado patológico é identificado, a não ser o luto, capaz de explicar sua etiologia.

Considerações gerontológicas

- Uma pesquisa mostrou que algumas pessoas desenvolvem enfermidades que colocam a vida em risco e morrem dentro de 6 meses após a morte do cônjuge. Incentivar idosos que vivenciaram a morte de um grande amigo ou de um membro da família para expressar os sentimentos associados ao luto é extremamente importante. O encaminhamento para grupos de orientação individual ou de apoio ao luto é uma alternativa bastante interessante.

Luto patológico

No **luto patológico**, também chamado de *luto disfuncional*, a pessoa não consegue aceitar a morte de alguém. Às vezes, as pessoas manifestam o luto patológico por comportamentos mórbidos ou estranhos. Por exemplo, há pessoas que mantêm todos os pertences do falecido exatamente como estavam no momento de sua morte, por um longo período. Outras podem tentar fazer contato com a pessoa morta por meio de sessões espíritas. Há raros casos de pessoas que mantêm o corpo da pessoa falecida em casa, durante longos períodos, após a morte.

Resolução do luto

O luto perdura mais para alguns do que para outros indivíduos; não há um padrão de tempo considerado "normal". Um sinal de que o luto está chegando ao fim é o fato de a pessoa conseguir falar sobre o morto sem ficar emocionalmente sensibilizada. Outro sinal é a pessoa de luto poder descrever as boas e as más qualidades do indivíduo falecido.

IMPLICAÇÕES PARA A ENFERMAGEM

Os enfermeiros que cuidam de pacientes à beira da morte, de seus familiares e amigos podem identificar vários diagnósticos de enfermagem diferentes:

- Dor Aguda (ou Crônica)
- Medo
- Angústia Espiritual
- Isolamento Social
- Desempenho de Papel Ineficaz
- Processo Familiar Interrompido
- Enfrentamento Ineficaz
- Enfrentamento Familiar Incapacitado
- Conflito de Decisão
- Desesperança
- Sentimento de Impotência
- Sentimento de Pesar
- Sentimento de Pesar Antecipado
- Tensão do Papel de Cuidador
- Ansiedade relacionada à Morte
- Tristeza Crônica

O Plano de Cuidados de Enfermagem 38.1 aplica o processo de enfermagem aos cuidados de um paciente com o diagnóstico de Desesperança, definido na taxonomia da NANDA-I, de 2012 (p. 279), como um "estado subjetivo no qual o indivíduo não vê alternativas ou escolhas pessoais disponíveis ou vê alternativas limitadas e é incapaz de mobilizar energias a seu favor". Lynda Carpenito-Moyet (2009) defende a explicação de que a "desesperança difere da impotência, no sentido de que uma pessoa sem esperanças não vê solução para seu problema e/ou maneira de atingir o que deseja, mesmo que possua controle sobre sua vida". Uma pessoa impotente, por outro lado, pode vislumbrar uma alternativa ou uma resposta para o problema, ainda que seja incapaz de fazer qualquer coisa a respeito.

PLANO DE CUIDADOS DE ENFERMAGEM 38.1 — Desesperança

Investigação

- Monitore as manifestações físicas, como perda de apetite, perda de peso, fadiga e perturbações no sono.
- Observe as manifestações comportamentais, como motivação diminuída, passividade, descuido com a higiene, retraimento, redução da interação verbal e desinteresse pelo futuro.
- Observe as manifestações emocionais, como sentimentos de impotência, apatia, tristeza, derrota e abandono.
- Observe as manifestações cognitivas, como ideação suicida, diminuição da atenção e da concentração, pensamento ilógico, redução da capacidade de processar ou integrar informações e fixação em perdas.
- Preste atenção em indícios verbais que sugiram desespero, resignação e renúncia.

Diagnóstico de enfermagem: **Desesperança** relacionada à angústia psicológica sobre o desenvolvimento de complicações ligadas ao HIV (pneumonia por Pneumocystis carinii), assim como manifestada por discreto contato ocular durante a interação, fixar o olhar pela janela, dizendo "Não importa mais o que é ou não feito. Um dia você não será mais capaz de parar as infecções", e pela seguinte declaração do parceiro: "Tenho medo que ele pare de comer e de tomar as medicações".

Resultado esperado: O paciente recuperará a esperança, como será evidenciado pela identificação do interesse em alguma atividade ou meta relacionada ao futuro, no momento em que for transferido para o cuidado domiciliar.

Intervenções	Justificativas
Reforce, nos momentos apropriados, que a terapia medicamentosa pode curar a pneumonia e controlar a doença principal por um período indefinido.	Permanecer complacente com a terapia medicamentosa para o controle do HIV reduz o potencial para desenvolvimento de resistência ao medicamento e prolonga a sobrevivência.
Partilhe os achados normais, assim como os anormais, após os exames físicos periódicos ou testes laboratoriais.	Partilhar informações positivas pode encorajar o paciente a acreditar na probabilidade de melhorar suas condições de saúde.
Examine as metas que o paciente traçou antes da doença.	Ajudar a recordar seus planos pode motivá-lo a direcioná-los às atividades relacionadas ao futuro.
Peça ao paciente que identifique as metas que são realistas para os próximos 6 a 12 meses.	Enfatizar metas a curto prazo oferece uma alternativa à frustração que ele pode sentir sobre a execução de metas não realistas.
Estimule o paciente a desenvolver um plano de execução de uma meta relacionada ao futuro.	O desenvolvimento de um plano oferece uma ferramenta para execução das metas.

Avaliação dos resultados esperados:

- O paciente lista evidências de que o problema de saúde atual está se resolvendo, como sons pulmonares limpos e um discreto ganho de peso.
- O paciente discute vários trabalhos literários que tinha publicado e outro em que estava trabalhando antes da doença.
- O paciente descreve os planos de contatar um editor que estava interessado na coleção de seus poemas.

EXERCÍCIOS DE PENSAMENTO CRÍTICO

1. A manutenção de equipamentos para suporte à vida contradiz o direito de morrer em paz e com dignidade (ver a Carta de Direitos da Pessoa na Iminência da Morte)?
2. Selecione um direito da Carta de Direitos da Pessoa na Iminência da Morte e explique como ele pode ser violado. Como os enfermeiros podem proteger esse direito?
3. Quais qualidades seriam úteis para a pessoa encarregada pela procura de órgãos?
4. Qual a diferença entre o luto por uma morte inesperada e o luto pela morte de uma pessoa que estava sofrendo com uma enfermidade ou distúrbio prolongado?

QUESTÕES DE REVISÃO – ESTILO DO NCLEX

1. Quando o enfermeiro cuida de um paciente que não possui chances de recuperação, qual das seguintes alternativas constitui o critério mais conclusivo para que essa pessoa tenha "morte cerebral" declarada?
   1. Ausência de reação ao estímulo verbal.
   2. Eliminação urinária inferior a 100 mL/24 horas.
   3. Ausência de esforços respiratórios espontâneos.
   4. Reação desigual das pupilas ao estímulo luminoso.
2. Coloque os estágios da morte na sequência usual de acordo com a identificação feita pela Dra. Elisabeth Kübler-Ross. Utilize todas as opções.
   1. Depressão.
   2. Raiva.

3. Aceitação
4. Negação
5. Barganha

3. Se um paciente terminal faz um dos seguintes comentários ao enfermeiro, qual deles melhor indica que o paciente está no estágio de barganha?
1. "Deve haver algum engano no relatório da patologia".
2. "Se eu puder viver até que meu filho se forme, eu não ia querer mais nada".
3. "Não sei por que eu mereço morrer tão jovem".
4. "Eu espero que minha morte seja rápida; estou pronto para partir".

4 Nas situações em que um paciente terminal se recusa a ingerir alimentos ou líquidos, quais medidas de enfermagem poderão ser tomadas de forma independente. Selecione todas que se aplicarem ao caso.
1. Inserir um tubo nasogástrico.
2. Aplicar medidas frequentes de higiene oral.
3. Umidificar o ar ambiente.
4. Oferecer periodicamente balas duras.
5. Administrar líquidos intravenosos.

5. Quando um paciente morre, sob qual dessas circunstâncias os profissionais da saúde podem proceder a realização do protocolo para obtenção de órgãos destinados ao transplante?
1. O paciente falecido possuía um cartão indicando que gostaria de ser doador de órgãos.
2. O enfermeiro supervisor acredita que o falecido acharia apropriado doar seus órgãos.
3. Um parente próximo do paciente falecido dá permissão para a retirada dos órgãos.
4. O médico declarou e documentou o horário da morte do paciente.

HABILIDADE 38.1 Realizando os cuidados pós-morte

Ação sugerida	Justificativa
INVESTIGAÇÃO	
Determine se o paciente está morto, avaliando sua respiração e circulação.	Confirmar que ele está sem vida, exceto naqueles casos em que é usado um equipamento de apoio à vida.
Determine se o médico e a família foram notificados.	Estabelecer a cadeia de comunicação.
Notifique o supervisor de enfermagem e o painel de controle sobre a morte do paciente.	Agir para que os demais saibam de uma mudança no estado do paciente.
Verifique o prontuário médico para encontrar o nome da agência funerária para onde será levado o corpo.	Facilitar a colaboração.
PLANEJAMENTO	
Contate a agência funerária e informe-a de que a família a escolheu para realizar o enterro.	Comunicar a necessidade dos serviços.
Solicite o horário para a chegada dos funcionários da funerária.	Facilitar o controle eficiente do tempo.
Contate todas as pessoas envolvidas na doação de órgãos.	Promover a coleta dos órgãos em tempo hábil.
Obtenha um *kit* pós-morte ou itens de limpeza, vestimenta e identificação do corpo, no caso de haver atraso no transporte para o cemitério.	*Promover a organização durante a preparação de um corpo que será mantido temporariamente no **necrotério** (área onde os corpos de pessoas mortas são examinados ou mantidos em caráter temporário)*
IMPLEMENTAÇÃO	
Feche as cortinas ao redor do leito.	Garantir a privacidade.
Coloque luvas.	Seguir as precauções padrão.
Coloque o corpo em posição supina, com os braços estendidos ao lado do corpo ou dobrados sobre o abdome.	Evitar a descoloração da pele nas áreas que ficarão visíveis no caixão.
Remova todos os equipamentos médicos,[a] tais como cateteres intravenosos, cateter urinário e curativos.	Eliminar os equipamentos desnecessários.
Remova clipes ou prendedores de cabelo.	Evitar trauma acidental no rosto.
Abaixe as pálpebras.	Garantir que elas fecharão no momento em que o corpo estiver preparado.
Reponha ou mantenha as dentaduras na boca.	Manter o contorno natural do rosto.
Coloque uma toalha pequena enrolada sob o queixo e próxima à boca.	Promover uma aparência natural.
Limpe secreções e drenagem da pele.	Assegurar a entrega de um corpo higienizado.
Aplique um ou mais forros higiênicos descartáveis entre as pernas e sob as nádegas.	Absorver fezes ou urina, caso elas escapem.
Prenda uma etiqueta de identificação no tornozelo ou no pulso; forre o pulso, primeiro, se esse for inicialmente utilizado.	Facilitar a identificação precisa do corpo; evitar danos aos tecidos que ficarão visíveis.
Envolva o corpo em uma **mortalha** de papel (um tipo de cobertura para o corpo); cubra-o com um lençol.	Demonstrar respeito à dignidade da pessoa falecida.
Organize a área próxima à cama; descarte os materiais sujos.	Seguir os princípios de assepsia médica.
Retire as luvas e lave suas mãos.	Remover os microrganismos colonizantes.
Saia do quarto e feche a porta ou transporte o corpo ao **necrotério** (Fig. A).	Propiciar um lugar temporário para o corpo até a chegada do pessoal da funerária.

Carro de transporte mortuário. (Copyright B. Proud.)

(continua)

[a] Exceto nos casos em que haja um legista.

Realizando os cuidados pós-morte *(continuação)*

IMPLEMENTAÇÃO *(continuação)*	
Faça um inventário dos pertences e envie-os à administração, onde serão mantidos em um cofre.	Garantir a guarda segura e a responsabilidade pelos pertences até que eles sejam reclamados por um familiar.
Notifique o pessoal da limpeza após a remoção do corpo do quarto.	Facilitar a limpeza e o preparo para outra admissão.

Avaliação

- O corpo está limpo e adequadamente preparado.
- O corpo é transferido pelos funcionários da funerária.

Documentação

- Exames que indicam que o paciente está morto.
- Hora da morte.
- Pessoas notificadas da morte.
- Cuidados com o corpo.
- Horário em que o corpo foi transportado ao necrotério ou transferido pelos funcionários da funerária.

EXEMPLO DE DOCUMENTAÇÃO

Data e hora: Nenhuma respiração observada e nenhum pulso às 14h. Dr. Williams notificado às 14h15min. Dr. Williams atestou a morte e chamou a esposa do paciente. Foi notificada a funerária Foster's Funeral Home. Pessoal da funerária chegará somente às 18h. Cuidado pós-morte providenciado. Corpo transportado ao necrotério após a chegada da esposa e dos filhos.
_____ ASSINATURA / FUNÇÃO

UNIDADE 11
Exercícios finais da Unidade 11 – Capítulo 38

Seção I: Revendo o que você aprendeu

Atividade A: *Preencha os espaços escolhendo a palavra correta nas opções entre parênteses.*

1. _____ envolve um processo de negociação, geralmente com Deus ou com algum poder superior, na tentativa de adiar a inevitabilidade da morte. (Barganha, Negação, Depressão)

2. Cuidados _____ oferecem serviços de enfermagem 24 horas por dia para pacientes que não conseguem viver de forma independente. (asilares, residenciais, de descanso)

3. A capacidade para _____ é um dos últimos reflexos que desaparece com a proximidade da morte. (ouvir, cheirar, sugar)

Atividade B: *Marque cada afirmação como V (Verdadeira) ou F (Falsa). Corrija as afirmações falsas.*

1. V____ F____ Diarreia pode ser uma consequência comum de analgesia narcótica contínua.

2. V____ F____ Necropsia é o exame de órgãos e de tecidos humanos para tratar uma doença.

Atividade C: *Escreva o termo correto para cada uma das descrições abaixo.*

1. Pessoa legalmente designada para investigar mortes não naturais:_____.

2. Documento legal que confirma que a pessoa cujo nome está no formulário está morta:_____.

3. Condição na qual a função de dois ou mais órgãos cessa gradualmente:_____.

Atividade D: *Compare os termos relacionados ao luto na Coluna A com as explicações na Coluna B.*

Coluna A
1. Luto antecipado
2. Luto patológico
3. Atividades do luto
4. Reação ao luto

Coluna B
A. Atividades envolvidas no luto.
B. Experiências psicológicas e físicas durante o luto.
C. Incapacidade de aceitar a morte de alguém.
D. Aliviando uma obstrução mecânica das vias aéreas.
E. Ficar triste com a morte de alguém.

Atividade E: *Estabelecer a diferença entre cuidados domiciliares e cuidados em outras instituições com base nas categorias abaixo.*

	Cuidados domiciliares	Cuidados em outras instituições
Papel dos enfermeiros:		
Fornecimento dos cuidados:		

Conceitos e Habilidades Fundamentais no Atendimento de Enfermagem 857

Atividade F: *A Dra. Elisabeth Kübler-Ross descreveu os estágios da progressão de pacientes terminais. Escreva nos campos abaixo a sequência dos comentários típicos durante os estágios da morte.*

1. "Porque eu?"
2. "Sim, eu."
3. "Sim, eu, mas no entanto..."
4. "Estou pronto."
5. "Não, não eu."

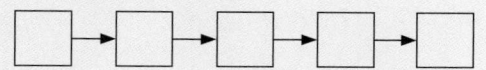

☐ → ☐ → ☐ → ☐ → ☐

Atividade G: *Responda as seguintes perguntas.*

1. O que classifica uma doença terminal?

2. Em que momento os cuidados asilares poderão ser encerrados?

Seção II: Aplicando seus conhecimentos

Atividade H: *Explique o fundamento lógico das seguintes perguntas.*

1. Porque os cuidados com a pele são importantes em pacientes incontinentes com doença terminal?

2. Porque os lábios de pacientes terminais precisam de lubrificação periódica?

3. Porque as certidões de óbito devem ser enviadas para o departamento de saúde local?

Atividade I: *Responda as seguintes perguntas focando os papéis e as responsabilidades da enfermagem.*

1. Quais são os dois métodos que os enfermeiros poderão utilizar para promover a aceitação da morte em pacientes terminais? Quais intervenções os enfermeiros poderão aplicar para dar suporte emocional a esses pacientes?

2. Um enfermeiro está cuidando de um paciente nos últimos estágios de câncer cerebral terminal. Quais diagnósticos de enfermagem poderiam ser aplicados a este paciente e aos membros da família?

3. Um enfermeiro está cuidando de um paciente terminal.
    a. Quais ações de enfermagem são mais apropriadas em relação à higiene e à nutrição do paciente?

    b. Como o enfermeiro poderá assegurar-se de que o paciente está recebendo uma quantidade adequada de líquidos?

Atividade J: *Considere as perguntas abaixo. Discuta-as com seu instrutor ou com seus pares.*

1. Um enfermeiro é responsável pelos cuidados *postmortem* de um pacientes que morreu de câncer. Como o enfermeiro poderá demonstrar dignidade e respeito pelo corpo do paciente?

2. Um enfermeiro está cuidando de um paciente que não responde nem mesmo a estímulos dolorosos, não consegue respirar independentemente e apresenta ausência total dos reflexos tendinosos central e profundo. O médico confirmou que o paciente está com morte cerebral.
    a. Como o enfermeiro deveria proceder se a família pedir para interromper os sistemas de suporte à vida do paciente?

    b. Quais informações o enfermeiro deveria transmitir para a família sobre as implicações legais de sua solicitação?

Seção III: Preparando-se para o NCLEX

Atividade K: *Responda as seguintes perguntas.*

1. Um enfermeiro de uma instituição de cuidados prolongados está cuidando de um paciente com câncer e com um prognóstico limitado de sobrevida no longo prazo. Qual entre as intervenções abaixo é a mais adequada para cuidar deste tipo de paciente?

    a. Compartilhar informações como tendências dos sinais vitais com paciente

    b. Pedir ao paciente para identificar metas que poderiam ser cumpridas no prazo de 24 meses

    c. Incentivar o paciente a buscar formas alternativas de tratamento

    d. Pedir ao paciente para não se fixar em memórias antigas e em metas previamente estabelecidas

2. Um enfermeiro está cuidando de uma paciente em que foram ligados aparelhos médicos no momento da morte. Quais medidas o enfermeiro deverá tomar para os cuidados *post mortem* do corpo da paciente? Selecione todas as opções aplicáveis ao caso.

    a. Obter materiais para limpeza e envolvimento do corpo

    b. Manter todos os equipamentos médicos ligados ao corpo

    c. Entrar em contato com indivíduos envolvidos na procura de órgãos

    d. Perguntar o horário aproximado de chegada dos funcionários do cemitério

    e. Remover as almofadas descartáveis que estão entre as pernas

3. Quando estiver cuidando de um paciente terminal, quais entre as providências abaixo são mais adequadas para procurar doações de órgãos e de tecidos? Selecione todas as opções aplicáveis ao caso.

    a. Verificar os desejos do paciente terminal no que diz respeito à doação de órgãos e de tecidos

    b. Obter permissão do parente mais próximo na medida em que o paciente se aproxima da morte

    c. Informar o agente funerário para remover órgãos específicos durante a preparação do corpo

    d. Entrar em contato com o patologista responsável pela necropsia

    e. Garantir a assistência de um coordenador de procura de órgãos

4. Um enfermeiro está cuidando de um paciente inconsciente e frio que desenvolveu manchas na pele. Alterações em qual parte do corpo mencionada abaixo poderiam ter provocado esta condição?

    a. Cérebro e coração

    b. Fígado e rins

    c. Pâncreas e estômago

    d. Intestino e bexiga

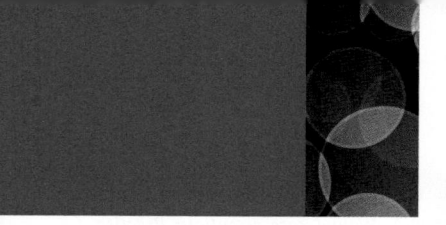

Referências

Adams, L. A., Shephard, N., Caruso, R. A., et al. (2009). Putting evidence into practice: Evidence-based interventions to prevent and manage anorexia. *Clinical Journal of Oncology Nursing, 13*(1), 95–102.

Administration on Aging. (2008). *A profile of older Americans: 2008*. Accessed January 20, 2010, from http://www.aoa.gov/AoARoot/Aging_Statistics/Profile/2008/16.aspx

Advice, P. R. N. (2006). Home health care: A new job for plastic wrap. *Nursing, 36*(2), 12.

Agency for Healthcare Research and Quality. (2004). *Hospital nurse staffing and quality of care*. Retrieved September, 2009, from http://www.ahrq.gov/research/nursestaffing/nursestaff.htm

Aiken, L., Clark, S. P., Sloan, D. M., et al. (2008). Effects of hospital care environment on patient mortality and nurse outcomes. *Journal of Nursing Administration, 38*(5), 223–229.

Aiken, T. D. (2004). *Legal, ethical, and political issues in nursing*. Philadelphia: F. A. Davis.

Al Naami, M., & Afzal, M. F. (2006). *Alcohol based hand rub vs. traditional surgical scrub and the risk of wound infection: A randomized controlled trial*. Accessed January 16, 2010, from http://faculty.ksu.edu.sa/19985/Alcohol%20based%20hand%20rub%20vs%20traditional%surgical.ppt

Alfaro-LeFevre, R. (2009). *Applying nursing process: A tool for critical thinking* (7th ed.). Philadelphia: Lippincott Williams & Wilkins.

Alford, D. M. (2006a). Legal issues in gerontological nursing; standards of care. *Journal of Gerontological Nursing, 32*(3), 9–12.

Alford, D. M. (2006b). Legal issues in gerontological nursing; what are the hot topics? *Journal of Gerontological Nursing, 32*(1), 8–9.

Allen, G. (2005). Evidence for practice. Use of conscious sedation for upper gastrointestinal endoscopy. *Association of periOperative Registered Nurses (AORN) journal, 81*(2), 427–428.

Allibone, L. (2005). Respiratory care. Principles for inserting and managing chest drains. *Nursing Times, 101*(42), 45–49.

Amatayakul, M. (2009). Measuring meaningful use: The healthcare industry is abuzz with questions about what it means to demonstrate "meaningful use" of electronic health record (HER) technology to be eligible for federal stimulus incentives. *Healthcare Financial Management, 63*(23), 100–101.

Amella, E. J., Grant, A. P., & Mulloy, C. (2007). Eating behavior in persons with moderate to late-stage dementia: Assessment and interventions. *Journal of the American Psychiatric Nurses Association, 13*(6), 360–367.

American Academy of Family Physicians. (2005). *Vasomotor rhinitis*. Accessed August 12, 2010, from http://www.aafp.org/afp/2005/0915/1057.html

American Academy of Orthopaedic Surgeons. (2007). *Care of casts and splints*. Accessed May 12, 2010, from http://orthoinfo.aaos.org/topic=a00095

American Academy of Orthopedic Surgeons. (2007). *How to use crutches, canes, and walkers*. Accessed May 18, 2010, from http://orthoinfo.aaos.org/topic.cfm?topic=a00181

American Agency for Healthcare Research and Quality; U.S. Preventive Services Task Force. (2009). *Screening for breast cancer*. Accessed February 1, 2010, from http://www.ahrq.gov/clinic/USpstf/uspsbrca.htm

American Association of Colleges of Nursing. (2005). *Nurse Reinvestment Act at a glance*. Retrieved September 2, 2009, 2006 from http://www.aacn.nche.edu/media/nraataglance.htm

American Association of Retired Persons. (2005). *Profile of older Americans: 2005*. Accessed January 20, 2010, from http://assets.aarp.org/rgcenter/general/profile_2005.pdf

American Cancer Society. (2009). *American Cancer Society guidelines for the early detection of cancer*. Accessed February 1, 2010, from http://www.cancer.org/docroot/PED/content/ped_2_3x_ACS_Cancer_Detection_Guidelines_36.asp

American Cancer Society (2009). *American Cancer Society responds to changes in USPSTF mammography guidelines*. Accessed February 1, 2010, from http://www.cancer.org/docroot/MED/content/MED_2_1x_American_Cancer_Society_Responds_to_Changes_to_USPSTF_Mammography_Guidelines.asp

American Cancer Society. (2009). *Can breast cancer be found early?* Accessed February 1, 2010, from http://www.cancer.org/docroot/cri/content/cri_2_4_3x_can_breast_cancer_be_found_early_5.asp

American Cancer Society. (2009). *Cervical cancer: Prevention and early detection*. Accessed February 8, 2010, from http://www.cancer.org/docroot/CRI/content/CRI_2_6x_cervical_cancer_prevention_and_early_detection_8.asp

American Chronic Pain Association. (2004). *Americans living with pain survey*. Accessed March 22, 2010, from http://www.theacpa.org/documents/surveyresults.pdf

American College of Sports Medicine. (2003). *ACSM guidelines for healthy aerobic activity*. Retrieved January 23, 2007, from http://www.acsm.org/health+fitness/index.htm

American College of Surgeons. (2002). *Statement on ensuring correct patient, correct site, and correct procedure*. Accessed May 26, 2010, from http://www.facs.org/fellows_info/statements/st-41.html

American Congress of Obstetricians and Gynecologists. (2009). *Education pamphlet AP085—The Pap test*. Accessed February 8, 2010, from http://www.acog.org/publications/patient_education/bp085.cfm

American Diabetes Association. (2007). *Insulin administration*. Accessed August 18, 2010, from http://care.diabetesjournals.org/content/26/suppl_1/s121.full

American Diabetes Association. (2008). Standards of medical care in diabetes. Clinical practice recommendations. *Diabetes Care, 31,* Suppl. 1, S12–S54.

American Diabetes Association. (2010). *Checking your blood glucose*. Accessed February 10, 2010, from http://www.diabetes.org/living-with-diabetes/treatment-and-care/blood-glucosecontrol/checking-your-blood-glucose.html

American Dietetic Association. (2009). *Position of the American Dietetic Association: Vegetarian diets*. Accessed February 16, 2010, from http://www.vrg.org/nutrition/2009_ADA_position_paper.pdf

American Heart Association. (2010a). *Trans fats*. Accessed February 15, 2010, from http://www.americanheart.org/presenter.jhtml?identifier=3045792

American Heart Association. (2010b). *Vegetarian diets*. Accessed February 16, 2010, from http://www.americanheart.org/presenter.jhtml?identifier=4777

American Institutes for Research. (2009). *Technical report and data file user's manual for 2003 National Assessment of Adult Literacy*. Accessed December 31, 2009, from http://nces.ed.gov/pubsinfo.asp?pubid=2009476

American Nurses Association. (1998). *Standards of clinical nursing practice* (2nd ed.). Washington, DC: Author.

American Nurses Association. (2010). *Nursing: A social policy statement* (3rd ed.). Kansas City, MO: Author.

American Nurses Association. (2003). *Position statement on elimination of manual patient handling to prevent work-related musculoskeletal disorders*. Accessed April 19, 2010, from http://www.unap.org/files/Safe%20Patient%20Handling%20-%20ANA%20position.pdf

American Obesity Association. (2005). *Morbid obesity*. Accessed April 23, 2010, from http://obesity1.tempdomainname.com/subs/fastfacts/morbidobesity.shtml

American Pain Society. (2005a). APS position statement on the use of placebos in pain management. *The Journal of Pain, 6*(4), 215–217.

American Pain Society. (2005b). *Guideline for the management of cancer pain*. Glenview, IL: Author.

American Pain Society. (2005c). *Improving quality of acute and cancer pain management*. Glenview, IL: Author.

American Pain Society. (2008). *Principles of analgesic use in the treatment of acute pain and cancer pain* (6th ed.). Glenview, IL: Author.

American Psychiatric Association. (2000). Insomnia, primary. In *Diagnostic and statistical manual of mental disorders* (4th ed., text revision). Washington, DC: Author.

American recovery and reinvestment act includes funding for nursing education. (2009). Accessed January 5, 2012, from http://allnurses.com/nursing-news/american-recovery-reinvestment-372032.html

American Red Cross. (2011). *Blood donor requirements*. Accessed February 9, 2011, from http://www.bloodbook.com/donr-requir.html

American Society of Anesthesiologists. (1999). *Practice guidelines for preoperative fasting and the use of pharmacologic agents to reduce the risk of pulmonary aspiration: Application to healthy patients undergoing elective procedures*. Accessed May 26, 2010, from http://www.asahq.org/publicationsAndServices/NPO.pdf

American Society on Aging, & American Society of Consultant Pharmacists Foundation. (2006). *Improving medication adherence in older adults*. Accessed January 20, 2010, from http://www.adultmeducation.com

Amerine, E., & Keirsey, M. (2006a). How should you respond to constipation? Learn solutions to this common problem among hospitalized patients. *Nursing, 36*(10), 64hn1–64hn4.

Amerine, E., & Keirsey, M. (2006b). Managing acute diarrhea. *Nursing, 36*(9), 64hn1–64hn2, 64hn4.

Anderson, J. (2006). *Safe patient lifting legislation makes progress*. Accessed April 21, 2010, from http://www.ergoweb.com/news/detail.cfm?print?=on&id=1661

Anderson, J., Langemo, D., Hanson, D., et al. (2007). Wound & skin care. What you can learn from a comprehensive skin assessment. *Nursing, 37*(4), 65–66.

Andrews, J. D. (2005). *Cultural, ethnic, and religious reference manual for health care providers* (3rd ed.). Winston-Salem, NC: JAMARDA Resources.

Andrews, M. M., & Boyle, J. S. (2011). *Transcultural concepts in nursing care* (6th ed.). Philadelphia: Lippincott Williams & Wilkins.

Arbique, J. (2006). *Fingernail length and microbes; relationship between nail length and microbe yield*. Accessed January 14, 2010, from http://microbiology.suite101.com/article.cfm/fingernail_length_and_microbes

Armstrong, J., & Mitchell, E. (2008). Comprehensive nursing assessing in the care of older people. *Nursing Older People, 20*(1), 36–40.

Aschenbrenner, D. S. (2009). Drug watch. Unsafe injection practices put patients at risk. *American Journal of Nursing, 109*(7), 45–46.

Association of Perioperative Registered Nurses. (2008). *Recommended practices for preoperative patient skin antisepsis*. Accessed May 24, 2010, from http://www.aorn.org/docs/assets/956D86EC-9983-6D4F-67A54D9500767E9F/RP_skinprep_pub%20com_10_12_07.pdf

Association of Perioperative Registered Nurses. (2007). *Standard, recommended practices and Guidelines*. Denver, CO: AORN.

Association of Reproductive Health Professionals. (2004). *The periodic well-woman visit*. Accessed February 8, 2010, from http://arhp.power-point-generator.com/presentations/Periodic%20Well%20Woman%Visit.ppt

Austgen, L., & Bowen, R. (2009). *Brown adipose tissue*. Accessed January 25, 2010, from http://www.vivo.colostate.edu/hbooks/pathophys/misc_topics/brownfat.html

Banschbach, S. K. (2008). Recommitting your practice to patient safety. *Association of periOperative Nurses (AORN) Journal, 88*(6), 887–888.

Baranoski, S. (2008a). Wound & skin care. Choosing a wound dressing, part 1. *Nursing, 38*(1), 60–61.

Baranoski, S. (2008b). Wound & skin care. Choosing a wound dressing, part 2. *Nursing, 38*(2), 14–15.

Baranoski, S., & Ayello, E. (2008c). *Wound care essentials: Practice principles* (2nd ed.). Philadelphia: Lippincott Williams & Wilkins.

Barclay, L., & Murata, P. (2009). *World Health Organization issues guidelines on hand hygiene in healthcare*. Accessed May 17, 2009, from http://cme.medscape.com/viewarticle/702403/

Barnhart, K. T., Davidson, B., Kellogg-Spadt, S., et al. (2010). *Roundtable discussion. How do you begin the discussion of vaginal delivery of medications with patients?* Accessed August 12, 2010, from http://cme.medscape.com/viewarticle/504375_6

Beattie, S., & Asch-Goodkin, J. (2006). Back to basics with O_2 therapy. *RN, 69*(9), 37–40.

Beattie, S., & Roman, L. M. (2007). Bedside emergency. Respiratory distress. *RN, 70*(7), 34–39.

Beaulieu, L., & Freeman, M. (2009). Nursing shortcuts can shortcut safety. *Nursing, 39*(12), 16–17.

Becton, Dickinson and Company. (2008). *Insulin injection "at-a-glance"*. Accessed August 18, 2010, from http://bd.com/resource.aspx?IDX=11314

Becton, Dickinson and Company. (2009). *Good insulin injection practices*. Accessed August 18, 2010, from http://www.diabeteshealth.com/read/2009/12/18/6486/good-insulininjection-practices/

Benbow, M. (2009). Dressing application and removal. *Practice Nurse, 37*(10), 21–22, 24–27.

Bennett, B. (2008a). *Three seconds: The first impression*. Accessed December, 2009, from http://www.yeartosuccess.com/y2s/blog/VIEW/00000009/00000093/Three-Seconds-The-First-Impression.html

Bennett, B. (2008b). *Reading body language*. Accessed December, 2009, from http://www.yeartosuccess.com/y2s/blog/VIEW/00000009/00000097/Reading-Body-Language.html

Berg, R. A., Hemphill, R., Abella, B. S., et al. (2010). *Part 5: Adult basic life support: 2010 American Heart Association Guidelines for Cardiopulmonary Resuscitation and Emergency Cardiovascular Care*. http://circ.ahajournals.org/cgi/content/full/122/18_suppl_3/S686

Bergstrom, N., Horn, S. D., Smout, R. J., et al. (2005). The national pressure ulcer long-term care study: Outcomes of pressure ulcer treatments in long-term care. *Journal of the American Geriatrics Society, 53*(10), 1721–1729.

Beyea, S. C. (2009). Patient safety first. Essential reading for every perioperative clinician. *Association of periOperative Nurses (AORN) Journal, 89*(4), 763–765.

Bickley, L. S. (2008). *Bates' guide to physical examination and history taking*. Philadelphia: Lippincott Williams & Wilkins.

Bisanz, A. (2007). Chronic constipation. *American Journal of Nursing (Hospital Extra), 107*(4), 72B–72D, 72F–72H.

Bland, M., Gaines, B., & Law, E. (2007). Are we still doing the right thing? An evidence-based review of the management of constipation. *Oncology Nursing Forum, 34*(2), 24–27.

Bloom, H. G., Ahmed, I., Alessi, C. A., et al. (2009). Evidence-based recommendations for the assessment and management of sleep disorders in older persons. *Journal of the American Geriatrics Society, 57*(5), 761–789.

Bobrow, B. J., Spaite, D. W., Berg, R. A., et al. (2010). Chest compression-only CPR by lay rescuers and survival from out-of-hospital cardiac arrest. *Journal of the American Medical Association, 304*(13), 1447–1454.

Bolek, B. (2006). Strictly clinical. Facing cranial nerve assessment. *American Nurse Today, 1*(2), 21–22.

Bott, M. J., Gajewski, B., Lee, R., et al. (2007). Care planning efficiency for nursing facilities. *Nursing Economica, 25*(2), 85–94.

Boulanger, C., & Toghill, M. (2009). How to measure and record vital signs to ensure detection of deteriorating patients. *Nursing Times, 105*(47), 10–12.

Boyce, J. M., & Pittet, D. (2002). Guideline for hand hygiene in health-care settings. Recommendations of the Healthcare Control Practice Advisory Committee and the HICPAC/SHEA/APIC/IDSA Hand Hygiene Task Force (Electronic version). *Morbidity & Mortality Weekly Report, 51*(RR16), 1–44.

Boyd, R., Leigh, B., & Stuart, P. (2005). *Capillary versus venous bedside glucose estimations.* Accessed February 12, 2010, from http://emj.bmj.com/content/22/3/177.abstract

Boyle, M. E. (2008). Optimizing the treatment of type 2 diabetes using current and future insulin technologies. *MedSurg Nursing, 17*(6), 383–390.

Bradley, R. (2007). Improving respiratory assessment skills. *Journal of Nurse Practitioners, 3*(4), 276–277.

Bradley, S. F. (2005). Double, double, toil and trouble: Infections still spreading in long-term care facilities. *Infection Control and Hospital Epidemiology, 26*(3), 227–230.

Brenner, I., & Marsella, A. (2008–2009) Factors influencing exercise participation by clients in long-term care. *The Journal of the Gerontological Nursing Association, 32*(4), 5–11.

Brooke, P. S. (2009). Legal questions. *Nursing, 39*(6), 15–16.

Brown, J. L., & Krause, R. S. (2005). *Cast care.* Accessed May 12, 2010, from http://www.emedicinehealth.com/cast_care/article_em.htm

Brownfield, E. (2004). *Measuring blood pressure in legs.* Accessed January 28, 2010, from http://www.medscape.com/viewarticle/471829

Bruccoliere, T. (2000). How to make patient teaching stick. *RN, 63*(2), 34–36.

Bryant, H. (2007). Dehydration in older people: Assessment and management. *Emergency Nurse, 15*(4), 22–26.

Burch, J. (2006). Caring for the older ostomate: An update. *Nursing & Residential Care, 8*(3), 117–118, 120.

Bureau of Labor Statistics. (2009). *Occupational injuries and illnesses by selected characteristics news release.* Accessed April 21, 2010, from http://www.bls.gov/news.release/archives/osh2_12042009.htm

Bureau of Labor Statistics, & U.S. Department of Labor. (2007a). *Occupational outlook handbook, 2008–2009 edition, Licensed practical and licensed vocational nurses.* Accessed September, 2009, from http://www.bls.gov/oco/ocos102.htm

Byrne, P. A. (1999). *Brain death. Euthanasia: Imposed death.* St. Paul, MN: Human Life Alliance of Minnesota Education Fund.

Calianno, C., & Jakubek, P. (2006a). Wound & skin care. Wound bed preparation: Laying the foundation for treating chronic wounds, part 1. *Nursing, 36*(2), 70–71.

Calianno, C., & Jakubek, P. (2006b). Wound & skin care. Wound bed preparation: The key to success for chronic wounds, part II. *Nursing, 36*(3), 76–77.

Carpenito-Moyet, L. J. (2005). *Understanding the nursing process.* Philadelphia: Lippincott Williams & Wilkins.

Carpenito-Moyet, L. J. (2008). *Nursing care plans and documentation* (5th ed.). Philadelphia: Lippincott Williams & Wilkins.

Carpenito-Moyet, L. J. (2009). *Nursing diagnosis: Application to clinical practice* (13th ed.). Philadelphia: Lippincott Williams & Wilkins.

Cassel, B. G., Parkers, V., Poon, R., et al. (2008). Quality improvement: Best practices and long-term indwelling urinary catheters. *The Journal of the Gerontological Nursing Association, 32*(1), 13–17.

Cassey, M. Z. (2007). Building a case for using technology: Health literacy and patient education. *Nursing Economics, 25*(3), 186–188.

Centers for Disease Control and Prevention. (2005). Guidelines for preventing the transmission of *Mycobacterium tuberculosis* in healthcare settings. *Morbidity and Mortality Weekly Report, 54*(RR17), 1–141.

Centers for Disease Control and Prevention. (2007). *2007 Guidelines for isolation precautions: Prevention transmission of infectious agents in healthcare settings.* http://www.cdc.gov/ncidod/dhqp/pdf/isolation2007.pdf

Centers for Disease Control and Prevention. (2008a). *Alcohol-attributable deaths and years of potential life lost among American Indians and Alaska Natives—United States, 2001–2005.* Accessed and Retrieved November, 2009, from http://www.cdc.gov/mmwr/preview/mmwrhtml/mm5734a3.htm

Centers for Disease Control and Prevention. (2008b). *Sterilization & disinfection in healthcare Facilities, 2008.* Accessed January 15, 2010, from http://www.cdc.gov/ncidod/dhqp/pdf/guidelines/Disinfection_Nov_2008.pdf

Centers for Disease Control and Prevention. (2008c). *Surgical Site Infection (SSI).* Accessed May 24, 2010, from http://www.cdc.gov/ncidod/dhqp/FAQ_SSI.html

Centers for Disease Control and Prevention. (2009a). *Cover your cough.* Accessed April 12, 2010, from http://www.cdc.gov/flu/protect/covercough.htm

Centers for Disease Control and Prevention. (2009b). *Falls among older adults: An overview.* Accessed March 17, 2010, from http://www.cdc.gov/HomeandRecreationalSafety/falls/adultfalls.html

Centers for Disease Control and Prevention. (2009c). *Guideline for prevention of catheter-associated urinary tract infections.* Accessed June 28, 2010, from http://www.cdc.gov.hicpac/pdf/CAUTI/CAUTIguideline2009final.pdf

Centers for Disease Control and Prevention. (2009d). *The Tuskegee timeline.* Accessed November, 2009, from http://www.cdc.gov/tuskegee/timeline.htm

Centers for Disease Control and Prevention. (2009e). *What you should know about using facemasks and respirators during a flu epidemic.* Accessed January 15, 2010, from http://www.cdc.gov/features/masksrespirators/

Centers for Disease Control and Prevention. (2010). *Target heart rate and estimated maximum heart rate.* Accessed April 27, 2010, from http://www.cdc.gov/physicalactivity/everyone/measuring/heartrate.html

Chadha, A. (2009). Assessing the skin. *Practice Nurse, 38*(7), 43–48.

Chaloner, C. (2007). Ethics in nursing: The way forward. *Nursing Standard, 21*(38), 40–41.

Chan, E. A., Chung, J. W. Y., & Wong, T. K. S. (2008). Learning from the severe acute respiratory syndrome (SARS) epidemic. *Journal of Clinical Nursing, 17*(8), 1023–1034.

Chart Smart. Documenting gastric lavage. (2009). *Nursing, 39*(7), 60.

Cheyne, D. (2005). We must be alert to the warning signs of stress. *Nursing Standard, 20*(10), 72.

Childers, M. K. (2009). *Botulinum toxin in pain management.* Accessed March 24, 2010, from http://emedicine.medscape.com/article/3255574-overview

Chronic wound care: Many suffer during dressing changes. (2008). *Nursing, 38*(9), 24.

Clark, A. P., John, L. D., & Clark, A. P. (2006). Legal and ethical. Nosocomial infections and bath water: Any cause for concern? *The Journal of Advanced Nursing Practice, 20*(3), 119–123.

Clarkson, A. (2007). Dressing remedies: A concept for improving access to and use of dressings in nursing homes. *Journal of Wound Care, 16*(1), 11–13.

Classen, J. (2009). Verification: A golden opportunity… "A case of mistaken identity: Staff input on patient ID errors". *Nursing Management, 40*(8), 8.

Clinical case: Drug therapy affecting the kidney and body fluid composition part 1: Diuretic agents. (2005). *Journal of Practical Nursing, 55*(2), 10–17.

Cluett, J. (2008). *Taking care of your cast.* Accessed May 12, 2010, from http://orthopedics.about.com/od/castsfracturtreatments/p/casts.htm

Cohen, H., & Shastay, A. D. (2008). Getting to the root of medication errors. *Nursing, 38*(12), 39–49.

Cohen, S. A. (2009). A review of demographic and infrastructural factors and potential solutions to the physician and nursing shortage predicted to impact the growing US elderly population. *Journal of Public Health Management and Practice, 15*(4), 352–363.

Cohen, S., & Herbert, T. (1996). Health psychology: Psychological factors and physical disease from the perspective of human psychoneuroimmunology. *Annual Review of Psychology, 47,* 113–142.

Cohn, C. S., & Cushing, M. M. (2009). Oxygen therapeutics: Perfluorocarbons and blood substitute safety. *Critical Care Clinics, 25*(2), 399–414.

Collopy, K. T., & Friese, G. (2010). Hospice and DNR. *EMS Magazine, 39*(8), 52–57.

Cone, D. C. (2010). Compression-only CPR: Pushing science forward. *Journal of the American Medical Association, 304*(13), 1493–1495.

Cook, L., Castrogiovanni, A., David, D., et al. (2008). Patient education documentation: Is it being done? *MedSurg Nursing, 17*(5), 306–310.

Cooper, G. (2005). *Blueprint orthopedics*. Philadelphia: Lippincott Williams & Wilkins.

Copstead-Kirkhorn, L. C., & Banasik, J. L. (2010). *Pathophysiology, biological and behavioral perspectives* (4th ed.). Philadelphia: W.B. Saunders.

Cornforth, T. (2006). *Easy tips for accurate Pap smears. What should I do before my Pap smear?* Accessed February 11, 2010, from http://womenshealth.about.com/qt/papsmeartip.htm

Cornforth, T. (2009). *Understanding your Pap smear results*. Accessed February 11, 2010, from http://womenshealth.about.com/cs/papsmears/a/papsmearresults.htm

Cornforth, T. (2010a). *What happens during an annual Pap test and pelvic exam?* Accessed February 11, 2010, from http://womenshealth.about.com/od/gynecologicalhealthissues/a/gyn101_4.htm

Cornforth, T. (2010b). *What is the bimanual exam during my pelvic exam?* Accessed February 11, 2010, from http://womenshealth.about.com/od/gynecologicalhealthissues/a/gyn101_5.htm

Coughlin, A. M., & Parchinsky, C. (2006). Go with the flow of chest tube therapy. *Nursing, 36*(3), 36–42.

Cousins, N. (1979). *Anatomy of an illness as perceived by the patient*. New York: Norton.

Cowan, T. (2009). Singing the praises of tissue viability. *Journal of Wound Care, 18*(11), 445.

Cranton, E. M. (2007). *Introduction to hyperbaric oxygen therapy*. Accessed April 1, 2010, from http://www.drcranton.com/hyperbar.htm

Cranwell-Bruce, L. (2009). Antiemetic drugs. *MedSurg Nursing, 18*(5), 309–314.

deAguilar-Nascimento, J. E., & Dock-Nascimento, D. B. (2010). *Reducing preoperative fasting time: A trend based on evidence*. Accessed May 26, 2010, from http://www.wjgnet.com/19489366/pdf/v2/i3/57.pdf

deCastro, A.B. (2004). "Handle with Care"": The American Nurses Association's campaign to address work-related musculoskeletal disorders. *Online Journal of Issues in Nursing, 9*(3), Manuscript 2. Accessed April 20, 2010, from http://www.nursingworld.org/MainMenuCategories/ANAMarketplace/ANAPeriodicals/OJIN/TableofContents/Volume92004/No3Sept04/HandleWithCare.aspx

Delahanty, K. M., & Myers, F. E. III. (2007). Nursing 2007 infection control survey report. *Nursing, 37*(6), 28–38.

Delahanty, K. M., & Myers, F. E. III. (2009). I.V. infection control survey report. *Nursing, 39*(12), 24–32.

Department of Health and Human Services, & Centers for Medicare & Medicaid Services. (2009). *Medicare prescription drug plan premiums to increase slightly Medicare beneficiaries may need to enroll in new plans*. Accessed September, 2009, from http://www.cms.hhs.gov/apps/media/press/release.asp?Counter=3494&intNumPerPage=10&checkDate=&checkKey=2&srchType=2&numDays=0srchOpt=0srchData=prescription+plans+keywordType=All&chkNewsType=1%2C+2%2C+3%2C+4%2C+5&intPage=showall=1+pYear=&year=)&des=cboOrder=date

Department of the Interior, Bureau of Indian Affairs. (2009). *What we do*. Accessed November, 2009, from http://www.bia.gov/WhatWeDo/index.htm

Diabetes Self-Management. (2006). *Injection site rotation*. Accessed August 18, 2010, from http://www.diabetesselfmanagement.com/Articles/Diabetes-Definitions/injection_site_rotation/

Dietz, D., & Gates, J. (2010). Wound & skin care. Basic ostomy management, part 1. *Nursing, 40*(2), 61–62.

Donahue, M. P. (1985). *Nursing: The Finest Art*. St. Louis, MO: Mosby.

Drug news. Medication safety: Nurses work around bar-code safeguards. *Nursing, 38*(9), 17.

Dudek, S. G. (2009). *Nutrition essentials for nursing practice* (6th ed.). Philadelphia: Lippincott Williams & Wilkins.

Duggan, C., Watkins, J. B., & Walker, W. A. (2008). *Nutrition in Pediatrics* (4th ed.). Shelton, CT: People's Medical Publishing House.

Dulak, S. B., & Metules, T. (2005). Hands-on help: Removing chest tubes. *RN (Acute Care Focus), 68*(8), 28ac1–28ac4.

Durai, R., Venkatraman, R., & Ng, P. C. (2009). Nasogastric tubes. 2: Risks and guidance on avoiding and dealing with complications. *Nursing Times, 105*(17), 14–16.

Ecklund, M. M., & Ecklund, C. R. (2007). How to recognize and respond to hypovolemic shock: What to do when you patient's fluid bottoms out. *American Nurse Today, 2*(4), 28–31.

Education-Portal.com. (2007). *Grim illiteracy statistics indicate Americans have a reading problem*. Accessed December 31, 2009, from http://education-portal.com/articles/Grim_Illiteracy_Statistics_Indicate_Americans_Have_a_Reading_Problem.html

Edwards, S. L. (1999). Update. Hypothermia. *Professional Nurse, 14*(4), 253, 255–258.

Eliopoulos, C. (2009). *Gerontological nursing* (7th ed.). Philadelphia: Lippincott Williams & Wilkins.

Ellis, J. R., & Bentz, P. M. (2007). *Modules for basic nursing skills* (7th ed.). Philadelphia: Lippincott Williams & Wilkins.

Ellis, K. C. (2008). Keeping asthma at bay: The latest evidence-based guidelines highlight ways to help patients control the disorder. *American Nurse Today, 3*(2), 20–26.

Ervin, R. B. (2009). *Prevalence of metabolic syndrome among adults 20 years of age and over, by sex, age, race, and ethnicity, and body mass index: United States, 2003–2006*. Accessed February 15, 2010, from http://www.cdc.gov/nchs/data/nhsr/nhsr013.pdf

Erwin-Toth, P., Stricker, J. L., & van Rijswijk, L. (2010). Peristomal skin complications. *American Journal of Nursing, 110*(2), 43–48.

Evans, M. M., Evans, M., Lashinski, K., et al. (2009). Clinical do's & don'ts. Assessing the abdomen. *Nursing, 39*(11), 12.

Fakih, M. G., Dueweke, C., Meisner, S., et al. (2008). Effect of nurse-led multidisciplinary rounds on reducing the unnecessary use of urinary catheterization in hospitalized patients. *Infection Control and Hospital Epidemiology, 29*(9), 815–819.

Falkinham, J. O. (2007). Growth in catheter biofilms and antibiotic resistance of *Mycobacterium avium*. *Journal of Medical Microbiology, 56*, 250–254.

Finerty, E. A. (2008). Did you say "measles"? *American Journal of Nursing, 108*(12), 27–29.

Fingeld-Connett, D. (2008). Qualitative convergence of three nursing concepts: Art of nursing, presence, and caring. *Journal of Advanced Nursing, 63*(5), 527–535.

Finke, E., Light, J., & Kitko, L. (2008). A systematic review of the effectiveness of nurse communication with patients with complex communication needs with a focus on the use of augmentative and alternative communication. *Journal of Clinical Nursing, 17*(16), 2102–2115.

Finn, D. R., & Malani, P. N. (2009). Infection control in long-term care facilities: The need for engagement. *Journal of the American Geriatrics Society, 57*(3), 569–570.

Fischbach, F., & Dunning, M. B. (2008). *A manual of laboratory and diagnostic tests* (8th ed.). Philadelphia: Lippincott Williams & Wilkins.

Fisher, M. (2007). Resuscitation guidelines—managing change in practice. *Pediatric Intensive Care Nursing, 8*(1), 7–10.

Flori, L. (2007). Healthier aging. Don't throw in the towel: Tips for bathing a patient who has dementia. *Nursing, 37*(7), 22–23.

Fok, M., Stewart, R., Besset, A., et al. (2010). Incidence and persistence of sleep complaints in a community older population. *International Journal of Geriatric Psychiatry, 25*(1), 37–45.

Forbes, D. A. (2007). An exercise programme led to a slower decline in activities of daily living in nursing home patients with Alzheimer's disease. *Evidence-Based Nursing, 10*(3), 89.

Fowler, M. D. M., & American Nurses Association. (2010). *Guide to the code of ethics for nurses: Interpretation and application*. Silver Spring, MD: American Nurses Association.

Fowler, S. B., Sohler, P., & Zarillo, D. F. (2009). Bar-code technology for medication administration; medication errors and nurse satisfaction. *MedSurg Nursing, 18*(2), 103–109.

Fragala, G., Haiduven, D., Lloyd, J. L., et al. (2005). *Patient care ergonomics resource guide: Safe patient handing and movement*. Accessed April 20, 2010, from http://www.visn8.va.gov/patientsafetycenter/resfuide/ErgoGuidePtOne.pdf

Franklin, M. (2006). Using patient safety science to explore strategies for improving safety in intravenous medication administration. *Journal of the Association for Vascular Access, 11*(3), 157–160.

Frazer, C. A., Frazer, R. Q., & Byron, R. J. Jr. (2009). Prevent infections with good denture care. *Nursing, 39*(8), 50–53.

Fuller, F., & North, G. (2009). All that vomits is not the flu: Identifying and managing nausea and vomiting. *EMS Magazine, 38*(11), 52–56.

Galloway, M. (2010). Insertion and placement of central catheters in the oncology patient. *Seminars in Oncology Nursing, 26*(2) 102–112.

Gaunt, M. J., Johnston, J., & Davis, M. M. (2007). Safety monitor. Automated dispensing cabinets. *American Journal of Nursing, 107*(8), 27–28.

Gebel, E. (2010). *Insulin pens*. Accessed August 18, 2010, from http://forecast.diabetes.org/magazine/features/insulin-pens

Gemender, J. M., & Reising, D. L. (2007). Investigating nurses' dressing change techniques: Nursing research sheds light on when and why nurses use sterile instead of clean technique. *American Nurse Today, 2*(4): 53–55.

Getting patients back on their feet. (2005). *LPN2005, 1*(5): 35–53.

Giger, J. N., & Davidhizar, R. E. (2008). *Transcultural nursing: Assessment and intervention* (5th ed.). St. Louis, MO: Elsevier.

Gile, T. J. (2009). *Fingernails, food, and beards*. Accessed January 14, 2010, from http://blogs.hcpro.com/osha/2009/01/fingernails-food-and-beards/

Gilroy, N., & Howard, P. K. (2008). Compliance with hand hygiene guidelines. *Advanced Emergency Nursing Journal, 30*(3), 193–200.

Ginsberg, D. A., Phillips, S. F., Wallace, J., et al. (2007). Evaluating and managing constipation in the elderly. *Urologic Nursing, 27*(3), 191–201, 212.

Glassman, P. (2008). *Health literacy*. Accessed December 31, 2009, from http://nnlm.gov/outreach/consumer/hlthlit.html

Gleeson, M., & Timmins, F. (2005). A review of the use and clinical effectiveness of touch as a nursing intervention. *Clinical Effectiveness in Nursing, 9*(1/2), 69–77.

Godbout, J. P., & Glaser, R. (2006). Stress-induced immune dysregulation: Implications for wound healing, infectious disease and cancer. *Journal of Neuroimmune Pharmacology, 1*(4), 421–427.

Goldmann, D. (2006). System failure versus personal accountability—the case for clean hands. *The New England Journal of Medicine, 355*(2), 121–123.

Goodman, P., Murdaugh. C. L., Moneyham, L. D., et al. (2007). Role of decision-making in women's self-diagnosis and management of vaginitis. *Women's Health Care: A Practical Journal for Nurse Practitioners, 6*(2): 57–64.

Gorski, L. A. (2009). The peripheral intravenous catheter: An appropriate yet often overlooked choice for venous access. *Home Healthcare Nurse, 27*(2), 130–132.

Gozdan, M. J. (2009). Using technology to reduce medication errors. *Nursing, 39*(6), 57–58.

Gracyk, T. (2008). *The principle of double effect*. Retrieved September, 2009, from http://www.mnstate.edu/gracyk/courses/phil%20115/doubleEffect.htm

Grant, B., & Colello, S. (2009). Patient safety. Engaging the patient in handoff communication at the bedside. *Nursing, 39*(10), 22, 24.

Griffith, R. (2009). Managing fire safety in care homes. *Nursing & Residential Care, 11*(5), 249, 251–253, 255.

Habel, M. (2005). *Getting your message across: Patient teaching*. Accessed December 22, 2009, from http://www.patienteducationupdate.com/2005-05-01/article6.asp

Hadaway, L. (2008). Targeting therapy with central venous access devices. *Nursing, 38*(6), 34–41.

Hadaway, L., & Hinkle, J. L. (2006). Pharmacology update. Practical considerations in administering intravenous medications. *Journal of Neuroscience Nursing, 38*(2), 119–124.

Hall, E. T. (1959). *The silent language*. New York: Fawcett.

Hall, E. T. (1963). A system for the notation of proxemic behavior. *American Anthropologist, 65*(3), 1003–1026.

Hall, E. T. (1966). *The hidden dimension*. New York: Doubleday.

Hall, J. M. (2007). *Hospice and palliative care; right patient, right time, right place*. Accessed September 17, 2010, from http://www.ce.nurse.com/CE312-60/Hospice-and-Palliative-Care-Right-Patient-Right-Time-Right-Place/

Hampton, S. (2007). Care of a colostomy. *Journal of Community Nursing, 21*(9), 20, 22, 24.

Hand Hygiene Resource Center. (2009). *Improving hand hygiene practices in healthcare settings*. Accessed January 14, 2010, from http://www.handhygiene.org

Hard to swallow: Understanding dysphagia. (2008). *Nursing, 38*(3), 44–45.

Harris, C. A. (2008). COPD: Help your patients breathe easier. *RN, 71*(1), 21–27.

Harris, T. A. (2010). Inspiring change. Changing practice to reduce the use of urinary catheters. *Nursing, 40*(2), 18–20.

Hartmann, M., & McManus, J. G. (2005). *Crutches*. Accessed May 18, 2010, from http://www.emedicinehealth.com/crutches/article_em.htm

Harvard Medical School, Division of Sleep Medicine. (2007). *Changes in sleep with age*. Accessed March 10, 2010, from http://healthysleep.med.harvard.edu/healthy/sciene/variations/changes-in-sleep-with-age

Health Resources and Services Administration, & U.S. Department of Health and Human Services. (2005). *Nursing education in five states: 2005*. Accessed September, 2009, from http://bhpr.hrsa.gov/healthworkforce/reports/nurseed/intro.htm

Heenan, A. (2007). Alginates: An effective primary dressing for exuding wounds. *Nursing Standard, 22*(7): 53–54, 56, 58+.

Heisler, J. (2009). *Understanding and dealing with a fear of surgery*. Accessed May 26, 2010 http://surgery.about.com/od/ingandsurgery/ss/SurgeryAnxiety.htm

Hess, C. T. (2003). Wound and skin care. Managing a diabetic ulcer. *Nursing, 33*(7), 82–83.

Higgins, D. (2005). Oxygen therapy. *Nursing Times, 101*(4), 30–31.

Higgins, D. (2006). Removal of chest drains. *Nursing Times, 102*(13), 26–27.

Holer, S. E. (2004). Tips for better patient teaching. *Nursing, 34*(7), 32hn7–32hn8.

Holmes, T. H., & Rahe, R. H. (1967). The social readjustment rating scale. *Journal of Psychosomatic Research, 11*(8), 216.

Holzhauer, J. K., Reith, V., Sawin, K. J., et al. (2009). Evaluation of temporal artery thermometry in children 3–36 months old. *Journal of Specialists in Pediatric Nursing, 14*(4), 239–244.

Hoskins, A. B. (2006). *Occupational injuries, illnesses, and fatalities among nursing, psychiatric, and home health aides*, 1995–2004. Accessed April 21, 2010, from http://www.bls.gov/opub/cwc/sh20060628ar01pl.htm

Howard, A., Mercer, P., Nataraj, H. C., et al. (1997). Bevel-down superior to bevel-up in intradermal skin testing. *Annals of Allergy, Asthma, & Immunology, 78*(6), 594–596.

Howlett, M. S., Alexander, G. A., & Tsuchiya, B. (2010). Health care providers' attitudes regarding family presence during resuscitation of adults: An integrated review of the literature. *Clinical Nurse Specialist: The Journal for Advanced Nursing Practice, 24*(3), 161–174.

Huckabay, L. M. (2009). Clinical reasoned judgment and the nursing process. *Nursing Forum, 44*(2), 72–78.

Hughes, C. M., & Goldie, R. (2009). "I just take what I am given": Adherence and resident involvement in decision making on medicines in nursing homes for older people. *Drugs & Aging, 26*(6), 505–517.

Hughes, R. G., & Clancy, C. M. (2009). AHQR commentary. Nurses' role in patient safety. *Journal of Nursing Care Quality, 24*(1), 1–4.

Hunt, C. W., & King, J. E. (2008). Clinical queries. Which site is best for an I.M. injection? *Nursing, 38*(11), 62.

Hunter, S., Thompson, P., Langemo, D., et al. (2007). Wound & skin care. Understanding wound Dehiscence. *Nursing, 37*(9), 28, 30.

Huntley, A. (2009). Action stat. Transfusion reaction. *Nursing, 39*(1), 72.

In the know: New JCAHO documentation guidelines required nationwide. (2004). *Nursing, 34*(2) Travel Supplement, 2.

Irazusta, A., Gil, S. Ruiz, F., et al. (2006). Exercise, physical fitness, and dietary habits of first-year female nursing students. *Biological Research for Nursing, 7*(3), 175–186.

Ironside, P. M., Jeffries, P. R., & Martin, A. (2009). Fostering patient safety competencies using multiple-patient simulation experiences. *Nursing Outlook, 57*(6), 332–337.

Jevon, P. (2006a). Resuscitation skills—part one: The recovery position. *Nursing Times, 102*(25), 28–29.

Jevon, P. (2006b). Resuscitation skills—part two: Clearing the airway. *Nursing Times, 102*(26), 26–27.

Jevon, P. (2007). Respiratory procedures: Part 1—use of a nonrebreathing oxygen mask. *Nursing Times, 103*(32), 26–27.

Joanna Briggs Institute. (2007). *Preoperative hair removal to reduce surgical site infection.* Accessed May 24, 2010, from http://www.joannabriggs.edu/au/pdf/BPISEng_11_4.pdf

Johnson, K., Long, L. E., Tierney, C., et al. (2007). Evidence-based practice project: Subcutaneous aspiration. *Journal of Pediatric Nursing, 22*(2), 145.

Johnson, L. R., Barret, K. E., Gishan, F. K., et al. (2006). *Physiology of the gastrointestinal tract.* Miamisburg, OH: Reed Elsevier.

Johnson, M., & Martinson, M. (2007). *Efficacy of electrical nerve stimulation for chronic musculoskeletal pain: A meta-analysis of randomized controlled trials.* Accessed March 25, 2010, from http://www.globuscorporation.com/sciref/Efficacy%20of%20 electrical%20nerve%20stimulation%20for%20chronic%20muscluloskeltal%20pain.pdf

The Joint Commission. (2009). *Measuring hand hygiene adherence: Overcoming the challenges.* Accessed January 15, 2010, from http://jointcommission.org/NR/donlyres/68B9CB2FB387666BCC/0/hh_monograph.pdf

The Joint Commission. (2010a). *2010 National Patient Safety Goals (NPDGs).* Accessed August 2, 2010, from http://www. jointcommission.org/patientsafety/nationalpatientsafetygoals/

The Joint Commission. (2010b). *Official "Do Not Use" list of abbreviations.* Accessed August 2, 2010, from http://www.jointcommission.org/PatientSafety/DoNotUseList/

The Joint Commission. (2010c). *Updated universal protocol for preventing wrong site, wrong procedure, wrong person surgery.* Accessed May 26, 2010, from http://www.jointcommission.org/patientsafety/universalprotocol

Joint Commission on Accreditation of Healthcare Organizations. (2009). *Restraint/seclusion for hospitals that use the Joint Commission for deemed status purposes.* Accessed March 17, 2010, from http://www.jointcommission.org/AccreditationPrograms/Hospitals/Standards/09_FAQs/PC/Restraint+Seclusion+For+Hospitals+That+Use+The+Joint+Commission+For+Deemed+Status+Purposes.htm

Joint Commission on Accreditation of Healthcare Organizations. (2010). *Comprehensive accreditation for hospitals. The official handbook.* Oak Terrace, IL: Author.

Jones, L. (2009). The healing relationship. *Nursing Standard, 24*(3), 64.

Jones, M. L. (2008). Assessing and managing wound pain during dressing changes. *Nursing & Residential Care, 10*(7), 325, 327, 329–330.

Jordan, K., & Liu, H. (2009). Assessment of canes used by older people in senior living communities. *Clinical Nurse Specialist: The Journal for Advanced Nursing Practice, 23*(2), 95.

Josey, K. (2009). *How to make a nursing patient teaching plan.* Accessed December 28, 2009, from http://www.ehow.com/how_4587946_nursing-patient-teaching-plan.html

Joy, J. (2009). Patient safety first. Nurses: The patient's first-and perhaps last-line of defense. *Association of periOperative Nurses (AORN) Journal, 89*(6), 1133–1136.

Juvé Udina, M., Vallis-Miró, C., Carreño, et al. (2009). To return or to discard? Randomized trial on gastric residual volume management. *Intensive & Critical Care Nursing, 25*(5), 258–267.

Kaiser Family Foundation. (2009). *The medicare prescription drug benefit.* Accessed September 2009, from http://www.kff.org/medicare/#7044.09.cfm

Kayser-Jones, J. (2006). Preventable causes of dehydration: Nursing home residents are especially vulnerable. *American Journal of Nursing, 106*(6), 45.

Kelly, B. M., & Pangilinan, P. H. (2009). *Lower limb prosthetics.* Accessed May 18, 2010, from http://www.emedicine.medscape.com/article/317358-overview

Kelly, C., & Riches, A. (2007). Respiratory nursing. Emergency oxygen for respiratory patients. *Nursing Times, 103*(45), 40–42.

Kelly, G. S. (1999). Nutritional and botanical interventions to assist with the adaptation. *Alternative Medicine Review: A Journal of Chemical Therapeutics, 4*(4), 249–265.

Kiss, P., De Meester, M., & Braeckman, L. (2008). Needlestick injuries in nursing homes: The prominent role of insulin pens. *Infection Control and Hospital Epidemiology, 29*(12), 1192–1194.

Kleiman, S., Frederickson, K., & Lundy, T. (2004). Using an eclectic model to educate students about cultural influences on the nurse–patient relationship. *Nursing Education Perspectives, 25*(5), 249–253.

Kohn, J. (2009). *Injection insulin—aspirate?* Accessed August 19, 2010, from http://www.myfreestyle.com/fs/d/en_US50.90:90/injection-insulin—aspirate

Kovach, T. (2003). *Choosing an alcohol hand sanitizer; expand hand wash compliance by breaking the chain of infection.* Accessed January 12, 2010, from http://www.infectioncontroltoday.com/articles/361feat4.html

Kraman, P. (2004). *Prescription drug diversion.* Accessed August 2, 2010, from http://www.csg.org/knowledgecenter/docs/TA0404DrugDiversion.pdf

Kübler-Ross, E. (1969). *On death and dying.* New York: Macmillan.

Kutner, M., Greenberg, E., Jin, Y., et al. (2006). *The Health Literacy of America's Adults: Results from the 2003 National Assessment of Adult Literacy (NCES 2006-483).* Washington, DC: National Center for Education Statistics, U.S. Department of Education.

Kyle, G. (2007). Bowel care: Part 1—Assessment of constipation. *Nursing Times, 103*(42), 26–27.

Laakso, K., Hartelius, L., & Idvall, M. (2009). Ventilator-supported communication: A case study of patient and staff experiences. *Journal of Medical Speech-Language Pathology, 17*(4), 153–164.

LaDuke, S. (2009). Playing it safe with bar code medication administration. *Nursing, 39*(5), 32–34.

Lambert, C. (2005). *Deep into sleep.* Accessed March 11, 2010, from http://harvardmagazine.com/2005/07/deep-into-sleep.html

Langham, G. E., Maheshwari, A., Contrera, K., et al. (2009). Noninvasive temperature monitoring in postanesthesia care units. *Anesthesiology, 111*(1), 90–96.

Larson, J. (2008). *Are LPN jobs moving outside the hospital?* Accessed September, 2009, from http://www.nursezone.com/nursing-news-events/more-news/Are-LPN-Jobs-Moving-Outside-the-Hospital_26658.aspx

Lattanzi-Licht, M., Mahoney, J., & Miller, G. (1998). *The hospice choice: In pursuit of a peaceful death.* New York: Simon & Schuster.

Laubach, G. (2010). Speaking up for older patients with hearing loss. *Nursing, 40*(1), 60–62.

Leach, M. J. (2008). Planning: A necessary step in clinical care. *Journal of Clinical Nursing, 17*(13), 1728–1734.

Learning retention pyramid (myth). (2009). Accessed December 29, 2009, from http://www.rememberanything.com/learningretention-pyramid--myth/

Lessons from a guru: How relevant is Florence Nightingale's Notes on Nursing today? (2009). *Nursing Standard, 23*(19), 20–23.

Letvak, S., & Buck, R. (2008). Factors influencing work productivity and intent to stay in nursing. *Nursing Economics, 26*(3), 159–165.

Levy, J. H. (2010). *Blood substitutes: Hemoglobin-based oxygen carriers.* Accessed February 22, 2010, from http://www.asiaing.com/blood--substitutes-hemoglobin-based-oxygen-carriers.html

Lewthwaite, B. J. (2009). What do nurses know about postoperative nausea and vomiting? *MedSurg Nursing, 18*(2), 110–113.

Leyshon, J. (2007). Correct technique for using aerosol inhaler devices. *Nursing Standard, 21*(52), 38–40.

Link, M. S., Atkins, D. L., Passman, R. S., et al. (2010). *Part 6: CPR overview: 2010 American Heart Association Guidelines for Cardiopulmonary Resuscitation and Emergency Cardiovascular Care.* Accessed October 21, 2010, from http://circ.ahajournals.org/cgi/content/full/122/18_suppl_3/S706

Lippincott's Visual Encyclopedia of Clinical Skills. (2009). Philadelphia: Lippincott Williams & Wilkins.

Lipson, J. G., & Dibble, S. L. (2005). *Culture and clinical care.* San Francisco: UCSF Nursing Press.

Lomas, C. (2008). Falls risk reduction by boosting fluid intake. *Nursing Times, 104*(26), 9.

Lopez, R. P. (2009). Decision-making for acutely ill nursing home residents: Nurses in the middle. *Journal of Advanced Nursing, 65*(5), 1001–1009.

Lorentz, M. (2008). TELENURSING and home healthcare: The many facets of technology. *Home Healthcare Nurse: The Journal for the Home Care and Hospice Professional, 26*(4), 237–243.

Love, G. H. (2006). Clinical do's & don'ts. Administering an intradermal injection. *Nursing, 36*(6), 20.

Ludeman, K. (2007). Choosing the right vascular access device. *Nursing, 37*(9), 38–41.

Ludeman, K. (2008). I.V. essentials: Which vascular access device is right for your patient? *Nursing Made Incredibly Easy, 6*(4), 7, 9–11.

MacKeracher, D. (2004). *Making sense of adult learning* (2nd ed.). Toronto, ON: University of Toronto Press.

Malkin, B. (2009). The importance of patients' oral health and nurses' role in assessing and maintaining it. *Nursing Times, 105*(17), 19–23.

Malkin, B., & Berridge, P. (2009). Guidance on maintaining personal hygiene in nail care. *Nursing Standard, 23*(41), 35–38.

Marable, K., Shafer, L. E. T., Dizon, V., et al. (2009). Temporal artery scanning falls short as a secondary, noninvasive thermometry method for trauma patients. *Journal of Trauma Nursing, 16*(1), 41–47.

Mathes, M. (2004). Ethical decision making and nursing. *MedSurg Nursing, 13*(6), 429–431.

Mathes, M. (2005). Ethical decision making and nursing. *Dermatology Nursing, 17*(6), 444–447.

Mathus-Vliegen, E., Duflou, A., Spanier, M., et al. (2010). Nasoenteral feeding tube placement by nurses using an electromagnetic guidance system (with video). *Gastrointestinal Endoscopy, 71*(4), 728–736.

Mauk, K. L. (2005). Healthier aging: Caring for older adults. Keeping an older adult on her toes. *Nursing, 35*(1), 24.

Mayo Clinic Staff. (2009). *Slide show: How to choose and use a walker.* Accessed May 18, 2010, from http://www.mayoclinic.com/health/walker/HA00060

Mayo Clinic. (2009a). *Alzheimer's disease.* Accessed September 2009, from http://discoveryedge.mayo.edu/alzheimers_disease/index.cfm

Mayo Clinic. (2009b). *Belly fat in men. Why weight loss matters.* Accessed February 16, 2010, from http://www.mayoclinic.com/health/belly-fat/MC00054

Mayo Clinic. (2009c). *How you feel pain.* Accessed March 22, 2010, from http://www.mayoclinic.com/health/pain/pn0017

Mayo Clinic. (2009d). *Hyperbaric oxygen therapy.* Accessed April 1, 2010, from http://www.mayoclinic.com/health/hyperbaricoxygen-therapy/MY00829

McAleer, M. (2006). Communicating effectively with deaf patients. *Nursing Standard, 20*(19), 51–54.

McCaffery, M. (1968). *Nursing practice theories related to cognition, bodily pain and main environment interactions.* Los Angeles: University of California, Los Angeles

McCaffery, M. (1997). Pain management handbook. *Nursing, 27*(4), 42–45.

McCaffery, M. (1999). Controlling pain. Understanding your patient's pain tolerance. *Nursing, 29*(12), 17.

McCaffery, M., & Beebe, A. (1999). *Pain clinical manual for nursing practice.* St. Louis, MO: Mosby.

McCaffery, M., & Ferrell, B. F. (1999). Opioids and pain management: What do nurses know? *Nursing, 29*(3), 48–52.

McCaffery, M., & Pasero, C. (1999). *Pain: Clinical manual* (2nd ed.). St. Louis, MO: Mosby.

McCaffery, M., Ferrell, B., O'Neill-Page, E., et al. (1990). Nurses' knowledge of opioid analgesic drugs and psychological dependence. *Cancer Nursing, 13*(1), 21–27.

McCoskey, K. L. (2007). Ergonomics and patient handling. *American Association of Occupational Health Nurses Journal, 55*(11), 454–462.

McGraw, C., & Drennan, V. (2009). Assisting older people with bathing. *Journal of Community Nursing, 23*(9), 12, 15–16.

McIntosh, A. E., & MacMillan, M. (2009). The attitudes of student and registered nurses to sleep promotion in hospitals. *International Journal of Nursing Practice, 15*(6), 560–565.

MD Anderson Cancer Center. (2009). *Botulinum toxin for the treatment of chronic pain syndromes.* Accessed March 24, 2010, from http://www.mdanderson.org/transcripts/botulinum-toxin-transcript.html

Medical News Today. (2007, December 3). New study finds temporal artery thermometers superior. Accessed January 25, 2010, from http://www.medicalnewstoday.com/articles/90410.php

Mentes, J. (2006). Oral hydration in older adults: Greater awareness is needed in preventing, recognizing, and treating dehydration. *American Journal of Nursing, 106*(6), 40–49.

Mercer, S. E. (2008). Practice corner. Role of the LPN in blood administration. *KBN Connection (Kentucky Board of Nursing), Fall*(17), 18.

Merrel, P., & Fisher, C. (2007). Fine-turning your feeding-tube insertion skills: What every nurse should know to make feeding-tube insertion safer. *American Nurse Today, 2*(8), 33–35.

Metules, T. J., & Bauer, J. (2007). Part 2. JCAHO's patient safety goals: Preventing med errors. *RN, 70*(1), 39–44.

Miller, C. A. (2011). *Nursing for wellness in older adults* (6th ed.). Philadelphia: Lippincott Williams & Wilkins.

Mitchell, P. R., & Grippando, G. M. (1993). *Nursing perspectives and issues* (5th ed.). New York: Delmar.

Moffitt, B. (2009). Untying the patient: Nurses following a vision of restraint-free/safe care. *Clinical Nurse Specialist: The Journal for Advanced Nursing Practice, 23*(2), 110–111.

Monitoring your adult patient with bedside pulse oximetry. (2008). *Nursing, 38*(9), 42–44.

Monturo, C., & Hook, K. (2009). From means to ends: Artificial nutrition and hydration. *Nursing Clinics of North America, 44*(4), 505–515.

Moore, E. E., Moore, F. A., & Fabian, T. C. (2009). Human polymerized hemoglobin for the treatment of hemorrhagic shock when blood is unavailable: The USA multicenter trial. *Journal of the American College of Surgeons, 208*(1), 1–13.

Morley, J. E. (2007). Weight loss in the nursing home. *Journal of the American Medical Directors Association, 8*(4), 201–204.

Moses, S. (2009). *Saline gauze dressing*. Accessed June 2, 2010, from http://www.fpnotebook.com/Surgery/Pharm/SlnGzDrsng.htm

Mottram, A. (2009). Therapeutic relationships in day surgery: A grounded theory study. *Journal of Clinical Nursing, 18*(20) 2830–2837.

Mundy, C. A. (2007). Innovative teaching strategies: Educating student nurses on vascular access management. *Journal of the Association for Vascular Access, 12*(4), 232–239.

Nadzam, D. M. (2009). Nurses' role in communication and patient safety. *Journal of Nursing Care Quality, 24*(3), 184–188.

Nakazawa, N. (2010). Infectious and thrombotic complications of central venous catheters. *Seminars in Oncology Nursing, 26*(2), 121–131.

NANDA International. (2012). *Nursing diagnoses: Definitions and classification, 2012–2014*. Oxford: Wiley-Blackwell.

National Cancer Institute. (2008). *Substance abuse issues in cancer. Risk of abuse and addiction in populations without drug abuse histories*. Accessed September 19, 2010, from http://www.cancer.gov/cancertopics/pdq/supportivecare/substanceabuse/HealthProfessional/page4/print

National Cancer Institute. (2009). *Pap test*. Accessed February 11, 2010, from http://www.cncer.gov/cancertopics/factsheet/Detection/Pap-test

National Cancer Institute. (2010). *Understanding cervical changes: A health guide for women*. Accessed February 11, 2010, from http://www.cancer.gov/cancertopcs/understandingcervicalchanges

National Center for Complementary and Alternative Medicine. (2009). *Acupuncture for pain*. Accessed March 25, 2010, from http://ncam.nih.gov/health/acupuncture/acupuncture-for-pain.htm

National Council of State Boards of Nursing (2008). *NCLEX-PN Detailed Test Plan*. Accessed September, 2009, from http://www.ncsbn.org/2008_PN_Test_Plan_Web.pdf

National Council of State Boards of Nursing. (2005a). *Practical nurse scope of practice white paper*. Accessed September, 2009, from http://www.ncsbn.org/pdfs/Final_11_05_Practical_Nurse_Scope_Practice_White_Paper.pdf

National Council of State Boards of Nursing. (2005b). *Working with others: A position paper*. Accessed September, 2009, from http://www.ncsbn.org/Working_with_Others.pdf

National Council of State Boards of Nursing. (2005c). *Nursing regulation and the interpretation of nursing scopes of practice*. Retrieved September, 2009, from http://www.ncsbn.org/NursingReganandInterpretationofSop.pdf

National Council of State Boards of Nursing. (2009). *Quarterly examination statistics*. Accessed September 2009, from http://www.ncsbn.org/NCLEX_Stats_2008_Q4.pdf

National Heart, Lung, and Blood Institute. (2002). *Working meeting on blood pressure measurement*. Accessed January 27, 2010, from http://www.nhlbi.nih.gov/health/prof/heart/hbp/bpmeasu.htm

National Heart, Lung, and Blood Institute. (2004). *The seventh report of the Joint National Committee on Prevention, Detection, Evaluation, and Treatment of High Blood Pressure*. Accessed January 28, 2010, from http://www.nhlbi.nih.gov/guidelines/hypertension/jnc7full.htm

National Heart, Lung, and Blood Institute. (2006). *Your guide to lowering your blood pressure with DASH*. Accessed January 29, 2010, from http://www.nhlbi.nih.gov/health/public/heart/hbp/dash/new_dash.pdf

National Heart, Lung, Blood Institute. (2000). *The practical guide: Identification, evaluation, and treatment of overweight and obesity in adults*. Accessed February 16, 2010, from http://www.nhlbi.nih.gov/guidelines/obesity/prctgde.htm

National Institute for Occupational Safety and Health. (2008). *Respirators: Your TB defense*. Accessed January 14, 2010, from http://www.cdc.gov/niosh/docs/video/tb.html

National Institute for Occupational Safety and Health. (2009). *Overview of state needle safety legislation*. Accessed August 18, 2010, from http://www.cdc.gov/niosh/topics/bbp/ndl-law.html

National Institute of Allergy and Infectious Diseases. (2009). *Genes key to staph disease severity, drug resistance found hitchhiking together*. Accessed January 11, 2009, from http://www3.niaid.nih.gov/newsreleases/2009/staphgenes.htm

National Institute of Child Health and Human Development. (2006). *Questions and answers for professionals on infant sleeping position and SIDS*. Accessed April 21, 2010, from http://www.nichd.nih.gov/sids/sids_qa.cfm

National Institute of Diabetes and Digestive and Kidney Diseases. (2005). *Urinary tract infections in adults*. Accessed June 28, 2010, from http://kidney.niddk.nih.gov/kudiseases/pubs/utiadult/

National Institute of Neurological Disorders and Stroke. (2007). *Brain basics: Understanding sleep*. Retrieved June, 2007, from http://www.ninds.nih.gov/disorders/brain-basics/understanding_sleep.htm

National Institutes of Health. (2002). *National high blood pressure education program (NHBPEP)/National Heart, Lung, and Blood Institute (NHLBI) and American Heart Association (AHA), Working meeting on blood pressure measurement, Summary report*. Accessed January 28, 2010, from http://www.nhlbi.nih.gov/health/prof/heart/hbp/bpmeasu.pdf

National Institutes of Health. (2008). *Understanding adult obesity*. Accessed February 16, 2010, from http://win.niddk.nih.gov/publications/understanding.htm

National League for Nursing. (2008). *Nursing education research; Annual survey of schools of nursing academic year 2006–2007: Executive summary*. Accessed September, 2009, from http://www.nln.org/research/slides/index.htm

National Pressure Ulcer Advisory Panel. (2007). *Pressure ulcer stages revised by NPUAP*. Accessed June 4, 2010, from http://www.npuap.or/pr2.htm

National Sleep Foundation. (2009a). *2009 health and safety*. Accessed March 12, 2010, from http://www.sleepfoundation.org/article/sleep-america-polls/2009-health-and-safety

National Sleep Foundation. (2009b). *Aging and sleep—poll data*. Accessed March 9, 2010, from http://www.sleepfoundation.org/article/topics/aging-and-sleep-poll-data

Nazarko, L. (2007a). Assessing fluid intake. *Nursing Times, 103* (28), 10.

Nazarko, L. (2007b). Infection control: Policies and practice. *Nursing & Residential Care, 9*(8), 355–356, 358.

Neal-Boylan, L. (2007). Health assessment of the very old person at home. *Home Healthcare Nurse, 25*(6), 388–400.

Nelson, A. Baptiste, A. S. (2006). Update on evidence-based practices for safe patient handling and movement. *Orthopaedic Nursing, 25*(6), 367–368.

Nelson, R. (2009). Nursing shortage, or not? It comes down to location, location, location. *American Journal of Nursing, 109*(5), 21–24.

Newman, D. K. (2008). Internal and external urinary catheters: A primer for clinical practice. *Ostomy Wound Management, 54*(12), 18–20, 22–26, 28–35.

Nicholl, L. H. (2002). Heat in motion: Evaluating and managing temperature. *Nursing, 32*(5), Suppl, 1–12.

Nijs, K., deGraaf, C., van Staveren, W. A., et al. (2009). Malnutrition and mealtime ambiance in nursing homes. *Journal of the American Medical Directors Association, 10*(4), 226–229.

Norris, B. (2009). Human factors and safe patient care. *Journal of Nursing Management, 17*(2), 203–211.

Nuernberger, P. (1981). *Freedom from stress*. Honesdale, PA: The Himalayan International Institute of Yoga Science and Philosophy.

Nurses Quick Check: Skills (2005). Ambler, PA: Springhouse.

Nursing shortage expected to worsen through 2016. *RN, 72*(2), 15.

Odom-Forren, J. (2006). Preventing surgical site infections. *Nursing, 36*(6), 59–64.

Office of Disease Prevention and Health Promotion. (2009). *Healthy people 2020: The road ahead.* Accessed September, 2009, from http://healthypeople.gov/HP2020

Office of Management and Budget. (1997). *Revisions to the standards for classification of federal data on race and ethnicity.* Accessed November, 2009, from http://www.whitehouse.gov/omb/fedreg_1997standards/

Ogg, M. (2009). Clinical issues. Perioperative care of patients using transdermal medication patches. *Association of periOperative Registered Nurses (AORN) Journal, 90*(5), 756, 758–759.

Olsen, D. P. (2006). Ethical issues. Should RNs be forced to get the flu vaccine? Some facilities are mandating it, in an effort to protect patients. *American Journal of Nursing, 106*(10), 76–78.

Oncology Nursing Society. (2007). *The impact of the national nursing shortage on quality cancer care.* Accessed September, 2009, from http://www.ons.org/publications/positions/NursingShortage.shtml

Paragas, J. (2008). Keeping the beat with pulse oximetry. *Nursing, 38*(11), 56hn1–56hn2.

Paul-Cheadle, D. (2003). *A guide to hand-hygiene agents.* Retrieved June 18, 2003, from http://www.infectioncontroltoday.com/articles/361feat3.html

Payne, K. (2009). Ethics column: Working through an ethical dilemma. *Tennessee Nurse, 72*(2): 1–2.

Pelletier, K. M. (1977). *Mind as healer, mind as slayer.* New York: Delacorte and Delta.

Pelletier, K. M. (1995). *Sound mind–sound body: A new model for life-long health.* New York: Simon & Schuster.

Perkins, J., Youdelman, M., & Wong, D. (2003). *Ensuring linguistic access in health care settings: Legal rights and responsibilities.* Washington, DC: National Health Law Program.

Perry, J., Galloway, S., Bottorff, J., et al. (2005). Nurse–patient communication in dementia: Improving the odds. *Journal of Gerontological Nursing, 31*(4), 43–52.

Petechuk, D. (2006). *Organ transplantation.* Santa Barbara: Greenwood Publishing Group.

Pfeidler Enterprises. (2009). *Preoperative hair removal: Impact on surgical site infections.* Accessed May 24, 2010, from http://www.pfiedlerenterprises.com/1091/1091.pdf

Phaneuf, M. (2007). *Teaching in caregiving.* Accessed December 28, 2009, from http://www.infiressources.ca/fer/Depotdocument_anglais/Teaching-in-caregiving.pdf

Pickering, T. G., Hall, J. E., Appel, L. J., et al. (2005*).* Recommendations for blood pressure measurement in humans and experimental animals. Part 1: Blood pressure measurement in humans: A statement for professions from the Subcommittee of professionals from the American Heart Association Council on High Blood Pressure Research. Accessed January 28, 2010, from http://www.guideline.gov/summary/summary.aspx?ss=15&doc_id=6527&nbr=4093

Pilch, J. (1981). *Your invitation to full life.* Minneapolis, MN: Winston Press.

Pipe, T. B. (2007). Optimizing nursing care by integrating theory-driven evidence-based practice. *Journal of Nursing Care Quality, 22*(3), 234.

Pompei, F., & Pompei, M. (2004). *Non-invasive temporal artery thermometry: Physics, physiology, and clinical accuracy.* Accessed January 28, 2010, from http://www.exergen.com/medical/PDFs/Pompei_and_Pompei_SPIE%20paper_2.pdf

Porth, C. M., & Matfin, G. (2008). *Pathophysiology: Concepts of altered health states* (8th ed.). Philadelphia: Lippincott Williams & Wilkins.

Porth, C. M., & Matfin, G. (2011). *Essentials of pathophysiology: Concepts of altered health states* (3rd ed.). Philadelphia: Lippincott Williams & Wilkins.

Potera, C. (2009a). Infection control: Whose job is it? *American Journal of Nursing, 109*(4), 15.

Potera, C. (2009b). The nursing shortage: Bad news, good news. *American Journal of Nursing 109*(1), 22.

Pownall, M. (2007). Nurses' role in switching asthma patients to CFC-free inhalers. *Primary Health Care, 17*(2), 37–38.

Prahlow, J. A., Prahlow, T. J., Rakow, R. J., et al. (2009). Case study: Asphyxia caused by inspissated oral and nasopharyngeal secretions: One case shows the tragedy that can occur when oral care is neglected. *American Journal of Nursing, 109*(6), 38–43.

Pullen, R. L. Jr. (2007). Assessing skin lesions: Learn to identify the different types and document their characteristics. *Nursing, 37*(8), 44–45.

Pytel, C., Fielden, N. M., Meyer, K. H., et al. (2009). Nurse-patient/visitor communication in the emergency department. *Journal of Emergency Nursing, 35*(5), 406–411.

Rader, J., Barrick, A. L., Hoeffer, B., et al. (2006). The bathing of older adults with dementia: Easing the unnecessarily unpleasant aspects of assisted bathing. *American Journal of Nursing, 106*(4), 40–49.

Radwan, C. M. (2009). Clinical highlights. Brushing patients' teeth lowers risk of pneumonia. *RN, 72*(3), 19.

Regan, E. N., & Dallachiesa, L. (2009). How to care for a patient with a tracheostomy. *Nursing, 39*(8), 34–40.

Reuters News Service. (2005). *US death rates decline in four of six causes: Study.* Accessed September, 2009, from http://www.health-news.org/breaking/3413/us-death-rates-decline-in-fourof-six-causes-study.htm

Richardson, A., Crow, W., Coghill, E., et al. (2007). A comparison of sleep assessment tools by nurses and patients in critical care. *Journal of Clinical Nursing, 16*(9), 1660–1668.

Roan, S. (2005). *A new theory on a painful problem.* Accessed March 22, 2010, from http://www.azcentral.com/health/women/articles/0825fibromain-on.html

Roat, C. (2005). *Addressing language access issues in your practice: A toolkit for physicians and their staff.* San Francisco: California Academy of Family Physicians.

Roman, M., & Mercado, D. (2006). Clinical "how to". Review of chest tube use. *MedSurg Nursing, 15*(1), 41–43.

Roman, M., Thimothee, S., & Vidal, J. E. (2008). Arterial blood gases. *MedSurg Nursing, 17*(4), 268–269.

Rosenthal, K. (2007). Avoiding common perils of drug administration. *Nursing, 37*(4), 20–21.

Ross, H., & Lockhart, J. (2007). Keeping practical orthopaedic nursing skills alive: Developing a photographic traction guide. *Journal of Orthopaedic Nursing, 11*(1), 38–42.

Rowley, J. A. (2009). *Obstructive sleep apnea–hypopnea syndrome.* Accessed March 12, 2010, from http://emedicine.med scape.com/article/302773-overview

Rushing, J. (2004). Clinical do's and don'ts. How to administer a subcutaneous injection. *Nursing, 34*(6), 32.

Rushing, J. (2005). Protect your patient during abdominal paracentesis. *Nursing, 35*(8), 14.

Rushing, J. (2007a). Assisting with lumbar puncture. *Nursing, 37*(1), 23.

Rushing, J. (2007b). Obtaining a throat culture. *Nursing, 37*(2), 20.

Rushing, J. (2008). Clinical do's & don'ts. Administering an enoxaparin injection. *Nursing, 38*(3), 19.

Rushing, J. (2009a). Clinical do's & don'ts. Visual screening for scoliosis. *Nursing, 35*(5), 13.

Rushing, J. (2009b). Wrapping an ankle with an elastic compression bandage. *Nursing, 39*(12), 12.

Rushing, J., & Pullen, R. L. Jr. (2009). Clinical do's & don'ts. Assessing for dehydration in adults. *Nursing, 38*(4), 14.

Russo, C. A., & Elixhauser, A. (2006). *Statistical brief#6; hospitalizations in the elderly population, 2003.* Accessed January 20, 2010, from http://www.hcup-us.ahrq.gov/reports/statbriefs/sb6.jsp

Rutola, W. A., & Weber, D. J. (2001). *New disinfection and sterilization methods.* Accessed January 15, 2010, from http://www.cdc.gov.ncidod/eid/vol7no2/rutola.htm

Sabol, V. K., & Carlson, K. K. (2007). Diarrhea: Applying research to bedside practice. *AACN Advanced Critical Care, 18*(1), 32–44.

Sakakeenya-Zaal, K., & Zimmerman, P. G. (2007). Emergency pediatric orthopnea and total airway obstruction. *American Journal of Nursing, 107*(4), 40–43.

Salati, D. S. (2006). Photo guide: Responding to foreign-body airway obstruction. *Nursing, 36*(12), 50–51.

Samuels, T. M. (2009). *What is the proper way to give insulin shots?* Accessed August 18, 2010, from http://www.ehow.com/way_5719066--proper-way-give-insulin-shots-.html

Sandler, M. (2007). What the doctor ordered: Nurses have a key role to play in infection control. *Nursing Times, 103*(44), 13.

Scarpaci, L. T., Tsoukleris, M. G., & McPherson, M. L. (2007). Assessment of hospice nurses' technique in use of inhalers and nebulizers. *Journal of Palliative Medicine, 10*(3), 665–676.

Schaffer, E. (2007). *Preparing to use a prosthesis.* Accessed May 18, 2010, from http://www.merck.com/mmje/sec25/ch30788/ch30788c.html

Schaffer, E. (2007). *Prosthetic parts and options.* Accessed May 18, 2010, from http://www.merck.com/mmje/sec25/ch30788/ch30788b.html

Schiammarella, J., & Stoppler, M. C. (2007). *Automated external defibrillators.* Accessed October 21, 2010, from http://www.emedicinehealth.com/automated_external_defibrilators_aed/page7_em.htm

Schlenker, E., & Long, S. (2007). *Williams' essentials of nutrition and diet therapy* (9th ed.). St. Louis, MO: Elsevier Health Sciences.

Scroggins, L. M. (2008). The developmental processes for NANDA International Nursing Diagnoses. *International Journal of Nursing Terminologies and Classifications, 19*(2), 57–64.

Self-test. Physical exam challenges. (2005a). *Nursing, 35*(5), 73–75.

Self-test. Physical exam challenges, part 2. (2005b). *Nursing, 35*(6), 70–71.

Selye, H. (1956). *The stress of life.* New York: McGraw-Hill.

SerVaas, C. (2005). Clean your keyboard and wash your hands. *Medical Update, 31*(1), 51.

Servodidio, C., & Steed, M. (2007). *End-of-life issues.* Accessed September 17, 2010, from http://ce.nurse.com/ce257-60/Endof Life-Issues/

Sharpe, C. C. (2000). *Telenursing, nursing in cyberspace.* Santa Barbara: Greenwood Publishing Group.

Sheldon, L. K., Barrett, R., & Ellington, L. (2006). Difficult communication in nursing. *Journal of Nursing Scholarship, 38*(2), 141–147.

Shin, H. B., & Bruno, R. (2003). *Language use and English-speaking ability: 2000.* Accessed November, 2009, from http://www.census.gov/prod/2003pubs/c2kbr-29.pdf

Siskowski, C. (2010). *Family caregivers, doing double duty.* Accessed September 17, 2010, from http://ce.nurse.com/CE268-60/Family-Caregivers-Doing-Double-Duty

Skeletal traction and pin site care. (2008). Accessed May 12, 2010, from http://allnurses.com/nursing-student-assistance/skeletaltraction--pin-345327.html

Skiba, D. (2005). Emerging technology center: Do your students wiki? *Nursing Education Perspectives, 26*(2), 120–121.

Skiba, D. J., & Barton, A. J. (2006). Adapting your teaching to accommodate the net generation of learners. *The Online Journal of Issues in Nursing, 11*(2), Manuscript 4.

Smaldino, S., Lowther, D., & Russell, J. D. (2007). *Instructional media and technologies for learning* (9th ed.). New Jersey: Prentice-Hall.

Smeltzer, S. C., & Bare, B. G. (2010). *Brunner and Suddarth's textbook of medical-surgical nursing* (12th ed.). Philadelphia, Lippincott Williams & Wilkins.

Smith, J. M., & Lokhorst, D. B. (2009). *Infection control: Can nurses improve hand hygiene practices?* Accessed January 12, 2010, from http://www.juns.nursing.arizona.edu/Fall%202009/infection%20conrol.htm

Smyth, C. (2008). The Pittsburgh Sleep Quality Index. *American Journal of Nursing, 108*(5), 47.

Smyth, C. (2009). The Epworth Sleepiness Scale. *MedSurg Nursing, 18*(2), 134.

Smyth, C. A. (2008). How to try this: Evaluating sleep quality in older adults. *American Journal of Nursing, 108*(5), 42–43, 45–46, 48–51.

Snyder, L., & Moore, K. A. (2008). Wound basics: Types, treatment, and care. *RN Magazine, 71*(8): 32–37.

Springhouse. (2005). *Documentation in action.* Philadelphia: Lippincott Williams & Wilkins.

Springhouse. (2006). *Charting: An incredibly easy! pocket guide.* Philadelphia: Lippincott Williams & Wilkins.

Springhouse. (2007a). *Complete guide to documentation.* Philadelphia: Lippincott Williams & Wilkins.

Springhouse. (2007b). *Lippincott manual of nursing practice series: Documentation.* Philadelphia: Lippincott Williams & Wilkins.

Stanier, M. B. (2007). *It's a catastrophe! The fine art of catastrophizing.* Accessed October 2009, from http://www.inner-view.org/show Article.php?id-245

Stein, P. S., & Henry, R. G. (2009). Poor oral hygiene in long-term care: Nurses must provide better oral care to older adults and patients with severe disabilities. *American Journal of Nursing, 109*(6), 44–51.

Steris Corporation. (2006). *The liquid chemical sterilization story.* Accessed January 15, 2010, from http://www.csao.net/fi les/pdfs/Liquid%20Chemical%20Sterilization.pdf

Stickley, T., & Freshwater, D. (2006). The art of listening in the therapeutic relationship. *Mental Health Practice, 9*(5), 12–18.

Stitch, J. C., & Cassella, D. M. (2009). Getting inspired about oxygen delivery devices. *Nursing 39*(9), 51–54.

Straker, J. A., & Bailer, A. J. (2009). A review of the MDS Process in nursing homes. *Journal of Gerontological Nursing, 34*(10), 36–44.

Stranges, E., & Friedman, B. (2009). *Statistical brief#83; potentially preventable hospitalization rates declined for older adults, 2003–2007.* Accessed January 20, 2010, from http://www.hcup-us.ahrq.gov/reports/statbriefs/sb83.jsp

Strep test. The test. (2009). Accessed February 11, 2010, from http://www.labtestsonline.org/understanding/analytes/strep/test.htm

Substance Abuse and Mental Health Services Administration. (2007). *Fetal alcohol spectrum disorders among Native Americans.* Accessed November 2009, from http://download.ncadi.samhsa.gov/Prevline/pdfs/SMA06-4245.pdf

Sullivan, J., Seem, D. L., & Chabalewski, F. (1999). Determining brain death. *Critical Care Nurse, 19*(2), 37–46.

Survey calls for patient safety. (2008). *RN, 71*(12), 16.

Swann, J. (2005c). Enabling residents to enjoy showering. *Nursing & Residential Care, 7*(11), 516–518.

Swann, J. (2009a). Correct positioning: Reducing the risk of pressure damage. *Nursing & Residential Care, 11*(8), 415–417.

Swann, J. (2009b). Good positioning: The importance of posture. *Nursing & Residential Care, 11*(9), 467–469.

Sweetow, R. (2009a). Hearing aid delivery models: Part 1 of 2. *Audiology Today, 21*(5), 48–58.

Sweetow, R. (2009b). Hearing aid delivery models: Part 2 of 2. *Audiology Today, 21*(6), 32–37.

Taccone, P., Pesenti, A., Latini, R., et al. (2009). *Prone positioning in patients with moderate and severe acute respiratory distress syndrome.* Accessed April 21, 2010, from http://jama.ama-assn.org/cgi/content/abstract/302/18/1977

Tailored response: How does a nurse's appearance affect confidence in his or her performance and professionalism? (2006). *Nursing Standard, 20*(29), 26–27.

Talley, N. J., Lasch, K. L., & Baum, C. L. (2008). A gap in our understanding: Chronic constipation and its comorbid conditions. *Clinical Gastroenterology and Hepatology, 7*(1), 9–19.

Tanner, J. (2008). Surgical hand antisepsis: The evidence. *Journal of Perioperative Practice, 18*(8), 330–335.

Tele-nursing: Lifting the burden on emergency medical services. (2009). Retrieved September, 2009, from http://www.philadelphiacontroller.org/publications/audits/04_31_09_tele_nursing%20report.pdf

Thalheimer, W. (2006). *People remember 10%, 20% ... oh really?* Accessed December 29, 2009, from http://www. willatworklearning.com/2006/05/people_remember.html

Thieman, L. (2009). Each one reach one nurse. *Nursing, 39*(5), 6.

Thompson, P. D., Buchner, D., & Pina, I. L. (2003). Exercise and physical activity in the prevention and treatment of atherosclerotic cardiovascular disease. A statement for the Council on Clinical Cardiology (Subcommittee on Exercise, Rehabilitation, and Prevention) and the Council on Nutrition, Physical Activity, and Metabolism (Subcommittee on Physical Activity). *Circulation, 107*(24), 3109–3116.

Tideiksaar, R. (2010). *Falls in older people, prevention and management* (4th ed.). Baltimore: Health Professions Press.

Tomlinson, K. R., Golden, I. J., Mallory, J. L., et al. (2010). Family presence during adult resuscitation: A survey of emergency department registered nurses and staff attitudes. *Advanced Emergency Nursing Journal, 32*(1), 45–58.

Touhy, T. A., & Jett, K. (2010). *Ebersole and Hess' gerontologic nursing and healthy aging,* (3rd ed.). St. Louis, MO: Elsevier.

Travers, A. H., Rea, T. D., Bobrow, B. J., et al. (2010). Part 4: CPR overview. 2010 American Heart Association Guidelines for Cardiopulmonary Resuscitation and Emergency Cardiovascular Care. Accessed October 18, 2010, from http://circ.ahajournals.org/cgi/content/full/122/18_suppl_3/S676

Tubongbanua, N. (2005). Understanding pulse oximetry helps effective assessment. *Nursing Times, 101*(7), 37.

U.S. Census Bureau. (2008). *An older and more diverse nation by midcentury.* Accessed November, 2009, from http://www.census.gov/Press-Release/www/releases/archives/population/012496.html

U.S. Census Bureau. (2009). *Quick facts from the US Census Bureau.* Accessed November, 2009, from http://quickfacts.census.gov/qfd/states/04000.html

U.S. Department of Agriculture. (2008). *Dietary guidelines for Americans 2010.* Accessed February 28, 2011, from http://www.health.gov/dietaryguidelines/dga2010/DietaryGuidelines2010.pdf

U.S. Department of Health and Human Services. (2005). *HIPAA—general information.* Accessed January, 2010, from http://www.cms.hhs.gov/hipaaGenInfo/

U.S. Department of Health and Human Services. (2009). *The Secretary's Advisory Committee on National Health Promotion and Disease Prevention Objectives for 2020.* Accessed February 15, 2010, from http://www.healthypeople.gov/HP2020/advisory/

U.S. Department of Health and Human Services. (2010). *Medicare hospice benefits.* Accessed September 17, 2010, from http://www.medicare.gov/publications/pubs/pdf02154.pdf

U.S. Department of Labor. (2008). *Needlestick/sharps injuries.* Accessed February 24, 2010, from http://www.osha.gov/SLTC/etools/hospital/hazards/sharps/sharps.html

U.S. Food and Drug Administration. (2010). *Trans fat now listed with saturated fat and cholesterol on the nutrition facts label.* Accessed February 15, 2010, from http://www.fda.gov/Food/LabelingNutrition/ConsumerInformation/ucm109832.htm

Ufema, J. (2010). DNR orders: A dose of common sense. *Nursing, 40*(1), 68.

United States 107th Congress. (2002). *Mercury Reduction Act of 2002.* Accessed January 27, 2010, from http://thomas.loc.gov/cgibin/bdquery/z?d107:SN00351:AAAL&summ2=m&

United States 109th Congress. (2005). *Safe Communities and Safe Schools Mercury Reduction Act of 2005.* Accessed January 27, 2010, from http://frwebgate.access.gpo.gov/cgi-bin/getdoc.cgi?dbname=109_cong_bills&docid=f:h2391ih.txt.pdf

University of Arkansas, Pat Walker Health Center. (2007). *Crutches.* http://health.uark.edu/virtualbrochures/GeneralHealth/Crutches_kt_tags_DONE.pdf

Unlu, H., Sardan, Y. C., & Ulker, S. (2007). Comparison of sampling methods for urine cultures. *Journal of Nursing Scholarship, 39*(4), 325–229.

Updated guidelines for infectious diseases in ED New buzzwords: respiratory hygiene, cough etiquette. (2007). *Emergency Department Nursing, 10*(11), 125–126.

Valdez-Lowe, C., Ghareeb, S. A., & Artinian, N. T. (2009). Pulse oximetry in adults. *American Journal of Nursing, 109*(6), 52–60.

van den Bemt, P. M. L., Cussell, M. B. I., Overbeeke, P. W., et al. (2006). Quality improvement of oral medication administration in patients with enteral feeding tubes. *Quality & Safety in Health Care, 15*(1), 44–47.

Van Rijswijk, L. (2006). So many dressings, so little information: Choosing a treatment when evidence is limited or conflicting. *American Journal of Nursing, 106*(12), 66.

Vega, G. L., Adams-Huet, B., Peshock, R. et al. (2006). Influence of body fat content and distribution on variation in metabolic risk. *The Journal of Clinical Endocrinology and Metabolism, 91*(11), 4459–4466.

Verheijde, J. L., Rady, M. Y., & McGregor, J. L. (2007). *The United States Revised Uniform Anatomical Gift Act (2006): New challenges in balancing patient rights and physician responsibilities.* Accessed September 19, 2020, from http://www.ncbi.nlm.nih.gov/pmc/articles/PMC2001294/

Vigneau, C., Baudel, J., Guidet, B., et al. (2005). Sonography as an alternative to radiography for nasogastric feeding tube location. *Intensive Care Medicine, 31*(11), 1570–1572.

Wardell, D. (2010). What one thing could you change to improve patient safety? *Nursing Times, 106*(5), 9.

Washer, P. (2009). Talking with people from other cultures. *Independent Nurse, July.*

Watson, R. (2005). Pulling the plug on bath-time. *Nursing Older People, 16*(10), 44–45.

Weber. S. (2008). Ergonomics standards: An overview. *Nursing Management, 39*(7), 28–32.

Weitzel, T., Vollmer, C. M., Plunkett, D., et al. (2008). Doing it better. To cath or not to cath? *Nursing, 38*(2), 20–21.

Wheeler, T. (2009). Diagnosing common skin conditions in a care home. *Nursing & Residential Care, 11*(12), 600, 602–603.

White, B. A., Jablonski, R. A., & Falkenstern, S. K. (2009). *Diabetes in the nursing home.* http://annalsoflongtermcare.com/content/diabetes-nursing-home

Whitehead, S. (2004). *Blood on tap. Part 1: History in the making.* Accessed March 7, 2011, from http://www.emsworld.com/print/EMS-World/Blood-On-Tap-Part1-History-in-the-Making/1$2340

Whiteing, N. L. (2009). Skin assessment of patients at risk of pressure ulcers. *Nursing Standard, 24*(10), 40–44.

Whiting, M. (2008). *Evidence based research paper on wet to dry dressings.* Accessed June 2, 2010, from http://marlaynawhiting.efoliomn.com/vertical/Sites/%7B1BAD0AE1-8A3F-428C80FACD96D4D1%7D/uploads/%7BF0E6FC48-6487-4D4C9208-6C3EE6FC90A2%7D.DOCX

Winemaker, S. (2008). *Palliative care.* Accessed September 17, 2010, from http://www.alsont.ca/_media/File/.../Dr%20Winemaker%20Presentation.ppt

Wolfe, L. (2006). *Insulin therapy. How to inject insulin with a syringe or insulin pen.* Accessed August 18, 2010, from http://www.isletsofhope.com/diabetes/treatment/insulin_inject_1.html

Wong, B., Kennedy, M. S., & Jacobson, J. (2009). Safe-practice recommendations released. *American Journal of Nursing, 109*(6), 22.

Woo, A., Ranji, U., & Salganicoff, A. (2008). *Reducing medical errors.* Accessed March 15, 2010, from http://www.kaiseredu.org/topics_im.asp?id=137&parentID=70&imID=1

Woo, E. (2009). Device safety. Keep an eye out for contact lens problems. *Nursing, 39*(11), 66.

Woodrow, P. (2005). Recognizing and managing stress. *Nursing Older People, 17*(7), 31–32.

Woodrow, P. (2007). Caring for patients receiving oxygen therapy. *Nursing Older People, 19*(1):31–36.

Woodward, S. (2009). The inseparable link between nursing and patient safety. *Nursing Times, 105*(12), 26.

World Health Organization. (2005). *Protecting healthcare workers: Preventing needlestick injuries toolkit.* Accessed February 24, 2010, from http://www.who.int/occupational_health/activities/pnitoolkit/en/print.html

World Health Organization. (2009). *Appraising the WHO analgesic ladder on its 20th anniversary.* Accessed March 24, 2010, from http://whocancerpain.wisc.edu/?q=node/86

World Health Organization. (2010). *WHO's pain relief ladder.* Accessed March 24, 2010, from http://www.who.int.cancer/palliative/painladder/en/

Worth, T. (2008). Seeking real solutions to the nursing shortage: Increasing educational capacity gets at the root of the problem. *American Journal of Nursing, 108*(10), 21.

Worth, T. (2010). Nurses as sentinels for safety. *American Journal of Nursing, 110*(3), 19

Wright, S. (2005). Stress factor: How do you recognize that you are stressed. *Nursing Standard, 20*(3), 36–37.

Wysong, P. R., & Driver, E. (2009). Patients' perceptions of nurses' skill. *Critical Care Nurse, 29*(4), 24–38.

Yardley, W. (2009). *First death for Washington assisted-suicide law.* Retrieved September, 2009, from http://nytimes.com/2009/05/23/us/23suicide.html

Yokoyama, M., Xiaohui, S., Satoru, O., et al. (2004). Comparison of percutaneous electrical nerve stimulation with transcutaneous electrical nerve stimulation for long-term pain relief in patients with chronic back pain. *Anesthesia & Analgesia, 98*(6), 1552–1556.

Young, R. J., Chapman, M. J., Fraser, R., et al. (2005). A novel technique for post-pyloric feeding tube placement in critically ill patients: A pilot study. *Anesthesia and Intensive Care, 22*(2), 229–234.

Zerwekl, J., & Claborn, J. C. (2009). *Nursing Today: Transition and Trends* (6th ed.). St. Louis, MO: Saunders Elsevier.

Zomorodi, M., & Foley, B. J. (2009). The nature of advocacy vs. paternalism in nursing: Clarifying the "thin line". *Journal of Advanced Nursing, 65*(8), 1746–1756.

Zuelzer, H. B. (2009). Opportunities and challenges: Wound and skin alterations of obesity. *Bariatric Nursing & Surgical Patient Care, 4*(4), 283.

Apêndice A

Resumo dos Capítulos

CAPÍTULO 1

- A arte da enfermagem começou a declinar na Inglaterra com o exílio das ordens religiosas católicas, forçando o governo a assumir a responsabilidade de cuidar dos doentes, dos idosos e dos enfermos. Ao final, o estado delegou esse tipo de cuidado para pessoas sem nenhum treinamento e, na maioria das vezes, para indivíduos desinteressados e de caráter duvidoso.
- Florence Nightingale mudou a imagem da enfermagem treinando enfermeiros para cuidar dos doentes, selecionando como enfermeiros potenciais apenas pessoas com integridade de caráter, melhorando as condições sanitárias no ambiente dos pacientes, reduzindo significativamente as taxas de morbidade e de mortalidade entre os soldados ingleses, formando classes formais de enfermagem, separando-as da experiência clínica com base no argumento de que a educação em enfermagem é um processo para toda a vida.
- As escolas de treinamento norte-americanas se desviaram do padrão criado por Nightingale. Não havia nenhum critério que definisse quais hospitais deveriam treinar os enfermeiros. Os estudantes participavam de grupos de trabalho sem receber nenhum tipo de remuneração. Não havia uniformidade na qualidade do ensino, os estudantes aprendiam mais com a experiência do que com instruções formais. As aulas para os estudantes de enfermagem eram ministradas sob a perspectiva médica. Os estudantes eram obrigados a trabalhar e permanecer à inteira disposição do administrador do hospital e, após a graduação, eram compelidos a procurar emprego em algum outro lugar.
- Além do emprego em hospitais, os alunos recém-graduados em programas de enfermagem atendiam às necessidades de imigrantes pobres vivendo entre eles em casas de assentamentos nos bairros pobres das grandes cidades, trabalhando como parteiras de mulheres que viviam em comunidades rurais sem nenhum atendimento médico ou cuidando de soldados feridos e doentes.
- Uma atividade que iniciou como uma espécie de arte, transferindo as habilidades em enfermagem de um profissional para outro, acabou se ampliando por meio da ciência, ou seja, criou-se um corpo único de conhecimentos que tornou possível prever quais intervenções de enfermagem seriam as mais adequadas para produzir os resultados desejados, processo conhecido como prática com base em evidências.
- Mais recentemente, a enfermagem se transformou em uma atividade teórica, isto é, a proposta dos estudiosos no assunto é explicar a abrangência do processo de enfermagem por meio da relação entre quatro componentes essenciais: seres humanos, saúde, ambiente e enfermagem.
- Uma das definições mais antigas de enfermagem descrevia o atendimento aos doentes como escopo principal da prática. Nos dias atuais, a definição foi refinada com a inclusão do papel dos enfermeiros na promoção da saúde e na prática independente.
- As pessoas que desejarem seguir carreira na área de enfermagem podem escolher entre um programa de enfermagem prático/vocacional ou um programa de certificação em enfermagem em centros de carreiras, hospitais-escola, faculdades comunitárias e de graduação ou em universidades.
- A escolha do programa educacional em enfermagem depende das metas que a pessoa escolher para a carreira, da localização das escolas, dos custos envolvidos, do tempo de duração do programa, da reputação e do sucesso dos graduados, da flexibilidade no cronograma do curso, das oportunidades de trabalho em regime de tempo parcial ou integral, e da facilidade de articulação para o próximo nível educacional.
- A educação permanente é imprescindível para os enfermeiros contemporâneos porque demonstra responsabilidade pessoal, promove a confiança do público, assegura competência nas práticas atuais de enfermagem e mantém os enfermeiros atualizados sobre os efeitos da tecnologia no cuidado de pacientes.
- Várias tendências estão afetando a assistência à saúde. Uma das questões mais importantes é a escassez crescente de enfermeiros. Além disso, muitas pessoas como idosos, minorias e a população pobre não estão recebendo assistência médica adequada. O número de pessoas sem previdência social está crescendo. Várias práticas de contenção de custos diminuem o acesso a testes, tratamentos e serviços, aumentam a proporção de pacientes por enfermeiro em ambientes de emprego, e contribuem para uma maior acuidade de pacientes em ambientes que antigamente não se caracterizavam como agudos.
- Para enfrentar a escassez de enfermeiros, o *Nurse Reinvestment Act*, que passou a se denominar *American Recovery and Reinvestment Act*, assinado e transformado em lei em 2009, autoriza a criação de programas de reembolso de empréstimos e bolsas de estudo; financiamento de anúncios de serviços públicos; programas de carreira; e garantias de retenção de enfermeiros, aprimoramento na segurança de pacientes e gerontologia. Os enfermeiros estão buscando de forma pró-ativa a educação pós-licenciatura; treinamento em práticas avançadas; treinamento multidisciplinar, aprendizado mais profundo em diversidades multiculturais; legislação nacional de seguro da saúde; enfatizando a promoção da saúde; encaminhando pacientes com problemas de saúde para tratamentos imediatos; coordenando serviços de enfermagem nos ambientes de tratamento; desenvolvendo e implantando caminhos clínicos; participando da garantia da qualidade; e focando as populações geriátricas.
- Independentemente da formação acadêmica, todos os enfermeiros utilizam as habilidades de avaliação, de cuidados, de orientação e de conforto na prática clínica.

CAPÍTULO 2

- O processo de enfermagem é uma sequência organizada de etapas que permite identificar problemas de saúde e gerenciar os cuidados dos pacientes.
- A característica principal do processo é que ele se encontra dentro do escopo legal das práticas de enfermagem, que se baseia em conhecimentos exclusivos, planejados, focados nos pacientes, direcionados para metas, priorizados e dinâmicos.
- As etapas do processo de enfermagem são análise, diagnóstico, planejamento, implementação e avaliação.
- Os recursos para coleta de dados incluem os pacientes, as famílias dos pacientes, os prontuários médicos e outros profissionais da área da saúde.
- A análise das bases de dados fornece uma grande quantidade de informações sobre os pacientes no momento da admissão. As análises com foco ajudam a expandir a base de dados com informações adicionais. As análises funcionais, que são realizadas em bases cíclicas, permitem fazer uma avaliação ampla do estado físico, psicológico e social dos pacientes, o que ajuda a manter o potencial atual e a evitar declínios potenciais.
- O diagnóstico de enfermagem é um problema de saúde que os enfermeiros costumam abordar de forma independente. Os problemas de colaboração são complicações fisiológicas que exigem habilidades e intervenções de enfermeiros e de médicos.
- De maneira geral, a apresentação de um diagnóstico de enfermagem consiste de três partes: o problema, a etiologia do problema e os sinais e sintomas ou evidências do problema.
- A definição de prioridades para os cuidados ajuda a maximizar a eficiência no menor tempo possível.
- Metas de curto prazo são aquelas que o enfermeiro espera atingir dentro do período de alguns dias a uma semana, usualmente quando estiver cuidando de pacientes em ambientes de cuidados agudos (p. ex., hospitais). As metas de longo prazo podem ser atingidas em um período de tempo que poderá variar de semanas a meses depois que o paciente receber alta da instituição de saúde. Essas metas são identificadas durante o tratamento de pacientes com problemas crônicos que estiverem recebendo cuidados de enfermagem em instituições de saúde de longo prazo, em postos de saúde comunitários ou em casa.
- Os métodos de documentação incluem anotar manualmente os problemas, as metas e as prescrições de enfermagem, individualizando

um plano de cuidados padronizado ou gerado por computador, ou seguindo os padrões formais da instituição aplicáveis aos cuidados ou às alternativas clínicas.
- Uma das formas de um enfermeiro apresentar a implementação de um plano de cuidados é estabelecer uma correlação entre o plano formal e a documentação de enfermagem que faz parte do prontuário médico.
- Nas avaliações de progresso, as prescrições de enfermagem poderão ser descontinuadas nas situações em que o paciente tiver atingido as metas e o problema tiver sido resolvido. O enfermeiro somente poderá revisar o plano de tratamento nos casos em que o paciente teve algum progresso, mas as metas ainda não foram atingidas, ou se não houve nenhum progresso na busca do resultado desejado.
- Mapeamento de conceitos (também conhecido por mapeamento dos cuidados) é um método de organização de informações de uma forma gráfica ou pictórica. Este processo envolve o traçado de linhas ou de setas para estabelecer a ligação ou a correlação entre as relações dentro do mapa. Este fundamento é uma ponte para o desenvolvimento de habilidades mais complexas como identificar diagnósticos de enfermagem, definir metas e resultados esperados, implementar intervenções de enfermagem e avaliar os resultados dos tratamentos.

CAPÍTULO 3

- Os tipos de lei são constitucional, estatutária, administrativa, comum, criminal e civil.
- Cada lei estadual aplicável à prática de enfermagem define o papel exclusivo dos enfermeiros e faz a distinção entre o papel desempenhado por outros profissionais da área da saúde. A associação de enfermeiros de cada estado norte-americano é o órgão regulador que faz o gerenciamento da lei que disciplina a prática de enfermagem.
- As violações das leis civis incluem delitos intencionais e não intencionais. No caso de delitos civis intencionais um cidadão poderá entrar com uma ação contra outro cidadão pela prática de um ato deliberadamente agressivo. Na hipótese de delitos civis não intencionais, a ação judicial entende que o dano resultou da negligência de uma pessoa, mesmo que ela não tenha tido a intenção de causar danos.
- As ações judiciais por negligência partem do princípio de que os atos de uma pessoa, ou sua omissão, causaram o dano. A pessoa indiciada é julgada com base no padrão esperado aplicável a qualquer outra pessoa sensata. Nos casos de imperícia, o autor da ação alega que as ações de um profissional, ou sua omissão, causaram o dano. O réu é julgado com base no padrão esperado aplicável a outras pessoas com o mesmo nível de conhecimento e de educação.
- O seguro de responsabilidade profissional é vantajoso para os enfermeiros pelas seguintes razões: (1) com frequência cada vez maior, os enfermeiros são citados nominalmente em ações judiciais; (2) os prejuízos financeiros, se forem aplicáveis, podem ser extremamente elevados; e (3) assegura o direito a um advogado para defender os direitos do enfermeiro.
- A responsabilidade profissional dos enfermeiros poderá ser atenuada por leis como um ato de bom samaritano (*Good Samaritan Act*) estadual, término do estatuto de limitações, princípios legais no caso de o paciente assumir o risco, documentação precisa e completa, e gerenciamento agressivo de riscos.
- Ética se refere aos princípios morais ou filosóficos que classificam os atos como certos ou errados.
- Código de ética é uma declaração escrita que descreve o comportamento ideal de uma determinada disciplina.
- Existem duas teorias éticas: teleologia e deontologia. A proposta da teleologia é que a melhor decisão ética é aquela que resultará em benefícios para a maioria dos indivíduos. A proposta da deontologia é simplesmente avaliar se a base para uma decisão ética está certa ou errada sob o ponto de vista moral.
- Os seis princípios que formam os pilares da prática ética são beneficência, ausência de maleficência, autonomia, veracidade, fidelidade e justiça.
- Algumas questões éticas que os enfermeiros se defrontam na prática diária incluem dizer a verdade, proteger a confidencialidade do paciente, assegurar que sejam atendidos os desejos dos pacientes para manter ou interromper um tratamento, defender a alocação não discriminatória de recursos escassos, e denunciar práticas incompetentes ou antiéticas.

CAPÍTULO 4

- A Organização Mundial da Saúde (OMS) define saúde como "um estado de bem-estar completo sob o ponto de vista físico, mental e social, e não apenas a ausência de doença ou enfermidade".
- Valores são os ideais que um indivíduo acredita que sejam atributos honrosos. Crenças são conceitos que os indivíduos consideram verdadeiros.
- A maioria dos cidadãos norte-americanos acredita que a saúde é um recurso, um direito e uma responsabilidade pessoal.
- O quanto uma pessoa se sente bem "ou inteira" é a soma de sua saúde física, emocional, social e espiritual, conceito conhecido por *holismo*. Qualquer alteração em um dos componentes, positiva ou negativa, cria automaticamente repercussões em outras pessoas.
- As necessidades humanas possuem cinco níveis: fisiológico (primeiro nível), segurança e seguridade (segundo nível), amor e sentimento comunitário (terceiro nível), estima e autoestima (quarto nível), e autorrealização (quinto nível). Ao satisfazer suas necessidades em cada nível subsequente, os indivíduos podem atingir o potencial máximo de saúde e bem-estar.
- Enfermidade é um estado de desconforto que resulta de situações em que a saúde de uma pessoa se altera por meio da doença, estresse, acidente ou lesão.
- Morbidade se refere à incidência de uma doença, transtorno ou lesão específica. Mortalidade se refere à taxa incidência de mortes de uma condição específica. Enfermidade aguda é aquela que surge de repente e dura pouco tempo. Enfermidade crônica é aquela que surge lentamente e dura muito tempo. Enfermidade terminal é aquela que não possui nenhum potencial de cura. Enfermidade primária é aquela que se desenvolve independentemente de outra doença. Qualquer transtorno subsequente que se desenvolve a partir de uma condição pré-existente denomina-se enfermidade secundária. Remissão se refere ao desaparecimento de sinais e sintomas associados a uma doença em particular. Exacerbação se refere ao momento em que ocorre a reativação ou reversão de um transtorno do estado crônico para um estado agudo. Condição hereditária é aquela adquirida a partir de códigos genéticos de um ou de ambos os pais. Transtornos congênitos são aqueles que estão presentes ao nascer, porém resultam de desenvolvimentos embrionários problemáticos. Não há explicações para a causa das enfermidades idiopáticas.
- Cuidados primários se referem aos serviços prestados pelo primeiro profissional médico ou instituição de saúde com quem um indivíduo entrar em contato. Os cuidados secundários se referem aos prestadores de serviços como, por exemplo, os laboratórios de cateterização cardíaca, para os quais os cuidadores primários encaminham os pacientes para consulta e exames adicionais. Os cuidados terciários ocorrem em hospitais que colocam à disposição dos pacientes tecnologias complexas e especialistas. Os cuidados estendidos envolvem o atendimento das necessidades de pacientes que não precisam mais de cuidados hospitalares, mas que continuam utilizando os serviços de saúde.
- O Medicare (plano de saúde) e Medicaid são dois programas que ajudam a financiar o atendimento médico de idosos, inválidos e da população mais pobre.
- Os métodos de controle da escalada de custos de assistência médica incluem o sistema de pagamentos prospectivos, conhecido por grupo relacionado a diagnósticos, cuidados gerenciados, organizações de manutenção da saúde, organizações de provedores preferidos e captação.
- As metas nacionais de saúde para 2020 incluem: (1) atingir um nível elevado de qualidade com vidas mais longas, sem doenças evitáveis, invalidez, lesões e mortes prematuras; (2) atingir equidade em relação à saúde, eliminar disparidades e melhorar o nível de saúde de todos os grupos; (3) criar ambientes sociais e físicos que promovam boa saúde para todos; e (4) promover a qualidade de vida, desenvolvimento saudável e comportamentos saudáveis em todas as fases da vida.
- O fornecimento de cuidados de enfermagem para pacientes pode ser feito com base em um entre os vários padrões existentes. Na enferma-

gem funcional são designadas tarefas específicas para cada enfermeiro de uma determinada unidade. O método de casos envolve a designação de um enfermeiro para administrar todos os cuidados exigidos por um paciente durante um determinado período de tempo. Na enfermagem por equipe muitos funcionários da área de enfermagem dividem os cuidados de um paciente, sendo que todos trabalham em conjunto até a conclusão do tratamento. Enfermagem primária é um método no qual o enfermeiro que providencia a admissão assume a responsabilidade pelo planejamento dos cuidados e pela avaliação do progresso do paciente. No caso de cuidados gerenciados, um enfermeiro com funções de gerente planeja os cuidados de enfermagem dos pacientes com base nas respectivas enfermidades ou diagnósticos médicos e fazem a avaliação do progresso, de maneira que cada paciente esteja pronto para receber alta no momento designado pelos sistemas de pagamentos prospectivos.

CAPÍTULO 5

- Homeostase se refere a um estado relativamente estável de equilíbrio fisiológico.
- Os estressores fisiológicos, psicológicos, sociais e espirituais afetam a homeostase.
- O conceito filosófico de holismo leva a duas crenças comuns: tanto o corpo como a mente influencia diretamente os seres humanos, sendo que a relação entre mente e corpo tem o potencial de manter a saúde e de causar enfermidades.
- Adaptação se refere à forma como o organismo responde às alterações. O sucesso da adaptação é a chave para manter e preservar a homeostase. Adaptações mal-sucedidas levam a enfermidades e à morte.
- As alterações adaptativas ocorrem no córtex, que se comunica e atravessa o sistema de ativação reticular, o hipotálamo, o sistema nervoso autônomo e a hipófise, juntamente com outras glândulas endócrinas sob seu controle.
- O sistema nervoso simpático, divisão do sistema nervoso autônomo, acelera as funções fisiológicas que garantem a sobrevivência por meio da força ou de escapes rápidos. O sistema nervoso parassimpático, uma segunda divisão do sistema nervoso autônomo, inibe a estimulação fisiológica, que recupera a homeostase e fornece mecanismos alternativos para lidar com os estressores.
- Estresse envolve reações fisiológicas e comportamentais sempre que ocorrer alguma perturbação no equilíbrio corporal.
- As respostas das pessoas aos estressores variam de acordo com a intensidade e a duração do estressor, o número de estressores em um determinado momento, o estado físico, experiências de vida, estratégias de enfrentamento, sistema de apoio social e crenças, atitudes e valores pessoais.
- A síndrome da adaptação geral, resposta descrita por Hans Selye ao estresse fisiológico, se refere ao estágio de alarme, ao estágio de resistência e ao estágio de exaustão. Na maior parte dos casos, os estágios de alarme e de resistência recuperam a homeostase. Entretanto, nos casos em que o estágio for muito prolongado os recursos adaptativos são sobrepujados e a pessoa entra no estágio de exaustão, que se caracteriza por distúrbios relacionados ao estresse e, em alguns casos, pela presença da morte.
- Os distúrbios relacionados ao estresse e suas consequências podem ser minimizados em três níveis. Prevenção primária envolve a redução do potencial para um distúrbio. Prevenção secundária envolve o rastreamento público e o diagnóstico rápido. A prevenção terciária utiliza a reabilitação e o gerenciamento agressivo a partir do momento em que se desenvolve um distúrbio.
- A adaptação psicológica ocorre pelo uso de mecanismos e de estratégias de enfrentamento. O uso saudável desses mecanismos e estratégias permite às pessoas adiar os efeitos emocionais do estresse, possibilitando que, ao final, enfrentem a realidade e ganhem maturidade emocional. O uso inadequado dos mecanismos de enfrentamento tem a tendência de distorcer a realidade ao ponto de a pessoa não perceber ou corrigir suas fraquezas. As estratégias não terapêuticas de enfrentamento produzem algum alívio temporário, embora, ao final, causem mais problemas.

- Os cuidados de enfermagem de pacientes em estado de estresse incluem identificação dos estressores, análise da resposta do paciente aos estressores, eliminação ou redução dos estressores, evitar estressores adicionais, promoção de respostas adaptativas, apoio a estratégias de enfrentamento, manutenção de uma rede de suporte ao paciente e implementação de técnicas de redução e de gerenciamento do estresse.
- Quatro métodos para evitar, reduzir ou eliminar a resposta a um estresse incluem a aplicação de técnicas de redução do estresse, como dar explicações adequadas em uma linguagem inteligível; implementação de intervenções para gerenciamento do estresse, como o relaxamento progressivo; promoção da liberação de endorfinas por meio de massagens; e manipulação de estímulos sensoriais, opção que conta com o auxílio da aromaterapia.

CAPÍTULO 6

- Cultura refere-se aos valores, crenças e práticas de um grupo em particular. Raça se refere às variações biológicas como cor da pele, textura dos cabelos e forma dos olhos. Etnia é a ligação ou parentesco que uma pessoa sente em relação ao país de nascimento ou ao local de origem de seus ancestrais.
- Existem dois fatores que interferem na percepção de outras pessoas como indivíduos, os estereótipos, que envolvem a atribuição de crenças fixas sobre pessoas com base em algumas características gerais, e o etnocentrismo, crença de que a etnia de uma pessoa é superior à de todas as outras.
- Diz-se que a cultura norte-americana é de origem anglicana porque muitos de seus valores e práticas evoluíram a partir dos primeiros colonos ingleses.
- Alguns exemplos da cultura anglo-americana incluem: o idioma inglês; a valorização do trabalho, do tempo e da tecnologia; a manutenção dos pais como responsáveis pelos cuidados da saúde, pelo comportamento e pela educação de crianças menores; separação entre governo e religião; e busca de assistência de indivíduos licenciados no caso de assistência médica.
- Subcultura é um grupo cultural exclusivo que coexiste dentro da cultura dominante. As quatro principais subculturas norte-americanas são afro-americana, latina, asiático-americana e índios americanos.
- Os grupos subculturais distinguem-se dos anglo-americanos pela presença de uma entre as seguintes características: idioma, estilo de comunicação, variações biológicas e fisiológicas, prevalência de doenças, crenças e práticas em relação à saúde.
- As quatro características de cuidados de enfermagem sensíveis à cultura são coleta de dados de natureza cultural, aceitação de cada paciente como um indivíduo, conhecimento de problemas de saúde que afetam grupos culturais específicos, e planejamento dos cuidados de acordo com o sistema de crenças do paciente sobre saúde para atingir os melhores resultados.
- Algumas maneiras de os enfermeiros demonstrarem sua sensibilidade cultural incluem aprender um segundo idioma, fazer avaliações físicas e conduzir os tratamentos de acordo com as diferenças biológicas exclusivas do paciente, consultar cada paciente a respeito de suas preferências culturais, organizar alterações na dieta e no vestuário com base nos costumes do paciente, e permitir que os pacientes continuem a acreditar em suas práticas médicas culturais (caso não sejam danosas).

CAPÍTULO 7

- No relacionamento entre enfermeiro e paciente, os enfermeiros atendem as necessidades de cada paciente desempenhando um ou todos entre os seguintes papéis: cuidador, educador, colaborador e delegante.
- O papel dos pacientes é se envolver ativamente durante os cuidados, comunicar, questionar, ajudar no planejamento dos cuidados e, acima de tudo, manter o nível mais elevado possível de independência.
- Alguns princípios subjacentes ao relacionamento terapêutico entre enfermeiro e paciente incluem tratar cada paciente com exclusividade; respeitar os sentimentos do paciente; fazer o possível para promover o bem-estar físico, emocional, social e espiritual do paciente; incentivar o paciente a participar dos processos de solução de problemas e de to-

mada de decisões; e aceitar o fato de que o paciente tem potencial para crescimento e mudanças.
- Usualmente, o relacionamento entre enfermeiro e paciente possui três fases: fase de introdução; fase de trabalho; fase de encerramento.
- Comunicação envolve enviar e receber mensagens entre duas ou mais pessoas, com *feedback* indicando que a informação foi entendida ou que é necessário algum esclarecimento adicional. Comunicação terapêutica se refere ao uso de palavras e gestos para concluir um determinado objetivo.
- Os exemplos de técnicas de comunicação verbal terapêutica incluem questionamento, reflexão, paráfrases, compartilhamento de percepções e esclarecimento. Os exemplos de técnicas de comunicação verbal não terapêutica incluem transmitir falsa tranquilidade, usar clichês, aprovar ou desaprovar, exigir alguma explicação e dar conselhos.
- Alguns fatores que podem afetar a comunicação oral incluem compatibilidade de idioma; habilidades verbais; acuidade auditiva e visual; funções motoras envolvendo a garganta, a língua e os dentes; desvios sensoriais; e atitudes interpessoais.
- As quatro formas de comunicação não verbal são cinésica (linguagem do corpo), paralinguística (sons vocais), proxêmica (como o espaço é utilizado na comunicação) e toque.
- O toque relacionado ao trabalho se caracteriza pelo contato pessoal na execução de procedimentos de enfermagem. O toque afetivo é utilizado para demonstrar preocupação e afeição.
- O toque afetivo se aplica em diversas situações. Os exemplos incluem cuidados especiais com pacientes que estão sozinhos, desconfortáveis, nas proximidades da morte ou ansiosos, assim como pacientes com privação sensorial.

CAPÍTULO 8

- A educação sobre a saúde é uma atividade obrigatória de enfermagem de acordo com as leis estaduais de prática de enfermagem; de acordo com a Joint Commission (2010), que transformou a educação de pacientes em um dos critérios para acreditação; e de acordo com a responsabilidade profissional publicada na *American Nurses Association's Social Policy Statement*.
- De maneira geral, a educação de pacientes tem como foco combinações entre as seguintes áreas: plano de cuidados, tratamento e serviços; administração segura de medicamentos; processo de análise e métodos de gerenciamento da dor; diretrizes e práticas no uso de equipamentos de autocuidado; orientações nutricionais; programa de reabilitação; recursos comunitários disponíveis; plano de acompanhamento médico; e sinais de complicações e as ações aplicáveis.
- Os benefícios da educação de pacientes incluem: (1) redução no tempo de permanência nas instituições; (2) melhor relação custo-benefício da assistência médica; (3) otimização na alocação de recursos; (4) aumento na satisfação dos pacientes; e (5) redução na taxa de readmissões.
- Os três domínios do aprendizado são: domínio cognitivo (usualmente informações verbais ou escritas); domínio afetivo (informações que apelam para os sentimentos, crenças ou valores de um paciente); e domínio psicomotor (aprendizado por meio da prática).
- As três categorias de aprendizes são: pedagógica (crianças); androgógicas (adultos jovens e na meia-idade); e gerogógicas (idosos).
- Os exemplos principais de características exclusivas dos aprendizes gerogógicos são: motivação para aprender por uma necessidade pessoal; podem estar passando por alterações físicas degenerativas; e podem se lembrar de um vasto repertório de experiências passadas.
- Antes de começar a ensinar um paciente o enfermeiro deve analisar o estilo de aprendizado, idade e desenvolvimento, capacidade para aprender (inclui nível de alfabetização, quaisquer déficits sensoriais e diferenças culturais), capacidade para prestar atenção e se concentrar, motivação, disposição para aprender e necessidade de aprender.

CAPÍTULO 9

- Os prontuários médicos são utilizados como uma responsabilidade permanente em relação aos problemas de saúde, aos cuidados e ao progresso das pessoas; para compartilhar informações entre o pessoal que trabalha com assistência médica; como recurso para investigar a qualidade do atendimento em uma instituição; para obter e manter a acreditação pela Joint Commission, com a finalidade de receber o reembolso de serviços e de produtos faturados; para conduzir pesquisas; e como evidência legal de casos de imperícia.
- De maneira geral, os prontuários médicos contêm informações sobre o paciente, informações médicas, plano de cuidados, documentação de enfermagem, registros de administração de medicamentos, resultados de testes laboratoriais e diagnósticos.
- As instituições de assistência médica costumam organizar as informações no prontuário médico usando formatos orientados na fonte ou formatos orientados no problema. Os registros orientados na fonte classificam as informações de acordo com a respectiva fonte; os registros orientados em problemas são organizados de acordo com os problemas de saúde do paciente, independentemente da pessoa que preparou a documentação.
- Os enfermeiros podem documentar as informações dos prontuários médicos usando um entre os seguintes métodos: registro narrativo, registro SOIC, registro com foco, registro PIA, registro por exceção e registro computadorizado.
- A legislação do HIPAA foi criada originalmente para proteger informações transmitidas de uma companhia de seguros para outra nos casos de mudança de emprego. Atualmente, as revisões mais recentes desta legislação regulamentam os métodos para assegurar a privacidade do paciente no local de trabalho e proteger os dados de segurança.
- Seja qual for o estilo de registro, toda documentação gerada nas instituições de assistência médica para doenças agudas deverá incluir as análises em andamento, o plano de tratamento, o registro dos cuidados fornecidos e os resultados dos cuidados concluídos.
- Os enfermeiros devem utilizar apenas abreviações aprovadas pela instituição na documentação de informações, para promover a clareza na comunicação entre os profissionais da saúde e garantir a interpretação precisa dos dados documentados nas situações em que o registro for juntado aos autos como evidência legal.
- O horário militar se baseia em um período de 24 horas. Para indicar o horário utiliza-se um número diferente de quatro dígitos. Para indicar a parte da tarde, identifica-se o horário adicionando 12 em cada hora.
- Alguns princípios de registro com anotações manuais incluem os seguintes detalhes: assegurar-se de que o formulário da documentação identifica o paciente; usar uma caneta, imprimir ou escrever com letra legível; registrar a hora de cada entrada; preencher todo o espaço de cada linha; usar apenas as abreviações aprovadas; descrever as informações com objetividade, indicando medidas precisas sempre que for possível; evitar obliterar informações; e assinar cada entrada colocando o nome e cargo.
- Os formulários escritos de comunicação, excetuando-se os prontuários médicos, incluem o plano de enfermagem, *checklists* no Kardex de enfermagem e fluxogramas.
- Além dos registros escritos, a equipe de assistência médica deve trocar informações sobre assuntos como mudança de turno, atribuições dos cuidados do paciente; reuniões da equipe, *rounds* e chamadas telefônicas.

CAPÍTULO 10

- Microrganismos são plantas ou animais vivos visíveis somente com auxílio de microscópios.
- Alguns exemplos de microrganismos são bactérias, vírus, fungos, *rickettsiae*, protozoários, micoplasmas, helmintos e príons.
- Em geral, os não patógenos são microrganismos inofensivos, enquanto que os patógenos têm um alto potencial para provocar infecções e doenças contagiosas. Geralmente, os microrganismos residentes são não patógenos que estão sempre presentes na pele. Em geral, os microrganismos temporários são patógenos que são removidos mais facilmente por meio da higiene das mãos. Os microrganismos aeróbios precisam de oxigênio para sobreviver, ao passo que os anaeróbicos não precisam de oxigênio.
- Alguns microrganismos garantem a sobrevivência pelo desenvolvimento da capacidade de formar esporos e de resistir às terapias com medicamentos antibióticos.

- Os componentes da cadeia de infeção são os seguintes: um agente infeccioso, um reservatório para crescimento e reprodução, uma via de saída do reservatório, um modo de transmissão, um orifício de entrada e um hospedeiro suscetível.
- Existem várias defesas biológicas que diminuem a suscetibilidade aos agentes infecciosos. Os exemplos incluem pele e membranas mucosas intactas; reflexos como espirrar, tossir e vomitar; células sanguíneas que combatem as infecções; enzimas como a lisozima que estão presentes nas lágrimas, na saliva e em outras secreções; nível de acidez dos ácidos gástricos; e antibióticos.
- Infecções nosocomiais são aquelas adquiridas por pacientes previamente infectados enquanto estiverem sendo tratados em uma instituição de assistência médica.
- Assepsia se refere às práticas que reduzem o número de agentes infecciosos, seus reservatórios e os veículos de transmissão.
- Assepsia médica envolve práticas que confinam ou reduzem os microrganismos. O método mais eficaz de assepsia médica é a higiene das mãos, atividade essencial de enfermagem que deve ser realizada por repetidas vezes durante o tratamento de pacientes. A assepsia médica envolve o uso de medidas que eliminam totalmente os microrganismos de materiais e de equipamentos e práticas que evitam a contaminação durante sua utilização.
- Os princípios de assepsia médica incluem higiene frequente das mãos ou assepsia das mãos e manutenção da pele intacta (os melhores métodos para diminuir a transmissão de microrganismos); uso de materiais para proteção individual (luvas, batas, máscaras, óculos de proteção, proteção para os cabelos e para os sapatos); e manutenção da limpeza ambiental.
- A assepsia médica envolve medidas de esterilização como radiação ultravioleta, calor ou produtos químicos.
- Os três princípios básicos de assepsia cirúrgica são os seguintes: preservação da esterilidade tocando um item estéril com outro item estéril; sempre que um item estéril tocar algo que não esteja esterilizado, é considerado contaminado; e qualquer embalagem esterilizada parcialmente aberta é considerada contaminada.
- Os enfermeiros devem aplicar os princípios de assepsia cirúrgica quando estiverem criando campos estéreis, adicionando materiais ou líquidos em campos estéreis e usar luvas esterilizadas.

CAPÍTULO 11

- O processo de admissão envolve obtenção de autorização de um médico, obtenção de informações sobre faturamento, conclusão das responsabilidades de enfermagem como orientar o paciente e obter análises da base de dados, desenvolvimento de um plano inicial para os cuidados de enfermagem, e preencher responsabilidades médicas como documentar o prontuário do paciente e os resultados do exame físico.
- Algumas reações comuns de pacientes recém-admitidos são ansiedade, solidão, potencial para comprometimento da privacidade e perda de identidade.
- O processo de alta hospitalar consiste na obtenção de autorização médica por escrito, completar as instruções de alta, notificar a área administrativa, auxiliar o paciente a sair da instituição, elaborar um sumário da alta no prontuário médico e solicitar a limpeza do quarto.
- Exemplos do uso de transferências nos cuidados de pacientes incluem mudar o paciente de um nível de cuidados para outro nos casos em que houver melhora, agravamento, ou o paciente não atender mais os critérios estabelecidos inicialmente, mas, mesmo assim, ainda necessitar de algum tipo de atenção.
- Transferência envolve dar alta para um paciente em uma unidade ou instituição e fazer sua admissão em outro local sem necessidade de ir para casa. Encaminhamento significa enviar um paciente que irá receber alta para outra pessoa ou instituição para recebimento de serviços especiais.
- Os lares geriátricos podem fornecer cuidados especializados, intermediários ou básicos.
- Para determinar o nível de atendimento que um paciente necessita as leis federais exigem que as instituições autorizadas a prestar serviços de cuidados estendidos preencham um formulário de avaliação de um Conjunto de Dados Mínimos no momento da admissão, e a cada três meses a partir de então, ou sempre que houver alterações nas condições do paciente.
- A demanda por serviços de assistência médica domiciliar aumentou sensivelmente devido aos limites impostos ao reembolso de seguro para estadias hospitalares e o número crescente na população de idosos que precisam de assistência médica.

CAPÍTULO 12

- Os sinais vitais incluem temperatura, pulso, respirações e pressão arterial. A dor é considerada o quinto sinal vital. A análise da dor, discutida no Capítulo 20, deve ser feita pelo menos diariamente e sempre que se fizer a verificação dos sinais vitais.
- Temperatura externa é o grau de calor da superfície da pele; temperatura corporal é o grau de calor no centro do corpo onde se localizam os órgãos vitais.
- As medições de temperatura se baseiam na escala Celsius ou na escala Farenheit.
- A boca, o reto, a axila e a orelha são sítios comuns para avaliar a temperatura do corpo; a temperatura da membrana timpânica na orelha e atrás da orelha, na rota da artéria temporal, é a aproximação mais precisa da temperatura do corpo.
- Os termômetros eletrônicos, infravermelhos, químicos e digitais são os instrumentos utilizados para medir a temperatura do corpo; os termômetros com coluna de mercúrio caíram em desuso porque o mercúrio é uma toxina ambiental e humana.
- Um paciente é considerado febril se a temperatura do corpo for superior a 37,4°C (99,3°F). Hipertermia é uma condição com risco de vida que se caracteriza por uma temperatura corporal superior a 40,6°C (105,8°F).
- De maneira geral, o estado febril tem quatro fases: prodromal, início ou invasão, estacionária e resolução ou defervescência.
- A febre é acompanhada de calafrios, pele avermelhada, irritabilidade e cefaleia, assim como de vários outros sinais e sintomas.
- O termômetro timpânico infravermelho é o melhor instrumento de avaliação para medição de temperaturas subnormais, tendo em vista que os outros termômetros clínicos normais não conseguem medir com precisão temperaturas nas faixas hipotérmicas e, usualmente, o fluxo sanguíneo na boca, no reto e nas axilas é tão baixo que as medições feitas nesses sítios não são precisas.
- As temperaturas subnormais são acompanhadas de tremores, palidez na pele, apatia e alteração na coordenação muscular, assim como de vários outros sinais e sintomas.
- As avaliações do pulso incluem frequência por minuto, ritmo e volume.
- A artéria radial é o sítio mais comum para avaliações do pulso; entretanto, dados semelhantes poderão ser obtidos por meio da avaliação da frequência cardíaca apical ou da frequência radial apical ou com auxílio de um dispositivo ultrassonográfico Doppler.
- Respiração se refere à troca de oxigênio e dióxido de carbono. Ventilação é o movimento de ar que entra e sai do tórax. Obtém-se a frequência de ventilação durante a avaliação dos sinais vitais.
- As respirações anormais típicas mais comuns são taquipneia (respiração rápida), bradipneia (respiração lenta), dispneia (respiração forçada) e apneia (ausência de respiração).
- As medições da pressão arterial refletem a capacidade para alongar as artérias, o volume de sangue em circulação e a quantidade de resistência que o coração terá de superar quando estiver bombeando sangue.
- Pressão sistólica é a pressão no interior do sistema arterial durante a contração do coração. Pressão diastólica é a pressão no interior do sistema arterial quando o coração relaxa e se enche de sangue.
- Usualmente as medições da pressão arterial exigem o uso de um estetoscópio, de um manguito inflável e de um esfigmomanômetro.
- Durante as avaliações auscultadas da pressão arterial ouvem-se cinco sons distintos, conhecidos por sons de Korotkoff. A fase I se caracteriza por batidas suaves; na fase II os sons se assemelham a um assovio; na fase III, os sons são altos e vivos; na fase IV, o som se torna repentinamente abafado; e na fase V há um último som seguido pelo silêncio.

- Pode-se medir a pressão arterial com um esfigmomanômetro; este instrumento apresenta uma visualização digital das medições de pressão. A pressão arterial pode também ser medida por meio da palpação do pulso braquial enquanto se solta o ar da lâmina do manguito, com auxílio de um estetoscópio Doppler ou de um aparelho automático de medição de pressão, ou tomando-se a pressão na coxa.

CAPÍTULO 13

- O objetivo dos exames físicos é avaliar a condição física atual de um paciente, detectar sinais iniciais de desenvolvimento de problemas de saúde, criar uma base de dados para comparações posteriores e avaliar respostas a intervenções médicas e de enfermagem.
- Existem quatro técnicas para a realização de exames físicos: inspeção, percussão, palpação e auscultação.
- Antes de iniciar um exame físico o enfermeiro precisa de luvas, bata especial, campo cirúrgico de tecido ou de papel, estetoscópio, lanterna tipo caneta e afastador lingual, bem como outros instrumentos especiais para verificar sinais vitais, pesar e medir a estatura do paciente.
- O ambiente dos exames dever ficar nas proximidades de um banheiro privado, aquecido e com iluminação adequada. A disponibilidade de uma mesa ou cama ajustável é imprescindível.
- Durante a inspeção inicial de um paciente, o enfermeiro deve observar o seguinte: aparência física, nível de consciência, tamanho do corpo, postura, modo de andar, movimentos, uso de adjuvantes ambulatoriais, estado de humor e emocional.
- O uso de campos cirúrgicos durante os exames físicos protege a modéstia do paciente e fornece calor.
- Existem duas abordagens para a coleta de dados. A abordagem céfalo-podálica envolve a coleta de dados desde o topo do corpo até os pés. A abordagem sistêmica organiza a coleta de dados de acordo com os sistemas funcionais do corpo.
- De maneira geral, o corpo divide-se em seis componentes gerais para fins de organização da coleta de dados: cabeça e pescoço, tórax, extremidades, abdome, órgãos genitais, ânus e reto.
- Sempre que surgir alguma oportunidade os enfermeiros devem ensinar os indivíduos adultos a fazer autoexame de mama e testicular.

CAPÍTULO 14

- Exame é um procedimento que envolve inspeção física das estruturas do corpo e evidências de funcionamento. Teste envolve análise de espécimes ou de líquidos corporais.
- Em geral, nas situações em que os pacientes fazem exames e testes especiais, algumas das responsabilidades do enfermeiro são verificar os conhecimentos do paciente sobre o procedimento, confirmar se o formulário de consentimento está assinado, acompanhar as preparações para testes ou ensinar os pacientes ambulatoriais a se preparar sozinhos, obter equipamentos e materiais, organizar a área de exame, posicionar os pacientes e colocar campos cirúrgicos, prestar assistência ao examinador, dar suporte físico e emocional aos pacientes, cuidar dos espécimes e registrar e relatar informações importantes.
- As cinco posições de exame mais comuns são posição dorsal recumbente, posição de Sims, posição de litotomia, posição genu-peitoral e posição de pé modificada.
- O exame pélvico envolve inspeção e palpação da vagina e dos órgãos adjacentes. Com frequência, este exame inclui coleta de secreções para testes Pap com o objetivo de identificar a presença de células anormais, níveis da atividade hormonal e identificar microrganismos infecciosos.
- Usualmente, os testes e exames envolvem a utilização de amostras, radiografias, endoscópios, substâncias radioativas, ondas sonoras e atividade elétrica.
- Ao determinar como se faz um teste em particular é importante entender o significado de quatro sufixos: -*grafia*, como em angiografia, significa o registro de uma imagem; -*scopia*, como em broncoscopia, significa observar por meio da lente de um instrumento; –*centese*, como em amniocentese, significa fazer uma punção; e –*metria*, como em pelvimetria, significa medir com um instrumento.
- Com frequência, os enfermeiros são requisitados para assistir procedimentos como sigmoidoscopia (inspeção do reto e da seção sigmoide do intestino inferior com um endoscópio), paracentese (punção na pele e remoção de líquidos da cavidade abdominal) e punção lombar (inserção de uma agulha entre as vértebras lombares e a coluna, porém abaixo da medula espinal); para coletar amostras na garganta para culturas; e para medir os níveis de glicose no sangue capilar com auxílio de um glicosímetro.
- Nas situações em que os exames e testes especiais estiverem sendo feitos em pessoas idosas o enfermeiro enfrenta desafios específicos como evitar fadiga e desidratação, manter ou ajustar a terapia medicamentosa em uso e evitar a interpretação errônea dos resultados de testes laboratoriais que se basearem em normas para aplicação em adultos mais jovens.

CAPÍTULO 15

- Nutrição é o processo pelo qual o corpo utiliza os alimentos. Má nutrição é o resultado do consumo inadequado de nutrientes.
- Os componentes da nutrição básica incluem níveis adequados de calorias, proteínas, carboidratos, gorduras, vitaminas e minerais.
- Alguns fatores que afetam as necessidades nutricionais incluem idade, estatura e peso, crescimento, atividade e estado de saúde.
- O MyPlate (pirâmide alimentar) do *United States Department of Agriculture* é um guia utilizado para promover a ingestão diária saudável de alimentos.
- Os rótulos das embalagens de produtos alimentícios devem indicar o tamanho da porção em medidas domésticas e o valor diário de nutrientes específicos por porção. Eles devem atender a critérios específicos se os produtos apresentarem requisitos especiais relacionados à saúde.
- Suplementação de proteínas é a prática de combinar duas ou mais fontes proteicas para obtenção de todos os aminoácidos essenciais para a nutrição humana.
- Os dados que fornecem informações objetivas sobre o estado nutricional de uma pessoa incluem medidas antropométricas, dados do exame físico e resultados de testes laboratoriais.
- História alimentar é o conjunto de informações obtidas a partir de perguntas feitas a uma pessoa para descrever seus hábitos alimentares e fatores que podem afetar a nutrição.
- Os problemas mais comuns identificados depois de uma avaliação nutricional são problemas de peso, anorexia, náusea, vômito e gases estomacais.
- O enfermeiro deverá consultar o médico nos casos em que o problema nutricional estiver fora do escopo da prática de enfermagem independente. Se o problema puder ser solucionado por meio de práticas de enfermagem independente, o enfermeiro deverá continuar seu trabalho em colaboração com um nutricionista, selecionando intervenções adequadas de enfermagem e continuar monitorando o paciente para avaliar a eficácia do plano de cuidados de enfermagem.
- As dietas hospitalares são alimentos regulares, suaves, de mecânica suave, líquidos totais, líquidos claros e várias modificações terapêuticas a essas dietas.
- De maneira geral, os enfermeiros são responsáveis pela prescrição e cancelamento de dietas para os pacientes, por servir e recolher as bandejas de refeições, por ajudar os pacientes a comer, e pelo registro do percentual de alimento que foi ingerido.
- Os enfermeiros devem se manter a par do tipo de dieta prescrito para cada paciente, o objetivo da dieta e suas características.
- As influências no estado nutricional de pacientes idosos incluem alterações físicas relacionadas à idade, condições médicas subjacentes, efeitos adversos de terapias medicamentosas, comprometimentos funcionais, condições psicossociais e barreiras socioeconômicas e ambientais.

CAPÍTULO 16

- Líquido corporal é uma mistura de água, produtos químicos denominados eletrólitos e não eletrólitos, e células sanguíneas.
- Os líquidos e seus componentes são distribuídos no interior de cada compartimento por meio de osmose, filtração, difusão passiva, difusão facilitada e transporte ativo.
- Os enfermeiros avaliam o estado volumétrico dos líquidos por meio de medições da ingestão e da saída de líquidos; de medições diárias do

peso; da obtenção de sinais vitais; do monitoramento dos padrões de eliminação intestinal e características das fezes; pela observação da cor da urina; pela avaliação do turgor da pele; e pela condição das membranas mucosas orais, dos sons pulmonares e pelo nível de consciência.
- A recuperação do volume hídrico é feita por meio do tratamento do distúrbio subjacente, pelo aumento na ingestão oral, pela administração de líquidos IV de reposição, pelo controle das perdas hídricas ou por uma combinação dessas medidas.
- A redução ou a eliminação do excesso de volume hídrico é feita pelo tratamento do distúrbio subjacente, pela restrição ou limitação de líquidos orais, pela redução no consumo de sal, pela interrupção de infusões IV de líquidos ou pela redução no volume de infusões, pela administração de medicamentos que estimulam a eliminação urinária, ou por uma combinação dessas intervenções.
- A administração IV de líquidos mantém ou recupera o equilíbrio hídrico, mantém ou recupera o nível de eletrólitos, administra vitaminas solúveis em água, produz calorias, administra medicamentos e substitui o sangue ou produtos derivados do sangue.
- Soluções cristaloides são misturas de água e de substâncias como sal e açúcar que se dissolvem totalmente. Soluções coloidais são misturas de água e de substâncias não solúveis em suspensão como as células sanguíneas.
- As soluções isotônicas tem a mesma concentração que substâncias solúveis como o plasma; as soluções hipotônicas têm menos substâncias solúveis; e as soluções hipertônicas são mais concentradas do que o plasma.
- Antes de selecionar um tubo para administração intravenosa de soluções, o enfermeiro deverá levar em consideração o uso de tubos primários ou de tubos secundários, tubos com ventilador ou sem ventilador, as dimensões mais adequadas das gotas e a necessidade do uso de filtros.
- A infusão de líquidos IV pode ser feita por gravidade ou com auxílio de dispositivos de infusão como bombas ou controladores volumétricos.
- Ao selecionar uma veia para venopunção o enfermeiro deverá priorizar as veias da mão ou do braço não dominante que são bastante regulares, têm calibre maior que o das agulhas ou cateteres, provavelmente não sofram influência de nenhum tipo de movimento e, aparentemente, não tenham sido lesionadas por traumas ou usos anteriores.
- As complicações da terapia intravenosa de líquidos incluem infiltração, flebite, infecção, sobrecarga circulatória, formação de trombos, embolia pulmonar e embolia gasosa.
- Usualmente são utilizados dispositivos de acesso venoso intermitentes em pacientes que necessitam da administração intravenosa intermitente de líquidos ou de medicamentos, ou para acessos de emergência ao sistema vascular.
- Nos casos de administração de sangue o enfermeiro deve proceder como segue: avaliar os sinais vitais antes e durante a transfusão; usar agulha ou cateter de pelo menos calibre 20; usar solução salina normal e um tubo em Y; fazer a infusão sanguínea dentro de um período igual ou inferior a 4 horas.
- Durante as transfusões de sangue o enfermeiro deve monitorar o paciente de perto para verificar a presença de incompatibilidades; reações febris, sépticas e alérgicas; calafrios; sobrecarga circulatória; e sinais de hipocalcemia.
- Nutrição parenteral é uma técnica de suprimento de nutrientes como proteínas, carboidratos, gorduras, vitaminas, sais minerais e elementos vestigiais por via intravenosa em vez da via oral.

CAPÍTULO 17
- Higiene se refere às práticas que promovem a saúde por meio da limpeza pessoal.
- As práticas higiênicas praticadas com mais frequência incluem tomar banho, fazer a barba, cuidar dos cabelos e das unhas.
- Os banhos parciais se aplicam mais a pessoas idosas, em vez do banho de chuveiro diário, porque elas não transpiram tanto quanto os adultos jovens e, além do mais, o sabonete tende a ressecar a pele.
- Os banhos com sacos e toalhas melhoram a lubrificação cutânea; evitam atrito e preservam a integridade da pele; reduzem a transmissão de microrganismos de uma parte do corpo para outra; poupa tempo; oferecem mais oportunidades para o autocuidado; e promovem conforto por causa do calor do líquido.
- O uso de lâminas de barbear é contraindicado em pacientes com distúrbios de coagulação, em pacientes que recebem anticoagulantes e trombolíticos, e em pacientes deprimidos e com ideação suicida.
- Grande parte dos dentistas recomenda o uso de escovas de dente macias ou escovas elétricas; pasta dental com flúor para controle de tártaro; e fio dental.
- O maior perigo em fazer a higiene oral em pacientes inconscientes é a aspiração de líquidos para o interior dos pulmões. Para evitar a aspiração os enfermeiros devem colocar os pacientes inconscientes na posição lateral, mantendo a cabeça em um nível mais baixo do que o nível do corpo. O uso de aparelhos de aspiração oral facilita a remoção de líquidos da boca.
- Para evitar a ocorrência de lesões durante a limpeza os enfermeiros devem manter as dentaduras em um recipiente de plástico ou revestido com uma toalha e utilizar água fria ou morna.
- Para desembaraçar os cabelos de um paciente o enfermeiro poderá aplicar um condicionador, usar pentes com dentes largos e pentear os cabelos a partir das pontas na direção do couro cabeludo.
- O enfermeiro deve consultar o médico sobre alternativas para cuidar das unhas de pacientes diabéticos ou com má circulação.
- A higiene diária inclui também limpeza e cuidados com os olhos e as orelhas ou o uso de dispositivos como óculos, lentes de contato, olhos artificiais ou aparelhos auditivos.
- Pacientes que não conseguirem inserir e cuidar de lentes de contato deverão usar óculos, lupas ou ficar sem as lentes de contato enquanto estiverem doentes.
- Quaisquer alterações no som dos aparelhos auditivos podem resultar de baterias descarregadas ou fracas, baterias que não fazem contato completo, baterias corroídas, mau posicionamento dentro da orelha, volume excessivo, cerume impactado e componentes sujos ou danificados.
- O uso de aparelhos auditivos infravermelhos melhora a audição. Esses aparelhos convertem o som em luz infravermelha e, em seguida, reconvertem a luz em som através de um receptor que se localiza dentro do conjunto de fones de ouvido.

CAPÍTULO 18
- Conforto é um estado em que as pessoas são aliviadas de alguma angústia. Repouso é um estado de vigília que se caracteriza pela redução nas atividades e na estimulação mental. Sono é um estado de inconsciência excitável.
- Alguns fatores ambientais que promovem conforto, repouso e sono são paredes coloridas e quartos decorados, redução no nível de ruídos, aumento na luz solar natural e clima confortável.
- Os móveis padrão em todos os quartos de pacientes são leito, mesa sobre o leito, mesinha de cabeceira e pelo menos uma cadeira.
- Sono é uma necessidade humana básica. Entre outros fatores positivos, diminui a fadiga, estabiliza o humor, aumenta a síntese de proteínas, promove o crescimento e o reparo celular, aumenta a capacidade de aprendizado e de armazenamento da memória.
- As duas fases do sono são: sono com movimentos não rápidos dos olhos (NREM [*non-rapid eye movements*]) e sono com movimento rápido dos olhos (REM [*rapid eye movements*]). Embora o corpo permaneça fisicamente inativo durante o sono NREM, o cérebro mantém uma atividade intensa.
- Na medida em que envelhece o ser humano dorme uma quantidade menor de horas e passa mais tempo no sono REM. Os recém-nascidos dormem uma média de 16 a 20 horas por dia, sendo aproximadamente a metade na fase REM. Os idosos precisam de 7 a 9 horas de sono e passam apenas entre 13 a 15% na fase REM.
- Ritmos circadianos, atividade, ambiente, motivação, emoções e humor, alimentos e bebidas, enfermidades e medicamentos podem afetar a quantidade e a qualidade do sono.
- Quatro categorias principais de medicamentos promovem ou interferem no sono. Os sedativos e os tranquilizantes produzem um efeito

- relaxante e calmante, os hipnóticos induzem o sono, e os estimulantes excitam as estruturas cerebrais provocando insônia.
- Questionários sobre o sono, diários do sono, avaliações polissonográficas e testes múltiplos de latência do sono são técnicas utilizadas para avaliar os padrões de sono.
- Os transtornos do sono se enquadram em quatro categorias principais: insônia (dificuldade para conciliar o sono ou permanecer adormecido, ou acordar de manhã antes do horário habitual), hipersonias (condições que resultam em sonolência durante o dia, a despeito de um sono adequado durante a noite), perturbações no ciclo sono-vigília (resultando em períodos não sincronizados de sono e vigília), e parassonias (associadas a atividades que causam excitação ou excitação parcial, usualmente durante as transições nos períodos de sono NREM).
- Os fatores principais que estimulam o sono são os seguintes: fazer exercícios regulares durante o dia; evitar o consumo de álcool, nicotina e cafeína; seguir os rituais do sono; dormir e acordar sempre na mesma hora todos os dias; e sair da cama se o sono não vier facilmente e retornar depois de alguma atividade não estimulante.
- Para promover o relaxamento e facilitar o início do sono os enfermeiros devem auxiliar os pacientes com exercícios de relaxamento progressivo ou fazer massagem nas costas.
- Os idosos tendem a ter mais dificuldade para conciliar o sono, acordam mais facilmente, e passam menos tempo nos estágios mais profundos do sono. Isso explica porque alguns idosos sentem-se cansados, mesmo que tenham dormido um período de tempo adequado.

CAPÍTULO 19

- A *Joint Commission* considera a segurança uma prioridade durante o tratamento de pacientes, por meio da identificação das metas previstas no programa *National Patient Safety Goals* (Metas Nacionais de Segurança dos Pacientes). O propósito dessas metas é ajudar as organizações de assistência médica a obter e manter sua acreditação demonstrando segurança e oferecendo cuidados de alta qualidade. O cumprimento e a realização das metas de segurança de um paciente são evidenciados pelo número reduzido de mortes e de lesões que ocorrem nas instituições médicas. Exemplos atuais dessas metas podem ser encontrados no site http://www.joint-commission.org/standards_information/npsgs.aspx.
- As lesões acidentais variam de acordo com o estágio de desenvolvimento da vítima. Como dependem de cuidadores, os lactentes são mais suscetíveis a quedas. Os envenenamentos são comuns entre bebês. As crianças em idade escolar costumam sofrer lesões nos intervalos entre as aulas e, com frequência, os adolescentes são vítimas de lesões relacionadas à prática de esportes. Em geral, os adultos jovens se envolvem em acidentes com motocicletas e automóveis. Os adultos na meia-idade sofrem uma grande variedade de traumas físicos como as lesões nas costas. As quedas são muito comuns entre idosos.
- Com frequência, os riscos ambientais contribuem para ocorrência de lesões e mortes causadas por sensibilidade ao látex, queimaduras, asfixias, choque elétrico, envenenamento e quedas.
- As medidas para diminuir a sensibilidade ao látex incluem o uso de luvas e de equipamentos médicos que não tenham esta substância, lavar as mãos após a remoção de luvas de látex e evitar o uso de cremes e loções para as mãos fabricados a partir de derivados do petróleo, tendo em vista que retêm as proteínas com látex sobre a pele.
- A maior parte dos planos de combate a incêndios possui quatro etapas: salvar as pessoas que estiverem em perigo, soar o alarme, confinar o fogo e extinguir o rescaldo.
- Há quatro classes de extintores de incêndio. Os extintores Classe A são utilizados para incêndios em materiais como papel, madeira e roupas. Os extintores Classe B são utilizados em combustíveis e líquidos inflamáveis. Os extintores Classe C são utilizados em incêndios provocados pela eletricidade. Os extintores Classe ABC são utilizados em incêndios de qualquer natureza.
- Os métodos para evitar queimaduras incluem instalação e manutenção de detectores de fumaça, desenvolvimento e treinamento em planos de evacuação e nunca retornar ao local dos incêndios.
- As causas principais de asfixia são inalação de fumaça, envenenamento por monóxido de carbono e afogamento.
- As medidas para evitar afogamentos são: uso de dispositivos flutuantes aprovados; evitar o consumo de álcool nas proximidades da água e nunca nadar sozinho.
- Os seres humanos são suscetíveis a lesões provocadas por choques elétricos porque o corpo humano é composto predominantemente por água e eletrólitos, que são excelentes condutores de correntes elétricas.
- Os choques elétricos podem ser evitados com uso de equipamentos com aterramento triplo, assegurando-se de que todas as placas de cobertura estejam intactas; os equipamentos com cabos elétricos desgastados devem ser substituídos.
- As substâncias normalmente implicadas em casos de envenenamento incluem produtos químicos como medicamentos, agentes de limpeza, solventes para tinta, metais pesados e plantas.
- Os envenenamentos podem ser evitados com a adoção de medidas como usar frascos de medicamentos com tampa à prova de crianças, instalar trincos nos armários de medicamentos e nunca transferir qualquer substância tóxica para recipientes geralmente associados a alimentos.
- Embora evitem quedas, as contenções físicas poderão criar riscos concomitantes de constipação, incontinência, infecções como pneumonia, úlceras por pressão e um declínio progressivo na capacidade de executar atividades cotidianas.
- O uso excessivo de contenções físicas em instituições de assistência médica resultou na alteração da legislação e das normas de acreditação que regulamentam a adoção dessas restrições.
- Contenções são dispositivos que restringem os movimentos; as alternativas de contenção são os dispositivos de proteção e de adaptação que os pacientes podem remover sem nenhum tipo de ajuda.
- O uso de contenções justifica-se nos casos em que os pacientes tiverem histórias de quedas anteriores ou de quedas cujas consequências poderão colocar a vida em risco; quando as respostas às alternativas de contenção não forem satisfatórias; quando os pacientes estiverem seriamente comprometidos sob os pontos de vista mental e físico; ou nas situações em que for necessário restringir os movimentos durante a ocorrência de algum evento com risco de vida.
- Nos casos de acidentes, as primeiras preocupações do enfermeiro são a segurança do paciente e o potencial para alegação de imperícia.
- De maneira geral, os idosos têm propensão para quedas porque têm problemas de marcha e de equilíbrio resultantes de alterações relacionadas à idade, comprometimento visual, hipotensão postural e urgência urinária.

CAPÍTULO 20

- Dor é uma sensação incômoda geralmente associada a uma doença ou lesão. Todos os pacientes deveriam ter acesso ao melhor tipo de seguro de alívio à dor.
- As quatro fases da dor são: transdução, transmissão, percepção e modulação.
- Limiar da dor é o ponto em que os neuroquímicos transmissores da dor atingem o cérebro e produzem a consciência do que se conhece como percepção da dor. Tolerância à dor é a intensidade da dor que uma pessoa consegue suportar no momento em que atinge o limiar.
- Os opioides endógenos são produtos químicos produzidos naturalmente cujas características são semelhantes às da morfina. Acredita-se que esses produtos químicos se ligam aos sítios onde se localizam as membranas das células nervosas, bloqueando a transmissão da dor por meio da produção de neurotransmissores.
- Os cinco tipos gerais de dor são: dor cutânea, dor visceral, dor neuropática, dor aguda e dor crônica.
- A dor aguda distingue-se da dor crônica por fatores como tempo de duração, etiologia e resposta às medidas terapêuticas.
- Durante as avaliações básicas da dor, os enfermeiros devem solicitar aos pacientes informações sobre o início, qualidade, intensidade, localização e duração da dor.
- Existem quatro ferramentas que permitem avaliar a intensidade da dor: escala numérica, escala alfabética, escala linear e escala pictórica como a *Wong–Baker FACES Pain Rating Scale*.

- No mínimo, a avaliação da dor deverá ser feita nos seguintes momentos: na admissão, na avaliação de sinais e de sintomas, uma vez por turno nos casos em que a dor for um problema real e potencial, e antes e depois da implementação de intervenções para gerenciamento da dor.
- A base fisiológica do gerenciamento da dor envolve interrupção do uso de produtos químicos transmissores da dor no sítio da lesão, alteração na transmissão da dor na medula espinal e bloqueio da percepção da dor no cérebro.
- As três categorias de medicamentos utilizados para gerenciar a dor são as seguintes: não opioides, opioides e medicamentos adjuvantes. A injeção de toxina botulínica é um método bastante recente utilizado no tratamento de condições musculoesqueléticas doloridas e de cefaleias.
- Rizotomia e cordotomia são técnicas cirúrgicas usadas no gerenciamento da dor nas situações em que outros métodos não tenham sido eficazes.
- Exemplos de métodos sem medicamentos/não cirúrgicos de gerenciamento da dor são: educação dos pacientes sobre a dor e seu controle e uso de imagens; meditação; distração; relaxamento e intervenções como aplicações de calor e frio; estimulação elétrica de nervos transcutâneos; acupuntura e acupressão; estimulação elétrica de nervos percutâneos; *biofeedback;* e hipnose.
- Com frequência, os pacientes solicitam doses repetidas de medicações de combate à dor porque a ação da dosagem prescrita ou do programa de aplicação não está fazendo o efeito esperado.
- Dependência é "um padrão de uso compulsivo de medicamentos que se caracteriza pelo desejo contínuo de tomar opioides e pela necessidade de usar essas substâncias para efeitos que não estão relacionados ao alívio da dor".
- O medo da dependência leva ao gerenciamento inadequado da dor.
- Placebo é uma substância inativa administrada em substituição a um medicamento verdadeiro. Provavelmente, o efeito positivo que o placebo exerce sobre alguns pacientes seja consequência da confiança que depositam no médico ou no enfermeiro.

CAPÍTULO 21

- Ventilação é o ato de movimentar ar para dentro e para fora dos pulmões. Respiração se refere aos mecanismos pelos quais ocorre a liberação de oxigênio para as células.
- A respiração externa ocorre por meio das membranas alvéolo-capilares. A respiração interna ocorre no nível celular através da hemoglobina e das células do corpo.
- O estado de oxigenação dos pacientes pode ser determinado ao lado do leito por meio de avaliações físicas focadas, monitoramento da gasometria arterial e oximetria de pulso.
- Os cinco sinais de oxigenação inadequada são inquietação, respiração rápida, frequência cardíaca rápida, respirar sentado e uso de músculos acessórios.
- Os enfermeiros têm condições de melhorar a respiração dos pacientes posicionando-os com a cabeça e o tórax elevados e ensinando-os a fazer exercícios respiratórios.
- Nos casos em que houver prescrição de terapia com oxigênio é necessário ter à disposição uma fonte de oxigênio, um medidor de fluxo, um dispositivo para liberação de oxigênio e, em alguns casos, um analisador de oxigênio ou um umidificador.
- O suprimento de oxigênio pode ser feito por meio de uma tomada na parede, em tanques portáteis, dentro de uma unidade de oxigênio líquido ou com um concentrador de oxigênio.
- Grande parte dos pacientes recebe terapia com oxigênio por meio de uma cânula nasal, de vários tipos de máscaras ou de uma tenda facial. Aqueles que precisarem fazer uma abertura na traqueia poderão receber oxigênio através de um colar de traqueostomia, de uma peça em T ou de um cateter transtraqueal.
- Sempre que for necessário administrar oxigênio, os enfermeiros devem se preocupar com dois tipos de risco: potencial para provocar incêndios e toxicidade por oxigênio.
- Drenagem com tubos torácicos impermeabilizados e câmaras de oxigênio hiperbárico são duas técnicas relacionadas à oxigenação.
- As pessoas idosas apresentam fatores exclusivos de risco respiratório por várias razões. Com frequência, sofrem alterações funcionais e estruturais associadas à idade que poderão comprometer a ventilação e a respiração.

CAPÍTULO 22

- As doenças infecciosas, também conhecidas por doenças adquiridas na comunidade, doenças contagiosas ou transmissíveis, propagam-se de uma pessoa para outra.
- Infecção é uma condição que resulta de lesões causadas por microrganismos em seus hospedeiros. Colonização se refere a uma condição na qual os microrganismos estão presentes, mas o hospedeiro não sofre nenhum dano e não apresenta sinais ou sintomas.
- Usualmente, as doenças infecciosas têm cinco estágios: incubação, estágio prodromal, estágio agudo, estágio convalescente e resolução.
- O objetivo principal das medidas de controle de infecções é limitar a disseminação de doenças infecciosas.
- As duas categorias principais de medidas de controle de infecções são as precauções padrão e as precauções com base na transmissão.
- Precauções padrão são medidas para diminuir o risco de transmissão de microrganismos de fontes infecciosas reconhecidas ou não. Precauções com base na transmissão são medidas para controlar a propagação de agentes infecciosos de pacientes sabidamente infectados por patógenos ou com suspeita de infecção.
- As preocupações padrão incluem higiene das mãos; uso de luvas, bata, máscara e proteção ocular ou facial; e práticas seguras de injeção de acordo com a natureza da interação do paciente e a extensão prevista da exposição ao sangue, aos líquidos corporais ou a patógenos.
- O objetivo principal das precauções com base na transmissão é impedir a propagação de patógenos através do ar, de gotas ou do contato com pacientes ou objetos que contenham microrganismos infecciosos.
- As precauções com o ar permitem bloquear patógenos excessivamente pequenos que permanecem em suspensão ou se agregam às partículas de pó. As preocupações com gotículas ajudam a bloquear patógenos maiores contidos no interior de gotículas úmidas. As precauções com o contato têm a finalidade de bloquear a transmissão de patógenos por meio de contato direto ou indireto.
- Define-se equipamento de proteção pessoal as roupas que bloqueiam a transferência de patógenos de pessoas, de locais ou de objetos para enfermeiros ou para outras pessoas.
- A remoção de equipamentos de proteção deve ter uma sequência ordenada, acompanhada de higiene das mãos, para evitar autocontaminação e transmissão de patógenos para outras pessoas.
- O uso de sacos duplos é uma das medidas de controle de infecções durante a remoção de itens contaminados, como lixo ou roupas sujas, do ambiente de um paciente. Esta medida se caracteriza pela colocação de um saco contendo itens contaminados dentro de outro saco seguro por outra pessoa que permanece fora do quarto do paciente.
- Com frequência, os pacientes com doenças infecciosas têm interação social reduzida e privação sensorial tendo em vista que permanecem isolados em seus quartos.
- Para evitar infecções, as pessoas devem receber imunizações adequadas; praticar estilo de vida saudável como ingerir porções de alimentos recomendadas pelas orientações nutricionais do MyPlate (pirâmide alimentar); e evitar o compartilhamento de itens de uso pessoal como toalhas de rosto, toalhas de banho, lâminas de barbear e copos de plástico.
- Os sintomas de distúrbios infecciosos tendem a ser mais sutis em pessoas idosas.

CAPÍTULO 23

- Na posição de pé, mantenha os pés paralelos e distribua o peso igualmente sobre ambos os pés para ampliar a base de apoio. Na posição sentada, as nádegas e a parte superior das coxas formam a base de apoio na cadeira; ambos os pés devem repousar no solo. A postura correta na posição deitada é a mesma que na posição de pé, porém no plano horizontal; as partes do corpo devem permanecer numa posição neutra.
- Os princípios da mecânica correta do corpo incluem o seguinte: distribuir a gravidade no centro do corpo sobre uma ampla base de apoio;

- empurrar, puxar ou rolar objetos em vez de erguê-los; e manter os objetos perto do corpo.
- Ergonomia é um campo da engenharia cujo objetivo é promover conforto, desempenho e saúde no local de trabalho, melhorando o desenho do ambiente de trabalho e dos equipamentos utilizados.
- Dois exemplos de recomendações ergonômicas são usar dispositivos auxiliares ao erguer ou transportar itens pesados e utilizar alternativas para tarefas que exigirem movimentos repetitivos.
- A síndrome do desuso está associada aos seguintes fatores: fraqueza, atonia, desalinhamento, contraturas, pé caído, prejuízos circulatórios, atelectasia, infecções no trato urinário, anorexia e úlceras causadas por pressão.
- As posições mais comuns são: supina (deitado de costas), lateral (deitado de lado), lateral oblíqua (deitado de lado com uma leve flexão do quadril e do joelho), em prono (deitado sobre o abdome), posição de Sims (em semiprono sobre o lado esquerdo, com retração do joelho direito na direção do tórax), e posição de Fowler (posição semissentada ou sentada).
- Os dispositivos de posicionamento incluem os seguintes itens: cama ajustável – permite mudar a posição da cabeça e dos joelhos; travesseiros – serve de apoio e eleva a parte superior do corpo; rolos para trocanter – impedem que as pernas saiam do leito; rolos manuais – mantêm o funcionamento das mãos e evitam contraturas; pranchas para os pés – mantêm os pés na posição normal de caminhar.
- Os dispositivos para alívio de pressão incluem os seguintes itens: grades laterais – ajudam os pacientes a mudar de posição; capas de colchão – diminuem a pressão e promovem a integridade da pele; e suporte – mantém a roupa de cama afastada dos pés ou das pernas do paciente.
- Os dispositivos utilizados para facilitar o transporte de pacientes incluem um dispositivo de transferência, uma cinta de transferência, uma prancha de transferência e um elevador mecânico.
- As orientações para transferência de pacientes são as seguintes: conhecer o diagnóstico, capacidades, fraquezas e nível de atividade do paciente; ser realista sobre o quanto é possível erguer o paciente com segurança; transferir os pacientes na menor distância possível; solicitar ajuda do paciente; e fazer movimentos suaves em vez de movimentos bruscos.

CAPÍTULO 24

- Os exercícios regulares produzem muitos benefícios incluindo redução na pressão arterial, no nível de glicose e de lipídeos no sangue, na tensão e na depressão, e aumento na densidade óssea.
- Aptidão física se refere à capacidade de uma pessoa para desenvolver atividades físicas.
- Os fatores que interferem na aptidão física incluem inatividade crônica, problemas de saúde concomitantes, função musculoesquelética alterada, obesidade, idade avançada, tabagismo e pressão arterial elevada.
- Existem várias abordagens para determinar o nível de aptidão física de uma pessoa. Os dois métodos mais objetivos são: eletrocardiograma com esforço e teste submáximo de aptidão física como, por exemplo, o teste gradual.
- Os exercícios, seja qual for o tipo, devem ser feitos dentro da meta de frequência cardíaca do paciente, que é calculada subtraindo-se a idade de 220 (frequência cardíaca máxima) e multiplicando-se o resultado por 60 (0,6) a 90% (0,9), com base no nível de aptidão física da pessoa.
- Trabalho metabólico equivalente (TME) é o nível de energia e de consumo de oxigênio que o sistema cardiovascular de uma pessoa pode suportar com segurança. Nos casos em que o paciente receber uma prescrição para exercícios físicos, os exercícios devem ser correlacionados com o respectivo valor do TME.
- Exercícios de aptidão são atividades físicas que desenvolvem e mantêm a função cardiorrespiratória, a força muscular e a resistência em adultos saudáveis. Os exercícios terapêuticos envolvem atividades físicas para evitar complicações relacionadas à saúde causadas por uma condição médica estabelecida, ou para seu tratamento, ou para recuperar funções físicas perdidas.
- Os exercícios isotônicos envolvem movimento e trabalho; os exercícios aeróbicos são um exemplo típico. Exercícios isométricos se referem a atividades estacionárias executadas contra uma força de resistência; os exemplos são fisicultura e halterofilismo.
- Os exercícios ativos são feitos de forma independente depois de instruções adequadas. Os exercícios passivos são feitos com auxílio de outra pessoa.
- Exercício de amplitude de movimento (ROM [range of motion]) é uma forma de atividade terapêutica que movimenta as articulações nas direções que elas normalmente permitem. Os exercícios ROM podem ser ativos ou passivos. Duas razões comuns para fazer este tipo de exercício são manter a mobilidade e a flexibilidade das articulações, principalmente em pacientes inativos, e para avaliar a resposta do paciente aos programas de exercícios terapêuticos.
- Os enfermeiros devem incentivar os pacientes idosos a fazer exercícios caminhando em *shopping centers* ou a se reunir a grupos sociais que incluem atividades como dança em grupo ou dança de salão.

CAPÍTULO 25

- A imobilização é utilizada para aliviar a dor e os espasmos musculares, para servir de apoio e alinhar as lesões esqueléticas, e para restringir movimentos durante a cicatrização das lesões.
- Existem quatro tipos de talas: talas infláveis, talas com tração, imobilizadores e talas moldadas.
- Tipoias são dispositivos de tecido cuja função é elevar e dar suporte a determinadas partes do corpo. Órteses são dispositivos feitos sob medida para dar suporte às estruturas enfraquecidas durante as atividades.
- Talas de gesso são moldes rígidos usados para imobilizar estruturas lesionadas que foram recuperadas com o objetivo de corrigir o alinhamento anatômico. Este tipo de tala é feito de gesso de Paris ou de fibra de vidro.
- Existem três tipos de molde de gesso: cilindro, corpo e "spica".
- Os cuidados de enfermagem aplicáveis a pacientes engessados incluem verificação da circulação, da mobilidade e da sensibilidade na área do gesso; usar as palmas das mãos para manusear o gesso úmido; elevar a extremidade engessada para reduzir a ocorrência de edemas; colocar um círculo sobre as áreas onde houve escorrimento de sangue; e colocar um forro macio e reforçar as bordas do gesso para evitar rachaduras na pele.
- A maior parte dos moldes de gesso é removida com um cortador elétrico, instrumento que se assemelha a uma serra circular.
- Tração é a aplicação de um efeito de arraste sobre uma parte do sistema esquelético.
- Existem três tipos de tração: tração manual, tração cutânea e tração esquelética.
- Para ter eficácia, a tração deve produzir um efeito de arraste sobre o corpo, a tração contrária deve ser mantida, a tração e a tração contrária devem estar exatamente em direções opostas, a suspensão de talas e tipoias não pode ter nenhuma interferência, os cordões devem se movimentar livremente em cada polia, o peso aplicado deve ser a quantidade prescrita e os pesos devem ficar dependurados.
- O uso de um fixador externo estabiliza os fragmentos de ossos quebrados durante a cicatrização.
- Os cuidados com os sítios de pinos é essencial para evitar a ocorrência de infecções, tendo em vista que a inserção de pinos prejudica a integridade da pele e abre um orifício que permite a entrada de patógenos.

CAPÍTULO 26

- As atividades que ajudam a preparar os pacientes para deambulação incluem exercícios isométricos com os membros inferiores, fortalecimento da parte superior dos braços, balançar na beira do leito e usar mesas inclinadas.
- Dois exercícios isométricos que tonificam e fortalecem as extremidades inferiores são: fortalecimento do quadríceps e fortalecimento dos músculos glúteos.
- Para o fortalecimento da parte superior dos braços aplica-se um regime de flexão e extensão dos braços e dos punhos, levantamento e

abaixamento de pesos com as mãos, apertar uma bola ou uma mola e fazer exercícios modificados de suspensão com as mãos no leito ou numa cadeira.
- Para normalizar a pressão arterial os pacientes devem balançar o corpo ou permanecer numa mesa inclinada, o que os ajuda também a ficar na posição ereta.
- Barras paralelas e esteiras são equipamentos utilizados para auxiliar a deambulação de pacientes.
- Existem três tipos de dispositivos que auxiliam a deambulação: bengalas, andadores e muletas.
- Os andadores são os auxiliares de deambulação mais estáveis. As bengalas retas são os menos estáveis.
- As muletas permitem que o paciente permaneça de pé com os ombros relaxados, criam espaço para dois dedos entre a axila e a barra axilar e facilitam a flexão do cotovelo em aproximadamente 30 graus e uma leve hiperextensão do punho.
- Existem quatro tipos de marcha com auxílio de muletas: marcha de quatro pontos, marcha de três pontos (sem sustentação de peso ou com sustentação parcial de peso), marcha de dois pontos e marcha oscilante.
- As próteses temporárias facilitam a deambulação precoce, apresentam uma imagem intacta do corpo e controlam a formação de edemas em cotos logo após uma cirurgia.
- As próteses permanentes somente poderão ser construídas após a cicatrização da ferida cirúrgica e depois que as dimensões do coto estiverem relativamente estáveis.
- Os componentes de próteses permanentes para amputações abaixo do joelho (BK [*below knee*]) são: encaixe, tíbia e sistema tornozelo/pé; as próteses acima do joelho (AK [*above knee*]) também incluem um sistema para o joelho e um encaixe para a coxa.
- Para aplicar um membro protético, o paciente deve cobrir o coto com uma bainha de náilon opcional; em seguida coloca-se uma meia (ou mais de uma) sobre a bainha. O uso de meias de náilon facilita a inserção do coto no encaixe; no final as meias são removidas. A seguir, o paciente empurra o coto para dentro do encaixe para expelir o ar e criar uma selagem a vácuo. Nos casos em que o encaixe tiver correias ou tipoias de suporte, estes componentes devem ser amarrados depois que o coto estiver bem firme dentro do encaixe.
- As pessoas idosas tendem a flexionar a coluna na medida em ficam mais velhos, o que, possivelmente, poderá alterar o centro de gravidade. A tendência normal é que essas pessoas façam a compensação flexionando os quadris e os joelhos, resultando em marcha oscilante ou em marcha arrastando os pés.

CAPÍTULO 27

- Cuidados perioperatórios se referem aos cuidados de enfermagem que os pacientes recebem antes, durante e depois de uma cirurgia.
- Os cuidados perioperatórios abrangem o período pré-operatório, intraoperatório e pós-operatório.
- As cirurgias hospitalares são feitas em pacientes que permanecem num hospital pelo menos durante a noite. As cirurgias ambulatoriais são feitas em pacientes que retornam para casa no mesmo dia.
- As cirurgias a *laser*, que podem ser feitas em pacientes ambulatoriais, oferecem várias vantagens: têm uma boa relação custo-benefício, exigem incisões menores, resultam em perdas mínimas de sangue e produzem menos dor.
- Alguns pacientes preferem doar seu próprio sangue antes de uma cirurgia ou usar o sangue de doadores específicos.
- As quatro atividades principais dos enfermeiros durante o período pré-operatório imediato são fazer a avaliação de enfermagem, providenciar os ensinamentos pré-operatórios, preparar a pele e completar o *checklist* cirúrgico.
- Na fase pré-operatória, cabe aos enfermeiros ensinar os pacientes como fazer respiração profunda, tossir e fazer exercícios com as pernas.
- Os pacientes cirúrgicos devem usar meias antiembolismo para impedir a formação de trombos e de êmbolos.
- A preparação da pele envolve a limpeza e, em alguns casos, a remoção de pelos nas situações em que houver possibilidade de alguma interferência na incisão. O objetivo principal é diminuir o número de bactérias transitórias e residentes sem comprometer a integridade da pele.
- Nas situações em que for necessário remover os pelos, as alternativas são usar grampos elétricos, agentes depiladores ou uma lâmina de barbear dependendo da política da instituição e das prescrições médicas.
- No *checklist* pré-operatório o enfermeiro deve verificar se a história e o exame físico estão completos, se o nome do procedimento confere com procedimento planejado, se o formulário de consentimento cirúrgico foi assinado pela pessoa responsável e pelas testemunhas, se o paciente está usando o bracelete de identificação, e se todos os resultados dos testes laboratoriais retornaram e se foram considerados anormais.
- A sala de recepção, a sala de operação e a sala de espera cirúrgica são as três áreas utilizadas pelo departamento de cirurgia durante o período intraoperatório.
- Durante os cuidados pós-operatórios imediatos, os enfermeiros devem focar o monitoramento dos pacientes para verificar a presença de complicações, preparar o quarto dos pacientes e continuar fazendo avaliações para detectar eventuais problemas em desenvolvimento.
- As complicações pós-operatórias mais comuns são: obstrução das vias aéreas, hemorragia, embolia pulmonar e choque.
- Durante a fase de recuperação, a prescrição de dispositivos de compressão pneumática ajuda a promover a circulação de sangue venoso e a relocação de excessos de líquido para os vasos linfáticos.
- As instruções de alta para pacientes cirúrgicos incluem orientações para cuidar do sítio da incisão, para identificar sinais de complicações e para autoadministrar os medicamentos prescritos.
- Os indivíduos idosos têm problemas e necessidades específicas. Por exemplo, o período de restrição de líquidos antes da cirurgia deve ser encurtado no caso de pacientes idosos, para diminuir o risco de desidratação e de hipotensão. Além disso, é imprescindível monitorar cuidadosamente o estado cardíaco de pacientes idosos depois de uma cirurgia porque talvez não sejam capazes de circular ou de eliminar os líquidos intravenosos que foram administrados com base nas taxas padrão.

CAPÍTULO 28

- Ferida é uma lesão na pele ou nos tecidos moles.
- O reparo de uma ferida envolve três fases sequenciais: inflamação, proliferação e remodelagem.
- Classicamente, os sinais e sintomas associados a inflamações são formação de edema, vermelhidão, calor, dor e função diminuída.
- A fagocitose, processo que remove patógenos, sangue coagulado e resíduos celulares, é feita por leucócitos conhecidos por neutrófilos e monócitos.
- A integridade da pele e dos tecidos danificados é recuperada por resolução, regeneração ou formação de cicatrizes.
- A cicatrização de feridas ocorre por primeira, segunda ou terceira intenção.
- Dois tipos comuns de feridas que exigem cuidados especiais são as úlceras por pressão e as incisões cirúrgicas.
- Algumas das razões para cobrir as feridas com curativos são manutenção da limpeza, absorção de drenagens e controle de sangramentos.
- As feridas úmidas cicatrizam mais rapidamente tendo em vista que as novas células crescem com maior rapidez em ambientes úmidos.
- A colocação de drenos abertos ou fechados nas feridas ou próximo delas facilita a remoção de sangue e a drenagem.
- Para juntar as bordas de incisões utilizam-se suturas ou grampos.
- As ataduras e as bandagens largas ajudam a manter os curativos no lugar, principalmente nos casos em que não for possível usar esparadrapo ou o curativo for excessivamente grande; elas amenizam a dor e servem de suporte para as feridas; e limitam os movimentos agilizando a cicatrização.
- As bandagens em T são utilizadas para fixação de curativos no ânus, no períneo ou na virilha.
- Existem quatro métodos para fazer a excisão de tecidos desvitalizados de uma ferida: desbridamento cirúrgico, desbridamento enzimático, desbridamento autolítico e desbridamento mecânico. A irrigação de feridas é um exemplo de desbridamento mecânico.

- A irrigação é utilizada para lavar resíduos de feridas ou de regiões do corpo como os olhos, orelhas ou vagina.
- A aplicação de calor estimula a circulação e agiliza a cicatrização; o frio evita a formação de edemas e controla os sangramentos.
- Os métodos para aplicação de calor ou de frio incluem bolsas de gelo, compressas, imersão e banhos terapêuticos.
- Cinco fatores que colocam os pacientes em risco de desenvolver úlceras por pressão são: inatividade, imobilidade, má nutrição, desidratação e incontinência.
- As técnicas para evitar úlceras por pressão incluem mudar o paciente de posição em intervalos de 1 a 2 horas, manter a pele limpa e seca, evitar atrito e a ação de forças de cisalhamento na pele.

CAPÍTULO 29

- Intubação se refere à inserção de um tubo numa estrutura do corpo.
- A intubação gastrintestinal (GI) é usada para fornecer alimentação; administrar medicamentos; coletar amostras diagnósticas; remover venenos, gases e secreções; e controlar sangramentos.
- As intubações no sistema GI utilizam quatro tipos de tubos: orogástrico, nasogástrico, nasointestinal e transabdominal.
- As avaliações mais comuns realizadas antes das inserções de tubos nasais incluem determinar o nível de consciência do paciente, as características e a localização dos sons intestinais, a estrutura e a integridade do nariz e a capacidade do paciente para deglutir, tossir e vomitar.
- A medida NEX (*nose to ear lobe and xiphoid*) ajuda a determinar a distância para inserção de tubos até o estômago. A medida NEX é a distância desde o nariz ao lobo da orelha até o apêndice xifoide.
- Para verificar a colocação de tubos estomacais os enfermeiros devem aspirar os líquidos gástricos, auscultar o abdome durante a instilação de um bolo de ar, e testar o pH dos líquidos aspirados.
- Os tubos de alimentação nasointestinal são distintos dos tubos nasogástricos porque são mais compridos, mais estreitos e mais flexíveis; o lubrificante adere-se ao tubo; com frequência eles são inseridos com um estilete; e a confirmação da colocação é feita por raios x.
- Embora possam ser utilizados por períodos mais prolongados, os tubos de alimentação transabdominal estão sujeitos a vazamentos e podem causar lesões cutâneas.
- Nutrição enteral se refere à alimentação de pacientes através do estômago ou do intestino delgado em vez da via oral.
- As quatro alternativas mais comuns de administrar alimentos por tubo são as seguintes: em bolo, intermitente, cíclica e contínua.
- Os enfermeiros devem analisar os resíduos gástricos para verificar se a taxa e o volume de alimentação excede a capacidade fisiológica do paciente.
- Os cuidados com pacientes que utilizam tubos alimentícios envolve manutenção da permeabilidade do tubo, remoção de quaisquer obstruções, prover hidratação adequada, lidar com problemas comuns relacionados às fórmulas, e preparar os pacientes para os cuidados domiciliares.
- Antes da alta hospitalar, os enfermeiros devem dar aos pacientes que irão administrar sua própria alimentação quando estiverem em casa instruções escritas sobre as maneiras de obter equipamentos e fórmulas, a quantidade e a programação de cada alimentação, orientações para postergar uma alimentação, e cuidados com a pele e com o nariz.
- Na inserção de tubos de tungstênio, os enfermeiros são responsáveis pela promoção e monitoramento dos movimentos no intestino.

CAPÍTULO 30

- O sistema urinário é formado pelos rins, ureteres, bexiga e uretra. Coletivamente, esses órgãos são responsáveis pela produção, coleta e excreção de urina do corpo.
- Vários fatores afetam a micção como, por exemplo, o desenvolvimento neuromuscular, a integridade da medula espinhal, o volume de ingestão de líquidos, as perdas hídricas de outras fontes, e a quantidade e o tipo de alimentos consumidos.
- As características físicas da urina incluem volume, cor, transparência e odor.

- Com frequência, os enfermeiros coletam amostras de urina comum, amostras de jato médio, amostras com cateter e amostras de 24 horas.
- Alguns padrões anormais de eliminação urinária incluem anúria, oligúria, noctúria, disúria e incontinência.
- Além do vaso sanitário convencional, as pessoas podem eliminar urina em cadeiras sanitárias, urinóis ou comadres.
- Treinamento de continência é o processo utilizado para recuperar a capacidade de esvaziamento da bexiga no horário e local adequados.
- Há três tipos gerais de cateteres: externos, de alívio e de demora.
- Ao se utilizar um sistema fechado de drenagem é importante evitar *loops* dependentes no tubo e as bolsas de coleta devem permanecer abaixo do nível da bexiga.
- Os cuidados com o uso de cateteres são importantes porque ajudam a conter o crescimento e a disseminação de patógenos colonizantes.
- A irrigação dos cateteres mantém a permeabilidade e a liberdade de fluxo.
- Os cateteres podem ser irrigados com auxílio de um sistema aberto ou fechado ou continuamente com um cateter de três vias.
- Desvio urinário é um procedimento em que um ou ambos os ureteres são implantados em outro local por meios cirúrgicos.
- Lesões na pele são problemas comuns em pacientes com urostomia porque necessitam de trocas frequentes do aparelho e o contato da urina com a pele provoca irritações cutâneas.

CAPÍTULO 31

- A defecação, ou eliminação de fezes, ocorre quando o peristaltismo movimenta os resíduos fecais na direção do reto; o reto se distende forçando o relaxamento dos esfíncteres anais e liberando as fezes.
- Os dois componentes da avaliação da eliminação intestinal incluem os padrões de eliminação e as características das fezes.
- Constipação, impactação fecal, flatulência, diarreia e incontinência fecal são alterações comuns na eliminação intestinal.
- Os quatro tipos de constipação são: constipação primária (os enfermeiros tratam esta condição de forma independente), constipação secundária, constipação iatrogênica e pseudoconstipação.
- Nas situações em que a eliminação intestinal não ocorrer naturalmente, a inserção de supositórios retais ou a administração de enemas poderá estimular a defecação.
- Existem duas categorias de enemas: enema de limpeza e de enema de retenção oleoso.
- Os enemas de limpeza são administrados por meio da instilação de água corrente, solução salina normal, glicerina e água e outras soluções.
- A finalidade dos enemas de retenção oleosos é lubrificar e amaciar as fezes secas.
- No caso de pacientes com ostomias intestinais, as atividades de enfermagem provavelmente incluam cuidados periestomais, aplicação de bolsas, drenagem de ileostomias continentes e irrigação de colostomias.

CAPÍTULO 32

- Medicação é uma substância química que altera as funções do corpo.
- As prescrições completas de medicamentos devem conter os seguintes elementos: data e a hora da prescrição, nome do paciente, nome do medicamento, via e frequência de administração e assinatura da pessoa que fez a prescrição.
- Nome comercial de um medicamento é o nome utilizado pelas companhias farmacêuticas para identificar o produto. Nome genérico de um medicamento é o nome da substância química que não é usada com exclusividade por uma companhia farmacêutica específica.
- As vias usuais de administração de um medicamento são: oral, tópica, inalatória e parenteral.
- A via oral é utilizada para administrar medicamentos cuja absorção ocorre no trato gastrintestinal. Nos casos em que o paciente não conseguir engolir, os medicamentos orais poderão ser instilados por meio de tubos enterais.
- Registro de administração de medicamentos (RAM) é um formulário utilizado para documentar e assegurar a administração de uma medicação no horário programado e com segurança.

- Os métodos de suprimento de medicamentos para as unidades de enfermagem são os seguintes: suprimento individual, suprimento em embalagens com dose única e suprimento de estoque.
- Os enfermeiros são responsáveis pela gestão do suprimento de medicamentos narcóticos e pela manutenção de um registro rigoroso de sua utilização.
- Os cinco "certos" consistem em assegurar-se de que o paciente certo receba o medicamento certo, na dose certa, na hora certa e pela via certa.
- Após a conversão das doses de um medicamento para o mesmo sistema de medida e na mesma medida dentro daquele sistema, os enfermeiros poderão calcular a quantidade a ser administrada dividindo-se a dose desejada pela dose fornecida e multiplicar o resultado pela quantidade do suprimento.
- Os enfermeiros devem verificar três vezes os rótulos dos medicamentos antes de administrá-los nos pacientes.
- Ao ensinar os pacientes sobre o uso de medicações, os enfermeiros devem orientá-los a informar seus respectivos médicos a respeito de todos os medicamentos prescritos e não prescritos que estiverem usando.
- Um dos problemas mais comuns na administração de medicamento através de tubos enterais é a manutenção da permeabilidade dos tubos.
- Sempre que ocorrer algum erro de medicação, os enfermeiros devem informar imediatamente o médico e o enfermeiro supervisor e documentar a situação no formulário de incidentes ou de acidentes.

CAPÍTULO 33
- Os medicamentos tópicos são aplicados na pele ou nas membranas mucosas.
- Os locais mais comuns para aplicação de medicamentos tópicos são: pele, olho, orelha, nariz, boca, vagina e reto.
- Unguento é um medicamento incorporado a um veículo ou a um agente transportador como pomada, óleo, loção ou creme.
- Adesivos cutâneos e aplicação de pomadas são dois métodos utilizados para administrar medicamentos transdérmicos.
- Os adesivos cutâneos podem ser aplicados em qualquer área da pele com circulação adequada. Os adesivos novos devem ser colocados num local diferente.
- As medicações oftálmicas devem ser aplicadas na membrana mucosa (ou conjuntiva) do olho, que reveste a parte interna das pálpebras e a superfície anterior da esclerótica.
- A diferença principal na técnica de administração otológica em adultos e crianças é como manipular a orelha para alinhar o canal auditivo.
- Efeito de rebote é um fenômeno que se caracteriza pela edemaciação da mucosa nasal. Provavelmente este fenômeno ocorra nas situações em que os pacientes administram de forma crônica uma quantidade maior de descongestionante nasal do que a recomendada ou usam o medicamento com frequência excessiva.
- Na administração sublingual o medicamento deve ser colocado em baixo da língua. Na administração bucal o medicamento deve ser colocado em contato com a membrana mucosa da bochecha.
- O uso mais comum das aplicações vaginais é no tratamento de infecções locais.
- Usualmente, os medicamentos administrados pela via retal são na forma de supositórios.
- O uso da via inalatória se deve ao fato de que os pulmões possuem uma grande área tecidual que facilita a absorção rápida dos medicamentos.
- Usualmente, a administração inalatória de medicamentos é feita por meio de inaladores de pó seco e de inaladores com dosímetro. Os inaladores de pó seco liberam, no momento da inalação, uma grande quantidade de medicamento pulverizado e uma substância carreadora. Os inaladores com dosímetro liberam um volume medido de medicamento aerossolizado após a compressão do recipiente.
- No caso de pacientes com dificuldade para dominar o uso de inaladores, há um espaçador com reservatório para medicamentos aerossolizados que poderão ser inalados além do tempo da respiração inicial. Como alternativa, pode-se utilizar um nebulizador que converte medicamentos inalatórios líquidos em aerossol utilizando ar comprimido que, subsequentemente, é inalado através de um bocal ou de uma máscara facial durante 10 a 20 minutos.

CAPÍTULO 34
- As seringas têm três partes: cilindro, êmbolo e ponteira.
- Para selecionar uma seringa e uma agulha, o enfermeiro deverá levar em consideração o tipo de medicação, a profundidade do tecido, o volume prescrito do medicamento, a viscosidade do medicamento e o tamanho do paciente.
- As seringas e as agulhas convencionais estão sendo redesenhadas para reduzir o potencial de lesões causadas pela picada de agulhas e de transmissão de patógenos do sangue.
- A indústria farmacêutica fornece medicamentos para aplicação parenteral em ampolas, frascos e cartuchos previamente enchidos.
- Antes de combinar dois medicamentos em uma única seringa é extremamente importante consultar a bibliografia pertinente ou uma tabela de compatibilidade para verificar se existe a possibilidade de ocorrer alguma interação química.
- Os enfermeiros costumam usar uma entre as seguintes rotas de administração parenteral: intradérmica, subcutânea, intramuscular e intravenosa.
- Um dos sítios mais comuns para injeções intradérmicas é a parte interna do antebraço; as injeções subcutâneas geralmente são aplicadas na coxa, no braço ou no abdome; as injeções intramusculares são aplicadas nas nádegas, no quadril, na coxa ou no braço.
- As injeções intradérmicas são aplicadas com seringas tuberculínicas. A insulina é administrada subcutaneamente com uma seringa insulínica. Usualmente, as injeções intramusculares são aplicada com seringas com capacidade volumétrica de até 3 mL.
- Nas injeções intradérmicas a agulha deve ser inserida num ângulo variando de 10 a 15 graus. Nas injeções subcutâneas o ângulo de aplicação varia de 45 a 90 graus, dependendo do tamanho do paciente. Nas injeções intramusculares utiliza-se um ângulo de 90 graus.
- Nas combinações de dois tipos de insulina o intervalo de administração deve ser de 15 minutos para evitar o estado de equilíbrio (perda das características exclusivas de cada tipo de insulina).
- Para evitar equimoses durante a administração de heparina o enfermeiro deve evitar aspirar com o êmbolo e massagear o sítio de aplicação.

CAPÍTULO 35
- As medicações intravenosas (IV) podem ser aplicadas em vias periféricas ou centrais.
- A via IV á a mais adequada nos casos que exigirem respostas rápidas durante as emergências, quando os pacientes forem portadores de doenças que afetam a absorção ou metabolismo dos medicamentos, e nas situações em que os níveis sanguíneos dos medicamentos tiverem de permanecer em níveis terapêuticos consistentes.
- As medicações IV podem ser administradas de maneira contínua ou intermitente.
- Existem dois métodos para administrar medicações IV em bolo: por meio de uma conexão ou de um fecho medicamentoso.
- As soluções de medicamentos IV podem ser administradas de forma intermitente por meio de infusões secundárias (superpostas) ou por meio de um dispositivo de controle de volume.
- As soluções superpostas se caracterizam por um pequeno volume de medicação diluída conectada a uma solução primária e colocada numa posição superior.
- O dispositivo de controle de volume é utilizado para administrar medicações IV em volumes pequenos e em intervalos intermitentes para evitar sobrecargas no sistema circulatório.
- Cateter venoso central é um dispositivo de acesso que se estende até a veia cava superior ou até o átrio direito.
- Há três tipos gerais de cateter venoso central: percutâneo, tunelizado e implantável.
- Ao administrar medicamentos antineoplásicos o enfermeiro deve usar uma bata de proteção, um ou dois pares de luvas e uma máscara respiradora ou descartável para se proteger contra o contato ou a inalação da medicação.

CAPÍTULO 36

- Manejo das vias aéreas se refere às habilidades de enfermagem usadas para manutenção de vias aéreas naturais ou artificiais em pacientes comprometidos.
- As estruturas que compõem as vias aéreas são nariz, faringe, traqueia, brônquios, bronquíolos e alvéolos.
- A via aérea funciona como um sistema coletor de tubos no trato respiratório superior e inferior através dos quais os gases circulam entrando e saindo do sangue.
- As estruturas de proteção da via aérea incluem a epiglote, que faz a selagem da via aérea durante a ingestão de alimentos e de líquidos; os anéis da cartilagem traqueal, que evitam o colapso da traqueia; a membrana mucosa, que coleta materiais particulados; e os cílios, que impulsionam os resíduos no sentido ascendente da via aérea, de forma que sejam tossidos, expectorados ou engolidos.
- Os métodos mais comuns de gerenciamento das vias aéreas incluem secreções umidificadas; mobilização das secreções para estimular a expetoração por meio de fisioterapia torácica; e remoção mecânica do muco por aspiração.
- A aspiração das vias aéreas é feita com base numa das seguintes abordagens: nasofaríngea, nasotraqueal, orofaríngea, oral e traqueal.
- As vias aéreas artificiais são utilizadas nas situações em que os pacientes correrem o risco de obstrução ou quando for necessário fazer ventilação mecânica de longo prazo.
- Dois exemplos de via aérea artificial são a cânula de Guedel e os tubos de traqueostomia.
- Os cuidados de traqueostomia incluem limpeza da pele ao redor de um estoma, troca de curativos e limpeza da cânula interna.

CAPÍTULO 37

- A obstrução das vias aéreas é um risco de vida porque interfere na ventilação e, subsequentemente, priva as células e os tecidos de oxigênio.
- Os sinais de obstrução das vias aéreas incluem apertar a garganta com as mãos, fazer esforços agressivos para tossir e respirar e produzir sons agudos durante a inspiração.
- Nos casos de obstrução parcial das vias aéreas, as ações mais usuais incluem incentivar e apoiar os esforços da vítima para remover a obstrução de forma independente e se preparar para chamar assistência emergencial no caso de agravamento da condição da vítima.
- Manobra de Heimlich é a técnica utilizada para aliviar vias aéreas completamente obstruídas através da execução de uma série de compressões subdiafragmáticas ou de compressões torácicas em vítimas conscientes.
- As compressões subdiafragmáticas são aplicáveis em quase todos os adultos e crianças com idade acima da infância. As compressões torácicas são mais adequadas em lactentes com menos de 1 ano de idade, em adultos obesos e nas mulheres em estado avançado de gestação.
- Para remover um objeto das vias aéreas de lactentes, o socorrista deve aplicar uma série de golpes nas costas, seguida de uma série de compressões torácicas.
- Nas situações em que uma pessoa com obstrução nas vias aéreas ficar inconsciente, o socorrista deve aplicar a ressuscitação cardiopulmonar (RCP) básica em vez da manobra de Heimlich tendo em vista que as compressões torácicas criam pressão suficiente para ejeção de objetos estranhos.
- Ciclo de Sobrevivência é uma série de cinco etapas para melhorar o resultado das ressuscitações de pessoas com parada cardíaca. Essas etapas são as seguintes: (1) reconhecimento imediato e acesso aos serviços de emergência; (2) RCP imediata, técnica utilizada para recuperar a circulação e a respiração com foco nas compressões e estimular a circulação de sangue rápida e sistemicamente; (3) desfibrilação rápida caso seja aplicável; (4) suporte avançado à vida eficiente; e (5) cuidados integrados depois de paradas cardíacas.
- As ressuscitações cardiopulmonares imediatas devem se basear no CAB sigla (para *circulation, airway, breathing*) se o socorrista for um profissional treinado, ou somente em compressões manuais no tórax se o socorrista não for treinado em RCPs.
- O CAB da ressuscitação envolve a aplicação de compressões torácicas fortes e rápidas, abertura da via aérea para permitir acesso para a respiração espontânea, e fazer respiração de resgate.
- Os socorristas podem abrir com segurança a via aérea de uma vítima em várias circunstâncias usando a técnica inclinação da cabeça/elevação do queixo ou a manobra de compressão da mandíbula.
- Os métodos de respiração de resgate são: respiração boca a boca; respiração boca nariz; respiração boca estoma.
- Desfibrilador externo automático (DEA) é um dispositivo portátil que opera com bateria, utilizado para analisar os ritmos cardíacos e liberar uma série de choques elétricos para ressuscitar pessoas sem sinais de vida ou com disritmia letal. A situação ideal é que o DEA seja utilizado dentro de 5 minutos de tentativas de ressuscitação fora de um hospital e dentro de 2 minutos de tentativas de ressuscitação em instituições de assistência médica.
- Com frequência, a decisão de interromper tentativas de ressuscitação se baseia no tempo decorrido antes do início da reanimação; no período de tempo que as tentativas de ressuscitação prosseguiram sem qualquer alteração na condição da vítima; e na idade e no diagnóstico da vítima.

CAPÍTULO 38

- Doença terminal é aquela cuja recuperação está aquém de uma expectativa razoável.
- De acordo com a Dra. Elisabeth Kübler-Ross há cinco estágios pelos quais passam os doentes terminais: negação, raiva, barganha, depressão e aceitação.
- Os enfermeiros podem incentivar a aceitação através do suporte emocional aos pacientes terminais, ajudando-os a organizar os próprios cuidados.
- O descanso do cuidador dá um alívio temporário aos cuidadores de entes queridos em fase terminal.
- Cuidados asilares se referem à assistência aos pacientes para que vivam seus últimos dias com conforto, com dignidade e num ambiente de respeito.
- Alguns aspectos abordados pelos enfermeiros durante os cuidados terminais são: hidratação, alimentação, eliminação, higiene, posicionamento e conforto.
- Muitas enfermidades terminais resultam na falência múltipla de órgãos. Os sinais de falência múltipla de órgãos incluem hipotensão, frequência cardíaca rápida, dificuldade para respirar, pele fria e manchada, e débito urinário diminuído.
- Nas situações em que forem atendidos os critérios para doação de órgãos, a autorização para remoção deve ser obtida em tempo hábil para assegurar o sucesso do transplante.
- Os critérios usados para confirmar a morte de um paciente incluem cessação da respiração e dos batimentos cardíacos e ausência total da função cerebral.
- Os cuidados depois da morte incluem limpeza do corpo, condições para identificação correta e liberação do corpo para os funcionários do cemitério.
- Embora seja doloroso, o luto promove a resolução da perda.
- Um dos sinais de que uma pessoa está superando a dor do luto é falar sobre a pessoa falecida sem envolvimento emocional.

Apêndice B

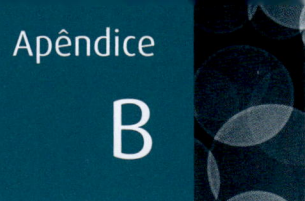

Abreviações e Acrônimos Usados com Frequência

SÍMBOLOS

°	grau
<	menor que
≤	igual ou menor que
>	maior que
≥	igual ou maior que
±	mais ou menos

PALAVRAS

ACP	analgesia controlada pelo paciente
ADM	amplitude de movimento
AHCPR	Agency for Health Care Policy and Research
aids	síndrome da imunodeficiência adquirida
AMA	American Medical Association
ANA	American Nurses Association
AVD	atividades da vida diária
bpm	batimentos por minuto
cal	caloria
CBC	hemograma completo
CDC	Centers for Disease Control and Prevention
CHO	carboidrato
CO_2	dióxido de carbono
CSB	células sanguíneas brancas ou leucócitos
CSV	células sanguíneas vermelhas ou hemácias
CVC	cateter venoso central
dL	decilitro (100 mL)
ECG	eletrocardiograma
EES	enema de espuma de sabão
EMG	eletromiografia
EPL	técnico de enfermagem (também EVL, enfermeiro vocacional licenciado)
ER	enfermeiro registrado
g	grama
GI	gastrintestinal
GQ ou QA	garantia da qualidade ou qualidade assegurada
HIV	virus da imunodeficiência humana
I&E	ingestão e eliminação
ICN	International Council of Nurses
IEE	instituição com enfermagem especializada
IM	intramuscular
IRM	imagens por ressonância magnética
IV	intravenoso
JCAHO	Joint Commission on Accreditation of Healthcare Organizations; atualmente conhecida como Joint Commission
kcal	quilocaloria
kg	quilograma (1.000 g)
L	litro
MEOs	movimentos extraoculares
mEq	miliequivalente
mg	miligrama (um milésimo de 1g)
mL	mililitro (um milésimo de 1L)
mmHg	milímetros de mercúrio
mph	milhas por hora
NANDA	North American Nursing Diagnosis Association
NAPNES	National Association for Practical Nurse Education and Service
NCLEX-PN	National Council Licensure Examination for Practical Nurses
NCLEX-RN	National Council Licensure Examination for Registered Nurses
NLN	National League for Nursing
NOX	nariz, lobo da orelha, processo xifoide
NPO	nada pela boca (nil per os)
NPP	nutrição parenteral periférica
NPT	nutrição parenteral total
NREM	movimento não rápido dos olhos (fase do sono)
O_2	oxigênio
OMS	Organização Mundial da Saúde
PA	pressão arterial
$PaCO_2$	pressão parcial de dióxido de carbono; que é dissolvido no plasma
PaO_2	pressão parcial de oxigênio; que é dissolvido no plasma
PEG	gastrostomia endoscópica percutânea
PEJ	jejunostomia endoscópica percutânea
PET	tomografia por emissão de pósitrons
pH	grau de acidez ou alcalinidade
PICC	cateter central de inserção periférica
PIV	pressão intravenosa
R/O	excluir; confirmar ou eliminar
RAM	registro de administração de medicamento
REM	movimento rápido dos olhos (fase do sono)
RPC	ressuscitação cardiopulmonar
SAC	sem alergias conhecidas
SaO_2	saturação de oxigênio; percentual de moléculas de hemoglobina saturadas com oxigênio
SIV	superposição intravenosa (infusão secundária)
SPM	sem prescrição médica
SPP	sustentação parcial de peso
SSN	solução salina normal
SSP	sem sustentação de peso
TAS	transtorno afetivo sazonal
TC	tomografia computadorizada
TPR	temperatura, pulso e respirações
UCPA	unidade de cuidados pós-anestésicos

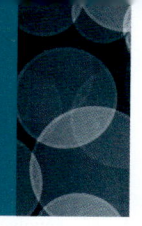

Glossário de Termos Principais

A

Abordagem sistêmica do corpo   Coleta de dados de acordo com os sistemas funcionais do corpo

Aceitação   Atitude de complacência; último estágio do morrer, de acordo com a Dra. Kübler-Ross

Ação capilar   Movimento de um líquido no ponto de contato com um sólido

Acomodação   Constrição pupilar, quando se olha para um objeto próximo, e dilatação, quando se olha para um objeto distante

Acuidade auditiva   Capacidade de ouvir e discriminar os sons

Acuidade olfativa   Capacidade de cheirar e identificar odores

Acuidade visual   Capacidade de enxergar, tanto perto quanto longe

Acupressão   Técnica que envolve compressão tissular para aliviar a dor

Acupuntura   Técnica para controle da dor na qual finas e longas agulhas são inseridas na pele

Adaptação   Modo pelo qual um organismo responde a mudanças

Adesivos cutâneos   Medicamentos que são aglutinados numa fita adesiva

Adjuvantes   Substâncias que ajudam a atingir o efeito desejado do medicamento principal

Administração em bólus   Medicação não diluída, aplicada rapidamente por via endovenosa

Admissão   Entrada numa instituição de saúde para fins de tratamentos clínicos ou cirúrgicos e cuidados de enfermagem

Aerossol   Pulverização

Afebril   Ausência de febre

Afogamento   Situação na qual um líquido ocupa as vias aéreas e interfere na ventilação

Afro-americanos   Aqueles que possuem ancestrais de origem africana

Agente depilatório   Substância química que remove pelos

Agente funerário   Pessoa que prepara o corpo para enterro ou cremação

Agentes antimicrobianos   Substâncias químicas que limitam o número de microrganismos infecciosos, destruindo-os ou impedindo seu crescimento

Agressão   Ato no qual há ameaça ou ataque com dano corporal

Alfabetização   Capacidade de ler e escrever

Alimentação cíclica   Instilação contínua de nutriente líquido, por 8 ou 12 horas

Alimentação contínua   Instilação de nutrição líquida sem interrupção

Alimentação em bólus   Instilação de nutrição líquida, 4 a 6 vezes ao dia, em menos de 30 minutos

Alimentação intermitente   Instilação gradual de nutriente líquido, 4 a 6 vezes ao dia

Alinhamento   Relação inerente de uma parte do corpo a outra

Almofada aquatérmica   Dispositivo elétrico de aquecimento ou resfriamento

Alocação de recursos escassos   Processo decisório sobre como distribuir equipamentos, materiais ou procedimentos limitados de suporte à vida

Alodinia   Resposta exagerada à dor causada pelo aumento na sensibilidade a estímulos como correntes de ar, pressão das roupas e vibração

Alta   Término dos cuidados numa instituição de saúde

Alucinações hipnogógicas   Experiências auditivas ou visuais enquanto cochila ou adormece

Ambiente livre de látex   Ambiente suprido com artigos sem látex e luvas talcadas

Aminoácidos essenciais   Componentes proteicos que devem ser obtidos por meio dos alimentos, pois não podem ser sintetizados pelo organismo

Aminoácidos não essenciais   Componentes proteicos produzidos no organismo

Amostra comum   Amostra de urina prontamente eliminada

Amostra de 24 horas   Coleta de toda a urina produzida num período completo de 24 horas

Amostra de jato médio   Amostra de urina eliminada, considerada estéril

Amostras   Exemplos de tecido ou fluidos corporais

Ampola   Recipiente lacrado de vidro contendo um medicamento

Analfabeto   Incapaz de ler e escrever

Analfabetismo funcional   Posse de habilidades mínimas de alfabetização

Analgesia controlada pelo paciente   Intervenção que permite ao paciente autoadministrar medicamento para dor

Analgesia intraespinal   Método de alívio da dor por meio de instalação de um narcótico ou anestésico local através de um cateter, colocado no espaço subaracnoide ou epidural da medula espinal

Analgésico   Medicamento para alívio da dor

Analisador de oxigênio   Umidificador

Andador   Auxiliar de deambulação feito com barras de alumínio curvas, que formam um cercado com três lados, com quatro pernas de apoio

Androgogia   Princípio do aprendizado de adultos

Anestesiologista   Médico que administra agentes químicos que temporariamente eliminam a sensação de dor

Anestesista   Enfermeiro ou médicoespecialista que aplica anestesia sob a orientação de um médico

Anglo-americanos   Pessoas que possuem ancestralidade no Reino Unido ou no Oeste Europeu

Ânions   Eletrólitos com carga negativa

Anorexia   Perda de apetite

Anorexia nervosa   Transtorno alimentar que se caracteriza por uma obsessão pela magreza, que é conseguida por meio da inanição autoinduzida

Anquilose   Perda permanente dos movimentos articulares

Ânsia de vômito   Esforço para vomitar sem produzir vômito

Antipiréticos   Medicamentos que reduzem a febre

Antissepsia cirúrgica das mãos   Procedimento médico de higiene asséptica das mãos a ser executado antes da colocação de luvas e de roupas estéreis em procedimentos operatórios ou obstétricos

Antissepsia das mãos   Remoção e destruição de microrganismos transitórios das mãos

Antissépticos   Substâncias químicas, como o álcool, que inibem o crescimento de microrganismos, sem matá-los

Anúria   Ausência de urina ou volume inferior a 100 mL em um período de 24 horas

Aparelho de compressão pneumática   Máquina que promove a circulação do sangue venoso e o movimento dos líquidos em excesso dentro dos vasos linfáticos

Aparelhos ortopédicos   Aparelhos feitos sob medida ou encomendados, destinados a apoiar estruturas enfraquecidas

Aparelhos ortopédicos de reabilitação   Aparelhos ortopédicos que permitem a mobilização protegida de uma lesão articular que tenha sido tratada cirurgicamente

Aparelhos ortopédicos funcionais   Aparelhos ortopédicos que dão estabilidade a uma articulação

Aparelhos ortopédicos profiláticos   Aparelhos ortopédicos usados para prevenir ou reduzir a gravidade de uma lesão articular

Aperfeiçoamento da qualidade total   Processo de promoção do cuidado que reflete os padrões estabelecidos pela instituição

Aplicação bucal   Colocação de medicamento contra a mucosa interna da bochecha

Aplicação cutânea   Administração de medicamento mediante fricção sobre a pele ou colocando-o em contato com ela

Aplicação oftálmica   Método de aplicação de medicamentos sobre a mucosa de um ou de ambos os olhos
Aplicação otológica   Instilação de medicamento na orelha externa
Aplicação sublingual   Colocação de um medicamento sob a língua
Aplicação transdérmica   Método de aplicação de um medicamento sobre a pele, permitindo a absorção passiva
Apneia   Ausência de respiração
Aptidão física   Capacidade para se exercitar
Área calma   Área com concentração radionuclídea pequena ou nula
Área de tensão   Área onde os radionuclídeos estão intensamente concentrados
Arritmia   Padrão irregular dos batimentos cardíacos
Arte   Capacidade de realizar um ato de forma habilidosa
Asfixia   Incapacidade para respirar
Asiático-americanos   Pessoas oriundas de países como China, Japão, Coreia, Filipinas, Tailândia, Indochina e Vietnã
Asilo   Instituição para prestação de cuidados a pacientes com doenças terminais
Aspiração   Técnica para remoção de secreções líquidas, com uso de um cateter
Aspiração nasofaríngea   Remoção de secreções da garganta através de um cateter inserido por via nasal
Aspiração nasotraqueal   Remoção de secreções da traqueia por meio de um cateter inserido por via nasal
Aspiração oral   Remoção de secreções da boca
Aspiração orofaríngea   Remoção de secreções da garganta por um cateter
Assepsia   Práticas que diminuem ou eliminam agentes infecciosos, seus reservatórios e seus veículos de transmissão
Assepsia cirúrgica   Medidas que deixam materiais e equipamentos livres de microrganismos
Assepsia médica   Práticas que contêm ou reduzem o número de microrganismos
Assistolia   Ausência de ritmo cardíaco
Atadura   Tipo de tira ou rolo de tecido
Atelectasia   Áreas pulmonares em colapso, onde não há ar
Atendimento por telefone   Visitas aos pacientes em suas residências por meios eletrônicos com o propósito de vê-los e se comunicar com eles em tempo real
Atestado de óbito   Documento legal, confirmando a morte de uma pessoa
Atividades da vida diária   Ações que as pessoas normalmente praticam todos os dias
Atividades do luto   Atividades envolvidas no luto
Ato da Prática de Enfermagem   Estatuto que legalmente define o papel peculiar do enfermeiro e o diferencia dos outros profissionais da área da saúde, como os médicos
Atrito   Força exercida contra a superfície e camadas da pele, de forma que os tecidos deslizem em direções opostas, mas paralelas
Audiometria   Medição da acuidade auditiva, em várias frequências sonoras
Auditores   Inspetores que examinam os prontuários dos pacientes
Ausculta   Ato de ouvir os sons corporais
Avaliação   Processo para determinar se a meta foi alcançada
Avaliação do estado mental   Técnica para determinação do nível de funcionamento cognitivo de um paciente
Avaliação funcional   Técnica para determinar a capacidade de uma pessoa para executar atividades de autocuidado

B

Bactéria aeróbia   Microrganismo que precisa de oxigênio para viver
Bactéria anaeróbia   Microrganismo que sobrevive sem oxigênio
Banho de assento   Imersão da região perineal
Banho de leito   Higiene com a utilização de uma bacia d'água à beira do leito
Banho de sacola   Técnica de banho que envolve o uso de 8 a 10 panos umedecidos, aquecidos e descartáveis, colocados em um saco plástico
Banho de toalha   Técnica para banhar um paciente na qual uma única grande toalha é usada para cobri-lo e lavá-lo
Banho parcial   Limpeza somente das áreas do corpo que estão sujeitas a grandes sujidades ou que são fontes de odores corporais
Banhos terapêuticos   Banhos realizados para outros propósitos que não a higiene
Barganha   Mecanismo psicológico para retardar o inevitável
Barras paralelas   Fila dupla de barras estacionárias
Base de apoio   Área sobre a qual um objeto repousa
Bateria   Contato físico não autorizado
Bem-estar   Integração balanceada e completa de todos os aspectos da saúde
Bengala   Recurso de deambulação segurado pela mão, feito de madeira ou alumínio, com uma ponteira de borracha
Bilíngue   Aptidão para falar uma segunda língua
Biofeedback   Técnica pela qual um paciente aprende a controlar ou alterar um fenômeno fisiológico
Bolo fecal   Fezes
Bolsa coletora   Bolsa coletora colocada sobre um estoma
Bolsa de água quente   Recurso comercial para aplicação de calor úmido
Bólus   Grande dose de medicamento administrado inicialmente ou quando há dor intensa
Bomba de infusão   Dispositivo que usa pressão para infundir soluções
Borbulhar   Movimento rítmico de subir e descer que a água faz dentro de um sistema de drenagem torácico
Bradicardia   Frequência do pulso inferior a 60 batimentos por minuto (bpm), em um adulto
Bradipneia   Frequência respiratória abaixo do normal, em repouso
Bruxismo   Ranger dos dentes

C

Cadeira sanitária   Cadeira portátil usada durante a eliminação
Calibre   Diâmetro
Caloria   Quantidade de calor que eleva a temperatura de 1 g de água em 1°C
Calúnia   Ataque incondicional à boa reputação de uma pessoa, na presença de outros
Campo estéril   Área de trabalho livre de microrganismos
Campo fenestrado   Campo que apresenta uma abertura no seu centro
Cânula de Guedel   Dispositivo curvado que mantém a língua posicionada forward dentro da boca
Cânula de traqueostomia   Tubo plástico, curvado inserido na traqueia
Cânula nasal   Tubo oco com dentes que é introduzido nas narinas para fornecer oxigênio
Capitação   Estratégia para controle dos custos com os cuidados de saúde por meio do pagamento de valores fixos por indivíduo
Caquexia   Perda geral de tecido corporal
Carboidratos   Nutrientes que contêm moléculas de carbono, hidrogênio e oxigênio
Carga viral   Número de cópias de um vírus
Cáries   Cavidades dentárias
Cartaz de Jaeger   Ferramenta de avaliação visual com pequenos tipos impressos
Cartaz visual de Snellen   Ferramenta para avaliação da visão para longe
Cartucho pré-cheio   Cilindro lacrado de vidro, que contém medicamento parenteral, com uma agulha pré-conectada
Cataplexia   Perda súbita do tônus muscular, desencadeada por alterações emocionais como o riso ou a raiva
Cateter externo   Dispositivo aplicado sobre a pele, que coleta urina
Cateter nasal   Sonda para administração de oxigênio que é inserida pelo nariz até sua parte posterior, na faringe

Cateter térmico Dispositivo sensível ao calor encontrado na extremidade de uma sonda colocada internamente

Cateter transtraqueal Sonda oca inserida na traqueia para administrar oxigênio

Cateter venoso central Dispositivo de acesso venoso que se prolonga até a veia cava

Cateterismo/sondagem Ato de aplicar ou inserir uma sonda oca

Cátions Eletrólitos com carga positiva

Celulose Fibras não digeríveis presentes no talo, casca e folhas de frutas e vegetais

Centro de gravidade Ponto no qual a massa de um objeto está centrada

Cerume Cera de orelha

Checklist Forma de documentação na qual o enfermeiro indica com um visto ou suas iniciais que o cuidado de rotina foi realizado

Checklist **pré-operatório** Formulário que identifica a situação das atividades pré-cirúrgicas essenciais

Choque cultural Contradição sobre um comportamento que é culturalmente atípico

Choque elétrico Descarga de eletricidade pelo corpo

Cicatrização por primeira intenção Processo de reparação quando as bordas de uma ferida estão diretamente ligadas uma a outra

Cicatrização por segunda intenção Processo de reparação quando as bordas da ferida estão muito separadas

Cicatrização por terceira intenção Processo de reparação que ocorre quando a ferida está muito separada e posteriormente foi mantida unida com uso de algum tipo de material de fechamento

Ciclo de *feedback* Mecanismo que estimula ou interrompe a produção hormonal

Ciclo de sobrevivência Intervenção e resgate que inclui precoce (1) reconhecimento e contato com serviços de emergência, (2) RCP, (3) desfibrilação e (4) suporte avançado à vida, após uma parada cardíaca

Ciclo infeccioso Sequência que permite a disseminação de microrganismos causadores de doença

Ciência Corpo de conhecimento peculiar sobre um determinado assunto

Cilindro Parte da seringa que contém o medicamento

Cinesia Linguagem corporal

Cinta de deambulação Dispositivo de segurança aplicado ao redor do quadril do paciente, usado para oferecer apoio e assistência à deambulação

Circunferência abdominal Medição indireta dos tecidos gordurosos (adiposos) distribuídos nas vísceras do abdome e ao redor delas

Circunferência do braço Medição usada para avaliação da massa muscular esquelética

Cirurgia em paciente externo ambulatorial Procedimentos cirúrgicos dos quais os pacientes se recuperam e retornam para casa no mesmo dia

Cirurgia em paciente internado Procedimentos cirúrgicos realizados em pacientes admitidos num hospital, cuja permanência espera-se que seja por um curto período de tempo

Cobertura Lençol feito de tecido macio ou papel

Coberturas para colchão Cobertura de espuma ou outros materiais colocados sobre o colchão

Código Convocação dos profissionais para aplicar técnicas de suporte avançado à vida

Código de ética Declarações que descrevem um comportamento ideal

Código de situação Maneira pela qual os enfermeiros ou a equipe de saúde deve organizar um atendimento a um paciente durante uma parada cardíaca ou respiratória

Colaborador Aquele que atua com outros para atingir uma meta comum

Colágeno Substância proteica que é resistente e inelástica

Colar cervical Tala rígida ou de espuma ao redor do pescoço

Colar de traqueostomia Dispositivo que administra oxigênio próximo a uma abertura articial no pescoço

Coloides Substâncias proteicas não dissolvidas

Colonização Condição na qual os microrganismos estão presentes, mas o hospedeiro não manifesta os sinais ou os sintomas de infecção

Colostomia Abertura em alguma parte do colo

Comadre Recipiente similar a um assento, usado nas eliminações

Comissão de enfermagem Agência de regulamentação que controla as provisões do Ato da Prática de Enfermagem de cada estado americano

Compensações Conversões matemáticas preditivas

Complementação proteica Combinação de fontes vegetais de proteínas

Composição corporal Quantidade de tecido corporal magro *versus* gordura corporal

Composição do prontuário Processo de redigir informações

Compressão subdiafragmática Pressão sobre o abdome

Compressa Dispositivo comercial para aplicação de calor úmido

Compressas Panos úmidos, que podem estar quentes ou frios

Comprimido revestido Comprimido coberto com uma substância que não se dissolve até que passe pelo estômago

Comprimido sulcado Comprimido com uma ranhura em seu centro

Comunicação Troca de informações

Comunicação não verbal Troca de informação sem o uso de palavras

Comunicação verbal Comunicação que utiliza palavras

Comunicação verbal terapêutica Uso de palavras e gestos para atingir um determinado objetivo

Concentrador de oxigênio Máquina que coleta e concentra oxigênio presente no ar ambiente, armazenando-o para uso do paciente

Condição hereditária Doença adquirida pelo código genético de um ou ambos os pais

Conexão Abertura lacrada

Confidencialidade Proteção das informações de saúde do paciente, do conhecimento público

Conforto Estado no qual uma pessoa é aliviada de uma angústia

Conhecimentos sobre a saúde Nível da capacidade dos indivíduos para obter, processar e compreender informações e serviços básicos relacionados à saúde, necessários para tomar decisões corretas

Consentimento informado Permissão que uma pessoa dá após terem sido explicados riscos, benefícios e alternativas

Constipação Condição na qual as fezes secas e endurecidas são eliminadas com dificuldade

Constrangimento ilegal Interferência na liberdade da pessoa para que aja de determinada maneira, sem autoridade legal para isso

Contenção física Método de imobilização que reduz a capacidade de um paciente em mover livremente os braços, as pernas, o corpo ou a cabeça

Contenção química Uso de sedativos que não se caracterizam como tratamento ou dosagem padrão para a condição de um paciente para controlar comportamentos violentos ou autodestruidores ou a liberdade de movimentos

Contenções Dispositivos ou substâncias químicas que restringem o movimento ou o acesso a uma parte do corpo

Contenções alternativas Dispositivos de adaptação ou proteção que promovem a segurança e o apoio postural do paciente, mas que podem ser desfeitos por ele, de forma independente

Continuidade do cuidado Cuidado ininterrupto do paciente, apesar da troca de cuidadores

Contraturas Permanente encurtamento dos músculos que resistem ao estiramento

Contravenção Delito criminal leve

Controle climático Mecanismos para manutenção da temperatura, da umidade e da ventilação

Controle da dor Técnicas para prevenção, redução ou alívio da dor

Controle volumétrico Dispositivo eletrônico de infusão que instila soluções intravenosas por meio da gravidade

Cordotomia Interrupção cirúrgica do trajeto da dor na medula espinal

Crenças Conceitos que uma pessoa tem como verdadeiros

Crosta Tecido necrosado que se localiza na superfície de uma ferida com aparência úmida, cor amarela, cinza ou verde

Cuidado de enfermagem acultural Cuidado que não demonstra preocupação pelas diferenças culturais
Cuidado de enfermagem culturalmente sensível Cuidado que respeita a cultura de cada paciente, sendo compatível com ela
Cuidado domiciliar Cuidado com a saúde oferecido em casa por uma empresa especializada contratada para esse fim
Cuidado perineal Técnicas usadas para higiene do períneo
Cuidado perioperatório Cuidado que os pacientes recebem antes, durante e depois de uma cirurgia
Cuidado pós-operatório Cuidado de enfermagem após uma cirurgia
Cuidado primário Primeira instituição de saúde ou cuidador que avalia uma pessoa com uma necessidade de saúde
Cuidado prolongado Serviços que atendem às necessidades de saúde dos pacientes que não precisam mais dos préstimos de uma instituição hospitalar
Cuidado secundário Serviços de saúde para os quais os cuidadores primários encaminham os pacientes em busca de consultas e testes adicionais
Cuidado com a sonda Medidas de higiene usadas para manter limpos o meato e a sonda, assim como as áreas adjacentes
Cuidado com a traqueostomia Higiene e manutenção da traqueostomia e da cânula de traqueostomia
Cuidado pós-morte Cuidado ao corpo depois da morte
Cuidado terciário Serviços de saúde oferecidos em hospitais ou centros médicos, que dispõem de especialistas e tecnologias complexas
Cuidador Indivíduo que realiza atividades relacionadas à saúde, as quais uma pessoa doente é incapaz de desempenhar sozinha
Cultura (1) Valores, crenças e práticas de um grupo em particular; (2) incubação de microrganismos
Curativo Cobertura sobre uma ferida
Cutículas Borda delgada de pele na base das unhas

D

Dados antropométricos Medidas da composição e do tamanho do corpo
Dados objetivos Fatos que são observáveis e mensuráveis
Dados subjetivos Informação que somente o paciente percebe e pode descrever
Débito cardíaco Volume de sangue ejetado do ventrículo esquerdo, por minuto
Defecação Eliminação intestinal
Deficiência auditiva Estado de audição limitada na qual a comunicação ainda é possível
Déficit de pulsação Diferença entre as frequências dos pulsos apical e radial
Delegador Aquele que transfere uma tarefa a outrem
Delito Litígio no qual uma pessoa afirma que um dano, físico, emocional ou financeiro, ocorreu em consequência das ações de outras pessoas, ou da ausência delas
Delito grave Séria ofensa criminal
Delito intencional Processo judicial no qual o querelante reclama que o réu cometeu um ato agressivo deliberadamente
Delito leve Ofensa criminal menor
Delito não intencional Situação que resulta numa lesão, embora o indivíduo responsável não quisesse causar o dano
Dentaduras Dentes artificiais
Deontologia Estudo ético baseado em deveres ou obrigações morais
Departamento de medicina nuclear Unidade responsável pelas imagens radionuclídeas
Depressão Humor triste
Desbridamento Remoção de tecido morto
Descanso do cuidado Descanso para um cuidador
Descolamento Erosão do tecido sob a pele intacta em uma borda de ferida

Descompressão Remoção de gases e secreções do estômago e do intestino
Descompressão intestinal Remoção de gases e do conteúdo intestinal
Desencadeamento cutâneo Ato de massagear ou dar leves batidinhas na pele acima da região púbica, a fim de promover a micção
Desequilíbrio hídrico Condição na qual a água do corpo se encontra em volume ou localização imprópria no organismo
Desfibrilador externo automático Aparelho que aplica descargas elétricas ao coração
Desidratação Déficit hídrico nos compartimentos intra e extracelulares
Desinfecção concorrente Medidas que mantêm o ambiente do paciente limpo, diariamente
Desinfecção terminal Medidas usadas para limpar o ambiente do paciente após a alta
Desinfetantes Substâncias químicas que destroem microrganismos ativos, mas não os esporos
Desnutrição Condição resultante da falta de nutrientes apropriados na dieta
Desvio de medicamentos Obtenção de um medicamento por meios ilícitos, como furto de uma pessoa para quem o medicamento tenha sido prescrito, "consulta a vários médicos", compra ilegal em farmácias pela internet, falsificação de prescrições ou prescrições desnecessárias feitas por médicos pouco éticos
Desvio urinário Procedimento no qual um ou ambos os ureteres são cirurgicamente implantados em outro local
Dever Obrigação de oferecer cuidado a uma pessoa que sofreu um dano ou lesão
Diagnóstico Identificação de problemas relacionados à saúde
Diagnóstico de bem-estar Situação na qual uma pessoa saudável recebe assistência de enfermagem para manter sua saúde ou conduzi-la a um nível superior
Diagnóstico de enfermagem Problema de saúde que pode ser prevenido, reduzido ou solucionado por medidas independentes de enfermagem
Diagnóstico de síndrome Agrupamento de problemas que estão presentes devido a um evento ou situação
Diagnóstico possível Problema que pode estar presente, mas sobre o qual são necessárias mais informações para descartar ou confirmar sua existência
Diagnóstico potencial Problema que um paciente está em risco de desenvolver
Diagnóstico real Problema que existe no momento
Diário do sono Cômputo diário do sono e das atividades enquanto está acordado
Diarreia Passagem urgente de fezes aquosas
Difamação Ato pelo qual uma informação falsa fere a reputação da pessoa
Difusão facilitada Processo no qual certas substâncias dissolvidas necessitam de assistência de uma molécula carreadora para passar de um lado da membrana semipermeável para o outro
Difusão passiva Processo fisiológico no qual substâncias dissolvidas, como eletrólitos e gases, se movimentam de uma área de alta concentração para outra de concentração menor, através de uma membrana semipermeável
Dilema ético Escolha entre duas alternativas indesejáveis
Discriminação contra a idade Forma negativa de pensamento estereotípico em relação a pessoas idosas
Disfagia Dificuldade em deglutir
Dispensação individual Recipiente individual de medicamentos com várias dosagens diárias
Dispneia Respiração difícil ou laboriosa
Dispositivo de acesso venoso intermitente Câmara lacrada que proporciona um meio para administração de medicamentos ou soluções intravenosas em intervalos periódicos

Dispositivo para controle de volume Câmara no equipo intravenoso que retém parte de um grande volume de solução intravenosa

Dispositivos de monitoramento automático aparelhos que permitem fazer a coleta simultânea de vários dados relacionados aos sinais vitais

Distração Dispersão intencional da atenção

Distúrbio no ciclo do sono-vigília Condição que resulta de horários de sono envolvendo períodos de sono diurnos

Disúria Dificuldade ou desconforto para urinar

Diversidade Diferenças entre grupos de pessoas

Diversidade multicultural Características peculiares de grupos étnicos

Dizer a verdade Princípio ético que propõe que todos os pacientes têm o direito de receber informações completas e precisas

Doador universal Pessoa com sangue tipo O

Doadores direcionados Amigos e parentes que doam sangue a um paciente

Documentação Processo de redação de informações

Doença Estado de desconforto

Doença aguda Doença que tem início súbito e curta duração

Doença congênita Doença presente ao nascimento, resultante de desenvolvimento embrionário falho

Doença crônica Doença que inicia vagarosamente e dura um longo período de tempo

Doença idiopática Aquela cuja causa é desconhecida

Doença periodontal Condição que decorre da destruição do osso maxilar e das estruturas que sustentam os dentes

Doença primária É aquela que se desenvolve independentemente de qualquer outra doença

Doença secundária Distúrbio que se desenvolve a partir de uma condição preexistente

Doença terminal Doença que não possui potencial para cura

Doenças comunicáveis Doenças infecciosas que podem ser transmitidas para outras pessoas

Doenças contagiosas Doenças infecciosas que podem ser transmitidas para outras pessoas

Doenças infecciosas Doenças disseminadas de uma pessoa para outra

Domínio afetivo Aprendizado que se vale dos sentimentos, crenças ou valores de uma pessoa

Domínio cognitivo Estilo de processamento de informações por meio da escuta ou leitura de fatos e descrições

Domínio psicomotor Aprendizado pelo fazer

Dor Sensação desagradável normalmente associada a uma doença ou lesão

Dor aguda Desconforto que tem curta duração

Dor crônica Desconforto que se prolonga por mais de 6 meses

Dor cutânea Desconforto que tem origem em nível cutâneo

Dor de escape Dor aguda ocasional que se desenvolve em pessoas que têm dor crônica

Dor intratável Dor não responsiva aos métodos de controle usuais

Dor neuropática Dor com características atípicas

Dor reflexa Desconforto percebido numa área do corpo distante do local onde ela se originou

Dor somática Desconforto generalizado, oriundo de tecido conectivo profundo

Dor visceral Desconforto originário de um órgão interno

Dose Quantidade de medicamento

Dose de carga Grande dose de um medicamento administrado inicialmente ou quando a dor é intensa

Dose equianalgésica Dose oral que proporciona o mesmo nível de alívio da dor que uma dose parenteral

Dose unitária Embalagem que contém um comprimido ou cápsula

Drenagem de tórax em selo d'água Técnica para retirada de ar e sangue da cavidade pleural

Drenagem postural Técnica de posicionamento que facilita a drenagem de secreções dos pulmões

Drenagem purulenta Líquido de coloração esbranquiçada ou esverdeada

Drenagem serosa Vazamento de plasma

Drenos Sondas que proporcionam um meio para remoção do sangue e drenagem de uma ferida

Ducha Procedimento para limpeza do canal vaginal

Duplo ensacamento Medida para controle de infecções na qual um saco com artigos contaminados, como lixo ou roupas sujas, é colocado dentro de outro

E

Ecografia Exame de tecidos moles que utiliza ondas sonoras em frequência além da audição humana

Edema Excesso de líquido no tecido

Educador Aquele que oferece informação

Efeito de retração Resfriamento da orelha quando ela entra em contato com a sonda do termômetro

Efeito de treinamento Frequência cardíaca e, por conseguinte, frequência de pulso, que fica consistentemente abaixo da média, com exercício regular

Efeito rebote Formação de edema na mucosa nasal dentro de um curto período de tempo após a administração de um medicamento descongestionante inalatório

Eixo hipotalâmico-hipofisário-suprarrenal (HHA) Rota de comunicação fisiológica entre os sistemas nervoso central, endócrino e imune

Eletrocardiografia Exame da atividade elétrica cardíaca

Eletrocardiograma ambulatorial Registro contínuo do ritmo e da frequência cardíaca durante a realização de atividades usuais

Eletrocardiograma de esforço Teste da condução elétrica pelo coração, durante atividade máxima

Eletrencefalografia Exame da energia emitida pelo cérebro

Eletrólitos Componentes químicos, como o sódio e o cloro, que são dissolvidos, absorvidos e distribuídos pelos líquidos corporais e possuem carga elétrica

Eletromiografia Exame da energia produzida pelos músculos estimulados

Eliminação urinária Processo de eliminação do excesso de líquidos e resíduos metabólicos

Emaciação Magreza extrema

Embolia gasosa Bolha de ar no sistema vascular

Embolia pulmonar Coágulo sanguíneo que se dirige aos pulmões

Êmbolo Parte da seringa que fica dentro do cilindro, que se movimenta para dentro e para fora, para aspirar e instilar um medicamento

Êmbolos Coágulos em movimento

Emese Substância que é vomitada

Empatia Consciência intuitiva do que o paciente está vivenciando

Emulsão Mistura de dois líquidos, sendo que um é insolúvel no outro

Encaminhamento Processo de envio de uma pessoa a outro indivíduo ou instituição, para obtenção de serviços especiais

Endorfinas Produtos químicos naturais do corpo humano que produzem elementos semelhantes aos de medicamentos opiáceos como a morfina

Endoscopia Exame visual de estruturas internas

Enduração Área de enrijecimento

Enema Introdução de uma solução no reto

Enema de retenção Solução mantida temporariamente no intestino grosso

Energia Capacidade laboral

Enfermagem em equipe Padrão no qual equipe de enfermagem divide os pacientes em grupos e concluem os cuidados em conjunto

Enfermagem funcional Padrão no qual cada enfermeiro, numa unidade, é encarregado de tarefas específicas

Enfermagem no *managed care* Padrão no qual um enfermeiro supervisor planeja os cuidados de enfermagem dos pacientes, com base em suas doenças ou seus diagnósticos médicos

Enfermagem transcultural Oferecimento de cuidados de enfermagem em um contexto da cultura de outra pessoa
Entubação Colocação de um tubo em uma estrutura corporal
Enurese noturna Micção no leito
Envenenamento Lesão causada pela ingestão, inalação ou absorção de substâncias tóxicas
Equilíbrio Posição estável
Equilíbrio à beira do leito Sentar-se na beira do leito
Equipamento de proteção individual Vestimenta que bloqueia a transferência de patógenos de uma pessoa, local ou objeto para si mesmo ou para outros
Equipe de enfermagem Profissionais que cuidam dos pacientes diretamente
Equipe de ressuscitação Grupo de pessoas treinadas e certificadas em técnicas de suporte cardíaco avançado à vida (ACLS)
Equivalente de energia metabólica Medida de consumo de energia e oxigênio durante o exercício
Ergonomia Campo da engenharia dedicada a promover o conforto, a performance e a saúde no local de trabalho
Eructação Arroto
Escala centígrada Escala que usa 0°C como a temperatura na qual a água congela e 100°C como o ponto no qual ela ferve
Escala Fahrenheit Escala que usa 32°F como a temperatura na qual a água congela e 212°F como o ponto no qual ela ferve
Escarro Muco projetado ao nível das vias aéreas superiores
Escoriação Lesão química à pele
Esfigmomanômetro Aparelho para aferição da pressão arterial
Esfíncter anal Faixa muscular em forma de anel localizada no ânus
Espaçador Câmara que é fixada ao inalador
Espaço íntimo Distância de 15 cm de uma pessoa
Espaço pessoal Distância de 15 cm a 1,2 m
Espaço público Distância de 3,5 m ou mais
Espaço social Distância de 10 a 30 cm
Espancamento Contato físico não autorizado
Espasmos musculares Contrações musculares involuntárias repentinas violentas
Espéculo Instrumento metálico ou plástico para abertura da vagina ou outra cavidade do corpo
Espirometria de incentivo Técnica de respiração profunda utilizando um aparelho calibrado
Esporo Forma de vida microbiana temporariamente inativa
Estado vegetativo persistente Condição na qual não há capacidade ou funcionamento cognitivo para vivenciar emoções
Estágio de alarme Resposta fisiológica imediata a um estressor
Estágio de exaustão Última fase da síndrome da adaptação geral que se desenvolve nas situações em que um ou mais mecanismos de resistência não consegue mais proteger as pessoas que estiverem sob a ação de um estressor
Estágio de resistência Segunda fase da síndrome da adaptação geral que se caracteriza por alterações fisiológicas destinadas a recuperar a homeostase
Estase Falta de movimento
Estatuto de limitações Espaço determinado de tempo dentro do qual uma pessoa pode propor uma demanda judicial
Estereótipos Atitudes preestabelecidas sobre todas as pessoas que partilham uma característica comum
Esterilização Técnicas físicas e químicas que destroem todos os microrganismos, inclusive os esporos
Estertores respiratórios Ventilação ruidosa
Estetoscópio Instrumento que conduz os sons às orelhas
Estetoscópio Doppler Aparelho que ajuda a detectar os sons gerados pela velocidade do sangue durante a passagem por meio de um vaso sanguíneo
Estimulação nervosa elétrica percutânea Técnica para controle da dor envolvendo a combinação de agulhas de acupuntura e estimulação nervosa elétrica transcutânea
Estimulação nervosa elétrica transcutânea Técnica para controle da dor prescrita pelo médico, que administra descargas de eletricidade à pele e aos nervos subjacentes
Estimulantes Substâncias que excitam estruturas no cérebro
Estoma Entrada para uma abertura criada cirurgicamente
Estratégias de enfrentamento Atividades de redução de estresse selecionadas de forma consciente
Estresse Reações fisiológicas e comportamentais que ocorrem em resposta ao desequilíbrio
Estressores Alterações que têm potencial para perturbar o equilíbrio
Estridor Som cardíaco rude, de alta frequência, percebido na inspiração, quando há obstrução na laringe
Ética Princípios morais ou filosóficos
Etnicidade Sentimento de compromisso ou laços familiares de uma pessoa com seu país de nascimento ou local de origem ancestral
Etnocentrismo Crença de que a própria etnicidade do indivíduo é superior a todas as outras
Exacerbação Reativação de uma doença ou a transformação de uma doença crônica para estado agudo
Exame diagnóstico Procedimento que envolve a inspeção física das estruturas do corpo e das evidências de seu funcionamento
Exame do campo visual Investigação da visão periférica e da continuidade do campo de visão
Exame físico Exame sistemático das estruturas do corpo
Exame pélvico Inspeção física da vagina e da cérvice, com palpação do útero e dos ovários
Exercício Atividade física proposital
Exercício aeróbico Movimento rítmico de todas as partes do corpo, em velocidade lenta a moderada, sem interferência na capacidade de respirar
Exercício ativo Atividade terapêutica realizada de forma independente
Exercício de aptidão física Atividade física realizada por adultos saudáveis
Exercício isométrico Exercício estacionário que é geralmente realizado contra uma força de resistência
Exercício isotônico Atividade que envolve movimento e ação
Exercício passivo Atividade terapêutica realizada com assistência
Exercício terapêutico Atividade realizada por pessoas com riscos à saúde ou por aqueles que estão sendo tratados quanto a problemas de saúde
Exercícios de amplitude de movimentos Atividade terapêutica no qual as articulações são movimentadas
Exercícios Kegel Exercícios isométricos para melhorar a capacidade de reter a urina dentro da bexiga
Experiências paranormais Aquelas que fogem à explicação científica
Expiração Exalar, respirar "para fora"

F

Fagocitose Processo no qual as células sanguíneas brancas consomem resíduos celulares
Faixa Tira ou rolo de tecido
Falar com os dedos Linguagem de sinais que substitui o alfabeto no caso de palavras que não possuem nenhum sinal
Falência de múltiplos órgãos Condição na qual dois ou mais sistemas orgânicos param gradualmente de funcionar
Fase de elaboração Período durante o qual o enfermeiro e o paciente planejam o cuidado deste e colocam-no em prática
Fase final Término da relação enfermeiro-paciente, quando há mútua concordância que os problemas urgentes de saúde do paciente foram solucionados
Fase introdutória Período em que informações são detidas

Fator de gotejo Número de gotas por mililitro no equipo intravenoso
Fator Rh Marcador proteico superficial nos eritrócitos
Febre Temperatura corporal que excede 99,3°F (37,4°C)
Febril Temperatura corporal elevada
Fenômeno da espera de permissão Antevisão da morte nas situações em que um paciente terminal sente que os entes queridos ainda não estão preparados para enfrentar esse tipo de problema
Ferida Tecido mole ou pele danificados
Ferida aberta Ferida no qual a superfície da pele ou mucosa não se encontra mais intacta
Ferida fechada É aquela na qual não há abertura na pele ou na mucosa
Fibrilação ventricular Disritmia com risco de vida em que o músculo cardíaco treme e não consegue contrair o suficiente para promover a circulação sanguínea
Filtração Processo que regula o movimento da água e outras substâncias de um compartimento onde a pressão é maior para outro onde ela é menor
Fisioterapia torácica Técnica para mobilização das secreções pulmonares
Fixador externo Dispositivo de metal inserido dentro e através de um ou mais ossos
Flatos Gases formados no intestino e liberados pelo reto
Flatulência Acúmulo de gases intestinais
Flebite Inflamação de uma veia
Flora normal Microrganismos que residem nos seres humanos, interna e externamente
Fluoroscopia Forma de radiografia que mostra uma imagem em tempo real
Fluxograma Forma de documentação que contém seções para registros frequentes de dados repetidos
Fluxômetro Câmara usada para regular o número de litros de oxigênio administrado ao paciente
Fomites Reservatórios não vivos de patógenos
Força Poder para realizar
Força de abrasão Efeito que move as camadas do tecido em direções opostas
Formação de cicatriz Substituição das células danificadas por tecido fibroso
Formação de trombo Desenvolvimento de coágulo sanguíneo estacionário
Fortalecimento do quadríceps Exercício isométrico no qual um paciente alternadamente tenciona e relaxa os músculos do quadríceps
Fortalecimento dos glúteos Contração e relaxamento dos músculos glúteos para fortalecê-los e tonificá-los
Fotoperíodo Horas de luz por dia
Fototerapia Técnica para supressão da melatonina por meio da estimulação de receptores de luz nos olhos
Fração de oxigênio inspirado Porção de oxigênio em relação ao gás total inspirado
Frasco Recipiente de vidro ou plástico contendo medicamento parenteral, que possui uma conexão autovedante de borracha
Frênulo Estrutura que fixa a superfície inferior da língua à porção polpuda da boca
Frequência Necessidade de urinar seguidamente
Frequência ápicorradial Número de sons ouvidos no ápice do coração e a frequência de pulso radial durante o mesmo período
Frequência cardíaca apical Número de contrações ventriculares por minuto
Frequência cardíaca ideal Meta para frequência cardíaca durante o exercício
Frequência cardíaca máxima Limite mais elevado da frequência cardíaca durante um exercício
Frequência de pulso Número de pulsações palpadas em uma artéria periférica, durante um minuto
Frequência respiratória Número de ventilações por minuto

G

Gap **auscultatório** Período durante o qual o som desaparece e reaparece quando é realizada a medição da pressão arterial
Garantia de qualidade Processo de promoção do cuidado que reflete os padrões institucionais estabelecidos
Gasometria arterial Teste laboratorial realizado com amostra de sangue arterial
Gauge Diâmetro
Gavagem Provisão de alimentação
Generalização Suposição de que uma pessoa que partilha características culturais com outros indivíduos vivencia uma experiência de forma similar
Gengivite Inflamação das gengivas
Gerenciamento de risco Processo de identificação e diminuição dos custos de perdas antecipadas
Gerogogia Técnicas que melhoram o aprendizado entre os idosos
Gesso Molde rígido ao redor de uma parte do corpo
Gesso bipartido Gesso que é cortado em duas peças, no sentido de seu comprimento
Gesso cilíndrico Molde rígido que envolve um braço ou perna
Gesso em "spica" Molde rígido que envolve um ou ambos os braços ou pernas e o tórax ou o tronco
Gesso para o corpo Forma de gesso cilíndrica que envolve o tronco do corpo em vez de uma extremidade
Glucômetro Instrumento que mede a quantidade de glicose nos capilares sanguíneos
Gordura Nutriente que contém moléculas compostas de glicerol e ácidos graxos, chamados glicérides
Gorduras insaturadas Lipídeos em que faltam algumas moléculas de hidrogênio
Gorduras saturadas Lipídeos que contêm tanto hidrogênio quanto sua estrutura molecular possa suportar
Gorduras trans Gorduras hidrogenadas, insaturadas
Grampos Clipes de metal largos
Gravidade Força que puxa os objetos em direção ao centro da Terra
Grupo de diagnósticos relacionados Sistema de classificação usado por um grupo de pacientes com diagnósticos similares

H

Habilidades de enfermagem Atividades peculiares à prática de enfermagem
Habilidades para a investigação Atos que envolvem a coleta de dados
Habilidades para o aconselhamento Intervenções que incluem a comunicação com os pacientes, escutar ativamente para trocar informações, o fornecer de educação para saúde pertinente e proporcionar apoio emocional
Habilidades para o conforto Intervenções que oferecem estabilidade e segurança durante uma crise de saúde
Habilidades para o cuidado Intervenções de enfermagem que recuperam ou mantêm a saúde de uma pessoa
Haste Porção mais longa da agulha
Hidroterapia Uso terapêutico da água
Higiene Práticas de asseio pessoal que promovem a saúde
Higiene das mãos Métodos para remover contaminantes superficiais da pele
Higiene oral Práticas usadas para limpar a boca, especialmente os dentes
Higiene respiratória/boas maneiras para tossir Medidas de controle de infecções aplicáveis nas situações em que houver sinais de alguma doença sugerindo a presença de infecção respiratória transmissível não diagnosticada
Hipercarbia Níveis excessivos de dióxido de carbono no sangue
Hipersonia Distúrbio do sono caracterizado pela sensação de sonolência, apesar de se ter tido uma quantidade normal de sono

Hipersonolência Sonolência excessiva

Hipertensão Pressão sanguínea elevada

Hipertensão do "avental branco" Condição na qual a pressão arterial está elevada quando verificada por um profissional da área da saúde, mas está normal em outros momentos

Hipertermia Temperatura interna excessivamente elevada

Hiperventilação Respiração rápida ou profunda, ou ambas

Hipervolemia Volume de água acima do normal no compartimento de líquidos intravascular

Hipnose Técnica terapêutica na qual uma pessoa entra em estado similar ao transe

Hipnótico Agente que causa sono

Hipoalbuminemia Déficit de albumina no sangue

Hipopneia Hipoventilação

Hipotálamo Estrutura cerebral de regulação da temperatura

Hipotensão Pressão arterial baixa

Hipotensão ortostática Queda repentina, mas temporária, da pressão arterial, quando a pessoa se ergue de uma posição reclinada ou sentada

Hipotensão postural Repentina, mas temporária, queda na pressão arterial ao levantar-se de posição reclinada ou sentada

Hipotermia Temperatura interna do corpo inferior a 95°F (35°C)

Hipoventilação Respiração diminuída

Hipovolemia Baixo volume de líquidos nos compartimentos extracelulares

Hipoxemia Insuficiência de oxigênio no sangue arterial

Hipoxia Inadequada oxigenação ao nível celular

História alimentar Técnica de avaliação usada para obter fatos sobre os hábitos alimentares do paciente e fatores que afetam a nutrição

Holismo Conceito filosófico de inter-relacionamento

Homeostase Estado relativamente estável de equilíbrio fisiológico

Horário militar Horário com base num relógio de 24 horas

Horário tradicional Horário baseado em ciclos de 12 horas no relógio

Hospedeiro suscetível É aquele cujos mecanismos de defesa biológicos estão, de alguma forma, enfraquecidos

I

Ileostomia Abertura cirurgicamente criada no íleo

Imagem por ressonância magnética Técnica que produz uma imagem, usando átomos submetidos a um forte campo eletromagnético

Imaginação Utilização da mente para visualizar uma experiência

Imersão Procedimento no qual uma parte do corpo é submergida num líquido

Imobilizadores Talas comerciais feitas de tecido e espuma

Impactação fecal Condição na qual é impossível eliminar fezes voluntariamente

Imperícia Negligência profissional

Implementação Execução de um plano de cuidados

Inalador com pó seco Dispositivo com um reservatório contendo medicamento pulverizado e um carreador de substâncias que utiliza o esforço respiratório dos pacientes para liberar o medicamento nos pulmões

Inalador com dose medida Frasco que contém medicamento sob pressão

Inaladores Dispositivos manuais para aplicação de medicamento nas passagens respiratórias

Incontinência Incapacidade para controlar a eliminação urinária ou fecal

Incontinência fecal Incapacidade para controlar ou eliminar fezes

Incontinência reflexa Relaxamento espontâneo do esfíncter urinário em resposta a estimulação física

Índice de massa corporal Dados numéricos usados para comparar o tamanho de uma pessoa, em relação a normas para a população adulta

Índice de recuperação Guia para determinação do nível de aptidão física de uma pessoa

Índios americanos Populações indígenas encontradas na América do Norte, incluindo os esquimós e os aleútes

Infecção Condição que ocorre quando microrganismos causam dano ao hospedeiro

Infecções comunitárias Doenças infecciosas que podem ser transmitidas para outras pessoas

Infecções hiperendêmicas Infecções consideradas altamente perigosas em todas as faixas etárias

Infecções nosocomiais Infecções adquiridas enquanto uma pessoa está sendo assistida num hospital ou outra instituição de cuidado com a saúde

Infecções oportunistas Doenças causadas por não patógenos, que ocorrem nas pessoas com saúde comprometida

Infiltração Vazamento de fluido intravenoso para dentro dos tecidos

Inflamação Defesa fisiológica que ocorre imediatamente após uma lesão tissular

Infusão contínua Instilação de medicamento parenteral por várias horas

Infusão intermitente Administração parenteral de medicamento num intervalo relativamente curto de tempo

Infusão secundária Administração de droga intravenosa diluída ao mesmo tempo em que uma solução é infundida, ou de forma intermitente com a infusão da solução

Ingestão e eliminação Registro de ingesta hídrica do paciente, assim como das perdas, em um período de 24 horas

Injeção intradérmica Administração parenteral de medicamento entre as camadas da pele

Injeção intramuscular Administração parenteral de medicamento nos músculos

Injeção intravenosa Administração parenteral de medicamento nas veias

Injeção subcutânea Administração de medicamento parenteral sob a pele, mas acima do músculo

Insônia Distúrbio do sono envolvendo o despertar precoce ou dificuldade para adormecer ou permanecer dormindo

Inspeção Observação proposital

Inspiração Inalação, respirar "para dentro"

Instituição de cuidados básicos Instituição que oferece cuidados prolongados sob custódia

Instituição de cuidados intermediários Instituição que oferece cuidados e serviços de saúde para pessoas que, devido a suas condições físicas ou mentais, requerem cuidado institucional, mas não enfermagem 24 horas

Instituição de cuidados prolongados Instituição de cuidados de saúde que oferecem cuidados a longo prazo

Instituição para cuidados especializados Instituição que oferece cuidados de enfermagem durante as 24 horas, sob a direção de um enfermeiro registrado

Instruções para a alta Orientações para controle do autocuidado e seguimento do acompanhamento médico

Instrumentos para monitoramentos automatizados Equipamentos que permitem a obtenção simultânea de múltiplos sinais vitais

Interpretação por telefone Tradução de idiomas por telefone

Interpretação por vídeo Tipo de comunicação na qual uma pessoa sinaliza num local remoto, embora permaneça visível para o membro da equipe médica e para o paciente e vice-versa

Intérprete certificado Tradutor certificado por uma organização profissional por meio de testes rigorosos que se baseiam em critérios adequados e consistentes

Invasão de privacidade Deixar de manter o paciente e seus pertences sozinhos

Investigação Coleta sistemática de informações

Investigação focalizada Informação que oferece mais detalhes sobre problemas específicos

Íons Substâncias que conduzem tanto cargas elétricas negativas quanto positivas

Irrigação Técnica para enxágue de resíduos

Irrigação contínua Instilação contínua de uma solução
Irrigação do cateter Enxágue do lúmen de um cateter
Isquemia cardíaca Fluxo sanguíneo do coração prejudicado

J

Jet lag Mudanças físicas e emocionais vivenciadas quando se chega num fuso horário diferente
Janela Pedaço quadrado de gesso retirado de um molde para criar uma área para inspeção ou tratamento do tecido subjacente
Julgamento substituto Entendimento judicial de que um paciente teria dado consentimento se tivesse capacidade para tal ação

K

Kardex Referência rápida das informações atuais sobre o paciente e seus cuidados

L

Latinos Pessoas que têm origem étnica na América do Sul
Lavagem Limpeza, remoção de substâncias tóxicas
Lavagem das mãos Prática asséptica que envolve o esfregar das mãos com sabão em barra ou detergente, água e fricção
Lei comum Decisão baseada em casos de natureza similar, anteriores
Leis Regras de conduta estabelecidas e preconizadas pelo governo de uma sociedade
Leis administrativas Provisões legais pelas quais instituições federais, estaduais e locais mantêm a autorregulamentação
Leis civis Estatutos que protegem a liberdade individual e o direito das pessoas
Leis criminais Códigos penais que protegem os cidadãos daqueles que são uma ameaça para o bem público
Leis do Bom Samaritano Imunidade legal para a prestação de primeiros socorros por transeuntes a vítimas de acidentes
Leis estatutárias Leis promulgadas por legisladores federais, estaduais ou locais
Leito desocupado Troca de roupa de cama quando o leito está desocupado
Leito ocupado Troca da roupa de cama enquanto o paciente permanece no leito
Lesões por esforço repetitivo Distúrbios que resultam de traumas cumulativos a estruturas musculoesqueléticas
Leucócitos Células sanguíneas brancas
Leucocitose Produção aumentada de células sanguíneas brancas
Levantamento de dados Informações iniciais sobre a saúde física, emocional, social e espiritual do paciente
Libelo Declaração danosa escrita ou lida por outros
Liberação sustentada Medicamento que se dissolve em determinados intervalos
Limiar da dor Ponto no qual substâncias neuroquímicas suficientes alcançam o cérebro para causar consciência do desconforto
Linha de gravidade Linha imaginária vertical que passa pelo centro de gravidade
Lipoatrofia Ruptura da gordura subcutânea no local onde foram aplicadas repetidas injeções de insulina
Lipo-hipertrofia Composto de gordura subcutânea nos locais de aplicação de injeções de insulina
Lipoproteínas Combinação de gorduras e proteínas
Líquido extracelular Líquido fora das células
Líquido intersticial Líquido presente no espaço tissular, entre as células e ao redor delas
Líquido intracelular Líquido contido nas células
Líquido intravascular Plasma aquoso ou sérico; parte do sangue

Local de inserção do pino Local onde os pinos, fios ou pinças entram ou saem da pele
Lúmen Canal
Luto Processo de sentir tristeza aguda depois de uma perda
Luto antecipado Luto que inicia antes da ocorrência da perda real
Luto patológico Condição no qual uma pessoa não consegue aceitar a morte de alguém

M

Macrochoque Distribuição inofensiva de eletricidade com baixa amperagem em uma ampla área do corpo
Macrófagos Células sanguíneas brancas que consomem resíduos celulares
Mandril Fio-guia metálico
Manipulação sensorial Aplicação de estímulos sensoriais para alterar estados de humor, sentimentos e respostas fisiológicas
Manobra da compressão da mandíbula Método alternativo para abertura das vias aéreas
Manobra de Credé Ato de curvar-se para frente e aplicar pressão com as mãos sobre a bexiga para estimular a micção
Manobra de HeimLich Método para remoção de uma obstrução mecânica das vias aéreas
Manobra de Valsalva Ato de fechamento da glote e contração dos músculos pélvicos e abdominais, a fim de aumentar a pressão abdominal
Manejo das vias aéreas Habilidades que mantêm a permeabilidade natural ou artificial das vias aéreas
Mapeamento conceitual Organização de informações em um gráfico ou em representações pictóricas
Máquina de movimentação passiva contínua Dispositivo elétrico que exercita as articulações
Máscara de reinalação parcial Dispositivo para administração de oxigênio por meio do qual um paciente inala uma mistura de ar atmosférico, oxigênio proveniente de fonte independente e oxigênio armazenado em uma bolsa reservatória
Máscara de CPAP Recurso que mantém a pressão positiva nas vias aéreas durante todo o ciclo respiratório
Máscara de Venturi Dispositivo para administração de oxigênio que mistura uma quantidade precisa de oxigênio com ar atmosférico
Máscara de reinalação total Dispositivo para administração de oxigênio no qual todo ar expirado deixa a máscara em vez de permanecer parcialmente em uma bolsa reservatória
Máscara simples Dispositivo para administração de oxigênio que se adapta sobre o nariz e a boca
Massagem Compressão da pele
Mecânica corporal Uso eficiente do sistema musculoesquelético
Mecanismos de defesa biológicos Métodos que evitam que microrganismos causem uma doença infecciosa
Mecanismos de enfrentamento Táticas inconscientes usadas para proteger a psique
Medicaid Programa gerenciado pelo governo americano, destinado a atender as necessidades de residentes de baixa renda
Medicamentos Substâncias químicas que alteram a função corporal
Medicamento sem receita médica Medicamento não prescrito
Medicare Programa federal que financia os custos dos cuidados com saúde de pessoas com 65 anos ou mais, trabalhadores permanentemente incapacitados e indivíduos com doenças renais em estágio final
Medicina popular Práticas de saúde peculiares a um grupo particular de pessoas
Médico legista Pessoa legalmente designada para investigar mortes que podem não ser resultantes de causas naturais
Medida NEX Distância do nariz até o lóbulo da orelha e, daí, até o apêndice xifoide
Meditação Concentração numa palavra ou ideia que promove tranquilidade
Meias antiembolismo Meias elásticas

Meio de contraste Substância que dá densidade a um órgão ou cavidade do corpo, como o bário ou o iodo

Melatonina Hormônio que induz a sonolência e o sono

Melhora contínua da qualidade Processo de promoção de cuidado que reflete os padrões estabelecidos pela instituição

Membro protético Substituto para um braço ou perna

Menor emancipado Adolescente que vive independente dos pais ou de tutores e tem condição de se manter sozinho

Mesa inclinada Recurso que ergue o paciente da posição supina para a posição em pé

Meta Resultado esperado ou desejado

Metas de curto prazo Resultados que podem ser alcançados em alguns dias ou semanas

Metas de longo prazo Resultados desejáveis, que levam semanas ou meses para serem alcançados

Método céfalo-podálico Coleta de dados, da parte mais superior do corpo até os pés

Método de caso Padrão no qual um enfermeiro gerencia os cuidados de um paciente por um período predeterminado

Método de cureta Técnica para enfiar a agulha de uma seringa dentro de sua capa, sem tocar-la

Método dos sistemas do organismo Coleta de dados de acordo com os sistemas funcionais do corpo

Microabrasões Pequenas fissuras na pele que proporcionam a entrada de microrganismos

Microchoque Eletricidade de baixa voltagem, mas de alta amperagem

Microrganismos Animais ou vegetais vivos, visíveis somente ao microscópio

Microrganismos residentes São, em geral, não patógenos que estão constantemente presentes na pele

Microrganismos transitórios Patógenos contraídos durante um breve contato com reservatórios contaminados

Microssono Sono não intencional com duração de 20 a 30 segundos

Minerais Substâncias não calóricas presentes nos alimentos, que são essenciais a todas as células

Minorias Pessoas que diferem da maioria em suas características culturais, como linguagem e características físicas, como a cor da pele, ou ambas

Mobilidade funcional Alinhamento que mantém o potencial para movimento e deambulação

Modo de transmissão Maneira pela qual os microrganismos infecciosos se movimentam para outro local

Modulação Última fase da transmissão do impulso da dor, quando o cérebro interage em direção aos nervos espinais para alterar uma experiência dolorosa

Morbidade Incidência de uma determinada doença, distúrbio ou injúria

Morgue Área onde corpos mortos são temporariamente mantidos ou examinados

Morrer com dignidade Tratamento respeitoso dado a uma pessoa com doença terminal, independentemente de seu estado emocional, físico ou cognitivo

Mortalha Cobertura para um corpo morto

Mortalidade Incidência de mortes

Movimentos extraoculares Movimento dos olhos, controlados por vários pares de músculos oculares

Muco Substância que mantém as mucosas úmidas

Muletas Auxiliares da deambulação, geralmente aos pares, feitas de madeira ou alumínio

Muletas axilares Tipo padrão de muletas

Muletas com plataforma Muletas que apoiam os antebraços

Muletas de antebraço Muletas com um suporte para os braços, mas sem barra axilar

MvPlate Diagrama codificado colorido mostrando os percentuais de alimentos que devem ser consumidos diariamente

N

Não eletrólitos Componentes das substâncias químicas que permanecem juntos quando dissolvidos em soluções

Não opioides Medicamentos não narcóticos

Não patógenos Microrganismos benéficos e inofensivos

Narcolepsia Distúrbio de sono caracterizado pelo sono repentino durante o dia, um período curto de NREM antes da primeira fase de REM e manifestações patológicas do sono REM

National Patient Safety Goals Objetivos com a finalidade de diminuir a incidência de lesões em pacientes tratados em postos de saúde

Náusea Sensação que normalmente precede o ato de vomitar

Nebulizador Dispositivo que converte medicação inalatória líquida em aerossol utilizando ar comprimido

Necessidades humanas Fatores que motivam o comportamento

Necropsia Exame pós-morte

Negação Mecanismo de defesa psicológica no qual uma pessoa se recusa a acreditar que certa informação é verdadeira

Negligência Dano que ocorre porque uma pessoa não agiu de forma responsável

Neurotransmissores Mensageiros químicos sintetizados nos neurônios

Neutralidade eletroquímica Equilíbrio entre cátions e ânions

Nictúria Micção durante a noite

Nociceptores Receptores nervosos que transmitem impulsos de dor

Nome comercial Nome utilizado pela indústria farmacêutica para o medicamento vendido por ela

Nome genérico Nome da substância química de um medicamento

Nutrição Processo pelo qual o organismo utiliza o alimento

Nutrição enteral Alimentação oferecida diretamente no estômago ou intestino delgado, em vez de ser utilizada a via oral

Nutrição parenteral Nutrientes, como proteínas, carboidratos, gorduras, vitaminas e minerais, que são administrados por via intravenosa

Nutrição parenteral periférica Solução intravenosa de nutrientes, iso ou hipotônica, instilada numa veia distante do coração

Nutrição parenteral total Solução hipertônica de nutrientes destinada a atender quase todas as necessidades calóricas e nutricionais do paciente

O

Obesidade Condição na qual o índice de massa corporal de uma pessoa excede $30/m^2$, ou a medida da dobra cutânea do tríceps é superior a 15 mm

Óculos nasais Sonda oca com prolongamentos que são posicionados nas narinas do paciente para administração de oxigênio

Oftalmologista Médico que trata doenças oculares

Oligúria Eliminação de urina em volume inferior a 400 mL em um intervalo de 24 horas

Opioides Medicamentos narcóticos; narcóticos sintéticos

Opioides endógenos Substâncias químicas, de ação similar à morfina, produzidas naturalmente

Optometrista Pessoa que prescreve lentes visuais corretivas

Organizações preferidas de cuidado Profissionais de companhias de seguro de saúde que controlam os custos dos cuidados com a saúde na base da competição

Organizações de *managed care* Seguradoras privadas que planejam e supervisionam cuidadosamente a distribuição dos serviços de cuidado com a saúde de seus pacientes

Organizações de manutenção da saúde Corporações que estabelecem valores fixos, pré-ajustados e anuais em troca de proporcionarem cuidados com a saúde

Orientação Auxílio para que a pessoa se torne familiarizada com um novo ambiente

Orientação antecipada Declaração escrita, identificando as vontades da pessoa acerca de seus cuidados terminais

Órteses Recursos ortopédicos que apoiam ou alinham uma parte do corpo e que previnem ou corrigem deformidades
Ortopneia Respiração que é facilitada pelo posicionamento sentado ou em pé
Osmose Processo que regula a distribuição de água
Ostomia Abertura criada cirurgicamente
Ostomia continente Abertura cirurgicamente criada, na qual fezes líquidas ou urina são removidas por um sifão
Ouvir atentamente Demonstração de completa atenção para o que está sendo dito; escutar o que está sendo falado, assim como o conteúdo da mensagem não falada
Oxigenoterapia Intervenção terapêutica para administração de oxigênio em quantidade superior àquela existente na atmosfera
Oximetria de pulso Técnica para monitoração não invasiva e transcutânea da saturação de oxigênio sanguíneo, de forma periódica e contínua

P

Paciente bariátrico Pessoa com peso excessivo grave e índice de massa corporal (IMC) de 30 a 39,9 ou com obesidade mórbida com IMC acima de 40
Padrões de cuidado Políticas que garantem a qualidade dos cuidados com o paciente
Palpação Toque suave do corpo ou aplicação de pressão
Palpitação Percepção da contração cardíaca da própria pessoa, sem que seja preciso sentir o pulso
Paracentese Procedimento para retirada de líquido da cavidade abdominal
Parada cardíaca Cessação da contração cardíaca ou do ritmo cardíaco que sustenta a vida
Paralinguagem Sons vocais que não são, na verdade, palavras
Paralisia pelo uso de muletas Enfraquecimento dos músculos do antebraço, punho e mão, devido a dano no nervo axilar, causado por ajuste incorreto das muletas ou postura deficiente
Parassonia Condição associada às atividades que causam excitação, total ou parcial, normalmente durante as transições dos períodos NREM do sono
Patógenos Microrganismos que causam doenças
Pé equino Posição disfuncional permanente causada pelo encurtamento dos músculos da panturrilha e do estiramento dos músculos opostos na parte anterior da perna
Peça T Recurso que se adapta com firmeza dentro da sonda de traqueostomia ou do tubo endotraqueal
Pedagogia Ciência da educação de crianças ou daqueles que possuem capacidade cognitiva equivalente
Pele periestomal Pele ao redor de um estoma
Pensamento crítico Processo de raciocínio objetivo; análise dos fatos para chegar a uma conclusão válida
Percepção Experiência consciente de desconforto
Percussão (1) Tocar ou dar leves batidinhas numa parte do corpo; (2) tipo de fisioterapia torácica realizada mediante batidas ritmadas na parede do tórax
Período pós-operatório Intervalo que começa após o término da cirurgia
Período pré-operatório Período que inicia quando o paciente é informado da necessidade da cirurgia e que acaba quando ele é conduzido à sala cirúrgica
Período transoperatório Tempo no qual um paciente é submetido a uma cirurgia
Peristalse Contrações rítmicas da musculatura lisa
Pétalas Faixas de fita adesiva ou moleskin nas bordas de um molde de gesso com a finalidade de diminuir a ocorrência de irritação na pele
Pilo-ereção Contração dos músculos eretores dos pelos nos folículos pilosos
Pirâmide alimentar Guia para promoção da ingestão saudável de alimentos
Pirexia Febre
Placa Substância composta de mucina e outras substâncias particuladas que se depositam nos dentes
Placebo Substância inativa
Planejamento Processo de priorização de diagnósticos de enfermagem e problemas colaborativos, identificando metas ou resultados mensuráveis, selecionando intervenções apropriadas e documentando o plano de cuidados
Planejamento para alta Gerenciamento das necessidades de transição e garantia da continuidade
Plano contra incêndios Procedimento a ser seguido, caso haja um incêndio
Plano de cuidados de enfermagem Lista escrita dos problemas do paciente, bem como das metas e prescrições de enfermagem relacionadas ao seu cuidado
Plumagem Tecido, carbono e água vaporizados, liberados durante uma cirurgia a *laser*
Pneumonia Infecção pulmonar
Pneumotórax hipertensivo Extrema pressão do ar no pulmão, quando não há uma forma para seu escape
Podólogo Indivíduo com treinamento especializado no cuidado dos pés
Polimedicação Administração de múltiplas medicações a um mesmo indivíduo
Polissonografia noturna Técnica usada para obter dados fisiológicos durante sono noturno
Poliúria Volume urinário maior do que o normal
Pomada Veículo que contém um medicamento numa base viscosa
Ponte Recurso dentário que substitui um ou vários dentes
Ponteira Parte da seringa na qual a agulha é fixada
Ponto de ajuste Temperatura corporal ideal
Porta de entrada Local onde os microrganismos encontram uma forma de uma forma de invadir o hospedeiro
Portadores Pacientes ou animais assintomáticos que alojam patógenos, porém não apresentam evidências da presença de doenças infecciosas
Pós-carga Força contra a qual o coração bombeia ao ejetar sangue
Posição anatômica Ficar em pé com os braços ao longo das laterais do corpo, com as palmas das mãos viradas para fora
Posição de Fowler Posição sentada perpendicular
Posição de litotomia Postura reclinada com os pés colocados em apoios metálicos, chamado estribos
Posição de pronação Posição no qual o paciente deita sobre o abdome
Posição de recuperação Posição lateral deitada que ajuda a manter as vias aéreas abertas e que evita a aspiração de líquidos
Posição de Sims Posição deitada sobre o lado esquerdo do corpo, com o tórax inclinado para frente, o joelho direito dobrado em direção à cabeça, o braço direito para frente e o braço esquerdo estendido atrás do corpo
Posição dorso-reclinada Postura reclinada, com os joelhos inclinados, o quadril virado para fora e os pés fletidos
Posição em pé modificada Posição na qual a metade superior do corpo se inclina para frente
Posição funcional Posição que promove o uso continuado e a mobilidade
Posição genupeitoral Posição no qual o paciente repousa sobre os joelhos e o tórax
Posição lateral Posição deitada de lado
Posição lateral oblíqua Variação da posição deitada lateral
Posição neutra Quando o membro não está nem girado para dentro nem para fora da linha média do corpo
Posição ortopneica Posição sentada com os braços apoiados sobre travesseiros ou sobre os braços de uma cadeira
Posição supina Posição na qual a pessoa deita sobre as costas
Postura Posição do corpo ou forma na qual ele é mantido

Prancha para o leito Estrutura rígida colocada sob o colchão

Prática avançada Áreas especializadas do âmbito da enfermagem, como o enfermeiro assistencial e o enfermeiro obstetra

Prática com base em evidências Utilização dos conhecimentos científicos para prever as intervenções de enfermagem com maior probabilidade de produzir os resultados desejados

Práticas de *managed care* Estratégias de contenção de custos usadas para planejar e coordenar os cuidados de um paciente com o objetivo de evitar atrasos, serviços desnecessários ou uso abusivo de recursos dispendiosos

Práticas seguras para aplicação de injeções Medidas de controle de infecções que evitam a transmissão de patógenos sanguíneos por meio da aplicação de técnicas assépticas envolvendo a preparação e administração parenteral de medicamentos

Pré-carga Volume de sangue que enche o coração e alonga as fibras do músculo cardíaco durante a fase de repouso

Precaução para transmissão por vias aéreas Medidas que reduzem o risco de transmissão de agentes infecciosos pelo ar

Precauções baseadas na transmissão Medidas para controle da disseminação de agentes infecciosos provenientes de pacientes sob suspeita ou sabidamente infectados por patógenos altamente transmissíveis ou epidemiologicamente importantes

Precauções de contato Medidas usadas para bloquear a transmissão de patógenos, pelo contato direto ou indireto

Precauções padrão Medidas para reduzir o risco de transmissão de microrganismos, usadas tanto para fontes de infecção conhecidas quanto desconhecidas

Precauções para controle de infecções Medidas físicas destinadas a conter a disseminação de doenças infecciosas

Precauções para transmissão por gotículas Medidas que bloqueiam os patógenos contidos em gotículas maiores que 5 microns

Prescrição médica Nome e orientações para administração de um medicamento

Prescrições de enfermagem Orientações para o cuidado do paciente

Pressão arterial Força exercida pelo sangue sobre as artérias

Pressão de pulso Diferença entre as medidas da pressão arterial sistólica e diastólica

Pressão diastólica Pressão no sistema arterial quando o coração relaxa e se enche de sangue

Pressão hidrostática Pressão exercida contra uma membrana

Pressão osmótica coloidal Força para atração d'água

Pressão sistólica Pressão no sistema arterial quando o coração se contrai

Prevenção primária Ações que eliminam o potencial de doenças antes de sua ocorrência

Prevenção secundária Ações para rastrear fatores de risco como uma forma de obter o diagnóstico de uma doença logo no início

Prevenção terciária Ações que minimizam as consequências de um distúrbio por meio de reabilitação agressiva ou de gerenciamento adequado da doença

Primary nursing Padrão no qual o enfermeiro que faz a admissão assume a responsabilidade pelo planejamento dos cuidados do paciente, bem como pela avaliação de seu progresso

Problema colaborativo Complicação fisiológica cujo tratamento requer a prescrição de intervenções médicas e de enfermagem

Processo de enfermagem Sequência organizada de passos para solução de problemas: investigação, diagnóstico, planejamento, implementação e avaliação

Procuração de poder permanente de cuidado com a saúde Procuração para tomada de decisões médicas quando o paciente torna-se incompetente ou incapacitado e não consegue tomar decisões sozinho

Proficiência limitada em inglês (PLI) Incapacidade de falar, ler ou compreender o idioma inglês em um nível que permita uma interação eficiente

Proliferação Período durante o qual novas células preenchem e fecham uma ferida

Prontuário Caderno ou fichário que permite, ordenadamente, a reunião, o armazenamento e a manutenção da segurança dos registros médicos do paciente

Prontuário computadorizado Documentação de informações acerca do paciente sob forma eletrônica

Proteína Nutriente composto de aminoácidos, substâncias químicas compostas constituídas por nitrogênio, carbono, hidrogênio e oxigênio

Proteínas completas São aquelas que contêm todos os aminoácidos essenciais

Proteínas incompletas São aquelas que contêm alguns, mas não todos, os aminoácidos essenciais

Protético Pessoa que fabrica próteses

Protocolos clínicos Planos multidisciplinares padronizados para um determinado diagnóstico ou procedimento, que identificam aspectos específicos do cuidado a ser realizado durante o período designado de permanência

Proxemia Relação do espaço para comunicação

Psicólogo ambiental Especialista que estuda como o ambiente afeta o comportamento

Pulso Sensação similar a uma ondulação que pode ser palpada numa artéria periférica

Punção espinal Procedimento que envolve a inserção de uma agulha entre as vértebras lombares na coluna, mas sob a medula espinal

Punção lombar Procedimento que envolve a inserção de uma agulha entre as vértebras lombares na coluna, mas sob a medula espinal

Q

Quebra de sigilo benéfica Isenção pela qual uma instituição pode dispor de informações de saúde particulares sem necessitar autorização prévia do paciente

Quebra de sigilo mínima Segmentos ou pedaços isolados de informações necessárias a um propósito imediato

Queimadura térmica Lesão de pele causada por chamas, líquidos quentes ou vapor

Querelante Pessoa que reclama um dano

Quilocalorias 1.000 calorias, ou a quantidade de calor que eleva a temperatura de 1 quilograma de água em 1ºC

Quinto sinal vital Avaliação da dor de um paciente que é verificada e documentada além da temperatura, pulso, respiração e pressão arterial

R

Raça Variações biológicas

Radiografia Procedimentos diagnósticos que usam raios X

Radionuclídeos Elementos cujas estruturas moleculares são alteradas para produzir radiação

Raiva Resposta emocional ao sentir-se vitimado

Rasgão na pele Ruptura superficial da pele

Reação de luta ou de fuga Processo fisiológico utilizado nas tentativas para combater os perigos representados por um estressor, ou fugir de um estressor para escapar do perigo

Reação de luto Fenômeno físico e psicológico vivenciado por aquele que está de luto

Receptor universal Pessoa com sangue tipo AB

Reciprocidade Concessão baseada na evidência de ter atendido aos critérios de licenciamento em um outro Estado

Reconstituição Processo de adição de líquido a uma substância liofilizada

Reflexo de eliminação Relaxamento espontâneo do esfíncter urinário, em resposta a um estímulo físico

Reflexo gastrocólico Atividade peristáltica aumentada

Refluxo gástrico Fluxo reverso do conteúdo gástrico

Regeneração Duplicação celular

Região deltoide Região para injeção localizada na lateral do braço

Glossário de Termos Principais

Região do músculo reto femoral Área para injeção na região anterior da coxa

Região do músculo vasto lateral Local para injeção localizado na face externa da coxa

Região dorsoglútea Região para injeção localizada no quadrante superior externo das nádegas

Região ventroglútea Local para injeção no quadril

Registro Processo de escrita de uma informação

Registro de administração de medicamentos Formulário institucional usado para documentar a administração de medicamentos

Registro de caso Registro manual e individual de um incidente

Registro de troca de turno Discussão entre um enfermeiro de um turno que está se encerrando e o pessoal que está entrando em serviço

Registro duplo Entrada repetida das mesmas informações no prontuário médico

Registro narrativo Estilo de documentação geralmente usado em registros orientados à fonte

Registro PIA Método de registro do progresso do paciente sob o enfoque do problema, da intervenção e da avaliação

Registro por exceção Método de documentação no qual somente os achados de investigações anormais ou cuidados que fogem aos padrões são documentados

Registro por foco Forma modificada do registro SOIC

Registro SOIC Estilo de documentação mais propenso a ser usado em um registro orientado ao problema

Registros médicos Coletânea escrita de informações sobre os problemas de saúde de uma pessoa, os cuidados oferecidos pelos profissionais da saúde e o progresso do paciente

Registros orientados à fonte Registros organizados de acordo com a fonte de informação

Registros voltados ao problema Registros organizados de acordo com os problemas de saúde do paciente

Regurgitação Retorno do conteúdo estomacal à garganta e à boca, sem que haja esforço para vomitar

Relacionamento Associação entre duas pessoas

Relacionamento terapêutico Associação entre pessoas cujo objetivo é atingir um estado mais elevado de saúde

Relato de incidente Registro escrito de um evento não usual, envolvendo um paciente, um funcionário ou um visitante, que apresenta potencial para causar dano

Relaxamento Técnica para alívio da tensão muscular e sossego da mente

Relaxamento progressivo Exercício terapêutico pelo qual uma pessoa contrai ativamente e, então, relaxa grupos musculares

Remissão Desaparecimento dos sinais e sintomas associados a uma determinada doença

Remoção manual Inserção do dedo indicador na boca, ao longo da bochecha, e profundamente na garganta, até a base da língua

Remodelação Período durante o qual uma ferida sofre alterações e maturação

Repouso Estado desperto caracterizado por reduzida atividade e estimulação mental

Reservatório Local onde os micróbios crescem e se reproduzem, oferecendo um abrigo para sustentação da sobrevivência microbiana

Resíduo gástrico Volume de líquido remanescente no estômago

Resolução Processo pelo qual células danificadas se recuperam e restabelecem sua função normal

Respiração Troca de oxigênio e dióxido de carbono

Respiração com os lábios franzidos Forma de ventilação controlada na qual a fase de expiração é conscientemente prolongada

Respiração de resgate Processo de ventilação aos pulmões de uma vítima que parou de respirar

Respiração diafragmática Respiração que promove o uso do diafragma em vez dos músculos torácicos superiores

Respirador N95 Dispositivo individual para cada cuidador com capacidade para filtrar partículas de 1 micron, com eficiência de filtragem de 95% ou mais, desde que se adapte perfeitamente à face

Respirador Purificador de Ar Motorizado Dispositivo alternativo para os cuidadores que não tenham se adaptado com o Respirador N95, que opera soprando o ar atmosférico por meio de recipientes de purificação de ar conectados numa peça plana por tubos flexíveis

Resposta consensual Constrição igual, viva e simultânea de ambas as pupilas, quando um olho e, então, o outro, são estimulados com luz

Ressuscitação cardiopulmonar Técnicas usadas para restaurar a respiração e a circulação de vítimas sem vida

Resumo clínico Sumário dos cuidados anteriores

Retenção urinária Condição na qual a urina é produzida, mas não é eliminada da bexiga

Réu Pessoa acusada de infringir a lei

Riscos ambientais Condições potencialmente perigosas no espaço físico adjacente

Ritmo circadiano Fenômeno que ocorre em um ciclo básico de 24 horas

Ritmo de pulso Padrão das pulsações e pausas entre elas

Rituais do sono Atividades habituais feitas antes de deitar-se para dormir

Rizotomia Secção cirúrgica de uma raiz nervosa próxima à medula espinal

Roentgenografia Termo genérico para procedimentos que usam raios X

Rounds Visitas a pacientes, individualmente ou em grupos

S

Sala de espera da ala cirúrgica Sala onde familiares e amigos aguardam informações sobre o paciente em cirurgia

Sala de preparo Área de espera pré-cirúrgica

Saúde Estado completo de bem-estar físico, mental e social; não é meramente a ausência de doença ou enfermidade

Sedação consciente Estado no qual os pacientes ficam sedados, relaxados e emocionalmente confortáveis, mas não inconscientes

Sedativo Medicamento que produz efeito relaxante e calmante

Segurança Medidas que previnem acidentes ou lesões não intencionais

Seguro de responsabilidade Contrato entre uma pessoa ou corporação e uma companhia, que está disposta a oferecer serviços legais e assistência financeira quando um segurado está envolvido num processo por imperícia

Sensibilidade ao látex Resposta alérgica às proteínas do látex

Sepse Infecção sistêmica, potencialmente fatal

Sequela Consequências de uma doença ou de seu tratamento

Seringa de insulina Seringa que é calibrada em unidades e que comporta um volume de 0,5 a 1 mL de medicamento

Seringa tuberculínica Seringa que contém 1 mL de líquido e que é calibrada a cada 0,01 mL

Serviços de telessaúde Tecnologia que facilita a transmissão de dados de avaliações e de monitoramento por dispositivos de áudio, vídeo e internet

Silêncio Contenção intencional de comentários verbais

Simpatia Sentimento que emocionalmente distrai o paciente

Simulador Alguém que pretende ficar doente ou sentir dor

Sinais Dados objetivos; informações que são observáveis e mensuráveis

Sinais vitais Temperatura corporal, frequência de pulso, frequência respiratória e pressão arterial

Síndrome da adaptação geral Processos fisiológicos coletivos que ocorrem em resposta a um estressor

Síndrome da apneia/hipopneia do sono Doença de sono na qual aquele que dorme para de respirar ou a respiração demora 10 segundos ou mais, cinco ou mais vezes por hora

Síndrome das pernas agitadas Movimento, geralmente das pernas, mas algumas vezes dos braços e outras partes do corpo, para aliviar sensações cutâneas perturbadoras

Síndrome do compartimento Complicação que ocorre depois da aplicação de um molde de gesso, causada pela pressão criada pelo intumescimento no interior da fáscia inelástica que circunda os músculos

Síndrome do desuso Sinais e sintomas que ocorrem em decorrência da inatividade

Síndrome do esvaziamento rápido Conjunto de sintomas resultante da rápida deposição de alimento rico em calorias no intestino delgado

Síndrome do nascer do sol Confusão no início da manhã

Síndrome do pôr-do-sol Desorientação que começa assim que o sol se põe

Sintomas Dados subjetivos; são aqueles que somente o paciente pode identificar

Sistema ABO: Método para identificar o sangue entre os quatro tipos sanguíneos: A, B, AB, ou O

Sistema de administração de medicamentos por código de barras programa de computador que verifica a precisão dos dados relacionados ao nome do medicamento, horário de administração, dosagem, forma do medicamento e paciente para o qual o medicamento foi prescrito, escaneando-se o código de barras do medicamento e a pulseira de identificação do paciente

Sistema de cuidador integrado Rede que oferece uma completa amplitude de serviços de cuidado com a saúde, altamente coordenada, de forma custo-efetiva

Sistema de cuidados com a saúde Rede de serviços de saúde disponíveis

Sistema de drenagem fechado Dispositivo usado para coletar urina proveniente de um cateter

Sistema sem agulha Equipamento intravenoso que elimina a necessidade de utilização de agulhas para seu acesso

"Soar o alarme" Relato de práticas incompetentes ou não éticas

Sobrecarga circulatória Comprometimento severo da função cardíaca

Sofrimento Componente emocional da dor

Solução cristaloide Água e outros cristais uniformemente dissolvidos, como o sal e o açúcar

Solução hipertônica Solução que é mais concentrada que os fluidos corporais

Solução hipotônica É aquela que contém algumas substâncias dissolvidas, que normalmente são encontradas no plasma

Solução isotônica Solução que contém a mesma concentração de substâncias dissolvidas que normalmente se encontram no plasma

Soluções coloides Água e moléculas de substâncias em suspensão, como células sanguíneas, e produtos sanguíneos, como a albumina

Soluções intravenosas Soluções infundidas numa veia do paciente

Sonambulismo Andar dormindo

Sonda de alívio Sonda para drenagem de urina que é inserida, mas não deixada no local

Sonda de demora Sonda urinária que é deixada no local por um período de tempo

Sonda de gastrostomia percutânea endoscópica (PEG) Sonda transabdominal inserida no estômago sob orientação endoscópica

Sonda de gastrostomia, sonda G Sonda transabdominal localizada no estômago

Sonda de jejunostomia percutânea endoscópica (PEJ) Sonda que é passada por meio de uma sonda PEG até o jejuno

Sonda de jejunostomia; sonda J Sonda transabdominal que conduz ao jejuno, no intestino delgado

Sonda nasoenteral Sonda inserida pelo nariz para posicionamento distal, abaixo do estômago

Sonda nasogástrica Sonda que é colocada no nariz e avançada até o estômago

Sonda orogástrica Sonda inserida pela boca até o estômago

Sondagem nasoenteral Inserção de uma sonda pelo nariz até o intestino

Sondagem nasogástrica Inserção de uma sonda pelo nariz até o estômago

Sondagem orogástrica Inserção de uma sonda pela boca até o estômago

Sondas coletoras Sondas que contêm dois lúmens

Sondas transabdominais Sondas colocadas através da parede abdominal

Sono Estado de inconsciência que pode ser despertada

Sono paralisante Incapacidade de movimento por alguns minutos, imediatamente antes de adormecer ou acordar

Sons de Korotkoff Sons que resultam de vibrações do sangue na parede das artérias ou de alterações no fluxo sanguíneo

Sordes Crostas ressecadas ao redor da boca, contendo muco, microrganismos e células epiteliais oriundas da mucosa oral

Stent Tubo que é usado para manter um canal aberto

Subculturas Grupos culturais peculiares que coexistem dentro de uma cultura dominante

Substâncias antineoplásicas Medicamentos usados para destruir células malignas ou retardar seu crescimento

Substâncias controladas Medicamentos cujas prescrições e dispensação são **reguladas** por lei federal pelo seu potencial para abuso

Substâncias de reversão Medicamentos que antagonizam os efeitos daqueles usados para sedação consciente

Substitutos do sangue Líquidos que após a transfusão transportam e distribuem oxigênio para as células, tecidos e órgãos; este procedimento é conhecido também por terapêutica com oxigênio

Sumário de transferência Revisão escrita dos cuidados prévios prestados ao paciente

Superdoses Quantidades que excedem aquelas consideradas adequadas à saúde

Supositório Medicamento em forma oval ou cônica

Suprimento de estoque Medicamentos mantidos na unidade de enfermagem para uso em casos de emergência

Surdo Indivíduo incapaz de ouvir suficientemente bem para processar informações

Surfactante Lipoproteína produzida pelas células dos alvéolos, que dão elasticidade aos pulmões e aumentam a difusão gasosa

Suturas Laçadas fixadas com nós que mantêm uma incisão unida

T

Tala Dispositivo que imobiliza e protege uma parte do corpo lesionada

Talas infláveis Recursos para imobilização que ficam rígidos quando cheios de ar

Talas moldadas Dispositivos ortostáticos feitos de material rígido

Talas para tração Recursos de metal que imobilizam e tracionam os músculos que se encontram num estado de contração

Tamponado Controle de sangramentos gástricos com pressão interna por meio de um tubo

Taquicardia Frequência cardíaca entre 100 e 150 batimentos por minuto (bpm), em repouso

Taquipneia Frequência respiratória rápida

Tártaro Placa endurecida

Taxa metabólica Uso de calorias para a sustentação das funções corporais

Tecido de granulação Combinação de novos vasos sanguíneos, fibroblastos e células epiteliais

Tecido necrótico Tecido não vivo

Técnica da cabeça inclinada-queixo levantado Método preferido para abertura das vias aéreas

Técnica em Z Método de injeção que evita vazamento do medicamento para fora do músculo

Técnica estéril Práticas que evitam a contaminação de artigos livres de micróbios

Técnicas assépticas Medidas que reduzem ou eliminam microrganismos

Técnicas de gerenciamento do estresse Atividades terapêuticas utilizadas para reestabelecer o equilíbrio entre os sistemas nervosos simpático e parassimpático

Técnicas para redução do estresse Técnicas que promovem conforto fisiológico e bem-estar emocional

Tegumento Cobertura da pele

Teleologia Teoria ética baseada nos resultados finais

Temperatura interna Aquecimento no centro do corpo

Temperatura externa Aquecimento da superfície da pele

Tempo de enchimento capilar Tempo que o sangue leva para voltar a fluir na base dos leitos ungueais

Tenda de oxigênio Tapume de plástico transparente que oferece oxigênio umidificado e resfriado

Tenda facial Aparelho que oferece oxigênio em uma área ao redor do nariz e da boca

Teoria Opinião, crença ou ponto de vista que explica um processo

Teoria de enfermagem Proposta detalhando o que está envolvido no processo de enfermagem

Teoria do controle-porta Crença sobre como a dor é transmitida e bloqueada

Terapeuta enterostomal Enfermeiro certificado para cuidar de ostomias e de problemas relacionados à pele

Terapêutica com oxigênio Líquidos que, durante as transfusões, transportam e distribuem oxigênio para as células, tecidos e órgãos; são também conhecidos como substitutos do sangue

Terapia com oxigênio hiperbárico Administração de oxigênio a 100%, a uma pressão três vezes maior do que a pressão atmosférica, numa câmara hermética

Terapia inalatória Tratamentos respiratórios que oferecem uma mistura de oxigênio, umidificação e medicamento aerossolizado

Terapia médica alternativa Tratamento fora do espectro da medicina tradicional

Terceiro-espaço Movimento de líquido intravascular para compartimentos de líquido não vascular, onde fica preso e sem uso

Termistor Sensor de temperatura

Termogênese Produção de calor

Termômetros clínicos Instrumentos usados para medir a temperatura corporal

Termorregulação Capacidade de manter a temperatura do corpo estável

Testamento em vida Orientação antecipada e escrita do paciente, que identifica as intervenções médicas a serem usadas nos casos de condição terminal, coma irreversível ou estado vegetativo sem esperança de recuperação

Teste de aptidão sublimiar Teste com exercício que não estressa a pessoa à exaustão

Teste de caminhada de milha Teste de aptidão física que mede o tempo que uma pessoa leva para andar uma milha

Teste de latência múltipla do sono Avaliação da sonolência diurna

Teste de Rinne Técnica de investigação para comparação do ar *versus* a condução óssea dos sons

Teste de *step* Teste cronometrado de aptidão física sublimiar envolvendo uma atividade de caminhada

Teste de Weber Técnica de avaliação para determinação de qualidade ou disparidade do som conduzido pelos ossos

Teste laboratorial Procedimento que envolve o exame de fluidos ou amostras corporais

Teste Pap Teste de triagem que detecta células cervicais anormais, as condições da atividade reprodutiva hormonal ou a presença de microrganismos normais ou infecciosos no útero ou na vagina

Tintura de gram Processo de adição de tintura a uma amostra microscópica

Tipoia Recurso de tecido usado para elevar, sustentar ou apoiar partes do corpo

Tiras de Montgomery Tiras de fita adesiva com orifícios

Tolerância à dor Quantidade de dor que uma pessoa suporta, uma vez que o limiar da dor tenha sido superado

Tolerância às medicações Efeito diminuído de um medicamento em sua dose média usual

Tomografia computadorizada Forma de roentgenografia que mostra planos de tecido

Tomografia por emissão de pósitrons Imagem radionuclídea com análise tomográfica em camadas

Tônus Capacidade dos músculos de responder quando são estimulados

Toque Estímulo tátil produzido pelo contato pessoal com outra pessoa ou objeto

Toque afetivo Toque que demonstra preocupação ou afeição

Toque associado à tarefa Contato pessoal necessário à realização de procedimentos de enfermagem

Tosse forçada Tosse propositadamente realizada

Toxicidade pelo oxigênio Dano pulmonar que se desenvolve quando são administradas concentrações de oxigênio superiores a 50%, por um período maior que 48 a 72 horas

Tração Torque sobre uma parte do sistema esquelético

Tração cutânea Efeito de torque sobre o sistema esquelético mediante aplicação de dispositivos na pele

Tração esquelética Força exercida diretamente sobre o sistema esquelético, por meio de amarrações de metal, pinos ou pinças, que passam dentro e através de um osso

Tração manual Torque sobre o corpo usando as mãos de uma pessoa e a força muscular

Tranquilizante Medicamento que produz efeito relaxante e calmante

Transdução Conversão de informações químicas, ao nível celular, em impulsos elétricos que se movem em direção à medula espinal

Transdutor Instrumento que recebe e transmite energia biofísica

Transferência (1) Alta de um paciente de uma unidade ou instituição para imediata admissão em outra; (2) movimento do paciente de um local para outro

Transfusão autóloga Autodoação de sangue

Translação de temperatura Conversão da temperatura timpânica em temperatura oral, retal ou interna

Transmissão Fase durante a qual um estímulo se move do sistema nervoso periférico em direção ao cérebro

Transporte ativo Processo de distribuição de substância química, que requer uma fonte de energia

Transtornos relacionados ao estresse Doenças que resultam de estimulações prolongadas do sistema nervoso autônomo e do sistema endócrino

Traqueostomia Abertura cirurgicamente criada na traqueia

Trauma Dano

Treinamento cruzado O indivíduo que é submetido a este tipo de treinamento mostra-se apto a assumir funções que não são da enfermagem, dependendo do número ou do grau de acuidade dos pacientes na demanda diária

Treinamento da continência Processo de restabelecimento do controle da micção

Trombo Coágulo sanguíneo estacionário

Tromboflebite Inflamação de uma veia, causada por um trombo

Tubo de traqueostomia Sonda oca, plástica e curvada colocada na traqueia

Turbo-inalador Dispositivo acionado por uma hélice, usado para instilar medicamentos liofilizados nas vias aéreas

Turgor Resiliência da pele

U

Úlcera de pressão Ferida causada pela compressão capilar prolongada, por tempo suficiente para prejudicar a circulação à pele, assim como ao tecido subjacente

Ultrassonografia Exame de tecido mole que usa sondas sonoras em variações além da audição humana

Umidade Quantidade de umidade no ar

Umidade relativa Razão entre a quantidade de umidade no ar e o maior volume de vapor d'água que ele pode suportar, numa dada temperatura

Umidificador Aparelho que produz pequenas gotículas d'água

Unguento Medicamento incorporado a um agente, como um óleo, uma loção ou um creme

Unidade de cuidados pós-anestésicos Área do departamento cirúrgico onde os pacientes são monitorados de forma intensiva

Unidade de oxigênio líquido Aparelho que converte oxigênio líquido resfriado em gás, por meio da passagem por espiras aquecidas

Unidades de cuidados progressivos ou tansitórios Unidades para pacientes que estiveram em condições críticas, mas se recuperaram suficientemente para necessitar de cuidados de enfermagem menos intensivos

Unidades intermediárias Unidades para pacientes que estiveram em situação crítica, mas conseguiram se recuperar de forma a necessitar cuidados de enfermagem menos intensivos

Urgência Forte sensação de que a urina precisa ser eliminada rapidamente

Urina Líquido contido na bexiga

Urina residual Urina que permanece na bexiga após a micção

Urinol Recipiente cilíndrico para coleta de urina

Urostomia Desvio urinário que libera urina por uma abertura no abdome

V

Valores Ideais que uma pessoa crê serem importantes

Veganos Pessoas que contam exclusivamente com fontes vegetais e proteicas

Vegetarianos Pessoas que restringem o consumo de alimentos de origem animal

Venopunção Acesso ao sistema venoso pela perfuração de uma veia com uma agulha

Ventilação (1) Movimento de ar para dentro e para fora dos pulmões; (2) movimento de ar no ambiente

Vergão Círculo elevado sobre a pele

Via de administração Via parenteral, oral, tópica ou inalatória, pela qual um medicamento é administrado

Via de saída Meio pelo qual os microrganismos escapam de seu reservatório original

Via inalatória Administração de medicamento dentro das vias aéreas inferiores

Via intravenosa Administração de medicamento em veias periféricas ou centrais

Via oral Administração de medicamento por deglutição ou instilação por meio de uma sonda enteral

Via parenteral Via de administração de medicamentos, que não a oral ou por meio do trato gastrintestinal; administração por injeção

Via tópica Administração de medicamento na pele ou nas mucosas

Vias aéreas Sistema coletivo de canais no trato respiratório superior e inferior

Vibração Tipo de fisioterapia torácica usada para soltar secreções retidas

Visão catastrófica Foco em todos os resultados potencialmente negativos que possam resultar de estressores

Vitaminas Substâncias químicas que são necessárias em quantidades exatas para promover o crescimento normal, a manutenção da saúde e o funcionamento do corpo

Vitaminas hidrossolúveis Vitaminas presentes e carreadas na água do corpo, complexos B e vitamina C

Vitaminas lipossolúveis São aquelas carreadas e armazenadas nas gorduras; vitaminas A, D, E e K

Volume de pulso Qualidade das pulsações percebidas

Vomitar Perda de conteúdo gástrico por meio da boca

Vômito Substância que é vomitada

Vômito em jato Vômito que ocorre com grande força

W

Webcam Vídeo câmera que permite fazer contato visual por meio da *internet*

X

Xerostomia Boca seca

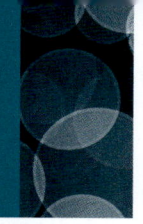

Índice

Nota: *Números de páginas seguidos de "f" indicam figuras; os números seguidos de "t" indicam tabelas; os números seguidos de "q" indicam quadros; e os números seguidos de "e" indicam exibição de texto.*

A

Abordagem céfalo-podálica, 231
Abordagem dos sistemas do corpo, 231
Abordagens Nutricionais para Hipertensão (DASH), 208–209
Abrasão, 236
Abreviações
  em documentação, 122, 123t
Aceitação, em doença terminal, 843
Acesso à assistência médica para, 53–54
  cuidados prolongados, 53–54
  e enfermagem, tendências em, 12b
  financiamento pelo governo, 53–55, 54–55t
  financiamentos
    Medicaid, 54–55
    Medicare, 53–55, 54–55t
    organizações de cuidados gerenciados (MCO), 54–56
    sistemas de pagamentos prospectivos, 54–55
  primária, 52–53
  resultados de reembolsos estruturados, 55–56, 55–56d
  secundária, 52–53
  serviços, 53–54
  tendências em, 53–54d
  terciária, 52–53
Ácido ascórbico, 288t
Ácido fólico, 288t
Ácido gama-aminobutírico, 61–62
Ácido pantotênico, 288t
Ácido peracético, 152–153
Acne, 351t
Acreditação, documentação em, 116
Acuidade auditiva, 234, 234f, 234–235d
Acuidade olfativa, 234–235
Acuidade visual, 231–232
Aculturação, 78–79
Acupressão, 428–429
Acupuntura, 428–429
Adaptação
  ao estresse, 63–70, 64–65d, 65–67t, 70t
  fisiológica, 60–64, 61–64f (Ver também Homeostase)
Adipócitos, 189–190
Administração em bólus, 783–784
Admissão de paciente ambulatorial, 169t
Admissão de pacientes hospitalares, 169t
Adolescentes, preocupações com a segurança de, 400
Adultos, preocupações com a segurança de, 400, 400–401t
Aerossol, 756–757, 811–812, 812f
Afogamento, 404–405
Afro-americanos, 76–77

Agente funerário, 848–849
Agentes antimicrobianos, 145–152, 146t
Agentes bacteriostáticos, 145
Agentes depilatórios, 594–595
Água, 305–306
Água fervente, para esterilização, 151–152
Aguardando o fenômeno da permissão, 847
Agulha(s), 763, 763t
Álcool
  Fricção com, 146
  sono e, 380–382
Alfa tocoferol, 288t
Alimentação. *Ver também* Dieta; Nutrição
  assistência com
    demência, pacientes com, 299, 301
    pacientes com comprometimento visual, 298–299, 301
    pacientes com disfagia, 298–299, 300d
  em pacientes terminais, 845–846
  tubos, 636–638 (Ver também Alimentação com tubos)
Alimentação com tubos, 642–651
  administração de, 660d–666d
  administração de medicamentos e, 660d––666d
  aspiração em, 648–649, 649–650d
  avaliação de pacientes em, 646, 646d
  benefícios e riscos de, 642–643, 645t
  bólus, 646
  cíclica, 646
  contínua, 646
  em idosos, 645
  fórmulas para, 643–645, 645t
  gerenciamento de enfermagem em, 647–649, 649–650d
  hidratação em, 647
  inserção de tubo em, 649–650, 649–650d, 652d–655d
  intermitente, 646
  irrigação de tubos em, 656d–657d
  nos cuidados domiciliares, 647
  obstrução de tubos em, 647, 647d
  orientações de enfermagem para, 643–644d, 646d, 647d, 649–650d
  patência de tubos em, 647
  problemas comuns em, 648–649t
  programação para, 645–646
  remoção de tubos em, 649–650, 658d–659d
  resíduos gástricos em, 646, 646d
  seleção de tubos para, 645t
  síndrome do esvaziamento em, 643–644, 648–649t
  vazamentos em, 642–643d
Alimento
  ingestão e temperatura do corpo, 189–190
  pirâmide, 287, 289, 289f

rico em sal (sódio), 312–313d
Alta
  autorização para, 175
  definição de, 174–175
  devoluções de pertences em, 176–177
  escolhendo o paciente em, 176–177
  instruções, 175–177, 176–177t
  limpeza terminal depois de, 177–178
  notificação ao escritório de negócios de, 176–177
  organizando o transporte em, 176–177
  planejamento, 174–175, 175f
  sumário, 176–177, 184d–186d
Alternando colchão de ar, 503, 504f
Alucinações hipnogógicas, 384
Ambiente, limpeza de, 150–152
Ambiente de pacientes, 374–377, 473–475, 474–475f
  mobília dos quartos, 374–377
    cadeiras, 376–377
    cortinas de privacidade, 376–377
    leito, 376–377, 376f, 395d–396d
    mesa sobre o leito, 376–377
    mesinha lateral, 376–377
  quartos de pacientes
    assoalhos, 374–375
    controle do clima, 374–375
    iluminação, 374–375
    paredes, 374–375
Ambulatório para terapia com oxigênio, 444–445
  cânula nasal em, 446–447, 448t
  cateter nasal em, 451–452, 451–452f
  colar de traqueostomia em, 451–452
  concentração de oxigênio em, 444–445, 445–446f
  definição de, 443–444
  equipamento para, 444–447
  fontes de oxigênio em, 443–445, 444–445f
  máscara CPAP em, 451–452, 451–452f
  máscaras de oxigênio em, 446–447, 448t, 447, 451
  oxigênio hiperbárico, 453–454, 453–454f
  oxigênio transtraqueal em, 451–453, 452–453f
  peça em T em, 451–452
  potencial para incêndio, 452–453, 452–453d
  preocupações com segurança em, 452–453d
  procedimentos, 453–455
  riscos com oxigênio, 452–454, 452–453d, 453–454f
  tenda de oxigênio em, 451–452
  tenda facial em, 450t, 447, 451–452
  tomada de parede em, 443–444
  unidades de oxigênio líquido para, 444–445, 444–445f

American Nurses Association (ANA), 5-6, 17, 497
American Pain Society, 420-421
American Sign Language (ASL), 103
Aminoácidos, 285
Aminoácidos essenciais, 285
Aminoácidos não essenciais, 285
Amniocentese, 263-264d
Amortecedores, 637-638
Amostra de jato médio, 674-676, 675-676d
Amostras de urina
  24 horas, 675-676
    cateter, 675-676, 675-676f
    eliminação normal, 674-675
    normal, 674-676, 675-676d
Amostras normais, 674-675
Ampolas, 764, 764d, 765f
Amputação, 565-566
Amputação de Syme, 565-566
Analfabeto, 108
Analgesia controlada pelo paciente (ACP), 428-429, 428-429f, 433d-435d
Analgesia intraespinal, 425-426
Analisador de oxigênio, 445-446, 445-446f
Andadores, 564-565, 564-565f
Anestesia, 597-598
  para cirurgia, 590t, 597-599
  para teste, 256-257
Anestesia geral, 597-598
Anestesia regional, 598-599
Anestesiologista, 589
Anestesista, 589
Ânions, 306
Anorexia, 295-296, 296-297d
Ânsia de vômito, 296-297
Ansiedade, 171-172, 174
  plano de cuidados de enfermagem para, 173d-175d
Antagonistas de receptores de N-metill-D--aspartato (NMDA), 425-426
Antagonistas dos receptores de histamina-2, 595-596
Antibióticos, 595-596
Anticolinérgicos, 595-596
Anticonvulsivantes, 425-426
Antidepressivos, 425-426
Antipiréticos, 197-198
Antissepsia cirúrgica das mãos, 147, 147t, 159d-162d
Antissepsia das mãos, 146, 147d, 158d-159d
Antissépticos, 145
Anúria, 676-677
Ânus, avaliação do, 244-245, 244-245f
Aparelho auditivo infravermelho, 358-359
Aparelho de movimentos passivos contínuos, 524-525, 524-525f, 535d-536d
Aparelho de ultrassom Doppler, 201-202, 201-202f
Aparelhos auditivos, 356-358, 357-358d, 357-358t
Aparelhos bucais, 754-755
Aplicação de calor na dor, 427-428

Aplicação de frio, 619-622, 620-621d, 621-622f. Ver também Terapia térmica para gessos, 541-542, 555d
  no gerenciamento de feridas, 619-622, 620-621d, 620-622f
  para dor, 427-428, 427-428d
Aplicação de unguento, 751-752, 751-752d
Aplicação nasal, 754-755, 760d-761d
Aplicação oftálmica, 752-754, 753-754f, 759d-760d
Aplicação retal, 754-755
Aplicação sublingual, 754-755
Aplicação transdérmica, 751-753, 752-753f
  adesivos cutâneos, 752-753, 752-753f
  pomada, 752-753, 753-754d, 753-754f
Aplicação vaginal, 754-755, 754-755d
Aplicações cutâneas, 751-753
Aplicações otológicas, 753-755
Apneia, 202-203
Apoio emocional, 843-844, 844d
Apoio para movimentação, 506, 506f
Aprendizado
  déficits sensoriais e, 108, 109d
  estilos, 106-107, 106d
  motivação em, 109
  necessidades, 110
  promoção, 106d
  pronto para, 109-110
Aptidão física. Ver também Exercícios
  avaliação da, 519-521
    composição do corpo em, 519
    eletrocardiograma ambulatorial em, 520, 521f
    eletrocardiograma de esforço em, 520, 520f
    exercícios, 522, 522f
    índice de recuperação em, 521
    sinais vitais em, 520
    teste da escada em, 521, 521t
    teste de caminhada de 1.600 metros, 521, 521t
    teste submáximo de aptidão física em, 520
  prescrições de exercícios para, 521-522
Área de espera cirúrgica, 598-599
Arritmia, 198, 200
Arroto, 296-297
Asfixia, 404-405, 404-405d, 404-405f. Ver também Riscos ambientais
Asiático-americanos, 76-78
Aspectos culturais
  de características capilares, 82
  de características da pele, 81
  de contato com os olhos, 77-78
  de crenças e práticas sobre a saúde, 84, 84t
  de crenças sobre enfermidades, 78-79, 81
  de deficiência de HAD, 82-83
  de deficiência de lactose, 82
  de dietas, 78-79, 80t
  de ensinar os pacientes, 82
  de espaço pessoal, 77-78
  de idioma e comunicação, 74-84, 75-76f
  de mortalidade, 51-52, 51-52t

  de percepção do tempo, 78-79
  de prevalência de doenças, 82-84, 82-83t
  de toque, 77-79
  deficiência de G-6-PD, 82-83
  expressão emocional, 78-79
Aspiração nasofaríngea, 813, 813-814f
Aspiração nasotraqueal, 813
Aspiração oral, 813-814
Aspiração orofaríngea, 813
Assepsia. Ver também Microrganismos
  agentes antimicrobianos, usar se, 145-152, 146t
  ambiente, limpeza do, 150-152
  antissepsia cirúrgica das mãos, 147, 147t, 159d-162d
  antissepsia das mãos, 146, 147d, 158d-159d
  antissépticos, 145
  artigos sujos, 150-151
  cirurgia, 151-154 (Ver também Assepsia cirúrgica)
  desinfetantes, 145
  equipamentos de proteção pessoal, 148-151, 148f, 150-151f
  higiene das mãos, 146, 147d, 156d-158d
  médica, 145
  medicamentos anti-infecciosos, 145-146
Assepsia cirúrgica
  esterilização
    ácido peracético, 152-153
    água fervente, 151-152
    calor seco, 151-152
    física, 151-152
    óxido de etileno, 152-153
    produtos químicos, 152-153
    radiação, 151-152
    vapor com fluxo livre, 151-152
    vapor sob pressão, 151-152, 152-153f
  princípios de, 152-154, 153-154d
    campo estéril, 152-153, 162d-165d
    itens estéreis, 152-153, 162d-165d
    luvas estéreis, 153-154, 165d-167d
Assepsia médica, 145
Assistência médica domiciliar, 181, 181f, 182d
Assistência médica estendida, 53-54
Assistência médica primária, 52-53
Assistência médica secundária, 52-53
Assistência médica terciária, 52-53
Assistolia, 830
Assoalhos em hospitais
Atelectasia, 593t, 593-594
Atividade física. Ver também Orientações de exercícios para americanos, 524-525t
  níveis de, 522t
Atividades alternativas no gerenciamento de estresse, 68-70
Atividades da vida diária (AVD), 181f
Atribuições dos cuidados de pacientes, 126, 127f
Audição, 99, 100, 100f
Audição ativa, 99
  uso de, 15
Audiometria, 234, 236t
Auditores, 116

Auscultação
    de sons corporais, 229, 229f
Autoclave, 151-152, 152-153f
Autodoação de sangue, 591
Autoexame testicular, 242, 244, 244-245d, 244-245f
Autonomia, 44-45
Autor, 37
Avaliação abdominal, 242-245, 243f, 244d, 244f
Avaliação com foco, 18-19, 18-19t
Avaliação cultural, 74-84, 75-77f, 80t-81t. *Ver também* Idioma e comunicação
Avaliação da base de dados, 18-19, 18-19t, 20f
Avaliação do estado mental, 231-232
Avaliação do estado nutricional
    dados objetivos, 291-295
        avaliação física, 294-295
            circunferência abdominal, 293-294, 293-294f
            circunferência da parte média do braço, 292-294, 293-294t
            dados antropométricos, 291-294, 292-293f, 293-294t
            dados laboratoriais, 294-295
            índice de massa corporal (IMC), 292-293, 293-294f
    dados subjetivos, 291-292
Avaliação do sono
    diário do sono, 382-383
    polissonografia noturna, 382-383, 382-383f
    questionários, 382-383
    teste de latência múltipla do sono, 383
Avaliação física, 227, 248d
    abordagem céfalo-podálica, 231
    abordagens de sistemas corporais, 231
    ambiente, 229
    auscultação, 229, 229f
    cabeça, 231-236, 234d-235d, 231-235f, 236t
    campos cirúrgicos em, 230-231, 231f
    coleta de dados, 231-242
    coluna, 237, 238f
    da estatura, 229-230, 230d, 230f
    da visão, 231-233
    dados gerais para, 229-230, 230d, 230f
    do abdome, 242-245, 243f, 244d, 244f
    do ânus, 244-245, 244-245f
    do paladar, 234-236
    do peso, 229-230, 230d, 230f
    do reto, 244-245
    dos órgãos genitais, 242, 244, 244-245d, 244-245f
    equipamentos, 229, 229d
    extremidades, 241-242, 242d, 242f, 243d
    implicações de enfermagem em, 244-245, 246d
    inspeção, 228, 228f
    palpação, 228, 229f
        características da massa sobre a, 242, 244d
    percussão, 228, 228f, 228t
    pescoço, 236
    posicionamento em, 230-231, 231f
    prontidão para autogerenciamento intensificado da saúde, 246d
    propósitos da, 227
    seios, 237-238, 239d, 239f, 239t
    sons cardíacos, 238, 239, 239-240f
    sons pulmonares, 239, 239-240d, 241, 241f
    técnicas, 228-229
    tórax, 236, 238f
Avaliação funcional, 18-19t, 21

B

Bactérias, 140-141, 140-141f
Bactérias aeróbicas, 140-141
Bactérias anaeróbias, 140-141
Bactérias gram-positivas, 259-260
Bactericidas, 145
Balançar, 561-562, 561-562f
Bandagem larga em T, 616-617, 619f
Bandagens, 615-617, 618f
Bandagens largas, 616-617
Bandeja para refeições, 298-299, 302d
Banho. *Ver Higiene*
Banho de assento, 621-622, 632d-634d
Banho de imersão/chuveiro, 347-349, 361d--362d
Banho de saco, 349-350
    vantagens do, 349-350d
Banho de toalha, 349
Banho no leito, 349-350, 349-350d, 366d--369d
Banho parcial, 349, 363d-366d
Banho terapêutico, 347-348t, 621-622, 632d--634d
Barganha, em doença terminal, 843
Barras paralelas, 562, 563f
Base de dados de enfermagem, 171-172, 171-172f, 183d-184d
Bata, 469-470d
Bata cirúrgica estéril, 153-154, 153-154d
Bateria, 37, 38f
Bebês
    preocupações de segurança para, 400
Bem-estar, 50-52, 50-52f. *Ver também* Saúde
Beneficência, 44-45
Bengala em T, 563-564
Bengalas, 563-564, 563-564f, 571d-574d
Bengalas de alumínio, 563
Bengalas Quad, 563-564f
Berço, 504, 504f
Biofeedback no gerenciamento da dor, 428-429
Biotina, 287, 289t
Bloqueio salino (medicação), 783-786, 786d, 786f
Bolha de ar em tubos IV, 317, 321-322d, 321-322f
Bolsa de Kock, 712-713
Bolsa em U (urinária), 679-682, 680-681f
Bolsas de gelo/colares, 620-621, 620-621d, 620-621f
Bolsas isotérmicas, 620-622, 621-622f
Bólus (dose de carga) de opioides, 425-426
Bomba de infusão, 318, 318f

Botas, 503, 503f
Bradicardia, 198, 200
Bradipneia, 202-203
Brevidade, 122

C

Cabeça, 231-236
    avaliação do estado mental, 231-232
    cabelos, 236
    couro cabeludo, 236
    membranas mucosas bucal/oral, 234-235
    nariz, 234-235
    olhos, 231-233, 231-233f, 234d
    orelhas, 232-234, 234-236d
    pele facial, 236
Cabelos, 236, 346-347
    aparência, 353-354
    características, 82
    cuidados com (Ver Higiene)
    proteções, 149-151
Cadeira sanitária, 677-678f
Cadeiras, 376-377
Cafeína
    sono e, 380-382
Calciferol, 288t
Cálculo da taxa de infusão, 320-321d
    regulação, 318-320
Cálculo de dosagem, 740-741, 741-742d
    orientações de enfermagem para, 741-742d
Calibre de agulha, 322-323
Calor seco, 151-152
Calorias em dietas, 285
Cama circular, 504t, 506-506, 506f
Camada subcutânea, 346
Campo estéril, 152-153, 162d-165d
Candidíase, 351t
Cânula, 813-814
Cânula nasal, 446-447, 448t
Capas de colchão
    colchão de água, 504
    colchão de espuma, 503
    colchão de pressão de ar alternada, 503, 504f
    colchão de pressão estática de ar, 503
Capitação, 55-56
Caquexia, 295-296
Características culturais nos EUA, 73-74d
Carboidratos, 285-286, 285-286d
Cáries (cavidades), 346-347
Carta de direitos, 44-45
Cartuchos previamente enchidos, 765, 766f
Cataplexia, 384
Cateter central de inserção periférica (PICC), 788
Cateter com ponta de sucção de Yankauer, 813-814, 813-814f
Cateter de demora, 681-682, 681-682f
    remoção de, 684-685, 684-685d
Cateter de Foley, 681-682, 681-682f, 684-685d. *Ver também* Cateter de demora
Cateter de ponta tonsilar, 813-814
Cateter nasal, 451-452, 451-452f
Cateter venoso central (CVC), 787-790, 787f
    implantáveis, 789, 789f

medicamentos antineoplásicos, 789–790, 789d, 790f
percutâneos não tunelizados, 788, 788f
tunelizados, 788–789, 789f
Cateter venoso central com lúmen triplo, 787f
Cateter(es), 322–323. *Ver* Cateteres urinários
venosos centrais, 787–790, 787f–790f
Cateteres de alívio, 681–682, 681–682f
Cateteres de três vias, 683–684, 683–684f
Cateteres externos, 679–682, 680–681f
Cateteres implantáveis, 789, 789f
Cateteres tipo preservativo, 679–682, 680–681f, 689d–692d
Cateteres urinários, 679–685
    bolsa em U, 679–680, 680–681f, 681–682
    coleta de amostras com, 675–676, 675–676f
    de alívio, 681–682, 681–682f
    de três vias, 683–684, 683–684f
    externo, 679–682, 680–681f
    higiene para, 682–683, 682–683d
    inserção de, 681–682
        em homens, 698–701d
        em mulheres, 692d–698d
    irrigação
        contínua, 683–684, 683–684f
        sistema aberto, 683–684
        sistema fechado, 683–684
    retenção (Foley), 681–682, 681–682f
    remoção, 683–684, 684–685d
    sistemas fechados de drenagem para, 681–683, 681–683f
    tipo preservativo, 679–682, 680–681f, 689d––692d
Cateterização. *Ver* Cateteres urinários
Cátions, 306
Celulose, 285–286
Cerume, 234
Checklist pré-operatório, 596–597, 596–597f
Checklists, 125
Chicanos, 74–75
Choque, 830–831
Choque cultural, 72–73
Choque elétrico, 404–407
Cianocobalamina, 288t
Cicatriz, 236
Cicatrização de feridas, 611–613, 611–612f
    complicações, 612–614, 612–614f
    em idosos, 611–612
    primeira intenção, 611–612
    requisitos nutricionais para, 612–613
    segunda intenção, 611–612
    terceira intenção, 611–612
Ciclo de sobrevivência, 827–832, 829t
Ciclooxigenase (COX), 423–424
Cifose, 237, 238f
Cilindro, 763
Cinesia (linguagem do corpo), 100–101, 100d
Cinta de deambulação, 562–563, 563f–564f
Cinta pélvica, 545f
Cinto para movimentação, 506, 506f
Circulação venosa em cirurgias, 599–600, 602f
Circunferência abdominal, 293–294, 293–294f

Circunferência da parte intermediária do braço, 292–294, 293–294t
Cirurgia a *laser*, 589–590
Cirurgia ambulatorial, 589
    aguardando área para, 598–599
    anestesia para, 590t, 597–599
    avaliação de risco para, 593, 593t
    complicações de, 593, 593t
    consentimento informado para, 590–591, 591f
    cosmética, 589t
    curativa, 589t
    diagnóstica, 589t
    eletiva, 589t
    em idosos, 600–602
    emergencial, 589t
    exploratória, 589t
    implicações de enfermagem de, 603, 603d
    laser, 589–590
    opcional, 589t
    paciente ambulatorial, 589–590, 590t
    paciente hospitalar, 589
    paliativa, 589t
    período intraoperatório em, 597–599, 597–598f
    período pós-operatório em, 598–603
        alimentos e líquidos em, 599–600
        avaliação inicial em, 598–600
        complicações em, 599–600, 600–601t
        continuando os cuidados em, 599–602, 600–601t
        cuidados imediatos em, 598–600
        gerenciamento de feridas em, 600–601
        implicações de enfermagem em, 603
        instruções de alta em, 602
        pneumonia em, 593–594
        preparação do quarto em, 599–600
        trombose em circulação venosa em, 599–600, 602f
    período pré-operatório em, 589–598
        atelectasia em, 593t, 593–594
        avaliação da enfermagem em, 592–593, 593t
        checklist para, 596–597, 596–597f
        cuidados com valores em, 595–596
        cuidados orais em, 595–596
        dentaduras e próteses, 595–596
        doação de sangue em, 591–592, 592t
        ensinando exercícios com as pernas em, 593–595, 594–595f
        ensinando os pacientes em, 593–595, 593–595f
        ensinando respiração profunda para, 593–594, 593–594f
        ingestão de líquidos em, 595–596
        medicações em, 595–597
        nutrição em, 595–596
        pneumonia em, 593t, 593–594
        preparação física para, 594–597
        preparação psicossocial para, 596–597
        roupas e higiene em, 595–596
        tosse, 593–594, 593–594f
    preparação da pele em, 594–595, 607d
    prevenção de erros para, 597–598d

razões para, 589t
requisitos, 589t
sala de operação em, 597–598
sala de recepção em, 597–598, 597–598f
sala de recuperação em, 598–599
trombose depois, prevenção de, 594–595, 600–601, 600–601t
unidade de cuidados pós-anestésicos (UCPA) em, 598–599, 598–599f
urgência, 589t
Cirurgia cosmética, 589t
Cirurgia curativa, 589t
Cirurgia de emergência, 589t
Cirurgia diagnóstica, 589t
Cirurgia eletiva, 589t
Cirurgia em pacientes ambulatoriais, 589–590, 590t
    vantagens e desvantagens de, 590t
Cirurgia em pacientes hospitalares, 589
Cirurgia exploratória, 589t
Cirurgia no mesmo dia, 589
Cirurgia opcional, 589t
Cirurgia paliativa, 589t
Cirurgia urgente, 589t
Clima e temperatura do corpo, 189–190
Clostridium botulinum, 425–427
Código de *status*, 48
Código para enfermeiros, 42, 44d
Códigos de ética, 42
Colaborador, o enfermeiro como, 94–95, 94–95f
Colar cervical, 538–540, 539–540f
Colar de traqueostomia, 451–452
Colchão, 376, 376–377f, 500
Colchão com pressão a ar, estático, 504, 504f
Colchão de água, 504
Colchão estático com pressão de ar, 503
Colchões de espuma, 503
Colchões de gel, 503
Colesterol, 285–286
    riscos para a saúde com, 286–287
Coleta de amostras
    amostra de 24 horas, 675–676
    escarro, 812d
    fezes, 707
    para culturas na garganta, 259–261, 261–262d, 261–262f
    para teste Pap, 252, 254–255, 254–255t, 265d–267d
    urina, 681–682
Coleta de amostras com cateter, 675–676, 675–676f
Coleta de lixo biodegradável, 476–477
Coleta de urina. *Ver* Amostras de urina
Colocação de tubos. Ver Líquidos intravenosos; Cateteres tunelizados, 788–789, 789f
Coloração Gram, 259–260
Coluna, 237, 238f
Comadre partida, 677–678, 677–678f
Comadres, 677–678, 677–678f, 688d–689d
Comitês estaduais de enfermagem, 34–35
Compartilhamento de informações em documentos, 114–115
Compartimentos de líquidos, 306, 306f, 306t

Comportamento automático, 384
Composição do corpo, 519
Compressas de gel, 620-621
Compressas químicas, 621-622
Compressas úmidas, 621-622
Compressões subdiafragmáticas, 826, 827f
Comprimido sulcado, 738
Comprimidos com revestimento entérico, 738
Computadores portáteis, 119
Comunicação
  com populações especiais
    doença de Alzheimer, 104
    pacientes com deficiência verbal, 102f, 103
    pacientes surdos, 103-104, 103f
  formas escritas de
    checklists, 125
    fluxogramas, 125
    planos de cuidados de enfermagem, 124-125, 125f
    uso de Kardex em enfermagem, 125, 125f
  interperssoal
    atribuições dos cuidados de pacientes, 126, 127f
    conferências de equipes, 126
    relatório de troca de turno, 126, 126d, 126f
    rounds de pacientes, 126, 128, 128f
    telefônicas, 128
  não verbais, 100-103, 100d, 101f, 101t, 102f
    cinética (linguagem corporal), 100-101, 100d
    paralinguagem (sons vocais), 101
    proxêmica, 101, 101t
    toque, 101, 101f
  para continuidade e colaboração, 124-128
  verbal, 97-100
    audição, 99, 100, 100f
    comunicação verbal terapêutica, 98-99, 98t
    silêncio, 100
    técnicas não terapêuticas de comunicação verbal, 99t
  zonas, 101t
Comunicação enfermeiro-paciente, sensível à cultura, 75-77
Comunicação interpessoal. *Ver* Comunicação
Comunicação terapêutica verbal, 98-99, 98t
Comunicação verbal. *Ver* Comunicação
Concentrador de oxigênio, 444-445, 445-446f
Conferências entre equipes, 126
Confidencialidade, 45-47
Confinamento forçado, 37
Conforto (em cuidados terminais), 847
Conselho legal, 42, 44d
Constipação, 707-708
  plano de cuidados de enfermagem, 713-714
Constipação iatrogênica, 707
Constipação primária, 707
Constipação secundária, 707
Contato dos olhos, 77-78
Contenções, 39
  alternativas, 409-410, 409-410f, 409-410t
  físicas, 408, 413d-416d
  legislação, 409, 409d

  padrões de acreditação
    monitoramento e documentação, 409-410
    prescrições médicas, 409-410
    protocolo de contenção, 409
  químicas, 409
  uso de, 409-410, 413d-416d
Contraturas, 502
Controlador volumétrico, 318, 331d-333d
Controle de infecções, 468-479
  agentes antimicrobianos em, 145, 146t
  ambiente dos pacientes em, 473-475, 474-475f
  antissépticos em, 145
  assepsia em, 145-154
    cirúrgica, 151-154
    definição de, 145
    mãos, 146-147, 147t
    médica, 145
  descarte de resíduos em, 150-151, 476-477
  desinfecção em, 145
  ensinando o paciente sobre, 151-152, 479
  equipamentos de proteção individual em, 148-151, 474-477, 475-477f (Ver também Equipamentos de proteção pessoal)
  fricção cirúrgica em, 148
  higiene respiratória/etiqueta para tossir, 468-470, 470-471f
  implicações de enfermagem em, 153-154, 477
  implicações psicológicas de, 477, 477d
  manuseio de amostras em, 476-477
  medidas ambientais em, 150-152
  microrganismos e, 140-142
  para idosos, 148, 468-469
  pessoal da governança em, 151-152
  plano de cuidados de enfermagem para, 478
  práticas seguras de injeção, 469-471
  precauções com base em transmissões em, 470-473, 471-472t, 473f, 478
  precauções com contato em, 473
  precauções com gotículas em, 473
  precauções com o ar em, 470-472, 473f
  precauções padrão em, 468-471, 468-469f
  procedimento de punção lombar, 470-471
  técnicas estéreis em, 151-154
  transporte de pacientes em, 476-477
Controle do clima e da umidade em hospitais, 374-375
  temperatura, 374-375
  ventilação, 374-375
Controle neuroendócrino, 63-64
Conversões do horário militar, 123, 123t
Convicção, 37
Cordotomia, 426-427
Corpo do cilindro, 238f
Córtex, 61-62
Cortina de privacidade, 376-377
Cortisol, 65-66, 65-66t
Costumes e restrições dietéticas, 78-79, 80t--81t
Couro cabeludo, 236
Crenças, 50
Crenças a respeito de enfermidades, 78-79, 81

Crenças e práticas sobre saúde, 84, 84t
Crimes capitais, 37
Crostas, 352-353
Cuidado com as unhas, 354-355, 354-355f
Cuidado com dentaduras, 353-354, 353-354f
Cuidador, enfermeiro como, 94-95, 94-95d
Cuidados
  conforto terminal, 847
    eliminação, 845-846
    hidratação, 845-846
    higiene, 845-847
    nutrição, 845-846
    posicionamento, 847
  organização para
    cuidados agudos, 845-846, 845-846f
    cuidados asilares, 844-845, 845d, 845f
    cuidados domiciliares, 845, 845-846f
    cuidados em casa, 844, 844f
Cuidados agudos, 845-846, 845-846f
Cuidados após a morte, 849, 851, 854d-855d
Cuidados asilares, 844-845, 845f
Cuidados com ostomia
  cuidados periestomais, 711-713
  drenagem em, 712-713, 712-713d
  irrigação em, 712-714, 725d-728d
  para colostomia, 712-714, 725d-728d
  para ileostomia, 712-713, 712-713d
  para urostomia, 684-685
  troca de aparelho em, 722d-725d
Cuidados com sítios de pinos, 546-547
Cuidados de enfermagem sensíveis à cultura, 75-77
Cuidados domésticos por telefone, 110
Cuidados domiciliares, 647, 844, 844f
Cuidados gerenciados de enfermagem, 57-58
Cuidados no final da vida
  aguardando autorização, 847
  apoio emocional, 843-844, 844d
  aproximação da morte, 847-849, 847-848t
  atestado de óbito, 848-849
  causas principais de morte, 51-52t, 82-83t
  confirmação da morte, 848-849
  conforto, 847
  cuidados agudos, 845-846, 845-846f
  cuidados após a morte, 849, 851, 854d-855d
  cuidados asilares, 844-845, 845f
  cuidados domiciliares, 844, 844f
  cuidados residenciais, 845, 845-846f
  cuidados terminais, 845-847
  desesperança, 852
  discutindo a doação de órgãos, 847-848, 847-848t
  eliminação, 845-846
  envolvimento da família, 847
  estágios da morte, 843, 843f
  éticos, 45-48
  expectativa de vida, 843f
  experiências paranormais, 849, 851
  falência múltipla de órgãos, 847, 847-848t
  hidratação, 845-846
  higiene, 845-847
  idosos, 843, 845
  implicações de enfermagem, 849, 851
  luto, 849, 851

manter/interromper o tratamento, 47-48, 48d
morrer com dignidade, 844
morte cerebral, 848-849
necropsia, 848-849
notificação para a família, 847-849, 847-848d, 850f
nutrição, 845-846
organização dos cuidados, 844-846, 844f, 845f
orientações antecipadas, 47, 48d
posicionamento, 847
procuração permanente para os cuidados da saúde, 47
promovendo a aceitação, 843-846
status do código, 48
testamentos em vida, 47, 47f
Cuidados orais em cirurgia, 595-596
Cuidados periestomais, 711-713
Cuidados perineais, 349
Cuidados pós-procedimentos, 252, 254, 254d
Cuidados pré-procedimentos, 250-252, 250d, 251-252f
Cuidados primários por enfermeiros, 12
Cuidados residenciais, 845, 845-846f
Cuidados terminais, 845-847
Cultura
  definição de, 72
  e subculturas, 73-75, 73-74d, 73-74t
  enfermagem sensível à cultura, 84-85
  enfermagem transcultural, 74-84 (Ver também idioma e comunicação)
  estereótipo, 72-73
  etnia e, 72-73
  etnocentrismo, 73-74
  generalização, 73-74
  grupos culturais nos EUA, 72-73, 72-73t
  minorias, 72-73
  raça, 72-73
Cultura da garganta, 259-261, 261-262d, 261-262f
Curandeiro (prática latina), 84
Curativos, 613-615, 614-615f
  gaze, 613-614, 613-614f, 627d-630d
  hidrocoloidal, 614-615, 614-615f
  transparente, 614-615, 614-615f
  troca de, 614-615

D

Dados antropométricos, 291-294, 292-293f, 293-294t
Dados laboratoriais, 294-295
Dados objetivos, 18-19. *Ver* Avaliação do estado nutricional
Dados subjetivos, 18-19, 291-292
Deambulação. *Ver também* Muletas
  dispositivos auxiliares para
    barras paralelas, 562, 563f
    esteira, 562-563, 563f-564f
    membros protéticos para, 565-568, 565-566f, 568f, 578d-579d
  preparação para
    balançar, 561-562, 561-562f
    exercícios para, isométricos, 561-562, 561-562d
    fortalecimento da parte superior do braço, 561-562, 561-562f
    mesa inclinada, 561-562, 562f
Débito cardíaco, 202-203
Defecação, 705-706, 706t
Deficiência de álcool desidrogenase (ADH), 82-83
Deficiência de lactose, 82, 82d
Déficit de autocuidados, 358-359
Déficit de autocuidados no banho, 358-359
Déficits sensoriais, 108, 109d
Deglutição prejudicada, 300d
Deiscência de feridas, 612-613, 613-614f
  evisceração, 612-613, 613-614f
Delegante, o enfermeiro como, 96
Delito leve, 37
Delitos não intencionais, 37-40
  agressão, 37
  bateria, 37, 38f
  difamação, 39-40
  falsa prisão, 37, 39, 39f
  invasão de privacidade, 39
Delitos não intencionais, 40, 41f
  imperícia, 40, 41f
  negligência, 40
Demência, 299, 301
Dentaduras e próteses, 595-596
Dentes, 346-348
Dentes decíduos (dentes de leite), 346-347
Dentição permanente, 346-347
Denúncia de irregularidades, 48
Depressão
  em enfermidades terminais, 843
  transtornos do sono em, 380-382
Dermatite por contato, 351t
Derme, 346
Desbridamento, 616-620
  agudo, 616-617, 619f
  autolítico, 616-617
  enzimático, 616-617
  mecânico, 616-620
    irrigação de feridas, 617, 619, 630d-631d
    irrigação da orelha, 617, 619-620, 619-620f
    irrigação dos olhos, 617, 619, 619d, 619-620f
    irrigação vaginal, 619-620, 619-620d
Desbridamento mecânico. *Ver* Desbridamento
Descanso do cuidador, 844
Descompressão gástrica, 639-641, 640-641f
Desequilíbrio hídrico
  definição de, 311
  em hipervolemia, 312-313, 312-313d, 312-313f
  em hipovolemia, 312-313, 312-313d
  em idosos, 312
  em perdas insensíveis em, 308
  no terceiro espaçamento, 312-313, 313-314f
  sinais de, 309t
Desesperança, 852
Desfibrilação, 830-832, 830-831f
Desfibrilador externo automático (DEA), 830-831, 830-831f
Desidratação, 311
  em idosos, 310
Desinfeção terminal, 151-152
Desinfecção concorrente, 151-152
Desinfetantes, 145
Desobstrução ineficaz das vias aéreas, 815-816
Desvio de medicamentos, 738-739
Desvios urinários, 684-685, 684-685f
Determinação do *status* de peso, 292-293f
Dever, 40, 40d
Diagnóstico de risco, 21t, 22
Diagnóstico de síndrome, 21t, 22
Diagnóstico real, 21t
Diagnósticos possíveis, 21t, 22
Diarreia, 708-709
Dieta
  aspectos culturais da, 78-79, 80t
  calorias em, 285
  carboidratos, 285-286, 285-286d
  fatores que afetam a, 290-291
  fontes de sódio em, 312-313d
  gorduras, 285-287, 286-287t
  hospitalar, 297-299
  minerais, 286-287, 286-287t
  para ganhar peso, 295-296, 295-296d
  para idosos, 295-296
  para pacientes aneuréticos, 295-296, 296-297d
  para perder peso, 294-295, 294-295d
  proteínas em, 285-286, 285-286f
  vegetariana, 290-291, 291-292d
  vitaminas, 288t, 287, 289
Dieta hospitalar, 297-299
  convalescente/leve, 297-298
  líquidos claros, 298-299
  líquidos totais, 298-299
  macia, 297-298
  maciez mecânica, 297-298
  regular, 297-298
  terapêutica, 298-299
Dieta vegetariana, 285-286f, 290-291, 291-292d
Difamação, 39-40
Difusão
  facilitada, 307f, 308
  passiva, 307f, 308
Difusão facilitada, 307f, 308
Difusão passiva, 307f, 308
Diretrizes avançadas, 47, 48d
Discriminação baseada na idade, 72-73
Disfagia, 298-299, 300d
Disfunção neurovascular periférica, risco para, 546-547d
Dispneia, 202-203
Dispositivo de acesso venoso central, 321-323, 321-322f
Dispositivo de compressão pneumática, 599-600, 602f
Dispositivo de controle de volume, 787, 787f, 797d-800d
Dispositivos atrás da orelha, 356-358
Dispositivos de alívio de pressão, 504t

Dispositivos de infusão eletrônica, 318, 318f
  controlador volumétrico, 318, 331d–333d
Dispositivos de monitoramento automático, 195–196, 196–197f
Dispositivos de proteção
  para pacientes
    berço, 504, 504f
    capas de colchão, 503–504, 504f
    grades laterais, 503, 504f
    leitos especiais, 504–506, 504t, 506f, 506f
  para profissionais de assistência médica (*Ver* Equipamentos de proteção individual)
Dispositivos para auxiliar o corpo, 356–357
Dispositivos para deambulação. *Ver também* Muletas bengalas, 563–564, 563–564f, 571d–574d
  andadores, 564–565, 564–565f
  marcha com muletas, 565–566, 567t, 574d–577d
  muletas, 564–565, 565–566f
Dispositivos para monitoramento contínuo da temperatura, 195–196
Dispositivos para movimentação, 506–507, 506f, 507f
Dispositivos seguros para aplicação de injeções, 763, 763f, 764f
Dispositivos visuais. *Ver* Higiene
Disritmia, 198, 200
Distração, 427–428
Distúrbio genético fetal, 263–264d
Distúrbio tromboembólico (TED), 594–595, 605d–606d
Distúrbios congênitos, 52–53
Disúria, 676–677
Dizer a verdade, 45–46
Doação de órgãos, 847–849, 847–848t
Doação direcionada de sangue, 592, 592t
Doadores, direcionados, 592, 592t
Documentação
  abreviações em, 122, 123t
  acreditação, 116
  aplicações no local de trabalho, 121–122
  atribuições dos cuidados de pacientes, 126, 127f
  checklists, 125
  compartilhamento de informações, 114–115
  comunicação interpessoal, 126–128
  conferências de equipes, 126
  educação/pesquisa, 116
  evidência legal, 116, 116d
  fluxogramas, 125
  formas escritas de comunicação, 124–125
  garantia de qualidade, 114–116
  horário tradicional vs. horário militar, 123, 123f, 123t
  Kardex, 125, 125f
  padrões de privacidade, 121, 121d
  planos de cuidados de enfermagem, 124–125, 124f
  reembolso, 116
  registro clínico em, 117–121 (*Ver também* Registro clínico)
  relatório de troca de turno, 126, 126f

responsabilidade e, 42
responsabilidade permanente, 114–115
rounds de pacientes, 126, 128, 128f
segurança dos dados, 122
telefone, 128
Documentação de reembolso para, 116
Doença
  aguda, 51–53
  crônica, 52–53
  distúrbios congênitos, 52–53
  exacerbação, 52–53
  hereditária, 52–53
  idiopática, 52–53
  morbidade, 51–52
  mortalidade, 51–52, 51–52t
  primária, 52–53
  remissão, 52–53
  secundária, 52–53
  sequelas, 52–53
  sono e, 380–382
  terminal, 52–53
Doença de Alzheimer, 104
Doença periodontal, 346–347
Domínio afetivo, no aprendizado, 106
Domínio cognitivo, no aprendizado, 106
Domínio psicomotor, no aprendizado, 106
Dor, 417–423
  aguda, 419–420, 420–421t
    plano de cuidados de enfermagem para, 431d
  avaliação da, 422–423, 422t, 422–423f
  crônica, 419–421, 419–420d, 420–421t
  cutânea, 419–420
  definição de, 417
  fases da, 418–419, 418f
  fingir-se de doente e, 432
  implicações de enfermagem na, 429–430
  membro fantasma, 419–420
  modulação da, 418–419
  neuropática, 419–420
  percepção da, 418–419
  receptores para, 418–419
  referida, 419–420
  sofrimento e, 417
  somática, 419–420
  teorias da, 418–419, 418–419f
  tipos de, 418–421, 420–421t
  tolerância à, 418–419
  transdução da, 418, 418f
  transmissão de, 418–419
  visceral, 419–420, 419–420f
Dor aguda, 419–420, 420–421t
  plano de cuidados de enfermagem para, 431d
Dor cancerígena, 423–424d
Dor funcional, 419–420
Drenagem de tubos torácicos impermeáveis, 452–454, 461d–466d
Drenagem postural, 812, 812d, 813f
Drenagem purulenta, 623
Drenagem serosa, 623
Dreno de Jackson-Pratt (fechado), 615–616, 615–616f

Drenos
  abertos, 614–615, 614–615f
  fechados, 615–616, 615–616f
Duchas. *Ver* Irrigação vaginal

E

Ecografia. *Ver* Ultrassonografia
Edema, 241–242, 243d, 312–313, 312–313d, 312–313f
Edema depressível, 242, 243d
Edema sem cacifo, 243d
Educação
  e pesquisa (documentação), 116
  enfermagem (*Ver* Enfermagem)
  para gerenciamento da dor, 426–427, 426–427d
Educação contínua, 11, 11b
Educação informal, 110
Educação sobre a saúde, 108
Educador, o enfermeiro como, 94–95
Efeito de Hammock, 504
Efeito *drawdown*, 194
Efeito placebo, 429–430, 432
Efeito rebote, 754–755
Eixo hipotalâmico-hipofisário-suprarrenal (HHA), 61–62
Eletrencefalografia, 257–259, 258–259f
Eletrocardiografia, 257–259, 258–259f
Eletrocardiograma ambulatorial, 520, 521f
Eletrocardiograma do estresse, 520, 520f
Eletrodos, 830, 830–831f
Eletrólitos, 306–307, 307t
Eletrólitos séricos, 307t
Eletromiografia, 257–259, 258–259f
Elevação mecânica, 507, 507f
Elevação mecânica hidráulica, 507f
Eliminação, em cuidados terminais, 845–846
Eliminação intestinal, 705–728
  alterações na, 707–709
  aspectos anatômicos da, 706f
  características das fezes, 706, 706t, 707d
  com gessos "spica" no quadril, 541–542, 541–542f
  constipação e, 707–708
    plano de cuidados de enfermagem, 713–714
  diarreia e, 708–709
  eliminação, 705–706, 706t
  enema, 709–712, 710–711d, 719d–722d
  fatores que afetam, 706t
  flatulência, 708, 716d–717d
  impactação fecal e, 708, 708–709d, 708–709f
  implicações de enfermagem, 713–714
  incontinência fecal e, 708–709, 709–710d
  inserção de supositório retal, 709–710, 718d–719d
  irrigação de colostomia, 712–713, 725d–728d
  manobra de Valsalva em, 705
  ostomia para, 711–713, 712–713f, 722d–725d
  padrões de, 706

peristaltismo em, 705
promoção de, 708-712
pseudoconstipação e, 707-708
Eliminação urinária, 674-704
   anormal, 675-678
   anúria e, 676-677
   aspectos anatômicos de, 674-675f
   cadeira sanitária para, 677-678, 677-678f
   com gesso "spica", 541-542, 541-542f
   comadres para, 677-678, 677-678f, 688d--689d
   dando assistência na, 677-678, 677-678f
   definição de, 674
   disúria e, 676-677
   em idosos, 676-677
   em pacientes terminais, 845-846
   implicações de enfermagem de, 684-685
   noctúria e, 676-677
   oligúria e, 676-677
   poliúria e, 676-677
   urinol para, 677-678, 677-678f
   visão geral de, 674, 674-675f
Emaciação, 295-296, 295-296d
Embolia gasosa, 320-321
Êmbolo, 763
Êmese, 296-297
Empatia, 15, 94-95
Emulsões lipídicas, 324-326, 325-326f
Encaminhamento, 180-182, 180t
   cuidados domiciliares, 181, 181f
   enfermeiros domiciliares, 182d
   serviços comunitários, 180t
Endorfinas, 68-69
Endoscopia, 256-257, 256-257d
   água da torneira, 709-710
   água e sabão, 709-711
   de limpeza, 709-710, 709-710t
   razões para, 709-710
   retenção, 710-712
   salina hipertônica, 710-711, 710-711d, 710-711f
   salina normal, 709-710
Enema de solução glicerinada, 709-711
Enemas de água corrente, 709-710
Enemas de retenção, 710-712
Enemas para limpeza, 709-710, 709-710t
Enemas salinos hipertônicos, 710-711, 710-711d, 710-711f
Enfermagem
   assistência médica e enfermagem, tendências em, 12b
   como arte e ciência, 5-6
   definições de, 5-6
   educação
      continuação, 11, 11b
      enfermeiros registrados, 9-11, 9t, 10f
      prática, 5-9
      programas associados de graduação, 10
      programas de bacharelado, 10
      programas de diplomação com base em hospitais, 9-10, 10f
      programas de graduação em enfermagem, 10
      vocacional, 5-9

   equipe, 57-58
   escolas, 3-4, 3-4t
      avaliação de habilidades, 15
      conforto, 15, 16f
      cuidados, 15
      orientação, 15
   estratégias proativas, 11-15, 12b, 13f-14f
   funcional, 57-58
   Guerra da Crimeia, 2-3, 2-3f
   níveis de responsabilidade, 9, 9t
   nos Estados Unidos, 3-5, 3-4t
   origens, 2-3, 2-3b
   prática, 3-5, 5f, 9
   prescrições, 24-25
   reforma de Nightingale, 2-4
   respostas governamentais, 11
   tendências futuras em, 11-15, 13f-14f
   teoria, 5-6, 6-7t
Enfermagem primária, 57-58
Enfermagem registrada, 9-11, 9t, 10f
Enfermagem transcultural, 74-84. *Ver também* Idioma e comunicação
Enfermagem vocacional, 5-9
Enfermeiros de saúde comunitária, 5f
Enfermeiros registrados (NR), 17-18
Enfermeiros vocacionais licenciados (EVL), 8
Enfermidade aguda, 51-53
Enfermidade crônica, 52-53
Enfermidade primária, 52-53
Ensinamento formal, 110
Ensinando a fazer exercícios com as pernas, 593-595, 594-595f
Ensinando os pacientes
   alfabetização, 108
   aprendizado formal, 110
   aprendizado informal, 110
   atenção e concentração, 108
   autoexame mamário, 239
   autoexame testicular, 244-245
   avaliação em, 106-110, 106d, 106f, 109f
   capacidade para aprender, 108, 109d
   déficits sensoriais, 108, 109d
   diferenças culturais, 108
   disposição para aprender, 109-110
   escopo e consequências de, 106
   estilos de aprendizado, 106-107, 106d
   estimulação do sono, 383
   exercícios para fortalecimento do quadríceps e do glúteo, 561-562
   importância de, 105, 106d
   lactose, redução/eliminação, 82d
   motivação, 109
   necessidade de aprender, 110
   nível etário/de desenvolvimento, 107, 107t
   para doenças e lesões dentárias, 352-353
   para limpeza de termômetros de vidro, 194-195d
   para manutenção da audição, 357-358
   para seleção de enfermagem domiciliar, 180
   para uso de inalador com dosímetro, 755-756
   prevenção de envenenamento na infância, 407
   programa de exercícios seguros, 523

   promoção de atividades e da mobilidade, 508
   respiração diafragmática, 443-444
   sobre administração de medicamentos, 741-742
   sobre aplicações tópicas na vagina, 754-755
   sobre dietas vegetarianas, 291-292
   sobre drenagem de ileostomia continente, 712-713d
   sobre drenagem postural, 812d
   sobre espirômetro de incentivo, 443-444
   sobre ganho de peso, 295-296
   sobre gerenciamento da dor, 426-427
   sobre gerenciamento de incontinência fecal, 709-710
   sobre limpeza de equipamentos potencialmente infecciosos, 151-152
   sobre o uso de bolsas de gelo, 620-621
   sobre orientações antecipadas, 48
   sobre perda de peso, 294-295
   sobre preparação para exames/testes especiais, 250-251
   sobre prevenção de queimaduras, 403
   sobre quedas, prevenção de, 408
   sobre registro de ingestão e eliminação de líquidos, 311
   sobre relaxamento, 427-428
Envenenamento na infância, 405-407. *Ver também* Riscos ambientais
Envenenamento por monóxido de carbono, 404, 404-405d
Envolvimento familiar (cuidados no final da vida), 847
Epiderme, 346
Epiglote, 811
Episiotomia, 621-622
Equipamento para cuidados de pacientes, 469-470d
Equipamentos de proteção pessoal (EPIs), 474-477, 475-476f
   batas cirúrgicas, 475-477
   descarte de, 475-477, 476-477f
   dispositivos para proteção facial, 476-477
   luvas, 476-477
   remoção de, 475-476, 476-477f, 477d, 480d-482
Equipe de assistência médica, membros de, 26f
Equipe de enfermagem, 56-58, 57-58f
   cuidados gerenciados de enfermagem, 57-58
   enfermagem em equipe, 57-58
   enfermagem funcional, 57-58
   enfermagem primária, 57-58
   método de casos, 57-58
Equipe de ressuscitação, 828
Ergonomia, 497-498
   dispositivos auxiliares, vantagens dos, 497-498b
Erros de medicação, 744-745
Eructação, 296-297
Escala centígrada, 188
Escala de classificação de reajuste social, 67-68, 67-68t

Escala de Wong-Baker para controle da dor, 422–423f
Escala Fahrenheit, 188
Escalas de intensidade da dor, 422–423, 422–423f
Escalas eletrônicas, 230
Escarro, 811, 812d
Escolas, de enfermagem, 3–4, 3–4t
Escolas de Nightingale, 3–4t
Escoliose, 237
Escovação dos dentes, 352, 352d–353d, 352–353f
  em pacientes inconscientes, 352–353, 370d–371d
Escovas de dente elétricas, 352
Esfigmomanômetro, 204–205, 204–205f, 205–206t
  manômetro aneroide, 204–205, 204–205f, 205–206t
  manômetro oscilométrico eletrônico, 204–205, 204–205f, 205–206t
Esmalte, 346–347
Espaçador, 756–757, 756–757f
Espaço e distância, 77–78
Espaço íntimo, 101, 101t
Espaço pessoal, 101, 101t
Espaço público, 101, 101t
Espaço social, 101, 101t
Espirometria de incentivo, 442–443, 443–444d, 443–444f
Estágio de alarme de resposta ao estresse, 65–66, 65–66t
Estágio de exaustão, 65–66
Estágio de resistência, 65–66
Estase urinária, 676–677
Estatuto de limitações, 42
Esteira de marcha, 507f
Estereótipo, 72–73
Esterilização. *Ver* Assepsia cirúrgica; Respiração estertorosa, 202–203
Esterilização com gás, 152–153
Esterilização física, 151–152
Esterilização química, 152–153
Estertores crepitantes, 239–240
Estertores crepitantes, 239–240
Estetoscópio, 205–207, 205–206f
Estetoscópio Doppler, 207–208, 207–208f
Estilete, 636–637
Estimulação da circulação, 828
Estimulação multissensorial, 110f
Estimulação nervosa elétrica percutânea (PENS), 428–429, 428–429f
Estimulação nervosa elétrica transcutâna (TENS), 427–429, 435d–437d
Estimulação sensorial, 477
Estimulantes, 380–382
Estratégias nutricionais
  objetivos da nutrição e do estado de peso para pessoas saudáveis, 2020, 289–290d
  orientações *MyPlate*, 287, 289, 289f
  rótulos nutricionais, 289–291, 289–290f
Estresse, 63–70, 70t
  estressores
    avaliação de, 67–68, 67–68b
    prevenção de, 67–68
    relacionadas ao paciente, 67–68d
  respostas fisiológicas ao estresse, 64–68, 64–65f
    estágio de alarme, 65–66, 65–66t
    estágio de exaustão, 65–66
    estágio de resistência, 65–66
  respostas psicológicas ao estresse
    estratégias de enfrentamento, 66–67
    mecanismos de enfrentamento, 66–67, 66–67t
  sinais e sintomas, 64–65b
  técnicas de gerenciamento
    atividades adaptativas, 68–70
    endorfinas, 68–69
    intervenções para, 70t
    manipulação sensorial, 68–69
  técnicas de redução do estresse, 68–69
  transtornos relacionados ao estresse, 66–68, 66–67b
Estressores. *Ver também* Estresse
  comuns, 60–61b
Estridor, 202–203
Ética. *Ver também* Lei(s)
  assuntos
    alocação de recursos escassos, 48
    aviso de alerta, 48
    confidencialidade, 45–47
    dizer a verdade, 45–46
    manter ou interromper um tratamento, 47–48
    orientações antecipadas, 47, 48d
    status do código, 48
  carta de direitos (dos pacientes), 44–45
  códigos de ética, 42
  comitês de ética, 45–46
  decisões éticas, 45–46
  dilemas éticos, 42
  princípios
    autonomia, 44–45
    beneficência, 44–45
    fidelidade, 45–46
    justiça, 45–46
    sem maleficência, 44–45
    veracidade, 45–46
  teorias
    deontologia, 42, 44
    teleologia, 42, 44
  valores, 45–46
Etiqueta para tossir, 468–470, 470–471f
Etiquetas, nutricionais, 289–291, 289–290f, 290–291d
Etnia, 72–73, 74–75t. *Ver também* Aspectos culturais; Cultura; Idioma e comunicação
Etnocentrismo, 73–74
Evidência legal
  para documentação, 116–117, 116d
Exacerbação, 52–53
Exame de mama, 237–238, 239f
  autoexame, 239d
  orientações, 239t
Exame do campo visual, 232–233, 232–233f
Exame para licenciamento nacional (enfermagem), 9
Exame pélvico, 252, 254–255, 254–255t
Exames e testes diagnósticos, 249–272
  amniocentese 263–264d
  amostras para, 252, 254 (*Ver também* Coleta de amostras)
  anestesia para, 256–257
  campo cirúrgico para, 251–252, 253t
  consentimento informado para, 250, 250d
  culturas da garganta, 259–261, 261–262d, 261–262f
  definição de, 249
  documentação, 252, 254
  eletrencefalografia, 257–259, 258–259f
  eletrocardiografia, 257–259, 258–259f
  eletromiografia, 257–259, 258–259f
  endoscopia, 256–257, 256–257d
  ensinando o paciente para, 250–251, 250–251d
  exame pélvico, 252, 254–255, 254–255t
  fluoroscopia, 255–256
  imagens por radionuclídeos, 256–258
  imagens por ressonância magnética, 254–256, 255–256f
  meio de contraste para, 255–256, 255–256f
  organizando a área de exame para, 250–252, 251–252f
  para idosos, 250–251
  paracentese, 258–259, 259–260d, 259–260f
  plano de cuidados de enfermagem para, 263–264d
  posicionamento do paciente para, 251–252, 253t
  preparação do paciente para, 250–251
  punção lombar, 258–259, 260–261d, 260–261f
  radiografia, 254–257, 254–255t, 255–256f
  responsabilidades de enfermagem em
    pós-procedimento, 252, 254, 254d
    pré-procedimento, 250–252, 250d, 251–252f
    procedimental, 251–252, 254, 253t
  sigmoidoscopia, 268d–269d
  terminologia para, 249, 250t
  teste de sangue capilar para glicemia, 260–263
  teste Pap, 252, 254–255, 254–255t, 265d–267d
  tomografia computadorizada, 255–256, 255–256f
  ultrassonografia, 257–258
Exercício ativo, 523
Exercícios. *Ver também* Aptidão física
  aptidão física, 522, 522f
  ativos, 523
  implicações de enfermagem em, 524–525t, 525–526
  isométricos, 561–562, 561–562d
  passivos
    aparelhos de movimentos passivos contínuos, 524–525, 524–525f, 535d–536d
    exercícios de amplitude de movimento, 523, 523t, 527d–534d
  prescrições
    frequência cardíaca alvo, 521–522

trabalho metabólico equivalente (TME), 522, 522t
programa de exercícios seguros, 523
Exercícios aeróbicos, 522
Exercícios de amplitude de movimento, 523, 523t, 524–525d, 527d–534d
Exercícios de fortalecimento da parte superior dos braços, 561–562, 561–562f
Exercícios de fortalecimento dos braços, 561–562, 561–562f
Exercícios isométricos 522
    fortalecimento do glúteo, 561–562, 561–562d
    fortalecimento do quadríceps, 561–562d
    para deambulação, 561–562
Exercícios isotônicos, 522
Exercícios passivos. *Ver* Exercícios
Exercícios terapêuticos, 519–536. *Ver também* Exercícios; Aptidão física
Expansores de plasma, 316
Expectativa de vida, 843f
Expressão emocional, 78–79
Extremidades
    avaliação das, 241–242, 242d, 242f, 243d
    edema, 241–242, 243d
    força muscular, 241, 242f
    sensação cutânea, 242, 242d
    unhas dos dedos das mãos, 241, 242f
    unhas dos dedos dos pés, 241, 242f

F

Faixas de Montgomery, 613–614, 613–614f
Falência múltipla de órgãos, 847, 847–848t
Falsa detenção, 37, 39, 39f
Fazer a barba, 349–350, 349–350d, 352d, 352f
Febre, 188, 195–198, 196–197f, 197–198t
    fases da, 196–197, 196–197f
    gerenciamento de enfermagem de, 196–197
    plano de enfermagem para, 199
    variações da, 197–198t
Fentanil, 424–425
Ferida(s), 236. *Ver também* Pressão
    abertas, 610, 610–611t
    definição de, 610
    implicações de enfermagem em idosos, 621–622
    tipos de, 610–611t
    úlceras fechadas, 610, 610–611t
Ferramenta de Risco de Quedas de Hendrich, 408f
Fezes
    características, 706, 706t
    teste para sangue oculto, 707d
Fibras-C, 418–419
Fibrilação ventricular, 830
Fidelidade, 45–46
Filtração, 307–308, 307f
Fissura, 236
Fixador externo, 543–544, 546–547f, 558d–559d
Flatulência, 708, 716d–717d
Fluoroscopia, 255–256
Fluxogramas, 125

Fontes de oxigênio, 443–445, 444–445f
    concentrador de oxigênio, 444–445, 445–446f
    tanques portáteis, 443–445, 444–445f
    tomada de parede, 443–444
    unidade de oxigênio líquido, 444–445, 444–445f
Fontes de sódio em dietas, 312–313d
Força, 561–562
Forma de procura de órgãos, 850f
Formas de registro clínico, 114, 114–115t
Formas escritas de comunicação. *Ver* Comunicação
Formulário de avaliação de admissão, 20f
Formulário de consentimento cirúrgico, 591f
Fortalecimento muscular, 241, 242f
Fototerapia, 384–385
    componentes de, 384–385d
Fração de oxigênio inspirado, 445–446
Frascos, 764–765, 765d, 765f
Frequência apical-radial, 201–202, 201–202f
Frequência cardíaca alvo, 521–522
Frequência cardíaca apical, 200–201, 200–201f
Frequência cardíaca, meta, 521
Frequência de pulso lenta, 198, 200
Frequência de pulso rápida, 198, 200
Frequência respiratória, 201–203
    lenta, 202–203
    normal, 201–202t
    rápida, 202–203
Fricção, 241
Funcionários auxiliares não licenciados, 8
Fungos, 140–141
Furúnculo (ebulição), 351t

G

Ganho de peso, dieta para, 295–296, 295–296d
Garantia de qualidade
    em documentação, 114–116
Gases do sangue arterial (ABG), 439–440, 439–440t, 441d
Gases estomacais, 296–297, 297–298d
Gastrostomia, 643–644d
    vazamentos, causas de, 642–643d
Generalização, 73–74
Gengivite, 346–347
Genitália
    avaliação da, 242, 244, 244–245d, 244–245f
Gerenciamento da dor, 422–432
    abordagens cirúrgicas para, 426–427
    acupressão em, 428–429
    acupuntura em, 428–429
    analgesia controlada pelo paciente (ACP) em, 428–429, 428–429f, 433d–435d
    aplicação de calor em, 427–428
    aplicação do frio em, 427–428
    aplicação do frio na dor, 427–428
    biofeedback em, 428–429
    cordotomia em, 426–427
    definição de, 422–423
    distração em, 427–428
    educação de pacientes no, 426–427
    educação para, 426–427, 426–427d

    efeito placebo em, 429–430, 432
    estimulação nervosa elétrica percutânea (PENS), 428–429, 428–429f
    estimulação nervosa elétrica transcutânea (TENS), 427–429, 435d–437d
    hipnose em, 428–430
    imagens em, 426–427, 427–428f
    influências em, 422–423
    meditação em, 427–428
    para idosos, 427–428
    para injeções, 426–427
    plano de cuidados de enfermagem para, 431
    preocupações com dependência em, 429–430
    relaxamento em, 427–428, 427–428d
    rizotomia, 426–427
    terapia medicamentosa em
        medicamentos adjuvantes em, 425–426
        não opioide em, 423–425
        opioides em, 424–426 (Ver também Medicamentos opioides)
        orientações da OMS para, 422–424, 423–424f
    toxina botulínica em, 425–427
    terapias alternativas em, 425–426
Gerenciamento de feridas
    bandagens largas, 615–617, 617, 619f
    compressas frias, 619–622, 620–621d, 620–621f, 620–621t
    compressas quentes, 619–622, 620–621d, 620–622f, 620–621t
    curativos, 613–615, 614–615f
    desbridamento, 616–620, 617, 619f–620f
    drenos, 614–616, 614–616f
    em cirurgias, 600–601
    faixas, 615–617, 618f
    grampos, 615–616, 615–616f
    irrigação em, 617, 619–620, 619e, 619–620f, 631e
    suturas, 615–616, 615–616f
Gerenciamento de risco, 42
Germicidas, 145
Gesso, 540–543
    aplicação, 541–542, 551d–553d
    bipartido, 541–542, 541–542f
    cilindro, 541–542
    corpo, 541–542
    cuidados básicos com gesso, 541–543, 542–543d, 542–543f, 554d–556d
    materiais, 540–541t
    "spica", 541–542, 541–542f
Gesso "spica", 541–542, 541–542f
Gesso "spica" para o quadril, 541–542, 541–542f
Gesso bipartido, 541–542
Gesso cilíndrico, 541–542
Gesso para o corpo, 541–542
Glândulas sebáceas, 346–347
Glicérides, 285–286
Glicose 6-fosfato desidrogenase, 82–83, 82–83t
Glicosímetro, 261–263, 270d–272d
Gorduras, 285–287, 286–287t
    colesterol, 285–286
    insaturadas, 285–286

riscos cardíacos com, 286–287t
riscos para a saúde relacionados a, 286–287, 286–287t
saturadas, 285–286
trans, 286–287
Gorduras hidrogenadas, 286–287
Gorduras não saturadas, 285–286
Grupo relacionado ao diagnóstico (GRD), 54–55
Grupos culturais, 72–73, 72–73t
Guerra da Crimeia, enfermagem na, 2–3, 2–3f
Guia de planejamento de alta METHOD, 176–177t

H

Habilidade para cuidados (enfermagem), 15
Habilidade para dar conselhos (enfermagem), 15
Habilidades de avaliação (enfermagem), 15
Habilidades para confortar (enfermagem), 15, 16f
Halter cervical, 545f
Health Maintenance Organizations (HMO), 54–56
Helmintos, 141–142
Hemipelvectomia, 565–566
Hemorroidectomia, 621–622
Heparina, 768–770
Hidratação, 647, 811, 845–846
Hidroterapia, 617, 619
Hierarquia de Maslow para as necessidades humanas, 50–52, 51–52f
Higiene, 345–373
   aparelhos auditivos, 356–358, 357–358d, 357–358t
   aparelhos auditivos infravermelhos, 358–359
   banhos, 347–350, 351t
      banho de imersão/chuveiro, 347–349, 361d–362d
      banho na cama, 349–350, 349–350d, 366d–369d
      parcial, 349, 363d–366d
      terapêutico, 347–348t
   barbear, 349–350, 352d, 352f
      lâminas de barbear, uso de, 349–350d
   cuidados com as unhas, 354–355, 354–355f
   cuidados com os cabelos
      aplicação de shampoo, 354–355, 372d––373d
      pentear os cabelos, 353–354
   dispositivos visuais
      lentes de contato, 354–357, 355–357f
      óculos, 354–355
      olhos artificiais, 356–357
   implicações de enfermagem com, 358–359, 358–359d
   oral
      cuidados com dentaduras, 353–354, 353–354f
      cuidados de pacientes inconscientes, 352–353, 353–354t, 370d–371d

escovar os dentes/uso de fio dental, 352, 352d–353d, 352–353f
para cateteres, 682–683, 682–683d
práticas, 346–355
sistema tegumentar, 345–347
   cabelos, 346–347
   dentes, 346–348
   distúrbios no, 351t
   membranas mucosas, 346–347
   pele, 346, 346f, 346t
   unhas, 346–347, 346–347f
Higiene das mãos, 146, 147d, 156d–158d, 469–470d
Higiene respiratória, 468–470, 470–471f
Hipercarbia, 442–444
Hiperpigmentação, 81
Hipersonia, 383–384
Hipertensão, 207–208, 208–209t
Hipertensão do avental branco, 207–208
Hipertermia, 196–197
Hiperventilação, 202–203
Hipervolemia, 312–313, 312–313d, 312–313f
Hipnose, 428–430
Hipoalbuminemia, 312–313
Hipopigmentação, 81
Hipotálamo, 189, 189–190f
Hipotensão postural, 208–209, 225d–226d
Hipotermia, 197–198
Hipoventilação, 202–203
Hipovolemia, 312–313, 312–313d
Hipoxemia, 439–440
Hipoxia, 439–440, 847
Hispânicos, 74–75
História nutricional, 291–292
Holismo, 50–51, 50–51f, 60–61, 60–61d
Homeostase
   adaptação e
      neurotransmissores, 60–62, 60–61f
      sistema endócrino, 63–64, 63–64f
      sistema nervoso autônomo, 61–64, 62–63t
      sistema nervoso central, 61–62, 61–63f
   definição, 60
   holismo, 60–61, 60–61d
Horário tradicional, 123
Horas de luz por dia, 384–385

I

Idioma e comunicação, 74–84, 75–76f
   Afro-americanos, 76–77
   Asiático-americanos, 76–78
   características da pele, 81–82, 81f, 82f
   características dos cabelos, 82
   com pacientes que não falam inglês, 77–78
   comunicação entre enfermeiro e paciente sensível à cultura, 75–77
   contato visual, 77–78
   costumes e restrições alimentares, 78–79, 80t–81t
   crenças e práticas em relação à saúde, 84, 84t
   crenças sobre doenças, 78–79, 81

deficiência de álcool desidrogenase (ADH), 82–83
deficiência de lactose, 82, 82d
espaço e distância, 77–78
expressão emocional, 78–79
glicose 6-fosfato desidrogenase, 82–83, 82–83t
igualdade de acesso, 75–76, 76–77f
latinos, 76–77
nativos americanos, 76–77
notas sobre nutrição, 77–79
prevalência de doenças, 82–84, 82–83t
tempo, 78–79
toque, 77–79
variações biológicas e fisiológicas, 81
variações enzimáticas, 82
Idosos
   alimentação com tubos, 645
   cicatrização de feridas, 611–612
   cirurgia para, 600–602
   controle de infecções, 148, 468–469
   cuidados no final da vida, 843, 845
   desequilíbrio hídrico, 312
   desidratação em, 310
   dieta 295–296
   eliminação urinária, 676–677
   exames e testes diagnósticos para, 250–251
   gerenciamento da dor, 427–428
   gerenciamento das vias aéreas, 811
   gerenciamento de feridas, 621–622
   infusão intravenosa, 783–784
   ingestão de líquidos, 311
   medicação parenteral, 772–773
   medicações, 741–743
   medicações inalatórias, 756–757
   medicações tópicas, 752–753
   nutrição, 295–296
   opções asilares para, 179–180t
   oxigenação, 444–445
   ressuscitação, 827
   sono, 377–379
Ileostomia continente, 712–713, 712–713f
   ensinando o paciente sobre, 712–713d
Iluminação, 374–375
   e sono, 380, 380f
Imagem corporal, distorção, 603d
Imagens, 426–427, 427–428f
Imagens por ressonância magnética, 254–256, 255–256f
Imagens radionuclídeas, 256–258
Imersões, 621–622
Imobilizadores, 538–539, 538–539f
Impactação fecal, 708, 708–709d, 708–709f
Imperícia, 40, 41f
Inalação de fumaça, 404, 404–405f
Inalador com dosímetro, 755–756, 755–756d, 755–757f
Inalador de pó seco, 755–756
Inaladores, 755–757, 755–756d, 755–756f
Inatividade
   perigos da, 495t
   síndrome do desuso, 494
Incêndio
   extintores, 404, 404d, 404t

gerenciamento, 401–402, 403t
planos, 401–402
potencial, 452–453, 452–453d
salvamento e evacuação, 403, 403f
Incontinência fecal, 708–709, 709–710d
Incontinência urinária, 676–680
  em enurese noturna, 384–385
  estresse, 678–679t
  excesso de fluxo, 678–679t
  funcional, 678–679t
  gerenciamento de, 677–680, 678–679t
  plano de cuidados de enfermagem para, 686
  reflexo, 678–679t
  tipos de, 678–679t
  total, 678–679t
  treinamento em continência para, 679–680, 680–681d
  urgência, 678–679t, 686d
Índice de massa corporal (IMC), 292–293, 293–294f
Índice de recuperação, 521
Infecção(ões)
  colonização em, 467–468
  curso de, 468t
  definição de, 467
  estágios de, 468, 468t
Infecção, cadeia de, 141–145, 142–143f
  agentes, infecciosos, 141–143
  hospedeiro suscetível, 143–144d, 145
  métodos de transmissão, 143–144, 143–144t
  portal de entrada, 143–144
  reservatório, 142–143
  via de saída, 143–144
Infecção fúngica nas unhas, 351t
Infecções nosocomiais, 145
Inflamação de reparos em feridas, 610–611, 610–611f
  proliferação, 610–612
  remodelagem, 611–612
Inflamação gengival, 346–347
Infusão contínua, 783–784, 793d–795d
Infusão intermitente, 796d–797d
Infusão intravenosa, 783–800. Ver também Medicação(ões)
  bloqueio salino (medicação) para, 783–786, 786d, 786f
  cateter venoso central para, 787–790, 787f–790f
  conjunto de controle de volume para, 787, 787f, 797d–800d
  contínua, 783–784, 793d–795d
  cuidados com monitoramento e manutenção para o sítio, 320–322
    avaliação de complicações, 320–321, 320–321t
    regulação da taxa de infusão, 318–320, 320–321d
    troca de equipamentos, 321–322, 321–322d
  descontinuação de, 321–322, 339d–340d
  dispositivo de acesso venoso intermitente, 321–323, 321–322f
  dispositivos de infusão eletrônica, 318, 318f

  em bólus, 783–784
  implicações de enfermagem de, 790
  infusão por gravidade, 318
  inserção de medicação de fecho, 321–322, 341d–342d
  intermitente, 796d–797d
  orifícios para, 783–784, 785f
  para idosos, 783–784
  plano de cuidados de enfermagem para, 791
  secundária, 786–787, 787f
  superposição, 786–787, 787f
  venopunção, 318–319, 318–320f, 334d–337d
Infusão por gravidade, 318
Infusão secundária, 786–787, 787f
Infusão superposta, 786–787, 787f
Ingestão de líquidos, 308t, 309, 309d, 311f
  de idosos, 311
  e perdas, diárias, 308t
Ingestão oral, 312d
Injeção. Ver também Equipamento para medicação parenteral, 766, 766f, 767–768
  para dor, 426–427
  sítios, 766, 767, 767f, 770–773
  técnica, 766–768, 777d–778d
  vias, 766f
Injeção intradérmica, 766, 766f, 777d–778d
Injeção intramuscular, 769–773
  administração, 769–773, 780d–782d
  equipamentos para, 772–773
  região deltoide, 771–773, 771–772f
  região dorsoglútea, 770–771, 770–771f
  região retofemoral, 771–772, 771–772f
  região vastolateral, 771–772, 771–772f
  região ventroglútea, 770–772, 770–771f
  técnica em Z, 772–773, 772–773d
Injeção intravenosa, 766, 766f
Injeção subcutânea, 767–770, 767f, 768–769d, 769–770f, 779–780d
Inserção de fecho de medicação, 321–322, 341d–342d
Inserção de supositório retal, 709–710, 718d–719d
Inserção de tubo retal, 716d–717d
Insônia, 383, 383d
Inspeção, em avaliações físicas, 228, 228f
Instituição de cuidados básicos, 179–180
Instituição de cuidados intermediários, 179–180
Instituições de cuidados prolongados, 178–180, 179–180f, 179–180t. Ver também Transferência
Instruções para alta em cirurgias, 602
Insulina
  administração, 767–769, 767–768f
  mistura, 768–769, 768–769d, 769–770f
  preparação, 768–769
  seringa, 767, 767–768f
Integridade tecidual, 625
Intérprete certificado, 75–76
  habilitado, 75–76d
  por telefone, 75–76, 76–77f

Intubação gastrintestinal, 635–643. Ver também Alimentação com tubos
  nasogástricos
    aspiração de líquidos em, 639–640, 639–640d, 639–640f
    inserção de tubos em, 638–640, 639–640f
    irrigação de tubos em, 656d–657d
    manutenção de tubos em, 639–641
    medição NEX para, 638–639, 638–639f
    para descompressão, 639–641, 640–641f
    remoção de tubos em, 641–642
    solução de problemas para, 640–641t
  nasointestinal
    avaliação da colocação de tubos em, 642–643
    inserção de tubos em, 641–643, 641–642d, 641–643f
    para alimentação, 636–638
    para descompressão, 637–638
    tipos de tubo para, 636–639, 636f, 636–637t
  orogástrico, 636
  ostomia, 635
  razões para
    tubos transabdominais 637–638, 637–638f
    gerenciamento de, 642–643, 643–644d, 643–644f
Invasão de privacidade, 39
Irrigação contínua, 683–684, 683–684f
Irrigação de colostomia 712–713, 725d–728d
Irrigação de feridas, 617, 619, 630d–631d
Irrigação vaginal, 619–620, 619–620d
Isolamento de substâncias do corpo, 468–469
Itens estéreis, 152–153, 162d–165d

J

Jejum, 595–596
Jet lag, 384–385
Justiça, 45–46

K

Kardex, 125, 125f
K-pad, 620–621

L

Labiação, 153–154
Laceração, 236
Lactentes
  preocupações de segurança com, 400
Lâminas de barbear, uso de, 349–350d
Latino americano, 74–75
Latinos, 76–77
Lavar com xampu, 354–355, 372d–373d
Legista, 848–849
Lei judicial, 37
Lei(s)
  civil
    delitos intencionais, 37–40, 38f, 39f
    delitos não intencionais, 40, 41f
  criminal, 37
  lei comum, 37
  lei constitucional, 34, 34–35t

leis administrativas, 34–37, 34–35t
    comitês estaduais de enfermagem, 34–35
    nurse licensure compacts (NLC), 35–37, 35–36f
leis estatutárias, 34–35, 35–36d
prática ética, 42–48, 43f, 47f (Ver também Ética)
responsabilidade profissional, 40–42
    ação por imperícia, 42, 44d
    documentação, 42
    estatuto de limitações, 42
    gerenciamento de risco, 42
    leis do Bom Samaritano, 41–42
    registro anedótico, 42
    relatório de incidentes, 42, 43f
    seguro de responsabilidade, 41
Leis administrativas. *Ver em* Admissão de Lei(s), 168–175
    atividades de admissão em enfermagem, 169–172
    autorização médica, 169
    base de dados de enfermagem, 171–172, 171–172f, 183d–184d
    boas vindas ao paciente em, 170–171
    departamento de admissão, 169
    itens pessoais do paciente em, 170–171
    orientação do paciente em, 170–171
    plano de enfermagem para o cuidado, 171–172
    preparação do quarto em, 169, 170–171d
    responsabilidades da admissão médica, 171–172
    respostas à ansiedade, 171–172, 174, 173d–175d
        perda de identidade, 172, 174
        privacidade diminuída, 172, 174
        solidão, 172, 174
    tipos de, 169t
Leis cardíacas de Starling, 202–203
Leis civis. *Ver* Lei(s)
Leis comuns, 37
Leis criminais, 37
Leis do Bom Samaritano, 41–42
Leis estatutárias, 34–35, 35–36d
Leito, 376–377, 376f, 395d–396d
    colchão, 376, 376–377f
    leito hospitalar desocupado, 376, 389d–394d
    ocupado, 376–377, 395d–396d
    prancha, 501, 501f
    roupa de cama, 376–377
    travesseiros, 376
Leito ajustável, 500, 500f, 501f
Leito com ar fluidizado, 504t, 506, 506f
Leito com colchão hospitalar, 504t, 506, 506f
Leito com suporte oscilante, 504t, 506, 506f
Leito ocupado em hospital, 376–377, 395d–396d
Leitos especiais, 504–506
    dispositivos de alívio de pressão, 506t
    leito circular, 504t, 506–506, 506f
    leito com apoio oscilante, 504t, 506, 506f
    leito com ar fluidizado, 504t, 506, 506f
    leito com perda de fluxo de ar, 504t, 506, 506f
Leitos hospitalares desocupados, 376, 389d–394d
Lençol deslizante, 501
Lençol móvel, 501, 501f
Lentes de contato, 354–357, 355–356f
    remoção de, 355–357, 355–357f
Lesão do tipo chicotada, 538–539
Libelo, 40
Limpeza terminal, 177–178
Lipoatrofia 768–769
Lipo-hipertrofia, 768–769
Lipoproteína de alta densidade (HDL), 285–286
Lipoproteína de baixa densidade, 285–286
Lipoproteínas, 285–286
Líquido extracelular, 306
Líquido intersticial, 306
Líquido intracelular, 306
Líquido intravascular, 306
Líquido(s). *Ver também* Líquidos corporais
    aspiração de, 639–640, 639–640d, 639–640f
    eletrólitos em, 306
    extracelular, 306, 306t
    intersticial, 306, 306f, 306t
    intracelular, 306
    intravascular, 306, 306t
        no terceiro espaçamento, 312–313
    intravenoso (*Ver* Infusão intravenosa)
    mecanismos de distribuição de
        difusão facilitada, 307f, 308
        difusão passiva, 307f, 308
        filtração, 307–308, 307f
        osmose, 307, 307f
        transporte ativo, 307f, 308
    não eletrólitos em, 306–307
Líquidos corporais, 305–308
    água, 305–306
    compartimentos de líquidos, 306, 306f, 306t
    difusão facilitada, 307f, 308
    difusão passiva, 307f, 308
    eletrólitos, 306–307, 307t
    filtração, 307–308, 307f
    não eletrólitos, 306–307
    osmose, 307, 307f
    regulação de líquidos, 308
    sangue, 307
    transporte ativo, 307f, 308
Líquidos intravenosos, 313–323
    descontinuação de infusões, 321–322, 339d–340d
    dispositivo de acesso venoso intermitente, 321–323, 321–322f
    dispositivos para infusões eletrônicas, 318, 318f
    escolha da solução, 316
    implicações de enfermagem de, 325–326
    infusão por gravidade, 318
    monitoramento/manutenção de infusões, 318–322, 320–321t, 321–322d
    preparação de, 331d–333d
    preparação para administração, 316
    soluções coloidais, 315–316, 315–316t
    soluções cristaloides, 313–316, 313–314t, 315–316f
    tubos para, 316–318, 316f, 318f
        bolhas de ar em, 317, 321–322d, 321–322f
        componentes de, 316
        filtros em, 317, 317f
        macrogotejamento vs. microgotejamento, 317
        primários vs. secundários, 316–317
        seleção de, 316, 316f
        sistemas com agulha/sem agulha, 317–318, 318f
        troca de, 321–322, 338d–339d
        ventilados vs. não ventilados, 317, 317f
    venopunção, 318–319, 318–320f, 334d–337d
Lista da NANDA, 22
Litígio por imperícia, 42, 44d
Loop de *feedback*, 63–64, 63–64f
Lordose, 237
Luto, 849, 851
Luto antecipado, 849, 851
Luto disfuncional, 849, 851
Luto patológico, 849, 851
Luvas, 149–150, 149–150d, 150–151f, 469–470d
    estéreis, 153–154, 165d–167d
Luvas médicas, tipos de, 401–402t
Luvas para equipamentos de proteção pessoal, 149–150, 149–150d, 150–151f
    máscaras, 148, 148d, 148f
    óculos de proteção, 150–151, 150–151f
    proteção para os cabelos, 149–151
    proteção para os sapatos, 149–151
    respiradores, 149–150, 149–150f
    uniformes, 148
    vestuário e batas cirúrgicas, 148

M

Má adaptação de resposta ao estresse, 66–67
Má nutrição, 285
Machismo, 78–79
Macrochoque, 404–405
Manchas mongóis, 82, 82f
Manejos das vias aéreas, 810–824
    artificiais, 813–816
    aspectos anatômicos das, 811, 811f
    aspirando secreções, 813–814, 813t, 818d–820d
    drenagem postural em, 812, 812d, 813f
    em idosos, 811
    em ressuscitação, 827–833 (*Ver também* Ressuscitação)
    ensinando os pacientes, 812
    fisioterapia torácica em, 812
    implicações de enfermagem, 815–816
    manobra de Heimlich, 826
    mobilizando secreções em, 812–813, 813f
    natural, 811–814
    percussão, 813, 813f
    plano de cuidados de enfermagem para, 815–816

ressuscitação cardiopulmonar em, 828–830, 828f, 829t
secreções liquefeitas, 811–812, 812d, 812f
terapia inalatória em, 811
traqueostomia, 813–816, 814–815f, 820d––824d
via aérea em, 813–814, 813–814f, 814–815d
vibração, 813, 813f
Manguito inflável, 204–205, 205–206f
Manipulação sensorial, 68–69
Manobra de Heimlich, 826
Manobra de Valsalva, 705
Manômetro aneroide, 204–205, 204–205f, 205–206t
Manômetro oscilométrico eletrônico, 204–205, 204–205f, 205–206t
Manômetros de mercúrio, 204–205
Mapeamento de conceitos, 26–28, 27f
Mapeamento dos cuidados. *Ver* Mapeamento de conceitos
Máscara CPAP, 451–452, 451–452f
Máscara Venturi, 447, 451
Máscaras, 148, 148e, 148f, 469–470d. *Ver também* Máscaras de oxigênio
Máscaras de oxigênio
 máscara venturi, 447, 451
 simples, 446–447, 448t
 unidirecional, 446–447, 451–452
 unidirecional parcial, 446–447, 449f
Massagem nas costas, 385, 387, 397d–398d
Materiais usados, 150–151
 recipientes de lixo, 150–151f
 salas de utilidades, 150–151
Mecânica do corpo, 496–497, 497d. Ver também Posição; Posicionamento, Postura
 implicações de enfermagem do, 509
 terminologia para, 495t
Mecanismos de defesa biológica, 143–144
Mecanismos de defesa química, 143–144
Mecanismos de distribuição de eletrólitos
 difusão facilitada, 307f, 308
 difusão passiva, 307f, 308
 filtração, 307–308, 307f
 osmose, 307, 307f
 transporte ativo, 307f, 308
Mecanismos de enfrentamento, 66–67, 66–67t
Mecanismos de transferência de calor, 189t
Medicação na temperatura do corpo, 190–191
Medicação parenteral, 762–782. *Ver também* Medicação(ões)
 agulhas para, 763, 763t
 combinada em uma seringa, 765–766
 definição de, 762
 dispositivos modificados para injeções com segurança de, 763, 763f, 764f
 em ampolas, 764, 764d, 765f
 em cartuchos previamente enchidos, 765, 766f
 em frascos, 764–765, 765d, 765f
 implicações de enfermagem, 773–774
 injeção de, 766–774
  intradérmica, 766, 766f, 777d–778d
  intramuscular, 769–773, 780d–782d
  intravenosa, 766, 766f

 reduzindo o conforto de, 773–774, 773–774d
 subcutânea, 767–770, 767f, 768–769d, 769–770f, 779–780d
 técnica em Z, 772–773, 772–773d, 773–774f
 para idosos, 772–773
 plano de cuidados de enfermagem para, 774–775d
 preparação de, 764–766, 764f, 765d
 reconstituição de, 764–765
 seringas para, 763, 763f, 763t
Medicações
 Administração de
  documentação de, 738–739, 739–740f, 742–743, 744–745f
  ensinando o paciente a, 741–742
  erros em, 744–745
  frequência de, 738
  os cinco "certos" de, 739–741, 740–741f
  por tubos enterais, 742–743, 742–743d, 748d–750d
  por via inalatória, 754–757
  por via intravenosa, 783–787
  por via oral, 736–738, 738t
  por via tópica, 751–755, 751–752t
  preocupação com segurança de, 738–740
  transdérmicos, 751–753, 752–753f
  via parenteral, 763–764
  vias de, 736–738, 736–737f
 deficiência de G–6–PD, 82–83
 definição de, 736–737
 dosagem de
  cálculo de, 740–741, 741–742d
  erros em, 739–741
 dose de
  equianalgésicos, 429–430
 em cápsulas, 738
 estocagem de, 738–739
 inalatórias, 754–757, 755–756d, 756–757f (Ver também Medicações inalatórias)
 intravenosas (Ver também Infusão intravenosa)
 na forma de comprimidos, 738
 não observância de, 744–745
 nasais, 754–755, 760d–761d
 nome comercial de, 736–737
 nome genérico, 736–737
 oftálmicos, 752–754, 753–754f, 759d–760d
 orais (Ver também Medicações orais)
 organizadores de pílulas para, 269f
 otológicos, 753–755
 overdose de, 407f
 para idosos, 741–743
 parenteral (Ver também Medicações parenterais)
 polifarmácia e, 738
 reversão
 sem prescrição, 741–742
 sono e, 383
 suprimento de estoque, 738–739
 suprimento em doses unitárias, 738–739
 suprimento individual, 738–739

 tópicas, 751–755, 751–752t (Ver também Medicações tópicas)
 unguento, 751–752, 751–752d
Medicações diuréticas, 311
Medicações em cirurgias, 595–597
Medicações inalatórias, 754–758. *Ver também* Medicação(ões)
 aerossol, 756–757
 ensinando o paciente sobre, 755–756
 implicações de enfermagem de, 756–757
 inaladores para, 755–756, 755–756d, 755–756f
 padrão de respiração ineficaz, 758
 para idosos, 756–757
Medicações orais, 736–750
 administração de medicamentos
  frequência de, 738
  via de, 736–738, 738t
 administração do medicamento, 738–745, 746d–750d (Ver também Medicação(ões)
 dose do medicamento, 736–737, 736–737t
 estocagem de, 738–739
 nome do medicamento, 736–737
 polifarmácia, 738
 prescrições de medicamentos, 736–739
 prescrições por telefone, 738–739, 738–739d
 prescrições verbais, 738–739
 registro de administração de medicamentos (RAM), documentação em, 738–739, 739–740f
 responsabilidade por narcóticos, 738–739
 suprimento de, 738–739, 740–741f
Medicações sem prescrição, 741–742
Medicações tópicas, 751–755, 751–752t. *Ver também* Medicação(ões)
 adesivos cutâneos para, 752–753, 752–753f
 bucal, 754–755
 cutâneas, 751–753
 ensinando o paciente, 754–755d
 implicações de enfermagem de, 756–757
 nasal, 754–755, 760d–761d
 oftálmicas, 752–754, 753–754f, 759d–760d
 otológicas, 753–755
 para idosos, 752–753
 pomadas, 752–753, 753–754d, 753–754f
 retal, 754–755
 sublingual, 754–755
 tipos de, 751–752t
 transdérmica, 751–753, 752–753f
 unguento, 751–752, 751–752d
 vaginal, 754–755, 754–755d
Medicaid, 54–55
Medicamento(s)
 e sono, 380–383, 380–382t
Medicamentos adjuvantes, 425–426
Medicamentos anti-infecciosos, 145–146
Medicamentos antineoplásicos, 789–790, 789d, 790f
Medicamentos contra ansiedade, 595–596
Medicamentos de reversão, 598–599
Medicamentos não opioides, 423–425
Medicamentos opioides

analgesia controlada pelo paciente (ACP), 424-425, 425-426f, 433d-435d
analgesia intraespinal, 425-426
bólus (dose de carga) de, 425-426
como substâncias controladas, 424-425
dependência de, 429-430
para dor, 424-426
Medicamentos sem prescrição, 741-742
Medição da pressão arterial na coxa, 207-208, 223d-224d
Medição de pressão arterial anormal, 207-209, 208-209t
Medicare, 53-55, 54-55t
Medicina popular, 84
Medidas NEX, 638-639, 638-639f
Medidor de fluxo, 444-446, 445-446f
Medidor de fluxo de oxigênio, 444-446, 445-446f
Meditação, 427-428
Meias antiembolismo, 594-595, 605d-606d
Meios de contraste para testes, 255-256, 255-256f
Melatonina, 380
Membrana mucosa, 346-347, 811
Membranas mucosas bucais/orais, 234-235
Membro fantasma, 419-420
Membro protético temporário, 565-566
Membros protéticos para, 565-568, 565-566f, 568f, 578d-579d
Menadiona, 287, 289t
Mentol, 427-428
Mercury Reduction Act (2002), 194-195
Mesa ao lado do leito, 376-377
Mesa inclinada, 561-562, 562f
Mesa sobre o leito, 376-377
Método de casos, 57-58
Método de cureta, 763, 764f
Métodos de colocação de talas, 593-594, 593-594f
Micoplasmas, 141-142
Microrganismos, 140-142. *Ver também* Assepsia de bactérias, 140-141, 140-141f
agentes infecciosos, 141-143
definição de, 140
em cadeias de infecção, 141-145, 142-143f
fungos, 140-141
helmintos, 141-142
hospedeiros suscetíveis, 143-144d, 145
implicações de enfermagem em, 153-154
métodos de transmissão, 143-144, 143-144t
micoplasmas, 141-142
portal de entrada, 143-144
príons, 141-142
protozoários, 140-141
reservatório, 142-143
residentes, 146
sobrevivência de, 141-142, 141-142d
transitórios, 146
via de saída, 143-144
virulência, 140-141
vírus, 140-141
Microschock, 404-405
Microssono, 384
Minerais, 286-287, 286-287t

Minerais dietéticos, 286-287t
Minoria, 72-73
Mobilidade física, alterada, 569
Mobilidade funcional, 497-498
alterada, plano de cuidados de enfermagem para, 569d
promoção de, 510
Modo de andar com muletas, 565-566, 567t, 574d-577d
Modulação, 418-419
Monitor Holter, 520
Morbidade, 51-52
Mortalidade, 51-52, 51-52t
Morte
causas de, 82-83t
causas principais de, 51-52t, 82-83t
confirmação, 848-849
próxima, 847-849, 847-848t
Morte
com dignidade, 844
estágios da, 843t
aceitação, 843
barganha, 843
depressão, 843
negação, 843
raiva, 843
Morte cerebral, 848-849
Motivação, no aprendizado, 109
Móveis de quarto em hospitais. *Ver* Ambiente de pacientes
Movimentos extraoculares, 232-233, 232-233f
Muletas, 564-565, 565-566f
antebraço, 564-565, 565-566f
assistência com, 574d-577d
axilares, 564-565, 565-566f
exercícios de fortalecimento dos braços para, 561-562
humanas, 404f
marcha para, 565-566, 567f
medições para, 571d,574d
plataforma, 564-565, 565-566f
subir escadas com, 576
Murmúrios, 239-240

N

Não cumprimento do dever, 40, 40d
Não eletrólitos, 306-307
Não observância no uso de medicamentos, 744-734
Não patógenos, 140-141
Narcolepsia, 384
Narcóticos, 424-425, 595-596
Nariz, 234-235
National Council of State Boards of Nursing, 94-95
National Institute for Occupational Safety and Health (NIOSH), 497
National Patient Safety Goals 2009-2010, 400t
Nativos Americanos, 76-77
Náusea, 296-297, 296-297d
Nebulizador, 756-757
Necessidades humanas, hierarquia das, 50-52, 51-52f

Necropsia, 848-849
Negação, em enfermidades terminais, 843
Negligência, 40
Negligência unilateral, 525d
Neurotransmissores, 60-62, 60-61f
Neutralidade eletroquímica, 308
Niacina, 288t
Nociceptores, 418
Noctúria, 676-677
Nome comercial, 736-737
Nome genérico, 736-737
Norepinefrina, 61-62
Normeperidina, 424-425
Notificação à família, 847-849, 847-848d, 850f
Nurse licensure compacts (NLC), 35-37, 35-36f
Nursing Home Reform Act, 39
Nutrição, 284-304. *Ver também* Dieta; Alimentação; Nutrição parenteral
assistência à alimentação e, 298-299, 303d-304d
bandejas de refeição, 298-299, 302d
calorias em, 285
definição de, 285
dieta vegetariana e, 285-286f, 290-291, 291-292d
em cirurgias, 595-596
em idosos, 295-296
em pacientes terminais, 845-846
enteral (*Ver* Alimentação com tubos)
hábitos alimentares e, 290-291, 290-291f
metas para, 284-285
MyPlate e, 287, 289, 289f
necessidade de nutrientes em, 285-287, 289
notas, 77-79
para pacientes hospitalizados, 297-299
parenteral, 324-326, 324-325d, 324-325f, 325-326d, 325-326f
visão geral de, 285
Nutrição, 845-846
Nutrição enteral, 640-641
Nutrição parenteral, 324-326
emulsões lipídicas, 324-326, 325-326f
periférica, 324-325
total, 324-325, 324-325d, 324-325f, 325-326d
Nutrição parenteral total (NPT), 324-325, 324-325d, 324-325f, 325-326d

O

Obesidade, 294-295, 294-295d
Obstrução das vias aéreas
causas de, 825, 826d
gerenciamento de, 826, 827f (*Ver também* Gerenciamento das vias aéreas, Ressuscitação)
sinais de, 826, 826d, 826f
Obstrução de tubos em, 647, 647d
Óculos, 354-355
Oftalmoscópio, 231-232, 231-232f
Olho(s), 231-233, 231-232f, 234d
acomodação, 232-233, 232-233f
acuidade visual, 231-232
exame do campo visual, 232-233, 232-233f

irrigação dos, 617, 619, 619d, 619–620f
movimentos extraoculares, 232–233, 232–233f
resposta consensual, 232–233, 232–233f
tabela de Jaeger, 232–233, 232–233f
tabela de Snellen, 231–232
visão normal, 231–232
Olhos artificiais, 356–357
Oligúria, 676–677
Omnibus Budget Reconciliation Act (OBRA), 39, 409
Opções de asilos para idosos, 179–180t
Orelha, 232–234
   acuidade auditiva, 234, 234f, 234–235d
   audiometria, 234, 236t
   cerume, 234
   irrigação do, 617, 619–620, 619–620f
   teste de Rinne, 234, 234–235f
   teste de Weber, 23f, 234
Organizações de cuidados gerenciados, 54–56
   capitação, 55–56
   Health Maintenance Organizations (HMO), 54–56
   Preferred Provider Organizations (PPO), 55–56
Orientações da OMS para terapias medicamentosas, 422–424, 423–424f
Orientações de enfermagem
   balancear, 562
   coleta de amostras de escarro, 812
   exercícios de amplitude de movimento, 524–525
   mecânica corporal, usando a, 497
   rolo para o trocanter, 502, 502f
   sobre exame de fezes, 707
   sobre pétalas, 542–543
   transferência de pacientes, assistência à, 507
Orientações *MyPlate*, 287, 289, 289f
Orifícios de acesso sem agulha, 317, 318f
Órteses, 540–541, 540–541f
Órteses de reabilitação, 540–541, 540–541f
Órteses funcionais, 540–541
Órteses para imobilização mecânica, 540–541, 540–541f
   disfunção neurovascular periférica, risco de, 546–547d
   fixador externo, 543–544, 546–547f, 558d–559d
   gessos em, 540–543, 540–541t, 541–542f, 542–543d, 543–544f, 551d–556d
   implicações de enfermagem em, 546–547
   propósito das, 537–538
   talas
      comerciais, 538–540, 538–540f
      emergenciais, 538, 538f
   tipoias, 539–540, 540–541f, 548d–551d
   tração, 542–545, 543–545f, 557d–558d
Órteses profiláticas, 541–542
Os cinco "certos", 739–741, 740–741f
Osmose, 307, 307f
Osteoporose, 407
Ostomia, 635
   aparelho, 712–713, 712–713f
      troca de, 722d–725d

definição de, 711–712
localizações de, 711–712f
Otoscópio, 232–233
Óxido de etileno, 152–153
Oxigenação, 438–466. *Ver também* Respiração
   administração de oxigênio, 459d–461d
   avaliação de
      exame físico em, 439–440, 439–440d
      gases do sangue arterial (ABG) em, 439–440, 439–440t, 441d
      oximetria de pulso em, 439–440, 442, 457d–459d
   em idosos, 444–445
   fatores que afetam, 442–443t
   implicações de enfermagem em, 453–455
   inadequada
      causas de, 442–443d
      drenagem com tubo torácico impermeável para, 452–454, 461d–466d
      hipercarbia em, 442–444
      hipoxemia, 439–440
      hipoxia em, 439–440
      plano de cuidados de enfermagem para, 454–455
      posicionamento para, 440, 442, 442–443f
      sinais de, 439–440d
      técnicas respiratórias para, 440, 442–444, 443–444d
      terapia com oxigênio hiperbárico (TOHB), 453–454, 453–454f
      terapia com oxigênio para, 443–453 (Ver também Terapia com oxigênio)
   promoção de, 440, 442–444
Oxigênio hiperbárico, 453–454, 453–454f
Oxigênio transtraqueal, 451–453, 452–453f
Oximetria de pulso, 439–440, 442, 457d–459d
Oxycyte®, 316

P

Pacientes com comprometimento verbal, 102f, 103
Pacientes com comprometimento visual, 298–299, 301
Pacientes inconscientes, cuidados orais para, 352–353, 353–354t, 370d–371d
Pacientes surdos, 103–104, 103f
Padrão ineficaz de respiração, 454–455, 758
Padrões de privacidades
   para documentação, 121
Palpação
   leve, 228, 229f
   profunda, 228, 229f
Palpitação, 198, 200
Papanicolaou. *Ver* Teste Pap
Paracentese, 258–259, 259–260d, 259–260f
Paralinguagem (sons vocais), 101
Paralisia causada por muletas, 574
Parassonias, 384–385
Paredes, 374–375
Patência de tubos, 647
Patógenos de origem sanguínea, 469–470d
Pé caído, 497–498, 503f
Peça em T, 451–452

Pediculose (infestação de piolhos), 351t
Peito de pomba, 238f
Pele, 346, 346f, 346t
   adesivos, 752–753, 752–753f
   câncer, 351t
   características, 81–82, 81f, 82f
   glândulas, tipos de, 346t
   laceração, 621–622
   preparação, pré-cirúrgica, 594–595, 607d
   sensação, 242, 242d
   tração, 543–544, 545f
Pele facial, 236
Pele periestomal, 684–685
Percussão, 813, 813f
   em avaliações físicas, 228, 228f, 228t
Percutâneo não tunelizado, 788, 788f
Perda de identidade, em hospitalização, 172, 174
Perda de peso, dieta para, 294–295, 294–295d
Perfluorocarbonos (PFC), 315–316
Perímetro abdominal, 242, 244, 244f
Período pós-operatório em cirurgia. *Ver* Cirurgia
Período pré-operatório em cirurgia. *Ver* Cirurgia
Peristaltismo, 705
Pertences de pacientes
   estocagem de, 170–171
   inventário de, 170–171, 170–171f
Perturbações no ciclo sono-vigília, 384–385
   fototerapia, 384–385, 384–385d
   síndrome do pôr do sol, 384, 384d
   trabalho em regime de turnos, 384
   transtorno afetivo sazonal, 384–385
   viagens em aeronaves a jato, 384–385
Pescoço, 236
Pessoas Saudáveis 2010, 55–57, 56–57d, 56–57f
Pessoas Saudáveis 2020, 287, 289, 289–290d
Piloereção, 189
Pirexia, 195–196
Piridoxina, 288t
Placa, 346–347
Plano de cuidados de enfermagem, 124–125, 125f
   comprometimento da mobilidade física, 569
   conhecimentos deficientes, 154
   em hospitalizações, 171–172
   negligência unilateral, 525
   para aspiração, 650–651
   para desesperança, 852
   para exames e testes diagnósticos, 263–264d
   para padrão ineficaz de respiração, 454–455, 758
   para proteção ineficaz, 791
   para risco da síndrome de desuso, 508–509
   para risco de autogerenciamento ineficaz da saúde, 774–775
   para risco de disfunção neurovascular periférica, 546–547d
   para risco de incapacidade de manter ventilação espontânea, 832–833
   para risco de transmissão de infecções, 478
   sobre risco de lesões, 410–411

Pluma, 590
Pneumonia em cirurgia, 593t, 593-594
Podólogo, 354-355
Polifarmácia, 738
Polissacarídeos, 316
Polissonografia noturna, 382-383, 382-383f
Poliúria, 676-677
Pomada, 752-753, 753-754d, 753-754f
Pomada de nitroglicerina, 753-754
Ponto frio, 256-257
Ponto quente, 256-257
Portadores, 142-143
Portal de entrada, 143-144
Pós-carga, 202-203
Posição de Fowler, 440, 442, 500
Posição de litotomia, 251-252
Posição de pé, 251-252
Posição de recuperação, 831-832, 831-832f
Posição de Sim, 251-252, 500
Posição de Trendelenburg, 500, 500f
Posição dorsal recumbente, 251-252
Posição em prono, 500
Posição genupeitoral, 251-252
Posição lateral, 500
Posição oblíqua lateral, 500, 500f
Posição ortopneica, 440, 442
Posição supina, 497-500, 499f, 500f
Posicionamento, 497-502, 497-502f, 847
   em cadeira de roda, 409-410t
   em dispositivos de ressuscitação cardiopulmonar para leito ajustável, 500, 500f, 501f
      colchão, travesseiros, 501
      lençol móvel, 501, 501f
      prancha para leito, 501, 501f
   métodos para girar e movimentar para, 501-503, 502f, 503f, 511d-515d
      pranchas para os pés, botinas e talas, 502, 502f
      rolos manuais, 502, 502f
      rolos trocanteriano, 502, 502f
      trapézio, 503, 503f
   para avaliação física, 230-231
   para exames e testes, 250-252, 253t
   para oxigenação, 440, 442, 442-443f
Posições anatômicas, 495t
   articular, 523t
   de Fowler, 500, 501f
   de pé modificada, 251-252
   de recuperação, 831-832, 831-832f
   de Sim, 500
   de Trendelenburg, 500, 500f
   decúbito lateral, 500, 508f
   em prono, 500, 500f
   funcional, 495t
   lateral, 500, 500f
   litotomia, 251-252
   neutra, 495t
   oblíqua lateral, 500, 500f
   ortopnéica, 440, 442, 442-443f
   recumbente dorsal, 251-252, 253t
   supina, 497-500, 499f, 500f
Posições articulares, 523t
Postura, 495-496, 495f, 496f
   de pé, 495, 495f

   deitada, 496, 496f
   sentada, 496, 496f
Pranchas para movimentação, 506-507, 507f
Pranchas para os pés, 502, 502f
Prática com base em evidências, 5-6
Práticas seguras de aplicação de injeções, 469-471
Pré-carga, 202-203
Precauções aéreas, 470-472, 473f
Precauções com base na transmissão, 470-473, 471-472t, 473f, 478
Precauções com gotículas, 473
Precauções com o contato, 473
Precauções padrão, 468-471, 468-469f, 469-470
Precauções universais, 468-469
Preferred Provider Organizations (PPO), 55-56
Preocupações de segurança com crianças em idade escolar, 400
Preparação física para cirurgia, 594-597
Preparação psicossocial para cirurgia, 596-597
Prescrições por telefone (de medicações), 738-739, 738-739d
Prescrições verbais, 738-739
Pressão arterial, 202-210
   alta, 207-208
   baixa, 208-209
   diastólica, 203-204
   fatores que afetam, 203-204
   hiato auscultatório, 206-207
   hipotensão postural em, 208-209, 225d-226d
   medição da, 203-204, 203-204f, 220d-223d
      equipamentos para, 204-207, 204-206f, 205-206t
      erros de avaliação em, 206-207t
      esfigmomanômetro, 204-205, 204-205f, 205-206t
      estetoscópio, 205-207, 205-206f
      estetoscópio Doppler, 207-208, 207-208f
      manguito inflável, 204-205, 205-206f
      monitoramento automático em, 207-208
      na coxa, 207-208, 223d-224d
      palpação em, 207-208
      pressão anormal, 207-209, 208-209t
      sítios de avaliação, 204-205
      sons de Korotkoff em, 206-208, 206-207f
      técnicas alternativas de avaliação, 207-208, 207-208f
   sistólica, 203-204
Pressão do pulso, 203-204
Pressão hidrostática, 308
Pressão por sucção, 813t
Pressão sistólica, 203-204
Prevalência de doenças, 82-84, 82-83t
Prevenção primária de estressores, 67-68
Prevenção secundária contra estressores, 67-68
Prevenção terciária de estressores, 67-68
Princípios para o posicionamento de cadeiras de roda, 409-410t
Príons, 141-142
Privacidade, diminuída, 172, 174
Problemas de colaboração, 22, 22f, 23t
   metas dos, 23

Problemas nutricionais
   anorexia, 295-296, 296-297d
   emaciação, 295-296, 295-296d
   gases estomacais, 296-297, 297-298d
   náusea, 296-297, 296-297d
   obesidade, 294-295, 294-295d
   vômito, 296-297, 297-298d
Processo de enfermagem
   avaliação em
      base de dados, 18-19, 18-19t, 20f
      foco, 18-19, 18-19t
      funcional, 18-19t, 21
   avaliações, 26, 26t
   características do, 17-18
   dados
      fontes de, 18-19
      organização de, 21
      tipos de, 18-19
   definição de, 17, 17-18t
   diagnóstico
      enfermagem, 21-22, 21t
      problemas de colaboração, 22, 22f, 23t
   etapas em, 17-26, 17-18f
   implementação, 25-26, 26f
   mapeamento de conceitos, 26-28, 27f
   planejamento, 23-25, 23t, 25f
   uso de, 26, 27d
Proficiência Limitada em Inglês (PLI), 75-76
Programa de exercícios seguros, 523
Programas associados de graduação, 10
Programas de diplomas hospitalares, 9-10, 10f
Programas para graduados em enfermagem, 10
Prontuários dos pacientes. *Ver* Registros médicos
Prontuários médicos, 114-117. *Ver também* Documentação; Proteção de informações sobre saúde
   acesso de pacientes aos prontuários, 117
   definição de, 114
   eletrônicos, vantagens/desvantagens de, 121t
   entrada de dados, 129d-130d
   formulários, 114, 114-115t
   prontuários de pacientes
      orientados para a fonte, 117
      orientados para problemas, 117, 117t
   usos
      acreditação, 116
      compartilhamento de informações, 114-115
      controle permanente, 114-115
      educação e pesquisa, 116
      evidência legal, 116-117, 116d
      garantia da qualidade, 114-116
      reembolso, 116
Prostaglandina, 418-419
Proteção dos olhos, 469-470d
Proteção facial, 469-470d
Proteínas completas, 285-286
Proteínas em dietas, 285-286, 285-286f
Proteínas incompletas, 285-286
Próteses permanentes, 565-566, 568
Próteses pós-operatória imediata (PPOI), 565-566

Protetores de sapatos, 149-151
Protozoários, 140-141
Proxêmica, 101, 101t
Pseudoconstipação, 707-708
Psoríase, 351t
Pulso
    avaliação de
        procedimento para, 218d-219d
        sítios para, 200-202, 200-201f
    déficit, 201-202
    definição de, 198, 200
    efeito de treinamentos sobre, 198, 200
    frequência
        fatores sobre pulso/frequência cardíaca, 198, 200, 200t
        lenta, 198, 200
        rápida, 198, 200
    frequência apical-radial, 201-202, 201-202f
    frequência cardíaca apical, 200-201, 200-201f
    radial, 200-201, 200-202f
    ritmo, 198, 200
    sítios de pulsos periféricos, 200-201f
    volume, 198, 200-201, 200-201t
Pulso radial, 200-201, 200-202f
    avaliação de, 218d-219d
Punção espinal. Ver Punção lombar
Punção lombar, 258-259, 260-261d, 260-261f
    procedimentos, 470-471

Q

Quadrantes abdominais, 242, 243f
Quartos de pacientes. Ver também Ambiente de pacientes
    Preparação para, 169, 170-171d
Quedas, 405-408, 408t
    prevenção de, 408d
Queimaduras, 401-404. Ver também Riscos ambientais
Queratina, 346-347
Questionários, 382-383

R

Raça, 72-73
Radiação, 151-152
Radiação ultravioleta, 151-152
Radiografia, 254-257, 254-255t, 255-256f
Raios X. Ver Radiografia
Raiva, em doença terminal, 843
Recipientes de lixo, em controle de infecções, 150-151f
Recomendação da American Society of Anesthesiology, 595-596
Recursos escassos, alocação de, 48
Reforma de Nightingale, 2-4
Região deltoide, 771-773, 771-772f
Região do vasto lateral, 771-772, 771-772f
Região dorsoglútea, 770-771, 770-771f
Região retofemoral, 771-772, 771-772f
Região ventroglútea, 770-772, 770-771f
Registro anedótico, 42

Registro clínico. Ver também Documentação computadorizada, 119-120, 120f, 121t
    foco, 119, 119f
    narrativo, 117, 118f
    PIE, 119, 119f
    por exceção, 119, 119f
    SOIC, 117, 118t, 119
Registro com foco, 119, 119f
Registro de administração de medicamentos (RAM), 738-739, 739-740f
Registro narrativo, 117, 118f
Registro PIA, 119, 119f
Registro SOIC, 117, 118t, 119
Registros. Ver Prontuário; Documentação; Prontuários médicos
Registros computadorizados, 119-120, 120f, 121t
Registros médicos eletrônicos, 121t
Registros orientados em fontes, 117
Registros orientados por problemas, 117, 117t
Regulação de líquidos, 308
Regurgitação, 296-297
Relacionamento enfermeiro-paciente. Ver também Comunicação
    papéis da enfermagem em, 94-96
        como colaborador, 94-95, 94-95f
        como cuidador, 94-95, 94-95d
        como delegante, 96
        como educador, 94-95
    relacionamento terapêutico
        barreiras para, 97, 97d, 97f
        com populações especiais, 103-104
        comunicação não verbal, 100-103, 100d, 101f, 101t, 102f
        comunicação verbal, 97-100, 98t, 99t, 100f
        fase conclusiva, 97
        fase de trabalho, 97
        fase introdutória, 96
        fases de, 96-97
        princípios subjacentes, 96
Relacionamento entre enfermeiro terapêutico e paciente. Ver Relacionamento enfermeiro-paciente
Relatório de troca de turno, 126, 126d, 126f
Relatórios de incidentes, 42, 43f
Relaxamento progressivo, 385, 387, 387d
Remissão, 52-53
Remoção de itens reutilizáveis, 476-477
Reservatório, de infecção, 142-143
Resíduos gástricos, 646, 646d
Resistência a medicamentos antibióticos, causas de, 141-142d
Respiração
    anatomia e fisiologia da, 438-439, 439f
    aparelho, 756-757
    apneia, 202-203
    diafragmática, 443-444, 443-444d
    dispneia, 202-203
    estertorosa, 202-203
    estridor, 202-203
    hiperventilação, 202-203
    hipoventilação, 202-203

Respiração. Ver também Respiração; Oxigenação; Ventilação
    Cheyne-Stokes, 202-203
    Definição de, 201-202
    externa, 438-439, 439f
    interna, 438, 439f
    ventilação, 201-202, 438
Respiração boca a boca, 830, 830f
Respiração boca-estoma, 830
Respiração com lábios franzidos, 442-444
Respiração de resgate, 829-830
    respiração boca a boca, 830, 830f
    respiração boca-estoma, 830
Respiração diafragmática, 443-444, 443-444d
Respiração profunda, 440, 442-443
    ensinamento pré-operatório de, 593-594, 593-594f
Respirador N95, 471-472, 473f
Respirador purificador de ar motorizado (RPAM), 471-472
Respiradores, 149-150, 149-150f
Responsabilidade permanente pela documentação, 114-115
Responsabilidade profissional. Ver Lei(s)
Responsabilidades da admissão médica, 171-172
Responsabilidades pré-procedimentos de enfermeiros, 250-252, 250d, 251-252f
Respostas ao estresse psicológico. Ver Estresse
Respostas fisiológicas ao estresse. Ver Estresse
Ressuscitação, 825-833
    algoritmo de, 830-831f
    avaliação rápida em, 827f
    cabeceira removível para, 376, 376f
    cardiopulmonar, 45-46, 404-405, 828-830, 828f, 829t
    compressão torácica em, 826, 828, 829t
    contato com serviços de emergência em, 828
    de idosos, 827
    descontinuação de, 831-832
    desfibrilação, 830-832, 830-831f
    implicações de enfermagem de, 831-832
    líquidos (Ver Infusão intravenosa)
    manobra de compressão da mandíbula, 829, 829f
    plano de cuidados de enfermagem para, 832-833
    posição de recuperação, 831-832, 831-832f
    precoce, 828
    recuperação em, 831-832
    respiração de resgate em, 829-830
    suporte avançado à vida em, 828, 830-831f
    técnica da cabeça inclinada/queixo erguido, 829, 829f
Retenção (Foley), 681-682, 681-682f
Retenção urinária, 676-677
    pós-operatória, 600-601t
Retinol, 288t
Retreinamento da bexiga, 679-680
Réu, 37
Riboflavina, 288t
Rickettsiae, 140-141

Riscos ambientais, 400-405
   asfixia
      inalação de fumaça, 404, 404-405f
      por afogamento, 404-405
      por envenenamento por monóxido de carbono, 404, 404-405d
      por ressuscitação cardiopulmonar (RCP), 404-405, 404-405f
   choque elétrico, 404-407
   envenenamento na infância, 405-407, 405-407d
      prevenção, 405-407, 405-407f, 407d
      tratamento de, 405-407, 407f
   quedas, 405-408, 408t
      prevenção de, 408d
   queimaduras
      controle de incêndio, 401-402, 403f
      extintores de incêndio, 404, 404d, 404t
      planos de incêndio, 401-402
      prevenção de, 401-402, 403d
   sensibilidade ao látex
      reações ao látex, tipos de, 400-401
      salvaguarda de pacientes e de funcionários, 400-401, 401-402t
Riscos cardíacos com gorduras, 286-287t
Riscos do oxigênio, 452-454, 452-453d, 453-454f
Ritmo circadiano, 203-204
Rizotomia, 426-427
Roentgenografia. *Ver* Radiografia; Aplicação de ataduras, 616-617, 618f
Rolos manuais, 502, 502f
Rolos trocanterianos, 502, 502f
   orientações de enfermagem, 502d
Roncos, 239-240
Rounds, 126, 128, 128f
Rounds de pacientes, 126, 128, 128f
Roupa de cama, 469-470d
   leito, 376-377
Roupas e higiene em cirurgias, 595-596

S

Saída de líquidos, 311
Sala de controle de infecções, 474-475, 474-476f
Sala de operação em cirurgia, 597-598
Sala de reação pós-anestésica (RPA), 598-599
Sala de recepção em cirurgia, 597-598, 597-598f
Sala de recuperação, 598-599
Salas de utilidades, no controle de infecções, 150-151
Sangue, 307, 315-316. *Ver também* Coágulos de transfusão, 593-594
   coleta e armazenamento de, 322-323
   compatibilidade de, 322-323, 322-323t
   doação, 591-592, 592t
   produtos, 315-316, 315-316t
   segurança, 322-323
   substitutos, 315-316
Sangue em soluções coloidais, 315-316
   expansores plasmáticos, 316
   produtos do sangue, 315-316, 315-316t
   substitutos do sangue, 315-316
Sarna, 351t
Saúde. *Ver também* Assistência médica; Enfermidades, Equipe de enfermagem
   bem-estar e
      hierarquia das necessidades humanas, 50-52, 51-52f
      holismo, 50-51, 50-51f
   como um direito, 50-51
   continuidade dos cuidados, 57-58
   definida, 50
   enfermidade e, 51-53
   metas nacionais para, 55-57
   recursos limitados, 50-51
   responsabilidade pessoal, 50-51
   tendências na, 53-54d
Secreções
   aspiração, 813-814, 813t, 818d-820d
   liquefação de, 811-812, 812d, 812f
   mobilização de, 812-813, 813f
Sedação consciente, 598-599
Sedativos, 380-382, 595-596
Segurança, 399-416
   adolescentes, 400
   crianças em idade escolar, 400
   implicações de enfermagem para, 410-411, 410-411d
   National Patient Safety Goals 2009-2010, 400t
   para adultos, 400, 400-401t
   para afogamento, 404-405
   para bebês, 400
   para choque elétrico, 404-407
   para envenenamento, 405-407, 405-407d
   para envenenamento por monóxido de carbono, 404, 404-405d
   para inalação de fumaça, 404, 404-405f
   para incêndios, 401-404, 404d, 404t
   para lactentes, 400
   para quedas, 405-407, 408d
   para queimaduras, 401-404, 403d, 403f, 404t
   para ressuscitação cardiopulmonar (RCP), 404-405, 404-405f
   restrições, 408-410, 409d, 409-410t
Segurança dos dados, 122
Segurança dos dados de proteção de informações sobre a saúde, 122
   aplicações no local de trabalho, 121-122
   padrões de privacidade, 121, 121d
Seguro de responsabilidade, 41
Seleção de enfermagem domiciliar, 180, 180d
Sem maleficência, 44-45
Sensibilidade ao látex, 400-401, 401-402t
Sepses, 623
Sequelas, 52-53
Seringa de tuberculina, 766, 766f
Seringas, 763, 763f, 763t
Serotonina, 61-62
Serviços comunitários, 180t
Serviços de telessaúde, 35-36
Shaman, 84
Sibilos, 241
Sigmoidoscopia, 268d-269d
Silêncio, em comunicação, 100
Simpatia, 15
Sinais vitais, 187-210
   definição de, 187
   dispositivos de monitoramento automático para, 195-196, 195-196f
   documentação, 208-209, 209-210f
   frequência respiratória, 201-203
   implicações de enfermagem em, 209-210
   medição de, 188d
   pressão arterial, 202-210
   pulso, 198, 200-202
   temperatura, 188-199
Síndrome da adaptação geral, 64-65
Síndrome da apneia/hipopneia do sono, 383-384
Síndrome do bem-estar, 21t, 22
Síndrome do compartimento, 555d
Síndrome do desuso, 494
   risco de, 508d-509d
Síndrome do esvaziamento rápido, 643-644, 648-649t
Síndrome do pôr do sol, 384, 384d
Sistema de ativação reticular (SAR), 61-62, 62-63f
Sistema de bombeamento de sódio-potássio, 308
Sistema de código de barras para administração de medicamentos, 740-741
Sistema de dispensador automático de medicamentos, 740-741
Sistema de drenagem de urina
   aberto, 683-684
   fechado, 681-683, 681-683f
   irrigação de, 683-684
Sistema de movimentação de pacientes, 497-498f
Sistema endócrino
   controle neuroendócrino 63-64
   loop de *feedback*, 63-64, 63-64f
Sistema nervoso autônomo, 61-64
   sistema nervoso parassimpático, 62-64, 62-63t
   sistema nervoso simpático, 62-63, 62-63t
Sistema nervoso central, 61-62, 61-62f
   córtex, 61-62
   sistema de ativação reticular (SAR), 61-62, 62-63f
   subcórtex, 61-62
Sistema nervoso parassimpático, 62-64, 62-63t
Sistema nervoso simpático, 62-63, 62-63t
Sistema tegumentar. *Ver* Higiene
Sistemas de pagamentos prospectivos, 54-55
Sistemas fechados de drenagem de urina, 681-683, 681-683f
Sistemas integrados de liberação, 55-56
Sítios de pulso periférico, 200-201f
Solidão, 172, 174
Solução hipertônica, 315-316
Solução hipotônica, 313-316
Solução isotônica, 313-314, 315-316f
Soluções cristaloides, 313-316, 313-314t, 315-316f
Soluções salinas normais, 709-710

Sono
  álcool e, 380–382
  alimentos e bebidas e, 380–382
  atividade e, 380
  cafeína e, 380–382
  caminhar, 384–385
  ciclos, 377–378, 378–379t
  em depressão, 380–382
  em enfermidades, 380–382
  em idosos, 377–379
  emoções e, 380–382
  fases do, 377–378, 377–378f, 378–379t
  fatores ambientais em, 380–382
  fatores que afetam, 378–383, 378–379t
  funções e, 376–378, 377–378d
  humor e, 380–382
  implicações de enfermagem em, 384–385
    massagem nas costas, 385, 387, 397d––398d
    relaxamento progressivo, 385, 387, 387d
  luz e, 380, 380f
  medicações e, 380–383, 380–382t
  motivação e, 380–382
  não REM, 377–378, 377–378f
  onda lenta, 377–378
  paradoxal, 377–378
  paralisia, 384
  privação, crônica, 377–378d
  promoção do, 383d
  REM, 377–378, 377–378f
  requisitos para, 377–378, 378–379t, 380f
  ritmos circadianos e, 380
  rituais, 380–382
Sono com movimentos não rápidos dos olhos (NREM), 377–378, 377–378f, 380f
Sono com movimentos rápidos dos olhos (REM), 377–378, 377–378f, 380f
Sons adventícios, 239–240
Sons brônquicos, 239–240
Sons bronquiovesiculares, 239–240
Sons cardíacos, 238, 239, 239–240f
  anormais, 239
  normais, 238
Sons de Korotkoff, 206–208, 206–207f
Sons intestinais, 242, 244, 244d, 244f
Sons pulmonares, 239, 239–240d, 241, 241f
  anormais, 239–240
  normais, 239–240
Sons traqueais, 239–240
Sons vesiculares, 239–240
"Spica" para o ombro, 541–542
Subcórtex, 61–62
Subculturas, 73–75, 73–74d, 73–74t
Substâncias carreadoras de oxigênio à base de hemoglobina (HBOC), 315–316
Suprimento de estoque, 738–739
Suprimento em dose única, 738–739
Suprimento individual, 738–739
Suprimento individual de medicamentos, 738–739, 740–741f
Surfactante, 349

T

Tabela de Jaeger, 232–233, 232–233f
Tabela de Snellen, 231–232
Tala de Thomas, 548
Talas, 502, 502f
  comerciais
    colar cervical, 538–540, 539–540f
    imobilizadores, 538–539, 538–539f
    talas de tração, 538–539, 538–539f
    talas infláveis, 538–539, 538–539f
    talas moldadas, 538–539, 538–539f
  emergenciais, 538, 538f
  pé, 502, 502f
Talas infláveis, 538–539, 538–539f
Talas moldadas, 538–539, 538–539f
Talas pneumáticas. Ver Talas infláveis
Tanques de oxigênio, portáteis, 443–445, 444–445f
Taquicardia, 198, 200
Taquipneia, 202–203
Tártaro (placa endurecida), 346–347
Taxa e temperatura metabólica, 189–190
Técnica da cabeça inclinada/queixo erguido, 829, 829f
Técnica de relaxamento, 427–428, 427–428d
Técnica em Z, 772–773, 772–773d, 773–774f
Técnica limpa, 145
Técnicas cardíacas avançadas de suporte à vida (ACLS), 828
Técnicas de sacos duplos, 475–477, 476–477f
Técnicas não terapêuticas de comunicação verbal, 99t
Técnicas respiratórias, 440, 442–444, 443–444d
  diafragmática, 443–444, 443–444d
  espirometria de incentivo, 442–443, 443–444d, 443–444f
  fitas nasais, 443–444
  lábios franzidos, 442–444
  profunda, 440, 442–443
Técnicos em enfermagem (EPL), 8, 17–18
Telefone, 128
Temperatura, 188–199
  axilar, 191–192
  baixa, 197–198
  centígrada, 188
  clima e, 189–190
  dentro da orelha, 190–192, 190–191f
  efeitos de medicamentos sobre, 190–191
  elevada, 188, 195–198, 196–197f, 197–198t
  emoções e, 190–191
  enfermidade/lesão, 190–191
  exercícios e atividades e, 189–190
  externa, 188
  Fahrenheit, 188
  fatores que afetam, 189–191
  fórmulas de conversão para, 189d
  gênero e, 189–190
  idade, 189–190
  ingestão de alimentos e, 189–190
  interna, 188
  mecanismos de transferência de calor, 189t
  medição de
    dispositivos automáticos de monitoramento, 195–196, 196–197f
    procedimento, 212d–217d
    sítios para, 190–192
    termômetros para, 191–196, 212d–217d
  no quarto de pacientes, 374–375
  normal, 188
  oral, 191–192
  ponto de referência para, 189
  regulagem de, 189, 189–190f
  retal, 191–192
  ritmos circadianos e, 189–190
  subnormal, 197–198, 197–198d
  taxa metabólica e, 189–190
  timpânica, 190–191, 190–191f
Temperatura axilar, 191–192
Temperatura externa do corpo, 188
Temperatura retal, 191–192
Tempo, 78–79
Tempo de reenchimento capilar, 241
Tenda de oxigênio, 451–452
Tenda facial, 450t, 447, 451–452
Teoria ambiental, 6–7t
Teoria da adaptação, 6–7t
Teoria das necessidades básicas, 6–7t
Teoria de autocuidados, 6–7t
Teoria deontológica, 42, 44
Teoria teleológica, 42, 44
Terapêutica com oxigênio, 315–316
Terapia anticoagulação, 592
Terapia com oxigênio hiperbárico (TOHB), 453–454, 453–454f
Terapia inalatória, 811
Terapia médica alternativa, 84d
Terapia medicamentosa para dor. Ver Gerenciamento da dor
Terapia térmica
  banhos em, 621–622, 632d–634d
  bolsa térmica em, 620–622, 621–622f
  bolsas/colares de gelo em, 620–621, 620–621d, 620–621f
  compressas em, 620–621
  compressas químicas em, 620–621
  compressas úmidas em, 621–622
  ensinando o paciente sobre, 620–621
  faixas de temperatura para, 620–621t
  imersões em, 621–622
  no gerenciamento de feridas, 619–622, 620–621d, 621–622f
  para dor, 401–402
  usos comuns de, 620–621d
Terceiro espaço
  desequilíbrio hídrico, 312–313, 313–314f
Termogênese, 189–190
Termometria da artéria temporal, 191–192, 191–192f
Termometria na membrana timpânica, 190–192, 190–191f
Termômetro eletrônico, 191–192, 194, 194f
Termômetro infravermelho para artéria temporal, 194–195, 194f, 194–195d
Termômetro oral, 191–192
Termômetro químico descartável, 195–196f

Termômetros, 191-196, 193t, 212d-217d
  clínicos, 191-192
  de vidro, 194-195, 194-196d
  digitais, 195-196, 195-196f
  dispositivos de monitoramento automático, 195-196, 196-197f
  dispositivos para monitoramento contínuo da temperatura, 195-196
  eletrônicos, 191-192, 194, 194f
  infravermelhos para artéria temporal, 194-195, 194f, 194-195d
  químicos, 194-195, 194-196f
  timpânicos infravermelhos,194, 194f
Termorregulação, 374-375
Termostato, 620-621
Testamento em vida, 47
Teste da escada, 521, 521t
Teste de caminhar 1600 metros, 521, 521t
Teste de glicemia capilar, 260-263
Teste de latência múltipla do sono, 383
Teste de resistência cardiovascular, 521
Teste de Rinne, 234, 234-235f
Teste de Weber, 23f, 234
Teste Pap, 252, 254-255, 254-255t, 265d--267d
Testes. *Ver* Exames e testes diagnósticos
Testes laboratoriais, 250
Testes submáximos de aptidão física, 520
Tiamina, 288t
Tipoia para o braço, 539-540, 540-541f, 548d--551d
Tipoias, 539-540, 540-541f, 548d-551d
Tipoias comerciais. *Ver também* Comadres com Tipoia, 677-678, 677-678f
Tiras nasais, 443-444
Tolerância a medicamentos, 380-382
Tomada de parede, 443-444
Tomografia computadorizada, 255-256, 255-256f
Tomografia por emissão de pósitrons, 256-258
Tônus, 561-562
Toque, 77-79, 101, 101f
Toque afetivo, 101, 101f
Toque orientado pela tarefa, 101, 101f
Tórax
  avaliação do, 236, 238f
  compressão, 826, 828, 829t
  fisioterapia, 812
Tórax afunilado, 238f
Tosse forçada, 593-594
  colocação de talas para, 593-594f
  ensinamentos pré-operatórios para, 593-594, 593-594f
Toxicidade do oxigênio, 452-453, 452-453d
Toxina botulínica, 425-427
Trabalhadores em regime de turno
  transtorno do sono em, 384
Trabalho metabólico equivalente (TME), 522, 522t
Tração, 542-545
  cuidados, 543-544, 546-547b, 557d-558d
  cutânea, 543-544, 545f
  esquelética, 543-544, 545f

manual, 543-544, 543-544f
  talas, 538-539, 538-539f
Tração de Buck, 545f
Tração de Russell, 545f
Tração esquelética, 543-544, 545f
Tração manual, 543-544, 543-544f
Trajes cirúrgicos, 595-596
Tranquilizantes, 380-382
Transdução da dor, 418, 418f
Transdutor, 257-258
Transferência, 176-177f, 177-180
  atividades em, 177-179, 177-178f, 178-179d
  definição de, 177-178
  instituições de cuidados prolongados, 178-180, 179-180f, 179-180t
    instituição de cuidados básicos, 179-180
    instituição de cuidados intermediários, 179-180
    instituição de enfermagem especializada, 178-180
    nível de cuidados, determinação de, 179-180
    opções de residência para idosos, 179-180t
    seleção de enfermagem domiciliar, 180, 180d
  sumário, 177-178, 177-178f
  unidade intermediária, 177-178
Transfusão. *Ver também* Sangue
  calibre de agulhas, 322-323
  materiais para cateteres, 322-323
  reações, 323-324, 323-324t
  tubos, 323-324, 323-324f, 343d-344d
Transfusões autólogas, 591-592, 592t
Transição gradual saúde-enfermidade, 50-51f
Transmissão de dor, 418-419
Transmissão de HIV, 468d
Transporte ativo, 307f, 308
Transportes de pacientes em casos de infecção, 476-477
Transtorno afetivo sazonal, 384-385
Transtornos do sono. *Ver também* Perturbações no ciclo sono-vigília
  em depressão, 380-382
  em profissionais com regime de turno, 384
  hipersonia, 383-384
  insônia, 383, 383d
  jet lag, 384-385
  narcolepsia, 384
  parassonias, 384-385
  plano de cuidados de enfermagem para, 386
  síndrome da apneia/hipopneia do sono, 383-384
  transtorno afetivo sazonal, 384-385
Trapézio, 503, 503f
Traqueostomia, 813-816, 814-815f, 820d--824d
Travesseiros, 376, 501
Treinamento de continência, 679-680, 680-681d
Trifosfato de adenosina (ATP), 308

Trombo, 593-594
Trombócitos, 307
Tubo de descompressão intestinal
  inserção de tubo, 649-650, 649-650d
  remoção de, 649-650
Tubo de gastronomia endoscópica percutânea (PEG), 637-638, 637-638f
Tubo de jejunostomia, 637-638
Tubo enteral em medicação oral, 742-743, 742-743d, 748d-750d
Tubo nasogástrico. *Ver também* Inserção de intubação gastrintestinal
  inserção
    avaliação antes da intubação, 638-639
    colocação do tubo, 638-640, 639-640f
    inspeção nasal, 638-639
    medidas do tubo, 638-639
    preparação do paciente, 638-639
  manutenção
    descompressão gástrica, 639-641, 640-641f
    nutrição enteral, 640-641
  remoção, 641-642
Tubo nasointestinal, 636-638, 636-637t. *Ver também* Intubação gastrintestinal; Tubo(s)
Tubo orogástrico, 636
Tubo para macrogotejamento, 317
Tubo para microgotejamento, 317
Tubo(s)
  Irrigação de, 656d-657d
  nasogástrico, 636, 636f, 636-637t
  nasointestinal, 636-638, 636-637t
    tubos alimentares, 636-638
    tubos para descompressão intestinal, 637-638, 637-638f
  orogástrico, 636
  remoção de, 649-650, 658d-659d
  seleção de, 645t
  transabdominal, 637-639, 637-638f
Tubos de descompressão intestinal, 637-638, 637-638f
Tubos de jejunoscopia endoscópica percutânea (PEJ), 637-638f, 638-639
Tubos filtrados, 317, 317f
Tubos nasogástricos, 636, 636f, 636-637t
Tubos primários, 316-317
Tubos secundários, 316-317
Tubos sem ventilação, 317, 317f
Tubos transabdominais, 637-638, 637-638f
  gerenciamento de, 642-643, 643-644d, 643-644f
Tubos ventilados, 317, 317f
Turgor, 236

U

Úlcera, 236
Úlceras de decúbito. *Ver* Úlceras por pressão
Úlceras por pressão, 621-624
  estágios de, 621-622, 623f, 624f
  fatores de risco para, 624d
  forças de cisalhamento e, 624
  gerenciamento de, 613-614
  localizações, 623f

prevenção de, 624, 624d, 624f
sítios de, 621–622, 623f
Ultrassonografia, 257–258
Umidificador, 445–447, 446–447f
Umidificador de oxigênio, 445–447, 446–447f
Unguento para aplicações cutâneas, 751–752, 751–752d
transdérmico, 751–753, 752–753f, 753–754d, 753–754f
Unhas, 346–347, 346–347f
Unhas dos dedos das mãos, 241, 242f, 346–347, 346–347f
Unhas dos dedos dos pés, 241, 242f
Unidade de cuidados pós-anestésicos (UCPA), 598–599, 598–599f
Unidades de oxigênio líquido, 444–445, 444–445f
Uniform Anatomical Gift Act (UAGA), 848–849
Uniformes, 148
Uniformes e batas, 148
Urgência urinária, 676–677
Urina
característica da, 674–675, 674–675t
anormal, 675–676
cor da, 674–675t
odor da, 674–675t
residual, 676–677
transparência da, 674–675t
volume de, 674–675t
Urinol, 677–678, 677–678f
Urostomia, 684–685, 684–685f
Uso de fio dental, 352, 352d–353d, 352–353f
Utilitarismo, 42, 44

V

Valor diário (VD) dos alimentos, 289–291
Valores, 45–46
Vapor de fluxo livre, 151–152
Vapor sob pressão, 151–152, 152–153f
Variações enzimáticas, 82
Vegetarianismo, 290–291, 291–292d
Venopunção
dispositivos para, 318–319, 318–319f
escolha da veia, 318–319, 318–320f
inserção do dispositivo, 318–319, 334d–337d
Ventilação
anatomia e fisiologia da, 438–439, 439f
respiração e, 438
Veracidade, 45–46
Via aérea artificial, 813–816
Via aérea natural, 811–814
Via aérea oral, 813–814, 813–814f, 814–815d
Via de administração, 736–738, 738t
Vias aéreas
anatomia das, 811, 811f
definição de, 810–811
oclusão, pós-operatória, 600–601t
oral, 813–814, 813–814f, 814–815d
Vibração, 813, 813f
Violência, 37
Virulência, 140–141
Vírus, 140–141
Visão normal, 231–232
Vitaminas, 288t–287, 289t, 287, 289
Vitaminas hidrossolúveis, 287, 289
Vitaminas solúveis em gordura, 287, 289
Vitiligo no antebraço, 82f
Volume de líquidos
avaliação, 308–311, 309b, 309t, 310f
deficiente, 327d
Vômito, 296–297, 297–298d
Vômito por jatos, 296–297

X

Xerostomia (boca seca), 741–742